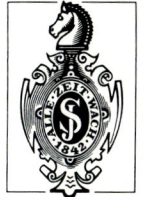

R. Brown R. J. Herrnstein

Grundriß der
Psychologie

Übersetzt aus dem Amerikanischen von S. Ertel

Mit 222 Abbildungen

Springer-Verlag
Berlin Heidelberg New York Tokyo 1984

ROGER BROWN, John Lindsley Professor of Psychology,
RICHARD J. HERRNSTEIN, Edgar Pierce Professor of Psychology,

Harvard University, Dept. of Psychology and Social Relations,
William James Hall, 33 Kirkland Street, Cambridge, MA 02138, USA

Übersetzer:
Prof. Dr. S. ERTEL,
Institut für Psychologie der Georg-August-Universität,
Goßlerstraße 12, 3400 Göttingen

Titel der Originalausgabe: Roger Brown / Richard J. Herrnstein, Psychology.
Little, Brown and Company, Boston, Toronto.
© Little, Brown and Company (Inc.) 1975

ISBN 3-540-13058-6 Springer-Verlag Berlin Heidelberg New York Tokyo
ISBN 0-387-13058-6 Springer-Verlag New York Berlin Heidelberg Tokyo

CIP-Kurztitelaufnahme der Deutschen Bibliothek.
Brown, Roger: Psychologie / R. Brown ; R. J. Herrnstein. Dt. von S. Ertel. – Berlin ; Heidelberg ;
New York ; Tokyo : Springer, 1984.
Einheitssacht.: Psychology < dt.>
ISBN 3-540-13058-6 (Berlin, Heidelberg, New York, Tokyo)
ISBN 0-387-13058-6 (New York, Berlin, Heidelberg, Tokyo)
NE: Herrnstein, Richard J.:

Satz und Druck: Beltz Offsetdruck, Hemsbach/Bergstr.
Bindearbeiten: J. Schäffer OHG, 6718 Grünstadt
2126/3130-543210

G. W. ALLPORT und S. S. STEVENS
zum Gedenken

Vorwort zur englischen Ausgabe

Dieses Buch hat sich aus einer Einführungsvorlesung entwickelt, die wir vor einigen Jahren an der Harvard-Universität vor Hunderten von Studenten hielten. Da die meisten Vorlesungsteilnehmer keine weiterführende Ausbildung im Fach Psychologie beabsichtigten, wollten wir unsere Lehrinhalte nicht als fachliches Spezialwissen anbieten. Unsere Themen wurden deshalb teilweise abweichend von der fachinternen Konvention (welche das Gebiet nach Wahrnehmungsprozessen, Einstellungen usw. aufteilt) gewählt. Sie orientieren sich stattdessen an psychologischen Erfahrungen und Begriffen, die ein Student besitzt, bevor er sich für das Spezialstudium der Psychologie entscheidet. Dazu gehören auch Themen wie Motivation und Persönlichkeit, die unter diesen Namen gleichzeitig als psychologische Teildisziplinen eingeführt sind. Entscheidend war für uns die psychologische Substanz und weniger die Frage der formalen Unterteilung. Man wird anhand des Inhaltsverzeichnisses einen schnellen Überblick über die behandelten Fragen gewinnen und dabei feststellen, daß es sich um Fragen handelt, deren Beantwortung vorrangig von der wissenschaftlichen Psychologie erwartet wird.

Was die Art unseres Herangehens an diese Themen betrifft, so haben wir häufig etwas tiefer gebohrt, als man dies bei einführenden Lehrbüchern sonst gewohnt ist. Was sich in der akademischen Psychologie so tut, wirkt bei oberflächlich bleibender Betrachtung wie ein unansehnliches Flickwerk aus Tatsachen und Pseudotatsachen, für welches man sich kaum erwärmen kann, das man erst recht nicht lieben mag. Unter der Oberfläche aber liegt eine Ebene Gedanken und Theorien, die uns fasziniert. Wir haben versucht zu zeigen, wie man bis dorthin vordringen kann. Manchmal muß man einige Anstrengungen aufwenden, um diese Ebene zu erreichen, doch der Aufwand wird sich – so meinen wir – in jedem Falle lohnen.

Wir haben uns nicht sonderlich darum bemüht, dem Buch eine einheitliche Theorie zu unterlegen. Unser Ziel war bescheidener, die einzelnen Kapitel sollten jedes ein möglichst abgerundetes Ganzes werden. Wo es sich ergab, wurden die Kapitel miteinander verknüpft, allerdings so locker, daß man sich für die Lektüre nach Bedarf und Interesse zu einer Reihenfolge frei entscheiden kann. Die Tage der großen Systeme in der Psychologie sind vorbei. Die Alternative ist indessen nicht die Lagerhaltung empirischer Daten nach dem Modell eines Supermarkts voller Lebensmitteldosen. Ein nahrhaftes Menü mit einer harmonischen Aufeinanderfolge der einzelnen Gänge hat uns beim Abfassen dieses Buches durchaus vorgeschwebt. Obgleich das Buch im Ganzen einer Zusammenarbeit zu verdanken ist, war Brown hauptverantwortlich für die Kapitel 5, 6, 9, 11 und 12, Herrnstein für die Kapitel 1, 2, 3, 4, 7, 8 und 10. Bei der Einführung waren wir beide gleichanteilig tätig. Die erste Person Singular, die gelegentlich gewählt wurde, bezieht sich auf den jeweils hauptverantwortlichen Autor.

Wir haben Glück gehabt, daß uns so viel Hilfe zur Verfügung stand. Die Studenten und Assistenten in unseren Lehrveranstaltungen haben uns ein Maß an Gründlichkeit und Klarheit abverlangt, das wir wahrscheinlich nicht erreicht haben, doch sind wir dadurch bis an die naturgegebenen Grenzen unserer didaktischen Fähigkeiten herausgefordert worden. Gern würden wir hier all diese engagierten Menschen namentlich aufführen, doch es waren zuviele. Wir haben darüber hinaus den talentierten und hilfreichen Menschen zu danken, die mit der Herausgabe des Buches zu tun hatten. Wir verdanken Jane

Aaron und Christoph Hunter viel für ihre kritischen Überlegungen bei der Lektüre des Buchmanuskripts und für ihre konstruktiven Ratschläge. Clint Anglin hat, wie wir meinen, dem Buch eine ansehnliche äußere Form verliehen. Der Text wurde von Frank Philipp ungewöhnlich feinfühlig und professionell ediert. Kathleen Field, die Herausgeberin des Buches, hat uns mit ihrer Hingabe und ihrem Sachverstand inspiriert. Arlene Pippin und Esther Sorocka haben die sie auszeichnenden Fähigkeiten angesichts der Massen des zu beschreibenden Papiers sinnvoll eingebracht, so daß das Manuskript endlich zum Verleger kam. Wenn die Arbeitsfülle uns zu ersticken drohte, hat uns Sarah Goldston mehr als einmal Luft verschafft. Da wir beide ständig etwas zu revidieren oder umzuschreiben hatten, kam sie immer wieder in die Lage wie jemand, von dem man erwartet, daß er während eines Dauerlaufs seine Schnürsenkel zubindet. Irgendwie haben sie das alle geschafft.

Teile des Buches wurden gelesen und kommentiert von Allan C. Kamil (University of Massachusetts, Amherst), Walter D. Mink (Macalester College), H. Richard Schiffman (Rutgers College), Charles F. Flaherty (Rutgers College), Milton H. Hodge (University of Georgia, Athens), Eugene A. Lovelace (University of Virginia, Charlottesville), Harris B. Savin (University of Pennsylvania), Shelton Levy (Wayne State University), Robert Crowder (Yale University), Philipp Brickman (Northwestern University), Delos Wickens (Ohio State University) und Carol Smitz (Doktorand, Harvard University).

Ihre Ratschläge waren für uns von großem Wert, obgleich wir natürlich die volle Verantwortung für das Endergebnis übernehmen müssen. Wir möchten dieses Buch Gordon W. Allport und S. Smith Stevens widmen, den beiden verstorbenen Kollegen und Leitbildern der uns vorausgehenden Generation. Diese beiden Männer sind mit ihrer Gelehrsamkeit, mit dem Ernst ihres akademischen Lebens und nicht zuletzt auch mit ihrer pfleglichen Verwendung der Sprache seit jeher unser Vorbild gewesen. Unser höchstes Ziel war es, ein Buch zustandezubringen, das ihren Beifall gefunden hätte.

R. Brown, R. J. Herrnstein

Vorwort zur deutschen Ausgabe

Dies ist ein Lehrbuch der Psychologie für einschlägig interessierte Studenten aller Fachbereiche, auch geeignet zur Befriedigung der starken Nachfrage nach umfassender Orientierung, die die Studenten des ersten Fachsemesters Psychologie ins Studium mitzubringen pflegen.

Die deutsche Ausgabe dieser Einführung verdankt ihr Entstehen einer seltenen akademischen Erfahrung, bei der die intellektuelle Neugier im Verein mit einem davon unabhängigen Bedürfnis nach Lesegenuß Erfüllung fand. Der „Brown und Herrnstein" sprach mich direkt an. Dies endlich war ein Text, der dem Ideal eines akademischen Lehrers der Psychologie, der die ersten Schritte der Vermittlung seines problematischen Faches für besonders wichtig hält, erfreulich nahe kam. Hier endlich wurden keine Lernpakete geschnürt, keine curricularen Programme abgerollt, hier wurde dem Leser keine heile Welt einer Wissenschaft vorgegaukelt, die in die Köpfe eingeflößt, -getrichtert werden muß. Hier versuchten nicht – um eine andere Unart zu nennen – mit allen elitären Wassern gewaschene Experten mit Hilfe fachlicher Finessen eine naiv sich fühlen müssende Anfängerschar zu verschrecken. Hier begab man sich auch nicht auf die Flucht in eine theoretisierende Abstraktheit, mit der man scheue Gemüter dazu verführen kann, sich den konkreten Gegebenheiten der Natur, zumal der menschlichen, von vornherein zu entziehen. Brown und Herrnsteins Text verführt seine Leser nicht, er führt sie – behutsam – an die Fronten psychologischen Nachdenkens, redlich, ohne begriffliche Kraftmeierei und ohne billige Gags, gelegentlich wohl mit einem Augenzwinkern und mit einer Gewandtheit der Formulierung, die einen fast fürchten lassen kann, daß der Leser bei der gefälligen leichten Form die Schwere des Gedankens unterschätzt, den die Autoren auseinanderfalten. Zur Stärke des Buches gehört nicht zuletzt die Offenheit, mit der die unterschiedlichsten Auffassungen erörtert und verwertet werden. Die theoretischen Präferenzen der Autoren, mit denen man nicht durchweg übereinstimmen muß, bleiben im Hintergrund. Mit der Lektüre des Buches wurde das ganze Kriterienarsenal eines Fachgutachters für psychologische Studientexte angesprochen, als welcher ich eine Rolle zu spielen gelernt hatte. Für die didaktischen Erfordernisse auf der Primarstufe des Faches war ich hinreichend sensibilisiert.

Jürgen Steinkopff vom Verlag Dr. Dietrich Steinkopff war alsbald für die Idee, eine Übersetzung dieses Lehrbuches herauszubringen, zu gewinnen. Nun ließen sich trotz emsiger Übersetzungs- und sprachlicher Gestaltungsarbeiten, für die ich gute Unterstützung durch Mitarbeiter des Faches fand, die Textmassen nur im Schneckentempo bewältigen. Die Arbeit mußte neben allem anderen erledigt werden. Das plötzliche Hinscheiden von Jürgen Steinkopff († 1979), der das Projekt durch sein Engagement sehr gefördert hatte, brachte zusätzlichen Verzug. Der Springer-Verlag endlich übernahm mit einem Elan, welcher an die durch Steinkopff geprägte Anlaufzeit erinnerte, die letzte Verwirklichung.

Das Zeitintervall zwischen der englischen Erstauflage (1975) und der deutschen Übersetzung ist, wie man hört, nicht ungewöhnlich und für ein Lehrbuch, das seinen Lesern die inhaltlichen Grundlagen und den Stil des wissenschaftlich-psychologischen Verfahrens nahebringen will, von untergeordneter Bedeutung. Im übrigen sind die psychologischen Themen der 70er Jahre so gründlich in die Psychologie der 80er Jahre übernommen worden, daß man mit dieser Einführung durchaus die Substanz ihrer weiterhin aktuellen Probleme auf dauerhafte Weise vermittelt findet.

Gern hätte ich mit meinen Übersetzern die sprachliche Form im Deutschen auf das Qualitätsniveau des englischen Originals gebracht. Doch ein glanzvoller Text wird in der Übersetzung bestenfalls guter Abglanz; wir wären mit einem bescheidenen Optimum, das wir dem Original schuldig sind, im Ergebnis zufrieden.

Gedankt sei den aufopferungsbereiten Übersetzern: insbesondere Dipl.-Psych. Anne Piehl und Dr. Jochen Piehl (für Kapitel 1, 2, 3, 4, 5, 6, 11 und 12), ferner Dr. Walter Ehrenstein (für Kapitel 7 und 8), Dr. Heinz Kölling (für den Psychophysik-Teil von Kapitel 7), Dr. Werner Deutsch (für Kapitel 9), Dr. Bernhard Gutacker (für Kapitel 10) und Dipl.-Psych. Thomas Roth (für komplettierende und redaktionelle Feinarbeiten). Die Übersetzungsarbeit von Dr. Ehrenstein, Freiburg, wurde vom Sonderforschungsbereich 70 „Hirnforschung und Sinnesphysiologie" – Teilprojekt A 6 – unterstützt. Die Schreiblast verteilte sich auf Anita Dülfer vom Steinkopff-Verlag sowie auf Ingeborg Bartels und Waltraud Fähmel vom Göttinger Institut für Psychologie. Bernhard Lewerich vom Verlag Steinkopff hielt das Projekt am Leben und Dr. Thomas Thiekötter vom Verlag Springer führte es verlegerisch zur Vollendung.

S. ERTEL

Inhaltsverzeichnis

Einführung

Wir wollen lieber gleich mit der Wahrheit herausrücken: „Psychologie" läßt sich nicht definieren. Jedenfalls nicht angemessen und in der Weise, wie man sich eine Definition vorstellt. Ebensowenig lassen sich die Teilgebiete des Faches definieren. Weder „Klinische Psychologie" noch „Experimentelle Psychologie" noch „Sozialpsychologie" kann man definieren.

Falls dies nicht das erste Lehrbuch ist, das Sie zur Hand nehmen, werden Sie allerdings kaum Anstoß daran nehmen. Sicher werden nicht viele Autoren eines Lehrbuches rundheraus zugeben, daß sie den Gegenstand ihres Buches nicht definieren können. Es ist üblicher, den Gegenstand schlecht und recht zu definieren und darauf zu hoffen, daß der Leser die unvermeidlichen Schwächen der Definition nicht bemerkt.

Der Begriff „Definition" hat eine spezifische Bedeutung, die es nicht zuläßt, das Fachgebiet Psychologie angemessen zu definieren. Es wird kaum möglich sein, eine oder mehrere Gemeinsamkeiten zu finden, die den Arbeitsgebieten der Psychologen zukommen, und die sie von den Arbeitsgebieten anderer Forscher wie Soziologen, Anthropologen, Biologen etc. unterscheiden. Vielleicht suchen wir deshalb ständig nach einer Definition unseres Faches, weil sich die Psychologie als Naturwissenschaft betrachten möchte, und weil man meint, Naturwissenschaften

müßten definierbar sein. Diese Suche ist jedoch verfehlt, denn die heutige Psychologie ist in ihrer Gesamtheit keine bestimmte naturwissenschaftliche Disziplin, sondern sie setzt sich aus verschiedenen Disziplinen zusammen.

Eine institutionelle Psychologie gibt es seit rund 100 Jahren. Zuerst legte man einigen Laboratorien die Bezeichnung „Psychologie" zu, dann gab es Psychologieprofessoren und allmählich folgten Psychologische Institute an den Universitäten. Etwa seit dieser Zeit etablierte sich das Fach Psychologie an den meisten Universitäten als eine Organisationseinheit; nicht ganz so lange ist es her, daß Psychologie auch in Forschungseinrichtungen der Armee, in staatlichen Einrichtungen für Gesundheit und Erziehung, in Krankenhäusern und in den Forschungs- und Entwicklungsabteilungen von Körperschaften seinen Einzug gehalten hat. Weit über ein Jahrhundert lang, so zeigt die Geschichte, haben sich gebildete Männer und Frauen für die Probleme der Psychologie interessiert, vor allem Philosophen, aber auch Physiologen und Mediziner. Und einige dieser Leute führten bedeutsame Experimente durch, ohne daß sie bewußt Psychologie als eine Institution begründeten: erwähnt seien nur Hermann Ebbinghaus (vgl. Kap. 3 über Lernen) und Gustav Fechner (vgl. Kap. 7 über Sensorische Wahrnehmung).

Warum keine Definition?

Wir wollen nur das Jahrhundert der institutionalisierten Psychologie betrachten und uns fragen, warum die Arbeit, die während dieser Zeitspanne geleistet wurde, sich nicht klar definieren läßt. Dabei kann es uns helfen, wenn die beiden folgenden Definitionsvarianten einander gegenübergestellt werden: die Definition irgendeines allgemein gebräuchlichen Wortes und die Definition eines Begriffes innerhalb einer formalen Theorie. Betrachten wir z.B. das wohlbekannte englische Wort „board". Was bedeu-

tet „a board"? Am häufigsten ist die Grundbedeutung des Wortes, also ein Stück zurechtgesägtes Holz von geringer Dicke und sehr viel größerer Länge. „Boards" mit der Bedeutung zugeschnittenes Holz (Bretter) wurden unter anderem zur Herstellung von Tischen benutzt. Die Funktion einer Sorte von Tischen, nämlich von Eßtischen, besteht darin, daß auf ihnen zubereitete Nahrungsmittel dreimal täglich aufgetragen werden. Von dieser Funktion leitet sich die Bedeutung von „board" ab, die in „bed and board" enthalten ist: Natürlich will ein Vermieter, wenn er diesen Ausdruck verwendet, nicht etwa ein Bett und ein Brett anbieten, sondern ein Bett und etwas dazu – nämlich drei Mahlzeiten – die auf einer Unterlage serviert werden, die aus Brettern hergestellt wurde.

Es gibt andere Tische, die aus teuren, polierten Brettern hergestellt werden. Auf diesen Brettern werden keine Mahlzeiten aufgetragen, sondern man legt Schreibblöcke für Notizen und scharf angespitzte Bleistifte vom Härtegrad Nr. 2 darauf und stellt, je nachdem, Namenskärtchen, Kaffee und Gebäck dazu. An solchen Tischen sitzen Gruppen von Personen, die Entscheidungen fällen über Institutionen oder Firmen – wie z. B. die Beamten der Ford Foundation, die Aufseher der Harvard-Universität oder die Direktoren von General Motors. Und so entsteht eine neue Bedeutung von „board"; diesmal bezeichnet das Wort eine Gruppe von Entscheidungsträgern, auch wenn sie nicht um einen Tisch herum sitzen. Die Einladung, dem „board of directors" von General Motors beizutreten, bedeutet nicht, daß man steif wie ein Brett werden oder an drei Mahlzeiten pro Tag teilnehmen soll.

Diese Beispiele umfassen keineswegs alle Eintragungen im Wörterbuch unter dem Stichwort „board", aber es sollte genügen, um zu verdeutlichen, daß man „board" nicht durch ein einzelnes Attribut (oder durch eine Verbindung von Attributen) definieren kann, mit dem dann alle Anwendungsmöglichkeiten des Wortes charakterisiert wären. So gesehen ist dieses Wort kein Sonderfall, sondern typisch – schlagen Sie nur irgendein Wort im Wörterbuch irgendeiner Sprache nach. Obwohl wir mit den Bedeutungen des Wortes „board" keine logische Klasse bilden können, erkennen wir doch die Beziehungen zwischen seinen Bedeutungen und können uns leicht den Verlauf der semantischen Entwicklung vergegenwärtigen. Auf dem Wege über die sog. „Assoziation durch Kontiguität" (vgl. Kap. 3 über Lernen) kann eine Sprachgemeinschaft von zugeschnittenen Brettern zu Tischen aus Brettern gelangen, weiter zu Nahrung, die regelmäßig auf Tischen serviert wird und zu Gruppen, die regelmäßig um einen bestimmten Tisch herum sitzen. Das ist eine Möglichkeit, wie der Bedeutungsumfang

von Begriffen sich erweitern kann, und „Psychologie" ist auch nur ein Begriff wie jeder andere.

Der bedeutende Sprachphilosoph Ludwig Wittgenstein verglich Konzepte wie „board" nicht mit einer logischen Klasse, sondern mit einer Familie, deren Mitglieder durch verschiedene Merkmale miteinander verbunden sind. Der Sohn John hat das Kinn seines Vaters, aber die Hautfarbe der Mutter. Die Tochter Jane hat nicht die Hautfarbe, dafür aber das Kinn und auch Nase und Augen der Mutter. Der Enkel Jimmy hat das nun als Familienkinn zu betrachtende Kinn und die Augen der Großmutter. Der Enkelin Mary blieb das Kinn erspart, aber sie hat Großvaters Hautfarbe und Großmutters Nase – usw. Kein Merkmal und keine Merkmalsgruppierung wird von allen Familienmitgliedern geteilt und trotzdem erkennt man sie als Mitglieder *einer* Familie. Wie Wittgenstein hervorhob, ist eine Familie wie ein Tau aus vielen Strängen, das zusammenhält, obgleich kein einziger Strang es in seiner vollen Länge durchzieht. Jedes Wort, wenn es erst einmal eine Weile Bestandteil einer Sprache ist und seine natürliche Fülle nicht gestutzt wird wie ein japanischer Bonsai-Baum, wächst wahrscheinlich in alle Richtungen. Ganz ähnlich scheint sich die heutige Psychologie in einem üppigen und ungeordneten Wachstum zu befinden.

Die „Schulen" und die Unabhängigen

Die etwa ein Jahrhundert alte institutionalisierte Psychologie verdankt ihre heutige Komplexität weitgehend einer Reihe verschiedenartiger formaler Theorien oder Schulen. Jede dieser Schulen war darauf aus, umfassende Konzepte zu definieren, und man nahm früher oder später das Recht für sich in Anspruch, *die Psychologie* zu vertreten – als ein Zeichen akademischen Imperialismus, der Widerstand herausforderte.

Das erste bedeutende offizielle Laboratorium entstand 1879 in Leipzig. Wilhelm Wundt war der Direktor. Ein Großteil der Untersuchungen in Wundts Laboratorium baute auf den Experimenten zur Sinnesphysiologie von Hermann von Helmholtz auf. Helmholtz bezeichnete sich selbst noch als Physiologen, doch Wundt wählte für seine Arbeiten den Titel „Physiologische Psychologie". In seinem Laboratorium herrschte Pioniergeist und ein lebhaftes Bestreben, die Grenzen des wissenschaftlichen Forschens bis zur Seelentätigkeit selbst zu erweitern. Wundt schrieb mehrere Bücher; in ihnen ist praktisch ein System der Psychologie, und d. h. eine Schule dargestellt. Allerdings haben wir es vorgezogen, seine Schule in der kühneren Version eines seiner Schüler zu charakterisieren.

Chemie der Seele

Einer der talentiertesten Schüler von Wundt war Edward Bradford Titchener, der 1892 das psychologische Laboratorium an der Cornell-Universität gründete. Bis in sein letztes Lebensjahrzehnt (er starb 1927) dominierte Titchener in der amerikanischen Psychologie. Er befand darüber, was „in" und was „out" war. Die Psychologie hat wahrscheinlich niemals nach außen so sehr den Anschein erweckt, ausgereift, in ihren Zielvorstellungen sicher und der Vollendung nahe zu sein, wie zu der Zeit des Einflusses von Titchener. Sein Stil war gut und autoritativ – am eindrucksvollsten hat er sein System in *A Textbook of Psychology* (1910) dargelegt. Titchener meinte (wie auch Wundt), daß sich Psychologie mit dem Bewußtsein befassen solle. Das Bewußtsein, um das es Titchener ging, war aber nicht das alltägliche, in dem so gewöhnliche Dinge wie Pferde, Bäume, Büros und Socken auftauchen. Es war vielmehr das Bewußtsein, das der geübte Beobachter der eigenen Erlebnisse, der Introspektionist Titchener dafür hielt: Er entdeckte nicht Ganzheiten, sondern *Elemente* des Erlebens – Töne, Farben, Geschmack etc. Die Anhänger von Titchener waren offenbar glücklich, daß sie eine eigene neue wissenschaftliche Methode besaßen. Sie ermöglichte es ihnen, eine Welt zu sehen, die der des Chemikers, Physikers und des Durchschnittsmenschen recht unähnlich war.

Wie bereits Wundt meinte, sollte die Psychologie nicht die Psyche eines bestimmten

Menschen zu beschreiben versuchen, sondern den „generalized human mind", die Durchschnittspsyche des Menschen. Man wollte eine Art „Chemie der Seele" ins Leben rufen. Zuerst kam die Zerlegung in die Elemente (Analyse), dann durch Zusammenfügen zur vertrauten wahrgenommenen Welt die Synthese. Dabei verfügte der geübte Introspektionist Titchener über Fechners psychophysische Arbeitsmethoden (vgl. Kap. 7 über Wahrnehmung), und er verwertete Ebbinghaus' frühe Arbeiten über das Lernen (vgl. Kap. 3 über Lernen).

Aber zuallererst mußten die Elemente der Sinnesempfindungen selbst identifiziert werden. Ein Element des Erlebens darf nicht mehr weiter reduzierbar sein. Wir betrachten mit einer gewissen Ehrfurcht die Kühnheit, die Titchener besaß, indem er Angaben über die Anzahl der Elemente des Bewußtseins machte. Solche Zahlen finden sich in seinem Lehrbuch, wie die Tabelle 1 zeigt. Wenn Sie also einmal gefragt werden sollten, wie viele Elemente des Bewußtseins es gibt, so wissen Sie jetzt eine Antwort.

In Titcheners System waren Empfindungen nicht die einzigen Elemente. Es gab außerdem eine Anzahl von Vorstellungen

Tabelle 1. Die elementaren Sinnesempfindungen des Menschen

Elementare Empfindungen	Anzahl
Farbe	35 000
Bereiche weiß bis schwarz	600 bis 700
Töne	etwa 11 000
Geschmack	4 (süß, sauer, bitter, salzig)
Hautempfindungen	4 (Druck, Schmerz, Wärme, Kälte)
Empfindungen der inneren Organe	4 (Druck, Schmerz, Wärme, Kälte)
Gerüche	Die Anzahl ist unklar. 9 Klassen scheint es zu geben, die aber möglicherweise Tausende von Elementen enthalten
Gesamtzahl elementarer Empfindungen	46 708 plus einer unbestimmten Vielzahl von Gerüchen

Nach Titchener, 1910

(images), und es gab zwei Affekte oder Gefühle: angenehm und unangenehm. Die elementaren Empfindungen konnten durch Assoziation und durch die Gesetze der Farb- und Tonmischung zu alltäglichen „Wahrnehmungen" zusammengefügt werden. Durch Assoziation wurden aus Vorstellungen „Ideen", und Gefühle verbanden sich auf diese Weise zu „Emotionen". Wahrnehmungen, Ideen und Emotionen bildeten die Verbindungen und Mixturen dieser neuen Chemie. Den Empfindungen wurden außerdem vier Attribute zugeschrieben: Qualität (die die Basiszahlen liefert) plus Intensität, Klarheit (hierunter verbarg sich die Aufmerksamkeit) und Dauer. Damit wäre das System in etwa umrissen. Was gibt es sonst noch? Seien Sie fleißig, füllen Sie die leeren Zellen aus, und bemühen Sie sich um Himmelswillen um die Gerüche.

Titcheners System war wohlgeordnet. Es verwertete nützliche Ideen aus den bedeutenden Arbeiten des neunzehnten Jahrhunderts über Empfindungen und über vieles andere aus dem Bereich der Physiologie und ihren Randgebieten. Daher wurde es praktisch zur Grundlage einer neuen Disziplin. Als Titchener mit der Entwicklung der „American Psychological Association" unzufrieden wurde, zog er sich eine Zeitlang zurück und gründete dann eine eigene Gesellschaft – in die man nur geladen werden konnte – die Experimentalisten. Diese frühe Spaltung wirkt sich noch heute dahingehend aus, daß sich der Begriff „experimentelle Psychologie" tendenziell auf bestimmte Bereiche beschränkt, vor allem auf Psychophysik, Wahrnehmung und Lernen. Obgleich jahrzehntelang experimentelle Methoden bei Untersuchungen mit den unterschiedlichsten Inhalten verwendet wurden – darunter Persönlichkeits-, Entwicklungs- und Sozialpsychologie – ist diese einschränkende Nebenbedeutung immer noch vorhanden.

Drei „Außenseiter"

Einer der bedeutenden Psychologen des neunzehnten Jahrhunderts, mit dessen Werk Titchener überhaupt nicht einverstanden war, war Sir Francis Galton. Galton wurde vor allem durch seine Untersuchungen über mögliche angeborene Determinanten von Begabung sehr bekannt. Titchener wurde mit Galton nicht fertig, weil dieser sich nicht für die „verallgemeinerte menschliche Psyche", sondern für individuelle Unterschiede interessierte. Das war nicht Psychologie. Um menschliche Fähigkeiten zu untersuchen, mußte Galton eine Menge psychologischer Tests erfinden – jedenfalls so viele, daß er häufig als der Vater dieser Art von Testverfahren angesehen wird.

Noch sehr viel mehr Tests entwickelte Alfred Binet um die Jahrhundertwende (vgl. Kap. 10). Als sich ihm das Problem stellte, junge Pariser Schulkinder, die voraussichtlich kaum vom normalen Unterricht profitieren würden, auszusondern, hatte er recht guten Erfolg – allerdings nicht bei Titchener. Denn Binet hatte nicht nur individuelle Unterschiede untersucht, seine Untersuchungen waren auch noch nützlich; nach Wundt und Titchener hatte Psychologie aber „rein", nicht „angewandt" zu sein.

William James konnte sich im Jahr 1875 an der Harvard-Universität so nebenbei einen kleinen Raum für psychologische Experimente einrichten. Hätte er einen Grundstein versenkt oder sonst darauf aufmerksam gemacht, so wäre er der berühmten „Begründung" der Psychologie durch Wundt um vier Jahre zuvorgekommen. Aber James war kein Begründer von Laboratorien oder Schulen und hatte auch kein Interesse daran, Experimente durchzuführen oder Anhänger zu suchen. Er war ein origineller, unabhängiger Mann, der sich seine eigenen Gedanken machte und gut beobachtete. Er war ein so glänzender Autor, daß es in hundert Jahren nur Freud mit ihm aufnehmen konnte. Sein zweibändiges Werk *Principles of Psychology*, 1890 veröffentlicht, liest man heute noch mit Vergnügen, und der Inhalt ist erstaunlich modern. Es enthält nicht nur Kapitel über Empfindung und Wahrnehmung, sondern auch über Denken, Instinkte, den Willen, das Selbst, über Aufmerksamkeit und Hypnose. Seine Auffassungen über zentrale Themen der Psychologie entsprechen eher dem heutigen Stand als dem eines seiner Zeitgenossen. Den Gründungsvätern wäre James auch nicht feierlich genug gewesen; auch besaß er den

Fehler, sich mehr mit Prozessen als mit Strukturen zu befassen und von der Untersuchung des Abnormen eine Klärung dessen, was „normal" ist, zu erwarten. Könnte man sich Titchener oder Wundt als Verfasser des folgenden vorstellen?

„Fechner selbst war in der Tat der Idealtyp eines ‚Deutschen Gelehrten', zugleich einfach und scharfsinnig, ein Mystiker, der experimentierte, hausbacken und verwegen und gegenüber den Fakten ebenso loyal wie gegenüber seinen Theorien. Aber auch ein so liebenswerter alter Mann wie er darf unserer Wissenschaft nicht für alle Zeiten seine schrulligen Ideen aufbürden, und es wäre schlimm, wenn in einer Welt so voll von ergiebigeren Gegenständen des Interesses alle zukünftigen Studenten gezwungen wären, sich nicht nur durch die Schwierigkeiten seiner Werke hindurchzuackern, sondern auch noch durch die noch trockeneren seiner Widersacher" (1890, Bd. I, S. 549).

So schrieb man nicht als Psychologe.

Binet, Galton und James waren keine Begründer von Schulen; sie bearbeiteten bestimmte Probleme, aber sie machten aus ihrer Arbeit keine Prototypen, denen alle Psychologen folgen mußten. Die Experimentalisten konnten sich nur von ihnen fernhalten; allenfalls gestanden sie zu, daß einiges ganz nützlich sei, aber es dürfte nicht verwechselt werden mit dem reinen Studium der „generalisierten menschlichen Psyche". Was Titcheners Karriere als Psychologe schließlich beendete und ihn veranlaßte, sich in seinen letzten Lebensjahren dem weniger kontroversen Studium alter Münzen zuzuwenden, waren die Angriffe anderer Schulen. Zwei insbesondere, nämlich der Behaviorismus und die Gestaltpsychologie, definieren sich selbst buchstäblich durch ihre gegensätzlichen Ansichten zur Chemie der Seele.

Behaviorismus

John B. Watson war der Amerikaner, dessen polemische Bücher und Artikel eine so verheerende Wirkung auf die „traditionelle Psychologie" (das Etikett der Titchenerianer, um das sie nicht zu beneiden waren) hatten. Geist, Bewußtsein, Seelen und Geister bedeuteten ihm alle das gleiche, und nichts davon hatte Platz in einer Naturwissenschaft. Selbst wenn das Psychische existiert,

sagte Watson, kann es nicht untersucht werden, da es laut Definition nur privater Inspektion zugänglich ist. Psychologie muß, wie die anderen Naturwissenschaften, ohne Mentalismus auskommen und das untersuchen, was öffentlich und objektiv erforschbar ist – das Verhalten. Das Verhalten eines Organismus besteht aus dem Gesamtmuster seiner Reaktionen. So ist etwa Verdauung die Reizantwort eines seiner Systeme und Atmung die eines anderen. Watson war erfrischend, optimistisch und pragmatisch und trug dazu bei, daß Psychologie für uns und viele andere attraktiver wurde.

Die eigentliche Originalität der Position Watsons besteht in dem Entschluß, das Verhalten des Menschen als das eines animalischen Lebewesens zu studieren, in derselben Weise wie Biologen das Verhalten der Tiere studieren – als Bewegungen in Raum und Zeit. Die Ziele des Behaviorismus glichen denen jeder anderen Naturwissenschaft: Beschreibung, Vorhersage und Erklärung. Die Beschäftigung der Titchenerianer z. B. mit der Frage, ob ein versierter Introspektionist bestimmte Nuancen von Purpur als Mischung von elementarem Rot und Blau erkennen könne, schien dafür kaum ein geeigneter Ausgangspunkt zu sein.

Eine Beschreibung ist kein passiver Vorgang, sondern ein Akt der Konzeptbildung; es geht ihr zunächst um die Gewinnung brauchbarer Beschreibungseinheiten; das können sein: eingeschliffene Reaktionen, Gewohnheiten, Triebe, Empfindungen, Eigenschaften oder Neurosen. Nicht alle Einheiten, die konzipierbar sind, sind gleichermaßen brauchbar. Ein Kriterium für ihre Brauchbarkeit liefert folgende Frage: Sind sie in der Lage, den Strom des Verhaltens (oder des Bewußtseins) in der Weise zu zerlegen, daß dadurch Regelmäßigkeiten zutage treten, so daß eine Einheit eine andere mit bestimmbarer Wahrscheinlichkeit vorhersagbar macht? Leistet sie das, dann handelt es sich um eine brauchbare Analyseeinheit. In der gegenwärtigen Psychologie werden viele verschiedene Einheiten zur Beschreibung von Verhalten verwendet. Sie schließen sich nicht gegenseitig aus, sondern ergänzen sich.

Voraussage menschlichen Verhaltens betreibt jeder normaler Mensch; wahrscheinlich war Verhalten immer in groben Zügen vorhersagbar. Von der Wissenschaft wird mehr verlangt: Erklärung. Wenn man die Sache etwas vereinfacht, kann man von einer Erklärung dann sprechen, wenn sich Vorhersagen verallgemeinern lassen, wenn man Verhalten vorhersagen kann, das man selbst nicht direkt untersucht hat. Erklärungen sind wirkungsmächtiger und auch in einem ästhetischen Sinne befriedigender als isolierte bloße Vorhersagen. In dem Maße, wie Erklärungen zunehmend einfacher werden, überdies zunehmend bessere Vorhersagen ermöglichen und dabei ständig umfassender werden, reift eine Wissenschaft heran.

Behavioristen meinen, daß Psychologen nicht nur den Menschen als animalisches Lebewesen untersuchen sollten, sondern durchaus auch Tiere selbst. Ein häufig zu hörendes Argument für Tieruntersuchungen geht dahin, daß man Tiere ohne Verletzung ethischer Normen Belastungen und Gefahren aussetzen kann, während man solche den Menschen nicht zumuten will und kann – etwa längere Nahrungsdeprivation, Isolierung von Artgenossen oder die Implantation von Elektroden ins Gehirn. Dabei setzt man voraus, daß es Gesetzmäßigkeiten des Verhaltens oder des Psychischen gibt, die sowohl für den Menschen als auch für Tiere gelten. Wenn das zutrifft, wäre es nur eine Frage der Bequemlichkeit und Wirtschaftlichkeit, welche Spezies man für seine Untersuchungen auswählt.

Wir meinen, daß Versuchstiere nicht nur als Ersatz für Versuchspersonen interessant sind, so wie Doubles, wenn sie für den Kinohelden einspringen. Vielmehr profitiert davon unabhängig auch die vergleichende Psychologie. Wenn wir wissen, wie ein Vorgang bei einer bestimmten Spezies abläuft, kann das gegebenenfalls unser Verständnis darüber vertiefen, wie solche Prozesse beim Menschen aussehen und wie sie sich phylogenetisch entwickelt haben. Ein solches vergleichendes Interesse ist allgemein bei Ethologen vorhanden. Sie untersuchen die Gattung Tier nicht nur aus Gründen der Bequemlichkeit und Ökonomie. Die vergleichende Perspektive gehört zu ihrem Programm. Daher gibt es keine „Ratten-Ethologen" oder „Gorilla-Ethologen" oder etwas ähnliches.

Im übrigen hindert uns natürlich auch nichts daran, einfach ein nicht weiter begründbares Interesse für solche faszinierenden Lebewesen wie die Kellerassel, die Schmeißfliege, die Biene und den Buchfinken zu entwickeln (vgl. Kap. 1 über Motivation I). Menschen haben einen Wissenstrieb. Fast alles kann dem Drang des Forschers zum Gegenstand werden und dessen Leidenschaft entfesseln. Man wird diese sehr allgemeine Fähigkeit, sich für etwas zu interessieren, akzeptieren müssen, auch wenn sie sich nicht auf etwas anderes zurückführen läßt. Sicherlich sind wir Menschen bei dem Prozeß der natürlichen Selektion, der unsere Spezies hervorbrachte, mit diesem unspezialisierten Drang nach Wissen und Verstehen bevorzugt worden.

Watson veröffentlichte seinen ersten Hauptangriff gegen die traditionelle Psychologie 1913 in einem Artikel mit dem Titel *Psychology as the Behaviorist Views it*. Lange zuvor hatte jedoch Edward Lee Thorndike an der Columbia-Universität seine klassische Monographie *Animal Intelligence* (1898) publiziert. Später formulierte er das sog. Gesetz des Effekts (vgl. Kap. 2 über Motivation II), das bis heute als eines der grundlegenden Gesetze der Psychologie gilt. Nachdem Watson seine Bekehrungsversuche für den Behaviorismus eingeleitet hatte, machten sich die amerikanischen Psychologen auch alsbald mit dem Werk Iwan Pawlows über die Konditionierung vertraut (vgl. Kap. 3 über Lernen); Pawlow gehört ebenfalls zu den Begründern unseres Faches. Was Pawlow an Methoden eingeführt und an Phänomenen beschrieben hat, zählt zu den bleibenden Errungenschaften der Psychologie; sein Einfluß findet sich sowohl auf dem Gebiet des Lernens (vgl. Kap. 3) als auch auf dem der Psychotherapie (vgl. Kap. 12).

Gestaltpsychologie

Wenn die Behavioristen in Amerika von „traditioneller Psychologie" sprachen, dann meinten sie die Psychologie Titcheners und seiner Anhänger. In Deutschland ging die traditionelle Psychologie auf Wundt

(Titcheners Lehrer) zurück, und die hatte ihre eigenen Probleme. Sicherlich war es kein Zufall, daß das erste grundlegende Experiment, mit dem die Schule der Gestaltpsychologie ihre Entwicklung begann, dem Problem der Wahrnehmung von Bewegung galt. Denn gewiß kam in der Liste der elementaren Empfindungen Bewegung nicht vor. Wäre es jemals möglich, daß so etwas wie die Wahrnehmung einer Bewegung aus einer Kombination von Empfindungen entsteht?

Max Wertheimer, der Begründer der Gestaltpsychologie, experimentierte (1912) mit der Wahrnehmung von Bewegungen, die in Wirklichkeit gar nicht auftraten. Wenn zwei identische vertikale Linien gleichzeitig und mit geringem Abstand voneinander erscheinen, dann sieht man sie natürlich als zwei feststehende Linien. Angenommen aber, eine der Linien erscheint ganz kurz und danach eine zweite leicht nach rechts oder links verschoben, dann sieht man – wenn das Zeitintervall nicht zu groß ist – nicht das, was physikalisch passiert, auch nicht das, was die Aktivierung der Retina des Auges erwarten läßt: Man sieht also nicht zuerst eine Linie und dann eine zweite in veränderter Position. Statt dessen bietet sich dem Betrachter eine einzige Linie dar, die sich rasch nach rechts oder links bewegt. Wertheimer nannte diese Erscheinung das *Phi-Phänomen*. Filmabläufe erscheinen „bewegt", weil wir Bewegung wahrnehmen können, wo keine ist – bekanntlich besteht ein Film aus einer Reihe aufeinanderfolgender, nur geringfügig unterschiedlicher Standfotos. Aber wenn das Darbietungsintervall und die Verschiebung stimmen, dann ergibt sich eine wahrgenommene Bewegung, die man von der tatsächlichen physikalischen Bewegung nicht mehr unterscheiden kann. Stimmen jedoch die Darbietungsintervalle nicht ganz, dann erhält man die abgehackten Bewegungen, die man von alten Stummfilmen her kennt.

Irgendwie schien also die „Chemie der Seele" nicht die richtige Art zu sein, sich das Zustandekommen dieses ganz einfachen Wahrnehmungsphänomens zu erklären. Denn es gab keine introspektive Veranlassung zu behaupten, daß die Grundlage der Bewegungswahrnehmung in der elementaren Empfindung zweier Linien zu suchen sei.

Solche Empfindungen gab es nicht, weder für den naiven Beobachter noch auch – in der Regel – für den versierten Introspektionisten.

Der bedeutende Psychologe Wolfgang Köhler wies in der *Gestaltpsychologie* (1929) darauf hin, daß die traditionelle Psychologie fälschlicherweise eine Eins-zu-eins-Relation zwischen den Reizen an den peripheren Sinnesorganen (wie die zwei zeitlich aufeinanderfolgenden Linien auf der Retina) und der tatsächlichen Wahrnehmung voraussetzt. Solange eine solche Relation nicht gefährdet erschien, gab es für die traditionellen Psychologen keine Probleme. Die Introspektionisten waren darum bemüht, diese Relation so weit wie möglich durch ein Training der Wahrnehmung aufrechtzuerhalten. Man hatte das wahrzunehmen, was sich auf der Retina (oder einem anderen Sinnesorgan) abbildete und hätte als „Fehler" angesehen, wenn man das wahrgenommen hätte, was jedermann erlebte – in diesem Fall z. B. eine kontinuierliche Bewegung.

Wenn das naive Erleben sich aus der peripheren Stimulation nicht herleiten ließ, ergab sich ein Problem. Köhler und seine Mitarbeiter Max Wertheimer und Kurt Koffka fanden, daß die traditionelle Psychologie zu diesem Problem nichts zu sagen hatte, und daß man nicht weiterkam mit der Behauptung, daß die elementaren Empfindungen durch Assoziationen „wie ein Bündel Stöcke" (wie die Gestalttheoretiker es tendenziös ausdrückten) zusammengehalten wurden.

Man hatte das Problem offenbar von der falschen Seite angepackt. Warum mußten elementare Empfindungen erfunden werden, die nur für den geübten Introspektionisten und sonst für niemanden existierten? Die Empfindung als Erlebniselement ist tatsächlich eine esoterische Erfindung. Niemand hatte je solche Empfindungen, bevor Wundt und Titchener sie sich ausdachten. Selbst wenn Elemente des Erlebens für geübte Introspektionisten vorhanden wären, so wäre die Annahme, die Wahrnehmung ergäbe sich durch einfache Addition der Empfindungen, falsch. Das Ganze, das Wahrgenommene, so erklärten die Gestaltpsychologen, sei nicht einfach die Summe seiner Teile: Wenn man einer feststehenden Linie eine zweite räumlich und zeitlich leicht verschobene Linie hinzufügt, so erhält man nicht die Wahrnehmung von zwei Linien, die nacheinander erscheinen, sondern die Wahrnehmung einer Linie, die sich nach rechts oder links bewegt (Phi-Phänomen). Innerhalb kurzer Zeit demonstrierten die drei Begründer der Gestaltpsychologie und der jüngere Kurt Lewin, der zu ihr „konvertiert" war, eine Fülle von Phänomenen, die mit den Theorien der traditionellen Psychologie nicht vereinbar waren. Sie verlangten daher eine grundlegende Neuorientierung des Faches.

Außerhalb der Schulen

Während die verschiedenen Schulrichtungen der Psychologie miteinander im Streit lagen, verbrachte ein Herr in Wien, ein Arzt, seine Zeit auf eine sehr merkwürdige Art. Er hörte erwachsenen Menschen zu, die das Gefühl hatten, krank zu sein, die aber an keiner bekannten körperlichen Krankheit litten. Er ließ sie über sich selbst sprechen und über höchst intime Dinge, meistens aus ihrer früheren Kindheit, erzählen. Der neugierige Zuhörer war natürlich Sigmund Freud, und die Entstehungsgeschichte seiner psychoanalytischen Theorie wird im Kapitel 12 über Psychotherapie dargestellt. Das Interesse Freuds stand in scharfem Gegensatz zu den Interessen Titcheners, aber auch zu denen der Behavioristen und der Gestaltpsychologen. Freud war Mediziner, kein Physiologe oder Tierpsychologe; er konzentrierte sich auf das Individuum, nicht auf die verallgemeinerte menschliche Psyche; er erhoffte sich Heilungen und zielte somit eher auf angewandte als auf eine reine Psychologie ab; seine Methode war die Beobachtung, nicht das Experiment; außerdem verfaßte er Fallstudien, keine Berichte über Forschungsergebnisse. Er war vor allem interessiert an dem, was er das „Unbewußte" nannte, und das muß den meisten akademischen Psychologen vollkommen unsinnig vorgekommen sein.

Daß es einer langen Zeit bedurfte, ehe die Psychoanalyse von der Psychologie aufgenommen wurde, lag vielleicht daran, daß sie mit der traditionellen Psychologie so völlig uneins war und dabei kein Interesse an den Streitigkeiten der akademischen Schulen zeigte. Die Probleme der kindlichen Entwicklung und der Geisteskrankheiten, die Geheimnisse von Träumen und von Witzen, die Absicht, Persönlichkeiten nicht nur unter dem Aspekt individueller Unterschiede zu betrachten, sondern auch als das Zusammenwirken unterschiedlicher dynamischer Systeme – all diese Themenkreise machten die Psychoanalyse unwiderstehlich. Zweifellos handelte es sich um Probleme der Humanpsychologie, und nur Freud hatte etwas Interessantes dazu zu sagen.

Was hält die Psychologie zusammen?

Die Beispiele zeigen, womit sich Psychologen als Fachleute beschäftigen (und das ist längst nicht so verschiedenartig wie es sein könnte). Es war nicht beabsichtigt, die Geschichte der Psychologie darzustellen. Vielmehr sollte gezeigt werden, daß von Anfang an die Arbeitsgebiete der Psychologen sehr verschiedenartig waren. Von daher erscheint es unmöglich, ein Merkmal oder eine Gruppe von Merkmalen zu isolieren, welche die Arbeit aller tätigen Psychologen charakterisieren können. Ist Psychologie das Studium des Verhaltens oder der naiven Wahrnehmung oder des Unbewußten? Sie ist alles zugleich. Was ist die grundlegende Beschreibungseinheit der Psychologie – die Empfindung, die Gestalt, die konditionierte Reaktion, sind es die Maßzahlen der psychologischen Tests? Mit all dem hat die Psychologie zu tun und darüber hinaus mit anderen Dingen. Wen oder was wählt die Psychologie als Untersuchungsobjekt? Den einzelnen Menschen, die verallgemeinerte menschliche Psyche, oder sind es Ratten, Tauben, Buchfinken und Polypen? All das gehört dazu und noch viel mehr.

Die experimentelle Methode

Vielleicht haben wir indessen an einer falschen Stelle nach einer definierenden Eigenschaft gesucht. Läßt sich nicht die Psychologie insgesamt am besten durch ihre naturwissenschaftliche Methodik charakterisieren? Nun, wir haben keine spezielle wissenschaftliche Methode. Zwar beschränken wir uns auf Hypothesen, deren Konsequenzen beobachtbar sind, die also durch Daten falsifiziert werden können. Die meisten (wenn auch nicht alle) Psychologen halten sich an dieses Verfahren. Aber das tun schließlich auch alle Naturwissenschaftler. Mit diesem Kriterium könnte man Psychologie und Theologie auseinanderhalten, aber viel mehr leistet es nicht.

Es gibt allerdings besondere Varianten der experimentellen Methode. Bestimmt beachten alle Psychologen die grundlegende Regel John Stuart Mills, bei der Untersuchung von Organismen nur eine Variable zu manipulieren. Will man zum Beispiel ein chemisches Experiment durchführen, dann stellt man zwei identische Verbindungen oder Mischungen her und fügt der Phiole mit der experimentellen Substanz, nicht aber dem Kontrollfläschchen, eine Substanz hinzu, die die *unabhängige Variable* genannt wird. Die beobachtete Reaktionsdifferenz zwischen dem experimentellen und dem Kontrollfläschchen – sofern eine solche auftritt – ist die *abhängige Variable;* sie läßt sich der Wirkung der unabhängigen Variablen zuschreiben.

Der Psychologe kann nicht ganz so operieren, denn es gibt keine identischen Organismen, so wie es identische chemische Substanzen gibt. Bedeutet das nun, daß die Psychologie keine wirkliche Naturwissenschaft sein kann? Das nicht, denn man kann mit den Abweichungen fertig werden, ohne die grundsätzliche „Regel der Manipulation einer Variablen" zu verletzen. Man kann als Psychologe zum Beispiel folgenden bekannten Versuchsplan benutzen: Man wählt nach dem Zufall aus einer bestimmten Population eine Stichprobe von Personen aus und ordnet diese wieder nach dem Zufall einer Kontrollgruppe und einer Experimentalgruppe zu. Sodann wird für die experimentelle Gruppe und die Kontrollgruppe eine unterschiedliche Behandlung (ein treatment) eingeführt; die differentielle Behandlung ist die unabhängige Variable. Die durchschnittlichen Verhaltensergebnisse (die abhängigen Variablen) werden gemessen und statistischen Tests unterworfen, um feststellen zu können, ob sich zwischen Kontroll- und Experimentalgruppe verläßliche Unterschiede ergeben. Die Benutzung von Stichproben und die Anwendung der statistischen Theorie macht dieses Verfahren in einem echten Sinne experimentell.

Ein Untersuchungsplan der beschriebenen Art macht jedoch bei seinen Anwendungen im psychologischen Experiment besondere Vorkehrungen erforderlich, was in vielen Arbeiten nachgewiesen werden konnte, besonders von Rosenthal (1966).

Man muß in den Kontrollgruppen *Doppelblindversuche* durchführen, um die Ergebnisse richtig interpretieren zu können. Nehmen wir als Population die Patienten einer bestimmten Nervenklinik mit einer bestimmten Diagnose und mit zuverlässig beschriebenen „Symptomen". Wenn die Auswirkung eines neuen chemischen Präparats auf die Krankheit bestimmt werden soll, dann ist es erforderlich, das Präparat z. B. nur 50 Prozent der Patienten zu verabreichen, wobei diese 50 Prozent nach dem Zufall auszuwählen sind. Damit hätte man die Experimentalgruppe gewonnen, das Präparat ist die unabhängige Variable, und die Symptome sind die abhängige Variable. Natürlich müssen wir wissen, was aus den Patienten ohne die Einführung der neuen Behandlung geworden wäre. Daher müssen weitere zufällig ausgewählte 50 Prozent von Patienten, die Kontrollgruppe, ohne Behandlung bleiben. Bis dahin hätten wir jedoch nur zwei Vergleichsgruppen, keine Doppelblindkontrollgruppe.

Immer wenn man bei Patienten irgendeine neue Behandlung durchführt, und sei es eine, die mit Sicherheit physiologisch neutrale Wirkungen hat, wie das Verabreichen einer Zuckertablette, und die daher keinen Erfolg haben sollte, zeigen eine ganze Reihe der so behandelten Patienten eine Besserung. Eine Besserung des Zustandes, die nicht auf das verabreichte neutrale Präparat, sondern lediglich auf die Wirkung der Neuheit, der Situation, auf die Aufmerksamkeit und die

Suggestibilität der Versuchspersonen zurück-zuführen ist, wird *Placeboeffekt* genannt.

„Blindheit" muß zunächst bei den Versuchspersonen der Kontroll- und Experimentalgruppe verwirklicht werden: So müssen beide Gruppen Präparate von gleichem Aussehen und Geschmack erhalten, so daß keine Versuchsperson wissen kann, ob sie ein echtes Präparat oder ein Placebo erhalten hat, ob sie also der Experimental- oder der Kontrollgruppe angehört. Eine zweite Art von „Blindheit" soll bei denen vorhanden sein, die die Behandlung verabreichen, und möglichst eine dritte noch bei denen, die die Ergebnisse auswerten. Die Experimentatoren sind ja gegen Placeboeffekte ebenfalls nicht gefeit; sie sollten deshalb hinsichtlich der Zugehörigkeit jeder einzelnen Versuchsperson in dem Experiment unwissend bleiben. Solche vollständigen Doppelblindversuche herzustellen, ist schwierig. Hält nun dieser Idealtyp eines Experiments, die Doppelblindversuchsanordnung, die Psychologen zusammen? Das sicher auch nicht. Es handelt sich weder um eine gebräuchliche Methode, noch entspricht sie überhaupt dem Ideal aller Psychologen.

Psychologen, die nach der Art von B. F. Skinner Verhalten untersuchen, haben mit einzelnen Versuchstieren zu tun, und sie versuchen, das Verhalten jedes einzelnen zu erklären. Sie vergleichen das Verhalten des Tieres vor der Einführung der unabhängigen Variable mit dem Verhalten danach; zur Kontrolle, d.h. zum Vergleich, wird also das Versuchstier selbst, nur unter anderen Bedingungen, herangezogen. Freud hatte zwar ebenfalls mit einzelnen Individuen (Patienten) zu tun; er betrachtete das erste therapeutische Gespräch als Vergleichsbasis (Kontrolle). Doch Freud zeichnete seine Beobachtungsdaten nicht vollständig auf. Er verfaßte Fallstudien, die immer eine subjektive Auswahl von Beobachtungen darstellen.

Wahrscheinlich ist der in der Psychologie am häufigsten anzutreffende Versuchsplan gar nicht experimenteller, sondern korrelativer Art. Man mißt zwei Variablen bei der gleichen Gruppe von Personen (etwa Körpergröße und jährliches Einkommen) und entscheidet dann mit einem von mehreren verfügbaren Verfahren, ob sie unabhängig voneinander sind, oder ob sie sich in irgendeiner Form gemeinsam oder gegensätzlich verhalten und in welchem Ausmaß. Wir gehen hier nicht weiter auf korrelative Methoden ein, weil sie in Kapitel 10 diskutiert werden.

Dann gibt es noch die sogenannten Naturalisten, deren Methode darin besteht, Verhalten zu beobachten und aufzuzeichnen, wie es in der natürlichen, nicht kontrollierten Umwelt normalerweise abläuft. Eine naturalistische Strategie empfiehlt sich für diejenigen, die sehr komplexe Erscheinungen untersuchen, über die noch kaum Theorien bestehen: der Lebensablauf bei einer Tiergattung, der Entwicklungsprozeß einer kleinen informellen Gruppe, ein kleines Kind beim Erlernen seiner Muttersprache, die Organisation der Wahrnehmungswelt eines Kindes. Die meisten Naturalisten sind darauf aus, zu möglichst objektiven Aufzeichnungsmethoden zu kommen und im weiteren Verlauf auch Experimente durchzuführen. Es handelt sich meistens um Psychologen, die zunächst Phänomene im ganzen betrachten wollen, bevor sie sich auf das Sammeln spezifischer Daten zur Überprüfung bestimmter Hypothesen einlassen und sich also auf engere Ausschnitte beschränken.

Es gibt sogar Psychologen, die nach der idealen hypothetisch-deduktiven Methode vorgehen. Aus einigen wenigen generellen Postulaten wird eine explizite Theorie entwickelt (wie z.B. Clark Hulls *Principles of Behavior*, 1943). Daraus werden spezifische, direkt überprüfbare Hypothesen abgeleitet und getestet. Je nach dem Ergebnis der Überprüfung können die Hypothesen als bestätigt oder nicht bestätigt, validiert oder falsifiziert betrachtet werden. Bei schwerwiegenden Falsifikationen von Hypothesen muß das übergeordnete Postulat entsprechend abgeändert werden.

Partielle Ähnlichkeiten

Wenn die Psychologie weder durch ihre Inhalte noch durch ihre Methoden als Einheit zu kennzeichnen ist, wodurch dann? Es muß doch ein einigendes Band geben, wenn sie als etabliertes Fach existiert. Wir sind der Auffassung, es sind die genannten partiellen Übereinstimmungen, die eine Familie kennzeichnen, es ist das Bündel kurzer Stränge, die ein Tau bilden, wodurch die Psychologie zu einer starken Einheit wird. Titchener, ein Strukturalist, hatte eine Theorie über die Bedeutung entwickelt, und das brachte ihn in Berührung mit den Ideen von William James und den heutigen kognitiven Psychologen (d. h. denjenigen, die sich mit den höheren mentalen Prozessen befassen). Wundt schrieb nicht nur über die verallgemeinerte menschliche Psyche, sondern er beschäftigte sich dann auch mit der Sozialpsychologie – von der er allerdings annahm, daß sie nicht mit experimentellen Methoden untersucht werden können. Kurt Lewin, der Gestalt- und Sozialpsychologe, erkannte, daß in der naiven sozialen Wahrnehmung Gruppen eine Einheit bilden mit Eigenschaften, die nicht aus den Eigenschaften der einzelnen Mitglieder abgeleitet werden könne. Doch darüber hinaus bemühte er sich auch um die Lösung praktischer Gruppenprobleme (etwa wie industrielle Veränderungen möglichst reibungslos durchzuführen seien). In den vierziger Jahren tat sich der Behaviorismus (der, den Clark Hull verkündete) in Yale mit der Psychoanalyse zusammen, und man bemühte sich um eine Neudefinition der Freudschen Theorie über Neurosen, ihre Ursachen und Behandlung mit behavioristischen Begriffen. Später, in den sechziger Jahren, entwickelte der Behaviorismus eine eigene Version der Psychotherapie, diesmal jedoch im scharfen Gegensatz zur Psychoanalyse. Wenn man eine Metapher aus der Botanik verwenden darf, so ist die Psychologie einer Gruppe nahe beieinander stehender Pflanzen vergleichbar, die eine Vielzahl von Ranken gebildet, welche wiederum Wurzeln geschlagen haben: So entstand dort ein buntes, aber in sich zusammenhängendes Gewächs.

Das zeitgemäße Lehrbuch

D as Zeitalter der „Schulen" ist längst vorbei. Es gibt noch einige Skinnerianer und Freudianer und Anhänger von Jean Piaget, aber sie sind in der Minderheit. Die meisten Psychologen gehören keiner Schule an, sondern sind theoretische Eklektiker, die für unterschiedliche Phänomene unterschiedliche Konzepte heranziehen. Nachdem das Zeitalter der Schulen – und der Gelehrten, die noch über die Psychologie herrschen konnten – zu Ende gegangen ist, erkennen wir allmählich die brauchbaren Hinterlassenschaften. Jede Schule und jede Teildisziplin fühlte sich bei ganz bestimmten Phänomenen besonders zu Hause: Für den Strukturalismus war es die Psychophysik; für die Psychoanalyse waren es Träume und die Psychopathologie; für den Behaviorismus alles, was mit Konditionierung zu tun hat; für die Gestalttheorie wahrgenommene Bewegung und Wahrnehmungskonstanzen; für die Psychologie Piagets die kognitive Entwicklung; für die Sozialpsychologie Konformität und Gehorsam, und so weiter. Die Schulen verloren ihre Anhänger bei dem Versuch, ihre Konzepte für alle psychologischen Phänomene gewaltsam zurechtzuschustern. Beim Zurückfluten der Welle der Schulen blieben die Phänomene hoch oben am trockenen Strand zurück. Sie bilden den Gegenstand dessen, was wir „Psychologie" nennen und was die Psychologie *charakterisiert*, wenn auch nicht definiert. Psychophysik, das Webersche Gesetz, das Gesetz des Effekts, die Mengenkonstanz, Konformität und Gehorsam, der Ödipuskomplex, Traumforschung und Traumtheorien, Persönlichkeit, Psychosen, die Anwendung von Experimenten und Statistik definieren Psychologie zwar nicht als konsistente Klasse, aber sie charakterisieren sie. Jedes Buch, das zu Recht mit dem Anspruch auftreten will, eine Einführung in die Psychologie zu geben, muß alle diese Themen und einige weitere enthalten.

Wozu schreiben Autoren einen Einführungstext: nur um ein Pflichtgrundwissen zu vermitteln? Oder anders gefragt: Was könnte ihnen dabei Vergnügen machen? Sicher nicht das Vermitteln von Grundwissen. Doch es gibt da zwei interessante Möglichkeiten: Man kann den Versuch machen, den Zusammenhang der Psychologie zu verdeutlichen und Beziehungen zwischen Phänomenen zu entdecken, die bisher als nicht zusammenhängend angesehen wurden. Wir haben in diesem Vergnügen ziemlich geschwelgt, und im Kapitel 5 über Aggression haben wir uns wahrscheinlich etwas vom Boden der reinen Tatsachen entfernt. Man kann sich nur schwer bremsen, wenn man einen neuen Beitrag zur Weiterentwicklung der Wissenschaft erhofft. Nach unserer Meinung sollte man den Studenten Inhalte nicht deshalb vorenthalten,

weil sie noch nicht abgesichert oder vielleicht schwierig zu verstehen sind. Sie werden hier finden, was wir für interessant halten; zu unserer Strategie gehört das uneingeschränkte Bloßlegen der Tatsachen.

Beobachtung und Daten

Wir wissen bereits eine Menge über Psychologie, ehe wir mit einem Studium des Faches beginnen. Ohne ein Lehrbuch gelesen oder einen Kursus besucht zu haben, haben wir Kenntnisse über die eigenen seelischen Vorgänge und über das Verhalten anderer Menschen und einiger Tiere erworben, mehr als etwa über Europa im Mittelalter. Die offensichtlichen Regelmäßigkeiten des seelischen Lebens gehören so sehr zum Allgemeinwissen wie die Regelmäßigkeiten der physikalischen Welt. Man braucht nicht Isaac Newton, um die Erfahrung zu machen, daß Äpfel nach unten fallen, und auch nicht Hermann von Helmholtz, um zu lernen, daß aus der Mischung von Farben neue Farben entstehen.

Die erste Aufgabe der wissenschaftlichen Psychologie besteht darin, hinter dieses Allgemeinwissen vorzustoßen. Um das zu erreichen, brauchen wir Messungen und Statistiken, denn der „gesunde Menschenverstand" versagt in der Regel beim Umgang mit Unregelmäßigkeiten. Wenn der gesunde Menschenverstand es mit mehrdeutigen Ereignissen zu tun hat, dann entstehen sehr schnell Märchen. Wir verwenden die *Statistik,* also den Zweig der angewandten Mathematik, der sich mit der Sammlung und Verarbeitung von Daten befaßt, um aus den Beobachtungen alles Regelmäßige und Invariante herauszuziehen – *und zu sonst nichts.*

Zentraltendenz

Betrachten wir eine Serie von Meßwerten wie die Durchschnittsleistungen der Baseballsieger der Nationalen Liga und der

Amerikanischen Liga in den Jahren 1943 bis 1967 (vgl. Tabelle 2). Baseballfans wissen, daß der Schlagdurchschnitt ein Dezimalbruch ist, den man erhält, indem man die Trefferzahl eines Spielers durch die „offizielle" Anzahl der Schläge teilt. Wir wollen uns hier nicht um die Einzelheiten im Nenner kümmern und den Durchschnittswert als ein Maß betrachten, das anzeigt, wie oft ein Spieler in einem gegebenen Jahr, wenn er zum Schlag kam, einen Treffer erzielte. Wenn er bei 100 Schlägen etwa 35 Treffer hatte, dann hatte er eine gute Chance, damit das beste Ergebnis seiner Liga zu erzielen. Ein Blick auf die Tabelle zeigt, daß .350 tatsächlich eine gute Gewinnchance darstellt.

Hier kann nun die Statistik von Nutzen sein. Was ist ein typisches Gewinnergebnis? Zur Beantwortung dieser Frage kann man mehrere alternative Berechnungsarten heranziehen, die als Maße der *Zentraltendenz* gelten, sich aber in Nuancen unterscheiden. Das bekannteste Maß für die Zentraltendenz ist das *arithmetische Mittel,* oft einfach „Durchschnitt" genannt. Man erhält das arithmetische Mittel, indem man die Meßwerte addiert und die Summe durch die Anzahl der Meßwerte dividiert. Tabelle 2 enthält 50 Schlagergebnisse mit einem Durchschnittswert von .343, abgerundet auf den üblichen dreistelligen Dezimalbruch.

Wenn man die Ergebnisse der Sieger erraten sollte, ohne Genaueres über sie zu wissen, und wenn man dann jedesmal den Mittelwert der Verteilung nennen würde, dann würde man oft zu hohe oder zu niedrige Ergebnisse erhalten. Diese Fehler würden sich jedoch zu Null aufaddieren, weil die Überschätzungen durch die Unterschätzungen ausgeglichen

Tabelle 2. Baseballmeister und die von ihnen erzielten Durchschnittswerte

Nationalliga				Amerikanische Liga			
Jahr	Spieler	Club	Durchschnitt	Jahr	Spieler	Club	Durchschnitt
1943	Stan Musial	St. Louis	.357	1943	Luke Appling	Chicago	.328
1944	Dixie Walker	Brooklyn	.357	1944	Lou Boudreau	Cleveland	.327
1945	Phil Cavarretta	Chicago	.355	1945	George Stirnweiss	New York	.309
1946	Stan Musial	St. Louis	.365	1946	Mickey Vernon	Washington	.353
1947	Harry Walker	Philadelphia	.363	1947	Ted Williams	Boston	.343
1948	Stan Musial	St. Louis	.376	1948	Ted Williams	Boston	.369
1949	Jackie Robinson	Brooklyn	.342	1949	George Kell	Detroit	.343
1950	Stan Musial	St. Louis	.346	1950	Billy Goodman	Boston	.354
1951	Stan Musial	St. Louis	.355	1951	Ferris Fain	Philadelphia	.344
1952	Stan Musial	St. Louis	.336	1952	Ferris Fain	Philadelphia	.327
1953	Carl Furillo	Brooklyn	.344	1953	Mickey Vernon	Washington	.337
1954	Willie Mays	New York	.345	1954	Roberto Avila	Cleveland	.341
1955	Richie Ashburn	Philadelphia	.338	1955	Al Kaline	Detroit	.340
1956	Hank Aaron	Milwaukee	.328	1956	Mickey Mantle	New York	.353
1957	Stan Musial	St. Louis	.351	1957	Ted Williams	Boston	.388
1958	Richie Ashburn	Philadelphia	.350	1958	Ted Williams	Boston	.328
1959	Hank Aaron	Milwaukee	.355	1959	Harvey Kuenn	Detroit	.353
1960	Dick Groat	Pittsburgh	.325	1960	Pete Runnels	Boston	.320
1961	Roberto Clemente	Pittsburgh	.351	1961	Norm Cash	Detroit	.361
1962	Tommy Davis	Los Angeles	.346	1962	Pete Runnels	Boston	.326
1963	Tommy Davis	Los Angeles	.326	1963	Carl Yastrzemski	Boston	.321
1964	Roberto Clemente	Pittsburgh	.339	1964	Tony Oliva	Minnesota	.323
1965	Roberto Clemente	Pittsburgh	.329	1965	Tony Oliva	Minnesota	.321
1966	Matty Alou	Pittsburgh	.342	1966	Frank Robinson	Baltimore	.316
1967	Roberto Clemente	Pittsburgh	.357	1967	Carl Yastrzemski	Boston	.326

Aus World Almanac, 1968

werden, denn so ist der Mittelwert mathematisch definiert.

Aber man kann den „typischen" Punktwert auch noch anders bestimmen. Sehen wir uns Tabelle 2 noch einmal an. Einige Werte sind unter oder um .310, andere über .360 oder .370 und dazwischen irgendwo ist der mittlere Wert. Das arithmetische Mittel mag in der Nähe dieses mittleren Wertes liegen, aber das ist nicht sicher. Der *Median* ist ein zweiter Ausdruck der Zentraltendenz: Er ist der mittlere Meßwert einer größenmäßig geordneten Meßwertreihe. Er teilt eine Serie von Meßwerten in zwei gleiche Hälften, so daß die gleiche Anzahl Werte oberhalb und unterhalb des Medians liegen. Ist die Anzahl der Beobachtungsfälle ungerade, so ist der Median der jeweils mittlere Wert. Bei einer geraden Anzahl wie 50 in Tabelle 2 liegt der Median zwischen zwei mittleren Werten. Das Ergebnis auf Platz 25 und 26 war jeweils .343. Deshalb ist in diesem Fall der Median ebenfalls .343, und zufällig genauso groß wie der Mittelwert.

Der Mittelwert ist der Schätzwert, bei dem sich die Abweichungen nach oben und unten summieren. Wenn man beim Raten jedesmal den Median nennen würde und dies vom Mittelwert abweichen würde, so wäre in diesem Falle die Summe der Fehler nicht Null. Beim Median werden die Fehler auf andere Weise gering gehalten. Wenn die Schätzungen so genau wie möglich sein sollen, und wenn es gleichgültig ist, ob die Überschätzungen größer sind als die Unterschätzungen und umgekehrt, dann sollte man den Median benutzen. Der mittlere Wert ist der Punkt, an dem die positiven und negativen Fehlschätzungen am geringsten sind, wenn man die Richtung der Fehler ignoriert.

Auch wenn Mittelwert und Median gleich sind, charakterisieren sie verschiedene Aspekte einer Datensammlung. Man denke an die Art der Berechnung. Beim Mittelwert addiert man alle Meßwerte, und dann wird dividiert. Die Veränderung eines Wertes verändert die Summe und damit auch den Mittelwert. Beim Median stellt man eine Rangreihe vom niedrigsten zum höchsten Wert auf, um den mittleren Wert zu finden. Solange man den Rangplatz eines Wertes unverändert läßt, kann man den Meßwert verändern, ohne daß der Median davon betroffen würde. Der Median bleibt unverändert, solange ein Meßwert sich nicht über die Mittellinie hinausbewegt. Wenn Ted Williams nur (!) .378 statt .388 erreicht hätte, um Sieger in der Amerikanischen Liga 1957 zu werden, so wäre der Median weiterhin .343, aber der Mittelwert wäre auf .342 (abgerundet) gesunken. Der Mittelwert reagiert empfindlich auf die Größe jedes Meßwertes, der Median dagegen wird nur durch die Rangreihe der Meßwerte beeinflußt, nicht durch ihre Größe.

Meßwerte in eine Rangordnung zu bringen, bedeutet mühsame Arbeit, mühsamere, als sie zu addieren und die Gesamtsumme zu dividieren. Fünfzig Fälle sind nur ein Tropfen im statistischen Eimer, verglichen mit den Datensammlungen, von denen man manchmal den Median berechnen möchte. Man stelle sich vor, daß man das mediane Einkommen aller Geldverdiener von New York bestimmen wollte. Niemand, nicht einmal ein Computer, könnte die Zeit aufbringen, die zur Feststellung des mittleren Wertes in einer Rangreihe einzelner Zahlen erforderlich wäre. Eine Rangreihe läßt sich dann nur aufstellen, wenn man die Meßwerte in Meßwertklassen ordnet. Es ist üblich, Meßwerte für alle möglichen statistischen Zwecke zu *klassifizieren*. Abbildung 1 gibt ein Beispiel, das der Tabelle 2 entnommen wurde. Die 50 Ergebnisse sind in Klassen mit einem Intervall der Größe .010 dargestellt. Es gab kein Ergebnis unter .300, ein Ergebnis lag zwischen .300 und .310, ein Wert zwischen .310 und .320, 14 Werte zwischen .320 und .330 etc. Man kann leicht feststellen, daß der Median im Intervall .340–.350 liegt, denn dort müssen sich die Rangplätze 25 und 26 befinden (das läßt sich überprüfen, indem man die Höhen der Säulen von unten nach oben kumulativ zusammenzählt). Wir setzen die Formel voraus, nach der man entscheidet, wo der Median innerhalb des Intervalls anzusetzen ist.

Abbildung 1 zeigt eine Graphik, wie sie häufig zur Veranschaulichung von Daten gewählt wird. Man bezeichnet sie als *Säulendiagramm* oder *Histogramm*. Dieses Diagramm

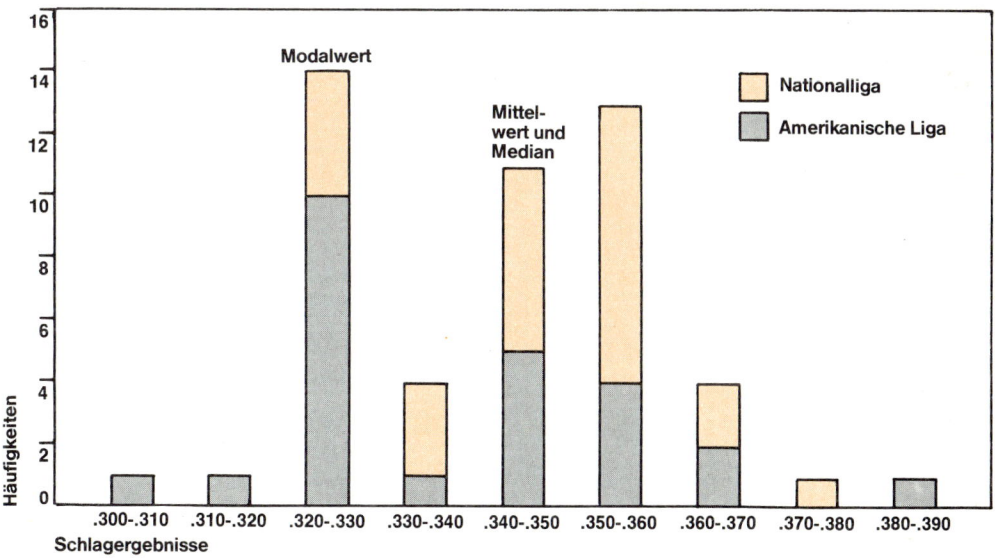

Abb. 1. Schlagergebnisse der Meister der Nationalen und Amerikanischen Liga in den Jahren 1943 bis 1967. Die Durchschnittswerte wurden in Intervalle von .010 eingeteilt. Ein Wert zwischen .300... und .3099... wird dem ersten Intervall von links zugeordnet; ein Wert zwischen .310... und .3199... dem zweiten Intervall etc. Drei gebräuchliche Maße der zentralen Tendenz sind eingezeichnet

enthält zugleich eine Häufigkeitsverteilung, bei der einfach die Anzahl des Auftretens bestimmter Werte entlang eines Meßwertkontinuums aufgezeichnet wird. In unserem Beispiel sind die Auftretenshäufigkeiten im Wertebereich von .300 bis .390 anzutreffen, mit einem Gipfel in der Mitte.

Mittelwert und Median werden meistens herangezogen, wenn man sein Datenmaterial allgemein kennzeichnen will. Eine dritte Variante der zentralen Tendenz ist der *Modalwert;* er besitzt den Vorzug größter Einfachheit. Er bezeichnet die Werteklasse, die die größte Anzahl von Meßwerten enthält, in der Abb. 1 handelt es sich um die Meßwerte, die zwischen .320 und .330 liegen. In den meisten Fällen kann man den Modalwert auf Anhieb erkennen. Das unterscheidet ihn von Mittelwert und Median, die auf die eine oder andere Art die Schätzfehler so gering wie möglich halten. Der Modalwert ist anzuwenden, wenn man eine große Anzahl richtiger Schätzungen erhalten möchte, und wenn es dabei auf die Größe der Fehler nicht ankommt.

Abbildung 1 zeigt eine *bimodale* Verteilung: Sie ist zweigipflig. Die zweithäufigste Werteklasse ist .350–.360. Die Bimodalität sagt etwas über die Zusammensetzung der Verteilung aus. Was unser Beispiel betrifft, so ist uns bekannt, daß hier eine Vereinigung zweier Stichproben von Siegern der Amerikanischen und Nationalen Liga vorgenommen wurde. Für ein Experiment kann Bimodalität der Ergebnisverteilung einen ersten Hinweis dafür bieten, daß man es mit einer Personengruppe zu tun hat, die aus zwei unterschiedlichen Stichproben zusammengesetzt ist.

Wir erwähnten bereits, daß die zentrale Tendenz durch den Mittelwert ausgedrückt wird, wobei die Größe jedes Meßwertes berücksichtigt wird, und daß der Median durch den Rangplatz der Werte beeinflußt wird. Für den Modalwert spielen weder Rangplatz noch Größe eine Rolle. Er hängt nur von der relativen Vorkommenshäufigkeit der Meßwerte oder der Klassen von Meßwerten ab. Der Modalwert der Abb. 1 würde sich erst dann verändern, wenn eine andere Meßwertklasse als die mit dem Intervall .320–.330 eine größere Anzahl von Meßwerten erhielte. Der Modalwert wird durch Veränderungen des Rangplatzes oder der Größe der Werte nur

dann berührt, wenn auch ihre relative Vorkommenshäufigkeit sich verändert.

Abbildung 1 weist auf ein Ergebnis hin, das die Kenner des amerikanischen Sports vielleicht schon gewußt oder vermutet haben. Die Sieger der Nationalen Liga neigen dazu, die Sieger der Amerikanischen Liga zu übertreffen. Die mittlere Leistung der Amerikanischen Liga beträgt .338 und die der Nationalen Liga .347. Die dazugehörigen Medianwerte sind .333 und .346. Aber wenn man den Unterschied kennt, weiß man noch nicht, woher er kommt. Sind die Schläger in der Nationalen Liga besser als in der Amerikanischen Liga, oder sind die Werfer in der Amerikanischen besser als in der Nationalen Liga? Oder begünstigt das Spielfeld die Fänger der Amerikanischen Liga oder die Schläger der Nationalen Liga? Den Baseballanhängern kommt die in den Ergebnissen enthaltene Mehrdeutigkeit nicht ungelegen, hält sie doch die Diskussionen der Fans über mutmaßliche Faktoren im Fluß.

Für den Unterschied in den beiden Häufigkeitsverteilungen gibt es aber noch eine andere Möglichkeit des Zustandekommens, die die Sportfans selten in Betracht ziehen: Vielleicht ist der Unterschied bloß ein zufälliger, vielleicht hängt er nicht mit den Qualitäten der beiden Ligen zusammen. Zwar unterscheiden sich die Ergebnisse beider Ligen beträchtlich. Das bedeutet, daß einige Sieger der Amerikanischen Liga einige der Nationalen Liga übertreffen und umgekehrt. Es gibt eine große Streubreite innerhalb jeder Liga. Einige Leistungsunterschiede innerhalb jeder Liga sind erheblich größer als der durchschnittliche Unterschied zwischen den Ligen. Wenn man die Ergebnisse als zwei Stichproben aus ein und derselben hypothetischen Grundgesamtheit (Population) von möglichen Werten betrachtet, dann wäre es möglich, daß die Sieger der Nationalen und der Amerikanischen Liga sich tatsächlich nur zufällig unterscheiden.

Um zu demonstrieren, wie man die Signifikanz eines Unterschieds zwischen Durchschnittswerten ermittelt, müßten wir uns jetzt sehr viel eingehender mit statistischen Theorien befassen. Zwei Grundsätze lassen sich jedoch auch so angeben. Der erste lautet, daß ein Unterschied zwischen Meßwertgruppen, der als nichtzufällig angesehen werden soll, um so größer sein muß, je größer die Streubreite der Meßwerte innerhalb der Gruppen ist. Der zweite lautet, daß ein zwischen den Gruppen ermittelter Unterschied um so verläßlicher ist, je größer die Stichprobe ist, bei der er sich ergeben hat. Die Tatsache, daß Williams von der Amerikanischen Liga Musial von der Nationalen Liga um .037 Punkte übertroffen hatte, hätte 1957 fälschlicherweise zu dem Schluß führen können, die Amerikanische Liga sei die bessere. Aus jenen Inferenzprinzipien ergibt sich, daß es sich für die Forschung auszahlt, wenn die Variationsbreite der Individuen innerhalb einer experimentellen Bedingung klein gehalten wird. Das ist dann der Fall, wenn der Festlegung der experimentellen Bedingungen eine richtige Einschätzung vorausgegangen ist. Und um das Ergebnis abzusichern, müssen viele Beobachtungsdaten gesammelt werden, da in jedem Fall eine gewisse Streubreite der Meßwerte auftreten wird.

Das Problem der statistischen Inferenz geht über das Thema der zentralen Tendenz hinaus. Bei jeder der oben dargestellten Definitionen der zentralen Tendenz ergibt sich ein eigenes Inferenzproblem, und zwar einfach deshalb, weil ja jede Definition andere mathematische Bedingungen hat, was eine jeweils besondere statistische Methode zur Lösung des Inferenzproblems erforderlich macht.

Variabilität

Bei der Kennzeichnung einer Serie von Meßwerten ist die Ermittlung des typischen oder repräsentativen Wertes nur der erste Schritt. Danach muß eine Aussage über die Größe der Variation des Datenmaterials gemacht werden. Nun, die Baseballsieger hatten Ergebnisse zwischen .309 und .388 erzielt. Man kann sich mit der Angabe des höchsten und niedrigsten Punktwertes begnügen. Doch in der Regel ist es günstiger, für die Variation ein eigenes Maß zu verwenden.

Jeder Meßmethode der zentralen Tendenz kann man ein bestimmtes Maß der Variabilität zuordnen. Einige Maße sind mathematisch und in der Berechnung recht komplex.

Wir wollen sie mit einem Mindestmaß an technischen Details vorstellen. Wir müssen die mathematischen Einzelheiten verkürzt darstellen, wofür wir uns bei den mathematisch versierten Lesern entschuldigen (und zugleich entschuldigen wir uns bei den mathematisch weniger interessierten Lesern, denen bereits diese Kurzfassung zu lang ist).

Will man die Variation der Meßwerte um das arithmetische Mittel kennzeichnen, dann richtet man sein Augenmerk im allgemeinen auf die Abweichung jedes einzelnen Meßwertes vom Mittelwert. Das gebräuchlichste Maß mag Ihnen komplizierter als nötig erscheinen, aber je mehr Sie über die *Standardabweichung* erfahren, um so mehr werden Sie sie zu schätzen wissen. Um sie zu berechnen, subtrahiert man den Mittelwert von jedem Meßwert. Einige der „Abweichungen" werden positiv sein, andere negativ. Die Variabilität hängt mit diesen Abweichungen eng zusammen, denn sie ist um so größer, je breiter die Streuung der Meßwerte ist. Wie wir jedoch bereits bemerkten, würde die Summe Null ergeben, wenn wir die Abweichungen einfach zusammenzählen – die positiven und negativen Werte heben sich auf. Ein solches Ergebnis wird vermieden, wenn man die Abweichungen quadriert, denn dann werden sie alle positiv. Danach wird ihr mittlerer Wert bestimmt: Die Summe der quadrierten Abweichungen wird durch die Anzahl der Abweichungen dividiert. Damit hat man das mittlere Abweichungsquadrat, das *Varianz* oder Streuung genannt wird. Die positive Quadratwurzel aus dem mittleren Abweichungsquadrat schließlich ist die Standardabweichung. In manchen Fällen bevorzugt man zur Beschreibung der Variabilität das Varianzmaß gegenüber der Standardabweichung.

Die Standardabweichung hat eine besondere Bedeutung bei bestimmten Verhaltensformen. Als Maß der Variabilität der Abweichungen von einem Mittelwert hat sie einige bemerkenswerte Eigenschaften. Die Standardabweichung berücksichtigt wie der Mittelwert die Größe jedes Meßwertes. Da die Abweichungen quadriert werden, haben größere Abweichungen mehr Gewicht als kleinere. Wenn sich ein Meßwert nahe beim Mittelwert um einen bestimmten Betrag verändert, so ist die Auswirkung auf die Stan-

dardabweichung geringer als wenn ein Meßwert mit großem Abstand vom Mittelwert um
die gleiche Größe verändert wird. Der Grund
ist leicht einzusehen, wenn man bedenkt, daß
der Unterschied zwischen 2^2 und 3^2 geringer
ist als der zwischen 10^2 und 11^2 oder 100^2 und
101^2. Bei dem gebräuchlichen Variabilitäts-
maß für den Median werden Rangreihen herangezogen, wie beim Median selbst auch. Der
Median teilt eine Meßwertreihe in zwei
gleiche Hälften. Man könnte sagen, daß der
Median die Maßzahl ist, die gerade 50 Prozent aller Meßwerte übersteigt, weshalb der
Median auch gelegentlich als 50. *Perzentil*
bezeichnet wird. Die gesamte Verteilung,
nicht nur ihr Mittelpunkt, könnte nach Perzentilen aufgegliedert werden. Das 1. Perzentil ist dann der Punktwert, der gerade die
niedrigsten 1% der Meßwerte übersteigt, das
2. Perzentil ist der Punktwert, der die niedrigsten 2% der Meßwerte übersteigt und so fort
bis zum 100. Perzentil, dem höchsten Punktwert. Bei manchen Leistungsprüfungen wird
z. B. der erreichte Punktwert in einem Per-
zentilwert umgewandelt, so daß die Beteiligten ihre Rangplätze erfahren.

Wenn man die Meßwerte beim 25. und 75.
Perzentil kennt, so kann man leicht ein Varia-
bilitätsmaß für den Median berechnen. Man
subtrahiert den Meßwert beim 25. Perzentil
von dem Wert beim 75. Perzentil. Das ergibt
den *Quartilabstand*, den Bereich der mittleren 50 Prozent aller Meßwerte. Manchmal
wird er noch durch 2 geteilt und ergibt dann
den *halben Quartilabstand*. Dieses Maß, ob
nun durch 2 geteilt oder nicht, drückt die
Variabilität um den Median aus. Wenn sich
die Werte nahe beim Median finden, so ist der
Quartilabstand gering, wenn die Werte breit
streuen, so ist er groß.

Mit dem Quartilabstand erfaßt man nur die
Streuung um den Median. Er ist unempfindlich gegenüber der Variation in den Extrembereichen, d. h. gegenüber den 25 Prozent,
die unterhalb des 25. Perzentils liegen, und
gegenüber den 25 Prozent, die oberhalb des
75. Perzentils liegen. Wenn auch die Variabilität in den Extrembereichen interessiert, und
wenn man bei einem Rangreihenmaß bleiben
möchte, dann kann man den Abstand vom 10.
bis zum 90. Perzentil oder vom 2. bis zum 98.
Perzentil oder ein beliebiges anderes Intervall

berechnen. Meistens nimmt man die Streuung um den Median (50. Perzentil) als Ausgangspunkt. Es gibt jedoch keinen mathematischen Grund, warum man nicht auch z. B. die
Streubreite innerhalb des 14. bis 53. Perzentils verwenden könnte.

Man mißt i. allg. die Variabilität um den
Mittelwert und den Median, nicht jedoch um
den Modalwert. Es gibt allerdings Formeln,
mit denen man eine mathematisch definierte
Menge messen kann, die oft als *Ungewißheit*
(Garner, 1962) bezeichnet wird. Dieses Maß
der „Ungewißheit" ist dann groß, wenn eine
Verteilung nur geringe oder keine Anzeichen
eines Modalwertes aufweist. Das bedeutet
nämlich, daß die Meßwerte breit streuen. Je
mehr sich die Meßwerte in einer Meßwert-
skala häufen, desto geringere Ungewißheit
verursachen sie.

Maßskalen

E s ist wohl kaum erforderlich zu betonen,
daß wir die Statistik nur so ein bißchen
an der Oberfläche angekratzt haben. Es gibt
noch mehr Maße für die zentrale Tendenz
und für die Variabilität. Es gibt sogar ein
mathematisches Spezialgebiet, in dem es um
die Charakterisierung von Häufigkeitsverteilungen geht. Dazu genügen die zentrale Tendenz und die Streuung nicht; man fragt, ob die
Verteilungskurve spitz oder flach verläuft, ob
sie links- oder rechtsgipflig ist usw. Man
braucht vielleicht kein theoretischer Statistiker zu sein, um empirische Psychologie betreiben zu können, man sollte aber wissen,
daß der gesunde Menschenverstand durch
fachspezifische Hilfen dieser Art unterstützt
werden muß, besonders dort, wo es um das
Sammeln und Verarbeiten eines komplexen
Datenmaterials geht. Ein guter empirischer
Psychologe ist entweder selbst ein versierter
Statistiker, oder er muß einen geduldigen
Statistiker zur Hand haben oder sich wenigstens in einigen guten Statistikbüchern auskennen.

Wir gebrauchen „Statistik" hier in einem
weiteren Sinne, damit auch das Problem der
Meßmethoden unter dieses Thema fällt. Mit
der konventionellen Statistik stehen geeignete Verfahren zur Verfügung, um die Variabi-

lität festzustellen, die Signifikanz von Unterschieden abzuschätzen, Wahrscheinlichkeiten vorherzusagen, effiziente Stichprobenerhebungen zu planen. Der Überbau statistischer Methoden stützt sich jedoch auf die Fundamente einer Theorie, die nur selten ins Blickfeld gerät.

Bei der theoretischen Begründung geht es um die Messungen selbst. Durch eine Messung werden gewöhnlich Zahlen bestimmten Dingen zugeordnet. Allerdings vereinfacht diese Definition des Messens vielleicht zu sehr. Schließt sie etwa die Zahlen mit ein, die auf das Trikot von Sportlern genäht werden, die zu einem Team gehören? Und was mißt die Nummer Ihrer Sozialversicherung? Zahlen wie diese sind sicher keine Meßwerte, auch wenn sie einem Ding zugeordnet sind. Sie machen jedenfalls weniger den Eindruck einer Messung als z. B. Benotungen in der Schule, auch wenn diese in Form von Zuordnungen durch Buchstaben erfolgen. Können also Buchstaben Meßwerte darstellen, während Zahlen manchmal etwas anderes sind?

Die Antwort darauf ist, daß Messungen in unterschiedlichen Varianten vorkommen können. Auf Fußballtrikots Nummern zu verteilen, stellt eine Art der Messung dar, bestimmten Leistungen Buchstaben zuordnen eine andere. Die Klassifizierung von Maßskalen wird in der Mathematik und Philosophie lebhaft diskutiert (Krantz et al., 1971); wir können die Problematik umreißen, ohne eine einzige Gleichung aufschreiben zu müssen.

Die unterschiedlichen Arten der Messung – auf der Nominal-, Ordinal-, Intervall- und Verhältnisskala – ergeben sich aus den unterschiedlichen Regeln für die Zuordnung von Symbolen, etwa Zahlen oder Buchstaben, zu Objekten. Die Regeln bauen fortschreitend aufeinander auf.

1. Die *Nominalskala* ist die einfachste und rudimentärste Form der Messung. Symbole werden den Objekten zugeordnet, damit diese identifiziert oder benannt werden können. Die Nummern auf Fußballtrikots, Autokennzeichen und Telefonnummern sind Beispiele für die Nominalskala. Die Zahlen stellen keine Mengenangabe dar. Beim Spieler mit der Nummer 16 auf dem Trikot ist nichts notwendigerweise doppelt so groß wie beim Spieler

mit der Nummer 8. Eine „hohe" Telefonnummer sagt nichts über Größe oder Höhe des betreffenden Telefons oder seines Besitzers aus.

Da eine Nominalskala die Dinge nur benennt, kann man auch nichtnumerische Symbole verwenden. Auf den Trikots könnte der Name des Spielers stehen statt einer Nummer. Telefonanschlüsse könnten ebensogut durch Buchstabenreihen wie durch Nummern identifiziert werden. Die alphabetische Anordnung ist in einem solchen Fall genausogut wie die numerische zur Ordnung der Daten geeignet. Viele Arten von Benennungen können als Nominalskala betrachtet werden. In der Medizin werden Krankheiten durch ein System von Bezeichnungen klassifiziert. Ein gebrochener Daumen ist nicht „höher" oder „niedriger" einzustufen als eine Verdauungsstörung; es ist jeweils etwas anderes, und dem wird die unterschiedliche Bezeichnung gerecht.

Soll man das Benennen überhaupt als Messung betrachten? Das ist nicht zuletzt eine semantische Frage. Aber Nominalskalen oder wie immer man sie nennen will, tragen ohne weiteres zur Beschreibung der Welt mit bei. Schiedsrichter hätten es erheblich schwerer, wenn sie die Spieler nicht rasch identifizieren könnten. Für ihre Zwecke ist die Nominalskala genau die richtige Form der „Messung".

Die Zahlen einer Nominalskala müssen natürlich vernünftig gehandhabt werden. Man kann zwar das arithmetische Mittel oder den Median aus den Nummern auf den Trikots der Mitspieler bilden, aber wozu? Wenn der Durchschnitt der Nummern eines Teams 17,5 beträgt und der eines anderen Teams 15,0, dann sagt die Differenz von 2,5 nichts über die beiden Teams aus. Der Wert beschreibt die *Nummern*, aber nicht die ihnen zugeordneten Dinge. Entsprechend ergeben Varianzwerte zu Mittelwerten oder Medianen wenig Sinn, wenn sie sich auf Meßwerte auf einer Nominalskala beziehen. Da der numerische Abstand zwischen Telefonnummern keine empirische Bedeutung hat, gewinnt man mit seiner Berechnung keine Erkenntnisse über die empirische Welt.

Damit ist nicht gemeint, daß die Beobachtungsfälle auf einer Nominalskala mit statistischen Verfahren in keiner Weise verarbeitet werden können. Man kann etwa die relative Häufigkeit von gebrochenen Daumen und Verdauungsstörungen feststellen. Man kann auch den Modalwert für eine Häufigkeitsverteilung auf der Nominalskala bestimmen und ebenfalls Meßwerte für Ungewißheit. Statistische Verfahren, die generell zur Bestimmung von Modalwert und relativer Häufigkeit geeignet sind, sind die typischen Hilfsmittel bei der Verarbeitung von Daten einer Nominalskala.

2. In einer Blumenausstellung gibt die Jury eine Wertbeurteilung über die einzelnen Arrangements ab. Die Blumengebinde werden mit Buchstaben benotet, das geht meist von A bis C. Die Schüler gewisser amerikanischer Ausbildungsinstitutionen kennen häufig ihren Leistungsrangplatz in ihrer Klasse. Das sind Beispiele für eine *Ordinalskala;* sie informiert über die Rangordnung, d. h. über die relative Größe. Der Erste in der Schulklasse ist besser als der Zweite, dieser besser als der Dritte und so fort.

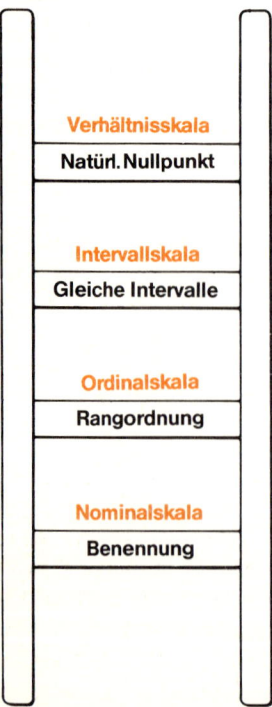

Abb. 2. Stufen auf der Leiter der Meßmethoden, angefangen mit der Nominalskala bis hin zur Verhältnisskala. Dazu das jeweils bestimmende Unterscheidungskriterium

Man muß bei der Ordinalskala immer daran denken, daß die verwendeten Zahlen keine echte Quantitätsangabe darstellen. Man kann z. B. nicht ohne weiteres behaupten, daß der Erste in der Klasse zehnmal besser ist als der Zehnte. Auch wäre die Annahme unrichtig, daß das Maß an Überlegenheit des Zwölften gegenüber dem Dreizehnten dem des Achten gegenüber dem Neunten entspricht. Der Rangplatz in der Klasse sagt etwas über die Rangordnung aus, nicht jedoch über die Quantität. Darüber hinaus enthält die Rangplatzangabe eine Identitätsaussage. Die einzelnen Studenten einer Klasse können durch ihre Rangplatznummer in der Klasse mindestens ebensogut identifiziert werden wie die Spieler eines Teams durch ihre Nummern auf dem Trikot. Ordinalskalen sind Nominalskalen, vermehrt um Rangordnungsinformationen. Auf jeder höheren Stufe einer Meßmethode kommt gegenüber der darunterliegenden Stufe etwas Neues hinzu.

Für das Datenmaterial einer Ordinalskala ist eine Perzentilstatistik wie der Median besonders geeignet. Es wäre falsch, wenn man sagen würde, der zehnte in einer Klasse von 100 Schülern ist zehnmal schlechter als der erste, aber eine Perzentilangabe wie „die obersten 10 Prozent der Klasse" dürfte z. B. für Firmen, die tüchtigen Nachwuchs suchen, eine interessante Information darstellen.

3. Heute haben wir 24° im Schatten. Gestern waren es etwa 32°. Ist es nun heute 25 Prozent kälter als gestern? Die in Celsius-Graden gemessene Temperatur ist zwar um 25 Prozent gefallen, aber ist es darum auch in einem physikalischen oder psychologischen Sinne um 25 Prozent *kälter?* Falls Sie dazu neigen, diese Frage zu bejahen, sollten Sie sich sogleich fragen, wie es dann aber bei der Verwendung von Fahrenheit-Graden aussieht. Die Amerikaner benutzen die Fahrenheit-Gradeinteilung. Ihre Thermometer hätten gestern 89.6° und heute 75.2° angezeigt, ein Abfall von etwa 16 Prozent. Ist es nun um 16 oder um 25 Prozent kälter geworden? Die gebräuchlichen Thermometer sind nur *Intervallskalen,* sie enthalten keine Informationen über natürliche Beträge.

Intervallskalen messen in gleichen Intervallschritten. Die Quecksilber- oder Alkoholsäule steigt oder fällt bei jedem Grad Celsius oder Fahrenheit um einen bestimmten Betrag. Dieser Betrag ist bei Celsius größer als bei Fahrenheit, aber beide Skalen sind in gleichgroße Abschnitte unterteilt. Daher ist ein Anstieg von 14° auf 17° genau gleich einem Anstieg von 127° auf 130°, egal auf welchem Thermometer.

Unsere Kalenderjahre stellen eine weitere ganz brauchbare Intervallskala dar. Der Abstand von 1930 bis 1934 ist etwa gleich dem von 1889 bis 1893, von kleinen Schwankungen im Kalenderjahr einmal abgesehen. Trotzdem würde niemand behaupten wollen, 1930 sei zwei Prozent später als 1889. Die Kalenderzeit ist, wie die gebräuchlichen Temperaturmaße, nahezu – obgleich nicht gänzlich – quantitativ. Immerhin ist die Berechnung des Mittelwertes das angemessene statistische Verfahren für Kalenderzeit und Temperatur. Die Frage nach der mittleren Temperatur des diesjährigen Frühlings ist sinnvoll, ebenso die Berechnung des durchschnittlichen Geburtsjahres der Unterzeichner der Unabhängigkeitserklärung oder der Passagiere auf einer Kreuzfahrt in die Karibik.

4. Mit den Zahlen, die man von Zollstöcken, Stoppuhren oder Waagen abliest, läßt sich allerhand machen. Man kann sie addieren, dividieren, in Verhältniszahlen umwandeln oder auch auf sich beruhen lassen. Aus einer Intervallskala wird eine *Verhältnisskala*, wenn sie statt eines willkürlich festgesetzten Nullpunktes (z. B. 0°C.) einen natürlichen Nullpunkt bekommt. So sind z. B. Zentimeter eine Maßeinheit auf der Basis einer Verhältnisskala. Die Intervalle sind gleich groß und „null Zentimeter" ist definitiv festgelegt. Daher sind 4 Zentimeter zweimal 2 Zentimeter, und ein 112 cm großes Kind ist um 7,1 Prozent größer als eines, das 104 cm mißt. Und es bleibt 7,1% größer, ob es nun in Metern, Millimetern oder in Bruchteilen eines Kilometers gemessen wird.

In Abb. 2 werden die Schritte anhand einer Leiter dargestellt. Die Entwicklung von unten nach oben ist kumulativer Natur. Ganz oben auf der Leiter wird ein natürlicher Nullpunkt erreicht, nachdem weiter unten die gleichen Intervalle, die Rangordnung und die

Benennung bereits erreicht waren. An der Spitze ist die Meßmethode am weitesten entwickelt. Die Verhältnisskala ist das für die hochentwickelten Naturwissenschaften charakteristische Verfahren.

Eine Wissenschaft entwickelt sich in dem Maße, wie sie die höheren Stufen der Meßmethodenleiter erklimmt. Am Anfang steht die Benennung der zu untersuchenden Gegenstände – in der Biologie etwa die Gattungen. Die taxonomische Ordnung der biologischen Gattungen ist ein gutes Beispiel für eine Nominalskala. Besitzt eine Wissenschaft eine Nominalskala für ihre Beobachtungsobjekte, dann versucht man, die einzelnen Gegenstände miteinander in Beziehung zu setzen, sie also wenigstens auf das Niveau einer Ordinalskala zu heben. Der Abstammungsbaum der biologischen Evolution weist eine solche Anordnung der Gattungen auf. Natürlich ließ sich das nicht mit einer einzigen Rangordnung für alle Gattungen erreichen; es gibt eine ganze Anzahl sich verzweigender Ordinalskalen. Die Evolutionsbiologie ist gerade dabei, ihren Fuß auf die höheren Sprossen zu setzen, indem sie die genetische Trennung der Gattungen zu quantifizieren beginnt. Der methodische Aufstieg erfolgt von der qualitativen Beschreibung zur quantitativen Messung. Vieles in der Psychologie bewegt sich noch auf dem Niveau der Nominalskala. Man leistet zur Zeit durchaus noch einen nützlichen Beitrag in unserem Fach, wenn man ein Phänomen lediglich benennt – dann benimmt man sich wie ein Entdecker, der eine noch nicht verzeichnete Insel oder eine versteckte Bucht ausfindig macht. Ein Psychologe als Entdecker *erfindet* jedoch meist eher, als daß er etwas *findet*. Er versucht z. B., eine Gruppe von Symptomen als zu einer einzigen psychologischen Störung gehörig zusammenzufassen, oder verschiedene Verhaltenstendenzen eines Erwachsenen als Persönlichkeitstyp zu kennzeichnen, oder eine Reihe von Veränderungen in den Reaktionen eines Kindes als Merkmale eines Entwicklungsstadiums zu interpretieren. Doch ab und zu geraten die Forschungsinhalte auch in eine stärkere Aufwärtsbewegung – man steigt die Leiter hinauf, der großen Schwester Biologie hinterher. Die Psychologie hat den Boden verlassen, es geht aufwärts mit ihr.

1 Motivation I

Die Fähigkeit sich zu bewegen, ist die wichtigste und eine psychologisch höchst bedeutsame aller animalischen Lebewesen. Pflanzen oder unbelebte Gegenstände, die sich fortbewegen, sind in der Natur die Ausnahme, Tiere in Bewegung jedoch sind etwas Selbstverständliches. Können wir einen Gegenstand auf dem Feld nicht identifizieren, dann stoßen wir ihn an, um zu sehen, ob es ein Tier ist. Wenn es rennt oder davonfliegt, schließen wir daraus, daß es ein Tier ist, also kein Gemüse und auch kein Mineral. Schon ein solch einfaches Versuchsergebnis erübrigt weiteres Nachforschen. Die Fähigkeit zur Bewegung scheint im großen Plan der Natur auf den ersten Blick zwar nicht gerade selten zu sein, denn wir teilen diese Fähigkeit mit fast allen anderen Tieren. Doch will man sich mit diesem Phänomen wissenschaftlich auseinandersetzen, benötigt man ein eigenes Kapitel mit der Überschrift Motivation, ein Wort, das die gleiche lateinische Wurzel hat wie das engl. Wort „movement" (Bewegung).

Wenn ein Junge gegen eine Blechdose tritt, benötigt man zur Erklärung seines Verhaltens motivationale Begriffe. Mit der Physik wird man nur der Bewegung der Dose gerecht. Allerdings bewegen sich Tiere auch als physikalische Objekte, nicht nur als Lebewesen. Wenn man eine Schildkröte kräftig anstößt, so macht sie zunächst eine Bewegung wie etwa ein Stein der gleichen Größe. Diese Bewegung ist physikalischer, nicht psychologischer Natur. Aber wenn dann die Schildkröte vielleicht den Kopf einzieht oder davonkriecht, wird diese Art von Bewegung ein Thema für die Psychologie. Wie dieses und das nächste Kapitel zeigen werden, ist viel psychologisches Grundlagenwissen erforderlich, um zu verstehen, warum sich eine Schildkröte auch von selbst bewegt.

Ein Lebewesen ist in der Lage, Energie zu speichern. Diese Energie wird bei Bedarf in Bewegung umgesetzt. Dabei geschieht, soweit wir wissen, nichts, was gegen die Gesetze der Physik oder Chemie verstößt oder über sie hinausgeht. Trotzdem wird man der außerordentlichen Vielfalt tierischer Bewegung mit Hilfe physikalischer oder chemischer Begriffe allein nicht gerecht. Bei der Entstehung des Lebens vor unendlichen Zeiten müssen die ersten Lebewesen, die sich fortbewegen konnten, gegenüber ihren unbeweglichen Rivalen im Vorteil gewesen sein. In den nachfolgenden Millionen von Generationen sorgte dann die Evolution für die Ausformung unendlich vieler Arten von Bewegung. In diesem Kapitel wollen wir dieses biologische Erbe, wie es sich im Verhalten der heutigen selbstbeweglichen Lebewesen zeigt, näher betrachten – angefangen mit der einfachen Kellerassel bis hinauf zu höherentwickelten Tieren.

Kaum ein Themenbereich der Psychologie hat so weite und unklare Grenzen wie der der Motivation. Man findet in diesem Territorium keine eingeborenen Bewohner – man kann im Einzelfall nur schwer entscheiden, wann man es mit einem motivationalen Sachverhalt zu tun hat. Statt dessen löst sich das, was dem gesunden Menschenverstand zuerst klar und selbstverständlich erschien, in endlose technische Details auf, wenn man motivationspsychologische Analysen vornimmt. Für den Laien oder seinen offiziellen Sprecher, das Wörterbuch, ist „Motivation" eine einfache Sache. Sie beinhaltet das Studium von „Motiven", und Motive sind alles das, was Menschen und Tiere in Bewegung bringt. Die Motive eines Menschen sind die Gründe, die er hat, warum er tut, was er tut – so sagt es uns der gesunde Menschenverstand. Was aber sagt die Psychologie dazu? Für die wissenschaftliche Psychologie ist, grob gesagt, das Problem der Motivation gleichbedeutend mit der Frage nach der Zielgerichtetheit des Verhaltens. Diese Frage hat die Suche des Laien nach den Gründen, die Menschen für ihr Tun haben, ersetzt.

Zielgerichtetheit hielt man einst für das alleinige Kennzeichen von Leben, vor allem von menschlichem Leben. Das konnte solange gelten, bis auch unsere Maschinen anfingen, sich zielgerichtet zu verhalten. Vor einigen Jahren kam ein maschinelles Spielzeug auf den Markt, das großes Interesse fand und auch gut verkauft wurde: Es bestand aus einem einfachen rechteckigen Kästchen, das nur einige Zentimeter groß war und einen

Deckel hatte, der sich öffnen und schließen ließ. In dem Kästchen steckte eine Miniaturhand. Wenn man das Kästchen öffnete, schnellte die Hand heraus, die Handfläche zunächst geöffnet. Doch die Hand umschloß sogleich den Rand des Deckels und nahm ihn mit nach unten, wie um das Kästchen zu schließen. Die Technik dieses Spielzeugs war recht einfach; der Grund, warum trotzdem ein so großes Interesse dafür bestand, war einfach der, daß es den Anschein hatte, als ob dem Apparat eine Zielgerichtetheit innewohnt, und das hat man bei toten Gegenständen noch nicht erlebt. Dem Verhalten einer Maschine ein „Motiv", sogar ein unfreundliches, zuschreiben zu können, war eine aufregende neue Erfahrung.

Die Hand wirkte motiviert, da der gesamte Bewegungsablauf des Spielzeugs die grundlegenden Elemente einer typischen motivierten Verhaltensfolge aufzuweisen schien. Es gab eine *Umweltgegebenheit*, nämlich das Sichöffnen des Kästchens, eine *Handlung*, das Schließen des Deckels, vor allem aber schlossen die Menschen unwillkürlich auf einen inneren Zustand – es sah aus, als wünsche die Hand allein zu sein, als sei sie unfreundlich oder schüchtern. Dieses letzte Element, der *erschlossene Zustand*, ist wohl der schwächste Teil in der Analogie, denn selbst bei normalen Lebewesen ergeben sich oft große Schwierigkeiten bei dem Versuch, auf innere Zustände zu schließen. Wäre das Kästchen ein Lebewesen, dann könnten wir herauszufinden versuchen, welcher innere Zustand am besten das gezeigte Verhalten erklärt. Würde die Hand sich damit zufrieden geben, wenn das Licht im Zimmer ausgeht, wenn sie den Boden des Kästchens über sich ziehen könnte, anstatt den Deckel zu schließen, wenn sie Hindernisse um sich herum aufbauen würde, um sich zu verbergen? Durch systematische Veränderung der Bedingungen könnten wir die notwendigen und hinreichenden Verbindungen von Verhalten und Umweltreizen abklären und dementsprechend den Bereich möglicher Motive eingrenzen. Natürlich ist der Kasten kein Organismus und nicht fähig, sein Verhalten zu variieren; unsere Veränderungen würden ihn unberührt lassen. Wenn tatsächlich jemand so mit ihm herumexperimentieren würde, würde er es

bald aufgeben, dem Apparat Motive zu unterstellen.

Maschinen müssen sich jedoch in dieser Hinsicht nicht in jedem Fall von Lebewesen unterscheiden. Prinzipiell könnte man eine Maschine bauen, deren Verhalten weitaus komplexer ist als das des genannten Kästchens. Man könnte sie mit einer großen Anzahl beweglicher Teile versehen, sie zur Ausführung zahlreicher Aufgaben befähigen und sie mit einer Menge sensorischer Fähigkeiten ausstatten. Wenn man die Maschine nicht selbst gebaut hat und ihren Konstruktionsplan nicht kennt, und wenn die Maschine komplex und variabel genug ist, dann gliche der Schluß auf die Zielgerichtetheiten und der verborgenen Zustände der Maschine dem Problem des Psychologen bei der Beobachtung von Lebewesen, deren Absichten er nicht von vornherein kennt.

Wenn man unter Motivationslehre die Untersuchung von Umweltgegebenheiten und von Handlungen, außerdem von inneren Zuständen versteht, die dazwischen Beziehungen stiften, dann trifft diese Definition auch auf komplexeres Verhalten zu. Handlungsabläufe mögen angeboren oder erlernt sein, was als „Umweltgegebenheit" gilt, hängt von der Wahrnehmung des Handelnden ab. Die Verbindung zwischen Handlung und Umweltgegebenheit kann einem biologischen oder sozialen Erfordernis entsprechen. Sehen wir uns zum Beispiel die Nahrungsaufnahme an (ein Thema, das später noch gründlicher abgehandelt wird). Eine Person ißt (Handlung), wenn man ihr Nahrung anbietet (Umweltreiz), und zwar im allgemeinen dann, wenn sie hungrig ist (der erschlossene Zustand, bei dem das Essen das angemessene Verhalten ist). Wie sie allerdings die Nahrung zu sich nimmt – ob mit Messer und Gabel, mit Stäbchen oder einfach mit den Händen – das wird von der Erfahrung mit beeinflußt. Auch der Umstand, daß Menschen bestimmte Nahrungsmittel bevorzugen, ist von der Lerngeschichte abhängig. Die Nahrung des einen mag nicht nach dem Geschmack des anderen sein, auch wenn er sie vielleicht vertragen könnte. Die Möglichkeit des Hungers selbst ist angeboren, Hunger ist ein Zustand, mit dem sich unser genetisches Erbe durchsetzt, und der unser Verhalten steuert. Betrachten wir im

Unterschied dazu die Tätigkeit des Händeschüttelns, in unserem Kulturkreis die angemessene Geste der Begrüßung. In diesem Fall ist die Verbindung zwischen Umweltgegebenheit und Handlung kulturell bedingt und nicht angeboren. Die Motivationspsychologie will den gesamten Bereich menschlicher Aktivität und Erfahrung abdecken, angefangen von den biologischen Grundlagen bis hin zu willkürlich festgelegten Konventionen.

Eigentlich ist Motivation noch umfassender, denn eine Beschränkung auf menschliche Lebewesen ist wissenschaftlich nicht begründbar. Bei allen Lebewesen, die Verhalten zeigen (mit Ausnahme vielleicht von festverwurzelten Pflanzen), erhebt sich das Problem der Erklärung unterschiedlicher Reaktionen durch die Annahme innerer Zustände. Würde das Verhalten nicht variieren – der gleiche Reiz also immer die gleiche Reaktion hervorrufen – dann gäbe es kein Motivationsproblem, so wie z. B. bei der Hand im Spielzeugkästchen. Doch gänzlich festgelegtes Verhalten gibt es im Tierreich selten. Selbst bei den einfachsten Tieren hat man mit dem Drang eines inneren Zustandes zu tun, der die Interaktion mit der Umwelt reguliert. Es erweist sich in der Tat als günstig, daß man, wenn man sich mit grundlegenden Fragen der Motivationspsychologie befaßt, mit den relativ stereotypen Reaktionen niedriger Organismen beginnt und erst dann zu den variableren Reaktionen der höheren Organismen, den Menschen eingeschlossen, fortschreitet.

Dieses und das nächste Kapitel sind nach diesem Konzept aufgebaut. Bevor wir am Ende die Motive des Menschen in der Gesellschaft abhandeln, werden wir einen kleinen Umweg machen und die Grundbegriffe des Lernens in einem eigenen Kapitel behandeln. Die folgenden vier Kapitel zusammen enthalten einen Abriß dessen, was wir in der Motivationslehre für wesentlich halten. Es tritt bereits bei den fast mechanischen Bewegungen der primitivsten tierischen Lebewesen in Erscheinung, und es zeigt im Verhalten des Menschen als gesellschaftliches Wesen seine komplexesten Formen.

1.1 Starre Elementarbewegungen

Wenn man auf einem Feld oder im Wald, wo die Erde feucht ist, ein Holzstück oder einen Stein aufhebt und wendet, kann man beobachten, wie die dort lebenden Tiere in Bewegung geraten. Unter ihnen könnte auch ein harmloses kleines Geschöpf sein, das unter der Bezeichnung Kellerassel bekannt ist. Es handelt sich weder um eine Laus noch um einen Käfer (d. h. ein Insekt), wie die englischen Wörter „wood louse" oder „sow bug" nahelegen, sondern um ein Krustentier, das näher mit Hummer und Krebs verwandt ist als mit den Insekten, mit denen es gemeinsam unter Holzstücken lebt. Es ist ein dunkles, rundliches Tier, seine Form erinnert entfernt an die eines Schweines – daher heißt es auch „Porcellio" (der Gattungsname ist abgeleitet von demselben lateinischen Wort wie engl. „pork"). Kindern macht es großen Spaß, Kellerasseln aufzustöbern und zuzusehen, wie sie sich zu festen kleinen Kugeln zusammenrollen, wenn sie angestoßen werden. Beim Studium motivationspsychologischer Konzepte verhilft uns die Kellerassel zu einem interessanten Einstieg.

1.1.1 Orthokinese

Die Kellerassel hat das starke Bedürfnis, immer bedeckt zu sein. Und das ist gut so, denn in trockener Luft überlebt sie meistens nur ein paar Stunden. Sobald die Umgebung trockener ist als ihre Körperoberfläche, verdorrt sie. Zu ihrem Glück hat die Kellerassel einen Lebensstil, der diesen physiologischen Nachteil wieder ausgleicht – was nicht überrascht, denn die Gattung hat ja bereits Jahrmillionen überlebt. Es ist nun Aufgabe

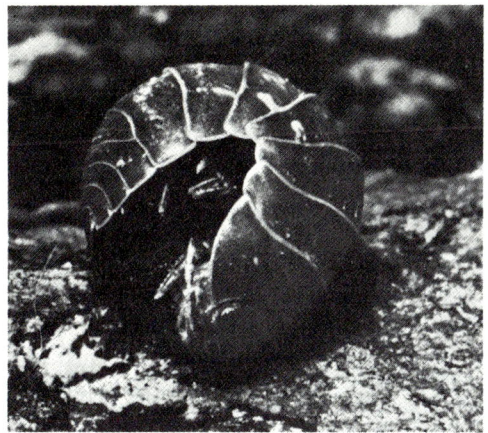

Abb. 1.1. Eine Kellerassel

cher Sicherheit schließlich an das feuchte Ende. Man ist versucht, einen Vergleich mit dem Verhalten des Menschen an heißen Tagen herzustellen. Auch wir eilen an den Badestrand und schließlich ins Naß. Allerdings unterscheiden wir uns – unter anderem – mit unseren Bewegungen merklich von der Kellerassel, wenn sie ihr größtmögliches Wohlbefinden sucht. Während wir direkt zum Wasser gehen (oder rennen), bewegt sich die Kellerassel in dem Behälter sehr windungsreich fort, manchmal geht sie auf das feuchte Ende zu, manchmal davon weg, manchmal bewegt sie sich parallel dazu. Dennoch gelangt sie schließlich ans feuchte Ende. Wenn man die Kellerassel ihren umwegreichen Weg gehen sieht, mag man ihr nicht gerade viel Einsicht in ihre Bedarfslage zubilligen. Wir sollten das Tier allerdings auch nicht unterschätzen, denn trotz seiner offensichtlichen Unentschlossenheit kann es sich in der Regel ausreichend feucht erhalten.

der Motivationsforschung herauszufinden, was an der psychologischen Ausstattung der Kellerassel das unausgesetzte Überleben begünstigt hat. Mit anderen Worten: Woher weiß die Kellerassel, was gut für sie ist?

Im Laboratorium läßt sich die Vorliebe der Kellerassel für Feuchtigkeit gut beobachten. Setzt man sie in einen Spezialbehälter, in dem die Luftfeuchtigkeit an einem Ende sehr niedrig ist und sich zum anderen Ende hin allmählich erhöht, dann kommt das Tier mit ziemli-

Die Psychologie der Kellerassel wird etwas verständlicher, wenn man ein Experiment durchführt, das bei Fraenkel und Gunn (1940) beschrieben wird. Die Tiere wurden in einen gleichmäßig feuchten Raum gesetzt. Der Grad der Feuchtigkeit wurde variiert – von niedrig über mittel bis hoch. Da der Grad der Feuchtigkeit im Raum jeweils konstant

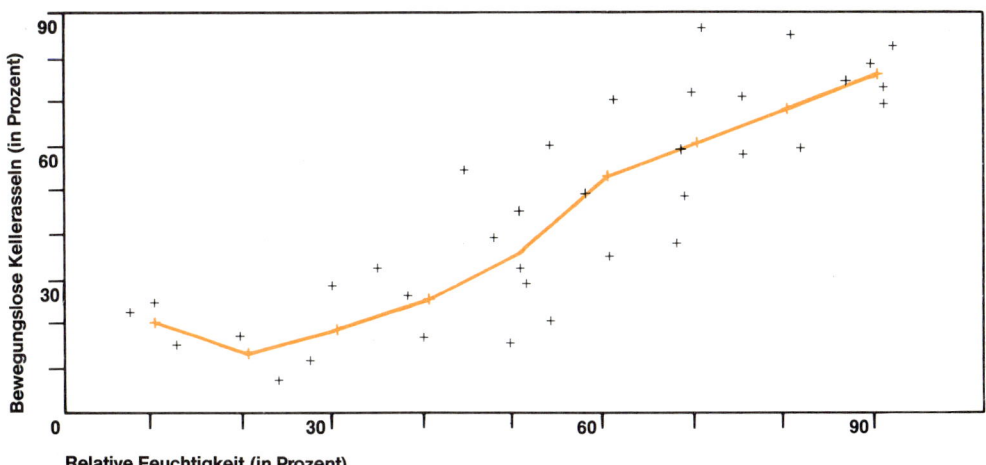

Abb. 1.2. Eine Anzahl von Kellerasseln wurde in einen Raum mit einer bestimmten relativen Feuchtigkeit (abgetragen auf der Abszisse) gebracht. Auf der Ordinate ist der Prozentwert der bewegungslosen Kellerasseln dargestellt. Jeder Punktwert ist das Ergebnis eines Einzelexperiments; die Linie verdeutlicht die Durchschnittswerte. Außer bei extremer Trockenheit führt höhere Feuchtigkeit zu einer vermehrten Anzahl bewegungsloser Kellerasseln, die im Einklang mit ihrer Orthokinese stehen. (Aus Gunn, 1937)

gehalten wurde, war keine Bewegung notwendig, um in ein besseres Klima zu gelangen. Bei hoher Feuchtigkeit wird die Kellerassel inaktiv, aber wenn der Raum trocken ist, läuft sie voll Energie herum. Eine mittlere Bewegungsintensität zeigt sie bei einem mittleren Feuchtigkeitsgrad. Mit anderen Worten: Die Kellerassel ist so angelegt, daß der Grad ihrer Bewegung dem Grad der Feuchtigkeit ihrer Umgebung entspricht – je feuchter, desto langsamer. Tatsächlich ergab – wie Abb. 1.2 zeigt – die Beziehung zwischen der Anzahl bewegungsloser Kellerasseln und dem Grad der relativen Feuchtigkeit im Raum einen ziemlich glatt ansteigenden Kurvenverlauf. Bei sehr geringer Feuchtigkeit zeigt die Kurve einen Knick, wahrscheinlich deshalb, weil in der sehr trockenen Umgebung bereits einige Tiere einschrumpften und sich nicht mehr bewegen konnten.

Die Kurve in Abb. 1.2 macht auch zumindest teilweise verständlich, warum sich Kellerasseln unter Holzstücken und Steinen ansammeln. Ein angeborener Hygrometer (ein Feuchtigkeitsmeßgerät) veranlaßt sie zu vermehrter Bewegung, wenn sie ins Trockene gelangen. Dabei können sie ein relativ großes Territorium durchwandern. Sobald sie jedoch in ein feuchteres Gebiet kommen, veranlaßt sie dieser Hygrometer zur Verlangsamung der Bewegung, so daß sie in der Nähe der Feuchtigkeit bleiben. Das Prinzip ist einfach: Allein dadurch, daß die Feuchtigkeit, die sie brauchen, sie immer langsamer werden läßt, treiben sie allmählich der feuchtesten Stelle zu.

Wer das Verhalten der Tiere untersucht – besonders das der niederen Tiere –, wird viele andere Beispiele von Bewegungen kennen, die nur durch den Grad der äußeren Reizbedingungen reguliert werden. Ein solches Verhalten wird *Orthokinese* genannt (wörtlich übersetzt „geradlinige Bewegung"). In den gebräuchlichen Lehrbüchern werden gewöhnlich ziemlich einfache Tiere als Beispiel vorgestellt – verschiedene Insektenarten, Würmer und andere wirbellose Tiere –, deren Bewegung vom Grad des Körperkontaktes abhängt, vom Grad der Hitze oder Feuchtigkeit, bestimmter Chemikalien und so weiter – sowohl in der Luft als auch im Wasser. Das Einschalten von Licht bringt

einige Lebewesen zum Stillstand, andere setzt es in Bewegung. In beiden Fällen ist die Bewegung ein Beispiel für Orthokinese, sofern die Bewegung nicht gezielt zur Lichtquelle hin oder von ihr weg erfolgt, sofern sie also nur von der Stärke der Lichtreizung abhängt. Obwohl ihre Bewegung ungerichtet ist, können die Tiere ins Dunkle oder ins Helle streben. Wenn die Bewegung durch Licht ausgelöst wird, dann versammeln sich die Tiere im Dunkeln, im umgekehrten Fall im Hellen.

Mit Orthokinese allein läßt sich das Verhalten eines Tieres jedoch noch nicht vollständig erklären. Es gibt schließlich auch beim Bau einer Maschine viele Möglichkeiten, auf bestimmte Reize hin das Tempo zu beschleunigen oder zu verlangsamen. Orthokinesen konnten bei allen möglichen Tieren festgestellt werden – bei Tieren mit unterschiedlichsten Sinnesorganen und Bewegungsmöglichkeiten, bei Tieren mit einem höherentwickelten oder einem primitiven Nervensystem oder auch bei fehlendem Nervensystem. Doch bei aller Unterschiedlichkeit der Ausstattung scheint die Orthokinese eine Möglichkeit zur Bewältigung ganz bestimmter Erfordernisse des Lebens zu sein.

Die Kellerassel mit ihrer orthokinetischen Reaktion auf Feuchtigkeit ist ein gutes Beispiel dafür, wie solche starren Elementarbewegungen den Bedürfnissen eines Lebewesens angepaßt sind. Die Bewegungen erfolgen so automatisch wie das Herausspringen einer Scheibe Brot aus dem Toaster. Das Tier (oder gar das Brot) braucht keine Kenntnisse zu haben, Zwecke zu verfolgen und klug vorzugehen, um den richtigen Weg zu finden. Nun könnte man die Meinung vertreten, daß die Orthokinese nicht im Verhalten höherer Tiere zu finden sei. Wir werden aber später zeigen können, daß Orthokinese wahrscheinlich auch bei höheren Tieren möglich ist, wenn auch in Verbindung mit weit komplexeren Prozessen. Vorerst sollten wir uns jedoch die einzelnen Vorstufen der motivationalen Komplexität ansehen, und uns erst dann in vertrautere Bereiche begeben, die eine deutlichere Beziehung zum menschlichen Verhalten erkennen lassen. So werden wir den erstaunlichen Erfindungsreichtum der Natur kennenlernen, die die unterschiedlichsten

Anpassungsmechanismen entwickelt hat, und die auch dann unsere Aufmerksamkeit verdienen, wenn wir die jeweiligen Mechanismen nicht bei uns selbst wiederfinden.

1.1.2 Klinokinese

D er primitive kleine Plattwurm, Planaria, strebt wie viele niedere Tiere ins Dunkle. In einem Gefäß mit Wasser, das an einem Ende hell erleuchtet und am anderen dunkel ist, sammeln sich die Planarien allmählich im Schatten. Die Intensität der Bewegung wird jedoch durch Änderungen der Lichtmenge weder erhöht noch herabgesetzt, das Verhalten der Planarien ist daher nicht orthokinetisch. Sie eilen aber auch nicht geradewegs von der Lichtquelle weg, wie wir es vielleicht tun würden, sondern sie schlängeln sich scheinbar ziellos, aber ausdauernd umher, um schließlich ins Dunkle zu gelangen.

Wieder waren es Laborversuche, mit deren Hilfe man das Prinzip entdeckte, nach dem diese Bewegung ablaufen kann. Ein Plattwurm, der frei in einem gleichmäßig beleuchteten Gefäß herumschwimmt, neigt zu unregelmäßigen Richtungsänderungen mal in die eine, dann in die andere Richtung, wie ein Goldfisch im Aquarium. Diese Richtungsänderungen kommen häufig vor, wobei Winkel und Intervall der Änderungen variieren. Verstärkt man die Beleuchtung, so erhöht sich die Häufigkeit der Bewegungsänderungen, auch wenn das Licht im Gefäß gleichmäßig verteilt bleibt. Die Intensität des Lichtes verändert also nicht die Geschwindigkeit der Bewegung, sondern die Häufigkeit der Bewegungsänderungen. Diese Reaktion nennt man *Klinokinese* (wörtlich „abgebogene Bewegung"). Sie unterscheidet sich von der Orthokinese, ermöglicht den Tieren aber die lebenswichtige Übereinstimmung mit ihrer Umwelt im gleichen Maße.

Die Abb. 1.3 veranschaulicht den 25minütigen Weg eines Plattwurms bei gleichbleibender Lichtintensität. Man sieht, daß die Anzahl der Richtungsänderungen trotz gleichbleibender Helligkeit nach einiger Zeit sank. Die wirren Windungen am Anfang werden allmählich von sanften, wellenförmigen Bewegungen mit gelegentlichen Schleifen abgelöst. Die Richtungsänderungen vermindern sich offenbar aufgrund eines Adaptationsvorgangs, d. h. in dem Maße, wie sich der Plattwurm an das Licht gewöhnt – so ähnlich wie sich unsere Augen nach einiger Zeit in

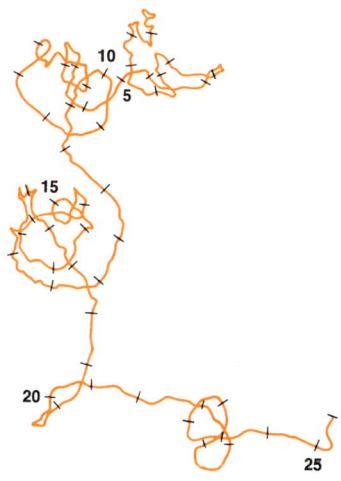

Abb. 1.3. Der Weg einer Planarie (Plattwurm) über etwa 25 Minuten. Fünf-Minuten-Intervalle wurden mit den entsprechenden Zahlen versehen, 30-Sekunden-Intervalle wurden durch Querstriche abgeteilt. Die gewundene Spur der Planarie weist eine Klinokinese auf einen Lichtreiz auf. Obwohl der Lichtpegel während des gesamten Zeitraumes konstant gehalten wurde, erfolgt durch die Adaption an das Licht eine Verminderung der Windungen. (Aus Ullyott, 1936)

einem hellen Raum an das Licht gewöhnen. Das Licht war also offensichtlich für den Plattwurm zunächst ziemlich hell, so daß dadurch eine vermehrte klinokinetische Aktivität hervorgerufen wurde, bis die Adaptation einsetzte. Der gesamte Verlauf wird in Abb. 1.4 graphisch dargestellt. Sie zeigt den Anteil an Richtungswechsel, gemessen in Winkelgraden pro Minute, wobei der Plattwurm zunächst einem schwachen Licht und dann plötzlich relativ großer Helligkeit ausgesetzt wurde. Bei einem Ausgangsniveau von etwa 90° pro Minute schnellt die Rate der Richtungsänderungen auf über 700° (360° wäre eine komplette Kreisbewegung) pro Minute, um dann allmählich fast wieder auf den Ausgangswert abzusinken, obwohl sich die Intensität des Lichtes nicht verändert hat.

Die Kombination von Klinokinese mit Adaptation an das Licht treibt die Plattwürmer in den Schatten. Um den Grund hierfür zu erfahren, beobachten wir, was passiert, wenn ein Tier einem Lichtgradienten ausgesetzt wird. Wir setzen es in einen Behälter, an dessen einem Ende es sehr hell ist. Die Helligkeit schwächt sich zum anderen Ende hin immer mehr bis zur Dunkelheit ab. Nehmen wir an, daß sich der Plattwurm in der Mitte

des Behälters befindet, wo eine mittlere Helligkeit vorliegt. Wenn er sich auf das helle Ende zubewegt, dann wird sich die Häufigkeit der Richtungsänderungen erhöhen. Mit zunehmender Häufigkeit kann der Wurm vor jeder Richtungsänderung aber nur eine zunehmend kürzere Strecke zurücklegen. Jede neue Wendung führt ihn entweder zum hellen Ende oder aber zurück in den Schatten. Je heller das Licht ist, desto rascher kommt es zur Richtungsänderung und je schwächer das Licht, desto länger ist die gerade Strecke vor einer Richtungsänderung. Das helle Licht führt also mit größerer Wahrscheinlichkeit zu einer Richtungsänderung als das schwache, so daß der Plattwurm im Hellen sich häufiger dem Dunklen zuwendet, als er im Dunkeln sich dem Hellen zuwendet. Die Adaptation an das Licht erhöht die Chance, ans Ziel zu gelangen bzw. beim Zielort zu bleiben. Denn die Wirksamkeit der unterschiedlichen Helligkeitsgrade hängt davon ab, ob der Plattwurm aus dem Hellen oder aus dem Dunkeln kommt. Kommt er aus einer hellen Region, dann sind seine Augen an das Licht adaptiert, so daß ein gegebener Helligkeitsgrad weniger Richtungsänderungen hervorruft, als wenn er aus dem Dunkeln kommt und wenn seine

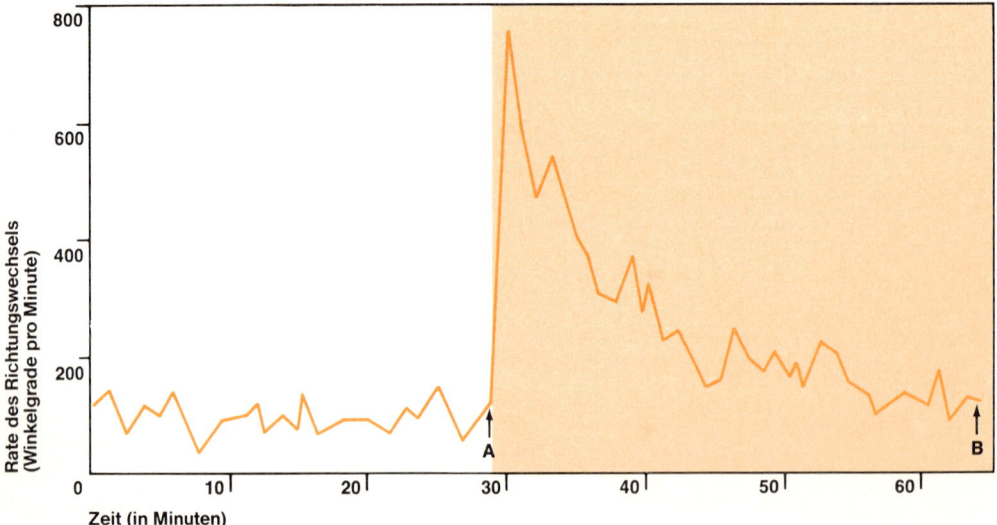

Abb. 1.4. Bis zum Zeitpunkt *A* befindet sich der Plattwurm unter geringer Lichteinwirkung. Seine Windungen sind auf der Ordinate abgetragen, als Drehungsgrade pro Minute. Bei Punkt *A* steigt die Lichtintensität rapide an und bleibt bis zum Ende des Versuchs (Punkt *B*) auf diesem Niveau. Das Ansteigen der Windungen bei *A* ist das Ergebnis einer Klinokinese; das allmähliche spätere Absinken geht wahrscheinlich auf Adaption an das Licht zurück. (Aus Ullyott, 1936)

Augen dunkeladaptiert sind. Der Wurm macht also mehr Wendungen, wenn er sich auf das helle Licht zubewegt und weniger, wenn er der Dunkelheit zustrebt, ganz gleich, in welchem Teil des Behälters er sich gerade befindet. So kommt es, daß sich die Plattwürmer aufgrund eines einfachen psychischen Mechanismus im Schatten ansammeln. Der Plattwurm braucht nicht die Richtung des Lichtes zu erkennen, um sich sicher von ihm fortzubewegen.

Ortho- und Klinokinese sind beide höchst nützliche Mechanismen, denn sie bringen mit einfachen und zuverlässigen Mitteln Ordnung in die sonst weitgehend zufällig ablaufenden Bewegungen. Warum die Kinesen für einige Tierarten so wichtig zum Überleben sind, ist leicht einzusehen. Tiere, die kaum Nervengewebe haben, um ihre Erfahrungen zu speichern, oder deren Lebenserwartung so gering ist, daß sie kaum Erfahrungen machen können, können sich nicht mit Hilfe von Lernprozessen anpassen. Wenn außerdem die sensorischen Rezeptoren auf einer primitiven Entwicklungsstufe stehen, dann können sie möglicherweise nicht einmal die Richtung einer Reizquelle bestimmen. Und wenn schließlich auch noch ihre bewegbaren Glieder nur eine eng begrenzte Anzahl stereotyper Bewegungen ausführen können, dann können sie natürlich auch auf ihre Umwelt in keiner Weise einwirken. Statt dessen müssen sie sich dort aufhalten, wo das Leben für sie am leichtesten ist. Für Lebewesen, die (nach unseren Maßstäben) so gut ausgestattet sind wie wir, mag das Überleben ohne Gedächtnis, Lernen, Richtungsrezeptoren und ohne gelernte Bewegungen unmöglich erscheinen, aber genau das ermöglichen die Kinesen.

1.1.3 Klinotaxis

Niedere Tiere bewegen sich oft relativ direkt auf eine Reizquelle wie Licht oder Nahrung zu oder von ihr weg. Solch eine gerichtete Bewegung nennt man *Taxis*, abgeleitet von einem Wort mit der Bedeutung „Anordnung". Es gibt eine Vielzahl verschiedener Taxen. Sie beinhalten alle eine Richtung in bezug auf einen Reiz, während Kinese lediglich eine (richtungslose) Bewegung

meint. Fliegenlarven (Maden), die man in die Nähe eines starken Lichtes bringt, suchen alsbald die Dunkelheit auf. Ihre Fortbewegungsart unterscheidet sich merklich von dem Zufallsweg des Plattwurms, obgleich sie nicht annähernd so schnurgerade ist wie bei den höheren Tieren. Statt dessen verfolgt die Made einen sich leicht schlängelnden Weg, ein Bewegungsmuster, das man *Klinotaxis* nennt (vgl. Abb. 1.5). Hier haben wir es mit der primitivsten Form einer gerichteten Bewegung zu tun.

Die Made hat an ihrem vorderen Ende ein lichtempfindliches Organ, das sie in die Lage

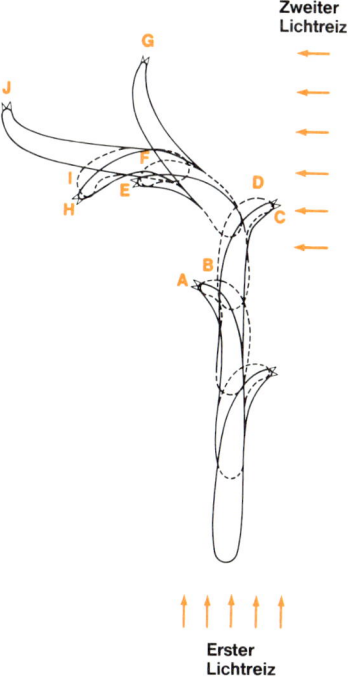

Abb. 1.5. Die Fortbewegung einer Made, schematisiert dargestellt. Sie bewegt sich vorwärts, indem sie zuerst ihr Vorderteil streckt (bei Punkt *A* und *C*) und dann ihr hinteres Ende kontrahiert, um es nachzuziehen (bei Punkt *B* und *D*). Ihr vorderes Ende bewegt sich bei jeder Streckung alternierend von einer Seite zur anderen. Die Größe der Streckenbewegung hängt ab von der Helligkeit des Lichtes, das auf den Rezeptor am vorderen Teil fällt. Während die Made sich bei Punkt *D* befindet, verlöscht das erste Licht und das zweite wird eingeschaltet. Dadurch empfängt der Rezeptor einen stärkeren Lichtreiz. Daraus resultiert eine größere Streckung als bisher nach *E*. Mit dieser Klinotaxis wendet sich die Made von dem neuen Lichtreiz weg. In diesem Beispiel wies die Bewegung von *G* nach *H* keine deutliche Kontraktionsphase auf. (Aus Mast, 1911, in Fraenkel & Gunn, 1940)

versetzt, sich vom Licht weg in den Schatten zu bewegen. Die Made bewegt sich durch abwechselnde Streckbewegungen der beiden Seiten ihres Körpers, ähnlich wie eine Schlange. Beim Dahinschlängeln bewegt sie ihren Kopf hin und her, so daß ihr Lichtrezeptor stets dem Licht ausgesetzt ist. Bei jeder Bewegung verändert sich die Beziehung der Krümmung ihres Körpers zur Intensität des wahrgenommenen Lichtes. Wenn der Kopf z. B. nach links gewandt war und das Licht war hell, dann ist die folgende, nach rechts gewandte Krümmung des Körpers groß. War das Licht schwach, dann ist die nächste Krümmung entsprechend gering. Auf diese Weise bringt sich die Made in eine Bewegungsrichtung, bei der sie das Licht hinter sich hat, und wenn sie sich bewegt, dann dort hin, wo wenig Licht ist – es sei denn, der Experimentator versucht, sie zu täuschen. Wenn z. B. immer dann ein Lichtblitz auf den Kopf der Made gerichtet wird, wenn er nach rechts gedreht ist, dann wirbelt die Made mit ihrer Klinotaxis immer links herum. Denn nach jeder Rechtsdrehung ihres Kopfes, d. h. nach jeder Lichtreizeinwirkung erfolgt zum Ausgleich eine große Wendung nach links.

Bei anderen Tieren gibt es die Klinotaxis mit umgekehrter Polung: Auf eine plötzliche Abschwächung des Lichtes folgt eine große Wendung. Mit einem solchen Mechanismus bewegt sich das Tier auf das Licht zu, verhält sich also entgegengesetzt zur lichtscheuen Made.

1.1.4 Tropotaxis

Bei Lebewesen mit paarigen Sinnesrezeptoren ist ein Vergleich der Reizungen möglich, die jeder der beiden Rezeptoren einzeln empfängt, und diese Information läßt sich zur Steuerung des Verhaltens verwerten. Die Larve des Mehlzünslers (pyralis farinalis) hat z. B. auf jeder Seite ihres Vorderteils ein Auge. Wenn in das linke Auge mehr Licht fällt als in das rechte, dann dreht sich die Larve solange nach rechts, bis der Lichteinfall für beide Augen gleich stark ist. Mit Hilfe dieses Bewegungsprinzips bringt sich das Tier in eine Position, in der es vom Licht abgewendet ist. Würde es dem entgegengesetzten Prinzip folgen und sich in die Richtung des jeweils gereizten Auges drehen, um das Helligkeitsgefälle auszugleichen, dann würde es schließlich dem Licht zugewendet sein. Beide Bewegungen ergeben sich aus einem Simultanvergleich zwischen links und rechts, und sind somit Beispiele für *Tropotaxis* (die Wurzel „tropo" bedeutet „Drehung").

Taxen ermöglichen die Orientierung und die Bewegung zu etwas hin oder von etwas weg, was für das Überleben von Bedeutung ist, z. B. Nahrung, Licht oder Wärme. Taxen sind allerdings nur dann wirksam, wenn sie richtig funktionieren. Man kann eine Klinotaxis unterlaufen, indem man eine künstliche Reizung von einer bestimmten Bewegungsrichtung des Tieres abhängig macht, wie es in dem bereits beschriebenen Experiment mit der Made der Fall war. Um eine Tropotaxis zu sabotieren, braucht man nur einen der Rezeptoren auszuschalten. Eine einäugige Mehlzünslerlarve dreht sich bei ihrem Versuch, das Licht, das in das eine Auge fällt, auszubalancieren, nur im Kreise.

Taxen haben es an sich, daß sie nur innerhalb bestimmter Situationsgrenzen funktionieren. Man stelle sich vor, was geschehen würde, wenn sich ein solches Tier plötzlich mehreren Lichtquellen gegenübersähe. Sobald es sich auf eines der Lichter zu oder von ihm weg bewegen würde, würde es auf alle anderen Lichtreize gleichzeitig inadäquat reagieren. Wie der sprichwörtliche Esel, der zwischen zwei Heuhaufen hin-und hergerissen wird, versuchen Tiere mit Klino- oder Tropotaxis mit mehreren Reizen so fertigzuwerden, daß sie auf alle gleichzeitig reagieren. Ein lichtscheues Tier bewegt sich von zwei unterschiedlich hellen Lichtreizen fort, nachdem es eine Art Durchschnitt der beiden Lichtintensitäten ermittelt hat. Das hellste Licht übt den stärksten Einfluß darauf aus, welcher Weg genommen wird. Das mag noch als annehmbarer Kompromiß erscheinen, doch wesentlich ungünstiger wirkt sich eine solche Situation bei Tieren aus, die natürlicherweise auf das Licht zustreben. Denn in diesem Fall führt die gleiche Kompromißlösung zu einem kurvigen Hin und Her zwischen den Lichtern, wie bei einem Eisenstückchen, das in einem elektrischen Feld mit mehr als einem Magnet hin- und hergerissen wird. Beides – Eisenstück oder Lebewesen – kommt vielleicht früher oder später bei einer der Reizquellen an, aber nicht immer bei der stärksten. Ein so umständliches Verhalten muß als Nachteil betrachtet werden.

1.1.5 Telotaxis

Es gibt kleine Wasserkrustentiere (Heminysis lamornei), winzige Verwandte der Kellerassel, die auf Licht mit stark gerichteten Schwimmbewegungen reagieren (Fraenkel & Gunn, 1940). Wenn ein Lichtstrahl durch einen Behälter geschickt wird, in dem sie gerade schwimmen, dann bewegen sie sich entlang der Strahlenachse. Irgendeine Taxis führt sie erst hin zum Licht, dann von ihm

weg, und so weiter. Jetzt wird ein zweites Licht im rechten Winkel zum ersten eingeschaltet. Würden die Schwimmbewegungen von einer Klino- oder Tropotaxis geleitet, dann würden sie zwischen den Lichtstrahlen einen Kompromiß suchen. Das tun diese Tiere jedoch keineswegs. Einige von ihnen schwimmen weiterhin vorwärts und rückwärts am ursprünglichen Lichtstrahl entlang, während andere zum neun Lichtstrahl hinüberwechseln und den alten überhaupt nicht mehr beachten. Die Krustentiere schwimmen also in zwei unabhängigen Bewegungsströmen im rechten Winkel zueinander, wobei offenbar in keinem der Ströme der Reiz beachtet wird, der das Verhalten im jeweils anderen Strom bestimmt. Dennoch können einzelne Tiere ziemlich abrupt von einem Strom zum nächsten hinüberwechseln, ohne daß ein Zögern oder eine Unsicherheit festzu-

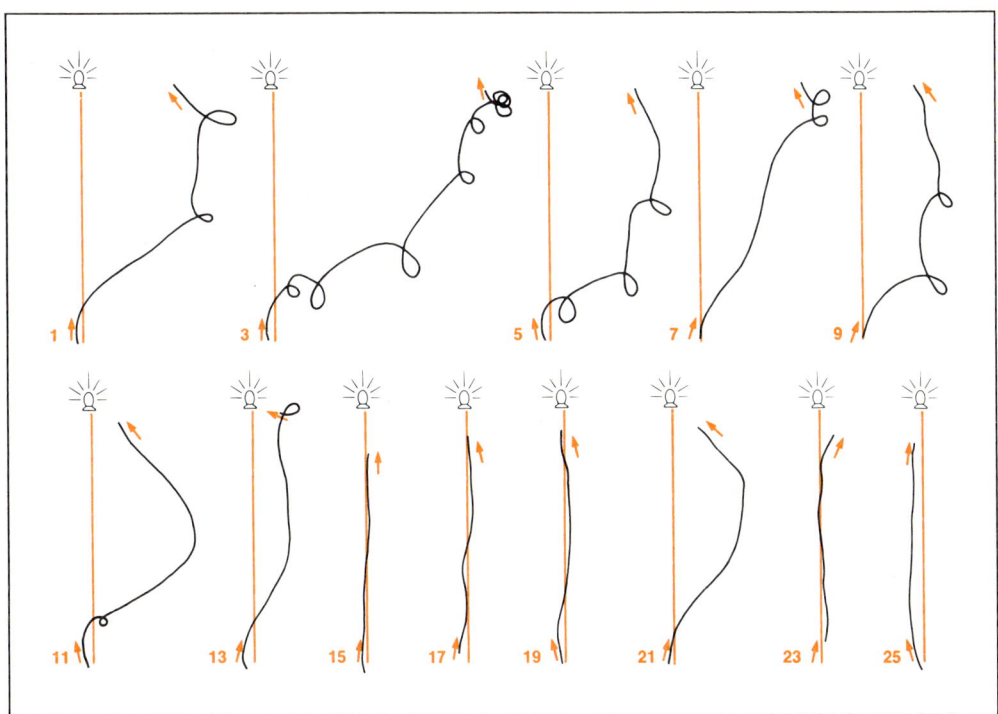

Abb. 1.6. Eine Biene, deren linkes Auge abgedeckt ist, hat Schwierigkeiten, zum Licht zu gelangen, wie die Aufzeichnung ihrer Flugbahn bei den ersten Versuchen zeigt. Sie schwenkt nach rechts ab, da sie die Dunkelheit links, als Dunkelheit auf der linken Seite der Umgebung mißdeutet. Sie fliegt sogar gelegentlich Schleifen, wie ein Tier, das von einer Tropotaxis geleitet wird und ein

verdunkeltes Auge hat. Die Art des Zielanfluges erweist sich jedoch als Telotaxis, wie die späteren Aufzeichnungen verdeutlichen. Die Biene kann schließlich die Dunkelheit links kompensieren und steuert das Licht fast immer geradlinig an. (Aus Minnich, 1919, in Fraenkel & Gunn, 1940) stellen wäre. Gerichtete Bewegungen dieses Typs, bei dem nicht einfach die Summe aller Reize zur Reaktion führt, nennt man *Telotaxis,* von der Wurzel „telos" für „Ziel".

Ein kennzeichnendes Merkmal der Telotaxis ist, daß durch den Ausfall eines Rezeptors nur eine kurze oder auch gar keine Kreisbewegung hervorgerufen wird. Eine Biene, der ein Auge abgedeckt wurde, wird zunächst bei ihrem Versuch, eine Lichtquelle anzufliegen, in die Richtung ihres sehenden Auges abschwenken. Aber nach mehreren Versuchen wird ihre Flugbahn allmählich geradliniger, wie die Aufzeichnungen der Abb. 1.6 (Fraenkel & Gunn, 1940) zeigen. Ein nur von einer Tropotaxis geleitetes Tier wäre zu einer solchen Anpassung nicht fähig. Bienen jedoch, die auf Lichtreizung telotaktisch reagieren, können Veränderungen an ihren Rezeptoren kompensieren. Ebenso kompensieren sie die zunächst verwirrende Reizsituation, die z.B. dann entsteht, wenn man sie zwei Lichtquellen gleichzeitig aussetzt. Eine Biene, die sich in einem dunklen Raum mit zwei Lichtern befindet, fliegt eines der beiden Lichter, meistens das hellere, direkt an. Ihr Weg ist nicht krummlinig, wie das bei der Klino- oder Tropotaxis der Fall ist.

Gegenüber den anderen, automatisch ablaufenden Bewegungen ist die Telotaxis ein entscheidender Fortschritt. Zum ersten Male in der Stammesgeschichte kann das telotaktisch geleitete Lebewesen sich an örtliche Bedingungen anpassen und zudem das Ziel auf ziemlich direktem Weg erreichen. Ein solches Tier verhält sich tatsächlich so, als werde es zweck- oder zielgerichtet vorwärts getrieben. Telotaktische Reaktionen erscheinen deshalb zielgerichteter, weil sie deutlicher auf eine äußere Reizgegebenheit bezogen sind.

1.1.6 Koordination und Antrieb

Taxen und Kinesen sind bei den meisten Lebewesen aufeinander abgestimmt. Ein Tier wird etwa durch die chemischen Reizstoffe einer Futterquelle aktiviert. Die Reizbedingungen sind vielleicht noch zu diffus, so daß der Reiz nicht genau lokalisiert werden

kann. Doch das spielt bei einer Kinese keine besondere Rolle. Durch erhöhte Aktivität gelangt das Tier meist dennoch in die Nähe des Futters, das dann auch lokalisiert werden kann. Daraufhin übernimmt eine Taxis die Führung und bringt das Tier an sein „Ziel". Bei diesem hypothetischen Tier verbessert das Zusammenwirken von Kinese und Taxis die Fähigkeit des Tieres, Futter rasch auch in einer gewissen Entfernung zu finden. Die Überlebenschance ist bei einer Zusammenarbeit der beiden automatischen Bewegungsarten erheblich höher, als wenn jede für sich allein wirken würde. Nehmen wir weiter an, daß die Reizempfindlichkeit des Tieres von der Stärke eines physiologischen Nahrungsbedürfnisses abhängig ist. Die Kinese wird dann nur bei einem hinreichend starken Bedürfnis ausgelöst. Damit hätten wir eine sehr einfache motivationale Sequenz vor uns: Bedingung für eine Reaktion (die Handlung) auf einen gegebenen Reiz (die äußeren Umstände), und das Ganze im Dienste des tierischen Wohlergehens.

Nützliche Bewegungskoordinationen sind im Tierverhalten die Regel. Man findet kaum ein Tier mit isolierter Kinese oder Taxis. Das eben beschriebene hypothetische Tier, bei dem automatische Bewegung und auslösender Reiz miteinander verzahnt sind, um ihren lebenserhaltenden Zweck zu erfüllen, erscheint von vornherein plausibler angelegt. Vom Standpunkt des Tieres aus betrachtet wäre es vielleicht eher angezeigt, die Handlungen im Hinblick auf den jeweiligen Zweck zu klassifizieren (Nahrung, Temperatur, Feuchtigkeit, Fortpflanzung etc.), nicht nach den Kategorien von Kinese, Taxis und anderen festgelegten Reiz-Reaktions-Verbindungen. Die beiden Arten der Klassifikation von Verhalten scheinen auf den ersten Blick gegensätzlicher Art zu sein. Denn die funktionale Klassifikation nach dem Gesichtspunkt des Verhaltenszwecks ist offenbar durch eine streng objektive Analyse der Bewegungen, wie wir sie bisher gegeben haben, nicht zu ersetzen. So können z.B. an einem einzigen zielgerichteten Ereignis – wie der Ernährung – viele verschiedene Bewegungen und deren Reize beteiligt sein. Taxen können auf Kinesen aufbauen, um das Tier zur rechten Zeit an den richtigen Ort zu bringen. Darauf können Reflexe folgen, mit denen die Nahrung ergriffen und in den Schlund geschoben, dann zerkaut und hinuntergeschluckt wird. Und nebenbei könnten auch noch ein paar andere Verhaltenselemente mitspielen. Zwar kann man keine einzelne Komponente dieses Vorgangs als „Essen" bezeichnen, aber mit diesem Wort wird etwas angezeigt, das die ganze Bewegungsfolge sinnvoll und bedeutsam erscheinen läßt. Es ist die Koordination der Bewegungen im Hinblick auf ein Ziel oder einen Zweck, wodurch jede einzelne Bewegung ihre besondere Bedeutung erhält. Eine einzelne Bewegung – ein Flügelschlag oder eine Kopfwendung – kann zum Bestandteil der verschiedensten Bewegungskoordinationen werden. Isoliert betrachtet, handelt es sich um die gleiche Bewegung, doch die Kontexte, in denen sie auftritt, unterscheiden sich.

Die Klassifizierung von Handlungen oder Verhaltensweisen nach isolierten Bewegungsbestandteilen läßt quer durch die Gattungen Funktionsähnlichkeiten erkennen. Sie zu kennen, kann an sich schon wichtig und interessant sein. Wenn man zur funktionalen Klassifikation jedoch noch die Koordination der Bewegungen mit einbezieht, werden die *Antriebe* sichtbar, die der Handlung Intensität und Richtung geben. Wenn man weiß, wie die Bewegungen eines Tieres ineinandergreifen, dann kann man fast schon die inneren Zustände erschließen, die das Verhalten des Tieres regulieren. Die beiden Betrachtungsweisen ergänzen sich gegenseitig. Erst die Koordination der Bewegungen macht aus den einzelnen Elementen zusammenhängende Bewegungsmuster – ähnlich wie die Grammatik einer Sprache Wörter zu bedeutungsvollen Äußerungen verbindet oder wie der Entwurf eines Architekten aus Stahl, Glas und Beton ein Gebäude entstehen läßt.

Die zweite Ebene der Beschreibung, die Rede von Antrieben, ist nur dann sinnvoll, wenn eine Anzahl unterschiedlicher Bewegungsformen vorkommen, die miteinander koordiniert werden müssen. Wir verstehen das Verhalten der Kellerassel kaum besser, wenn wir ihre Neigung, sich unter Steinen zu verkriechen, als Trieb bezeichnen, denn die einzige an diesem Trieb beteiligte Reaktion ist die festgelegte Orthokinese im Verhältnis zur Feuchtigkeit, die ja bereits beschrieben wurde. Angenommen aber, es würde sich herausstellen, daß die Kellerassel über viele automatische Bewegungen verfügt, die sie ins Feuchte, ins Dunkle, ins Kühle und in einen Unterschlupf bringen, dann würde man eher über den Zweck des Verhaltens oder das Ziel des Tieres sinnvoll sprechen können. Im nächsten Kapitel werden wir darlegen, daß die Fähigkeit, neue Reaktionen für einen bestimmten Zweck zu lernen – eine Fähigkeit, die der Kellerassel wohl abgeht – einer der wichtigsten Aspekte des Motivationsgeschehens ist.

1.2 Instinkt

Koordinierte Bewegungsfolgen bei Tieren sind in etwa gleichbedeutend dem *Instinktverhalten* bei Mensch und Tier, obgleich man diesen Begriff i. allg. nur für den subhumanen Bereich und für relativ festgelegtes Verhalten reserviert hat. Auf jeden Fall haben wir es mit zwei immer wiederkehrenden Themen zu tun: Da ist erstens die Frage nach dem Zweck oder Ziel, dem die koordinierten Bewegungsfolgen dienen, zum anderen die Frage nach der Art der jeweiligen Bewegung selbst. Bewegungen können angeboren oder erlernt sein oder auch von beidem etwas enthalten. Das gleiche gilt für die Koordination der Bewegungen. Von Instinkten spricht man dann, wenn ein Bewegungsablauf *irgendein* angeborenes zentrales Element aufweist, auch wenn sich dieses nur schwer identifizieren läßt. Bei unserer weiteren Diskussion motivationaler Prozesse im Humanbereich werden wir noch ausführlicher mit diesem Problem zu tun haben. Von den niederen zu den höheren Tieren zeigt sich eine Entwicklungslinie, die bei den isolierten Bewegungen beginnt und über koordinierte Bewegungsabfolgen zu erlernten Bewegungsmustern aus angeborenen und erlernten Reaktionen fortschreitet. In diesem und im nächsten Kapitel werden jedoch verschiedene Beispiele zeigen, daß die evolutionäre Entwicklung diesem Modell nicht ganz konsequent gefolgt ist. Viele Lebewesen – darunter auch der Mensch – haben neben den höher entwickelten Strukturen einen Teil der primitiven bewahrt.

1.2.1 Nahrungsaufnahme bei der Schmeißfliege

Bei der Schmeißfliege, die sich auf der Suche nach Zucker befindet, ist die Koordination der angeborenen Reaktionen verzwickt. Das haben Vincent Dethier und seine Mitarbeiter mit sehr eleganten Methoden und mit Sorgfalt festgestellt (Literaturhinweise bei Dethier und bei Gelperin). Insgesamt weiß man bisher noch recht wenig über den Ablauf vollständiger Verhaltenssequenzen, so daß wir mit der Schmeißfliege ein gutes Beispiel dafür haben, wie in der Natur ein koordiniertes Gesamtverhalten aussehen kann.

Bei optimaler Temperatur und Beleuchtung setzt die hungrige Schmeißfliege zu einem ziellosen Flug an, der zunächst in keiner Beziehung zu irgendeinem Ziel in ihrer nächsten Umgebung zu stehen scheint. Das Flugmuster wird von verschiedenen Kinesen reguliert, die von der Temperatur, Lichtintensität, Tageszeit und natürlich auch von inneren Faktoren wie Nahrungsmangel abhängen. Plötzlich stößt die Schmeißfliege auf den Geruch gärenden Zuckers, der ihr durch einen Luftzug zugetragen wird. Sofort bringt eine Taxis Richtung in den ziellosen Flug. Die Fliege umkreist den Zucker und läßt sich schließlich etwa auf einem Blatt nieder, das mit Honigtautröpfchen bedeckt ist, die von Blattläusen ausgeschieden wurden.

Die Beine der Schmeißfliege sind mit Härchen ausgestattet, die einfache Geschmacksrezeptoren enthalten. Diese reagieren u. a.

auf Zucker. Wenn die Fliege auf eine zuckerhaltige Stelle aufsetzt, signalisiert das Sinneshaar diese Entdeckung an das zentrale Nervensystem. Daraufhin wird der Rüssel reflexartig ausgestreckt, ein langes, schmales Gebilde vorne am Kopf, mit dem die Fliege Nahrung einsaugt. An der Spitze des Rüssels sitzen weitere Sinneshärchen, die, sobald sie vom Zucker gereizt werden, reflexartig eine Öffnung des Kanals in den Darm der Schmeißfliege hervorrufen. Die Fliege beginnt dann, die Zuckerlösung in sich hineinzupumpen. Die Stärke der Pumpbewegungen hängt von der Süße, d. h. von der Konzentration der Zuckerlösung ab. Allerdings verlieren die Zuckerrezeptoren, wie viele Sinnesrezeptoren, durch Adaptation ihre Empfindlichkeit. Mit zunehmender Adaptation wird die Zuckerlösung also immer weniger süß, so daß sich das Pumpen verlangsamt. Schließlich sind die Rezeptoren so stark adaptiert, daß der Süßigkeitsgrad unter einen kritischen Wert absinkt. In dem Moment hört das Pumpen auf, und der Rüssel wird wieder eingerollt. Die Fliege verläßt dann erst einmal die Zuckerstelle. Allmählich gewinnen die Rezeptoren jedoch ihre Empfindlichkeit wieder zurück. Nachdem der kritische Wert überschritten ist, nimmt der Rüssel das Einsaugen von Zuckerlösung wieder auf, und der Adaptationsprozeß beginnt von neuem.

Wenn damit die Variationsbreite des Verhaltens erschöpft wäre, würde die Schmeißfliege andauernd zwischen Nahrungsaufnahme und Nahrungsstopp hin- und herpendeln – ausschließlich in Abhängigkeit vom jeweiligen Zustand ihrer Zuckerrezeptoren. Tatsächlich ist es aber so, daß die aufeinanderfolgenden Phasen der Nahrungsaufnahme immer kürzer werden, bis der Rüssel kaum noch ausgestreckt wird. Schließlich hört die Nahrungsaufnahme für eine Weile ganz auf. Die Schmeißfliege hat einfach genug zu sich genommen – sie hat ihren Hunger gestillt, würde man als Laie sagen.

Der gesunde Menschenverstand trifft damit schon das Richtige, doch er weiß nicht weiter, wenn es darum geht, vom Hunger zur Kenntnis der Steuerung der Nahrungsaufnahme zu gelangen. Um davon etwas zu erfahren, müssen wir in die Schmeißfliege hineinsehen. Die Fliege besitzt außer dem üblichen Verdauungstrakt noch einen sackartigen Trakt – den Kropf – der während der Nahrungsaufnahme einen Teil der Nahrung speichert. Nach jeder Mahlzeit wird über eine koordinierte Reflexkette die Nahrung aus dem Kropf zurück in den Hauptdarm geschoben. Dieser Nahrungstransport geht sehr schnell vor sich, wenn der Kropf gefüllt ist, und wenn der Nährstoffspiegel im Blut sehr niedrig ist. Der entsprechende Vorgang läßt sich gut abgrenzen und verläuft relativ isoliert. Ein einziges Glied in der Bewegungskette ist jedoch von entscheidender Bedeutung, insofern es die Nahrungsaufnahme unmittelbar steuert. Wir sprachen bereits davon, daß die Schmeißfliege nur dann Nahrung aufnimmt, wenn die Substanz süß genug ist, wobei der Süßegrad einmal von der Konzentration der Zuckerlösung, zum anderen von der Adaptation der Rezeptoren abhängt. Nun konnte in Experimenten nachgewiesen werden, daß das Süßekriterium außerdem von der Aktivität des Kropfes abhängig ist. Je schneller die Nahrung in den Darm transportiert wird, um so süßer muß eine Substanz sein, die neu aufgenommen werden soll. Wenn die Schmeißfliege bereits eine Menge zu sich genommen hat und die Transportleistung vom Kropf zum Darm sehr groß ist, dann wird die Fliege nur noch auf sehr intensive Süßigkeitsgrade reagieren, und von solcher Qualität wird sie praktisch nichts mehr finden. Damit ist ihre Mahlzeit beendet. In dem Maße, wie sich die Aktivität des Kropfes jedoch verringert, wird ein weniger strenges Süßekriterium angelegt. Anfangs wird nur die süßeste Nahrung aufgenommen (die in der Natur meistens auch am nahrhaftesten ist). Später jedoch, bei leerem Kropf, begnügt sich die Fliege auch mit einer weniger süßen Nahrung.

Die Schmeißfliege wird also, wie wir Menschen, mit zunehmender Nahrungsabwesenheit im Hinblick auf ihre Nahrung immer weniger wählerisch. Die Transportrate vom Kropf in den Darm dient der Fliege als eine Art Uhr, die die Zeit seit der letzten Nahrungsaufnahme registriert. Seltsam erscheint jedoch, daß kurz nach einer Mahlzeit, wenn also die Konzentration des Blutzuckers noch hoch ist und nur der Kropf keine Nahrung mehr in den Darm transportiert, die Fliege schon wieder auf Nahrungssuche geht – das ist nicht das, was vielleicht ein Mensch erwarten würde. Doch bei der Schmeißfliege ist die Frage der Zeiteinteilung eine andere. Die Nahrung gelangt nur langsam, innerhalb von Stunden, vom Kropf in den Darm. Die Schmeißfliege kann es sich also nicht leisten, mit Hungerreaktionen auf der Nahrungssuche solange zu warten, bis ihr Blutzuckerspiegel gesunken ist. Sie muß Nahrung ausfindig machen, solange ihr Kropf leer und der Blutzuckerspiegel noch hoch ist, denn dann hat sie Platz zum Speichern der Nahrung und noch genügend Energie. Und genau darauf sind ihre automatischen Bewegungen ausgerichtet.

Durch die Beziehungen, die zwischen der sensorischen Adaptation, der Zuckerkonzentration, dem Pumpreflex, dem Blutzuckerspiegel und dem Zustand des Darms bestehen, wird aus dem ganzen Vorgang ein ungeheuer effizientes System. Die Nahrungsaufnahme wird durch die Zuckerkonzentration der Nahrung reguliert – je süßer, desto rascher geht sie vonstatten. Durch die sensorische Adaptation wird jedoch die Wirksamkeit dieser Konzentration während des Verdauungsvorganges reduziert. Wenn die Süßwahrnehmung unter einen kritischen Wert sinkt, wird die Nahrungsaufnahme erst einmal beendet. Je höher jedoch die anfängliche Konzentration war, um so länger dauert es, bis dieser kritische Wert erreicht ist. Die Fliege nimmt also von einer hochwertigen Nahrung mehr zu sich als von einer minderwertigen. Auf jeden Fall hört die Nahrungsaufnahme aufgrund des Adaptationsprozesses schließlich auf. In der Zwischenzeit hat die Nahrung im Kropf den Transport zum Darm ausgelöst, wodurch seinerseits der kritische Süßigkeitswert erhöht wird, so daß die Mahlzeit beendet wird. Der vom Rumpf getrennte Kopf einer Fliege streckt noch seinen Rüssel aus und macht Pumpbewegungen, denn seine sensorischen Härchen werden stimuliert und mit dem restlichen System steht er nicht mehr in nervlicher Verbindung. Man kann den gleichen Effekt auf weniger drastische Weise erzielen, wenn man den Nerv durchtrennt, der den Kopf über die Aktivität des Kropfes informiert. Aus solchen Experimenten lernt man, wie durch die Reflexe der Nahrungsaufnahme Ereignisse im Inneren der Schmeißfliege mit Ereignissen in ihrer Umgebung koordiniert werden.

Die Vorgänge bei der einfachen Schmeißfliege sind komplexer als sie hier dargestellt werden konnten. Doch unsere Darstellung enthält genügend Anhaltspunkte für einige grundlegende Aussagen über Motivation und Instinkt – das soll im Folgenden geschehen.

1.2.2 Anpassung durch Regler

Obgleich die Nahrungsaufnahme bei der Schmeißfliege ein angeborener Reflex ist, hat sie eine durchaus lebensanpassende Funktion: Schließlich wird die Fliege so zur rechten Zeit mit Nahrung versorgt. Natürlich kann man als Experimentator so eingreifen, daß das ganze System durcheinandergebracht wird. Schmeißfliegen können Süßstoffe, die nicht nahrhaft sind (wie Saccharine), von richtigem Zucker nicht unterscheiden (übrigens ebensowenig wie die Menschen) und stopfen sich auch damit voll. Sie hören dann wie üblich auf zu fressen, verhungern aber

allmählich, weil sie ja keine Nährstoffe zu sich nehmen. In der natürlichen Umwelt der Schmeißfliege kommen jedoch solche trügerischen Süßstoffe kaum vor. Wir können damit unsere erste allgemeine Aussage formulieren: Motivationale Systeme sind in der Regel an die natürliche Umwelt angepaßt. An Saccharine braucht die Schmeißfliege nicht angepaßt zu sein, da ihr davon die Umwelt nichts bietet.

Man kann zwar mit Recht sagen, daß die Schmeißfliege Nahrung zu sich nimmt, weil es für sie notwendig ist. Aber so sieht es die Stammesgeschichte, nicht die Schmeißfliege. Die Schmeißfliege frißt nämlich nur, weil ihr Kropf keine Nahrung mehr zum Vordarm transportiert, und weil etwas Süßes in der Nähe ist. Das ist für die Schmeißfliege der Schlüsselreiz für das Aufsaugen von Zucker. Für andere Lebewesen gibt es andere Schlüsselreize – Körpertemperatur, Körperfettablagerungen etc. Einige dieser Schlüsselmechanismen funktionieren vielleicht direkter, angepaßter als andere oder sogar vernünftiger, doch sie haben alle die gleichen Bestandteile. In jedem Fall wird das Verhalten durch einen inneren Regler („Stellglied") gesteuert mit dem Effekt, daß das für ein Tier in einer

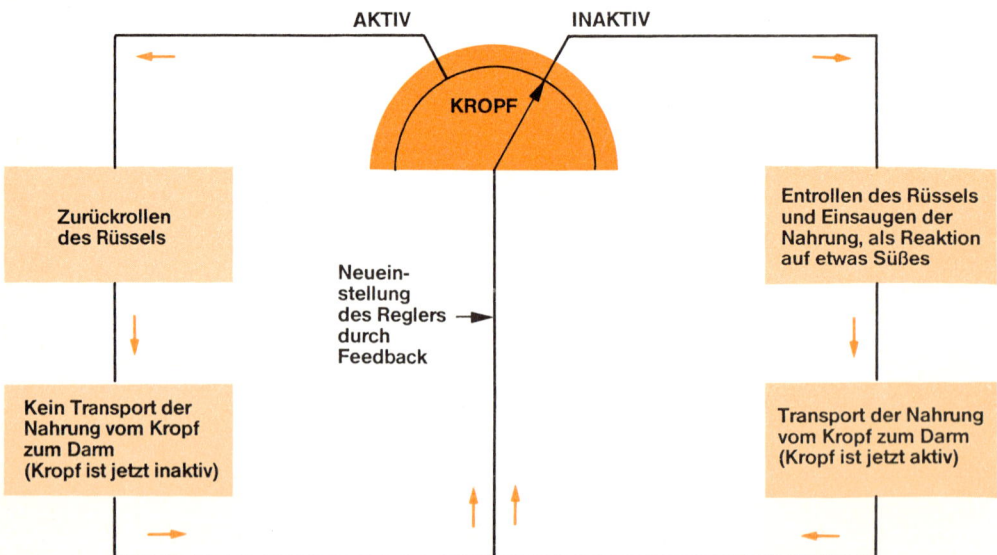

Abb. 1.7. Die Nahrungsaufnahme der Schmeißfliege ist abhängig von der Aktivität des Kropfes. Bei inaktivem Kropf stimuliert eine Zuckerlösung die Nahrungsaufnahme, bis der Kropf schließlich gefüllt ist. Daraufhin wird der Kropf aktiv und die Nahrungsaufnahme hört auf. Der

Kropf benötigt einige Zeit, bis er die Nahrung in den Hauptdarm transportiert hat, aber wenn das geschehen ist, wird der Kropf wieder inaktiv und der Kreislauf kann wieder von vorn beginnen

bestimmten Umwelt zum Überleben Erforderliche geschieht. Die Stammesgeschichte hat für jedes Lebewesen bestimmte Regler selegiert, weil sie funktionieren, nicht weil sie vernünftig oder praktisch wären.

Das System der Schmeißfliege, das in Abb. 1.7 dargestellt ist, hat sich offensichtlich bewährt, denn die Gattung besteht schon seit undenklichen Zeiten – sie hat den Test der Natur bestanden. Manche Tiere besitzen Regler, die ihnen einen ziemlich großen Spielraum des Verhaltens belassen. Doch das zugrundeliegende Motivationsschema ist im Prinzip auf alle Tierarten anwendbar. Wir werden später noch sehr viel mehr über diese bedeutsamen Regler zu sagen haben.

Die Abfolge der Ereignisse innerhalb eines typischen Aktivitätsverlaufs läßt sich in drei Komponenten unterteilen:

1. *Antrieb*, Zustand eines Reglers, der hervorruft oder wahrscheinlich macht ein
2. *Appetenzverhalten* (Suchverhalten) als Reaktion auf bestimmte Reize, diese führen zu einem
3. *konsumatorischen Akt* (Endhandlung), der im Regler eine Verschiebung weg von dem ursprünglichen Triebzustand bewirkt.

Bei der Schmeißfliege beginnt das erste Stadium (1) mit einem leeren Kropf. Die daraus resultierende Aktivität (2) ist die Aufnahme von Zucker. Das letzte Element (3) ist der Transport der Nahrung vom Kropf zum Darm, der den Antrieb (Stadium 1) beendet. Die Nahrungsaufnahme der Schmeißfliege ist also primär appetenzhafter, nicht konsumatorischer Natur, denn das bloße Aufnehmen des Zuckers bewirkt noch keine Veränderung des Reglers. Man beachte, daß im Englischen das zugehörige Verb „consummate" – beenden – und nicht „consume" ist, ein Begriff, der Fressen nahelegen würde. Der „Zuckertrieb" der Schmeißfliege ist im wesentlichen vom Zustand des Kropfes abhängig. Erst wenn die Nahrung vom Kropf zum Vordarm transportiert wird, läßt der Antrieb nach, und das Tier hört zu fressen auf.

In der Regel bereitet das Appetenzverhalten den konsumatorischen Akt vor. Beide stehen mit den lebenserhaltenden Bedürfnissen der betreffenden Tiergattung im Einklang; anderenfalls würde die Gattung gegenüber einem besser angepaßten Rivalen verlieren. Das Überleben einer Gattung wird durch die erfolgreiche Fortpflanzung im Verlauf der Stammesgeschichte ermöglicht. Allerdings kann sich das zum Überleben Erforderliche mit den Lebensumständen einer Tierart ändern. Nicht jedes instinktive Verhalten ist zu jeder Zeit optimal angepaßt, eine Gattung besitzt nicht immer all diejenigen Instinkte, die für sie nützlich wären. Man kann nur so viel sagen: Im allgemeinen verhält sich das Einzeltier entsprechend den Erfordernissen seiner Gattung. Diese sind zwar meistens, allerdings nicht immer auch diejenigen, die die Chancen des individuellen Überlebens verbessern.

In der Appetenzphase des Instinktverhaltens findet man meistens mehr Variation als in der konsumatorischen Phase. So kann etwa der Flug der Schmeißfliege in verschiedene Richtungen gehen; nachdem sie gelandet ist, läuft sie vielleicht hin und her; wenn sie auf Zucker stößt, streckt sie ihren Rüssel im jeweils richtigen Winkel aus. Im Gegensatz zu diesen verschiedenen Appetenzhandlungen wiederholt sich die konsumatorische Phase – der Transport vom Kropf zum Darm – immer wieder auf die gleiche Art. Durch sein Appetenzverhalten muß sich das Tier in der Regel mit seiner Umwelt auseinandersetzen, während sich der konsumatorische Akt unmittelbar am Tier selbst abspielt. Da die Tiere bis zu einem bestimmten Grade ihre Umgebung meistern müssen, um zu überleben, und da die Umgebung variabel ist, müssen auch die Appetenzhandlungen variieren. Im Unterschied dazu sind die konsumatorischen Ereignisse typischerweise so angelegt, daß durch sie innerhalb gewisser physiologischer Grenzen die innere „Umgebung" konstant gehalten wird. Die Endhandlungen, die in der Innenwelt ablaufen, sind durch eigene Anpassungsmechanismen des Tieres stabilisiert worden. Der Unterschied zwischen der variablen Appetenzphase und der konstanten konsumatorischen Phase ist bereits bei der Nahrungsaufnahme der Schmeißfliege deutlich zu beobachten, obwohl sich auch die Appetenz nur auf ein angeborenes Reflexverhalten stützt. Bei den höheren Tieren tritt dieser Unterschied noch wesentlich stärker in Er-

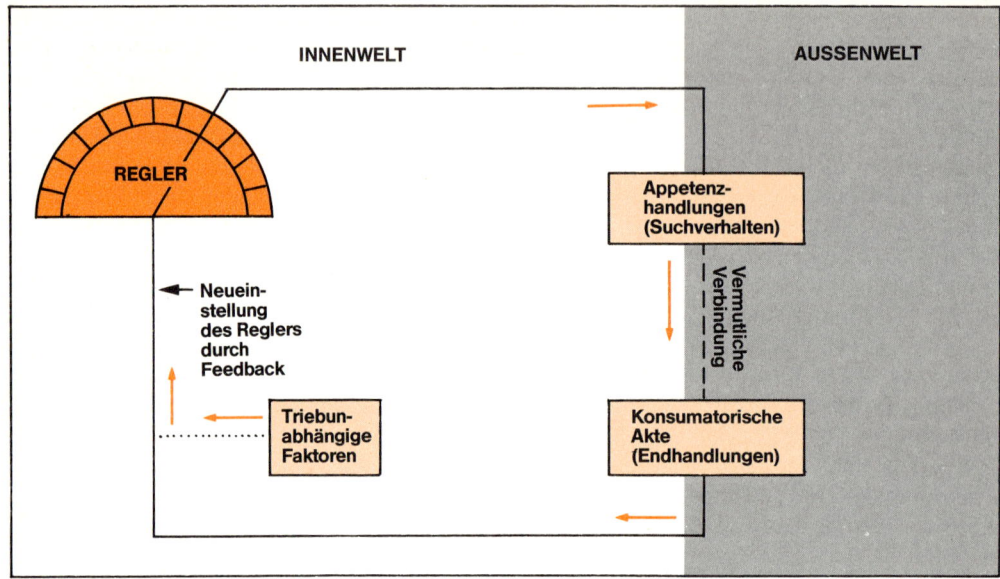

Abb. 1.8. Motiviertes Verhalten setzt sich aus drei Elementen zusammen: Ein Regler verschiebt sich in den Bereich, der zu Appetenzhandlungen führt, die die innere und äußere Umgebung des Organismus betreffen. Diese Handlungen treten erst auf, wenn der Regler einen kritischen Wert erreicht hat. Das Appetenzverhalten führt möglicherweise zu konsumatorischen Akten, die allein durch ihre Fähigkeit, den Regler neu einzustellen und das Verhalten zu beenden, definiert sind. Auf den Regler können außerdem Faktoren einwirken, die mit dem Triebgeschehen wenig zu tun haben. Das Bedürfnis nach Wärme kann etwa durch plötzlich wärmenden Sonnenschein beendet werden, ehe ein abgekühlter Organismus von sich aus irgend etwas gegen die Kälte unternehmen konnte

scheinung, denn dort stützen sich die zahlreichen Variationen der Appetenzsequenzen auf das Lernen.

Abbildung 1.8 veranschaulicht die grundlegenden Elemente einer Instinkthandlung in stark schematischer Form. Die Natur kennt natürlich keine Meßgeräte mit differenzierten Skalen. Dies ist einer der Gründe, weshalb das Verhalten von Lebewesen oft so wenig berechenbar ist. Selbst wenn das gesamte Verhalten durch Regler und Meßfühler gesteuert wäre, so würde es uns doch nicht selten überraschen, denn wir könnten unmöglich das gleichzeitige Zusammenwirken aller Regler nachvollziehen.

Gelegentlich kann ein Appetenzverhalten spontan in sich zusammenfallen, ohne daß eine Endhandlung stattgefunden hätte. Das geschieht dann, wenn sich der kritische Wert des biologischen Meßfühlers von selbst verschiebt. Ein Lebewesen kann allein aufgrund innerer Veränderungen die Beendigung eines Zustands z. B. sexueller Erregung, mütterli-

cher Fürsorge oder territorialer Auseinandersetzungen ohne die üblichen Endhandlungen erleben. In der Abb. 1.8 wurden solche Möglichkeiten des Einflusses auf den Meßfühler „triebunabhängige Faktoren" genannt. Im Falle eines extrem hohen kritischen Wertes, über den der Meßfühler praktisch nie hinausgelangt, würde ein potentielles Appetenzverhalten auf unabsehbare Zeit ruhen. Manche Lebewesen besitzen tatsächlich Instinkte, die nie in Aktion treten. Wenn die früheren Vorfahren in der Stammesgeschichte mit einer Umgebung zurechtkommen mußten, die für die spätere Generation nicht mehr existiert, dann können solche nicht mehr benötigten Instinkte ähnlich wie unser nicht mehr benutzter Blinddarm überdauern.

Nicht immer werden physiologische Bedürfnisse durch Regler überwacht. Die Schmeißfliege hat ein ausgeprägtes Bedürfnis nach Nahrung, aber der zuständige Regler steht zu diesem Bedürfnis in einer nur zufälligen Beziehung. Die Schmeißfliege sucht sogar oft gerade dann Nahrung, wenn das momentane Bedürfnis, gemessen am Blutzuckerspiegel, gering ist. Wie schon gesagt, es gibt gute biologische Gründe für diese erstaunliche Regelung. Wichtig ist nur, daß die grundlegende motivationale Sequenz im ganzen normalerweise funktioniert. Sie bietet keine Garantie dafür, daß das einzelne Lebewesen nur das tut, was ihm nützt. Es ist nur wahrscheinlich, daß das, was es tut, wenigstens einige Individuen der Gattung in die Lage versetzt, solange zu überleben, bis sie sich fortgepflanzt haben.

Wir haben uns nicht deshalb mit der Schmeißfliege befaßt, weil sie in psychologischer Hinsicht etwas Besonderes zu bieten hätte, sondern weil an ihr die Verhaltensforscher die Grundzüge einer vollständigen Motivationssequenz detailliert aufdecken konnten. Dazu gehören die Appetenzphase, die konsumatorische Phase und der innere Regler, mit anderen Worten, die Instinktreaktionen und ihre inneren Antriebe. Nachfolgende Beispiele werden den Eindruck vermitteln, daß die Handlungsabläufe bei tierischen Instinkten überaus unterschiedlich sind. Auch wird sich zeigen, daß bei den höheren Tieren innerhalb der gesamten Sequenz das Lernen immer wichtiger wird, und daß damit das Verhalten beträchtlich kompliziert wird. Doch bei aller Unterschiedlichkeit im Detail variiert das tierische Verhalten doch im Rahmen eines bemerkenswert stereotypen und einfachen Schemas.

1.2.3 Die Bienensprache

Unter den wirbellosen Tieren bietet die Honigbiene mit ihren hochspezialisierten Arbeitsteilungen im Bienenstock ein vorzügliches Beispiel für soziales Verhalten. Die Komplexität des Bienenlebens beruht jedoch nicht so sehr auf einer Komplexität des Verhaltens der einzelnen Bienen, sondern aus dem Zusammenwirken des instinktiven Verhaltens verschiedener Tierindividuen. Wir neigen i. allg. dazu, Sozialverhalten als Ausdruck einer höheren psychologischen Ausstattung zu interpretieren. Die einzelne Biene ist jedoch in vieler Hinsicht kaum anpassungsfähiger oder im Verhalten komplexer angelegt als die Schmeißfliege. Dennoch kann man einen Bienenstaat – was die Komplexität und Reichhaltigkeit des Sozialverhaltens betrifft – fast schon mit einer menschlichen Gesellschaft vergleichen. Wir werden uns nur auf eine soziale Einrichtung der Bienen konzentrieren, auf die „Bienensprache". Hieran soll beispielhaft gezeigt werden, wie sich einfache Reaktionen so miteinander verbinden lassen, daß daraus ein hochkomplexes soziales Verhalten entsteht. Gleichzeitig wird dann deutlich, daß das grundlegende motivationale Paradigma auch auf das soziale Leben angewendet werden kann und nicht nur auf individuelles Bedarfsverhalten von der Art, wie es bei der Schmeißfliege demonstriert wurde.

Es ist seit langem bekannt, daß Bienen, die als Bienenvolk zusammenleben, sich gegenseitig über die Lokalisation einer guten Nahrungsquelle informieren können. Das zeigt schon ein einfaches Experiment (von v. Frisch, 1965). Man stelle sich einen Stock voller Bienen irgendwo in einem Feld vor. Wenn es das Wetter erlaubt, suchen unzählig viele Bienen Tag für Tag bei den Blumen nach süßem Nektar und proteinreichen Pollen, von denen sie sich hauptsächlich ernähren. Stellen wir uns weiter vor, das Experiment werde im Spätsommer durchgeführt, wenn die Ausbeute schon geringer wird, so daß die Sammlerinnen keine Stelle, an der sich voraussichtlich Nahrung finden wird, auslassen können. Die Untersuchung beginnt nun damit, daß ein mit Zuckerwasser gefülltes Glas vielleicht ein Dutzend Schritte entfernt vom Bienenstock aufgestellt wird. Nach einiger Zeit wird irgendeine Biene die nahrhafte Lösung finden und sich vollsaugen. Dann fliegt sie sofort zurück zum Bienenstock, woraufhin bald weitere Bienen am Glas erscheinen, um ebenfalls vom Zuckerwasser zu saugen. Die erste Biene gelangte zum Glas, indem sie verschiedenen Signalen und Gerüchen folgte, in der Art, wie Insekten allgemein reagieren, wenn sie ihre Umgebung nach etwas absuchen. Die anderen Bienen hatten jedoch ganz offensichtlich zusätzliche Hilfen. Der große Unterschied zwischen der Dauer, die die erste Biene benötigte, um den Zucker erstmalig zu finden und der Geschwindigkeit, mit der ihre Artgenossinnen ihn aufsuchten, beweist, daß irgendwie eine Nachricht übermittelt worden ist.

Eine einfache Erklärung dieses Phänomens wäre die, daß die zurückkehrende Biene irgendeinen Reiz an sich trägt – etwa einen Geruch – durch den die anderen Bienen angezogen werden, so daß sie ihr folgen, wenn sie erneut zu der Nahrungsquelle zurückfliegt. Dies war tatsächlich die allgemein akzeptierte Annahme, bis von Frisch auf die Idee kam, einen gläsernen Bienenkorb zu entwerfen, um so beobachten zu können, was sich abspielte, wenn die Sammlerin zurückkehrte. Er beobachtete, daß diese sich einigen Genossinnen auf der Honigwabe näherte und ihnen einige Nahrungströpfchen aus ihrem „Honigmagen" überließ, aus dem oberen Teil ihres Verdauungstraktes, in dem diejenigen Nahrungsanteile gespeichert werden, die zur Verteilung im Bienenstock bestimmt sind. Arbeitsbienen (unfruchtbare weibliche Tiere, die fast die gesamte Arbeit im Bienenvolk tun) nehmen mehr Nektar auf, als sie selbst verbrauchen. Den Überfluß verteilen sie an diejenigen Bienen, die zu bestimmten Zeiten ihres Lebens nicht selber sammeln und daher von dieser angeborenen Großzügigkeit der Genossinnen abhängig sind. Von diesen nehmen sie also, was ihnen angeboten wird, um es ihrerseits auch an andere Bienen zu verteilen oder in den Zellen der Wabe zu speichern (deren Bau und Anlage ein weiteres Ergebnis miteinander verzahnter Instinkthandlungen ist).

1.2.3.1 Der „Rundtanz"

Nachdem nun die Sammlerin ihre Tracht abgeliefert hat, beginnt sie sich nach einem stereotypen Muster fortzubewegen. Von Frisch nannte diesen Bewegungsablauf einen *Rundtanz*. Die Biene beschreibt innere Kreisbogen, deren Durchmesser etwa der Größe von nur zwei oder drei Waben des Bienenstocks entspricht. Sie läuft einige Male in der einen Richtung, um dann plötzlich ihren Lauf in der entgegengesetzten Richtung fortzusetzen. Der Tanz kann nur eine Sekunde, aber auch mehrere Minuten lang dauern. Mitunter sucht sie danach andere Teile des Bienenstocks auf, verteilt dort etwas Honig, um darauf ihren Tanz vor einem anderen Publikum wieder aufzunehmen. „Publikum" ist ein durchaus treffendes Wort, denn ohne Zuschauer tanzt die Biene nicht. Die Zuschauer sind im übrigen aktiv beteiligt: Sie berühren die Tänzerin mit ihren Fühlern und oft imitieren sie ihre Tanzschritte. Die Vorführung findet typischerweise vor einer Gruppe von zwei bis sechs Bienen statt.

Schließlich beendet die Sammelbiene ihren Tanz und fliegt, falls es noch Tag ist, zum Zuckerglas zurück. Sie kann damit rechnen, dort bereits einige der Bienen, für die sie getanzt hat, vorzufinden, denn ihre Zuschauer verlassen die Vorstellung nach kurzer Zeit, um sich sofort auf die Nahrungssuche zu begeben. Da die Zuschauer vor der Tänzerin den Bienenstock verlassen haben, muß der Tanz für sie eine Nachricht gewesen sein.

Aufschlüsse über die Natur der Botschaft erhält man, wenn man den Zuckergehalt des Wassers an der Futterstelle variiert. Bei niedriger Zuckerkonzentration machen sich die Sammlerinnen nicht die Mühe, vor den anderen Bienen zu tanzen. Je höher aber die Konzentration ist, um so wahrscheinlicher wird der Tanz der Sammlerinnen. Mit zunehmender Zuckerkonzentration verlängert sich im übrigen auch die Dauer und Lebhaftigkeit des Tanzes. Sammelbienen können geradezu vor Aufregung zittern. Nicht zuletzt steigt mit zunehmender Zuckerkonzentration auch die Anzahl der Bienen, die sich in kürzester Zeit an der Futterstelle versammeln.

Wenn es sich um eine reichhaltige Nahrungsquelle handelt und die Vorräte im Bienenstock gering sind, verbreitet sich die Botschaft innerhalb des Bienenvolkes außerordentlich rasch. Neue Bienen werden so zum Futtersammeln rekrutiert; und nach deren Rückkehr vermehrt sich die Zahl der sammelnden Arbeitsbienen erneut. Solange der Vorrat reicht und Nachfrage besteht, geht das so weiter, bis jede Biene in irgendeiner Form beteiligt ist. Zu diesem Zeitpunkt würde eine Tänzerin keine Zuschauer mehr gewinnen können. Denn eine Biene, die bereits eine gute Futterstelle kennt, hat kein Interesse mehr an tanzenden Genossinnen, und eine Tänzerin tanzt nicht ohne Zuschauer. Sinnvollerweise wird der Tanz also nur ausgeführt, solange noch einige Bienen davon profitieren können.

Vielleicht erscheint Ihnen dieser Tanz als ein überflüssiger Luxus. Warum – so könnte man fragen – genügt für die Nachricht nicht der Honig, den die Biene heimbringt? Was kann sie mit dem Tanz darüber hinaus noch mitteilen? Die Natur war indessen wieder einmal einfallsreicher, als man zunächst vermuten würde. Die Nahrungsquellen der Bienen variieren stark in ihrer Qualität. Es ist sinnvoll, wenn sich die Bienen vernünftigerweise auf die besten konzentrieren, die gerade zur Auswahl stehen. Wenn sie aber nur minderwertige Nahrung finden, dann nehmen sie Nahrung zu sich, ohne nach ihrer Heimkehr zu tanzen. Die Voraussetzungen für den Tanz sind höhere als die für die bloße Nahrungsaufnahme. Potentielle Honigsammlerinnen im Bienenstock warten daher auf einen Tanz, nicht lediglich auf eine heimkehrende Biene, die irgend etwas in ihrem Darm transportiert. Dadurch, daß die Natur die Schwelle für den Tanz über der Schwelle für das individuelle Sammeln angesetzt hat, kommt es zur Bevorzugung der jeweils besseren Nahrungsquellen. Die minderwertigere Nahrung wird dabei nicht gänzlich mißachtet, denn die einzelne Biene sammelt ja an weniger guten Stellen weiter, bis sie bessere findet. Solange sie solche nicht entdeckt hat, tanzt sie nicht; schlechte Nachrichten behält sie sinnvollerweise für sich.

Der zuckerreiche Nektar von Blumen strömt meistens einen Duft aus; durch den Kontakt mit solchen Duftstoffen gewinnt der ganze Körper der Biene einen entsprechenden Duft. Von Frisch konnte nachweisen, daß der Duft der Tänzerin ein wesentlicher Bestandteil der gesamten Nachricht ist. In einem der Experimente wurden einigen Bienen Alpenveilchenblüten zur Nahrungsausbeute angeboten, wobei mit einigen Tropfen Zuckerwasser auf der Blüte nachgeholfen wurde. Die Besucherinnen der Alpenveilchen kehrten mit Alpenveilchenduft zum Bienenstock zurück und führten ihren Tanz vor. Bald darauf erschienen Bienen an den verschiedenen Töpfen mit Alpenveilchen, die auf dem Gelände verteilt waren. Sie erschienen jedoch nicht auf dem Topf der Phloxblume, die zur Kontrolle ebenfalls zur Auswahl stand. Im nächsten Versuchsabschnitt ersetzte von Frisch jedoch die Alpenveilchen durch Phlox-blumen, die er mit Zuckerwasser beträufelte. Unter dieser Bedingung flogen die Bienen des Versuchs nur zu den Phloxblüten. Tatsächlich scheint es der Duft der Blüte zu sein, der mit übermittelt wird, und nicht etwas anderes, was man möglicherweise übersehen haben könnte. Ein Tropfen Pfefferminzöl im Zukkerwasser genügt, um ausfliegende Bienen auf den Pfefferminzgeruch festzulegen und sie dazu zu bringen, an Gefäßen mit Zuckerwasser, das einen anderen Geruch hat, vorbeizufliegen.

Der Rundtanz allein wäre tatsächlich keine große Hilfe, wenn er nicht durch den Duft der Blumen und durch die Fähigkeit der Biene zu lernen ergänzt würde. Die meisten Bienenstöcke befinden sich inmitten irgendeines bunten und dichten Pflanzenteppichs; die Information: ‚Irgendwo da draußen gibt es Nahrung' hätte nur geringen Wert. Doch die Bienen haben die Standorte in der Umgebung ihres Stocks mit der Zeit kennengelernt. Deshalb wissen die Zuschauer einer Tänzerin alsbald, wohin sie fliegen müssen, wenn eine Tänzerin, die etwa nach Akazienblüten duftet, ihren Tanz aufführt. Hinzu kommt ein weiteres Duftsignal: Bienen haben eine Duftdrüse, die unter bestimmten Umständen einen Geruch ausstrahlen kann. Bei den meisten Insekten machen solche Duftdrüsen die Weibchen sexuell attraktiv. Bei der sexuell inaktiven Arbeitsbiene dient das Duftorgan hauptsächlich zur Nahrungssuche, an sexueller Aktivität ist sie ja überhaupt nicht interessiert. Nach einem lebhaften Tanz, der auf eine reiche Futterquelle hinweist, kehrt die Arbeitsbiene an ihre Fundstelle zurück und sendet dort mit Hilfe ihrer Duftdrüse den Duftstoff aus. Damit schafft sie eine Duftzone im Umkreis von einigen Metern, die den anderen Bienen, die in der Gegend sammeln, als Orientierungshilfe dient. Bei einer weniger ergiebigen Nahrungsquelle ist weder ein Tanz noch die Wirkung eines Duftsignals beobachtbar.

Trotz all dieser Zusatzmechanismen ist der Rundtanz nur für Futterquellen informativ, die relativ nah am Bienenstock liegen. Der Rundtanz enthält keinen Hinweis auf eine bestimmte Richtung oder Entfernung. Um eine Nahrungsquelle aufzuspüren, die durch einen Rundtanz bekanntgegeben wird, hat die Biene mit zunehmendem Abstand der Futterquelle ein zunehmend größeres Gebiet rund um den Bienenstock abzusuchen (es wächst tatsächlich mit dem Quadrat der Entfernung). Wenn man mit einem Zirkel von 10 Meter Durchmesser einen Kreis um den Bienenstock schlägt, dann ist das umschlossene Gebiet mehr als 300 Quadratmeter groß; bei einem Radius von 100 Metern enthält das Gebiet 30 000 Quadratmeter – ein riesiges Territorium für ein Lebewesen von vielleicht 1½ Zentimetern. Die Carniolan-Bienen des Verhaltensforschers von Frisch (seine bevorzugten Untersuchungsobjekte) sind dafür bekannt, daß sie bis zu 10 Kilometern weit ausschwärmen, manchmal sogar noch weiter, wenn die Sammelstellen in der Nähe unergiebig sind. Von Frisch konnte indessen zeigen, das sich das Bewegungsmuster des Tanzes ändert, wenn die Futterquelle weiter als 50 bis 100 Meter entfernt ist. In diesem Fall übermittelt der Tanz Informationen auch über die Richtung und die Entfernung der Nahrungsquelle. Seine Entdeckung gehört mit zu den größten Erfolgen der Verhaltensforschung, jenem Teilgebiet der Biologie, von dem die Psychologie viel lernen kann.

1.2.3.2 Der Schwänzeltanz

Wird die Entfernung zwischen Bienenstock und Nahrungsquelle größer, dann wird der Rundtanz allmählich zu einem *Schwänzeltanz,* wie ihn von Frisch nannte. Er ist in Abb. 1.9 für zwei Bienenarten schema-tisch dargestellt. Wir werden uns später mit dem Unterschied zwischen den beiden Formen befassen. Bei beiden Tanzversionen wird bei mittleren Nahrungsentfernungen aus dem Rundtanz eine seitlich gekippte Acht – bei der einen Bienenart ist die Form symmetrisch, bei der anderen abgeflacht bzw. „sichelförmig". Bei größeren Nahrungsentfernungen wird schließlich aus den zwei Schleifen eine pfirsichähnliche Figur mit einer deutlichen Schlängellinie in der Mitte. Diese symbolisiert das *Schwänzeln,* das sind rasche, wellenförmige Bewegungen der Biene beim Durchlaufen dieses mittleren Abschnitts. Das Schwänzeln wird vom Summen ihrer Flügel begleitet, doch sie fliegt nicht fort. Wie die Abb. 1.10 verdeutlicht, hat auch der Schwänzeltanz, wie der Rundtanz, sein Publikum, das der Tänzerin folgt, sie mit den Fühlern berührt und auch anderweitig Interesse zeigt.

Das vielleicht überzeugendste Beispiel dafür, daß Bienen durch Kommunikation voneinander abhängen, ist dann gegeben, wenn eine zuschauende Biene plötzlich kurz „quiekt". Als Antwort auf dieses Quieken hält die Tänzerin plötzlich in ihrer Bewegung inne. Dann nähert sich die quiekende Biene der Tänzerin und erhält von ihr ein Tröpfchen Honig. Man kann sich kaum des Eindrucks erwehren, daß das Quieken als Bitte um Honig zu verstehen ist, auf die großzügig und ohne Umschweife eingegangen wird. In einem Experiment wurde die Tänzerin durch ein bewegliches Bienenmodell ersetzt: In diesem Fall erfolgt auf das Quieken keine angemessene Reaktion. Daraufhin stürzten sich die zuschauenden Bienen auf das abweichend

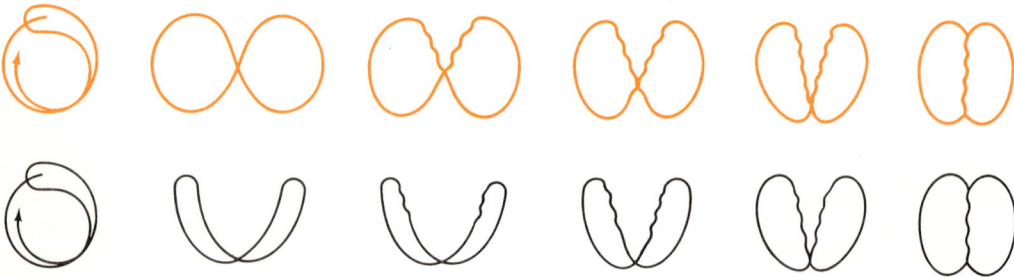

Abb. 1.9. Der Übergang vom Rundtanz der Biene *(links)* zum Schwänzeltanz *(rechts).* Befindet sich Nahrung in der Nähe des Bienenstocks, wird der Rundtanz aufgeführt, bei größerer Entfernung der Nahrung der Schwänzeltanz.

Bei mittlerer Entfernung hat der Tanz eine Übergangsform. Eine bestimmte Bienenart zeigt die oberen Tanzfiguren, eine andere die unteren. (Aus v. Frisch, 1965)

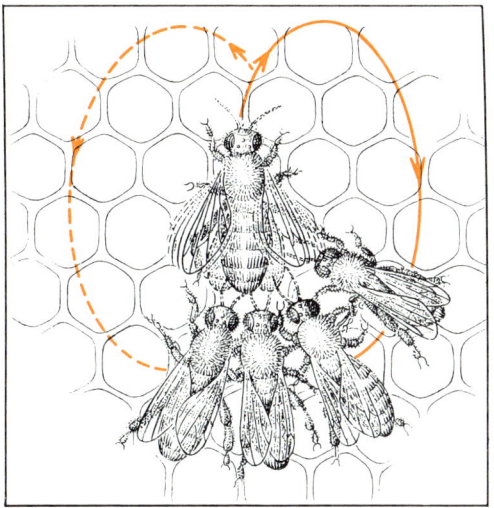

Abb. 1.10. Der typische Ablauf eines Schwänzeltanzes vor dem Hintergrund einer vertikalen Honigwabe. Zunächst läuft die Biene geradeaus die Wabe hinauf – das ist der zentrale Teil des Tanzes – dann schwenkt sie in einem Halbkreis zu ihrem Ausgangspunkt zurück. Den nächsten Aufwärtsschritten folgt i. allg. ein Halbkreis abwärts in der anderen Richtung. Hier wird vier Bienen als Zuschauern eine Nachricht übermittelt. (Aus v. Frisch, 1965)

sich verhaltende Modell und stachen wütend darauf ein.

Der Übergang vom Rundtanz zum Schwänzeltanz erfolgt in seiner Abhängigkeit von der Entfernung der Nahrungsquelle kontinuierlich. Die aufeinander folgenden Stufen dieses Übergangs, die in Abb. 1.9 gezeigt werden, können als Näherungswerte für bestimmte mittlere Entfernungen aufgefaßt werden. Wenn die Nahrung gut 100 Meter oder weiter entfernt ist und ein reiner Rundtanz aufgeführt wird, kommt als Hinweis für die Entfernung ein anderes Signal hinzu. Je weiter die Nahrungsquelle entfernt ist, um so langsamer wird der Tanz, für jede Umdrehung benötigt die Biene dann mehr Zeit (vgl. Abb. 1.11).

Das bedeutet, daß die Biene die zurückgelegte Entfernung in der Dauer, mit der sie die Schwänzelbewegungen ausführt, irgendwie zum Ausdruck bringt, freilich nicht starr, vielmehr sehr variabel. Die Zeitdauer des Schwänzelns für eine bestimmte Entfernung hängt davon ab, aus welchem Stock die einzelne Biene kommt – selbst bei der gleichen

Bienenrasse gibt es da Unterschiede – die Angehörigen verschiedener Stöcke sprechen sozusagen unterschiedliche Dialekte. Innerhalb eines Stockes neigen die jüngeren Bienen dazu, schneller zu tanzen als erfahrene ältere Bienen, um eine bestimmte Entfernung auszudrücken. Bienen, die erhitzt aus einer heißen Umgebung in den Stock kommen, tanzen rascher als weniger temperierte Bienen, auch die Anhebung der Temperatur im Bienenstock selbst beschleunigt den Tanz. Es kommt sogar vor, daß ein und dieselbe Biene von einer Drehung zur nächsten und von einem Tanz zum nächsten leichte Verschiedenheiten in der Darstellung einer bestimmten Entfernung zur Nahrungsquelle zeigt, obgleich sich die äußeren Bedingungen nicht verändert haben. Die Empfänger der Nachricht können diese Abweichungen wahrscheinlich irgendwie korrigieren, dennoch müssen sie mit einem gewissen Maß an Uneindeutigkeit der Signale fertig werden.

Bienen sind nicht nur bei der Übermittlung der Nachricht ungenau. Bereits beim Abschätzen der Entfernung kommt es zu Fehlerschwankungen. Bienen, die gegen den Wind zur Nahrungsquelle fliegen müssen, stellen später größere Entfernungen dar als Bienen, die mit Rückenwind flogen, obgleich die lineare Entfernung zur Nahrung konstant war. Ähnlich verhält es sich bei einer Biene, die bergauf zur Futterstelle fliegen muß. Sie übermittelt ebenfalls größere Distanzen als eine Biene, die den gleichen Weg bergab fliegt. Solche Beobachtungen legen die Vermutung nahe, daß die Biene nur den Hinflug, nicht aber den Rückflug mit in Rechnung stellt. Denn bergauf auf dem Hinflug wird später als weiter übermittelt als bergab auf dem Hinflug, obwohl doch ein Hinflug bergauf bedeutet, daß der Rückflug bergab geht und umgekehrt.

Die meisten Beobachtungen zur Bienensprache führen zu dem Schluß, daß offenbar eher die physische Anstrengung beim Erkundungsflug als eine räumliche Entfernung vermittelt wird. Bienen, denen ein kleines Bleigewicht angeklebt wurde oder die zur Futterstelle laufen mußten, vermitteln mit ihrem Tanz deutlich größere Entfernungen, als wenn sie ohne Erschwernisse hätten fliegen können. So gilt etwa ein Fußmarsch von drei

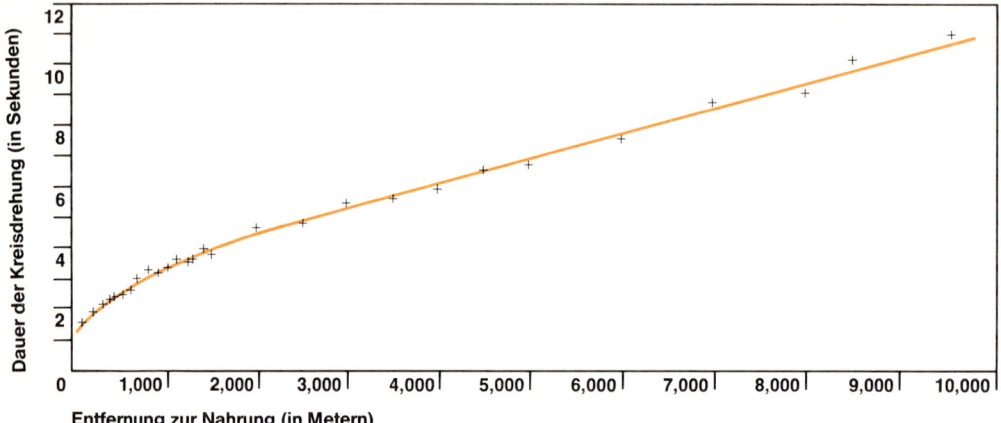

Abb. 1.11. Die Beziehung zwischen der Dauer einer Drehung beim Tanz und der Entfernung der Nahrung zum Bienenstock. In verschiedenen Experimenten flogen die Bienen fast bis zu 10 km weit. Ab etwa 1 km Entfernung bis zur Nahrung wird die Dauer einer Umdrehung fast eine lineare Funktion der Entfernung: Gleiche Entfernungsänderungen führen zu gleichen Veränderungen der Umdrehungsdauer. Unterhalb eines Kilometers ist die Kurve gebogen, d. h. sie wird steiler bei kürzeren Entfernungen zur Nahrung. Dieser Bogen zeigt an, daß der Tanz die genauesten Informationen über die Entfernung dann enthält, wenn die Nahrung sehr nahe ist. Dort wird auch am meisten Nahrung gesammelt. (Aus v. Frisch, 1965)

bis vier Metern im Bienentanz etwa wie ein Flug von über 50 Metern. Anscheinend wird einfach der Verbrauch von Zucker, den ihr Stoffwechsel beim Ausflug zur Nahrungsquelle erfordert, dem Tanzsignal zugrundegelegt.

Der Schwänzeltanz informiert die Zuschauerinnen allerdings nicht nur über die Futterentfernung bzw. über den Anstrengungsaufwand bis zur Zielerreichung. Beim Rundtanz war es so, daß das Bienenpublikum nach der Vorstellung in alle Himmelsrichtungen suchend ausschwärmt, wenn es nicht gerade zu einer bereits bekannten Futterstelle fliegt. Anders die Bienen, die durch einen Schwänzeltanz informiert werden. Sie wissen nach einem solchen Tanz offenbar nicht nur, wie weit, sondern auch in welche Richtung sie fliegen müssen. Die Übermittlung von Richtungsangaben im Tanz ist wohl das Bemerkenswerteste an der Bienensprache, soweit sie bisher entschlüsselt worden ist – zugleich ist es die bedeutendste Entdeckung von Frischs.

Während einige Bienenarten ihren Schwänzeltanz immer auf einer horizontalen Oberfläche aufführen, die dem blauen Himmel ausgesetzt ist, tanzen die Carniolan-Bienen von Frischs normalerweise innerhalb des Bienenstocks, zudem auf vertikaler Ebene, und sie haben nicht die Unterstützung durch Himmel und Licht. Die Tänze werden also im Dunkeln vorgeführt, auch unter natürlichen Lebensbedingungen, weshalb man über das Verständigungsmedium zwischen Tänzerin und Zuschauern noch immer etwas herumrätselt. Es ist nicht klar, ob sich die Zuschauer auf das Summen, auf Berührungsreize oder vielleicht sogar auf Geruch und Geschmack konzentrieren, wenn sie dem Tanz beiwohnen. Von Frisch fand zumindest so viel heraus: Die Biene teilt ihre Richtungshinweise im Dunkeln auf einer vertikalen Wabenfläche dadurch mit, daß sie den Einfallswinkel der Sonne auf ihrem Erkundungsflug durch den Winkel zwischen ihrem Schwänzelweg und der Schwerkraftrichtung symbolisiert. Ging der Weg zur Nahrung der Sonne direkt entgegen, dann ist der Schwänzeltanz vertikal nach oben gerichtet, hatte sie auf ihrem Weg zur Nahrung die Sonne im Rücken, dann verläuft das Schwänzeln geradewegs nach unten. Andere Winkel auf dem Weg zur Nahrung werden als entsprechend schiefe Winkel auf der vertikalen Wabe ausgedrückt. Dabei wird eine Genauigkeit mit nur wenigen Graden Abweichung vom exakten Winkelmaß erreicht (s. Abb. 1.12).

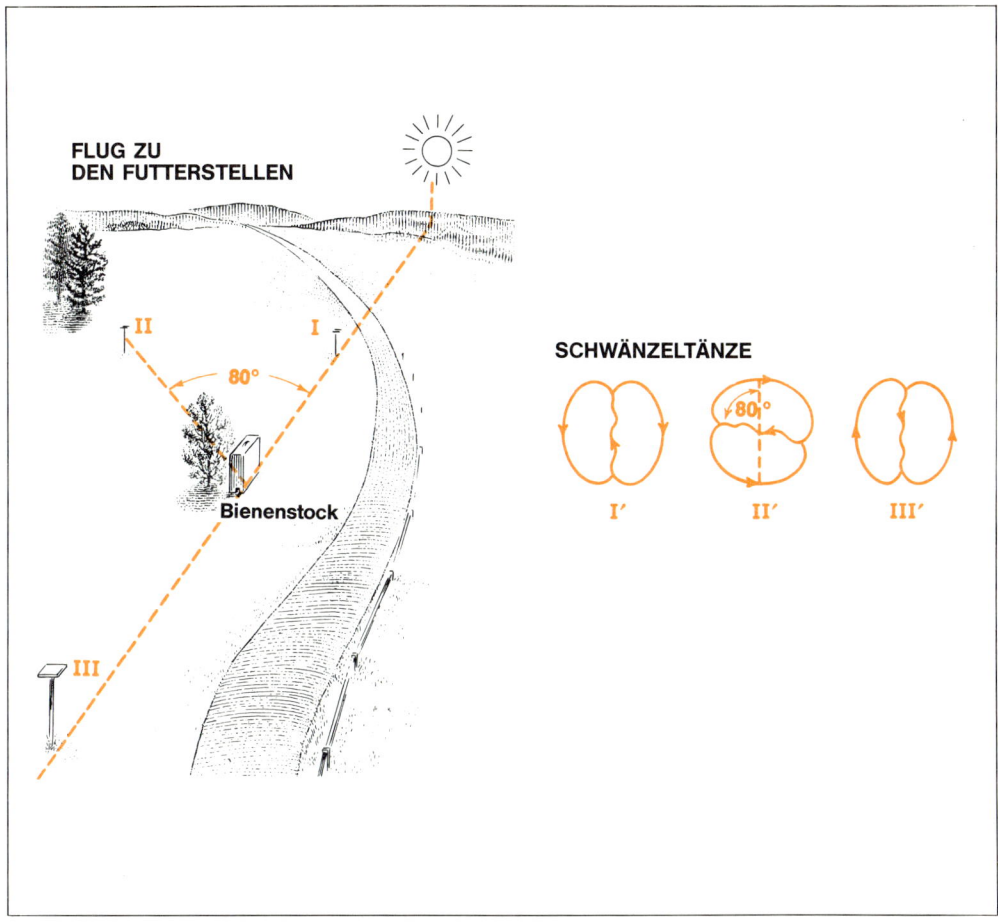

Abb. 1.12. Drei Futterstellen I, II und III und die drei dazugehörigen Schwänzeltänze I′, II′ und III′. Bei Tanz I′ liegt die Nahrungsstelle in Richtung zur Sonne, bei Tanz II′ in einem Winkel von 80° links von der Sonne, bei Tanz III′ genau entgegengesetzt zur Sonne. (Aus v. Frisch, 1965)

Um diese Übertragung eines visuell erfahrbaren Winkels in einen Gravitationswinkel leisten zu können, benötigt die Biene entsprechende Sinnesorgane. Augen hat sie natürlich. Zusätzlich besitzt sie dort, wo Kopf und Brust und Brust und Rumpf aneinanderstoßen, also an den drei für ein Insekt typischen Körpersegmenten, einige Sinneshärchen, die die Neigung des Körpers registrieren. Befindet sich die Biene auf einer vertikalen Fläche, dann kommt es zu winzigen, gegenseitigen Verschiebungen ihrer Körpersegmente, deren Ausmaß davon abhängig ist, wie weit die Körperstellung von der exakten Vertikalen abweicht. Diese Schrägstellung des Körpers wird von den Sinneshärchen übermittelt.

Wenn man die Nervenleitung, die diese Sinneshärchen versorgt, ausschaltet, dann ist die Biene unfähig, einen leistungsfähigen Tanz auf einer vertikalen Oberfläche vorzuführen. Zwar tanzt sie noch, aber sie kann keine zutreffende Information über die Richtung gefundener Nahrungsquellen vermitteln.

Angenommen, der Weg zu einer Futterstelle führt direkt von der Sonne weg. Hinzu kommt ein Seitenwind, der die Sammelbiene etwa 30° nach links treibt. Was passiert? Wie ein Ruderer, der in seinem Boot gegen Seitenströmungen ankämpft, indem er das eine Ruder kräftiger durchzieht, gleicht die Biene den Einfluß des Windes aus, indem sie in einem schiefen Winkel rund 30° nach rechts fliegt. In ihrem Schwänzeltanz gibt sie dennoch Auskunft über den tatsächlichen Winkel, nicht über den Winkel, in dem sie fliegen mußte, um den Wind auszugleichen. Das Schwänzeln würde also nicht 30° anzeigen, sondern vertikal gerichtet sein. Die Bienen, die so von ihr informiert werden, müssen dann ihrerseits den richtigen Windausgleich finden. Sie wissen sozusagen nur, wo die Nahrung ist, nicht wie man dorthin gelangt. Da Winde fast überall sehr wechselnd sind, ist es biologisch sinnvoll, daß die Bienen tatsächliche Winkel mitteilen, und daß sich die einzelnen Tiere den jeweils gegebenen und wechselnden Umständen individuell anpassen.

Zwar leistet die Biene als Fluglotse „Übermenschliches", aber nichts Übernatürliches. Wenn die Sonne genau im Zenit steht, was an bestimmten Orten zu bestimmten Zeiten der Fall ist, dann schwirren die Bienen unschlüssig umher, denn sie finden keinen brauchbaren Navigationswinkel zwischen der Nahrungsquelle und der Sonne direkt über ihrem Kopf. Wenn sie ausgerechnet in einer solchen Situation auf eine ergiebige Nahrungsquelle stoßen, dann enthält ihr Schwänzeltanz keine Richtungsangabe. Die Bienensprache ist auch insofern begrenzt, als sie offenbar nichts über die Höhenlage einer Nahrungsquelle vermittelt. Wenn ein Bienenkorb z.B. nicht weit von einer Klippe aufgestellt ist und die Sammlerinnen unterhalb der Klippe Nahrung finden, dann ist die Zahl der Bienen, die zum Fuß der Klippe fliegen, die gleiche wie die, die nach oben fliegen, und nichts ändert sich, wenn man die Futterstelle oben aufstellt statt unten am Fuß der Klippe.

Zwischen verschiedenen Bienenarten gibt es im Detail gewisse Unterschiede in der Kommunikation. Von Frischs Carniolan-Bienen wechseln vom Rundtanz zum Schwänzeltanz, wenn sie Entfernungen zwischen 50 und 100 Metern darstellen müssen. Italienische Bienen dagegen gehen bereits bei 10 bis 15 Metern zum „Sicheltanz" über (vgl. Abb. 1.9), der – anders als der Rundtanz – gewisse Richtungsangaben enthält. Die beiden Bienenarten unterscheiden sich außerdem auch in der Eichung ihrer Informationen für Distanzen. Denn die Carniolan-Bienen tanzen schneller als die italienischen, um Nahrung in

einer bestimmten Entfernung zu vermelden. Da die Regel lautet: ‚Je schneller der Tanz, um so näher die Nahrung', würden italienische Bienen, wenn sie von einer Carniolan-Tänzerin eine Nachricht erhielten, nicht weit genug fliegen. Umgekehrt hätte man zu erwarten, daß Carniolan-Bienen zu weit fliegen, wenn sie eine Entfernungsnachricht von einer italienischen Tänzerin erhielten. Verwirrung entsteht also in einem Bienenkorb, wenn in ihm beide Bienenarten untergebracht sind, was man mit genetischer Kreuzung oder durch experimentelles Vermischen zweier Bienenvölker erreichen kann. Diese beiden Bienendialekte (und es gibt noch viele andere Varianten) machen nicht nur deutlich, daß Bienen nicht einfach eine neue Sprache verstehen können, das kommt auch bei Menschen vor. Vielmehr ist es darüber hinaus wahrscheinlich, daß das Vokabular der Bienensprache – anders als beim Menschen – angeboren ist. Für ein angeborenes Vokabular spricht außerdem die Tatsache, daß es zu keiner Sprachvermischung kommt, wenn man Carniolan- und italienische Bienen zusammenbringt. Jede einzelne Biene – auch wenn sie in einen gemischten Staat hineingeboren wird – hält am Sprachgebrauch ihrer Art fest.

Zur Wahrscheinlichkeit, mit der es zu einem Bienentanz kommt, tragen verschiedene Faktoren bei. Unter sonst gleichen Bedingungen tanzen Bienen mit größerer Wahrscheinlichkeit, wenn sie mit einer duftenden Tracht statt mit einer geruchlosen zurückkehren. Wenn eine Fundstelle weit entfernt ist, dann muß sie im Hinblick auf Süße, Viskosität, Duft etc. um so besser sein, wenn sie die heimkehrenden Sammlerinnen zum Tanzen bringen soll. Der Kurvenverlauf in Abb. 1.13 verdeutlicht, daß die Bienen Entfernung und Süßegrad nach festen Regeln miteinander verrechnen. Wenn sie aber angefangen haben zu tanzen, dann teilen sie ihrer Zuschauerschaft all die Informationen mit, die ihrer Entscheidung für den Tanz zugrundeliegen.

Diese spezifischen Faktoren werden von einigen allgemeineren Randbedingungen überlagert. Wichtig wird vor allem, daß die Biene das Verhältnis von Angebot und Nachfrage in Rechnung stellt. Wenn im Bienenstock Überfluß vorhanden ist – z.B. im Früh-

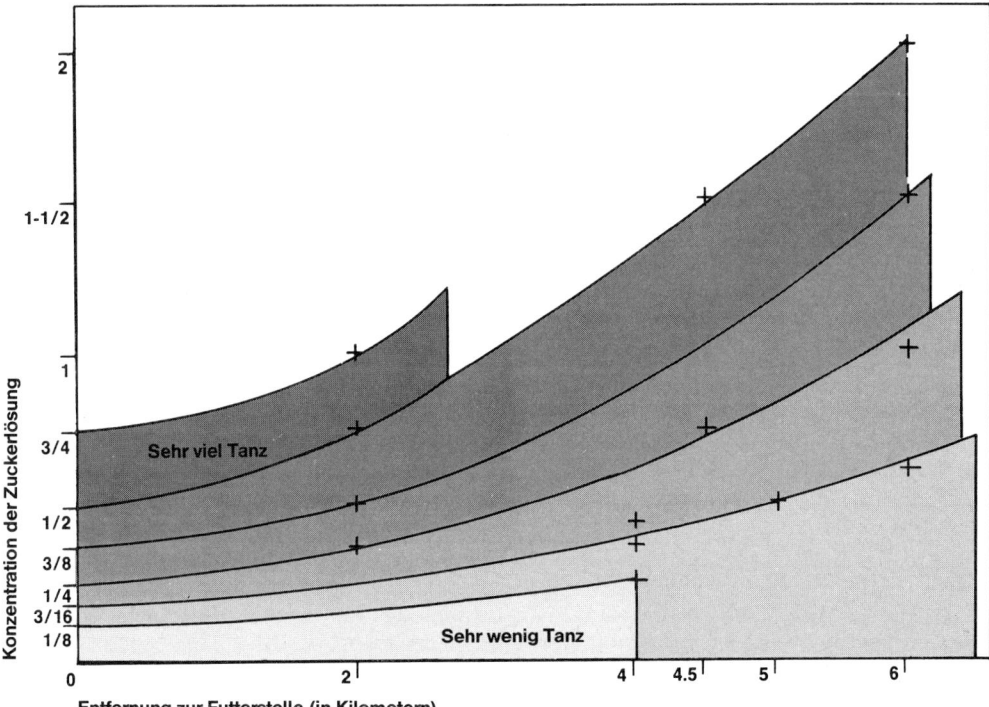

Abb. 1.13. Je weiter die Nahrung vom Bienenstock entfernt ist, desto süßer muß die Zuckerlösung sein, wenn sie bei einem bestimmten Prozentsatz von Sammelbienen Tanzen hervorrufen soll. Jede Kurve macht den Zusammenhang zwischen Entfernung und Süßegrad und die Auftretenswahrscheinlichkeit für einen Tanz deutlich. Bei den oberen Kurven ist die Wahrscheinlichkeit für einen Tanz größer. Verstärktes Tanzen wird entweder durch einen höheren Süßegrad oder durch größere Nähe zum Bienenkorb hervorgerufen. (Aus v. Frisch, 1965)

ling – dann wird weniger getanzt. Wenn eine Biene in solch guten Zeiten tanzt, dann hat sie vermutlich eine ganz außergewöhnliche Nahrungsquelle gefunden. Im Spätsommer oder Herbst dagegen, wenn die Reserven zusammenschrumpfen, werden auch spärlichere Fundstellen mitgeteilt. Die Frage ist, wodurch das tanzauslösende Kriterium bei der Biene verlagert wird. Der eigene Hunger könnte von Bedeutung sein, doch wahrscheinlicher ist, daß sie auf ihre Mitschwestern reagiert. Denn es gibt Anzeichen dafür, daß der Tanz des Einzelnen von der Gemeinschaft gesteuert wird. Wenn im Bienenstock nur geringe Vorräte lagern, wird eine heimkehrende Sammlerin durch heftiges Trommeln der Antennen freudig begrüßt. Bei reichlichen Vorräten im Bienenstock wird sie dagegen viel eher ignoriert. Ohne ein Publikum aber tanzt sie nicht. Das Tanzkriterium

einer Biene kann sich innerhalb kurzer Zeit auch dadurch verändern, daß andere Bienen inzwischen anfangen, mit neuen Nachrichten zu tanzen. Eine bestimmte Futterstelle wird also nur solange durch einen Tanz angezeigt, bis eine andere Biene auftaucht, die von einer Nahrungsquelle zu berichten weiß, die süßer, näher oder ergiebiger ist. Vermutlich läßt sich die Verschiebung des Tanzkriteriums auch darauf zurückführen, daß sich mit dem Auftauchen konkurrierender Informationen plötzlich das interessierte Publikum verringert.

Die Bienensprache enthält darüber hinaus zahlreiche Informationen, so z. B. über den Blütenstaub, der als Eiweißträger benötigt wird, über Wasser, das nicht nur für den persönlichen Bedarf benötigt wird, sondern auch für die Temperaturregulierung im Stock, über Harz, die zähflüssige Sekretion von Pflanzen, die sie sammeln, um sie zum Ausbessern des Bienenstocks zu benutzen, und auch über mögliche Stellen für einen neuen Bienenstock in einer Situation, wo die Bewohnerschaft des alten Stockes zu groß wird. Zweifellos „besprechen" die Bienen auch noch andere Einzelheiten ihres gemeinsamen Lebens mit Hilfe von einschlägigen Tänzen. Doch soll der Überblick hier enden, und wir wollen versuchen, aus dem Material die wesentlichen Motivationsprinzipien abzuleiten.

1.2.4 Instinkt, Altruismus und Egotismus

Daß Bienen ein so differenziertes Sozialverhalten zeigen, ist kein Zufall. Fast alle Einzeltiere in einem Volk sind asexuelle, unfruchtbare weibliche Arbeitsbienen, deren Existenz ausschließlich der Gemeinschaft dient. Ein Bienenstaat wird erst durch die selbstlose Hingabe dieser unfruchtbaren Massen ermöglicht oder andersherum: Sie existieren nur wegen des Staates, dem sie dienen. Eine unfruchtbare Arbeitsbiene hat keinen biologischen Grund, ihr eigenes Wohlergehen anzustreben, da aus ihr selbst keine Nachkommenschaft entsteht. Die biologische Bedeutung der heutigen sozialen Biene ist vielmehr im Überleben des ganzen Bienenvolkes zu sehen – der einzelne Vertreter des Volkes hat sich in den Jahrtausenden der Stammesgeschichte zu einem einzigartigen gesellschaftlichen Werkzeug entwickelt.

Dem sozialen Leben der Bienen gehen stammesgeschichtlich Instinkte voraus, die zunächst lediglich dem individuellen Überleben dienten. Ein „egotistisches" Instinktverhalten zeigen die meisten Insekten, auch die Vorfahren der Biene müssen so angelegt gewesen sein.

Wie kam es nun zur Entwicklung sozialer Instinkte? Wir werden sogleich sehen, daß sich die altruistischen Instinkte der Bienen im Prinzip nicht von den Selbsterhaltungstrieben der primitiveren Insekten unterscheiden. Einen ähnlichen Schluß werden wir auch im Kapitel 4 ziehen können, wenn es um die menschliche Gesellschaft und um das Ver-

hältnis der Bedürfnisse des einzelnen Menschen zur Gesellschaft geht.

Bleiben wir aber zunächst einmal bei den Insekten. Ein Experimentator, der das Trinkverhalten einer gewöhnlichen Stubenfliege beendet, indem er ihr die Zuckerlösung wegnimmt, setzt damit ein charakteristisches Bewegungsmuster in Gang (Dethier, 1957): Die Fliege läuft unregelmäßig im Kreis herum, zum Teil im Uhrzeigersinn, zum Teil im Gegensinn (vgl. Abb. 1.14). Ihre Reaktion ist biologisch sinnvoll: Ein Tropfen Zucker ist gerade verschwunden, unter natürlichen Bedingungen wäre er wahrscheinlich irgendwo in der Nähe, eine umhereilende Fliege müßte ihn dann bald wiederfinden. Die Reaktion hat offensichtlich einen hohen Anpassungswert, sie zählt jedoch gleichzeitig zu den einfachsten Formen zwanghafter Bewegungen: Es handelt sich um eine Klinokinese, die hier durch die Beendigung der Zuckerstimulierung ausgelöst wurde.

Die Reaktion der Fliege wird wie alle Klinokinesen durch bestimmte physikalische Eigenschaften der Situation determiniert. Je konzentrierter die Zuckerlösung war, die entfernt wurde, desto häufiger sind anschließend ihre Drehungen pro Zeiteinheit. Bei konstanter Zuckerkonzentration variiert die Fliege indessen die Intensität ihres Umherlaufens etwa proportional dem Ausmaß der voraufgegangenen Nahrungsdeprivation. Wenn sie am Verhungern ist, wird sie wegen einer Zuckerlösung, deren Verschwinden in besseren Zeiten kaum Reaktionen auslöst, sehr viel umherlaufen. Nachdem die Fliege dann wieder auf Zucker gestoßen ist, wird ihr Umherlaufen alsbald schwächer, um am Ende gänzlich aufzuhören. Das Umherlaufen ist wie eine natürliche Uhr, an der man ablesen kann, wie bei der Fliege die Erinnerung an Zucker schwindet. Wenn man der Fliege Zucker wegnimmt und sie außerdem für einige Zeit in der geschlossenen Faust festhält, wo sie nicht umherlaufen kann, dann wird sie sich nach ihrer Freilassung mit einer Intensität drehen, die der Zeit seit Beendigung der Stimulierung mit Zucker entspricht.

Das bedeutet aber, daß das Verhalten der Fliege nach Unterbrechung einer Nahrungsstimulation eine Menge Informationen über die Nahrungsaufnahme enthält: Lokalisa-

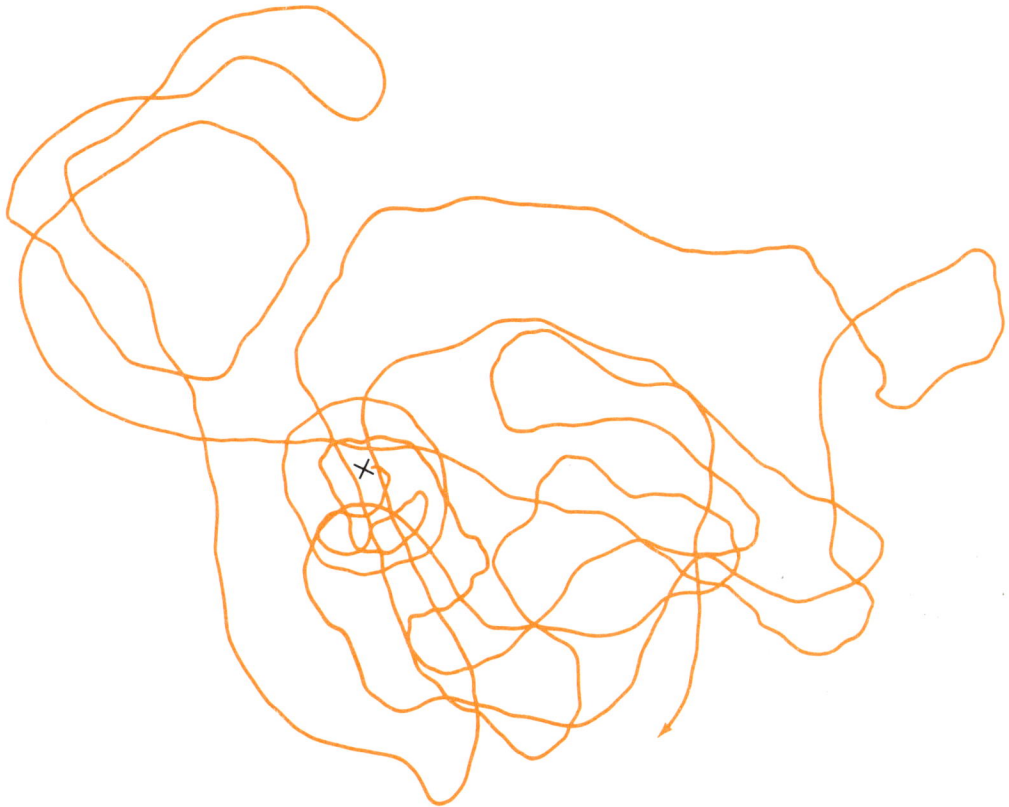

Abb. 1.14. Auf einer horizontalen Oberfläche die Spur einer Fliege, die gerade ein wenig an einer Zuckerlösung genippt hat. Bevor sie mit dem Trinken fertig war, wurde die Lösung entfernt. Ausgehend vom Punkt X zeigt sie ein chaotisch anmutendes Bewegungsmuster. Dennoch steckt Methode darin. Die Klinokinese beginnt mit sehr engen Wendungen, die auf ein kleines Gebiet beschränkt sind, allmählich werden sie weiter und offener, so daß ein größeres Gebiet erforscht werden kann. Auf diese Art wird die Fliege den fehlenden Zucker viel eher finden. (Aus Dethier, 1957)

tion der Nahrung, Nährwert, verflossene Zeit seit der Nahrungsunterbrechung. Selbst über Licht und Schwerkraft lassen sich aus ihrem Verhalten Informationen entnehmen (Dethier, 1957). Außerdem würgt eine gerade gefütterte Fliege ein Tröpfchen Zuckerlösung aus, wenn hungrige Genossinnen in der Nähe sind. Die Empfänger bekommen somit etwas vom Zuckergeschmack mit. Darauf fangen auch sie mit Drehbewegungen an, wodurch sich die Aussicht, selbst etwas zu finden, vergrößert. Wo bis dahin nur eine Fliege nach Futter Ausschau hielt, machen bald viele andere mit. Und jede Fliege, die etwas findet, wird ihrerseits Fliegen heranholen, die sich an der Suche beteiligen. In der Natur vergrößert die Verknüpfung dieser sehr einfachen Reaktionen mit Sicherheit die Überlebenschancen, und das mag zur Erklärung ihres Vorhandenseins genügen. Doch es handelt sich hier gleichzeitig um den Kern einer Erklärung des sozialen Lebens.

Soweit man weiß, hat das Verhalten der Fliege für andere Fliegen keinen Symbolwert, insofern unterscheidet es sich vom Tanz der Biene. Die Fliege „tanzt" in erster Linie für sich selbst. Sie sucht nach verlorengegangener oder nach zusätzlicher Nahrung, solange sie noch hungrig ist. Doch obgleich das Verhalten der Fliege in psychologischer Hinsicht verhältnismäßig primitiv ist, enthält es bereits die Elemente, die auf dem Weg der natürlichen Selektion zu einer Sprache wie der der Bienen weiterentwickelt werden könnten.

Der entscheidende nächste Schritt muß eine Veränderung am Stellglied (Regler) des Verhaltens gewesen sein. Während die Fliege lediglich in Abhängigkeit von ihrem eigenen Ernährungszustand mehr oder weniger aktiv ist, steht der Tanz der Biene, wenigstens bis zu einem gewissen Grade, unter der Kontrolle der jeweiligen Verhältnisse im Bienenvolk (vgl. Abb. 1.15). Die Fliege frißt, bis sich ihr Vordarm durch die Kontraktionen schließt, die Biene hingegen sammelt weiter, solange sie noch ein Publikum für ihren Tanz findet. Wir wissen nicht genau, was die Biene im Bienenstock dabei registriert, es hat jedenfalls etwas mit dem Interesse ihrer Genossinnen zu tun. Der individuelle Hunger spielt für den Bienentanz, soweit man weiß, nur eine untergeordnete Rolle. Diese und andere ähnliche Verschiebungen im Regler bewirken den großen Unterschied zwischen dem Lebensstil der Biene und dem der Fliege. Dennoch trifft das Grundprinzip des Appetenzverhaltens, das durch einen konsumatori-

schen Akt beendet wird, für das soziale Verhalten der Biene ebenso zu wie für das nichtsoziale Verhalten der Fliege. Die „altruistische" Biene zeigt keinen Mangel an Motivation, sie hat nur das Verlangen zu fressen durch den Wunsch zu informieren ersetzt bzw. ergänzt. Ihr Altruismus ist in den grundlegenden Zügen von motiviertem Verhalten i. allg. nicht verschieden.

Da nun der Regler die Bedingungslage im Bienenstock und nicht die im Darm der einzelnen Biene widerspiegelt, konnte sich das Verhaltenssystem in der Weise entwickeln, daß es mehr dem Volk als dem einzelnen Individuum nützt. Der Tanz der Biene, der nicht mehr an individuelle Bedarfslagen gebunden ist, konnte mit immer mehr Informationen beladen werden, die für das Bienenvolk von Bedeutung sind. So entstand aus den Kinesen und Taxen der Bienenvorfahren eine Sprache. Gleichzeitig mußte sich bei ihnen die Fähigkeit entwickeln, die Symbole dieser Sprache zu entschlüsseln. Es ist offensicht-

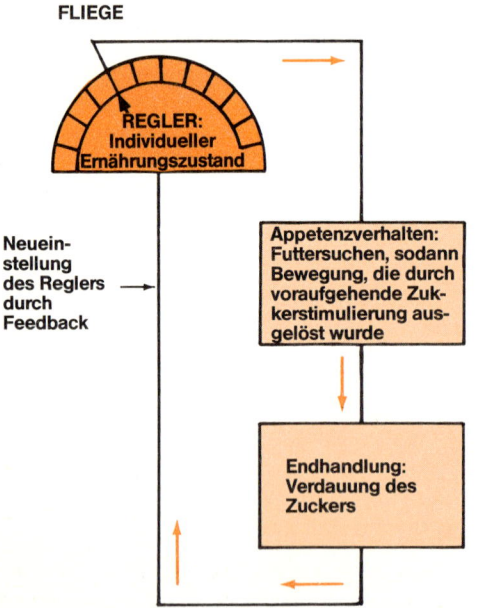
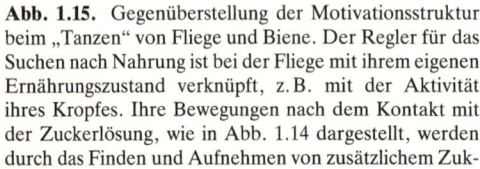
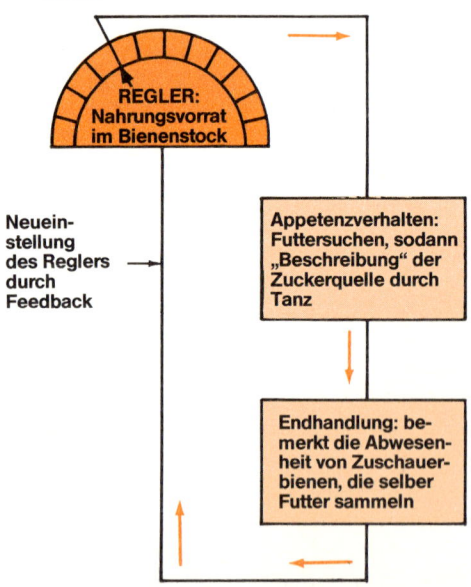

Abb. 1.15. Gegenüberstellung der Motivationsstruktur beim „Tanzen" von Fliege und Biene. Der Regler für das Suchen nach Nahrung ist bei der Fliege mit ihrem eigenen Ernährungszustand verknüpft, z.B. mit der Aktivität ihres Kropfes. Ihre Bewegungen nach dem Kontakt mit der Zuckerlösung, wie in Abb. 1.14 dargestellt, werden durch das Finden und Aufnehmen von zusätzlichem Zuk-

ker beendet. Im Unterschied dazu sucht die Biene dann nach Nahrung, wenn der Vorrat im Bienenstock gering ist. Sie tanzt für ihre Stockgenossinnen, die dann selber ausfliegen. Beendet wird das Verhalten, wenn die Biene keine Zuschauer für ihren Tanz mehr hat, denn erst dann hat der Nahrungsvorrat im Bienenstock wieder ein akzeptables Niveau erreicht lich, daß sowohl für die Entwicklung des Verständnisses der Bienensprache als auch für ihren Ausdruck ganz gewöhnliche Elemente des typischen Insektenverhaltens herangezogen wurden.

Es gibt viele Arten von Insekten, besonders Ameisen und Termiten (Wilson, 1971b), bei denen ein Nahrungssammler einen Geruch zurückläßt, der andere Tiere zur jeweils besuchten Nahrungsquelle lockt. Die Duftdrüsen der Tiere, die oft auch beim sexuellen Verhalten eine Rolle spielen, verdoppeln sich sogar mitunter für die Aufgabe des Duftspurlegens. Dem Duft der Genossin zu folgen ist im Prinzip dasselbe, wie dem Geruch der Nahrung zu folgen, abgesehen davon, daß eine Erweiterung des Stimulationsbereichs und eine soziale Komponente hinzukommt. Eine Ameise braucht psychologisch nicht besonders komplex angelegt zu sein, wenn sie eine chemische Spur auslegen soll, ebensowenig wie die Genossin, die dieser Spur folgen soll. Doch die beiden Verhaltensweisen in Kombination überbrücken eine gewaltige biologische Kluft – die Kluft zwischen dem isolierten individuellen und dem sozialen Leben. Indem die Insekten auf diese Weise einander folgen können, vereinigen sich die individuell gesammelten Informationen und erhöhen somit den Erfolg der ganzen Tiergemeinschaft.

Der symbolische Tanz der Bienen ist gewissermaßen eine visuelle oder akustische Darstellung einer chemischen Spur. Es gibt Bienenarten, die nur auf einer horizontalen Fläche unter der Sonne bzw. unter dem blauen Himmel tanzen. Unter solchen Bedingungen stellt der Schwänzeltanz en miniature einen Flug zur Nahrung dar. Das Publikum, das sich an dieser Vorführung beteiligt, fliegt schließlich genau in der Richtung des Schwänzeltanzes. Die Kommunikation bei diesen Bienen ist also weniger symbolisch als die der Carniolan-Bienen, deren Tanz die eigentlich irrelevante Dimension der Schwerkraft mit einbezieht. Noch weniger symbolisch verhalten sich Bienen, die eine richtige chemische Spur legen anstatt ihre Fundstellen durch einen Tanz mitzuteilen. Viele Bienenarten zeigen mehr als eine egotistische Nahrungssuche, wie sie bei Insekten sonst meist zu finden ist, aber weniger als das organisierte gemein-

schaftliche Suchen, wie es die Honigbienen entwickelt haben. Die Bienen einer mittleren Kategorie sind z.B. so angelegt, daß sie nach dem Auffinden einer Nahrungsquelle ein paarmal zwischen Fundort und Bienenstock hin- und herfliegen, wobei sie jedesmal eine neue Tracht mitbringen. Auf einem ihrer Heimflüge halten sie dann alle paar Meter einmal an und deponieren ein Sekret, das einen für menschliche Nasen und vermutlich auch für die Stockgenossinnen wahrnehmbaren Geruch verbreitet. Diese Genossinnen schwärmen dann bald aus und orientieren sich auf der für sie ausgelegten Spur. Eine solche Geruchsspur kann Biegungen und Wendungen machen, auf- und abwärtsführen, was in der dichten Vegetation der südamerikanischen Wälder, wo solche Bienen beheimatet sind, sehr sinnvoll ist. Mit dem Schwänzeltanz ließen sich solche Informationen nicht vermitteln. Es gibt noch einfachere Arten von Bienen, bei denen eine Sammlerin ihre Genossinnen direkt zur Nahrungsstelle leitet, indem sie ein Stück des Weges mit ihnen fliegt.

Diese Unterschiedlichkeit des Verhaltens im Detail sollte die Gemeinsamkeit des Motivationsschemas, das dem Verhalten der Schmeißfliege ebenso wie dem der Biene zugrundeliegt, nicht verdunkeln. Welche Tierart wir auch beobachten, immer wird sich ergeben, daß dem adaptiven Verhalten ein innerer Zustand zugrundeliegt, von dem aus die Antworten auf die jeweiligen Reizgegebenheiten gesteuert werden. Unterschiede zwischen den Arten wären dann in der besonderen Natur des inneren Zustandes sowie bei den spezifischen Reiz-Reaktions-Verbindungen zu suchen. Derartige Variationen sind im Verlauf der Stammesgeschichte der betreffenden Spezies nach demselben Muster entstanden, wie alle anderen biologischen Varianten. Die Sache ist einfach: Das Verhalten entspricht den Anforderungen des Reglers, dieser wiederum entspricht den Anforderungen für das Überleben der Gattung. Bei den Schmeißfliegen wird so z.B. die Ernährung des einzelnen Individuums gesteuert, bei den Bienen der Aufbau des ganzen Sozialwesens. Bei manchen Arten konnte die Wissenschaft den spezifischen Regler bisher noch nicht identifizieren. Je höher die Organismen organisiert sind, um so lückenhafter ist unser

Wissen. Daher kann man gelegentlich nur mit hypothetischen Reglern aufwarten, welche allerdings selten weit hergeholt werden müssen. Daß es verborgene innere Zustände der Lebewesen gibt, läßt sich vor allem dann nicht übersehen, wenn sich das Verhalten von Zeit zu Zeit ändert, ohne daß äußere Gründe dafür verantwortlich gemacht werden können. Das zeigen die Artgesänge der Vögel, unser nächstes Beispiel.

1.2.5   Das Lied des Buchfinken

Im Frühling, zur Zeit der Paarung und des Nestbaus geschlechtsreifer Vögel, geben die Männchen vieler Gattungen mit ihren Liedern ihrer Bereitschaft und Entschlossenheit Ausdruck, Territorium und Familie zu verteidigen. An der Entwicklung dieses Gesanges lassen sich die Appetenz- und konsumatorischen Phasen eines Instinkts nochmals verdeutlichen. Als Beispiel wählen wir ein Tier, das in seiner stammesgeschichtlichen Entwicklung dem Menschen schon näher steht – es ist ein warmblütiges Wirbeltier wie wir, allerdings ein Vogel und kein Säugetier.

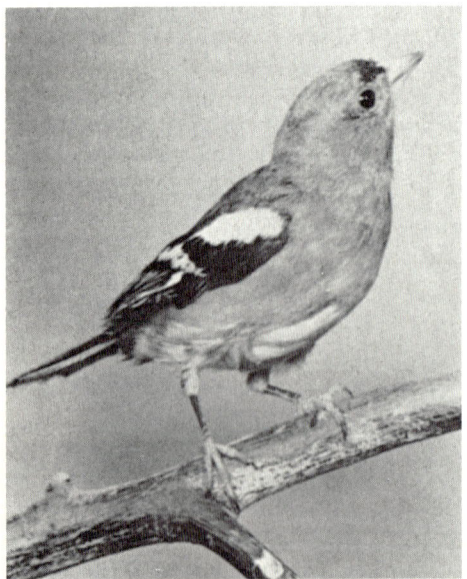

Abb. 1.16. Der europäische Buchfink, Fringilla coelebs, an dem man gern die Entwicklung des Artgesangs bei Vögeln untersucht

Unser Untersuchungsgegenstand ist der Buchfink (vgl. Abb. 1.16), ein kleiner europäischer Singvogel, über den wir eine ganze Menge wissen, da er schon seit längerem ein beliebtes Studienobjekt der Biologen ist.

Wie bei vielen anderen Vögeln dient der Balzgesang des Buchfinken zuallererst zur Unterscheidung. Es ist für eine Gattung sehr von Vorteil, wenn ihre Angehörigen stereotype, leicht zu identifizierende Gesänge entwickelt haben. Der Nutzen liegt einfach darin, daß die einzelnen Angehörigen der Gattung sich auch bei erschwerter Sicht ausfindig machen können. Ein Buchfinkenmännchen, das seine sexuelle Bereitschaft kundtun, Weibchen anlocken und andere Männchen abschrecken will, tut gut daran, einen Gesang zu schmettern, der für andere Buchfinken, Männchen wie Weibchen, eindeutig erkennbar ist. Je deutlicher er zu identifizieren ist, um so weniger Komplikationen wird es geben. Wenn wir durch einen Wald mit vielen Vögeln gehen, kommt uns eine unbeschreibliche Vielfalt von verschiedenen Vogelgesängen zu Ohr: Schilpen und Zwitschern, Trillern, Kreischen, Pfeifen, Krächzen und so weiter. Die vielen Vogelzuhörer jedoch filtern aus all diesen Geräuschen das für sie Wichtige heraus; Zaunkönige lauschen dem Lied des Zaunkönigs, Goldamseln dem Goldamselgesang, Buchfinken dem Buchfinkengesang usw.

Die Natur hätte grundsätzlich die Möglichkeit, jeder Spezies einen festgelegten, angeborenen Gesang mitzugeben und ebenso die Fähigkeit, den betreffenden Gesang zu erkennen, um so ein Höchstmaß an Selektivität zu garantieren. Bei einigen Vögeln liegt so etwas auch tatsächlich vor. Bei Haushühnern etwa ist das charakteristische Gackern restlos vorprogrammiert; es bedarf keiner besonderen Erfahrungen, damit beim erwachsenen Tier die Gackergeräusche (kaum „Gesang" zu nennen) auftreten. Bei anderen Vögeln kommen jedoch offensichtlich Erfahrungen hinzu. Anders als Hühner achten etwa Papageien ganz genau darauf, was sie hören, um es dann zu imitieren. Es soll einen Papagei gegeben haben, der in der Lage war, das „Plopp"-Geräusch nachzuahmen, das entsteht, wenn man seinen Finger in den Mund steckt und ihn bei eingezogener Wange wieder herausschnellen läßt. Zudem hob der Papagei seinen Fuß bis an den Schnabel, um ihn dann, während er das „plopp" nachäffte, ruckartig abzuspreizen. Er ahmte also die Person sogar in ihren Gesten nach. Huhn und Papagei stellen die Extrempole dar. Bei den meisten Vögeln entwickelt sich der Gesang aus einem Zusammenspiel von Erbe und Erfahrung.

Das Lied des Buchfinkenmännchens dauert etwa zwei bis drei Sekunden. Es besteht i. allg. aus drei deutlich unterscheidbaren Phrasen, manchmal allerdings auch nur aus zwei (Marler, 1961; Nottebohm, 1970). Die beiden ersten Phrasen bestehen aus je einer Serie ähnlicher Töne, die durch eine kurze Pause getrennt sind und in der Tonhöhe sinken. Die Schlußphrase unterscheidet sich von den beiden ersten deutlich, und sie ist auch komplexer. Sie erinnert an einen „Tusch" und dauert kaum eine fünftel Sekunde. Der Gesang variiert etwas zwischen verschiedenen Gegenden, doch das Lied des Buchfinken ist für die Gattung so charakteristisch wie das Federkleid oder die Ernährungsweise. Die Frage ist, wie der Buchfink zu seinem Gesang kommt.

Zunächst wollen wir die Entwicklung des Gesangs beim einzelnen Vogel nachzeichnen. Ein Buchfinkenmännchen, das im Frühling ausgebrütet worden ist, läßt erst im nächsten Frühling, zur Zeit seines Nestbaus, seinen vollen, erwachsenen Gesang erschallen. In den ersten Wochen nach dem Schlüpfen bringt er nur die typischen Töne des um Futter bettelnden Nestlings hervor. Im ersten Sommer und Herbst übt er sich dann ausgiebig in einer Art *Teilgesang,* der bereits Elemente des späteren erwachsenen Gesangs enthält, ohne daß diese zu einer Sequenz verbunden sind, sie werden auch noch nicht mit der vollen Lautstärke vorgetragen. Im Winter hört der Buchfink mit solchen Übungen auf. Aber im nächsten Frühjahr nimmt er seinen Teilgesang wieder auf, der nach wenigen Wochen nahtlos in den vollen Gesang übergeht. Was in dieser Übergangsperiode zu hören ist, nennt man oft den *plastischen Gesang,* da er sehr variabel ist, während er sich der Endform annähert. Das Buchfinkenmännchen benötigt im allgemeinen einige Wochen, um vom Teilgesang über den plastischen Gesang zu einem endgültigen *verfestigten Gesang* zu ge-

langen, den er für den Rest seines Lebens, gut fünf Jahre, beibehält.

Wenn man Buchfinken im ersten September ihres Lebens aus der natürlichen Umgebung herausnimmt, dann singen sie im darauffolgenden Frühling das normale Lied nicht. Im Lauf der Zeit stellt sich auch bei ihnen ein verfestigter Gesang ein, doch dem fehlt die dritte Phrase, der Tusch, mag er sich sonst auch recht gut anhören. Obgleich also die Vögel etwas in ihrer Umwelt brauchen, damit ihr Gesang perfekt wird, gelingt es ihnen ohne diese Hilfe des ersten Herbstes, zumindest die groben Konturen des Gesangs allein zu meistern. Wenn ihr Lied im zweiten Frühjahr ganz richtig ausfallen soll, brauchen sie nur einigen bereits erwachsenen Männchen bei deren verfestigtem Gesang zuzuhören. Buchfinken lernen im Laboratorium, wenn sie mit verschiedenen Vogelarten zusammenleben, den typischen Buchfinkengesang auch dann, wenn sie ihn nur von draußen hören können. Bei allem Lärm im experimentellen Vogelhaus vermögen sie die Lieder der sichtbaren Vögel um sie herum zu ignorieren und statt dessen ihren Artgenossen außerhalb des Laboratoriums zu lauschen.

Wenn sich im Laboratorium einige junge Buchfinken befinden, die nur sich selber, d. h. also keine älteren Männchen ihrer Gattung hören können, dann entwickeln sie im nächsten Frühjahr alle etwa den gleichen, von der Norm abweichenden Gesang. Je früher sie von den Eltern in ihrem ersten Lebensjahr getrennt wurden, um so ausgeprägter wird die Normabweichung ihres Gesangs im nächsten Frühling. Werden Buchfinken als Nestlinge von anderen Artgenossen ganz isoliert, entwickeln sie im nächsten Frühjahr einen sehr atypischen Gesang, obwohl auch dieser durchaus drei Phrasen haben und etwa zwei bis drei Sekunden dauern kann (vgl. Abb. 1.17). Man kann daraus schließen, daß für die Entwicklung eines normalen Gesangs das Vorbild der erwachsenen Artgenossen im ersten Lebensjahr einen wesentlichen Beitrag leistet, auch wenn sich der volle Gesang erst im zweiten Lebensjahr herausbildet.

Einer der entscheidenden Punkte ist wahrscheinlich der, daß der Buchfink in der Lage ist, während des entscheidenden zweiten Frühlings den Gesang herauszufinden und zu

NORMALER GESANG EINES BUCHFINKEN

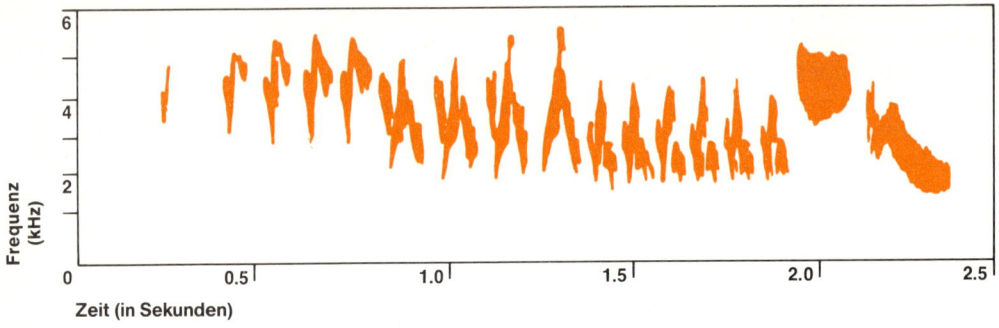

GESANG EINES ISOLIERT AUFGEWACHSENEN BUCHFINKEN

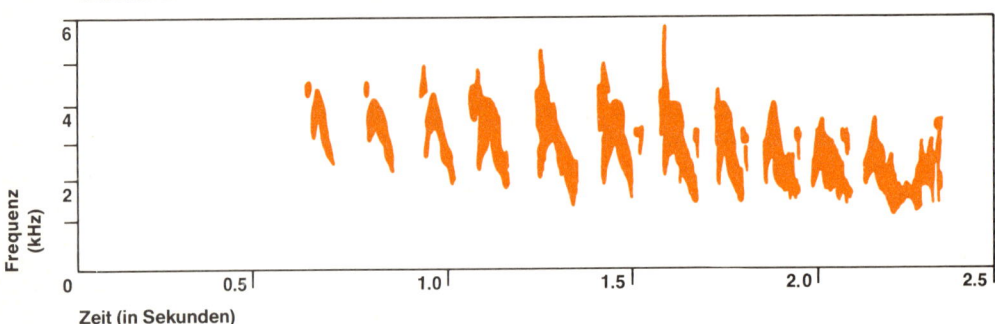

Abb. 1.17. Die Aufzeichnung zeigt die Frequenzzusammensetzung (vgl. Kap. 7) der einzelnen Laute des Buchfinkengesangs während der zwei bis drei Sekunden seiner Dauer. Der normale Gesang *(oben)* enthält Laute, die jeweils etwa 0,1 s andauern. Dieser Teil des Liedes dauert etwa zwei s und enthält meist zwei Phrasen. Das Ende des Gesamts besteht in einer deutlich davon verschiedenen dritten Phrase, einem Schnörkel. In dem Lied des isoliert von Artgenossen aufgewachsenen Buchfinken *(unten)* fehlt dieser Schnörkel. (Nach Thorpe, 1961, in Hinde, 1970)

imitieren, der dem normalen Buchfinkensingen am ähnlichsten ist. Im zweiten Frühjahr werden in der Tat die Weichen gestellt: Wenn sich zu dieser Zeit irgendwie ein falscher Gesang herausgebildet hat, kann der Buchfink das nicht mehr korrigieren. Er kann danach noch so oft dem normalen Gesang ausgesetzt sein – nichts kann ihn davon abhalten, sein besonderes und zudem ineffektives Lied zu singen.

Während des ersten Jahres erwirbt der Buchfink die Details seines späteren Gesangs, wenn er einem erwachsenen Vogel zuhört. Aber auch dann, wenn er dazu nur wenig oder gar keine Gelegenheit hat, entwickelt er etwas, was einem Buchfinkenlied zumindest hinsichtlich Dauer, Phrasenbildung und Lautstärke (nicht hinsichtlich der Melodie) ähnelt. Vermutlich bildet er eine

Weise aus, die für ihn am angenehmsten klingt, und das ist dann eine, die auch buchfinkenähnlich ist. Um die Bedeutung des Zuhörens herauszufinden, muß man die jungen Vögel zu verschiedenen Zeiten ihrer Entwicklung taub machen. Wenn der Buchfink im ersten September taub gemacht wurde, kommt es zu einem Gesang, der wenig oder gar keine Beziehung zum normalen Gesang aufweist. Manche Vögel bringen dann nur ein undifferenziertes Kreischen heraus, das sich nicht einmal an die typischen zwei bis drei Sekunden hält, sondern darüber hinaus und unterschiedlich lange andauert. Je früher der Vogel im ersten Jahr taub gemacht wurde, desto schlechter ist sein Gesang, und auch später wird nie eine bessere Qualität erreicht werden. Auch wenn der Vogel erst während der Zeit des plastischen Gesangs im zweiten

Frühjahr taub gemacht wird: Der Effekt ist um so gravierender, der verfestigte Gesang wird um so verzerrter sein, je früher der Eingriff erfolgt. Macht man den Vogel jedoch erst nach dem ersten Frühling taub, wenn er bereits erwachsen ist und nachdem er bereits einen normalen verfestigten Gesang vorgetragen hat, dann bleibt der Gesang auch während des restlichen Vogellebens normal.

Offensichtlich wird durch das Taubmachen die Entwicklung der Gesangsmotorik beeinträchtigt. Der Buchfink muß sich selbst singen hören, um seine Stimme ausbilden zu können. Die Norm seines Gesangs erreicht er nur dadurch, daß er Altvögeln zuhört, obgleich er von Anfang an gewisse Präferenzen bei der Wahl seiner Vorbilder zu erkennen gibt. Der Buchfink orientiert sich also an einem Maßstab, der teils ererbt und teils erworben ist. Das läßt sich mit unseren Vorlieben für Speisen vergleichen. Auch sie können nur in einem gewissen Ausmaß durch Erfahrung abgewandelt werden. Der Buchfink mag normal in der Wildnis aufgewachsen sein, er mag isoliert oder taub gemacht worden sein, sobald er einmal einen verfestigten Gesang produziert hat – er mag gut oder schlecht sein – gibt es für ihn jedenfalls keine Möglichkeit zur Veränderung mehr. Nach seinem ersten Frühling als erwachsener Vogel hört er offenbar entweder sich selbst oder anderen nicht mehr zu, zumindest nicht, um noch eine Norm für seinen Gesang zu finden.

Diese Mischung von Lern- und Vererbungsanteilen beim Buchfinken hat die Natur gewinnbringend ausgenutzt. Da die Vögel einen Artgesang ausbilden, der im Detail davon abhängt, was sie selbst gehört haben, singen sie je nach Gebiet in ihrem eigenen „Dialekt". Man könnte auch sagen, der Gesang der Buchfinken einer bestimmten Gegend hat seinen besonderen Akzent, auch wenn die grundlegende Phraseneinteilung und die Melodie dem Standardmuster entsprechen. Ein Weibchen aus einer bestimmten Gegend bevorzugt Männchen, die in dem lokalen Dialekt singen – gegenüber anderen, deren Gesänge ihm etwas fremdartiger vorkommen. Auf diese Weise kommt es bei den Buchfinken zu Kreuzungen innerhalb einer Gemeinschaft, die sich genetisch von angrenzenden Gemeinschaften isoliert. Die „linguistischen" Grenzen, innerhalb derer sich die Vögel vorzugsweise paaren, ergeben sich meistens aufgrund bestimmter geographischer Gegebenheiten, die die Vogelgruppen voneinander trennen – ein Berg, ein See oder eine sonstwie unbewohnbare Umwelt. Bedeutsame geographische Grenzen markieren meist sehr unterschiedliche Lebensbedingungen diesseits und jenseits – so etwa hinsichtlich der Temperatur, der Niederschläge, der Bodenbeschaffenheit, des Nahrungsreichtums, der natürlichen Feinde usw. Aufgrund einer linguistisch bedingten Isolation einer Teilpopulation können lokale Lebensbedingungen die Anpassung und Evolution dieser Population weitaus schneller beeinflussen, als es bei der Gattung im ganzen möglich wäre, einfach deshalb, weil relativ wenig Individuen betroffen sind. Wenn bei Teilpopulationen jeweils örtlich bedingte Anpassungsprozesse stattfinden, kann sich die gesamte Gattung über einen größeren Bereich verschiedener Umwelten ausbreiten, als wenn für eine entsprechend begünstigende Selektivität bei der Fortpflanzung nicht gesorgt wäre.

Auch in der menschlichen Gesellschaft wirken sich linguistische Grenzen zum Teil als Barrieren für alle möglichen Formen des Umgangs miteinander aus, Sexualität eingeschlossen. Menschen sondern sich genetisch vielleicht noch mehr ab als Buchfinken, wenn sie ihren Partner bevorzugt innerhalb ihrer linguistischen Gemeinschaft suchen. Diese Abgrenzungseffekte müssen nicht ausnahmslos sein, um sich biologisch auswirken zu können. Eine menschliche Parallele zu den Vögeln findet man besonders überzeugend im Innern Australiens. Dort bilden die Eingeborenen engere Sippengemeinschaften, die sich durch unterschiedliche Dialekte auszeichnen. Grundsätzlich darf man damit rechnen, daß Menschen wie Tiere bei der natürlichen Partnersuche jeweils zu einer genetischen Absonderung beitragen, was zur Ausbildung von Teilpopulationen innerhalb einer Spezies führt. Die Vorteile einer „mikroevolutionären" Anpassung kommen solchen Lebewesen zugute, deren Sozialverhalten auf einem sinnvollen Zusammenspiel angeborener und erlernter Elemente beruht – wie es beim Buchfinken und unter anderem auch beim Menschen zu finden ist.

Bisher wurde es als selbstverständlich vorausgesetzt, daß Vögel überhaupt singen. Doch das erwachsene Buchfinkenmännchen singt nicht immer und nicht immer gleich. Der Zyklus von Teilgesang und verfestigtem Gesang wiederholt sich bei ihm in jedem Frühjahr. Das zunehmende Tageslicht im Frühjahr wirkt sich auf die Geschlechtshormone aus. Werden genügend hormonale Substanzen produziert, so kommt es zur Aktivierung von Verhaltensweisen, die der Werbung, der Paarung und dem restlichen Familienleben der Buchfinken dienen; der Gesang ist dazu der erste Schritt. Der innere Regler wird also unmittelbar von Hormonen gesteuert. Man kann den Vogel leicht dazu bringen, zu anderend Jahreszeiten zu singen, sogar mitten im Winter, wenn man ihm nur das Geschlechtshormon Testosteron injiziert. Wenn man dem Vogel zu einer beliebigen Zeit die richtige Dosis gibt, läuft der Gesangszyklus völlig normal ab. Man kann auch noch auf anderem Wege diesen Zyklus mit seinen sozialen Begleiterscheinungen zur falschen Zeit hervorrufen: Man braucht nur die Abfolge von erst langen, dann zunehmend kürzeren Nächten, so wie sie sich normalerweise vom Herbst über den Winter zum Frühling hin einstellt, durch künstliche Lichtverhältnisse zu beschleunigen. Unter solchen Bedingungen kann der Gesangszyklus schon im Oktober oder November auftreten statt erst vier oder fünf Monate später im März. Der zur falschen Zeit hervorgerufene Zyklus scheint völlig normal zu verlaufen. Allerdings findet der „frühreife" Vogel natürlich keinen Partner für seine Werbung und für die Paarung, so daß der vorzeitige Gesang seinen biologischen Zweck gänzlich verfehlt.

1.2.6 Der Selbsterhaltungstrieb

Ein sehr schwacher Reiz kann durch Extremeinstellungen des inneren Reglers kompensiert werden; umgekehrt ruft ein erhöhtes Reizangebot Appetenzverhalten hervor, auch wenn das Triebniveau gering ist. Hält man Buchfinken in Gefangenschaft, dann benötigen sie oft noch eine Testosteroninjektion, damit sie im Frühling überhaupt

singen. Die Laboratoriumsumgebung hemmt offenbar die Paarung. Was der Umgebung fehlt, wird durch den höheren Hormonspiegel wieder wettgemacht. Von Frisch hatte die Blüten noch zusätzlich gesüßt, wenn der vorhandene Nektar unter den kritischen Süßigkeitswert gesunken war, um die Tänze auszulösen. In der Natur ist jedoch das Gleichgewicht zwischen inneren und äußeren Faktoren, die das Verhalten regeln, in der Regel gewahrt, so daß die Gattung überleben kann. Das Grundmuster ist bei sozialen und nichtsozialen Lebewesen das gleiche: Innerer Zustand und eng umgrenzte Umweltbedingungen wirken zusammen, was dem Überleben der jeweiligen Art dient.

Bisher haben wir verschiedene Instinkte betrachtet – beim Buchfinken waren es Fortpflanzungsinstinkte, bei der Schmeißfliege Nahrungsinstinkte, bei der Biene soziale Instinkte. Die hinzugefügten Zweckangaben (Fortpflanzung, Nahrung, sozial) bedeuten nicht, daß das Tier selbst den biologischen Zweck verfolgt, den wir als Beobachter unterstellen. Wenn auch jeder Instinkt mit dem Überleben oder der Lebensform des Individuums bzw. der Gattung zu tun hat, so kann diese Beziehung doch völlig indirekter Art sein. Die Biene, die eine Tracht Nektar mit sich führt, beginnt ihren Tanz, sofern ein Publikum anwesend ist. Zuschauer erscheinen nur, wenn die Nahrung im Bienenstock knapp ist. Das soziale Verhalten des Individuums gleicht durchaus im wesentlichen den Reiz-Reaktions-Ketten bei einzelnen Insekten, das Ergebnis ist aber eine soziale Struktur. Eine Nahrungssammlerin aus dem Bienenstock kann noch lange, nachdem sie selbst bereits gesättigt ist, Nahrung aufnehmen; sie füllt ihren „Honigmagen" zum Nutzen der Gemeinschaft an. Anders als die Menschen, deren Hungergefühl meistens Ausdruck eigener Bedürfnisse ist, fühlt die Biene ein Bedürfnis im Hinblick auf den Zustand eines Magens, dessen Inhalt nicht für sie selbst bestimmt ist. Das Ergebnis ist ein sozialer Akt nur deshalb, weil die spezifischen Reize und Regler mit der Gemeinschaft verknüpft sind; nicht, weil die Biene einem generellen sozialen oder altruistischen Trieb folgen würde.

Aus einer menschlichen Perspektive scheinen die Arbeitsbienen eine ganz außergewöhnliche Selbstlosigkeit zu beweisen. Beim Angriff gegen Eindringlinge opfern sie nicht selten ihr Leben, wenn sie den Stachel, der mit einem Widerhaken versehen ist, verlieren. Die Bienen, die darauf spezialisiert sind, den Eingang des Bienenstocks mit derart selbstmörderischen Methoden zu bewachen, unterwerfen sich gleichzeitig den Bedürfnissen ihrer Gemeinschaft. Aber auch dieses Verhalten paßt noch in das Motivationsschema, das in Abb. 1.8 dargestellt wurde. Man darf annehmen, daß der innere Zustand der Arbeitsbiene zu bestimmten Zeiten dazu führt, daß beim Erscheinen oder beim Geruch einer fremden Biene eine Attacke gegen den Eindringling ausgelöst wird, ohne Rücksicht darauf, daß der Stich mit dem eigenen Leben bezahlt wird. Selbsterhaltung hat für die asexuelle Arbeitsbiene selbst ohnehin keine biologische Bedeutung.

Für Tiere, die nicht in Gemeinschaften leben, erscheint das individuelle Überleben von größerer Bedeutung zu sein. Doch der vermeintliche Selbsterhaltungstrieb ist offenbar nichts anderes als das Insgesamt der Motivation eines solchen Lebewesens – der Motivation nach Nahrung, Unterkunft, Paarung, Schmerzvermeidung oder was es sonst noch gibt. Selbsterhaltung ist nur ein Nebenprodukt, nicht das Prinzip eines Instinkts oder Triebs. Von Arterhaltung statt von Selbsterhaltung könnte man allenfalls reden, und zwar sowohl bei einzeln lebenden als auch bei sozial lebenden Tieren. Freilich wissen die Tiere nichts von Arterhaltung oder auch von Selbsterhaltung. Sie nehmen die Triebe, wie sie kommen, folgen dem einen oder dem anderen, je nach Gelegenheit und Impuls.

1.2.7 Umwelt

Jedes Lebewesen nimmt es als gegeben hin, daß es über die sensorische und motorische Ausstattung verfügt, die seine Instinkte benötigen. Die hungrige Schmeißfliege hat Zuckerrezeptoren, die ihrer Vorliebe für Süßes entgegenkommen. Die Nektar sammelnde Biene besitzt die Fähigkeit, Blumen zu sehen und zu riechen. Tiere reagieren oft auf ganz andere Aspekte der Welt als die

Menschen, selbst dann, wenn sie ihre visuellen und auditiven Rezeptoren einsetzen.

Will man den Stimulationsbereich austesten, der auf das Verhalten eines Tieres Einfluß hat, so empfiehlt es sich, die natürlichen Objekte durch Attrappen zu ersetzen (Tinbergen, 1951). Wenn eine Möwe, die ihre Eier ausbrütet, ein herausgerolltes Ei wieder ins Nest holt, dann schreiben wir ihr gern eine mütterliche Besorgnis für ihre Nachkommenschaft zu. Nun haben aber einige Verhaltensforscher das Ei durch verschiedene andere Gegenstände ersetzt und herausgefunden, daß die Möwe mit der gleichen Fürsorglichkeit alle möglichen Dinge ins Nest zurückholt, solange sie nur innerhalb eines bestimmten Größenbereichs liegen: Eierattrappen verschiedenster Farben, aus Holz oder Ton gemacht, sogar Würfel, Schachteln oder Zylinder. In diesem Beispiel wird das Verhalten der Möwe durch einen Instinkt veranlaßt, der durch etwas Fehlendes unter dem brütenden Muttertier in Bereitschaft gesetzt wird, doch die Kategorie von Gegenständen, auf die hin das Zurückrollen anspricht, kommt uns zu umfassend vor. Nun beurteilen wir das von einem abstrakten biologischen Standpunkt aus, der z.B. die Schlußfolgerung nahelegt, daß er der Möwengattung nichts nützt, wenn eine Möwe Aschenbecher auszubrüten versucht. Doch von ihrem Standpunkt aus macht sie es richtig. Wenn sie ihre Triebwünsche befriedigt, indem sie auf einem Aschenbecher sitzt, tut sie genau das, was auch wir tun, wenn uns irgendein Antrieb zum Handeln veranlaßt. Wir nehmen vielleicht an, daß unsere Triebe biologisch sinnvoller sind, aber vielleicht machen wir uns da nur etwas vor, denn Möwen haben kraftvoll überlebt.

Die Möwe auf ihrem Nest gibt nur ein typisches Beispiel ab für eine Beobachtung, die man generell beim Studium der Wirkung unterschiedlicher Reizgegenstände machen kann. Die Idee zu diesem Forschungsansatz geht auf einen deutschen Biologen, Jakob von Uexküll, zurück, der von einer grundlegenden Unterscheidung ausging (Schiller, 1957). Jedes Tier, so sagt er, lebt in einer je eigenen Welt, die durch seine sensorische Kapazität und durch seine Antriebe definiert ist. So wird etwa die natürliche Umgebung, wie wir sie wahrnehmen, nur vom menschlichen

Standpunkt so gesehen, und das ist einer unter vielen. Eine Eiche z.B. kann für das Eichhörnchen, das ihre Eicheln erntet oder für die Stare, die in den Löchern nisten, für den Specht, der durch ihre Borke hämmert, für die Käfer, die auf den Blättern sitzen, oder für den Waldgänger, der Brennholz sammelt, jeweils etwas ganz Verschiedenes bedeuten. Jedes Lebewesen bringt in seine Umgebung eine Gruppe von Antrieben und eine dazugehörige Gruppe von Wahrnehmungskategorien mit, die die Abfolge von Appetenzverhalten und konsumatorischen Akten garantieren.

Die spezielle Welt des Tieres – seine *Umwelt,* wie von Uexküll sie bezeichnete – kann durch Experimente erschlossen werden, in denen natürliche Reize durch künstliche ersetzt werden. Das Männchen des Siamesischen Kampffisches z.B. (vgl. Abb. 1.18) greift normalerweise jedes andere Männchen an, das in sein Territorium eindringt. Der streitsüchtige Fisch gerät immer wieder in Wut, wenn man einen Spiegel in seinem Behälter aufstellt, in dem er sich selbst sieht. Mit diesem Spiegelexperiment erfährt man nicht nur etwas über die Reizbarkeit des Fisches, sondern auch, daß der auslösende Reiz visueller Natur ist und nicht etwa ein Geruch, ein Geräusch oder ähnliches. In Abb. 1.19 wird

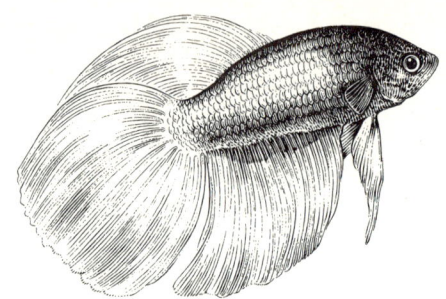

Abb. 1.18. Das Männchen des Siamesischen Kampffisches (Betta splendens) richtet seine Flossen und Kiemenabdeckungen in einer höchst aggressiven Reaktion gegen einen Eindringling auf. Das Schwarz-Weiß-Bild kann das auffällige Schillern nicht wiedergeben. (Aus Marler & Hamilton, 1966)

der Auslösereiz genauer bestimmt: Den zunehmend differenzierten Kampffischmodellen wurde die Häufigkeit zugeordnet, mit der das Untersuchungstier bei jeweils 16 Versuchen zum Angriff ansetzte. Auch für das menschliche Auge stellt das letzte Modell rechts, das fast jedesmal einen Angriff hervorrief, eine ziemlich gute Annäherung an den realen Fisch dar. Die gröberen Modelle hatten weniger Angriffe zur Folge.

Was die Auslöser der Angriffsreaktion des Kampffisches betrifft, so scheint die mensch-

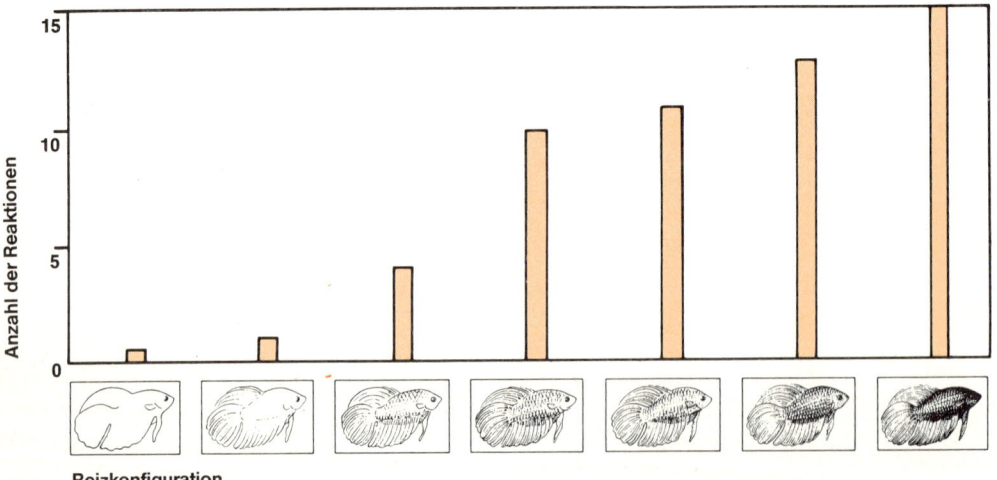

Abb. 1.19. Die Häufigkeit, mit der jedes Modell eine aggressive Reaktion des Männchens vom Siamesischen Kampffisch bei 16 Versuchen hervorrief. Bei zunehmend realistischeren Attrappen erfolgten die Reaktionen zuver-lässiger. Die zunehmenden Details in Modellzeichnungen zeigen, an welchen Stellen im Original eine farbige Gestaltung hinzukam. (Nach Thompson & Sturm, 1965)

liche und tierische Umwelt im großen und ganzen übereinzustimmen. In anderen Fällen gibt es jedoch auffällige Diskrepanzen. Betrachten wir zum Beispiel das Werbungsverhalten eines männlichen Vertreters des silbernen Perlmuttfalters (Magnus, 1958; beschrieben in Marler & Hamilton, 1966). Um die sexuelle Attraktivität verschiedener Reize für diese Gattung zu testen, wurden vor dem Männchen Schmetterlingsattrappen hin und her bewegt. Zunächst benutzte der Forscher ziemlich realistische Modelle des Weibchens, sogar mit auf- und zuklappenden Flügeln. Bald konnte er jedoch feststellen, daß das Männchen bereits von einem sich drehenden Zylinder erregt werden konnte, auf dem abwechselnd Flügelstückchen des Weibchens und Stücke eines andersfarbigen Papiers geklebt waren. Alle übrigen geometrischen Eigenschaften des natürlichen Weibchens sind anscheinend überflüssig. Für das Perlmuttfaltermännchen zählt nur das Flackern der Flügelfarben beim Flug. Außerdem erwies sich die Attrappe als um so attraktiver, je schneller das Flackern war, selbst wenn die Flackergeschwindigkeit höher war als sie von einem natürlichen Weibchen hervorgebracht werden kann. Die Entdeckung solch „überoptimaler" Reize durch Attrappenversuche ist inzwischen an der Tagesordnung. Diese Befunde sind deshalb bemerkenswert, weil damit ein häufig beobachtetes Prinzip des Tierverhaltens akzentuiert wird: Der adäquate Reiz für viele Verhaltensweisen ist für den biologischen Zweck des jeweiligen Antriebs oft irrelevant. Das Flattern der Flügel des Weibchens steht in keiner notwendigen oder sonst einsehbaren Beziehung zur Paarung, dennoch wurde es zum Schlüsselreiz, der die gesamte Handlungssequenz in Gang setzt.

1.2.8 Angeborene Auslösemechanismen

Die Analogie von einem Schlüssel und dem dazu gehörenden Schloß bildet recht gut die differenzierte Beziehung zwischen Verhalten und Umwelt ab und sie wurde daher häufig herangezogen. Man nennt den Schlüssel auch *Signalreiz;* das Schloß als das System von Reaktionen, die zum konsumatorischen Akt führen, nennt man den *angeborenen Auslösemechanismus* (AAM). Der AAM bereichert das Motivationsschema und ergänzt die Begriffe Instinkt und Trieb um einen wesentlichen Aspekt.

Die Larve des Kartoffelkäfers (Leptinotarsa decembineata: vgl. Marler & Hamilton, 1966) lebt von Kartoffeln. Für Insekten scheint ein solcher Geschmack recht selektiv zu sein, verglichen etwa mit dem generalisierten Appetit der Schmeißfliege auf Zucker. Wenn jedoch der Kartoffelkäfer aus seinem Ei geschlüpft ist, beißt er zunächst einmal in alles, was seinen Kauwerkzeugen zugänglich ist. Stößt er zufällig auf eine Pflanze, die der Kartoffel verwandt ist, dann nimmt er eine chemische Substanz auf, die ihn zur Fortsetzung des Beißens und Verdauens anregt, gleichzeitig aber auch eine andere, die ihn daran hindert. Da nur der Kartoffelstaude selbst diese hemmende Substanz fehlt, findet die Larve schließlich mit etwas Glück eine solche Staude und macht es sich dort heimisch. Die hemmende Substanz wirkt auf ein chemisches Sinnesorgan des Insekts. Wenn man diesen Rezeptor entfernt oder inaktiviert, verhält sich die Larve nichtselektiv, so daß sie inadäquate, sogar tödliche Nahrung zu sich nimmt.

Die verschiedenen anregenden oder hemmenden chemischen Reize sind ansonsten für die Ernährung irrelevant; das Insekt macht keinen Gebrauch davon, nachdem es sie sich einverleibt hat. Sie leiten jedoch den Käfer zu seiner Nahrung, sie spielen die Rolle eines chemischen Wegweisers, und an solchen hat das Insekt durchaus ein angeborenes Interesse. Für die Kartoffelstaude wäre es sicher von Vorteil, wenn sie für den Käfer weniger appetitanregend würde, etwa indem sie mit der Zeit die nötigen abstoßenden Substanzen entwickelte. Das wäre auf lange Sicht möglich, denn ein Kartoffelmutant, der den Käfer abstoßen, sich ansonsten aber nicht verändern würde, hätte erhebliche Vorteile gegenüber der heutigen Variante und würde schließlich die anderen Sorten verdrängen, auch ohne Hilfe von Agronomen, die nach einer „resistenten" Sorte suchen. Viele „resistente" Nutzpflanzen sind gegenüber anderen nur deshalb im Vorteil, weil sie ohne geschmackliche Anziehungskraft für nahrungssuchende Tiere sind.

Die Begriffe Signalreiz und angeborener Auslösemechanismus lassen sich vortrefflich auf die Nahrungssuche der Kartoffelkäferlarve anwenden. Irgendwo in ihrem Nervensystem ist eine Kette von Reaktionen fest verankert. Das Schloß öffnet sich nur durch eine richtige Reizkombination, in diesem Falle insbesondere von Geruch und Geschmack. Der richtige Schlüssel schließt in der Natur das Schloß so zuverlässig, daß die Gattung in jedem Fall überlebt, wie Kartoffelanbauer traurig bezeugen können. Man kann die Elemente des Schlüssels im Laboratorium aber auch manipulieren, und zwar so, daß sich das Schloß selbst bei Anwesenheit adäquater Nahrung nicht öffnet. Mit etwas List kann man das Schloß auch dazu bringen, sich zu öffnen, wenn der falsche Schlüssel im Schloß gedreht wird. Das geschieht, wenn man die chemischen Signalreize von der Nahrung, die sie normalerweise signalisieren, isoliert.

Ein weiteres Beispiel für das Zusammenspiel von Signalreiz und Auslösemechanismus bietet das Verhalten der Zecke (beschrieben von v. Uexküll in Schiller, 1957), ein spinnenähnliches Lebewesen, das sich vom Blut warmblütiger Tiere, meistens kleinerer Säugetiere wie Hund oder Katze, ernährt. Da der Zecke das Sehvermögen und ein größeres Fortbewegungsvermögen fehlen, hat sie eine enorme Geduld entwickelt. Das Weibchen kann monatelang ohne zu fressen und zu trinken in einem Gebüsch auf Beute lauern. Ihre Widerständigkeit gegen Hunger bezahlt die Zecke mit einer fast vollständigen Inaktivität, bei der sie nahezu keine Energie verbraucht. Der Geruch von Buttersäure, den die Haut aller Säugetiere ausströmt, ist erst der Reiz, der sie veranlaßt, aktiv zu werden. Sobald ein Tier vorbeikommt, das Buttersäure ausströmt, läßt sie sich von ihrem Busch herabfallen. Mit etwas Glück landet sie dann auf ihrer Beute. Hat sie Pech gehabt, klettert sie einfach auf die Pflanze zurück, um ihre geduldige Wache wieder aufzunehmen. Hat sie aber Glück, dann saugt sie sich am Beutetier voll. Darauf läßt sie sich von ihrem Spender herabfallen. Trägt sie befruchtete Eier in sich, dann legt sie diese ab und stirbt. Während der Mensch auf einem typischen Feld voller Pflanzen und Tiere eine außerordentliche Reizmannigfaltigkeit vorfindet,

schrumpft diese für die Zecke auf die Anwesenheit oder Abwesenheit von Buttersäure zusammen. Der Geruch von Säure *löst* das Herabfallen *aus*. Wenn sie dadurch auf einen Hund oder eine Katze (manchmal auch einen Menschen) gelangt, kommt das nächste *Signal* der Sequenz, die Wärme des Körpers, welche das Durchbohren der Haut auslöst, so daß sie ans Blut gelangt. Man kann eine Zecke experimentell leicht irreführen, denn die auslösenden Reize lassen sich leicht von den natürlichen Trägern isoliert darbieten. Buttersäure, Wärme und Membrane mit einem Blutersatz können ohne weiteres einen richtigen Hund oder eine Katze ersetzen. Die Zecke verleibt sich dann die Flüssigkeit zu ihrer größten Zufriedenheit ein, obgleich sie davon nichts hat.

Man kann die Zecke irreführen, weil die betreffenden Signalreize keine Redundanz aufweisen, d. h. wenn sie sich bei einem Reiz irrt, dann gibt es für sie keine weiteren, durch die sie auf ihren Irrtum selbst aufmerksam werden könnte. Es stünden eigentlich neben dem Geruch von Buttersäure zahllose Merkmale zur Verfügung, die die Anwesenheit von Säugetieren signalisieren könnten, aber die Zecke beachtet das alles nicht. Nehmen wir einmal an, die Zecken würden sowohl auf den Geruch von Buttersäure als auch auf das Geräusch raschelnder Vegetation reagieren (wenn sie hören könnten). Dann wären sie etwas schwerer zu täuschen, denn der Signalreiz wäre ein Schritt weiter auf dem Weg zur Komplexität der Objekte, wie wir sie kennen. Jede zusätzliche Redundanz vergrößert die Äquivalenz zwischen Signalreiz und Objekt, führt also auch zu besserem Schutz vor Täuschungen. Die Tatsache des Überlebens der Zeckenspezies macht deutlich, daß sie auch so zurechtkommen. Es geht hier nur um das Prinzip. Der Umstand, daß bei den höheren Lebewesen die Signalreize sehr redundant zu sein pflegen, hat zur Folge, daß die Objekte, wenn die Tiere auf sie reagieren sollen, annähernd vollständig mit ihren natürlichen physikalischen Eigenschaften repräsentiert sein müssen. Immerhin können aber noch Menschen, von denen wir gern glauben, sie sähen die Dinge, wie sie „wirklich" sind, in dieser Hinsicht durchaus fehlgeleitet werden.

Müssen sich Lebewesen auf nichtredundante Signalreize verlassen, dann sind sie i. allg. auf sehr spezifische Merkmale ausgerichtet, wie etwa auf den Geruch von Buttersäure. Wäre das Rascheln von Blättern etwa das einzige Signal für die Zecke, dann wäre zuviel Zufall mit im Spiel. Es gibt außer den Säugetieren im Busch zu viele andere blätterrauschende Ereignisse, angefangen vom Wind bis zum Erdbeben. Für Lebewesen, denen ein Nervensystem zur Bewältigung von Redundanz fehlt, ist es daher von Vorteil, wenn sie sich auf ausgefallene und das heißt auf zuverlässige Signalreize spezialisieren.

1.2.9 Endogene und exogene Antriebe

Mit der Analogie von Schloß und Schlüssel wird zumindest ein entscheidendes Merkmal biologischer Antriebe nicht erfaßt. Ein normales Schloß wartet untätig auf den Schlüssel, der es öffnet. Ein angeborener Auslösemechanismus ist dagegen an das Triebniveau gebunden. Betrachten wir – zum letztenmal in diesem Kapitel – die Schmeißfliege bei der Nahrungsaufnahme. Im Verlauf der Mahlzeit erhöht sich die Schwelle, bei deren Überschreiten eine Zuckerkonzentration effektiv wird. Die Fliege wird wählerischer, ihr AAM kann nicht mehr so leicht ausgelöst werden, der Nahrungstrieb läßt nach. Eine ähnliche innere Niveauverschiebung liegt auch beim Tanzverhalten der Biene vor. Wenn die Vorräte im Stock reichlicher werden, findet die heimkehrende Sammelbiene immer weniger interessierte Zuschauer, so daß die Nahrungsquelle immer besser werden muß, um überhaupt noch Tanzen hervorrufen zu können. Mit anderen Worten: Das Schloß beeinflußt zum Teil den Schlüssel, durch den es sich öffnen läßt.

Ein Nahrungstrieb wird mit der Dauer der Deprivation in der Regel stärker. Deprivation ist jedoch nur ein Faktor unter anderen. Da der Nahrungstrieb in der Verhaltenslehre am meisten erforscht wurde, ist das Phänomen der Deprivation etwas zu stark in den Vordergrund gerückt worden. Viele Antriebe verändern sich zyklisch und ganz unabhängig von Deprivationserscheinungen, was etwa

der tägliche Aktivitätszyklus von Lebewesen erkennen läßt, die bei Dunkelheit oder auch am Tage ruhen und in der jeweils anderen Hälfte des Tages aktiv werden. Auch die wöchentlichen, monatlichen oder jährlichen Fortpflanzungsphasen vieler Gattungen sind einschlägige Beispiele. Der Tageszyklus der Aktivität kann ohne weiteres den Hungertrieb überlagern. Antriebe, die vorwiegend von inneren Bedingungen abhängen – wie Blutzucker für die Nahrungsaufnahme und der Hormonspiegel für die Fortpflanzung –, nennt man *endogene* Antriebe.

Es gibt andere Antriebe, die weder auf einfacher Deprivation noch auf Zyklen beruhen. Sie werden in stärkerem Maße von der jeweiligen äußeren Bedingungslage gesteuert und daher auch *exogen* genannt. Soziale Insekten etwa halten in ihren Nestern oder Behausungen eine bestimmte Temperatur aufrecht, die weitgehend unabhängig von äußeren Schwankungen ist (Lindauer, 1961; Wilson, 1971b). So herrscht im Bienenstock vom späten Frühjahr bis weit in den Herbst hinein eine beachtlich konstante Temperatur von 35°–36°C vor. Selbst im Winter sinkt die Temperatur kaum unter 16°C, auch nicht bei Außentemperaturen unter dem Gefrierpunkt. Eine Temperaturregulation dieser Art erfordert eine Reihe von Maßnahmen struktureller und verhaltensmäßiger Art. Zunächst dient bereits der Bau des Bienenstocks dem Speichern von Wärme. Darüber hinaus erzeugt jeder Bienenkörper etwas Wärme, die in einem Stock, der Tausende von Bienen enthält, insgesamt Hunderte oder sogar Tausende von Kalorien pro Minute beträgt. Im gut isolierten Bienenstock bleibt die natürliche Wärme normalerweise erhalten. Falls es zu warm wird, schlagen die Bienen mit ihren Flügeln, wobei sie besonders die Brutzellen fächeln und den Luftstrom in die Richtung der Ausgänge leiten. Ist die Temperatur dann immer noch zu hoch, verteilen einige Bienen Wassertröpfchen über die Brutzellen, überdies bedecken sie ihre ausgestreckten Zungen mit einem dünnen Wasserfilm. Dadurch werden relativ große Flächen für die Wasserverdunstung geschaffen, was eine Art natürliche Klimaanlage ergibt. Es konnte experimentell nachgewiesen werden, daß Bienen trotz glühender Hitze von 70°C draußen im Stock eine

Temperatur von 36°C aufrechterhielten, allerdings nur solange sie genügend Wasser erreichen konnten. Sobald die Temperatur im Bienenstock durch Fächeln mit den Flügeln nicht mehr reguliert werden kann, machen sich einige Bienen auf die Suche nach Wasser. Nach erfolgreicher Suche teilen die heimgekehrten Bienen durch ihr Tanzverhalten die Lokalisation der Wasserstelle mit, woraufhin sich weitere Bienen für die Wassersuche rekrutieren. Das geht solange, bis die Temperatur im Bienenstock wieder ihr normales Maß erreicht hat. Dann werden die üblichen Tätigkeiten wieder aufgenommen.

Die Temperaturregulierung im Bienenstock zeigt, daß motiviertes Verhalten nicht von Zeitfaktoren abhängen muß – weder ein Zyklus noch die Deprivation spielen im vorangehenden Beispiel eine Rolle. Prinzipiell könnte ein Bienenvolk uneingeschränkt überleben, ohne daß ihr AAM für Temperatur jemals aktiviert worden ist. Wenn der Imker die Temperatur im Bienenstock bei 34°–36°C halten würde, dann würde aller Voraussicht nach kaum jemals das Fächeln, Wasserverteilen und andere Aktivitäten im Zusammenhang mit diesem Trieb zu beobachten sein.

Der grundlegende Unterschied zwischen der Temperaturregulierung einerseits und der Nahrungsaufnahme oder der Paarung andererseits liegt in dem, was jeweils auf den Regler einwirkt. Die mehr endogenen Antriebe – wie Nahrungsaufnahme und Fortpflanzung – zeigen bei gegebenem Signalreiz eine stärkere Fluktuation der jeweiligen Reaktionsbereitschaft. Die mehr exogenen Antriebe – wie Temperaturregulierung oder Angriffsverhalten gegen Eindringlinge – sind als Schutzreaktionen gegen Beschädigung oder Verletzung stärker mit einer gleichbleibenden Reizempfindlichkeit gekoppelt. Allerdings lassen sich die AAM nicht sauber in zwei Klassen teilen; sie bilden eher ein Kontinuum mit verschiedenen Anteilen an äußerer und innerer Auslösung.

1.2.10 Leerlaufhandlungen

Triebe (oder Instinkte oder AAM) können unterschiedlicher Herkunft sein, sie erhöhen aber in jedem Fall die Wahrscheinlichkeit für spezifisches Verhalten. Durch diese Merkmale sind sie ja definiert. Der Nahrungstrieb setzt Verhalten in Bereitschaft, das nur durch ganz bestimmte Reize ausgelöst wird; der Sexualtrieb macht sexuelle Reaktionen verfügbar und so weiter. Diese inneren Zustände können unterschiedlich stark ausgeprägt sein, weshalb das zugehörige Verhalten von Fall zu Fall leichter oder schwerer hervorzurufen ist. Je stärker der Trieb ist, um so schwächer kann der Reiz sein, der das Verhalten auslöst, vorausgesetzt, daß überhaupt ein äußerer Reiz erforderlich ist. (Es scheint Antriebe zu geben, die keinen äußeren Reiz erfordern, wie z. B. das Bedürfnis, sich an der Nase zu kratzen.) Eine Biene tanzt nur, wenn die Zuckerkonzentration ausreichend hoch ist, doch dieses Kriterium wird tiefer angesetzt, wenn im Bienenstock Mangel vorherrscht. Eine hungrige Schmeißfliege begnügt sich mit einer minderwertigeren Zuckerlösung als eine relativ satte Fliege usw.

Man hat sogar gemeint, daß bei einer genügenden Stärke des Triebes Verhaltensweisen von ihrer Bindung an Signalreize gelöst werden können. Der deutsche Zoologe Konrad Lorenz hat eine Anzahl solcher sogenannter *Leerlaufhandlungen* aufgezeichnet. Er beschreibt z. B. einen von ihm aufgezogenen Star, der alle Bewegungen des Fliegenfangens durchläuft, obwohl keine Fliege in Sichtweite ist.

„Der Star flog auf den Kopf einer Bronzestatue in unserem Wohnzimmer und suchte ausdauernd den ,Himmel' nach fliegenden Insekten ab, obgleich keine an der Decke waren. Plötzlich machte sein Verhalten deutlich, daß er eine fliegende Beute erspäht hatte. Der Vogel bewegte Kopf und Augen, als folge er mit seinem Blick einem Insekt; seine Haltung straffte sich; er flog auf, schnappte zu und kehrte zu seiner Sitzstange zurück. Dort vollführte er mit seinem Schnabel die seitlichen Schleuderbewegungen, mit denen viele insektenfressende Vögel ihre Beute gegen alles, worauf sie gerade sitzen, schlagen. Daraufhin schluckte der Star ein paarmal, sein dicht anliegendes Federkleid plusterte sich ein wenig auf und ein reflexartiges Beben durchlief ihn, so wie nach einer tatsächlichen Sättigung" (Schiller, 1957, S. 143).

Diese Scheinjagd erinnert an kleine Kätzchen, die sich an eine eingebildete Beute heranpirschen und oft auf nichts weiter als auf ein Phantom springen. Es muß sich hierbei um den Jagdtrieb handeln, denn als wie Haustiere gehaltene Kätzchen sind sie wohl kaum ausgehungert. Trotz aller anekdotenhaften Evidenz für Leerlaufhandlungen muß man jedoch gewisse Zweifel anmelden. Das Verhalten steht mitunter so dicht vor der Auflösung, daß es bereits durch einen biologisch gesehen abwegigen Reiz in Gang gesetzt wird. Ob man das nun als Leerlaufhandlung bezeichnet, oder ob man meint, das Kriterium für den Signalreiz sei einfach so niedrig, daß es für den menschlichen Beobachter nicht mehr erkennbar ist, ist vielleicht nur Haarspalterei.

Die Deprivation und die Verschiebung des Kriteriums für den Signalreiz sind vor allem im Zusammenhang mit dem Problem der Aggression von großer Bedeutung, dem Thema von Kapitel 5. Es geht dabei um die Frage, ob ein Lebewesen mit einem Aggressionstrieb von Zeit zu Zeit angreifen muß, so wie es nach einem bestimmten Nahrungsentzug essen muß. Gibt es einen solchen Trieb, dann heißt das, daß sich aggressive Energie mit der Zeit aufstaut und die kritische Reizschwelle für eine aggressive Handlung zunehmend leichter erreicht wird, so daß mehr und mehr unangemessene Reize die Aggressionshandlung auslösen können. Man kann jedoch bezweifeln, daß sich ein solcher Triebstau spontan vollzieht, sein Ursprung muß nicht endogen sein, er könnte exogen sein. Falls er endogen ist, hätten wir uns mit gelegentlichen Ausbrüchen von Feindseligkeit einfach abzufinden. Falls er aber exogen ist, könnte man der Aggression vorbeugend begegnen, indem man provozierende Anlässe vermeidet. Tatsächlich ist umstritten, wo auf dem Endogen-Exogen-Kontinuum die Aggression einzuordnen ist. Immerhin sollte man bedenken, daß sich bei den Instinkten nirgendwo ein generelles Anzeichen dafür findet, daß motiviertes Verhalten spontan ohne angemessene Stimulation auftritt, daß sich das Schloß ohne den Schlüssel öffnet. Aggression könnte also mit anderen Worten eher einem überhitzten Bienenstock als einem leeren Magen gleichen und somit nur dann zu entsprechendem Verhalten führen, wenn äußere Umstände den Triebzustand hervorgerufen haben. Andererseits könnte aggressives Verhalten auch im wesentlichen endogen bedingt sein und hauptsächlich aufgrund innerer Faktoren und unabhängig von äußerer Provokation auftre-ten. Aggressives Verhalten könnte bei verschiedenen Individuen unter Umständen unterschiedlich bedingt sein, und mit ziemlicher Sicherheit gibt es solche Unterschiede bei den verschiedenen Spezies. In Kapitel 5 werden wir darstellen, welche Antworten wir auf dieses aktuelle Problem geben können.

1.2.11 Überfluß, Ausdauer und Spezifität

Es gilt ganz allgemein, daß die auf die Umwelt gerichteten Bedürfnisse irgendwie auf die instrumentellen Möglichkeiten des Verhaltens abgestimmt sein müssen. Wenn Lebewesen auf bestimmte Reize nur unspezifische Reaktionen zeigen, müssen sie entweder dort leben, wo es Nahrung im Überfluß gibt, oder sie müssen Mangel gut ertragen können. Wenn z. B. Nahrungsdeprivation nur zu einer Orthokinese auf zunehmende Lichtintensität führt, dann lebt das Tier entweder in einer nahrungsreichen, schattigen Region oder es kann längere Zeit ohne Nahrung überstehen. Dagegen können Lebewesen, die auf besondere Merkmale der von ihnen benötigten Dinge spezifisch ansprechen, ein größeres Territorium auf der Suche nach ihrem jeweiligen Ziel durchstreifen. Alle Tiere finden wohl am Ende das, was sie benötigen und was gemäß den Erfordernissen ihrer Gattung zum Überleben unentbehrlich ist, aber die Unterschiede in dieser Hinsicht sind beachtlich. Auf der Evolutionsleiter lassen sich mindestens drei Stufen unterscheiden, wobei man nur bedenken muß, daß man mit einem solch einfachen Schema der Verschiedenartigkeit tierischen Lebens im einzelnen nicht gerecht wird. Auf der untersten Stufe der Evolution ist das Verhalten überwiegend ungerichtet. Die entsprechenden Tiere leben in einer begrenzten Umwelt, die reichlich mit Vorräten versehen ist. Von dieser Stufe aus ergibt sich allmählich eine nächst höhere, auf der zu jedem Trieb ein angeborenes Verhalten gehört, das ziemlich spezialisiert und gerichtet ist. Der Wirkungskreis ist erheblich erweitert. Dieser Schritt von den diffusen Kinesen zu den gerichteten Taxen konnte, wie gesagt, erst erfolgen, als es Lebewesen gab, bei denen sich Sinnesrezeptoren für Richtungsreize und bewegliche Körperteile und Nervenleitungen, durch die alles koordiniert wurde, entwickelt hatten. Auf der nächsten Stufe der Organisation sind die Tiere einzustufen, die ein noch komplexeres Nervensystem haben und eine längere Lebensspanne, während der sie in Interaktion mit ihrer Umwelt treten. Hier finden sich nun vorwiegend diffuse angeborene Reaktionsbereitschaften, die den verschiedenen Triebzuständen entsprechen. Das könnte wie ein Rückschritt erscheinen, wenn es nicht eine neue Fähigkeit gäbe, die den Verlust der angeborenen Spezifität weit mehr als kompensiert. Diese entscheidend neue Erwerbung ist die Fähigkeit zu lernen. Die höheren Lebewesen gewinnen dadurch einen unvergleichlich größeren Verhaltensspielraum,

denn sie können sich den Besonderheiten, die eine bestimmte Triebbefriedigung in einer bestimmten Umgebung erfordert, im Laufe ihres individuellen Lebens selbst anpassen.

Dieser Übergang von einer fest angelegten Reizspezifität zu einer fest angelegten Unbestimmtheit, die durch eine zu lernende Spezifität kompensiert werden muß, war ein bedeutendes Ereignis für die Biologie des Verhaltens. Der Wechsel kam allerdings nicht plötzlich, und er ist auch nicht vollständig durchgeführt. Kein Lebewesen, nicht einmal der anpassungsfähige Mensch, ist hinsichtlich der Befriedigung seiner Triebwünsche ganz frei von angeborenen Zwängen. Aber wir wollen nicht dem nächsten Abschnitt vorgreifen, in dem wir den höheren Tierarten unsere Aufmerksamkeit zuwenden.

1.3 Prägung

Die Einbeziehung der Lernfähigkeit ließ sich bereits mehrfach in diesem Kapitel kaum vermeiden; jetzt ist es soweit, daß sie eingehender behandelt werden kann. Wenn man Bienen zunächst gewaltsam am Tanzen hindert und dann freiläßt, erweisen sie sich anfangs als unbeholfene Sender und als schlechte Empfänger. Daß sie überhaupt senden oder empfangen, beweist, daß ihre Sprache so etwas wie ein angeborenes Vokabular besitzt. Daß sie anfänglich Schwierigkeiten haben, später nicht mehr, zeigt aber, daß die ererbte Fähigkeit durch Lernen vollkommener wird. Auch Buchfinken verfügen über einen gewissen Grad an Lernfähigkeit. Sie sind angeborenermaßen zu einem Gesang befähigt, der ein paar Sekunden dauert, angeboren ist auch eine Tendenz, dem Gesang ihrer Eltern zu lauschen und ihn dann möglichst zu imitieren. Aber ihr Gesang ist im einzelnen nicht festgelegt, so daß er den lokalen Gegebenheiten durch Lernen angepaßt werden kann.

Der Gesang des Buchfinken als Beispiel eines Lernvorganges ist für uns auch deshalb interessant, weil er nach dem ersten Jahr

praktisch nicht mehr weiter zu beeinflussen ist. Was ein Vogel im Frühjahr seiner ersten Reife gesungen hat, wird er sein ganzes Leben lang trillern, auch wenn der Gesang gänzlich unangemessen ist. Das mag, wie gesagt, daher kommen, daß sich der Buchfink nur im ersten Jahr selber zuhört. Ob diese Erklärung nun richtig oder falsch ist, die Beobachtung an sich ist jedenfalls gesichert. Es gibt viele Beispiele für zeitlich festgelegte und relativ kurze Zeiträume der Lernfähigkeit für bestimmte Verhaltensweisen. Vielleicht gehört u. a. auch der Spracherwerb des Menschen dazu. Kann ein Lernvorgang nur zu einer bestimmten, eng begrenzten Zeit im Leben eines Tieres stattfinden, bezeichnet man ihn als *Prägung* (Beach & Jaynes, 1954).

Jeder von uns hat wohl schon einmal eine Enten- oder Gänsemutter gesehen, der im „Gänsemarsch" ihre Enten- bzw. Gänseküken folgen. Selten dagegen sieht man eine Entenmutter, der Gänseküken nachlaufen oder umgekehrt. Dennoch kann man eine solche Mutter-Küken-Kombination künstlich leicht erreichen: Man braucht nur die frisch geschlüpften Küken in die Nähe eines falschen Elternteils zu bringen. Bereits im späten neunzehnten Jahrhundert ist aufmerksamen Beobachtern aufgefallen, daß frisch ausgeschlüpfte Vögel hinsichtlich des erwachsenen Tieres, das sie als Mutter ansehen, offenbar recht wahllos sind. Solche Beobachtungen wurden auch später rein zufällig gemacht, als etwa ein Biologe sich plötzlich in die Mutterrolle versetzt sah, nachdem einige gerade geschlüpfte Gänseküken zufällig ihn zuerst erblickt hatten (vgl. Abb. 1.20). Wie beim Gesang des Buchfinken erweist sich diese Form erlernten Verhaltens als irreversibel; nachdem der Vogel einmal eine Mutter

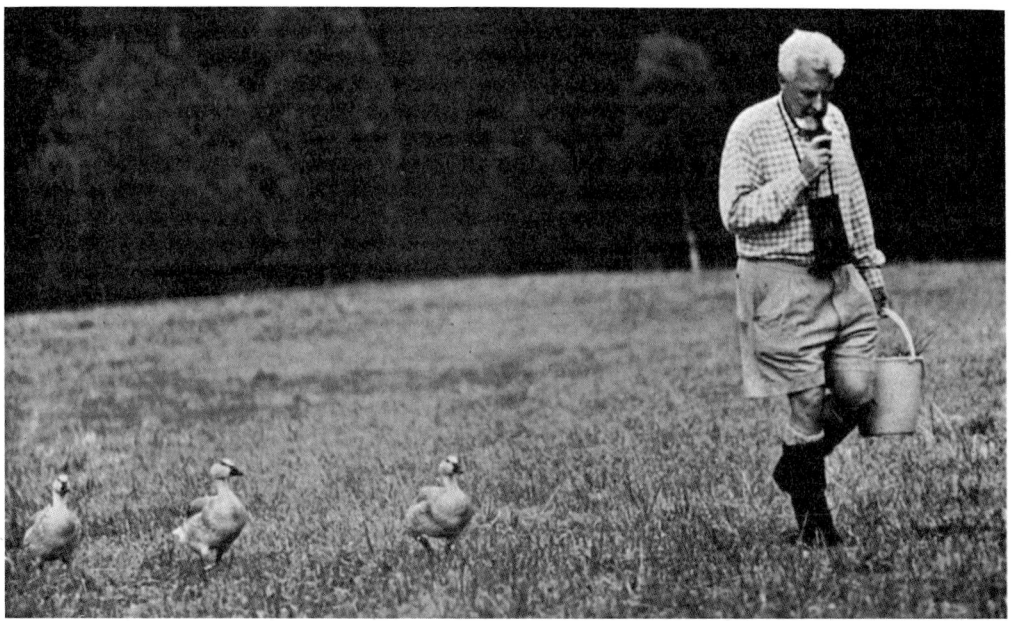

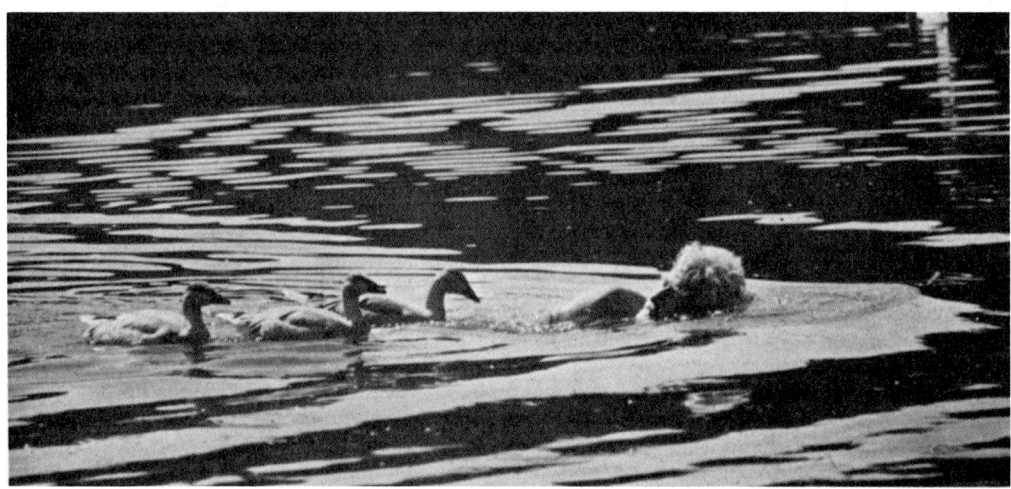

Abb. 1.20. Einem der führenden Prägungsexperten, Konrad Lorenz, folgen drei Junggänse, die auf ihn geprägt sind. Gänseküken folgen jedem nach, den sie während der kritischen Phase kurz nach dem Ausschlüpfen antreffen. In der Natur ist das normalerweise ihre Mutter. In diesem Fall jedoch haben sie offensichtlich Professor Lorenz vorgefunden. Auf dem unteren Foto sieht man, wie drei Junggänse – vielleicht dieselben wie oben abgebildet – Lorenz nachschwimmen. Damit die Prägung biologisch nützlich ist, sollte bei einem Land- und Wassertier wie der Gans gewährleistet sein, daß es zu Lande wie zu Wasser der Mutter folgt

gewählt hat, kann er sie nicht mehr durch eine andere ersetzen, auch wenn seine erste Wahl biologisch unsinnig war. Folgt ein Gänseküken einer menschlichen „Mutter" nach, kann es sich nur schwer in seinem späteren Gänseleben zurechtfinden, denn es kann seinen Mißgriff nicht korrigieren.

Weil dieses Produkt des Lernens nicht gelöscht werden kann, hat Lorenz den Vorgang Prägung genannt. Lorenz hat das Phänomen zwar nicht als erster beschrieben, aber als einer der ersten gründlich erforscht. Bei seinen Versuchen fand er heraus, daß junge Vögel noch erheblich mehr Mutterersatzobjekte akzeptieren, als man vermutet hatte. Ein frisch geschlüpftes Entenküken kann sogar durch alle möglichen unbelebten Gegenstände geprägt werden, die überhaupt nichts Entenhaftes mehr an sich haben müssen. Bei den ersten Experimenten benutzte man noch Entenattrappen, später jedoch etwa einen Karton, der an einem Seil hängt und sich motorgetrieben fortbewegt. Wenn die Schachtel transparent ist und während der Fortbewegung von innen durch ein helles Licht erleuchtet wird, findet sie noch mehr Anklang. Das vermutlich nicht, weil sie nun einer Entenmutter ähnlicher sieht, sondern weil sie einen stärkeren Kontrast vor dem visuellen Hintergrund bildet. Das bedeutet allerdings nicht, daß die Erscheinungsform und die typischen Geräusche einer wirklichen Entenmutter überhaupt keine Anziehungskraft für das Küken haben. Man hat untersucht, welchem von zwei Objekten ein Entenjunges mit größerer Wahrscheinlichkeit folgt – der schlechten Imitation eines Entenweibchens, auf das das Entenjunge zufällig geprägt worden war, oder einer wirklichkeitsnäheren Attrappe, die die Geräusche einer richtigen Entenmutter von sich gibt. Ob die schlechte oder die realistische Attrappe bevorzugt wird, hängt von verschiedenen Faktoren ab: vom Alter des Kükens bei der ursprünglichen Prägung und vom Zeitpunkt der Untersuchung. Wenn die Prägung auf die schlechte Attrappe während der kritischen Phase im Leben des Kükens stattgefunden hatte – bei Stockenten etwa 15 Stunden nach dem Schlüpfen – dann hatte das realistische Modell kaum eine Chance; die erste Attrappe wurde auch später ausnahmslos bevorzugt.

Einige Forscher nehmen an, daß die *kritische Phase* für die Prägung von zwei Wachstumsprozessen abhängt (Hess, 1959). Gleich nach dem Ausschlüpfen ist ein Entenküken in seiner Fortbewegung noch recht ungeschickt. Es erwirbt aber sehr rasch die nötigen Koordinationen, um mit seiner Mutter Schritt halten zu können. Während sich seine Motorik entwickelt, nimmt auch seine Neigung zu, auf eine unvertraute Umgebung hin mit Furcht zu reagieren. Das zeigt sich an der zunehmenden Zahl von Klagelauten, die es in solchen Situationen von sich gibt, und an anderen Anzeichen von Furcht, die ein erfahrener Vogelbeobachter ausmachen kann. Wenn eine Ente nicht innerhalb der ersten Lebensstunden nach dem Schlüpfen geprägt worden ist, dann wird durch ihre inzwischen hinzugekommene Furcht vor unbekannten Objekten eine Prägung verhindert. Wenn sie andererseits zu früh einem Objekt ausgesetzt wird, dann wird die Prägung durch ihre motorische Ungeschicklichkeit beeinträchtigt. Die kritische Phase, während der eine Prägung auf irgendein Objekt am wirksamsten ist, liegt dazwischen.

Ein Vogel folgt i. allg. dem Objekt, auf das er geprägt wurde. Von der Größe des Objekts hängt es ab, welchen Abstand er dabei einhält. Ist es groß, hält sich der Vogel weiter entfernt verglichen mit dem Abstand, den er zu seiner natürlichen Mutter halten würde. Bei einem kleinen Objekt rückt der Vogel dicht auf. Der Jungvogel hält sich an eine Entfernung von dem Objekt, die etwa einer Projektion seines natürlichen Zielobjektes entspricht, wie in Abb. 1.21 dargestellt. Es scheint, als ob in diesem Punkte das geprägte Verhalten doch auch eine angeborene Komponente hat.

Bodenbrütende Vögel – Hühner, Enten, Gänse etc. –, deren Prägungsverhalten besonders eingehend untersucht wurde, hören im Alter von etwa einem Monat auf, dem Prägungsobjekt zu folgen. Allerdings lassen sich auch danach noch Reste des geprägten Verhaltens feststellen. Man berichtete von Gänsen, die sich an Naturforscher angeschlossen hatten, daß sie ein sozial oder sexuell inadäquates und abnormes Verhalten gegenüber ihren Artgenossen an den Tag legten, als die Zeit für entsprechende Verhaltensweisen ge-

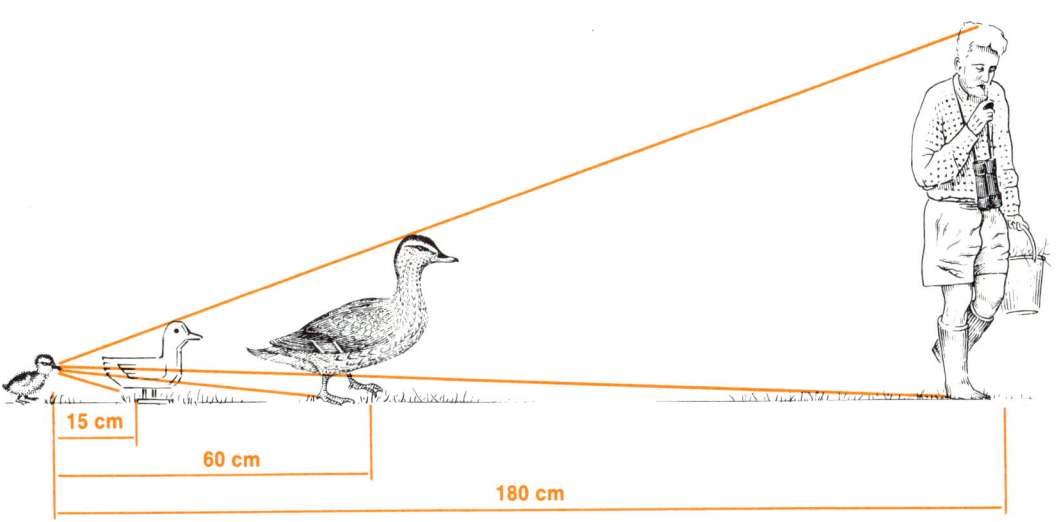

Abstand vom Prägungsobjekt

Abb. 1.21. Ein Entenjunges, das auf einen Menschen geprägt ist, folgt diesem in größerem Abstand als eines, das auf eine Entenmutter geprägt ist; bei einer kleinen Spielzeugente allerdings schließt es noch dichter auf. Damit hält es den Gesichtswinkel zum Prägungsobjekt annähernd konstant

kommen war. Statt eines normalen sexuellen Verhaltens zeigten solche Gänse ein Werbungsverhalten gegenüber den menschlichen Erwachsenen, denen sie im Kükenalter nachgefolgt waren. In anderen Untersuchungen wird von ähnlichen Abweichungen der sexuellen Präferenz bei Vögeln berichtet, die als Nestlinge von erwachsenen Vögeln einer anderen Gattung oder Art aufgezogen worden waren. Kreuzungen zwischen verschiedenen Taubenarten können merklich gefördert werden, wenn man die Jungen bei der Art aufwachsen läßt, mit der sie später gekreuzt werden sollen. Als erwachsener Schwan könnte ein häßliches Entlein sehr wohl einen recht ausgefallenen Geschmack hinsichtlich seines Partners zeigen.

Obwohl die Nachfolgereaktion bei Vögeln als bevorzugtes Beispiel von Prägung gilt, gibt es bei vielen anderen Tieren ähnliche Tendenzen. Eine bestimmte Wespenart, die normalerweise parasitär mit einer bestimmten Mottenart zusammenlebt, indem sie ihre Eier auf der Mottenlarve ablegt, kann auf eine andere Mottenart umgewöhnt werden, indem man die Eier, noch bevor sie ausgebrütet sind, auf diese andere Mottenlarve überträgt. Wenn man Lämmer von der Herde trennt und in menschlicher Umgebung aufzieht, wachsen sie oft zu sozialen Außenseitern heran, was sich zeigt, wenn man sie später zur Herde zurückbringt. Hunde und Katzen können nur dann erfolgreich domestiziert werden, wenn sie schon früh Kontakt mit Menschen haben; anderenfalls wachsen diese normalerweise freundlichen Tiere wild und kaum zähmbar heran. Falken bauen ihre Nester auf Felsen oder auf Bäumen, offensichtlich an einem Ort, der dem ähnlich ist, wo sie selbst aufgewachsen sind. Felsenfalken haben mit Baumfalken keinen Kontakt und treten dadurch auch nicht in Wettstreit miteinander, obgleich die beiden Arten in anderer Hinsicht recht ähnlich zu sein scheinen. Wie die Dialekte beim Buchfinken, so gibt es viele andere Beispiele für Prägung mit dem biologischen Zweck der Gruppenisolierung.

Die Küken von Hühnern, Enten und Gänsen sind anfänglich sehr flexibel, werden aber sehr rasch unbeeinflußbar. Es gibt jedoch Vogelarten, die weder anfänglich so flexibel noch später so starr sind. Sogar innerhalb einer einzigen Gattung ist die Empfänglichkeit für Prägung unterschiedlich. Durch Untersuchungen an Entenküken hat man nachgewiesen, daß innerhalb einer einzigen Art die Tendenz zur Prägung genetisch variiert. Durch selektive Paarung ist es möglich, Arten

hervorzubringen, die hinsichtlich ihrer Präg-
barkeit stark variieren, obwohl niemand genau weiß, was eigentlich – bei der biologischen Vererbung – im Keimplasma übertragen wird, um diesen Unterschied hervorzubringen.

Diese spezielle Beeinflußbarkeit im frühen
Lebensstadium vieler Lebewesen, den Menschen eingeschlossen, ist ein wichtiges Thema
in der Psychologie – für Wahrnehmung, Sprache, Intelligenz, Psychodynamik, sogar für
den Erwerb von moralischen Prinzipien. Es
wäre wohl müßig, alle diese Beispiele mit dem
Begriff der Prägung zusammenbringen zu
wollen, es wäre aber auch voreilig zu vermuten, sie hätten nichts damit zu tun. Die Begei-
sterungsfähigkeit der Jugend ist sicher nicht
ohne Grund ein immer wiederkehrendes Thema. Wahrscheinlich sind dabei grundlegende
Reifungsvorgänge des Nervensystems mit im
Spiel, ebenso die Erfordernisse der Evolution. Bodenbrütende Vögel z. B. müssen sich
schon bald nach dem Ausschlüpfen in ihrer
Umgebung bewegen können. Um überleben
zu können, müssen sie mit dem erwachsenen
Tier, das sie ausgebrütet hat, eng verbunden
bleiben und später jeder Gefahr eines Ersat-
zes widerstehen. Und genau das tun sie mit
Hilfe der Prägung. Für Tiere, die unter anderen Bedingungen aufwachsen, sind auch die
biologischen Erfordernisse anders geartet
und somit auch die Prägungsmöglichkeiten.
Nehmen wir z. B. das Lächeln des Kleinkindes. Während der ersten Lebensmonate tritt
das Lächeln erstmals auf, anfangs mehr zufällig, doch bald bezieht es sich auf die Person,
die für das Kind sorgt. Die dadurch entstehende starke gegenseitige Bindung ist zweifellos von größter Bedeutung, sie hat Ähnlichkeit mit einem Prägungsvorgang. Das
heißt nicht, daß man dieses Geschehen mit
der Nachfolgereaktion von Entenküken in
jeder Hinsicht gleichsetzen darf.

Diese spezifisch gearteten Lernvorgänge
im frühen Lebensalter eines Individuums sind
nur als Teil des allgemeineren Anpassungsge-
schehens zu sehen, durch das Lebewesen ihre
ererbten diffusen Reaktionen so auf ihre Antriebe abstimmen, daß sie zur Bewältigung
der Umwelt beitragen können. Im nächsten
Kapitel sollen die Lernmechanismen insgesamt behandelt werden, die eine Anpassung
der höheren Tiere ermöglichen.

1.4 Zusammenfassung

1. *Motive* oder *(An-)Triebe* sind erschlossene
innere Zustände, die für die Variabilität des
Verhaltens einzelner Organismen und für die
Unterschiede im Verhalten verschiedener
Organismen verantwortlich sind. Motive sind
begrifflich verwandt mit Zwecken, Bedürfnissen, Zielen usw. Diese Begriffe können wir
unbedenklich auf viele menschliche Handlungen anwenden; wenn es um das *gesamte*
menschliche und tierische Verhalten geht, ist
mehr Zurückhaltung am Platz. Durch Triebe
werden Verhalten und Umwelt aufeinander
abgestimmt, womit sich die Chance erhöht,
daß der Organismus überlebt und sich fortpflanzen kann. Davon hängt jede Arterhaltung ab.

2. Motiviertes Verhalten läuft in drei entscheidenden Phasen ab: Es gibt einen *Triebzustand,* bei dem eine Art innerer Regler vom
Normalzustand abweicht, wodurch mit großer Wahrscheinlichkeit *Appetenzhandlungen*
in Gang gesetzt werden, so daß der Organismus auf Reize reagiert, die dann üblicherweise die *Endhandlung* (konsumatorischer Akt)
herbeiführen. Dadurch pendelt sich der Regler wieder auf seinen Normalzustand ein, und
das Appetenzverhalten ist beendet.

3. Eine solche Motivationssequenz ist nicht
nur bei höheren Tieren zu finden, sondern auf
den verschiedensten Ebenen des Tierreichs.
Eine trockene Umgebung veranlaßt bestimm-

te niedrige Organismen zu einer angeborenen Reaktion, die aus einer ungerichteten Bewegung *(Orthokinese)* besteht, die fortgesetzt wird, bis eine Endhandlung (etwa das Auffinden einer feuchteren Stelle) stattfindet.

4. Andere einfache Tiere reagieren auf gewisse Reize mit einer *Klinokinese,* mit ziellosen Drehungen und Wendungen. Der Plattwurm bewegt sich klinokinetisch zur Dunkelheit hin, wobei mit wachsender Lichtintensität seine Drehungen schneller, aber nicht gerichteter werden. Da er im Dunkeln zur Ruhe kommt, gelangt der Plattwurm in einer Umgebung mit einem Beleuchtungsgefälle schließlich in den schattigen Teil.

5. *Taxen* bestehen aus einfachen automatischen Bewegungen, die aber gegenüber Kinesen den Vorteil haben, auf etwas Lebenswichtiges wie Nahrung oder Licht oder von etwas Schädlichem weg gerichtet zu sein. Durch Taxen gelenkte Lebewesen erreichen ihr Ziel ziemlich direkt. Dadurch macht ihr Verhalten einen zweckbestimmten Eindruck.

6. Lebewesen mit *Klinotaxis* besitzen einfache sensorische Mechanismen, mit deren Hilfe sie die eintreffenden Reize nacheinander vergleichen können. So schlängeln sie auf eine Reizquelle zu oder von ihr weg. Die Klinotaxis der Made beruht auf einem lichtempfindlichen Organ, mit dessen Hilfe das Tier immer wieder von der Lichtquelle fortgleitet.

7. Tiere, die beidseitig am Körper Sinnesrezeptoren aufweisen, können sich ziemlich direkt auf einen Sinnesreiz zu oder von ihm fort bewegen. Ihre Bewegungen sind ein Beispiel für *Tropotaxis,* die bei gleichzeitigem Vergleich zwischen linken und rechten Rezeptoren möglich wird.

8. Organismen mit einer *Telotaxis* können die experimentell herbeigeführte Dysfunktion einiger Rezeptoren kompensieren. Dadurch erscheint ihr Verhalten zweckhafter als das einfacherer Lebewesen. Eine Biene, die nur auf einem Auge sieht, kann direkt die eine oder die andere Lichtquelle anfliegen, ohne daß sie die gewundenen Wege nachvollziehen

müßte, die mit einer Klinotaxis oder Tropotaxis verbunden sind.

9. Bei den meisten Tieren sind Taxen und Kinesen miteinander verbunden und aufeinander abgestimmt. Durch eine Kinese setzt sich das Tier in Bewegung; in der Nähe des Ziels besorgt eine Taxis den Rest. Beim Verhalten der meisten Tiere und Menschen sind solche koordinierten Bewegungen die Regel, nicht die Ausnahme. Die Koordinierung der Bewegungen verweist auf die Triebe oder Instinkte, die der Handlung Kraft und Richtung geben und sie regulieren.

10. Alle Lebewesen kommen mit einiger Wahrscheinlichkeit mit den Dingen zusammen, die zur Arterhaltung benötigt werden. Durch ungerichtete Bewegungen geleitete Tiere leben in eng begrenzter, reichlich mit Vorräten ausgestatteter Umgebung. Höher entwickelte Tiere mit Richtungsrezeptoren, beweglichen Körperteilen und mit dem für die Koordinierung notwendigen Nervengewebe besitzen spezialisierte und gerichtete angeborene Bewegungen. Diese sind mit einer Vielzahl von Trieben verbunden, wodurch der Wirkungskreis eines Tieres erheblich vergrößert ist. Bei der Erforschung der Instinkte wird man immer wieder mit zwei Themenbereichen konfrontiert: Einmal mit der Frage nach dem Zweck oder Ziel von Bewegungen, zweitens mit der Beschreibung und Klassifikation der Bewegungen selbst.

11. Der Nahrungstrieb der Schmeißfliege ist recht einfach angelegt: Sie frißt, weil ihr Kropf (der Regler) leer ist. Durch das Appetenzverhalten gelangt sie in den Duftbereich von gärendem Zucker und schließlich zur Aufnahme des Zuckers. Dann pumpt sie die Zuckerlösung zum Speichern in ihren Kropf. Im Verlauf der Mahlzeit wird die Nahrung im Kropf der Fliege gespeichert, bis sie nach Beendigung der Nahrungsaufnahme über eine Kette koordinierter Reflexe in den Hauptdarm transportiert wird (der konsumatorische Akt). Die Menge der vom Kropf zum Darm transportierten Nahrung wird durch den Blutzuckerspiegel reguliert, der wie eine Art Uhr die Zeit seit der letzten Nahrungsaufnahme registriert.

12. Unter den Wirbellosen stellt die Honigbiene wegen ihrer hochspezialisierten Arbeitsteilungen im Bienenstock etwas Besonderes dar. Zu ihren Verhaltensweisen gehören die außergewöhnlichen „Tänze", durch die eine heimgekehrte Biene ihre Stockgenossinnen über eine aufgefundene Nahrungsquelle informiert. Ein Großteil des Verhaltens der Biene dient nicht ihrem eigenen Überleben: Der Tanz der Biene hängt zum Teil davon ab, ob ein Publikum anwesend ist. Es haben sich also Regler entwickelt, die primär (wenn nicht ausschließlich) auf das Überleben der Gattung, nicht nur des Individuums ausgerichtet sind.

13. Der Artgesang des Buchfinken ist eine Motivationssequenz, durch die das Männchen zu verstehen gibt, daß es zur Paarung und zur Verteidigung von Territorium und Familie bereit ist. Die Form des Gesangs ist zum Teil angeboren und zum Teil erworben: Beim Erwerb eines individuellen Gesangs zeigt der Vogel Appetenzphasen und konsumatorische Phasen eines Instinktverhaltens.

14. Es gibt für viele Verhaltensweisen Reize, die oft in keiner unmittelbar relevanten Beziehung zum biologischen Zweck des betreffenden Triebs stehen, sie können aber trotzdem der Schlüssel sein der die gesamte Verhaltenssequenz aufschließt. Wie beim Verhältnis von Schlüssel und Schloß aktiviert der *Schlüsselreiz* den *angeborenen Auslösemechanismus* (AAM), das latente Reaktionssystem, das schließlich zum konsumatorischen Akt führt. Manche Signalreize sind elementar wie die Buttersäure, die von der Haut aller Säugetiere abgesondert wird und die gemeine Zecke anzieht, so daß sie sich auf dem Säugetier niederläßt und Blut saugt. Bei den höheren Tieren werden die Signalreize hochredundant und enthalten eine zunehmend umfassendere Kombination der physikalischen Merkmale des Objekts, auf das die Tiere reagieren.

15. Um motiviertes Verhalten zu verstehen, muß man den Ort der Instanz kennen, die auf den Regler einwirkt. Triebe wie Nahrungsaufnahme und Fortpflanzung, die stark von inneren Faktoren wie Blutzucker oder Hormonspiegel abhängen, nennt man *endogen* (von innen kommend). Andere Triebe werden mehr von der äußeren Umwelt reguliert, sie werden daher *exogen* (von außen kommend) genannt. Exogene Reize führen vorwiegend zu Abwehrreaktionen gegen drohende Zerstörung oder Verletzung.

16. Triebe (oder Instinkte oder AAM) können sogar Reaktionen freisetzen, die der üblichen Kontrolle durch Signalreize nicht bedürfen. Ein Leerlaufverhalten wie die „Fliegenfang"-Reaktion von Staren, die erfolgt, ohne daß eine Fliege in Sicht ist, kann von einem so hohen Triebniveau herrühren, daß das Kriterium für den Signalreiz von einem menschlichen Beobachter nicht mehr erkannt werden kann.

17. Bei manchen Tieren, vielleicht sogar beim Menschen, gibt es *kritische Phasen* für das Erlernen bestimmter Verhaltensweisen. Das bekannteste Beispiel hierfür ist die Prägung des Grauganskükens, das kurz nach seiner Geburt der Mutter oder einem Mutterersatz (Vogel, Plastikvogel oder Mensch) nachfolgt. Die kritische Phase für die wirksamste Prägung auf irgendein Objekt liegt zwischen dem jeweiligen Beginn von zwei Wachstumsprozessen – der Reifung des Nervensystems, durch die das Küken die Koordinationsfähigkeit erlangt, um seiner Mutter zu folgen, und dem Einsetzen von Furchtreaktionen bei unbekannter Umgebung des Kükens. Da die Prägung dem biologischen Zweck der Isolierung einer Gruppe von anderen Arten zu dienen scheint, sind solche Tiere, die auf andere Objekte als die Angehörigen ihrer Gattung geprägt wurden, in ihrem späteren Leben oft sozial oder sexuell fehlangepaßt.

2 Motivation II

H andeln oder Nichthandeln, das ist die Frage der Motivationsforschung. Theoretisch könnte ein Lebewesen zu einem gegebenen Zeitpunkt ganz etwas anderes tun als das, was es tatsächlich tut. Wie wählt es zwischen verschiedenen Verhaltensmöglichkeiten aus? Oft wird die Entscheidung durch Reizgegebenheiten beeinflußt, doch die Sinnesorgane werden mit sehr viel mehr Reizen bombardiert als beantwortet werden können. Hier wird der Begriff der Motivation erforderlich. Von ihm erwartet man eine Antwort auf die Frage, wie und warum das Verhalten zu bestimmten Zeiten von einer bestimmten Art von Reizen veranlaßt wird, während es bei anderer Gelegenheit von ganz anderen Reizen ausgelöst wird. Die Motivationsforschung untersucht also die Determinanten der Variation des Verhaltens. Sie befaßt sich darüber hinaus mit der stammesgeschichtlichen Seite des Problems der individuellen Umweltanpassung. Im vorhergehenden Kapitel wurde dargelegt, daß die Schmeißfliege Nahrung aufnimmt, wann immer sie es möchte (vorausgesetzt sie findet Futter), und daß sie es dann möchte, wenn ihr die Verhaltensregler dies vorschreiben. Die Regler der Schmeißfliege drängen immer dann auf Nahrungsaufnahme, wenn sie die Nahrung gut verwerten kann. Eine ähnliche Funktion zeigen andere Regler bei anderen Tiergattungen.

Die Motivation läßt sich auf drei Ebenen untersuchen. Zuerst ist da die *stammesgeschichtliche*, d. h. eine biologische *Ebene*. Die motivationalen Regler einer Gattung haben sich so wie die Form der Glieder oder die Farbe des Felles im Verlauf der Evolution entwickelt. Ein Leopard erbt nicht nur die Kraft, Schnelligkeit und Wehrhaftigkeit eines Raubtieres, sondern ebenfalls die Triebe, die sein Verhalten regulieren. Damit sind wir auf der zweiten, der *Verhaltensebene* der Motivation. Ein Leopard mit den Instinkten einer Henne könnte mit seiner glänzenden Jagdbefähigung nur wenig anfangen. Der Leopard ist ein Raubtier, insofern er Jagd auf Beute macht; die Antilope ist ein Pflanzenfresser, weil sie sich von pflanzlicher Nahrung ernährt; der Mensch ist ein soziales Wesen, insofern er Gemeinschaften gründet. Das heißt, Motive setzen Verhalten in Gang. Man darf nicht in den Irrtum verfallen, sie mit dem Verhalten selbst gleichzusetzen. Auf der dritten Ebene ist die Motivation als ein *psychischer Zustand* zu betrachten. Ein hungriges Lebewesen ist etwas anderes als ein fressendes, denn es kann auch bei Abwesenheit von Nahrung hungrig sein. Ein Lebewesen, das sich in verschiedener Weise verhalten kann, reagiert, wenn es hungrig ist, auf bestimmte Reize, die es sonst ignoriert, und es ignoriert andererseits in diesem Zustand Reize, auf die es sonst reagiert.

Da Motivation das Verhalten im Einklang mit den Reglern steuert, stellt sie das Bindeglied zwischen dem inneren Zustand des Lebewesens und seiner äußeren Umgebung dar. In der Motivation, die zum Essen, Trinken, Vermeiden von Gefahr, zur Aufzucht der Jungen etc. führt, vermuten wir eine natürliche Klugheit. Wir legen sie in das Verhalten des Lebewesens hinein. Die Erforschung der Motivation ist also ein Teil der Erforschung der tierischen und der menschlichen Natur.

I n Kapitel 1 haben wir auf eine seltsame Umkehr der stammesgeschichtlichen Entwicklung ererbten Verhaltens aufmerksam gemacht. Wahrscheinlich gab es ganz am Anfang zunächst nur Kinesen. Diese ungerichteten Bewegungen sind eng an bestimmte Reize aus der Umwelt des Lebewesens oder an seinen inneren Zustand gebunden. Zum Beispiel können erregte, zufällige Bewegungen durch eine bestimmte Lichtmenge oder durch eine bestimmte Zuckerlösung im Blut ausgelöst werden. Primitiven Lebewesen fehlen feinere Rezeptoren – etwa Augen, die Objekte abbilden oder Ohren, die Richtung wahrnehmen. Sie besitzen keine anpassungsfähigen beweglichen Körperteile, d. h. zur Umweltanpassung haben sie nichts als ihre Kinesen. Mit der Entwicklung der Sinnesorgane, beweglicher Teile wie Muskeln, Wimpern, Geißeln etc. und der dazugehörigen Nervenfasern bildeten sich später die Taxen – die gerichteten Bewegungen – heraus. Zweifellos war das ein sehr langsamer Vorgang. Die primitiven Kinesen brachten nicht plötzlich die weniger primitiven Taxen hervor. Es dauerte Jahrmillionen, bis immer feinere Anpassungen des Verhaltens an die Umwelt Bestandteil des Keimplasmas einer Gattung wurden. Die höchst komplizierten Instinkte (oder Triebe oder AAMs), über die Kapitel 1 einen Überblick gab, entstanden irgendwo im mittleren Bereich psychologischer Komplexität. Aber dieser Trend der Evolution hat sich nicht bis zu der höchsten Ebene, auf der wir uns recht egozentrisch ansiedeln, fortgesetzt. Nicht nur der Mensch, auch alle anderen Warmblüter – Säugetiere und Vögel – weisen i. allg. *weniger* angeborene Bewegung, d. h. weniger Kinesen und Taxen auf als die kaltblütigen Wirbeltiere und Wirbellosen.

Bei den höheren Lebewesen sind erstens differenziertere starre Taxen oder andere angeborene Bewegungskoordinationen wieder so selten wie bei den primitivsten Gattungen. Zweitens sind die wiederauftauchenden Kinesen von der Lernfähigkeit der höheren Lebewesen überlagert, so daß nicht alles auf das Konto des Instinkts geht. Kühe finden ihren Weg zur Weide und zurück zum Stall, Hunde öffnen eine Schranktür durch Kratzen, um an ihren geliebten alten Schuh zu gelangen, Katzen springen von der Veranda zum Spalier und auf das Fenstersims, um an ein Vogelnest heranzukommen – das ist Verhalten auf der Entwicklungsstufe der Säuger. Zur Ausbildung der jeweiligen Bewegungsabfolgen trägt die individuelle Lerngeschichte eines Tieres entscheidend bei. Man vereinfacht die Sache, wenn man sagt, diese Bewegungen wurden gelernt, denn man übersieht dabei den angeborenen Unterbau, der praktisch jeder Aktivität zukommt, mit der sich

dieses Kapitel befassen wird. Nachdem die Evolution den Weg der gerichteten angeborenen Bewegung solange verfolgt hatte, wie er sich als nützlich erwies, kehrte sie zu einem früheren Punkt zurück, versah aber dafür jedes Lebewesen mit der Fähigkeit, neues Verhalten aufzubauen. Mit der Lernfähigkeit wurde es möglich, die Präzision der Bewegung den individuellen Erfordernissen jeweils entsprechend anzupassen.

Die Lernfähigkeit machte sich weit besser bezahlt als alle anderen Neuerungen in der Stammesgeschichte der Tiere, vielleicht mit Ausnahme der Fähigkeit zur Bewegung überhaupt. Auf die Gefahr einer zu starken Vereinfachung hin, könnte man sagen, daß dem Schritt zur Lernfähigkeit etwa die gleiche Bedeutung zukommt wie dem Schritt von der Pflanze zum Tier, der ja als Schritt vom stationären zum beweglichen Leben zu verstehen ist. Freilich sollte man das Wort „Schritt" nicht zu wörtlich nehmen. Es gibt zahlreiche Übergangsformen und -stufen zwischen Pflanze und Tier. Auch die Lernfähigkeit entwickelte sich nicht in einem Schritt, sondern allmählich, in Phasen, deren genauere Beschreibung noch aussteht. Vor allem erwies sich das Hinzutreten der Lernfähigkeit als ein Fortschritt. Mit ihr wurde die Umwelt weitgehender bewohnbar und besser nutzbar gemacht. Fürs erste werden wir uns noch nicht mit dem Thema des Lernens in ganzer Breite beschäftigen – das folgt im nächsten Kapitel –, sondern nur mit dem Anteil des Lernens bei der Entstehung von Bewegungen oder Handlungen. Dazu wollen wir zunächst die einfachen Kinesen der höheren Tiere genauer betrachten.

2.1 Aktivität

Die ungerichtete oder Zufallsbewegung der höheren Tiere wird meist ohne ersichtlichen Grund unter dem Oberbegriff „Aktivität" behandelt, nicht unter dem der „Kinese". „Aktivität" wurde vorwiegend an Laboratoriumstieren – Ratten oder Mäusen –

untersucht. Da diese Nagetiere sehr viel laufen, hat man sich vor allem dafür interessiert, was Ratten oder Mäuse dazu bringt, sich mit mehr oder weniger Energie in „Laufrädern" – zylinderförmigen Käfigen auf einer frei beweglichen horizontalen Achse – zu bewegen (vgl. Abb. 2.1). In der Standardanordnung kann das Tier das Laufrad jederzeit betreten. Die Dauer und Intensität des Laufens wird über einen Zähler festgehalten, der die Umdrehungen des Rades aufzeichnet. Ratten erreichen oft ziemlich mühelos ein Äquivalent von mehr als 20 Meilen am Tag.

Aktivität wird außerdem mit einer Vielzahl anderer Versuchsanordnungen untersucht (Reed, 1947). Dazu gehören z.B. „Rüttel"-käfige mit eingebauter Feder und andere, durch Fotozellen gesteuerte Einrichtungen. Das Instrumentarium ist vielgestaltig und ermöglicht Beobachtungen verschiedener Formen von „Aktivität". Jeder Apparatetyp drückt allerdings den Ergebnissen einer Untersuchung seinen speziellen Stempel auf, so daß man etwa beim Laufrad Resultate erhält, die man beim Rüttelkäfig oder Fotozellenapparat nicht notwendig wiederfinden muß.

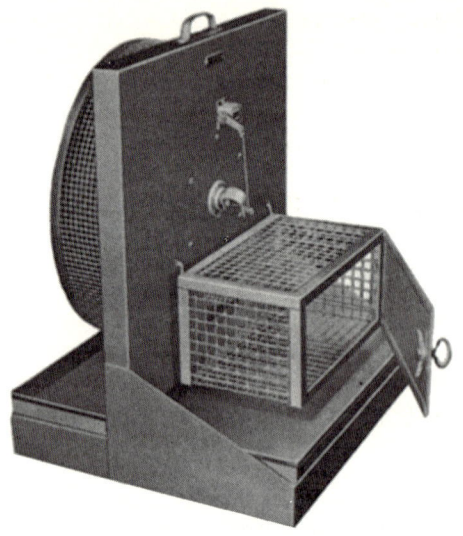

Abb. 2.1. Das Laufrad *(links)* ist durch eine kleine Tür, die offen oder geschlossen sein kann, mit dem Käfig *(rechts)* verbunden. Bei jeder Laufrichtung dreht sich das Rad. Das Laufquantum ergibt sich aus der Anzahl der Umdrehungen des Rades, die in einen entsprechenden Vergleichswert für die zurückgelegte Strecke umgerechnet werden kann

2.1.1 Aktivitätszyklen

Wie viele in Käfigen eingesperrte Tiere nehmen auch Ratten die Gelegenheit zum Laufen in einem Laufrad wahr, sicherlich deshalb, weil bei der Langeweile eines Käfiglebens selbst Laufen für eine Weile ganz interessant sein wird. Die Laufquantität – die Anzahl der Umdrehungen pro Tag oder die Anzahl zurückgelegter Meilen – hängt von vielerlei Bedingungen ab (Reed, 1947; Shirley, 1929). An erster Stelle ist das Lebensalter zu nennen. Während ihres drei- oder vierjährigen Lebens durchläuft die Ratte einen großen Aktivitätszyklus. Sie beginnt mit einigen wenigen Umdrehungen in ihrer frühen Kindheit und erreicht bald als junge erwachsene, etwa drei bis vier Monate alte Ratte einen Höhepunkt ihrer Aktivität. In ihren späteren Lebensphasen nimmt die Laufhäufigkeit allmählich wieder ab. Dieser Hauptzyklus wird überlagert von zahllosen Störfaktoren, die das Laufquantum eines Individuums jederzeit beeinflussen können.

Bei Ratten spielt sich alles wesentliche natürlicherweise nachts ab. Auch im Labor, bei freiem Zugang zu einem Laufrad, entwickeln sie die meiste Aktivität bei Dunkelheit, sofern Dunkelheit und Licht im 24-Stunden-Rhythmus wechseln. Auch wenn eine Ratte einem Rhythmus von 8 Stunden Licht und 8 Stunden Dunkelheit ausgesetzt wird, hält sie an ihrem eigenen Zyklus fest, der i. allg. ein ungefähr 24stündiger Rhythmus ist. Einen künstlichen 16stündigen Hell-Dunkel-Wechsel macht sie jedoch nicht mehr mit. In diesem Fall setzt sich die innere Uhr gegenüber dem sichtbaren Wechsel von Licht und Dunkelheit weitgehend durch. Wenn wir die Ratte als „Nachttier" bezeichnen, messen wir offensichtlich dem Einfluß externer Stimulierung eine zu große Bedeutung bei. Die nächtliche Dunkelheit allein ist ausschlaggebend dafür, daß Ratten nachts an die Arbeit gehen. Immerhin zeigen einige Ratten die Neigung, sich auf einen 12-Stunden-Tag einzustellen, vielleicht weil 12 gerade die Hälfte von 24 ist. Sie werden in den 6 Stunden Dunkelheit aktiv. Nicht nur Ratten, auch viele andere Lebewesen durchlaufen täglich einen inneren Aktivitätszyklus, welcher durch die vorherrschenden Beleuchtungsbedingungen (und vielleicht auch durch die Temperatur) nur insoweit verschoben werden kann, als diese nicht zu stark von der inneren Uhr abweichen.

Unabhängig vom 24stündigen Aktivitätszyklus zeigen Ratten, die zu einem regelmäßigen Zeitpunkt gefüttert werden, in der Stunde vor ihrer Fütterung ebenfalls vermehrtes Laufen. Im Zoo z. B. geraten die Tiere zur Fütterungszeit in Bewegung, offenbar in Erwartung des großen Augenblicks, und nicht anders verhält es sich mit einer Ratte, der man ein Laufrad zur Verfügung gestellt hat. Es mag überflüssig sein, diese Beobachtung als Erwartung der Fütterung zu deuten, denn der Aktivitätszuwachs vor der Fütterung scheint eine automatische Reaktion auf den Hunger selbst zu sein. Aus vielen Experimenten wissen wir, daß eine längere Zeit der Nahrungs- oder Wasserdeprivation Ratten dazu bringt, vermehrt zu laufen. Ihre Aktivität kann bei fortgesetzter Deprivation über Tage hinweg ansteigen. Sie nimmt nur ab, wenn die Ratte gefüttert wird, oder wenn sie so geschwächt ist, daß sie das Lauftempo nicht mehr einhalten kann. In der Deprivationssituation des Labors handelt die Ratte, die eine solch gesteigerte Aktivität entfaltet, eigentlich gegen ihre eigenen Interessen, denn sie verbraucht unnötigerweise und vergeblich Energiereserven. Bei einem Leben in Freiheit jedoch führt die kinetische Reaktion auf zunehmende Nahrungs- oder Wasserdeprivation dazu, daß mehr und mehr Territorium durchstreift wird. Daß damit die Chance zum Überleben vergrößert wird, gibt der Reaktion einen biologischen Sinn.

Der Aktivitätszuwachs bei Nahrungs- und Wasserdeprivation zeigt sich nicht nur am Laufverhalten. Haben die Ratten einen Rüttelkäfig und wurde ihnen etwa zwei oder drei Stunden nichts zu fressen gegeben, dann fangen sie an zu schaukeln. Wenn endlich Nahrung kommt, dann fressen sie und ruhen sich anschließend aus. Wird eine Ratte kontinuierlich mit Futter versorgt, dann zeigt sie einen ziemlich regelmäßigen Bewegungszyklus von zwei bis drei Stunden, der vor der Nahrungsaufnahme seinen Höhepunkt hat. Der Aktivitätszuwachs findet im übrigen etwa zur gleichen Zeit statt wie das „Rumoren" der Magenmuskeln bei Hunger (Richter, 1927). Wenn Ratten reden könnten, würden sie vielleicht über Hunger klagen, wenn sie anfangen, unruhig zu werden. Trotzdem sollte man daraus nicht schließen, daß die Ratte auf-

grund von Magenkontraktionen aktiv wird bzw. Nahrung aufnimmt. Die Beziehung zwischen Magenkontraktionen und Nahrungsaufnahme scheint rein korrelativer, nicht kausaler Art zu sein. Ratten (oder Menschen), denen operativ der Magen entfernt wurde, spüren immer noch Hunger und essen, um ihn zu lindern.

Die Frage, was nun eigentlich die Aktivität auslöst, läßt sich bisher noch nicht genau beantworten. Die Physiologie der Aktivität hat umfassende Bereiche des hormonalen und Nervensystems der höheren Tiere zu berücksichtigen. Wählt man die psychologische Betrachtungsweise, dann hat man bei der Frage, wie durch Nahrungsdeprivation Aktivität erzeugt wird, auch die Umgebungsbedingungen der Ratte mit einzubeziehen. Wenn man Ratten in einem verdunkelten, isolierten Raum ohne Stimulation beläßt, in dem ein kontinuierliches Zischgeräusch zu hören ist, das alle anderen, informationshaltigeren Geräusche überdeckt, dann findet man

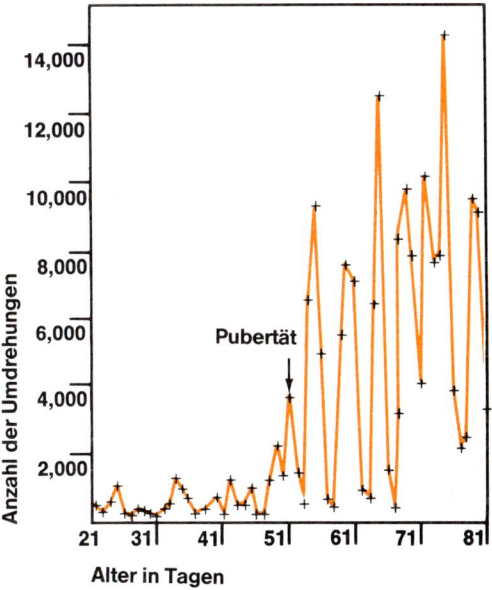

Abb. 2.2. Aufzeichnung der Laufleistung einer weiblichen Ratte im Laufrad, angefangen im Alter von 21 Tagen. Auf der Ordinate ist die Anzahl der täglichen Umdrehungen abgetragen. Nach der Pubertät bei etwa 55 Tagen steigt und fällt die Aktivitätskurve in Zyklen von vier bis fünf Tagen. Den Höhepunkten der Laufleistung entsprechen die Höhepunkte sexueller Empfänglichkeit. (Aus Richter, 1927)

bei Nahrungsdeprivation nur wenig oder gar keinen Aktivitätszuwachs. Andererseits kommt eine ruhige, aber hungrige Ratte dann in Bewegung, wenn plötzlich Lichter oder verschiedenartige Geräusche auf sie einwirken. Hier führt also die Kombination von Hunger und nichtkontinuierlicher externer Stimulation zu einem Aktivitätszuwachs (Campbell & Sheffield, 1953). Zwar können wir die Mechanismen nicht näher bestimmen, die der Aktivität zugrundeliegen, doch ist die Aktivität deprivierter Ratten (und vielleicht auch anderer Tiere) wahrscheinlich eine Kinese, die einerseits eine Reaktion auf verschiedenartige äußere Stimulation darstellt, darüber hinaus aber auch dem Zustand eines

inneren Reglers – in diesem Fall des Hungers – folgt.

Außer bei Hunger lassen sich Ratten auch bei anderen Arten von Deprivation beobachten. Kommt eine weibliche Ratte etwa gegen Ende ihres zweiten Lebensmonats in das Pubertätsalter, dann zeigt sie im Laufrad einen auffälligen, regelmäßigen Aktivitätszyklus über einen Zeitraum von meistens vier bis fünf Tagen. In Abb. 2.2 ist das tägliche Laufpensum einer weiblichen Ratte von ihrer Kindheit an dargestellt. An den Höhepunkten ihrer Laufleistung zeigte das Laufrad bis zu 10000 und mehr Umdrehungen täglich. Dazwischen aber brachte sie es oft nur auf einige hundert Umdrehungen. Diesen großen

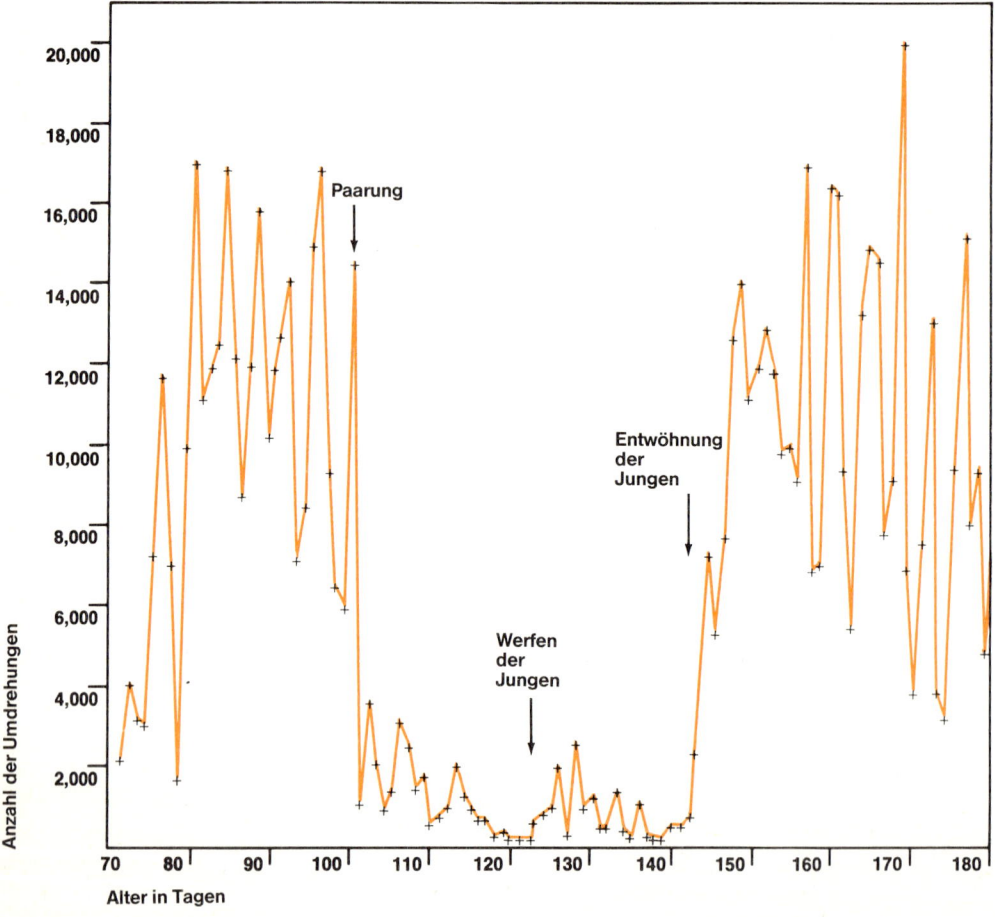

Abb. 2.3. Die tägliche Laufleistung einer weiblichen Ratte in einem Laufrad, die bis zur Paarung im Alter von etwa 100 Tagen den üblichen Aktivitätszyklus zeigt. Danach läßt das Herumlaufen für etwa sechs Wochen nach, während der sie ihre Jungen austrägt und säugt. Wenige Tage danach beginnt der zyklische Ablauf von Aktivität und Sexualität von neuem. (Nach Wang, in Richter, 1927)

Unterschieden beim Laufen entspricht ihre sexuelle Empfänglichkeit, die am größten ist, wenn auch die Laufleistung ihren Höhepunkt hat. Eine weibliche Ratte ist während ihres östrogengesteuerten Zyklus' dann sexuell empfänglich, wenn ihre Eierstöcke bestimmte Hormone in die Blutbahn ausschütten, welche tiefgreifende physiologische und verhaltenssteuernde Auswirkungen haben. Nur zu diesem Zeitpunkt ist sie bereit, viele Meilen zu laufen und sich zu paaren. Auch kann sie dann trächtig werden, da sich Eier in ihrem Fortpflanzungsorgan befinden. Zu anderen Zeiten weist sie die Annäherungen von Rattenmännchen unweigerlich zurück. Da die Eierstöcke in zyklischem Ablauf arbeiten, zeigt das Verhalten in vieler Hinsicht ebenfalls einen zyklischen Verlauf.

Der mit der Empfängnisbereitschaft verbundene Aktivitätszyklus kommt mit der Paarung der weiblichen Ratte zum Stillstand. Wenn sie trächtig wird, bleibt der Zyklus aus, bis sie ihre Jungen geboren und entwöhnt hat. Abbildung 2.3 zeigt eine solche Unterbrechung für das Laufen im Laufrad. Wird das Weibchen nicht trächtig, dann hört die Aktivität zwar auch auf, aber nur für kurze Zeit.

Der innere Zustand des Weibchens registriert irgendwie die zurückliegenden sexuellen Ereignisse, unabhängig davon, ob sie trächtig ist. Natürlich rufen befruchtete Eier, das Vorhandensein von Embryos oder die Milchproduktion eine eindeutige physiologische Veränderung des Weibchens hervor. Aber auch Paarungen, die nicht zur Trächtigkeit führen, können den inneren Zustand des Weibchens für einige Zeit in gewisser Weise verändern.

Das entscheidende innere Organ für den Östrogenzyklus scheint der Eierstock zu sein, denn ohne diesen verschwindet der Zyklus und das Aktivitätsniveau fällt auf einige hundert Umdrehungen pro Tag zurück. Offensichtlich hängt diese Aktivitätsabnahme stärker mit dem Verlust der Eierstöcke als mit der daraus resultierenden Unfruchtbarkeit zusammen. Denn obwohl ein Rattenweibchen ohne Uterus ebenso unfruchtbar ist wie eines ohne Eierstöcke, beeinträchtigt der Verlust des Uterus den Aktivitätszyklus nicht. Und eine Ratte ohne Eierstöcke nimmt ihren üblichen Vier-Tage-Zyklus wieder auf, wenn sie Injektionen mit stark hormonhaltigem Eierstockextrakt erhält, oder wenn ihr wieder Eierstockgewebe eingepflanzt wird. Auch ihr

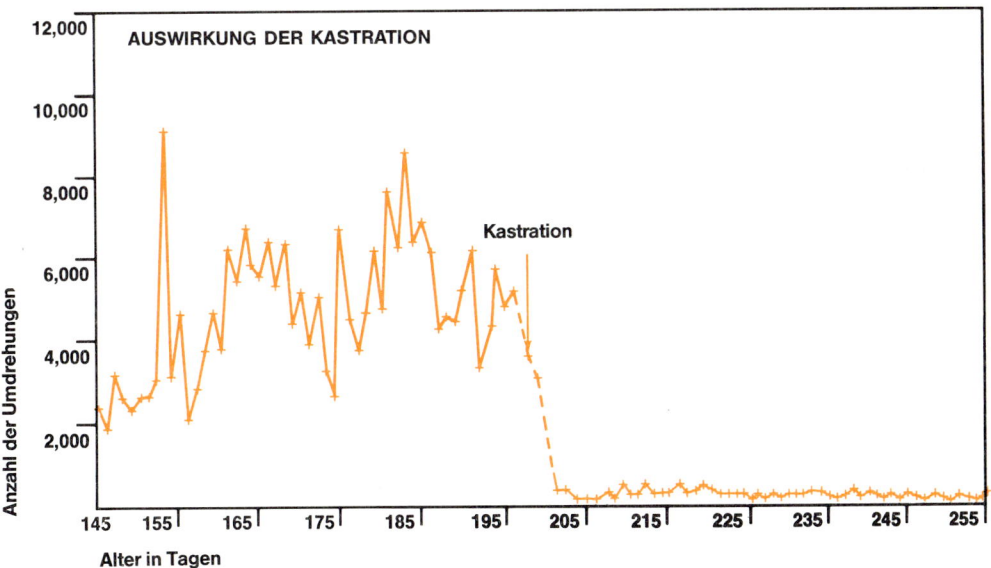

Abb. 2.4a. Die tägliche Laufleistung einer erwachsenen männlichen Ratte im Laufrad sinkt fast auf Null wenige Tage nach der Kastration. Männliche Tiere laufen i. allg. weniger als weibliche und weisen keinen Vier- oder Fünf-Tage-Zyklus auf. (Aus Richter, 1927)

übriges sexuelles Verhalten hängt in ähnlicher Weise von den Eierstockhormonen ab.

2.1.2 Hormone und Deprivation

Aktivitätsniveau und Hormonausschüttung hängen oft miteinander zusammen. Zwar haben männliche Tiere keinen vergleichbaren Zyklus von Aktivität und Sexualität wie Rattenweibchen, aber, wie Abb. 2.4a zeigt, werden sie durch eine Kastration erheblich langsamer. Bei normalen Männchen bleiben sexuelles Interesse und Laufleistung auf einem im wesentlichen konstanten Niveau. Das Niveau der Laufaktivität liegt bei Männchen niedriger als bei Weibchen. Ein kastriertes und von daher träges Rattenmännchen kann man jedoch durch die Implantation von Eierstöcken über sein ursprüngliches Maß hinaus reaktivieren (Abb. 2.4b). Das Männchen wird dann nicht nur so aktiv wie ein durchschnittliches Weibchen

– es ist etwa doppelt so aktiv wie ein durchschnittliches Männchen –, sondern weist auch den weiblichen Vier-Tage-Zyklus auf. Die Zeitgebung von Östrogen scheint in der Drüse selbst enthalten zu sein, denn sie ist unabhängig davon, ob diese sich in einem männlichen oder weiblichen Körper befindet. Entsprechend steigt das Laufverhalten von kastrierten Männchen und von Weibchen, denen die Eierstöcke entfernt wurden, auf ein mittleres, konstantes Niveau wie bei Männchen, sobald den Tieren Hodengewebe eingepflanzt wird, oder sobald sie Testikelhormone erhalten.

Wenn man Ratten die Hormone anderer endokriner Drüsen entzieht – Sekrete von Nebennieren, Schilddrüse und Hypophyse und anderen – verringert sich ihre Leistung im Laufrad in gleicher Weise. Es mag viele Gründe dafür geben, warum die Tiere dann langsamer werden. Die Nebennieren z.B. tragen wesentlich zum Wohlergehen des Tieres bei, da sie die Ausnutzung der verschiedensten Nährstoffe unterstützen. Sie halten

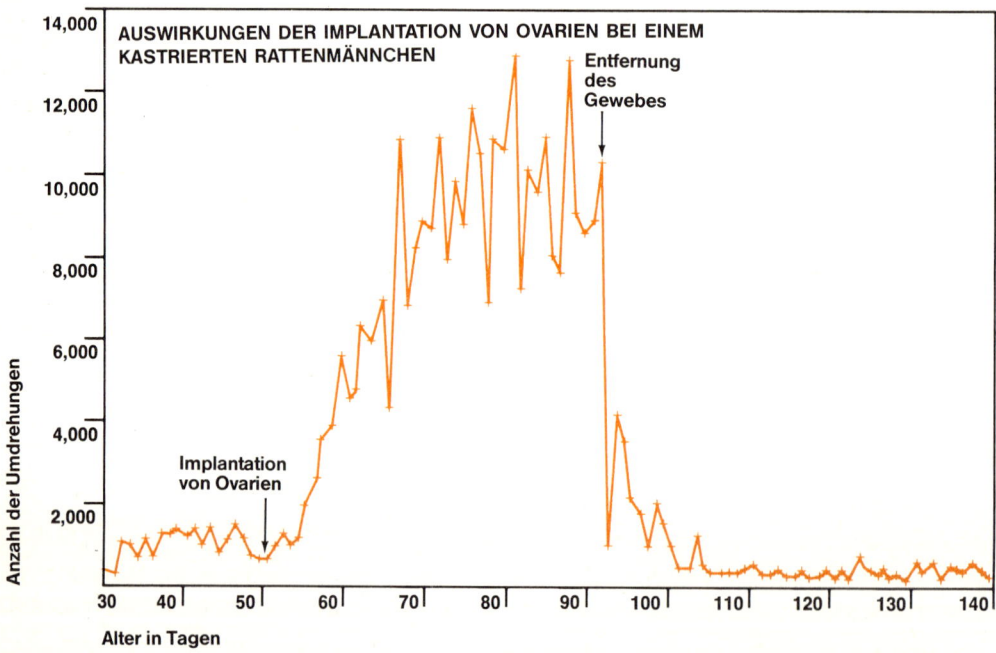

Abb. 2.4b. Eine junge kastrierte Ratte läuft im Laufrad verhältnismäßig wenig. Im Alter von 50 Tagen wird Eierstockgewebe eingepflanzt. Alsbald läuft das Rattenmännchen lebhaft umher mit einem Zyklus, der typischer für Weibchen als für Männchen ist. Die Entfernung der Ovarien zu einem späteren Zeitpunkt beendet das Umherlaufen und die zyklische Abfolge. (Aus Richter, 1927)

das chemische Gleichgewicht der Nieren aufrecht und produzieren das Adrenalin (das Nebennierenhormon, das in Gefahrensituationen abgerufen wird, wenn das Tier erhöhte Muskelenergie und sensorische Wachsamkeit benötigt). Ein Tier ohne Nebennieren und ohne einen Ersatz durch Hormongaben hat schon nach wenigen Tagen keine Überlebenschance mehr.

Diese Beobachtung ist psychologisch insofern interessant, als andere Deprivationsformen üblicherweise eher eine anreizende Wirkung haben. Entzieht man einer Ratte die Kohlenhydrate in ihrem Futter, dann läuft sie zunächst unruhig hin und her, bis sie schließlich infolge der „Unterernährung" immer mehr geschwächt wird. Im Gegensatz dazu wird eine Ratte ohne Schilddrüse ohne einen zwischenzeitlichen Aktivitätsanstieg sofort weniger aktiv, obgleich die Schilddrüse den Stoffwechsel der Kohlenhydrate reguliert. Eine eiweißarm ernährte Ratte macht ebenfalls eine Phase verstärkten Umherrennens durch, bis auch sie schließlich immer schwächer wird. Eine Ratte ohne Hypophyse verfällt in Erstarrung, ohne jemals eine aktive Phase zu durchlaufen. Im allgemeinen führen stärkere Ernährungsmängel zu einem vorübergehenden Aktivitätsanstieg, während Mängel im Hormonhaushalt zu Aktivitätsminderung führen. Als Faustregel – die in diesem Kapitel differenziert werden soll – kann gelten, daß Triebe zu einem Aktivitätsanstieg führen, und daß sie durch einen erhöhten Hormonspiegel im Organismus des Tieres ausgedrückt werden. Aus diesem Grunde haben Mängel bei der Nahrungsaufnahme und Mängel im Hormonhaushalt entgegengesetzte Auswirkungen.

Wir müssen unterscheiden zwischen *(An-) Trieb* und *Defizit*. Es gibt Nahrungsdeprivationen, die keineswegs zu einem Aktivitätsanstieg führen. Bei der Ratte etwa führt der Mangel an Vitamin A und D zu einer raschen Abnahme des Umherrennens. Vitamin-B-Mangel erhöht dagegen zunächst die Aktivität, mit wachsender Schwächung der Ratte kommt es dann allerdings zu fortschreitender Aktivitätsverringerung. Ein Mangel an lebenswichtigen Mineralien wie Magnesium und Eisen führt nur selten zu einem Aktivitätsanstieg.

2.1.3 Physiologischer Bedarf[1]

Zwischen Aktivität und physiologischem Bedarf besteht auch in anderer Hinsicht eine nur geringe Korrelation. Wenn eine Ratte unter Sauerstoffmangel leidet, atmet sie ruhig weiter, so wie die Piloten in der Pionierzeit der Fluggeschichte, die die Gefahr von Sauerstoffmangel in großen Höhen noch nicht kannten. Bei erhöhtem Kohlendioxydgehalt dagegen läuft die Ratte wie wild herum und steigert ihre Aktivität, solange sie noch die Kraft dazu hat – so wie es auch ein erstickender Mensch täte. Mangel an Sauerstoff ist natürlich genauso schädlich wie überhöhter Kohlendioxydgehalt, trotzdem machen sich die beiden Zustände im Verhalten ganz unterschiedlich geltend. Warum dieser Unterschied? Man könnte meinen, daß die Ratte (oder der Mensch) nur in der Lage ist, eine Zunahme an Kohlendioxyd wahrzunehmen, dagegen nicht den Mangel an Sauerstoff. Das mag zwar stimmen, aber es erklärt nur wenig. Eine Ratte stellt ja nicht lediglich eine Zunahme an Kohlendioxyd fest, sondern drückt diese Beobachtung automatisch in ihrer Bewegung aus. Im übrigen sind Tiere sensorisch so ausgestattet, daß sie viele Reize wahrnehmen können, ohne daß diese sich auf das Aktivitätsniveau merklich auswirken müßten. Prinzipiell könnte also ein Lebewesen die Veränderung des Sauerstoffgehaltes bemerken und dennoch seine Aktivität nicht verändern. Veränderungen der Umweltbedingungen, die Kinesen auslösen, sind nicht nur deshalb etwas Besonderes, weil sie bemerkt werden, sondern weil sie eine motivationale Bedeutung haben: Sie setzen Verhalten in Gang.

Im allgemeinen stehen die Gegebenheiten, die ein Tier zum Verhalten motivieren, in irgendeiner Beziehung zu seinen Bedarfslagen. Zu den Schwierigkeiten, mit denen Ratten fertig werden müssen, um in ihrer natürlichen Umwelt zu überleben, gehören Mangel an nahrhafter Kost, Wassermangel und schlechte Luftbedingungen. An der Bewälti-

---

1 Engl. „need" wird hier nicht mit „Bedürfnis", sondern mit „Bedarf" übersetzt, was der Bedeutung näherkommt, die die Verfasser mit „need" verbinden (Anmerkung des Übersetzers).

gung dieser Schwierigkeiten sind wohl auch ihre stammesgeschichtlichen Vorfahren im natürlichen Ausleseprozeß gemessen worden. Die Beziehung zwischen Bedarfslagen und Aktivität hat also eine erkennbare stammesgeschichtliche Basis. Dennoch handelt es sich weder um eine einfache noch um eine unveränderliche Beziehung.

Denn erstens faßt man unter „Aktivität" eine Vielzahl verschiedenartiger Bewegungen zusammen, die mit den Bewegungsabläufen, wie sie in Laufrädern und Rüttelkäfigen vorkommen, nicht im mindesten erschöpft sind. Bei einer genaueren Analyse würde man erkennen, daß die Kinesen der Ratte spezifisch organisiert und selektiv sind, weit mehr als der allgemeine Begriff der „Aktivität" vermuten läßt. Außerdem würde sich zeigen, daß Kinesen von inneren Zuständen und von der Umwelt in spezifischer Weise abhängig sind. Kinesen sind zwar merklich weniger strukturiert und weniger gerichtet als Taxen, aber sie können trotzdem von einer zufälligen Bewegungsabfolge weit entfernt sein. Wenn unterschiedliche Bedarfszustände unterschiedlich strukturierte motorische Aktivitäten bewirken, dann könnte man mit spezifischen Aktivitätsmaßen die variablen Bedarfslagen messen bzw. wenigstens Unterschiede in der jeweiligen Intensität des Bedarfs erfassen. Die Schwierigkeit mit der Analyse und Messung von Aktivitäten scheint nur eine Frage der Technik zu sein – das ist sie tatsächlich –, doch sie ist zugleich aufschlußreich. Sie sollte uns vor allem vor der Annahme bewahren, daß es irgendein Maß gibt, das einen psychologischen Zustand erschöpfend indiziert. Nur wenn man vorher exakt festlegt, daß ein bestimmter Zustand durch ein bestimmtes Maß definiert werden soll, hat man mit einer unmittelbaren Übereinstimmung zu tun – etwa wenn die Temperatur durch die Höhe der Quecksilbersäule definiert wird. Für das Aktivitätsniveau eines Lebewesens kann jedoch kein einzelnes Aktivitätsmaß als universeller Indikator gelten. Bedarfslagen drücken sich zwar oft in Bewegungen aus, aber es gibt unterschiedliche Arten von Bewegungen, die mit unterschiedlichen Bedarfslagen zusammenhängen können.

Zweitens: Obgleich es Bedarfslagen gibt, die in unterschiedlichen Aktivitäten, die spezifisch meßbar sein mögen, zum Ausdruck kommen, kann in anderen Fällen eine solche Beziehung zwischen Bedarf und Aktivität gänzlich fehlen. Wir haben bereits auf mehrere Ausnahmen aufmerksam gemacht – Mangel an Hormonen oder an Vitamin A und D oder an bestimmten Mineralien scheint keine Aktivitätssteigerung irgendwelcher Art bei der Ratte hervorzurufen. Ratten wissen also eigentlich nicht wirklich, was sie brauchen. Manche Bedarfslagen haben offenbar Bewegungen zur Folge, andere dagegen nicht. Auch dieser Tatbestand sollte uns davon abhalten, einen zu einfachen Zusammenhang zwischen Bedarf und Bewegung anzunehmen.

Gegen eine solche Vereinfachung spricht drittens, daß es Faktoren des Einflusses auf das Aktivitätsniveau gibt, die man nach den üblichen Kriterien kaum als physiologische Bedarfslagen bezeichnen kann. So weit wir wissen, ist z. B. der Anstieg und Abfall des täglichen Aktivitätszyklus kein lebensnotwendiges Erfordernis, im Unterschied etwa zum Bedarf an Sauerstoff und Nahrung. Auch die Sexualität ist für ein Tier zum Überleben nicht erforderlich, lediglich die Arterhaltung setzt voraus, daß sich einige Individuen der Gattung fortpflanzen, aber das ist kein Bedarf des Individuums.

2.1.4   Trieb als Wunsch oder Verlangen

In der Umgangssprache wird unter „Bedürfnis" häufig der psychologische Zustand eines Verlangens oder Antriebs verstanden. Wir sprechen z. B. von einem „Bedürfnis" nach Sexualität, nach Ruhe und Frieden, nach Geld oder nach dem Bestehen einer Prüfung, aber wir meinen damit i. allg. nicht, daß unser Leben oder auch nur unsere Gesundheit von solchen Bedürfnissen abhängen. Um Mißverständnissen vorzubeugen, sollte man, wenn man einen psychologischen Zustand wie „Wunsch" oder „Verlangen" meint, einen geeigneteren Terminus verwenden. Damit ist nicht gemeint, daß es psychologische Zustände ohne physiologische Grundlage gibt, sondern nur, daß man den Zustand zunächst einmal psychologisch definieren sollte. Es könnte durchaus sein, daß die Aktivität des Lebewesens enger mit psychologisch definierten „Antrieben" (Wünschen usw.) in Zusammenhang steht als mit den physiologisch definierten Bedarfslagen.

Sollten die Wünsche einer Ratte dem ähnlich sein, was wir unter Wunsch verstehen, dann könnte man sagen, daß die Ratte mit ihrer Aktivität verrät, daß es sie nach irgendetwas gelüstet. Entscheidend ist dabei, daß Aktivität und *Antrieb* (oder dessen vielfältige Synonyme) in engerer Beziehung zueinander stehen als Aktivität und *Bedarf*. Da die Ratte ein Nachttier ist, kann man z. B. erwarten, daß sich ihre verschiedenen Wünsche in der Dunkelheit verstärken – zu dem Zeitpunkt also, wenn sie auch das Laufrad am meisten in Schwung bringt. Sie bewegt sich auch stärker vor den Essenszeiten, als verspüre sie ihren Hunger dann heftiger, was wohl kaum auf eine plötzliche Änderung ihrer augenblicklichen Bedarfslage zurückgeführt werden könnte. Auch wir verspüren ja plötzlich zu Essenszeiten besonderen Hunger. Im allgemeinen läuft zwar die Ratte um so mehr umher, je größer ihre Nahrungs- und Flüssigkeitsdeprivation ist, sofern sie körperlich nicht geschwächt ist. Andererseits stellt sich bei den Rattenweibchen der sexuelle Drang mit der Eireifung ein, weshalb auch das Laufverhalten entsprechend periodisch variiert. Wo also physiologischer Bedarf und psychologisches Verlangen zusammenfallen, paßt die Aktivität zum einen wie zum anderen. Aber wo das Aktivitätsmuster vom physiologischen Bedarf der Ratte abweicht, steht es in der Regel immer noch in Übereinstimmung mit ihrem *Verlangen*.

Die psychologische Interpretation wird durch die Ergebnisse der Hormonforschung bestätigt. Es ist bekannt, daß der psychologische Zustand eines Lebewesens mit der Produktion seiner endokrinen Drüsen korreliert. Das läßt sich am besten am Beispiel der Sexualhormone der Keimdrüsen zeigen, deren Auswirkungen am gründlichsten erforscht sind. Wird die Sekretion der Keimdrüsen unterdrückt – was entweder auf natürlichem Wege oder durch den Experimentator geschehen kann – dann läßt das Sexualverhalten nach, und der zugehörige Aktivitätszyklus verschwindet. Bei den höheren Tieren und

beim Menschen ist der Sexualtrieb zwar weniger unmittelbar von den Keimdrüsenhormonen abhängig, weil die Keimdrüsen vollständig in ein System integriert sind, das noch andere Drüsen und das Nervensystem umfaßt. Aber selbst beim Menschen machen sich Unterschiede im Sexualhormonspiegel unter sonst gleichen Bedingungen als Unterschiede in der Triebstärke bemerkbar. Beziehungen zwischen Trieben und dem Hormonspiegel kommen auch sonst noch vor – so wird z. B. die Aufnahme verschiedener Nährstoffe wie Zucker, Salz und Eiweiß hormonell gesteuert. Wie bei dem Entzug von Sexualhormonen schwindet bei Verlust von Hormonen, die den Nahrungstrieb regulieren, i. allg. der Trieb und damit das Appetenzverhalten. Offensichtlich ist es die Veränderung des *psychologischen* Zustandes, die sich in der Bewegung zeigt – nicht die Anwesenheit oder Abwesenheit eines *physiologischen* Bedarfs, wie stark dieser auch immer ausgeprägt sein mag.

2.1.5 Der Aktivitätsdrang

Neben aller Aktivität, die auf die verschiedenen Wünsche und Bedürfnisse eines Tieres zurückgeht, gibt es auch einen Aktivitätsdrang als solchen. Das läßt sich aus dem Verhalten von Ratten schließen (Kagan & Berkun, 1954). Wenn sich Ratten die Gelegenheit zur Bewegung in einem Laufrad verschaffen können, dann tun sie es weitgehend unabhängig vom Zustand ihrer sonstigen Wünsche. In einem typischen Experiment konnten die Ratten ein Laufrad öffnen, indem sie einen in ihren Käfig hineinragenden Hebel niederdrückten. Das Niederdrücken des Hebels setzte das Laufrad für 20 Sekunden zum ungehinderten Laufen in Bewegung. Die Ratten drückten in dieser Situation den Hebel so häufig, daß das Laufrad fast ständig geöffnet war, und sie liefen auch meist in ihm umher. Wurden sie in ihren Bewegungsmöglichkeiten vorübergehend depriviert, dann war eine erhöhte Aktivität festzustellen, sobald die Ratten zum Laufen wieder Gelegenheit bekamen (Skinner, 1933). Ratten scheinen also nach einer Zeit eingeschränkter Bewegung einen Drang nach Betätigung zu verspüren, ähnlich wie wir das von uns kennen.

Das Laufverhalten variiert einerseits mit Veränderung der spezifischen Triebschwankungen, aber es ist darüber hinaus – wie das Bewegungsdeprivationsexperiment zeigte – als ein eigenes Zielverhalten anzusehen. Nach der aus Kapitel 1 bekannten Terminologie ist das Laufen sowohl ein Appetenzverhalten (d. h. es wird durch Abweichungen verschiedener Regler vom Normwert hervorgerufen), als auch ein konsumatorisches Verhalten (das den Aktivitätsregler wieder auf seinen Ruhewert bringt). Durch das Umherlaufen stillt die Ratte zwar nicht ihren Hunger, aber sie vermindert zumindest die Ruhelosigkeit, die durch den Hunger hervorgerufen wurde.

Eine Schwierigkeit dieser Interpretation scheint darin zu liegen, daß reine Aktivität als Appetenzverhalten kaum Aussicht darauf hat, in einem konsumatorischen Akt zu enden. Eine weibliche Ratte, deren Sexualtriebniveau einen Höhepunkt erreicht hat, läuft bis zu 20 Meilen täglich in ihrem Laufrad – obgleich all ihre Anstrengung vergebliche Liebesmüh ist. Solche Art von allgemeiner Aktivität ist dem Appetenzverhalten niederer Tiere (vgl. Kap. 1) nicht sehr ähnlich, denn für diese zahlen sich kinetische Bewegungen fast immer aus. Andererseits wird dieser Unterschied durch die künstliche Laboratoriumssituation erst so eklatant. In der Natur kommen Ratten mit Hilfe ihrer Kinesen weit herum und *lernen* so, die Ziele ihrer Gelüste in ihrer Umwelt aufzuspüren. Wenn sie danach wieder hungrig oder durstig werden oder sich paaren wollen, verlassen sie sich auf das, was sie bereits von ihrer Umwelt wissen, wenn sie das Gesuchte nochmals finden wollen. Falls sie auf diesem Wege nicht zur Befriedigung kommen, setzen wieder die Kinesen ein, die dem suchenden Umherschweifen dienen.

Im weiteren soll gezeigt werden, auf welche Weise gelernte Bewegungen zu den angeborenen Bewegungen, den Kinesen, hinzukommen. Dieser Prozeß hat seine Wurzeln sowohl in den angeborenen Kinesen, mit denen die höheren Tiere auf viele, wenn nicht auf alle Triebe reagieren, als auch in der individuellen Entwicklungsgeschichte des konsumatorischen Verhaltens. Die ererbte Ausstattung eines Tieres verbindet sich mit seiner individuellen Lerngeschichte zu einem nahtlos zusammenhängenden Ganzen.

2.2 Das Gesetz des Effekts

2.2.1 Der Problemkäfig

Edward L. Thorndike war noch Student, als er gegen Ende des vergangenen Jahrhunderts damit begann, das Verhalten von Katzen, Hühnern und Hunden zu untersuchen. Er interessierte sich besonders dafür, wie solche Tiere es lernen, mit einer neuen Umgebung fertig zu werden. Zu diesem Zweck erfand der junge Thorndike eine Versuchsapparatur, die seither *Problemkäfig* (puzzle box) genannt wird. Eine hungrige Katze wird in einen ziemlich engen Kasten gesetzt. Sie hat zwar einen Ausblick in die Freiheit (und auf das dort hingelegte Futter), aber um nach draußen zu gelangen, müßte sie z. B. an zwei Schnüren ziehen, um ein paar Gewichte anzuheben; außerdem müßte sie ein Stück Holz verschieben, mit dem die Tür verschlossen ist. Dieser Problemkäfig wäre recht schwierig angelegt – es gibt leichtere –, denn das Herauskommen setzt mehrere klar unterscheidbare Manipulationen voraus. Zunächst wird die Katze in einem solchen Käfig eine rege Aktivität entfalten und kratzen und scharren (und natürlich miauen). Nach einiger Zeit wird sie dann per Zufall die richtige Bewegung machen, entweichen können und ihre Belohnung in Empfang nehmen (die vermutlich aus dem Futter und der Befreiung aus der Beengtheit besteht).

Thorndikes bemerkenswert lange und produktive akademische Karriere an der Columbia-Universität begann damit, daß er die Katzen (bzw. Hühner oder Hunde) nach einem gelungenen Ausbruch immer wieder in den Käfig zurücksetzte und die Zeit notierte, die die Tiere für jeden weiteren Ausbruch aus dem Käfig benötigten. Es überrascht nicht zu hören, daß die Tiere mit der Zeit Fortschritte machten – von oft fünf bis zehn Minuten beim ersten Versuch bis zu wenigen Sekunden, nachdem sie ihr jeweiliges Problem gemeistert hatten. Natürlich hätte niemand den Tieren die Fähigkeit abgesprochen, solche Tricks zu erlernen. Womit Thorndike aber die Aufmerksamkeit der Psychologen und später auch der weiten Öffentlichkeit erregte, war die Art seiner Erklärung: Der gesamte Vorgang wurde mit einfachen, deskriptiven Begriffen unter Verzicht auf irgendwelche erschlossene innere Zustände der Tiere beschrieben.

2.2.2 Das Prinzip der Abschlußhandlung (stop-action principle)

Nach einigen Umwegen formulierte Thorndike schließlich das „Gesetz des Effekts", wie es seither genannt wird. Das Gesetz besagt, daß ein bestimmter Reiz zu einer bestimmten Reaktion führt, sofern auf die Reiz-Reaktions-Sequenz regelmäßig ein befriedigendes oder angenehmes Ereignis folgt. Anfangs glaubte Thorndike, daß es auch eine negative Version dieses Gesetzes gäbe: Ein Reiz würde keine Reaktion mehr hervorrufen, wenn daraufhin etwas Unangenehmes passiert. Diese negative Version wurde von ihm jedoch später wieder als überflüssig verworfen. Heute ist man allerdings der Ansicht, daß Thorndikes anfängliche Annahme richtig war (Rachlin & Herrnstein, 1969).

Man könnte versucht sein, das Gesetz des Effekts mit den bekannten Prinzipien von Belohnung und Bestrafung gleichzusetzen, und die Meinung vertreten, daß man keine Wissenschaft benötigt hätte, um ein solches Gesetz zu „entdecken". Das Gesetz des Effekts ist in der Tat keine Entdeckung, sondern die Umformulierung einer allgemein bekannten psychologischen Tatsache. Es bemüht sich um Objektivität und Einfachheit und hält sich so eng wie möglich an die direkte Beobachtung. Für Thorndike ging es bei diesem Gesetz um den Einfluß von Belohnung und Bestrafung auf das *Verhalten*, während es bei der Diskussion über Belohnung und Bestrafung i. allg. um die begleitenden angenehmen oder unangenehmen Gefühle geht. Diese Gefühle werden als Erklärung dafür herangezogen, warum die jeweiligen Reize einen bestimmten Effekt auf zukünftiges Verhalten ausüben. Geht man jedoch streng wissenschaftlich vor, wird man den Vorgang genau andersherum betrachten müssen. Das angenehme Gefühl ist nicht der Grund, warum eine belohnte Handlung wiederholt wird; vielmehr erleben wir dieses Gefühl, nachdem sich das positive Gesetz des Effekts auf eine Handlung bereits ausgewirkt hat. Das Gesetz ist das Primäre, das subjektive Gefühl nur eine Folgeerscheinung. Die Deskription des Gesetzes läßt sich mit den folgenden beiden Aussagen demonstrieren: „die Schüssel ist zerbrochen, *weil* sie zerbrechlich war" versus „die Schüssel ist zerbrechlich, und sie ist zerbrochen". Die erste Aussage kann man zwar umgangssprachlich akzeptieren; sie enthält aber keine wirkliche Erklärung. Die zweite Aussage dagegen ist genau das, als was sie erscheint – eine einfache Beschreibung. Entsprechend ist auch das Gesetz des Effekts rein deskriptiver Art.

Die Version des Psychologen weicht auch noch in anderer Hinsicht von der des Laien ab. Das Gesetz des Effekts hat nach der Auffassung seiner entschiedensten Vertreter einen weit größeren Wirkungsbereich als den, den man sonst der Belohnung und der Strafe im Leben zuschreibt. Psychologen sprechen von Belohnung und Bestrafung auch dort, wo ein Gelegenheitsbeobachter derartiges vermissen würde; u. a. auch deswegen, weil sie eine sehr viel engere Beziehung zwischen Verhalten und seinen Konsequenzen (Skinner, 1953) postulieren.

Vielleicht sollte man sich jedoch zunächst mit einigen elementaren Fakten vertraut machen, bevor man weitergehende Überlegungen anstellt. Für die Wirkung des Gesetzes des Effekts ist laut Thorndike die automatisch erfolgende Selektion von Reaktionen charakteristisch. Überzeugende Belege hierfür lieferten allerdings erst andere Forscher, die den Problemkäfig vereinfachten, um genauere und damit auch aussagekräftigere Ergebnisse registrieren zu können. Nach einer Modifikation des Käfigs durch E. R. Guthrie und G. P. Horton (1946) steht in dem sonst leeren Käfigraum eine vertikale Stange; darunter eine halbkugelförmige kippfähige Unterlage. Wenn die Stange in irgendeiner Richtung angestoßen wird, kippt sie um und springt anschließend in die Ausgangslage zurück. Eine in den Käfig gesperrte Katze kann dadurch entkommen, daß sie die Stange umstößt, denn eine beliebige leichte Berührung setzt den Öffnungsmechanismus der durch eine Feder gehaltenen Glastür in Gang. Im gleichen Moment macht eine automatische Kamera von der Katze eine Aufnahme und hält so den Augenblick der Belohnung und Handlungsbeendigung („stop-action") fest.

Indem man bei diesen Verhaltensanalysen die Phase der Handlungsbeendigung besonders beachtete, wurde eine auffallende Regelmäßigkeit in der Verhaltensstruktur der Katze erkennbar. Abb. 2.5 zeigt die Verhaltensmomente bei einer Katze im Problemkäfig bei der jeweils wirksamen Bewegung: es handelt sich um ihre ersten 19 Versuche, mit Ausnahme der Fälle, wo die Kamera nicht reagierte.

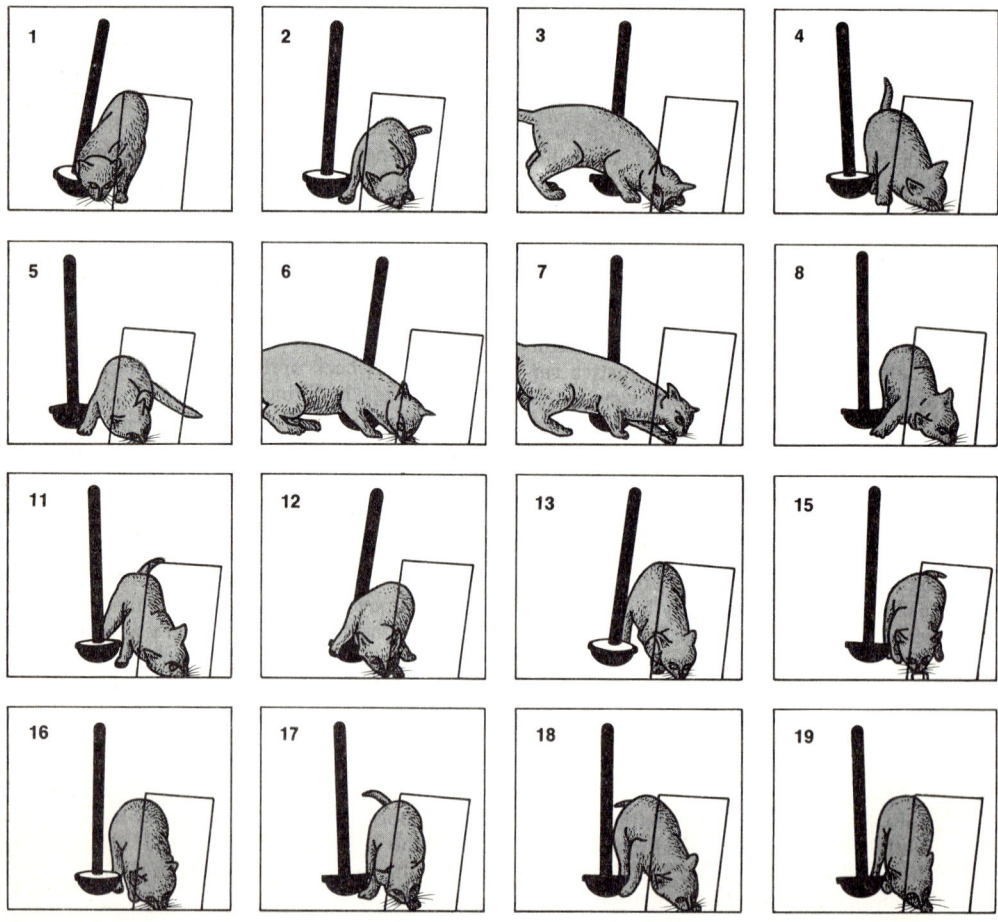

Abb. 2.5. Eine Katze in einem Problemkäfig, durch eine Glaswand betrachtet. Die Katze streift die Stange, woraufhin sich die Tür öffnet. Die Tür ist im Umriß angedeutet. Nach dem achten Versuch hat sich die Katze ein Standardverhalten zugelegt, um die Stange anzustoßen und hinauszugelangen: Mit Blick auf die Tür stößt sie mit ihrer rechten Körperseite die Stange an. Andere Katzen gewöhnen sich andere Methoden an, um die Stange zum Kippen zu bringen. (Aus Guthrie & Horton, 1946)

Beim ersten Mal entkam die Katze dem Käfig, nachdem sie die Stange mit ihrer rechten Körperseite streifte. Wahrscheinlich war diese erste erfolgreiche Reaktion rein zufällig, denn die Katze hatte vorher weder Erfahrungen mit Problemkäfigen gemacht noch mit Glastüren, die einen durch Stangen zu bedienenden Öffnungsmechanismus aufweisen. Beim nächsten Versuch trat die gleiche Reaktion auf, obwohl die Katze ihre Position jetzt leicht zur Tür hin verlagert hatte. Der dritte Versuch wurde mit einer neuen Reaktion beendet, bei der die linke Seite der Katze die Berührung ausführte, wobei das Tier eine Position parallel zur Vorderwand – statt senkrecht dazu – einnahm. Bis zum achten Versuch wechselten diese beiden Positionen miteinander ab. Dann aber setzte sich die erste Position eindeutig durch. Die Katze zeigte bei einigen Dutzend weiteren Versuchen, die hier nicht wiedergegeben werden, in ihrem Verhalten eine auffällige Konsistenz. Sie entkam dem Käfig durch ein nur gelegentlich noch schwach abgewandeltes stereotypes Verhalten, das dem des allerersten Versuchs ziemlich ähnlich war. Nicht jede Katze entwickelte so rasch ein solches Routineverhalten, aber früher oder später fanden so gut wie alle Katzen einen gleichbleibenden Stil des Entkommens, der individuell verschieden war, und der regelmäßig auf das zufallsbedingte Zusammenstoßen mit der Stange bei den ersten Versuchen zurückgeführt werden konnte.

Die Feststellung über das zufällige Zusammentreffen muß jedoch etwas differenziert werden, anderenfalls könnte später bei der Betrachtung komplexerer Situationen Verwirrung entstehen. Es gibt bestimmte Dinge, die eine Katze tut, wenn sie eingesperrt ist. Sie schnüffelt herum, schlägt nach vorspringenden Teilen in ihrer Umgebung, stellt sich von Zeit zu Zeit kurz auf die Hinterbeine, streift an Gegenständen entlang, etc. Wenn wir all diese Verhaltensweisen zusammenfassen und als „generelle Aktivität" bezeichnen, dann können wir sagen, daß eine eingesperrte Katze ein erhöhtes generelles Aktivitätsniveau aufweist, das der durch Hunger oder durch andere Triebe bedingten Verhaltenszunahme ähnelt. Wenn wir uns nun die Bewegungen im einzelnen ansehen, in der Art wie

bei der eben begonnenen Aufzählung, dann wird deutlich, daß Katzen in katzengemäßer Weise aktiver werden, d.h. in ganz anderer Weise als etwa Ratten, Hunde oder Hühner unter vergleichbaren Bedingungen. Außerdem läßt sich dabei zeigen, daß auch die Natur des zugrundeliegenden Antriebs zu unterschiedlicher Aktivität führt. Wenn die Katze hungrig ist, schnüffelt sie wahrscheinlich eher herum, während sie mehr mit ihren Tatzen zuschlägt, wenn sie sich eingesperrt fühlt. Solche Unterschiede ändern allerdings nichts an dem grundlegenden Ergebnis, daß durch das Gesetz des Effekts diejenigen Bewegungen aus der Gesamtaktivität herausgefiltert werden, die zu einem bestimmten Resultat geführt haben – in diesem Fall zur Befreiung aus dem Käfig.

Zurück zur Katze im Käfig; betrachten wir sie ab dem 40. Versuch, wie in Abb. 2.6 dargestellt. Zwischen dem 40. und 41. Versuch wurde die Stange ein wenig nach rechts verschoben. Bei ihrem 41. Versuch war die Katze für eine Weile blockiert. Sie spulte ihr stark stereotypisiertes, aber jetzt nutzloses Routineverhalten mehr als fünfzehnmal ab, bis sie zufällig die Stange mit ihrer linken Körperseite berührte und dadurch den Ausbruch schaffte. Während der nächsten Versuche entstand bald ein neues Routineverhalten, auch dieses wieder auf der Grundlage zufälliger Kontakte mit der Stange. Schließlich hatte sich beim 49. Versuch ein neues Verhaltensmuster etabliert, das sie bis zum letzten Versuch, dem 71., beibehielt. Den Ausbruch erreichte sie stets nach einem Stoß mit der Schnauze gegen die Stange, während sich der Körper parallel zur vorderen Wand stellte. Wieder kam es durch das Gesetz des Effekts zur Ausformung einer effektiven und präzisen Reaktion auf der Grundlage der Kinesen.

Es gab für die Katze keinen logischen Grund, das eine Mal durch Zubeißen und ein anderes Mal durch einen Stoß aus ihrem Käfig auszubrechen. Es gibt auch keine logischen Gründe für die Bewegungsmuster der anderen Katzen im gleichen Experiment – diese variierten zwischen einem sorgfältigen Stoß mit der Pfote gegen die Stange bei der einen Katze und einem spielerischen Sich-Umherwälzen bei einer anderen. Gibt es auch keinen

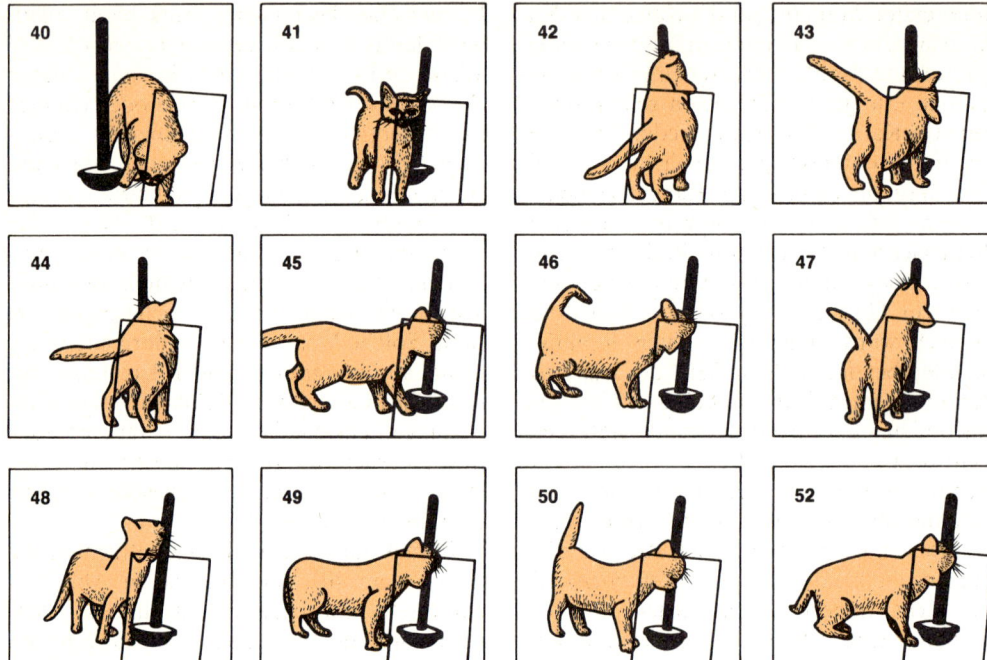

Abb. 2.6. Die Katze der Abb. 2.5 nach zwei Dutzend weiteren Versuchen. Ihre Methode des Entweichens hielt bis zum 41. Versuch an. Dann wurde die Stange ein paar Zentimeter nach rechts versetzt. Dadurch wurde der Verhaltensablauf zeitweilig unterbrochen. Die Katze brauchte ein paar Versuche, bis sich ein neues Reaktions- muster gebildet hatte. Beim 45. Versuch bewegte die Katze die Stange mit ihrer Schnauze, während sie parallel zur Vorderwand stand. Bei den restlichen 25 Versuchen wurden nur noch geringfügige Variationen dieser Metho- de beobachtet. (Aus Guthrie & Horton, 1946)

logischen, so gibt es doch einen *biologischen* Grund für diese Varianz der Ausbruchstech- niken: das Gesetz des Effekts selbst. Alle routinemäßig gelernten Bewegungen haben die gleiche Konsequenz: Sie ermöglichen den Ausbruch aus der Gefangenschaft. Daß sich die Techniken unterscheiden, zeigt nur, daß adaptive Bewegungen auch nichtadaptive Komponenten enthalten können; und zwar einfach deshalb, weil sie mit dem belohnten Anteil des Verhaltens zusammen vorkamen.

Wieder einmal möchte man den Versuch machen, diese Beobachtungen zu erklären. Die Flucht der Katze kommt einem vor wie ein Willensakt, der durch die Vorstellung eines Vergnügens ausgelöst wird. Ein an Thorndike orientierter Bericht würde dage- gen nur auf das Gesetz des Effekts hinweisen. Eine Bewegung schleift sich ein, weil sie an die richtige Konsequenz gekoppelt ist. Was wie eine Erklärung aussieht, ist wieder einmal nur eine einfache Beschreibung. Es wird nun unsere Aufgabe sein zu überprüfen, wie weit wir das Gesetz des Effekts zur Verhaltensbe- schreibung höherer Lebewesen einschließlich der des Menschen verwenden können.

2.2.3 Skinners Paradigma

Zweifellos kommt Thorndike das histori- sche Verdienst zu, die ersten experimen- tellen Untersuchungen zur Wirkung von Be- lohnung und Bestrafung eingeleitet zu haben. Doch ist sein Beitrag zu diesem Thema durch B. F. Skinners Arbeiten etwas ins Hintertref- fen geraten. Die experimentelle Apparatur, die zuerst von Skinner, später von anderen benutzt wurde, scheint ein direkter Abkömm- ling von Thorndikes Problemkäfig zu sein, doch wird er allgemein „Skinner-Box" ge-

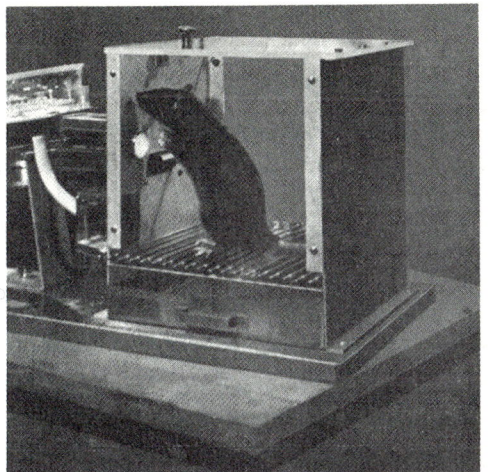

Abb. 2.7. Eine experimentelle Anordnung für eine Ratte, die gerade einen Hebel niederdrückt. Ein Licht in der Nähe des Hebels leuchtet auf. Unter dem Licht ist die Öffnung zu sehen, durch die die Ratte Futterkugeln erhält. Typisch sind die Metallwände und der Rost als Fußboden; die Durchsichtigkeit der Seitenwände dient eher der Demonstration als dem Experiment

nannt. Abbildung 2.7 zeigt eine Version des Apparates, in dem eine Ratte, die aus ihm entkommen will, einen Hebel niederdrücken muß. Der Käfig ist so eingerichtet, daß das Versuchstier von allen zufälligen Reizen möglichst isoliert ist. In einem Skinnerschen Standardexperiment wird eine hungrige Ratte in den Käfig gesetzt, so daß die Natur (sprich das Gesetz des Effekts) ihren Lauf nehmen kann. Falls die Ratte den Hebel herunterdrückt, erhält sie über einen besonderen Spendermechanismus eine Standardfutterkugel. Wie im Problemkäfig nimmt das Tier eine Reaktionsweise, der eine Belohnung folgte, sehr rasch in sein Verhaltensrepertoire auf. Manchmal hat eine Ratte bereits nach einem einzigen belohnten Versuch gelernt, den Hebel regelmäßig und gleichmäßig niederzudrücken. Das Wesentliche an Skinners Paradigma ist, daß die Konsequenzen der erfolgreichen Reaktion nicht in ihr selbst begründet sind. Mit einem Hebeldruck kann sich das Tier eine Futterkugel beschaffen, aber es kann je nach Versuchsanordnung ebensogut dafür einen Schluck Wasser, einen Temperaturwechsel, einen Sexualpartner, das Ende eines schmerzhaften Elektroschocks usw. erreichen. Der Versuchsleiter kann jede Verhaltenskonsequenz, die er untersuchen möchte, beliebig an die willkürliche Reaktion, die der Apparat erforderlich macht, binden. Bei dieser experimentellen Flexibilität ist es möglich, die Auswirkungen verschiedener Konsequenzen auf ein standardisiertes Verhalten zu vergleichen, allerdings um den Preis einer gewissen Künstlichkeit. Auf jeden Fall aber kommt diese Methode ganz dem Interesse Skinners entgegen, der untersuchen wollte, in welcher Form Verhalten durch seine Konsequenzen – das Fachwort hierfür lautet *Verstärker* – beeinflußt wird. Von *positiven Verstärkern* spricht man bei Belohnungen, von *negativen Verstärkern* bei Strafreizen.

Der Apparat zum Hebeldrücken (und die vergleichbaren Formen für andere Tierarten, deren Angehörige lieber auf Scheiben picken oder auf Pedale treten, statt Hebel herunterzudrücken, wie es Ratten so bereitwillig tun) wurde weit häufiger benutzt als der Problemkäfig oder die verschiedenen anderen Versuchsanordnungen, die Psychologen sich zur Erforschung des Tierverhaltens haben einfallen lassen. Die relativ ungerichtete anfängliche Aktivität der Ratte in der Skinner-Box ist zum Teil durch Hunger oder andere Antriebe hervorgerufen. Früher oder später jedoch kommt es dazu, daß sie den Hebel drückt, entweder aus purem Zufall, oder auch weil sie gern ihre Vorderpfoten zum Erforschen des Unbekannten benutzt – und prompt erfolgt die programmierte Konsequenz ihres Verhaltens. Das vermehrte Drücken bringt zusätzliche Belohnung und damit ein weiteres Ansteigen der Häufigkeit, bis ein maximaler Wert erreicht ist.

2.2.4 Vernunft, Aberglaube und das Gesetz des Effekts

Der gesunde Menschenverstand führt zweckvolles Verhalten meistens auf irgendeine Art von Vernunft oder Einsicht beim Tier zurück. Wenn eine Katze lernt, einem Käfig zu entkommen, und wenn eine Ratte lernt, sich Futter durch einen Hebeldruck zu verschaffen, dann fällt es schwer, nicht wenigstens eine rudimentäre Form von Vernunft dafür verantwortlich zu machen.

Aber Rationalität oder Vernunft ist vielleicht das Ergebnis elementarer Prozesse – etwa des Effektgesetzes – und als Erklärung für das, was ein Tier zustande bringt, nicht erforderlich. Um entscheiden zu können, ob die Vernunft der entscheidende Faktor oder nur ein Nebenprodukt von anderen Grundprinzipien ist, müssen Experimente durchgeführt werden, deren Ergebnis eine klare Aussage entweder zugunsten des Gesetzes des Effekts oder der Vernunft ermöglichen.

Bei den bisher beschriebenen Experimenten war dem Interesse des Tieres gedient, wenn es dem Gesetz des Effekts gehorchte. Vernunftsgründe und Verhaltensmechanismen waren im Problemkäfig nicht zu trennen. Angesichts der Stammesgeschichte der Tierarten dürfte das nicht überraschen. Hätte eine Tierart kein ausreichendes Eigeninteresse aufrechterhalten können – vorausgesetzt, es hat je ein solches gegeben –, wäre sie längst wieder vom Erdboden verschwunden. Da Belohnungen meistens aus dem bestehen, was ein Tier benötigt, und da Belohnungen über das Gesetz des Effekts die Verhaltensweisen vermehrten, durch die die Belohnungen hervorgerufen wurden, wird dem Eigeninteresse durch ein ganz automatisches und mechanisches Prinzip entsprochen. Skinner (1948) konnte mit Hilfe eines einfachen Experiments mit Tauben zeigen, daß dem Gesetz des Effekts offenbar eine fundamentalere Bedeutung zukommt als gewissen Erklärungen, die sich auf rationale Gesichtspunkte stützen wollen. Ein Taubenexperiment sagt zwar nicht unbedingt etwas über uns Menschen aus. Aber man kann Tauben beispielhaft dazu benutzen, das Gesetz des Effekts, das nicht nur für Tauben gilt, experimentell zu überprüfen.

Mit hungrigen Tauben wurden täglich kurze Versuche in einem geschlossenen, erleuchteten Raum veranstaltet. Sie erhielten dort alle 15 Sekunden etwas Futter. Dazu wurde ein Futterteller in erreichbare Nähe geschoben, egal was die Taube gerade machte; der Teller wurde nach ein paar Sekunden wieder entfernt. Das während eines Versuchs aufgenommene Futter reichte allerdings zur Sättigung der Taube, die bei diesen Versuchen nur 75% ihres Normalgewichts aufwies, nicht aus. Die Belohnungen waren also gering, doch die

Tauben brauchten auch nur dazustehen und auf das Futter zu warten.

Aber genau das taten sie nicht. Sechs von den acht Tauben des Experiments zeigten während des Wartens auf das Futter allmählich verschiedene Aktivitäten. Eine Taube drehte sich zwischen den Fütterungen ein paarmal gegen den Uhrzeigersinn. Eine andere hob ständig ihren Kopf in Richtung auf die oberen Ecken des Raumes. Zwei Tauben machten Schaukelbewegungen. Die restlichen zwei bewegten wiederholt ruckweise ihren Kopf, die eine auf den Boden gerichtet, die andere warf ihren Kopf zurück. Dieses seltsam anmutende und nutzlose Verhalten ist von großem theoretischem Interesse, denn hier wird deutlich, daß das Gesetz des Effekts auch dann funktioniert, wenn es keinesfalls mehr vernünftig erscheint. Das Gesetz des Effekts setzt sich auch dann noch durch, wenn es keinem nützlichen Zweck mehr dient.

Das seltsame Verhalten der Tauben ist nicht schwer zu erklären. Das Futter kommt von allein, aber in dem Moment, wo es kommt, tut die Taube irgend etwas. Aufgrund des Effektgesetzes wird das Verhalten der Taube, das sie gerade an den Tag legt, verstärkt. Die Taube mag z. B. beim Eintreffen des Futters gerade mit ihrem Schnabel auf dem Fußboden scharren. Tauben scharren ohnehin gern, aber nun ist es zufällig noch belohnt worden. Daraufhin wird häufiger gescharrt. Das wiederum erhöht die Wahrscheinlichkeit einer erneuten zufälligen Belohnung für das Scharren, so daß das Verhalten weiter verstärkt wird und die Chance neuer zufälliger Belohnungen ständig wächst. Schließlich tritt das Verhalten so häufig auf, daß auch für jeden menschlichen Beobachter, nicht nur für die irregeführte Taube der Eindruck entsteht, als werde das Futter durch dieses Verhalten herbeigeschafft.

Es ist nicht notwendigerweise die erste, mit dem Eintreffen des Futters zusammenfallende Bewegung, die das übrige Verhalten später dominieren wird. Wie beim Ausbruch aus dem Problemkäfig ist auch hier die Auswahl der Reaktion ein statistisches Problem. Am Anfang kann eine Anzahl verschiedener Bewegungen zufällig mit der Belohnung zusammenfallen, ehe eine spezielle Bewegung an Häufigkeit zunimmt. Selbst danach können weitere Veränderungen eintreten. Das Scharren auf dem Boden kann in ein Picken auf dem Boden übergehen, dann in ein Anpicken der Wand und so weiter; man weiß vorher nicht, welche Bewegung sich einstellen wird.

Da einige Bewegungen dem Gesetz des Effekts eher gehorchen als andere, können sich Veränderungen auch dadurch ergeben, daß ein zufällig zuerst belohntes, aber nicht so einfach zu verstärkendes Verhalten durch ein danach folgendes, leichter zu verstärkendes, abgelöst wird. Derartige Unterschiede hinsichtlich der Empfänglichkeit für Belohnung konnten durch weitere Untersuchungen zum Gesetz des Effekts aufgedeckt werden. In Skinners Experiment entwickelten zwei der acht Tauben kein deutlich ausgeprägtes Ritual. Entweder zeigten sie im kritischen Moment gerade keine unterscheidbare Bewegung oder diese war nicht erkennbar – vielleicht hatte sich nur eine Orientierungsgeste oder eine ähnlich unauffällige Reaktion eingefunden. Aber trotz dieser kleinen Abweichung trägt das Experiment, dem Skinner den Titel „‚Aberglaube' bei Tauben" zulegte, ganz allgemein zum Verständnis des Gesetzes des Effekts vieles bei.

Die Abb. 2.5 und 2.6 zeigen im einzelnen, wie es einer Katze mit artgemäßen Verhaltensweisen gelang, aus einem Problemkäfig zu entweichen. Daß die Katze überhaupt entweichen konnte, zeigt, daß sie in der Lage war, in einer neuen Umwelt eine effektive Bewegung zu entwickeln. Daß diese Flucht ihren Anlagen entsprechend (idiosynkratisch) vor sich ging, läßt vermuten, daß sie auf dem Wege über das Gesetz des Effekts eine passende Bewegung herausbildete. Bei jeder effektiven Reaktion verbinden sich wesentliche und unwesentliche Eigenschaften: Es ist wesentlich, die Stange anzustoßen; aber wie die Katze ihren Schwanz hält, ihren Kopf dreht oder wie sie sich der Stange näher und ihre Krallen oder Schnauze benutzt, ist weitgehend zufällig und für das Anstoßen der Stange irrelevant. Da diese Eigenschaften irrelevant sind, können sie von Katze zu Katze variieren. Für die Art des Problemkäfigs ist es belanglos, ob eine Katze den Schwanz hebt oder senkt, den Kopf dreht oder gerade hält; deshalb entwickelt jede Katze ihren eigenen Stil. Das heißt, der Stil

wird dem Tier eigentlich aufgezwungen, denn für das Gesetz des Effekts sind Unterschiede zwischen wesentlichen und unwesentlichen Bewegungen ohne Bedeutung (Herrnstein, 1966). Jede Bewegung, die mit einer Belohnung zusammenfällt, wird belohnt, gleich ob das Zusammentreffen ein zufälliges oder ein notwendiges ist. Auf lange Sicht werden allerdings die wesentlichen Bewegungen am häufigsten belohnt; sie haben ausnahmslos eine Belohnung zur Folge. Im Gegensatz dazu können sich die unwesentlichen Anteile der Bewegung verlagern, lediglich begrenzt durch die Notwendigkeit, mit den wesentlichen Bestandteilen der Bewegung vereinbar zu sein. Innerhalb kurzer Zeiten bringt das Gesetz des Effekts also genau das hervor, was die Katzen im Käfig lernten: effektives Verhalten, eingerahmt von unwesentlichen artgemäßen Anteilen, die sich von Katze zu Katze unterscheiden.

Weder bei Katzen noch bei Tauben – noch auch bei Menschen, wie gelegentliche Experimente zu diesem Fragenkreis aufwiesen (Bruner & Revusky, 1961; Catania & Cutts, 1963), – läßt sich beliebiges Verhalten hervorrufen. Das Kopfnicken und Scharren sind typisch für die Taube, so wie das Purzelbaumschlagen und Entlangstreifen charakteristisch für die Katze sind. Doch wird der Bereich der wahrscheinlichen Bewegungen durch die Belohnungswirkung zunehmend eingeengt, gleich ob es sich um eine wesentliche Beziehung handelt oder nicht. Das Prinzip der Abschlußhandlung macht in Ansätzen deutlich, auf welche Weise Tiere ein angepaßtes Verhalten, das sie nicht ererbt haben, erwerben. Aus der Menge des durch einen Antrieb in einer bestimmten Umgebung ausgelösten Verhaltens werden bestimmte Bewegungsmuster aufgrund ihres Zusammentreffens mit einer Belohnung herausgefiltert. In der Natur ist ein solches Zusammentreffen in der Regel nicht zufällig (anders als im Laboratorium), sondern meist ein Anzeichen dafür, daß eine bestimmte Bewegung tatsächlich eine belohnende Wirkung hatte. Durch die zunehmende Häufigkeit der herausgefilterten Bewegung nimmt die Wahrscheinlichkeit weiterer Belohnungen zu, jedenfalls solange die Belohnung noch einer Antriebsbefriedigung zugutekommt.

Was durch das Zusammentreffen von Bewegungen und verstärkenden Konsequenzen an angepaßtem Verhalten zustandekommt, sind einfache motorische Bewegungsfolgen. Dem komplexen, zukunftsorientierten Verhalten eines normalen menschlichen Lebens kann diese Theorie nicht genügen. Es gibt auch vorausschauendes Denken, das unser Verhalten steuert. Dem wird man mit Begriffen wie vorhergehender Belohnung kaum gerecht, besonders in solchen Fällen, wo mit Hilfe von Voraussicht ohne vorhergehende Erfahrung Ausgangsleistungen zustandekommen. Menschen handeln überdies manchmal auch gegen ihr Eigeninteresse, sie verzichten z.B. auf ihr Vergnügen, d.h. sie handeln dem Gesetz des Effekts zuwider (vgl. aber Skinner, 1953). Es wäre zu prüfen, ob man nicht zu einer Klärung auch dieser offenen Fragen kommen kann.

2.3   Das Gesetz des relativen Effekts

Man stelle sich ein Tier in seiner vertrauten Umgebung vor, das nichts Neues mehr lernen muß – wie werden seine Aktivitäten gesteuert? Erwachsene freilebende Tiere verbringen die meiste Zeit mit Dingen, die sie bereits können, anders als Jungtiere und Tiere in einem psychologischen Experiment. Obwohl sie zweifellos ab und zu auch einmal etwas Neues erlernen, verläuft ihr Leben doch über lange Strecken in vertrauten Bahnen. Das schließt nicht aus, daß sich das Verhalten von einem Moment zum anderen plötzlich ändert. Ein Sperling hüpft etwa von einem Zweig auf den Boden und zum Baumstamm, er pickt Knospen, Steinchen, Samenkörner, schüttelt sein Gefieder und putzt es mit dem Schnabel, manchmal greift er andere Spatzen an, manchmal flüchtet er vor ihnen. Im Handlungsablauf geschehen laufend irgendwelche Dinge; zu beobachten sind sowohl starre Verhaltenssequenzen als auch nicht erwartete, überraschende Verhaltensweisen – hier ist eine Analyse motivational bedingten Verhaltens geradezu unausweichlich.

Es gibt naheliegende Gründe dafür, warum sich Verhalten manchmal überraschend ändert. Erstens kommen neue Reize ins Spiel, auf die reagiert werden muß. Der Spatz hüpft auf den Boden; ein Steinchen, das auch ein Samenkorn sein könnte, fällt ihm ins Auge: Er pickt danach. Das Picken könnte in diesem Augenblick eine Appetenzreaktion auf seinen Hungertrieb sein. Im nächsten Moment erblickt der Spatz die rote, fleischige Beere einer Eibe und fliegt auf sie zu. Unterwegs trifft er jedoch auf einen Rivalen, und plötzlich ist die Territoriumsverteidigung das Hauptthema des Handlungsgeschehens. Sekunden später schon putzt sich der Spatz vielleicht oder hat mit anderen Angelegenheiten zu tun.

Zweitens: Neben diesen vielen Außenreizen, die zu Reaktionen herausfordern, erfährt der Spatz auch innere Zustände. Er verspürt Hunger, Durst, Sexualität, den Antrieb zu Revierverteidigung, Nestbau und vielem anderen; nicht zu vergessen die zahllos vorhandenen äußeren motivierenden Faktoren – ein Unwetter, ein Habicht, ein Mensch mit einem Rasenmäher etc. Es gibt einige Theorien, in denen Triebe als Reize definiert werden; in diesem Fall würden die beiden genannten Handlungsgründe unter einer Kategorie zusammenfallen. Die Ersparnis ist aber nur eine scheinbare. Wenn Triebe als Reize angesehen werden, dann hat man doch wenigstens mit zwei Arten von Reizen zu tun – mit jenen, die Reaktionen hervorrufen, sofern sich das Tier gerade unter geeigneten Bedingungen befindet, und jene, die die relevanten Bedingungen schaffen. Wir wollen hier nur für den ersten Fall den Begriff „Stimuli" bzw. „Reize" verwenden, während im zweiten von „Trieben" die Rede sein wird, weniger aus theoretischen Gründen, sondern weil dies mehr dem normalen Wortgebrauch entspricht.

Neben diesen beiden Quellen der Variation im Motivationsschema ist noch ein entscheidender Bestandteil zu behandeln. Es hat mit der Frage zu tun, wie der Spatz – oder ein beliebiges anderes Lebewesen – mit seinen Bedarfsprioritäten fertig wird. Die Tiere schaffen es ja irgendwie, den Forderungen ihrer Triebe zu entsprechen, während sie dabei einen Feldzug an mehreren Fronten führen – in der Paarungszeit müssen sie weiterhin fressen und trinken, sie bauen ein Nest, während sie Eindringlinge verscheuchen; und gelegentlich nehmen sie sich noch die Zeit, sich zu putzen. Es gibt also irgendein Prinzip, wonach alle diese Verhaltensweisen so aufeinander abgestimmt werden, daß dabei den Interessen des Individuums (und seiner Gattung) Genüge getan wird.

2.3.1 Das Gesetz der Verhältnismäßigkeit (matching law)

Um diesem noch fehlenden Prinzip auf die Spur zu kommen, müssen wir die übrigen Quellen der Verhaltensvariation einebnen. Dazu muß eine Situation geschaffen werden, in der das Tier die alternativen Handlungsabläufe bereits kennt. Es muß einer konstanten Stimulierung ausgesetzt werden. Auch sollen Veränderungen des inneren Zustandes die Ergebnisse nicht beeinflussen. Zum Glück kann man diesen Anforderungen mit relativ einfachen Experimenten entsprechen. Der Hungerzustand einer Taube läßt sich in etwa konstant halten. Täglich wird sie für die Dauer einer Stunde in eine Skinner-Box (s. Abb. 2.7) gesetzt. Der Kasten muß nur leicht verändert werden, da wir es jetzt mit Tauben zu tun haben, die eher auf Scheiben an der Wand picken, als daß sie einen Hebel niederdrücken würden. Im vorliegenden Experiment gibt es im Taubenkäfig zwei solche Pickscheiben. Während einer voraufgehenden Übungszeit wird die Taube für ihr Picken solange mit Futterkörnchen belohnt, bis sie dieses Verhalten bereitwillig ausführt. Im eigentlichen Experiment wird das Picken der Taube jedoch nicht mehr regelmäßig von Erfolg gekrönt. Denn die Taube wird einem Belohnungsprogramm ausgesetzt, wonach eine Belohnung für das Picken auf den beiden Scheiben nicht vorherzusehen ist. Aus der Sicht der Taube macht sich das Picken auf die beiden Scheiben zwar unregelmäßig, aber doch mit einer gewissen durchschnittlichen Erfolgsrate bezahlt. Zum Beispiel erhält sie bei der linken Scheibe für ihr Picken durchschnittlich einmal alle vier Minuten Futter, während sie bei der rechtend Scheibe, bei der es etwas großzügiger zugeht, alle zwei Minuten mit Futter belohnt wird. Die Taube weiß vorher nicht, ob gerade eine Scheibe, und welche, darauf eingestellt ist, ein Futterkörnchen freizugeben. Im Verlauf eines täglich wiederholten einstündigen Versuchs kann die Taube etwa 15 Futterrationen von der linken Scheibe und 30 von der rechten Scheibe erwarten – allerdings nur dann, wenn sie „arbeitet". Steht bei einer Scheibe eine Futterbelohnung an, dann bleibt sie spendebereit, bis das Futter vom Tier aufgenommen wurde (oder bis der Versuch zu Ende ist); erst danach stellt sich der Apparat wieder auf ein neues Zeitintervall ein. Durch säumiges Picken wird also die Anzahl der Belohnungen innerhalb einer festen Zeitspanne reduziert. Das heißt, daß bei diesen Programmen für jede Scheibe ein Maximum an abrufbarer Belohnung festliegt. Es liegt an der Taube, in welchem Maße sie das jeweilige Belohnungsmaximum ausschöpft.

Beachten Sie, wie gut das Experiment den vorher erwähnten Erfordernissen gerecht wird. Im eigentlichen Experiment findet kein Neulernen statt, denn die Tauben haben das Picken auf Scheiben und das Fressen vom Futterschälchen vorher eingeübt. Die Reizbedingungen werden konstant gehalten, denn die Versuchstiere sind von Störungen und Ablenkungen im Käfig isoliert. Die einzigen Veränderungen, mit denen die Taube zu tun hat, sind durch ihr eigenes Verhalten bedingt. Der Hungertrieb, der zum Picken anregt, bleibt bei den 45 Belohnungen, die sie in einer Stunde erhalten können, im wesentlichen unverändert; die verbleibenden minimalen Reizschwankungen verteilen sich gleichmäßig auf die beiden Pickalternativen. Durch Variation der übrigen Antriebe wird wohl kaum die Verteilung des Pickens auf die beiden Scheiben beeinflußt, nur die Gesamthäufigkeit des Pickens könnte sich dadurch verändern. Hierauf werden wir noch zurückkommen. Zunächst stellt sich die wichtigere Frage, ob und wie die Taube im Hinblick auf die zu erwartende unterschiedliche Belohnungsmenge ihr Picken auf die beiden Scheiben verteilt.

Der Verteilungsschlüssel der Taube könnte kaum einfacher sein. Wenn sie 20% Belohnungen von der linken Seite erhält, dann fallen 20% ihrer Pickversuche auf diese Seite. Bei 50% Belohnungen von der linken Scheibe fällt auf sie auch genau die Hälfte aller Pickversuche. Wie die Verteilung der Belohnungen auch aussehen mag, die Taube gehorcht immer dem, was man als das *Gesetz der Verhältnismäßigkeit* („matching law"; Herrnstein, 1970; Rachlin, 1971) bezeichnet, wonach der einzelnen Belohnungsquelle ein proportionaler Anteil an Reaktionen zugeordnet wird. Die Taube hat wohl vielleicht ein paar Wochen lang ihre tägliche Futtersitzung zu absolvieren, ehe sich ihr Picken auf eine bestimmte Belohnungsverteilung einpendelt; aber wenn es soweit ist, bleibt ihr Verhalten stabil. Eine Erklärung dieser Beobachtung ist nicht leicht, obgleich die Taube offensichtlich nach einem ganz simplen Prinzip vorgeht, denn genausogut wären andere Verteilungsverhältnisse denkbar: Wenn das Programm zum Beispiel auf nur 15 Belohnungen links und 30 rechts pro Stunde eingestellt ist, dann könnten die Tauben auch dann die Belohnungen ganz ausschöpfen, wenn sie ein beliebiges Verteilungsverhältnis beim Picken einhalten würden. Sie müßten lediglich bei jeder Seite so häufig picken, daß sie dem Zeitplan der Futterverteilung bei jeder Seite gerecht werden. Doch die Taube pickt im Verhältnis 1 zu 2, d.h. in Übereinstimmung mit der Belohnungsverteilung. Im allgemeinen pickt sie sehr viel häufiger als Belohnungen angeboten werden – oft wird für eine einzige Belohnung hundertmal gepickt –, aber immer im Rahmen des Gesetzes der Verhältnismäßigkeit.

Auch bei anderen Organismen und anderen Belohnungsarten wird diese Regel offensichtlich befolgt. Schroeder und Holland (1969) führten ein Experiment durch, in dem Versuchspersonen (Vpn) gebeten wurden, vier Meßgeräte auf einer Anzeigewand zu beobachten. Die Meßgeräte waren so aufgestellt, daß man nicht alle vier zusammen im Blick hatte, sondern jedes einzeln beobachten mußte. Die Vpn sollten die Meßgeräte visuell überwachen und Abweichungen eines Zeigers nach rechts oder links durch Niederdrücken jeweils eines von zwei zugeordneten Knöpfen anzeigen. Die Abweichungen der Zeiger erfolgte – ohne Wissen der Vpn – nach einem festgelegten Plan, vergleichbar der Verteilung im Taubenexperiment. So wie die Tauben durch ihr Picken verdienten sich die Vpn ihre Belohnung durch Blickwendungen, wenn davon ausgegangen werden darf, daß die Entdeckung einer Zeigerabweichung belohnend wirkt. Mit einer Spezialkamera wurden die Blickrichtungen der Vp festgehalten. Nachdem man Häufigkeit und Dauer der Augenbewegungen als Reaktionen aufgelistet hatte, fand man das Gesetz der Verhältnismäßigkeit auch hier bestätigt. Die Vpn verteilten ihre Blickwendungen auf die beiden Seiten im gleichen Verhältnis, wie Zeigerabweichungen auf den beiden Seiten vorkamen. Man mag es etwas merkwürdig finden, daß Menschen durch das Entdecken von Zeigerverschiebungen „belohnt" werden sollen. Wie wir jedoch später noch sehen werden, ist dies bei Mitberücksichtigung einer Vielzahl sozialer Motivationen gar nicht so unwahrscheinlich.

Ein drittes Beispiel für die Verhältnismäßigkeit von Reaktionen liefert ein Experiment mit Ratten (Shull & Pliskoff, 1967), womit sich der Geltungsbereich des Gesetzes um eine weitere Spezies erweitert. Der nun folgende Beleg für das vielfach bestätigte Gesetz ist insofern auch interessant, als die Ratten durch einen kurzen Stromstoß, der durch einen Teil ihres Gehirns geleitet wurde, belohnt wurden. Wir werden auf diese sog. „Lustzentren" des Gehirns noch zurückkommen; jetzt soll diese ganz andersartige Belohnungsform nur im Rahmen des Verhältnismäßigkeitsprinzips behandelt werden. Wie in den beiden anderen Untersuchungen konnten die Versuchstiere ihre Belohnung durch die Wahl einer von zwei Tätigkeiten, denen eine unterschiedliche Erfolgshäufigkeit zugeordnet war, erreichen. Und wie bei den anderen Untersuchungen stimmte das Verhältnis der Tätigkeiten mit dem Verhältnis der Belohnungen überein.

In Abb. 2.8 sind die drei Experimente zusammengefaßt, in denen Tauben, Ratten und Menschen alternative Wahlmöglichkeiten hatten, um Nahrung bzw. Stimulierung des Gehirns bzw. Information zu erhalten. Die drei Gattungen, die jeweils unterschiedliche Tätigkeiten mit unterschiedlichen Konsequenzen ausübten, liegen im ganzen relativ dicht an der Proportionalitätsgeraden, einzelne Versuchstiere oder -personen weichen bis zu 5 oder 10% davon ab. Auch in vielen anderen durchaus unterschiedlichen Experimenten hat dieses Prinzip der Verhältnismäßigkeit der Reaktionen einen Aspekt des Effektgesetzes sichtbar gemacht, der in den ursprünglichen Experimenten von Thorndike und Skinner noch nicht deutlich wurde.

Worin besteht dieser neue Aspekt? Verhältnismäßigkeit kann man am besten als mathematische Beziehung zwischen zwei Mengen ausdrücken. Zuerst eine in Worten ausgedrückte Gleichung:

Das Reaktionsverhältnis ist gleich dem Belohnungsverhältnis.

Jede Seite der Gleichung kann als einfaches Verhältnis dargestellt werden. Das Reaktionsverhältnis läßt sich dann ausdrücken als

$$\frac{R_1}{R_1 + R_2}$$

wobei R_1 die Anzahl der Reaktionen des einen Typs ausdrückt, R_2 die Reaktionsanzahl des anderen Typs, und $R_1 + R_2$ die Summe beider Reaktionstypen. Entsprechend läßt sich das Belohnungsverhältnis ausdrücken:

$$\frac{B_1}{B_1 + B_2}$$

wobei B_1 gleich der Anzahl der Belohnungen ist, die R_1 auslöst, B_2 gleich der Anzahl der von R_2 ausgelösten Belohnungen und $B_1 + B_2$ gleich der Summe der von beiden ausgelösten Belohnungen.

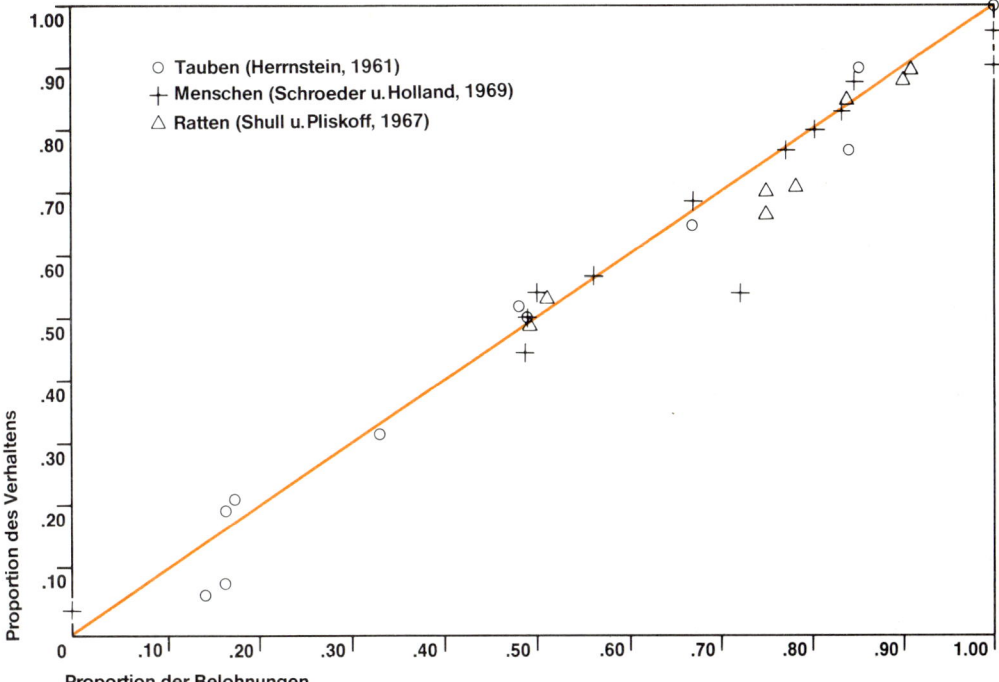

Abb. 2.8. Die Beziehung zwischen der Wahl einer Alternative und den Belohnungen, die sie einbringt. Auf der Ordinate ist die relative Häufigkeit – oder Proportion – einer von zwei möglichen Reaktionen abgetragen. Die Proportion für die andere Alternative beträgt 1,0 minus die dargestellte Proportion, da sich beide zu 1,0 ergänzen müssen. Auf der Abszisse ist die zugehörige Proportion der Belohnungen abgetragen. Die Diagonale repräsentiert graphisch das Gesetz der Verhältnismäßigkeit; das Verhältnis der Reaktionen entspricht dem Verhältnis der Belohnungen. Die Daten stammen von Ratten, Tauben und Menschen

Daraus folgt die Gleichung:

$$\frac{R_1}{R_1 + R_2} = \frac{B_1}{B_1 + B_2}$$

Mit dieser Gleichung läßt sich die Verhältnismäßigkeit von zwei Reaktionsalternativen ausdrücken. Graphisch entspricht Gleichung 1 der Diagonalen in Abb. 2.8. Wenn sich mehr als zwei Reaktionen anteilig auf die Gesamtzahl der Belohnungen verteilen müssen, bleibt die Verhältnismäßigkeit bestehen, allerdings müssen dann die Nenner revidiert werden. Sind drei Alternativen vorhanden, sieht das Gesetz der Verhältnismäßigkeit folgendermaßen aus:

$$\frac{R_1}{R_1 + R_2 + R_3} = \frac{B_1}{B_1 + B_2 + B_3}$$

Die beiden Nenner sind jeweils die Summen aller auftretenden Reaktionen bzw. aller durch sie ausgelösten Belohnungen. Es spielt keine Rolle, wie sich das Tier im einzelnen verhält; die Reaktionen werden immer anteilmäßig auf alle Alternativen verteilt; d.h. auf jede Alternative entfallen so viele Reaktionen, wie es dem Anteil der zu verdienenden Belohnungen entspricht. Diese Feststellung mag als ein überraschend zwingender Beweis für die Annahme von der Ordnung und Gesetzmäßigkeit des Verhaltens gewertet werden, vielleicht erscheint sie zu einfach, um noch plausibel zu wirken. Wir werden jedoch sehen, daß es einige Komplikationen gibt, die die Plausibilität des Gesetzes erhöhen und den Überraschungseffekt vermindern.

2.3.2 Differenzierungen zum Gesetz der Verhältnismäßigkeit

Bis jetzt haben wir so getan, als ob der einzige Faktor, der zur Wahl der einen oder der anderen Reaktionsalternative führt, die darauffolgende Belohnung sei. Das mag zwar bei einer sehr restriktiven Versuchsanordnung zutreffen, läßt sich aber nicht verallgemeinern. Wir können jedoch zeigen, daß sich das Gesetz der Verhältnismäßigkeit auch prinzipiell anwenden läßt, ohne daß man dabei auf unrealistische oder zu einfache Bedin-

gungsvoraussetzungen zurückgreifen müßte. Sehen wir uns daher zuerst die Voraussetzungen an, die die Reaktionsalternativen betreffen.

Man stelle sich eine Ratte vor, die mit zwei Hebeln konfrontiert wird. Die Hebel sollen sich in ihrer Bedienungsschwierigkeit unterscheiden: Für den einen Hebel benötigt das Tier 10 Gramm Kraft, für den anderen eine kaum noch zumutbare Kraft von 150 Gramm, was etwa einem Dreiviertel des Eigengewichts einer Ratte entspricht. Selbst wenn die Ratte dieser viel höheren Anforderung nachkommen kann, würde sie sicherlich den leichteren Hebel bevorzugen. Führt nun der leichtere Hebel doppelt so häufig zu Belohnungen wie der andere, dann wird er häufiger als doppelt so häufig gedrückt. Entsprechend wird bei jeder Belohnungsaufteilung der leichtere Hebel stets mehr als seinen sonst eigentlich zu erwartenden Anteil an Reaktionen erhalten, es sei denn, einer der beiden Hebel gibt die gesamte Belohnung her und zieht somit alle Reaktionen auf sich. Mit anderen Worten: Reaktionen unterschiedlicher Beschaffenheit müssen irgendwie gewichtet werden, um dem Gesetz der Verhältnismäßigkeit zu entsprechen.

Im einfachsten Fall wird man eine der Reaktionen nur mit einem angemessenen Faktor zu multiplizieren haben – zum Beispiel könnte bei einer bestimmten Ratte jeder Druck des schwierigen Hebels dem mit 4,7 multiplizierten Druck des leichten Hebels entsprechen. „Entsprechen" bezieht sich hier auf die psychologischen, nicht auf die physikalischen Verhältnisse, denn wir wissen ja bereits, daß der leichte Hebel im Vergleich mit dem schwereren physikalisch gesehen nur ein Fünfzehntel an physischer Kraft erfordert. Wenn 4,7 der richtige Korrekturwert ist, dann gehorchen die Reaktionsverteilungen wieder dem Gesetz der Verhältnismäßigkeit. Den Korrekturwert gewinnt man empirisch. Der theoretische Ansatz des Gesetzes der Verhältnismäßigkeit besagt nur, daß es möglich ist, verschiedene Arten von Verhalten so zu quantifizieren, daß die Verhältnismäßigkeit insgesamt erhalten bleibt.

Auf der rechten Seite der Gleichung, wo die Belohnungen stehen, treten die gleichen Komplikationen auf. Angenommen, man verwendet als Belohnungsalternativen Futterkugeln und Wassertropfen, und ein Versuchstier möchte beides zu sich nehmen. Es wird nicht so sein, daß die gleiche Anzahl von Futter- und Wasserbelohnungen unbedingt eine 50:50-Aufteilung der Reaktionen nach sich zieht, denn es ist kaum anzunehmen, daß eine Futterkugel genau denselben Belohnungswert hat wie ein Wassertropfen. Auch diesmal besteht die Lösung des Problems in einer Korrektur, und zwar auf der rechten Seite der Gleichung. Es mag sich etwa herausstellen, daß die Verhältnismäßigkeit dann wieder hergestellt ist, wenn jede Futterkugel mit 1,4 Tropfen Wasser gleichgesetzt wird. Sicherlich wird auch eine Veränderung des Triebniveaus oder der Belohnungsmenge zu neuen Proportionen führen. In diesem Punkte hinken leider die Fakten wieder hinter der Theorie her. Wir wissen noch relativ wenig darüber, wie man die Belohnungen im einzelnen zu skalieren hat, so daß das Gesetz der Verhältnismäßigkeit im gegebenen Fall anwendbar bleibt; wir wissen auch nichts darüber, welche Schwierigkeiten dabei noch auftreten werden. Aber das Prinzip dürfte auch hier einleuchten.

Eine weitere Komplikation ergibt sich, wenn man die Wechselwirkungen zwischen verschiedenen Trieben mit berücksichtigt. Wenn sich ein Versuchstier mit Hilfe von zwei verschiedenen Reaktionen Futter beschaffen kann, wird die Aufteilung der Reaktionen sogar in der Sättigungsphase noch dem Gesetz der Verhältnismäßigkeit entsprechen (mit den erwähnten Korrekturen). Im Laufe des Freßverhaltens nimmt zwar der Belohnungswert des Futters allmählich ab, aber diese Veränderung betrifft beide Wahlmöglichkeiten in gleicher Weise, am Verhältnis ändert sich dadurch nichts. Das ist keine nur hypothetische Annahme, sie konnte vielmehr experimentell gestützt werden. Eine Taube, die monatelang in einem Experimentierkäfig lebte und sukzessiv ihre gesamte Nahrung in der Weise erhielt, daß sie jedesmal gegen zwei alternative Scheiben picken mußte, verhielt sich in allen Phasen des Experiments entsprechend dem Gesetz der Verhältnismäßigkeit (Baum, 1972).

Die Sättigung ist allerdings dann eine entscheidende Variable, wenn sich der Wert der alternativen Belohnungen unterscheidet. Verwenden wir als Belohnungsalternativen z. B. Futter und Wasser und setzen voraus (eine Sache der Versuchsplanung), daß zunächst das Gesetz der Übereinstimmung zutrifft. Wenn der Durst rascher vergeht als der Hunger, würde zunehmend die futterbietende Scheibe bevorzugt bepickt – die Verhältnismäßigkeit wäre nicht mehr gegeben. Das Gleiche würde sich ergeben, wenn der Hunger schneller gestillt wird als der Durst. In jedem Fall müßte man auch hier wieder Korrekturen und Zusatzanalysen vornehmen. In der natürlichen Lebensumwelt sind solche Wechselwirkungen, bei denen ein Trieb in Relation zu einem anderen stärker oder schwächer wird, sicherlich häufig anzutreffen. Das wirkt sich auf die entsprechenden Reaktionsverteilungen dann natürlich aus.

Allerdings ist das Bisherige nur als einfachste Form einer Interaktion zwischen der relativen Belohnungswirkung und zugrundeliegenden Antrieben zu betrachten. Antriebe können sich auch unmittelbar gegenseitig beeinflussen, unabhängig von der jeweiligen Auswirkung im Hinblick auf die relative Stärke der mit ihnen verknüpften Belohnungen (z. B. Leander, 1973). Für ein sehr durstiges Tier zum Beispiel hat Wasser einen sehr hohen Belohnungswert. Das macht eine hohe Gewichtung für Wasser erforderlich, damit das Verhalten weiterhin mit dem Verhältnismäßigkeitsgesetz übereinstimmen soll. Diese Art der Interaktion hatten wir bereits behandelt. Darüber hinaus könnte der Dursttrieb unmittelbar auf andere Triebe einwirken. Wenn es sich so verhält, müßte man die gegenseitigen Beeinflussungseffekte kennen, wenn man die Aufteilungen auf alle gegebenen Reaktionsalternativen vorhersagen will. Wenn z. B. durch Durst der Hunger unterdrückt wird (wie das bei Ratten der Fall zu sein scheint; Verplanck & Hayes, 1953), nicht aber der Trieb, die Körpertemperatur aufrechtzuerhalten, dann wird sich mit Veränderung des Durstes die Gewichtung für Futter und Wärme in Relation zueinander verschieben. Im Prinzip könnten solche Wechselwirkungen von Trieben für jede Art natürlicher Handlungsdynamik verantwortlich sein – aber zur Zeit fehlen nahezu gänzlich die einschlägigen Beobachtungen.

Die Differenzierungen des Gesetzes der Verhältnismäßigkeit lassen sich drei empirischen Sachverhalten zuordnen: (1) Gleichwertigkeit der Reaktionen, (2) Gleichwertigkeit der Belohnungen, (3) Wechselwirkung zwischen Trieben. Die Wirkungen dieser drei Variationsquellen auf die Verhältnismäßigkeit lassen sich quantitativ in gleicher Weise ausdrücken, doch sind unterschiedliche experimentelle Vorgehensweisen erforderlich. In einem früheren Beispiel wurde davon gesprochen, daß die Reaktionshäufigkeit bei einem Hebel, der das 15fache an Kraft zur Bedienung erfordert, als eine zweite Alternative entsprechend gewichtet werden müsse (im angeführten Beispiel mit dem Faktor 4,7), damit Reaktionsanteile und Belohnungsanteile in der Gleichung stimmen. Man könnte die Korrektur aber ebensogut auf der anderen Seite der Gleichung des Verhältnismäßigkeitsgesetzes anbringen. Statt zu sagen, daß ein Hebeldruck dem fast fünfmaligen Drücken eines anderen Hebels gleichkommt, kann man auch sagen, daß jede Belohnung durch den ersten Hebeldruck ein Fünftel der Belohnung beim zweiten Hebeldruck ausmacht. Das heißt, es ist mathematisch gleich, ob ich R_1 mit 4,7 multipliziere oder B_1 durch 4,7 dividiere. Nehmen wir einmal den Fall an, daß der erste Hebel wie zuvor 10 Gramm an Kraft erfordert und an einen Wasserverteiler angeschlossen ist, während der zweite Hebel weiterhin Futter zuteilt. Nehmen wir weiter an, daß sich herausgestellt hat, daß die Ratte dem Gesetz der Verhältnismäßigkeit dann entspricht, wenn R_1 mit 3 multipliziert wird. Da diese Änderung des Belohnungswertes einer dreifachen Belohnungsreduktion für R_1 entspricht, während die Erhöhung des erforderlichen Kraftaufwandes beim Hebeldruck auf das 15fache einer etwa fünffachen Belohnungsreduktion entsprach, können wir schließen, daß die letztere Reaktionsalternative für die Ratte psychologisch gesehen mit höheren Kosten verbunden war (unter jeweils gleichen Triebbedingungen).

Es ist also prinzipiell immer möglich, Einheiten für Verhalten und Belohnung so zu konstruieren, daß dem Gesetz der Verhältnismäßigkeit entsprochen wird. Obgleich dies als eine Schwäche des Ansatzes erscheinen mag, kann es in Wirklichkeit seine Stärke

sein. Betrachten wir noch einmal ein Versuchtier, das sich abmüht, Futter und Wasser zu bekommen. Es wurde bereits gesagt, daß bei ungleicher Belohnung eine Bewertungskorrektur erforderlich ist. Das Gesetz der Verhältnismäßigkeit bietet dafür ein Kriterium – es sagt uns, ob die neue Skalierung erfolgreich ist. Wenn die Verhältnismäßigkeit dann hergestellt ist, wenn einem Futterkügelchen 1,4 Wassertropfen entsprechen, haben wir eine objektive Basis für die Behauptung, daß die Kügelchen einen 1,4mal größeren Belohnungswert haben als die Wassertropfen. Das gleiche Verfahren könnte man für die verschiedensten Triebverhältnisse durchführen. Es müßte möglich sein, eine einzige,

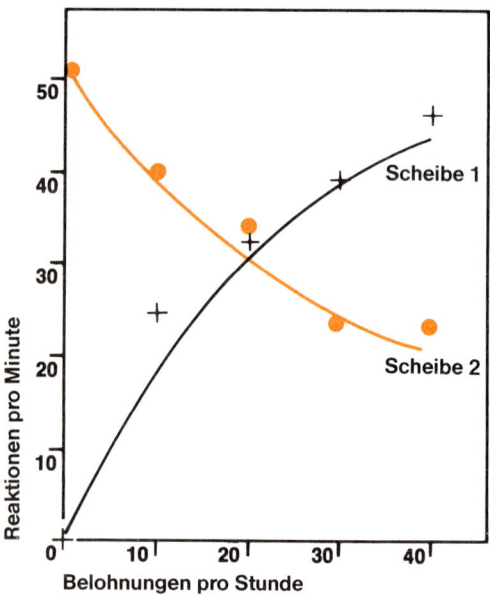

Abb. 2.9. Die Versuchstiere dieses Experiments waren Tauben, die um ein gelegentlich gebotenes Futterkorn auf Scheiben pickten. Während monatelanger täglicher Sitzungen konnten sie zwischen Scheibe 1 und 2 wählen. Die Belohnungsrate, der „Lohn" für das Picken auf Scheibe 2, bestand während des ganzen Experiments aus 20 kleinen Futterproportionen pro Stunde. Die Belohnungsrate für das Picken auf Scheibe 1 variierte von 0 bis 40 Portionen pro Stunde. Jede der Belohnungsraten blieb einige Wochen unverändert, lange genug, daß die Tauben sie erlernen konnten. Die eingezeichneten Pickhäufigkeiten repräsentieren das Verhalten der Tauben, das diese zeigten, nachdem sie mit den entsprechenden Belohnungsverhältnissen völlig vertraut waren. Je höher der Lohn bei einer Scheibe, desto häufiger wurde auf sie gepickt und desto seltener auf die alternative Scheibe. (Nach Catania, 1963, in Herrnstein, 1971)

kontinuierliche Skala für Belohnung (und Bestrafung) herzustellen, wobei das Gesetz der Verhältnismäßigkeit das Kriterium darstellt (vgl. Luce, 1959 und Natapoff, 1970, zur mathematischen Behandlung des Problems).

Wenn Sie den Eindruck gewonnen haben, daß hier ein psychologisches Kaninchen aus dem Zylinder gezaubert wird, dann haben Sie recht. Aber die Wissenschaft benutzt auch sonst oft Prinzipien, die auf empirischen Ergebnissen basieren, um sie als Wegweiser zu weiteren Untersuchungs- und Meßmethoden zu benutzen, mit denen wiederum neue Fragestellungen angegangen werden können. Genau das ist hier unsere Absicht. Das Gesetz der Verhältnismäßigkeit hat sich bei einer großen Zahl von Experimenten als eine wirksame und nützliche Form der Beschreibung bewährt. Wir schlagen den Versuch vor, es auch bei komplexeren psychologischen Versuchsanordnungen heranzuziehen, innerhalb und außerhalb des Laboratoriums, bei Menschen und Tieren bis hinab zu den niederen Lebewesen. Tatsächlich läßt sich mit dem Gesetz der Verhältnismäßigkeit ein quantitatives Maß dafür gewinnen, wie Belohnung und Bestrafung auf das Verhalten einwirken. Aus diesem Grunde halten wir auch das Gesetz des Effekts und das Gesetz des relativen Effekts für mehr oder weniger austauschbar.

2.3.3 Hedonistische Relativität

Was eine Verallgemeinerung des Prinzips der Verhältnismäßigkeit betrifft, so ist noch vieles ungeklärt. Doch können ergänzend einige quantitative Schlußfolgerungen gezogen werden. Experimentell konnte mit großer Regelmäßigkeit nachgewiesen werden (Catania, 1963; Herrnstein, 1970, s. a. Abb. 2.9), daß die Häufigkeit einer Reaktion zunimmt, wenn *entweder* die Belohnungsrate wächst *oder* wenn die Belohnungsrate für andere, konkurrierende Reaktionen abnimmt. Umgekehrt: Eine Reaktion wird dann schwächer, wenn die Belohnung abnimmt *oder* wenn andere, mögliche Reaktionen stärker belohnt werden. Versuche mit Strafreizen, soweit es sie gibt, zeigen, daß diese ähnlich wirken, nur in der umgekehrten Richtung.

tung. Das Zu- und Abnehmen der Reaktionshäufigkeiten scheint sich die Waage zu halten, sofern man jeweils äquivalente Einheiten zugrundelegt, wie das im vorhergehenden Abschnitt beschrieben wurde. Aufgrund vorliegender Daten läßt sich generell sagen, daß jedes spezifische Verhalten durch alle zu einer bestimmten Zeit wirksamen Belohnungen und Bestrafungen gesteuert wird.

In der Tat lassen sich alle bekannten Einflüsse von Belohnung und Bestrafung auf das Verhalten mit einer einfachen Feststellung zusammenfassen: Jede gegebene Verhaltensweise R_1 variiert direkt mit ihrer eigenen Belohnung B_1 und im umgekehrten Verhältnis mit der Gesamtbelohnung, die ein Lebewesen zu einer gegebenen Zeit erfährt [wenn wir Bestrafung einfach als eine negative Belohnungsmenge ansehen (de Villiers, 1947)].

$$R_1 = \frac{\text{maximal mögliche Rate von } R_1 \times B_1}{\text{Gesamt-R für alle Verhaltensweisen}}$$

Es läßt sich leicht nachweisen, daß das Gesetz der Verhältnismäßigkeit in dieser Gleichung implizit enthalten ist. Durch die Gleichung wird außerdem zum Ausdruck gebracht, daß jede spezielle Reaktion jeweils durch alle Belohnungen beeinflußt wird. Es gibt andere Implikationen, die weniger klar auf der Hand liegen. So hängt die Stärke einer Reaktion nicht nur von ihrer eigenen Belohnung ab, sondern sie ist ihrer Belohnung proportional – d. h. ihrer eigenen Belohnung B_1 geteilt durch die Gesamtheit der alternativen Belohnungen. Wir können diese Gesamtheit als den „Kontext" der Belohnung bezeichnen.

Die relative Belohnung kann zwischen 0 und 1,0 variieren (aus technischen Gründen brauchen negative Werte nicht berücksichtigt zu werden); die Stärke einer Reaktion kovariiert mit der Belohnung von 0 bis zu dem Wert der maximal möglichen Reaktionsrate. Eine Reaktion erreicht demnach ihre maximale Stärke dann, wenn die relative Belohnung 1,0 beträgt, oder einfacher gesagt, wenn die Reaktion keine belohnten Konkurrenten hat. Theoretisch könnte also eine Reaktion mit maximaler Stärke auftreten, obgleich sie so gut wie nichts einbringt; sie muß nur mehr einbringen als alle anderen Reaktionen. Da Lust und Schmerz immer relativ in einem

Kontext erlebt werden, hätte man das Gesetz des Effekts besser das Gesetz des relativen Effekts nennen sollen. Auf jeden Fall kann man hier von einem Prinzip *hedonistischer Relativität* sprechen: Insofern Lebewesen diesem Prinzip gehorchen, machen sie ihr Verhalten davon abhängig, wieviel relativen Gewinn sie durch ihr Verhalten jeweils erzielen. Man wird z. B. auch mit größter Anstrengung für einen Hungerlohn arbeiten, wenn die vorhandenen Alternativen noch miserabler sind. Wenn sich andererseits die Alternativen immer mehr verbessern, dann läßt sich am Ende selbst durch großzügige Belohnungen kaum noch eine Aktivitätssteigerung erzielen.

Man muß nicht unbedingt im Umgang mit Gleichungen vertraut sein, um der Bedeutung des relativen Effekts Plausibilität zuzusprechen. Ein Millionär ist nicht bereit, für einen weiteren Hundertmarkschein sich in dem Maße anzustrengen wie ein armer Schlucker, denn er hat weit mehr Belohnungsalternativen. Die Relativität des Effektgesetzes macht verständlich, warum der jeweilige Kontext für unser Verhalten so bedeutsam ist. Als kleines Beispiel hierfür kann das Verhalten der Durchschnittsmenschen in einem öffentlichen Verkehrsmittel oder im dichten Straßenverkehr herangezogen werden, die sich hier recht egoistisch verhalten. In der vollen Bahn drängeln sie sich z. B. an einen Platz an der Tür, in Autostaus machen sie gewagte Überholmanöver, um Vorteile zu erzielen. Der Grund hierfür ist nicht etwa in angeborener Selbstsucht oder Tollkühnheit zu suchen, sondern im relativen Effekt. In den beschriebenen Situationen gibt es für die Leute außer solch kleinen Siegen im Bus oder auf der Straße kaum andere Belohnungen. Die Belohnungen, die die Leute suchen, haben daher einen großen Wert und geben Anlaß zu einer entsprechenden Handlungsvielfalt. Das gilt vielleicht nicht für alle Menschen, für die Ausnahmen wird der relative Belohnungswert einer solchen Konkurrenz im Massenverkehr vermutlich nicht groß genug sein.

Die Situation eines verminderten Belohnungsangebots ist natürlich nicht auf den eintönigen Massenverkehr beschränkt. Immer dann, wenn die Menge der möglichen Belohnungen eingeschränkt ist – im Gefängnis, bei Krankheit, im Alter – erhöht sich der Wert der verbliebenen kleinen Belohnungen. Der Grund, warum Bettler nicht wählerisch sind, liegt darin, daß sie wie alle anderen Menschen der oben aufgestellten Gleichung entsprechend sich verhalten. Das Gesetz des relativen Effekts kann auch gelegentlich zu äußerst mutigen oder edlen Taten führen, da sich mit einer ungewöhnlichen Heldentat ein hoher Belohnungswert erreichen läßt. Ein Mensch mag z. B. in ein brennendes Gebäude rennen, um ein Kind zu retten, weil die andere Alternative – es nicht zu tun – die Strafe der Gewissensbisse erwarten läßt, was für ihn vielleicht schlimmer ist als die Erwartung von Brandwunden. Wir haben solche dem Menschen vorbehaltenen Belohnungsarten wie das Gewissen bisher ausgespart – wir werden sie behandeln, sobald wir das Thema Lernen überschauen. An dieser Stelle führen wir es nur an, um zu zeigen, daß der Einfluß alltäglicher Belohnungskonsequenzen fast ganz verschwinden kann, wenn ein ungewöhnliches und außerordentlich stark wirkendes Belohnungselement mit im Spiele ist.

Da die meisten von uns unter ziemlich gleichartigen Belohnungsbedingungen leben, neigen wir dazu, unsere Belohnungen als quasi absolute Größen zu betrachten. Selten beachten wir bei unseren Überlegungen die unterschiedlichen Kontexte von Handlungen; jede Handlung scheint dann jeweils durch nur eine bestimmte Belohnung hervorgerufen zu werden. Dieses Verfahren ist mit einem grundsätzlichen Fehler behaftet, doch i. allg. ist dieser Fehler geringfügig. Da wir in der Regel das gleiche Bezugssystem – einen gemeinsamen Kontext – stillschweigend zugrunde legen, erscheint uns das Verhalten unserer Mitmenschen meist unmittelbar verständlich. Man sollte die zugrundeliegenden Kontextbedingungen aber im Auge behalten, denn sie können u. U. atypisch sein. Wenn z. B. der Belohnungskontext eines Menschen völlig von der Norm abweicht, kommt uns der Betreffende sicherlich absonderlich oder bemerkenswert vor. Allgemein hochwirksame Belohnungen haben für manche Menschen keinen Wert, allgemein als schwach angesehene Belohnungen gewinnen auf mysteriöse Weise ein besonderes Gewicht. Das trifft z. B. auf den Soldaten zu, der sich auf ein Kriegsabenteuer einläßt, auf den armen Vetter, der plötzlich ein Vermögen erbt, auf den Krebskranken im Endstadium der Krankheit – um nur einige Beispiele zu nennen. Wer die Wirkung des Gesetzes vom relativen Effekt nicht kennt, könnte sich durch die vermeintlichen Ausnahmefälle – die heroische Tat, den Spleen u. ä. – dazu verleiten lassen anzunehmen, daß sich das Verhalten gelegentlich von seinen Belohnungskonsequenzen freimachen kann. Statt dessen kann man diese Fälle im Gegenteil auch als Zeichen der Vielseitigkeit des Gesetzes deuten.

2.3.4 Determinismus und Grenzen der Vorhersagbarkeit

Das Gesetz des relativen Effekts hat also ein recht großes Anwendungsfeld; es kann als steuernder Faktor für Handlungen schlechthin gesehen werden; das heißt allerdings nicht, daß jede Handlung notwendigerweise vorhersagbar sein müßte. Es gibt wesentliche Komplikationen, die eine Vorhersage praktisch, wenn nicht sogar prinzipiell, verhindern können.

Erstens hat das Verhalten im täglichen Leben Einfluß auf die Häufigkeit von Belohnungen, während wir bisher so getan haben, als ob nur die Belohnung das Verhalten beeinflussen könnte und nicht vice versa. Wir haben den Effekt einer bestimmten Belohnungsrate so betrachtet, als sei er unabhängig davon, was ein Versuchstier tut. Diese Situation läßt sich tatsächlich im Laboratorium weitgehend realisieren, doch außerhalb des Labors kommt so etwas nur selten vor. Denn fast immer erzielt man mehr Belohnungen, wenn man schneller arbeitet. Wenn ein Fußballspieler im Durchschnitt mit 12 Schüssen aufs Tor 10 Treffer erzielt, dann wird er nach 20 Schüssen wahrscheinlich mehr als 10 Tore verbuchen können. Wie viele mehr, läßt sich nicht genau sagen, denn die zusätzlichen 8 Schüsse müssen nicht mit den vorausgehenden 12 völlig vergleichbar sein – immerhin ist eine Verbesserung sehr wahrscheinlich. Mit anderen Worten, die Belohnungsrate für Fußballschüsse hängt von der Anzahl der Schüsse insgesamt ab. So etwas war bei den bisher betrachteten Experimenten nicht der Fall.

Wenn ein Verhalten seine eigene Belohnung in die Höhe treiben kann, müßte das theoretisch bis zu einer physiologischen Grenze gehen können, sollte man meinen. Es gibt jedoch einschränkende Bedingungen, die eine Reaktion davor bewahren, sich selbst davonzulaufen. Erstens sind solche Einschränkungen oft schon mit der Situation selbst gegeben. In einem Fußballspiel gibt es nur eine eingeschränkte Zahl von Schußgelegenheiten. Um ein ganz anderes Beispiel zu nehmen: Wenn jemand einen Witz erzählt und einen Lacherfolg erntet (die Belohnung), wird er ihn in der gleichen Gesellschaft nicht so rasch noch einmal erzählen können. Zweitens kann eine einschränkende Bedingung bei den Empfängern der Belohnung selbst vorliegen. Die erste Banane schmeckt köstlich, die zweite sehr gut, aber wenn wir (oder der Affe) bei der fünfzehnten angelangt sind, erscheinen uns allmählich andere Dinge viel verlockender. Mit anderen Worten, der Sättigungsprozeß schützt den Menschen und das Tier bei den meisten Belohnungen davor, in eine Verhaltensspirale zu geraten, die zu immer größeren Anstrengungen treibt. Schließlich muß man daran denken, daß vor allem die Angehörigen der Spezies Mensch kaum etwas über ein gewisses Maß hinaus tun können, ohne daß Bestrafungen von seiten der Artgenossen folgen. Ein Fußballspieler, der zu häufig aufs Tor schießt, wird als schlechtes Mannschaftsmitglied verfemt. Wenn ihm an der Achtung seiner Kameraden auch nur etwas liegt (wobei Achtung eine Belohnung an sich ist), dann wird ihm ein weiterer Schuß aufs Tor einen weiteren Verlust an Sympathie bei seinen Mitspielern nicht wert sein.

Trotz der genannten Barrieren, die der ständig zunehmenden Dominanz eines einzigen Belohnungstyps im Wege stehen, kommt es bei gewissen Lebewesen gelegentlich vor, daß sich deren Verhalten tatsächlich in einer derart spiralförmigen Weise steigert. Unter natürlichen Bedingungen jedoch hat das Verhalten im allgemeinen Einfluß auf die Belohnung; so wie durch das Gesetz des relativen Effekts die Belohnung das Verhalten beeinflußt; normalerweise stellt sich das Gleichgewicht an einem Punkt ein, wo durch eine weitere Zunahme der Reaktionen kein Zuwachs an Belohnung mehr zu erzielen ist oder sogar eine Abnahme des Nettogewinns eintreten würde. Die Stelle des Gleichgewichts kann man nicht immer antizipieren, bevor sie erreicht ist; die Vorhersagbarkeit des Verhaltens im natürlichen Leben ist somit sehr eingeschränkt.

Der zweite Grund für die Begrenzung der Vorhersagbarkeit ist sicherlich noch bedeutsamer. Er resultiert aus dem Umstand, daß jede Reaktion, die einer Belohnungswirkung unterworfen ist, zugleich unter dem Einfluß aller Belohnungen steht. Um also irgendein Verhalten exakt vorhersagen zu können, müßte man den gesamten Kontext der Belohnungen mit einbeziehen. Das ist aber praktisch unmöglich, außer bei Lebewesen, die wir so weit kontrollieren, daß wir auf alle ihre Wünsche und Freuden Einfluß nehmen können. Mit einigem Optimismus können wir daher annehmen, daß menschliches Verhalten uns bis zu einem gewissen Grad undurchschaubar bleiben wird – nicht wegen eines irgendwie gearteten Indeterminismus, sondern einfach aufgrund der vielfältigen Einflüsse, die auf die menschliche Handlung, wie einfach oder scheinbar isoliert sie auch sein mag, einwirken. Solange ein Mensch eine Vielzahl von Antrieben besitzt und Belohnungen in allen erdenklichen Formen auftreten können, hängen alle Handlungen in irgendeiner Form miteinander zusammen – wie nach dem Gesetz des relativen Effekts zu erwarten ist. Allgemein gesehen gehört die Kenntnis der Antriebe und deren Stärke zu den wichtigsten Informationen, die wir über ein Lebewesen haben können, einfach deshalb, weil sich die Antriebe auf das gesamte Verhalten auswirken. Je vollständiger diese Kenntnisse werden, um so genauer werden auch unsere quantitativen Vorhersagen. Der Rest des Kapitels ist daher den wichtigsten Antrieben und ihren Eigenschaften gewidmet, nicht um das Thema damit erschöpfend zu behandeln, sondern lediglich um das Wesentliche am Beispiel zu verdeutlichen.

2.4 Das Eßverhalten und die zugrundeliegenden Antriebe

Das Eßverhalten ist ein Beispiel für motiviertes Verhalten par excellence. Kein Verhalten hat solch eine Verbreitung wie das Essen; Essen ist zweckvoll, gerichtet und nützlich, so wie man es von motiviertem Verhalten erwartet. Das Eßverhalten zeigt vorzüglich, daß sich bei allen Spezies die Fähigkeit des Strebens und des Auswählens entwickelt hat. Kaum denkbar wäre eine Theorie der Motivation – oder lediglich des Bewegungsverhaltens von Tieren –, die das Aufspüren und Aufnehmen von Nahrung ausschließen könnte. Daher wird es nicht übersehen, daß über das Studium der Nahrungsaufnahme eine ziemlich lange und verwickelte Geschichte zu erzählen ist. Und diese ist, wie die meisten unserer Geschichten, z. Z. noch nicht am Ende angelangt. Immerhin hat die Wissenschaft schon so viel über das Eßverhalten herausgefunden, daß damit ein wertvoller Beitrag zum Verständnis motivierten Verhaltens bei höheren Tieren geliefert werden kann.

Fragen zu stellen ist einfach, Antworten zu geben dagegen fällt oft schwer. Die höheren Tiere benötigen zum Überleben in ihrer Ernährung höchst komplexe Zusammenstellungen von Substanzen. Aminosäuren, Zucker, Fett, Vitamine und Mineralien sind nur einige Beispiele dafür. Auch Alter, Krankheit, Temperatur, Aktivitätsniveau usw. können damit zu tun haben, was ein Tier als Nahrung braucht. Selbst mit den Kenntnissen der modernen Biochemie wissen wir immer noch nicht hinreichend genug, wie eine optimale menschliche Ernährung aussehen sollte. Wie könnten sonst so viele sensible Menschen so törichte Nahrungsvorlieben entwickeln? Kurz – eine optimale Ernährung ist kaum ohne eine höchst diffizile und komplexe chemische Analyse der Körpervorgänge zu bestimmen. Dennoch ernähren sich die Lebewesen (der Mensch eingeschlossen), ohne etwas von der Chemie zu wissen, in der Regel im Einklang mit ihren physiologischen Bedürfnissen, wenn sie die entsprechenden Möglichkeiten haben. Sie essen, weil sie dem Gesetz des relativen Effekts gehorchen; die Auswahl der Nahrungsmittel nehmen automatisch die inneren Regler vor, die irgendwie das dazu erforderliche implizite „Wissen" besitzen. Daß ein Tier (oder der Mensch) ohne weiteres diejenige Ernährung selegiert, die gesund hält und munter macht, ist schon ein Naturwunder. Der Organismus ist eine sich selbst reproduzierende chemische Fabrik. Vermutlich finden wir in der gesamten Biologie kein so verwickeltes und ausgeklügeltes motivationales System wie das der Regulierung des Ernährungsvorgangs.

2.4.1 Hunger als Magenkontraktion

Anfang dieses Jahrhunderts glaubten die Wissenschaftler eine Zeitlang zu wissen, was passiert, wenn jemand Hunger verspürt. Ein führender amerikanischer Physiologe, Walter B. Cannon, hielt Triebe allgemein für innere Reize, die solange eine Handlung antreiben, bis die Reizmenge wieder verschwindet (Cannon, 1929). Den Hunger hielt er für das unangenehme Rumoren des leeren Magens (Cannon, 1911; Cannon & Washburn, 1912). Mit unseren Worten würden wir sagen, daß er den Magen für den Regler hielt. Der konsumatorische Akt würde eintreten, sobald der Magen mit Nahrung gefüllt ist. Das Essen wäre die Hauptphase der Appetenzsequenz, die zu Nahrungsaufnahme führt. Diese inzwischen überholte Theorie entspricht weitgehend auch der Ansicht des Laien über den Hunger; deshalb ist es nützlich, sie näher zu betrachten.

Einer von Cannons Studenten, A. L. Washburn, hatte sich – im Dienste der Wissenschaft – darauf trainiert, einen Gummischlauch zu verschlucken, an dessen Ende ein

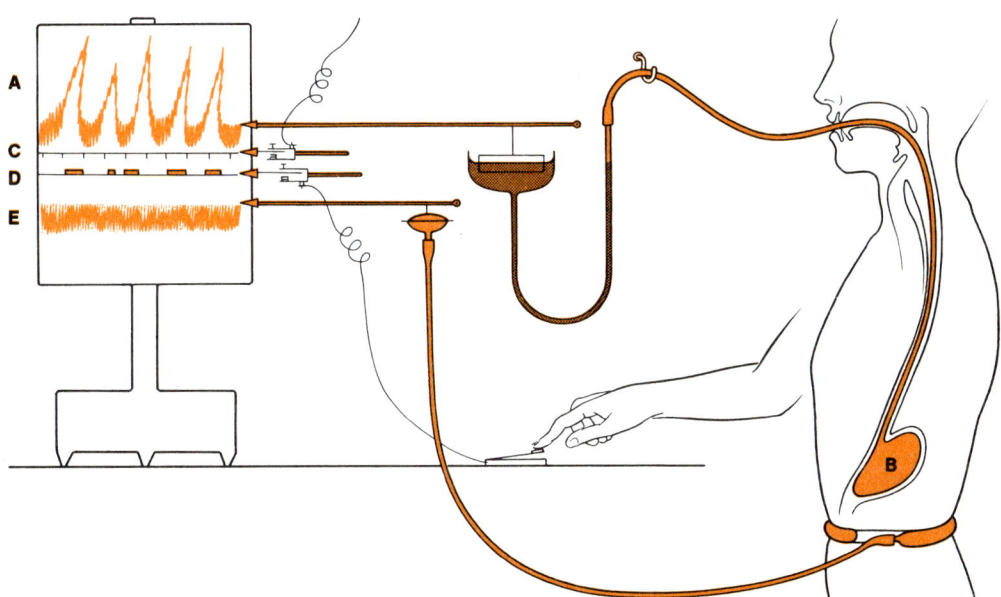

Abb. 2.10. Das Diagramm zeigt die Versuchsperson und die Versuchsapparatur aus Cannons Experimenten über den Hunger. Der Ballon im Magen *(B)* befindet sich in aufgeblasenem Zustand. Die Kontraktionen des Magens werden in Zeile *A* aufgezeichnet. In Zeile *C* wird der Zeitverlauf durch einen Strich pro Minute vermerkt. In Zeile *D* wird aufgezeichnet, wenn die Vp einen Schalter drückt um anzuzeigen, daß sie Hungerschmerz verspürt. Zeile *E* zeichnet die regelmäßigen Atembewegungen auf. (Aus Cannon, 1929)

unaufgeblasener Ballon hing. Dieser Ballon ruhte nach dem Verschlucken in seinem Magen, wie Abb. 2.10 zeigt. Washburn teilte mit, daß er nach einigem Training kaum noch irgendeine Unannehmlichkeit dabei empfand, nicht einmal nach stundenlangem Verweilen des Schlauches in seinem Magen. Wenn Cannon Aufzeichnungen machen wollte, wurde der Ballon aufgeblasen, bis er den Magen des Schülers nahezu gänzlich ausfüllte. Dann wurde der Schlauch angeschlossen; so konnten die Magenkontraktionen registriert werden.

Abbildung 2.10 zeigt eine typische Aufzeichnung zu einem Zeitpunkt, als Washburn eine Weile nichts gegessen hatte. Hungerempfindungen meldete er meistens dann, wenn auf dem Ballon ein Druck entstand, wenn also der Magen heftige Kontraktionen hatte. Der offensichtliche Zusammenhang zwischen Magenkontraktionen und Hungerempfindung wurde als hinreichende Erklärung für den menschlichen Hunger gewertet. Die Theorie wurde Bestandteil der Laienpsychologie (natürlich auch psychologischer Lehrbücher) und bürgerte sich ein – trotz späterer gegenteiliger Befunde. Der anfangs recht vielversprechende Ansatz erwies sich bald als viel zu simpel. Die Vorstellungen waren die, daß durch Essen die innere Stimulierung, die durch einen leeren Magen ausgelöst wird, beendet wird, daß der Mensch Erleichterung sucht, so wie er auch z. B. zu enge Schuhe auszieht. Allerdings machte schon Cannon selbst darauf aufmerksam, daß man zwischen Hunger und Appetit unterscheiden müsse. Wohlgenährte Menschen, meinte Cannon, erleben kaum die Art von Hunger, die durch Washburns Ballon im Magen registriert wurden, denn sie hungern kaum jemals einen ganzen Tag. Vielmehr, so fuhr er fort, essen sie aus Sinneslust. Wenn jedoch wohlgenährte Menschen essen, bevor ihr Magen rumort, dann ist ein rumorender Magen eben kein *notwendiger* Regler für den Nahrungstrieb. Er mag als solcher hinreichend sein, doch nach Cannons eigener Unterscheidung darf man bereits vermuten, daß er ein ersetzbarer Regler ist. Wie so oft, war auch hier der Forscher nicht in der Lage, die volle Bedeutung seiner bahnbrechenden Experimente zu erkennen.

Cannon und die anderen Physiologen seiner Zeit, die sich dieser einfachen Ansicht vom Hunger anschlossen, hatten sich und ihre treuen Assistenten unbeabsichtigt dazu verleitet, ihren eigenen Erlebnissen gegenüber mit einer bestimmten Einstellung zu begegnen. So wartete Washburn sicherlich das Auftreten eines einwandfreien Magenzwickens ab, bevor er Hunger vermeldete. Er wird wohl kaum über das diffusere, nicht unbedingt unangenehme Gefühl berichtet haben, das man verspürt, wenn man sich zu einem appetitlichen Mahl an den Tisch setzt, sofern er ein solches Gefühl im Laboratorium verspürt hat. Als Laie würde man hier sicher bereits von „Hunger" reden, wenn auch noch nicht von Bärenhunger. Cannon hatte ohne weiteres erkannt, daß Eßverhalten auf mehr Faktoren zurückzuführen ist als bloß auf Magenkontraktionen, dennoch wurde er diesem Phänomen in seiner Theorie nicht gerecht.

Es gab andere Beobachtungen, nach denen die Erklärung des Eßverhaltens eine breitere Basis erforderlich macht. Schon lange Zeit hatte man experimentell zeigen können, daß Magenkontraktionen durch direkte Injektionen von Zucker ins Blut unterdrückt werden können. Der Magen bleibt leer, aber die Magenwandkrämpfe hören auf. Es wurde auch immer wieder beobachtet, daß Kranke keinen Hunger verspüren, selbst dann nicht, wenn sie an Körpergewicht verlieren. Der Appetitverlust scheint den Magen beruhigen zu können, der Appetit steuert also u. U. die Kontraktionen des Magens und nicht umgekehrt. Daß Tabakrauchen den Hunger unterdrückt, ist den Wissenschaftlern sowie allen Rauchern seit langem bekannt. Gewisse emotionale Befindlichkeiten, Fastenübungen, sogar ein enger Gürtel wirken sich auf die Magenkontraktionen hemmend aus. Es hätte daher klar sein müssen, daß Magenbewegungen kein einfacher, direkter Indikator für Hunger sein konnten, wenn dieser auf eine so große Zahl von einwirkenden Faktoren reagiert. Es hätte deutlich werden können, daß der Magen nicht als organisches Zentrum des Hungers aufgefaßt werden darf. Die Medizin kennt zahlreiche Krankengeschichten von Patienten, die z. B. durch eine Operation oder eine Verwundung ihren Magen verloren haben, die aber nach ihrer Genesung wieder normal und mit Vergnügen essen konnten. Menschen ohne Magen nehmen wohl kleinere Mahlzeiten zu sich, doch ihre Motivation zum Essen läßt nichts zu wünschen übrig. Solche Menschen berichten glaubhaft, daß auch sie es genießen, ihren Appetit zu stillen. Solche Aussagen sind motivationspsychologisch unmittelbar überzeugend – die zugrunde liegenden physiologischen Prozesse jedoch sind schwer erkennbar.

2.4.2 Hunger als Gewichtsregulation

D ie vielfältigen Faktoren, die das Eßverhalten selbst wie auch die Magenbewegungen beeinflussen, lassen vermuten, daß beim Hungertrieb die Hirnfunktionen eine bedeutende Rolle spielen. Auf die Beteiligung des Gehirns ist ein aufmerksamer Arzt aus Wien, Dr. Fröhlich, gestoßen. Es gelang ihm, ein Syndrom zu identifizieren – eine Ansammlung von Symptomen, die in vielen Krankheitsfällen gemeinsam auftraten. Typisch für Fröhlichs Syndrom ist eine rapide Gewichtszunahme, die manchmal bis zu extremer Fettsucht gehen kann. Hinzu treten oft Symptome einer Drüsendysfunktion, z. B. die rasche Abnahme oder das gänzliche Verschwinden sexueller Antriebe. Die Symptome lassen sich oft auf einen Tumor in der *Hypophyse,* der zentralen Drüse des endokrinen Systems, zurückführen. Die Fettsucht hängt allerdings wahrscheinlich eher mit der

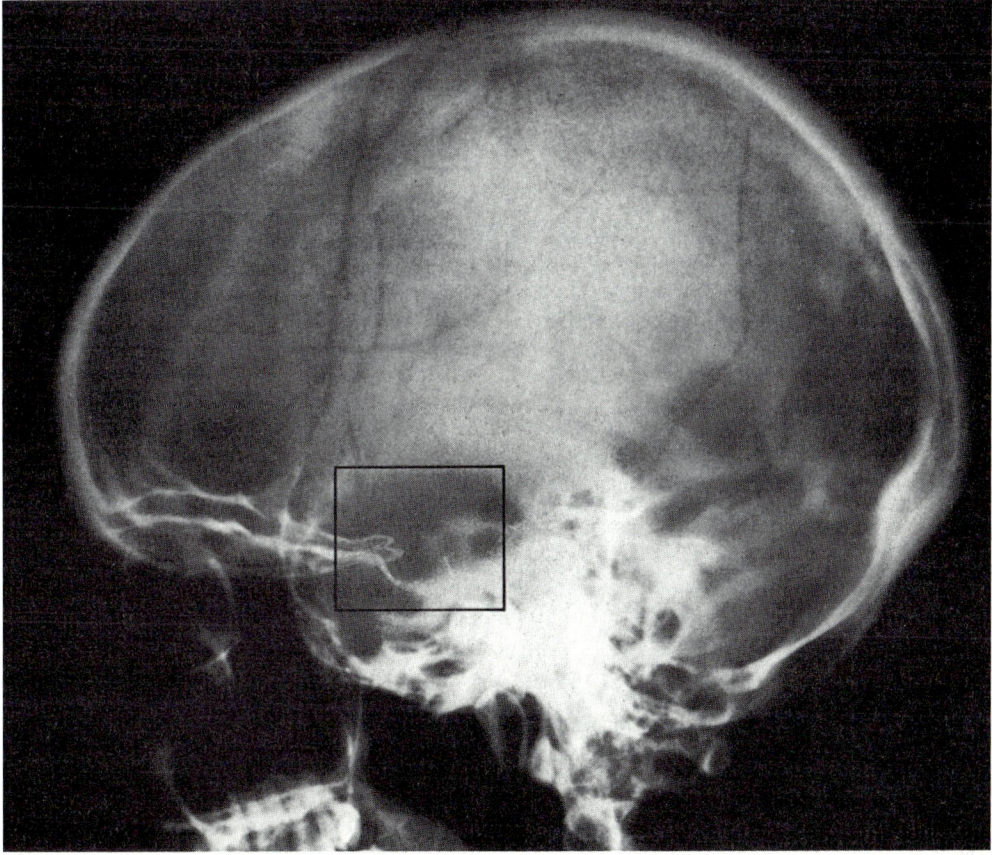

Abb. 2.11. Röntgenaufnahme eines menschlichen Schädels in Linksansicht, wie die Zähne auf der einen und die Wirbelsäule auf der anderen Seite zeigen. Innerhalb des Quadrats würden der Hypothalamus und die Hypophyse liegen, die man jedoch mit Röntgenstrahlen nicht sichtbar machen kann, weil sie aus weichem Gewebe bestehen. Der Hypothalamus ist ein Teil des Gehirns und durch einen schmalen Stamm direkt mit der Hypophyse darunter verbunden. Die beiden Strukturen befinden sich etwa im Zentrum des Kopfes

Lage der Hypophyse als mit einer Verletzung der Drüse zusammen.

Wie Abb. 2.11 zeigt, befindet sich die Hypophyse am Ende eines Stammes, der von der unteren Hirnrinde des menschlichen Gehirns abwärts führt. Bei allen Wirbeltieren, angefangen beim Fisch, befindet sich die Drüse in der Nähe des Gehirns und hat mit ihm auch einen engen physiologischen Kontakt. Im Embryonalstadium eines Wirbeltieres wandert eine Hälfte der Hypophyse (der Hinterlappen) vom Hirngewebe abwärts, während die andere Hälfte (der Vorderlappen) vom vorderen Ende der Speiseröhre aufwärts wandert. Mit diesem zweifachen Ursprung der Drüse hängt wohl ihre Funktion als Vermittler zwischen der inneren Körperchemie und dem vom Gehirn gesteuerten Verhalten des Organismus zusammen.

Die Hypophyse verliert ihre normalen Funktionen, wenn sie an eine andere Stelle im Körper verlagert wird. Das gilt nicht auch für die anderen endokrinen Drüsen, wie die Schilddrüse, die Keimdrüsen und die Nebennieren, die nur in Verbindung mit dem Blutstrom stehen müssen, um ihre Aufgaben erfüllen zu können. Die Hypophyse dagegen muß sich in der Nähe des Hypothalamus, einem subkortikalen Teil des Gehirns, befinden. Zwischen dem Hypothalamus und der Hypophyse besteht ein reger gegenseitiger Austausch, der über die Nerven und das feine Adergeflecht ermöglicht wird, durch welches chemische Substanzen in der einen oder anderen Richtung transportiert werden.

Je mehr man über diese entfernte Stelle im Gehirn herausfand – beim Menschen liegt sie i. allg. geschützt hinter den Augen und ragt in eine Höhlung der unteren Schädeldecke hinein –, desto mehr wurde ihre Rolle bei der Triebkontrolle erkannt. Das übermäßige Essen als Teil von Fröhlichs Syndrom resultiert wahrscheinlich aus der Zerstörung einer Zellgruppe im Hypothalamus. Bei allen möglichen Versuchstieren – bei Affen, Hunden, Katzen, Kaninchen, Ratten, Mäusen, sogar Hühnern – kann ein Übermaß des Freßverhaltens hervorgerufen werden, wenn die Zellen der ventromedialen Kerne des Hypothalamus zerstört werden (Teitelbaum, 1967a und b).

Eine Ratte (das hierfür bevorzugte Versuchstier), der man die ventromedialen Kerne entfernt, beginnt plötzlich das Mehrfache ihrer normalen Tagesration zu vertilgen und nimmt entsprechend sehr schnell zu (vgl. Abb. 2.12). Wenn die Ratte nur ihre normale Tagesration erhält, bleibt sie zwar schlank und gesund, offensichtlich wird aber ihr Nahrungstrieb nicht befriedigt; das zeigt sich, sobald ihr Gelegenheit zum übermäßigen Fressen gegeben wird bei ausreichendem Nahrungsangebot. Die Tatsache, daß sie überlebt, wenn sie aus äußeren Gründen sich nicht überfressen kann, daß sie sich aber ohne Not überfrißt, deutet darauf hin, daß das Problem eher ein motivationales ist und weniger mit der Ernährungslage zu tun hat. Das Überfressen hält solange an, bis die Ratte sehr fett geworden ist. Wenn sie dann durch eine erzwungene Diät wieder auf ihr Normalgewicht gebracht wird, und wenn man sie darauf wieder mit unbegrenzter Nahrung versorgt, geht das Überfressen bald wieder los. Sie frißt etwa wie ein normales Tier nach einer Fastenzeit, das den Gewichtsverlust auszugleichen hat. Unsere Ratte hört mit dem unmäßigen Fressen erst dann wieder auf, wenn sie ihre vorherige Fettleibigkeit erreicht hat.

Diese Freßsucht – von Fachleuten Hyperphagie genannt – ist, was die Frage der Selbst-

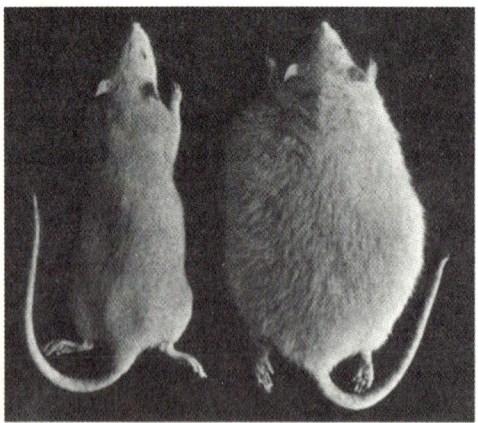

Abb. 2.12. Vergleich einer weiblichen Ratte *(rechts),* die nach der Zerstörung der ventromedialen Kerne des Hypothalamus fett wurde (640 g) mit einer normalen Ratte *(links),* die 290 g wiegt. Diese Zerstörung führt bei Ratten häufig zu einer Gewichtszunahme um das Zwei- bis Dreifache

regulierung betrifft, nicht ohne weiteres zu verstehen. Normale Tiere fressen gerade soviel, daß ein bestimmtes Gewicht aufrechterhalten wird. Zwar gibt es individuelle Unterschiede, aber diese halten sich in Grenzen. Obgleich die jeweiligen Umstände mit dazu beitragen können, wieviel ein Tier fressen muß, kann es sich – sofern die Nährstoffe vorhanden sind – doch ziemlich genau darauf einstellen. Die Regulierung der Nahrungsaufnahme ist auch insofern ein psychologisches Phänomen, als ja das Fressen auch belohnend wirkt, wodurch normale Tiere auf einem ungefähr richtigen Gewichtsniveau verbleiben können. Der Verlust der ventromedialen Kerne des Hypothalamus unterbricht diesen Prozeß der Regulierung.

Die freßsüchtige Ratte erweckt geradezu den Anschein, als verfolge sie ein Ziel – nämlich ein bestimmtes Maß an Fettleibigkeit zu erreichen und zu erhalten. Wenn eine fette Ratte zwangsernährt wird, dann wird sie natürlich fetter, als sie von sich aus „geplant" hatte. Hört man mit der Zwangsernährung auf, dann hält die nunmehr doppelt überfütterte Ratte spontan eine Diät ein. Sie frißt solange weniger, bis sie das Übergewicht, das sie vor der Zwangsernährung hatte, wieder erreicht hat.

Solche Experimente zeigen, daß Tiere in der Lage sind, sich sozusagen selbst zu wiegen. Sie regulieren ihre Nahrungsaufnahme in der Weise, daß das auf einer inneren Skala, einem Regler, festgelegte Gewicht eingehalten wird.

Die Befunde lassen vermuten, daß Gewichtsunterschiede auch beim Menschen zum Teil auf Variationen des inneren Gewichtsreglers zurückgehen. Die Zerstörung des ventromedialen Kerns verschiebt auch bei ihm den Regler auf einen höheren Wert hin, vielleicht deshalb, weil ein Zellverlust in einem kritischen Gebiet des Hypothalamus die innere Skala weniger empfindlich macht (Nisbett, 1972). In weniger drastischen Fällen würden Menschen mit einer trägen inneren Skala korpulent werden, während solche mit einer überempfindlichen Skala dünn bleiben. Wie auch immer der Gewichtsregler eingestellt ist, das Eßverhalten wird durch ihn reguliert. Die üblichen Gewichtsunterschiede bei Menschen sind vielleicht zum Teil nur durch auch

sonst auftretende individuelle Unterschiede bedingt – in diesem Fall durch die im Hypothalamus festgelegten Werte für das Gewicht. Zu beachten ist auf jeden Fall, daß dieser Mechanismus nur zufällig mit der Frage zusammenhängt, was ein Mensch oder ein Tier hinsichtlich seines Gewichts physiologisch *benötigt*.

Daß sich ein Tier selbst wiegt, ist natürlich nur metaphorisch gemeint. Genauer müßte man sagen, daß der Mechanismus der Nahrungsaufnahme die im Körper gespeicherte Fettmenge berücksichtigt, denn Gewichtsunterschiede beruhen hauptsächlich auf unterschiedlichen Fettmengen. Andere Komponenten im chemischen Körperhaushalt mögen hinzukommen, die sich bei großen Gewichtszu- oder -abnahmen mit verändern, aber nichts kovariiert damit in einem so engen Zusammenhang wie das Fett. Allerdings ist bisher noch nicht bekannt, auf welche Weise das Fettdepot zur Information für das Nervensystem wird. Man nimmt an, daß im Körper chemische Stoffe zirkulieren, die die Größe der Fettdepots regulieren, indem sie durch das Gehirn gesteuert werden.

2.4.3 Regulation durch den Blutzucker

Fettsucht kann bei Ratten auch durch Insulininjektionen hervorgerufen werden, ohne daß der Hypothalamus beteiligt ist. Das Insulin, das normalerweise in der Bauchspeicheldrüse hergestellt wird, reguliert die Verwertung des im Blut gelösten Zuckers durch den Körper. Aufgrund des zusätzlich verabreichten Insulins wird zuviel Zucker verbrannt. Als Reaktion auf ihren niedrigen Blutzuckerspiegel überfrißt sich dann die Ratte und wird entsprechend fett.

Zweifellos weiß eine Ratte ungefähr, wieviel Zucker sie aufnimmt. Sie trinkt von Zuckerlösungen verschiedener Konzentration gerade so viel, daß ungefähr eine konstante Menge Zucker aufgenommen wird. Wenn dieser Mechanismus ganz exakt funktionieren würde, dann müßte eine Verdoppelung des gelösten Zuckers zur Verringerung der Trinkmenge um die Hälfte führen, eine Verdreifachung des Zuckers zur Verringerung auf ein

Drittel und so fort. Doch die Ratte liebt das Süße, und das kompliziert die Angelegenheit: Sie trinkt von den konzentrierten Lösungen mehr als für eine exakt konstante Zuckeraufnahme erforderlich wäre. So trinkt sie z. B. nach Verdoppelung der Konzentration etwas mehr als die Hälfte der Lösung usw.

Ungeachtet solcher Komplikationen läßt das Nahrungsverhalten der Ratte den Schluß zu, daß ein innerer Regler vorhanden sein muß, der mehr oder weniger unmittelbar auf Zucker im Körper reagiert. Man könnte nun vermuten, daß die Konzentration des im Blut gelösten Zuckers im Gehirn registriert wird, so daß das Fressen dann belohnend wirkt oder daß das Tier dann hungrig wird, wenn der Blutzuckerspiegel zu niedrig ist. Gegen diese einfache Hypothese sprechen jedoch die Beobachtungen an Menschen mit Diabetes. Bei dieser Krankheit tritt meist ein intensives Verlangen nach Zucker auf, obgleich der Blutzuckergehalt überdurchschnittlich hoch ist. Die Ursache der Krankheit besteht in einem Mangel an Insulin, der dazu führt, daß der Zucker im Blut ungenutzt bleibt und sich entsprechend anreichert. Der Zucker kann ohne eine angemessene Insulinmenge nicht in die Körperzellen gelangen; nur dort ist die Verbrennung möglich, die die lebenswichtige Energie liefert. In gewissem Sinne leidet also ein Mensch mit einer unbehandelten Diabetes an Zuckermangel – seine Zellen hungern geradezu – trotz des vielen Zuckers in seinem Blut. Das Verlangen der Diabetiker nach Zucker zeigt, daß es psychologisch gesehen eher der Ernährungsmangel als der Blutzucker im Blut ist, der letzten Endes das Eßverhalten steuert. Eine Insulinbehandlung kann meist das medizinische Problem lösen. Das psychologische Problem besteht darin zu erklären, wie der Regler von Hunger und Appetit im Zustande des Ernährungsmangels funktioniert.

Führende Ernährungsforscher vermuten, daß nicht die absolute Höhe des Blutzuckerspiegels die entscheidende Rolle spielt, sondern der Unterschied des Zuckergehalts zwischen den Arterien und Venen (Anand, 1967). Anhand dieses Unterschiedes läßt sich ermitteln, wieviel Zucker von den Körperzellen aufgenommen wurde, denn zwischen Arterien und Venen befindet sich das feine Adergeflecht der Kapillaren, durch deren dünne Wände Abfallstoffe aufgenommen und Nährstoffe abgelagert werden. Der arteriovenöse (A-V) Zuckerunterschied ist groß, wenn die Organe viel Zucker verbrauchen, er ist gering, wenn sie nur wenig verbrauchen. Ohne Insulin können die Zellen den Zucker, der in die Kapillaren eindringt, nicht aufnehmen, weshalb in diesem Fall die A-V-Differenz niedrig bleibt. Ein Übermaß an Insulin ruft ebenfalls eine niedrige A-V-Differenz hervor, weil dann sowohl der arterielle als auch der venöse Blutzucker rasch erschöpft ist. In beiden Fällen haben die Tiere ein starkes Verlangen nach Nahrung, besonders nach Zucker. Bei normaler Insulinmenge werden sie nur dann hungrig, wenn sie längere Zeit nichts gefressen haben, wenn also der Blutzucker verbraucht ist, was ja auch wieder mit einer geringen A-V-Differenz einhergeht. Nach beendeter Mahlzeit ist andererseits eine reichliche arterielle Zuckerversorgung gewährleistet; die Kapillaren nehmen eine Menge Zucker auf. Ein normaler Mensch (oder ein Tier) wird zu diesem Zeitpunkt eine hohe A-V-Differenz aufweisen und entsprechend kein Verlangen nach mehr Zucker oder Stärke haben. Die A-V-Differenz wird zudem durch alles, was einen verstärkten Stoffwechsel mit der dazugehörigen Verbrennung von Zucker fördert, rasch verringert, während bei einem weniger lebhaften Stoffwechsel die A-V-Differenz eher stabil bleibt. Hier zeigen die objektiven Bedürfnisse des Tieres und sein Appetit ein korrespondierendes Verhältnis. Zusammenfassend läßt sich sagen, daß die A-V-Differenz als eine offensichtlich sinnvolle Information für die Regulierung der Nahrungsaufnahme verwertet wird. Je geringer die Differenz, desto stärker der Trieb. Allerdings ist damit noch nicht klar, welches die physiologischen Verbindungsglieder in der Kette zwischen der A-V-Differenz und der Nahrungsaufnahme eigentlich sind.

Der Ort der Einwirkung von Blutzucker auf den Nahrungstrieb scheint der Hypothalamus selbst zu sein; vielleicht sind es die ventromedialen Kerne. Die elektrischen Entladungen der dort liegenden Nervenzellen nehmen jedenfalls zu, wenn der Blutzucker eines Tieres durch eine Zuckerinjektion erhöht wird (Anand, 1967). Wenn eine Insulininjektion den Blutzuckerspiegel zum Sinken bringt, dann reagieren die Zellen des Kernes entsprechend weniger aktiv. Die Wirkung von Zucker auf den Hypothalamus wird unmittelbar einsichtig nach einer Injektion der chemischen Verbindung Gold–Thioglukose (Liebelt & Perry, 1967). Es handelt sich um ein Gift, das bei den Mäusen des Experiments Läsionen des Hypothalamus hervorrief. Die Läsionen entstanden durch den Goldanteil der Verbindung, traten im Hypothalamus aber nur deshalb auf, weil die Verbindung auch Zucker enthielt. Augenscheinlich besitzen also die Zellen in gewissen Hypothalamusbereichen eine spezielle Affinität für Zucker – denn Gold allein bleibt im Hypothalamus ohne Wirkung, und für alle anderen Bereiche des Gehirns ist die Gold-Zucker-Verbindung harmlos. Bei den Mäusen zeigten sich nach der Injektion der Verbindung schon bald die Folgen einer Hypothalamusschädigung; sie wurden fett. Irgendwo im Hypothalamus oder in benachbarten Hirnstrukturen wird wahrscheinlich der Blutzuckerspiegel registriert, vielleicht ist die A-V-Differenz das Signal, das neben der Signalisierung des Gesamtgewichts der Steuerung des Freßverhaltens dient.

2.4.4 Blutzucker und Gewicht im Wirkungszusammenhang

Die Hauptwirkung der ventromedialen Kerne scheint eine hemmende zu sein. Eine Entfernung oder Verletzung der Kerne hat Freßgier zur Folge, die inhibitorische Kontrolle ist reduziert. Allerdings wird dadurch die Hemmung nicht vollständig außer Kraft gesetzt, denn die Versuchstiere hören auch unter dieser Bedingung schließlich mit dem Fressen auf. Es ist nicht bekannt, ob die verbleibende Freßsteuerung daher rührt, daß nicht alle relevanten Zellen im Hypothalamus zerstört wurden oder ob andere Teile des Gehirns eine unabhängige Hemmkontrolle ausüben. Beides könnte zutreffen, denn die experimentelle Technik der Entfernung winziger Strukturen ist sehr grob; andererseits kann hier wie auch sonst im Nervensystem höherer Tiere eine redundante Mehrfachsi-

cherung vorliegen. Wie dem auch sei, man darf als gesichert betrachten, daß sowohl Körpergewicht als auch Blutzucker, wenn sie ein bestimmtes Niveau erreicht haben, auf das Eßverhalten inhibitorisch einwirken, und beide Hemmungssignale bedienen sich dabei wenigstens zum Teil einer speziellen Struktur im Hypothalamus.

Wenn wir an dieser Stelle unser Motivationsschema wieder verwenden, können wir sagen, daß Essen auf ein Appetenzverhalten folgt und zu konsumatorischen Prozessen führt, deren Mediatoren im Blut und im Gehirn angesiedelt sind. Dort sind offenbar mehrere Regler vorhanden, denn sowohl Zucker als auch Fett spielen konsumatorisch eine Rolle – von anderen Bestandteilen wird bald die Rede sein. Allerdings aktivieren das Zucker- und das Fettniveau nicht zwei unabhängige Triebe, die Aktivierung führt vielmehr zu einer gemeinsamen Verhaltensweise – zum Essen. Wir werden allerdings später sehen, daß „Essen" nicht als eine einheitliche Aktivität betrachtet werden kann; es handelt sich vielmehr um eine Kombination verwandter Verhaltensweisen, deren Verschiedenheit erst bei Berücksichtigung der kontrollierenden Regler und der konsumatorischen Prozesse in Erscheinung tritt.

Lehrreich ist in diesem Zusammenhang ein Vergleich der Steuerung des Eßverhaltens durch Zucker und durch das Körpergewicht (d. h. durch Fett). Der Blutzuckerspiegel nimmt schon innerhalb weniger Stunden zu oder auch ab. Die Aktivierung des Nahrungstriebs, die durch einen absinkenden Blutzuckerspiegel hervorgerufen werden, ist vornehmlich für die stündlichen Schwankungen des Interesses an Nahrung verantwortlich. Das Gewicht dagegen verändert sich nur langsam über längere Zeiträume. Die Aktivierung des Nahrungstriebs, die auf ein geringes Gewicht zurückgeht, muß also mit den rascher wechselnden Faktoren kombiniert werden. Man stelle sich einen Menschen vor, dessen Gewichtsregler das Sollgewicht aus irgendwelchen Gründen von 160 Pfund auf 155 Pfund vermindert haben. Er wird daraufhin nicht fasten, bis er die 5 Pfund verloren hat, denn aufgrund des sinkenden Blutzuckerspiegels wird er viel eher nach Nahrung verlangen. Die Veränderung des Sollgewichts ist lediglich ein zusätzlicher Faktor, der den Appetit solange drosselt, bis das neue Gewicht erreicht ist. Eine Zeitlang werden also die Mahlzeiten kleiner sein. Wenn umgekehrt der Regler das Sollgewicht um 5 Pfund hinaufsetzt, müßte der Appetit stärker werden und der Belohnungswert von Nahrung sich erhöhen.

2.4.5 Essen als Wärmeregulation

Daß Fett und Zucker, die eine so wichtige Rolle bei der Energiespeicherung und -versorgung spielen, zum Belohnungswert der Nahrung beitragen, erscheint uns selbstverständlich. Nicht ohne weiteres erwartet man, daß der Nahrungstrieb auch von der Temperatur abhängt. Tatsächlich fressen warmblütige Tiere in einer warmen Umgebung weniger als in einer kalten. Bei übermäßiger Hitze, die die Temperatur ihrer natürlichen Umwelt übertrifft, könnten sie sich trotz vorhandener Nahrung sogar buchstäblich zu Tode hungern. Da sich die Körpertemperatur durch das Fressen erhöht, ist der Appetitverlust von Warmblütern bei Hitze biologisch sinnvoll. Zu den Warmblütern zählt man ja Tiere, die dank entsprechender Mechanismen in der Lage sind, ihre Temperatur innerhalb gewisser Grenzen konstant zu halten.

Wir erwähnten schon, daß Fieber häufig von Appetitverlust begleitet ist. Während eines Fieberanfalls steigt die Temperatur der inneren Organe, wenngleich darin nicht der entscheidende Einfluß auf das Eßverhalten zu suchen ist. Ein fieberfreies Tier hört auch bei äußerer Wärme mit dem Fressen auf. Lange bevor die inneren Organe auf äußere Temperaturschwankungen reagieren, lassen sich bei diesen Tieren Anpassungsreaktionen beobachten, die über die Regelung der Nahrungsaufnahme hinausgehen. In kühler Umgebung z. B. erhöht sich der Stoffwechsel, während er bei Hitze sinkt. Man reagiert mit Zittern, Schwitzen, Erröten, Erblassen und Keuchen. Bei Hitze nimmt man mehr Flüssigkeit zu sich. Auch das Verhalten, das sich direkt gegen die Quelle des Mißbehagens wendet, sollte mit einbezogen werden. Wir öffnen das Fenster, wir ziehen noch einen Pullover an.

Die Reaktionen unterscheiden sich auch in psychologischer Hinsicht – das Zittern gehört zu einer anderen Kategorie von Appetenzverhalten als das Anziehen eines Pullovers. Sicherlich gibt es nicht nur *einen* Temperaturregler. Für ein so wichtiges Funktionssystem ist Redundanz zu erwarten. Immerhin darf man als eine wichtige Kontrollstelle die Hauttemperatur der Körperoberfläche betrachten, die von Sensoren überwacht werden, welche die Signale zum Gehirn weiterleiten. Denn es konnte nachgewiesen werden, daß neben einer Reihe anderer Faktoren die Hauttemperatur zur Regulierung der Nahrungsaufnahme beiträgt (Hamilton, 1967).

Obgleich die entsprechende Veränderung im Eßverhalten der Wärmeregulation dient, bleibt das Thema Hunger weiterhin relevant. Denn jede Veränderung des Eßverhaltens geht auf eine Veränderung des Hungers zurück, welche eine Veränderung des Belohnungswertes von Nahrung signalisiert. Der Hunger kann durch Nahrungsdeprivation oder durch Temperaturveränderung hervorgerufen werden. Die Belohnungswerte für das Essen können allein dem Zwecke der Temperaturregelung angepaßt sein (Hamilton, 1963), ohne daß das Tier (oder der Mensch) das temperaturbedingte Essen von einem andersartig bedingten Essen unterscheiden könnte. Es genügt hier, wenn der Grundgedanke der multiplen Wechselwirkung deutlich wird, die Einzelheiten fallen mehr in das Gebiet der Physiologie als das der Psychologie. Es ist wohl einsichtig geworden, daß Hunger primär einem Energiebedürfnis dient, aber bei warmblütigen Tieren auch mit den Temperaturbedürfnissen verquickt sein kann.

Die miteinander verkoppelten Bedürfnisse bei den Warmblütern lassen auf entsprechende Komplexität der physiologischen Vorgänge schließen. Das psychologische Korrelat dieser Komplexität ist ein Netzwerk von Trieben, das Essen, Trinken, Hauttemperatur und vielleicht noch manches andere miteinander verbindet. Die Veränderungen des Hungers signalisieren das Bedürfnis des Körpers nach Nahrung und darüber hinaus Erfordernisse, die mit der Warmblütigkeit zu tun haben; auch der Durst soll doppelten Anforderungen entsprechen. Essen und Trinken vermitteln Belohnungswerte, die unterschiedlichen biologischen Zwecken dienen, obgleich die Triebe subjektiv ein einfaches und einheitliches Gefühl auslösen.

Die anatomische Repräsentation der Verknüpfung von Temperaturkontrolle und Hunger findet sich im Hypothalamus, nicht weit entfernt von den ventromedialen Kernen. Wenn man den vorderen Hypothalamus experimentell einer Kühlung aussetzt, dann durchläuft das Tier alle Anpassungsreaktionen auf Kälte: Es zittert, die Blutgefäße der Haut ziehen sich zusammen, um die Wärmeabgabe nach außen zu drosseln, und es frißt mehr. Erhitzung des vorderen Hypothalamus löst die Wärmeverteilungsreaktionen aus: Das Tier schwitzt, die Blutgefäße der Haut weiten sich zur Abgabe von Hitze, und es verringert seine Nahrungsaufnahme. Durch Zerstörung des vorderen Hypothalamus bricht der Regulationsmechanismus für Wärme zusammen. Die Nahrungsaufnahme erfolgt dann unabhängig von der jeweiligen Temperatur (Hamilton, 1963). Da auch bei Hitze die volle Ration gefressen wird, tritt Fieber auf.

2.4.6 Belohnungswert des Eßverhaltens

Wir haben gesehen, daß Zucker, Fett und die Temperatur für die Antriebe der Nahrungsaufnahme eine Rolle spielen, und andere Faktoren kommen, wie wir sehen werden, hinzu. Doch wir haben bisher eine Frage außer acht gelassen: Wie kommt der Belohnungswert des Essens zustande? Man könnte meinen, daß allein der Geschmack der Nahrung das Eßverhalten aktiviert. Doch man konnte experimentell zeigen, daß es noch andere Belohnungsquellen geben muß. Denn die Tiere können sich auch ohne jegliche Beteiligung von Geschmacksempfindungen ernähren, das gleiche scheint für Menschen zu gelten. Wenn man in den Magen von Ratten Schläuche einführt, dann drücken die hungrigen Tiere einen Pumphebel, der Nahrung in den Magen befördert. Von der Flüssigkeit, die lebenswichtige Bestandteile wie Milch, Zucker, Eier, Vitamine etc. enthält, nimmt die Ratte genau die Menge zu sich, die

sie braucht, um sich gesund und etwa auf dem gleichen Gewicht zu halten wie zu der Zeit, als sie sich normal ernähren konnte (Epstein & Teitelbaum, 1962). Wird die Flüssigkeit auf die Hälfte des Nährwertes verdünnt, dann paßt sich die Ratte entsprechend an und verdoppelt die Zufuhr der Menge, so daß ihre Ernährung konstant bleibt. Wenn jeder Hebeldruck nur noch die Hälfte der Nährflüssigkeit liefert, drückt die Ratte doppelt so häufig; liefert die Pumpe plötzlich die doppelte Menge, verringert sich ihre Arbeit um die Hälfte. Auch die richtige Wassermenge nehmen Ratten zu sich, wenn sie Wasser nur noch direkt in ihren Magen pumpen können (Epstein, 1960).

Auch Ratten, denen die ventromedialen Kerne fehlen, können sich durch gepumpte Nahrung ernähren. Sie werden allerdings nicht so fett, wie wenn sie auf natürliche Weise Nahrung aufnehmen. Wenn man einer solchen Ratte dagegen zusätzlich zu jedem Pumpvorgang einen Tropfen Saccharin ins Maul vermittelt, dann wird sie so fett wie durch das für sie sonst typische Überfressen (McGinty, Epstein & Teitelbaum, 1965). Auch in anderen Experimenten verhielt sich eine Ratte ohne ventromedialen Kern stärker geschmacksorientiert als normale Tiere. Normale Ratten halten selbst bei einer Nahrung, die man durch Hinzufügen von Bitterstoffen oder von geschmacklosen Ballaststoffen geschmacklich etwas verdorben hat, noch eine angemessene Ernährung aufrecht. Ratten ohne ventromedialen Kern hingegen werden dabei mager und untergewichtig – sie wehren sich offensichtlich gegen kleinste Abweichungen von ihrer sonst üblichen Nahrung. Sie überfressen sich an Lieblingsspeisen, sind aber gleichzeitig sehr wählerisch (Teitelbaum, 1955). Der Unterschied ist allerdings kein absoluter, denn auch normale Tiere verweigern die Nahrung, wenn sie ihnen zu unappetitlich wird.

Das Aussparen des Mauls im Nahrungsweg verhindert also nicht das Interesse des Tieres an seiner Ernährung. Der Belohnungswert für das Fressen scheint auf verschiedenen Stellen des Weges, den die Nahrung im Körper zurücklegt, verteilt zu sein. Manche Tiere (auch Menschen) lassen sich mit einem Tropfen saccharingesüßten Wassers belohnen, das vermutlich keinerlei Nährwert hat. In diesem Fall kann also nur der Geschmack als Belohnung wirken. Das andere Extrem zeigen die Ergebnisse von Untersuchungen (Chambers, 1956; Coppock & Chambers, 1954), in denen Traubenzucker direkt ins Blut gespritzt wurde. Hier wird fast der gesamte Anfahrtsweg der normalen Ernährung umgangen, dennoch ist wenigstens für einige Tiere wie Ratten und Kaninchen noch ein Belohnungswert der Nahrung nachweisbar. Wenn immer man danach gesucht hat, an welcher Stelle des Nahrungsweges eine Belohnung erfolgt – angefangen mit dem Anblicken und Riechen der Nahrung, In-den-Mund-Nehmen und Schmecken, Hinunterschlucken, Durchschleusen der Nahrung durch den Verdauungstrakt und schließlich Absorbieren der Nährstoffe ins Blut – hat man bestätigt gefunden, daß fast überall Belohnungen wirksam sind. Kein Glied in der Kette ist alleinige Quelle der Belohnung, die Möglichkeit dazu scheint bei vielen Gliedern vorhanden zu sein (Miller & Kessen, 1952; Miller, 1957). Allerdings bietet die gesamte Kette insgesamt eine wirksamere Belohnung als irgendeines ihrer isolierten Glieder.

Diese Verteilung der Belohnung über das ganze System vom Maul über den Darmtrakt zum Blutkreislauf muß allerdings mit Vorbehalten interpretiert werden. Man kann nicht ohne weiteres daraus schließen, daß Lebewesen während des Fressens bis zum Verdauen eine Folge von Lusterlebnissen durchlaufen. Da die Körperorgane eines Tieres miteinander in Wechselwirkung stehen, führt das Fressen von Nahrung in fast jeder Phase des Ablaufs zwangsläufig zu mehr als nur einem einzigen Effekt. Zum Beispiel kann eine Traubenzuckerinjektion ins Blut in bestimmten Körperregionen des Tieres die Hauttemperatur erhöhen. Das Tier scheint mit der Regulation seines Blutchemismus zu tun zu haben, wenn es so auf eine direkte Glukoseinjektion reagiert, aber aus seiner Sicht erhöht sich mit Ansteigen der Temperatur wahrscheinlich nur das Wohlbefinden. Andere Glieder der Kette wirken vielleicht in ähnlicher Weise zusammen, z.B. indem sie die Temperaturbelohnung oder andere nach der Verdauung stattfindende Effekte hervorrufen. Da die Körperfunktionen so subtil zu-

sammenarbeiten, ist es schwierig, bestimmte Schlüsselstellen der Belohnung auszumachen. Man weiß nur, daß sich einige Belohnungen im Mund, andere an ganz anderen Stellen des Nahrungsweges ereignen.

An jedem Belohnungsort könnte eine gewisse Triebschwächung eintreten – ein Stück Konsumation nach unserer Terminologie. Wenn Essen bereits in der Phase der Mundaktivität eine konsumatorische Wirkung hat, müßte bereits das bloße Kauen, Schmecken und Schlucken die Wahrscheinlichkeit der Fortsetzung eines solchen Verhaltens verringern. Anderenfalls müßte ein Tier endlos weiterfressen, wenn durch diese Tätigkeit weder eine Nährstoffzufuhr noch eine Füllung des Magens resultiert. Konsumation muß zwar laut Definition die Kraft einer Belohnung reduzieren, aber eine Belohnung hat nicht notwendig Konsumation zur Folge.

Man kennt die Erzählungen von Orgien im alten Rom, bei denen die Menschen bis zur Übelkeit schlemmten; wenn es so weit war, leerten sie ihren Magen durch freiwilliges Erbrechen, um für den nächsten Gang Platz zu haben. Man kann diese Geschichten kaum glauben, denn sie würden besagen, daß der Geschmack einer Nahrung fortgesetzt als Belohnung wirken kann, wenn man nur die sonst hinderlichen Konsequenzen für permanentes Essen, etwa das Völlegefühl beseitigt. Es gibt jedoch Beobachtungen an Hunden, die ihr Fressen nach einer Weile selbst dann einstellten, wenn die Nahrung, die sie aufnehmen, vor Eintritt in die Speiseröhre durch einen Schlauch nach außen abgeführt wurde (Hull et al., 1951). Unter dieser Bedingung fressen die Hunde zwar mehr als sonst, doch sie hören auf, ohne daß ihr Magen etwas erhält. Das Fressen bringt also vermutlich einen gewissen Grad an Konsumation schon im Mundbereich hervor. Der Eßtrieb stellt sich allerdings ohne den Einfluß der anderen konsumatorischen Ereignisse alsbald wieder ein. Die Beobachtungen reichen jedoch nicht aus, um dazu mehr als Spekulationen zu rechtfertigen. Aus weiteren Untersuchungen wissen wir nur, daß an anderen Stellen des Nahrungsweges unterschiedliche konsumatorische Effekte erzielt werden können (Berkun, Kessen & Miller, 1952; Janowitz & Grossman, 1949; Miller, 1957).

Das Essen hat im Munde, auch wenn es nicht konsumatorisch wirken sollte, auf jeden Fall Belohnungswert, und der Belohnungswert beruht vor allem auf dem Geschmack. Früher oder später ist man gesättigt (d. h. man hört auf zu essen), nicht nur wegen der Veränderung der inneren Faktoren wie Blutzucker, gelöste Fettsäuren etc., sondern auch aufgrund von Veränderungen hinsichtlich der Schmackhaftigkeit der Nahrung. Zum Nachtisch essen wir mit Vergnügen eine oder zwei Schalen Götterspeise, während wir die Schüssel mit lauwarmem Spinat keines Blickes mehr würdigen. Aber eine dritte oder vierte Schale Götterspeise würde genauso unattraktiv auf uns wirken wie der Spinat, denn der Geschmack hat keine unbegrenzte Macht über die anderen Kontrollelemente im System. Wir werden später noch sehen, daß der Belohnungswert verschiedener Geschmacksrichtungen wahrscheinlich von anderen Gliedern der Ernährungskette abhängt, so daß der Appetit auf bestimmte Nahrungsmittel als Reaktion auf sich verändernde innere Bedingungen schwankt. Der Geschmack scheint vor allem bei Tieren mit Läsionen des Hypothalamus ein besonderes Gewicht zu haben, wie bereits erwähnt. Vielleicht haben sie einen Teil ihrer Sensitivität für die inneren Stimulationen verloren, so daß sie vermehrt von den noch intakten Faktoren der Regulation, z. B. dem Geschmack, abhängig werden.

Diese Interpretation könnte für das moderne Problem der Übergewichtigkeit beim Menschen Relevanz besitzen. Übergewichtige scheinen gegenüber der Bedingungslage in ihrem Körper relativ unempfindlich zu sein (Schachter, 1971). Wenn sie Hunger melden, dann lassen sich nicht wie bei den meisten normalgewichtigen Personen gleichzeitige Magenbewegungen registrieren. Wenn man einem Übergewichtigen bis zur Magenfüllung zu essen gibt, dann hält ihn das kaum davon ab, unter Umständen ein paar Minuten später herumliegende Kekse zu knabbern, während ein normalgewichtiger Mensch unter solchen Bedingungen kaum in Versuchung kommt. Dieser fehlenden Sensitivität gegenüber inneren Faktoren bei übergewichtigen Menschen entspricht eine erhöhte Sensitivität gegenüber äußeren Bedingungen, die irgendwie mit

Essen zu tun haben. In einem Experiment konnte gezeigt werden, daß sie nur dann viele Sandwiches aßen, wenn diese gut sichtbar waren; befanden sich die Sandwiches jedoch im Kühlschrank, wurde nicht zugegriffen, selbst dann nicht, wenn man sie noch aufgefordert hatte, sich freizügig selbst zu bedienen. Die normalgewichtigen Versuchspersonen dagegen aßen, wenn ihnen Sandwiches vorgesetzt wurden oder wenn sie außer Sichtweite waren, ungefähr die gleiche Menge. Vergleichbar damit war die Beobachtung, daß Übergewichtige sehr viel mehr von einem Milchmixgetränk tranken, wenn es schön gesüßt war, als dann, wenn ihm etwas Bitterstoff hinzugefügt worden war. Die normalgewichtigen Vpn tranken wohl auch etwas weniger von dem bitteren Getränk, aber sie verhielten sich weder in ihrer Vorliebe für das süße Getränk noch in ihrer Ablehnung des bitteren derartig extrem. Schließlich knabberten Übergewichtige erheblich mehr von bereits aufgeknackten Nüssen als von solchen, die ein mühsames Aufknacken und Schalenbeseitigen erforderten. Die normalgewichtigen Vpn aßen etwa gleich viel Nüsse; die Menge der von ihnen verzehrten Nüsse entsprach etwa dem Durchschnitt der beiden Extremmengen bei den Übergewichtigen. Schachter (1971), der diese Ergebnisse zusammentrug, verwies bereits auf die Ähnlichkeit zwischen dem Verhalten von Menschen, die zuviel essen, und dem von Tieren, deren ventromediale Kerne Läsionen zeigen.

Daraus kann man nun natürlich nicht schließen, daß jeder übergewichtige Mensch eine Schädigung des Hypothalamus oder sonst eine Erkrankung hätte. Im übrigen zeigen nicht alle Übergewichtigen beim Zuviel-Essen die gleichen Verhaltensweisen. Die meisten Menschen mit Übergewicht liegen im Streuungsbereich des überdurchschnittlichen Normalgewichts und nicht im Extrembereich einer hypothalamusbedingten Hyperphagie (Freßsucht). Der Vergleich zwischen normalen und freßsüchtigen Menschen (oder Tieren) macht jedoch deutlich, daß die Regulierung der Nahrungsaufnahme in den beiden Fällen gewisse gemeinsame strukturelle Eigenschaften hat. Im allgemeinen befinden sich die inneren und äußeren Faktoren, die auf das Eßverhalten einwirken, im Gleichgewicht. Das Zuviel-Essen scheint in solchen Fällen aufzutreten, wo die inneren Kontrollfaktoren im Verhältnis zu den äußeren Reizfaktoren an Stärke verlieren *und* wo außerdem reichlich schmackhafte Nahrung vorhanden ist. Schachter gewann den Eindruck, daß das Zuviel-Essen mit einer allgemein erhöhten Sensitivität für äußere Reize – nicht nur für Nahrungsreize – zusammenhängt. Dafür sprechen neuere Untersuchungsbefunde, die zeigen, daß man im Hypothalamus die einzelnen Triebe nicht klar voneinander abgegrenzt lokalisieren kann; die ventromedialen Kerne können durchaus weitreichendere Funktionen haben als eine bloße Kontrolle der Nahrungsaufnahme (Valenstein, Cox & Kakolewski, 1970).

2.4.7 Das Eßverhalten im Ganzen

In dem schematischen Diagramm der Abb. 2.13 sind die bisher im Zusammenhang mit dem Essen erwähnten konsumatorischen Ereignisse zusammengefaßt. Veränderungen im Glukosegehalt des Blutes regen zum Essen an, das solange anhält, bis es durch Reize vom Magen aus, der ein Völlegefühl signalisiert, beendet wird. Die Nahrung wirkt ebenfalls, wenn auch viel langsamer, über die Stoffwechselprozesse des Körpers auf den Glukosegehalt ein, indem sie ihn anhebt oder die A-

V-Differenz erhöht. Die Stoffwechselvorgänge beeinflussen aber gleichzeitig auch andere Elemente des Systems – die gelösten Fettsäuren oder die Körpertemperatur –, selbst wenn sich diese anfangs auf einem Normalniveau befinden. Da jedes dieser Elemente selbst die Nahrungsaufnahme anregen oder verhindern kann, müssen diese verschiedenen Einflüsse auf das Essen interagieren, manchmal hemmen sie sich vielleicht sogar gegenseitig. Bei manchen Krankheiten, etwa bei unbehandeltem Diabetes mellitus, ist der Einfluß der Glukose im Blut stärker als die von den anderen Elementen herrührenden Faktoren, so daß jemand auch dann noch hungrig ist, wenn zusätzliches Essen ihm nicht mehr gut tun, sondern ihm sogar schaden würde – z. B. dann, wenn der Betreffende zuviel Zucker ißt, während sein Körper an Fetten und Eiweißstoffen Mangel leidet.

Der Einfluß des Magens auf das Eßverhalten ist zwar nicht gänzlich unter den Tisch gefallen, aber er ist auf einen bescheideneren Platz verwiesen worden. Die alleinige Füllung von Magen und Darm schränkt das Essen ein, unabhängig davon, welche anderen Faktoren noch eine Rolle spielen. Auch die Reize eines gefüllten Magens werden in den ventromedialen Kernen des Hypothalamus registriert. Es konnte nachgewiesen werden, daß diese Hirnzellen aktiviert werden, wenn man im Magen einer Katze einen Ballon aufbläst. Das heißt, normalerweise zeigt eine solche Stimu-

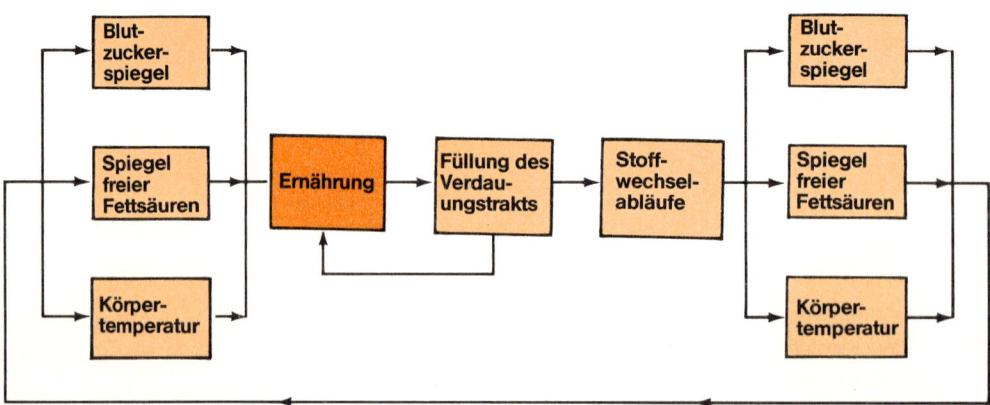

Abb. 2.13. Flußdiagramm der Hauptfaktoren bei der Nahrungsaufnahme. Die linken Kästen werden rechts wiederholt, um zu verdeutlichen, daß Essen eine geschlossene Schleife von Ursache und Wirkung darstellt. Veränderungen bei einem auslösenden Faktor – Blutzucker, freie Fettsäuren oder Körpertemperatur – können zu Veränderungen bei jedem dieser Faktoren führen. Die Füllung des Verdauungstrakts wirkt sich auf die Ernährung selbst aus, indem die Mahlzeit beendet wird. (Aus Hamilton, 1965)

lierung dem Tier an, wann es mit dem Fressen aufhören soll, wenn nicht bereits ein anderer inhibitorischer Reiz vorher wirksam wurde.

Obgleich gezeigt werden konnte, daß die Aktivität des ventromedialen Kerns das Fressen hemmt, bleibt seine genaue Rolle im Hinblick auf das gesamte Verhaltensmuster des Fressens noch ziemlich im Dunkeln, denn es ist so gut wie unmöglich, irgendeine funktional einheitliche Struktur von den anderen jeweils beteiligten Strukturen zu isolieren. Auf jeden Fall folgt auf eine direkte Stimulierung des ventromedialen Kerns durch einen leichten Stromstoß während des Eßvorgangs eine plötzliche Unterbrechung des Fressens, und sie hält für die Dauer der Stimulierung an. Mit anderen Worten: Die nervöse Aktivität dieser Hirngegend geht mit einer Verringerung des Belohnungswertes der Nahrung einher.

Man findet im Nervensystem häufig antagonistische Strukturen. So gibt es auch eine Hirnstruktur, deren Aktivität der Wirkung der ventromedialen Kerne direkt entgegengesetzt ist. Das benachbarte „laterale" Gebiet des Hypothalamus (Anand & Brobeck, 1951; Teitelbaum & Epstein, 1962) scheint dieser funktionale Antagonist zu sein; bei anderen Gattungen als der Ratte mag dieser auch an anderer Stelle lokalisiert sein (Fonberg, 1969a und b). Wird dieses laterale Gebiet ausgeschaltet, hört eine Ratte zu fressen auf, und sie würde ohne künstliche Ernährung verhungern. Gibt man der Ratte jedoch nur sehr wenig Nahrung, so daß ihr Gewicht allmählich auf ein neues niedriges Niveau absinkt, dann fängt sie wieder von allein an zu fressen. Wenn sie sich auf ein niedriges Gewicht heruntergehungert hat, bevor der laterale Hypothalamus ausgeschaltet wird, dann zeigt sie nach dessen Entfernung nahezu keine Störung, des Eßverhaltens. Das heißt, der Sollwert für das Gewicht sinkt offenbar ab, wenn die Zellen des lateralen Hypothalamus stillgelegt sind, also genau umgekehrt wie beim ventromedialen Kern (Powley & Keesey, 1970). Und um die Liste der antagonistischen Wirkungen abzurunden: Während elektrische Stimulierung des ventromedialen Kerns zum Aufhören des Fressens führt, löst elektrische Stimulierung der lateralen Region das Fressen aus. Die beiden Regionen gehö-

ren – wie, das ist noch nicht hinreichend erforscht – zu einem einheitlichen System, das die Nahrungsaufnahme und das Körpergewicht dadurch reguliert, daß es den Belohnungswert der Nahrung verändert.

So entscheidend der Hypothalamus für motivationales Geschehen auch sein mag, seine Wirkung ist nicht autonom. Er gehört zu einer Gruppe von Hirnstrukturen, die sowohl an der Regulierung lebenswichtiger physiologischer Prozesse wie Essen, Schlafen und Atmen beteiligt sind, als auch den peripheren Ausdruck emotionaler Zustände wie Ärger, Furcht, sexuelles Verlangen, Hunger und Durst kontrollieren. Dieses System von Strukturen ist tief in den unteren Bereichen des Gehirns eingebettet; es verrät damit einen frühen Ursprung in der Evolution des Nervensystems. Da das Gehirn mit seinen Billionen Zellen und zahllosen Verbindungen und Fasern ein zusammenhängendes Netzwerk darstellt, kann man solche Systeme von Hirnstrukturen nicht scharf voneinander abgrenzen, weder anatomisch noch funktional. Trotzdem heben die meisten Fachleute ein besonderes, den motivationalen Phänomenen zuzuordnendes Gebiet hervor, das den Hypothalamus einschließt; es wird mit verschiedenen Bezeichnungen belegt: *limbisches System, viszerales Gehirn* (Mac Lean, 1949)

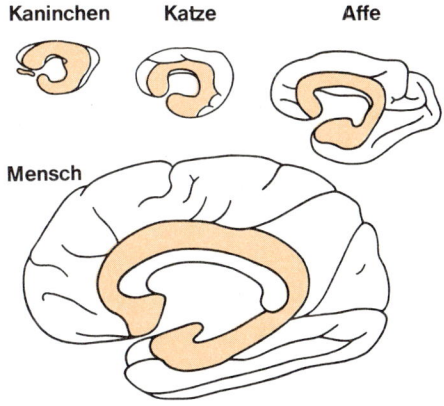

Abb. 2.14. Ungefähres Größenverhältnis des limbischen Systems im Gehirn verschiedener Säugetiere. Mit dem Größerwerden des Gehirns bei höheren Tieren wird das limbische System anteilmäßig kleiner. Jedoch umfaßt es selbst beim Menschen noch einen Großteil der tieferen Regionen des Gehirns. (Modifiziert aus MacLean, 1954, in Russel, 1961)

oder *Rhinenzephalon* (wörtlich „Nasenhirn"; Pribram & Kruger, 1954).

In das limbische System (dargestellt in Abb. 2.14) gelangen nervöse Informationen von den inneren Organen, von den höheren Hirnzentren und von den Sinnesorganen der Körperoberfläche, die die Welt rund um den Organismus registrieren. Eine Verletzung oder künstliche Stimulierung verschiedener Teile dieses Systems zeigt zahlreiche Wirkungen, die den Einfluß des Systems auf emotionales und motivationales Verhalten sichtbar werden lassen (Brady & Nauta, 1953, 1955). Läsionen können – wie erwähnt – Störungen des Eßverhaltens bewirken, aber auch unmäßiges Trinken, Hydrophobie (Angst vor Wasser), Adipsie (Trinkverweigerung), Wut, Angst, übermäßige Sexualität, bei zahmen Tieren Bösartigkeit, bei wilden Tieren unnatürliche Zahmheit und andere Modifikationen des normalen Verhaltens.

Daß das limbische System die Funktion eines motivationalen oder emotionalen Systems haben könnte, war die Idee des Physiologen J. W. Papez (1937), der sich mit den Symptomen der Tollwut beschäftigte. Diese Krankheit, die durch einen Virus verursacht wird, der besonders diese Teile des Gehirns befällt, hat i. allg. schwere emotionale Störungen zur Folge wie irrationale Furcht, Bösartigkeit, ungewöhnliche Zahmheit, Übererregbarkeit, Konvulsionen und (bei Menschen) Hydrophobie. Papez deutet diese Symptome als Hinweis auf die Lokalisation von Gefühlen innerhalb des Nervensystems. Seine Vermutung bestätigte sich später, als man herausfand, daß die direkte elektrische Stimulierung bestimmter Stellen in diesem System angenehme oder unangenehme Empfindungen verursacht (Olds, 1958; Olds & Milner, 1954; Miller, 1961). Enden die Elektroden an ganz bestimmten Stellen des limbischen Systems, dann drücken Ratten und andere Tiere (auch Menschen) unermüdlich eine entsprechende Stimulationstaste, während eine Stimulierung an bestimmten anderen Stellen abgestellt wird, wenn sie dem Versuchstier aufgezwungen wurde. Das limbische System ist außergewöhnlich reich an „heißen" Stellen der einen oder der anderen Art. Einige dieser Stellen sind dabei unterschiedlich erregbar, je nachdem ob das Tier

hungrig oder durstig (Brady, Boren, Conrad & Sidman, 1957) oder gerade sexuell ansprechbar oder der sonstige Hormonspiegel hoch oder niedrig ist.

In Abhängigkeit vom Erregungsmuster des limbischen Systems und assoziierter Strukturen ist ein Tier schläfrig oder wach, aktiv oder träge, auf der Suche nach Nahrung, Wasser, einem Partner oder einem Gegner. Bei Tieren, die ein höher entwickeltes Gehirn haben als Ratten, bestehen zu den höchsten Hirnzentren so komplexe Beziehungen, daß sie sich unserer Kenntnis bisher entziehen. Wir wissen jedoch, daß der Hypothalamus eine Art Brücke zur Hypophyse darstellt, und daß dieser Zusammenhang kein zufälliger ist. Die Hormone des Körpers beeinflussen und reflektieren gleichzeitig den Zustand der verschiedenen Organe. Bei ihrer Zirkulation im Blut übersetzen sie verschiedene körperliche Bedürfnisse in der Weise, daß das Nervensystem entsprechend stimuliert wird. Über den Hypothalamus wirkt das Nervensystem wiederum auf die Hormone zurück. In vielen Fällen entsteht so eine erhöhte Sensitivität für irgendeine Belohnung, wodurch wir wieder beim Gesetz des Effekts und damit beim Verhalten des Tieres sind.

Der Regulationsmechanismus, den wir in Abb. 1.8 schematisch dargestellt hatten, erweist sich bei den höheren Tieren als eine ungeheuer komplexe Anordnung nervöser Strukturen. Diese Strukturen treffen zum Teil im Hypothalamus und dessen Umgebung zusammen und haben direkt mit der chemischen Regulierung der Körperfunktionen zu tun, vor allem mit den Hormonen, aber auch mit sensorischen Systemen, etwa mit der Hauttemperatur. Höhere Tiere reagieren weniger unmittelbar auf aktuelle objektive Bedürfnisse als z. B. Schmeißfliegen; das Regulierungssystem ist bei ihnen sehr verfeinert und stark redundant. Außerdem haben sich Querverbindungen herausgebildet, weshalb es schwierig ist, unabhängige Triebe wie Hunger, Durst oder die Temperaturregulierung anatomisch und funktional genau voneinander abzugrenzen. Das ist auch deshalb schwierig, weil die Regulierungssysteme auf eine Vielzahl von Begleitumständen ansprechen und durch unterschiedlichste Einwirkungen aktiviert werden. Bei aller Komplexität ist jedoch das Grundmuster überall das gleiche: Ein Zustand weicht vom Normalbereich ab und setzt Appetenzsequenzen in Gang, die solange andauern, bis der Normalzustand wieder hergestellt ist. Bei den höheren Tieren affiziert diese Verschiebung einen Belohnungswert für bestimmte Reize, womit wir wieder zum Gesetz des Effekts und seinem Verhältnis zu den Triebzuständen kommen.

In der Regel hängen Belohnungen mit einem konsumatorischen Ereignis zusammen oder mit einer Appetenzhandlung, die eng an ein konsumatorisches Ereignis gebunden ist, so daß dieses nahezu sicher mit jenem zusammen vorkommt. Ein nahrungsdepriviertes Tier frißt mit Vergnügen. Das Fressen an sich bewirkt noch kein Zurückpendeln des Reglers in den Normalbereich, vielmehr unternimmt der Körper anschließend die dafür notwendigen Schritte. Am Ende erreicht die Temperatur wieder ihre normale Höhe, die A-V-Differenz des Blutzuckers wird wieder ausgeglichen sein etc. Nur höchst selten – z.B. im Laboratorium oder bei bestimmten Krankheiten – geht der Zusammenhang zwischen den Belohnungen des Essens und dem konsumatorischen Ereignis verloren. Aus diesem Grund haben manche Theoretiker Konsumation mit Belohnung gleichgesetzt und behauptet, daß beides zueinander in einer Eins-zu-eins-Beziehung stehe: Jede Belohnung sei konsumatorisch und vice versa. Nach unserer Auffassung besteht zwischen Belohnung und Konsumation nur eine statistische Beziehung, keine notwendige. Wir werden später die Beziehungen dieser und anderer Elemente des Motivationsgeschehens graphisch veranschaulichen. Doch zunächst müssen wir unserem Bericht über die Nahrungsantriebe noch eine letzte Ergänzung hinzufügen.

2.4.8 Spezifische Varianten des Hungers

Wenn man die Nahrungsaufnahme im ganzen betrachtet, wie wir es bisher getan haben, dann unterschätzt man leicht die subtilen Formen der Anpassung. Wir sahen bereits, daß Tiere bei übermäßiger Hitze ihre Ernährung in der Weise verändern, daß mehr Wasser zurückbehalten wird. Man sollte überhaupt vielmehr die belohnenden Auswirkungen einzelner Komponenten der Nahrung betrachten anstatt pauschal alles in einen Topf zu werfen.

In einer ganzen Serie von Experimenten wurde das Verhältnis zwischen Belohnungswert und Nahrungsbedarf im einzelnen überprüft. Gelegentlich kann die Übereinstimmung der beiden Ereignisreihen beachtlich sein, wie in dem Fall eines kleinen Jungen, der von Wilkins und Richter (1940) beschrieben wurde. Etwa als Einjähriger zeigte der Junge heftigen Appetit auf salzige Nahrung. Er leckte das Salz von Keksen ab und verlangte nach mehr. Manchmal kaute er salzige Nahrungsmittel, vermischte das Salz mit seinem Speichel und verschluckte die Lösung: Den Rest spuckte er aus. Als er mit etwa 18 Monaten zu sprechen begann, war eines seiner ersten Worte „Salz", ein Wort, das sonst kaum so frühzeitigen Eingang in das Vokabular findet. Auch als Dreijähriger zeigte er einen ausgefallenen Geschmack – salzige Makrelen, Brezeln, teelöffelweise Salz etc. Wegen bestimmter körperlicher Symptome wurde der Junge schließlich zur Beobachtung in eine Kinderklinik gebracht. Diese Veränderung wurde jedoch für ihn fatal, denn als er mit der normalen Krankenhausdiät ernährt wurde, starb er innerhalb einer Woche. Die Autopsie ergab, das der Junge an einer Insuffizienz der Nebennieren gelitten hatte, womit eine ganze Reihe von Schwierigkeiten verbunden war, eingeschlossen der schließlich todbringende Verlust von Salz in seinem Urin. Durch den freien Zugang zum Salz konnte er zu Hause überleben; als dies nicht mehr der Fall war, starb er.

Auch eine Ratte kann ohne Nebennieren mit regulärer Kost nur wenige Tage leben; aber – wie inzwischen experimentell eindeutig nachgewiesen werden konnte (Denton, 1967) – kann sie bei uneingeschränktem Zugang zu Salz ohne Schwierigkeiten überleben. Sie muß dazu das Mehrfache ihrer normalen Ration an Natriumsalz zu sich nehmen. Läßt man ihr die Wahl zwischen verschiedenen Salzen, wird sie genau die Salze auswählen, die den benötigten Bestandteil Natrium enthalten (Handal, 1965).

Andere Defizite haben zu ähnlichen Anpassungsleistungen geführt. Die Nebenschilddrüse unterstützt den Körper bei der Aufnahme von Kalzium. Einige Tage nach Entfernung der Nebenschilddrüse stirbt normalerweise eine Ratte an schmerzhaften akuten Muskelkrämpfen. Wenn sie jedoch kalziumreiche Nahrung in ausreichender Menge erhält, kann sie den Eingriff überleben und ist in der Lage, das Defizit auszugleichen (Lewis, 1964). Sie reduziert dann z. B. die Aufnahme von Phosphor, da der Körper ohne Nebenschilddrüsen zuviel Phosphor zurückbehält (Richter & Helfrick, 1943).

Da Ratten ganz sicher keine Bücher über richtige Ernährung gelesen haben, zeigen solche Anpassungsleistungen wieder einmal, daß man auf die Motivation als das entscheidende Bindeglied zwischen der Physiologie und dem Verhalten zurückgreifen muß. In dem Maße wie sich der innere Zustand eines Tieres ändert, verändern sich die Antriebe; durch das Verhalten, das dem Gesetz des Effekts folgt, wird der Normalzustand wiederhergestellt. Als Mediatoren in diesem Mechanismus können z. B. Veränderungen bestimmter Geschmacksrichtungen dienen, wie sie dem jeweiligen Bedarf angepaßt sind.

Freilebende Tiere können i. allg. eine richtige Ernährung einhalten, weil sie Geschmackspräferenzen besitzen, die auf ihre jeweilige Umwelt passen. In dem, was sie gerne fressen, ist meist das enthalten, was sie brauchen. Ihre natürliche Nahrung setzt sich aus vielen Nährstoffkomponenten zusammen. Wenn ein Tier z. B. gern Eier frißt, deckt es mit einer Mahlzeit seinen Ernährungsbedarf in mehrfacher Hinsicht, denn es nimmt eine Vielzahl von Proteinen, Fetten, Vitaminen und Mineralien auf. Das Tier würde sich schwer tun in einer Umwelt, die diese Komponenten in einer anderen Verpackung anböte, so daß etwa Geschmack und Aussehen nicht mehr dem eines Ei entsprächen. Noch weniger würde es ihm zuträglich sein, wenn Proteine, Fett, Vitamine, Mineralien usw. nur in isolierter Form verfügbar wären.

Man hat Tieren im Laboratorium Nährstoffe in isolierter Form angeboten, jedoch mit der Möglichkeit, sie zu jeweils einer ganzen Mahlzeit zu vermischen. In einem von Richter et al. (1938) durchgeführten Experiment wurden den Ratten Nahrung und Wasser in folgender Zusammenstellung angeboten: Sukrose (für Kohlenhydrate), Kasein (für Eiweiß), Olivenöl (für Fett), Natriumchlorid (für Natrium), Kaliumchlorid (für Kalium), Kalziumlaktat (für Kalzium), dibasisches Natriumphosphat (für Phosphor), Lebertran (für Vitamin A und D), Weizenkeimöl (für verschiedene Vitamine), Bäckerhefe (für verschiedene Vitamine) und Wasser. Das Experiment wurde durchgeführt, um festzustellen, ob die Ratten, die diese Bestandteile in frei wählbaren Kombinationen erhielten, sich von Ratten, die die übliche Labormischung aus Weizenschrot, Milchpulver, Butter und allen möglichen anderen Dingen erhielten, hinsichtlich Größenwachstum und Gesundheit unterscheiden würden. Es stellte sich heraus, daß die experimentellen Ratten im Durchschnitt etwa genausogut gediehen wie die der Kontrollgruppe, obwohl sie, und das ist besonders interessant, insgesamt weniger Nahrung zu sich nahmen. Sobald die Ratten ihre Ernährung selbst abstimmen konnten – indem sie gerade soviel von den einzelnen Stoffen nahmen, wie sie gerade brauchten – konnten sie sich effizienter ernähren als mit einer Nahrung, die aus dem üblichen, wenn auch sehr nahrhaften Gemisch bestand.

Auch andere Experimente, in denen die Nahrung ähnlich wie in bestimmten Cafeterias in kleinen Portionen vor den Tieren ausgebreitet wurde, haben ergeben, daß die Tiere ihre Auswahl den äußeren Umständen entsprechend anpassen können (Young, 1944). Trächtige oder säugende Ratten wählen kalziumreiche Nahrung. Vermutlich sind die Nebenschilddrüsen der Mutter in Ordnung, aber die Bedürfnisse der Nachkommen haben ein entsprechendes Defizit hervorgerufen. In anderen Experimenten konnte gezeigt werden, daß Ernährungsdefizite die Nahrungsauswahl verändern. Zum Beispiel verliert eine Ratte ohne ausreichende Mengen des Vitamin-B-Komplexes die Fähigkeit, Kohlenhydrate und bestimmte Proteine seiner Nahrung zu verwerten. Als Reaktion darauf entwickelt sie eine Vorliebe für Fette, die sie noch verarbeiten kann. Wie in vielen anderen Beispielen zeigt sich hier wieder eine differenzierte Übereinstimmung zwischen den Vorlieben und dem objektiven Bedarf, zugunsten des Überlebens in einer sich verändernden Umwelt.

Es wäre allerdings etwas voreilig, daraus zu folgern, daß mit jeglichem Nahrungsbedarf eine entsprechende Belohnungssteuerung einhergeht. Erstens treten bei einzelnen Tieren durchaus Unterschiede auf. Zwar war das Schwein von Evvard (1915), das sich seine Nahrung selbst zusammenstellen konnte, das größte, das bis dahin in der experimentellen Agrikulturabteilung von Iowa gezüchtet worden war; aber es gibt viele Beispiele von Tieren, die sich eine weniger nahrhafte Kost aussuchten, wenn sie verschiedene Wahlmöglichkeiten hatten. Warum einige Tiere besser als andere dazu imstande sind, ist natürlich auch eine interessante Frage; die Variabilität des Verhaltens deutet indes schon darauf hin, daß der Mechanismus nur unvollkommen funktioniert. Zweitens ruft die Befriedigung einiger Bedürfnisse Belohnungen hervor, während dies bei anderen nicht der Fall sein muß. Ratten können lernen, eine Vitamin-B_1-(Thiamin)-reiche Kost auszuwählen, wenn ein entsprechendes Defizit vorliegt (Harris, Clay, Hargreaves & Ward, 1933), aber sie können nicht den Mangel an Vitamin A oder D ausgleichen, die beide nicht minder wichtig sind. Schließlich konnte wiederholt gezeigt werden, daß Tiere bis zu einem gewissen Grad aus reiner Gewohnheit fressen. Nachdem sie einmal eine Vorliebe für eine bestimmte Nahrung aus einem großen Angebot entwickelt haben, bleiben sie meistens noch lange dabei, auch wenn das Erfordernis einer Anpassung dazu nicht mehr gegeben ist.

2.4.9 Belohnungen für die adaptive Nahrungsselektion

Wenn ein Tier z. B. unter einer kalziumarmen Nahrung leidet, wenn es eine Nebenniereninsuffizienz oder irgendeine andere spezifische Insuffizienz hat, ändert es oft sein gesamtes Nahrungsverhalten. Wie geschieht das? Der Psychologe muß diese Frage auf der Verhaltensebene zu beantworten versuchen. Wie verändern sich die Belohnungen, so daß sich das Tier, dem Gesetz des Effekts

gehorchend, den veränderten Gegebenheiten anpaßt? Anpassungen an einen Bedarfszustand, so sollte man erwarten, können nur über Belohnungen erfolgen, die nach der Nahrungsaufnahme, d. h. nach dem Herunterschlucken stattfinden. Wenn z. B. einem Tier Vitamin C fehlt, so ist das ein spezifischer innerer Mangelzustand. Wenn das Tier daraufhin seine Nahrung entsprechend variiert, dann scheint eine Belohnung innerer Art vorzuliegen. Doch in dieser Schlußfolgerung werden fälschlicherweise Belohnung und Konsumation gleichgesetzt. Es ist durchaus möglich, daß Belohnung und Defizit (und der konsumatorische Akt, der das Defizit ausgleicht) weniger unmittelbar miteinander zusammenhängen.

Spezifische Ernährungsbedürfnisse können auf zweierlei Weise als Belohnungsänderung in Erscheinung treten:

1. Angeborene Präferenzen. Süßigkeiten sind für viele Lebewesen belohnend, besonders bei niedrigem Blutzuckerspiegel. Warum wirken sie als Belohnung: weil wir als Zuckerlecker geboren werden, oder weil wir Süßes zu unserer Ernährung nötig haben? Von Ratten weiß man, daß sie mit Vorliebe saccharingesüßtes Wasser auch dann trinken, wenn sie nie zuvor mit gesüßten Speisen in Berührung gekommen waren (Sheffield & Roby, 1950). Das bedeutet daraufhin, daß die Präferenz für Süßes bei Ratten angeboren ist; höchstwahrscheinlich gilt das auch für uns. Allerdings variiert der Appetit auf Süßigkeiten trotz der angeborenen Präferenz mit dem jeweils veränderlichen Bedürfnis. So nehmen hungrige Ratten erheblich mehr Zucker oder Saccharin zu sich als satte. Wenn der süße Geschmack durch kalorienfreies Saccharin hervorgerufen wird, dann ist das Tier zwar belohnt, es erfährt aber keine Konsumation, da der Hungertrieb im wesentlichen unbeeinflußt bleibt.

Diese natürliche Vorliebe für Süßes ist nicht das einzige Beispiel für eine angeborene Präferenz, die mit inneren Bedürfnissen verbunden ist (Pfaffman, 1960). Viele Tiere und auch Menschen mögen gern salzige Lösungen einer bestimmten Konzentration. Man hat Versuchspersonen eine Reihe abgestufter Salzlösungen zur Bewertung vorgelegt und gefunden, daß sie in der Regel eine Lösung bevorzugen, die der Salzhaltigkeit der Körperflüssigkeit in etwa entspricht. Ähnlich verhalten sich Ratten, wenn man ihnen zwei Trinkflaschen anbietet, von denen die eine reines Wasser und die andere Salzwasser enthält; sie bevorzugen das Salzwasser. Bei sehr geringer Salzkonzentration unterhalb einer gewissen Grenze verhalten sie sich indifferent, d. h. sie wählen jetzt die beiden Trinkflaschen etwa gleich häufig. Bei zunehmender Konzentration kommt es zu einer zunehmenden Bevorzugung des Salzwassers, allerdings nur bis zu einem bestimmten Grad, der im übrigen dem auch von Menschen bevorzugten Wert sehr nahe kommt (Pfaffman, 1960). Bei stärkeren Konzentrationsgraden wird die Wahl der Salzlösung immer unwahrscheinlicher, der Punkt, wo sie die Salzwasserflasche gänzlich meiden, ist dann schnell erreicht. Ein solcher Salzgehalt ist auch für Menschen unangenehm. Das Präferenzverhalten scheint übrigens ganz vom Geschmack abzuhängen. Wenn man bei Ratten die Speiseröhre vom restlichen Nahrungskanal trennt, lehnen sie wie vor der Operation Salzlösungen mit erhöhtem Konzentrationsgrad ab (Stellar, Hyman & Samet, 1954).

Die Feststellung, daß die Salzaufnahme durch den Geschmack geregelt wird, beinhaltet nicht, daß hierbei interne Vorgänge überhaupt keine Rolle spielen, ebensowenig kann man das für die Zuckeraufnahme behaupten (Mook, 1963). So bringt der Verlust der Nebennieren eine Ratte dazu, Salzlösungen zu bevorzugen, die sie zuvor als überkonzentriert zurückgewiesen hatte (Nachman, 1962). Von Patienten mit der Addison-Krankheit (eine Nebenniereninsuffizienz) ist bekannt, daß sie ein halbes Glas Salz in ein Glas Tomatensaft schütten oder eine dicke Schicht Salz auf ihre Pampelmuse streuen.

2. Erworbene Präferenzen. Wer mit Tieren Erfahrungen hat, wird bereits vermuten, daß sie irgendeinen Lernmechanismus besitzen, mit dessen Hilfe neue Geschmackspräferenzen entstehen können, denn im Verlauf eines individuellen Tierlebens treten oft neue Futterbedürfnisse auf. Wenn aufgrund eines veränderten Futterangebots Anpassungen notwendig werden, orientieren sich die Tiere nicht unmittelbar an den von ihnen benötig-ten Nahrungsbestandteilen, wie das bei Zukker oder Salz (und natürlich Wasser) der Fall ist. Normalerweise probieren sie nach Versuch und Irrtum mal diese, mal jene Nahrung aus, bis sie sich mit dem, was sie benötigen, vertraut gemacht haben. Oftmals entwickeln sie dann Nahrungspräferenzen, die mit dem ursprünglichen Defizit unmittelbar gar nichts zu tun haben. Ein Tier lernt am Ende z. B. einen Fettmangel durch Verzehr vieler Eier auszugleichen; bei genauerer Überprüfung stellt sich dann vielleicht heraus, daß für das Tier das proteinreiche Eiweiß genauso attraktiv geworden ist wie das fettreiche Eigelb, welches allein benötigt wurde.

Wie es zu dieser Art von erworbener Anpassung kommt, wurde durch Willard Rodgers und Paul Rozin (1966) untersucht. Sie führten ein Experiment mit Ratten durch, die einen Thiamin-(Vitamin-B$_1$)-Mangel aufwiesen. Die Ratten erhielten mehrere Wochen lang die übliche Labornahrung, der lediglich das Thiamin fehlte. Ohne dieses Vitamin treten Mangelerscheinungen auf – Gewichtsverlust, Anämie und am Ende teilweise Lähmung. Das sind die Symptome der Beriberi-Krankheit, die für eine solche Mangelernährung charakteristisch sind. Während des Experiments war die Schwere der Symptome jedoch noch mäßig, hauptsächlich trat Gewichtsverlust auf. Die gleiche Anzahl von Ratten wie in der experimentellen Gruppe bildete eine Kontrollgruppe, die die gleiche Nahrung, jedoch zusätzliche Thiamininjektionen erhielten. Insgesamt bekam die Kontrollgruppe jedoch quantitativ weniger Nahrung, nämlich nur soviel, daß ihr Gewicht dem der experimentellen Tiere entsprach, das, wie gesagt, im Laufe des Versuchs geringer wurde.

Auf die Periode der B$_1$-Deprivation folgte eine zehn Tage dauernde Testuntersuchung. In beiden Gruppen wurde den Ratten zwei Schüsseln mit Futter vorgesetzt. Die eine Schüssel enthielt die ursprüngliche Nahrung, die andere eine völlig neu zusammengestellte, der Unterschied war für die Ratten auffällig genug. Für die eine Hälfte der Ratten war Thiamin ein Bestandteil der *neuen* Nahrung, für die andere Hälfte wurde der *alten* Nahrung das Thiamin hinzugefügt. Somit erhielt die Hälfte der Ratten aus der Experimentalgruppe (Thiamindefizit) ebenso wie aus der Kontrollgruppe (Thiamininjektionen) eine neue Nahrung mit Thiamin, während die restliche Hälfte jeder Gruppe Thiamin als Bestandteile der alten Nahrung bekam. Die Ratten der Kontrollgruppe erhielten weiterhin ihre regelmäßigen Thiamininjektionen,

so daß deren Entscheidung für die eine oder die andere Nahrung nichts mit dem Vorkommen von Thiamin in der Nahrung zu tun haben dürfte, da das Vitamin geschmacklos ist.

Die Ergebnisse des Experiments sind in Abb. 2.15 dargestellt. Die Graphiken zeigen,

EXPERIMENTALGRUPPE (Thiamindefizit)

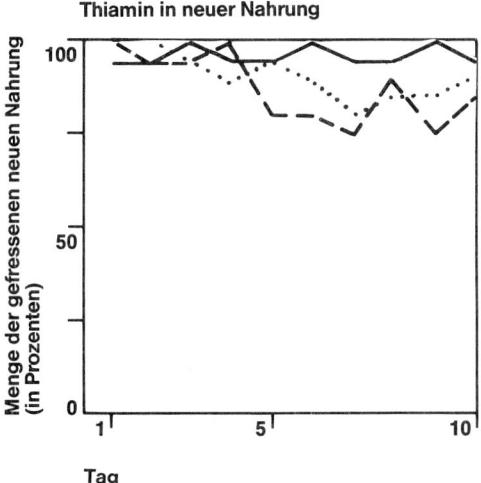

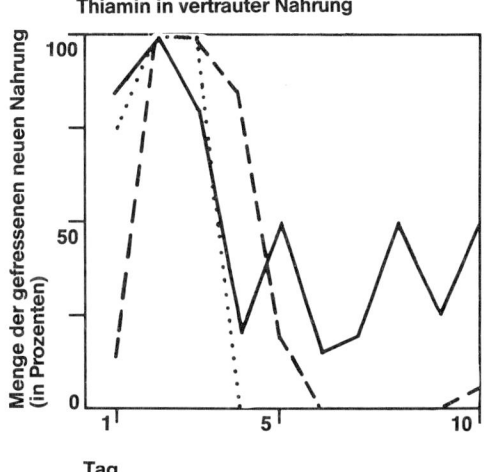

KONTROLLGRUPPE

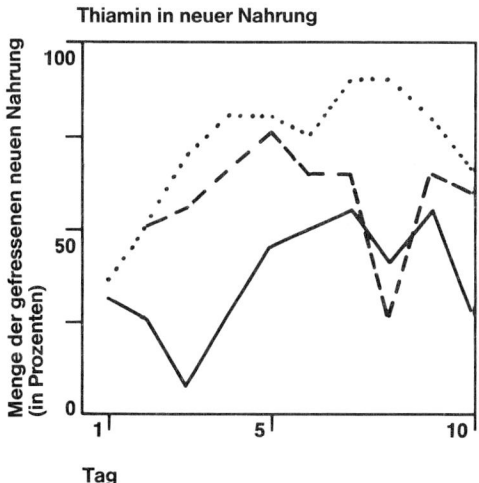

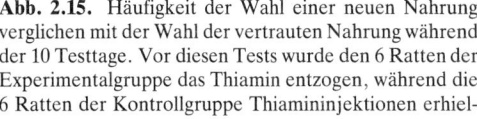

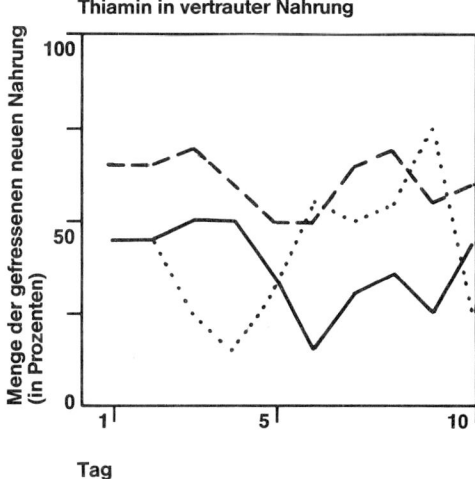

Abb. 2.15. Häufigkeit der Wahl einer neuen Nahrung verglichen mit der Wahl der vertrauten Nahrung während der 10 Testtage. Vor diesen Tests wurde den 6 Ratten der Experimentalgruppe das Thiamin entzogen, während die 6 Ratten der Kontrollgruppe Thiamininjektionen erhielten, um Mangelerscheinungen vorzubeugen. Während der Testsituation erhielten 3 Ratten aus jeder Gruppe Thiamin in der neuen Nahrung und die 3 anderen Ratten jeder Gruppe erhielten es in der vertrauten Nahrung. (Aus Rodgers & Rozin, 1966)

wieviel jede der 12 Ratten des Experiments von der neuen Nahrung gefressen hat. Betrachtet man die Präferenz der drei Experimentalratten, bei denen sich das Thiamin in der neuen Nahrung befand, dann könnte man schließen, daß Ratten auf Anhieb wissen, was sie brauchen, denn sie wählten nahezu ausnahmslos vom ersten Tag an die neue Nahrung. Doch auch die Experimentalratten, bei denen das Thiamin in der *alten* Nahrung war, wählten zunächst die *neue* Nahrung genauso bereitwillig. Nach ein paar Tagen kehrten sie jedoch zu ihrer alten Nahrung zurück. Bei zwei der drei Ratten erfolgte ein vollständiger Wechsel, bei der dritten betrug die Präferenz 50 bis 75%. Alle sechs Experimentalratten nahmen am Ende zumindest überwiegend die Nahrung mit dem Thiamin zu sich; die Ratten, bei denen das Vitamin der neuen Nahrung beigemischt war, taten das nur sehr viel schneller als die anderen. Zur gleichen Zeit waren bei den sechs Ratten der Kontrollgruppe weder besondere Vorlieben noch ein dramatischer Wechsel während der Testdauer zu beobachten.

Es ist nicht sehr schwer zu erklären, wie es den Ratten gelang, die für sie richtige Nahrung herauszufinden. Während des Vitamindefizits der Experimentalgruppe hatten die Tiere unter den Symptomen der sich verschlechternden Gesundheit und unter weiteren allgemeinen Beschwerden zu leiden. Durch einfaches Lernen assoziierten sie mit diesen unangenehmen Empfindungen ihre Nahrung. In der Testsituation mit den zwei Schüsseln bevorzugten sie zunächst alle die neue Nahrung, und zwar einfach deshalb, weil mit ihr nichts Unangenehmes assoziiert war. Drei Ratten erhielten mit der neuen Nahrung Thiamin; für sie verbesserte sich die Lage rasch, ihre Symptome wurden schwächer. Selbst wenn die Verbesserung nicht sofort eintrat, waren sie doch bald in besserer Form als die drei anderen experimentellen Ratten, deren Mangelerscheinungen sich mit Aufnahme der neuen Nahrung weiter verschlimmerten. Die drei Ratten, die das Thiamin in ihrer alten Nahrung erhielten, entwickelten bald eine Aversion auch gegen die neue Nahrung, denn ihr Zustand verschlechterte sich weiterhin. Inzwischen hatte jedoch die alte Nahrung, die sie ja nicht mehr fraßen,

einiges von ihrer Unattraktivität verloren, so daß schließlich die Abneigung gegen die neue Nahrung größer wurde als die gegen die alte – die Ratten kehrten zur alten Nahrung zurück. Damit bekamen sie aber Thiamin und ihre Symptome schwanden. Die Ratten der Kontrollgruppe, die weder unter Mangel noch unter Beschwerden litten, machten diese Veränderungen nicht durch und wählten die Nahrung entsprechend den üblichen Bedingungen für Nahrungspräferenzen.

Die gelernte Präferenz ist somit in Wirklichkeit eine gelernte Aversion, sie stellt eine sinnvolle Lösung für das Problem der Nahrungsselektion dar. Ein Tier braucht nicht mit einer Unzahl angeborener Geschmackspräferenzen, die in inneren Zuständen verschlüsselt sind, auf die Welt zu kommen, wenn es statt dessen in der Lage ist, durch Entwicklung von Abneigungen gegenüber bestimmten Nahrungsmitteln schließlich doch das richtige Futter zu finden. Die benötigte Nahrung braucht nicht einmal zu einem sofortigen Feedback zu führen, um auf Dauer präferiert zu werden. Sobald ein Tier irgendwelche Aversionen gegen eine bestimmte Nahrung entwickelt hat (z. B. aufgrund von Nichtverträglichkeit), wird es sich andere Nahrung suchen. Das Gesetz des Effekts ist wirksam, wenn ein Tier einen unangenehmen Reiz meidet.

Daß der Ablauf bei anderen Nahrungsdefiziten ganz ähnlich ist, haben andere Experimente gezeigt (Rodgers, 1967; Rozin & Rodgers, 1967). Mangelerscheinungen, die durch andere Verbindungen der Vitamin-B-Gruppe bedingt sind – Riboflavin und Pyridoxin – führen ebenfalls zu erlernten Aversionen, die neue Nahrungspräferenzen nach sich ziehen. Kalziummangel bewirkt das gleiche. Bei einem Magnesiummangel wechselt das Tier zunächst zu einer neuen Nahrung über, erhält es jedoch einen Magnesiumzusatz in die Lösung, wechselt es erneut. Offenbar ruft die Erholung von einem Magnesiummangel subjektive Symptome hervor, die noch unangenehmer sind als die Symptome des Mangels. Dieser Fall sollte uns daran erinnern, daß Anpassung sich immer auf konkrete Verhaltensmechanismen stützen muß, die sich unter Umständen auch nachteilig für das Tier auswirken können. Das Tier hat keine andere

Möglichkeit zu erfahren, was es „wirklich" braucht, genausowenig wie wir Menschen. Im Gegensatz zu diesen Beispielen wird bei einem Salzdefizit sofort Salz aufgenommen, ganz gleich, ob es der alten oder neuen Nahrung beigemischt oder in reiner Form gegeben wird. Die Zahl angeborener Präferenzen, die so etwas wie ein angeborenes Wissen um wirkliche Bedürfnisse darstellen, ist jedoch gering – zu gering, um die zahlreichen Anpassungen an veränderte Nahrungssituationen, zu denen Tiere fähig sind, zu erklären. Und selbst ein solches Wissen hilft manchmal nicht weiter, was ja die einträgliche Lebensmittelindustrie mit ihrem Absatz nichtnahrhafter Süßigkeiten demonstriert.

2.4.10 Homöostase

D er Physiologe Walter B. Cannon, dessen Hypothese über die Magenempfindungen unsere Ausführungen über das Eßverhalten einleitete, ist hauptsächlich durch sein Konzept der *Homöostase* („Spannungsausgleich") bekanntgeworden. Aus seinen Untersuchungen (1939) über Essen, Trinken, Blutkreislauf, Stoffwechsel und andere physiologische Systeme schloß er, daß der Körper einem Maschinenmodell ähnlich ist, das arbeitet, damit Temperatur, Säure-, Salz- und Wasserhaushalt auf konstantem Niveau gehalten werden. Heute mag uns das nicht mehr als eine großartige Einsicht erscheinen, denn wir können uns auf inzwischen umfangreiche physiologische Entdeckungen stützen, die die Tatsache des Gleichgewichts zu einem Allgemeinplatz werden ließen. Zur Zeit von Cannon dagegen erforderte es besonderen Scharfsinn, um zu erkennen, daß viele Vorgänge im Körper auf Konstanthaltung ausgerichtet waren. Cannon hatte natürlich Vorgänger – besonders den französischen Physiologen Claude Bernard, der im neunzehnten Jahrhundert über die Konstanz des *milieu interne* schrieb – worunter er die flüssige Umgebung der inneren Organe verstand, die aufgrund ihrer Flüssigkeit eine Wechselwirkung zwischen den Organen ermöglicht. Das Homöostaseprinzip ist so durchschlagend, daß man früher oder später darauf stoßen mußte. Wie in den meisten anderen Theo-

rien, so ist auch in unserem Motivationsschema das Konzept der Homöostase enthalten. Obgleich das Hauptinteresse von Cannon dem Verhalten von Organen und Organsystemen galt, war er sich bewußt, daß auch das Gesamtverhalten der Tiere homöostatisch – nämlich durch einen Trieb nach Konstanthaltung – geregelt wird, aber das war nicht sein Spezialgebiet. Das Verhalten des Gesamtorganismus ist eine Angelegenheit der Psychologen, sie haben das Konzept der Homöostase mit dem Gesetz des Effekts verknüpft. Die Tendenz, ein Verhalten auszuführen, das zu bestimmten Konsequenzen führt – und ein anderes zu unterlassen, das andere Konsequenzen hat – läßt sich ebensosehr als Konstanzmechanismus des Körpers interpretieren wie die Veränderungen seines chemischen Haushalts. Die beiden Ebenen sind sogar ständig aufeinander bezogen, wie unser Beitrag über die Nahrungsaufnahme gezeigt hat.

Die Physiologen waren von dem Konzept der Homöostase deshalb so angetan, weil sie damit endlich das vorwissenschaftliche Stadium des Mysteriösen, das das Studium des Lebens kennzeichnete, verlassen konnten. Zuvor hatte man geglaubt, daß man Leben mit Begriffen der normalen Physik und Chemie nicht erklären könne, man glaubte, das Leben besitze spezielle Kräfte – „vitale Kräfte" oder einen „animalischen Geist". Das Problem rührte zum Teil daher, daß die bekannten Gesetze zur Physik und Chemie selbst noch unvollkommen waren (und ohne Zweifel auch heute noch nicht für die Erklärung des Lebens weit genug entwickelt sind). Mit der Weiterentwicklung der übrigen Naturwissenschaften wurden jedoch die Argumente für eine naturalistische Betrachtungsweise des Lebens zunehmend überzeugender. Das Konzept der Homöostase trug dazu bei, das wachsende Vertrauen in eine echte wissenschaftliche Biologie zu rechtfertigen, denn nach Cannon lassen sich alle homöostatischen Mechanismen auf normale physikalische Ursachen zurückführen; das Besondere ist nur, daß sie den Bedürfnissen eines Lebewesens dienen.

Cannons erstes Buch, in dem er die Homöostase ausführlich beschrieb, trug den Titel *The Wisdom of the Body*. Der Körper ist insofern „weise", als seine Mechanismen selbstregulierend wirken: Die Rezeptoren überwachen die entscheidenden Reizvariationen und die Reflexe korrigieren Abweichungen vom Normalbereich. „Weisheit" mag etwas übertrieben formuliert sein, doch es ist tatsächlich so, daß der Organismus sich nach etwa dem gleichen Prinzip in jeder Hinsicht selbst reguliert. Ein Tier z. B. ist weise, wenn es ihm nach unvorhergesehener Störung gelingt, seinen Gesamtzustand in etwa normal zu halten. Bei den niederen Tieren sind die Reaktionssysteme festgelegt und angeboren. Bei den höheren Tieren kommt das Gesetz des Effekts hinzu. Das homöostatische Paradigma läßt sich für beide Mechanismen anwenden. Wenn wir etwas essen, denken wir vielleicht, daß wir es ja auch lassen könnten, aber in jedem Fall handeln wir nach dem Gesetz des Effekts, ob nun die Belohnung von der Nahrung kommt oder von der sozialen Norm der schlanken Figur. Das Gesetz des Effekts kann als eine Form der Homöostase interpretiert werden, die vom *milieu interne* an die Oberfläche des Körpers verlagert wurde, wo Regler in Aktion treten, die die Anpassung des Lebewesens an seine weitere Umgebung steuern.

Wenn man von „Weisheit" spricht, dann ist damit nicht gemeint, daß ein Tier wirklich wüßte, was es braucht. Wir haben schon darauf hingewiesen, wie willkürlich die Regulierungssysteme im Verlauf der stammesgeschichtlichen Entwicklung für ihre jeweilige Funktion selegiert wurden. Man kann zwar damit rechnen, daß sie einigermaßen gut auf die Erfordernisse der Umgebung abgestimmt sind, in der sich die Vorfahren einer Tierart befunden haben. Aber wir wissen von keiner Weisheitsquelle, die über die der natürlichen Selektion hinausgeht.

Cannon begann während seiner Studien zur Verdauung, sich mit dem Konzept der Homöostase zu befassen. Sein russischer Zeitgenosse, Physiologenkollege und persönlicher Freund, I. P. Pawlow, kam ebenfalls über seine Studien zur Verdauung zur Psychologie. Es ist kein Zufall, daß bedeutsame psychologische Entdeckungen von der Physiologie der Verdauung ausgingen. Die Notwendigkeit der Nahrungsaufnahme bringt ein Tier unweigerlich mit seiner äußeren Umwelt in Berührung, vielleicht intensiver als aufgrund irgendeiner anderen lebenswichtigen Funktion. Wer die Vorgänge der Nahrungsaufnahme und -verwertung ganz verstehen will, muß daher die Gesetze des Verhaltens mit berücksichtigen – das heißt, er muß sich mit der Psychologie auseinandersetzen. Umgekehrt kommt auch der Psychologe, der das gesamte, durch Nahrungsbelohnungen kontrollierte Verhalten verstehen will, früher oder später zur Physiologie, da das Verhalten engstens mit der inneren und äußeren Homöostase zusammenhängt.

Die Beschäftigung der Psychologie mit Vorgängen der Nahrungsaufnahme hat auch einige Schwierigkeiten deutlich gemacht. Zum einen ist das Fressen bei den höheren Tieren ein komplexer, oft sehr redundant kontrollierter Vorgang, dem zahlreiche Regler und zahlreiche Belohnungsquellen zugrundeliegen. Daher ist das Freßverhalten eines Tieres meist ein Kompromiß zwischen klar unterscheidbaren, aber interagierenden Antrieben. Für den Menschen kommen noch Antriebe hinzu, die auf soziale Normierungen zurückgehen – man ißt zu bestimmten Zeiten, mit bestimmten Manieren, erlesene Substanzen. Die erste Schwierigkeit besteht daher in dem komplexen Zusammenwirken der psychologischen Faktoren, die eine motivationale Analyse des Eßverhaltens erschweren.

Ein zweiter Aspekt ist subtiler. Die Untersuchungen zum Gesetz des Effekts, bei denen die Nahrung als Belohnung eine Rolle spielte, haben das Bild von Belohnung allgemein verzerrt. Nahrung wird „konsumiert" und wird von daher oft als „konsumatorisch" bezeichnet. Die konsumatorischen Akte in unserem Schema beziehen sich jedoch nicht auf Konsum, sondern auf Konsumation. Nahrung im Sinne von Belohnung dient als solche noch nicht der konsumatorischen Befriedigung des Hungerantriebs. Diese stellt sich i. allg. erst später ein, wenn die Körperorgane verarbeiten, was der Organismus aufgenommen hat. Da aber der Hungerantrieb eine so herausragende Rolle in der Psychologie der Motivation gespielt hat, bringen die Forscher Belohnung, Konsum und Konsumation häufig durcheinander, wobei sie schnell den roten Faden in dem verwickelten Komplex von Antrieben und Verhalten verlieren.

2.5 Defensive Antriebe

2.5.1 Vermeidungsverhalten

An das andere Ende des Kontinuums der endogenen Antriebe, das dem der Nahrungsaufnahme entgegengesetzt ist, ist das Verhalten zu plazieren, das man „Vermeidung" nennt und dessen Motivierung fast immer durch äußere oder exogene Faktoren bedingt ist. Wir zeigen Vermeidungsverhalten, wenn wir ein Auto fahren oder eine belebte Straße überqueren, denn dann werden wir eher von den wechselhaften Ereignissen in unserer Umgebung als von denen in unserem Inneren kontrolliert. Durch das *Vermeidungs*verhalten kommt ein Lebewesen unangenehmen Ereignissen zuvor, es verzögert oder verhindert sie; durch das *Flucht*verhalten beendet es ein solches Ereignis. Lebewesen müssen in der Lage sein, bereits auf eine *drohende* Gefahr hin zu reagieren, nicht nur auf die Gefahr selbst. Wir können es uns leisten, vor kleinen Ärgernissen wie lauten Geräuschen, hellen Lichtern oder drückenden Schuhen zu *flüchten*, dagegen erfordern Verkehrsunfälle oder Skiunfälle *Vermeidungsverhalten*. Bei solchen Gefahren käme ein Fluchtversuch zu spät. Beide Verhaltensweisen, sofern sie eher erworben als angeboren sind, stehen unter dem Einfluß des Gesetzes des Effekts. In typischen Untersuchungen zum Flucht- und Vermeidungsverhalten versucht der entsprechende Versuchsteilnehmer – eine Ratte, ein Affe oder ein Studienanfänger, der einen Psychologie-Einführungskurs belegt hat – vor etwas Unangenehmem zu flüchten oder ihm zu entgehen. Häufig ist das ein Elektroschock, der im Experiment als Strafreiz für Versagen benutzt wird. Dieser Schock richtet kaum physische Schaden an, aber er ist meist sehr unangenehm.

Wir wollen die Studien zum Fluchtverhalten übergehen. In den Forschungsberichten finden sich genügend Hinweise dafür, daß auch dann das Gesetz des Effekts wirksam wird, wenn der Auslöser motivationalen Verhaltens direkt aus der Umwelt stammt (z. B. Campbell, 1956; Rachlin & Herrnstein,

1969). Hier interessiert uns vor allem das Vermeidungsverhalten. Dabei stellt sich die zentrale Frage, worin denn eigentlich die Belohnung besteht, wenn ein Lebewesen sich mit Erfolg darum bemüht, daß etwas Schreckliches nicht passiert. Für ein hungriges Tier wirkt eine Futterzuteilung belohnend. Aber worin besteht der Belohnungswert, wenn die Ratte den Hebel in ihrem Käfig drückt und daraufhin keinen Stromstoß erhält? Ein Laie findet vielleicht schnell die einleuchtende Erklärung: Die Ratte wird durch das Wissen darum belohnt, daß sie etwas Unangenehmes vermieden hat, aber der Psychologe braucht hierfür Beweise.

Nach etwa vierzig Jahren Forschung auf diesem Gebiet sind die verschiedenen Untersuchungsverfahren derart vielfältig, daß eine adäquate Überblicksdarstellung hier unmöglich ist (Solomon & Brush, 1956; Herrnstein, 1969). Dabei sind natürlich durchaus Güteunterschiede zwischen den einzelnen Methoden zu verzeichnen. Menschen lernen z. B. ohne Schwierigkeiten, jedesmal einen Knopf zu drücken, sobald ein Signal ertönt, wenn sie damit etwas Unangenehmes vermeiden können. In einem Experiment von Turner und Solomon (1962) folgte 10 Sekunden nach einem Ton ein unangenehmer, aber harmloser Stromstoß am rechten Fußgelenk. Durch vorzeitiges Drücken des Knopfes konnte der Ton ausgeschaltet werden, und der Stromstoß blieb aus. Gelang dies einer Vp nicht rechtzeitig, so daß sie den Stromstoß erhielt, konnte sie diesen jedoch durch Druck auf den Knopf immer noch ausschalten. Im ungünstigsten Fall hörte der Stromstoß nach 15 Sekunden von allein auf. Diese Versuchsanordnung verdeutlicht das Standardverfahren. Flucht- und Vermeidungsverhalten sind möglich, denn die Versuchsperson kann den Stromstoß abschalten, wenn sie ihn nicht vermieden hat. Doch sie hat aufgrund der warnenden Tonsignale die Chance, ihn rechtzeitig zu vermeiden.

Nach einer führenden Theorie zum Vermeidungsverhalten (Mowrer, 1947; Schoenfeld, 1950) wird die Reaktion des Knopfdrükkens dadurch belohnt, daß der Ton verschwindet, den die Vp zu fürchten gelernt hat, und sie hat ihn zu fürchten gelernt, weil er dem Stromstoß vorangeht. Die Theorie beinhaltet zwei Stufen und wird daher *Zwei-Faktoren-Theorie der Vermeidung* genannt: Zuerst wird die Vp motiviert, den „Warn"-Reiz zu beseitigen, dann wird sie für die Beseitigung belohnt.

Zur Beschreibung mag diese Theorie gut geeignet sein. Eine Erklärung bietet sie kaum. Versuchspersonen, die an Vermeidungsexperimenten teilnehmen, berichten selten von sich aus von Furcht oder verneinen entsprechende Fragen des Versuchsleiters. Vor allem ist es schwer, Korrelate der Furcht bei Ratten und Affen zu finden. Die typischen Furchtindikatoren wie Erhöhung von Herzschlag, Blutdruck, Muskelspannung etc. treten nicht durchgängig und regelmäßig genug auf, so daß Furcht zur Erklärung des Vermeidungsverhaltens kaum geeignet sein dürfte. Einige der in diesem Zusammenhang gefundenen Ergebnisse weisen zwar wieder einmal auf das Hypothalamus-Hypophysen-System als Ort des Belohnungsmechanismus hin, aber die Belege dafür sind doch recht dürftig (Brush, 1971). Man ist allenfalls berechtigt zu sagen, daß die jeweiligen Warnreize einen Antrieb (nicht unbedingt Furcht) aktivieren, da auf diese Reize hin in der Regel die Vermeidungsreaktion erfolgt.

Mit der Zwei-Faktoren-Theorie sollte Vermeidungsverhalten in solchen Versuchsanordnungen erklärt werden, in denen auf einen deutlichen Warnreiz hin ein anderer, unangenehmer Reiz, etwa ein Stromstoß, folgte. Es zeigte sich jedoch bald, daß Tiere auch unter weniger guten Signalisierungsbedingungen Vermeidungsverhalten zeigen. So etwas sollte man im übrigen auch erwarten, denn die Fähigkeit zur Vermeidung bedrohlicher Situationen muß ja auch außerhalb der Laborsituation funktionieren (Sidman, 1953). Tiere versuchen auch dann, die Häufigkeit von Stromstößen zu verringern, wenn diese in Zufallsfolge auftreten (Herrnstein & Hineline, 1966). Stellen Sie sich eine Ratte vor, die pro Minute 10 kurze Schocks erhält. Wenn durch das Drücken eines Hebels die Schockfrequenz für eine gewisse Zeit auf einen Schock pro Minute herabgesetzt wird, dann

wird das Tier den Hebel drücken, obgleich es weder einen deutlichen Signalreiz noch auch eine sofortige Rückmeldung auf seine Reaktion erhält. Ratten und auch andere Lebewesen werden also durch eine allgemeine Verbesserung der jeweiligen Lebensumstände belohnt, z. B. durch eine Reduktion der Anzahl oder der Intensität von Schocks. Ähnliches gilt für das Freßverhalten; daß sich durch den Hebeldruck die Zufallsrate von Futterzuteilungen in unspezifischer Weise erhöht, reicht zur Belohnung bereits aus.

So gesehen ist es mit dem Vermeidungsverhalten nicht viel anders als mit den übrigen Verhaltensweisen, die dem Gesetz des Effekts unterliegen. In der Tat lassen sich enge Parallelen finden. Ratten, die einem Elektroschock entgehen können, indem sie von einer

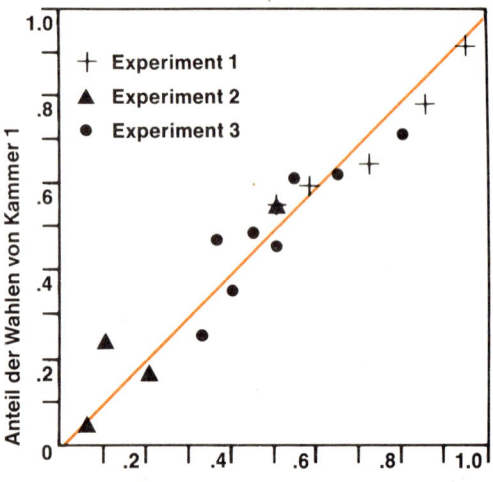

Abb. 2.16. Die Ratten in einer Käfigkammer können einen Elektroschock vermeiden, indem sie zur entgegengesetzten Seite der Kammer laufen, sobald ein Warnsignal erfolgt. Einem Intervall der Sicherheit vor Schocks folgt jeweils ein Warnsignal, und die Ratten können jedesmal den Schock vermeiden, indem sie quer durch die Kammer zurücklaufen. Die Vermeidung führt regelmäßig zu einem sicheren Intervall. Die Punktwerte fassen das Verhalten aus drei Experimenten zusammen. Auf der Ordinate ist das Verhältnis von Vermeidungsreaktionen in einer Richtung geteilt durch die Gesamtzahl der Vermeidungsreaktionen in beiden Richtungen abgetragen. Die Abszisse gibt das Verhältnis der korrespondierenden sicheren Zeitintervalle geteilt durch die Summe der beiden sicheren Intervalle wieder. Die Diagonale repräsentiert das Gesetz der Verhältnismäßigkeit – das Verhältnis der Reaktionen ist gleich dem Verhältnis der Belohnungen. (Nach Weisman, Denny & Zerbolio, 1967)

Seite des Käfigs zur anderen überwechseln, sobald ein Warnreiz erscheint, erlernen dieses Verhalten ohne Schwierigkeiten. Das heißt, die Ratten lernen schnell, die Richtung zu wählen, die ihnen mehr Sicherheit bietet. Darüber hinaus entspricht diese Präferenz, wie Abb. 2.16 zeigt, dem gleichen Gesetz der Verhältnismäßigkeit, wie wir es von der Wahl zwischen zwei positiven Belohnungsquellen her kennen (Weisman, Derry & Zerbolio, 1967; Denny, 1971). Das Verhältnis der erfolgreichen Vermeidungsreaktionen in einer Richtung des Käfigs entspricht dem Verhältnis der Dauer, für die die entsprechende Käfigecke Sicherheit bot.

Auch in anderen Experimenten konnte diese Entsprechung zwischen Vermeidung bzw. Flucht und dem Verhalten, das durch positive Belohnungen wie z. B. Futter hervorgerufen wird, festgestellt werden. Das Gesetz des relativen Effekts scheint im Falle der Belohnung durch exogene Antriebe genausogut zu funktionieren wie im Falle der Steuerung durch endogene Antriebe. Beide Male reagieren die Tiere auf die über einen längeren Zeitraum sich verteilenden Konsequenzen ihres Verhaltens und nicht lediglich auf die jeweils unmittelbar folgenden Umstände (de Villiers, 1974). Reaktionen stehen selbst dann unter dem Gesetz des Effekts, wenn sie keine klar identifizierbaren oder sofortigen Reizveränderungen nach sich ziehen: Denn die Tiere haben gelernt, daß ihre Reaktionen mit bedeutenden Änderungen ihrer Lebensumstände, z. B. mit der Schockquote, verbunden sind.

Eine Schwierigkeit bei der Erforschung des Vermeidungsverhaltens war das merkwürdig häufige Auftreten experimenteller Fehlschläge. Wenn etwa in dem schon beschriebenen Experiment mit menschlichen Versuchspersonen die angemessene Reaktion darin bestand, mit dem großen Zeh des Fußes, der den Schock erhielt, zu zucken statt mit dem Finger einen Knopf zu drücken, dann waren die Versuchspersonen meist nicht geneigt, auf diesem Wege den Schock vorsorglich zu vermeiden. Eine Flucht dagegen gelang dann meistens gut, denn mit Einsetzen des Schocks zuckten die großen Zehen reflexartig, so daß damit der Stromstoß ausgeschaltet wurde. Die Versuchspersonen fanden nur selten heraus, daß sie dem Schock ganz entgehen konnten, wenn sie schon vorher zuckten. Nur wenn der Versuchsleiter schon vor der Sitzung darauf hinwies, daß man den Stromstoß durch eine einfache Handlung vermeiden könne, dann reagierten die meisten Vpn bald auch mit vorsorglichem Zehenzucken. Der Mensch hat mit seiner Fähigkeit, derartige Hinweise sinnvoll auswerten zu können, in diesen Vermeidungsexperimenten gegenüber Ratten, Affen und Hunden einen großen Vorteil. Die Schwierigkeit, das Zucken mit dem Zeh als Vermeidungstechnik zu erkennen, scheint mit der Geschwindigkeit des Ablaufs zusammenzuhängen. Da alles so rasch geht, nachdem der Stromstoß eingesetzt hat, erkennt man nicht, daß der eigene Reflex den Schock beendet. Statt dessen nimmt man an, daß in dem Versuch kurze Schocks verabreicht werden. Ein solcher Irrtum kann sich beim Knopfdrücken, unabhängig davon, was man tut, kaum einstellen, da hier nicht reflexartig reagiert wird, sondern zunächst eine Erkundungsreaktion erforderlich ist.

Wahrscheinlich ist dieser Vorteil, den eine Handlung wie die Knopfbedienung mit sich bringt, sogar bei Versuchstieren wie Tauben und Ratten noch vorhanden. Man hat z. B. herausgefunden, daß Ratten einen Elektroschock dann spielend vermeiden lernen, wenn sie ihn durch bloßes Hinauslaufen aus dem Experimentierkäfig vermeiden können; wenn sie im Käfig verweilen müssen und nur das Drücken eines Hebels Schockvermeidung zur Folge hat, dann lernen sie langsamer (Bolles, 1972). Der Unterschied tritt auch dann auf, wenn die beiden Reaktionen lediglich eine Schockverzögerung – kein gänzliches Ausbleiben – zur Folge haben. In diesen Zusammenhang gehört auch die Beobachtung, daß es hungrigen Tauben leicht fällt, auf Scheiben zu picken, um eine Futterzuteilung auszulösen, und daß es ihnen sehr schwer fällt, die gleiche Reaktion zu erlernen, wenn sie damit einen Elektroschock vermeiden bzw. ihm entkommen können. Auch das können sie lernen, nur muß der Experimentator den richtigen Intensitätsbereich für die Schocks finden, die einerseits stark genug sein müssen, um Vermeidung oder Flucht zu motivieren, andererseits aber auch nicht so stark sein dürfen, daß die präzise Bewegungsfolge, die beim Picken auf eine Scheibe beteiligt ist, gehemmt oder vereitelt wird.

Eine einfallsreiche, wenn auch etwas „hinterhältige" Lösung dieses Problems besteht darin, mit geringen Schockintensitäten zu beginnen und sie allmählich zu steigern, so daß sie zwangsläufig den optimalen Bereich durchlaufen. Bei Verwendung dieser Technik fanden Rachlin und Hineline (1967), daß die Tauben den Schock abzuschalten lernten, sobald er eine gewisse Stärke erreicht hatte, und zwar weitgehend unabhängig davon, wie rasch dieser Punkt erreicht wurde. Bei schnellerem Anwachsen der Intensität verschiebt sich jedoch das Intensitätsniveau, bei dem das Lernen einsetzt, etwas nach oben, so als ob die Taube die für sie ungünstige Entwicklung ihrer Lage unterschätzt. Auch bei anderen Tieren findet man in einem engeren mittleren Bereich von Schockintensität meist bessere Lernergebnisse, als wenn nur größere oder nur geringere Intensitäten benutzt werden (Brush, 1957).

Reizanordnung, ihrer Intensität. Außerdem können sich zurückliegende Erfahrungen hemmend auswirken. Setzt man die Tiere z.B. wiederholt Schmerzreizen aus, die sie weder vermeiden noch abstellen können, dann scheinen sie so etwas wie Hilflosigkeit zu lernen (Maier, Seligman & Solomon, 1969). Bietet man ihnen später eine Möglichkeit zum Vermeidungslernen, dann nutzen sie diese nicht, während unvorbelastete Tiere das für sie vorteilhafte Verhalten schnell erlernen. Nur mit spezieller Übung gelingt es u. U., die Tiere aus ihrer Hilflosigkeit herauszubringen. Das heißt, insgesamt gesehen läßt sich nicht regelhaft vorhersagen, was in einem Versuch zum Vermeidungs- oder Fluchtverhalten passieren wird. Ist das Verhalten jedoch erst einmal in Gang gesetzt, dann entspricht alles weitere dem Gesetz des relativen Effekts.

Das Auftreten optimalen Lernens innerhalb eines kritischen Bereichs unangenehmer Stimulierung nennt man das *Yerkes-Dodson-Gesetz* – zu Ehren der beiden Männer, die es zuerst formuliert haben (Yerkes & Dodson,

2.5.2 Das Yerkes-Dodson-Gesetz

D as Problem, die richtige Reizintensität zu finden, hängt u. a. damit zusammen, daß viele Lebewesen auf akute schmerzhafte Reize mit festgelegten Reaktionen reagieren. Die Versuchsanordnung wird so aufgebaut, daß die Tiere ihre unangenehme Lage dadurch bewältigen können, daß sie einen Hebel verschieben oder einen Knopf drücken, aber statt dessen fällt das unglückliche Versuchstier auf sein für solche Notlagen typisches stammesgeschichtlich geprägtes Verhalten zurück: Es wird starr, schrumpft zusammen, schreit usw. Viele dieser Experimente provozieren demnach so etwas wie einen Wettstreit zwischen Reaktionssystemen – Reaktionen, die durch das Gesetz des Effekts gesteuert werden, werden gehemmt durch Reaktionen, die durch angeborene Mechanismen ausgelöst werden.

Ob das „richtige" Verhalten (vom Standpunkt des Experimentators aus beurteilt) gelernt wird oder nicht, hängt von vielen Einzelheiten ab – von der Tiergattung, dem Alter des Tieres, den gewünschten Reaktionen, der

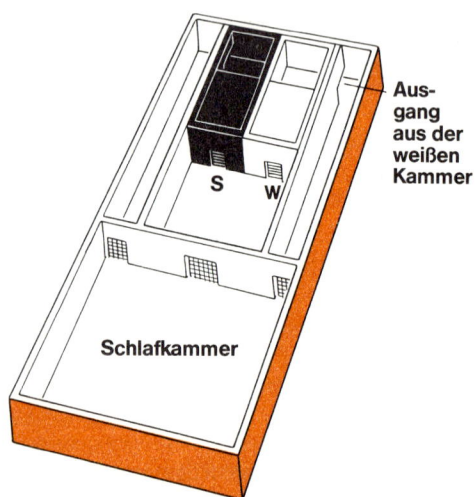

Abb. 2.17. Aufbauplan des ursprünglichen Yerkes-Dodson-Experiments. Eine Maus wurde in den mittleren Teil gesetzt, von wo aus sie in die mit *S und W* beschrifteten Kammern sehen konnte. *S* war mit dunkler Pappe austapeziert, *W* mit heller. Die Maus konnte ungehindert durch Kammer *W* laufen, durch den hinteren Ausgang und den Weg entlang zu ihrer Schlafkammer. Wenn sie jedoch in Kammer *S* ging, dann trat sie auf einen elektrisch geladenen Fußboden. In dem Experiment wurden die Intensität des Schocks und der Helligkeitsunterschied zwischen den beiden Pappen variiert. (Aus Yerkes & Dodson, 1908)

1908). Als Versuchstiere benutzten sie Mäuse, die sie in einen speziell konstruierten Apparat setzten (vgl. Abb. 2.17); bei ihren Versuchen fanden sie heraus, daß Elektroschocks das Lernen dann beschleunigen können, wenn sie innerhalb eines bestimmten Intensitätsbereichs liegen. Die Versuche liefen folgendermaßen ab: Die Maus im Käfig hatte die Wahl, in eine mit heller oder mit dunkler Pappe ausgekleidete Kammer zu schlüpfen. Die Farbe der Pappe konnte sie vor dem Betreten der Kammer sehen. Lief sie in die helle Kammer, so konnte sie diese ohne weitere Folgen durch eine Hintertür wieder verlassen. Lief sie jedoch in die dunkle Kammer, wurde sie mit einem Stromstoß am Fuß bestraft. Natürlich sprang sie dann sofort wieder zurück; anschließend stand sie jedoch vor der gleichen Wahl. Nur dann, wenn sie in die helle Kammer lief, konnte sie anschließend in ihr Nest zurückgelangen und war damit für eine Weile aus der Manipulation des Versuchsleiters entlassen. Yerkes und Dodson variierten nun die Intensität des Schocks und die Helligkeitsunterschiede der Kammerauskleidungen. Es stellte sich heraus, daß die Maus dann schnell lernte, wenn die Pappen sehr unterschiedlich und gut zu unterscheiden waren. Sie lernte auch um so besser und schneller, je stärker der Stromstoß in der dunklen Kammer war. Waren die Helligkeitsunterschiede zwischen den Pappen jedoch geringer, die Unterscheidungsaufgabe für die Maus also schwieriger, dann brauchte sie für das Vermeidungslernen mehr Zeit. Die Schocks waren für das Lernen dann am wirksamsten, wenn sie in einem mittleren Intensitätsbereich lagen. Je schwieriger die Helligkeitsunterscheidung war, desto langsamer wurde gelernt und desto niedriger lag der optimale Intensitätsbereich für die Schocks. Leichte Schocks wirkten eher bei schwierigen Diskriminationsaufgaben störend als bei leichten.

Eine solche Interaktion zwischen Antrieb und Aufgabenschwierigkeit kommt auch anderswo vor (Broadhurst, 1957). Ratten wurden in ein z.T. mit Wasser gefülltes Y-Labyrinth gesetzt. Um nicht zu ertrinken, mußten sie ein Stück unter Wasser schwimmen und den richtigen Weg finden, der durch eine größere Helligkeit signalisiert wurde. Wurde der Helligkeitsunterschied zwischen beiden Wegen jedoch geringer, was natürlich die Aufgabe erschwerte, und wurde die Ratte zusätzlich dadurch motiviert, daß sie ein paar Sekunden vorher unter Wasser gehalten wurde, dann verschlechterte sich ihre Leistung. Bei den leichteren Diskriminationsaufgaben dagegen wurde die Lernleistung durch das zusätzlich vorhergehende Untertauchen verbessert, jedenfalls in dem Bereich der kurzen Zeitwerte, die getestet wurden. Eine mathematische Formulierung des Yerkes-Dodson-Gesetzes steht bisher noch aus; beschreiben läßt es sich etwa durch die Form der Kurvenverläufe in Abb. 2.18. Mit zunehmender Motivation wird die Leistung besser, jedoch nur bis zu einem bestimmten Grade. Je schwieriger die Aufgabe ist, desto schlechter ist die Leistung und desto niedriger liegt das optimale Triebniveau. Nur bei sehr einfachen Aufgaben kann die Leistung mit dem Antriebsniveau ständig – wenngleich zunehmend geringfügiger – ansteigen.

Bis jetzt wurden Untersuchungen zum Yerkes-Dodson-Gesetz nur mit negativen oder schmerzhaften Stimulierungen durchgeführt. Es ist möglich, daß auch Hunger (Fantino, Kasdon & Stringer, 1970), Durst oder sexuelles Verlangen sich bei sehr hoher Intensität für das Lernen angemessener Reaktionen störend auswirken können, aber dazu liegen bisher kaum Experimente vor. Eine gewisse Schwierigkeit mit diesem Gesetz geht darauf zurück, daß man bezüglich der Frage, was für ein Tier leicht oder schwer ist, auf die Intuition angewiesen ist. Es mag zwar plausibel erscheinen, daß die Reduzierung des Helligkeitsunterschiedes zwischen zwei Lichtern die Schwierigkeit einer Aufgabe erhöht – bei anderen Beispielen dagegen kann man nicht so sicher sein. Wir hatten ja z. B. gesehen, daß Ratten Vermeidungsverhalten dann leichter lernen, wenn es sich um eine Flucht aus einer der Kammern und nicht um eine Hebelbedienung handelt. Weglaufen mag „einfacher" sein als Hebeldrücken, aber man begründet so etwas nachträglich aufgrund der beobachteten Unterschiede in der Erlernbarkeit der Reaktionen. Außerdem sind Aufgaben nicht in irgendeinem abstrakten Sinne schwer oder leicht. Was ein Tier schwierig findet, hängt von dem jeweiligen Trieb und zweifellos auch

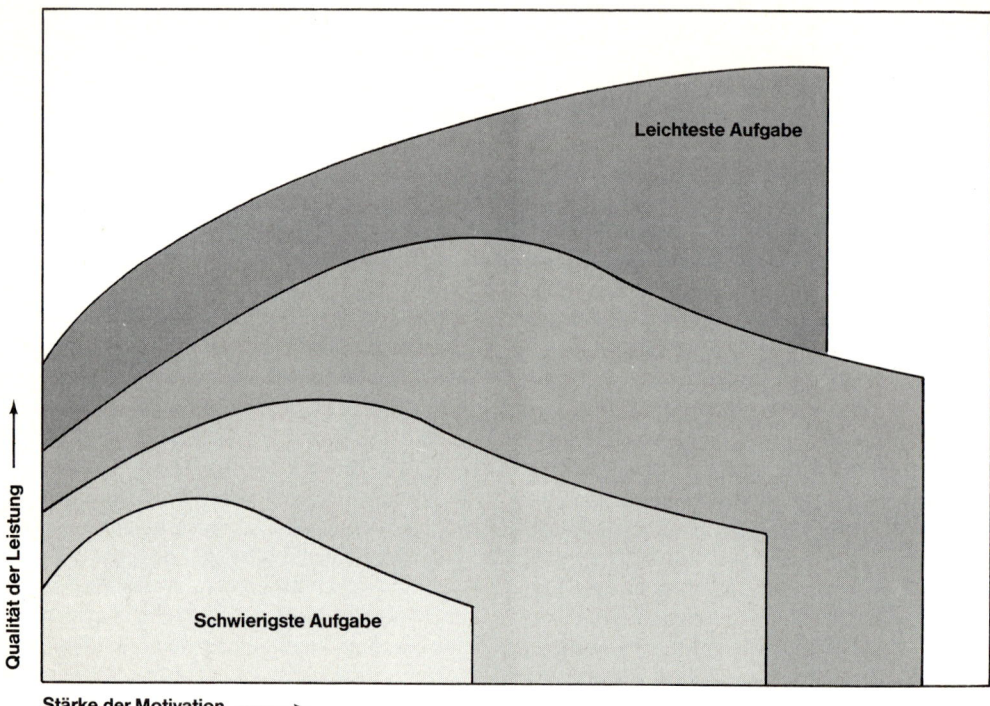

Abb. 2.18. Das Yerkes-Dodson-Gesetz. Bei einfachen Aufgaben verbessert sich die Leistung mit zunehmendem Antrieb stetig. Bei schwierigen Aufgaben erreicht sie ihren Höhepunkt bei mittleren Antriebsniveaus. Je schwieriger die Aufgabe, desto niedriger die beste Leistung und desto niedriger ist der Antrieb, bei dem sie erreicht wird

von der Gattung ab. Einen Hebel zu drücken, scheint für die Ratte eine schwierige Vermeidungsreaktion zu sein; die gleiche Reaktion wird jedoch schnell gelernt, wenn damit eine Futterzuteilung bewirkt werden soll, wie zahlreiche Experimente belegen. Ratten lernen ohne weiteres, unbeweglich hocken zu bleiben, um einen Schock zu vermeiden; es wäre eine Strapaze für das Tier zu lernen, mit dem gleichen Verhalten die Auslösung eines Futterspenders zu bewirken.

2.5.3 Triebspezifische Reaktionen

Was *triebspezifische Reaktionen* sind, merkt der Versuchsleiter spätestens dann, wenn er einem Versuchstier eine instrumentelle Reaktion beibringen will, die in Verbindung mit einem anderen Trieb bereits eine typische Belohnung darstellt. Zum Beispiel sind Aktivitäten wie die Körperreinigung bei Ratten oder das Gefiederputzen bei Tauben angeborene triebbedingte Reaktionen. Es dürfte kaum möglich sein, obige Tiere dazu zu bringen, sich immer dann zu putzen, wenn sie Futter haben wollen, selbst wenn der Hunger groß sein sollte.

Triebspezifische Reaktionen treten in der Regel bei hohem Triebniveau auf – ein Grund, warum das Yerkes-Dodson-Gesetz so gut funktioniert. Man darf annehmen, daß nicht nur das offensichtliche äußere Verhalten, sondern bereits die Reizselektion eines Tieres an spezifische Triebe gebunden ist, was sich auf die Leistung bei verschiedenen Aufgaben auswirken kann. Eine sehr hungrige Versuchsperson z. B. könnte besondere Schwierigkeiten haben, einen Knoten zu lösen, wenn sie von Essensdüften umgeben ist. Die Wahrscheinlichkeit, etwas zu lernen, hängt nicht nur vom jeweiligen Trieb und von der Lernanforderung ab, sondern vor allem auch von den Beziehungen, die zwischen diesen Bedingungen bestehen.

Die auftretenden Interferenzen beim Lernen unter sehr hohem Triebniveau kann man als das Ergebnis der Verlagerung von den Kinesen zu den Taxen ansehen. Wir hatten anfangs schon gesehen, daß die meisten nichtgelernten Bewegungen höherer Tiere Kinesen sind, die in der Regel durch das Gesetz des Effekts moduliert werden – im Unterschied zu den gerichteten Taxen niederer Tiere. Allerdings wurde auch klar, daß diese Unterscheidungen – z. B. zwischen Kinesen und Taxen, zwischen höheren und niederen Tieren usw. – nicht eindeutig sind. Tatsächlich greifen alle Tiere auf angeborene gerichtete Reaktionen – Taxen – zurück, wenn ein hohes Triebniveau vorhanden ist – eine Tatsache, die sowohl dem Yerkes-Dodson-Gesetz zugrundeliegt als auch den damit verwandten Problemen, die die Spezifität der Reaktionen betreffen.

Über die triebspezifischen Reaktionen ist sonst nicht viel bekannt, außer, daß sie alles noch sehr viel komplizierter machen und dazu beitragen, daß das Verhalten weit weniger vorhersagbar ist, als man vielleicht erwartet. Nach dem Gesetz des relativen Effekts müßte man erwarten, daß mit einem Anstieg des Triebniveaus eine Zunahme der Kontrolle durch Belohnungen einhergeht. Doch die willkürlich erlernten Verhaltensweisen werden von der Flut angeborener Taxen überschwemmt, sobald höhere Triebzustände sie aktivieren. Zwar ist es in gewissem Sinne richtig, daß ein Trieb mit zunehmender Stärke das Verhalten eines Lebewesens zunehmend adaptiver macht, doch in der Praxis der Lebensanpassung können diese Vorteile der Triebe unter Umständen zeitweilig verlorengehen.

2.6 Eine Theorie der Motivation

Mit dem Vermeidungsverhalten und der Nahrungsaufnahme ist das Inventar an Antrieben natürlich bei keinem Lebewesen erschöpft. Wir werden später noch auf die Mannigfaltigkeit der Antriebe, die zu motiviertem Verhalten führen, zurückkommen. Vorerst wollen wir es mit diesem Überblick genug sein lassen und uns statt dessen überlegen, ob es nicht ein allgemeines Prinzip motivierten Verhaltens gibt, das so umfassend ist, daß es den beiden erörterten Extremfällen des Kontinuums von den exogenen bis zu den endogenen Antrieben gleichermaßen gerecht wird.

Höhere Tiere reagieren zwar häufig auf einen Antrieb mit einer angeborenen ungerichteten Bewegung, normalerweise gewinnt aber durch das Gesetz des Effekts die Bewegung eine bestimmte Richtung. Bei Nahrungsmangel z. B. werden die Tiere ruhelos, doch sie haben es auch auf Futter absehen. Mit dieser Kombination einer ungerichteten und gerichteten Komponente ist eine effiziente Nahrungssuche möglich, solange das Tier hungrig ist. Das Gesetz des relativen Effekts bewirkt, daß sich das Tier proportional den relativen Gewinnen aus verschiedenen Reaktionen und entsprechend der relativen Stärke jedes seiner aktivierten Antriebe anstrengt.

Auf den ersten Blick erscheint das als eine überraschend einfache und angepaßte Möglichkeit, Verhalten einerseits an Antriebe zu binden, andererseits gleichzeitig Umweltfaktoren zur Geltung kommen zu lassen. Aber bereits auf der nächsttieferen Ebene der Analyse wird die Sache sehr komplex. Vermeintliche Elementartriebe wie Hunger entpuppen sich als Bündel zahlreicher miteinander verwobener Einzelantriebe, die mit den spezifischen Komponenten der Ernährung zusammenhängen. Die Belohnungen verteilen sich auf die verschiedensten Stellen des Körpers – es gibt den Geschmack und das interzelluläre Gleichgewicht des Körpers und darüber hinaus eine unbekannte Zahl möglicher Zwischenstationen. Außerdem fluktuiert die Gesamtheit der Antriebe, die wir zum „Hunger" miteinander verbinden, im Zusammenhang mit einer Vielzahl von Konsumationen – Blutzucker- und Fettspiegel, Temperatur, allgemeines Wohlbefinden usw. Auf der physiologischen Ebene werden die Energiereserven, die Wasservorräte und die Temperatur im Innern und in der Umgebung durch eine Reihe von Regelsystemen überwacht. Aber auf der Verhaltensebene drückt sich diese Kontrolle als deutliches Verlangen nach Nahrung, nach Wasser oder nach Erleichterung bei extremer Hitze oder Kälte aus. Ein Tier ist genauso hungrig, wenn es frißt, um eine zu niedrige Temperatur zu erhöhen, wie wenn es frißt, um seinen leeren Verdauungstrakt zu füllen oder seinen niedrigen Blutzuckerspiegel anzuheben.

Die Grundkomponenten der Motivationssequenz sind in Abb. 2.19 als Diagramm dargestellt. Es stellt eine Erweiterung des einfacheren Diagramms von Kapitel 1 (Abb. 1.8) dar. Diesmal wird das Gesetz des Effekts mit einbezogen, die Elemente werden detaillierter dargestellt. Man sieht, daß die Funktionsfähigkeit der inneren Regler durch vielfältige endogene oder exogene Qellen beeinträchtigt ist. Unter exogenen Faktoren versteht man von außen einwirkende Reize wie z. B. Stromstöße, die den körperlichen Normalzustand beeinträchtigen. Bei manchen Lebewesen wird das Sexualverhalten z. B. allein durch den Anblick eines potentiellen Partners ausgelöst, ihr Sexualtrieb ist exogen bedingt. Bei anderen Lebewesen erfolgt die Auslösung endogen, sie hängt nur von den Hormonen ab, die wiederum von einer Art innerer Uhr abhängig sind. Die meisten Antriebe werden jedoch durch die gleichzeitige Wirkung innerer und äußerer Reizquellen ausgelöst, wobei das jeweils anteilige Verhältnis zwischen den Gattungen und zwischen den einzelnen Angehörigen einer Gattung variiert.

Ist ein Trieb einmal ausgelöst, dann aktiviert der zugehörige Regler die Appetenzreaktionen, die sowohl erlernt als auch angeboren sind. Bei den höheren Tieren bestehen die

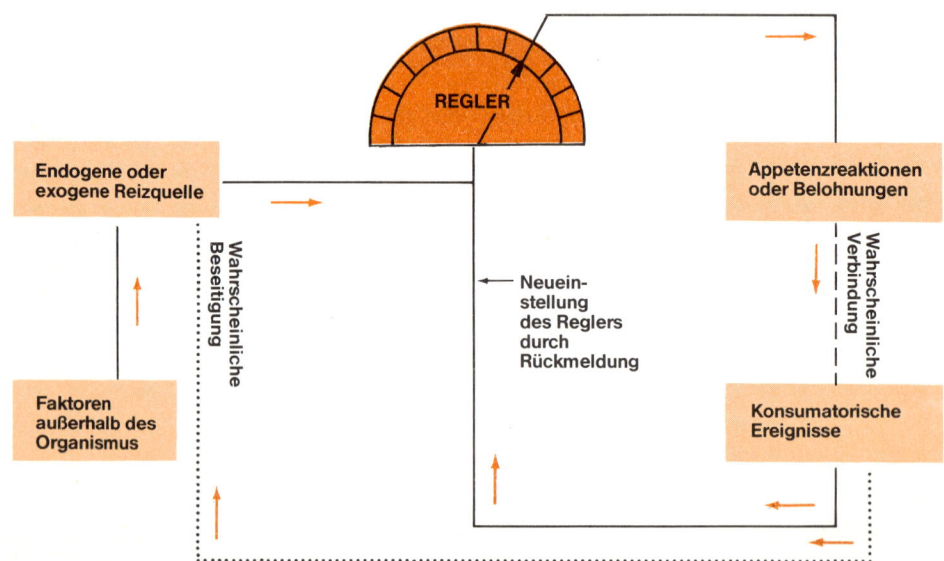

Abb. 2.19. Ein Motivationsablauf setzt ein, wenn durch eine endogene oder exogene Reizquelle ein innerer Regler verstellt wird, wodurch Appetenzreaktionen aktiviert werden oder bestimmte Reize Belohnungswert erhalten. Dieser Ablauf setzt sich fort, bis der Regler wieder auf seinen Normwert eingestellt ist, was durch das konsumatorische Ereignis geschieht. Appetenzreaktionen oder durch Belohnung aufrechterhaltene Reaktionen rufen mit großer Wahrscheinlichkeit Konsumation hervor. Durch das konsumatorische Geschehen wird häufig die endogene oder exogene Reizquelle eliminiert. Auf die Reizquelle können jedoch auch noch Faktoren von außerhalb des Organismus einwirken

angeborenen Reaktionen meistens aus Kinesen; die gelernten unterliegen dem Gesetz des Effekts. Durch Verschiebungen des Reglers werden außerdem gewisse Reize zu Belohnungen. Steht z. B. der Regler mit Durst in Verbindung, dann erhält Wasser Belohnungswert usw. Die beiden ersten Pfeile – von der Reizquelle zum Regler und vom Regler zu den Appetenzreaktionen und Belohnungen – weisen auf die wesentlichen Verbindungen hin: Eine Reizquelle ist durch ihren Effekt auf einen Regler definiert, ein Regler ist durch seinen Effekt auf Appetenzreaktionen und Belohnungen definiert.

Der nächste Schritt in der Sequenz ist jedoch nicht als ein notwendiger zu betrachten. Es gibt lediglich eine probabilistische, empirische Verbindung zwischen dem Appetenzverhalten und der Belohnung einerseits und dem konsumatorischen Ereignis andererseits. Ein durstiges Tier trinkt und wird dadurch belohnt. Aber die Flüssigkeit muß keinen konsumatorischen Effekt haben, es könnte z. B. Salzwasser getrunken haben, wodurch ja die Abweichung des Reglers eher noch vergrößert wird. Oder um den Hungertrieb zu nehmen – das Tier hat vielleicht Saccharin anstelle von Zucker zu sich genommen, was belohnend, aber nicht konsumatorisch wirkt. Wenn wir unsere Geschmackspräferenzen befriedigen, ist es nur *wahrscheinlich*, aber nicht sicher, daß wir zugleich ein Defizit ausgleichen – das heißt, einen Antrieb beenden.

Aus guten biologischen Gründen und durch die natürliche Selektion ist die Verknüpfung zwischen belohntem Appetenzverhalten und Konsumation innerhalb der Motivationskette ziemlich stark, aber die Verbindung ist empirischer Art und nicht in jedem Falle zwingend. Das Essen von Süßem oder Salzigem spielt sich auf der Appetenzebene ab; die Konsumation erfolgt kurz darauf, indem der Regler durch den Zucker oder das Salz wieder seinen Normalwert erreicht. Auch das sexuelle Verhalten kann bei höheren Tieren oft belohnend wirken, ohne konsumatorisch zu sein. Das sexuelle Vorspiel z. B. führt nicht zur Konsumation, obgleich es für die Partner lustvoll sein kann. Man betrachtet i. allg. den Koitus als konsumatorischen Akt der Sexualität, welcher regelmäßig mit Belohnungswirkung verbunden ist. Anders ist es bei der Nahrungsaufnahme. Dort tritt Konsumation üblicherweise auf einer Ebene auf, die nicht mehr direkt psychologisch erfahrbar ist. Nahrung wirkt vielleicht auch aufgrund des Temperaturreglers belohnend, aber hauptsächlich genießen wir den *Geschmack* der Nahrung, unabhängig von späteren Effekten wie Temperaturveränderungen.

Ein noch besseres Beispiel für den Unterschied zwischen Belohnung und Konsumation liefert die Beobachtung, daß durstige Tiere ihre Zungen abkühlen, wenn man ihnen dazu Gelegenheit gibt, und sich dafür anstrengen (Hendry & Rasche, 1961; Mendelson & Chillag, 1970). Die Beobachtung ist insofern wichtig, als sie die Verbindung zwischen Belohnung und Trieb klar demonstriert. Gibt man durstigen Ratten einen Schlauch, aus dem kühle Luft herausströmt, dann lecken sie daran. Wenn sie nicht durstig sind, interessiert sie der Schlauch nur wenig. Durstige Ratten lecken dagegen ohne Anzeichen von nachlassendem Eifer bis zu zehntausendmal pro Stunde. Das Abkühlen der Zunge führt zu keiner Triebkonsumation im Unterschied zur üblichen Belohnung bei Durst durch Wasser. Es ist ein *Vergnügen*, das zu keiner eigentlichen Erleichterung führt. Daher gewinnt das Luftlecken eine dauerhafte Kontrolle über das Verhalten – anders als das Wasser, das den Antrieb und damit auch die damit verbundenen Belohnungsmöglichkeiten beendet.

Der konsumatorische Akt bringt den Regler in seinen Normalzustand zurück und beendet die Motivationssequenz. Damit wird in der Regel auch der Auslöser der ganzen Episode beseitigt, doch das ist nicht das Entscheidende. Manchmal wird der Regler lediglich in seine Ausgangslage versetzt, d. h. er wird durch Konsumation in seiner Sensitivität verändert, ohne daß auf die Reizquelle ein Einfluß möglich wäre. Das ist z. B. dann sinnvoll, wenn man vor Kälte zittert oder wenn man die Empfindlichkeit gegenüber Schmerz verliert. Zwar werden dadurch die exogenen Reizquellen nicht beseitigt, aber die Regler kommen unabhängig davon wieder in einen Normalzustand. Natürlich beginnt der Reaktionsablauf von neuem, wenn die Reizquelle noch besteht, nachdem das Tier mit dem Zittern oder Unempfindlichwerden am Ende ist. Man muß generell die von außerhalb des Organismus auf den Antrieb einwirkenden Faktoren in Betracht ziehen. Nachdem z. B. der Aggressionstrieb eines Tieres durch einen Artgenossen ausgelöst wurde, der sein Territorium verletzt, kann dieser u. U. auch von allein wieder verschwinden. Wenn der Eindringling vom verärgerten Tier *vertrieben* worden wäre, dann könnten wir in diesem Fall die üblichen motivationalen Phasen lückenlos identifizieren. Doch nicht alle motivationalen Abläufe durchlaufen alle Stadien, da die externe Reizquelle auch solchen Einflüssen unterliegt, die mit der typischen Phasenabfolge beim individuellen Organismus unmittelbar nichts zu tun haben.

Die meisten Motivationstheorien haben sich auf jeweils verschiedene Glieder der Motivationskette konzentriert. Die einflußreiche *Triebreduktionstheorie* (Hull, 1943) akzentuierte die Verbindung zwischen der Belohnung und der Beseitigung objektiver Bedrohungen für die Gesundheit oder das Überleben (etwa Verhungern oder gefährliche Stimulierung). Tatsächlich gibt es solche Beziehungen, wie Abb. 2.19 zeigt, doch nicht jede Bedrohung verstellt den Regler. Viele tödliche Krankheiten befallen einen seelenruhig bleibenden Organismus. Der psychologische Unterschied zwischen dem Hungerleiden und einer normalen Krankheit besteht darin, daß durch den Hunger automatisch eine Motivationskette in Gang gesetzt wird, die den Organismus „heilen" kann, während etwas Entsprechendes bei der Krankheit meistens fehlt. Wenn man einem Tier die psychologischen Konsequenzen der Nahrungsdeprivation entziehen könnte, würde man bei ihm den Hunger als eine gefährliche Krankheit bezeichnen müssen. Diabetes ist eine Krankheit, die unempfindlich ist gegenüber Bedrohungen, die normalerweise für den Organismus lebenswichtige Antriebe hervorrufen, denn durch Diabetes werden genau die falschen Stoffwechseleffekte hervorgerufen, nämlich solche, die den Appetit auf Zucker steigern.

Es gibt noch andere Gefahren für das Leben, bei denen man eine Koppelung zwischen objektiver Bedarfslage des Organismus und Belohnung vermißt. So hat man für einen Mangel an Sauerstoff in der Luft kein Empfinden, selbst wenn sich das Defizit der todbringenden Grenze nähert. Man fühlt sich weder in einer solchen Gefahr noch im Normalfall durch eine Aufnahme von Sauerstoff belohnt. Nur bei einem Zuviel an Kohlendioxyd funktioniert der motivationale Mechanismus, man bekommt ein Erstickungsgefühl, und man fühlt sich erleichtert – belohnt –, wenn man aus diesem Zustand erlöst wird. Wahrscheinlich hat sich der Mensch stammesgeschichtlich ohne einen speziellen Anpassungsmechanismus für den Fall des Sauerstoffmangels entwickelt, weil er sich wegen der Zuverlässigkeit der Sauerstoffversorgung darum niemals Sorgen zu machen brauchte. Im Gegensatz dazu zeigen unter Wasser lebende Tiere (vgl. die Arbeiten von van Sommers) Belohnungswirkung nach Sauerstoffzufuhr, wenn ihr Vorrat zu Ende geht. In ihrem Leben ist Sauerstoffmangel eine häufig auftretende Gefahr, weshalb sich der passende Antrieb herausgebildet hat.

Eine andere wichtige Motivationstheorie (Miller, 1957) konzentriert sich mehr auf die Triebreduzierung unter Vernachlässigung der objektiven Bedarfslage. Sie faßt Antriebe als Reize auf, die im Innern des Körpers entstehen und einigermaßen unangenehm sind. Nach dieser Theorie entsteht Belohnung durch Eliminierung dieser Triebreize. Im Schema der Abb. 2.19 verleiht die Triebreduktionstheorie dem Bindeglied, durch das der Regler wieder in seinen Normalzustand versetzt wird, eine Schlüsselrolle. Nun ist dieses Bindeglied zwar ein wichtiger Teil der Motivationskette, aber es ist wiederum nicht der Schlüssel zur Belohnung. Wenn auch mit der Belohnung tatsächlich oft die Quellen inneren Unbehagens ausgeschaltet werden, so ist das durchaus nicht immer der Fall, was die Beispiele des Zungekühlens bei den Ratten und der im Vorspiel verbleibenden sexuellen Handlung zeigten. Sexualhandlungen ohne Konsumation sind nicht nur belohnend, sie erhöhen in der Regel gleichzeitig den Sexualtrieb, woran wieder deutlich wird, daß man zwischen Belohnung und Triebreduktion einen Unterschied machen muß. In der natürlichen Umwelt würden die Tiere sicherlich in Schwierigkeiten geraten, wenn Belohnungen niemals zur Triebreduzierung führen würden.

Die stärkste Belohnung würde das gesamte Verhalten dominieren. Die Tiere hätten dann viel Spaß, aber ihre objektiven Mangelzustände würden sich ständig verschlimmern. Daß so etwas tatsächlich nicht sehr oft vorkommt, ist wieder einmal der natürlichen Selektion zu verdanken und nicht irgendeinem dubiosen Faktor, den man vielleicht dem „Wesen" der Motivation zuschreiben möchte. Belohnungen führen in der Regel, aber nicht notwendigerweise zur Konsumation.

Es gibt eine weitere, einflußreiche Motivationstheorie, wonach die Belohnungen als Reize aufgefaßt werden, welche konsumatorische Reaktionen auslösen bzw. nach der die Belohnungen sogar mit konsumatorischen Reaktionen gleichgesetzt werden (Sheffield, 1954; Sheffield, Roby & Campbell, 1954; Premack, 1965). Nun können konsumatorische Reaktionen zwar sehr belohnend sein, doch gibt es Antriebe, bei denen konsumatorische Reaktionen gar nicht vorkommen. Beendet ein Tier einen schmerzhaften Elektroschock durch irgendein Verhalten, dann wird es belohnt, und sein Antrieb ist konsumiert (beendet), doch nirgendwo gibt es so etwas wie eine konsumatorische Reaktion. Auch hier haben wir es mit einer Theorie zu tun, die sich mit einem wichtigen Teilstück der Motivation befaßt, aber nicht mit dem eigentlich zentralen. Entscheidend in der Sequenz motivierten Verhaltens ist der Einfluß des Reglers auf das Verhalten: Er führt zur Aktivierung des Appetenzverhaltens und ermöglicht die Belohnungswirkung. Alles übrige, auch wenn es sehr wichtig ist für die praktische Kontrolle des Verhaltens und für das Überleben der Art, ist als theoretisch zweitrangig zu betrachten.

Ein häufig von den verschiedenen Motivationstheorien diskutierter Streitpunkt betrifft die Frage, ob Antriebe das Verhalten lediglich *aktivieren,* oder ob sie ihm eine *Richtung geben.* Ist das hungrige Tier speziell motiviert, Nahrung zu suchen, oder ist es einfach nur dazu aktiviert, seine Umgebung zu erforschen: Im letzteren Fall könnte es zufällig Nahrung finden, und die weitere Kontrolle des Verhaltens ließe sich dem Gesetz des Effekts zuordnen. Nach unserer Auffassung können Antriebe entweder nur aktivieren oder nur dirigieren oder beides gleichzeitig. Wenn mit Hilfe eines Reglers eine Belohnung etabliert wurde und also das Verhalten durch das Gesetz des Effekts kontrolliert wird, dann erscheint der Trieb als ein gerichteter. Das gleiche ist natürlich auch bei angeborenen Taxen der Fall. Wenn andererseits durch den Regler nur eine kinetische Bewegung ausgelöst wird, dann erscheint das Verhalten eher nur aktiviert und nicht gerichtet zu sein. Die Streitfrage – Aktivierung versus Richtunggeben – ist zwar empirisch interessant, theoretisch aber ohne große Bedeutung.

Zum Schluß können wir genauer definieren, was wir mit Trieb oder Antrieb (drive) meinen, nachdem wir diesen Begriff in den beiden letzten Kapiteln bereits im Kontext benutzt haben. *Antrieb ist der psychologische Zustand, der hervorgerufen wird, wenn ein Regler aus seinem Normwertbereich abgewichen ist.* Wir haben i. allg. keinen unmittelbaren Zugang zu den Reglern – allenfalls kann man durch intensive physiologische Forschungen auf zugehörige Substrate stoßen. Regler werden aus den nachgeordneten Gliedern der Sequenz erschlossen. Ein Tier mit einem gewissen Triebzustand ist für bestimmte Arten von Belohnungen empfänglich, und/oder es weist eine Reihe von Appetenzreaktionen auf, sofern die entsprechenden Reize gegeben sind. Das Standardbeispiel ist die Nahrungsaufnahme, aber wir mußten feststellen, daß das Essen in Wirklichkeit einer Anzahl einander ähnlicher, aber voneinander unterscheidbarer Antriebe dient. Aus psychologischer Sicht ist die letztlich zugrundeliegende Reizquelle für einen Antrieb nicht entscheidend. Psychologisch macht es keinen Unterschied, ob ein Tier aus Wassermangel oder aufgrund einer Salzinjektion durstig ist, solange die Wirkung auf den Regler die gleiche ist. Und wenn sie das ist, dann sind auch die Appetenzreaktionen und Belohnungen die gleichen. Häufig konzentrieren sich Motivationstheorien auf die Bedingungen, die einen Trieb hervorrufen – das ist meistens Deprivation und Sättigung. Diese Vorgänge sind natürlich wichtig, aber man sollte sie nicht mit der motivationalen Konsequenz verwechseln, die den Zustand des Organismus selbst betrifft. Endogene Triebe z. B. haben häufig nichts mit äußeren Vorgängen zu tun – dennoch sind sie psychologisch von großer Bedeutung.

In der freien Natur müssen Tiere nicht so viele unterschiedliche Antriebe entwickeln, wie sie entwickeln können. Das natürliche Futter hat auf alle Nahrungsregler mehr oder weniger gleichzeitig Einfluß. Im Laboratorium dagegen kann man spezifische Regler mit den dazugehörigen Antrieben getrennt in Aktion treten lassen, weil man dort die Nahrung mit spezifischen Defiziten verbinden kann. Dadurch entstehen dann auch spezifische Klassen von Belohnung. Man kann ein Tier dazu bringen, Appetit auf so ausgefallene Dinge wie Hefe, Lebertran oder Kreide zu entwickeln. Ein anormaler Geschmack führt auch zu einem anormalen Vergnügen, welches das Tier in der Natur wahrscheinlich nie erleben würde. Doch kann man auch in der Natur bei verschiedenen Angehörigen einer Art im Verlauf ihres Lebens durchaus unterschiedliche Antriebe sich entwickeln sehen, sofern sie wiederholt auf unterschiedliche Umweltbedingungen, etwa Futtersorten, treffen (vgl. Abb. 2.19).

Es ist möglich, daß wir unsere Triebe nur insoweit bewußt erleben, als sie unabhängig voneinander variieren. Man stelle sich einmal vor, daß es einem Wissenschaftler gelänge, die Regler eines Tieres für Durst und Sexualität perfekt zu vermaschen. Wasser und Sexualkontakt wären dann immer gleichzeitig Belohnung bzw. gleichzeitig uninteressant. Sättigung mit Wasser wäre eine Form von sexueller Konsumation oder umgekehrt. Solange die Regler in dieser Weise miteinander verknüpft wären, würde das Tier subjektiv vermutlich nur einen Antrieb erleben – eine Mischung aus Durst und sexueller Erregung, was man sich allerdings nicht so recht ausmalen kann. Auch die mit der Konsumation erfolgende Befriedigung wäre eine Mischung, die nur mit Mühe vorgestellt werden kann. Nun, das sind alles reine Spekulationen, denn kein solches Experiment ist bisher durchgeführt wordend und wird z. Z. kaum durchgeführt werden können.

Die Hypothese, daß wir unsere Triebe nur insoweit erleben, als sie unabhängig voneinander variieren, hängt mit der wichtigen Frage zusammen, wieviele Antriebe ein Lebewesen erfahren kann. Die Anzahl der Antriebe, die das Verhalten eines Tieres kontrollieren, hängt zunächst davon ab, mit wie vielen Reglern es auf die Welt kommt, zum anderen davon, wie die Umwelt beschaffen ist, in der es Erfahrungen sammelt. Manche Regler werden wahrscheinlich niemals aktiviert. Andere arbeiten vielleicht nur in einem Verbundsystem, weil die Umwelt dies erforderlich macht. Bezogen auf unser Schema (Abb. 2.19) könnte man sagen, daß jedes Lebewesen normalerweise nur mit einem Ausschnitt aus der ihm zur Verfügung stehenden Gesamtheit seiner Appetenzreaktionen und Belohnungen reagiert. In einer neuen Umgebung können bis dahin latente Antriebe zu tage treten und gegebenenfalls unerwartete neue Anpassungsleistungen ermöglichen.

Wie kann man nun, nach all den theoretischen Erörterungen, für jeden verständlich ausdrücken, was eigentlich Motivation beinhaltet? Das Verhalten von Lebewesen ist eine Folge seines jeweiligen Zustands. Der Zustand wiederum hängt von Veränderungen im Innern des Tieres und in seiner Umgebung ab. Durch die natürliche Selektion haben sich die Zustände der Individuen in der Weise entwickelt, daß die Art erhalten blieb – meist durch die Erhaltung des einzelnen Individuums. In eine solche Betrachtungsweise geht aber bereits unsere Interpretation mit ein. Vom Standpunkt des einzelnen Lebewesens aus gibt es nur das relative Vergnügen und die relative Abwesenheit von Drangsalen entsprechend dem Gesetz des relativen Effekts – das Lebewesen hat nicht das Motiv zu überleben. Sicher findet man beim Menschen ein immer wiederkehrendes Nachdenken über das Thema des Überlebens (nicht nur wenn er zur jährlichen medizinischen Kontrolluntersuchung geht), aber über solche sozial bedingten Motive läßt sich besser reden, nachdem das Thema Lernen behandelt wurde. Dann wird sich allerdings zeigen, daß diese Motive im Grunde so verschieden nicht sind.

Motivation ist eigentlich ein Mechanismus der Kontrolle des Verhaltens auf der Grundlage subjektiver Gewinne und Verluste. Das demonstriert die Ratte, die durch ein Labyrinth läuft, um Futter zu finden. Die Ratte wird sich nur anstrengen, wenn sie hungrig ist, weil in diesem Zustand Nahrung für sie belohnend ist. Nun konnte gezeigt werden, daß eine Ratte, auch wenn sie vollkommen satt war, zur Futtersuche durch das Labyrinth lief, sofern sie am Ziel nicht nur Futter erzielt, sondern in dem Bereich ihres Gehirns, der Eßverhalten auslöst, elektrisch stimuliert wurde (Mendelson, 1966). Wahrscheinlich wird die Ratte durch Stimulierung des Gehirns (im Hypothalamus) hungrig, und das am Ende des Labyrinths, dort wo sie gefüttert wird. Hatten die Ratten, nachdem sie bereits gesättigt waren, Zugang zu weiterem Futter, dann drückten sie am Ende des Labyrinths einen Hebel, um ihr Gehirn in der Gegend zu stimulieren, von der aus das Freßverhalten hervorgerufen wird. Doch sie drückten den Stimulierungshebel, durch den ihr Hunger wiederauflebte, dann nicht, wenn das Futter zu Ende war. Das Hebeldrücken hätte ihnen nur Verluste eingebracht. Hunger ist in der Natur üblicherweise endogen bedingt, aber in diesem Versuch wurde jede Reaktion belohnt, die zum Freßvergnügen führte, in diesem Fall auch die Reaktion, die nur der *Antrieb* wiederaufleben ließ, dem erst später die Belohnung folgte (Morgan, 1969).

Die Antriebe eines Tieres repräsentieren seine Natur besser als alles andere, was man im Rahmen einer Psychologie des Tieres sonst noch identifizieren kann. Seine Regler bringen die Dinge in die Verhaltenssequenz ein, die für das Tier wichtig ist und die ihm Vergnügen oder Schmerz bereiten. Wenn wir von der „menschlichen Natur" sprechen, dann sind damit primär das Inventar menschlicher Antriebe und deren Interaktionen gemeint. Wie wir sehen werden, können diese angeborenen Strebungen und Wünsche der höheren Tiere durch Lernprozesse moduliert, jedoch niemals ersetzt werden.

2.7 Zusammenfassung

1. *Trieb* oder *Antrieb* ist der psychologische Zustand, der hervorgerufen wird, wenn ein Regler seinen jeweiligen Normwertbereich verlassen hat. Den Regler erschließen wir aufgrund von Beobachtungen, die das nachgeordnete Glied der Bedingungskette betreffen – das Tier reagiert mehr oder weniger auf verschiedene Arten von Belohnungen, und sein Verhalten verrät Appetenz im Hinblick auf bestimmte Reize.

2. Die stammesgeschichtliche Entwicklung von differenziert ausgeformten angeborenen Bewegungen wurde bei den höheren Tieren von der Fähigkeit zu lernen abgelöst. Das individuelle Lebewesen, das auf einer hohen phylogenetischen Entwicklungsstufe steht, kann auf der Grundlage seiner persönlichen Erfahrungen neues Verhalten entwickeln und daher seinen individuellen Lebensumständen besser gerecht werden. Gleichzeitig wird so der Bereich der Umwelten, die es bewohnen und für sich nutzbar machen kann, wesentlich ausgedehnt.

3. Bei den höheren Lebewesen nennt man die ungerichtete, zufällige Bewegung *Aktivität*. Das Aktivitätsniveau wird durch verschiedene Faktoren beeinflußt, zu denen Alter, Hunger, Tageszeit, sexuelle Empfänglichkeit und der Hormonspiegel gehören. Meistens führen physiologische Bedarfszustände zu einem Aktivitätszuwachs, während Hormonmangel zu einer Aktivitätsminderung führt. Aber das ist nicht notwendig so: Einige physiologische Bedarfszustände führen weder zu einem Zuwachs noch zu einer Abnahme der Aktivität, und es gibt Faktoren des Einflusses auf die Aktivität, die keine physiologischen Mangelzustände sind. Die Aktivität hängt enger mit dem psychologischen Zustand als mit dem physiologischen Bedarf zusammen. Triebe bedingen einen Zuwachs an Aktivität, welcher häufig mit dem Anstieg eines Hormonwertes einhergeht.

4. Aktivität kann auch als konsumatorischer Akt eines eigenen Aktivitätstriebes auftreten. Wenn eine Ratte im Laboratorium her-

umläuft, erkennt man darin oft keinen Sinn und Zweck. Außerhalb des Laboratoriums erhöht ein ungerichtetes Herumlaufen jedoch die Chance, eine Umgebung zu finden, in der sie anwenden kann, was sie gelernt hat, um andere Triebe zu befriedigen.

5. Um eine Erklärung dafür zu haben, wie Tiere das Verhalten in einer neuen Umgebung erlernen, formulierte Edward L. Thorndike das *Gesetz des Effektes:* Ein Reiz löst eine bestimmte Reaktion aus, sofern dieser Reaktion auf den Reiz regelmäßig eine Belohnung folgt. Wenn auf eine Bewegung eine negative Konsequenz erfolgt, dann wird sie nicht wiederholt. Das Verhalten braucht nicht rational oder logisch zu sein: Das Gesetz des Effekts wirkt bei jeder Reaktion, auf die eine Belohnung oder Bestrafung erfolgt. Die Art und Weise, wie eine Katze einem Problemkäfig entkommt, enthält katzengemäße Verhaltensweisen, die zum Teil nichts mit der eigentlichen Flucht und den Reaktionen zu tun haben, die die Flucht ermöglichten.

6. Mit Hilfe einer Skinner-Box (eine andere Art von Problemkäfig) kann man gut beobachten, wie Verhalten durch seine Konsequenzen oder durch *Verstärkung* – entweder *positiv* (belohnend) oder *negativ* (bestrafend) – beeinflußt wird. Eine in der Skinner-Box eingesperrte Ratte wird irgendwann auch einmal den dort angebrachten Hebel niederdrücken. Wird dieses Verhalten positiv verstärkt, wird die Ratte den Hebeldruck zunehmend häufiger wiederholen.

7. Ein freilebendes Tier muß in ein effektives Verhalten all die Aktivitäten integrieren, die zur Befriedigung seiner verschiedenen, manchmal widerstreitenden Antriebe führen. Das geschieht nach dem *Gesetz der Verhältnismäßigkeit:* Die Häufigkeit einer alternativen Reaktion steht im gleichen Verhältnis zur Gesamtzahl der Reaktionen wie die für diese Reaktion zu erwartende Belohnung zur Gesamtmenge der Belohnungen.

8. Das Gesetz der Verhältnismäßigkeit ist zu differenzieren:
a) Reaktionen können nichtäquivalent sein, wenn sie einen unterschiedlichen Grad von Anstrengung erfordern;

b) Belohnungen können nichtäquivalent sein, wenn sie unterschiedlichen Wert für das Tier haben;
c) die Antriebe für eine Belohnung können in Wechselwirkung zueinander stehen, wodurch der Wert alternativer Belohnungen beeinflußt wird. Die genannten Bedingungen können kompensiert werden, indem man die richtige Maßeinheit für Reaktion und Belohnung wählt.

9. Das Gesetz des Effekts wird in Verbindung mit dem Gesetz der Verhältnismäßigkeit zum *Gesetz des relativen Effekts.* Ihm liegt das Prinzip der *hedonistischen Relativität* zugrunde: Ein Lebewesen verteilt seine Reaktionen entsprechend dem relativen Gewinn, der mit der einzelnen Reaktion verbunden ist.

10. Auf der Grundlage des Effektgesetzes ist Verhalten nicht ohne weiteres sicher vorhersagbar:
a) Während im Laboratorium nur die Belohnung das Verhalten beeinflußt, wirkt sich in der Natur nicht nur die Belohnung auf das Verhalten aus, sondern auch umgekehrt das Verhalten auf die Belohnung;
b) alle Belohnungen wirken auf alle Reaktionen, die einer Belohnung unterworfen sind, so daß die genaue Vorhersage eines Verhaltens die praktisch nicht erreichbare Kenntnis des gesamten Belohnungskontextes erfordern würde.

11. In den Futterpräferenzen kommen angeborene Antriebe zur Geltung, die implizite Kenntnisse über die richtige Ernährung beinhalten. Essen ist ein Appetenzverhalten, das zu konsumatorischen Ereignissen führt, die sich im Blut und im Gehirn abspielen. Beteiligt daran sind vielfältige Regelsysteme, darunter Blutzuckerspiegel, Fettspiegel, Temperatur, Geschmack und andere Elemente.

12. Die ventromedialen Kerne im Hypothalamus registrieren sowohl den Blutzuckerspiegel als auch das Gewicht (Fettspiegel); sie scheinen auch übermäßiges Essen zu verhindern. Zellzerstörungen im ventromedialen Nucleus führen zur Freßsucht – die allerdings eine obere Grenze hat. Denn das Tier hält sein Gewicht auf einem erhöhten Wert kon-

stant, was darauf hindeutet, daß sich sein Gewichtsregler aus dem normalen Wertbereich nach oben verschoben hat.

13. Sowohl die Körpertemperatur als auch die Außentemperatur haben Einfluß auf die Nahrungsaufnahme. Der zugehörige Regler scheint sich im vorderen Hypothalamus zu befinden; wird er erwärmt (entweder künstlich, durch Erhöhung der Hauttemperatur oder durch Nahrungsaufnahme und Stoffwechselvorgänge, die die Körpertemperatur erhöhen), dann frißt das Tier weniger; wird er dagegen abgekühlt, dann frißt es regelmäßig mehr.

14. Der Geschmack vermittelt eine weitere Belohnung für das Essen. Übergewichtige Menschen und Ratten mit beschädigtem ventromedialen Kern sind stärker vom Geschmack der Nahrung abhängig als normale Menschen und Ratten.

15. Um Nährstoffdefizite hinsichtlich Salz, Kalzium oder Thiamin (Vitamin B_1) zu kompensieren, verändern Tiere ihre Ernährungsweise, indem sie Futter mit hohen Anteilen des defizitären Elements auswählen. Dieser Mechanismus, der das Nahrungsdefizit mit einer Veränderung der Ernährungspräferenz verbindet, ist jedoch unvollkommen: Einigen Tieren gelingt sie eher als anderen, und gewisse Nahrungsdefizite führen zu keinem Wechsel der bevorzugten Nahrung; außerdem bleiben die Tiere häufig an ihren gewohnheitsmäßigen Präferenzen hängen.

16. Das limbische System besteht aus einem zusammenhängenden Netz von Hirnstrukturen, die am Motivationsgeschehen beteiligt sind; es reguliert lebenswichtige Funktionen wie Essen, Schlafen, Atmen und die Ausdrucksformen emotionaler Zustände.

17. Tiere passen ihre Ernährung als Reaktion auf Veränderungen des Belohnungswertes von Futter an und entsprechen somit dem Gesetz des Effekts.
a) Sie tun es aufgrund angeborener Vorlieben – für Süßes, Salziges etc. –, obgleich sie damit teilweise auch einen Bedarf ausgleichen;

b) sie tun es aufgrund erworbener Vorlieben, indem sie Nahrung meiden, die sich durch Versuch und Irrtum als ungeeignet herausgestellt hat. Die Belohnungen stehen in enger Beziehung zur Konsumation (Beendigung) des Antriebs, die durch physiologische Prozesse erreicht wird. Aber während jedes einzelne Glied in der Kette der Nahrungsaufnahme einen Teil zur Konsumation des Antriebs beiträgt (angefangen mit dem Anblick und Duft der Nahrung bis zu ihrer Aufnahme ins Blut), stellt die Kette in ihrer Gesamtheit eine effektivere Belohnung dar als jedes einzelne ihrer Glieder.

18. Gemäß dem Prinzip der *Homöostase* arbeitet der Körper in der Weise, daß er die Temperatur, den Säurehaushalt, den Wasservorrat usw. konstant – d. h. im Gleichgewicht – hält. Auch im Verhalten zeigt sich diese Neigung zur Konstanz, so daß sich das physiologische Prinzip der Homöostase mit dem psychologischen Prinzip, dem Gesetz des relativen Effekts, verbindet.

19. Mit dem Gesetz des relativen Effekts lassen sich auch durch äußere Faktoren motivierte Reaktionen wie *Vermeidungsverhalten* erklären. Die Tiere strengen sich an, um unangenehme Ereignisse zu verhindern oder hinauszuzögern, auch dann, wenn sie nicht deutlich vorgewarnt werden. Reaktionen werden also nicht nur durch sofortige Belohnungen, sondern auch durch langfristige Verhaltenskonsequenzen kontrolliert.

20. Tieren (und auch Menschen) gelingt es manchmal nicht zu lernen, wie man einen unangenehmen Reiz vermeiden kann – entscheidend ist dabei ein zu hohes Triebniveau. Gemäß dem *Yerkes-Dodson-Gesetz* wird die Leistungsfähigkeit bis zu einem gewissen Punkt durch erhöhte Motivation verbessert; mit steigendem Schwierigkeitsgrad der Aufgabe schwindet das Optimum der Leistung, ebenso verringert vermehrte Motivation die Qualität der Leistung. Bei zu hohem Triebniveau greifen hochentwickelte Tiere nicht auf ihre erlernten Fertigkeiten zurück, sondern auf angeborene gerichtete Bewegungen (Taxen) und machen damit die Kontrolle unwirk-

sam, die sonst nach dem Gesetz des relativen Effekts durch die Belohnungen für einen Antrieb ausgeübt wird.

21. Die Reaktionen von höheren Tieren werden normalerweise nach dem Gesetz des relativen Effekts reguliert: Ein Tier verhält sich im Einklang mit den relativen Belohnungen, die es erhalten kann, und entsprechend der relativen Intensität seiner Antriebe. Welcher Art der Antrieb auch sein mag, die Motivationssequenz ist im wesentlichen immer gleich: Irgendeine innere oder äußere Reizquelle führt zu einer Abweichung des Reglers, welche ausreicht, um Appetenzreaktionen zu aktivieren und bestimmten Reizen Belohnungswert zukommen zu lassen. Das belohnte Appetenzverhalten muß zwar nicht unbedingt zur Konsumation des Antriebs führen und damit den Regler auf seinen Normwert zurückzubringen, um die Sequenz zu beenden – doch dieser Fall ist der typische.

3 Lernen

Die Schule besitzt für das Lernen und Lehren kein Monopol. Vielleicht beginnt unsere Erziehung sogar schon vor der Geburt, und sie setzt sich bis ans Lebensende fort, denn im Alter müssen wir lernen, uns mit unseren schwindenden Fähigkeiten und Kräften zurechtzufinden. Als Säuglinge lernen wir, die Gesichter um uns herum zu unterscheiden und unsere Gliedmaßen zu gebrauchen. Danach lernen wir sprechen und spielen. Wir erwerben Wissen wie z. B. geographische Daten oder Fußballergebnisse. Wir lernen, einer bestimmten Nation und einer bestimmten sozialen Schicht anzugehören. Später lernen wir, das Geld zu schätzen oder zu verachten. Wir lernen, mit unserer Familie und mit Gleichaltrigen auszukommen, oder wenn das nicht der Fall ist, Abwehrverhalten oder Ähnliches zu entwickeln, was möglicherweise zu einer „Neurose" führen mag. Dann gehen wir zum Psychotherapeuten, um zu lernen, wie wir diese störenden Symptome wieder loswerden können. Wir erlernen einen Beruf. Wir lernen durch die bildenden Künste, die Literatur, das Theater, durch Fernsehen und Zeitungen unser kulturelles Erbe kennen.

Erst diese Lernprozesse machen uns wirklich zum Menschen. Wir haben gelernt, fast alles auf eine bestimmte und meistens angemessene Art und Weise zu tun. Wir benutzen beim Niesen ein Taschentuch und essen Suppe mit einem Löffel. Niesen und Essen sind angeboren, Taschentuch und Löffel sind durch Lernen hinzugekommen. Man kann nicht sagen, das erste sei natürlich und das zweite künstlich, was manche Romantiker uns glauben machen wollen. So ist es nicht unbedingt natürlich, auf den Ärmel zu niesen oder die Suppe aus dem Teller zu schlürfen. Lernen ist ein notwendiger Bestandteil unseres Lebens. Ohne Lernen blieben wir nicht nur unwissend, sondern ohne Menschlichkeit und hilflos wie ein Säugling.

Wann lernen wir und warum? Was lernen wir und wie verändert uns das? Das sind einige der zu beantwortenden Fragen, aber da Lernen praktisch überall und zu jedem Zeitpunkt stattfindet, ist es gar nicht so einfach, genau abgegrenzte Untersuchungen durchzuführen, um einige der grundlegenden Gesetzmäßigkeiten herauszufinden. Ganz im Gegenteil. Buchstäblich Tausende von Jahren sind vergangen, bevor schließlich erste Spekulationen über Lernvorgänge zu einem wissenschaftlichen Experiment führten. Das geschah vor fast einem Jahrhundert. Seit damals haben sich allmählich in der anwachsenden Fachliteratur zahlreiche Vorstellungen über die grundlegenden Gesetze des Lernens bei Menschen und Tieren entwickelt.

Thomas Hobbes, ein englischer Philosoph des siebzehnten Jahrhunderts, griff eine antike Vorstellung auf, als er sagte: „Prudence is a Praesumption of the Future, contracted from the Experience of time Past" (Klugheit besteht in einer Mutmaßung über die Zukunft, die aus der Erfahrung der Vergangenheit gewonnen wurde) (aus *Leviathan*, 1651). Nach Hobbes und zahllosen anderen Philosophen seit Plato kann vergangene Erfahrung in Gedanken rekapituliert werden. Wenn wir zufällig an ein Pferd denken, dann denken wir unmittelbar darauf an manches, was mit dem Pferd zusammenhängt – etwa an ein Feld, einen Sattel oder eine Rennbahn. Sodann laufen unsere Gedanken an weiteren Stückchen vergangener Erfahrung entlang. Mit der Rennbahn erinnern wir uns vielleicht an das Geld, das wir verwettet haben, an unsere generelle Geldknappheit, an unsere Arbeit, an die Arbeitskollegen. So folgen wir den Windungen unseres Gedächtnispfades, dessen Details zwar für jeden Menschen einmalig sind, der aber dennoch auf einem einfachen und allgemeingültigen Plan basiert.

Was Hobbes und viele andere beeindruckte, war die Tatsache, daß man Wissen – „Klugheit" in dem zitierten Satz – einfach dadurch sammeln kann, daß man erkennt und sich merkt, was zusammengehört. Wenn der Gedanke an die Rennbahn uns an verwettetes Geld erinnert, dann haben wir wahrscheinlich zu oft beim Wetten verloren. Wenn die unangenehme Erinnerung dazu beiträgt, daß wir fortan nicht mehr wetten, dann haben uns unsere Gedanken einen guten Dienst erwiesen. Vielen Denkern erschien dieses Erlernen von Zusammenhängen im individuellen Leben als das fundamentale Prinzip menschlichen Wissenserwerbs überhaupt. Im allgemeinen spricht man in diesem Zusammenhang vom Prinzip der *Assoziation*, vor allem in philosophischen Schriften. Viele Psychologen bekennen sich zu diesem Prinzip, nennen es allerdings anders, z. B. „Kontiguitäts"-Lernen, „Konditionierung", „Frequenztheorie" oder „Auswendiglernen".

Bereits mit dem Aufkommen von Lerntheorien übernahm die Assoziationslehre eine dominierende Rolle; sie wird auch hier im Zentrum der Betrachtung stehen. Das bedeutet allerdings nicht, daß sich diese Theorie in 2000 Jahren nicht verändert hat, oder daß sie nun ihre endgültige Form gefunden hätte. Im Gegenteil – wir werden in diesem Kapitel zeigen, wie die Theorie unter dem Druck ihrer Kritiker und Verteidiger gewachsen ist und sich verändert hat, wie sie sich immer noch verändert und doch noch als Abkömmling des Assoziationismus von Aristoteles, Hobbes und all den anderen zu erkennen ist (Herrnstein & Boring, 1965; Warren, 1921).

In ihrer ursprünglichen Form stellte die Assoziationslehre das menschliche Bewußtsein so dar, als sei es nur mit Sinneseindrücken und mit der Erinnerung von Sinnesempfindungen beschäftigt, wobei die Erinnerungen durch den Lernprozeß selbst irgendwie in eine Gedächtnisstruktur eingefügt wurden. Die Assoziationisten meinten, der Lernprozeß bestünde vorwiegend darin, daß die Kombinationen der Erlebniselemente ins Gedächtnis eingepflanzt würden. Doch gab es von Anfang an einige Leute, die in dieser Darstellung eine zu grobe Vereinfachung sahen. Sie wandten ein, daß das geistige Leben nicht nur aus Empfindungsbruchstücken oder deren Gedächtnisspuren bestehen könne, die zu einem willkürlichen Mosaik zusammengefügt werden. Denn wie sollte man sich reine Phantasieprodukte erklären – Schöpfungen des Geistes wie z. B. das Einhorn? Die Gegner der Assoziationisten räumten dem Bewußtsein einen sehr viel größeren Spielraum an Möglichkeiten ein. Ihrer Meinung nach konnte der Mensch auch schöpferisch tätig sein, urteilen, vergleichen, schlußfolgern und entscheiden. Immer wieder in der Geschichte der Philosophie gab es leidenschaftliche Auseinandersetzungen zwischen den Assoziationisten und ihren Kritikern über die Konturen der geistigen Landschaft.

Der Streit zwischen den Philosophen endete letztlich unentschieden, woraus der Psychologe gleich zwei Dinge lernen kann. Erstens muß man der Assoziationslehre ein ganz erhebliches Stehvermögen zugestehen. Die Argumente ihrer Gegner erschienen zwar recht plausibel, wenn sie z. B. auf die offensichtliche Komplexität der Gedankenwelt hinwiesen. Eine solche Kritik entspricht im übrigen dem gesunden Menschenverstand. Trotzdem hat die Theorie überdauert oder doch zumindest die Kritik in sich einverleiben können, ohne dadurch ihre Identität einzubüßen. Die Assoziationisten verteidigten sich mit dem Argument, daß sich jene vermeintlichen Erfindungen des Geistes in ganz gewöhnliche Erfahrungen auflösen, wenn man sie in ihre Elemente zerlegt. Ein Einhorn etwa ist ein Pony mit einem Horn, mit dem Bart einer Ziege und dem Schwanz eines Löwen. Nur die Verbindung dieser Elemente zu einem Ganzen könne Neuigkeitscharakter haben, nicht jedoch die sensorischen Elemente selbst. Doch auch hinsichtlich der vermeintlichen Neuigkeit der Verbindung gab es Argumente der Verteidigung: Da die Erfahrung jedes Individuums einmalig ist, können seine Assoziationen in gleichem Ausmaß einmalig sein. Außerdem wird Erfahrung nicht assoziativ abgespult wie ein kontinuierlicher Faden; Gedanken schweifen ab. So kommt es, daß – obgleich jeder einzelne Gedankenschritt seine Wurzeln im Alltagsgeschehen hat – das Gesamtmuster phantasievoll und phantastisch wirken kann. Mit solchen Argumenten entfernten sich die einfallsreichen Assoziationisten allerdings recht weit von ihren früheren, einfachen Prinzipien.

Eine zweite Lektion für die Psychologie besteht in der Erkenntnis, daß Kontroversen auf rein theoretischer Ebene offensichtlich ungeeignet sind, die drängenden Fragen nach der Natur des Lernens zu beantworten. Wenn ein 2000 Jahre währender theoretischer Streit hier keine Klarheit schaffen kann, dann ist diese Art der Auseinandersetzung augenscheinlich nicht das dazu geeignete Verfahren. Vielleicht hat man deshalb seit einiger Zeit die Behandlung dieser Streitfragen gänzlich ins Laboratorium verlegt. So ist die Untersuchung von Lernvorgängen eines der beliebtesten Puzzlespiele der Psychologie geworden. Eine respektable Anzahl von Puzzleteilchen konnte bereits an der richtigen Stelle ins Ganze eingefügt werden.

3.1 Auswendiglernen

Wenn wir ein Gedicht lernen oder ein Sprichwort („In der Nacht sind alle Katzen grau"), dann machen wir uns die innere Logik oder Struktur des zu lernenden Materials zunutze. Wir merken uns nicht, daß in dem Satzteil „in der Nacht" nach „in" „der" folgt. Dabei hilft uns vielmehr die Grammatik des Satzes. Bei Gedichten hilft uns noch zusätzlich das Reimmuster oder Versmaß. Vielleicht werden zum Teil deshalb in vorliterarischen Kulturen die Sagen in Versform überliefert. Wir können uns an eine Erzählung viel besser erinnern, wenn der Sinn der Geschichte durch Reime unterstützt wird:

„'s war Heiligabend. Im
ganzen Haus
rührte sich nichts, nicht mal
'ne Maus."

In einer Prosaversion ohne das Klangbild von „Haus" würden wir Maus vielleicht mit Katze oder Hund verwechseln.

Man kann die Grammatik, den Reim und andere strukturelle Lernhilfen als Ergebnis früheren Lernens betrachten. Schon als Kinder erwerben wir die ersten präpositionalen Ausdrücke wie „in der". Früheres Lernen hilft also beim Erlernen des Sprichwortes. Durch späteres Lernen wird jeder neue muttersprachliche Text in gewissen Grenzen vorhersagbar, weil man bereits manches von ihm weiß. Versmaß oder Reime eines Gedichts erleichtern das Abrufen der Worte aus dem Gedächtnis in ähnlicher Weise, weil sie die Anzahl der möglichen Alternativen verringern. Wenn wir uns erinnern, daß am Ende des Zweizeilers ein Tier vorkommt, dann wird durch den Reim die Auswahl auf einige wenige eingeengt, wobei „Maus" plausibler ist als „Laus". Zusätzlich unterstützt die Bedeutung des Erzähltextes den Erinnerungsvorgang. In dem Maße, wie die Geschichte sich entwickelt und ihre Charaktere und Situationen klar umrissen sind, wird die Anzahl der alternativen Wörter zunehmend reduziert. Würden wir die Sprache nicht verstehen und uns ausschließlich auf den Reim verlassen, dann würden wir das Verschen vielleicht mit dem unpassenden Wort „Strauß" beenden. Besonders dann, wenn man sich fremdsprachige Wörter einzuprägen versucht, zeigt sich, wie nützlich zusätzliche Hilfen sind. Ohne Grammatik, Versmaß, Reim und Bedeutung machen wir uns neues sprachliches Material nur langsam zu eigen. Doch um Lernvorgänge einfachster Art untersuchen zu können, müssen wir uns jetzt mit sprachlichem Material befassen, bei dem die üblichen Lernerleichterungen fehlen.

3.1.1 Serielles Lernen

Die ersten Experimente zum verbalen Lernen schienen die klassische Assoziationstheorie zu unterstützen. Im Jahr 1885 berichtete Hermann Ebbinghaus (vgl. Abb. 3.1), ein junger deutscher Gelehrter, in einem – trotz geringen Umfangs – wichtigen Buch *Über das Gedächtnis* über die Ergebnisse einer sechsjährigen Forschungsreihe (Ebbinghaus, 1971, Original 1885).

Ebbinghaus suchte nach den Gesetzmäßigkeiten beim Erlernen von Listen verbaler Einheiten bis zu deren vollständiger Wiedergabe. Den einzelnen Einheiten (items) solcher Listen sollten die üblichen Lernhilfen fehlen, sie sollten keine Struktur und keine Bedeutung für die Versuchspersonen besitzen. Er hätte fremdsprachige Wörter nehmen können, doch er fand eine noch geeignetere Einheit, die sinnfreie Silbe.

Ebbinghaus konstruierte alle möglichen Silben, die durch Kombination von drei Buchstaben nach dem Muster Konsonant–Vokal–Konsonant gebildet werden konnten. Dann schloß er die Silben aus, die ein sinnvolles Wort oder einen Namen ergaben. Insgesamt erhielt er so etwa 2300 Silben für seine Experimente. Beim Lernversuch ging er i. allg. so vor, daß er eine bestimmte Anzahl von Silben nach Zufall auswählte, diese auf eine Liste schrieb und dann versuchte, sie sich in der gegebenen Reihenfolge einzuprägen. Er las die Silben zügig nacheinander durch, wobei das Ticken einer Uhr oder eines Metronoms als Zeitgeber diente. Stets bearbeitete er alle Silben gleichmäßig bis zum Ende, ohne etwa an schwierigen Stellen besonders zu üben. Von Zeit zu Zeit versuchte er die Serie ohne vorheriges Durchlesen wiederzugeben. Wenn er dabei eine Silbe ausließ, machte er dennoch im gewohnten festen Zeittakt bis zum Schluß weiter. Dann zeichnete er auf, wie lange er benötigt hatte, um eine oder zwei vollständige Wiedergaben zu erreichen, die fehlerfrei und zügig abliefen. Da er sich streng an die Zeitgebung hielt, entsprach die zum Erlernen der Liste benötigte Zeit der Anzahl der Durchgänge.

Er übte nur zu bestimmten Zeiten am Tag und auch nur dann, wenn er sich einigerma-ßen wohl fühlte und sonst keine Aufregungen hatte, damit das Lernen nicht durch störende Emotionen beeinträchtigt wurde. Die meisten seiner Experimente wiederholte er, um dann den Durchschnitt aus den Ergebnissen zu bilden. Spätere erfolgreiche Replikationen seiner Versuche durch andere Forscher bestätigten seine Überzeugung, daß es ihm gelungen war, wiederholbare Gedächtnisexperimente durchzuführen.

3.1.2 Interferenz und der serielle Positionseffekt

In einem seiner Experimente variierte Ebbinghaus die Länge der Silbenliste. Bei weniger als sieben Silben genügte meistens einmaliges Lesen, um die Liste drei Sekunden später fehlerfrei wiedergeben zu können. Dagegen erforderte eine Liste mit 36 Silben durchschnittlich 55 Wiederholungen. Listen von mittlerer Länge wurden mit mittlerer Übungshäufigkeit gelernt. Zehn Silben etwa waren nach ungefähr 13maligem Lesen verfügbar. In einem Versuch zu Vergleichszwecken lernte Ebbinghaus etwa 80 Silben umfassende Strophen aus Lord Byrons *Don Juan*. Um eine Strophe zu lernen, benötigte er nur etwa acht Wiederholungen. Achtzig Silben Byron erwiesen sich demnach als leichter erlernbar als zehn Silben Unsinn. Hier zeigte sich die Wirksamkeit des Kontexts.

Beim Lernen längerer Listen sinnloser Silben traten zunehmend Schwierigkeiten auf – die Silben interferierten untereinander, d. h. sie störten sich gegenseitig. Wenn man sieben Silben nach einmaligem Lesen behält, könnte man vielleicht erwarten, daß man nach zweimaligem Lesen 14 Silben, 21 nach dreimaligem Lesen etc. und 35 Silben nach etwa fünf Wiederholungen erlernt. In Wirklichkeit werden dafür jedoch 55 Wiederholungen benötigt, ein Hinweis darauf, daß unser Gedächtnis neue Informationen nicht in gleichen Mengen aufnimmt. Das Lernen jedes neuen Items hängt davon ab, ob unsere Aufmerksamkeit jeweils noch anderweitig beansprucht wird.

Die Versuchsperson erlernt die Silben einer Reihe nicht etwa gleichmäßig, sondern sie

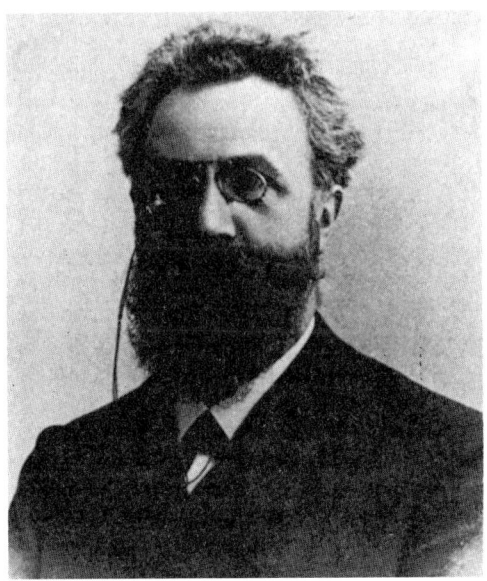

Abb. 3.1. Hermann Ebbinghaus im Jahre 1909

lernt üblicherweise die ersten und letzten Silben einer Liste rascher als die mittleren. Diese Schwierigkeit mit dem mittleren Teil einer Lernliste wird *serieller Positionseffekt* genannt. Die Versuchspersonen des Experiments, das in Abb. 3.2 dargestellt ist (Ward, 1937), lernten eine 12-Silben-Liste. Anschließend wurde notiert, wie häufig die erste Silbe der Liste richtig wiedergegeben wurde, die zweite Silbe und so weiter bis zur zwölften Silbe. Ebenso wurde das Lernverhalten der Vpn bis zur ersten richtigen Wiedergabe aufgezeichnet.

Der Effekt der seriellen Position trat am deutlichsten zu Beginn der Durchgänge auf. Wurden nur 3 von 12 Silben pro Durchgang richtig wiedergegeben, dann standen nahezu alle entweder am Anfang oder am Ende der Liste. Wurden dagegen etwa 11 der 12 Silben richtig wiedergegeben, so verschwand die U-Form der Kurve fast vollständig. Wäre das Lernen bei allen Silben gleichmäßig verlaufen, dann hätte der Kurvenverlauf horizontal sein müssen und sich nur jeweils nach oben verschoben. Die U-Form der Kurve macht aber deutlich, daß das Erlernen einer Silbe

– insbesondere bei Lernbeginn – von ihrer Position auf der Liste abhängt. Diese Tatsache wird mit der sog. *intraseriellen Interferenz* (gegenseitige Beeinflussung von Lerneinheiten) in Zusammenhang gebracht.

Die verschiedenen Aspekte der Lernkurven haben die Aufmerksamkeit der Psychologen etwa in dem Maße gefesselt wie Pflanzen den Botaniker. So wurde z. B. festgestellt, daß die U-Form der Kurve leicht schief und nach rechts verschoben ist. Je länger die Liste, desto größer diese Verschiebung. Das bedeutet, daß Vpn etwas mehr Schwierigkeiten mit dem Ende als mit dem Anfang der Liste haben, jedoch nur, wenn sie gezwungen sind, bei der Reproduktion die richtige Reihenfolge einzuhalten. Braucht die richtige Reihenfolge nicht eingehalten zu werden, dann fällt ihnen das Lernen des Schlußteils der Liste sehr viel leichter. Die Asymmetrie der Kurve verschwindet oder kehrt sich sogar um, d. h. die Items am Anfang werden schlechter behalten. Allgemein hat sich ergeben, daß diejenigen Items, die zuerst wiedergegeben werden, zur Interferenz mit dem noch wiederzugebenden Material tendieren.

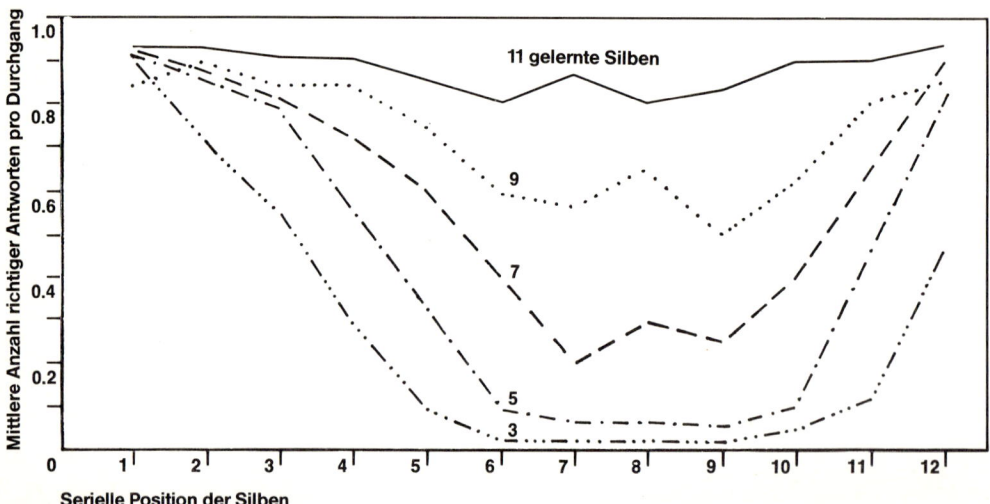

Abb. 3.2. In einem Experiment zum Auswendiglernen hatten sich die Vpn Listen von 12 Silben einzuprägen. Sie gingen die Listen immer wieder durch, um anschließend die Silben in der richtigen Reihenfolge wiederzugeben. Wenn eine Silbe in jedem Durchgang an der richtigen Stelle wiedergegeben wurde, erhält sie den Wert 1.0 auf der Ordinate. Die Ordinate zeigt also an, wie erfolgreich die Versuchspersonen in den verschiedenen Übungssta-

dien waren, wobei die Position der Silben in der Liste auf der Abszisse zu ersehen ist. Zu Anfang der Lerndurchgänge wurden die ersten Silben der Liste fast völlig richtig wiedergegeben. Später holten die Silben am Ende der Liste auf. Die Silben in der Mitte wurden zu einem ziemlich späten Übungszeitpunkt gelernt. (Aus Ward, 1937)

Man hat noch eine Reihe anderer Faktoren gefunden, die sich auf den Verlauf der seriellen Positionskurve auswirken, z. B. die Art des Materials, die Übungsmethode, die Menge des Materials und der Darbietungsmodus.

3.1.3 Assoziative Verknüpfungen

Der Verlauf der seriellen Positionskurve verdeutlicht wie unter einem Vergrößerungsglas die assoziativen Verbindungen, die die verschiedenen Elemente unserer früheren Erfahrung miteinander verknüpfen. Wenn das Lernen einer Liste Interferenzen hervorruft, und dadurch einige Items durch andere verdrängt werden, dann bildet dieses Interferenzmuster in gewisser Weise die Verbindungen der Gedächtniselemente ab. Dies war der Gedanke, der Ebbinghaus bei seinem Experimentieren mit sinnfreien Silben inspirierte. Er lernte zum Beispiel eine Gruppe von 6 Listen zu je 16 Silben, die er wie üblich nach Zufall aus seiner Sammlung gezogen hatte. Jede Liste übte er so lange, bis er sie einmal

richtig wiedergegeben hatte; dann ging er zur nächsten Liste über. Vierundzwanzig Stunden später erlernte er die gleichen 6 Listen auf gleiche Weise ein zweites Mal. Natürlich ging das Lernen am zweiten Tag schneller. Er hatte sich vom Tag zuvor etwas „erspart". Diese *Ersparnis*, wie sie seither genannt wird, hat etwas mit dem Vorgang des Vergessens zu tun.

Das Wiedererlernen von 6 Listen zu 16 Silben nach einem Tag erfolgte mit einer Ersparnis von etwa 33 % – am ersten Tag benötigte Ebbinghaus etwa 21 Minuten zum Erlernen der 6 Listen, am nächsten Tag etwa 14 Minuten:

$$\frac{1.\,\text{Tag} - 2.\,\text{Tag}}{1.\,\text{Tag}} = 33\,\%\,\text{Ersparnis}$$

War die Ersparnis auf die Kenntnis der Silben selbst zurückzuführen oder auf ihre Reihenfolge oder auf beides? Um das herauszufinden, war ein anderes Experiment nötig. Ebbinghaus lernte wieder 6 Listen zu je 16 Silben am ersten Tag und überprüfte die Ersparnis am nächsten Tag. Diesmal waren die Listen jedoch anders zusammengestellt,

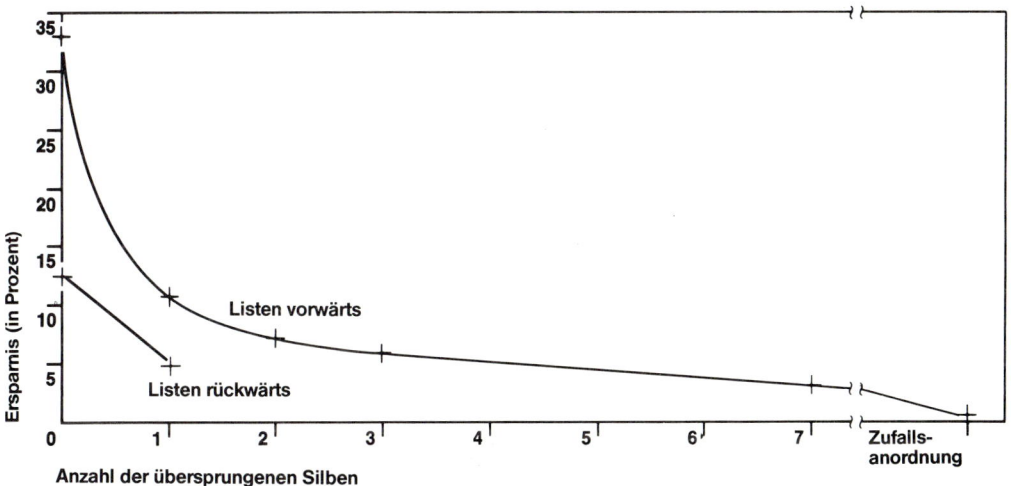

Abb. 3.3. Ebbinghaus prägte sich an einem Tag mehrere Listen mit je 16 Silben ein. Am nächsten Tag lernte er eine andere Zusammenstellung von Listen mit je 16 Silben, die die gleichen waren wie tags zuvor, aber in anderer Anordnung zusammengestellt. Die Abszisse zeigt die serielle Position der am zweiten Tag gelernten Silben. Null bedeutet, daß die Silben am zweiten Tag entweder in genau der gleichen Reihenfolge *(obere Kurve)* wie am ersten Tag oder genau umgekehrt *(untere Kurve)* dargeboten wur-

den. Bei 1 wurde immer nur jede zweite Silbe der ursprünglichen Liste genommen. Die übrigen Punkte auf der Abszisse stellen jeweils die Anzahl der übersprungenen Silben bei der Neubildung der seriellen Abfolge dar, mit Ausnahme der „Zufallsanordnung" am Ende. Auf der Ordinate ist in Prozentwerten ausgedrückt, um wieviel schneller die Listen am zweiten Tag gelernt wurden. (Nach Ebbinghaus, 1913) die ursprünglichen 16 Silben wurden nach einer bestimmten Regel umgruppiert. In einem Fall waren die 16 Silben derart neu angeordnet, daß Silbe 1 bis 16 in der Reihenfolge 1, 3, 5, 7, 9, 11, 13, 15, 2, 4, 6, 8, 10, 12, 14, 16 erschienen („abgewandelte Liste"). Hier kamen beim Wiedererlernen am zweiten Tag die gleichen Silben vor, aber jeder Silbe folgte die übernächste der ursprünglichen Liste. Mit anderen Listen probierte er andere Abstände aus, darunter solche, bei denen die Silben in umgekehrter Reihenfolge dargeboten wurden, entweder sukzessiv oder mit systematischem Überspringen von Silben.

Die Ergebnisse sind in Abb. 3.3 dargestellt. Am größten war die Ersparnis, wenn die Liste unverändert wiedererlernt wurde. Je größer die Anzahl der übersprungenen Silben, desto geringer wurde die Ersparnis, bis zu einem Abstand von 7 Silben (wobei etwas willkürliche Entscheidungen hinsichtlich der Anordnung erforderlich wurden). Bei einem Abstand von 7 Silben betrug die Ersparnis nur noch etwa 3%. Wenn jedoch die Silben zufällig angeordnet wurden, sank die Ersparnis unter 1%. Bei einer Zufallsliste wäre eine Ersparnis vorwiegend auf die Kenntnis der einzelnen Silben selbst zurückzuführen, doch eine solche Ersparnis fehlte hier nahezu vollständig. Die gleichmäßig abfallende Kurve erschien als eindrucksvoller empirischer Beleg für die Auffassung, daß die Verbindung zwischen den Gedächtniselementen einen automatischen, quasi-mechanischen Charakter hat. Mit der „Methode der abgewandelten Liste" gelang Ebbinghaus eine eindrucksvolle Bestätigung der klassischen Assoziationslehre.

Der untere Teil von Abb. 3.3 beinhaltet einen weiteren Beleg für die mechanistische Assoziationslehre. Obgleich Ebbinghaus darauf aus war, die richtige Reihenfolge der Silben von Anfang bis Ende zu lernen, hatten sich in seinem Gedächtnis offenbar auch *rückwärts* gerichtete Beziehungen herausgebildet. Diese waren zwar um etwa 50% schwächer (wenn man die Ersparnis als Maß für die ursprüngliche Stärke nimmt), aber sie waren zweifellos vorhanden.

Ebbinghaus versicherte seinen Lesern, daß er beim ersten Experiment dieser Art noch nicht wußte, was er zu erwarten hatte – ob man beim Überspringen von Silben überhaupt irgendeine Ersparnis feststellen oder ob dadurch das Lernen verzögert werden würde. Er glaubte deshalb, davon ausgehen zu können, daß seine Ergebnisse nicht durch theoretische Vorerwartungen beeinflußt worden waren. Allerdings hatten ihn in diesem Fall seine Erwartungen über das Lernen wahrscheinlich doch getäuscht. Obgleich entfernte assoziative Verknüpfungen später auch in anderen Untersuchungen bestätigt wurden, hätte man mit der Methode der abgewandelten Listen eine noch viel interessantere Tatsache aufdecken können (man hat es inzwischen). Um schon ein wenig vorwegzunehmen: Man konnte nachweisen, daß das menschliche Bewußtsein einen umfassenderen Bezugsrahmen für Listen von Silben entwickelt, und daß einzelne individuelle Elemente mit diesem größeren Rahmen in spezifischer Weise in Verbindung stehen.

3.1.4 Über das Vergessen

E bbinghaus stellte fest, daß erneutes Lernen jeweils von der Übung am Tag zuvor profitierte, selbst wenn die vorhergehende Übung nur geringfügig war. Etwas blieb immer hängen, wenn die Liste auch nicht sofort richtig wiedergegeben werden konnte. Jedes Lesen der Liste am Montag wirkte sich anscheinend in Form eines festen prozentuellen Anteils an Ersparnis am Dienstag aus, nur reichte es nicht zu einer vollständigen Ersparnis. Wie häufig er auch die Liste am Montag wiederholt hatte, auf jeden Fall mußte er sie am Dienstag vor der richtigen Wiedergabe erst wieder ein paarmal anschauen. Andererseits verringerten einige aufeinanderfolgende Tage der Übung diesen Effekt. Wurde eine bestimmende Anzahl von Übungen auf wenige aufeinanderfolgende Tage verteilt, so erzielte man damit offensichtlich eine bessere Wirkung, als wenn man die gleiche Anzahl von Übungen in nur einer Sitzung durchführte. Diese Entdeckung gehört zu dem, was die Psychologie der Pädagogik anzubieten hat; allerdings wird viel zu selten von Lehrern und Schülern darauf geachtet. Seither konnte in zahllosen Experimenten nachgewiesen werden, daß ein bestimmter Übungsaufwand dann eine anhaltendere Wirkung hat, wenn er *verteilt* und nicht *massiert* (gehäuft) wird. Um es anders auszudrücken: Man erreicht die Beherrschung eines Stoffes mit weniger Übung, wenn die Übung zeitlich verteilt wird. Dieser Effekt macht sich besonders beim Auswendiglernen oder beim Erlernen motorischer Fertigkeiten bemerkbar.

Auch ein anderes wichtiges Ergebnis von Ebbinghaus konnte später bestätigt werden, und es hat gleichfalls einen gewissen praktischen Wert: Bei Verwendung längerer Listen war die Ersparnis größer, solange für jede Liste das gleiche Beherrschungskriterium angelegt wurde. Allgemein ausgedrückt: Werden zwei Gedächtnismaterialien unterschiedlicher Schwierigkeit bis zum gleichen Beherrschungsgrad eingepaukt, dann wird später das schwierigere Material besser erinnert.

Man muß nicht erst die Psychologie bemühen, um zu entdecken, daß wir manchmal vergessen, was wir gelernt haben. Ebbinghaus lag jedoch daran, das Offensichtliche präzise in den Griff zu bekommen. Nach fast einem Jahrhundert ist diese Arbeit noch nicht abgeschlossen. Abbildung 3.4 zeigt die absteigende Kurve der jeweiligen Ersparnis beim Wiedererlernen von 13silbigen Listen nach verschiedenen Vergessensspannen. Ganz allgemein sieht man, daß sowohl das Lernen als auch das Vergessen mit zunehmend geringer

werdenden Gewinnen bzw. Verlusten voranschreiten. Der Anfang einer Übungsphase trägt die reichsten Früchte (abgesehen von gewissen komplizierten Fertigkeiten, bei denen es eine anfänglich langsame Phase gibt). Je geübter man geworden ist, desto größere Anstrengungen sind für weitere Verbesserungen erforderlich. Natürlich können subjektive Eindrücke – z. B. die Freude darüber, daß man einen Stoff beherrscht, oder die Niedergeschlagenheit über das Vergessen von Gelerntem – andere Verläufe bewirken. Wenn man Geige spielen lernt, hört man vielleicht lange Zeit so gut wie keine Fortschritte heraus. Aber das liegt daran, daß der hervorgebrachte Klang des Instruments in komplexer Weise mit der Ungeschicklichkeit der Finger zusammenhängt. Der Geigenneuling scheint im ersten Jahr nur wenig richtige Musik zu machen. Tatsächlich aber lernt er die mechanische Beherrschung der Geige viel schneller als jemals danach. Ähnlich sind beim Aufhören der Übung und Einsetzen des Vergessens die anfänglichen Verluste am größten, danach werden sie immer kleiner. Sie haben vielleicht das Gefühl, daß Sie „plötzlich" anfangen, Ihre kaum genutzten Fähigkeiten für Englisch oder Französisch oder für das Schachspielen zu verlieren. Aber in Wirklichkeit hat sich dieser Verlust allmählich und kontinuierlich verlangsamt. In der wissenschaftlichen Literatur finden sich keine ein-

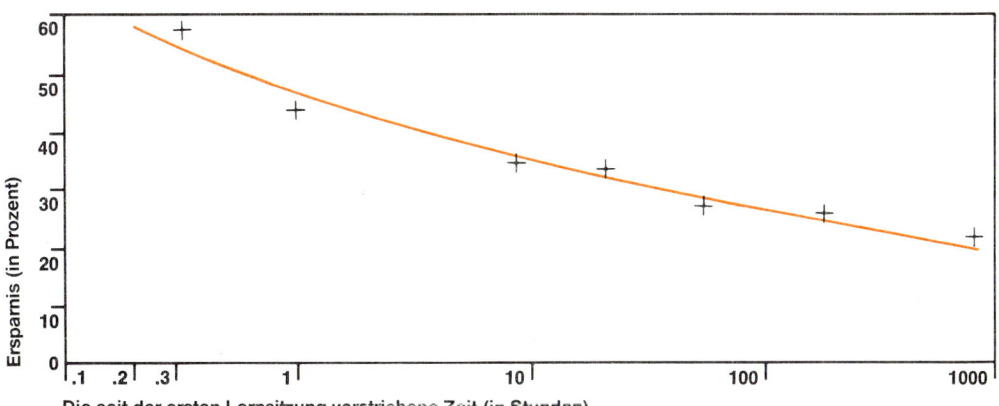

Abb. 3.4. Ebbinghaus prägte sich Listen mit 13 Silben ein, um sie einige Zeit später erneut zu erlernen. Die Abszisse zeigt das Zeitintervall zwischen der ersten und zweiten Lernsitzung. Die Zeiten sind logarithmisch dargestellt, um die Skala nach rechts hin zu komprimieren. Die Ordinate gibt an, um wieviel schneller die Listen beim zweitenmal gelernt wurden. Die absteigende Kurve ist eine Vergessenskurve, die den Wert Null erreicht, wenn beim zweiten Lernen die gleiche Zeit erforderlich war wie beim ersten. (Nach Ebbinghaus, 1885)

deutigen Belege für irgendwelche „Plateaus"
beim Lernen (Keller, 1958), weder auf dem
Weg nach oben noch nach unten, wie dies die
Populärpsychologie behauptet.

3.1.5 Paar-Assoziationen

Wie wir gesehen haben, wird bei der
Methode der seriellen Übung von Ebbinghaus die Versuchsperson aufgefordert,
sowohl die Silben selbst als auch die Reihenfolge ihres Auftretens zu lernen. Will man
eine möglichst elementare Form des Auswen-
diglernens untersuchen, dann kann diese doppelte Anforderung an das Lernen ein Nachteil
sein. Es gibt jedoch noch eine andere, einfachere Versuchsanordnung, die vielfach bevorzugt wird. Sie stammt von Mary Whiton
Calkins, die um 1890 Studentin am Radcliffe-
College war. Es handelt sich um die Methode
der Paar-Assoziationen, eine Form des Lernens, die wahrscheinlich noch öfter als die
serielle Methode von Ebbinghaus verwendet
wurde.

Unabhängig von Ebbinghaus suchte auch
Calkins nach einem Weg, um empirisch an die
assoziativen Verknüpfungen heranzukommen. Doch sie entwickelte eine einfachere
Methode, um Versuchspersonen sinnfreie
Verbindungen lernen zu lassen. Bei ihren
ersten Untersuchungen wurde der Versuchsperson ein paar Sekunden lang ein kleines
farbiges Quadrat gezeigt. Danach wurde die
Farbe durch eine schwarze Zahl auf weißem
Grund ersetzt. Mehrere solcher Paare wurden jeweils einige Male gezeigt. Anschließend wurden die Farben in zufälliger Reihenfolge dargeboten. Aufgabe der Vp war es, zur
jeweils vorgelegten Farbe die richtige Zahl zu
nennen.

Diese Methode des paarweisen Assoziie-
rens wurde zwar von Calkins zuerst verwendet; sie wird jedoch meistens einem deutschen Psychologen, G. E. Müller, zugeschrieben, der sie wenige Jahre später wiederent-
deckte. Als Glieder eines Paares für die Lern-
versuche diente alles mögliche, von Farben
über Ziffern zu sinnfreien Silben, akustischen
Signalen und sinnfreien Figuren. Die Methode der Paar-Assoziationen demonstriert
ebenso wie die serielle Methode von Ebbing-

haus die Fähigkeit des Gedächtnisses, einzelne Items miteinander zu verknüpfen, auch
wenn sie weiter nichts miteinander verbindet
als die Willkür des Versuchsleiters.

Das Auswendiglernen hängt im einzelnen,
wie gesagt, von vielen Faktoren ab. Alle
fordern sie ihren Tribut – die Menge des
Materials, sein Schwierigkeitsgrad, die Interferenz, manchmal sogar das Alter und Geschlecht der Versuchspersonen. Wenn es der
Versuchsperson schwerfällt, die einzelnen
Silben, Farben etc. auseinanderzuhalten, weil
sie einander ähnlich sind, dann geht das Lernen sehr viel langsamer voran als bei leicht
unterscheidbarem Material. Bedeutungshal-
tigkeit erleichtert das Lernen, wenn die Versuchsperson eine Beziehung zwischen den
Einheiten finden oder erfinden kann. Die
Assoziation zwischen „Pferd" und „Heu"
wird leichter erlernt als die zwischen „Ellen-
bogen" und „Gerechtigkeit". Auch was die
Vp in der Zeit zwischen der Lernphase und
dem späteren Überprüfen tut, wirkt sich darauf aus, wie gut das Material erinnert wird. Es
liegt auf der Hand, daß die Wiedergabe gut
ist, wenn die Vp das Gelernte wiederholen
kann. Wenn man sich jedoch in der Zwischenzeit anderweitig mit einem Material beschäftigt, das den Test-Items ähnelt, dann ist die
Interferenz hoch und die Wiedergabequote
entsprechend schlecht. Die Wiedergabe einer
Liste kann z. B. auf Null sinken, wenn die
Versuchsperson die Zwischenzeit damit verbringt, die gleichen Silben in unterschiedlicher Reihenfolge zu lesen. Dieses Beispiel ist
sehr einleuchtend. Aber Interferenzen können auch durch weniger offensichtliche Faktoren hervorgerufen werden. Die Interferenz
wird als *Übungsübertragung* bezeichnet,
wenn das Lernen einer zweiten Aufgabe von
der vorherigen Erfahrung mit der ersten Aufgabe abhängig ist (Robinson, 1927; Osgood,
1949).

3.1.6 Geistige Fähigkeiten

In einigen Experimenten zeigte sich, daß
beim Auswendiglernen neben den ver-
suchstechnischen Faktoren auch die durch
Tests erfaßte Intelligenz der Versuchsperson
eine Rolle spielt, allerdings nur in geringem

Maße. Geistig stark retardierte Menschen haben bei seriellen Listen oder Paar-Assoziationen nur geringe Lernerfolge, wie auch bei anderen einfachen (und natürlich auch bei schwierigen) Lernaufgaben. Darüber hinaus besteht jedoch kaum eine Beziehung zwischen dem Auswendiglernen und den Intelligenztestergebnissen. Es erscheint auch von vornherein ziemlich unwahrscheinlich, daß der Unterschied der geistigen Fähigkeiten zwischen einem Menschen mit einem IQ von 110 und einem anderen mit einem IQ von 130 auf einen anderen Unterschied zurückgeführt werden kann, der in der Fähigkeit besteht, eine Liste sinnloser Silben zu lernen.

Die Frage des Zusammenhangs zwischen den Lernvorgängen bei solchen einfachen Aufgaben und der gemessenen Intelligenz wurde von Experten eingehend behandelt (Jensen, 1970; Wischner, 1967; Zeaman & House, 1967). Einige sind der Meinung, daß selbst das bei stark retardierten Menschen vorliegende mangelhafte Auswendiglernen nicht als *Lern*defizit zu verstehen ist, sondern daß hier eher ein Mangel an Aufmerksamkeit oder Interesse vorliegt. Sie weisen auf Ergebnisse hin, die zeigen, daß das Lernen, sofern es überhaupt einsetzt und durchgehalten wird, in dem für diese Menschen normalen Tempo voranschreitet, daß aber viele von ihnen gar nicht erst mit dem Lernen der ihnen aufgetragenen Aufgabe beginnen. Andere wiederum wendeten ein, daß Auswendiglernen oder assoziatives Lernen die Basis für verschiedene geistige Prozesse auf höherer Abstraktionsebene darstellt. Menschen mit vermindertem Assoziationslernen schneiden sowohl beim Lernen von Paar-Assoziationen wie bei seriellen Listen schlecht ab. Sie versagen natürlich erst recht bei abstrakten und komplexen kognitiven Prozessen, wie sie ein Intelligenztest erfordert, und sie erhalten daher niedrige IQ-Werte. Allerdings – so diese Theorie weiter – gibt es auch Menschen, die zwar Mängel bei den höheren geistigen Prozessen aufweisen, ohne aber Schwierigkeiten beim Auswendiglernen zu haben. Sie erreichen beim seriellen oder assoziativen Lernen normale Leistungswerte, haben jedoch einen niedrigen IQ. Weil es verschiedene Ebenen geistiger Fähigkeiten gibt, wird theoretisch impliziert, daß die Korrelation zwischen einfachen Lernleistungen und Intelligenz gering sein muß. Aber das ist natürlich genau jener Sachverhalt, der durch die Theorie erklärt werden sollte.

Die Experimente zum Auswendiglernen decken nicht den gesamten Bereich geistiger Kompetenz ab, zumal nicht, wenn man die Sache von der Praxis her betrachtet. Zweifellos verknüpft der menschliche Geist Erfahrungsinhalte miteinander in der Weise, wie die Griechen der Antike und ihre zahlreichen Nachfolger es meinten, doch er ist anscheinend zu mehr befähigt. Die zwar eleganten, aber doch sehr einfachen Aufgaben, die von Ebbinghaus und Calkins erdacht wurden, sind wohl doch zu stark vereinfacht, einige entscheidende Komplikationen blieben unberücksichtigt. Genau das behaupteten die Kritiker der Assoziationslehre seit jeher. Sie wendeten ein, daß die Beschränkungen, denen eine Versuchsperson in einem derart simplifizierenden Experiment zum Auswendiglernen unterworfen ist, sie praktisch in die Rolle einer anderen Spezies drängen – einer reichlich dummen zudem. Nach ihrer Meinung berührte das Reproduzieren von Materialien, die sinnlos, unstrukturiert, unvertraut, unzusammenhängend und bedeutungslos sind, noch lange nicht die subtilen Fähigkeiten des menschlichen Geistes, die darin bestehen, mit Dingen umzugehen, die sinnvoll, strukturiert, vertraut, zusammenhängend und bedeutungsvoll sind. Aus Experimenten über das Auswendiglernen zu folgern, daß der menschliche Geist nur mit assoziativen Methoden arbeitet, wäre etwa dasselbe wie die „Entdeckung", daß sich der Adler durch ruckhaftes Sichwinden fortbewegt, nachdem in einem Experiment seine Flügel und Beine zusammengebunden werden.

Der Streit zwischen denen, die vereinfachen, und denen, die die Dinge komplizieren, ist in der Geschichte der Psychologie immer wieder entbrannt, und er ist langfristig gesehen wahrscheinlich ganz heilsam, da jede Seite die Auswüchse der anderen Seite eindämmt. So muß man in diesem Fall wohl zugeben, daß das serielle oder Paar-Assoziations-Lernen nicht alle Lernphänomene abdecken kann, jedenfalls nicht, ohne daß erhebliche Zusatzannahmen nötig sind.

3.2 Geistige Organisation

Selbst wenn die elementaren Prozesse des menschlichen Bewußtseins assoziativer Natur sind, haben wir es beim Lernvorgang am Ende in jedem Fall mit umfassenderen Wissenskategorien zu tun, die über die einzelnen Elemente hinausgehen. Wir bleiben nicht ständig auf der Stufe der einfachen Verknüpfungen zwischen diskreten Erfahrungselementen stehen. An irgendeiner Stelle müssen selbst Assoziationisten den Mechanismus erklären, der zur Bildung von Kategorien führt, von Kategorien der Kategorien usw., und der eine hierarchische Beziehungsstruktur zwischen den Dingen, die wir lernen, ermöglicht. Sie müssen der Tatsache Rechnung tragen, daß das menschliche Bewußtsein in bestimmter Weise Elemente transformiert und gruppiert. Warum lernen wir z. B. ohne Schwierigkeiten, daß dreimaliges Hupen etwas gemeinsam hat mit drei Erbsen oder drei Linien eines Dreiecks? Erst seit einigen Jahren hat man das Studium solcher Organisationsformen als die interessantere Aufgabe für eine humanpsychologische Lerntheorie entdeckt.

3.2.1 Die Schaffung eines Bezugsrahmens

Selbst bei einfachen Aufgaben läßt der Mensch noch die ihm eigene Komplexität erkennen, wenn man nur danach Ausschau hält. In einem Experiment von Young (1962) hatten Studienanfänger zwei Listen mit je 13 Adjektiven in festgelegter Reihenfolge zu lernen. Abgesehen davon, daß hier Adjektive anstelle sinnfreier Silben gelernt werden sollten, sah das zunächst wie ein Experiment von Ebbinghaus aus. Einer Gruppe von Versuchspersonen wurde eine Hälfte von Wörtern aus der ersten Liste in einer zweiten Liste nochmals, und zwar in der gleichen seriellen Position dargeboten. Das heißt, die Adjektive 1, 3, 5, 7 etc. der ersten Liste tauchten an gleicher Stelle in der zweiten Liste auf. Die anderen Adjektive – 2, 4, 6, 8 etc. – wurden für die zweite Liste ebenfalls beibehalten, jedoch in eine Zufallsanordnung gebracht.

Das Wiedererlernen der Adjektive mit beibehaltener Position in der zweiten Liste ging rascher vonstatten als das der Adjektive mit veränderter Position (auch rascher als bei völlig anderen Adjektiven in einer „Kontrollgruppe"). Nach Ebbinghaus und anderen Assoziationisten hätte das zweite Adjektiv das Hauptreizwort für das dritte Adjektiv, das vierte das Hauptreizwort für das fünfte usw. sein müssen. Geht man von dieser Theorie aus, dann ist es erstaunlich, daß die Vpn die positionsfesten Wörter beim zweitenmal soviel leichter lernten, da in diesem Fall die unmittelbaren assoziativen Verknüpfungen ja doch zerstört waren.

Offenbar wird auch die Position eines Elements innerhalb der jeweiligen Liste und nicht nur die Verbindung von einem Element zum nächsten gelernt. Allerdings stellt die Variable „Listenposition" eher ein Produkt des schöpferischen menschlichen Geistes dar und nicht bloß eine mechanische Verbindung zwischen zwei elementaren Empfindungen im klassischen Sinn der Assoziationslehre. Auch durch andere Versuche konnte gezeigt werden, daß selbst beim einfachen Auswendiglernen ein umfassenderer Bezugsrahmen geschaffen wird.

Neuere Replikationen von Experimenten mit der Methode der abgewandelten Listen demonstrieren die Rolle des geistigen Kontexts für das Auswendiglernen. Es konnte gezeigt werden, daß Vpn bei abgewandelten Listen mit unterschiedlichen Abständen kaum eine Ersparnis haben, solange sie nicht darüber aufgeklärt werden, in welchem Verhältnis die Listen jeweils zueinander stehen (Slamecka, 1964). Ebbinghaus, der sich selbst als Versuchsperson betätigte, wußte natürlich in diesem Punkte Bescheid. Aber wenn man als Vp hinsichtlich des Aufbaus der Listen ahnungslos bleibt, lernt man eine abgewandelte Liste nicht viel schneller als eine Liste, bei der die Items der ersten Liste in zufälliger Anordnung vorkommen. Wenn man dagegen der Vp mitteilt, daß die ursprünglichen Silben der ersten Liste in alternierender Folge in der zweiten Liste dargeboten werden, lassen sich die Befunde von Ebbinghaus zur Ersparnis ohne weiteres bestätigen.

Noch komplizierter wurde es, als jemand auf die Idee kam, zuerst eine serielle Liste darzubieten und dann aus den Wörtern der seriellen Liste Paar-Assoziationen für einen zweiten Lernversuch zu bilden. In einem solchen Experiment (Young, 1961) sollten zwei Gruppen von Vpn die folgenden Paar-Assoziationen (aus neun verschiedenen Wörtern) lernen, bis sie einmal alle Paare richtig reproduziert hatten, wobei ihnen das erste Wort jedes Paares als Reizwort dargeboten wurde.

(1)	(2)	(4)	(5)
alike	– icy	solvent	– unwell
(6)	(7)	(7)	(8)
clever	– entire	entire	– rustic
(3)	(4)	(2)	(3)
joyous	– solvent	icy	– joyous
(8)	(9)	(5)	(6)
rustic	– taboo	unwell	– clever

Alle Vpn hatten vorher eine Liste mit den neun Wörtern gelernt, allerdings in unterschiedlicher Reihenfolge. Eine Gruppe lernte die Liste A, die andere Gruppe Liste B.

Liste A	Liste B
(1)	(7)
alike	entire
(2)	(2)
icy	icy
(3)	(5)
joyous	unwell
(4)	(8)
solvent	rustic
(5)	(3)
unwell	joyous
(6)	(6)
clever	clever
(7)	(9)
entire	taboo
(8)	(1)
rustic	alike
(9)	(4)
taboo	solvent

Jedes Assoziationspaar wurde aus zwei Wörtern gebildet, die in Liste A unmittelbar aufeinander folgen. Für die Gruppe, die Liste

A lernt, sollte man nun erwarten, daß die Paar-Assoziationen so spielend gelernt werden, als handelte es sich um alte Bekannte.

In der Liste B waren die Wörter so angeordnet, daß kein Assoziationspaar vorkam, dessen Einzelwörter in Liste A sukzessiv aufeinanderfolgten. Wenn sich beim Lernen der seriellen Liste zwischen aufeinanderfolgenden Wörtern eine starke Verknüpfung eingestellt hätte, dann wären die Vpn der zweiten Gruppe im Nachteil, denn sie müßten diese nun überflüssigen Verknüpfungen unterdrücken. Die beiden Gruppen lernten jedoch ungefähr gleich gut. Die „benachteiligte" Gruppe benötigte durchschnittlich etwa 29 Lerndurchgänge, die andere Gruppe 25. Angesichts der Unterschiede zwischen den Versuchspersonen innerhalb jeder Gruppe könnte ein mittlerer Unterschied von vier Durchgängen zwischen den Gruppen leicht auf Zufall beruhen. Und selbst wenn der Unterschied nicht zufällig wäre, wäre er immer noch weitaus geringer, als er von der strengen Assoziationslehre erwartet werden müßte.

Damit Sie an dieser Stelle den Assoziationismus nicht voreilig über Bord werfen, muß noch angemerkt werden, daß die im Vorteil befindliche Gruppe anfangs bei den Paar-Assoziationen tatsächlich besser abschnitt. Wenigstens in der Anfangsphase des paarweisen Lernens zeigte sich eine Übertragung von der seriellen Liste auf die Paar-Assoziationen, doch in der Folge schienen andere Faktoren den Vorteil dieser Verknüpfungen wieder aufzuheben. Man darf auch nicht vergessen, daß das Vorkommen unmittelbarer oder auch entfernter Assoziationen in vielen Experimenten seit Ebbinghaus bestätigt worden ist. Wenn Versuchspersonen eine Liste mit serieller Materialfolge gelernt haben, und wenn man sie anschließend um „freie" Assoziationen bittet, dann antworten sie auf die in einer Zufallsfolge vorgelesenen Wörter der Liste mit dem ersten Wort, das ihnen einfällt: Die größte Antwortwahrscheinlichkeit besitzt das Wort der Liste, das auf das vorgelesene Reizwort in der Liste folgt. Aber auch vom Reizwort entferntere Items werden – mit abnehmender Wahrscheinlichkeit – genannt. Selbst die Positionsfehler bei der Wiedergabe gelernter Listen weisen einen absteigenden Gradienten mit zunehmender Entfernung der

Items auf. Der wahrscheinlichste Positionsfehler ist in der Regel eine Verwechslung mit dem übernächsten Item, der nächstwahrscheinliche mit dem Item, das drei Plätze entfernt ist und so weiter. Neuere Forschungen konnten das Vorkommen assoziativer Verknüpfungen also *nicht widerlegen,* sie haben sie jedoch in verschiedene Komplikationen verwickelt.

3.2.2 Kategorien und Cluster

Die beim seriellen Listenlernen gefundenen Vorgehensweisen stellen nur Beispiele für eine Vielzahl von Strategien dar, die man bei Versuchspersonen in Lernversuchen ausmachen kann. Da die Methode des seriellen Lernens von der Vp verlangt, die Items der Liste in der Reihenfolge ihrer Darbietung wiederzugeben, ist die serielle Anordnung bei der Wiedergabe natürlich die Regel. Ohne diese Einschränkung tauchen jedoch alle möglichen anderen Strategien auf, weshalb in letzter Zeit die Methode der *freien Wiedergabe* in Mode gekommen ist.

In einem typischen Experiment mit freier Wiedergabe (Bousfield, 1953) wird der Vp eine Liste von Wörtern aus verschiedenen klar definierten Kategorien vorgelesen – verschiedene Arten von Gemüse, von Berufen, von Tieren etc. – jedoch in Zufallsreihenfolge. Der Vp wird nun gesagt, daß sie hinterher möglichst viele Wörter wiedergeben soll. Bereits nach einmaligem Vorlesen zeigt die Wiedergabe, daß der Input in gewissem Maße gruppiert worden ist. „Ziege" folgt wahrscheinlich auf „Pavian", obgleich in der vorgelesenen Liste die beiden Wörter vielleicht durch zahlreiche Bezeichnungen von Gemüsesorten oder Berufen getrennt waren. Die Versuchsperson hat also den Input geordnet und zwar gewöhnlich nach den gleichen Kategorien, die der Versuchsleiter bei der Aufstellung seiner Liste im Sinn hatte. So kommt es, daß die Antworten kategoriale „Cluster" aufweisen. Da die Vp nur selten alle Vertreter einer Kategorie sofort erinnert und wiedergibt, ist die Clusterbildung i. allg. nicht vollkommen.

Die Tendenz zur Clusterbildung ist je nach der Art einzelner Versuchsbedingungen verschieden stark. Die Clusterbildung wird gefördert durch langsames Vorlesen der Wörter und durch Verwendung häufig auftretender Wörter wie z. B. „Kartoffeln" und „Erbsen" statt „Rüben" und „Hirse". Bei sinnfreien Silben (also völlig ungebräuchlichen „Wörtern") ist die Clusterbildung naturgemäß geringfügig, aber selbst hier wirkt sich der Klang der Silben (oder der Anklang richtiger Wörter) auf die Wiedergabefolge aus. All das, was den kategorialen Inhalt einer Liste akzentuiert, fördert die Clusterbildung. In vielen Experimenten verraten auch die Fehler der Vp ihre konstruktive Tätigkeit. Nachdem sie alle ihr erinnerlichen Gemüsesorten der Liste aufgesagt hat, fügt sie vielleicht unabsichtlich die eine oder andere Sorte hinzu, die nicht von der Liste, sondern aus ihrem eigenen Beispielvorrat stammt. Solche kategorialen „Eindringlinge" können überall auftauchen, am häufigsten sind sie in Experimenten mit seltenen Wörtern zu finden. In all diesen Experimenten werden eigentlich nicht so sehr neue Einheiten gelernt; vielmehr geht es darum, wie das bereits Bekannte sinnvoll zusammengefügt werden kann. Aber das wird schließlich auch im täglichen Leben, in der Schule usw. häufig von uns erwartet. Nachdem wir die grundlegenden Kulturtechniken beherrschen, verbringen wir einen Großteil unserer restlichen Schulzeit damit, zu erlernen, was zusammengehört. Hat Friedrich der Große eine Schlacht bei Austerlitz geliefert oder war es Napoleon? Gelegentlich wird auch eine „neue" Antwort verlangt, aber im großen und ganzen werden nur bekannte Items in neue Zusammenhänge gebracht.

Clusterbildung findet sich sogar dann in Experimenten, wenn der Versuchsleiter sie am liebsten ausschließen möchte. Die Versuchspersonen bilden oft selbsttätig Kategorien, obgleich der Versuchsleiter sich alle Mühe gegeben hat, „unzusammenhängende" Wörter für seine Listen auszuwählen. In solchen Fällen ist es natürlich schwierig, die Art der Clusterbildung ohne weiteres zu erkennen, man muß die Vp schon befragen. Doch selbst eine Befragung ist mitunter nicht sehr ergiebig, denn viele Organisationsformen und -strategien wirken sich gleichzeitig auf das Verhalten aus, ohne daß dies den meisten Menschen bewußt sein muß. Das Kapitel 12 über Psychotherapie wird zeigen, wie wichtig die Freudsche Entdeckung der unbewußten Kategorien war. Jedenfalls werden auch noch bei einer Liste mit anscheinend zusammenhanglosen Wörtern unwillkürlich Cluster gebildet. Häufig tauchen bestimmte Wörter bei der Wiedergabe zusammen auf, obgleich sie in der dargebotenen Liste nicht benachbart waren. Die Items einer Liste kann man für jeden Durchgang in neuer Reihenfolge zusammenstellen, so daß im Durchschnitt der Darbietungen jedes Wort gleich nah bzw. entfernt von jedem anderen Wort vorkommt. Trotzdem entwickeln die Vpn bei der Wiedergabe allmählich ihre eigene Abfolge. Sie gruppieren die Wörter vielleicht alphabetisch, nach ihrer Länge, nach gleichen Anfangsbuchstaben, nach ihrer Bedeutung oder nach besonderen persönlichen Assoziationen. Vielleicht wählen sie sogar eine zufällige Ordnung. Aber ordnen werden sie auf jeden Fall.

Beim Vergleich von seriellem Lernen mit der freien Wiedergabe treten jeweils verschiedene Lernstrategien in den Vordergrund. Während der ersten Durchgänge beim Lernbeginn erinnern die Versuchspersonen ihre Wörter leichter, wenn sie sie in jeder beliebigen Reihenfolge wiedergeben dürfen. Die Wörter am Ende der Liste, die kurz nach der Darbietung noch frisch im Gedächtnis sind, werden heruntergerattert, dazu diejenigen, die sich bequem klassifizieren lassen. Für die freie Wiedergabe spielt es keine Rolle, ob die Anordnung der Liste festgelegt ist oder ständig wechselt.

Dieses Ergebnis läßt vermuten, daß die Wortfolge der Darbietung nur wenig zur Assoziationsstärke für die freie Wiedergabe beiträgt. Im Gegensatz dazu läuft das serielle Lernen langsamer an, doch holt es schließlich auf. Die Lernleistung bei freier Wiedergabe wird schließlich sogar vom seriellen Verfahren übertroffen. Die Kenntnis und Beherrschung der Position der Wörter ist für die Wiedergabe des Gelernten offensichtlich eine zusätzliche Hilfe.

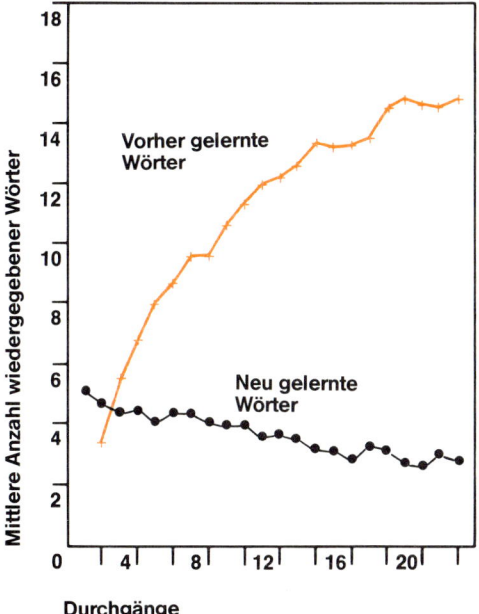

Durchgänge

Abb. 3.5. Den Versuchspersonen wurde eine Liste mit 22 Wörtern vorgelesen. Anschließend sollten sie so viele wie möglich reproduzieren. Dieser Vorgang wurde mit jeder Wortliste 22mal wiederholt. Die ansteigende Kurve zeigt die Anzahl der Wörter, die von der durchschnittlichen Versuchsperson in wenigstens zwei aufeinanderfolgenden Durchgängen reproduziert wurde. Die andere Kurve zeigt die Anzahl der Wörter, die eine Vp im jeweiligen Durchgang, jedoch nicht in einem vorhergehenden, reproduziert hat. Die Summe der beiden Kurven ergibt die Gesamtzahl der in den aufeinanderfolgenden Durchgängen reproduzierten Wörter. (Aus Tulving, 1964)

3.2.3 Kapazitätsgrenzen der Informationsverarbeitung

Das Erlernen einer Liste zusammenhangloser Wörter nach der Methode der freien Wiedergabe zeigt ein ausgesprochen stabiles Muster; es wurde zuerst von Endel Tulving (1964) beschrieben. Eine Gruppe von Studenten nahm freiwillig an einem Experiment teil, in dem eine Liste von 22 zweisilbigen, im Bekanntheitsgrad variierenden Substantiven gelernt wurde (von „issue" bis „quillet"). Die Wörter wurden jedesmal in unterschiedlicher Anordnung vorgelesen, so daß serielle Assoziationen ausgeschlossen waren, es sei denn, die Vpn hätten solche selbst konstruiert. Nach jedem Vorlesen wurden die Vpn gebeten, die behaltenen Wörter zu wiederholen. Insgesamt erfolgten genau 22 solcher Durchgänge. Tulving interessierte sich dabei insbesondere für die Veränderungen, die von einem Durchgang zum nächsten vorkamen, und er fand einige unerwartete Regelmäßigkeiten. Sie sind in Abb. 3.5 dargestellt.

Für jeden Durchgang können die richtigen Wörter in zwei Gruppen aufgeteilt werden – in jene Wörter, die bereits im vorhergehenden Durchgang richtig waren und in jene, die neu hinzukamen. Tulving stellte fest, daß die Zahl der neu hinzugekommenen Wörter pro Durchgang während des gesamten Lernvorganges ziemlich konstant blieb. Die Versuchspersonen fügten etwa fünf neue Wörter bei jedem Durchgang hinzu, solange noch genügend neue Wörter übrig waren. In Experimenten, wo diese Beschränkung der Anzahl kompensiert worden war, pendelte sich der Zuwachs pro Durchgang bei fünf bis neun Wörtern ein (Tulving, 1964).

Diesen konstanten Zuwachs pro Durchgang kann man in der Weise interpretieren, daß die mentale Kapazität, neues Material für eine kurze Zeit zu behalten, eine feste Größe darstellt. Nicht alle dieser rund fünf neuen Wörter wurden über den Durchgang hinaus, in dem sie zum erstenmal in den Antworten der Vp auftauchten, behalten. Allerdings fand Tulving, daß die Anzahl der von Durchgang zu Durchgang beibehaltenen Wörter mit zunehmender Zahl der Durchgänge steigt. Wenn man lediglich diejenigen Wörter berücksichtigt, die man neu, aber dann dauerhaft wieder erinnert, dann wurden mit Verdoppelung der Anzahl der Durchgänge jeweils drei zusätzliche Wörter erinnert. Drei dieser stabilen Neuerwerbungen waren vom ersten zum zweiten Durchgang zu verzeichnen, sechs vom dritten zum vierten, etwa neun vom siebten zum achten und etwa zwölf vom fünfzehnten zum sechzehnten. Von den fünf neuen Wörtern, die die Versuchsperson bei jedem Durchgang aufnimmt, kann sie eine immer langsamer zunehmende Gesamtmenge behalten – ein Grund dafür, daß sich Übungserfolge verringern.

In dem Maße, wie die Vp einen immer größeren Teil der Liste beherrscht, weist die Reproduktion trotz ständig wechselnder Reihenfolge der Liste von Durchgang zu Durchgang stärkere Clusterbildungen auf. Diese Clusterbildung kompensiert wahrscheinlich

die begrenzte kognitive Kapazität des menschlichen Gedächtnisses. Jedenfalls kam man in den verschiedensten Experimenten zur Wiedererkennung von Reizen auf eine durchschnittliche Zahl von etwa sieben richtig identifizierten Items. Da hier offenbar eine allgemeine Gesetzmäßigkeit vorliegt, sprach G. A. Miller (1956) von der „magischen Zahl sieben, plus oder minus zwei". Die Begrenzung auf 7 ± 2 Alternativen zeigte sich auch bei der Identifizierung eines Tones aus einer Gruppe von Tönen unterschiedlicher Tonhöhe. Hatten die Versuchspersonen zwischen nur zwei bis fünf Tönen zu wählen, dann gelang das den meisten ohne weiteres. Bei größeren Anzahlen von Tönen kam dann die Verwirrung. Statistisch gesehen ist die durchschnittliche Versuchsperson in der Lage, etwa 7 ± 2 Töne richtig zu identifizieren (wobei zwischen den Versuchspersonen Unterschiede vorkommen; man denke auch an die ungewöhnlichen Menschen, die über das „absolute" Gehör verfügen). Auch für Geräusche, die nicht in der Tonhöhe, sondern in der Lautstärke variieren, oder für Getränke, bei denen die aufgelöste Salz- oder Zuckermenge verschieden ist, oder für verschiedene Farbtöne usw. wird statistisch ungefähr die gleiche Anzahl von Alternativen als Grenze möglicher Unterscheidungen errechnet.

Wenn man kleinere Unterschiede zwischen einzelnen Sinnesbereichen und zwischen den Versuchspersonen einmal vernachlässigt, dann kann als Ergebnis festgehalten werden, daß es eine relativ konstante Fähigkeit gibt, variierende Reize innerhalb einzelner Sinnesmodalitäten genau zu identifizieren. Wie in vielen Experimenten nachgewiesen wurde, ist diese Größe nicht auf sensorische Diskriminationen beschränkt. Allem Anschein nach wirkt sie sich auch auf das Lernen aus. Die Größe des Bereichs, aus dem die Stimuli entnommen werden, ist von geringer Bedeutung. So kann man zum Beispiel etwa gleich viele Töne identifizieren, ob sie nun den gesamten Hörbereich oder einem erheblich eingeschränkteren Bereich entnommen werden. Auch in anderen Fällen hängt die Güte des Urteils nicht so sehr von dem Bereichsumfang ab, innerhalb dessen die Reize liegen. Der Grund ist, daß die Beschränkung der Identifizierungsleistung nicht im Ohr, im Auge oder im Mund zu suchen ist, sondern irgendwo zentraler im Nervensystem. Andere Beispiele kognitiver Begrenzungen weisen ebenfalls in diese Richtung. Die *Kurzzeitgedächtnisspanne* – die Anzahl der Items, die man unmittelbar nach einer ersten Darbietung reproduzieren kann – liegt im gleichen Bereich. Die meisten Menschen können ungefähr sieben Zahlen, die ihnen vorgelesen wurden, richtig wiedergeben, wenigstens innerhalb weniger Sekunden. Werden mehr Zahlen vorgelesen, führt das zwar zur Verwirrung, trotzdem wird etwa die Information aufgenommen, die sieben unterscheidbare Items liefert. Auch bei einer kurzzeitigen tachistoskopischen Darbietung kann die genaue Anzahl der Reize dann angegeben werden, wenn sich nicht mehr als etwa sieben gleichzeitig im Gesichtsfeld befinden. Bei mehr als sieben Reizen urteilt man nach dem Eindruck und die Schätzungen werden ungenauer. Schließlich fällt auch die Anzahl neuer Wörter, die pro Durchgang hinzugelernt werden, in diesen Bereich von 7 ± 2 Items. Das hatte, wie gesagt, Tulving zeigen können.

3.2.4 Kodierung

Der Mensch kann auf verschiedene Weise seine begrenzte Kapazität bei der Verarbeitung gleichzeitig einlaufender Informationen kompensieren. Beim alltäglichen Umgang mit verbalen oder anderen bedeutungstragenden Gegebenheiten kann die geringe Kapazität dadurch erweitert werden, daß man Kodierungen benutzt oder erfindet. Man kann z. B. erheblich mehr als sieben Einheiten behalten, wenn die ersten sieben zufällig aus der eigenen Telefonnummer bestehen. Wenn diese Nummer 2358317 ist und man aufgefordert wird, „235831792601" zu wiederholen, dann kann man diese sonst unmögliche Aufgabe, ein Dutzend Zahlen im Gedächtnis zu behalten, durchaus ausführen. Man reduziert einfach die Anzahl der Items auf sechs: „meine Telefonnummer – 92601". Es ist zwar unwahrscheinlich, daß gerade die eigene Telefonnummer in einer solchen Aufgabe auftaucht, aber in vielen alltäglichen Situationen kann man oft durch Anwendung

einfacher Regeln mehrere Dinge zu einer einzigen Einheit zusammenfassen. Regeln der Kodierung und Dekodierung ermöglichen es, daß viel Information durch die engen Inputkanäle gezwängt wird, und daß man so an seinen gewaltigen Wissensvorrat – verbaler, numerischer, mechanischer, sensorischer Art etc. – herankommt. Wenn uns z. B. gesagt wird, bei der nächsten Kiefer rechts abzubiegen (und wir haben früher etwas über diese Bäume gelernt), dann dient die Kiefer – ein leicht zu erinnerndes Item – als Schlüssel für eine ganze Menge an Information. Wir können nun nach dem nächsten immergrünen Baum mit Nadeln in Fünferbüscheln und mit einer bestimmten Rindenstruktur Ausschau halten. Solange die in das Gedächtnis einlaufende Information auf als Code dienende Items reduziert werden kann, kann sie später, wenn sie benötigt wird, über diese Items wieder zu ihrem vollen Umfang ergänzt werden. Diese Ergänzung kann unter Umständen sogar unbegrenzt sein. Wenn uns z. B. jemand eine Liste mit fortlaufenden geraden Zahlen vorliest, dann kann die Liste noch so lang sein, wir brauchen uns nur zu merken, daß sie gerade Zahlen enthält und daß sie soundsoviel Zahlen lang ist. Dieses Kunststück würde für ein Lebewesen, daß die Regeln der Arithmetik nicht beherrscht, ganz außerordentlich sein, aber wir benötigen dafür nur zwei einfache Details an Information.

Die Fähigkeit zum Rekodieren (d. h. zur Entschlüsselung mit Hilfe eines Codes und damit zur Überwindung der Beschränkungen der Eingabeinformation) geht auf früheres Lernen zurück. Die Regel mit den geraden Zahlen wurde ihrerseits mit entsprechender Erfahrung erworben, vielleicht durch assoziatives Lernen. Allerdings muß man auch erkennen können, welche Regel in einer bestimmten Situation sinnvoll anzuwenden ist. Auch das kann auf einer Lernerfahrung beruhen, aber so etwas kann auch spontan vorkommen. Übrigens könnte der unterschiedliche Lernerfolg von Menschen davon abhängen, wie gut sie mit den Regeln der Kodierung und der späteren Dekodierung von Information umgehen können, und vielleicht weniger darauf, ob sie fleißig Assoziationen bilden. Niemand weiß, warum manche Menschen beweglicher und kreativer bei der Anwendung kognitiver Transformationen sind als andere, warum manche Menschen mehr Regeln und wirksamere Regeln parat haben, um ihre Erfahrungen zu speichern und abzurufen, sobald sie neuen Herausforderungen und Problemen erfolgreich begegnen wollen. Jedenfalls sind Unterschiede dieser Art, die sich wahrscheinlich auch in Intelligenztests geltend machen, selbst unter Angehörigen der gleichen Familie, also bei Personen mit einer ähnlichen Umwelt, nichts Außergewöhnliches. Wo immer auch dieser strukturelle Anteil am Lernvorgang herkommen mag, es handelt sich um einen wesentlichen Aspekt, der in der traditionellen Assoziationslehre meist übersehen wurde. Das, was Ebbinghaus mit seinen Silbenlisten untersuchte, reichte an das komplexe Lerngeschehen beim Menschen kaum heran.

3.2.5 Kurzzeit- und Langzeitspeicherung

Wenn jemand eine eben gelernte Liste von Items sofort frei wiedergeben soll, dann wird er praktisch immer mit den Items am Schluß der Liste beginnen. Das tut er aber nur, wenn die Reproduktion direkt im Anschluß an die Darbietung erfolgt, denn schon eine Verzögerung von nur 30 Sekunden macht nahezu alle Vorteile zunichte, die die zeitliche Nähe, der *Recencyeffekt,* mit sich bringt. Der Vorteil bei sofortiger Reproduktion betrifft ungefähr die letzten acht Items einer Liste, das letzte Item am stärksten. Unabhängig von der Zahl der vorhergehenden Wörter oder Silben hat die Versuchsperson die letzten acht für einen „flüchtigen" Moment im Griff. Dieses vorübergehende Festhalten der letzten Informationen haben manche als „Echobox" bezeichnet. Unser Wissen in einem bestimmten Augenblick zerfällt immer in zwei Klassen – das, was man in diesem Moment erfährt und das, was man „wirklich" weiß. Die Information des Augenblicks geht zum größten Teil in der Echobox verloren, aber es werden auch Items zur längerfristigen Speicherung aufgenommen. Dieser Gegensatz in der Speicherung hat zu einer Vielzahl von Modellen zur Klassifikation des Gedächtnisses geführt: *Kurzzeitspei-*

cherung versus *Langzeitspeicherung, Primärgedächtnis* versus *Sekundärgedächtnis* etc. (Atkinson & Shiffrin, 1968; Ellis, 1972; Waugh & Norman, 1965; Glanzer & Cunitz, 1966). Der Mensch lebt in einem dünnen Spalt unmittelbarer Zeit (weniger als 30 Sekunden), der sich langsam voranschiebt, und dem er verschiedene Inhalte entnimmt, die zunehmend weniger präzise werden, wenn der zeitliche Abstand zunimmt.

Die Verlagerung gewisser Inhalte aus der Echobox in die längerfristige Speicherung hängt häufig von gezielter Wiederholung ab. Wenn man die ersten Wörter der Liste memoriert, werden sie fester verankert, das heißt, sie gehen vom Kurzzeitgedächtnis ins Langzeitgedächtnis über. Dann erst kann man sich auf den mittleren Teil der Liste konzentrieren. Beim Übergang vom Kurzzeit- zum Langzeitgedächtnis wird das Material bearbeitet – es wird kodiert, gruppiert, es werden Cluster gebildet, es wird in strukturelle Merkmale zerlegt. Die Vielfalt von Klassifikationsmöglichkeiten ist erst spärlich erforscht. Doch wir wissen bereits, daß die Struktur des Gedächtnisses mehr zu bieten hat als bloße Verknüpfungen zwischen willkürlich vom Experimentator ausgewählten Elementen. Alles, was das menschliche Gedächtnis speichert, wird vorher zerlegt, umgruppiert, kodiert und organisiert – einerlei, ob aufgrund früherer Erfahrung oder aufgrund einer angeborenen Neigung.

Eine noch offene Frage zum Gedächtnis ist die, ob der Inhalt der Echobox tatsächlich völlig verlorengeht oder ob es irgendwo im Nervensystem eine Art sensorischer Bandaufzeichnung von all den Erlebnissen eines ganzen Lebens gibt. Für praktische Zwecke geht der Inhalt sicher verloren, aber das betrifft mehr die Abrufbarkeit, nicht die Speicherung des Materials. In der Literatur zum Gedächtnis finden sich zahlreiche Belege dafür, daß wir Items *wiedererkennen* können, die wir nicht *wiedergeben* konnten. Wir alle kennen das Gefühl, das man hat, wenn uns ein Wort oder ein Name auf der Zunge liegt. Manchmal erinnern wir uns sogar an einzelne Merkmale des Wortes, lange bevor wir das Wort im ganzen reproduzieren können – etwa seinen Anfangsbuchstaben oder seine Silbenzahl (Brown & McNeill, 1966). Es genügt manchmal ein kleiner Hinweis, und schon taucht das Wort von irgendwoher aus unserem Gedächtnis auf. In manchen Experimenten haben die Versuchspersonen mit der zweiten Wiedergabe andere Wörter der Liste reproduziert als bei der ersten, und zwar ohne nochmalige Darbietung des Materials. Es sieht so aus, als ob die Vp mit dem Material still weiter übt und sich einige derjenigen Items einprägt, die sie beim erstenmal nicht abrufen konnte.

Die Tatsache, daß wir mehr wissen als wir glauben – daß wir mit Kodierungshilfen mehr aus unserem Gedächtnis abrufen können als spontan –, gibt uns einige überraschende Aufschlüsse über unser Gedächtnis. Diese Tatsachen deuten darauf hin, daß wir beim Speichern unbewußt eine Analyse vornehmen und bei der Wiedergabe eine Synthese durchführen, um das jeweilige Item zu rekonstruieren. Wenn wir nicht genügend Eigenschaften des Items zusammenbringen, dann stehen wir vor einer Art geistigem Puzzle, dem einige der entscheidenden Teile fehlen. Die Beobachtungen zeigen ferner, daß der Wiedergabe so etwas wie eine Suche vorangeht, und daß diese Suche auch in die Irre führen kann. Wenn wir bei einem noch schwach erinnerten Namen „Ja, das ist er!" sagen, dann zeigen wir damit, daß wir bei unserer Suche etwas nicht gefunden haben, das wir trotzdem irgendwie gewußt haben müssen. Sonst könnten wir ja nicht wissen, daß wir schließlich den *richtigen* Namen gefunden haben.

Um diesen Überblick über das Auswendiglernen zusammenzufassen, wollen wir festhalten, daß, wie schon in der Antike bekannt war, Assoziationen durch Kontiguität dem Gedächtnis häufig ihren Stempel aufdrücken. Bei der endlosen Zahl möglicher Verknüpfungen zwischen den Erlebniselementen und der äußerst geringen Kapazität der Reproduktion willkürlich verknüpfter Informationen ist jedoch eine kognitive Organisation unausweichlich. Organisation kann die Form der Clusterbildung annehmen. Die Cluster können rein willkürlich und provisorisch sein, aus der besonderen Situation erwachsen, oder sie können sich auf Assoziationen stützen, die vor dem Experiment vorhanden waren. Sie können sogar einer geistigen Grundausstattung zu verdanken sein, die uns ständig dazu disponiert, unsere Erfahrungen in irgendeiner Weise zu gruppieren. Kognitive Organisation kommt auch in der Tendenz zum Ausdruck, verschiedene Bezugssysteme zu bilden, um in ihnen Erfahrungen zu plazieren. Ordinale Bezugssysteme ergeben sich z.B. beim seriellen Lernen, aber es mag auch andere – etwa räumliche oder zeitliche – geben, die durch verschiedene Aufgaben nahegelegt werden. Praktisch hängen die alltäglichen Lern- und Gedächtnisprozesse von den Prinzipien der Organisation nicht minder ab als von den Prinzipien des assoziativen Lernens, möglicherweise spielen erstere sogar eine größere Rolle. Leider ist unser Wissen über diese geistigen Organisationsprozesse noch recht unvollständig. Es gibt nur wenige klare Vorstellungen darüber, außer den hier bereits angesprochenen. Von einigen anderen werden wir im Kapitel 7 über sensorische Wahrnehmung berichten.

3.3 Konditionierte Reflexe

In dem kurzen Zeitraum von 1885 bis zum Beginn des 20. Jahrhunderts gab es eine Fülle von Neuerungen und Entdeckungen auf dem Gebiet der Lernforschung. Das war die Zeit, als sich Iwan Petrowitsch Pawlow, der russische Physiologe und Psychologe (obgleich er letztere Bezeichnung vermied), wie Thorndike und Ebbinghaus sich bemühte, die Lernforschung ins Laboratorium zu verlegen. Dort konnte das Lernen auf seine fundamentalen Prinzipien zurückgeführt werden. Da die Forscher unabhängig voneinander arbeiteten, gelangten sie zu drei verschiedenen, wenn auch verwandten Ansätzen. Pawlows

Ansatz, der einflußreichste von den dreien, ist insbesondere mit dem Begriff des *konditionierten Reflexes* bekannt geworden.

Pawlow erhielt 1904 im Alter von 55 Jahren den Nobelpreis für Medizin und Physiologie – in Anerkennung seiner Forschungen auf dem Gebiet des Verdauungssystems. Als er jedoch in Stockholm den Preis in Empfang nahm und die übliche Dankrede hielt, sprach er nicht über die Verdauung, sondern über seine neuen Versuche zum Konditionieren. Diese ersten Versuche gaben den Anstoß für einige Jahrzehnte intensivster Forschungsarbeit bei Pawlow selbst und bei seinen zahlreichen Anhängern, vorwiegend Russen. Bis heute, fast ein dreiviertel Jahrhundert später und mehr als eine Generation nach Pawlows Tod im Jahre 1936, hat die Pawlowsche Tradition überlebt und Verbreitung über die Grenzen Rußlands hinaus gefunden. In ihrer Weiterentwicklung ging sie allerdings weit über Pawlows ursprüngliche Vorstellungen hinaus.

Das wichtigste Versuchstier der Pawlowianer war der Hund. Da sich auch Thorndike anfangs auf Untersuchungen mit Tieren konzentrierte, werden die beiden Schulen häufig zusammengeworfen. In Wirklichkeit aber kommt Pawlows Ansatz dem Ebbinghausschen Assoziationismus näher als dem Gesetz des Effekts von Thorndike. Für die Macht der Belohnungen (reinforcements), die in Thorndikes Experimenten und Theorien einen so hervorragenden Platz einnimmt, haben weder Ebbinghaus noch Pawlow viel übrig. Pawlow wurde eigentlich erst zum Psychologen, als er herausfand, daß das Verdauungssystem seiner Hunde von der traditionellen Physiologie nicht erschöpfend erklärt werden konnte. In einem typischen Experiment erhielt der Hund Tag für Tag zur gleichen Zeit etwas Futter. Dabei verfolgte Pawlow die sukzessiven Reflexe auf dem Verdauungsweg der Nahrung. Er maß die Sekretion der verschiedenen Drüsen: die Speichelbildung im Maul, später die Verdauungssäfte. Aber bei einem erfahrenen Laborhund, der an den täglichen Routineablauf des Experiments gewöhnt war, begannen diese Säfte oft zu früh zu fließen, schon eine Weile bevor der natürliche, biologisch adäquate Reiz aufgetreten war. Manchmal begann der Speichelfluß bereits, wenn der Techniker mit der Futter-

schüssel erschien – nicht erst, wenn dem Hund das trockene Fleischpulver ins Maul geblasen wurde. Indem Pawlow die offensichtliche Vorahnung des Hundes wissenschaftlich zu erklären versuchte, stellte er ein entscheidendes Bindeglied zwischen dem Assoziationismus der Antike und modernen Lernkonzeptionen her.

Daß Aktionen des Körpers durch willkürliche Reize eingeleitet werden können, wie in diesen Fall etwa durch den Anblick des Technikers mit der Schüssel, war schon eine Weile bekannt. Bei Lernvorgängen ist offensichtlich mehr im Spiele als das, was die Kontakte des Organismus mit der äußeren Umwelt vermuten lassen. Auch die vitalen Funktionen im Innern des Körpers sind beteiligt. All das war lange vor Pawlow beobachtet worden, obgleich darüber wissenschaftlich wenig nachgedacht worden war. Pawlow systematisierte derartige Beobachtungen, erfand eine Methode zum Experimentieren und benutzte diese anschließend in so produktiver Weise, daß er bald einer der wichtigsten Männer

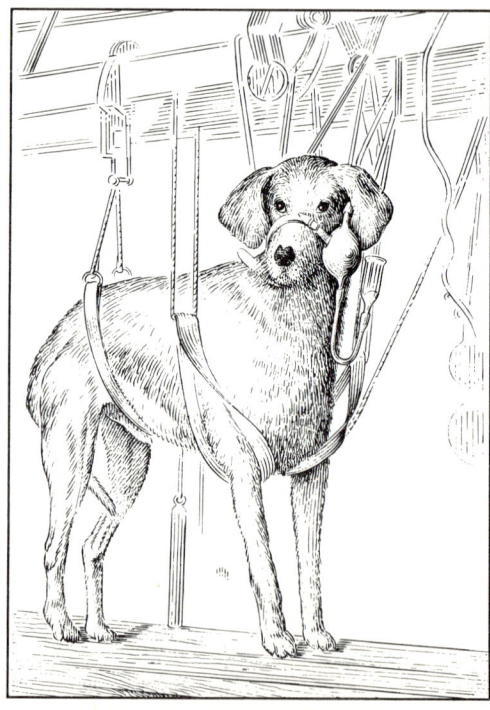

Abb. 3.6. Der Hund in einem Pawlowschen Experiment, eingespannt in ein Zuggeschirr und in einer Kammer isoliert. (Nach Pawlow, 1927)

wurde, die sich mit der Untersuchung einfacher Lernprozesse befaßten. Pawlows Methode war ähnlich simpel wie die von Ebbinghaus und hatte daher auch manche Schwächen. Abbildung 3.6 geht auf eine Fotografie von Pawlows Laboratorium in Petrograd (jetzt Leningrad) zurück. Eine oder zwei der vielen Speichelröhren eines Hundes wurden operativ durch seine Lefzen abgeleitet, die Speicheltropfen wurden aufgefangen und ihr Volumen später gemessen. Wenn der Hund Futter, vor allem Trockenfutter, zu sich nahm, floß der Speichel reichlich, befeuchtete die Nahrung, so daß sie heruntergeschluckt werden konnte.

Das eigentliche Experiment besteht nun darin, daß ein neutraler Reiz, z. B. das Ticken eines Metronoms, für ein paar Sekunden dargeboten wird. Genau in dem Moment, in dem das Ticken aufhört, wird Futter gegeben. Einige Minuten später beginnt das Metronom wieder zu ticken, darauf folgt wieder Nahrung. Die Intervalle zwischen den „Durchgängen" werden variiert, um zu verhindern, daß sich der Hund auf ein gewohntes Zeitintervall einstellen kann. Die natürliche Reaktion des Hundes auf Nahrung ist unter anderem der Speichelfluß. Aber nach etwa einem Dutzend zeitlich verschiedener Durchgänge beginnt der Speichel des Hundes schon beim Ticken des Metronoms zu fließen, ehe er sein Futter tatsächlich erhält. Speichelfluß ist keine natürliche Reaktion auf Metronome, es ist ein *konditionierter Reflex,* ein Reflex, der durch individuelle Erfahrung zustandekommt. Übersteigt das Zeitintervall zwischen dem Einsetzen des Metronoms und dem Erscheinen des Futters fünf Sekunden, dann lernt der Hund, den Speichelfluß über den Beginn des Tickens hinaus zu verzögern. Der Hund bringt sich die Zeitgebung so genau bei, daß seine Reaktion erst wenige Sekunden, bevor das Futter fällig ist, in Gang kommt.

Der Signalreiz muß nicht von einem Metronom stammen. Nahezu alles, was ein Hund wahrnehmen kann, ist geeignet: Ein Lichtschein, ein Rippenstoß, ein Ton in bestimmter Höhe, eine bestimmte geometrische Form auf einer Leinwand, der bloße Ablauf von 30 Minuten seit dem letzten Durchgang – alle diese Reize können den Speichelfluß hervorrufen, wenn sie mit Futter gepaart worden

sind. Pawlow und seine Assistenten überprüften geduldig eine ganze Reihe solcher Reize. Es ging ihnen darum, nachzuweisen, daß sich Hunde durch solche Lernprozesse überall, auch in einer unnatürlichen Umgebung, anpassen können. Um Speichelfluß hervorzurufen, wurden auch noch andere Methoden ausprobiert. So wurde verdünnte Säure in das Maul des Hundes geschüttet, worauf als angeborener Reflex ein der Ausspülung dienender Speichelstrom fließt. Die Paarung eines neutralen Reizes mit Säure funktionierte genauso gut wie die Paarung mit Futter.

Pawlow war sich seiner intellektuellen Vorläufer zwar durchaus bewußt, allerdings war er überzeugt, mit seiner Methode den Schlüssel gefunden und die fundamentalen Lernprozesse entdeckt zu haben. Pawlow blieb im wesentlichen bei seinen Speicheldrüsen, erst seine Nachfolger vergrößerten rasch den Anwendungsbereich der Methode. Einer seiner Studenten, K. M. Bykow (1957), wies nach, daß sich eine große Zahl von viszeralen Aktivitäten konditionieren lassen, darunter die Produktion von Urin durch die Nieren, von Galle durch die Leber, Kontraktionen der Milz und Hitzeabgabe durch die Haut. Es ist ziemlich schwierig, sich die Leber, die Nieren, die Milz usw. unter der Einflußkontrolle eines Metronoms oder eines flackernden Lichtes vorzustellen. Genau das aber scheinen Bykows Experimente zu demonstrieren. Leider sind die im Westen verfügbaren Berichte über seine Arbeiten so skizzenhaft, daß gewisse Zweifel zurückbleiben. Wir können aber mit ziemlicher Gewißheit sagen, daß es möglich ist, den Herzschlag zu konditionieren. Es liegen dazu einige höchst sorgfältig ausgearbeitete neuere Experimente des kanadischen Psychologen A. H. Black (1965; Black & de Toledo, 1972) vor.

Nach Pawlows Paradigma kann ein angeborener Reflex durch einen neuen Reiz ausgelöst werden. Speichelfluß, der natürlicherweise durch Nahrung im Mund hervorgerufen wird, wird nun qua Konditionierung auch durch ein Metronom ausgelöst. Diese Konditionierung ist übrigens keine Form von „Reizersatz", auch wenn sie manchmal so genannt wird, denn der natürliche Reiz behält ja weiterhin seine Wirkung. Konditionierung im Sinne von Pawlow ist eher eine „Stimulusmultiplikation", denn die Anzahl der wirksamen Stimuli wird ja vermehrt. Tiere, die der Konditionierung unterworfen sind, können sich an vielfach variierte Lebensumstände anpassen, während der Bereich, auf den sie angeborenermaßen reagieren, recht begrenzt ist.

3.3.1 Das Vokabular der Konditionierung

Für die Konditionierung nach Pawlow wurde eine eigene Terminologie entwickelt, die in den allgemeinen Sprachgebrauch der Psychologen eingegangen ist. Abbildung 3.7 illustriert die Grundelemente des Verfahrens: Der Reiz für den angeborenen Reflex wird *unkonditionierter Reiz* genannt – also etwa Fleischpulver, Säure oder ein Elektroschock. Ein Stimulus, der die Wirkungskontrolle über eine Reflexreaktion gewinnt, ist ein *konditionierter Reiz,* wie z. B. das Metronom. Der Konditionierungsvorgang verwandelt eine *unkonditionierte Reaktion* in eine *konditionierte Reaktion,* aber eben nur dann, wenn sie durch den konditionierten Reiz hervorgerufen wurde. Sie bleibt eine unkonditionierte Reaktion, wenn der unkonditionierte Reiz sie auslöst. Speichelfluß kann also entweder eine unkonditionierte oder eine konditionierte Reaktion sein. Die Standardversion der Pawlowschen Konditionierung besagt, daß durch das gemeinsame Auftreten von unkonditioniertem und konditioniertem Reiz zwischen diesen eine psychologische Verknüpfung geschaffen wird, so daß etwas von der auslösenden Kraft des unkonditionierten Reizes auf den konditionierten Reiz übertragen wird.

Ein Hund, der gelernt hat, beim Geräusch eines Metronoms zu speicheln, zeigt nicht für alle Zeit eine solch seltsame Angewohnheit. Wenn er immer wieder das Ticken des Metronoms hört, ohne gefüttert zu werden, kehrt sich der Prozeß der Konditionierung allmählich um, d. h. der konditionierte Speichelfluß verschwindet wieder. In der üblichen Terminologie wurde die Reaktion einer *Löschung* (extinction) unterzogen (vgl. Abb. 3.8). Der Prozeß der Löschung ist mehr als ein bloßes Rückgängigmachen der Konditionierung, denn das Tier widersetzt sich mitunter aktiv der Ausführung einer gelöschten Reaktion, sofern die Löschung nicht zu lange zurück-

liegt. Das ist bei der Speichelfluß-Konditionierung schwer nachzuweisen, aber wenn die konditionierte Reaktion etwa in der Bewegung eines Fingers oder eines anderen Körperteils besteht, dann folgen dem Prozeß der Löschung häufig Bewegungen in der der Konditionierung entgegengesetzten Richtung.

Während der Löschungsphase ruft ein plötzlicher, unerwarteter Reiz in der Regel noch einmal ein kurzes Auftreten der kondi-

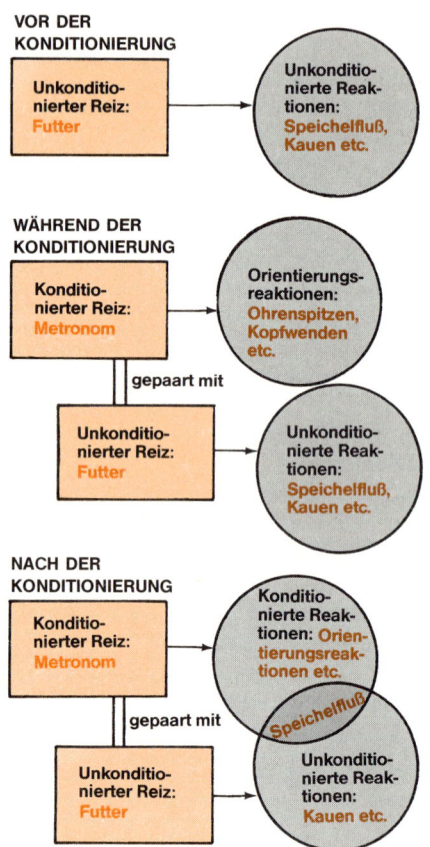

Abb. 3.7. Der Ablauf einer Pawlowschen Konditionierung. Vor der Konditionierung erregt Futter, ein unkonditionierter Reiz, unkonditionierte Reaktionen wie Speichelfluß und Kauen. Während der Konditionierung beginnt das Metronom, der potentielle konditionierte Stimulus, wenige Augenblicke, bevor das Futter verabreicht wird, zu ticken. Das Futter löst weiterhin verschiedene Reaktionen aus, während das Metronom nur die übliche Wachsamkeit gegenüber einem neuen Geräusch erweckt. Nach einigen Konditionierungsdurchgängen löst das Metronom eine neue Gruppe von Reaktionen aus, wobei eine gewisse Überschneidung mit der ursprünglichen unkonditionierten Reaktion, etwa dem Speichelfluß, vorliegt. Das Futter löst weiterhin die natürlichen Reaktionen aus

tionierten Reaktion hervor. Das Tier speichelt noch einmal für kurze Zeit als Reaktion auf den konditionierten Reiz, obgleich die konditionierte Reaktion bereits gelöscht schien. Diesen Befund wertete Pawlow als weiterer Beweis dafür, daß die Löschung durch *Hemmung* (inhibition) zustandekommt. Diese Annahme erscheint zwar etwas weit hergeholt, aber Pawlow fand noch andere Bestätigungen für sie. Während der Konditionierung kann ein unerwarteter Reiz den Speichelfluß zeitweilig unterdrücken. Während der Löschung hat er den entgegengesetzten Effekt und löst zeitweilig Speichelfluß aus. Der neue Reiz interferiert also anscheinend mit dem, was gerade vor sich geht. Er kann daher selbst als hemmender Faktor angesehen werden. Da der neue Reiz bei Konditionierung und Löschung entgegengesetzte Wirkungen zeigt, folgerte Pawlow, der der Löschung zugrundeliegende Prozeß müsse der *Erregung,* die bei der Konditionierung erfolgt, entgegengesetzt sein, also eine Hemmung darstellen. Pawlow spricht beim zeitweiligen Wiedererscheinen der konditionierten Reaktion in der Löschungsphase von *Enthemmung,* also einer Hemmung der Hemmung. Es gibt noch weitere Hinweise auf einen inhibitorischen Prozeß, der durch die wiederholte Abwesenheit des sonst auf den konditionierten Reiz folgenden unkonditionierten Reizes entsteht. Ein Tier, dessen konditionierte Reaktion gelöscht wird, zeigt zu Beginn der täglichen Sitzung häufig ein Wiederauftreten der Reaktion. Solche *Spontanerholung* wird dann verständlich, wenn man bedenkt, daß der Beginn einer Sitzung zweifellos etwas von einer Unterbrechung an sich hat. Wie zuvor ruft die Hemmung der Hemmung die Reaktion hervor. Schließlich haben wir bereits darauf hingewiesen, daß die konditionierte Reaktion häufig verzögert auftritt, wenn der konditionierte Reiz länger als 5 Sekunden vor dem Auftreten des unkonditionierten Reizes erscheint. In diesem Verzögerungszeitraum sind trainierte Tiere besonders wachsam und gespannt. Es ist auch von daher unwahrscheinlich, daß sie dann irgendeine andere konditionierte Reaktion zeigen, nicht einmal auf einen konditionierten Reiz, den sie sonst sofort beantworten. Pawlow nannte dieses Phänomen *Verzögerungshemmung.*

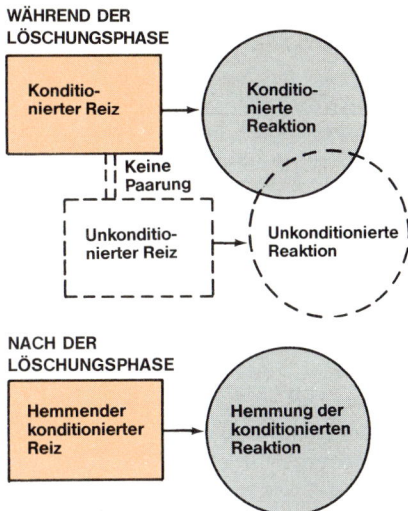

Abb. 3.8. Man spricht von Löschung, wenn einem Versuchstier, das einer Pawlowschen Konditionierung unterworfen war, nun der konditionierte Reiz ohne darauffolgenden unkonditionierten Reiz dargeboten wird. Wiederholte ungepaarte Darbietungen des konditionierten Reizes machen aus ihm einen hemmenden konditionierten Reiz, der die konditionierten Reaktionen unterdrückt

In einem kurzen Überblick kann man unmöglich die gesamte Pawlowsche Literatur berücksichtigen. Seine Forschungen handeln allerdings meistens nur von den verschiedenen Kombinationen der Konditionierung und Löschung oder Erregung und Hemmung, um die physiologische Terminologie zu benutzen, die die Pawlowianer bevorzugen. Die Paarung von Reizen führt zur Konditionierung (vorausgesetzt das Experiment gelingt), die Unterbrechung dieser Paarung kehrt den Konditionierungsvorgang um, wobei wenigstens eine vorübergehende Phase aktiver Unterdrückung der konditionierten Reaktion mit einzubeziehen ist.

3.3.2 Generalisation und Diskrimination

Ein Tier gibt in einem Konditionierungsexperiment zweifellos eine Menge über seine psychische Verfassung zu erkennen, sofern man die Zeichen zu lesen versteht. Nehmen wir einmal ein Experiment mit einem Hund, in dem der konditionierte Reiz ein Ton von einer bestimmten Frequenz ist.

Man stellt fest, daß auch Töne anderer Frequenz eine Reaktion auslösen, denn der Hund ist nicht genau auf eine bestimmte Tonhöhe konditioniert. Das Ausmaß seiner Reaktion hängt jedoch von der Größe des Unterschieds ab, der zwischen einem neuen Ton und dem konditionierten Reiz besteht – je größer der Unterschied, desto spärlicher die Reaktion. Der Hund verrät uns damit also etwas darüber, wie ähnlich bzw. unterschiedlich er die Töne wahrnimmt. In einem Humanexperiment (Bass & Hull, 1934) konnte der psychologische Abstand zwischen einem konditionierten Reiz und anderen Reizen sehr anschaulich demonstriert werden. Die Versuchspersonen erhielten einen kurzen Elektroschock, nachdem ein paar Sekunden lang ein Vibrationsreiz auf ihren Körper eingewirkt hatte – bei einigen Vpn an der Schulter, bei anderen an der Wade. Konditioniert werden sollte die sogenannte *galvanische Hautreaktion,* eine Veränderung des elektrischen Hautwiderstandes. Diese subtile Reaktion, die unbewußt abläuft und üblicherweise bei erhöhten Erregungszuständen auftritt, wird z. B. bei Überprüfungen mit dem „Lügendetektor" als wichtigstes Indiz angesehen. Normalerweise würde ein leichter Vibrationsreiz nur eine geringe oder keine galvanische Hautreaktion hervorrufen, aber durch die Paarung mit dem Elektroschock erfolgte auf die Vibration ziemlich schnell eine *konditionierte* Hautreaktion. Daraufhin wurde der Vibrator an verschiedenen anderen Stellen des Körpers angesetzt, weil man wissen wollte, wieviel galvanische Hautreaktion ohne zusätzliche Konditionierung zu beobachten sein würde. Obgleich diese neuen Körperstellen nicht mit Schock gepaart worden waren, lösten auch sie die Hautreaktion aus. Je weiter die getestete Stelle jedoch vom ursprünglichen, dem konditionierten Reiz entfernt war, desto geringer war die Reaktion. Die Vpn produzierten auf diese Weise unwillkürlich so etwas wie eine subjektive „Landkarte" ihres Körpers. Daß es sie gibt, ist weniger bemerkenswert als die Tatsache, daß man sie durch den Konditionierungsvorgang ermitteln konnte.

In zahlreichen Experimenten zur *Reizgeneralisation* konnte der erwähnte Befund in groben Zügen bestätigt werden. Konditionie-

rung bringt anscheinend mehr als nur einen einzelnen konditionierten Reiz hervor. Tatsächlich entstehen gleichzeitig eine ganze Reihe konditionierter Reize, die sich in ihrer Effektivität und physikalischen Beschaffenheit unterscheiden. Das Tier (oder der Mensch) reagiert nicht nur auf den konditionierten Reiz, sondern auch auf Reize, die ihm ähneln – je größer die Ähnlichkeit, desto vollständiger die Reaktion. Wir werden allerdings später sehen, daß es oft schwierig ist vorauszusagen, was eine Versuchsperson als ähnlich wahrnehmen wird. Der Vorgang der Reizgeneralisation berührt immerhin eines der wichtigsten Probleme, die das Verständnis der Tier- und Humanpsychologie betreffen, wenngleich seine Demonstration beim simplen Pawlowschen Konditionieren als Banalität mißverstanden werden kann.

In Generalisationsexperimenten geht es – wie gesagt – darum herauszufinden, welches Maß an Ähnlichkeit das Tier (oder der Mensch) erkennen kann. Dies kann allerdings nur in der kurzen Zeitspanne geschehen, bevor entdeckt wird, daß die Reizpaarungen aufgehört haben. Da die Testreize ohne den unkonditionierten Reiz dargeboten werden, wird die Reaktion durch den Löschungsprozeß allmählich geschwächt. Angenommen nun, in unserem Beispiel würde der Elektroschock weiterhin mit der Körperstelle gepaart, an der ursprünglich die Vibration erfolgte – nicht jedoch mit den Teststellen des Körpers. Dann könnte man ein weiteres Pawlowsches Phänomen beobachten, das man *Reizdiskrimination* zu nennen pflegt. Wenn man einen Reiz mit dem unkonditionierten Reiz paart, andere mehr oder weniger davon verschiedene Reize dagegen ohne diese Paarung darbietet, dann bildet sich allmählich ein entsprechendes Verhalten der Versuchsperson heraus: Auf den konditionierten Reiz erfolgen konditionierte Reaktionen, während die anderen Reize hemmend wirken, vorausgesetzt, die Versuchsperson kann zwischen dem konditionierten und den anderen Reizen unterscheiden. Diskriminationsexperimente sind also recht nützlich, indem sie erkennen lassen, in welchem Maße die Versuchspersonen zwischen ähnlichen Reizen unterscheiden können. Die Methode der Reizdiskrimination stellt so auch eine Art Kommunikation mit Versuchstieren dar, deren sensorische Kapazität ermittelt werden soll.

Auf die gleiche Weise kann man sogar gestörtes oder bizarres Verhalten provozieren – eine *experimentelle Neurose*, wie Pawlow meinte. In einem seiner Experimente lernte ein Hund, beim Anblick eines Kreises zu speicheln. Bei weiteren Durchgängen zeigte man ihm eine Ellipse, gab ihm aber kein Futter. Die Ellipse war deutlich vom Kreis zu unterscheiden, so daß der Hund diese Diskriminationsleistung leicht zustandebrachte. Daran schloß sich eine Serie von Durchgängen an, in denen sich die Ellipsen allmählich immer mehr der Kreisform näherten, ohne jedoch mit Futter gepaart zu werden. In diese „negativen" Durchgänge wurden weiter Durchgänge mit Kreis und Futterbelohnung eingestreut. Anfangs konnte der Hund Kreis und Ellipsen noch auseinanderhalten, als aber die Ellipse fast kreisförmig wurde, schaffte er das nicht mehr. Er zeigte in dieser Situation erhebliche Verhaltensstörungen – er jaulte, drehte sich hin und her, riß mit seinen Zähnen an den Apparaten und verweigerte im Experimentalraum die Nahrung. Hunde, die an einer derartigen experimentellen Neurose leiden, erholen sich nur langsam und benötigen oft eine besondere freundliche Zuwendung. Das Wiederauftreten der Neurose ist wahrscheinlich, sobald das Tier erneut mit einer unlösbaren Diskriminationsaufgabe konfrontiert wird. Allerdings wurden zahlreiche Diskriminationsexperimente durchgeführt, in denen die Tiere (oder Menschen) ähnliche Schwierigkeiten bei der Unterscheidung von Reizen zeigten – sie sind nicht daran zugrundegegangen. Im allgemeinen ruft das Versagen bei solchen Aufgaben nur eine geringe emotionale Beunruhigung hervor, die schnell vorübergeht. Wohl sind Versuchstiere oder -menschen in dieser Hinsicht unterschiedlich anfällig – die Gründe hierfür sind nicht bekannt.

3.3.3 Pawlows Theorie und ihre Fortentwicklung

Ungeachtet der besonderen Terminologie kann man Pawlows Konditionierung als einen Ansatz betrachten, der dem der klassi-

schen Assoziationslehre sehr nahe steht. Den Paaren der Reize entspricht die Kontiguität der „Ideen"; die konditionierte Reaktion entspricht der Verknüpfung, die sich zwischen den Ideen bildet. Pawlow selbst brachte seine Befunde stets mit dem Vokabular der Physiologie zur Sprache, aber seine Daten waren fast ausschließlich psychologischer Natur.

Das wichtigste Ergebnis von Pawlows Forschungen war erstens die Möglichkeit einer Übertragung von Reizwirkungen und zweitens die Hemmung dieser Wirkung bei der Löschung. Da nach Pawlow erregende oder hemmende Wirkungen erzeugt wurden, dürfte sich nur der Reiz ändern, nicht aber die Reaktion. Nach seiner Theorie wäre die konditionierte Reaktion sozusagen nur eine Kopie der unkonditionierten Reaktion. Für den Speichelfluß und für einige Reaktionen, die in anderen Experimenten untersucht wurden, trifft das auch zu. Insgesamt hat sich jedoch gezeigt, daß die Äquivalenz von konditionierten und unkonditionierten Reaktionen eher die Ausnahme als die Regel ist.

In einem typischen Pawlow-Experiment (Upton, 1929) erhielten Meerschweinchen wenige Sekunden nach dem Einsetzen eines Tones kurze Elektroschocks. Die zur Beobachtung ausgewählte Reaktion war die Atmung des Meerschweinchens, denn der Schock löste eine deutliche Reaktion aus – ein Keuchen. Hätte Pawlow recht, dann müßte nach erfolgreicher Konditionierung das Keuchen des Meerschweinchens auftreten, sobald der Ton einsetzt. Statt dessen wurde die Atmung der Meerschweinchen nach einigen Reizpaarungen flach und gleichmäßig, sobald der Ton zu hören war. Die Pawlowsche Manipulation wirkte sich zwar auf die Atmung aus, jedoch nicht in der Weise, wie Pawlows Theorie es vorhersagen würde, denn die konditionierte Reaktion war keineswegs der unkonditionierten gleich. Das flache Atmen nach der Darbietung des konditionierten Reizes spiegelte ein wachsames und beunruhigtes Meerschweinchen wider; das Keuchen auf den unkonditionierten Reiz hin hatte dagegen ohne Zweifel etwas mit Schmerz zu tun. Wie dem auch sei, die Ergebnisse sind mit Pawlows Theorie nicht vereinbar.

Ein kritischer Leser hätte sich schon bei Pawlows Interpretation seiner Resultate unwohl fühlen müssen, und das war wohl auch bei einigen Autoren der Fall (Zener, 1937; Zener & McCurdy, 1939). Ein Hund, der das Metronom vernimmt und speichelt, tut auch noch andere Dinge. Er wendet sich z. B. zum Futternapf, während er auf das Futter wartet oder zeigt andere Anzeichen begieriger Erwartung – etwa Schwanzwedeln, jedoch kaum Tätigkeiten, die mit der Nahrung selbst zu tun haben. Bei dem Geräusch des Metronoms speichelt er zwar, aber er öffnet nicht sein Maul, er kaut nicht und schluckt nicht. Mit anderen Worten, der Hund versucht nicht etwa, das Geräusch des Metronoms zu fressen. Der konditionierte Reiz löst nur einige der typischen Nahrungsreaktionen aus, zusätzlich ein paar andere, die zum Herannahen des Futters passen. Die Kritiker sind nun der Meinung, daß die konditionierte Speichelflußreaktion nur deshalb der unkonditionierten Reaktion gleiche, weil Speichelfluß zufällig sowohl vor als auch während der Darbietung des unkonditionierten Reizes die angemessene Reaktion darstellt. Viele andere unkonditionierte Reaktionen – tatsächlich die meisten – sind weniger unspezifisch. Das Atmungsexperiment mit Meerschweinchen ist ein gutes Gegenbeispiel. Das Atmen kurz vor einem Schock ist der unkonditionierten Reaktion völlig unähnlich, obwohl eine Kontrolle des konditionierten Reizes über die Atmung durchaus vorhanden ist. Experimente dieser Art beweisen nicht, daß die Konditionierung mißlungen sei, wohl aber, daß sie nicht ganz so zu verstehen ist, wie Pawlow sie verstand.

Pawlow hatte ein zu einfaches Prinzip aus seinen Ergebnissen abstrahiert, wahrscheinlich wohl deshalb, weil er sich auf die Konditionierung von Speichelfluß beschränkte. Reaktionen werden nur übertragen, wenn sie der Situation vor und während der Darbietung des unkonditionierten Reizes angemessen sind. Andere Experimente haben gezeigt, daß das Zusammenpaaren unkonditionierter und konditionierter Reize sich auf ganz andere Weise im darauffolgenden Verhalten geltend machen kann. Sicher wirkt die Reizpaarung darauf ein, wie eine Versuchsperson ihre Umwelt wahrnimmt, und das Verhalten ändert sich oft dementsprechend. Aber es scheint kein einfaches Prinzip zu geben, das sagen könnte wie.

3.3.4 Emotionale Nebeneffekte und sekundäre Motivation

Manchmal treten beim Pawlowschen Konditionieren Wirkungen auf, die man am besten als „emotionale" kennzeichnet. In einer Standardversuchsanordnung (Estes & Skinner, 1941) müssen die Ratten einen Hebel drücken, um eine Futterkugel zu bekommen. Normalerweise drückt die Ratte den Hebel regelmäßig, ohne zu ermüden, solange sie hungrig ist. Nun wird ein anfangs harmloser Reiz – ein schwacher Ton oder ein Licht – mit einem wenige Sekunden später einsetzenden kurzen, aber schmerzhaften Elektroschock gepaart. Die Ratte kann nichts tun, um den Schock zu vermeiden. Meist reichen wenige Reizpaarungen aus, um eine solche Konditionierung herzustellen, die hier zur Unterdrückung der Hebelbetätigung führt. Es ist, als würde der konditionierte Reiz das Hungergefühl plötzlich dämpfen; die Ratte hört mit ihrer Arbeit auf, bis sie den Schock erhalten hat. Kurz darauf nimmt sie das Hebeldrücken wieder auf und macht weiter, bis der konditionierte Reiz erneut erscheint. Gäbe es keinen konditionierten Reiz, käme der kurze Schock also ohne Vorwarnung, dann wäre vielleicht gar keine Wirkung auf das Hebeldrücken zu bemerken. Man hat fast alle klassischen Phänomene Pawlowscher Konditionierung, die Diskriminierung, Löschung usw. mit diesem Verfahren demonstrieren können: hier tritt jedoch an die Stelle der konditionierten Reaktionen der früheren Experimente (Speicheln usw.) die Unterdrückung eines Handlungsablaufes (Kamin, 1965). Es handelt sich dabei keinesfalls um eine einfache Reaktionskoppelung. Da der Schock gewöhnlich sehr kurz ist, hat er so gut wie keinen direkten Einfluß auf das Drücken des Hebels. Vielmehr führt die Erwartung des Schocks zur Unterdrückung der Aktivität, nicht der Schock selbst.

Die Erwartung eines bevorstehenden Schocks muß nicht notwendigerweise die Reaktionen *reduzieren*. Sie kann unter gegebenen Umständen sogar das Drücken des Hebels verstärken. Ist ein Tier z. B. zunächst darauf aus, Elektroschocks zu vermeiden, dann hat durch die Paarung eines neutralen Reizes mit einem kurzen, schmerzhaften und *unvermeidlichen* Schock der konditionierte Reiz eine exzitatorische Wirkung (Sidman et al., 1957). Jedesmal, wenn der Warnreiz erscheint, wird das Drücken des Hebels beschleunigt, selbst wenn unter anderen Bedingungen der gleiche Reiz das futterbelohnte Hebeldrücken vermindert. Der Unterschied liegt im motivationalen Zustand: Hunger oder Aversion gegen Schock. Der konditionierte Reiz, der eine eigene motivationale Wirksamkeit gewonnen hat, setzt offenbar den Hunger herab und intensiviert die Aversion gegen Elektroschocks, so daß er die eine Hebeldruckreaktion unterdrückt und die andere belebt. In einem Experiment von Sidman (1958) standen den Versuchstieren zwei Hebel zur Verfügung – einer für Futter, der andere zur Vermeidung von Schocks. Die Darbietung des konditionierten Reizes führte zu häufigerem Drücken des Hebels für Schockvermeidung, entsprechend weniger wurde natürlich der andere Hebel betätigt. Es gibt andere Experimente (Estes, 1948; Herrnstein & Morse, 1957; Rescorla, 1972), die zeigen, daß die Paarung mit positiver Belohnung oder mit *Abwesenheit* von Elektroschocks das Gegenteil jener Reaktionen hervorruft. Hier bewirkt der konditionierte Reiz, daß die Tiere energisch dafür arbeiten, Futter zu bekommen, während sie sich weniger dafür einsetzen, Bestrafungen zu vermeiden.

Ein Reiz, der durch Konditionierung motivationalen Charakter erlangt hat, wird von den Versuchstieren mit starken positiven oder negativen Valenzen ausgestattet. Zum Beispiel hat man Schimpansen beigebracht, Wertmarken (Spielchips und ähnliches) zu horten, die sie dann später für Rosinen oder ähnlich attraktives Futter eintauschen konnten (Cowles, 1937; Wolfe, 1936). Die Wertmarken hatten anfangs keine besondere Anziehungskraft für die Tiere, aber wegen ihrer Assoziation mit Futter, der primären Belohnung, erhielten sie rasch einen hohen Wert. Es gibt viele Veröffentlichungen über Experimente, die sich mit solchen *konditionierten* oder *sekundären Belohnungen* oder *Antrie*ben befassen (Kelleher & Gollub, 1962). Allen Tieren, höheren und niederen, kann man den Drang ankonditionieren, etwa Lichter, Geräusche oder anderes einzuschalten, einfach indem man diese Reize mit etwas Wichtigem paart wie Futtergabe oder Schmerzlinderung.

Solche Sekundärformen der Motivation werden von manchen Theoretikern (Skinner, 1953) zur Erklärung kultureller Werte und Praktiken herangezogen. Wenn die Pawlowsche Konditionierung neue Formen von Belohnung und Antrieb hervorrufen kann, dann könnte das womöglich erklären, wie kulturelle Neuschöpfungen und Normen entstanden sind bzw. warum sie so hochgeschätzt werden. So ungefähr wird üblicherweise eine theoretische Brücke zwischen gewissen Tierexperimenten und Spekulationen über die menschliche Gesellschaft konstruiert. Die Analogie zwischen einem Schimpansen, der seine Wertmarken anhäuft und Menschen, die die ihren aufstapeln, ist schon recht eindrucksvoll. Und zu einer Ratte, die gelernt hat, ein harmloses Licht zu fürchten, fallen einem die Menschen ein, die sich den willkürlichen Warnsymbolen ihrer Gesellschaft unterwerfen. Solche Analogien der Verhaltensweisen sind natürlich vorhanden, aber man überschätzt mitunter das, was sekundäre Motivation zu leisten vermag. Vor allem mag es durchaus auch *primäre* Antriebe zu sozialem Verhalten geben, wie die in Kapitel 1 beschriebenen Arbeitsbienen zeigen. Einige kulturelle Kunstprodukte sind vielleicht wirklich lediglich als willkürliche Reize aufzufassen, die auf dem Weg der Konditionierung vorübergehend motivationale Wirkungen hervorrufen. Aber andere können unter einem ererbten Zwang zur Sozialisation entstanden sein. In Kapitel 4 über menschliche Werte werden diese Alternativen ausführlicher behandelt.

In jeder Diskussion zur sekundären Motivation muß auch der Vorgang der Löschung erwähnt werden. Da die motivierende Anziehungskraft von Wertmarken und ähnlichem auf der Paarung mit einem unkonditionierten Reiz beruht, verschwindet die Anziehungskraft, sobald die Reizpaarung aufhört. Geld bleibt mit anderen Worten nur solange wertvoll, wie es ein Tauschmittel ist, für das man eine bestimmte Menge an primärer Belohnung erhält. Ähnlich werden die Tiere, die gelernt haben, Wertmarken zu begehren oder das tickende Metronom zu fürchten, sich von diesen Dingen nicht mehr beeindrucken lassen, wenn ihnen die primären Ereignisse eine Zeitlang vorenthalten worden sind. Diese Umorientierung dauert dann besonders lange, wenn der zugrundeliegende Prozeß der Pawlowschen Löschung aus irgendeinem Grund selbst langsam verläuft. Belohnungen sind daher nur vorübergehend wirksam, und zwar während der Zeit der Reizpaarungen einschließlich der Zeit, die der Löschungsprozeß beansprucht. Daher müssen jene Werte der menschlichen Gesellschaft, die allein von Konditionierungsvorgängen abhängen, vorwiegend mit primären Antrieben in Zusammenhang gebracht werden, wenn sie ihre Wirksamkeit auf Dauer behalten sollen. Ohne diese Paarung mit den primären Reizen würde ein Verhalten, das allein an sekundäre Belohnungen gebunden wird, am Ende ganz verschwinden.

3.3.5 Pawlowsche Konditionierung und das Gesetz des Effekts

Das Entscheidende bei der Pawlowschen Konditionierung ist die Paarung von Reizen. So folgt dem Ticken des Metronoms das Fleischpulver, ob der Hund nun speichelt, sich der Futterschüssel zuwendet, dem ganzen Geschehen überhaupt Aufmerksamkeit zuwendet oder nicht. Auch die Ratte kann daran, daß sie wenige Sekunden nach dem Angehen des Lichtes einen Schock erhält, nichts ändern. Der entscheidende Vorgang im Pawlowschen Experiment ist der, daß irgendwelche Reize gepaart werden, und zwar *unabhängig vom Verhalten des Versuchstieres*. Das ist in jedem Fall so, ob nun das Ergebnis eines solchen Experiments in der Übertragung einer Reaktion von einem unkonditionierten auf einen konditionierten Reiz besteht, in der Schaffung einer neuen Reaktion oder darin, daß irgendein emotionaler Zustand hervorgerufen wird. In diesem Punkt unterscheiden sich Pawlowsche Experimente von Untersuchungen zum Gesetz des Effekts, wie sie in Kapitel 2 beschrieben wurden. Bei Versuchen zum Gesetz des Effekts wird dem Versuchstier (der Versuchsperson) in gewissem Umfang eine Einflußkontrolle über die Reizdarbietung ermöglicht. Die Katze im Problemkäfig, die Ratte in der Skinner-Box oder die auf eine Scheibe pickende Taube – sie alle bemühen sich um eine gewisse Reizveränderung. Der Versuchsleiter vermittelt einen Reiz *in Abhängigkeit vom Verhalten des Versuchstieres*. Man bezeichnet daher diese Form des Lernens als *instrumentell* oder *operant*, um damit die zentrale Rolle des Verhaltens anzudeuten. Viele Theoretiker sprechen daher von zwei Arten des Lernens – entsprechend den Untersuchungen zur Konditionierung und denen zum Gesetz des Effekts. Wir sind jedoch anderer Ansicht. Wir meinen, man wird den Tatsachen besser gerecht, wenn man grundsätzlich nur eine Art des Lernens annimmt. Sie kommt der klassischen Assoziationslehre nahe, bezieht jedoch die Zusatzannahmen mit ein, die wir schon berührt haben und auf die wir im folgenden weiter zu sprechen kommen werden. Die traditionellen Verfahren von Ebbinghaus, Thorndike, Pawlow und ihre modernen Varianten – so meinen wir – fordern den gleichen fundamentalen Lernprozeß heraus, wenn auch auf recht unterschiedliche Art.

Der Gedanke von der Existenz zweier Lernprozesse – der eine Pawlowscher Prägung, der andere instrumenteller Art – scheint sich aus dem grundsätzlichen Unterschied der Untersuchungsverfahren zu ergeben, wie er oben umrissen wurde und in Abb. 3.9 dargestellt ist. Man kann die Unterscheidungsmerkmale zwischen Pawlowscher („klassischer") und instrumenteller Konditionierung scheinbar leicht herausstellen, doch dabei ergeben sich auch Probleme. Der Speichel des Hundes, der durch das Geräusch des Metronoms hervorgerufen wird, befeuchtet das Innere seiner Schnauze. Wenn er dann wenige Sekunden später das Trockenfutter bekommt, wird dieses durch den Speichel rasch angefeuchtet. Die Frage ist nun, was wir eigentlich als unkonditionierten Reiz ansehen sollen: das trockene Futter oder das vom Speichel angefeuchtete Futter? Ist es das trockene Futter, dann ist der Reiz tatsächlich unabhängig von einer Reaktion aufgetreten, wie es im Pawlowschen Experiment eigentlich zu fordern ist. Ist es jedoch das angefeuchtete Futter, dann hängt der Reiz sehr wohl vom Verhalten des Hundes ab – in dem Experiment wäre dann in Wirklichkeit das Gesetz des Effekts wirksam. Wenn das aber der Fall ist, dann ist die auftretende Konditionierung nicht mehr ausschließlich Pawlowscher Art. Ähnliche Mehrdeutigkeiten finden sich in vielen anderen Pawlowschen Experimenten. Zwischen der konditionierten Reaktion und dem unkonditionierten Reiz kommen gegenseitige Abhängigkeiten vor, die allerdings oft indirekt und unklar sind. Das Meerschweinchen, das in Erwartung eines Schocks flach atmet, reduziert damit vielleicht das mit dem Schock verbundene Unlustgefühl. Man kann meist schwer oder überhaupt nicht nachweisen, daß eine konditionierte Reaktion nicht irgendeinen instrumentellen Effekt auf den unkonditionierten Reiz hatte. In jedem Paw-

lowschen Experiment könnte also auch eine Spur instrumenteller Konditionierung enthalten sein – mit anderen Worten die Mitwirkung des Effektgesetzes. Davon wird natürlich die psychologische Bedeutung der Paarung von Reizen selbst nicht berührt.

Die Sache wird noch komplizierter, denn mit jedem instrumentellen Verfahren geht unweigerlich auch ein gewisser Anteil Pawlowscher Reizpaarung einher. Immerhin wird die belohnte Reaktion ja mit der Belohnung gepaart – und die Belohnungen in instrumentellen Versuchen sind die unkonditionierten Reize der Pawlowschen Versuchsanordnungen – Futter, Elektroschock usw. (vgl. Abb. 3.9). Für die Ratte in der Skinner-Box werden die Reize, die mit dem Hebeldruck einhergehen, zum konditionierten Reiz vor der Auslieferung des Futters, natürlich nur, sofern der Hebel gedrückt wird. Jedes instrumentelle Verhalten kann in ähnlicher Weise Reize erzeugen, denen jeweils ein unkonditionier-

PAWLOWSCHE KONDITIONIERUNG

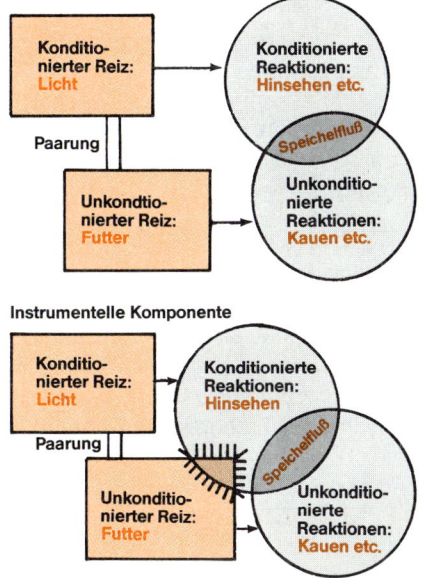

INSTRUMENTELLE KONDITIONIERUNG

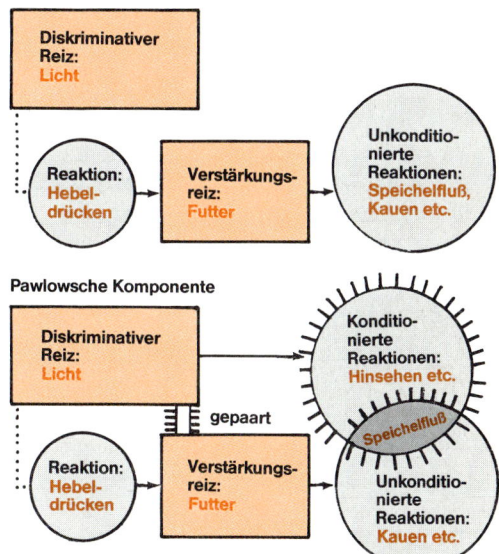

Abb. 3.9. Das linke obere Diagramm ist eine Zusammenfassung der Pawlowschen Konditionierung (vgl. Abb. 3.7). Das linke untere Diagramm macht deutlich, daß in der Pawlowschen Konditionierung ein Element der instrumentellen Konditionierung enthalten sein kann. Das zeitliche Verhältnis kann sich dahingehend auswirken, daß die konditionierte Reaktion auf den unkonditionierten Reiz einwirkt, etwa wenn durch den konditionierten Speichelfluß die Nahrung angefeuchtet wird. Das rechte obere Diagramm ist eine Zusammenfassung der instru-

mentellen Konditionierung. Durch einen diskriminativen Reiz wird eine Reaktion herbeigeführt, auf die eine Belohnung erfolgt. Der belohnende oder verstärkende Reiz ist ursprünglich ein unkonditionierter Reiz, der unkonditionierte Reaktionen auslöst. Im rechten unteren Diagramm ist das Pawlowsche Element bei der instrumentellen Konditionierung erkennbar. Der diskriminative Reiz ist mit einem unkonditionierten Reiz (Nahrung) gepaart und kann dadurch ein konditionierter Reiz werden, der eine konditionierte Reaktion (Speichelfluß) auslöst ter Reiz folgt. Das bedeutet, daß Pawlowsche Konditionierung, was immer sie in Wirklichkeit auch sein mag, jederzeit auch dann auftreten kann, wenn ein Verhalten instrumentellen Charakter hat. Dabei braucht der Experimentator nichts dergleichen beabsichtigt zu haben. Bei vielen instrumentellen Versuchsanordnungen kommen darüber hinaus regelmäßig Reize vor, die als Signalreize wirken können. Eine Ratte lernt etwa, daß sie bei Licht, nicht aber im Dunkeln den Hebel drückt, wenn die Belohnungen mit Licht in Zusammenhang stehen. Auch das Licht ist dann mit dem Futter gepaart, es wird zu einer sekundären Belohnung oder zum konditionierten Reiz, der Speichelfluß auslöst und die übrigen Effekte nach sich zieht, die man von einem Pawlowschen konditionierten Reiz erwartet. Solche Reize werden im Zusammenhang mit instrumentellem Verhalten oft als diskriminative Reize bezeichnet. Ihr entscheidendes Merkmal besteht darin, daß sie dem Versuchstier signalisieren, welche Reaktion (z.B. Hebeldrücken) Aussicht auf eine Belohnung hat. Es liegt in der Natur der Sache, daß diskriminative Reize zugleich Pawlowsche konditionierte Reize sind. Und wie schon erwähnt: Konditionierte Reize können auch in dem Maße diskriminative Reize sein, wie eine Pawlowsche konditionierte Reaktion durch Wechselwirkung mit dem unkonditionierten Reiz belohnt wird.

Auch die anderen Pawlowschen Phänomene tauchen bei instrumentellen Versuchsanordnungen auf. Es gibt vergleichbare Prozesse der Löschung, Generalisierung, Enthemmung und Spontanerholung. Das mag vielleicht daran liegen, daß in beiden Fällen die Paarung von Ereignissen als grundlegender Prozeß vorkommt (wir werden jedoch noch zeigen, daß bei Assoziationsvorgängen Paarung nicht der einzige Faktor ist). Bei der Pawlowschen Technik werden lediglich Reize miteinander gepaart. Beim instrumentellen Verfahren kommt die Reaktion hinzu, die als Reiz mit den anderen Reizen gepaart wird. Da die Reizpaarung in der Pawlowschen Versuchsanordnung eine psychologische Wirkung zeigt, muß in instrumentellen Experimenten die gleiche Wirkung auftreten, zumindest soweit sie auf die Reizpaarung selbst zurückgeht: In Pawlowschen Experimenten

wird der Verlauf der assoziativen Verknüpfung anhand einer Vielzahl von Indikatoren auf der Verhaltensebene verfolgt. Dazu gehören Speichelfluß, Unterdrückung der Hebelaktivität und sekundärer Belohnungsgewinn. In Experimenten zum instrumentellen Lernen zeigt uns die instrumentelle Reaktion selbst diese Verknüpfungen an. In beiden Fällen geht es aber darum, die Spuren der Entstehung von Assoziationen zu sichern; in diesem Punkt entsprechen sich die Phänomene zweifellos.

Sobald ein Tier die Beziehung zwischen seinem Verhalten und einer Belohnung erlernt hat, erfolgt das Verhalten nach dem Gesetz des Effekts. Doch ist unserer Meinung nach das Gesetz des Effekts kein *Lern*gesetz, es ist ein Gesetz des *Handelns,* das der variierenden Stärke aller Verhaltensbestandteile eines Lebewesens gerecht werden will, die unter der Wirkungskontrolle der relativen Belohnungen stehen. Obwohl das Gesetz des Effekts ein Handlungsprinzip ist und in den Bereich der Motivation gehört, besteht dennoch auch eine unmittelbare Beziehung zum Lernen. Ein Lebewesen muß nämlich zunächst die Verbindungen zwischen einer Verhaltensreaktion und ihren Belohnungen lernen, ehe das Gesetz des Effekts die Wirkungskontrolle übernehmen kann.

Das instrumentelle Verfahren erscheint vielleicht komplexer als das Pawlowsche, weil hier zum reinen Assoziationsgeschehen die Belohnung hinzukommt. Wir haben aber bereits erwähnt, daß es auch in Pawlowschen Experimenten selten, wenn überhaupt, gelingt, das reine Assoziationsgeschehen herauszuschälen. Denn immer besteht die Möglichkeit, daß die konditionierte Reaktion, häufig in unbekanntem Ausmaß, eigentlich eine instrumentelle ist. Wir wissen inzwischen auch, daß man nicht immer sicher vorhersagen kann, wie die konditionierte Reaktion ausfallen wird; in vielen Fällen ist sie sicher nicht einfach eine Kopie der unkonditionierten Reaktion. Die konditionierte Reaktion ist vielleicht nicht einmal eine „Reaktion" (im üblichen Wortsinn), etwa dann nicht, wenn der einzig feststellbare Effekt der Paarung von Reizen darin besteht, daß der konditionierte Reiz die Rolle einer sekundären Motivation übernimmt. Somit erweist sich auch das Pawlowsche Paradigma – dessen Konzeption und experimentelle Durchführung wie bei Ebbinghaus überaus einfach erscheint – hinsichtlich seiner Begleiterscheinungen und seiner Interpretation doch als ein ziemlich komplexes Phänomen.

3.4 Intermittierende Belohnung

Assoziationen zwischen Verhalten und Belohnungen wurden sehr eingehend von B. F. Skinner und seinen Mitarbeitern untersucht, und zwar unter dem Leitthema der *Verstärkungspläne* (z.B. Ferster & Skinner, 1957). Man interessierte sich vor allem für den Fall einer unvollkommenen oder *intermittierenden* Assoziation, d.h. für den Fall, in dem die instrumentelle Reaktion nicht immer belohnt wird. In der natürlichen Umgebung führt ein Verhalten ja keineswegs immer zum Erfolg; vor allem deshalb sind die Forschungsarbeiten interessant, durch die man herausfinden möchte, wie Lebewesen mit intermittierender Belohnung fertig werden.

Wir wollen zunächst eine typische Versuchsanordnung beschreiben. Eine Ratte erhält nicht jedesmal, wenn sie den Hebel drückt, Futter, sondern nur etwa jedes zehnte Mal. So etwas würde man einen *festen Quotenverstärkungsplan* nennen, d.h. es besteht ein gleichbleibendes Verhältnis zwischen der Häufigkeit des Hebeldrückens und der Anzahl der Belohnungen. Man kann eine intermittierende Belohnungsrate auf vielerlei Art herstellen. Dabei wird jedesmal eine Regel für die Verknüpfung von Verhalten und dessen Konsequenzen festgelegt. Anstatt eine bestimmte Anzahl von Hebeldrücken zu belohnen, kann man jeweils den ersten Hebeldruck nach einer bestimmten abgelaufenen Zeitspanne belohnen. Eine solche Verstärkung nennt man einen *festen Intervallverstärkungsplan*. Die Belohnung erfolgt nach festgelegten Zeitintervallen, z.B. nach 30 Sekunden oder 5 Minuten. Ein Tier, das nach einem festgelegten Intervall von einer Minute arbeitet, muß also eine Minute warten, bevor die spezifischen Reaktionen belohnt werden. Die Größe des festen Intervalls stellt dabei das Intervall*minimum* dar, denn das Tier muß nach der abgelaufenen Zeit ja noch die spezifische Reaktion zeigen, um seine Belohnung zu erhalten.

Die üblichen Verstärkungspläne sind meistens Abwandlungen von Quoten- oder Intervallbelohnungen. Variiert wird nach Arbeitsmenge oder Zeit. Wenn die Anzahl der für eine Belohnung erforderlichen Reaktionen von Belohnung zu Belohnung variiert, dann wird nach einem *variablen Quotenplan* verstärkt. Bei einem *variablen Intervallplan* werden die Minimalzeiten zwischen zwei Belohnungen variiert. Man könnte annehmen, daß Tiere zwischen einem variablen Quotenplan und einem variablen Intervallplan kaum unterscheiden können, da die Belohnung in beiden Fällen intermittierend und unregelmäßig erfolgt. Die Tiere sind aber gegenüber den verschiedenen Verstärkungsplänen erstaunlich sensibel. Wir werden noch sehen, daß sich die Reaktionen auf variable Intervallpläne und variable Quotenpläne grundlegend unterscheiden.

3.4.1 Intervallpläne

Im Verhalten von Tieren (und auch von Menschen), die nach einem festen Intervallplan arbeiten, hinterläßt der Ablauf der Zeit seine Spuren. Eine Taube, die in einem festen 15-Minuten-Intervall für einen Futterhappen arbeitet, kann mit einem einzigen Picken auf die Scheibe 15 Minuten nach der letzten Fütterung eine neue Futterlieferung bekommen, vorher pickt sie vergeblich. Nach einiger Übung wird die Taube in den ersten sechs Minuten jedes Intervalls wenig oder gar nicht picken. Dann beginnt sie zögernd und in langen Abständen zu picken. Kommt der Belohnungszeitpunkt näher, wird ihr Picken allmählich schneller. Zum Schluß pickt sie mehrmals pro Sekunde. Dieses Verhaltensmuster wird bei Intervallplänen immer wieder beobachtet, es konnte unzählige Male mit den verschiedensten Tierarten im Laboratorium repliziert werden.

In Abb. 3.10 sind die Ergebnisse eines Experiments zusammengefaßt, in dem eine Gruppe von Tauben sich die tägliche Futter-ration nach festen Intervallplänen unterschiedlicher Dauer erarbeiten mußte. Dabei wird das durchschnittliche *Zeitmuster* beim Picken recht deutlich. Die bloße *Menge* des Pickens ergibt sich als Funktion des Gesetzes des relativen Effekts (vgl. Kap. 2). Die *Verteilung* oder das *Muster* der geleisteten Pickarbeit läßt jedoch den Einfluß des jeweiligen Verstärkungsplans erkennen.

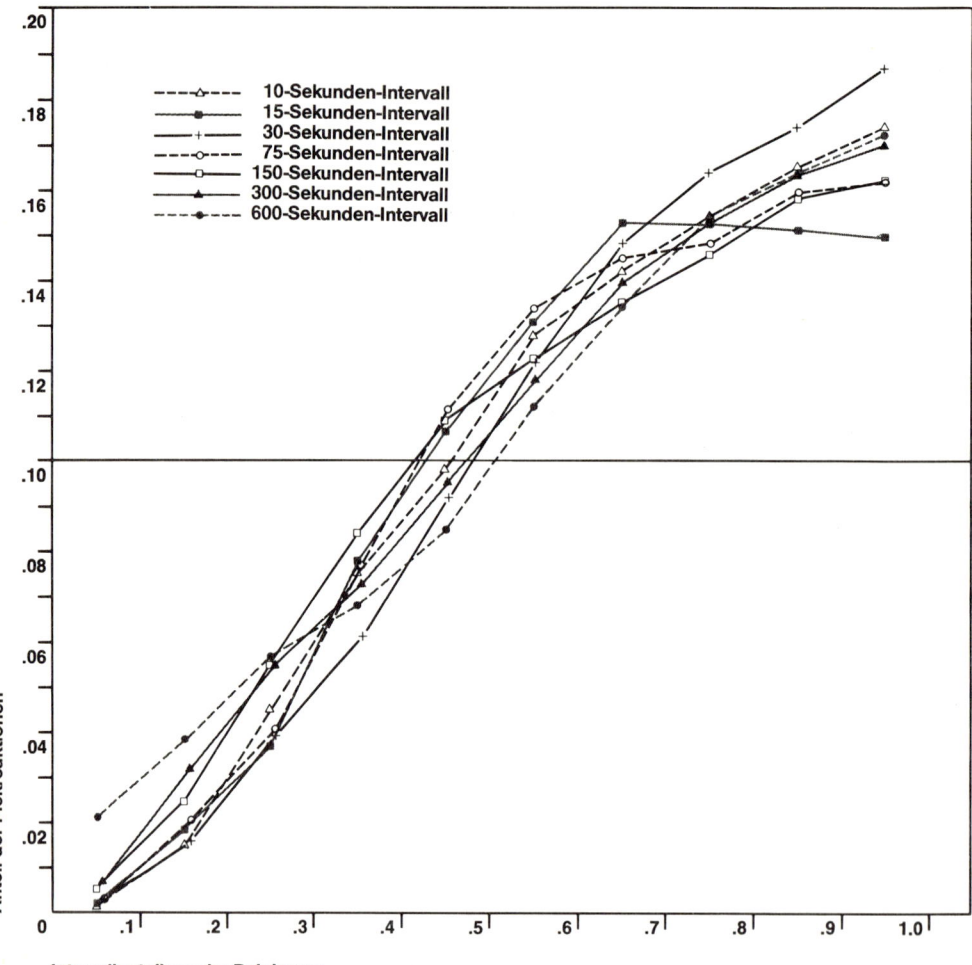

Abb. 3.10. Tauben pickten auf eine Scheibe und bekamen dadurch jedesmal einen Futterhappen, wobei ein festes Belohnungsintervall im Bereich von 10 bis 600 Sekunden eingehalten wurde. Jede der sieben Tauben des Experiments durchlief in unterschiedlicher Reihenfolge alle sieben Verstärkungspläne, wobei sie bei jeder Bedingung über zwei bis drei Monate hinweg täglich einmal dem Versuch ausgesetzt wurden. Auf der Abszisse sind die festen Intervalle in Zehntelschritten abgetragen. Bei ei-nem Intervall von 10 Sekunden beträgt ein Zehntel eine Sekunde, bei einem 600-Sekunden-Intervall eine Minute. Auf der Ordinate ist abzulesen, mit welcher relativen Häufigkeit das Picken auf die Scheibe im ersten Zehntel, im zweiten Zehntel etc. auftrat. Das belohnte Picken – also das erste Picken nach dem letzten Zehntel – ist ausgelassen. (Nach einem unveröffentlichten Experiment von R. J. Herrnstein)

Wären die Tauben gegenüber dem Ablauf der Zeit unempfindlich, dann würden sie sich in jedem Intervall gleichbleibend verhalten. Der Anteil ihres Pickens würde dann an jedem Punkt der Zeitskala auf der Abszisse 0,1 betragen und auf der mittleren horizontalen Linie angesiedelt sein. Statt dessen aber picken die Tauben zu Anfang des Intervalls sehr viel seltener, das Picken nimmt allmählich zu, bis es gegen Ende des Intervalls einen Höhepunkt erreicht. Die Anstiegsrate flacht gegen Ende des Intervalls etwas ab, fällt aber, mit einer Ausnahme, nicht weiter ab. Das Ansteigen einer Kurve bedeutet, daß die Pickrate zunimmt. Ob die Taube nun nach einem 10-Sekunden- oder 10-Minuten-Plan arbeitet: etwa 2,5% ihres Pickens findet im zweiten Abschnitt des Intervalls statt, etwa 10% im fünften und etwa 16,5% im zehnten Abschnitt. Trotz der großen Unterschiede der Intervallspannen haben die Reaktionsanteile für jeden Intervallabschnitt mit Abweichungen von höchstens 2% dieselbe Größe. Die Form der Kurve könnte sich bei anderen Belohnungen, Antrieben, Verhaltensweisen oder Tierarten vielleicht etwas verändern, Abb. 3.10 macht jedoch klar, daß das Reaktionsmuster von der Größe der Intervalldauer weitgehend unbeeinflußt bleibt.

Wir haben den festen Intervallverstärkungsplan vielleicht etwas eingehender beschrieben, als dies seiner Bedeutung im täglichen Leben entspricht. Doch für eine psychologische Analyse stellt er ein recht nützliches Mikromodell dar. Erstens sieht man, daß selbst das Verhalten einer einfachen Taube eine beachtliche innere Struktur haben kann. Zweitens zeigt sich, daß sogar die Zeit als diskriminativer, also konditionierter Reiz fungieren kann. Das Verhalten der Taube selbst garantiert, daß Futter mit einem bestimmten Zeitintervall gepaart wird. Danach wird das Verhalten vom Zeitablauf gesteuert, in der Weise wie jede beliebige andere Reaktion der Wirkungskontrolle eines diskriminativen Reizes unterworfen werden kann. Die Kurvenverläufe von Abb. 3.10 lassen bei sorgfältiger Interpretation Aussagen darüber zu, wie präzise der Zeitsinn der Taube ist. Unter vergleichbaren Bedingungen kommt er dem menschlichen Zeitempfinden sehr nahe.

Der gleichmäßige Anstieg der Reaktionen, der für feste Intervallpläne charakteristisch ist, kann durch ein variables Intervall wieder gelöscht werden. Erfolgt eine Belohnung nicht jedesmal nach zehn Sekunden, sondern nur *im Durchschnitt* alle zehn Sekunden – so daß die Taube manchmal eine Sekunde nach der letzten Belohnung bereits die nächste erhält und manchmal erst nach einer oder zwei Minuten –, dann würde das Picken nicht gleichmäßig, nach jeder Belohnung zunehmen, sondern mehr oder weniger regelmäßig auftreten (Catania & Reynolds, 1968). Generell läßt sich sagen, daß das Verhalten eines Tieres um so regelmäßiger wird, je weniger der Augenblick der Belohnung vorherzusehen ist.

Verstärkungspläne mit variablem Zeitintervall sind insofern nützlich, als man auf diese Weise zum Zwecke der Untersuchung anderer psychologischer Einflüsse das Ausgangsniveau der Aktivität (baseline) feststellen kann. Da man mit diesen Plänen ein ziemlich regelmäßiges Verhalten hervorrufen kann, läßt sich im Anschluß daran leicht überprüfen, ob etwa ein neues Medikament einen beruhigenden oder einen erregenden Effekt hat. In großen pharmazeutischen Laboratorien ist es üblich geworden, neue Medikamente bei Tieren mit Hilfe solcher Belohnungspläne zu überprüfen.

3.4.2 Quotenpläne

Im Gegensatz zu den Intervallplänen ist bei den Quotenplänen die Belohnung ausschließlich von der geleisteten Arbeit abhängig. Die verstrichene Zeit spielt keine Rolle. Quotenpläne führen entweder zu lebhafter Betätigung oder die Betätigung bleibt gänzlich aus, gleichgültig ob es sich um einen festen oder variablen Quotenplan handelt. Eine Taube kann durchaus dazu bereit sein, selbst dann auf eine Scheibe zu picken, wenn sie erst nach 250 Reaktionen dieser Art eine Futterbelohnung erhält. Falls sie überhaupt pickt, wird die durchschnittliche Pickrate etwa vier- oder fünfmaliges Picken pro Sekunde betragen, wobei sie sich gelegentlich auch bis zu zehnmaligem Picken pro Sekunde steigern kann. Andere Lebewesen und auch Menschen pflegen bei Quoten- oder „Stückzahlplänen" ebenfalls rasch zu arbeiten. Die Arbeitsmenge hängt allerdings noch von der Art der geforderten Tätigkeit ab. In jedem Fall wird sich unterhalb eines bestimmten Belohnungsniveaus – wenn das Quotenverhältnis zu ungünstig wird – die Leistung verschlechtern. Dann treten bald zwischen den Arbeitsperioden erste Pausen auf, meistens direkt nach einer Belohnung. Das Pausieren bringt bei Intervallplänen das Tier näher an die nächste Belohnung heran. Bei Quotenplänen dagegene machen sich Pausen nicht bezahlt. Vermutlich nimmt aus diesem Grunde die Verschlechterung der Leistung progressiv zu, wenn einmal mit einem ungünstigen Quotenplan der Bogen überspannt worden ist. Wer nach einem zu ungünstigen Quotenplan arbeiten muß, gibt seine Arbeit schließlich gänzlich auf. Ohne das Eingreifen des Versuchsleiters würde ein hungriges Tier in dieser Situation vielleicht sogar verhungern, obgleich es Futter erhalten könnte. Da bei Intervallplänen solche Effekte nicht beobachtet wurden, kann man durch sie eher unbelohntes Verhalten hervorrufen als durch Quotenpläne. Ist das Belohnungsintervall lang genug, dann können die Tiere weitaus mehr Reaktionen hervorbringen, als dies bei den meisten Quotenplänen möglich wäre.

3.4.3 Quoten- und Intervallpläne im Vergleich

Daß bei Quotenplänen weniger gearbeitet wird, läßt sich damit erklären, daß man bei Intervallplänen eine bestimmte Belohnungsmenge auch für eine relativ geringe Arbeitsmenge erhält – man bekommt so eine Art garantierten Mindestlohn. Bei Quotenplänen ist das anders. Eine Taube braucht bei einem 5-Minuten-Intervallplan nur einmal alle paar Minuten zu picken, und doch erhält sie ziemlich prompt eine Belohnung. In einem typischen Quotenexperiment dagegen ruft eine solche Belohnungsrate etwa 1500 Pickreaktionen pro Stunde hervor. Das „Gehalt" läßt sich für dieses Beispiel leicht berechnen:

ein 5minütiger Belohnungsrhythmus führt zu 12 Belohnungen in der Stunde, welche im Quotenexperiment eine Pickrate von 1500 pro Stunde hervorzubringen in der Lage sind. Teilt man 1500 Pickreaktionen durch 12 Belohnungen, so erhält man 125 Reaktionen pro Belohnung. Bei einem Intervallplan kann die Taube gelegentlich innerhalb eines Intervalls sehr energisch picken, so daß sie dann auf erheblich mehr als 125 Reaktionen kommt. Ein andermal aber ist sie träger, dann pickt sie weniger, sie erhält dann die gleiche Belohnung zu einem niedrigeren Preis. Solche Schwankungen sind für die Arbeitsweise nach einem Intervallplan wesentlich. Leicht und „billig" erworbene Belohnungen scheinen einen späteren tatkräftigeren Einsatz zu veranlassen. Dieser führt zwar zu vermehrter Arbeit, doch damit wird die Belohnung durch eine unnötig große Zahl von Reaktionen, d.h. zu „teuer" erkauft – die Taube wird wieder bequemer, so daß der Kreislauf von neuem beginnen kann. Die Arbeitsmenge innerhalb des fluktuierenden Verhaltens ergibt sich aus dem Gesetz des relativen Effekts. Innerhalb gewisser Grenzen kann man mit einem Intervallplan ein Tier dazubringen, gerade so viele Reaktionen pro Belohnung zu produzieren, wie es aufzubringen bereit ist. Die Menge der Reaktionen scheint sich selbst zu regulieren: Bei zu geringer Verhaltensbereitschaft wird die Belohnung leicht verdient, dafür wird man bei der nächsten Gelegenheit mit einem erhöhten Arbeitseinsatz rechnen können.

Die Quotenpläne enthalten keinen solchen Sicherheitspuffer, denn sie erfordern unnachgiebig ihren Einsatz. Bei mäßigen Reaktionen kommt die Belohnung langsamer, worauf die Reaktionen noch schwächer werden. Bei hohem Arbeitseinsatz jedoch kommt die Belohnung rasch. Bei einem Quotenplan bestimmt also das Tier auf der Grundlage einer einfachen Relation seine Belohnungsrate selbst: Verdopplung der Arbeit führt zu doppelter Bezahlung, Halbierung der Arbeitsleistung zu halbierter Bezahlung. Durch diese unmittelbare Beziehung zwischen Arbeit und Bezahlung wird das Verhalten unter einem Quotenplan zwar einerseits i. allg. intensiviert, andererseits wird es unter bestimmten Bedingungen aber auch viel anfälliger. Es ist sicher von einiger Bedeutung, das Pro und Kontra der Quoten- im Vergleich zu den selteneren Intervallplänen zu untersuchen, da in der Natur – und in sozialen Systemen – Quotenpläne sehr viel häufiger vorkommen als Intervallpläne.

In Abb. 3.11 sind die Regeln, die die Verstärkungspläne definieren, graphisch dargestellt. Die horizontale Achse zeigt den Zeitverlauf. Nach der Regel für feste Intervalle kann unbelohnte Arbeit praktisch jedes Niveau erreichen. Je höher das Niveau, desto größer ist die Leistung pro Belohnung. Bei Intervallplänen kann das Tier bestimmen, ob und wieviel es arbeiten will. Im Gegensatz dazu bestimmt bei Quotenplänen die geleistete Arbeitsmenge die Belohnungsrate, sie kann daher nicht so frei variiert werden wie bei Intervallplänen. Wenn das Tier keine ausreichende Belohnungsrate erzielen kann, um das geforderte Arbeitsniveau aufrechtzuerhalten, hört es mit der Arbeit auf.

3.4.4 Andere Verstärkungspläne

Man kann noch zahlreiche andere Regeln für eine Verbindung von Arbeit, Zeit und Belohnung entwickeln. Einige davon sind in der Abb. 3.11 dargestellt. Beim *alternierenden Verstärkungsplan* wird solange für eine bestimmte Arbeitsmenge Belohnung verabreicht, wie die Arbeitsrate nicht unter einen kritischen Wert sinkt. Im letzten Fall wird dieser Plan vom Intervallplan abgelöst. Somit ist der alternierende Verstärkungsplan immer dann ein Quotenplan, wenn tatkräftig gearbeitet wird und ein Intervallplan bei trägem Arbeitsverhalten. Er verbindet die Belohnung für harte Arbeit aus dem Quotenplan mit der Selbstregulation des Intervallplans. Dadurch führt er ohne die übliche überforderungsbedingte Anfälligkeit zu hohen Arbeitsleistungen. Dieser Verstärkungsplan empfiehlt sich für bestimmte praktische Zwecke. In der menschlichen Arbeitswelt kommt der

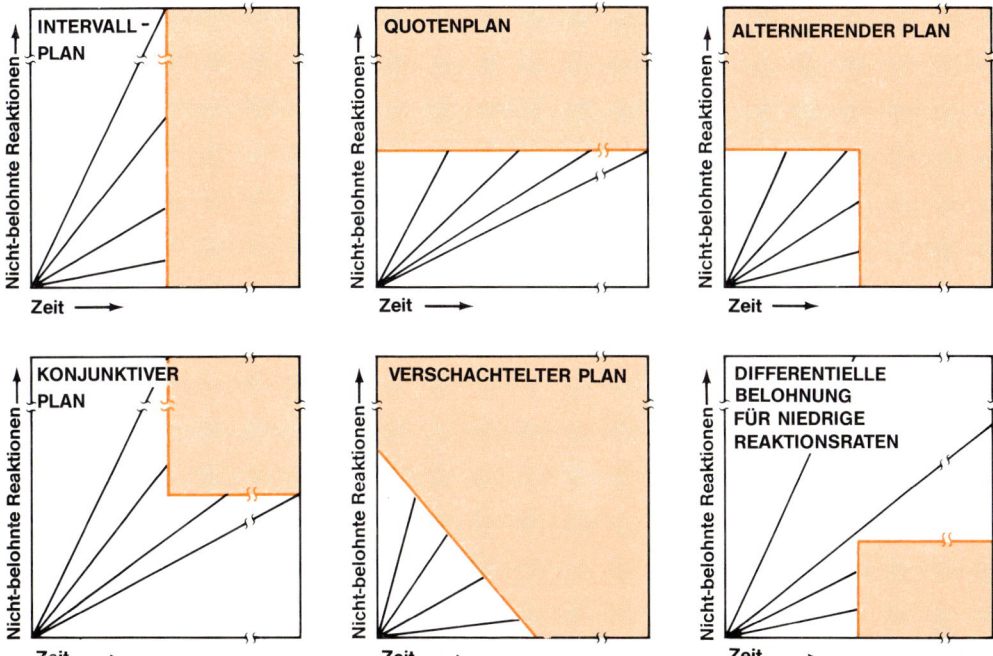

Abb. 3.11. Sechs Belohnungspläne, mit denen im Laboratorium gearbeitet wurde. Auf der Ordinate ist die kumulative Anzahl nichtbelohnter Reaktionen in einem Durchgang dargestellt. Die Abszisse repräsentiert die Zeit seit Beginn eines Durchgangs. Wenn die Reaktionen den grünen Bereich erreicht haben, wird die nächste Reaktion belohnt. Jeder Verstärkungsplan gibt eigentlich die Regel wieder, wonach der Bereich der nichtbelohnten Reaktionen auf der Fläche abgetragen werden kann. Diese Fläche wird durch das Koordinatensystem von Reaktionen und Zeit definiert

alternierende Plan einem Gehalt plus Zulagen für besondere Leistungen sehr nahe. Wie auch die anderen Verstärkungspläne scheint der alternierende Plan für Menschen ebenso gelten wie für Ratten und Tauben.

Das Gegenstück zu diesem Plan ist der *konjunktive Verstärkungsplan*. Bei schnellen Reaktionen des Tieres kommt die Intervallverstärkung zum Einsatz. Wenn es jedoch zu langsam arbeitet, erfolgt die Verstärkung nach dem Quotenplan, das Tier muß sich wieder anstrengen. Dies ist ein ausgesprochen bösartiger Verstärkungsplan, denn er vereinigt auf sich die Nachteile des Intervall- und des Quotenplans. Weder werden hier besondere Arbeitsleistungen nach Art des Quotenplans belohnt, noch bietet er einen Sicherheitspuffer bei Trägheit wie ein Intervallplan. Unter einem konjunktiven Verstärkungsplan leisten denn auch die Versuchstiere weniger, als sie unter einem Intervallplan bei gleicher Zeitspanne zu leisten bereit sind (Herrnstein & Morse, 1958).

Der *verschachtelte Verstärkungsplan* vereinigt den Intervall- und Quotenplan; bei ihm zahlen sich Anstrengung und Abwarten gleichermaßen aus. Mit jeder Sekunde, die vergeht, schrumpft die Arbeitserfordernis um eine bestimmte Menge. Etwas ähnliches kennt man von der Benutzung einer Rolltreppe, die man hinauffahren und gleichzeitig noch hinauflaufen kann. Ist das Tier besonders scharf auf eine Belohnung und scheut es die Arbeit nicht, dann ist es eine geeignete Strategie, verstärkt zu arbeiten. Wenn ihm die Arbeit aber nicht so viel Spaß macht und wenn es auch auf die Zeit nicht zu sehr ankommt, dann kann das Tier – ebenfalls nicht ohne Erfolg – auch langsam arbeiten. Ob und wie sehr es ihm dabei um die Zeit geht, d. h. wie intensiv die Aktivität ausfällt, ist abhängig vom Gesetz des relativen Effekts beim jeweiligen Tier zu einem bestimmten Zeitpunkt. Der verschachtelte Verstärkungsplan kann einem Intervall- oder Quotenplan ähnlich werden. Ein letzter Verstärkungsplan, die *differentielle Belohnung für niedrige Reaktionsraten,* erfordert langsames Arbeiten. Wenn die Anzahl der Reaktionen einen kritischen Wert übersteigt, dann wird die Belohnung unterbrochen.

Man kann sich eine nahezu unbegrenzte Anzahl möglicher Verstärkungspläne ausdenken. Wird ein Belohnungplan eingesetzt, dann befindet sich das Versuchstier in einer spezifischen Interaktion mit seiner Umwelt. Diese Interaktion unterliegt dem Gesetz des relativen Effekts und der Reizsensitivität des Tieres. Beim festen Intervallplan, d. h. bei der Paarung der Belohnung mit einem festen Zeitintervall, gerät das Verhalten des Tieres unter die Kontrolle der Uhr, aber innerhalb dieser Grenzen wird die Reaktionsrate durch das Belohnungsniveau festgelegt. Bei anderen Verstärkungsplänen wird die Belohnung mit der Arbeitsleistung in Beziehung gesetzt und mit komplexeren Verhältnissen von Arbeit und Zeit. Die Wissenschaftler, die das Verhalten unter intermittierenden Verstärkungsplänen untersucht haben, waren insgesamt von der Fähigkeit selbst niederer Lebewesen, solche Zusammenhänge zu erfassen und ihnen gemäß zu reagieren, recht beeindruckt.

3.4.5 Dauerhaftigkeit der intermittierenden Belohnung

Noch ein anderes Resultat hat die Forscher erstaunt. Eine nur selten belohnte Reaktion erweist sich als ziemlich dauerhaft, sie tritt noch auf, lange nachdem die Belohnung gänzlich aufgehört hat. In einem Fall (Skinner, 1957) wurde einer Taube zunächst beigebracht, für einen Futterhappen auf die obligate Scheibe zu picken. Dann wurde der Belohnungsplan allmählich in die Länge gezogen, bis die Taube 900mal picken mußte, um nur für wenige Sekunden gefüttert zu werden. Schließlich erhielt sie überhaupt kein Futter mehr, das Picken auf die Scheibe war sinnlos geworden. Nach dem Modell der Konditionierung müßte man hier eigentlich eine Löschung der Pickreaktion erwarten. Da die Taube aber in der beschriebenen Weise nur selten intermittierend belohnt worden war, hielt das Picken noch stundenlang an. In den ersten viereinhalb Stunden des Löschungsprozesses erfolgten etwa noch 73 000 nichtbelohnte Pickreaktionen. Darüber hinaus folgten Tausende nach. Erst dann hörte die Taube mit dem Picken ganz auf, fand sich also mit der offensichtlichen Nichtbelohnung ab. Ohne Erfahrung mit intermittierender Belohnung hört das Picken i. allg. nach 50 bis 100 nichtbelohnten Versuchen auf (Furumoto, 1967). Allerdings gab es zwischen den Tieren Unterschiede bezüglich ihrer Resistenz gegenüber solchen Enttäuschungen.

Das Überdauern einer intermittierend belohnten Verhaltensweise erregte natürlich eine gewisse Aufmerksamkeit, schon weil es zunächst überraschte. Wie konnte eine Reaktion bei solchen Mißerfolgserlebnissen so zählebig sein? Es gibt eine Vielzahl von Antworten, die wir hier nicht wiedergeben wollen. Alle Theorien laufen im Grunde darauf hinaus, daß ein Tier (oder ein Mensch) bei intermittierender Belohnung sehr viel schwerer feststellen kann, ob ein Löschungsprozeß eingesetzt hat. Bei einer Reaktion, die ständig belohnt wird, wird die Veränderung, die beim Einsetzen der Löschungsphase vorliegt, deutlich bemerkt. Dagegen wird bei einer Reaktion, die nur hin und wieder belohnt wurde, erst sehr viel später klar, daß nun überhaupt keine Belohnungen mehr erfolgen. Man kann generell sagen, daß bei Verstärkungsplänen die Reaktionen am längsten überdauern, die den Übergang zur Nichtbelohnung am wenigsten deutlich werden lassen. Es ist allerdings nicht ohne weiteres vorherzusagen, bei welchen Verstärkungsplänen dies der Fall ist. Bei der Löschung kommt es im wesentlichen zu einer Umkehrung der Assoziation, die sich zwischen Reaktion und Belohnung gebildet hatte. Sie kann im Prinzip sowohl schnell als auch langsam erfolgen, genauso wie sich jede andere Assoziation schnell oder langsam auflösen kann.

Der Befund, daß intermittierend belohntes Verhalten eine größere Persistenz aufweist, läßt sich unabhängig von der Frage nach seiner theoretischen Erklärung als eines der wohlfundierten und mancher Hinsicht recht nützlichen Ergebnisse psychologischer Forschung betrachten. Pädagogen sollten sich überlegen, ob sie nicht auch einige intermittierende Belohnungen einbauen sollten, wenn sie ein dauerhaftes Verhalten erzielen wollen. Und wenn die Widerstandskraft gegenüber Mißerfolgen erhöht werden soll, ist es wohl am besten, den Schüler auch einige Mißerfolge erleben zu lassen.

3.5 Selektivität beim Lernen

3.5.1 Über die Reizpaarung hinaus

Im vorliegenden Kapitel haben wir bisher vorausgesetzt, daß die grundlegende Bedingung für das Lernen in der Paarung von Erfahrungen besteht, sowohl bei den sinnlosen Silben wie bei der intermittierenden Belohnung. Es wird Zeit, daß wir den Gedanken der „Paarung" differenzierter betrachten und ihn mit der Komplexität des Geschehens in Übereinstimmung bringen. Wir werden dabei sehen, daß die grundlegende Bedingung des Lernens in weit höherem Maße darin besteht, ob und wie ein Lebewesen informiert wird, als man aufgrund der alten Assoziationslehre oder ihrer modernen Varianten erwarten konnte. Zwei Dinge waren für die Entwicklung des Lernens im Verlauf der Evolution entscheidend: Einerseits das Bedürfnis eines Lebewesens, vorherzusehen, was ihm Belohnungen verschaffen wird, und andererseits die begrenzte Fähigkeit, Informationen zu verarbeiten und zu speichern. Die Aufmerksamkeit ist eingeschränkt; die Erinnerung ist flüchtig. Wir bewegen uns in der Zeit und können nur einen winzigen Rest von dem, was wir angetroffen haben, erinnern. Auf diesen Rest kommt alles an.

Ein Problem mit der Reizpaarung tauchte in einem Experiment mit Ratten auf (Egger & Miller, 1962). Die Ratten lernten zunächst, einen Hebel zu drücken, um eine Futterkugel zu bekommen. Anschließend wurden sie wiederholt einer bestimmten Reizsequenz ausgesetzt (vgl. Versuchsanordnung 1 in Abb. 3.12). Dem anfänglichen Lichtreiz wurde

VERSUCHSANORDNUNG 1

VERSUCHSANORDNUNG 2

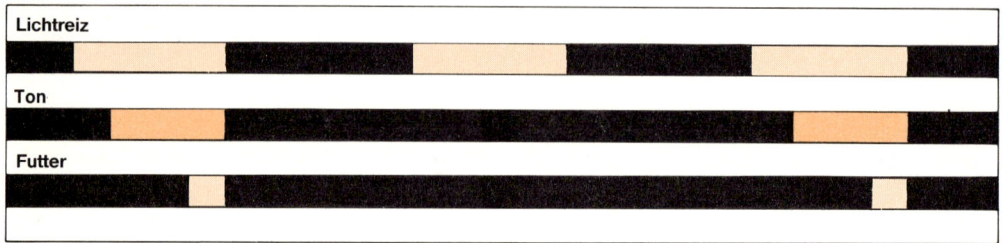

Abb. 3.12. In der Versuchsanordnung 1 waren die Ratten wiederholt einer verläßlichen Sequenz von Licht – Ton – Futter ausgesetzt. In der Versuchsanordnung 2 wurden die Ratten mit der gleichen Sequenz konfrontiert, doch sahen sie auch häufig einen isolierten Lichtreiz ohne die begleitenden anderen Reize. Nach dem ersten Verfahren war durch den Lichtreiz eine zuverlässige Prognose der Futterzuteilung möglich, nach dem zweiten Verfahren war dies nicht mehr der Fall

nach kurzer Zeit ein Ton hinzugefügt. Auf Lichtreiz und Ton zusammen erfolgte bald darauf die Futtergabe. Die Ratten lernten die Sequenz Licht–Ton–Futter (oder Ton–Licht–Futter bei der anderen Hälfte der 80 Ratten des Experiments) ziemlich schnell. Es gab für die Ratten also Paarungen von Licht und Ton, von Licht und Futter und von Ton und Futter. Wenn bei diesen Paarungen nur so etwas wie Assoziation eine Rolle spielte, dann müßten Licht und Ton als konditionierte Reize anzusehen sein, denn beide waren ja mit dem unkonditionierten Reiz, dem Futter, gepaart worden. Diese Annahme wurde im zitierten Experiment in der Weise überprüft, daß man die sekundäre Belohnung der beiden Reize ermittelte. Würden die Ratten den Hebel auch drücken, um nur den Lichtreiz oder nur den Ton auszulösen? Das müßten sie tun, wenn die Paarung dieser Reize mit Futter der entscheidende Faktor gewesen wäre.

Das Ergebnis sah anders aus. Die Ratten schienen nur am jeweils ersten Reiz interessiert zu sein, nicht am zweiten. Wurde die Sequenz Ton–Licht–Futter gegeben, dann brachte der Ton eine sekundäre Belohnung, bei der Sequenz Licht–Ton–Futter war es das Licht. Der mittlere Reiz besaß in beiden Fällen keinen größeren Anreiz als für Ratten aus Kontrollgruppen, bei denen keine Paarung mit Futter vorgekommen war. Das Besondere des mittleren Reizes liegt in dessen *Redundanz.* Nach dem ersten Reiz weiß die Ratte, daß das Futter kommt. Obgleich beide Reize mit Futter gepaart werden, ist nur der erste informativ. In diesem Experiment war es also gelungen, die informative Funktion des Reizes von seiner rein assoziativen Funktion – seinen Paarungen – zu trennen. Es ließ sich zeigen, daß die *Information,* nicht so sehr die Assoziation, für die Übertragung der Belohnungswirkung ausschlaggebend war.

Mit Hilfe eines weiteren experimentellen Tricks (Versuchsanordnung 2 in Abb. 3.12) wurde der Befund über die Bedeutung von Informationen erhärtet. Eine neue Gruppe von Ratten lernte wie die vorherige, den Hebel für die Ausgabe von Futterkugeln zu

drücken. Sie wurden auch zunächst der gleichen Reizsequenz ausgesetzt wie die Ratten
in dem vorherigen Experiment. Doch im weiteren Verlauf erschien der Lichtreiz immer
wieder auch allein, ohne daß die beiden anderen Reize ihm folgten. So verlor der erste
Reiz seinen Informationswert im Hinblick auf
das Futter. Immerhin kamen insgesamt auch
bei dieser Rattenstichprobe ebenso viele vollständige Sequenzen mit allen drei Reizen vor
wie bei den Ratten im ersten Experiment, so
daß das Licht genauso häufig zusammen mit
Futter auftrat wie zuvor. Somit fungierte der
mittlere Reiz der Sequenz (der Ton) als der
einzige *zuverlässige* Reiz für die Vorhersage
von Futter. Er trat niemals allein auf, sondern
nur in der Sequenz mit Futter. Jetzt enthielt
der zweite Reiz, der Ton, die Information, die
zuvor dem ersten Reiz zukam, und entsprechend drückten die Ratten den Hebel mit
einer Präferenz, die die des ersten Experiments auf den Kopf stellte (vgl. Abb. 3.13).

Bei der Versuchsanordnung 1 verließen
sich die Ratten mehr auf den ersten Reiz, bei
der Anordnung 2 mehr auf den zweiten Reiz.
Sich in dieser Weise mit dem Futterproblem
auseinanderzusetzen, ist sehr sinnvoll und nur
erstaunlich für diejenigen, die Ratten unter-

schätzt haben, zudem auch für die, die glauben, daß schon die bloße Reizpaarung den
Lernerfolg erklärt. In beiden Versuchsanordnungen werden beide Reize gleich häufig mit
Futter gepaart – dennoch sieht die Konditionierung jeweils ziemlich verschieden aus.

Auch andere Untersuchungen zeigten, daß
durch Reizpaarung nur insofern Assoziationen gebildet werden, als die Paarung Informationen vermittelt. Nach einer üblichen
Versuchsanordnung erhalten Ratten nach einem zweiminütigen Ton kurze, schmerzhafte
Elektroschocks, während die Ratten dabei
sind, einen Hebel zu drücken, um Futter zu
bekommen. Der Schock wird entweder jedesmal am Ende eines Einzelversuchs verabreicht oder am Ende eines Teiles der Einzelversuche. Wenn der Schock bei etwa 25 bis
50% der Einzelversuche auftritt, dann kommt
es während der Tondarbietung zu einer gewissen Unterdrückung der Hebelbedienung.
Was das Ausmaß der Reaktionsunterdrük-
kung betrifft, so spielen dabei noch die
Schockintensität, die Stärke des Hungers,
die relative Dauer des Tons bzw. dessen Ausbleiben eine Rolle.

Außerdem konnte gezeigt werden (Rescorla, 1968), daß die Reaktionsunterdrük-
kung entscheidend von der *Korrelation* zwischen Ton und Elektroschock abhängt, nicht
dagegen von der Häufigkeit ihres Zusammen-
vorkommens. Wenn der Schock unsystematisch auftrat, mal durch einen Ton angemeldet, ein andermal nicht, dann gab es während
des Tons praktisch keine Reduzierung der
Reaktionen. Das war sogar dann der Fall,
wenn Ton und Schock häufig zusammen auftraten. Wenn der Ton eine *Verminderung* der
Schockreize verspricht, d. h. wenn die Wahrscheinlichkeit des Auftretens von Schocks in
Zeiten ohne vorausgehenden Ton wahrscheinlicher ist, wird der Ton zu einem Signal
der Entspannung, was bedeutet, daß das Tier
seine Arbeit wiederaufnimmt. Das relative
Ausmaß an Reaktionsunterdrückung oder
Entspannung, das durch den Ton hervorgerufen wird, ist in etwa der Zuverlässigkeit des
Reizes als Ankündiger eines Schocks proportional. Bei einer positiven Korrelation mit
dem Schock bekommt der Ton eine reak-
tionsunterdrückende Wirkung, bei einer negativen Korrelation wirkt er entspannend, bei

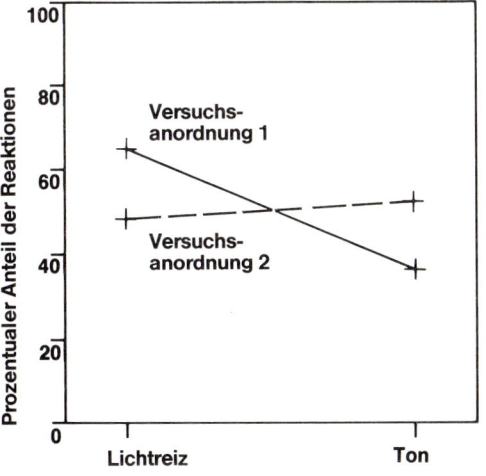

Abb. 3.13. Mit der Versuchsanordnung *1* (vgl. Abb.
3.12) wurden mehr Reaktionen auf den ersten Reiz
hervorgerufen als mit der Versuchsanordnung *2*. Bei
letzterer erfolgten jedoch mehr Reaktionen auf den zweiten Reiz. (Modifiziert nach Egger & Miller, 1962)

einer Nullkorrelation bleibt seine Funktion neutral, selbst wenn die Häufigkeit der Reizpaarungen der im Falle der vorhergenannten Korrelationen entspricht. Eine bestimmte Häufigkeit der Aufeinanderfolge von Ton und Schock kann also dem Ton jede Wirkung von entspannend bis reaktionsunterdrückend verleihen. Entscheidend ist, wie häufig ein Schock ohne Ton verabreicht wird. Die Konditionierung hängt hier zweifellos nicht nur von der Reizpaarung ab.

In verschiedenen anderen Experimenten konnte gezeigt werden, daß Reize, die einfach einem bereits konditionierten Reiz hinzugefügt werden, von den Tieren einfach ignoriert werden, sofern keine sonstigen Veränderungen auftreten. Wenn ein Tier z. B. gelernt hat, daß es in der Nähe des Auges einen Elektroschock erhalten wird, nachdem ein Ton einsetzt, dann wird aus einem Lichtreiz, den man bei weiteren Durchgängen mit dem Ton verbindet, normalerweise kein konditionierter Stimulus. Wenn aber Lichtreiz und Ton von Anfang an zusammen auftreten, dann führen beide zum konditionierten Lidschluß, jedenfalls bis zu einem bestimmten Grad. Hier ist Reizpaarung nicht gleich Korrelation im Sinne des früheren Experiments. Denn obwohl das zusätzliche Licht in 100% der Fälle den Schock ankündigt – eine perfekte Korrelation – ist das Licht doch überflüssig. Das Versuchstier ist schlau genug, Reize, die keine neuen Informationen bringen, auszuklammern (vgl. Kamin, 1968). Soweit ist das alles schön und gut, allerdings nicht unproblematisch für jemand, der die Grundlagen des Lernprozesses in den Griff bekommen will. Die alte Theorie konnte sich – bei all ihren Mängeln – ganz auf die konkrete Reizpaarung stützen, während eine neue Theorie zusätzlich mit dem heiklen Begriff der „Information" fertig werden muß.

Unter all den modernen Theorien, die die klassische Assoziationslehre überwinden wollen (einen Überblick geben Sutherland & Mackintosh, 1971), ist der Ansatz von R. A. Rescorla und A. R. Wagner (1972) der hoffnungsvollste. Es geht den Autoren darum, die bloße Reizpaarung zu ersetzen, und dabei stützen sie sich auf den bekannten Befund, daß sich – wie oben angeführt – bei wiederholter Übung die Übungsgewinne verringern.

Wenn zwei Reize miteinander gepaart werden, verstärkt sich die Verknüpfung zwischen ihnen vornehmlich bei Übungsbeginn, danach immer weniger. Rescorla und Wagner erkannten, daß das alte Gesetz vom abnehmenden Übungsgewinn eine erhebliche Abweichung von der klassischen Lehre darstellt, was sich allerdings erst zeigt, wenn das Gesetz angemessen interpretiert und durch einige vernünftige Annahmen ergänzt wird.

Ihre erste Annahme geht dahin, daß jeder unkonditionierte Reiz – ein Elektroschock, eine Futterkugel usw. – nur bis zu einer gewissen Grenze mit den konditionierten Reizen verknüpft werden kann. Die Grenzen der Verknüpfungsstärke hängen von den üblichen motivationalen Faktoren ab – z. B. von der Größe der Futterkugel, der Stärke des Hungers, der Dauer und Intensität des Schocks. Rescorla und Wagner nehmen an, daß die unkonditionierten Reize unterschiedliche Verknüpfungspotenz aufweisen. Jedem Reiz steht nur ein begrenztes Potential an assoziativer Stärke zur Verfügung, ungeachtet der Anzahl der konditionierten Stimuli, die zufällig mit ihm korrelieren. Darüber hinaus nehmen die Autoren an, daß auch die Lerngeschwindigkeit je nach Art des konditionierten und unkonditionierten Reizes verschieden ist. Variationen dieser Art zeigen sich bei Konstanthaltung aller sonstigen Bedingungen. Schließlich gehen sie – wie gesagt – davon aus, daß sich die Übungsgewinne mit der Übungszeit verringern, beschränken diese Beobachtung jedoch nicht auf den konditionierten Reiz, mit dem das Tier zum erstenmal etwas zu lernen hat, sondern wenden sie auf alle konditionierten Reize an, also auf neue und alte Reize, die mit dem unkonditionierten Stimulus in der experimentellen Situation verknüpft sind oder verknüpft werden. Die Auffassung der Autoren läuft darauf hinaus, daß die Menge des Gelernten sich bei jedem Lerndurchgang in Abhängigkeit vom jeweiligen Anfangswissen des Tieres vermindert. Sind z. B. noch keine konditionierten Reize vorhanden, dann ist ein Lerndurchgang für das Tier sehr instruktiv; sind jedoch schon genug konditionierte Reize vorhanden, die zuverlässig den unkonditionierten Reiz ankündigen, wird ein Lerndurchgang praktisch ignoriert.

Diese letzte Annahme ist entscheidend, denn auf diese Weise wird die Theorie der Tatsache gerecht, daß ein Lebewesen vor allem relevante Informationen gut wahrnehmen und nutzen kann. Stellen wir uns vor, ein konditionierter Reiz wird mit einem Elektroschock gepaart, nachdem das Tier bereits eine Verknüpfung zwischen dem Schock und einem anderen konditionierten Reiz erlernt hat. Der neue Reiz würde dann nach dem Gesetz des abnehmenden Übungsgewinns kaum neue Information vermitteln und nur sehr schwer die Rolle eines konditionierten Reizes übernehmen können.

Mit diesem theoretischen Ansatz lassen sich vor allem jene Befunde ganz gut erklären, die sich überall herumgesprochen haben, nachdem man gegenüber dem Konzept der einfachen Reizpaarung zurückhaltender geworden war. Damit dieser Punkt verständlicher wird, muß Klarheit vorhanden sein über den Unterschied zwischen einem konditionierten Reiz und den jeweils „anderen" Reizen; damit sind solche Reize gemeint, die ohne den konditionierten Reiz auftreten. Wenn ein konditionierter Reiz mit dem unkonditionierten zwar gepaart, aber nicht korreliert ist (unsystematische Reizpaarung), dann werden die „anderen" Reize im gleichen Ausmaß mit ihm gepaart. Ein korrelatives Verhältnis zwischen den Reizen führt zu einer besseren Vorhersage. Liegt also keine Korrelation zwischen den verschiedenen Reizdarbietungen vor, so wird in der gegebenen Situation der konditionierte Reiz nicht mehr Vorhersagewert haben als die „anderen" Reize. Die Theorie räumt ihm in diesem Fall keine Sonderrolle ein. Wenn jedoch das Vorkommen des konditionierten Reizes positiv mit dem des unkonditionierten Reizes korreliert, dann müßte er schneller an assoziativer Stärke gewinnen als die „anderen" Reize. Andererseits sollte bei negativer Korrelation der Reize der konditionierte Reiz zum Signal für das Ausbleiben des Schocks werden und entsprechend entspannend wirken. Rescorla und Wagner leiteten ihre Voraussagen in quantifizierter Form aus der mathematischen Version ihrer Theorie ab. Die experimentellen Ergebnisse stützen die Theorie recht gut.

Die Untersuchungen von Wagner und Rescorla zeigen, daß es weniger wichtig ist, wie häufig ein konditionierter Reiz mit einem unkonditionierten gepaart wird, als vielmehr wie häufig er im Vergleich zu anderen Reizen mit ihm gepaart wird: Die Versuchstiere erlernen eine neue Verknüpfung dann, wenn sie damit zu genaueren „Voraussagen" über das Auftreten des unkonditionierten Reizes fähig werden (vgl. Abb. 3.14). Dem entspricht, daß sie von solchen Lerndurchgängen profitieren, in denen sie überrascht werden, und überrascht sind sie um so mehr, je weniger sie das Auftreten des unkonditionierten Reizes bisher vorhergesehen haben. Alles, was die Ungewißheit verringert – vor allem die Korrelation des Auftretens von unkonditioniertem Reiz und anderen Reizen – verringert zugleich die Stärke der Verknüpfung, die man sonst von einem neuen Reiz erwarten könnte.

Die Überraschung – oder das Nichteintreffen einer Vorhersage (um das gleiche etwas neutraler auszudrücken) – scheint einen Prozeß in Gang zu setzen, der einige Sekunden dauert und als „Memorieren" – eine Art rückblickendes Auswerten eines gerade erfolgten überraschenden Ereignisses – interpretiert wird (Wagner, Rudy & Whitlow, 1973). Diese Interpretation mag für Menschen zutreffender aussehen als für Versuchstiere, deren Verhalten wir bisher erörtert haben, aber die Ergebnisse sehen für verschiedene Spezies recht ähnlich aus. In einem Experiment von Wagner et al. (1973) lernten Kaninchen, daß dem Reiz A (Licht) ein Elektroschock in der Nähe des Auges folgte, nicht aber dem Reiz B (ein Geräusch). Sie lernten rasch, mit Lidschluß auf das Licht, nicht aber auf das Geräusch zu reagieren. Darauf wurden sie einer weiteren Konditionierung mit einem dritten Reiz C (einer Berührung), der ebenfalls einen Schock signalisierte, unterworfen. Es trat so gut wie keine Interferenz zwischen den verschiedenen Lernvorgängen auf, wenn Licht und Geräusch jeweils ihre ursprüngliche Funktion beibehielten. Der neue Lernvorgang verzögerte sich jedoch dann stark, wenn auf die Durchgänge mit dem Berührungsreiz sehr rasch Durchgänge mit inkongruenter Paarung von Lichtreiz oder Geräusch mit dem Elektroschock folgten. Interferenzen durch umgekehrte Reizpaarungen traten dann nicht mehr auf, wenn zwischen den Durchgängen genügend Zeit verstrich. Ähnliche Befunde erhält man in Humanexperimenten. Auch hier zeigt sich, wie sehr der Transfer vom Kurzzeit- ins Langzeitgedächtnis von den wenigen Sekunden abhängt, die der Reizdarbietung folgen (Estes, 1970; Atkinson & Wickens, 1971).

Das Kaninchen benötigt – ebenso wie ein Mensch – einige Sekunden, um aus der Reizflut die wenigen Merkmale herauszufiltern, die am meisten dazu beitragen, seine Umwelt vorhersehbarer zu machen. Die größte Wahrscheinlichkeit, sich für die Übernahme in die Langzeitspeicherung zu qualifizieren, haben diejenigen Merkmale, die ein ansonsten unerwartetes und wichtiges Ereignis signalisieren, z. B. einen Elektroschock am Auge oder eine Futterkugel. Menschen setzen darüber hinaus ihr Lernen fort, bis weitere Verknüpfungen

entbehrlich sind. Insgesamt scheint bei Tier und Mensch der Lernvorgang so angelegt zu sein, daß mit seiner Hilfe die nützlichen, neuen und wichtigen Ereigniskorrelationen der Lebensumwelt verwertet werden, wofür ein System mit nur beschränkter Aufmerksamkeits- und Speicherungskapazität zur Verfügung steht.

3.5.2   Schon angelegte Verbindungen

Wir haben gesehen, daß Lernprozesse weit mehr, als nach den älteren Theorien zu erwarten war, die wesentlichen und für die jeweiligen Lebewesen nützlichen Be-

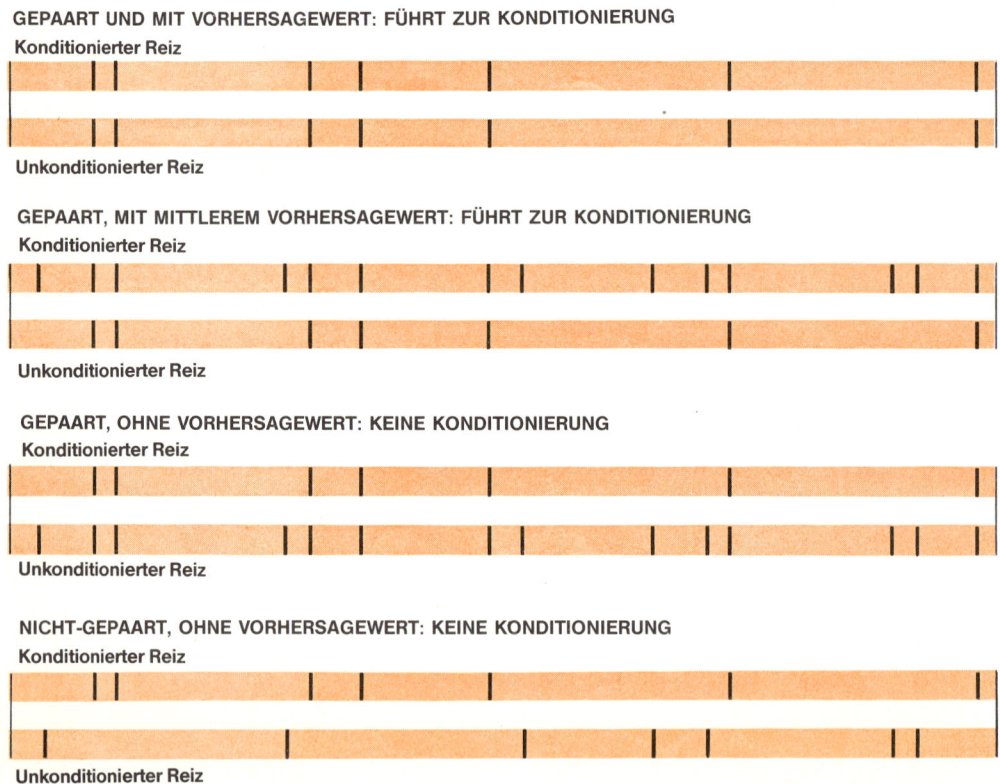

Abb. 3.14. Eine Konditionierung findet statt, wenn der konditionierte Reiz wenigstens einem mittleren Vorhersagewert für den unkonditionierten Reiz besitzt, wie in den beiden oberen Diagrammen. Im dritten Diagramm erfolgt zwar eine Paarung von konditioniertem und unkonditioniertem Reiz; da aber der unkonditionierte Reiz häufig unangekündigt auftritt, ist er nicht vorhersagbar. Daher erfolgt keine Konditionierung. Bei der unteren Anordnung findet ebenfalls keine Konditionierung statt, weil der unkonditionierte Reiz ohne jede Ankündigung auftritt

ziehungen herausfiltern. Das Lernen wird einfach eingestellt, wenn sich neue Assoziationen als redundant erweisen. Nach der klassischen Assoziationstheorie wäre unsere begrenzte Gedächtniskapazität sehr verschwenderisch eingesetzt, denn wir würden weiterlernen, wenn wir bereits bequem vorhersagen können, was als nächstes folgt. Selektivität wäre das, was hier weiterhelfen könnte, und die Evolution hat sie bereits entdeckt. Der Lernprozeß enthält eine Schutzvorrichtung gegenüber geistigem Ballast vielleicht in der Weise, wie Rescorla und Wagner sie beschreiben. Lebewesen sind besonders an Dingen interessiert, die sie über ihre besonderen Belange informieren, also an Belohnungen, an Strafreizen und an damit zusammenhängenden Reizen. Sobald sie darüber genügend Informationen haben, richtet sich ihre Aufmerksamkeit auf etwas anderes.

Bisher haben wir den Lernvorgang so behandelt, als kämen Lebewesen mit einer Bereitschaft auf die Welt, jede beliebige Assoziation zu bilden. Der Hebel wird auf ein Geräusch hin gedrückt; der Speichel fließt beim Anblick einer Kreisfigur; der Lidschluß erfolgt bei einer Vibration auf dem Rücken. Zwischen Hebeln und Tönen, Speichel und Kreisen, Blinzeln und Vibrationen besteht keine *natürliche* Verbindung, aber im Laboratorium scheint tatsächlich alles mit allem verknüpfbar zu sein, und das Verhalten unbeschränkt konditionierbar. Die Standardtheorien zum Lernen gehen i. allg. von der Annahme aus, daß die Verbindung zwischen Reiz und Reaktion im Grunde willkürlich ist.

Außerhalb des Laboratoriums jedoch geht es offensichtlich weniger willkürlich zu. Für einen Hund kündigt sich das Futter normalerweise durch einen charakteristischen Geruch und durch ein bestimmtes Aussehen an. Zwar *kann* ein Metronom zum Fütterungssignal werden. In der Natur haben aber meistens die physischen Eigenschaften der Hundenahrung eine solche Signalwirkung. Wenn eine Tierart über längere Zeit immer die gleiche Nahrung erhalten hat, dann geben einige ihrer Merkmale eine stabilere Reizbasis ab als das Tikken des Metronoms im Laboratorium. Mit anderen Worten, einige konditionierte Reize eignen sich für eine Verknüpfung mit dem unkonditionierten Reiz besser als andere.

Inzwischen wurde experimentell bestätigt, daß Tiere für bestimmte Assoziationen angeborene Neigungen haben. In einem wegweisenden Experiment von Garcia und Koelling (1966) mußten Ratten aus einer Röhre Wasser trinken. Hin und wieder enthielt das Wasser einen Zusatz von Salz oder Zucker, und dabei leuchtete jedesmal ein Licht auf; hinzu kam ein Klickgeräusch. Diese beiden Zusatzreize dienten als konditionierte Reize nach Art der Pawlowschen Konditionierung bei vier Versuchsanordnungen. Eine Gruppe von Ratten erhielt bei jedem Schluck Wasser, der von den beiden Zusatzreizen begleitet wurde, zugleich einen Elektroschock. Bei einer anderen Gruppe erfolgte nach jedem Schluck eine Verzögerung des Elektroschocks. Für zwei weitere Gruppen signalisierten die Zusatzreize Übelkeit. Die eine Gruppe wurde bei jedem Schluck mit geschmacklichem Zusatz einer Röntgenstrahldosis ausgesetzt. Diese Strahlung war so stark, daß sie heftige Übelkeit hervorrief. Der anderen Gruppe wurde Lithiumchlorid, ein geschmackloses, giftiges Salz, dem Wasser beigegeben, wenn die beiden Zusatzreize erschienen. Alle Ratten lernten so bei den Zusatzreizen mit dem Trinken aufzuhören. Wie spätere Tests zeigten, wurden die einzelnen Gruppen dabei jedoch von verschiedenen Reizen vorgewarnt. Die Ratten, bei denen das Wasser Übelkeit erregt hatte, mieden später jeden süßen oder salzigen Geschmack, zeigten aber keine Aversion gegen Lichtreiz oder Geräusch. Die Ratten, die Elektroschocks erhalten hatten, mieden Lichtreiz und Geräusch, waren aber den Geschmacksqualitäten gegenüber indifferent. Objektiv gesehen lagen bei allen Gruppen die gleichen Beziehungen zwischen konditionierten und unkonditionierten Reizen vor, aber die Ratten hatten unterschiedliche Aversionen entwickelt. Sie machten den Geschmack für ihre Übelkeit und Geräusch für die Schmerzen des Schocks verantwortlich.

Andere Experimente konnten bestätigten, daß die Ratte insbesondere den Geschmack ihrer Nahrung beachtet, während sie den zahlreichen anderen Eigenschaften des Futters (z.B. seinem Aussehen, seiner Plazierung, seiner Temperatur und Textur) mit ziemlicher Gleichgültigkeit begegnet. Bei der japanischen Wachtel dagegen ist eher die

Farbe eines giftigen Getränks als dessen Geschmack entscheidend (Wilcoxon, Dragoin & Kral, 1971). Zeigten die Tiere Vergiftungserscheinungen nach Aufnahme einer blauen und sauren Flüssigkeit, so mieden sie später alle blauen Getränke, weniger die sauren. Vögel allgemein, nicht nur Wachteln, verlassen sich stärker auf visuelle Hinweisreize, da sie im Flug ja auf recht weit entfernte Objekte reagieren müssen. Ratten dagegen meiden nach der gleichen experimentellen Erfahrung ihrer Art gemäß eher die sauren Getränke, nicht die blauen.

In den zuletzt genannten Experimenten mit Ratten und Wachteln wurde das Gift nicht mit der Trinkflüssigkeit, sondern erst 30 Minuten nach dem Trinken verabreicht. Es ist vielfach belegt, daß Tiere eine Scheu vor einem vergifteten „Köder" entwickeln (Barnett, 1963), selbst wenn sich die unangenehmen Nachwirkungen des Giftes erst Stunden nach der Einnahme bemerkbar machen. Natürlich machen auch Menschen oft eine schon länger zurückliegende Nahrungsaufnahme für ihren verdorbenen Magen verantwortlich. Dabei müssen während der Zeit bis zur Giftwirkung nicht etwa Giftspuren im Mund oder Magen verbleiben (Rozin & Kalat, 1971). In typischen Pawlowschen Experimenten darf der zeitliche Abstand zwischen dem konditionierten und dem unkonditionierten Reiz meistens nur wenige Sekunden betragen, damit dem Tier die Beziehung zwischen den Reizen nicht entgeht. Ist der konditionierte Reiz jedoch ein Futtermerkmal und der unkonditionierte Reiz das Gift, so kann der zeitliche Abstand Stunden betragen, trotzdem kann das Tier und auch der Mensch die Reize noch miteinander verknüpfen. Zur Zeit wissen wir noch nicht, wie so etwas vor sich geht. Doch der beobachtete Unterschied macht deutlich, daß verschiedene unkonditionierte Reize jeweils ganz spezifische Lernabläufe hervorrufen können (gute Zusammenfassungen finden sich bei Rozin und Kalat, 1971, und Shettleworth, 1972).

Im Zusammenhang mit den besonderen Affinitäten zwischen bestimmten konditionierten und unkonditionierten Reizen spricht man heute von *Zusammengehörigkeit,* von *Bereitschaft,* von *Prädisposition* oder ähnlichem, um den angeborenen assoziativen Tendenzen gerecht zu werden. Mit solchen Tendenzen ist auch für das Verhältnis zwischen Reaktionen und Belohnungen zu rechnen. Ratten lernen z. B. mühelos, vor einem konditionierten Reiz davonzulaufen, der einen Elektroschock ankündigt. Besteht die Vermeidungsreaktion dagegen in einem Hebeldruck, dann haben sie dabei große Schwierigkeiten (Bolles, 1970). In Kapitel 2 führten wir aus, daß Triebe häufig ein Appetenzverhalten auslösen, das seinerseits mit den anschließenden Belohnungswirkungen interagiert. Ein Tier lernt natürlich solche Reaktionen bereitwilliger, die durch einen im Augenblick aktivierten Antrieb nahegelegt werden. Umgekehrt wird man Reaktionen, die normalerweise durch einen Antrieb unterdrückt werden, zur Zeit der Aktivierung des Antriebs kaum hervorrufen können. In dem Maße wie Verknüpfungen zwischen Reaktionen und Belohnungen in der gleichen Weise erlernt werden wie Verknüpfungen zwischen konditionierten und unkonditionierten Reizen, müßte der Einfluß vorexperimenteller Prädispositionen in beiden Fällen zur Geltung kommen.

Assoziative Prädispositionen haben sich im Verlauf der Evolution herausgebildet. Bei all ihrer Unterschiedlichkeit und Spezifität lassen sie einige allgemeine Prinzipien erkennen. Zwischen Ursache und Wirkung beim Essen z. B. gibt es meistens etwas längere Verzögerungen. Deshalb überrascht es nicht, wenn auch bei einer experimentellen Verknüpfung ein längerer zeitlicher Ablauf zwischen Reiz und Reaktion weitgehend überbrückt werden kann. Neugeborene Tiere erwerben oft eine sehr feste Bindung an das erste sich lebendig gebärdende Objekt, dem sie begegnen (vgl. den Abschnitt über Prägung in Kap. 1). Hier hat sich eine artspezifische Bereitschaft zur Assoziation herausgebildet, die bei der besonderen Verletzlichkeit von Jungtieren sich als sehr zweckmäßig erweist. Andere biologische Erfordernisse haben die evolutionäre Entwicklung anderer spezifischer Prädispositionen veranlaßt. In diesem sehr interessanten Gebiet der assoziativen Prädispositionen gibt es zwischen der Psychologie und der Biologie viele Berührungspunkte.

3.5.3 Kategorienbildung bei Reizen und Reaktionen

Jede Assoziation wird mit einer gewissen Ungenauigkeit gebildet. Wenn wir einem Tier beibringen, den Hebel bei einem Ton von 1000 Hertz zu drücken, dann wird später in der Regel auch bei einem Ton von 1100 oder 900 Hertz ein Hebeldruck erfolgen, wenn auch vielleicht weniger zuverlässig. Ein Klavierstück erkennt man wieder, auch wenn es später auf der Gitarre gespielt wird. Das sind einfache Tatsachen, die niemanden überraschen, doch sie enthalten ein zentrales psychologisches Problem. Die Frage ist, wie die Lebewesen es fertig bringen, eine effektive Stimulierung von einer ineffektiven abzugrenzen. Es muß eine psychologische Grundfähigkeit geben, mit deren Hilfe die Inhalte der Erfahrung als ähnlich oder unähnlich behandelt werden können. Jedes Lebewesen legt seinen eigenen Klassifizierungsmechanismus an die Umweltreize an. Das ist die Schlußfolgerung, zu der man kommt, wenn man beobachtet, daß das Tier die Reizgegebenheiten als ähnlich oder als unähnlich behandelt.

Das Phänomen der psychologischen Ähnlichkeit scheint zunächst physikalisch begründet zu sein. Wenn etwas Verschiedenes als ähnlich erlebt wird, dann liegen i. allg. nicht nur erlebnismäßige, sondern auch physikalische Gemeinsamkeiten vor. Ähnliche Erlebnisgegebenheiten kommen etwa bei ungefähr gleicher Größe oder Farbe oder bei ähnlicher Tonhöhe der jeweiligen Reize vor. Unsere alltäglichen Ähnlichkeitserlebnisse entsprechen also oft der physikalischen Reiznähe, doch die Physik erklärt nicht alles. Wir haben z. B. den Eindruck, daß Händels Musik der von Bach ähnelt, daß ein neuer Bekannter einem alten Freund ähnlich ist oder daß Chicago New York ähnlicher ist als Los Angeles. Obgleich auch solche Ähnlichkeiten irgendwie mit physikalischen Details zusammenhängen, kann man sie doch nicht durch so etwas wie Reiznähe im Sinne der physikalischen Dimensionen Länge, Größe, Frequenz usw. erklären. Doch bereits für die einfacheren Dimensionen kommt die Physik erst an zweiter Stelle, eine Erklärung der Ähnlichkeit ist primär Sache der Psychologie. Man braucht die Kenntnis der physikalischen Eigenschaften nicht, um zu entscheiden, was ähnlich ist und was nicht. Man weiß ohne zu messen, daß die Farbe Orange der Farbe Rot ähnlicher ist als der Farbe Grün. Es ist sogar so, daß physikalische Meßmethoden – und somit die ganze Physik – aufgrund solcher natürlicher Eindrücke von Ähnlichkeit entstanden sind.

Zur Untersuchung von Ähnlichkeit oder *Generalisation* – die lerntheoretische Bezeichnung desselben Sachverhalts – haben Psychologen mit Vorliebe das Farbspektrum herangezogen, da in diesem Fall der physikalische Reiz leicht und exakt abzugrenzen ist. Das Licht besteht physikalisch gesehen aus einem Band verschiedener Wellenlängen. Bei Lebewesen mit Farbrezeptoren bewirken diese verschiedenen Wellenlängen spezifische Farbempfindungen. Der Regenbogen enthält das Farbspektrum, das den sichtbaren Wellenlängen des Sonnenlichts entspricht: von Violett auf der einen bis Rot auf der anderen Seite. Daß wir dabei abgestufte Farbbänder und kein Farbkontinuum wahrnehmen, hat psychologische, keine physikalischen Ursachen. Physikalisch gesehen sind im Regenbogen die Wellenlängen von der längsten (rot) bis zur kürzesten (violett) kontinuierlich angeordnet. Unser visuelles System setzt diese Information jedoch in abgestufte Farbbänder um. Und das bedeutet, daß über das gesamte Band hin schmalere Bereiche mit markanter Farbänderung von breiteren Bereichen mit allmählicher Änderung alternierend abgelöst werden. Andere Lebewesen nehmen möglicherweise andere Farbstufungen wahr oder auch gar keine. Auch bestehen offensichtlich interindividuelle Unterschiede: Bekanntlich streitet man sich oft darüber, an welcher Stelle Blau in Grün übergeht oder Rot in Orange. Die Farbstufung innerhalb des Bandes und die individuellen Unterschiede bei der Farbwahrnehmung verdeutlichen, warum Ähnlichkeit mehr ist als das, was mit der physikalischen Reizbeschaffenheit gegeben ist.

Tauben haben, wie viele Vögel, einen ausgeprägten Farbsinn. Sie sind daher als Versuchstiere für Experimente zur Farbgeneralisation besonders geeignet. Hinzu kommt, daß sie durch keinerlei Wissen über die Physik des

Lichts beeinflußt werden. N. Guttman und H. J. Kalish (1956) brachten über einen Verstärkungsplan mit variablen Intervallen ihre Tauben dazu, für ein Futterkorn gleichmäßig und anhaltend auf die übliche Scheibe zu picken. Die Scheibe war grüngelb beleuchtet. Nach einigen Übungsdurchgängen wurde die Fähigkeit zur Generalisation überprüft. Nun wurde das Picken nicht mehr belohnt, außerdem änderte sich etwa alle 30 Sekunden die Farbe des Lichts. Die unterschiedlichen Wellenlängen traten in Zufallsfolge auf. Der Farbwechsel wurde fortgesetzt, bis das Picken schließlich aufhörte. Während des Löschungsprozesses wurden zahlreiche Er-

kenntnisse über die Farbeindrücke der Tauben gewonnen.

Abbildung 3.15 zeigt die *Generalisationsgradienten* dieser Versuchstiere. Am häufigsten pickten die Tauben auf den jeweils ursprünglichen Reiz hin – grüngelb oder 550 Millimikron (dieses physikalische Maß wird in Kapitel 7 erklärt). Je weiter der Reiz vom ursprünglichen physikalisch entfernt war, desto weniger wurde gepickt. Die Pickreaktionen beschränkten sich auf den Bereich von blaugrün (500 Millimikron) bis orange (600 Millimikron). Tauben, die auf ein Picken bei grüngelber Farbe trainiert waren, pickten bei jedem Grünton, jedem Gelbton und bei vie-

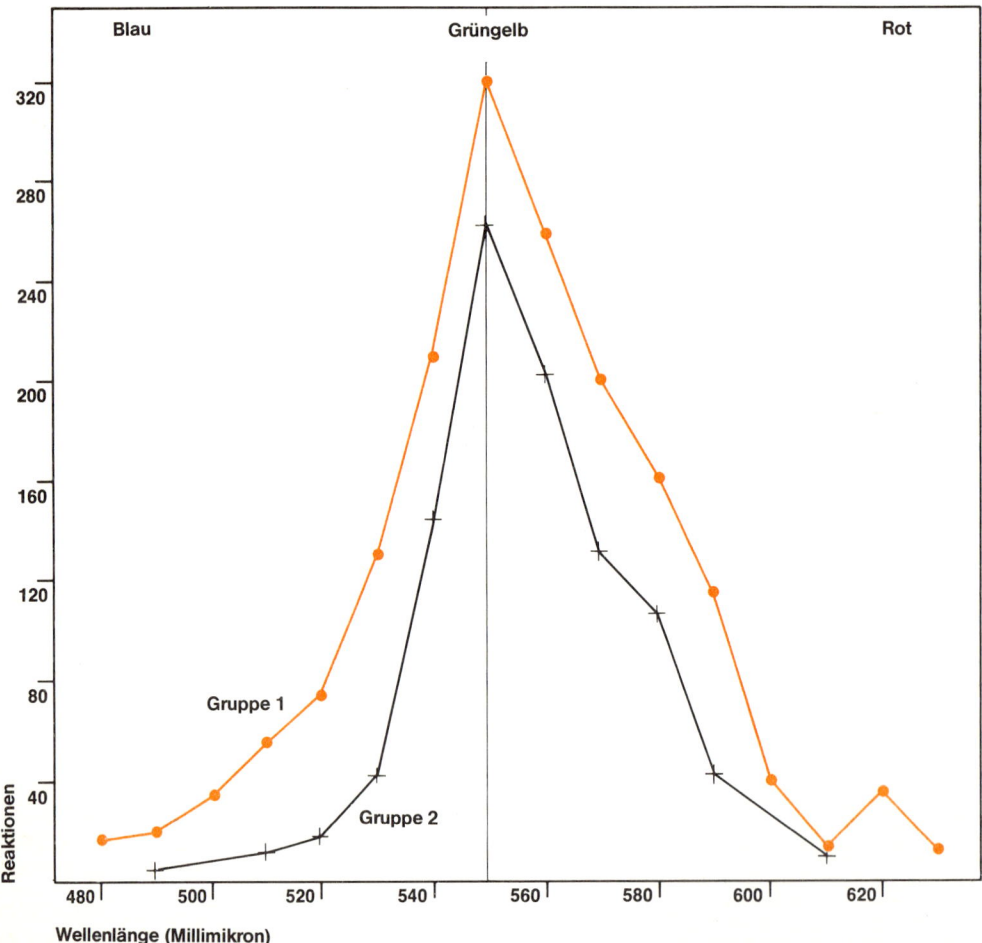

Abb. 3.15. Zwei Gruppen von Tauben lernten für Futter auf eine Scheibe von grüngelber Farbe (Wellenlänge 550 Millimikron) zu picken. In der Übungsphase wurden sie intermittierend belohnt. In der Testphase erhielten sie keine Belohnung mehr, während die Scheibe alle 30 Sekunden die Farbe wechselte. (Aus Guttman, 1956)

len Orangetönen. Mit zunehmendem Abstand der Wellenlänge vom ursprünglichen Reiz verringerte sich jedoch die Anzahl der Reaktionen.

Die beiden Gradienten von Abb. 3.15 stammen von verschiedenen Taubengruppen, die unterschiedlichen Testfarben, jedoch in etwa dem gleichen Spektrumsbereich, ausgesetzt wurden. Die Übereinstimmung der Kurven läßt auf hohe Reliabilität der Gradienten schließen. Solche gemittelten Gradienten sind in der Regel zuverlässig und regelmäßig, während bei einzelnen Individuen oft erhebliche Abweichungen von diesem glatten Symmetrieverlauf auftreten. Allerdings geben die individuellen Unregelmäßigkeiten ihrerseits Aufschlüsse über die Farbenwelt der Tauben. Blough (1961) replizierte Guttmans Experiment. Er erhielt etwa den gleichen Generalisationsgradienten. Darüber hinaus untersuchte er im einzelnen die Variation der Kurvenform, die sich nach Verwendung unterschiedlicher Farben in der Konditionierungs-

phase ergaben sowie die interindividuellen Unterschiede.

In Abb. 3.16 sind von sechs Tauben jeweils drei Gradienten pro Taube wiedergegeben. Man sieht, daß die Form des Gradienten vom ursprünglichen Reiz abhängt. Bei der Farbe grüngelb hat der Gradient rechts eine Ausweitung, bei grün links; nur bei der Farbe gelb verläuft die Kurve ziemlich symmetrisch. Diese Unterschiede bedeuten, daß die Tauben über das Wellenspektrum hinweg ebenfalls eine Reihe diskontinuierlicher Farbstreifen wahrnehmen. Wenn der ursprüngliche Reiz sich im Mittelteil eines Farbstreifens befindet, fällt der Gradient nach beiden Seiten hin gleichmäßig ab. Befindet sich der Reiz am unteren oder oberen Ende des Streifens, so weist der zugehörige Gradient rechts oder links eine Ausweitung auf. Da die drei Gradienten bei allen Tauben etwa gleich verlaufen, darf man annehmen, daß die Unstetigkeiten der Kurve tatsächlich durch perzeptuelle Faktoren zustandegekommen sind und

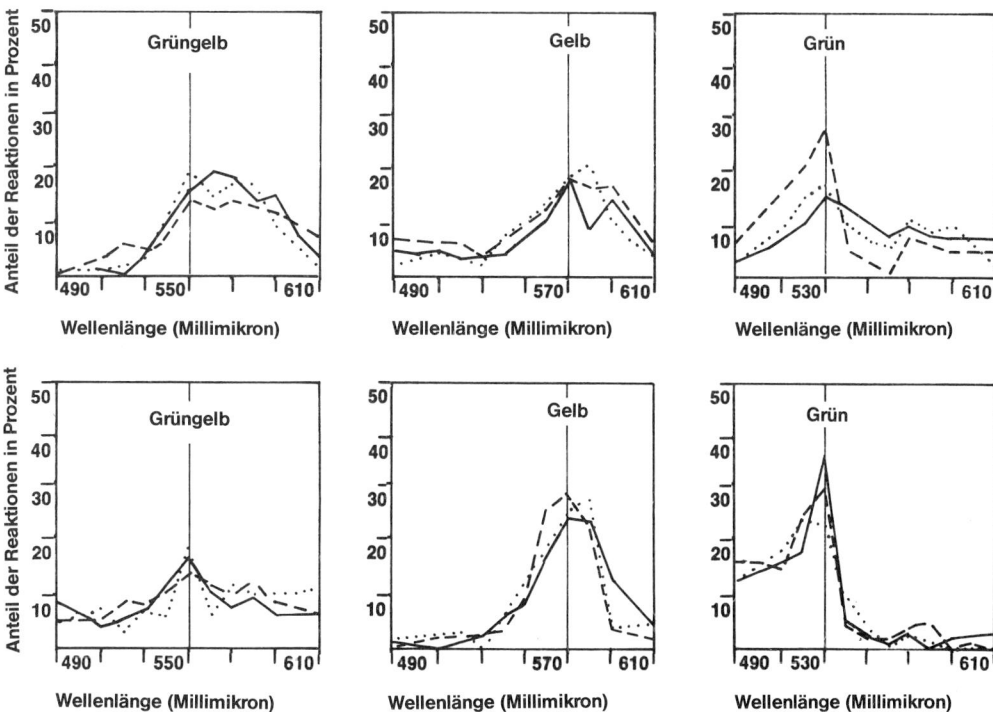

Abb. 3.16. Zwei Tauben lernten, auf eine grüngelbe (550 Millimikron) Scheibe zu picken, zwei weitere auf eine gelbe (570 Millimikron) und zwei auf eine grüne (530 Millimikron). In der Testphase erhielten die Tauben keine Belohnung für das Picken, und die Farbe der Scheibe wurde variiert. Dieses Vorgehen wurde dreimal bei jeder Taube wiederholt. (Nach Blough, 1961)

nicht durch zufällige Fluktuationen der Pick-reaktionen. Die Variation von Taube zu Tau-be läßt vermuten, daß die Farben des Regen-bogens von jeder Taube etwas unterschied-lich wahrgenommen werden, was entspre-chend vom Menschen bekannt ist.

Generalisationsexperimente sagen uns eine ganze Menge über die Sinneswelt der Tiere und sind schon aus diesem Grunde allein interessant. Generalisationsvorgänge sind außerdem für den Lernprozeß von Be-deutung. Generalisationsgradienten bedeu-ten, daß das Lebewesen seine eigenen Klassi-fikationsprinzipien selbst in die einfachsten Lernsituationen einbringt. Wenn eine Taube gelernt hat, daß es sich lohnt, auf eine gelbe Scheibe zu picken, dann gibt es – physikalisch gesehen – keinen Grund, das Picken nur auf orange und goldfarben auszudehnen, nicht aber auf blau oder violett. Diese Extrapola-tion ist ausschließlich der einfachen Psycho-logie der Taube zu verdanken. Für solche Phänomene gibt es i. allg. eine einleuchtende

evolutionäre Grundlage. In diesem Fall ist zu bedenken, daß in vielen physikalischen Pro-zessen gelb enger mit orange oder goldfarben einhergeht als mit blau oder violett. Wenn sich ein Tier diesen Gegebenheiten anpaßt, hat es bessere Überlebenschancen als mit abweichenden Ähnlichkeitsvorstellungen. Auch auf der Seite der Reaktionen finden sich solche Generalisationen. Wenn die rechte Hand nicht frei ist, dreht man den Türknauf auch mit der linken. Man findet einen be-kannten Ort, auch wenn man zum erstenmal mit Rollschuhen dorthin läuft. Ratten finden ihren Weg laufend durch ein Labyrinth, nach-dem sie zuvor gelernt haben, es zu durch-schwimmen (Macfarlane, 1930).

Die Forschung zum Problem der Generali-sation hat manche Komplikation zutage ge-fördert, die das von uns bisher gezeichnete simple Bild weiter differenzieren. Menschen und Tiere generalisieren selektiv, d. h. die Generalisation verläuft bei verschiedenen Reizen unterschiedlich. Erhalten die Tauben

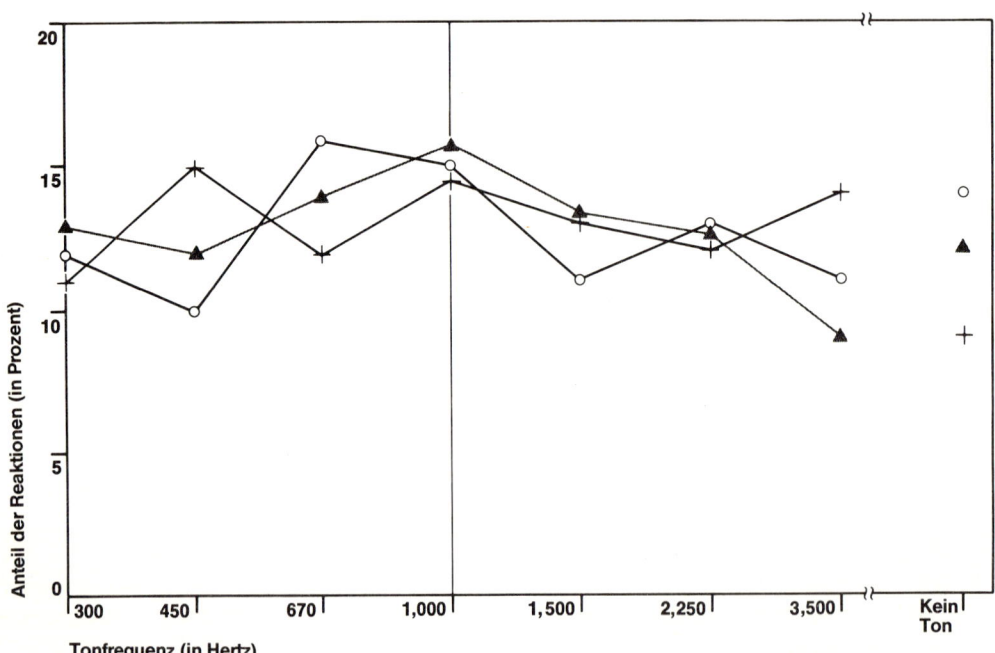

Abb. 3.17. Drei Tauben lernten, für Futter auf eine Scheibe zu picken, wobei ein Ton von 1000 Hertz darge-boten wurde. In der Testphase erhielten sie kein Futter mehr. Die Frequenz des Tons wurde verändert, gelegent-lich wurde er ganz abgestellt. Die flachen Gradienten lassen eine nahezu maximale Generalisation erkennen. (Aus Jenkins & Harrison, 1960)

als Ausgangsreiz einen Ton von bestimmter Höhe, dann sehen ihre Generalisationsgradienten völlig anders aus, als wenn der Ausgangsreiz eine Farbe war (Jenkins & Harrison, 1960). Abb. 3.17 zeigt die Generalisationsgradienten von drei Tauben, die in der Testphase Töne im Frequenzbereich von 300 Hertz (nahe dem mittleren c) bis 3500 Hertz (mehr als drei Oktaven höher) oder gar keinen Ton zu hören bekamen. In der Übungsphase zuvor waren sie auf einen Ton von 1000

Hertz konditioniert worden. Dennoch fiel die Generalisation maximal aus, die Tauben pickten sogar bei völligem Ausbleiben des Tons.

Maximale Generalisation wie die in Abb. 3.17 bedeutet, daß der Ton keinerlei Wirkungskontrolle über das Verhalten der Taube ausübt. Ein taubes Tier z. B. würde maximale Generalisation zeigen. Wenn wir nur nach Abb. 3.17 gehen würden, könnten wir zu dem Schluß kommen, daß Tauben für Töne taub

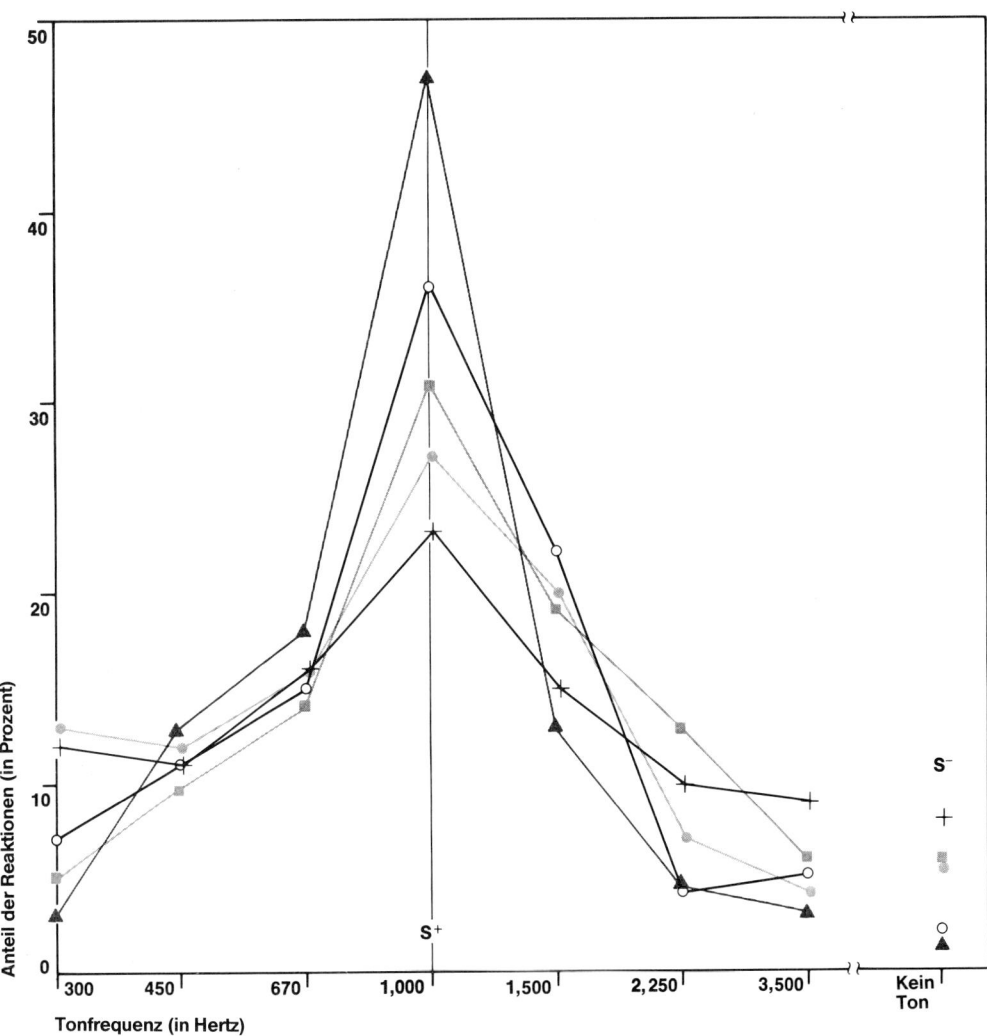

Abb. 3.18. Fünf Tauben lernten, für Futter auf eine Scheibe zu picken, wobei ein Ton von 1000 Hertz dargeboten wurde. Sie lernten außerdem, daß bei Ruhe keine Belohnung folgte. In der Testphase wurde keine Futterbelohnung mehr gegeben, aber die Frequenz des Tons variiert. Auf der Ordinate ist der Prozentanteil der Pickreaktionen bei jeder Frequenz abzulesen. (Aus Jenkins & Harrison, 1960)

sein müssen, da sie auf alle Tonhöhen und sogar auf das Ausbleiben von Tönen gleich reagieren.

Tauben hören jedoch sehr gut, ähnlich gut wie Menschen. Sie achten allerdings auf Geräusche nur dann, wenn sie sehr bedeutsam sind. Das konnten Jenkins und Harrison mit anderen Tauben nachweisen. Diese wurden Versuchsbedingungen ausgesetzt, die im wesentlichen den oben beschriebenen gleich waren. Sie wurden wieder nach Darbietung eines Tons von 1000 Hertz belohnt, doch dieser Ton blieb gelegentlich ganz aus, die Tauben pickten vergeblich. Dadurch lernten sie allmählich, zwischen einem Ton von 1000 Hertz und der Ruhebedingung zu unterscheiden, sie pickten alsbald nur noch zur richtigen Zeit. Die Gradienten der Testphase sind in Abb. 3.18 dargestellt. Nachdem die Tauben gelernt hatten, daß der Ton eine Futterbelohnung ankündigt, hörten sie offensichtlich genau hin. Auf diese Weise kamen ihre Reaktionen unter die Wirkungskontrolle der Tonhöhen – so wie sie unter die der Farbtöne gekommen waren.

Diese Experimente zeigen daß der Tonhöhengradient ohne spezielles Training flach verläuft. Der ganz andere Kurvenverlauf nach der Übung erklärt sich jedoch nur schwer aus der Übung selbst. Es gibt keinen rechten Grund, warum die gelernte Diskrimination zwischen 1000 Hertz und Ruhe zu einem symmetrischen oder irgendwie anders verlaufenden Gradienten führen sollte. Doch die Gradienten in Abb. 3.18 sind offensichtlich symmetrisch.

3.5.4 Wie es zu den Gradienten kommt

Generalisationsgradienten haben etwas mit den bekannten und endlosen Auseinandersetzungen zwischen den Theorien zu tun, die die vergangene Erfahrung der Tiere betonen und jenen, die auf die Vererbung bauen. Die Resultate von Jenkins und Harrison sind wichtig, weil sie beiden Richtungen Rechnung tragen. Einerseits zeigte sich, daß ein auditiver Reiz ohne spezielles Training einfach ignoriert wird. Andererseits wird der

Verlauf des Gradienten offenbar nicht durch dieses spezielle Training bestimmt. Der Verlauf scheint eher Teil der festen Ausstattung des Tieres selbst zu sein wie sein Schnabel und seine Federn.

Man könnte einwenden, daß der Verlauf der Kurven dennoch auf einen Lernvorgang zurückgeht, der vor dem Experiment selbst stattgefunden hat. Ehe eine Taube einem Experimentalpsychologen in die Hände fällt, lebt sie in einer Umwelt, in der die Dinge mit jeweils bestimmter Häufigkeit zusammen vorkommen. Ähnliche Belohnungsfolgen mögen häufig bei Farbgegebenheiten vorkommen, die zwischen gelb und orange oder zwischen grün und blau pendeln, oder bei akustischen Reizen zwischen 950 und 1000 Hertz, dagegen seltener bei Gegebenheiten mit reizmäßig größerer Distanz. So könnte das Tier die entsprechenden Generalisierungen erlernt haben, lange bevor es im Laboratorium getestet wird. Nach dieser Theorie müßte man erwarten, daß bei gänzlich andersgearteten Alltagserfahrungen auch die Gradienten anders verlaufen.

Um diese Theorie zu überprüfen, müßte man die Tiere in einer ungewöhnlichen Umgebung aufziehen. Was würde geschehen, wenn ein Vogel in einer Umwelt aufwächst, die nur von einer Farbe – z.B. gelb – beleuchtet wird? Die Gegenstände wären dann alle mehr oder weniger gelb. Angenommen der Vogel würde in dieser Situation lernen, auf eine Scheibe zu picken, um Futter zu erhalten. Welcher Generalisationsgradient würde sich ergeben, wenn der Vogel danach mit verschiedenen Farben konfrontiert wird? Ein solches Experiment wurde zuerst von Peterson (1962), dann von Rudolph, Honig und Gerry (1969) durchgeführt. Die Versuchstiere waren Hühner und Wachteln. Außerdem wurden neben einem dominierenden Gelb auch rotes, grünes, weißes (d.h. normales) Licht sowie Dunkelheit bei jeweils verschiedenen Stichproben von Versuchstieren experimentell variiert. Die Auswertung der erhaltenen Daten läßt den Schluß zu, daß der Verlauf des Generalisationsgradienten *nicht* von früheren Erfahrungen abhängig ist.

Der Verlauf des Gradienten scheint im wesentlichen angeboren zu sei, er ist aber durch Erfahrung modifizierbar. So konnten

Jenkins und Harrison für die Tonhöhen in einem weiteren Experiment (1962) zeigen, daß der Gradient sehr viel spitzer verläuft, nachdem die Tauben zwischen zwei Tönen unterschiedlicher Frequenz zu unterscheiden gelernt hatten. Zwei Tauben aus dem früheren Experiment (vgl. Abb. 3.17 und 3.18) mußten erneut lernen, daß sie bei einem Ton von 1000 Hertz belohnt wurden. Diesmal kam hinzu, daß es bei einem Ton von 950 Hertz keine Belohnung gab. Die Tauben beherrschten bald auch diese Unterschiede. In der Testphase wurden sie wieder einer Stichprobe weit streuender Tonhöhen ausgesetzt, ohne daß Belohnung erfolgte. In Abb. 3.19 sind die Ergebnisse dargestellt, wobei zum Vergleich auch die früheren Gradienten, bei denen die Tauben zwischen einer Tonhöhe von 1000 Hertz und Stille zu unterscheiden gelernt hatten, abgebildet sind. Die neuen Gradienten weisen einen sehr viel spitzeren Verlauf auf als die früheren. Die Tauben zeigen sich diesmal den Tonhöhen gegenüber sehr selektiv, d. h. sie beschränken ihr Picken auf Signa-

le, die nicht weiter als 50 Hertz vom ursprünglichen Reiz entfernt sind.

Man hat durch selektive Belohnung, Nichtbelohnung und Bestrafung Gradienten von teilweise recht ausgefallenen Verlaufsformen herstellen können. Die Kurven können sehr spitz werden, soweit es die jeweilige Beschaffenheit der Sinnesorgane erlaubt. Sie können breit und flach verlaufen, wenn das Tier gelernt hat, Reize einer bestimmten Sinnesmodalität zu ignorieren bzw. wenn es nicht gelernt hat, die jeweilige Dimension zu beachten. Die einschlägige Literatur hierzu ist umfangreich und wächst weiter an (vgl. Sutherland & Mackintosh, 1971; Terrace, 1968). Für unsere Zwecke genügt es zu wissen, daß Tiere auf Prädispositionen aufbauen, wenn sie neue Assoziationen erlernen. Die Reize, mit denen sie konfrontiert werden, behandeln sie als Repräsentanten bestimmter Klassen. Später reagieren sie dann auch auf andere Reizgegebenheit, oft auf völlig unbekannte. Menschen können mit einem typischen Nationalgefühl auf die Symbolfarben ihrer Nation reagieren,

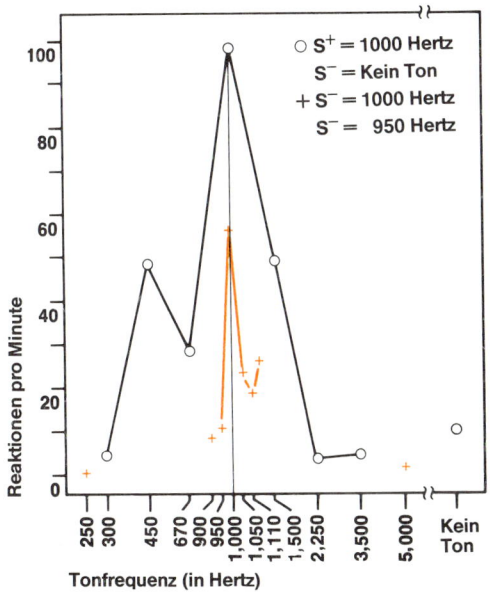

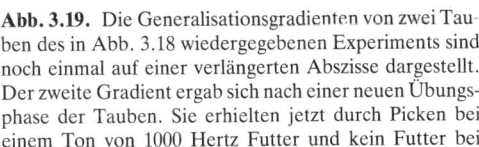

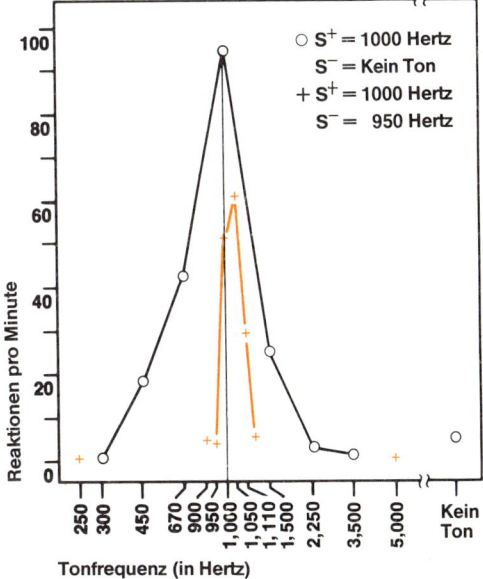

Abb. 3.19. Die Generalisationsgradienten von zwei Tauben des in Abb. 3.18 wiedergegebenen Experiments sind noch einmal auf einer verlängerten Abszisse dargestellt. Der zweite Gradient ergab sich nach einer neuen Übungsphase der Tauben. Sie erhielten jetzt durch Picken bei einem Ton von 1000 Hertz Futter und kein Futter bei einem Ton von 950 Hertz. In der Testphase erhielten sie keine Belohnung. Die Tonfrequenz wurde variiert. Nachdem die Tauben gelernt hatten, zwischen einem Ton von 1000 Hertz und einem von 950 Hertz zu unterscheiden, war ihre Diskriminationsleistung bei unterschiedlichen Frequenzen sehr hoch. (Aus Jenkins & Harrison, 1962)

auch wenn den jeweiligen Farben der Fahne eindeutige physikalische Frequenzen zugrundeliegen. Was als einer relevanten Klasse zugehörig angesehen wird, hängt teilweise von der Situation, teilweise von früheren Erfahrungen und zum Teil von gewissen Erbanlagen ab. In allen Fällen aber wird man dem Verhalten eines Tieres nicht mit dem engen Rahmen der reinen Sinneserfahrung gerecht.

3.6 Lernen als Handlung

Wir haben unseren Überblick über Lernprozesse auf die entscheidende Frage hin zentriert, wie Mensch und Tier dazu kommen, wichtige Ereignisse in ihrem Leben vorhersagen zu können. Bei der Beantwortung dieser Frage ist man nur langsam vorangekommen, denn es stellten sich immer wieder unerwartete Komplikationen ein. Wir wissen inzwischen, daß die alte Assoziationslehre verändert werden muß, damit Faktoren wie Aufmerksamkeit, Selektivität und Klassifikationsprinzipien einbezogen werden können. Die Probleme sind nicht unlösbar, aber noch erschweren sie die Aufstellung einer allgemeinen und anwendbaren Lerntheorie. Auch wenn man weiß, wie das Lernen i. allg. verläuft, kann man noch nicht sagen, worauf das Lebewesen seine Aufmerksamkeit richten wird und wie das neue Wissen generalisiert werden wird. Mangelnde Kenntnisse über die verschiedenen Spezies und über einzelne Individuen erlauben es bisher noch nicht, mit Hilfe einer Lerntheorie präzise Voraussagen darüber zu machen, was ein Lebewesen lernen wird.

Abweichend von der üblichen Auffassung betrachten wir das Gesetz des Effekts (vgl. Kap. 2) eher als Handlungsprinzip denn als Lernprinzip. Nach allgemeiner Ansicht lernen Lebewesen durch Assoziation und aufgrund von Belohnungen für bestimmte Verhaltensweisen. Wir dagegen meinen, daß sie deshalb nach Belohnung lernen, weil sie auf Dinge wie Belohnungen und Bestrafungen ihre Aufmerksamkeit richten. Sie merken sich somit diejenigen Ereigniskorrelationen, die Belohnung und Strafe am sichersten vorhersagen. Nachdem sie solche Korrelationen gelernt haben, handeln sie entsprechend dem Gesetz des relativen Effekts (vgl. Kap. 2). Praktisch gesehen hat der Unterschied zwischen unserem und dem allgemein verbreiteten Ansatz geringe Bedeutung, theoretisch dagegen ist er wichtig. Wir plädieren im wesentlichen für die Existenz eines einzigen, wenn auch recht komplexen, Lernprinzips, während andere Theoretiker mindestens zwei oder sogar mehr zugrundelegen.

Obgleich wir nicht der Ansicht sind, daß das Gesetz des Effekts ein Lernprinzip ist, sind wir doch der Meinung, daß Lernen als ein weiterer, vielleicht sogar als der bedeutsamste Demonstrationsfall für das zentrale Prinzip der Motivation gelten kann. Ein Tier lernt dann etwas über seine Umwelt, wenn seine Vorhersage versagt hat, wenn es also überrascht wurde (vgl. Abb. 3.20). Das Versagen wirkt augenscheinlich motivierend, was nach unserem Schema bedeutet, daß das Lebewesen aktiviert wird. Die Aktivierung ihrerseits bringt das Tier (oder den Menschen) dazu, eine mentale Verbindung zwischen den Dingen, die während der Überraschungssituation geschahen, herzustellen. Dies reduziert die Wahrscheinlichkeit, beim nächstenmal erneut überrascht zu werden. Antriebe sind i. allg. so angelegt, daß sie ihr eigenes Triebniveau herabsetzen, und der durch Überraschung aktivierte Trieb bildet da keine Ausnahme. Wenn wir Lernen als eine Form des Handelns ansehen, dann ist es eindeutig den Handlungen zuzurechnen, die durch spezifische Antriebe verursacht werden – etwa durch einen starken Temperaturanstieg, durch ein Sinken des Blutzuckerspiegels, durch eine Veränderung der Sexualhormone. Aristoteles leitete seine *Metaphysik* mit dem Satz ein: „Alle Menschen streben von Natur aus nach Wissen" (S. 17). Er gestand dieses Verlangen nur dem Menschen zu, aber wir wissen inzwischen, daß der Mensch die angeborene Neugier mit vielen anderen Lebewesen teilt. Denn allen gemeinsam ist das Bestreben, eine vorhersagbare Ordnung in die Welt zu bringen, in der sie leben.

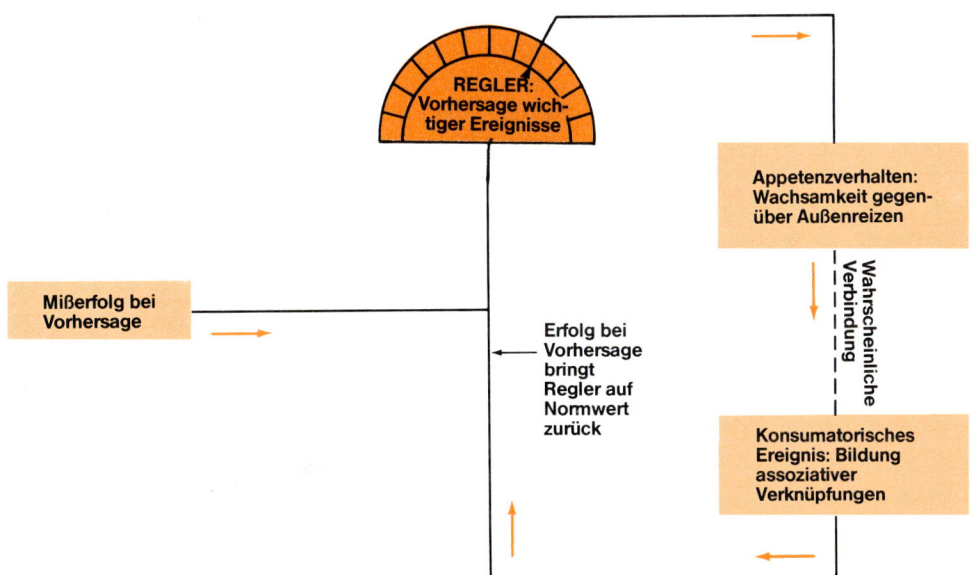

Abb. 3.20. Lernen als motivierte Handlung (vgl. Abb. 2.19). Wenn die Vorhersage eines wichtigen Ereignisses mißlingt, ergibt sich daraus ein Triebzustand, der zu Wachsamkeit gegenüber dem Ereignis und zur Bildung von Assoziationen zwischen den es umgebenden Reizen führt. Wenn das wichtige Ereignis durch eine neue Assoziation vorhersagbar geworden ist, stellt sich der Regler wieder auf seinen Normwert ein – das Lerngeschehen ist beendet

3.7 Zusammenfassung

1. Lernen findet statt, wenn ein Lebewesen feststellt, daß seine Erwartungen gegenüber einer Situation falsch waren – wenn es überrascht wurde. Diese Abweichung motiviert das Lebewesen, zwischen den Ereignissen der Überraschungssituation eine geistige Beziehung herzustellen, so daß die Wahrscheinlichkeit einer Überraschung beim nächstenmal geringer wird. Lernen ähnelt insofern anderen Antrieben, als es auch zur Reduzierung seines eigenen Triebniveaus führt.

2. Nach der *Assoziationstheorie* besteht Lernen darin, daß wahrgenommen und erinnert wird, wie die Einzelerfahrungen zusammengehören. Hermann Ebbinghaus untersuchte das *serielle Lernen* von Listen mit sinnlosen Silben, um die *assoziativen Verknüpfungen* herauszufinden – die geistigen Bindeglieder zwischen verschiedenen Inhalten unseres Erlebens. Er fand heraus, daß Lernmaterial bei *verteilter* Übung länger behalten wird als bei *massierter* Übung, daß bei unterschiedlicher Aufgabenschwierigkeit die schwierigere Aufgabe besser erinnert wird und daß Lernen und Vergessen zunächst sehr rasch erfolgen, diese Prozesse sich dann aber immer mehr verlangsamen.

3. *Paar-Assoziationen* bestehen aus zwei unverbundenen Items, die zusammen erinnert werden. Dies ist eine einfachere Form des Lernens als das Memorieren einer Liste von Items, bei dem sowohl Inhalt als auch Reihenfolge wiedergegeben werden müssen. In beiden Fällen übersahen die Assoziationstheoretiker aber meistens den strukturellen Anteil beim Lernen. Wir memorieren nicht einfach einzelne Items, sondern wir kategorisieren und organisieren das Gelernte. Dies geschieht durch Sortieren, Transformieren und Abstrahieren von Lernelementen.

4. Die augenblicklichen Sinneserlebnisse werden nur vorübergehend im Gedächtnis festgehalten. Durch gezieltes Memorieren kann das Lernmaterial aus diesem *Kurzzeitgedächtnis* in das überdauernde *Langzeitgedächtnis* überführt werden. Daß das Abrufen und Wiedergeben nach der Speicherung des Materials unvollkommen sein kann, ersieht man daraus, daß wir häufig etwas wiedererkennen, was wir nicht wiedergeben konnten. Daß unbewußt eine Synthese erfolgt, zeigt sich darin, daß wir uns oft nur an einige Aspekte eines Items oder an Elemente, die mit ihm assoziiert sind, erinnern können.

5. Durch Iwan Pawlow wurde das wichtige Konzept der *konditionierten Reflexe* in die Psychologie eingebracht. Es stellt eine Verbindung her zwischen der klassischen Assoziationslehre und neueren Vorstellungen über das Lernen. Bestimmte Reize, die als *unkonditionierte Reize* bezeichnet werden, rufen natürlicherweise bestimmte Reaktionen hervor. Zum Beispiel wird durch Nahrung Speichelfluß, eine *unkonditionierte Reaktion,* ausgelöst. Wenn wir einem Tier häufig genug einen neutralen Reiz (z. B. einen Ton) zusammen mit dem Futter darbieten, dann kommt es nach dieser Paarung schließlich zum Speichelfluß bereits bei Darbietung des Tons allein. Der Ton ist so zu einem *konditionierten Reiz* geworden, der eine *konditionierte Reaktion* auslöst (Speichelfluß). Entgegen der Pawlowschen Ansicht ist die konditionierte Reaktion meistens nicht identisch mit der unkonditionierten.

6. Wenn ein konditionierter Reiz ständig ohne den nachfolgenden unkonditionierten

Reiz dargeboten wird, erfolgt eine *Löschung:* Die konditionierte Reaktion bleibt am Ende aus. Löschung ist ein *hemmender* Vorgang; das Versuchstier weigert sich, die konditionierte Reaktion auszuführen. Eine plötzliche Veränderung durch einen neuen Reiz kehrt jedoch die Wirkung der Löschung wieder um: Es tritt *Enthemmung* auf, d. h. die konditionierte Reaktion setzt wieder ein. Im Verlauf des Löschungsprozesses kann es zeitweilig zur *Spontanerholung* der konditionierten Reaktion kommen, bevor sie endgültig gelöscht ist.

7. Zu den Phänomenen der Pawlowschen Konditionierung zählt auch die *Reizgeneralisation:* Die konditionierte Reaktion folgt nicht nur auf den konditionierten Reiz, sondern in gewissen Grenzen auch auf ähnliche Reize hin. Durch *Reizdiskrimination* kann gelernt werden, die konditionierte Reaktion nicht zu generalisieren: Der konditionierte Reiz bleibt mit dem unkonditionierten Reiz gepaart, während andere ähnliche Reize nicht mit dem unkonditionierten Reiz gepaart dargeboten werden. Das Tier lernt nun, auf diese nicht zu reagieren. Wenn allerdings die Reize zu ähnlich sind, um noch unterschieden werden zu können, führt das gelegentlich zu abweichendem Verhalten. Man spricht dann von einer *experimentellen Neurose.*

8. Die Paarung eines konditionierten Reizes mit einem unkonditionierten kann außer zu physischen Reaktionen auch zu emotional getöntem Verhalten führen. Wenn ein Ton mit einem Elektroschock gepaart wird (oder Spielmarken mit Futter), erhält der konditionierte Reiz (der Ton oder die Spielmarken) für eine gewisse Zeit selbst motivationale Kraft.

9. Den Kern der Pawlowschen Konditionierung bildet die Reizpaarung: Sie erfolgt unabhängig vom Verhalten des Versuchstieres. Bei *instrumenteller* oder *operanter* Konditionierung hängt die Reizdarbietung vom Verhalten des Individuums ab. Da das Versuchstier also auf das Geschehen einwirkt, kann bei diesem Verfahren das Gesetz des Effekts untersucht werden. Aber trotz der scheinbaren Unterschiede beider Vorgehensweisen enthält die Pawlowsche Paarung einige Ele-

mente der instrumentellen Konditionierung und umgekehrt.

10. Unter den *Verstärkungsplänen* gibt es solche, bei denen das Lebewesen nach einer festen Anzahl von Reaktionen eine Belohnung erhält *(fester Quotenplan)*, dann solche Pläne, bei denen die Anzahl der belohnten Reaktionen variiert *(variabler Quotenplan)*, weiter die Pläne mit festem Intervall *(fester Intervallplan)*, bei denen nach einer Mindestwartezeit auf die dann erste instrumentelle Reaktion hin eine Belohnung folgt, schließlich Pläne, bei denen die Mindestdauer des Warteintervalls variiert *(variabler Intervallplan)*. Der Verstärkungsplan hat Auswirkungen auf das Verhalten: Bei einem festen Intervall wird die Arbeit zum Zeitpunkt der Belohnung hin beschleunigt; bei variablen Intervallen verläuft die Arbeit gleichmäßig. Dagegen führen Quotenpläne entweder zu verstärktem Arbeitseinsatz oder zu gar keinem. Für alle Pläne gilt: Wenn die Verstärkung intermittierend verabreicht wurde, dann ist die Reaktion auf jeden Fall überdauernder und resistenter gegen Löschung, als wenn jede Reaktion verstärkt worden wäre.

11. Allerdings hängt das Lernen nicht von einfachen Reizpaarungen ab, sondern von der vermittelten *Information*. Der konditionierte Reiz löst eine konditionierte Reaktion deshalb aus, weil er das Tier über das Bevorstehen des unkonditionierten Reizes informiert. Wenn ein Reiz redundant ist oder unzuverlässige Vorhersagen macht, dann führt die Reizpaarung nicht zur Konditionierung, egal, wie häufig die Paarung erfolgte.

12. Aufgrund angeborener assoziativer Tendenzen bei verschiedenen Lebewesen sind manche konditionierten Reize leichter und dauerhafter als andere mit einem unkonditionierten Reiz verknüpfbar. Ähnliche Tendenzen lassen sich bei der Verknüpfung von Reaktionen und Belohnung aufweisen. Höchstwahrscheinlich ist die Evolution für diese „vorgefertigten" Beziehungen verantwortlich.

13. Untersuchungen zur Reaktionsgeneralisierung bei ähnlichen Reizen lassen vermuten, daß jedes Lebewesen seine eigenen Prinzipien der Klassifikation und Aufmerksamkeitsselektivität den Reizgegenständen entgegenbringt. Diese Prinzipien sind zum Teil angeboren, andere sind erworben. Die Verlaufsform der Generalisationsgradienten scheint allerdings angeboren und bis zu einem gewissen Grad erfahrungsunabhängig zu sein.

4 Handeln und Werte in der menschlichen Gesellschaft

In diesem Kapitel wollen wir zwischen den bisher beschriebenen Lern- und Motivationsprinzipien und der menschlichen Gesellschaft mit ihren Wertorientierungen eine Verbindung herstellen. Nehmen wir zunächst das Gesetz des Effekts. Auch Menschen handeln diesem Gesetz entsprechend, und sie üben mit seiner Hilfe Einfluß aufeinander aus. Auch ohne das Prinzip zu kennen, steuern sie das Verhalten ihrer Mitmenschen, indem sie es durch Anerkennung, Dankbarkeit und Geld belohnen oder durch Gleichgültigkeit, Vorwurf und Beleidigung bestrafen. Was beispielsweise auf einer Party geschieht, hat scheinbar mit einer Kontrolle von Verhalten durch das Effektgesetz keine Ähnlichkeit – doch Partykonversationen sind davon nicht ausgenommen. Auch das Klassenzimmer gehört zu seinem Wirkungsbereich, denn das Verhalten des Lehrers wird durch das Feedback von seiten seiner Schüler modifiziert.

Doch das Gesetz des Effekts allein reicht nicht aus, um verstehen zu können, wie es hinsichtlich der Belohnungs- und Bestrafungsmodalitäten innerhalb einer menschlichen Gemeinschaft zur Übereinkunft kommen kann. Wenn wir für Sauberkeit belohnt werden, lernen wir ja nicht nur, uns sauberzuhalten, sondern auch, die Sauberkeit als einen Wert zu betrachten. Wir sind nicht nur Empfänger, sondern auch Übermittler sozialer Werte. Indem wir andere belohnen (oder bestrafen), wirken wir nicht nur auf ihr Verhalten ein, sondern auch auf ihre Neigung, nun ihrerseits andere zu belohnen (oder zu bestrafen). Soziale Wertungen entstehen und verbreiten sich als Konzepte von Regeln für gegenseitige Belohnung und Bestrafung.

Nun handeln wir zwar dem Gesetz des Effekts gemäß, aber die Einzigartigkeit der Erbausstattung und der Erfahrung eines jeden Individuums verschafft ihm eine gewisse Einzigartigkeit in seinem Verhalten und seinen Werten. Es verbleibt ein ziemliches Maß an Unberechenbarkeit, es gibt so etwas wie Nonkonformität und Kreativität. Die Konformität des menschlichen Verhaltens kann im übrigen nicht größer werden, als es die meist verschiedenen, oft widersprüchlichen Belohnungen und Bestrafungen erlauben, zumal es kein Handlungsprinzip gibt, das dem Effektgesetz übergeordnet wäre.

Um die Haltbarkeit unserer Brücke zwischen psychologischer Theorie und sozialer Wirklichkeit zu überprüfen, wenden wir uns in diesem Kapitel einigen menschlichen Verhaltensweisen zu, die sich auf den ersten Blick einer rein mechanistischen Analyse zu entziehen scheinen. Haben wir nicht oft das Gefühl, uns den Fesseln der Konformität entzogen zu haben? Wollen wir Strafen vermeiden, wenn wir spätnachts an einer roten Ampel halten, obgleich weder ein Auto noch ein Polizist zu sehen sind? Wie kann jemand, der dem Effektgesetz unterliegen soll, absichtlich fasten? Wie ist Selbststeuerung möglich – vorausgesetzt, daß es so etwas überhaupt gibt?

Bei den etwa 900 Angehörigen des Kwoma-Stammes auf Neu-Guinea erwartet man von den Wildschweinjägern, daß sie selbst von ihrer Beute nichts verspeisen (Whiting, 1941). Ihr Jagdverhalten wird also nicht durch Nahrung belohnt. Zwar liegt letzten Endes der Nahrungstrieb der Wildschweinjagd zugrunde, aber der Zusammenhang ist weitaus indirekter als bei dem durch Futter belohnten Verhalten von Tieren, wie es in Kapitel 2 beschrieben wurde.

Nach den Vorstellungen der Kwomas dringt das Blut des Jägers durch die zum Töten benutzte Waffe in seine Beute ein. Da die Kwomas glauben, der Genuß des eigenen Blutes sei ungesund oder sogar tödlich, würde der Jäger Krankheit oder Tod riskieren, wenn er von seinem Fang etwas essen würde. Wenn ein Kwoma-Mann krank wird, ist er geneigt zu glauben, daß ein Feind ihn durch einen Zauber dazu gebracht hat, etwas von seiner Beute zu verzehren.

Das erlegte Wildschwein findet vielfältige Verwendung. Der Jäger ernährt damit seine Verwandten, oder er tauscht es gegen andere Wertgegenstände ein. Vielleicht opfert er es auch für irgendeine der zahlreichen Zeremonien – z. B. für Initiationsriten, Gegenzauberzeremonien zum Schutze vor Krankheiten oder für Festlichkeiten. Die Tradition schreibt genau vor, welchen Teil des Schweins die einzelnen Verwandten erhalten. Die Onkel mütterlicherseits bekommen die Schinken, die Schwestern Schultern und Bruststükke, die Brüder die Hinterbeine. Ein Kwoma darf also einer Lieblingstante oder einem Lieblingsbruder kein bevorzugtes Stück zukommen lassen; der Brauch erfordert eine Verteilung ohne Ansehen der Person. (Eine Verletzung dieser Sitte ist dann möglich, wenn die Umstände es erfordern. Wir überschätzen i. allg. die Macht, die solche primitiven Glaubensvorstellungen über die Angehörigen fremder Kulturen haben. In allen Kulturen – unsere eingeschlossen – wird das Verhalten nur bis zu einem gewissen Grad von solchen Vorstellungen beherrscht. Mit unserer westlichen Überheblichkeit gegenüber anderen Kulturen sprechen wir fremden Völkern die Fähigkeit zu Skeptizismus und Unkonventionalität zunächst einmal ab, vgl. Malinowski, 1926.)

Ein erlegtes Wildschein wird in das soziale Leben der Kwomas in vielfältiger Weise einbezogen. Zunächst gilt die Beute als Beweis für die Tapferkeit des Jägers. Lob, Achtung und Bewunderung sind ihm sicher. Der Gewinn kann auch konkreter sein: Der unverheiratete Jäger erwirbt leicht die weibliche Zuneigung, welche im übrigen auch einem verheirateten Jäger zuteil werden kann, denn Ehebruch ist auch dort eine nicht seltene Verletzung sozialer Normen. In den Stammesversammlungen, in denen Auseinandersetzungen geschlichtet werden, gilt das Wort eines hervorragenden Mannes besonders viel, und als erfolgreicher Jäger kann man dort seinen Einfluß vergrößern.

Die Notwendigkeit, die Beute des Jägers rasch zu verteilen, wirkt sich auf das Leben der Kwomas merklich aus. Das Fleisch muß gegessen werden, bevor es in der tropischen Hitze verdirbt. Würde ein Jäger mit normalem Appetit seine Beute allein verzehren, dann wäre er am Ende tatsächlich krank – wegen des inzwischen verdorbenen Fleisches, nicht wegen Zauberei. Die Kwomas verhalten sich also durchaus adäquat, auch ohne dabei an Fleischvergiftung zu denken. Wenn die Kwomas einmal Kühlschränke bekommen sollten, könnten die Männer ihre Beute wohl selbst aufessen. Wahrscheinlicher ist, daß sie es auch dann nicht tun, denn die übrigen Konsequenzen ihrer Verhaltensre-

geln würden durch eine solche Technologie kaum berührt. Die Verteilungsregeln sind Teil eines umfassenderen Verhaltenssystems. In einer Dorfgemeinschaft der Kwomas hängt die Fleischration des einzelnen nicht von der eigenen Jagdgeschicklichkeit ab, sondern in erster Linie von der Leistung seiner nächsten Verwandten, darüber hinaus von der durchschnittlichen Leistung der gesamten Dorfgemeinschaft. Die Ernährungsregeln machen die Menschen voneinander abhängig, sie gehen somit weit über das hinaus, was lediglich von den Nahrungserfordernissen her zu erwarten wäre.

Ähnlich wie durch die Steuergesetze in den modernen Staaten erhält bei den Kwomas jeder durch das System der Verteilungsregeln einen Anteil des kollektiven Besitzes. Bei uns wird nicht alles versteuert, das Individuum behält einen Teil seiner „Beute" für sich. Im Kwoma-Dorf gewinnt der tüchtige Jäger Freunde und Einfluß, lediglich das Fleisch des erlegten Tieres büßt er ein. In beiden Fällen beläßt die Gemeinschaft dem Individuum einige selbstverdiente Belohnungen, nur nicht alle. Somit bleibt ein Anreiz für individuelle Anstrengungen bestehen.

Man kann in den seltsamen Bräuchen der Kwomas eine tiefere soziale Einsicht erkennen. Man verläßt sich nicht auf die Selbstlosigkeit der Jäger. Statt dessen wird deren Eigeninteresse durch entsprechende Verhaltensnormen an das soziale Wohlergehen gebunden. Der Jäger geht auf die Jagd, um soziales Ansehen zu gewinnen, vielleicht auch um Erfolg bei Frauen zu haben; indessen verzehren die Verwandten und Nachbarn das erlegte Schwein. Der Jäger wiederum erhält seine Fleischration von der Beute eines anderen Jägers. Die Kultur der Kwomas ist somit nicht von der spontanen Großzügigkeit ihrer Jäger abhängig, was nicht besagt, daß eine derartige Bereitschaft bei ihnen nicht auch vorhanden sei.

Die Kwoma-Kultur ist auch nicht auf medizinisches Spezialwissen angewiesen, um ihre sanitären Probleme zu lösen. Der Zauberglaube kompensiert nicht nur fehlende Kühlschränke, ein Kwoma riskiert überdies einen bösen Zauber, wenn ein anderes Mitglied der Gemeinschaft zufällig mit seinen Abfällen in Berührung kommt. Aus diesem Grunde ist jede Familie darum bemüht, ihren Unrat sorgfältig zu beseitigen. Auch auf Ehebruch steht ein böser Zauber. Die Bedeutung solch spezieller Glaubensvorstellungen, die nach unseren Maßstäben manchmal recht seltsam erscheinen mögen, kommt immerhin den konkreten Gemeinschaftsbedürfnissen zugute.

Es ist zu vermuten, daß die Angehörigen der Kultur nicht wissen, welchen medizinischen oder sozialen Bedürfnissen sie durch ihr Verhalten dienen. Zum Beispiel scheint kein Stammesangehöriger einen besseren Grund für die Abfallbeseitigung angeben zu können als die Vermeidung des bösen Zaubers. Wir mit unseren Kenntnissen sind uns sicher, daß der wirkliche Grund die Hygiene bzw. die Infektionsgefahr ist. Die Kwomas mögen ihr Verhalten auslegen, wie sie wollen, sie beseitigen in jedem Fall ihre Krankheitserreger, so wie der moderne Mediziner es ihnen nicht anders raten würde.

Die Verhaltensnormen der Kwomas sind ihrer Auffassung von der Welt völlig angepaßt. Ihre Weltauffassung kommt den tatsächlichen Erfordernissen ihres sozialen Lebens entgegen: Verteilung der Güter, sanitäre Lebensbedingungen, Distanz von der Ehe des Nachbarn. Das universelle Vorkommen realer Erfordernisse dieser Art bietet eine Erklärung dafür, daß auch Menschen in entfernteren Lebenswelten, die ohne die neueren Erkenntnisse der Naturwissenschaften zurechtkommen müssen, eine natürliche „Weisheit" besitzen und das, was sie selbst und ihre Umwelt betrifft, vernünftig regeln. Manche Theoretiker haben diese natürliche Weisheit der Menschen von einem mystischen oder göttlichen Eingriff in das Menschenleben abhängig zu machen versucht. Doch es gibt naheliegendere Gründe, die eher mit der menschlichen Motivation zu tun haben.

4.1 Bedarfslagen, Antriebe und Werte

Im menschlichen Motivationsgeschehen verbinden sich die sozialen Kräfte mit persönlichem Bedarf und persönlicher Neigung. Der Mensch, das soziale Wesen, ist unserer Auffassung gemäß ebenso dem Effektgesetz unterworfen wie die meisten Tiere, wenn nicht sogar noch stärker, denn er besitzt ja weniger angeborene Reaktionen als sie. Natürlich ist in dem Maße, wie sich Menschen von Schimpansen oder Tauben unterscheiden, die Erforschung des menschlichen Lebens in der menschlichen Gesellschaft als eine besondere Aufgabe der Wissenschaft zu betrachten.

Man kann davon ausgehen, daß die Antriebe beim Menschen in gewissem Maße spezifisch menschlich sind, allein schon deshalb, weil angeborene Triebe natürlicherweise von Gattung zu Gattung verschieden sind. Bedingungsfaktoren, die unsere Wahl der Nahrung, des Partners, des Gefährten, der Umwelt etc. steuern, sind ebenso in unseren Erbanlagen anzutreffen wie die Faktoren, die die entsprechenden Präferenzen einer Kuh bedingen. Das soll nicht heißen, daß beim Menschen oder bei Kühen hochspezialisierte Triebe für bestimmte Zielobjekte vererbt werden, denn wie in den vorangehenden Kapiteln über Motivation und Lernen gezeigt wurde, machen sich oftmals die Erfahrungen eines Lebewesens in Wechselwirkung mit den ererbten Anteilen eines Triebes geltend. Es wird nur behauptet, daß das Effektgesetz irgendwo an einem Motivationsregler festgemacht sein muß, und daß jede Tierart ihre besonderen Regler hat. Wir haben allerdings so gut wie keine sicheren Kenntnisse über die besonderen Regler des Menschen, die unsere intuitiven Überzeugungen und klinischen Beobachtungen fundieren könnten. Dennoch scheinen bestimmte Motive nur dem Menschen eigen zu sein, vor allem diejenigen, die mit dem Selbstgefühl und mit dem Gefühl der persönlichen Identität zusammenhängen. In diesem Kapitel wird darauf zurückzukommen sein; vorerst müssen wir unsere Sichtweise der menschlichen Motivation vermitteln.

Abgesehen von den spezifisch menschlichen Reglern, gibt es darüber hinaus noch etwas, was für die menschliche Motivation charakteristisch wäre? Die Antwort lautet selbstverständlich ja, denn Menschen wachsen eben in einer menschlichen Gemeinschaft auf. Wir halten es für selbstverständlich, daß das Zusammenleben mit anderen Menschen unzählige Auswirkungen auf den Einzelnen mit sich bringt. Viele davon sind motivationaler Art, da sie mit dem Effektgesetz zusammenhängen. Wir haben gesehen, daß der Kontakt mit Angehörigen der gleichen Spezies sogar für die Antriebe eines Buchfinken wichtig ist (vgl. Kap. 1), für uns dürfte er von nicht geringerer Bedeutung sein. Nun, das ist kaum beweiskräftig, wenn dafür Beweise überhaupt nötig sind. Bekanntlich hat es vereinzelt unglückliche Kinder gegeben, die mit geringem oder ganz ohne Kontakt zu anderen Menschen aufgewachsen sind. Die Beobachtungen an solchen Kindern lassen stark vermuten, daß unsere intuitive Auffassung richtig ist (vgl. Brown, 1958). Kommen solche Kinder in eine normale soziale Umgebung, so lernen sie kaum zu sprechen und zu denken wie normal aufgewachsene Menschen, und es

bleiben noch andere erhebliche Defizite. Untersuchungen dieser Art sind aus mancherlei Gründen wissenschaftlich unbefriedigend, so daß wir uns nicht weiter mit ihnen aufhalten wollen. Dennoch verdienen sie als seltene kasuistische Beobachtung Beachtung.

Normalerweise erbt also ein Mensch wie andere Lebewesen bestimmte Regler. Außerdem wächst er in einer menschlichen Gemeinschaft auf. Beide Einflüsse zusammen begründen ein Verhalten, das der Lebenserhaltung des Individuums und der Tradierung der Kultur zugutekommt – und das Ganze spielt sich innerhalb der Grenzen des Effektgesetzes ab.

4.1.1 Drei Kreise, die sich überschneiden

Unser Denkmodell, das Handlungen und Werte von Menschen miteinander in Zusammenhang bringt, kann durch drei sich überschneidende Kreise veranschaulicht werden (vgl. Abb. 4.1). Die Objekte des individuellen Wünschens und Begehrens – die Quellen des Vergnügens oder das Vermeiden von Unlust – gehören in den Kreis A (für Antrieb oder Trieb). Unter A werden die psychologischen Zustände verstanden, auf deren Grundlage bestimmte Objekte Belohnungswert oder Strafreizcharakter erhalten (vgl. Kap. 2). Die Antriebe (Kreis A) decken sich nur zum Teil mit den aktuellen physischen Bedarfszuständen (Kreis B). Zwar fällt das Verspeisen einer *leckeren, gesunden* Mahlzeit sowohl in den Bereich A wie in den Bereich B. Aber man kann Übergewicht haben und trotzdem einen Becher Eis mit Sahne genießen, also ein Vergnügen haben, das nur in den Bereich A gehört. Der Verzicht des Übergewichtigen auf das Eis würde in den Bereich B fallen. Die unvollständige Kovariation von Bedarfslage und Antrieb, von der in Kapitel 2 gesprochen wurde, kommt hier in der unvollständigen Überschneidung von B und A zum Ausdruck.

Der Kreis B (Bedarf) stellt einen objektiven Sachverhalt dar, der ohne jede Einbeziehung von Motivation zu definieren ist. Er umfaßt alles, was jemand zu einem gegebenen Zeitpunkt zu seinem physischen Wohler-

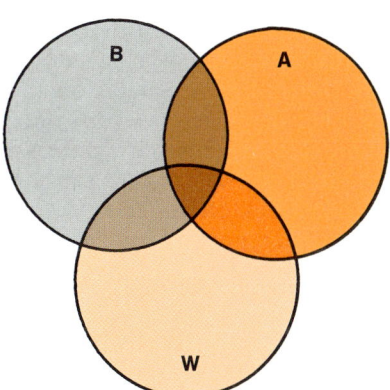

Abb. 4.1. Jeder Mensch begehrt eine Reihe von Dingen oder Ereignissen bzw. kann durch sie belohnt werden (repräsentiert durch den Bereich *A*). Der Kreis *B* steht für den aktuellen Bedarf einer hypothetischen Person. Kreis *W* repräsentiert institutionalisierte Ziel- oder Wertvorstellungen, mit denen sie in Berührung kommt. Die drei Bereiche fallen nicht völlig zusammen, vielmehr überschneiden sie sich teilweise in beliebigen Kombinationen

gehen benötigt. Da sich Lebensanforderungen mit der Zeit ändern, verändert sich auch der Inhalt von B sowie seine Überschneidung mit A. So verbraucht etwa eine Frau während einer Schwangerschaft ihre Reserven an Kalzium und Eisen, so daß ihre Zähne und ihr Blut am Ende Defizite aufweisen. Sie benötigt dann ganz objektiv Kalzium und Eisen. Die Lage des Kreises B müßte man also während der Schwangerschaft verändern, um den veränderten Mangellagen gerecht zu werden. Wenn außerdem eine psychologische Veränderung stattfinden sollte – z. B. eine Veränderung im Appetit der Schwangeren – dann würde sich diese in A niederschlagen. Wie wir sehen, halten die Antriebe mit den sich verändernden Bedarfslagen oftmals Schritt, jedoch nicht immer.

Die unvollständige Überlappung der Kreise veranschaulicht das lockere, aber biologisch wesentliche Verhältnis zwischen Bedarfslagen und Antrieben. Nicht alle Antriebe entspringen einer Mangelsituation, nicht jeder objektive Bedarf schlägt sich als Verhaltensantrieb nieder. Doch führen viele Bedarfslagen zu einem Antrieb und viele Antriebe signalisieren einen wirklichen Bedarf. Nun benötigen wir zur Erklärung der menschlichen Motivation allerdings noch einen dritten Kreis, den wir in Ermangelung eines besseren Begriffs *Werte* oder Wertvorstellungen nennen wollen (Kreis W in Abb. 4.1).

Auch Kreis W ist objektiv definierbar, da er prinzipiell keinen individuellen motivationalen Anteil aufweist. Im Unterschied zu B läßt sich W jedoch nicht physiologisch definieren. W ist das Insgesamt der Aktivitäten und Ziele, die von den sozialen Institutionen, zu denen das Individuum gehört, angestrebt und hoch bewertet werden. Bei den Kwomas fällt in den Kreis W etwa das Wildschweinjagen. Die sozialen Belohnungen für diese Aktivität fallen in den Überschneidungsbereich von A und W. Als einfaches Beispiel aus unserer Gesellschaft könnte ein Handelsgeschäft dienen, in dem es um Maximierung der Gewinne geht. Das Geld – als Papierscheine oder als Metall betrachtet – fällt weder in den Bereich von B noch von A: Das Material, aus dem Geld gemacht ist, wird weder benötigt noch gewünscht. Wenn die Objekte jedoch als Geld in Gebrauch sind, so kann man damit

Dinge kaufen, die dann nach B oder A gehören. Die Wertungen des institutionalisierten Geschäftslebens überschneiden sich daher mit den beiden anderen Kreisen für die Menschen, die in das einzelne Geschäft verwickelt sind. Man muß also unterscheiden zwischen dem Geschäft als einem quasi objektiven Sachverhalt und den daran beteiligten Menschen. Das Geschäftsleben als solches beinhaltet bestimmte eigene Werte (W), während gleichzeitig einige Menschen daraus objektiven Nutzen (B) und/oder subjektiven Nutzen (A) ziehen können. Jeder Geschäftsvorgang hängt mit dem Effektgesetz zusammen, denn das Verhalten derjenigen, die das Geschäft abwickeln, steht unter seinem Einfluß.

Ein etwas komplexeres Beispiel wäre ein Privatkrankenhaus, das sich einerseits finanziell rentieren, andererseits aber auch seinem sozialen Zweck genügen und den Patienten ausreichend medizinische Hilfe zukommen lassen muß. Auch hier kommen die vielfältigen Erfordernisse für das Überleben des einzelnen Individuums sowie für den Bestand der Institution miteinander in Berührung, und beides auf der Grundlage des Effektgesetzes, von dem die Handlungen der Beteiligten abhängig sind. Damit ist nicht nur die Bezahlung für die Krankenhausarbeit als solche gemeint, sondern die oft damit verbundene Belohnung, die in Form von Status, Prestige und als Gefühl der sozialen Anerkennung etc. zum Ausdruck kommt. Es gibt noch komplexere soziale Institutionen und Werte – etwa die Ehe, die Familie, Bildung oder Tugenden wie Rechtschaffenheit –, die solange Bestand haben, wie sie sich hinlänglich mit A, d. h. mit dem Effektgesetz überschneiden.

Man kann einer bestimmten Person zu einem gegebenen Zeitpunkt vielleicht einen einzelnen Kreis für B und einen einzelnen Kreis für A zuordnen, aber es gibt keine *einzelne* soziale Einheit, die dem gesamten Bereich W entspräche. Was der Mensch mit seinen Bedarfslagen und Antrieben in W vorfindet, sind die zahlreichen Anforderungen von Beruf, Schule, Stadt, Verband etc. – ganz zu schweigen von den weniger greifbaren, aber kaum weniger wirkungsvollen menschlichen Institutionen, die ihren Einfluß auf das Verhalten des Menschen ausüben. Wenn wir unsere Kinder versorgen, dienen wir dem Wert der Familie; wenn wir in die Kirche gehen, dann eifern wir einem christlichen Lebenswert nach; wenn wir einen Fehler des Gegners nicht ausnutzen, dann entsprechen wir dem Wert der Fairneß. Die Institution, der wir mit unserem Verhalten gerecht werden wollen, kann etwas ganz Konkretes und räumlich Abgrenzbares sein wie die General Motors Company, es kann sich aber auch um etwas Abstraktes handeln, um ein Verhaltensideal wie das des mündigen Staatsbürgers, über das man endlos debattieren könnte.

In allen menschlichen Kulturen gibt es soziale Leitbilder und Werte, die sich mehr oder weniger mit den Bedarfslagen und Antrieben des Einzelnen überschneiden. Jedes soziale Gebilde gründet auf Werten, die mehr oder weniger auf das angeborene Begehren oder auf den physischen Bedarf des Individuums abgestimmt sind. Eine Überlappung der Kreise kann dabei nahezu vollständig oder aber auch minimal sein. Die sozialen Institutionen, die die jeweiligen Werte zu fördern suchen, können groß oder klein sein. Wir orientieren uns an Werten, die für die gesamte Menschheit verbindlich sind und an solchen, die wir nur für die eigene Familie gelten lassen. Gesund zu bleiben gehört wohl in den W-Bereich fast aller Menschen. Wir essen Spinat, machen Trimmübungen, schlucken Vitamintabletten und gehen zu Vorsorgeuntersuchungen, weil in unserer Gesellschaft auf die Erhaltung der Gesundheit Wert gelegt wird, nicht weil irgendeine dieser Verhaltensweisen als solche belohnenden Charakter hätte – das mag allerdings noch hinzukommen. Ein gesundes Leben zu führen, fällt jedoch in den Überschneidungsbereich aller drei Kreise – wenn wir einmal voraussetzen, daß wir vom Spinat, vom Trimmen usw. tatsächlich objektiven Nutzen haben.

Da es unzählige soziale Institutionen und Werte gibt (vgl. Abb. 4.2), kommt es zu unterschiedlichen Überschneidungen mit den individuellen Wünschen und Bedarfslagen. Das ist für unser Modell der drei Kreise (Abb. 4.1) im Auge zu behalten. Außerdem erweisen sich die Werte, die aus vielen Quellen stammen, oftmals als miteinander unvereinbar. Gewisse Geschäftsleute scheinen die mit-einander rivalisierenden Werte von Profit und Mildtätigkeit in Balance halten zu können, anderen gelingt das nicht. Aus der gleichen Familie können loyale Konservative und kompromißlose Radikale hervorgehen, die Fähigkeit, Wertwidersprüche zum Ausgleich zu bringen, ist unterschiedlich ausgeprägt.

4.1.2 Die Gesellschaft und das Gesetz des Effekts

In Abb. 4.1 werden die Werte der Gesellschaft einschließlich ihrer Institutionen mit den Kräften, die das Verhalten des einzelnen Individuums steuern, und mit den objektiven Erfordernissen des Überlebens in Zusammenhang gebracht. Denn das ist es ja, was eine soziale Institution ausmacht – eine Organisation von Handlungen, die den Gesetzen des Verhaltens unterliegen, und die den Bestand der sozialen Einheit garantieren. Wenn man von den wenigen angeborenen Bewegungen des Menschen einmal absieht, so kann man sagen, daß das gesamte Verhalten dem Effektgesetz unterliegt. Was eine soziale Institution vom Einzelnen fordert, darf deshalb nicht außerhalb des A-Bereichs liegen, anderenfalls müssen entweder ihre Ziele neu definiert oder ihre Mitglieder mit einem Ersatz für die fehlenden Antriebsziele versorgt werden.

Eine soziale Institution hat dann Überlebenschancen, wenn es ihr gelingt, sich in dem Überlappungsgebiet von A und W hinlänglich anzusiedeln. Besser noch, wenn sie auch teilweise mit B zur Deckung kommt, denn dann ist sie nicht nur Belohnungsquelle, sondern genügt auch objektivem Bedarf. Ein soziales Gebilde würde nicht lange überdauern, wenn seine Anforderungen an die einzelnen Mitglieder ungesund wären. Doch es kommt oft vor, daß sich W und B nicht überschneiden. Das muß für eine Institution nicht tödlich sein, denn letztlich wird menschliches Verhalten von A allein in Bewegung gesetzt. Es kommt für die Institution nur darauf an, wie gut es ihr gelingt, ihre Werte mit dem Effektgesetz zu verschränken.

Der Vorgang ist meist so trivial, daß es kaum lohnt, sich damit länger aufzuhalten.

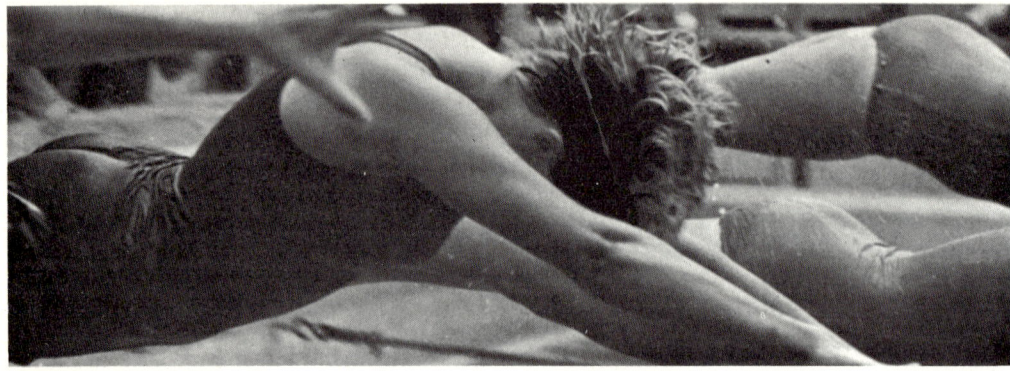

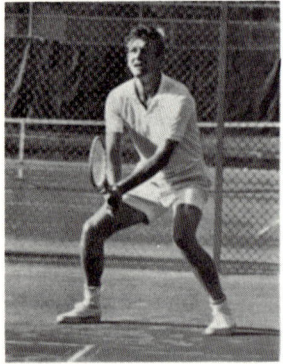 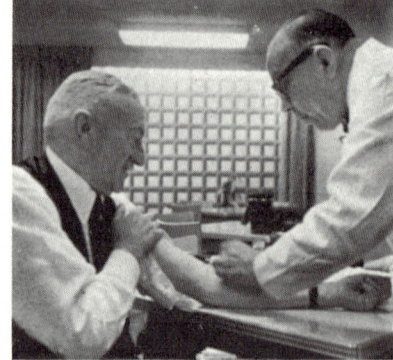 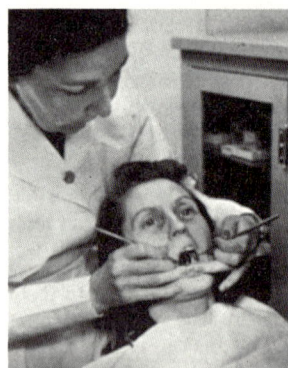

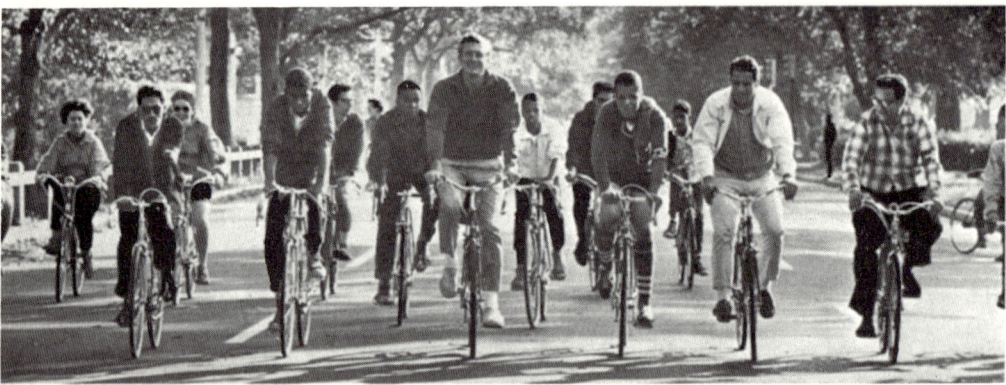

Abb. 4.2. Was haben diese verschiedenen Aktivitäten miteinander gemein? Zwar lassen sich den einzelnen Verhaltensweisen verschiedene soziale Werte zuordnen: Sportliches Können, Kameradschaft, Gesundheitsvorsorge – das sind inhaltlich verschieden definierte Bereiche sozial konditionierten Verhaltens. Trotzdem unterliegt das Verhalten weiterhin dem Effektgesetz. Selbst die normalerweise unangenehmen Erfahrungen beim Zahnarzt unterliegen noch dem Gesetz des Effekts

Natürlich bezahlen die Firmen ihren Angestellten Geld, damit die Arbeit getan wird. Denn sonst würde der größte Teil der für das Geschäft wichtigen Handlungen außerhalb des A-Bereichs zu liegen kommen, und die Firma wäre wohl kaum überlebensfähig. Die Entlohnung durch Geld bringt die erforderlichen institutionellen Handlungen mit A zur Deckung.

Wir haben vielleicht den Eindruck erweckt, als hätten soziale Institutionen eigene Ziele W, die von A gänzlich verschieden wären. Doch das ist meist nicht der Fall. Die Interessen eines Wirtschaftsunternehmens sind z. B. nichts anderes als die Interessen der Unternehmer, bei denen sich die relevanten Werte von W bereits mit A verknüpft haben. Geschäftsinhaber benutzen ihr Geschäft, um Profite, Status und andere Annehmlichkeiten der Kategorie A zu erlangen. Sie verteilen dann davon gerade soviel, daß sie die zusätzlich erforderliche Arbeitskraft von anderen kaufen können. Bei diesem „Kauf" spielt Geld die größte Rolle. Kommt eine persönliche Anziehungs- und Überzeugungskraft des Unternehmers noch hinzu, dann kann die erforderliche Menge an Dienstleistungen für das Geschäft vielleicht billiger erworben werden. Manche Unternehmer haben die Fähigkeit und Neigung, die Arbeitsbedingungen für ihre Angestellten besonders angenehm zu gestalten, d. h. es gelingt ihnen, das sachlich Erforderliche mit dem Bereich A zu verknüpfen. Die Qualität eines erfolgreichen Unternehmers besteht meist in dem Geschick, den Bereich W der Firma und den Bereich A der Kunden oder Angestellten so eng wie möglich miteinander zu verbinden. Wenn es auch ungewöhnlich erscheinen mag, über ökonomische Alltagsphänomene in dieser Form zu reden, so wird doch dabei das gemeinsame Band sichtbar geworden sein, das soziale Institutionen in menschlichen Motivationen

verankert. Man betrachte anstelle der Unternehmensführung einmal die Kindererziehung. Eltern sind wie Unternehmer gezwungen, in anderen Menschen den Wunsch nach etwas hervorzurufen, das (zunächst) nur sie selbst für wertvoll erachten. Ein kleines Kind hält sich nicht um der Sauberkeit willen sauber. Nun können Eltern ihre Kinder nicht dafür bezahlen, daß sie sich waschen, aber sie können sie dabei mit anderen geeigneten Motivationshilfen unterstützen. Sie können das Schmutzigsein mit Vorwürfen, Schelten und Abscheu belegen, das Saubersein dagegen mit Lob, Liebkosung und Bonbons verbinden. Nach einiger Zeit gelangt so der Wert Sauberkeit nun auch für die Kinder in den Kreis A (vgl. Abb. 4.3). Während die Eltern ziemlich abstrakte Wertvorstellungen über die persönliche Hygiene haben, waschen sich die Kinder am Ende wegen ganz konkreter Belohnungen (oder wegen der zu vermeidenden Strafe). Erst später haben auch die abstrakteren Wertbegriffe für die Heranwachsenden Bedeutung.

Kinder aus dem westlichen Kulturkreis wissen zu Beginn ihrer Sauberkeitserziehung sicher genauso wenig über die wissenschaftlichen Gründe für die Reinlichkeit Bescheid wie Kwoma-Kinder. In beiden Kulturen läßt sich jedoch der kulturelle Wert von seinem Bezug zu B, zum objektiven Erfordernis,

VOR DER SAUBERKEITSERZIEHUNG

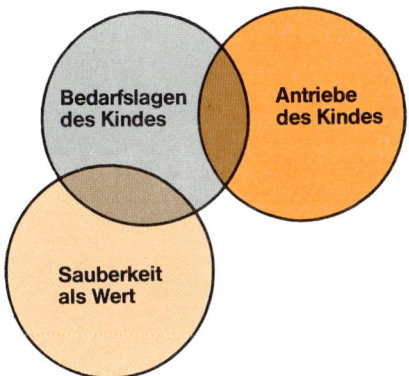

NACH DER SAUBERKEITSERZIEHUNG

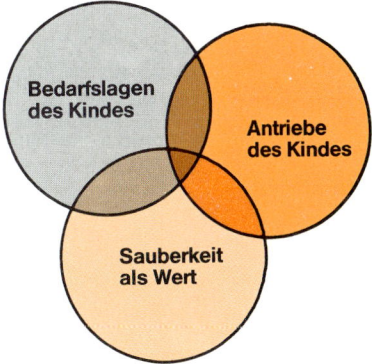

Abb. 4.3. Kinder eines bestimmten Alters sind nicht allein um der Sauberkeit willen reinlich. Die Eltern verbinden mit dem Saubersein zusätzliche Belohnungen als Ausdruck des Wertes, den sie selbst der Sauberkeit

beizumessen gelernt haben. So erwerben die Kinder die Gewohnheit, sich sauberzuhalten und lernen darüber hinaus, sie zu schätzen herleiten. Die Gesundheit der Menschen und das Überdauern ihrer Kultur hängen davon ab, wie gut es gelingt, den gemeinsamen Sektor von B und A zu vergrößern. Viele soziale Institutionen ergeben erst einen Sinn, wenn man sie in ihrer Funktion begreift, B und A enger aufeinander zu beziehen – wie bereits das Beispiel mit der Sauberkeit zeigte. Soziale Werte müssen sich an die Bedarfslagen der Menschen halten, die Gesellschaft muß für geeignete Belohnungen sorgen, um das Verhalten durch das Effektgesetz in geeigneter Weise kanalisieren zu können. Keine Kultur kann eine zu große Diskrepanz zwischen W und B, zwischen ihren Werten und dem objektiven Bedarf ihrer Menschen tolerieren. Gesellschaftliche Dynamik beruht großenteils auf dem Bestreben, die drei Kreise weitgehend kongruent zu machen, allerdings wird wohl die „beste aller Welten" ein nie ganz erreichbares Ideal bleiben.

Eine der wichtigsten Aufgaben für die Menschen in einer Gesellschaft besteht darin, einander die Werte ihrer zahllosen sozialen Institutionen zu vermitteln. Sie tun es, weil dieses Verhalten belohnt wird, also zum Bereich A gehört. Die Übermittlung kann eine explizite Form annehmen – wenn z. B. eine Mutter ihre Tochter ans Zähneputzen erinnert. Häufiger werden Werte nicht ausdrücklich vermittelt – wenn etwa Frauen ihre Zuneigung zu Männern, die sich sportlich hervorgetan haben, zum Ausdruck bringen. In dem einen Fall ist es die Sauberkeit, in dem anderen die Sportlichkeit, die an dem Bereich der Antriebe (A) gebunden wird. Die Belohnungen mögen individueller Art sein, aber das Ergebnis ordnet sich in überpersönliche soziale Zwecke ein. Das Hygieneverhalten und die sportliche Betätigung sind zum Teil vielleicht bereits an sich belohnend, da sich hier A und W in gewissem Umfang angeborenermaßen überschneiden, aber auch durch die sozialen Vermittlungen werden außerdem Zusammenhänge mit anderen Antrieben hergestellt. So erwarten wir von professionellen Sportlern, daß sie sich mehr anstrengen als Amateure, was sie auch meistens tun. Der Unterschied beruht zu einem Teil auf der zusätzlichen Bindung der Aktivität an A – z. B. an Geld, das die Einsatzfreudigkeit der „Profis" aufrechterhält.

4.1.3 Konvergenz der Kreise

Indem sich die Menschen gegenseitig Wertvorstellungen vermitteln, werden A und W miteinander verknüpft. Das braucht gar nicht die Absicht der Beteiligten zu sein. Es geschieht, weil es der Natur des Lernprozesses (vgl. Kap. 3) entspricht – durch eine Verknüpfung von Belohnung oder Bestrafung mit einem neutralen Reiz erhält dieser Reiz motivationale Wirkung. Wer Liebe und Lob für gute Schulleistungen bekommt, bei dem lassen sich nach einem entsprechenden Lernprozeß später auch abstraktere Erziehungsideale im Bereich A wiederfinden. Man braucht keinen angeborenen Wissensdurst mitzubringen, um ein eifriger Schüler zu werden (obgleich es angeborenen Wissensdrang durchaus auch geben kann).

Da Reize auf immer neue Weise mit angeborenen Antrieben gekoppelt werden können, besteht stets die Möglichkeit, daß so etwas wie neue Antriebe für neue kulturelle Inhalte und Erzeugnisse geschaffen werden. Ein Auto mag wegen der erotischen Assoziationen gekauft werden, die es beim Kunden weckt, sofern die Werbung das Produkt systematisch im Zusammenhang mit attraktiven jungen Fotomodellen angepriesen hat. So lassen sich Wünsche formen, jedoch nicht völlig beliebig. Es ist unumgänglich, die neuen Objekte über assoziative Beziehungen mit A zu verknüpfen. Eine neue Kleidermode oder ein neues Auto wird über die Verknüpfung mit Elementen von A attraktiv. Es ist bisher nicht bekannt geworden, daß ein wirklich völlig neuer Wunsch, der aus sich selbst heraus existierte, ins Leben gerufen werden könnte. Wenn die Leute plötzlich anfangen würden, Muskatnüsse zu horten, dann nur deshalb, weil irgendeine Verbindung mit einem Element von A hergestellt worden ist. Unser Begehren gehorcht einem durchaus konservativen Prinzip, denn das Neue läßt sich nur auf der Basis älterer Antriebe erstreben.

Viele soziale Institutionen sind darauf aus, ihre Werte erstrebenswert zu machen und andere Wünsche zu verdrängen oder zu neutralisieren. Als Vater oder Mutter steht man unter dem sozialen Druck, elterliche Verantwortung zu übernehmen, und man läuft Gefahr, sich der Mißbilligung auszusetzen, wenn man außer Vater oder Mutter noch etwas anderes ist. Gleichzeitig zielt aber meist anderer sozialer Druck in andere Richtungen, so daß man, wenn man auch ihm entspricht, am Ende kein vollkommener Vater, keine vollkommene Mutter ist. Statt dessen wird man so etwas wie eine Mischung aus Elternteil, Geschäftsführer, Sportler, Demokrat und anderen Rollen. Da wetteifern dann die Lockungen der sportlichen Betätigung mit den Vorteilen des Geldverdienens, und andere Werte wollen mitmischen. In durchaus komplexer Weise moduliert die Gesellschaft unsere Wünsche, die nach dem Effektgesetz unseren Handlungen zugrundeliegen.

4.1.4 Der evolutionäre Druck auf die Antriebe

Einerseits existiert ein gesellschaftlicher Druck, der A mit W zu verschmelzen sucht. A ist jedoch andererseits nicht nur sozialen Kräften ausgesetzt. Daß die Antriebe einer Spezies sich im Verlauf ihrer Entwicklungsgeschichte herausgebildet haben, wurde bereits erläutert. Das Überleben einer Spezies setzt voraus, daß sich ihr Verhalten ihren Bedarfslagen angepaßt hat. Dem Effektgesetz gehorchen heißt, den Zwecken der Gattung zu dienen, denn die evolutionären Kräfte haben die richtigen Antriebe selegiert, die richtige Form von A geschaffen; auf sie ist hinlänglich Verlaß. Allerdings wird evolutionärer Druck auf A kontinuierlich ausgeübt, es braucht nur extrem viel Zeit, bis er sich auswirkt.

Der evolutionäre Druck auf A darf nicht mit den individuellen Bedarfslagen (B) verwechselt werden. Die einzelnen Lebewesen begehren nur zu einem Teil das, was sie selbst benötigen (vgl. Kap. 2). Es ist richtiger zu sagen, daß sie begehren, was ihre Gattung benötigt, und das entspricht nicht in jedem Fall dem Bedarf des Individuums. Ein Beispiel dafür ist der Geschlechtstrieb, der sich eindeutig zugunsten der Arterhaltung entwickelt hat. Sexuelle Aktivität ist offensichtlich für das Individuum grundsätzlich weder gesund noch scheint Enthaltsamkeit für den einzelnen ungesund zu sein. Somit liegt sexuelle Aktivität außerhalb von B, selbstverständlich aber innerhalb von A und u. U. auch innerhalb von W. Eine Gesellschaft kann sie als sozialen Wert hochschätzen; dann wird durch sie nicht nur ein Wunsch befriedigt, sondern auch einer Tugend entsprochen.

Es lohnt sich, dieses Beispiel noch etwas weiter zu analysieren. Wir begehren sexuelle *Aktivität,* aber die konventionellen sozialen Werte haben lange Zeit lediglich die sexuelle *Reproduktion* akzentuiert. Auch in biologischer Hinsicht geht es um die Fortpflanzung, nicht eigentlich um den Geschlechtsakt. Der Unterschied ist offensichtlich, und zwar nicht erst seitdem Verhütungsmethoden die Sexualität von ihrer Fortpflanzungsfunktion entkoppelt haben. Nach dem Modell von Abb. 4.1 wird durch die Empfängnisverhütung die sexuelle Aktivität aus dem Überschneidungssektor von A mit W heraus nach A verschoben. Sexualität ist dann nur noch eine Quelle von Lust und weniger ein sozialer Wert. Diese Art von Sexualität wird gewöhnlich moralisch mißbilligt. Ein Vergnügen, das sich nicht mehr mit W überschneidet, kommt leicht unter soziale Repression. Wenn man von einer sexuellen Revolution in der Gegenwart sprechen kann, dann ist ihr Inhalt die sich verbreitende Überzeugung, daß Sexualität nicht nur mit ihrer Funktion der Fortpflanzung sozial wertvoll ist, sondern allein schon deshalb, weil sie zur Liebe und Gemeinsamkeit beiträgt. Die allgemein diskutierte Gefahr der Überbevölkerung trägt vermutlich zur Verringerung der Mißbilligung der „Liebe ohne Folgen" bei. Am Ende könnte sich durchaus die sexuelle Aktivität anstelle der sexuellen Reproduktion im gemeinsamen Sektor von A und W befinden. Aus der Perspektive der Arterhaltung dürfte die Fortpflanzung natürlich nicht völlig unter den Tisch fallen. Die stammesgeschichtliche Entwicklung fand in einer Welt statt, in der sexuelle Aktivität mit Reproduktion gekoppelt war. Die Nachkommenschaft war dadurch gesichert, daß sich ein Begehren nach dem Geschlechtsakt herausentwickelt hatte. Inzwischen hat sich die menschliche Gesellschaft eine Welt geschaffen, die mitunter schärfere Zieldefinitionen notwendig und sinnvoll macht als die, die an unsere natürlichen Impulse gebunden sind. Die revolutionären Debatten über Sexualität werden zum Teil durch diese sich verändernden Lebensumstände ausgelöst.

Wir Menschen kennen ein ziemlich konstantes Inventar physischer Bedarfszustände. Ständig benötigen wir Nahrung, Unterkunft, Wärme, Bewegung, Schutz vor Verletzung und Krankheit; hinzu kommen vielleicht noch subtilere Bedürfnisse wie etwa die nach Ruhe, nach ästhetischem Genuß, nach menschlicher Gemeinschaft und Kommunikation. Wir können nicht behaupten, bereits den gesamten Umfang von B zu kennen, was uns allerdings nicht daran zu hindern braucht, B hypothetisch zu erörtern. Wenn in der Geschichte einer Spezies Bedarfslagen lange genug bestehen, und wenn keine automatisch ablaufenden physiologischen Prozesse einen Ausgleich bringen können, dann werden sich entweder neue Antriebe mit Ausgleichsfunktion entwickeln – also neue Elemente im Bereich A – oder die Spezies stirbt aus.

4.1.5 Soziale Kräfte versus biologische Evolution

Was den Menschen betrifft, so werden Diskrepanzen zwischen Bedarf und Antrieb häufig schon lange bevor sich im menschlichen Keimplasma etwas ändert, durch soziale Wertregulationen aufgefangen. Wir lernen z. B., uns vor allem möglichen in acht zu nehmen. Wenn unsere natürlichen Impulse nachteilige Folgen zu haben pflegen, dann schaltet sich meist die Gesellschaft als Korrektiv ein, und zwar in der gleichen Weise, wie die Gesellschaft auch sonst W und A auf einen Nenner zu bringen versucht. Die Wissenschaft klärt uns etwa darüber auf, daß Cholesterin für uns schädlich ist, und es werden entsprechende Vorsichtsmaßnahmen propagiert, lange bevor sich evolutionäre Veränderungen bemerkbar machen könnten. Fachleute veröffentlichen populärwissenschaftliche Artikel über schädliche Auswirkungen von Cholesterin, über zunehmende Gefahren von Herzversagen und Schlaganfällen. Diese bedrohlichen Nachrichten über das in so attraktiver Form wie Speiseeis oder Beefsteak auftretende Cholesterin verbreiten

sich, so daß sich der Belohnungswert dieser Delikatessen durch die allmählich damit assoziierte Gefahr der Erkrankung verringert. Bei Lebewesen, die keinem sozialen Druck ausgesetzt sind, könnte nur die natürliche Selektion allmählich den Verzehr von Cholesterin eindämmen; die menschliche Gesellschaft erledigt diese Aufgabe sehr viel schneller. Das gesellschaftliche Wissen verkürzt den Lernprozeß unter Ersparnis der evolutionären Mechanismen.

So weit – so gut. Doch die Sache hat einen Haken. Der rasche soziale Wandel vermindert die Einflußmöglichkeit der biologischen Evolution. Das führt, wenn man an die bekannten Erbkrankheiten denkt, zu einem Problem. Indem die Ärzte das Leben erbkranker Menschen retten, lassen sie zu, daß sich ein krankhaftes genetisches Erbe fortpflanzt, das andernfalls allmählich verschwinden würde. Humane Werte, die dazu führen, daß individuelles Leben erhalten wird, bringen also Gefahren für die Zukunft der Spezies mit sich. Ähnliche Risiken geht man mit vielen sozialen Innovationen ein. Indem die Menschen *lernen*, friedfertig miteinander umzugehen, verzögern oder verhindern sie möglicherweise eine evolutionäre Entwicklung, an deren Ende eine vererbbare Friedfertigkeit stehen könnte, wobei wir davon ausgehen, daß nach den geschichtlichen Erfahrungen, die wir mit uns selbst gemacht haben, einige unserer feindseligen Impulse bald durch freundschaftliche ersetzt werden sollten. Natürlich besteht für die biologische Evolution das Risiko, daß die Gattung ausstirbt, bevor sie eine genetische Lösung für ihr Problem gefunden hat, weshalb wir hier nicht etwa die Abschaffung der Anpassung durch soziale Wertregulierung propagieren.

Der menschliche Einfallsreichtum der Erfindung sozialer Neuerungen bewahrt uns also auch zum Teil vor den Risiken der Evolution – man denke zum Vergleich an andere Lebewesen, deren einziger Schutz vor dem Aussterben auf biologischen Faktoren beruht. Unserer Spezies brauchen kaum noch Flügel zu wachsen, nachdem wir Flugzeuge, Hubschrauber und Raumschiffe erfunden haben. Allerdings ist unser Keimplasma keineswegs vollkommen geschützt. Wir sind nicht gegen jede Art Bedrohung gefeit, und wir sind alles andere als vollkommen. Es bleibt noch viel Raum für Verbesserungen, von denen einige vielleicht auch ohne unser Wissen einen *Selektionsdruck* auf unser Keimplasma ausüben. Unter Selektionsdruck versteht man die Tatsache, daß aufgrund gegebener Lebensbedingungen verschiedene Gene unterschiedlich stark reproduziert werden. Das kann, soweit wir wissen, jederzeit geschehen. Die Menschheit könnte sich z. B. genetisch auch in der Weise entwickeln, daß sie von ihren gesellschaftlichen Möglichkeiten zunehmend besseren Gebrauch machen kann (Monod, 1971). Vielleicht werden wir im Laufe von Jahrhunderten intelligenter und höflicher, sofern diese Eigenschaften eine genetische Grundlage haben und sich verstärkt selektiv vererben. Vielleicht werden wir aber auch dümmer und gemeiner. Das ist alles Spekulation, aber immerhin steht doch fest, daß sich der Einfluß der menschlichen Gesellschaft auf die evolutionäre Zukunft der Menschengattung ebenso auswirken kann, wie sich die evolutionäre Vergangenheit der Menschheit auf unsere heutige Gesellschaft ausgewirkt hat. Die wachsende Macht menschlichen Wissens über menschliches Leben beeinflußt die Weiterentwicklung der Spezies Mensch zwangsläufig. Unsere evolutionäre Zukunft birgt möglicherweise große Gefahren, vielleicht aber auch große Möglichkeiten.

4.1.6 Soziale Kräfte auf biologischer Grundlage

Die menschliche Motivation ist von der anderer Lebewesen vor allem insofern verschieden, als die vererbten Antriebe des Menschen durchweg über soziale Institutionen moduliert werden. Das heißt nicht, daß soziale Motive immer einen sozialen Ursprung haben müßten. Es gibt auch angeborene soziale Motive, ganz ausgeprägt z. B. bei Bienen, Ameisen und vielen Wirbeltieren, die einen Herdentrieb haben. Da das soziale Leben beachtliche biologische Vorteile mit sich bringt, begünstigt es zwangsläufig die Evolution vererblicher sozialer Antriebe. Unser Modell (vgl. Abb. 4.1) ist also eher als Ausdruck einer Dualität zu verstehen, die die

menschliche Situation charakterisiert. Einerseits verknüpft die Gesellschaft ohne weiteres ihre Werte mit motivationaler Bedeutung. Sie verändert auch ihre Wertvorstellungen ohne größere Schwierigkeiten, d. h. ihre sozialen Werte werden sehr viel rascher und einschneidender verändert, als dies durch das langsame Vorangehen der biologischen Evolution geschehen könnte. Aber andererseits sind der menschlichen Gesellschaft durch das Effektgesetz, das individuelles Verhalten steuert, Grenzen gesetzt.

Nach dem Schema von Abb. 4.1 wird der Egozentrismus menschlicher Individuen mit den Forderungen der Gesellschaft in Einklang gebracht. Wer gelernt hat, soziale Werte zu akzeptieren, wird immer dann belohnt oder nicht bestraft, wenn er ihnen in seinem Verhalten entspricht. Er handelt zwar immer noch in gewisser Weise selbstbezogen insofern sein Verhalten weiterhin dem Gesetz des Effekts verhaftet bleibt, aber diese Selbstsucht wird durch das kollektive Werturteil kanalisiert. Die Belohnungen für Patriotismus, für erfolgreiche Unternehmerinitiative, für Loyalität gegen Freunde und Familienangehörige und für die zahllosen anderen „sozialen" Handlungsweisen stammen aus der Verschmelzung von W mit A.

Es ist gut möglich, daß einige dieser sozialen Belohnungen nach so vielen tausend Jahren menschlichen Gesellschaftslebens in das ererbte Repertoire aufgenommen worden sind – nicht so vollständig und so spezialisiert wie bei „sozialen" Insekten, doch das ist bei der vergleichsweise bescheidenen Existenzdauer der menschlichen Rasse als Sozialwesen auch kaum anders zu erwarten. Staatenbildende Insekten begannen Jahrmillionen vor unseren Primatenvorfahren mit dem Aufbau ihrer Gesellschaften. Sie sollten uns bei diesem Zeitvorsprung also mit der Perfektionierung des angeborenen sozialen Lebens weit voraus sein. Die Antriebe zum individuellen Überleben haben sich bei den Insekten schon vor langer Zeit in Antriebe umgewandelt, die dem Wohlergehen der Gruppe zugutekommen.

Wir wissen so gut wie nichts über die biologischen Grundlagen der sozialen Motive des Menschen. Gründen Männer deshalb Männerclubs, weil noch ein genetischer Rest des einstmals nützlichen Instinkts, in Gruppen zu jagen, in ihnen steckt? Einige Anthropologen (Tiger, 1969) glauben das. Obwohl sich über die Beweise streiten läßt, könnte ihre Hypothese stimmen. Bei manchen Tierarten jagen die männlichen Individuen gemeinsam als Meute, bei anderen jagen die einzelnen Tiere individuell. Dieser Unterschied beruht sicherlich auf genetischen Faktoren, vielleicht auch auf motivationalen. Tiger rechnet die Männer unserer Spezies den in der Meute jagenden Lebewesen zu. Er vermutet, daß dieselben Faktoren, die eine so auffällige Harmonie in der Tiermeute bewir-

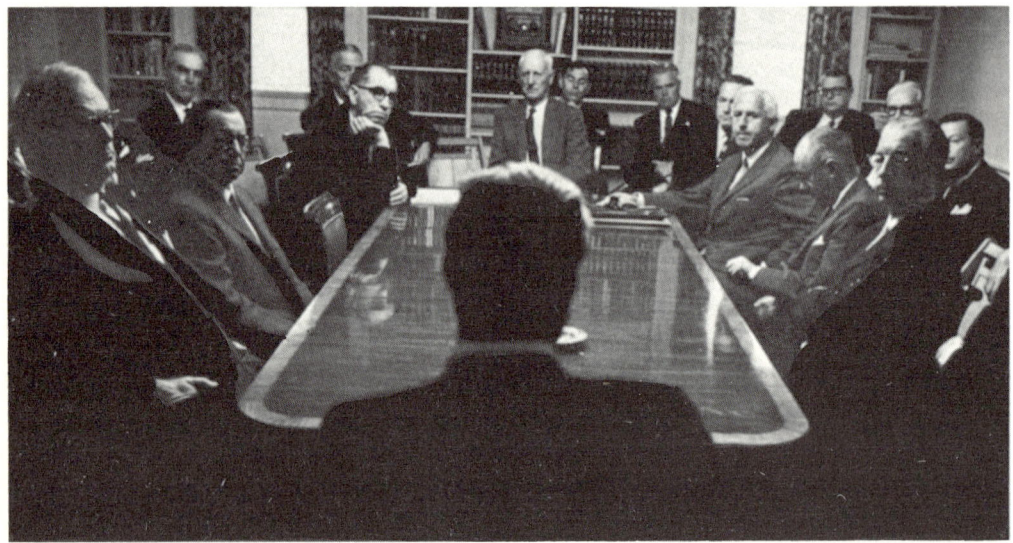

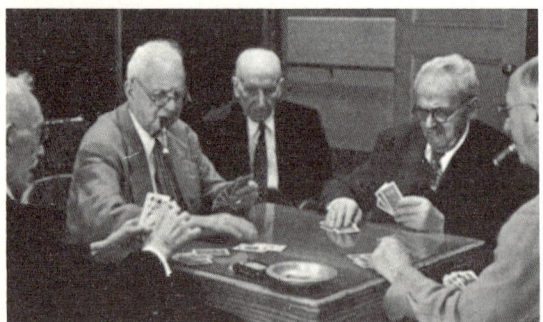

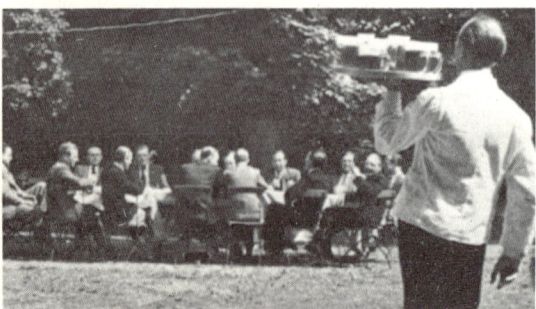

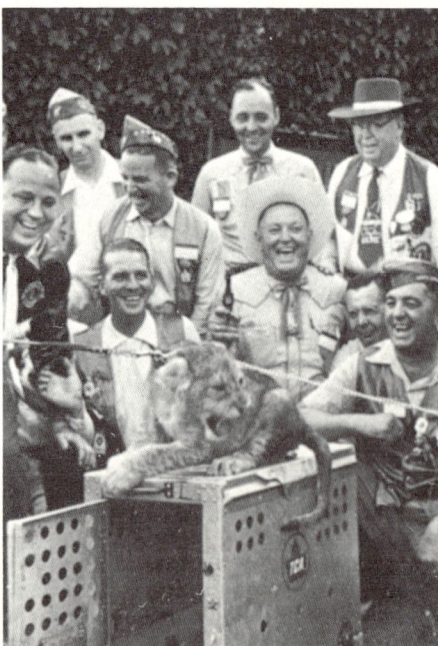

Abb. 4.4. Der Anblick von Männergruppen ist einem irgendwie sehr vertraut. Haben sie etwas mit einem Rudel männlicher Wölfe gemeinsam?

ken, auch die männlichen Vertreter unserer Gattung veranlaßt, unter sich sein zu wollen, friedlich zu pokern, zu kegeln oder Brüderschaften zu bilden (vgl. Abb. 4.4). Damit greift Tiger ein Axiom der Sozialwissenschaften an: daß soziale Institutionen reine Kulturprodukte seien. Es gibt weder für die eine noch für die andere Position hinreichende Beweise, Tigers Auffassung ist nicht so leicht von der Hand zu weisen.

Ziehen Völker in den Krieg, weil sie sich aus genetischen Gründen an ihr Territorium gebunden fühlen und auf dieser Grundlage ihren jeweiligen Patriotismus entwickeln (Ardrey, 1966)? *Möglicherweise* ist diese Frage mitunter zu bejahen; kein biologisches oder sozialwissenschaftliches Gesetz schließt diese Möglichkeit vollkommen aus. Wie bei allen Lebewesen beruht auch beim Menschen das Verhalten auf genetischen Grundlagen, den angeborenen Reglern. Die Gesellschaft mag neue Möglichkeiten zur Befriedigung unserer Triebe schaffen, neue Triebe wird sie nicht schaffen können. Fragt man nach biologischen Grundlagen für Männervereinigungen oder Patriotismus, so geht es also um den Inhalt von A, durch den das Verhalten belohnt wird. Dabei ist es sinnvoll zu fragen, ob die jeweiligen Antriebe spezifisch männlich, spezifisch territorial usw. oder ob sie allgemeinerer Art sind wie z.B. das Bedürfnis nach Gruppenzugehörigkeit, nach Anlehnung, nach Vertrautheit. Wenn die zugrundeliegenden Antriebe tatsächlich allgemeiner Art sind, dann sind für das Verhalten auch bei großem Veränderungsspielraum noch Belohnungsmöglichkeiten gegeben.

Wenn z.B. hinter den verschiedenen Männervereinigungen keine spezifisch männlichen Motive stecken, dann müßte man den Geschlechtsfaktor bei diesem Gruppierungsverhalten vernachlässigen. Kwoma-Frauen müßten anfangen können, in Gruppen auf die Jagd zu gehen. Allerdings würde dann eine altüberlieferte Form der Arbeitsteilung in Auflösung geraten. Diese Überlegung veranlaßt uns zu drei Kommentaren. Erstens: Selbst wenn es keine Geschlechtsunterschiede gäbe, könnte sich das Jagen immer noch bis zu einem gewissen Grade auf angeborene Motive stützen. Zweitens: Wir wissen nicht, ob die Arbeitsteilung auf angeborenen Geschlechtsunterschieden im Antriebsbereich beruht oder nicht. Drittens: Angeborene Antriebsunterschiede müssen nicht der einzige biologische Grund für die Arbeitsteilung sein. Die Männer sind möglicherweise auch aufgrund ihrer körperlichen Befähigung die besseren Jäger. Andererseits – wenn die Arbeitsteilung nur eine Angelegenheit der körperlichen Ausstattung wäre – müßten wenigstens einige Frauen auch auf die Jagd gehen, denn Frauen übertreffen mitunter Männer hinsichtlich der erforderlichen physischen Merkmale. Da nun die Arbeitsteilung der Geschlechter i. allg. eine totale ist, kommt man meist zu dem Schluß, daß die Bedingungen der Arbeitsteilung eher kultureller als biologischer Art sind. Die Biologie wartet meist mit sich überschneidenden Merkmalsverteilungen auf, nicht mit absoluten Abgrenzungen. Dogmatische Unterscheidungen finden sich meist nur bei der Gesellschaft.

Um nun zur Frage des Krieges und der Territorialität zurückzukehren: Wenn kriegerische Aggression auf einer antriebshaften Bindung an die jeweilige Lebensumwelt beruht, dann dürfte es schwer sein, internationale Auseinandersetzungen auf „humane" Art zu lösen. „Human" ist nicht das gleiche wie „menschlich". Mit anderen Worten: Das Natürliche ist nicht immer auch das Gute. Da sich der Inhalt von A in einer längst vergangenen Welt herausgebildet hat, hat die menschliche Natur auch Antriebe aufzuweisen, die im heutigen technologischen Zeitalter, in dieser übervölkerten Überflußgesellschaft, nicht mehr benötigt werden. Geschlechts- und Nahrungstrieb, vielleicht auch ein auf Revierverteidigung sich gründender Aggressionstrieb sind unter den heutigen Lebensumständen zu mächtig, mag ihre Stärke in früheren Zeiten auch einmal lebensnotwendig gewesen sein. Wir sind heute mit den daraus resultierenden Problemen konfrontiert: Überbevölkerung, Übergewicht und ein Übermaß an Kriminalität.

4.1.7 Die drei Kreise im Abriß

Die Zugehörigkeit zur gleichen Spezies und zur gleichen Gesellschaft führt bei verschiedenen Angehörigen der gleichen

Kultur zu einer ziemlichen Übereinstimmung im Inhalt der drei Kreise, so daß der eine Mensch den anderen in der Regel unmittelbar versteht. Doch unterscheiden sich die Menschen hinsichtlich der Stärke und Wechselwirkung ihrer Antriebe, hinsichtlich ihrer physischen Bedarfslagen und hinsichtlich der Situationen, unter deren Einfluß sie die sozialen Werte übernehmen. Der soziale Druck, der von W ausgeht, wirkt sich auf die einzelnen Individuen wegen der Unterschiede im Bereich A und W in unterschiedlicher Weise aus. Angesichts dieser Variabilität wird das menschliche Verhalten schwer berechenbar. Die gesellschaftlichen Sanktionen für Ehebruch mögen für den einen zu schwach sein, um ihn vor Seitensprüngen zurückzuhalten, für einen anderen dagegen so stark, daß sie sogar die normale und erlaubte Form der Sexualität innerhalb der Ehe hemmen. Solche Unterschiede zwischen den Individuen können auf Unterschieden des kulturellen Lebensmilieus beruhen, auf der unterschiedlichen Stärke des Geschlechtstriebs oder auf anderen biologischen und sozialen Faktoren. Statistisch ist wohl zu erwarten, daß soziale Verbote den Ehebruch eindämmen, der Einzelfall aber kann ganz aus der Reihe tanzen.

Die angeborenen Strebungen des Einzelnen entwickeln sich in durchaus einzigartiger Weise, weil sie durch die spezifisch auf ihn einwirkenden sozialen Wertvorstellungen geprägt werden. Man wird etwa in eine Umwelt hineingeboren, die mittelständisch, protestantisch und politisch konservativ ist und außerdem den Sport verherrlicht. Alles das wirkt sich auf A aus. Das Ergebnis hängt aber nicht nur von den von außen einwirkenden Kräften ab, sondern auch von der originären Ausstattung des A-Bereichs. Wenn man für eine sportliche Betätigung durch emotionale Zuwendung belohnt wird, dann hängt das weitere Verhalten davon ab, wieviel einem emotionale Zuwendung bedeutet und auch davon, welchen Belohnungswert die sportliche Betätigung an sich besitzt. Meistens erreicht man mit emotionaler Zuwendung den gewünschten Effekt, aber nicht in jedem Fall. Man kann mehr oder weniger empfänglich für Zuwendung sein als der Durchschnitt, man kann Spaß an sportlicher Bewegung als solcher haben oder nicht, man kann bestimmten interferierenden Einflüssen ausgesetzt sein.

Selbst wenn wir alle grundlegenden Kenntnisse über menschliche Antriebe besäßen, wäre das individuelle Verhalten dennoch nicht ganz vorhersagbar. Zweifellos ist der Mensch so angelegt, daß ihm Essen Spaß macht, doch können wir im Einzelfall nie sicher sein, ob nicht besondere Einflüsse ihre Spuren hinterlassen haben. Wenn jemand zu viele übelkeitserregende Mahlzeiten erhalten hat, dann ist vielleicht sein Eßverhalten gestört. Jede Aktivität, selbst das Essen, ist für weitere Konditionierungen anfällig. In einem anderen Einzelfall mag Essen das einzige verläßliche Vergnügen in einer ansonsten chaotischen Umwelt gewesen sein. Weder in dem einen noch in dem anderen Fall würde das Eßverhalten allein vom Zustand der zugehörigen Regler abhängen.

Der gesunde Menschenverstand sieht die Antriebe i. allg. nur in Abhängigkeit von der Umwelt und hat deshalb nur teilweise recht. Zwar machen sich an der Oberfläche menschlicher Existenz fast nur die sozialen Werte bemerkbar, weil wir unser Verhalten auf die Güter und Belohnungen unserer Kultur ausrichten. Wir strengen uns an für Geld und Ansehen, für unsere Kinder, für die Mitgliedschaft in einer Organisation, für das Wohl unserer Gemeinde oder unseres Landes. Das alles sind dominierende Werte in unserer sozialen Umwelt. Aber unter der auffälligen kulturellen Oberfläche sind mächtige biologische Kräfte am Werk. Die Aufzucht der Jungen, die Suche nach Behausung, das Streben nach Dominanz über andere Artgenossen, nach Besitz eines Stückchens Land, nach Beherrschung der Umwelt – diese Antriebe könnten eher ererbt als erworben sein. Andererseits haben wir Kenntnis von solchen angeborenen Antrieben i. allg. nur aufgrund von Tierbeobachtungen (vgl. Cofer & Appley, 1964; Hinde, 1970).

Die äußere Form des Verhaltens mag kulturabhängig sein, seine Substanz, die Antriebe aber, sind biologischer Art. Sehen wir uns einmal Jungen an, die Fußball spielen. Alles an einem solchen Spiel ist willkürliche Konvention – der Ball, das Tor, die Spielregeln. Aber die Beliebtheit des Spiels ist sicher auf seine Verknüpfung mit biologischen Antrieben wie dem Streben nach Aktivität, nach Wetteifer und Körperbeherrschung zurückzuführen. Wenn die Regeln des Fußballspiels auch so gut wie nichts mit der Biologie des Menschen zu tun haben, so kann doch das Spielverhalten aus Motivquellen gespeist sein, die ebenso angeboren sind wie die der Sexualität (die im übrigen ja beim Menschen ebenfalls eine Reihe von Konventionen aufweist).

Daß dem sozialen Geschehen genetische Komponenten zugrundeliegen, könnte zu den wichtigsten Erkenntnissen der neueren Sozialwissenschaften gehören (Tiger & Fox, 1971), nachdem noch kürzlich meist von der ausschließlichen Bedeutung der Umwelt die Rede war, was zu einem Glauben an die grenzenlose Veränderbarkeit des menschlichen Verhaltens geführt hatte (Herrnstein,

1972). Zuvor hatten viele Sozialwissenschaftler ebenso überzeugt das andere Extrem vertreten und eine Rigidität des menschlichen Verhaltens postuliert, die bis zum Fatalismus ging. Das Pendel der Theorien schwingt hin und her, solange es nicht durch solide empirische Erkenntnisse zur Ruhe gebracht wird. Solche Erkenntnisse liegen nun zumindest im Hinblick auf die Motivation von Tieren vor. Danach sind Erbanlagen und Umwelterfahrungen durch das Gesetz des Effekts miteinander verschränkt. Es besteht kein Anlaß für die Vermutung, daß die menschliche Motivation grundlegend anders beschaffen ist. Der Rest des Kapitels ist einigen spezifisch menschlichen Komplikationen hinsichtlich der Natur der Antriebe gewidmet, und wir wollen sehen, ob wir von unserem Standpunkt her mit ihnen fertig werden.

4.2 Herrschaft und Kompetenz

Bei der Beschäftigung mit der Motivation des Menschen kommt man immer wieder zu der Auffassung, daß es eine spezifisch menschliche Eigenart sei, nach Kompetenz und Beherrschung der Umwelt zu streben. Es gehe ihm nicht um Beherrschung von etwas zu einem bestimmten Zweck, sondern um Herrschaft und Kompetenz überhaupt. Die Menschen scheinen Vergnügen oder Erfüllung darin zu finden, einfach nur etwas zu machen und gut zu machen, ohne einen weiteren Zweck dabei zu verfolgen. Die Motivation ist nicht immer auf ein greifbares Ziel gerichtet, oft genügt ihr das Handeln als solches. Durch Tanzen wollen wir uns nicht irgendwohin bewegen und erhalten auch sonst keine besonderen Belohnungen für diese Anstrengung, der Tanz selbst ist die Belohnung. Kein Geld, kein Prestige, kein Territorium, keine Nahrung erwirbt man durchs Tanzen, wozu tanzt man dann?

Es gibt offensichtlich noch eine Quelle motivationaler Mächtigkeit jenseits der spezifischeren Antriebe wie Sexualität usw., die persönliche Erfüllung. Ein Beispiel für dieses

Motiv bietet uns bereits ein Säugling, der sich damit abmüht, seinen Körper beherrschen zu lernen. Das Bestreben, laufen zu können, ist unausweichlich und sehr mächtig. Das Kind wird wütend, wenn dieser Drang vereitelt wird (Mittelman, 1954), und es strengt sich trotz vieler Rückschläge und trotz Erschöpfung immer wieder an.

Obgleich die Eltern das Kind oft dabei ermutigen und für seine Anstrengungen belohnen, ist doch der Impuls zum Laufenlernen nicht erworben: Zu viele Babys lernen ohne die Hilfe der Erwachsenen laufen. Das Kind läuft auch nicht, um an bestimmte Belohnungen heranzukommen – wie zweckmäßig das Laufen ist, weiß es oft noch gar nicht, wenn es seine ersten angestrengten Versuche macht. Die meisten verzichten sogar auf ihre effiziente Fortbewegungstechnik, das Krabbeln, um sich den ersten, völlig unzulänglichen Laufversuchen zu widmen.

Dem Laufenlernen scheint ein eigener Antrieb zugrundezuliegen, der sich wie nach einem Plan bemerkbar macht, sobald der kindliche Körper die Anforderungen für eine aufrechte Fortbewegung erfüllt. Wenn sich die Beine gekräftigt haben, die Schädeldecke fester geworden ist und das Hinterteil mit einem Fettpolster geschützt ist, dann geht es auf und davon. Der Antrieb hat aber nicht nur mit der Beschaffenheit von Muskeln, Knochen und Fett zu tun; es handelt sich um eine psychologische Angelegenheit. Das Phänomen des Gehenwollens ist ein gutes Beispiel für die Art von Beobachtungen, bei denen sich Psychologen veranlaßt sehen, von einem Drang nach Beherrschung (drive for mastery) zu sprechen.

Auch andere Lebewesen zeigen einen Fortbewegungsdrang (Vögel wollen fliegen, Fische schwimmen), aber keine andere Spezies bearbeitet sich selbst und ihre Umwelt in einem Ausmaß wie der Mensch – z. B. durch Kleidung, Häuser, Straßen, Transportmittel und Verhaltensnormen. Wir sollten zumindest die Möglichkeit in Betracht ziehen, daß diese menschlichen Leistungen Ausdruck typisch menschlicher Antriebe sind, die nicht völlig auf die Triebe, die wir mit den übrigen Tieren gemeinsam haben, zurückzuführen sind.

4.2.1 Selbstverwirklichung

Kurt Goldstein (1939, 1940), ein Neurologe, der viele Jahre lang die Auswirkungen von Schädigungen des Nervensystems untersuchte, führte den anregenden Begriff der *Selbstverwirklichung* (self-actualization) in die Diskussion ein, um eine menschliche Eigenschaft zu bezeichnen, die etwas mit dem Streben nach Kompetenz und Herrschaft zu tun hat. Er machte die Beobachtung, daß Hirnverletzungen häufig den geistigen Gesichtskreis seiner Patienten einengten. Statt die vertraute Welt der menschlichen Gesellschaft mit ihren Anforderungen, Werten, Bedrohungen und Herausforderungen zu erleben, ziehen sich die Patienten in eine engere Welt zurück. Der Umkreis ihrer neuen Welt hängt von der Schwere ihrer Hirnverletzung ab.

Goldstein berichtete über viele auffällige Beispiele von geistiger Beeinträchtigung bei seinen Patienten. Viele von ihnen waren im Ersten Weltkrieg verwundet worden und wurden während ihres jahrelangen Krankenhausaufenthaltes von Goldstein aufmerksam beobachtet. Immer wieder wurde er Zeuge der schwindenden konzeptuellen Fähigkeiten der Verletzten. Einem Patienten wurden zwei Stäbe, die einen Winkel bildeten – $\wedge$ – vorgelegt. Nahm man das Gebilde weg, konnte er es leicht rekonstruieren. Wenn die beiden Stäbchen aber genau umgekehrt angeordnet waren – $\vee$ –, gelang dem Patienten die Rekonstruktion nicht mehr. Als man ihn nach dem Grund befragte, erklärte er zu $\wedge$: „Das ist ein Dach" und zu $\vee$: „Das ist nichts". Goldstein hatte viele Patienten, die auf verschiedene Stufen derartiger Formen von Konkretheit regrediert waren. Viele hatten keinen Zugang mehr zu den gebräuchlichen Kategorien des Alltagslebens. In diesem Defizit offenbarte sich laut Goldstein die Unfähigkeit zu normaler Abstraktion.

Goldsteins neurologische Hypothesen konnten inzwischen durch ein besseres Verständnis der Effekte von Hirnverletzungen ersetzt werden. Aber seine Vorstellungen über die Motivation wurden – zumindest von einigen Theoretikern – beibehalten. Der grundlegende – für ihn der einzige – menschliche Antrieb ist der Drang nach Selbstverwirklichung. Hunger, Durst, Sexualität etc. sind nach Goldstein nur Manifestationen der Selbstverwirklichung, die jeweils bei bestimmten Problemlagen des Individuums hervorgerufen werden. Unterhalb der Ebene dieser spezifischen Anpassungsleistungen glaubte Goldstein einen einzigen, einheitlichen Impuls zu erkennen, der den Menschen danach streben läßt, seine Möglichkeiten voll auszuschöpfen. Der hirnverletzte Mensch, dessen Möglichkeiten durch sein tragisches Schicksal erheblich eingeschränkt sein können, schafft sich eine verengte Welt, die seiner noch verbliebenen Funktionsfähigkeit entspricht.

Der Erklärungswert des Begriffs Selbstverwirklichung wird deutlicher, wenn ihm die Motivationskonzepte, die er zu überwinden versuchte, gegenübergestellt werden. Die herrschenden Triebtheorien betonten die Homöostase, den physiologischen Bedarf oder eine psychologische Spannungsreduktion. In den Kapiteln über Motivation haben wir einige Beispiele dazu vorgestellt. Sie haben gemeinsam, daß sie den Trieb als eine Art physiologisches Ungleichgewicht im Organismus ansehen. Unser Konzept des Reglers griff diese Vorstellung auf, wenn wir unsere Hypothese auch nicht wie einige frühere Theoretiker auf objektive Bedarfslagen beschränken. Die älteren Autoren glaubten überdies, zunächst einmal das Inventar von Antrieben auflisten zu müssen. Die Unterschiede zwischen den Autoren waren beträchtlich, aber man wollte auf jeden Fall eine solche Liste haben.

In der Auseinandersetzung zwischen Goldstein und jenen älteren Theoretikern ging es sowohl um den Begriff des Ungleichgewichts als auch um die Frage nach dem Sinn solcher Trieblisten. Nach Goldsteins Ansicht besteht die Motivation eines Menschen in dem Impuls, die Aktivitäten, zu denen er fähig ist, auszuleben. Es sei unsinnig zu behaupten, ein Kind, das laufen lernen will, leide an irgendeiner Form von Ungleichgewicht. Auch erreiche ein gesunder Mensch niemals den Punkt, an dem seine Triebe befriedigt seien, was nach der traditionellen Auffassung erwartet werden müßte. Der gesunde Mensch erreicht nach Goldstein ständig neue Stufen der Kompetenz oder Herrschaft und hat von daher zahllose Möglichkeiten der Selbstverwirklichung. Jede neue Stufe dient als Sprungbrett für weitere Stufen.

Goldstein war nicht der einzige Abweichler unter den Motivationstheoretikern. Der Experimentalpsychologe Robert S. Woodworth (1958) entwickelte eine Motivationstheorie, in der das sog. Primat der Handlungsausführung (behavior-primacy) eine besondere Rolle spielt. Die Theorie besagt, daß allen möglichen Handlungen der Impuls zu ihrer Ausführung selbst innewohnt. Wenn man Tennis spielen gelernt hat, dann möchte man nicht spielen, um damit Geld, Respekt oder einen anderen äußeren oder homöostatischen Nutzen zu gewinnen, sondern nur, weil man es kann. Mit ähnlicher Terminologie beschreiben Henry Murray (ein Mediziner und Psychologe) und Clyde Kluckhohn (ein Anthropologe) das Vergnügen an der Aktivität als solcher, dem keine erkennbare Wiederherstellung eines gestörten Gleichgewichts zugrundeliegt (Murray & Kluckhohn, 1953).

Der Psychoanalytiker Erich Fromm (1947) unterschied zwischen dem „höheren" Vergnügen der Handlung und dem „niederen" Vergnügen des Konsums. Der Persönlichkeitstheoretiker Gordon Allport (1937) zentrierte sein Denken um den zentralen Begriff der *funktionellen Autonomie*. Danach mag ein Verhalten vielleicht anfangs auf der Grundlage von Spannungen und des Strebens nach Spannungsreduktion auftreten, es wird sich allmählich aber aus solchen restriktiven Bindungen lösen und davon unabhängig auftreten. Auf diese Weise kann ein Mensch sich die Neigung aneignen, Geld anzuhäufen oder sein Leben auf See zu verbringen. Allport war der Überzeugung, daß die Motivationstheorie eine Erklärung für solche Verhaltensweisen liefern müsse, insbesondere eine Theorie der menschlichen Motivation. Robert White, ein Psychologe, der sich eingehend mit der Psychopathologie beschäftigte, brachte überzeugend vor (1959), daß es einen Trieb nach *Kompetenz,* wie er ihn nannte, gibt, der als wesentliches Element jeder menschlichen Persönlichkeit zu betrachten sei.

4.2.2 Eine Triebhierarchie

Unter den verschiedenen Theorien zum Primat der Handlungsausführung verdient die von Abraham Maslow (1954, 1955, 1968, 1971) besondere Beachtung, die kürzlich wieder in Mode gekommen ist. Er leistete mit seinen Schriften einen bedeutenden Beitrag zu einer neuen Bewegung, die sich *Humanistische Psychologie* (third force psychology, human potential movement) oder *Neuer Existentialismus* nennt (Wilson, 1966), wobei diese Bezeichnungen jeweils charakteristische Nuancen in den Vordergrund stellen. Die Themen, die von Maslow und seinen Mitarbeitern in der Humanistischen Psychologie eingebracht werden, stellen eine Mischung aus Motivationstheorie, moralischem Anliegen und Mystizismus dar. Maslow macht auch keinen Hehl aus seinem Versuch, die verschiedenen Ziele unter einen Hut zu bringen, denn er fühlt sich selbst in einer „Tradition, die die humanistische Aufgabe der Psychologie darin sieht, ein wissenschaftliches Wertsystem zu errichten, um den Menschen zu helfen, ein gutes Leben zu führen, d. h. daß sie eine von Menschen praktisch anwendbare Theorie der menschlichen Motivation entwickelt" (1955, S. 2). Wer es als selbstverständlich erachtet, daß eine gute Motivationstheorie eine unmittelbare Relevanz für unser Leben aufweisen müßte, wird wahrscheinlich eher von Maslow zufriedengestellt werden und sich enttäuscht von den anderen, mehr konventionellen und „trockenen" Arbeiten abwenden.

Maslow postuliert zwei Typen von Motivation (1955): Die *Mangel-Motivation* (deficiency motivation) und die *Wachstums-Motivation* (growth motivation). Die Wachstums-Motivation zielt auf die Selbstverwirklichung ab, die Goldstein für den einzigen grundlegenden Antrieb hielt. Die Mangel-Motivation entspricht in etwa dem, was die üblichen Triebtheorien behandeln. Maslow griff Goldsteins Theorie auf und stellte sie als Ergänzung neben die seiner Kritiker, womit er eine originelle theoretische Komposition zustandebrachte.

Im Zentrum seiner Motivationstheorie steht ein hierarchisches Modell der Grundbedürfnisse (basic needs). Maslow verwendet „Bedürfnis" als psychologischen Begriff, nicht im Sinne von Bedarf mit der engen physiologischen Interpretation, die wir mit dem Wort verbinden. Was er als *Bedürfnis* bezeichnet, nennen wir *Trieb, Antrieb, Streben* oder *Wunsch*. Wir werden seinen Wortgebrauch für die folgende Erörterung etwas verändern und dem unsrigen anpassen.

Maslow behauptet, daß die Antriebe eine hierarchische Organisation aufweisen. Auf der untersten Stufe der Hierarchie sind diejenigen Antriebe angesiedelt, die keinen Aufschub vertragen und am frühesten auf unser Leben einwirken. Das sind die *physiologischen* Antriebe mit den Hauptvertretern Essen und Trinken. Mit einigem Zögern ordnet er auch sexuelles Verlangen, Schlafbedürfnis und elementare sensorische Lust hier ein. Von geringerer Dringlichkeit sind i. allg. die sog. *Sicherheits*antriebe (safety drives), die den Auswirkungen der tatsächlichen oder vorgestellten Gefahren für den Organismus gelten. Ein Streben nach Sicherheit zeigen

etwa Kinder mit ihrem Verlangen nach Regelmäßigkeit, Routine und Vertrautheit. Einige dieser Antriebe machen sich zweifellos bis ins Erwachsenenalter hinein bemerkbar. Schmerzen und furchterregende Reize rufen Sicherheitswünsche hervor, ebenso alle Arten extremer Stimulation wie ohrenbetäubende Geräusche, extreme Hitze und Kälte, vielleicht auch heftige Geruchs- und Geschmacksempfindungen. Im Erwachsenenalter kann das Sicherheitsstreben z. B. als Sorge um finanzielle Sicherheit zum Ausdruck kommen.

Wenn der Mensch seinen physiologischen und den Sicherheitsantrieben hat entsprechen können, dann gelangt er – falls er eine gewisse Reife erreicht hat – zur nächsten Stufe in der Hierarchie. Hier kommen nun die Antriebe der *Liebe* und *Gruppenzugehörigkeit* (love, belongingness) hinzu, die als Wunsch nach Zuneigung und menschlicher Gemeinschaft in Erscheinung treten. Maslow hält also den Wunsch nach Zuneigung für einen eigenen Antrieb, der nicht aus einer Verbindung mit grundlegenderen Trieben hergeleitet werden muß. Allerdings kann sich das Streben nach Zuneigung beim Erwachsenen mit dem physiologischen Geschlechtstrieb oder beim Kind bereits mit verschiedenen Sicherheitstrieben verbinden. Maslow macht die Frustration der Liebestriebe für einen Großteil der psychopathologischen Erscheinungen in unserer heutigen Gesellschaft verantwortlich.

Nach den Liebestrieben treten die *Selbstwertantriebe* (esteem drives) auf, die sowohl das Ansehen, das man von seiten anderer gewinnt, als auch die Selbstachtung betreffen. Der Kampf des Menschen um soziale Macht und um Status geht auf diesen Antrieb zurück. In Maslows Schema ist auch dieses Streben angeboren und nicht von anderen Trieben herzuleiten.

Ein wohlgenährter, geschützter, liebender und geliebter Mensch ist nicht etwa untätig, denn es gibt noch eine weitere Antriebsebene. Vor allem dieser letzten Stufe gilt Maslows Interesse, denn hier geht es um die *Selbstverwirklichung*. Der eigentliche Kern von Maslows Theorie und der „human potential"-Bewegung besteht in der Vorstellung, daß es einen Sinn im Leben des Einzelnen gibt, der die Anforderungen von seiten der Umwelt und der Mitmenschen transzendiert. Man kann diese Idee in das Streben der Babys, die das Laufen lernen wollen, hineintragen und in viele andere Erscheinungsweisen der „Verwirklichung des Selbst".

Dieser Glaube an einen transzendenten Sinn findet sich nicht nur bei Maslow und nicht nur in der Psychologie, sondern genauso in der Philosophie, in der Theologie und in der Literatur. Der Individualismus eines Ralph Waldo Emerson oder Henry David Thoreau, der Übermensch in der Philosophie

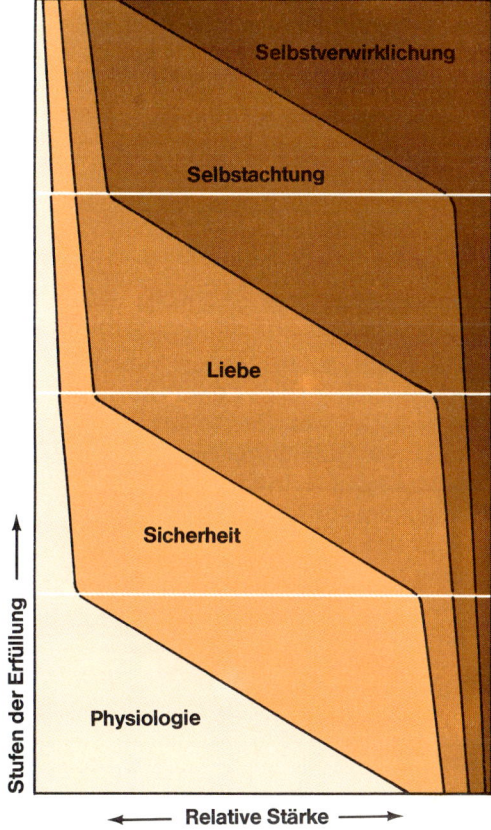

Nietzsches, der orientalische Mystizismus, der einen transzendenten Zustand durch Loslösung von den Alltagssorgen anstrebt – diese und viele andere Versionen eines erfüllten Menschenlebens lassen sich nicht einer einzigen Theorie zuordnen. Wegen der Universalität dieser Vorstellungen haben wir nur eine Variante dieses Denkens – die Maslows – so eingehend geschildert. Nun steht nach wissenschaftlichen Kriterien Maslows Hierarchiemodell auf schwankenden Füßen, denn es gibt praktisch keine stichhaltigen Beobachtungen, die überzeugend für sein Schema sprächen. Außerdem enthält es einige Inkonsistenten. Doch als Beispiel einer alten, mächtigen, intuitiv überzeugenden Vorstellung von der menschlichen Natur ist es hier durchaus von Interesse.

Maslows Schema ist graphisch in Abb. 4.5 dargestellt. Die einzelnen Triebebenen gehen auseinander hervor, wobei die physiologische Ebene allen anderen zugrundeliegt. Verschiedene Kräfte bedingen einen Aufstieg in der Hierarchie, wie die Abb. nahelegt. Bei kleinen Kindern und bei niederen Tieren spielt sich das meiste im unteren Bereich ab. Erwachsene erreichen höhere Ebenen. Maslow meint, daß die grundlegenden Antriebe angeborenermaßen stärker sind und von daher bis zu ihrer Befriedigung Priorität beanspruchen. Ein ständig hungerleidender Mensch verweilt auf einer Stufe, wo er nur zu Hungergefühlen fähig ist. Erhält er dann Nahrung, so wird sein Hungertrieb schwinden und dem Sicherheitsstreben Platz machen. Wird dieses befriedigt, so kann die nächste Ebene der Hierarchie erreicht werden. Je höher man in der Hierarchie aufsteigt, desto größer werden die Möglichkeiten zur Selbstverwirklichung.

Was soll man sich nun unter diesen Antrieben genau vorstellen? Maslow unterscheidet, wie gesagt, zwischen Mangel-Motivation und Wachstums-Motivation. Die Mangel-Motive sind nach Abb. 4.5 die der Physiologie, der Sicherheit, der Liebe und des Selbstwerts; die Wachstums-Motivation will nur die Selbstverwirklichung. Mangel-Motive erkennt man nach Maslow daran, daß es weh tut, wenn sie nicht befriedigt werden. Eine übermäßige Frustration dieser Motive führt zu physischen und psychischen Erkrankungen. Auf jeder

Abb. 4.5. Maslow postuliert mit seiner Theorie eine Hierarchie von Trieben. Die dringlichsten Antriebe sind physiologischer Art, vor allem Hunger und Durst. Wenn diese Triebebene befriedigt ist, können die Sicherheitstriebe zur Geltung kommen. Auf die Sicherheitstriebe folgen die Liebesantriebe und danach die Triebe nach Selbstachtung; ganz zum Schluß kommt der Selbstverwirklichungstrieb. Jeder Mensch befindet sich auf irgendeiner Ebene der Hierarchie. Die relative Stärke seiner Antriebe wird durch den relativen Flächenumfang der betreffenden Triebebene repräsentiert

Triebstufe unterhalb der Selbstverwirklichung hat man bei chronischer Deprivation mit jeweils besonderen Symptomen zu rechnen. Chronische emotionale Störungen können oft auf Nichtbefriedigung der Antriebe der ersten vier Triebebenen zurückgeführt werden. Dagegen führt die Selbstverwirklichung nach diesem Schema ausschließlich zu vermehrtem psychologischen Wohlbefinden. Auch kann bei den Antrieben der ersten vier Ebenen Übersättigung auftreten, bei der Selbstverwirklichung dagegen gibt es kein Zuviel. Sie entwickelt nur immer neue Formen. Bei einem Mangel an Selbstverwirklichung wird der Mensch nicht krank, er führt nur ein weniger ausgefülltes Leben.

Wie gesagt, Maslows Theorie kann sich kaum auf empirische Evidenzen stützen, sie beruht auf Spekulationen, auf unsystematischen Beobachtungen und auf klinischen Erfahrungen mit Menschen in psychotherapeutischer Behandlung. Das heißt nicht, daß die Theorie falsch oder unbedeutend sein muß, sondern nur, daß ihr etwas Wichtiges fehlt, was Maslow im übrigen selbst einsieht. Maslow gibt sogar zu, daß seine Theorie vom geordneten Aufbau der Triebe nicht einmal immer mit seinen unsystematischen Beobachtungen übereinstimmt. Es gibt Menschen, die dem Erwerb von Ansehen nachjagen und dabei ihre Bedürfnisse nach Liebe und Zuneigung zu kurz kommen lassen. Andere Menschen erleben trotz vielfältiger Widrigkeiten in ihrem Leben ein erhebliches Maß an Selbstverwirklichung. Wieder andere gibt es, denen es nicht gelingt, höhere Stufen der Hierarchie zu ersteigen, obwohl offensichtlich alle Voraussetzungen auf den niederen Stufen gegeben sind. Maslow betrachtet jedoch diese Fälle zum Teil als nur scheinbare Ausnahmen. Wer sich nichts aus Liebe zu machen scheint, hat vielleicht nichts anderes als Liebe im Sinn, doch er versteckt seine Wünsche. Der scheinbar Zufriedene, der sich nicht auf die Stufe der Selbstverwirklichung begibt, wird vielleicht in Wirklichkeit durch seine Ängste davon abgehalten. Maslow bestreitet jedoch nicht, daß die relative Stärke der Antriebe von Person zu Person verschieden sein kann, unabhängig davon, was unterschiedliche Lebensumstände mit sich bringen.

Dennoch ist Maslows Triebhierarchie als ein ernstzunehmender Versuch zu betrachten, die Tatsache der Triebinteraktion in den Griff zu bekommen. Die Ergebnisse experimenteller Untersuchungen – einige davon wurden in Kapitel 2 behandelt – belegen eindeutig, daß die Triebe miteinander in Verbindung stehen. Intensiver Hunger oder quälender Schmerz unterdrücken vermutlich das sexuelle Verlangen, in geringerem Umfang ist vielleicht auch ein Einfluß in der Gegenrichtung vorhanden. Maslows Triebhierarchie hat vielleicht noch nicht den richtigen Aufbau oder die richtigen Komponenten, aber irgendein Wechselwirkungsmodell dieser Art wird man wohl entwickeln müssen, wenn man der Natur des menschlichen – und auch des tierischen – Triebhaushalts gerecht werden will.

4.2.3 Das Lebensideal

Die in Abb. 4.5 dargestellte Hierarchie ist für Maslow ein Prinzip, das wissenschaftliche Kenntnisse für die Vervollkommnung des individuellen Lebens fruchtbar machen will. Die Menschen sollten, so meint er, die oberste Stufe der Hierarchie anstreben, denn der damit verbundene Gewinn erscheint ihm unwiderstehlich. Er stellt die Eigenschaften, die sich auf der Ebene der Selbstverwirklichung herausbilden, wie folgt zusammen (1968, S. 26):

1. Bessere Realitätswahrnehmung
2. Vermehrtes Annehmen der eigenen Person, anderer Menschen und der Natur
3. Erhöhte Spontaneität
4. Wirkungsvolle Zentrierung auf Probleme
5. Größere emotionale Unabhängigkeit und Streben nach Privatheit
6. Vermehrte Autonomie und Widerstand gegen kulturellen Druck
7. Tieferes Verständnis und größerer Gefühlsreichtum
8. Grenzerfahrungen (peak experiences)
9. Verstärkte Identifikation mit dem Menschen als Menschen
10. Veränderte, d. h. verbesserte interpersonelle Beziehungen

11. Eine demokratischere Charakterstruktur
12. Erhebliche Zunahme an Kreativität
13. Gewisse Veränderungen im Wertsystem.

Wir werden sogleich auf diese Liste eingehen, doch zunächst sei auf folgendes hingewiesen: Die Aussage, daß sich der Mensch auf seine Individualität konzentrieren wird, sobald seine übrigen Antriebe befriedigt sind, folgt nicht nur aus Maslows Konzept der Motivation, sondern auch aus dem hier vorgestellten. In dem Überschneidungsgebiet von B und A (vgl. Abb. 4.1) sind die Antriebe angesiedelt, die augenblicklichen physischen Bedürfnissen dienen, in dem Überschneidungsgebiet von W und A diejenigen Antriebe, die institutionellen und sozialen Werten dienen. Die Belohnungen treten in unterschiedlicher Form auf – Geld, Status, Ansehen, Macht oder Entlastung von sozialen Strafandrohungen wie Verachtung oder Gefängnis. Wenn man die beiden Überschneidungsbereiche B + A und W + A verbindet, so entspricht dies in etwa Maslows Mangel-Motiven. Das Besondere dieser Antriebe ist, daß sie Zwecken dienen, die nicht mit den Belohnungen für das gewünschte Verhalten identisch sind.

Die Selbstverwirklichung stützt sich dagegen auf Belohnungen, die allein aus dem Sektor von A stammen, der sich weder mit B noch mit W überschneidet. Das ist der in sattem Orange dargestellte Abschnitt von A in Abb. 4.6. Das Besondere an diesem Bereich ist, daß er Antriebe enthält, die weder physischem Bedarf noch sozialen Wertübereinkünften dienen. Allerdings klingt das recht negativ. Positiv gewendet wird damit ausgedrückt, daß menschliche Antriebe auch dann eine Quelle von Vergnügen und Aktivität sein können, wenn sie zufällig gerade nicht lediglich der Gesundheit oder der Gesellschaft dienen. Wenn sie an diese Zwecke nicht gebunden sind, entwickelt man in seinem Handeln im übrigen auch viel eher Originalität. In diesem orangen Bereich – im Selbstverwirklichungsstreben nach Maslow – befinden sich die motivationalen Reserven des Menschen, die ihn dazu befähigen, neue Bedarfslagen zu meistern oder neue soziale Werte einzuführen. In diesem Bereich glaubt Maslow den Gipfel von Menschlichkeit gefunden zu haben, der etwa – um ein Beispiel des Autors anzuführen – in der Güte und schöpferischen Kraft eines Gandhi (Abb. 4.7) zum Ausdruck kam.

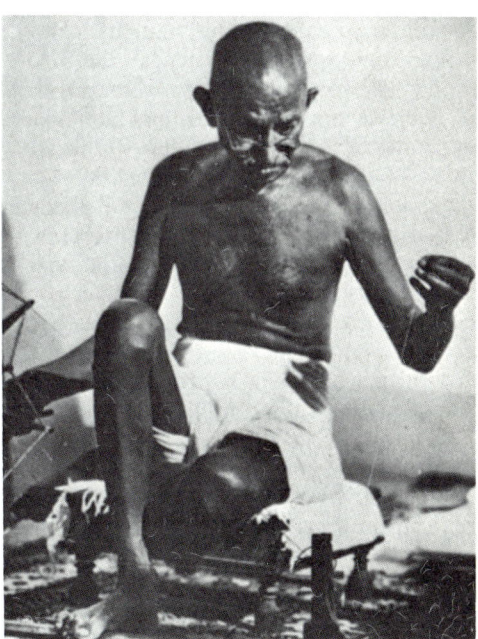

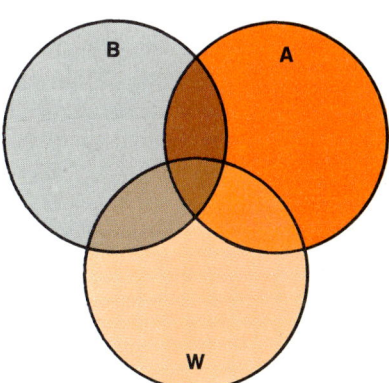

Abb. 4.6. Der dunkelorange Sektor von *A* ist herausgehoben, weil er sich weder mit *B* noch mit *W* überschneidet. Hier befinden sich die Belohnungen, die weder physiologischen noch sozialen Zwecken dienen. Nach konventioneller Moral sind sie ziemlich wertlos, für Maslow dagegen haben sie einen hohen Wert, da sie mit den Belohnungen der Selbstverwirklichung zusammenfallen

Abb. 4.7. Mahatma Gandhi, der große Hindu-Führer. Das Beispiel seines asketischen Lebens war wie seine Lehre von der Gewaltlosigkeit die treibende Kraft hinter der erfolgreichen Unabhängigkeitsbewegung Indiens

Soweit teilen wir Maslows Begeisterung für die Selbstverwirklichungsantriebe. Auch daß es eine irgendwie geartete Triebhierarchie geben muß, halten wir für richtig. Im Kapitel 2 haben wir darauf hingewiesen, daß das Verhalten von der *relativen,* nicht von der *absoluten* Belohnungsmenge abhängig ist. Wer seinen vitalen Bedarf gedeckt hat und seinen institutionellen Verpflichtungen nachgekommen ist, wird seine Aufmerksamkeit zunehmend auf weniger elementare Annehmlichkeiten richten – schon aus dem einfachen Grunde, weil die vormals kleinen Freuden nun *relativ* groß werden können. Für einen hungerleidenden Menschen bedeutet die Schönheit eines Sonnenuntergangs nichts im Vergleich zu dem Glücksgefühl über alles, was seinen Hunger stillt. Wenn dieser Mensch aber satt geworden ist und auch andere elementare Wünsche befriedigen konnte, dann kann der Sonnenuntergang eine außergewöhnliche Bedeutung für ihn bekommen. Sein Verhalten wird immer dann von den Inhalten des dunkelorangen Sektors von A bestimmt, wenn sich die Belohnungswerte im restlichen Teil von A verringern.

Da die Belohnungen, die dem Ausgleich alltäglicher Bedarfslagen oder dem Dienst an sozialen Werten entstammen, weniger zur Individualität beitragen, hält Maslow sie für ethisch minderwertiger. Wir möchten unsere Motivationstheorie darstellen, möglichst ohne eine ethische Position zu beziehen, obgleich sich das vielleicht nicht ganz vermeiden läßt. Es gehört zur universellen Situation der ganzen Menschheit, daß sie ständig physischen Bedarfslagen und sozialen Werten ausgesetzt ist – wir alle müssen essen und trinken, wir alle erleben die Zwänge und Verlockungen sozialer Anpassung. Bei allen Menschen gibt es somit in gewisser Weise die Bereiche B und W. Dennoch scheint es so zu sein, daß die von B und W unabhängigen Belohnungen die meisten Möglichkeiten für die Entwicklung der Individualität bieten, obgleich es hinsichtlich B und W Unterschiede von Person zu Person geben mag. In dem sattorangen Sektor von A entfaltet das Individuum seine persönlichsten Strebungen.

Aber sind sie notwendigerweise *gut,* wenn sie individuell sind? Maslow ist – als ein großer Bewunderer von Individualität und Spontaneität – fest davon überzeugt. Ein sich selbst verwirklichender Mensch, der sich vom Schlepptau der Gesellschaft losgemacht hat, beeindruckt mit seiner Unkonventionalität. Aber es geht Maslow nicht um Unkonventionalität als solche oder um den möglichen gesellschaftlichen Nutzen unkonventioneller Eskapaden. Nach Maslow ist

„die Konventionalität ein Mantel, der lose auf den Schultern ruht und leicht abgeworfen werden kann... Der sich selbst verwirklichende Mensch läßt sich praktisch nicht durch die Konvention einengen und daran hindern, etwas ganz Eigenes zu tun, wenn er es als wichtig oder entscheidend ansieht. Nur in solchen Situationen macht er von seiner Unabhängigkeit Gebrauch, anders als die typischen Bohemiens oder Autoritätsrebellen, die ständig aus Trivialitäten große Streitfragen machen und die gegen irgendwelche unbedeutende Ordnungsvorschriften ankämpfen, als hinge davon alles ab" (1954, S. 209).

Wenn der spontane Individualist romantisiert wird, setzt man stillschweigend voraus, daß die natürlichen Impulse moralisch gut sind, daß also A außerhalb des Überschneidungsbereichs zu einer Art moralischer Reinheit führt. Das mag jeder halten wie er will, man sollte dabei nur nicht Spontaneität mit tatsächlicher Handlungsfreiheit verwechseln. Der sich selbst verwirklichende Mensch kann sich allenfalls von B und W entlasten, von dem Streß der Beschaffung des Lebensnotwendigen und von den Werten gesellschaftlicher Institutionen. Sein Verhalten steht aber dennoch in gleichem Maße unter der Wirkung des Effektgesetzes wie das eines jeden anderen Menschen.

Wenn es dem sich selbst verwirklichenden Menschen gelingt, die Verhaltenskontrolle ganz auf seine eigenen Impulse einzugrenzen, hat er allen Grund, etwas auf sich zu halten. Wann immer er dann irgendeinen Wunsch hat, kann er sich ihm überlassen, denn er muß richtig sein. Maslow findet diese Lage sehr attraktiv, und eine so außergewöhnliche Selbstsicherheit hat zweifellos ihren Reiz. Doch man beachte auch die Risiken. Die Anhänger Maslows oder ähnlicher Vertreter dieser Richtung (Wilson, 1966) wollen – vor sich selbst und anderen – ihre Selbstverwirklichung zum Ausdruck bringen. Sie wissen, daß Selbstvertrauen dazugehört, und sind von daher versucht, sich eine moralische Autorität zuzusprechen, von der gewöhnliche Menschen kaum zu träumen wagen; sie wollen sich und anderen beweisen, daß sie die höchste Stufe der Hierarchie erklommen haben.

Aus Gründen der Fairneß muß gesagt werden, daß Maslow zugibt, daß ein wahrhaft sich selbst verwirklichender Mensch eine seltene Erscheinung ist. Das Erreichen des Gipfels ist weit weniger möglich, als man dies bei der Begeisterung für den romantischen Individualismus anzunehmen geneigt ist. Der alltägliche Ehrgeiz hat einen viel praktischeren Zuschnitt: Es gibt viel mehr Millionäre unter den Mitgliedern moderner Gesellschaften als sich selbst verwirklichende Menschen. Die meisten Menschen werden sich, wenn sie durch Religion, Psychotherapie, Meditation, Drogen oder Yoghurt und Weizenkeime Erfüllung zu finden suchen, am Ende in ihrer Hoffnung betrogen sehen. Damit soll nicht behauptet werden, daß diese Praktiken nichts nützen, sondern nur, daß sie sehr wahrscheinlich nicht zur Selbstverwirklichung führen.

Unabhängig von der Frage nach der richtigen Lebenspraxis läßt sich feststellen, daß sich Maslows Theorie auf die gleichen Dimensionen menschlicher Motivation bezieht, die wir in dem in Abb. 4.1 dargestellten Ansatz behandelt haben, nur mit anderen Zielvorstellungen. Die Menschen verhalten sich im Einklang mit dem Gesetz des Effekts. Dieses Gesetz hat eine Reihe angeborener Antriebe oder Wünsche zur Grundlage. Einige Antriebe haben mit dem individuellen physischen Wohlergehen zu tun, andere mit den Anforderungen der Gesellschaft. Die Gesellschaft wiederum bringt ihre Mitglieder dazu, bestimmten Handlungen und Handlungsergebnissen Wert beizumessen, indem diese mit angeborenen Trieben verknüpft werden. Die übrigen Antriebe, die zu keinem sozial oder individuell fruchtbaren Ergebnis führen, werden von der Gesellschaft abgewertet. Die Steuerung durch die Gesellschaft bleibt aber zwangsläufig in gewissem Grade unvollkommen und inkonsistent, so daß der einzelne aufgrund inkompatibler Kräfte, die das Effektgesetz hervorruft, in Konflikte geraten kann. Bei schwerwiegenden Konflikten kann das zu psychopathologischen Zuständen oder zumindest zu Beeinträchtigungen führen. Maslow setzt an bei diesem Konflikt, er versucht ihn zu lösen, indem er den Einfluß des sozialen Drucks auf ein Minimum reduziert.

Die Natur der Menschen und ihre gegenseitige Abhängigkeit als Teilnehmer sozialer Systeme läßt solche individualistischen Lösungen jedoch eher als seltene Ausnahme denn als Regel erscheinen, womit ihre seit altersher bekannte Attraktivität nicht geschmälert werden soll.

4.2.4 Die wahre Erkenntnis

Von der Selbstverwirklichung ist es nur noch ein kleiner Schritt zu einem anderen Anliegen, das seit altersher besteht. Ein Großteil der Philosophie befaßt sich mit der Frage, ob wir die Welt und uns so sehen, wie es der Wirklichkeit entspricht. Maslow (1968) hält das in den sog. *Grenzerfahrungen* (peak experiences) für möglich, in Augenblicken gesteigerten Erlebens, in denen die Schleier fallen und die Realität sich unverhüllt zu erkennen gibt. Auf der Stufe der Selbstverwirklichung kann man solche Momente häufiger genießen als auf niederen Ebenen. „Genießen" ist der passende Ausdruck, denn solche Erlebnisse sind höchst wonnevoll, manchmal sogar ekstatisch, zumindest aber intensiv.

Grenzerfahrungen dieser Art können jederzeit auftreten. Beim Anblick eines Stuhls hat man vielleicht plötzlich das Gefühl, zum erstenmal wirklich den Gegenstand selbst zu sehen. Der Stuhl ist nicht mehr nur ein Beispiel für einen Begriff, mit dem man das Ding nach sprachlicher Übereinkunft einordnet. Der Stuhl gewinnt eine eigene Identität, denn jeder Gegenstand wird auf einer gewissen Ebene der Betrachtung einmalig. Eine solche Extremerfahrung ist hinreißend und unvergeßlich. Das Einzigartige nimmt vom ganzen Menschen Besitz. Nicht selten verliert man mitten in einem solchen Erlebnis das Gefühl für Raum und Zeit, und man vergißt seine trivialen Sorgen. Damit ist meist die Empfindung von Vollkommenheit, von absolutem Wert und absoluter Bedeutung verbunden. Man hat das Gefühl der Besonderheit, mit dem man die Ebene des gesellschaftlich Konventionellen weit hinter sich läßt.

Zu einer Grenzerfahrung kommt es natürlich eher anläßlich einer geeigneteren Gelegenheit als der des Anblicks eines Stuhls. Die religiöse oder mystische Versenkung, der Geschlechtsakt auf seinem Höhepunkt, der Anblick einer weiten Landschaft sind bekannte Anlässe für jene lichtvollen Erfahrungen. Auch durch bestimmte Drogen werden solche Erfahrungen herbeigeführt. Von dem englischen Romanautor Aldous Huxley (1954) stammt z.B. eine Beschreibung der ungeheuren Lebendigkeit seiner Umgebung, die er nach Einnahme von Mescalin erlebte. Mescalin ist eine Droge aus einem Kaktusextrakt, den die mexikanischen Indianer schon seit eh und je, so wie andere einen abendlichen Cocktail, zum Vergnügen und zur Entspannung konsumieren. Andere Chemikalien haben ähnlich „halluzinogene" Eigenschaften. Sie intensivieren die Sinneserfahrungen und führen oft zur Desorientierung. Wenn die Extremerfahrung durch Drogen hervorgerufen wird, ist sie nicht nur erregend, sondern gleichermaßen gefährlich.

Der Wunsch nach Grenzerfahrungen ist verständlich, denn die transzendente Vision bedarf keiner weiteren Begründung und Beweisführung. Man *weiß* ganz einfach, daß man mit der Realität in Berührung gekommen ist. Endlich sieht man die Schiffe und Flugzeuge selbst, nicht nur die Punkte auf dem Radarschirm, die sie anzeigen (eine Metapher von Colin Wilson, 1966). Allein wegen dieses Gefühls wahrer Erkenntnis suchen viele die Grenzerfahrungen. Im Kapitel über Lernen wurde gezeigt, daß die Menschen nach Wissen streben. Grenzerfahrungen vermitteln unmittelbar das Gefühl des Wissens. Sie scheinen uns in Berührung zu bringen mit der „Realität, die der Banalität unserer sozialen Existenz zugrundeliegt" (Wilson, 1966, S. 82).

Für den normalen Leser wird die Grenzerfahrung wohl kaum viel mit der Selbstverwirklichung gemein haben, die wir im vorhergehenden Abschnitt besprochen haben. Was hat ein Ausbruch sinnenhaften Rausches mit einem Baby zu tun, das Laufversuche macht? Ein Kind, das seinen Bewegungsapparat beherrschen will, und ein Erwachsener, der einen Stuhl anstarrt – was haben sie gemeinsam? Für die Liebhaber von Grenzerfahrungen handelt es sich um etwa das gleiche. In beiden Fällen entdeckt der Mensch Möglich-

keiten zur Selbstverwirklichung und wagt sie zu nutzen.

Die Grenzerfahrung wird oft gesucht und ersehnt und immer wieder beschrieben. Ihretwegen gibt manch einer Freunde, Familie, Beruf auf und gegebenenfalls noch viel mehr, falls es zur Drogensucht kommt. Und dies, obgleich es sich bei den wahren Erkenntnissen des sich selbst verwirklichenden Menschen oder des „Außenseiters" um keine objektiv greifbaren Erkenntnisse handelt (Wilson, 1966). Man *fühlt*, daß man die „Pforten der Wahrnehmung" aufgestoßen hat (Huxley, 1954), es ist ein Gefühl, das sich auf Tatsachen nicht berufen kann und will.

Eine rationale Begründung des „erweiterten Bewußtseins" oder des „höheren Wissens" wird es kaum geben. Man gelangt weder durch ein Studium noch durch emsige Forschung zur Selbstverwirklichung oder zur Grenzerfahrung. Literatur und Überlieferung variieren das Thema von der Enttäuschung über die Früchte der Erkenntnis – angefangen mit dem Sündenfall im Paradies. Die gängigen Wege der Erkenntnis – die Sachliteratur, die Wissenschaft usw. – scheinen nicht zur plötzlichen Erleuchtung zu führen. Dazu muß man wohl andere Wege beschreiten. Untersucht man sie genauer, dann sieht man, daß Grenzerfahrungen eher von einer *Verengung* des Bewußtseins als von einer Bewußtseinserweiterung begleitet sind. Eine Selbsterfüllung durch ein Abhängigwerden von Drogen, durch Flucht vor der Gesellschaft oder durch einen Rückzug auf das überwältigende Gefühl des Geschlechtsverkehrs führen eher zu einem eingeschränkteren Selbst, auch wenn subjektiv das Gefühl der Transzendenz dominiert. Das gemeinsame Kennzeichen solcher Grenzphänomene ist eine meist höchst lustvolle und angstfreie, aber nur kurze Dauer des Erlebens.

Das Gefühl der wahren Erkenntnis scheint dem Gebiet von A, das außerhalb von W liegt, zu entstammen (vgl. Abb. 4.6). In diesem Sektor hat man mit der Möglichkeit von Belohnungen zu rechnen, die ganz auf intrinsischen Bedingungen beruht. Das entsprechende Vergnügen ist ganz ursprünglich, so wie wir es von Kindern kennen. Es ist nicht nur unverdorben, sondern auch von ganz persönlicher Art, was die Belohnungsintensität erhöht, denn wir wollen uns durch emotionale Besonderheiten vom sozialen Durchschnitt unterscheiden. Niemand würde die Tatsache, daß er zwei Ohren hat, als sein persönliches Merkmal anerkennen, aber wer nur ein Ohr hat (oder deren drei!) würde das als ein höchstpersönliches Charakteristikum betrachten. Man kennt die Normen des Menschlichen und ihren üblichen Variationsbereich. Man legt sie stillschweigend der sozialen Wahrnehmung zugrunde und erlebt die Eigenschaften, die außerhalb des Normalbereichs liegen, als ganz besonders kennzeichnend – auch für die eigene Person.

Der dunkelorange Kreissektor in Abb. 4.6 enthält die höchst persönlichen (idiosynkratischen) Strebungen und Interessen eines Menschen. Im restlichen A-Bereich liegen die sozialen Werte und die individuellen Bedarfslagen, die sich mit den allgemein-menschlichen Antrieben überschneiden. Auf diese Überschneidungsbereiche stützen sich die überdauernden sozialen Institutionen. Doch außerhalb dieser Bereiche kann jemand den Drang verspüren, z.B. atonale Lieder zu komponieren, nichtgegenständliche Bilder zu malen, homosexuelle Vereinigungen zu gründen, in der Öffentlichkeit zu schreien, den ganzen Tag im Bett liegen zu bleiben. Der individuelle Freiraum des Verhaltens ist groß – auch der moralische Freiraum. Der eine begründet eine neue Wissenschaft, ein anderer schafft ein Kunstwerk, ein dritter macht sich an eine Neuordnung der Gesellschaft. Die meisten Menschen erleben jedenfalls eine ausgeprägte Besonderheit und ein seltenes Gefühl der Freiheit, wenn sie mit ganzem Herzen und ohne Schuldgefühle solchen nicht alltäglichen Impulsen freien Lauf lassen können. Meistens können sie das aus den bereits genannten Gründen nicht. Wenn sie es aber gelegentlich doch einmal tun, verbinden sie damit ein Gefühl der wahren Erkenntnis, der zwar keine objektive Wirklichkeit, aber doch eine subjektive entspricht.

Dem Leben des Menschen liegt seit jeher ein unbefriedigender Kompromiß zwischen den angeborenen Trieben des Individuums und den gesellschaftlichen Forderungen zugrunde. Die Art des Kompromisses wird ständig durch neue Technologien modifiziert. Man mache sich nur klar, in welcher Weise das Auto oder die Antibabypille das sexuelle Verhalten beeinflußt haben. Der Kompromiß ist zwangsläufig unbefriedigend, denn zwischen widerstreitenden gesellschaftlichen Institutionen und widerstreitenden Antrieben soll eine Balance gehalten werden. Man leidet unter den Spannungen des Konflikts, unter der Hemmung der natürlichen Wünsche, unter der drohenden sozialen Ächtung im Gefolge von Normverletzungen. Manche Menschen leiden in der Tat darunter sehr. Doch als Alternativen zu diesem Kompromiß kommen nur entweder ein einzelgängerisches Leben wie das der meisten Tiere oder ein genetisch festgelegter Staat wie der einiger Insektenarten in Betracht. Die Spannung zwischen Triebimpuls und Gesellschaft scheint vor allem anderen das spezifische Merkmal des *menschlichen* Lebens zu sein. Es kann solange keine „Gegenkultur" (Roszak, 1969) größeren Umfangs geben, wie die Menschheit ihre Gesellschaft aus Kompromissen zwischen der Individualität und der Kollektivität entstehen läßt. Die Sehnsucht nach einer Gegenkultur, die zeitweilig aufwallt, muß darum nicht ignoriert werden, zumal sie erkennen läßt, daß und wie sich die Art der jeweiligen Kompromisse im einzelnen verändert.

4.3 Selbstkontrolle

Der Mensch, der nach Selbstverwirklichung strebt, ist dem Ideal eines Menschen entgegengesetzt, der nach Leistung strebt. Man bewundert den Nonkonformisten, aber auch sein Gegenbild fordert unsere Bewunderung heraus – der Mensch, der sein Vergnügen vernachlässigt, um auf ein weitgestecktes Ziel hin zu arbeiten, ein Ziel, das meist auch den gesellschaftlichen Wertvorstellungen entspricht. Diesem Ideal traditioneller Mentalität sind die hart arbeitenden jungen Leute verpflichtet, die sich durch die Lockungen von Spaß und Spiel nicht irre machen lassen, sondern sich unter großem persönlichen Verzicht für eine in weiter Ferne winkende Belohnung abmühen. Die Bewunderung der Amerikaner für den armen jungen Andrew Carnegie, der ein führender Industrieller wurde, für Michael Faraday, der sich zu einem bedeutenden Naturwissenschaftler emporarbeitete oder für Abraham Lincoln, der zum Präsidenten gewählt wurde, gilt ihrem mühsam erworbenen persönlichen Erfolg.

Lincoln steht eigentlich zwischen den beiden Polen Selbstverwirklichung und Leistung: Er besaß eine bemerkenswerte Fähigkeit, den eigenen Impulsen zu folgen und gleichzeitig das Vermögen, unmittelbare Bedürfnisbefriedigung aufzuschieben. Wir wollten mit dem Beispiel Lincoln und den übrigen zeigen, daß nach der allgemeinen Auffassung von menschlicher Motivation die Fähigkeit, die Lust des Augenblicks zugunsten größerer Gewinne in der Zukunft zurückzustellen, i. allg. als ein großer Wert betrachtet wird. Unsere weitere Aufgabe wird es sein, diese Beobachtungen mit dem Effektgesetz zu verbinden.

Nachdem wir zuvor mit der „Gegenkultur" zu tun hatten, sind wir nun wieder bei der „Kultur". Um das Phänomen des Leistungsmenschen zu verstehen, sind die Inhalte des Kreises W (Abb. 4.1) – die gesellschaftlichen Wertvorstellungen – und das Ausmaß ihrer Überschneidung mit A – den individuellen Antrieben – heranzuziehen.

Daß die Fabel vom Erfolgsmenschen in vielfältigen Variationen durch Schule, Elternhaus, Kirche, Literatur, Theater etc. verbreitet wird, erscheint wie eine riesenhafte Werbekampagne der Gesellschaft, die sich an alle ihre Angehörigen wendet. Ihr Ziel ist die Beeinflussung der Menschen in der Weise, daß sie die Dinge, die die Gesellschaft hoch bewertet, so gut wie möglich realisieren. Da etwa das schulische Lernen und das Arbeiten in der Industriegesellschaft sozial höchst wertvoll sind, aber angeborenermaßen kaum erstrebt werden, hat jede Werbekampagne dieser Art das Interesse der Mehrheit hinter sich. Zwar bringen gewiß auch angeborene

Antriebe den Menschen dazu, etwas zu lernen und zu arbeiten, jedoch sicher nicht so ausdauernd und qualitativ nicht so gut, wie es für die Gesellschaft erforderlich ist.

Die Werbung bewirkt zumindest, daß die meisten Menschen dieses gesellschaftliche Interesse bejahen. Wenn gute Noten für Leistungen sozial erwünscht sind, und wenn es keinen besonderen Spaß macht, sie zu erwerben, dann können Bewunderung und Anerkennung in der Schule erhebliche Anstrengungen mobilisieren. Auch Strafen und Verachtung bei Mißerfolg führen oft zu vermehrter Anstrengung. Was durch den gesellschaftlichen Ansporn erreicht wird, ist jedoch nichts Uniformes – die Gesellschaft schafft sich ihre Gelehrten und ihre Versager: Denn Kinder unterscheiden sich in der Lernfähigkeit, in ihrer Ansprechbarkeit auf Lohn und Strafe und in dem Belohnungswert, den das Lernen bereits als originärer Antrieb hat.

Jedermann wird als Vermittler gesellschaftlicher Werte aktiv, wenn er andere, mit denen er zu tun hat, für irgend etwas anerkennt oder mißachtet, d. h. belohnt oder bestraft. Jedoch ist die Macht des einzelnen über andere keineswegs gleich verteilt. Lehrer und Eltern besitzen z. B. erheblich mehr Steuerungsmöglichkeiten gegenüber Kindern als umgekehrt. Regierungsbeamte haben selbst in einer Demokratie unverhältnismäßig viel Verfügungsmacht über Belohnung und Bestrafung ihrer Mitbürger. Von Reichen wird häufiger und wirksamer Verhaltenskontrolle ausgeübt als von Armen. Gesellschaftliche Spannungen entstehen oft durch das Ressentiment, das man entwickelt, wenn man von Leuten bestraft wird, die die gesellschaftlichen Werte in besonderem Maße zu repräsentieren haben. Vor allem dann werden die Ideale der Selbstverwirklichung und Nonkonformität als Gegenpositionen aufgebaut. Da aber das Verhalten der Mitglieder einer Gesellschaft vom Gesetz des Effekts abhängig ist, wird man nicht darauf verzichten können, Menschen als Kontrollorgane einzusetzen. Wenn Menschen andere Mitglieder der Gesellschaft betrügen, bestehlen, töten, dann will die Gesellschaft nicht auf eine Korrektur von seiten der Natur oder der Transzendenz warten. Daß bei solcher Art Kontrolle wohl einige Menschen mehr Einfluß gewinnen als andere, scheint aus mancherlei Gründen kaum vermeidbar zu sein.

Noch einmal sei wiederholt, daß wir nicht mit detaillierten Kenntnissen über die tieferliegenden menschlichen Strebungen aufwarten können. Zweifellos wird niemand mit dem Wunsch geboren, den amerikanischen Fahnengruß auszusprechen. Die Kinder des Landes tun es, weil sie dafür belohnt bzw. bei einer Weigerung bestraft werden. Was wir nicht wissen, ist, auf welcher Ebene unterhalb der sozialen Faktoren dieses Verhalten biologisch verankert ist. Vielleicht besitzt das Kind ein angeborenes Streben nach Konformität, so daß der Fahnengruß in einer Schulklasse als soziales Ritual den Zusammenhalt der Gruppe fördert. Vielleicht ist aber bereits die Bereitschaft zur Konformität eine Haltung, die in einer noch tieferen Schicht der biologischen Substanz verwurzelt ist. Man könnte etwa an den Wunsch nach elterlicher Zuneigung denken, der über den Weg der assoziativen Verknüpfung auf Lehrer, auf alle Erwachsenen oder Autoritätsfiguren ausgeweitet wird. Vielleicht lernen die Kinder den Fahnengruß auch nur aus dem gleichen Grund, aus dem sie überhaupt etwas in der Schule lernen – aus Neugier, der Anerkennung wegen oder zur Vermeidung von Mißbilligung und Strafe. Selbst bei diesem einfachen Beispiel eines Sozialverhaltens können wir die Antriebsgrundlagen nicht sicher identifizieren.

Unser mangelhaftes Wissen bezieht sich auf die spezifischen Inhalte von A. Seit der Antike hat man unaufhörlich darüber Spekulationen in die Welt gesetzt. Wie sehen die elementaren menschlichen Antriebe aus, bevor sie eine bestimmte Gesellschaft für ihre Zwecke zurechtgebogen hat? Selbst heute beruhen solche Theorien noch zu 99 Prozent auf Spekulationen. Immerhin spricht manches dafür, daß der Mensch einen angeborenen Geselligkeitstrieb mit ins Leben bringt. Es ist z.B. bekannt, daß das Lächeln eines Babys eine angeborene Reaktion auf den Anblick des Gesichts eines Erwachsenen darstellt (Spitz & Wolf, 1946; Kagan, 1971). Dieses Lächeln hat eine starke Rückwirkung auf die Eltern. Ob auch die Reaktion der Eltern angeboren ist, wissen wir jedoch nicht. Wegen der methodischen Schwierigkeiten der erforderlichen Untersuchungen ist es unwahrscheinlich, daß wir viel mehr an Kenntnissen über die grundlegenden menschlichen Antriebe hinzugewinnen werden. Das Thema wird weiterhin ein Feld von Spekulationen sein.

4.3.1 Leistungsmotivation

Der Mensch belohnt und bestraft nicht nur den anderen im Interesse gesellschaftlicher Werte, er belohnt und bestraft sich offenbar auch selbst. Zugunsten weitgesteckter sozialer Ziele verzichtet er von sich aus auf die unmittelbare Erfüllung persönlicher Wünsche. Einige Theoretiker sehen darin ein *Bedürfnis nach Leistung* (McClelland, Atkinson, Clark & Lowell, 1953), andere eine *instrumentelle Orientierung* (Parsons, 1951).

Jeder produktiven, erfolgsorientierten Gesellschaft wie der unsrigen liegt nach Meinung einiger Theoretiker die Schaffung solcher Motive mit weiter Perspektive zugrunde. Man kann sich nur dann ganz fernen Zielen widmen, wenn man die naheliegenden Vergnügungen zurückstellt. Dieser *Befriedigungsaufschub* gehört zu den lebenswichtigen Voraussetzungen gesellschaftlichen Lebens.

Die Unterschiede im Bedürfnis nach Leistung bedingen eine beachtliche Variation sowohl innerhalb einer Gesellschaft als auch zwischen Gesellschaften. In einer Untersuchung (Straus, 1962) mußten amerikanische Oberschüler einen Fragebogen ausfüllen, der Aufschluß geben sollte über ihre Bereitschaft, verschiedene unmittelbare Befriedigungen aufzuschieben. Fragebögen sind meist sehr grobe Meßinstrumente, die nur mäßige Verhaltensvorhersagen erlauben, aber für menschliche Versuchspersonen ist oft nichts Besseres verfügbar – vor einer zu großen Neugier des Psychologen sind die Versuchspersonen durch das Gesetz geschützt. Bei der Frage, ob man solchen Feststellungen zustimmen könne wie – „Ein Junge hat die gleiche Verantwortung wie ein Mädchen dafür, daß eine Liebelei nicht zu weit geht" und „Wenn jemand nach dem Schulabschluß einen guten Job findet, wäre er schön dumm, noch das College zu besuchen" –

waren beträchtliche Unterschiede bei den Jungen festzustellen. Jeder Junge erhielt einen Gesamtpunktwert als Indikator für seine Bereitschaft zum Befriedigungsaufschub. Es ergab sich eine zwar niedrige, aber statistisch signifikante Korrelation zwischen diesem Indikator und der Schulleistung bzw. dem beruflichen Ehrgeiz. Selbst bei statistischer Kontrolle der Faktoren sozioökonomischer Hintergrund und Intelligenz blieb diese Korrelation bestehen.

Die Korrelationen waren niedrig, was aber nicht besagt, daß die Fähigkeit zum Befriedigungsaufschub nur wenig mit Leistung zu tun hat. Daß nur niedrige Korrelationen zwischen Verzicht und Erfolg in den Untersuchungen von Straus und anderen gefunden wurden, kann durch technische Mängel bedingt sein. Die wichtigste technisch bedingte Einschränkung besteht darin, daß ein Korrelationsmaß eine Verbindung zwischen Variablen nur dann aufdecken kann, wenn die Variablen selbst adäquat gemessen worden sind. Fragebogenantworten haben aber nur indirekte Beziehungen zu einem Verhalten, das als „Verzicht", „Selbstdisziplin", „Selbstverleugnung", „Leistungsmotivation" o. ä. zum Ausdruck kommt. Man kann sicher sein, daß in solchen Untersuchungen die Stärke der Beziehung zwischen dem Fragebogenverhalten und der gesellschaftlichen Leistungsfähigkeit meist unterschätzt wird.

Ein Problem der Fragebogenmethode rührt daher, daß Menschen häufig das eine sagen und etwas anderes tun. Dies könnte an der Instabilität der zu erfassenden Eigenschaft liegen – sicherlich schwankt man hin und wieder in seiner Bereitschaft zur Selbstdisziplin. Man könnte auch für Gewicht und Größe kaum befriedigende Meßgeräte konstruieren, wenn diese physischen Eigenschaften ähnlich stark fluktuierten. Ein Problem könnte auch mit der Voraussetzung verbunden sein, daß eine Eigenschaft wie Selbstdisziplin eine durchweg einheitliche Sache sei. Man setzt dabei voraus, daß eine Person zum Zeitpunkt t ein bestimmtes Maß an Leistungsmotivation besitzt. Allgemein kann man wohl sagen, daß der ermittelte Grad nicht die Verzichtsbereitschaft überhaupt, sondern allenfalls die durch den jeweiligen Test erfaßte Verzichtsbereitschaft zum Ausdruck bringt.

Man kann vielleicht ohne Schwierigkeiten auf eine Einladung zur Party verzichten, während ein Tennisspiel als Alternative zur Erledigung einer angefangen Arbeit eine unwiderstehliche Anziehung ausübt.

Auch ohne gesichertes Datenmaterial ist es von Nutzen, bei der Untersuchung von Selbstkontrolle zwei Aspekte zu unterscheiden. Der erste betrifft die individuellen Unterschiede. Manche Menschen können eindeutig ihre augenblicklichen Impulse besser im Zaum halten als andere. Der Leistungsmensch ist nicht gegen jede Verlockung des Augenblicks immun, aber er verzichtet häufiger als andere und übertrifft damit andere Mitglieder der Gruppe. Unterschiede dieser Art sind auch zwischen Gruppen zu beobachten. Max Weber konstatierte in seinem bahnbrechenden soziologischen Werk *Die protestantische Ethik und der Geist des Kapitalismus* (Original 1904) eine Ähnlichkeit zwischen der puritanischen christlichen Tradition und dem für die kapitalistische Gesellschaft charakteristischen Wert der Sparsamkeit fest. Mit unserer Terminologie können wir sagen, daß Weber eine Übereinstimmung zwischen der protestantischen und kapitalistischen Institution in der Wahl der Mittel zur Durchsetzung ihrer Wertvorstellungen entdeckte. Die Institutionen konnten sich gegenseitig stützen. Wer den Wertungseinflüssen beider Institutionen ausgesetzt war, konnte in der Folge weit mehr Selbstbeherrschung zeigen als Menschen in anderen Kulturen, in denen Sparsamkeit nur teilweise oder gar nicht institutionell gefördert wurde.

Die relative Neigung zu unaufgeschobener individueller Wunschbefriedigung variiert also bei Individuen, Gruppen und Gesellschaften. Unter Bezug auf Abb. 4.1 können wir sagen, daß der Vereinigungsbereich von W und A stark variiert. Auch variiert innerhalb W die Wichtigkeit der materiellen Zielvorstellungen in den modernen Gesellschaften. Über diese Unterschiede denken viele Gesellschaftswissenschaftler, Politiker und Zukunftsplaner nach. Es hat zweifellos erhebliche praktische Konsequenzen, wenn man herausfinden könnte, aus welchen Gründen im konkreten Einzelfall bestimmte Gruppen von Menschen „leistungsbewußter" sind als andere (vgl. McClelland, 1961). Theoretisch gesehen ist das Vorkommen solcher Unterschiede grundsätzlich kein großes Rätsel.

Es hängt mit der jeweils unterschiedlichen Geschichte der Kulturen zusammen, daß sie unterschiedliche Wertvorstellungen, häufig in Form religiöser oder moralischer Gebote, vertreten. Wegen des biblischen Verbots des Wuchers breitete sich der Handel in Europa lange Zeit nur wenig aus, bis die christlichen Kirchen anfingen, die Heilige Schrift weniger buchstabengetreu auszulegen. Auch das Familienleben variiert zwischen den einzelnen Kulturen, so daß sich die sozialen Werte, die von Generation zu Generation vermittelt werden, in Umfang und Stärke unterscheiden können. Ein Beispiel hierfür ist die legendäre Bildungsfreudigkeit jüdischer Einwanderer in Amerika (Handlin, 1951; Rischin, 1962). Ihren Kindern erschien die öffentliche amerikanische Erziehung außergewöhnlich belohnend. Neben den gesellschaftlichen Quellen der Variation gibt es die üblichen individuellen Unterschiede bei der Überschneidung von W und A, aus denselben Gründen, wie wir sie im Zusammenhang mit dem komplementären Problem der Selbstverwirklichung bereits besprochen haben. Die Menschen unterscheiden sich in dem, was sie gern mögen und wie sehr sie es mögen – hinzu kommt die Beeinflussung der natürlichen Gelüste durch die jeweilige soziale Umwelt.

Der zweite Aspekt von Selbstkontrolle rückt ein psychologisch interessantes Problem ins Blickfeld: Wie kann das Effektgesetz bei einem Menschen, der gerade nicht das tut, was im Augenblick die angenehmste Handlungsalternative wäre, überhaupt einen Kompromiß eingehen? Wie widersteht ein Mensch der Versuchung, jede wache Minute des Tages mit hedonistischem Genuß auszufüllen, bis er abends so müde ist, daß dann noch das Schlafen zum größten Vergnügen wird? Die Beantwortung dieser Fragen wird den Hauptteil des restlichen Kapitels ausmachen.

4.3.2 Gegenwart versus Zukunft

Der Zeitfaktor ist für die Selbstbeherrschung von entscheidender Bedeutung. Bei der Wahl zwischen Tennisspiel und Arbeit gäbe es natürlich dann weniger Probleme, wenn die Belohnungen für eine Fortsetzung der Büroarbeit zeitlich nicht so weit in der Ferne lägen. Wenn eine Gehaltserhöhung oder eine Aufstiegschance unter sonst gleichen Bedingungen mit einer Tennispartie konkurrieren könnte, dann wäre die Entscheidung wohl klar.

Das ist aber noch nicht alles. Man kann die Belohnungen, die ein einzelner Arbeitstag einbringt, praktisch nicht kalkulieren: Man wird für das, was man an einem Arbeitstag leistet, weder befördert noch entlassen. Durch den Blick auf die ferne Zukunft werden viele kleine Ereignisse auf dem Weg dorthin miteinander kombiniert. Diese Verbindung zwischen der augenblicklichen Handlung und späteren Gewinnen oder Verlusten liegt meist im Dunklen, mit ein Grund dafür, weshalb es die Zukunft in Konkurrenz mit den Belohnungen der Gegenwart so schwer hat. Die Selbstbeherrschung macht aber vor allem auch deshalb Schwierigkeiten, weil Belohnungen und Strafen mit Zunahme des zeitlichen Abstands zunehmend geringere Wirkungen hervorbringen.

Die Bedeutung des Zeitfaktors für die „Selbstkontrolle" bei Tieren konnte experimentell nachgewiesen werden (Mowrer & Ullman, 1945). Die Ratten erhielten gut sichtbar eine Futterkugel, die sie sofort fressen konnten. Jedoch verlangte es die spezielle Testsituation, daß sie die Futterkugel drei Sekunden lang unberührt liegen ließen. Taten sie das nicht, wurde ihnen ein schmerzhafter Elektroschock verabreicht. Die Strafe durch einen Schock folgte entweder drei, sechs oder zwölf Sekunden auf das Erscheinen der Futterkugel.

Abgesehen vom Zeitfaktor besaßen die drei Gruppen objektiv die gleichen Vor- und Nachteile beim vorzeitigen Aufnehmen der Futterkugel. Sie hatten die Wahl zwischen sofortigem Vergnügen mit nachfolgender Strafe und einem späteren ungestörten Vergnügen. Wenn man die Strafe als eine Quantität auffaßt, die man von der Belohnung abziehen kann, so darf man sagen, die Ratten wählten zwischen einer kleineren, aber rasch erfolgenden Belohnung und einer größeren verspäteten Belohnung. Es zeigte sich, daß die Ratten nur dann die größere und spätere

Belohnung wählten, wenn die Strafe für die Wahl der vorzeitigen Belohnung rasch genug auf das Fressen folgte.

Die Ergebnisse sind in Abb. 4.8 dargestellt. Die Ratten konnten sich bei jeder Zuteilung sofort auf die Futterkugel stürzen oder selbstdiszipliniert jedesmal drei Sekunden warten oder auch mal so und mal anders verfahren. Dabei begannen Ratten, die mit einer schnellen Strafe für vorzeitiges Fressen zu rechnen hatten, zwar als Sofortfresser, schlossen aber den Versuch mit beachtlicher Selbstdisziplin ab. Doch die Ratten, deren Strafe nach zwölf Sekunden erfolgte, waren nicht nur am ersten Tag Sofortfresser, sie änderten ihr Verhalten im Laufe von zehn Übungstagen kaum. Bei der mittleren Straf-

verzögerung war ein mittleres Maß an Freßaufschub zu beobachten.

Das Experiment zeigt, daß sich der Einfluß des Elektroschocks mit größerem zeitlichen Abstand verringert, doch es bleibt zu fragen, warum dies so ist. Wahrscheinlich fällt es der Ratte schwer, dann eine Beziehung zwischen Futter und Schock herzustellen, wenn dazwischen eine längere Zeit (12 Sekunden) verstreicht. In anderen Experimenten (Ferster & Hammer, 1965) konnte jedoch beobachtet werden, daß Tiere auch größere Zeitabstände zwischen Reaktion und Lohn oder Strafe zu überbrücken lernen, und zwar dann, wenn die Verbindung zwischen der Handlung und der späteren Konsequenz irgendwie markiert wird. Das kann man erreichen, indem man

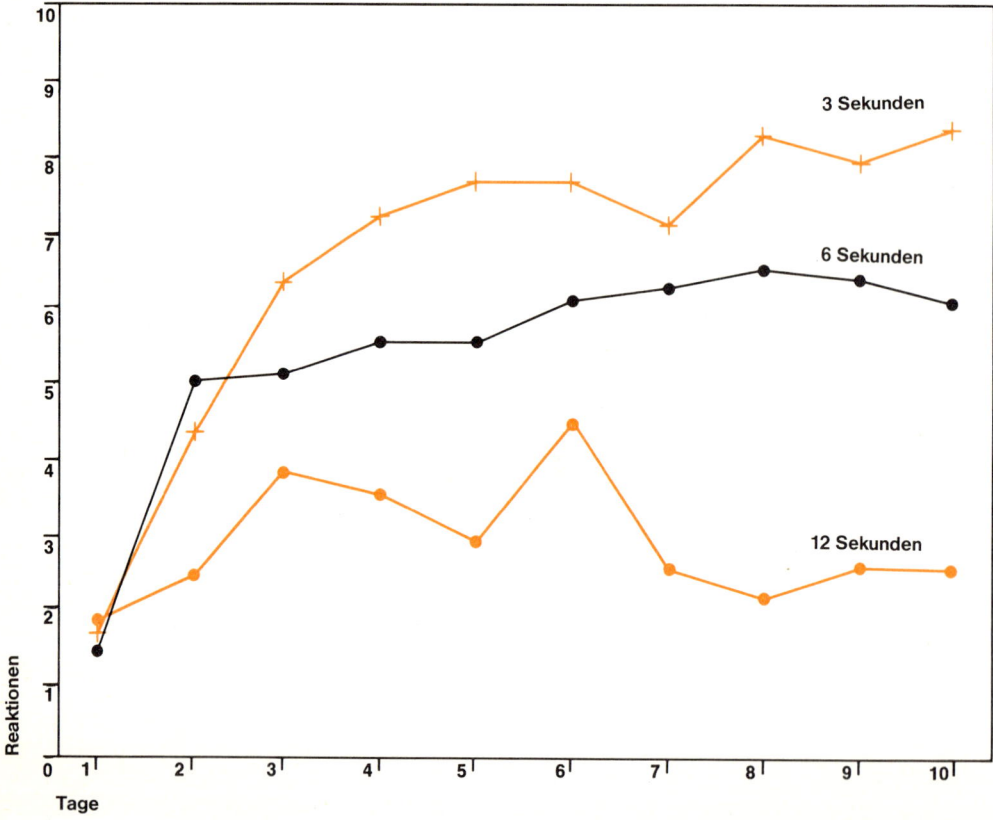

Abb. 4.8. Drei Gruppen hungriger Ratten wurden Futterkugeln angeboten. Wenn die Ratten drei Sekunden warteten, ehe sie die Nahrung aufnahmen, erhielten sie keine Strafe. Wenn sie die Futterkugeln vorher fraßen, erhielten sie einen kurzen, unangenehmen Elektroschock. Dieser Schock erfolgte drei, sechs und zwölf Sekunden nach dem Erscheinen der Futterkugel. Die Kurven zeigen, wie häufig sich die Ratten jeder Gruppe im Durchschnitt zurückhielten und lange genug warteten. Zehn Tage lang gab es täglich zehn Einzelversuche. (Aus Mowrer & Ullman, 1945)

mit kürzeren Abständen beginnt, und diese allmählich ausdehnt, oder indem man die Wartezeit mit einem Signal ausfüllt, das den Tieren die Aufeinanderfolge verdeutlicht. Wer häufig seine Verabredungen vergißt, wird sich vielleicht einen Terminkalender zulegen. Mit diesem Signal sind Gegenwart und Zukunft leichter miteinander zu verknüpfen.

4.3.3 Die Vorwegentscheidung

Mit dem Terminkalender legt sich der gute Vorsatz Fesseln an. Man tut heute etwas, was einen morgen an eine Handlung bindet. Ohne eine solche Vorwegentscheidung (commitment) hat die Zukunft nicht genug Macht, um irgendeine Wirkung zu erzielen.

Etwas Analoges konnte bereits bei Tieren demonstriert werden (Rachlin & Green, 1972). Hungrige Tauben konnten zwischen zwei nebeneinanderliegenden Scheiben, einer roten und einer grünen, wählen. Wenn sie auf die rote Scheibe pickten, hatten sie zwei Sekunden lang Zugang zum Futter. Das Picken auf die grüne Scheibe hatte zunächst für vier Sekunden Dunkelheit im Raum zur Folge, dann aber war automatisch vier Sekunden lang Futter zu haben, d.h. gegenüber der anderen Bedingung wurde die doppelte Nahrungsmenge zugeteilt. Trotzdem stürzten sich die Tauben, nachdem sie den Unterschied ausprobiert hatten, ausnahmslos auf die sofortige Belohnung. Sie pickten auf die rote Scheibe und brachten sich somit um die Hälfte ihres möglichen Genusses. Als die Versuchsanordnung jedoch geändert wurde, so daß sich die Tauben bereits vor dieser Wahl festlegen mußten, zeigten sie erheblich mehr Selbstbeherrschung.

Doch wie bringt man eine Taube dazu, sich im voraus zu entscheiden? Die Antwort erfordert ein genaueres Eingehen auf Einzelheiten des Experiments. Die Taube mußte sich die Wahlmöglichkeit zwischen roter und grüner Scheibe erst verdienen. Am Anfang des Versuchs waren beide Scheiben weiß. Das Picken auf die Scheiben führte nicht zur Futterzuteilung, sondern nur zur nächsten Etappe des Experiments. Pickte die Taube auf die rechte

Scheibe, dann bekam sie die Wahlmöglichkeit zwischen der roten und der grünen Scheibe und hatte den dazugehörigen Konflikt zwischen einer sofortigen, aber kleinen Belohnung und einer verzögerten, aber größeren Belohnung. Dagegen führte das Picken auf die linke Scheibe nicht zur Wahlmöglichkeit mit entsprechendem Konflikt. Die Taube

ZWEITES VERFAHREN

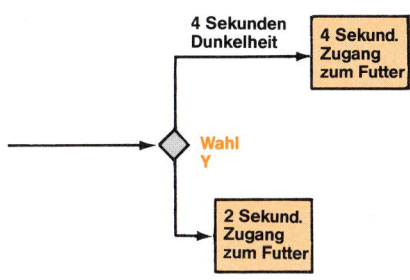

ERSTES VERFAHREN

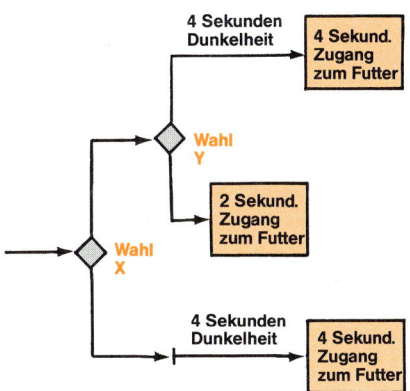

Abb. 4.9. Nach dem ersten Verfahren hatten die Tauben zwischen zwei farbigen Scheiben zu wählen (Wahl *Y*). Das Picken auf die eine Scheibe führte zu 2 Sekunden Zugang zum Futter. Das Picken auf die andere Scheibe brachte zunächst nur 4 Sekunden lang Dunkelheit, danach 4 Sekunden Zugang zum Futter. Die Tauben wählten zuverlässig die sofortige kleinere Belohnung. Nach dem darauffolgenden Verfahren wurde eine Wahl (*X*) vorgeschaltet. Durch das Picken auf die eine oder die andere Scheibe entschieden die Tauben zunächst einmal, ob sie später mit den Alternativen der sofortigen kleinen Belohnung einerseits und der verzögerten größeren Belohnung andererseits konfrontiert werden sollten (Wahl *Y*) oder allein mit der verzögerten größeren Belohnung. Nach jeder Belohnung setzte das Verfahren wieder bei *X* ein. (Nach Rachlin & Green, 1972)

erhielt dann nur Zugang zur grünen Scheibe, über die sie die große verzögerte Belohnung erhielt.

Dieses Verfahren erscheint etwas kompliziert (obgleich die Tauben damit spielend fertig wurden), so daß Abb. 4.9 zur Verdeutlichung herangezogen werden soll. Es geht um die Frage, ob die Taube am Punkt X eine bessere Entscheidung trifft als am Punkt Y. Das heißt, wählt sie vielleicht, obgleich sie bei direkter Wahlmöglichkeit der Versuchung einer sofortigen Belohnung nicht widerstehen konnte, in diesem Fall den unteren Ablauf der Ereignisse? Es zeigte sich, daß die Tauben zunehmend klüger wurden, je mehr sich das Zeitintervall zwischen der Entscheidung bei X und dem Resultat am Versuchsgerät in die Länge zog. War nur eine halbe Sekunde Abstand zwischen der Wahl bei X und dem, was darauf folgte, dann wählten die Tauben fast immer den oberen Ablauf. Wenn die beiden Phasen des Durchgangs jedoch durch eine Verzögerung von 16 Sekunden (das längste Intervall) getrennt waren, dann wählten die Tauben in mehr als 80 Prozent der Fälle den unteren Ablauf.

Die Tauben konnten in diesem Experiment eine Entscheidung bei X nicht umgehen. Sie konnten sich vorweg festlegen oder auch nicht, aber sie konnten das Problem nicht einfach ignorieren und trotzdem Futter erhalten. Sobald im Versuchsablauf der Punkt X erreicht war, wartete der Apparat, bis sich die Taube für ihren nächsten Schritt entschieden hatte. Das ist anders als wir es meist kennen: In der Regel hat man nur eine begrenzt sich bietende Gelegenheit, um sich vorzeitig fest-

zulegen; tut man nichts, hat man die Chance verpaßt.

Diese zusätzliche Realitätsnähe versuchte Ainslie (1974) in einem weiteren Experiment zu verwirklichen. In Abb. 4.10 ist eine Versuchsabfolge schematisch dargestellt, die zeigt, was sich tat, wenn kein Picken erfolgte. Wenn die Taube aber während der Phase Rot auf die Scheibe pickte, dann gab es sofort Futter, allerdings nur für zwei Sekunden. Die Taube stand vor der bereits oben beschriebenen Wahl zwischen sofortiger geringer Belohnung und verzögerter größerer Belohnung. Was passierte? Die Tiere konnten nicht warten.

Wenn nun die Taube bereits während der grünen Phase auf die Scheibe pickte, dann ersparte sie sich die Versuchung, auf die rote Scheibe zu picken. Denn nach dem Bepicken der grünen Scheibe verdunkelte sich die Scheibe für die weitere Dauer der Prozedur. Dem vier Sekunden dauernden Zugang zum Futter, der pünktlich einsetzte, ging keine Rotschaltung mit der Möglichkeit des Pickens und der sofortigen Futterzuteilung voraus. Zumindest einige Tauben lernten dabei, in der grünen Periode zu picken. Unter weiterer Kontrollbedingungen zeigte sich, daß sie es genau deshalb taten, weil sie sich dadurch die spätere Versuchung ersparten.

In diesem einfallsreichen Experiment kann das Versuchstier die Gelegenheit, sich frühzeitig für die etwas spätere und reichlichere Belohnung zu entscheiden – die grüne Periode –, ignorieren. Einige Tauben tun das, sie warten auf Rot. Wenn diese Phase kommt, unterliegen sie ausnahmslos der Versuchung

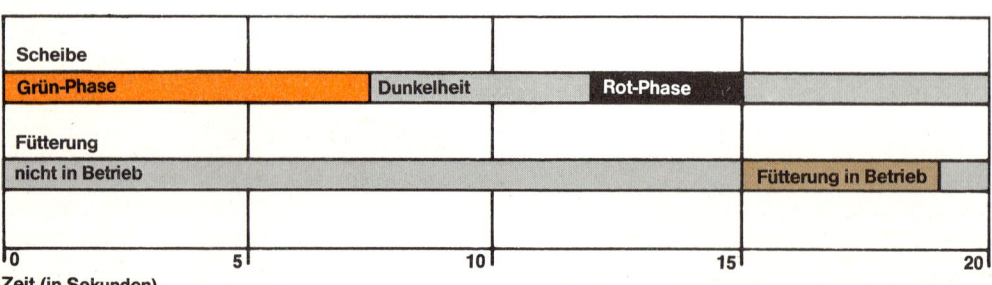

Abb. 4.10. Der Ablauf der Ereignisse für den Fall, daß die Tauben im Experiment von Ainslie überhaupt nicht auf die Scheibe pickten. Die Scheibe ist 7,5 Sekunden lang grün, anschließend 4,5 Sekunden lang dunkel, schließlich 3 Sekunden lang rot. Nach Beendigung der Rot-Phase wird für 4 Sekunden der Zugang zum Futter freigegeben

und beschaffen sich umgehend die (kleinere) Futtermenge. Wenn die grüne Phase fortgeschritten ist und bald von der roten abgelöst wird, so daß eine Entscheidung für die klügere Alternative kurz vor der dann bald zugänglichen sofortigen Belohnung zu erfolgen hätte, dann ignoriert nahezu jede Taube die Chance der grünen Phase. Nur dann, wenn der zeitliche Abstand von der Belohnung noch beträchtlich ist, ist die Taube fähig, sich für den für sie einträglicheren Ablauf der Ereignisse im voraus zu entscheiden.

Das bedeutet: Je größer das Intervall zwischen dem Commitment und der Wahlmöglichkeit, desto leichter ist die Selbstkontrolle. Liegt die Alternative noch weit in der Zukunft, dann hat die relative Größe der Belohnungen mehr Gewicht. Rachlin und Green meinten, daß sich die Tauben in ihren Experimenten ähnlich verhalten wie Menschen, die einen Sparvertrag abschließen – eine bekannte Variante menschlicher Vorwegentscheidung. Wenn man einen Geldbetrag erst einmal in der Hand hat, fällt es schwer, ihn nicht für lauter nette kleine Dinge auszugeben, sondern ihn statt dessen für die Urlaubsreise oder für das neue Auto zu sparen. Wenn der Betrag aber nicht sofort ausgegeben werden kann, dann bevorzugt man viel eher das größere, aufgeschobene Vergnügen gegenüber den ständigen unmittelbaren kleinen Freuden. In solchen Augenblicken ist man noch „stark" genug, einen Teil seines Verdienstes auf Eis zu legen. Ähnlich geht es der Taube: Wenn X weit genug von Y entfernt ist, bringt sie es durchaus auch fertig, sich selbst von der Möglichkeit Y ganz zu trennen.

Menschen sind natürlich viel eher in der Lage, ihr eigenes Verhalten in vielfältiger Weise durch Vorwegentscheidungen zu steuern. Sie lernen auch, sich gegenseitig etwas zu versprechen, was auf eine Verpflichtung gegenüber anderen Menschen hinausläuft. Jemand verspricht etwa eine Woche vorher, was er vielleicht – in der konkreten Situation vor die Wahl gestellt – verweigert hätte. Kinder bekommen Sparschweine, denen sie die gesparten Münzen nur schwer wieder entnehmen können. Sie stecken Geld hinein, solange sie vom Süßwarengeschäft weit weg sind – und verhalten sich ähnlich wie die Eltern, die ihr Geld auf die hohe Kante legen.

Man hat festgestellt, daß starke Raucher zumindest vorübergehend durch Vorwegentscheidungen ihren Zigarettenkonsum reduzieren konnten (Azrin & Powell, 1968). Es gab eine Vereinbarung derart, daß alle Versuchspersonen ihre Zigaretten nur noch einem Kästchen entnahmen, das nach jeder Entnahme automatisch für ein festgelegtes Zeitintervall verschlossen blieb. Anfangs betrug das Intervall nur sechs Minuten, so daß das Kästchen wieder offen war, sobald eine Zigarette aufgeraucht war. Bis dahin gab es keine Schwierigkeiten. Dann jedoch wurde das Intervall über mehrere Wochen hin allmählich auf 65 Minuten ausgedehnt (auf Verlangen der Versuchsteilnehmer). Zu diesem Zeitpunkt hatte sich der Zigarettenkonsum bereits von ein bis zwei Packungen auf täglich etwa eine halbe Packung verringert. Die Verpflichtung, eine Weile nicht zu rauchen, wurde somit automatisch in einem günstigen Augenblick eingegangen – mit einer neuen Zigarette und ohne das Gefühl der Deprivation (Rachlin, 1973).

Besser wäre es, wenn man dem Rauchen ohne einen solchen Trick widerstehen könnte. Der methodische Einsatz einer solchen Selbstbindung kann aber gerade dort besonders hilfreich sein, wo ein zugrunde liegender Antrieb durch das Antriebsverhalten selbst intensiviert wird. Eine Sucht führt in einen psychologischen Teufelskreis. Während des Rauchens wächst die unmittelbare Belohnung für das Rauchen, weil der Antrieb stärker wird. Das führt zu vermehrtem Rauchen, dies zu einem noch stärkeren Trieb usw. Die einzige Bremse des Kettenrauchens sind die unmittelbaren negativen Konsequenzen eines hohen Zigarettenkonsums. Der süchtige Raucher raucht höchstwahrscheinlich solange, bis sein Verlangen durch den schlechten Geschmack im Mund, den trockenen Husten oder die enormen Kosten ein Gegengewicht erfährt. Alles, was den Teufelskreis früher durchbricht, wird das Rauchverlangen wenigstens für eine Weile herabsetzen. Vielleicht sind die Versuchspersonen nach Abschluß des Experiments von Azrin und Powell zu ihrer Gewohnheit wieder zurückgekehrt, immerhin war es in ihrem Interesse, wenigstens für eine Weile davon abzulassen.

Ein sehr konkretes und einfaches Beispiel für die Rolle der Vorwegentscheidung im Zusammenhang mit der Selbstbeherrschung ist der Gebrauch des Weckers. Ehe wir ins Bett gehen, sind wir entschlossen, um sieben Uhr aufzustehen, um in Ruhe zu frühstücken und rechtzeitig zur Arbeit kommen zu können. Das Vergnügen, das ein bißchen mehr Schlaf mit sich bringt, erscheint trivial. Aber der Schlaf ist nun mal am erstrebenswertesten, wenn man nicht mehr fest schläft, aber noch nicht ganz wach ist. Spätabends oder nachts erscheint der Schlaf weit weniger wichtig als morgens eine Minute vor sieben, wenn man gerade einmal für einen Augenblick halb wach geworden ist. Man verwendet den Wecker, um den schlafseligen Zustand am Morgen zu durchbrechen, und um sich selbst dem unmittelbaren Vergnügen des Weiterschlafens – zugunsten späterer Belohnungen – zu entziehen.

4.3.4 Eine Theorie der Vorwegentscheidung

Eine Vorwegentscheidung ist nur dann sinnvoll, wenn sich Belohnungs- oder Bestrafungsgradienten, die von der konflikthaften Wahlsituation ausgehen, überschneiden. Abends beim Schlafengehen hat pünktliches Erscheinen bei der Arbeit gegenüber dem Ausschlafen Vorrang. Morgens beim Erwachen kippt das Verhältnis leicht um. Tauben ziehen 16 Sekunden vor der Entscheidung 4 Sekunden Futtergenuß plus einer Verzögerung von 4 Sekunden einem sofortigen Futtergenuß von 2 Sekunden vor. Im Augenblick der Entscheidung wechselt oft die Präferenz. Rachlin (1970) und Ainslie (1974) haben diese Verschiebungen durch gleichmäßig abfallende Kurven dargestellt (Abb. 4.11). Wenn eine kleine Belohnung unmittelbar bevorsteht, wird diese gegenüber einer verzögerten, aber größeren Belohnung bevorzugt. Wenn der zeitliche Abstand zu beiden Belohnungen größer wird, dann schwächt sich das Interesse an der kleineren Belohnung ab, bis es – sofern der Zeitraum groß genug ist – unter den Wert für die größere Belohnung sinkt. Diese hypothetischen Kurven können den Wert der Vorwegentscheidung demonstrieren, aber die Frage ist, ob es irgendwelche Beweise für ihre Verlaufsform gibt. Nicht alle abfallenden Kurven überschneiden sich. In diesem Fall könnte die Verzögerung nichts Klärendes dazu beitragen, wie eine Vorwegentscheidung der Selbstkontrolle zugutekommen kann.

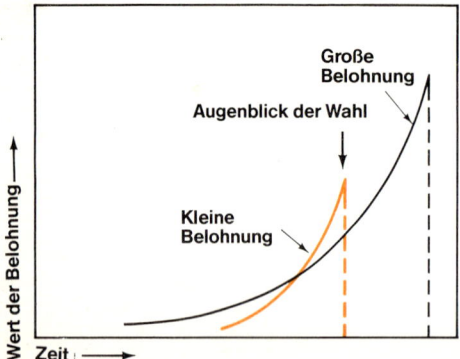 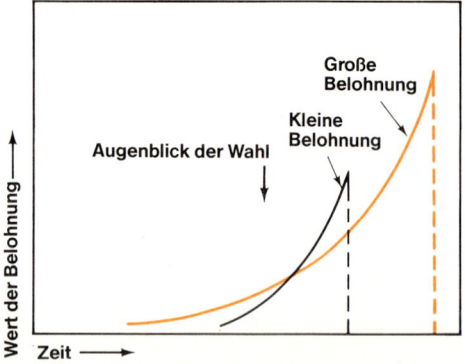

Abb. 4.11. Die beiden Diagramme zeigen die Wahl zwischen einer großen und einer kleinen Belohnung, wobei die große Belohnung mit einer Verzögerung nach der kleinen Belohnung erfolgt. Der Verzögerungszeitraum ist auf der Abszisse als Abstand zwischen den beiden gestrichelten Linien, die den Zeitpunkt der Belohnung darstellen, ausgedrückt. Die beiden Diagramme zeigen auch, wie der Wert der Belohnung mit zeitlichem Ablauf wächst. Im Diagramm links wird die kleinere Belohnung mit der Wahl sofort ausgeliefert. In diesem Fall wählt die Taube die kleinere Belohnung. Rechts liegt bereits zwischen der Wahl der kleineren Belohnung und ihrer Auslieferung eine Verzögerung. Jetzt wählt die Taube die größere Belohnung. (Nach Rachlin, 1970)

Rachlin hat sich überschneidende Kurven direkt aus dem Effektgesetz abgeleitet (Rachlin & Green, 1972; Rachlin, 1973). Frühere Untersuchungen (Chung & Herrnstein, 1976) hatten ergeben, daß ein Tier, dem gleiche Belohnungen mit unterschiedlichen Verzögerungszeiten angeboten werden, seine Wahl umgekehrt proportional der Verzögerungsdauer trifft. Unter sonst gleichen Bedingungen würde eine um zwei Sekunden verzögerte Belohnung viermal so oft bevorzugt werden wie eine um acht Sekunden verzögerte. Die schneller erfolgende Belohnung wurde selbst dann noch bevorzugt, wenn sie unverhältnismäßig viel kleiner war als die später erfolgende Belohnung. Wenn die Wahl jedoch früher, z.B. zehn Sekunden früher, entschieden wird, dann werden diese zehn Sekunden beiden Alternativen zugeschlagen. Das Verhältnis beträgt dann 12:18 Sekunden. Der Unterschied von sechs Sekunden bleibt, aber das Verhältnis hat sich geändert, statt 1:4 beträgt es jetzt 2:3. Wenn die Bevorzugung einer Belohnung vom Grad ihrer Sofortverfügbarkeit abhängt, dann hat sich die Präferenz von 4:1 verändert zu 3:2, es verbleibt ein nur noch unwesentlicher Unterschied. Jetzt würde bereits ein relativ kleiner Vorteil hinsichtlich der Größe der späteren Belohnung ausreichen, um die Präferenz zu ihren Gunsten zu verschieben.

Eine Vorwegentscheidung kommt der Selbstkontrolle also einfach auf der Basis der Belohnungsdynamik zugute. Es konnte gezeigt werden, daß Tauben proportional der Qualität der verzögerten Alternative in der Lage waren, auf eine sofortige kleine Belohnung zu verzichten (Fantino, 1966). Kinder zeigen in ähnlichen Experimenten (Mischel, 1966) ebenfalls mehr Geduld, wenn sich das Warten auszahlt. Intelligente und ältere Kinder waren eher als weniger intelligente und jüngere Kinder in der Lage, ein sofort zur Verfügung stehendes kleines Spielzeug im Austausch gegen das Versprechen eines größeren zu einem späteren Zeitpunkt abzulehnen. Es gab außerdem gewisse Anzeichen dafür, daß mit allzulanger Wartezeit die Willensstärke schwindet. Alle älteren Kinder konnten einen Tag lang warten, aber nur die Hälfte war noch bereit, vier Wochen lang auf das größere Spielzeug zu warten.

4.3.5 Selbstkontrolle im Alltag

Experimente mit menschlichen Versuchspersonen mögen für den Bereich menschlicher Angelegenheiten relevanter erscheinen als Versuche mit Tieren, aber auch mit ihnen bleibt man oft genug bloß an der Oberfläche. Nur wenige der wichtigen Antriebe, die menschlichem Verhalten zugrundeliegen, können angemessen im Laboratorium untersucht werden. Außerhalb des Laboratoriums bestimmen Hunger, Schmerz, Todesangst, Ehrgeiz, Habgier, Sexualität, Liebe, Verlassensein, Loyalität usw. das menschliche Leben und führen zu den Versuchungen, die der Selbstbeherrschung eigentlich erst zu schaffen machen. In den Experimenten geht es um Süßigkeiten, um Zahlen auf einem Meßgerät, um kleine Münzen, um den Wunsch nach Zusammenarbeit mit einem Versuchsleiter. Wenn die Versuchspersonen dabei in ein etwas stärkeres emotionales Erlebnis hineingeraten sollten, taucht gleich die Frage der ethischen Verantwortbarkeit auf. Der Forscher dringt vielleicht bis dahin vor, wo die menschliche Selbstkontrolle beginnt, nicht aber zu den Komponenten, die auf Alltagssituationen übertragbar wären.

Im „wirklichen" Leben werden meistens diejenigen Entscheidungen, die sehr lange vor dem Entscheidungskonflikt getroffen werden, zum größten Problem für die Selbstkontrolle. Die Selbstbeherrschung wird zweifellos dann herausgefordert, wenn man am Abend vor dem Abschlußexamen vor der Entscheidung steht, ob man noch lernen oder in einen Bierkeller gehen soll. Aber in den Monaten der Vorbereitung auf das Examen ging es, vielleicht unbemerkt, um Selbststeuerung auf einer anderen Ebene. Oft gab es an den gewöhnlichen Abenden während des Semesters überhaupt keinen Konflikt, der die Selbstbeherrschung herausgefordert hätte – was dazu führen kann, daß man mit seiner Vorbereitung allmählich stark in Verzug kommt.

Im Alltag gibt es – anders als im Tierexperiment – meist keine eindringlichen Signale, die uns zu verstehen geben, wann eine Vorwegentscheidung sinnvoll ist. Statt dessen werden die zeitlich weit auseinanderliegenden Ereignisse sprachlich-gedanklich miteinander verknüpft. Man kann sich z. B. im Oktober sagen, daß es nun an der Zeit ist, mit dem Semesterreferat zu beginnen. Im folgenden Januar hat man vielleicht in einer schlaflosen Nacht die angstvolle Vorstellung, daß das Referat, das immer noch nicht geschrieben ist, durch Krankheit, durch Pannen bei der Literaturbeschaffung usw. in Gefahr ist. Auch dies muß nicht zur Selbstkontrolle führen – manch einer geht dann trotzdem zum Bierkeller –, aber immerhin bietet diese Situation der Selbststeuerung eine bessere Chance. Wir haben schon erwähnt, daß die Wirksamkeit einer verzögerten Konsequenz erheblich erhöht werden kann, wenn es Stimuli gibt, die zwischenzeitlich das Kommende signalisieren. Durch die Sprache hat der Mensch die einzigartige Möglichkeit, Gegenwart und Zukunft miteinander – symbolisch – zu verbinden.

Die Vorausschau des Menschen ist unvergleichlich größer als die von Tieren, so daß man die Zukunftgerichtetheit gelegentlich als eine spezifisch menschliche Fähigkeit betrachtet. Nur Menschen können auf Ziele hin arbeiten, die in ungewisser Ferne liegen, sogar auf solche, die sie nicht einmal mehr selbst erleben werden. Ältere Menschen pflanzen Bäume und sparen Geld für ihre Enkel. Sicher besteht hier ein bemerkenswerter Unterschied zwischen der Menschheit und selbst ihren nächsten tierischen Verwandten. Der Unterschied ist jedoch kein *absoluter.* Unsere experimentelle und nichtexperimentelle Erfahrung zeigt – falls man das überhaupt noch belegen muß –, daß es vielen Menschen oft genug an Voraussicht mangelt, und daß es Tiere gibt, die durchaus manchmal so etwas wie eine bescheidene Voraussicht entwickeln.

Die Sprache kann der Selbstkontrolle auch deshalb zugutekommen, weil durch sie Erfahrungen erspart werden. Wir können einem Kind sagen, daß ein Messer „gefährlich" ist, das Kind wird etwas vorsichtiger sein, ohne sich selbst schneiden zu müssen. Anfangs wird die Bedeutung „Gefahr" auf dem üblichen Weg – assoziativ – gelernt. Aber dann wird das Wort beliebig anwendbar, wodurch seine Effizienz ganz beträchtlich erhöht wird. Der Sprache nicht mächtige Lebewesen lernen Gefahren kennen, indem sie durch immer neue gefährliche Situationen selbst hindurchgehen. Durch die sprachliche Kodierung von Information wird die Vorhersehbarkeit von Ereignissen, vor allem auch von bedrohlichen, erheblich ausgeweitet. Die menschliche Selbststeuerung verwertet unaufhörlich sprachlich vermittelte Konzepte wie etwa „Gefahr", „Sicherheit", „Wert", „gut", „schlecht". Die Sprache analysiert unsere zurückliegende Erfahrung mit einzigartiger Präzision und Flexibilität.

4.4 Das Gefühl persönlicher Freiheit

Mit der menschlichen Selbstkontrolle pflegen wir mehr zu verbinden, als das, was Psychologen mit Hilfe experimenteller Kunstgriffe den Tieren abverlangen. Wir wollen vor allem gewisse verinnerlichte Vorstellungen von richtig und falsch dabei mit berücksichtigt wissen. Man kann der Taube beibringen, Vorsichtsmaßnahmen zu ergreifen, wenn *wir* das grüne Licht anschalten, aber ist es ihr auch möglich zu lernen, selbst das grüne Licht anzuschalten? Der Unterschied in diesem Beispiel mag überzeugen, er ist aber keineswegs eindeutig interpretierbar.

Denn auch die menschliche Selbstkontrolle ist häufig unlösbar in äußere Ereignisse verwickelt. Die Selbststeuerung des Studenten verbessert sich vielleicht von Oktober bis Dezember, nachdem er eine Prüfung nicht bestanden hat. Auch der Kalender erweist sich als wirksamer Stimulus. Die auf ihr Äußeres bedachte Frau schafft es endlich, ihren Süßigkeitenkonsum herabzusetzen, nachdem sie sich in einem zu eng gewordenen Badeanzug im Spiegel zur Kenntnis genommen hat. Manch einem gelingt es, weniger zu trinken, nachdem er sich als total Betrunkener unmöglich gemacht hat. Unser innerer Monolog über das „ich sollte", „ich müßte" oder „ich dürfte nicht" spielt sich also nicht unabhängig von äußeren Belohnungs- und Strafbedingungen ab.

Es ist wohl nicht so, daß der innere Monolog die Handlung verursacht, vielmehr geht es dabei meist um die in ihrer Stärke schwankenden alternativen Handlungsimpulse. Wir haben zwar den Eindruck, daß unsere Abmagerungskur endlich Erfolg hat, weil wir uns am Ende einen entsprechend überzeugenden inneren Befehl erteilt haben. Es könnte aber auch sein, daß dieser innere Befehl durch eine Veränderung der äußeren Bedingungen nahegelegt wurde – durch einen zu engen Badeanzug z. B. Oder jemand glaubt von sich, daß er endlich die „Willenskraft" aufgebracht hat, mit dem Rauchen aufzuhören. Aber während er seine Entschlußkraft wachsen fühlt, wuchs gleichzeitig seine Furcht vor dem Krankheitsrisiko. Das Wissen um das Risiko ist ein *äußerer* Einfluß, der seine Wirkung auf uns kaum verfehlen wird. Vielleicht sind wir kurzatmiger geworden, unser Husten hat sich verschlimmert, der unangenehme Geschmack im Mund hat sich verstärkt. Diese verschiedenen äußeren Faktoren fließen zu der inneren Überzeugung zusammen, daß das Rauchen aufhören muß. Die äußeren Bedingungen führen das innere Gefühl herbei. Dieses innere Gefühl ist aber nur ein Glied in der Ursachenkette, an dessen einem Ende die Umwelteinflüsse, an dessen anderem das Verhalten steht.

Wir neigen hier der Auffassung zu, daß die *wirkliche* Basis für die menschliche Selbstkontrolle das Gesetz des relativen Effekts ist, und daß der subjektive Gedankenstrom die jeweilige Stärke der verschiedenen Reaktionstendenzen widerspiegelt. Das soll nicht heißen, daß die Sprache ohne Einfluß wäre. Im Gegenteil, denn – wie gesagt – mit Worten kann eine Vielzahl von Einflüssen vergegenwärtigt werden – Einflüsse aus der fernen und aus der unmittelbaren Vergangenheit und solche, die weit in die Zukunft hineinreichen. Die Sprache ist ein unvergleichliches Medium für den Transfer von Belohnung und Bestrafung. Damit gewinnen die Handlungen des Menschen eine weitaus subtilere Steuerungsmöglichkeit als dies bei Tieren denkbar wäre,

denen ein Symbolsystem zur Organisierung ihrer Umwelt fehlt. Daß Menschen ein solches System besitzen, Tiere aber nicht, ist im wesentlichen anlagebedingt – es ist eine Frage der kognitiven Kapazität. Der Unterschied zwischen menschlicher und tierischer Selbstkontrolle ist also nicht in der Struktur des Handlungsmechanismus zu suchen – hier wie dort steht das Gesetz des relativen Effekts im Mittelpunkt –, sondern in der Komplexität der Zusammenhänge, die zwischen Lohn bzw. Strafe und Verhalten liegen.

Ein konkretes Beispiel hilft vielleicht weiter. Soweit wir wissen, hat nur der Mensch eine Vorstellung vom Tod. Der Begriff wird erlernt, indem man das Wort mit dem Aufhören vitaler Funktionen oder Gefühle in Verbindung bringt. Er lehnt sich an Vorstellungen verwandter Begriffe an wie Schlaf und Bewußtlosigkeit, vielleicht auch an das Erleben eines zufällig gestorbenen Haustiers oder einer welkenden Pflanze. Einem Tier kann man keine vergleichbaren Vorstellungskomplexe vermitteln. Die Bedeutung des Wortes „Tod" ist kein elementarer Sachverhalt. Sie hängt mit anderen Bedeutungskomplexen wie „ich", „meine Situation" oder „meine Zukunft" zusammen. Die Vorstellung vom Tode macht sich in unserem Verhalten weithin geltend – wir haben ein vitales Interesse an der Gesundheit, an Ersparnissen für die Familie oder an Leistungen, die überdauern sollen. Der Begriff des Todes berührt also eine Gruppe von Werten, die sich sowohl mit unseren Bedarfslagen als auch mit unseren Antrieben überschneiden. Die Auseinandersetzung mit der Tatsache der eigenen Sterblichkeit ist wohl für den Menschen charakteristisch. Aber das eigentlich Kennzeichnende ist der Inhalt des Konzepts, nicht die Tatsache, daß das Verhalten überhaupt von einem abstrakten Begriff abhängig wird. Andere höhere Lebewesen haben ihre eigenen – nichtsprachlichen – Begriffe, und diese bestimmen das ihnen gemäße Verhalten.

Da Begriffe wie „Tod" oder „Pflicht" häufig einen hohen Grad an Abstraktion besitzen, ist ihr Zusammenhang mit den konkreten Gegebenheiten des Lebens komplex und variabel. Wenn die Medizin plötzlich von der Entdeckung berichten würde, daß die Lebenserwartung durch Wüstenluft erhöht wird, dann würde sich dies in der Gesellschaft in Form einschneidender Veränderungen bemerkbar machen. Die Grundstückspreise in der Wüste würden in die Höhe schnellen, in den vegetationsreichen Gebieten vielleicht fallen. Verlassene Wüstenstädte würden plötzlich Touristen anlocken, das wiederum würde tiefgreifende Auswirkungen – positive wie negative – auf die einheimische Bevölkerung haben. Wissenschaftler würden die Flora und Fauna der Wüste erforschen. Was auf psychologischer Ebene geschieht, ist trivial: Man lernt eine neue kleine Assoziation hinzu, die den Gesundheitsbegriff geringfügig verändert oder erweitert. Auf der Ebene des praktischen Verhaltens hat diese Änderung jedoch höchst unterschiedliche Auswirkungen. Viele Amerikaner werden ihren Bungalow am Meer verkaufen und bei der ersten Gelegenheit in den Südwesten ziehen. Für viele Menschen wird das Leben für Generationen einen anderen Verlauf nehmen, nur weil an einem einzigen Konzept eine kleine Korrektur oder Ergänzung vorgenommen wurde.

Bei Begriffen, die unmittelbar mit identifizierbaren Reizen und spezifischen Handlungen verbunden sind, kann ein solches Mißverhältnis hinsichtlich der Größe von Ursache und Wirkung kaum vorkommen. Ainslie stellte in seinem Experiment eine Beziehung zwischen *einem grünen Licht*, einer *Pickreaktion* und der *späteren* Verfügbarkeit von *Futter* für seine *hungrigen* Tauben her. Verändert man irgendein Element dieser Konstellation, dann werden in Übereinstimmung mit dem Effektgesetz entsprechende Veränderungen im Verhalten auftreten. Wenn als kritische Farbe plötzlich blau eingeführt werden würde, dann würden sich die Tauben rasch anpassen. Wäre das Picken nicht länger eine effektive Reaktion, dann würden die Tiere eine andere Reaktion ausprobieren. Eine Veränderung des Zeitpunkts der Futterzuteilung würde wegen der sich kreuzenden Gradienten die Wahl ganz entscheidend beeinflussen. Wenn die Taube hungriger oder weniger hungrig, das Futter attraktiver oder weniger attraktiv ist, wird sich dies sofort im Verhalten niederschlagen. Bei dem Beispiel mit der Wüstenluft gibt es im Grunde nichts, was die Anpassungsleistung von Mensch und Taube

als etwas *völlig anderes* erscheinen ließe. Verschieden sind lediglich *Komplexität* und *Ausmaß* der durch die jeweilige Information hervorgerufenen Veränderungen. In diesem Punkt ist der Unterschied allerdings enorm, weil Menschen ein Konzept von Wohlergehen oder von Gesundheit haben, das einen großen Bereich menschlicher Aktivitäten beeinflußt und auf die Höhe vieler Belohnungen und Bestrafungen einwirkt. Außerdem besitzt ein so beeinflußtes Verhalten viele soziale Konsequenzen, die zu weiteren Änderungen von Belohnungs- und Bestrafungswerten führen. Das Mißverhältnis zwischen Ursache und Wirkung im menschlichen Leben ist offensichtlich ein Grund dafür, daß wir glauben, in unseren Handlungen frei zu sein. Bei einfachen mechanischen Systemen kommt i. allg. kein solches Mißverhältnis vor. Wenn eine sich bewegende Billiardkugel eine ruhende Kugel streift, dann ist eine gewisse Bewegungsübertragung evident. Dies entspricht dem allgemein verwendeten Paradigma der Verursachung. Dagegen kann eine neue Information, die in physikalischer Hinsicht trivial ist, menschliches Verhalten für alle Zeit verändern. Da die Wirkung soviel größer ist als die Ursache, führen wir die Veränderung auf uns selbst zurück – auf unsere Willenskraft, unsere Entscheidung, unsere Absicht. In Wirklichkeit aber wirkt sich in solch umfassenden Veränderungen des Verhaltens eine besonders komplexe Einbettung von Belohnung und Bestrafung aus. Das Ergebnis mag überraschend sein, aber es ist nicht allzu schwer zu verstehen. Das Effektgesetz wird den Veränderungen im Verhalten gerecht, und es kann sogar zur Erklärung der Tatsache beitragen, daß wir meist das Gefühl von Handlungsfreiheit haben.

Das Effektgesetz kann nur als ein allgemeiner Rahmen für eine Interpretation des Verhaltens dienen: Zur Verhaltensvorhersage benötigt man Kenntnisse über die Antriebe und ihre Stärke, und das wäre für das menschliche Verhalten noch nicht viel. Denn praktisch kann jede Handlung mit nahezu jedem Antrieb in Verbindung stehen, die Inhalte von W wirken in vielfältiger Weise auf A ein. So manchem Mann bringt z. B. der Geschlechtsakt nicht nur sexuelle Belohnung ein, auch der praktizierte Beweis seiner

Männlichkeit kann ihn belohnen. Seine Partnerin mag es ihm verübeln, daß er sie für den letztgenannten Zweck mißbraucht hat, während eine Belohnung für sie vielleicht eher in der Bemerkung des Partners bestünde, daß sie „sexy" sei. Bei einem anderen Mann können die Belohnungen der sexuellen Betätigung durch die Strafe vermindert werden, die die Übertretung eines strengen moralischen Verbots nach sich zieht. Auch seine Partnerin hat vielleicht noch irgendeinen Grund, sich bestraft zu fühlen. Diese Beispiele können unbegrenzt fortgesetzt werden.

Viele dieser auf das menschliche Handeln einwirkenden Konzepte besitzen eine eigene innere Logik. Ein passendes Beispiel dafür ist der musikalische Begriff des Wohlklangs. Jeder, der einmal östlicher oder afrikanischer Musik gelauscht hat, kommt zu dem Schluß, daß wohlklingend relativ sein und durch die eigene Kultur zum Teil anerzogen sein muß. Vermutlich nehmen die Menschen der fremden Kultur die Dissonanzen gar nicht wahr, die wir in ihrer Musik hören. Wahrscheinlich erscheint ihnen ihrerseits unsere westliche Musik ganz disharmonisch. Es gibt sehr verschiedene Bezugsschemata für musikalischen Wohlklang, die man internalisieren, sich zu eigen machen kann, und die dann das musikalische Empfinden und Tun für ein ganzes Leben steuern können. Wenn man singt oder pfeift, wird man in dem Maße belohnt oder bestraft, wie man dabei den anerzogenen Harmonievorstellungen entspricht. Unvermeidlich setzt man sein musikalisches Handeln dem Gesetz des relativen Effekts aus, so daß Töne und Geräusche durch diese Konsequenzen unweigerlich ständig modifiziert werden. Auch wenn man ein Instrument zu spielen lernt, wird man auf der Grundlage dieses Prozesses der Selbstkorrektur allmählich Fortschritte in der Beherrschung des Instruments machen. Da es im übrigen angeborene Unterschiede in der Musikalität gibt, variiert die Verbindlichkeit des internalisierten Standards. Wer „kein Ohr" für Musik hat, kann gute musikalische Darbietungen nicht belohnen, da er sie nicht zu erkennen vermag. Das lernt er auch nicht in den wöchentlichen Musikstunden, denn die Übung kann die fehlende Musikalität nur mangelhaft kompensieren. Wer dagegen ein sehr feines Gehör hat,

trägt einen anspruchsvollen, internalisierten „Lehrer" mit sich herum, der sein musikalisches Verhalten automatisch belohnt oder bestraft.

Die Analogie zwischen Musikmachen und allgemeinem Wohlverhalten ist deshalb nützlich, weil die Kriterien für Musik objektiv feststellbar sind. Das Beispiel belegt auch eindeutig, daß sozial vermittelte Kriterien für Belohnung und Bestrafung internalisiert werden können, die dann das Verhalten steuern. Die an sozial festgelegten Standards sich orientierende Fähigkeit des Menschen, sich selbst zu belohnen oder zu bestrafen, kommt dem sehr nahe, was man gemeinhin als Gewissen oder was Freud als „Über-Ich" bezeichnet (vgl. Kap. 11). Kriterien für Wohlverhalten sind schwieriger festzulegen und zu beschreiben als die für Musikalität, aber der Prozeß der Internalisierung ist im Prinzip der gleiche. Höflichkeit besteht nicht aus einer Sammlung auswendig gelernter Reaktionen, sondern aus der Bereitschaft, sich auf höfliches Verhalten selbst zu belohnen und sich nach einem Verstoß gegen die allgemeinen Normen selbst zu bestrafen. So kann man auch unter völlig veränderten äußeren Bedingungen Höflichkeit zeigen. Das jeweils neue Verhalten braucht keine äußere Quelle von Lohn oder Strafe, es modifiziert sich selbst unter dem Einfluß seiner inneren Konsequenzen. Auch Ehrlichkeit und andere eher abstrakte Verhaltenskonzepte haben mehr mit internalisierten Belohnungen und Bestrafungen zu tun als mit irgendwelchen streng festgelegten Handlungsroutinen und -ritualen.

Die internalisierten Schemata für Wohlverhalten entwickeln sich im Laufe des Lebens zunächst durch die soziale Kontrolle, die das Verhalten moduliert, so wie sich das Konzept des Wohlklangs für das Kind allmählich aus seinen wiederholten musikalischen Erfahrungen entwickelt. Da aber jeder Mensch sowohl zum „Empfänger" als auch zum „Sender" gesellschaftlicher Werte wird, internalisiert er die Kriterien für erwünschtes Verhalten. Die Handlungen werden dadurch unabhängig von weiteren sozialen Korrektiven, aber sie werden dadurch nicht „frei". Sie werden deshalb nicht frei, weil sie keineswegs dem Effektgesetz entrinnen können.

Wenn man sagt, daß die Kriterien für Selbstbelohnung und Selbstbestrafung internalisiert sind, meint man damit nicht, daß sie festgelegt sein müßten. Und man meint auch nicht, daß wir die Kriterien selbst genauer beschreiben könnten. Man benötigt keine Theorie des musikalischen Urteils um festzustellen, daß man für indische Musik eine besondere Neigung entwickeln kann. Man kann sich auch von seinem Land lossagen, wenn es sich der weiteren Loyalität als unwürdig erwiesen hat. Internalisierte Kriterien haben lediglich eine zweifache Funktion: Sie ermöglichen es dem Menschen, gleichzeitig als Verbreiter sozialer Werte und als Empfänger der Belohnungen für das Befolgen der Wertvorstellungen aufzutreten. Wir haben von dieser Doppelrolle bereits gesprochen, jedoch lag die Betonung vorher auf dem sozialen Austausch von Belohnungen. Wir sprachen z. B. davon, daß die Bewunderung der hervorragenden Leistungen eines Sportlers auf seiten der Zuschauer diesen für seine Anstrengungen belohnt. Jetzt gehen wir noch einen Schritt weiter. Haben *wir* eine Superleistung zustandegebracht, dann lassen wir es auch in diesem Falle an Bewunderung nicht fehlen (sie ist vielleicht sogar größer), wir belohnen uns selbst. Die Währung der Selbstbelohnung besteht zwar nicht aus Geld oder ähnlichen greifbaren Dingen, aber aus anderen ebenso wirksamen Komponenten: aus Respekt, Dankbarkeit, Anerkennung, Stolz. Man genießt es, wenn jemand schön singt, sogar wenn man selbst dieser Jemand ist. Dieser Genuß ist eindeutig als Belohnung zu betrachten.

Wie ist es nun also mit unserem Gefühl freier Willensentscheidung in unseren Handlungen? Wenn man eine Melodie summt, weil man es „möchte", fühlt man sich da nicht vollkommen frei? Niemand hat einen aufgefordert zu singen, und man braucht auch niemanden, um das Lied zu Ende zu singen. Also trägt sich doch diese kleine Episode in gewisser Weise selbst. Aber auch sie ist in dem Sinne nicht wirklich frei, als das Verhalten durch seine ständigen Belohnungen getragen wird, deren Kriterien wir in diesem Fall ständig mit uns herumtragen.

Analog dazu tragen wir auch einen inneren „Bestrafer" mit uns herum. Wir unterwerfen uns selbst der gleichen Mißbilligung, mit der wir uns gegenseitig bei Regelverstößen zu korrigieren suchen. Kinder lernen, daß man nicht betrügen darf, weil die Erwachsenen es mißbilligen. Wenn sie dann soweit sind, daß sie selbst Betrug mißbilligen können, dann führt das bei einem eigenen Verstoß zur Selbstbestrafung. Vielleicht betrügen sie weiterhin, weil die Belohnungen dafür stärker sind; aber sie erleiden dann immerhin eine internalisierte Strafe, die man auch Gewissensbisse nennt. Nach wiederholter Erfahrung dieser Art kommt es dann vielleicht zu einem ehrlicheren Verhalten, so wie auch durch äußere Strafen Wiederholungen verhindert werden. Dabei hat das Kind vermutlich den Eindruck, daß es nach freiem Entschluß gehandelt hat. Jedoch bleibt auch im Falle der internalisierten Bestrafung so wie bei der internalisierten Belohnung das Verhalten im Rahmen des Effektgesetzes.

Die menschliche Selbststeuerung paßt also durchaus zum generellen deterministischen Modell der Motivation und der menschlichen Motivation im besonderen, wie es in Abb. 4.1 dargestellt wurde. Die Menschen haben vielleicht das Gefühl, daß sie sich völlig autonom verhalten, während sie dem Effektgesetz gehorchen, vor allem wenn die Konsequenzen ihres Tuns sich ganz im Innern abspielen. Und doch sind auch diese inneren Konsequenzen das Ergebnis gewöhnlicher psychologischer Prozesse, so wie wir sie in den vorhergehenden Kapiteln über Lernen und Motivation erläutert haben. Zum Schluß wollen wir nur noch darauf hinweisen, daß das Gefühl von Einheit und Ganzheit der Person vermutlich etwas damit zu tun hat, daß unser Verhalten eine Resultante aller Belohnungen und Bestrafungen darstellt, die zu einem gegebenen Zeitpunkt auf uns einwirken. Das Ganze stellt eine Integration dar, nicht bloß eine Ansammlung von Gewohnheiten, die äußerlich miteinander verbunden wären. Doch Integration und Einheitlichkeit in diesem Sinne teilen wir mit jedem anderen Lebewesen, dessen Verhalten durch das Gesetz des relativen Effekts gesteuert wird.

4.5 Zusammenfassung

1. Zur menschlichen Motivation gehören nicht nur die ererbten, spezifisch menschlichen Regler, sondern auch die Einflüsse, die beim Kontakt des Individuums mit der Gesellschaft auftreten. Beide Faktoren tragen im Rahmen des Effektgesetzes zu Verhaltensweisen bei, die das Leben des einzelnen Menschen und das Überdauern der menschlichen Kultur ermöglichen.

2. Die menschliche Motivation beruht auf drei Grundlagen: den *Antrieben,* d. h. den psychologischen Zuständen, durch die bestimmte Reize den Wert einer Belohnung oder einer Strafe erlangen; den *Bedarfslagen,* d. h. den Erfordernissen für das körperliche Wohlbefinden; und den *Werten,* den von einer gesellschaftlichen Institution angestrebten Handlungen und Zielen. Der einzelne wird dafür belohnt, daß er soziale Werte in sein persönliches Motivationssystem aufnimmt.

3. Wenn Antriebe, Bedarfslagen und Werte durch drei Kreise veranschaulicht werden, dann überschneiden sich diese nur partiell. Nicht jeder Trieb entspringt einer Bedarfslage; nicht alle Bedarfslagen haben einen Antrieb zur Folge; soziale Wertungen überschneiden sich mit Antrieben und Bedarfslagen in unterschiedlichem, manchmal konflikthaftem Ausmaß. Aber das menschliche Verhalten wird allein vom Effektgesetz getragen. Gesellschaftliche Institutionen bleiben dann erhalten, wenn sie die Antriebe des einzelnen zum Nutzen der Gemeinschaft kanalisieren. Im Idealfall dient das daraus resultierende Verhalten auch dem objektiven physischen Bedarf des einzelnen, so daß die drei Kreise zur maximalen Überschneidung kommen.

4. Um zu überleben, muß das Verhalten einer Gattung ihren vielfältigen Bedarfslagen genügen. Aber der Bedarf des Individuums entspricht nur zum Teil dem der Gattung, was im Evolutionsprozeß dazu führt, daß die den Zwecken der Gattung dienlichen Antriebe allmählich selegiert wurden. Die einzelnen Lebewesen dienen dem Bedarf ihrer Art, wenn sie sich dem Effektgesetz entsprechend verhalten. Der langfristige Prozeß der biologischen Evolution wird beim Menschen durch gesellschaftliche Bewertungsprozesse abgekürzt, indem die Antriebe so moduliert werden, daß sie im Ergebnis der Gruppe nützen.

5. Das Verhalten des einzelnen Menschen bleibt trotz seiner Zugehörigkeit zur gleichen Spezies und zur Gesellschaft unvorhersagbar aufgrund der unterschiedlichen Stärke und der Interaktion seiner Triebe, aufgrund seiner variierenden körperlichen Mangellagen und aufgrund der verschiedenen auf ihn einwirkenden sozialen Werte.

6. Die Spezies Mensch nimmt auf sich selbst und auf ihre Umwelt weit stärker Einfluß als alle anderen Lebewesen. Daraus schließen einige Theoretiker auf einen nur dem Menschen eigenen Antrieb nach individueller Erfüllung, nach Herrschaft über sich und die Materie. Kurt Goldstein postulierte einen einzigen menschlichen Antrieb, die *Selbstverwirklichung:* Ein einheitlicher Impuls, das eigene Potential auszuschöpfen, der dazu führen soll, daß man sich zu immer höheren Stufen seiner Kompetenz emporentwickelt. Nach seiner Auffassung sind auch die vertrauten Antriebe wie Hunger oder Sexualität Manifestationen der Selbstverwirklichung.

7. Abraham Maslow ging noch weiter, indem er fünf Triebebenen postulierte, die er zwei grundlegenden Typen zuordnete: a) Die Mangel-Motivation umfaßt die dringlichsten physiologischen Antriebe wie Hunger, dann die Sicherheitstriebe, z. B. die Vermeidung äußerer Bedrohung; weiter die Liebesantriebe, etwa das Verlangen nach Zuneigung und schließlich die Selbstwerttriebe, z. B. den Wunsch, von anderen respektiert zu werden. Bei extremen Mangelerscheinungen in diesen Antriebsbereichen kann physische oder psy-

chische Krankheit entstehen; außerdem kann Übersättigung eintreten. b) Der Wachstums-Motivation wird der Trieb nach Selbstverwirklichung zugeordnet, der Trieb nach transzendenten Zielen, die man anstrebt, sobald die übrigen Antriebe befriedigt sind. Bei diesem Antrieb gibt es keine psychische Erkrankung aufgrund von Defiziten und keine Übersättigung.

8. Nach Maslow erlebt der sich selbst verwirklichende Mensch mehr *Grenzerfahrungen,* d. h. Augenblicke, in denen die Welt und das Selbst subjektiv so gesehen werden, „wie sie wirklich sind". Diese Erfahrungen besitzen intrinsischen Belohnungswert, sie sind unbeeinflußt von sozialen Werten oder physischen Bedürfnissen. Daher tragen sie zu dem Gefühl wahrer Erkenntnis, von Individualität und Freiheit bei. Aber auch Menschen, die sich selbst verwirklichen, unterliegen dem Effektgesetz: Ihr Verhalten wird ebenso von Antrieben gesteuert wie das der übrigen Menschen.

9. Durch seine Zentrierung auf Selbsterfüllung und wahre Erkenntnis kann der sich selbst verwirklichende Mensch mit den Interessen der Gesellschaft in Konflikt geraten. Die Gesellschaft belohnt das Verhalten, das ihren Werten dient, sie wertet Belohnungen ab, die nicht zu sozial nützlichen Ergebnissen beitragen, wozu etwa auch die Belohnungen der Selbstverwirklichung gehören. Da die gesellschaftliche Verhaltensordnung unvollständig oder inkonsistent ist, sind die Menschen häufig dem Konflikt unvereinbarer Zwänge von seiten des Effektgesetzes ausgesetzt.

10. Das Gegenteil des sich selbst verwirklichenden Menschen ist der *Leistungsmensch,* der unmittelbare Befriedigung zugunsten langfristiger Ziele aufschiebt, die meistens den Werten der Gesellschaft entsprechen. Durch die Praxis der Selbstkontrolle belohnt und bestraft sich ein Mensch selbst. Dabei ergeben sich zwei Probleme: a) Einzelne Menschen und Gruppen unterscheiden sich in ihrer Fähigkeit, sofortige Befriedigung zu-

gunsten fernerer Ziele aufzuschieben, denn die sozialen Werte kommen nicht immer im gleichen Umfang mit den individuellen Antrieben zur Deckung; b) Selbstkontrolle muß mit dem in Einklang gebracht werden, was das Gesetz des relativen Effekts erfordert, daß nämlich das Verhalten immer durch Belohnung und Strafe gesteuert wird.

11. Belohnungen und Strafen üben um so weniger Einfluß aus, je weiter sie in der Zukunft liegen. Aber Selbstkontrolle ist eher möglich, wenn man sich vorher auf eine entfernte Belohnung festlegt und den Zeitabstand zwischen Gegenwart und Zukunft durch Signale kontinuierlich überbrückt. Die Vorwegentscheidung wird aufgrund der Belohnungsdynamik wirksam, die durch das Gesetz des relativen Effekts geregelt wird. Tiere und Menschen üben Selbstkontrolle aus und schieben eine Befriedigung hinaus, wenn sich dieses Verhalten, vom Maßstab des relativen Effekts aus betrachtet, lohnt.

12. Die Sprache dient dem Menschen als Medium zur Überbrückung der Zeitspanne zwischen Gegenwart und Zukunft. Sie verkürzt außerdem mühsames assoziatives oder Erfahrungslernen, wodurch auf sehr viel effizientere Weise Kenntnisse vermittelt werden können.

13. Menschen haben oft das Gefühl, daß sie frei und autonom handeln. Das ist besonders dann der Fall, wenn sich die Belohnung oder Bestrafung für eine Verhaltensweise ganz im Innern abspielt; oder wenn durch abstrakte Konzepte wie „Tod" oder „Gesundheit" ein Anpassungsverhalten hervorgerufen wird, das in seinen Wirkungen sehr viel umfassender ist als das, wodurch es verursacht wurde. Aber menschliche Begriffe und Abstraktionen können als internalisierte soziale Kriterien für Belohnung und Bestrafung dienen; sie stellen zwischen Umwelt und Handlung symbolische Beziehungen her. Die Handlung selbst wird weder bei Tieren noch bei Menschen durch einen „freien" Willen, sondern in beiden Fällen durch das Gesetz des relativen Effekts gesteuert.

5 Aggression: Von der weißen Maus zum amerikanischen Soldaten

Dieses Kapitel mag Ihnen etwas seltsam erscheinen. Es behandelt Themen, die man zunächst nicht ohne weiteres mit Aggression in Verbindung bringt; andererseits bleiben Themen außer Betracht, die man auf den ersten Blick unter dem Aspekt der Aggression erörtert wissen möchte.

Ausgangspunkt dieses Kapitels ist folgende Beobachtung: In jeder Gesellschaft gibt es Menschen, die aufgrund eines sehr niedrigen Einkommens und geringer Lebensqualität in bezug auf Wohnung, Ernährung, Kleidung, Urlaubsmöglichkeiten usw. als erheblich unterprivilegiert betrachtet werden können. Doch diese Menschen sind oft mit ihrer Lage zufrieden, sie sehen sie als gerecht an, ja sie kämpfen sogar noch für das Land, in dem ihnen das alles widerfährt – merkwürdig!

Wie muß man den eigenen niederen Status erleben, wenn man ihn hinnehmen soll? Es gibt viele Menschen, die sich selbst offensichtlich einen geringeren Wert zusprechen als denjenigen, die ein höheres Einkommen haben und größere Privilegien genießen. Sie stufen sich hinsichtlich ihrer Fähigkeiten, ihrer äußeren Erscheinung, ihrer Bildung, Herkunft, Rasse usw. niedrig ein und kommen dabei zu dem Ergebnis, daß sie ungefähr das bekommen, was sie „verdienen". Sie neigen dazu zu glauben, daß die stärker Privilegierten wertvollere Eigenschaften besitzen als sie selbst und halten sie somit nicht für überprivilegiert. Zwar denkt nicht jeder so, und eine solche Meinung kann sich durchaus ändern, denn man wägt die eigenen und fremden Vorzüge immer wieder von neuem ab. Dabei kann auch einmal das Gefühl der Ungerechtigkeit aufkommen, und dies ist die Quelle der meisten und der heftigsten menschlichen Aggressionen, auch die revolutionärer Auseinandersetzung.

Viele Tiere verhalten sich in dieser Hinsicht ähnlich wie der Mensch. Was die ungleiche Verteilung von Nahrung, von Sexualpartnern und Territorien betrifft, so finden sich die unterprivilegierten Angehörigen von Tiergemeinschaften damit meist ohne weiteres ab. Sie scheinen sich dabei an bestimmten körperlichen Merkmalen zu orientieren, etwa an der Größe der Schwanzfedern – so der Pfau, an der Lautstärke des Gebrülls – so der Affe, an der Härte des Kopfes – so die Eidechse. Diese Vorzüge der einzelnen Tiere sind allerdings keiner Umbewertung unterworfen, da sie im wesentlichen anlagemäßig festgelegt sind und bei jeder Spezies in jeweils verschiedener Ausprägung vorkommen. Sie stellen die Basis eines unaufkündbaren Sozialvertrags dar, der die Zustimmung der einzelnen Tiere zur vorliegenden ungleichen Verteilung der Güter garantiert. Dennoch kann es auch bei Tieren dazu kommen, daß dieser Sozialvertrag nicht eingehalten wird, daß ein Einzeltier unter Umständen versucht, mehr an Belohnungen zu erhalten, als ihm aufgrund der eigenen körperlichen Merkmale zusteht, und das führt dann – wie beim Menschen – zu heftigen Aggressionen.

Bei der Behandlung dieser Probleme werden wir auf eine Reihe recht interessanter Fragen am Rande stoßen. Im Mittelpunkt steht jedoch der Gesichtspunkt, daß den menschlichen wie den tierischen Aggressionen häufig Erlebnisse einer ungerechten Güterverteilung zugrundeliegen.

Bei der Diskussion des Themas Aggression pflegen sich Verhaltensforscher ebenso wie Nichtfachleute oftmals zu ereifern, was meist auf gedankliche Unschärfen und einseitige Definitionen zurückzuführen ist. Wir wollen versuchen, die strittigen Fragen, so weit es geht, zu klären, wobei unser Ansatz eher die Form einer Synthese als die einer Analyse annehmen wird. Wir werden einen Begriff der Aggression bevorzugen, der dem Verhalten der meisten, wenn auch nicht aller Tiergattungen gerecht wird. Wir beabsichtigen, die menschliche Aggression mit ihren besonderen Gefahren in dem biologischen Rahmen zu belassen, dem sie offensichtlich ihre Herkunft verdankt.

Wir definieren *aggressives Verhalten* vorläufig als ein Verhalten, das mit großer Wahrscheinlichkeit physische oder psychische Schmerzen oder Schäden bei Artgenossen verursacht. Um zu einer umfassenderen und spezifischeren Definition zu gelangen, müssen wir eine ganze Reihe anderer Disziplinen zu Rate ziehen: die physiologische Psychologie, die experimentelle Tierverhaltensfor-schung, die Ethologie (die Beobachtung von Tierarten in ihrer natürlichen Umgebung), die Entwicklungspsychologie, die Verer-bungslehre, die Soziologie, die Sozialpsycho-logie, die Anthropologie, ja sogar die Ethik.

Ein gewisser Dilettantismus läßt sich dabei nicht immer ganz vermeiden, doch unsere Hoffnung, allgemeinere Gesetze aggressiven Verhaltens zu finden, setzt voraus, daß wir die Grenzen unseres Denkens nicht zu eng ziehen.

5.1 Zum Stand der Diskussion

Es entspricht der in den Kapitel 1 und 2 entwickelten allgemeinen Kennzeich-nung, wenn wir sagen, daß auch die Aggres-sion alle Merkmale eines Antriebs besitzt. Aggression ist ein zentralnervöser Zustand, der das Verhalten reguliert. Wie bei den anderen Antrieben können wir von Aggres-sion als einem Antrieb dann sprechen, wenn kein bestimmter äußerer Stimulus jederzeit die gleiche Reaktion auslöst. Irgend etwas im Organismus verstärkt sich oder schwächt sich ab, was entscheidend dafür ist, ob eine Reak-tion aggressiv ausfällt oder nicht. Sehen wir uns ein einfaches Beispiel an: Azrin und seine

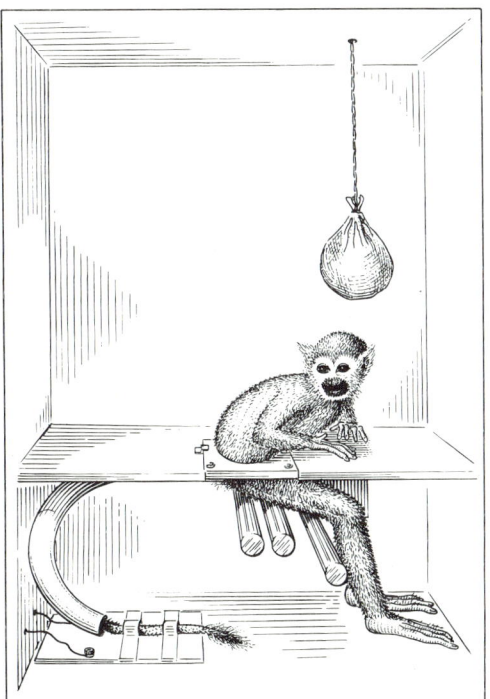
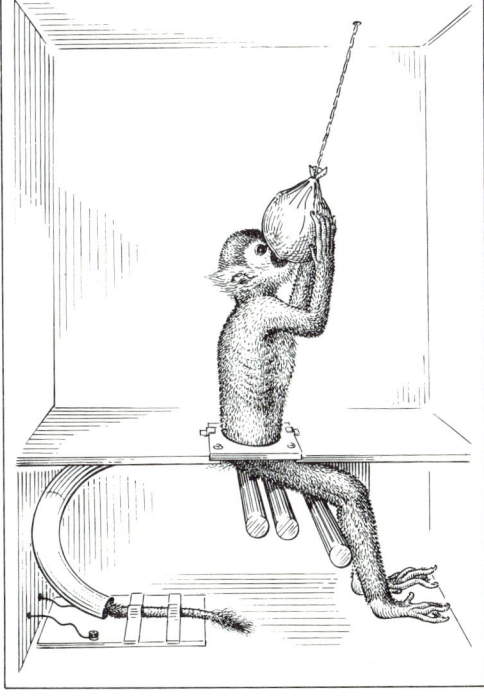

Abb. 5.1. Ein Totenkopfäffchen sitzt in einem Spezial-stuhl, der die Bewegungsfreiheit sehr einschränkt. Von der Decke hängt ein eingewickelter Ball herunter. Der Ball ist ein konstantes Reizobjekt. Ohne Elektroschock zeigt der Affe am Ball kein Interesse. Wenn er jedoch einen kurzen Stromstoß in den Schwanz erhält, attackiert er den Ball und beißt hinein. Es kommt also bei konstan-tem Reiz zu variablem Verhalten. Zur Erklärung dieser Variabilität ziehen wir einen inneren Aggressionstrieb heran, einen Regler, der durch den Schock verstellt wird. (Nach Azrin, Hutchinson & Sallery, 1964)

Mitarbeiter (z. B. Azrin, Hake & Hutchinson, 1965) ließen in einer Reihe von Experimenten in einem Käfig einen Tennisball von der Decke herabhängen, gegen den die verschiedenen Versuchstiere (Ratten, Katzen, Affen etc.) aggressiv vorgehen konnten (vgl. Abb. 5.1). Wenn dem Tier weiter nichts geschehen war, attackierte es den Ball so gut wie nie, vielmehr spielte es mit ihm oder es ignorierte ihn. Unter anderen Versuchsbedingungen griff das Tier den Ball jedoch an. Hier variierten also die Reaktionen bei unveränderten äußeren Reizbedingungen im Käfig. War irgendein innerer Zustand für diesen Unterschied verantwortlich? Die Verhaltensänderung kann durch irgendeinen Schmerzreiz hervorgerufen werden – etwa durch einen Elektroschock, einen Schlag oder große Hitze. Diese exogenen Reize verstellen den zentralen Regler und aktivieren ein Appetenzverhalten (Aggression), das andauert, bis der zentrale Zustand (der Aggressionstrieb) durch eine konsumatorische Reaktion (das Beißen in den Ball) wieder seinen normalen Wert erreicht, woraufhin das Verhalten wieder eine andere Richtung einschlagen kann.

5.1.1 Aggression ist kein Deprivationstrieb

Der Ethologe und Nobelpreisträger Konrad Lorenz hat ein Buch über die Aggression verfaßt mit dem Titel *Das sogenannte Böse* (1963). Es gehört wohl zu den einflußreichsten Arbeiten der letzten Jahre über dieses Thema. Wir stimmen in vielen, aber nicht in allen Punkten mit Lorenz überein. Die folgende Aussage von Lorenz z. B. halten wir nicht für richtig:

> „Die Spontaneität des (aggressiven) Instinkts ist es, die ihn so gefährlich macht. Wäre es nur eine *Reaktion* auf bestimmte Außenbedingungen, was viele Soziologen und Psychologen annahmen, dann wäre die Lage der Menschheit nicht ganz so gefährlich, wie sie tatsächlich ist. Dann könnte man grundsätzlich die reaktionsauslösenden Faktoren erforschen und ausschalten" (S. 79f.).

Die „Spontaneität" der Aggression versucht Lorenz mit zwar interessanten, aber kaum haltbaren Argumenten zu stützen. Seine Überlegungen und Beispiele laufen auf den Versuch hinaus, die Aggression mit Deprivationstrieben wie Hunger, Durst oder Sexualität auf eine Stufe zu stellen. Seiner Meinung nach entsteht Aggression nicht nur als eine Reaktion auf bestimmte äußere oder innere Faktoren, sondern als Resultat einer Kraft oder Energiequelle, deren Zunahme wie bei Hunger und Durst eine Funktion der Deprivationszeit ist. Deprivation in bezug worauf? Lorenz meint offenbar, der Entzug der Möglichkeit zu aggressivem Verhalten sei die Bedingung, die den Aggressionstrieb aktiviere.

Doch welche Beweise kann er für diese Behauptung anbieten? Sein wichtigstes Beispiel ist das Verhalten von Ringeltauben, wie es zuerst von Wallace Craig beschrieben wurde. Craig verwendete Ringeltaubenpaare für seine Versuche. Er entzog dem Männchen mit allmählich zunehmender Dauer das Weibchen. Nach einigen Tagen solcher Deprivation machte das Ringeltaubenmännchen einer weißen Taube den Hof, die es vorher nicht beachtet hatte. Ein paar weitere Tage darauf genügte ihm eine ausgestopfte Taube zum Hofieren, dann ein zusammengerolltes Handtuch, und nach mehreren Wochen die leere Ecke seines Käfigs. Lorenz schloß daraus, daß „bei längerem Still-Legen einer instinktiven Verhaltensweise, im geschilderten Falle der des Balzens, *der Schwellenwert der sie auslösenden Reize absinkt*" (1963, S. 83).

Man muß sich dabei vergegenwärtigen, daß diese Serie zunehmend inadäquater Reizgegenstände nur einzelne mögliche Beispiele von Reaktionen hervorrufen, denen eine kontinuierliche Veränderung der Gesamtstimulation zugeordnet werden muß. Jeder dieser Reize ruft – für sich betrachtet – bei einem bestimmten Grad der Stimulation das Balzverhalten hervor, bei einem anderen nicht. Um eine Vorhersage darüber treffen zu können, wann ein Reiz eine Reaktion auslöst, muß man den zentralnervösen Zustand des Tieres, den Zustand des Reglers kennen. Das Beispiel von Lorenz kann zur Begriffsanalyse der Aggression durchaus einiges beitragen. Wenn destruktives Verhalten dem Werbungsverhalten darin ähnelt, daß es sich auf zunehmend unangemessenere Objekte richtet, je mehr Zeit seit der Verfügbarkeit eines passenden Aggressionsobjekts verstrichen ist, dann wäre Aggression einem Zustand vergleichbar, dessen Intensität mit der Deprivationsdauer wächst. Das ist bei Hunger, Durst und Sexualität zweifellos der Fall – doch das Beispiel von Lorenz hat einen unübersehbaren Schönheitsfehler: Bei dem von ihm angeführten Verhalten geht es gar nicht um Aggression, sondern um Sexualität.

Als weiteres Beispiel zieht Lorenz in Aquarien lebende Buntbarsche heran. Wenn diese Fische keine Nachbarn haben, mit denen sie Revierkämpfe austragen können, dann töten sie ihre Partner. Das ist bei der Fülle bereits vorhandener ähnlicher Belege ein Beispiel mehr dafür, daß bei der Aggression *Objektverschiebungen* auftreten können (vgl. Marler & Hamilton, 1966, S. 177). Doch mit dem Verschiebungsgeschehen kann man die Deprivationstheorie der Aggression nicht stützen. Wenn die Angriffslust eines Tieres mit der Zeit seit seinem letzten Angriff zunimmt, dann müßten seine aggressiven Handlungen wenigstens annähernd zyklisch oder periodisch auftreten, wie wir das von der Nahrungsaufnahme, vom Trinken, Schlafen und der Sexualität her kennen. Jack the Ripper, der Bostoner Würger, und alle anderen Mörder müßten danach alle drei oder sieben Tage oder in sonst einem regelmäßigen Rhythmus die Öffentlichkeit schockieren. Doch selbst wenn dies der Fall wäre, würde man keinen zwingenden Beweis haben, denn es handelt sich bei vielen Mordfällen gleichzeitig um Sexualdelikte, und die Sexualität zeigt einen gewissen periodischen Verlauf.

Die Beispiele aus dem Bereich der menschlichen Aggression, die Lorenz zur Demonstration der Periodizität der Aggression anführt, sind nicht viel überzeugender als unser Beispiel mit den Massenmördern. Lorenz scheint zu glauben, sich mit ein paar Anekdoten als Belege für menschliches Verhalten begnügen zu dürfen. Zum Beispiel soll seine unverheiratete Tante alle acht bis zehn Monate nach einer heftigen Auseinandersetzung ihr jeweiliges Dienstmädchen fristlos entlassen haben. Das wäre gewiß ein periodischer Ablauf, aber nicht unbedingt der eines Aggressionstriebs – eine Vielzahl anderer Interpretationen könnte man vorbringen. Dann macht Lorenz einige merkwürdige Bemerkungen über amerikanische Kinder, die an-

geblich so permissiv erzogen werden, daß für sie kaum noch äußere aggressionsstimulierende Reize übrigbleiben. Damit sollen sich die Amerikaner „unzählige ganz unerträglich freche Kinder, die alles andere als unaggressiv" (1963, S. 80) sind, herangezogen haben. Die Beobachtung mag zutreffen oder nicht – die Deprivationsthese der Aggression kann man mit ihr nicht stützen.

Wir begannen diesen Abschnitt mit der Behauptung von Lorenz, Aggression sei „spontan". Es stellt sich heraus, daß unklar bleibt, was er eigentlich behauptet. Wenn er glaubt, daß nicht nur externe Faktoren (exogene Reize), sondern auch interne Faktoren (endogene Reize) am Entstehen von Aggression beteiligt sind, dann wird niemand mit ihm streiten wollen, solange er nicht außerdem noch meint, daß sich die internen Faktoren nach einem inneren Programm periodisch bemerkbar machen. Man wird auch nicht mit ihm streiten, wenn er meint, daß eine Verschiebung auf andere Aggressionsobjekte stattfinden kann, sofern das ursprüngliche Objekt der aggressiven Handlung abwesend ist. Da er in seinem Buch aber den Eindruck erweckt, als müsse er sich mit sehr vielen Leuten auseinandersetzen, ist eine dritte Interpretation sehr naheliegend. Seine Beispiele sprechen dafür, daß er die Meinung vertritt, die endogenen Reize für die Aggression nähmen spontan mit der Zeitspanne seit dem letzten Aggressionsakt des Tieres zu, Aggression sei somit periodischer Natur. In diesem Punkt sind jedoch fast alle, sogar die meisten Kollegen von Lorenz, entschieden anderer Meinung.

Nach unserer Ansicht hat Hinde (1966) besonders überzeugend und detailliert analysiert, welche Voraussetzungen man macht, wenn man Aggression als Trieb oder Instinkt interpretiert. Deutlich wird gesagt, was auch wir zur Frage einer „Periodizität der Deprivation" für richtig halten: „Es gibt kaum Anzeichen dafür, daß durch eine längerfristige Deprivation der Kampfgelegenheiten eine Zunahme der Kampfbereitschaft verursacht wird ... In dieser Hinsicht unterscheidet sich das Kampfverhalten etwa vom Eßverhalten" (S. 238). Der Aggressionsantrieb ähnelt mehr der Temperaturregulation als dem Hunger oder dem Durst.

5.1.2 Die Auslöser: endogene und exogene Reize

Verschiedene exogene Reize – die zwischen den Spezies variieren – können den Regler verstellen und damit den Aggressionsantrieb aktivieren. Geeignete exogene Reize sind neben Schmerz bei vielen Tierarten z. B. Frustration, Angriffe anderer Individuen gegen die eigenen Jungen, territoriale Übergriffe, Verletzungen der Rangordnung, relative Deprivation, Ungerechtigkeit. Wichtig ist dabei, daß solche Listen aggressionsauslösender Reize nicht nur zwischen den Tierarten, sondern auch innerhalb einer Tierart nach Alter und Geschlecht meist variieren. Männliche Ratten sind erst nach der „Pubertät" zum Kampf bereit. Die Weibchen vieler Tierarten verhalten sich selten aggressiv, außer wenn ihre Jungen angegriffen werden. Viele Reize können den aggressiven Antrieb aktivieren, beim Menschen muß man vielleicht auch an Verletzungen des Selbstgefühls oder an den Einfluß langer Schlechtwetterperioden denken. Die Selbstbeobachtung legt nahe anzunehmen, daß Reize geringer Intensität, die für sich genommen nicht stark genug sind, um den aggressiven Antrieb zu aktivieren, sich über lange Zeit aufsummieren können, bis sich schließlich genug „Dampf" gebildet hat, der dann zu einer eindeutig aggressiven Explosion führt. Doch zu diesem Punkt scheint es keine systematischen Beobachtungen zu geben.

Auch endogene Reize (die im Körperinneren entstehen) können zu Aggressionen führen. Beispiele hierfür sind die Sekretion des männlichen Sexualhormons Androgen und Erregungen in bestimmten Hirnregionen, beim Menschen Teile des amygdaloiden Komplexes. Um endogene Reize untersuchen zu können, muß man sie „exogen" machen: Man muß technisch nach einem Weg suchen, um durch äußere Einwirkungen innere Reizbedingungen herzustellen und zu verändern. Inzwischen ist die Technik der elektrischen Stimulation tieferer Hirnregionen mit Hilfe von Elektroden, die für längere Zeit implantiert werden, schon ziemlich weit fortgeschritten. Die Aktivität bestimmter Gehirnareale ist Korrelat der Aggression, ei-

gentlich sogar der aggressive Zustand selbst und keine Ursache der Aggression wie Schmerz oder eine Demütigung. Von außen betrachtet handelt es sich um einen neurophysiologischen Prozeß.

5.1.3 Verstärkende und konsumatorische Eigenschaften der Aggression

Die Aggression besitzt alle charakteristischen Merkmale eines Antriebs: Es handelt sich um einen erschlossenen zentralnervösen Zustand, um einen Regler, dessen Existenz jeder Art von nichtreflexhaftem Verhalten zugrundegelegt wird. Reflexe werden zuverlässig von einem bestimmten Reiz ausgelöst. Aggressives Verhalten tritt bei konstanten äußeren Reizbedingungen manchmal in Erscheinung, ein anderes Mal nicht. Wir schließen daher auf einen Zustand des Organismus (auf den aggressiven Antrieb), der hinsichtlich seiner Stärke variiert und von dem es abhängt, ob ein Appetenzverhalten auftritt oder nicht. Die Ethologen sind sich nicht ganz einig darin, ob die Appetenzreaktionen bei den einzelnen Tierarten angeboren sind. Ist das Angriffsverhalten tatsächlich eine angeborene und insofern nichtvariable Angelegenheit? Im allgemeinen scheint zumindest das mit Aggression verbundene Appetenzverhalten weitgehend durch Lernvorgänge determiniert zu sein.

Die aggressive Handlung ist auch insofern triebähnlich, als sie instrumentelle oder operante Appetenzreaktionen positiv verstärkt. Ein Experiment soll das verdeutlichen. Azrin et al. (1965) setzten Totenkopfäffchen in einen Käfig, in dem zwei Ketten von der Decke herunterhingen (vgl. Abb. 5.2). Durch Ziehen an einer der beiden Ketten senkte sich ein aufgehängter Ball herab, in den der Affe beißen konnte – was bei diesen Tieren als aggressiver Akt anzusehen ist. Ehe das Tier durch einen Elektroschock aggressiv gemacht worden war, zeigte es kaum Interesse an Kette oder Ball. Dann aber erhielt es einen schmerzhaften Stromstoß in den Schwanz. Dieser Reiz aktivierte offensichtlich den Aggressionstrieb. Die Frage lautet: Wirkt unter

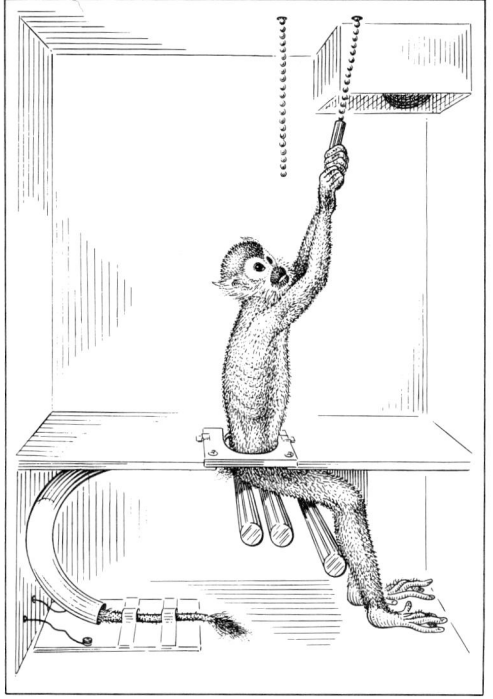

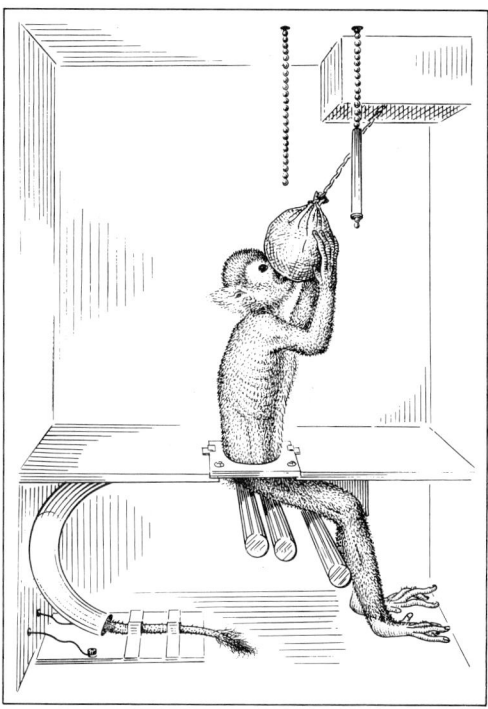

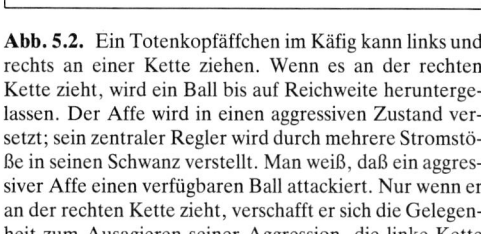

Abb. 5.2. Ein Totenkopfäffchen im Käfig kann links und rechts an einer Kette ziehen. Wenn es an der rechten Kette zieht, wird ein Ball bis auf Reichweite heruntergelassen. Der Affe wird in einen aggressiven Zustand versetzt; sein zentraler Regler wird durch mehrere Stromstöße in seinen Schwanz verstellt. Man weiß, daß ein aggressiver Affe einen verfügbaren Ball attackiert. Nur wenn er an der rechten Kette zieht, verschafft er sich die Gelegenheit zum Ausagieren seiner Aggression, die linke Kette bewirkt nichts. Es ist nun die Frage, ob der Zug an der rechten Kette zu einem Appetenzverhalten wird, das durch den konsumatorischen Akt des Bisses in den Ball positiv verstärkt wird. Das ist tatsächlich der Fall: Ein zorniger Affe verschafft sich die Möglichkeit, seinen Aggressionstrieb auszuagieren. Nach einem Elektroschock wird der Biß in den Ball zum positiven Verstärker. (Nach Azrin, Hutchinson & McLaughlin, 1965)

diesen Bedingungen die Gelegenheit zum Ausagieren der Aggression durch einen Biß in den Ball als Verstärker? Dazu muß man die operante Reaktion identifizieren, durch die der Ball und damit die Gelegenheit zur Verstärkung verfügbar wird. Die ursprünglich neutrale operante Handlung bestand darin, an der rechten Kette zu ziehen, woraufhin der Ball herunterkam. Das Experiment zeigte, daß die gegebene Aggressionsmöglichkeit (Beißen) nach Verabreichen des aktivierenden Stimulus tatsächlich als Verstärker des operanten Kettenziehens wirkte. Dieses Experiment und viele andere belegen, daß ein aktivierter aggressiver Zustand bestimmte, nämlich aggressive Handlungen als positive Verstärker wirksam werden läßt: Die Wahrscheinlichkeit von Handlungen, die eine Aggression ermöglichen, wird erhöht.

Ist aggressives Verhalten auch konsumatorisch? Bringt es den Regelmechanismus in seine Normallage zurück, so daß sich die Richtung des Verhaltens ändert? Uns ist kein Experiment bekannt, das diese Frage klärt. Gelegentliche Beobachtungen lassen eher erwarten, daß sich einmal begonnenes Aggressionsverhalten vorübergehend sogar steigern kann. Andererseits kann man meist beobachten, daß ein Tier am Ende in der Regel von seinem aggressiven Verhalten abläßt und sich einem anderen Verhalten zuwendet. Demnach hätte man der Aggression auch einen gewissen konsumatorischen Anteil zuzusprechen.

5.1.4 Hemmende und enthemmende Faktoren

Im Anschluß an eine verbesserte Definition der Aggression benötigen wir zwei weitere Konzepte, um die Fakten, die das Thema so interessant machen, interpretieren zu können. Es handelt sich um die Begriffe *Hemmung* (inhibition) und *Enthemmung* (disinhibition). Warum sind diese beiden Begriffe erforderlich? Weil wir mit ihrer Hilfe die Aggression als Antrieb interpretieren wollen.

Der betreffende Zusammenhang soll durch eine Analogie verdeutlicht werden. Aggression sei von roter Farbe und flüssig. Wir fügen einem mit einfachem Wasser gefüllten Glasröhrchen ein paar Tropfen einer bestimmten Chemikalie, die selbst nicht rot ist, hinzu. Die Verbindung der zwei Substanzen ruft den Effekt – rot (oder Aggression) – hervor, obgleich keine der beiden Substanzen für sich allein rot ist. Wenn wir nicht das Auftreten von etwas Neuem genau beobachtet hätten, würden wir vielleicht sagen, das Wasser verhalte sich manchmal rot und manchmal nicht (Variabilität der Reaktionen), und die Färbung müsse irgendeinem Impuls, rot werden zu wollen, zugeschrieben werden.

Nachdem wir das Wasser auf diese Weise rot gefärbt haben, fügen wir eine dritte Substanz hinzu, die das ursprüngliche Aussehen des klaren Wassers wiederherstellt. Hätten wir diese neue Substanz vor der Färbung des

Wassers hineingegeben, dann hätte sie vielleicht die Wirkung des Färbemittels vereitelt. Diese dritte Substanz ist ein „Rot-Inhibitor". Inhibitoren verhindern oder eliminieren Effekte, die bei einem gegebenen Reiz sonst auftreten würden.

Aggressions-Inhibitoren sind im Tierverhalten die sogenannten Demutsgebärden. Sie kommen bei vielen Arten vor. Häufig ist die Handlung, die einen Angriff verhindert, Teil einer nichtaggressiven sozialen Interaktionssequenz, wie z. B. Werbung, Paarung, Fürsorge für die Jungen oder Grußverhalten. Leguanmännchen kämpfen miteinander bei jeder passenden Gelegenheit, doch der Kampf wird beendet, sobald ein Tier lang hingestreckt am Boden liegt. Paviane, vor allem die Weibchen, kommen einem Kampf zuvor oder sie beenden ihn, indem sie ihr Hinterteil „präsentieren". Wölfe sind eine Tierart, deren Mitglieder sich mit ihren scharfen Zähnen leicht gegenseitig töten könnten. Ihre Demutsgebärde besteht darin, daß sie sich auf den Rücken rollen und ihre Weichteile exponieren, manchmal sogar wie hilflose Jungtiere herumtändeln (vgl. Abb. 5.3). In einer solchen Situation nimmt der Gewinner des Kampfes keine weiteren Vorteile mehr wahr.

Lorenz (1963) ist der Meinung, daß zwischen der Art der Ausstattung einer Tiergattung mit natürlichen Waffen und ihren Demutsgesten ein Zusammenhang besteht. Er

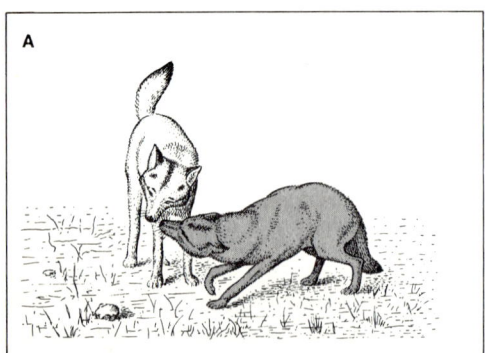 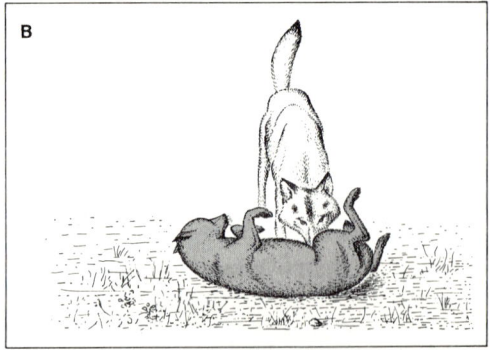

Abb. 5.3. Ein Wolf kann einen Artgenossen erheblich schädigen und sogar töten. Wölfe kämpfen jedoch fast nie bis zum Äußersten. Bevor es soweit kommt, zeigt der unterlegene Wolf eine Demutsgebärde – er bettelt wie ein Jungtier um Futter *(links)* oder wirft sich auf den Rücken wie ein junges Tier, das gesäubert werden will *(rechts)*.

Diese Unterwerfungsgesten führen prompt zum Abbruch des Kampfes, selbst wenn der unterlegene Gegner sich durch sein Verhalten im höchsten Grade verwundbar macht, wie auf der rechten Abbildung. Die Demutsgebärden von Hunden sind denen der Wölfe sehr ähnlich. (Nach Schenkel, 1967, in Eibl-Eibesfeldt, 1970) demonstriert sein Argument am Beispiel der Wölfe und an Raben, die sich mit ein paar Schnabelhieben leicht die Augen aushacken könnten. Bei diesen Tieren sind Demutsgebärden stark ausgeprägt. Demgegenüber finden sich bei Tauben, Hasen und Schimpansen, die sich nicht so leicht gegenseitig töten können, weniger effektive Mechanismen der Aggressionshemmung. Der Mensch ist nach Lorenz der letzten Gruppe von Tieren ähnlich, da er keine besonders wirksamen Befriedungsgesten entwickelt hat. Die besondere Gefahr für die Spezies Mensch sieht Lorenz in der Tatsache, daß der Mensch, der eigentlich zu den „Tauben" gehört, inzwischen eine Wasserstoffbombe erfunden hat. Er hat keine verläßlichen angeborenen Mechanismen, die zur Verhinderung ihrer Verwendung beitragen könnten.

Lorenz und Eibl-Eibesfeldt (1970) haben auch beim Menschen einige Aggressionsinhibitoren identifiziert, so zum Beispiel die körperlichen Proportionen von Frauen und Kindern. Zur „Niedlichkeit" eines Kindes trägt bei, daß sein Kopf im Verhältnis zum Körper relativ groß ist, daß die Stirn vorspringt, die Wangen gerundet, die Extremitäten kurz sind und das Kind insgesamt recht mollig ist. Alles das zusammen ergibt einen komplexen Aggressionsinhibitor, den man das „Kindchenschema" nennt (vgl. Abb. 5.4). Weitere mögliche Hemmungsfaktoren sind der Anblick eines leidenden Opfers, insbesondere der Anblick von Blut und Wunden. Aber dies sind offensichtlich keine angeborenen und bei allen Menschen anzutreffenden Hemmungsfaktoren. Sie waren zumindest wirkungslos in My Lai und im Falle ähnlicher Kriegsverbrechen. Man hätte ihr Vorhandensein zumindest erwarten können, denn die Aggressionshemmung pflegt im Kampf von Mann zu Mann größer zu sein als von der Kanzel eines Bombers aus. Mit der angeborenen Hemmung hängt zusammen, daß das Entsetzen über die Greuel von My Lai und über ähnliche Fälle von Grausamkeit viel größer ist als über Bombardierungen aus großer Entfernung, obgleich durch Bomben viel mehr Menschen getötet werden. Wir sind entsetzt über Handlungen anderer Menschen, von denen wir glauben, daß wir sie nie nachvollziehen könnten.

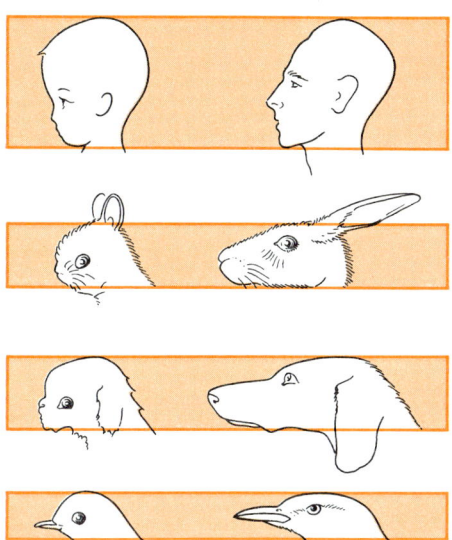

Abb. 5.4. Lorenz glaubt, daß das Brutpflegeverhalten angeborenermaßen durch eine Reihe von Schlüsselreizen ausgelöst wird, die die Jungen verschiedenster Tierarten kennzeichnen. Dazu gehören ein im Verhältnis zum Körper großer Kopf, eine vorspringende Stirn, große Augen, kurze dicke Extremitäten, rundliche Körperformen und gerundete Wangen. Nach Lorenz rufen alle diese Faktoren zusammen den Eindruck von „Niedlichkeit" mit den dazugehörigen Gefühlen und Handlungen hervor. Links sind Beispiele für dieses „Kindchenschema" dargestellt, rechts daneben zum Vergleich die Gesichter der erwachsenen Vertreter der Spezies. (Aus Lorenz, 1943)

Kehren wir zu unserer roten Flüssigkeit zurück. Ein „Enthemmungsmittel" wäre eine vierte Substanz, die man nach dem Färbemittel und dem Rot-Inhibitor in das Wasser schüttet, so daß sich die Flüssigkeit wieder rot färben würde. Ein Enthemmungsmittel hebt also die Wirkung eines Hemmungsmittels wieder auf.

Schematisiert sieht unsere Analogie, die wir zur Begriffsbestimmung herangezogen haben, folgendermaßen aus:

1. Wasser: der nichtaggressive Organismus
2. Wasser plus Rotfärbemittel: der aggressive Organismus
3. Wasser plus Rotfärbemittel plus Rot-Inhibitor: der gehemmte aggressive Organismus
4. Wasser plus Rotfärbemittel plus Rot-Inhibitor plus Mittel zur Wiederherstellung von Rot: der enthemmte aggressive Organismus.

Vom äußeren Erscheinungsbild her ist der nichtaggressive Organismus (1) vom gehemmten aggressiven Organismus (3) nicht zu unterscheiden und der aggressive Organismus (2) nicht vom enthemmten aggressiven Organismus (4). Um diese sehr bedeutsamen Unterschiede zu erkennen, muß man sehr viel mehr über die Gesamtsituation wissen. Es gibt viele Untersuchungen, durch die man feststellen wollte, welche Auswirkungen Gewalt im Fernsehen oder in Kinofilmen hat (Geen und Berkowitz haben 1969 eine Liste solcher Veröffentlichungen zusammengestellt). Einigen Versuchspersonen wird ein spannender, aber nichtaggressiver Film gezeigt (z.B. ein Wettlauf), anderen ein aggressiver Film (z.B. ein Boxkampf). Wenn diejenigen, die den Kampf gesehen haben, später aggressiver sind als diejenigen, die das Rennen gesehen haben, dann hatte die Darbietung von Aggression einen deutlichen Effekt. Doch wissen wir nicht, ob der Effekt als Aktivierung oder als Enthemmung des aggressiven Antriebs zu interpretieren ist. Worin liegt der Unterschied? Wenn die Beobachtung von Gewalt den Aggressionstrieb stimuliert, dann müßte sie bei allen, auch bei den vorher friedlichen Menschen, einen Zustand von Feindseligkeit hervorrufen: Zuschauer, die aus einem Film mit gewalttätigem Inhalt kommen, müßten mehr oder weniger zur Aggression bereit sein. Wenn die Beobachtung von Gewalt dagegen nur eine enthemmende Funktion hat, dann wäre das angriffslustige Verhalten nur von einer kleinen Minderheit zu erwarten, und zwar bei solchen, die bereits mit Aggression in den Film hineingingen, durch die üblichen gesellschaftlichen Sanktionen jedoch von aggressivem Verhalten zurückgehalten wurden. Wenn wir unsere eigenen Erlebnisse mit heranziehen – das sollte man übrigens immer tun – neigen wir eher zu der Vermutung, daß Gewaltdarstel-lungen nur eine enthemmende Wirkung haben.

Ein recht realitätsnahes Experiment zu den Auswirkungen von Gewaltdarstellungen im Fernsehen hat Milgram (1973) durchgeführt. In Zusammenarbeit mit der Columbia Broadcasting Company ließ er verschiedene Folgen der beliebten Fernsehserie „Medical Center" ausstrahlen. Dabei wurde die Häufigkeit von Gewaltdarstellungen variiert, um die Effekte der verschiedenen Versionen auf naive Zuschauer zu überprüfen. Obgleich Milgram ein sensibles Verfahren zur Auslösung von Aggression verwendete, stellte er keine signifikanten unmittelbaren Auswirkungen der Gewaltdarstellungen fest. Hätte er einen Effekt festgestellt, dann wäre er eindeutig enthemmender Art gewesen. Man darf aus diesem Ergebnis jedoch nicht die falschen Schlüsse ziehen, wozu sicherlich die Fernsehanstalten neigen würden. Weder durch dieses noch durch irgendein anderes Experiment kann nachgewiesen werden, daß Gewalt im Fernsehen oder im Kinofilm *keinerlei* Auswirkungen auf das Verhalten hat. Milgrams Befunde besagen nur, daß eine bestimmte unmittelbare Wirkung entweder nicht aufgetreten ist oder durch seine Meßmethode nicht erfaßt wurde. Ist ein solches uneindeutiges Ergebnis wertlos? Durchaus nicht, denn der fragliche Effekt hätte unter den experimentellen Bedingungen ja auch auftreten können. Nur muß man daran denken, daß die Wirkungen des Fernsehens vielleicht mit Verzögerungen auftreten, daß sie sich auf andersartige, auch auf symbolische Weise äußern können, daß sie sich ggf. nur durch bestimmte aggressionsaktivierende Stimulationen hervorbringen lassen, um nur einige denkbare Möglichkeiten zu nennen. Einen bestimmten Effekt konnte Milgram ausschließen, nicht aber das Vorhandensein von Effekten überhaupt.

5.2 Was aber ist Aggression?

Wir haben zu Anfang keine hinreichende Definition aggressiven Verhaltens vorgelegt, um uns nicht gleich auf die schwierig-sten Fragen einlassen zu müssen. Bisher reichte uns die vorläufige Kennzeichnung aggressiver Handlungen als „jedes Verhalten, das mit einiger Wahrscheinlichkeit physische oder psychische Schmerzen oder Schäden hervorruft". Doch ist jetzt eine präzisere Formulierung erforderlich.

Man ist sich ziemlich einig darüber, daß bei nahezu jeder Tierart aggressives Verhalten vorkommen kann (Wilson, 1971a). Aggression ist also eher mit Phänomenen wie Nahrungsaufnahme, Fortpflanzung, Ausscheidung vergleichbar, weniger mit artspezifischen Verhaltensweisen, zu denen man etwa das Herstellen eines Spinnennetzes, das Graben eines Loches für die Beute, das Tanzen, das die Richtung einer ergiebigen Futterquelle anzeigt, zählen kann. Doch zwischen den aggressiv zu nennenden Handlungsweisen der verschiedenen Tierarten gibt es enorme Unterschiede: Die Oryx-Antilopenmännchen stoßen ihre Köpfe gegeneinander, um sich abzudrängen, Truthähne packen sich an ihren roten Kämmen, Eidechsen beißen sich gegenseitig in das gepanzerte Rückenteil des Kopfes, Paradiesvögel öffnen ihren Schnabel als Drohgebärde, Menschen feuern Waffen aufeinander ab, schreien sich Beleidigungen ins Gesicht oder greifen zu ironischen „Seitenhieben". Haben all diese verschiedenen

Handlungen etwas miteinander gemein, was den Sammelbegriff „aggressiv" rechtfertigen kann? Im allgemeinen rufen sie natürlich Schmerz oder Schädigung beim anderen Tier hervor oder sie sind zumindest als frühe Stadien einer Verhaltenssequenz erkennbar, die zu Schmerz oder Schädigung führen würde, wenn sie an ihr Ende gelangt. Unsere Aussage, daß Aggression ein Merkmal fast aller Gattungen ist, geht also zum Teil auf unsere Gewohnheit zurück, Verhalten in seinen Auswirkungen auf andere zu sehen – sie beruht weniger auf Gemeinsamkeiten der Verhaltensweisen selbst, die einen solchen Effekt ermöglichen.

5.2.1　Drohgebärden unter Artgenossen

Können wir uns bei unserer Definition von Aggression auf Handlungen beschränken, die Schädigung oder Schmerz herbeiführen? Sollten wir nicht auch Verhalten einbeziehen, das selbst nicht gefährlich, jedoch als Anfangsstadium von Handlungsfolgen anzusehen ist, die mit Schädigungen oder Schmer-

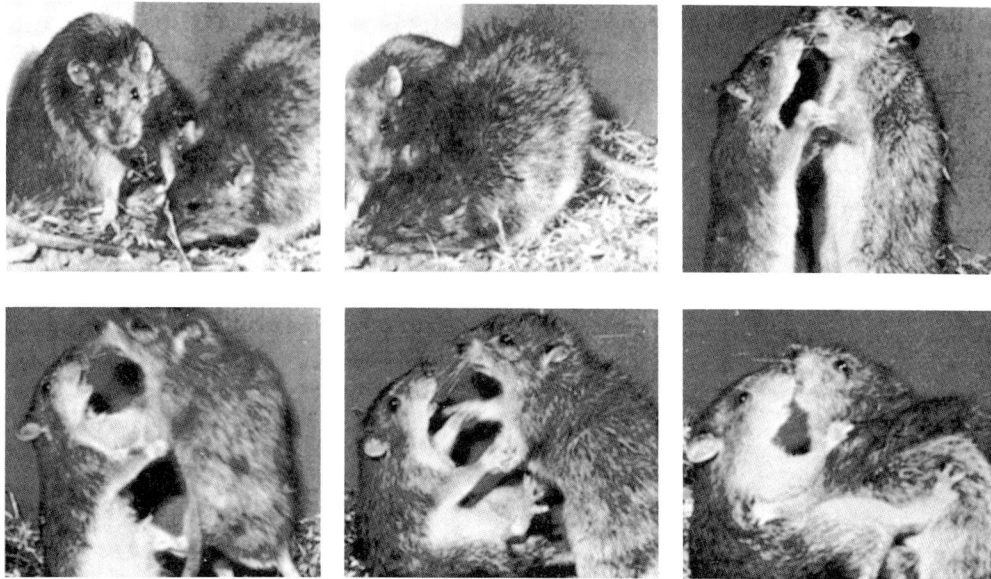

Abb. 5.5. Auf diesen Bildern zeigen zwei Männchen der norwegischen Ratte Drohgebärden und Wettkampfreaktionen, ohne daß es zu einem wirklichen Kampf kommt. Die angreifende Ratte präsentiert ihre Körperseiten. Bei-

de Tiere stellen sich auf die Hinterbeine und versuchen sich umzustoßen. Schließlich ringen sie miteinander, benutzen dabei aber ihre eigentlichen Waffen, ihre Zähne, nicht zen enden? Es wird sich herausstellen, daß eine solche Ergänzung unverzichtbar ist. Denn in der Tat sind körperliche Schäden bei Kämpfen unter Artgenossen im Tierreich äußerst selten – anders als beim Menschen und bei einigen Wirbeltieren. Die Auseinandersetzungen zwischen Artgenossen bestehen meistens nur aus Drohgebärden oder stark „ritualisierten" Gefechten, bei denen keiner der Kontrahenten verletzt wird, obgleich natürlich auch ein Tier wohl Schmerz empfinden kann, wenn es unterliegt. Zwischen Drohgebärden und rituellen Kämpfen gibt es jedoch einen Übergang: Viele Tiere, besonders Säugetiere, beginnen ihre Auseinandersetzung ohne gegenseitige Schädigung, gehen aber zur körperlichen Verletzung über, wenn sich anders kein Sieger herausgestellt hat. Die Männchen der norwegischen Ratte z.B. sträuben zuerst die Haare, machen einen Buckel und fletschen die Zähne, nähern sich aber einander nur von der Seite und vermeiden jegliches Beißen (vgl. Abb. 5.5 und 5.6). Wenn sich keiner der beiden durch diese gegenseitige Demonstration von Feindseligkeit einschüchtern läßt, gehen sie zu einer Art Boxkampf über, wobei sie ihre Vorderpfoten zu Hilfe nehmen. Wenn auch dieser Wettstreit unentschieden verläuft, greifen sie zu ihrer letzten Waffe, benutzen ihre Zähne und verbeißen sich ineinander.

Eine weitere Rechtfertigung für die Entscheidung, zur Aggression bereits Gebärden

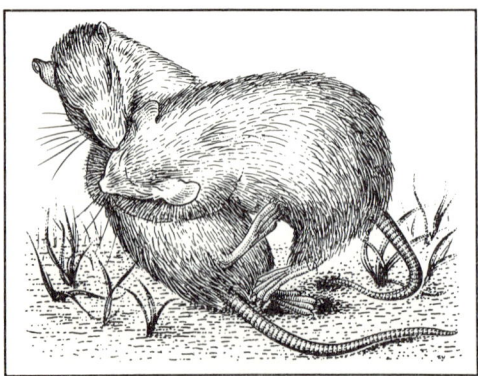

Abb. 5.6. Nach Drohgebärden, Imponierverhalten und Wettkampf zeigt sich keines der beiden Rattenmännchen unterlegen. Daher verwenden sie jetzt ihre letzte Waffe, sie verbeißen sich ineinander und fügen sich Schaden zu. (Aus Eibl-Eibesfeldt, 1970)

zu zählen, die keine Verletzungen mit sich bringen, sehen wir in der Tatsache, daß Angehörige der gleichen Tierart durch ihre Flucht zu erkennen geben, daß zumindest *sie* diese Gebärden als ernste Drohung interpretieren. Wir können sicher sein, daß sie sich in solchen Dingen besser auskennen als wir.

5.2.2 Aggression und Beutefang

Auch die Formulierung „Aggressionen bewirken die Schädigung eines anderen Tieres oder leiten eine solche ein" stimmt noch nicht ganz. Denn wie ist das bei dem Löwen, der seine Beute mit einem müden Tatzenschlag tötet? Oder beim Menschen, der Wildenten aus purer Lust am Jagen schießt? Oder beim Schlachter, für den das Töten zum Beruf gehört? Oder beim Kammerjäger, der Wanzen vernichtet? Kaum jemand würde die Einbeziehung dieser Fälle unter Aggression für richtig halten, denn sie unterscheiden sich in wesentlicher Hinsicht von dem, was man sonst Aggression nennt. Das liegt zum Teil daran, daß wir mit jeweils ganz unterschiedlicher Gemütsverfassung einerseits ein Mitglied der Familie anschreien und andererseits Spatzen schießen oder Forellen angeln. Der Unterschied ergibt sich i. allg. für uns mit der Trennungslinie zwischen Angriffen unter Artgenossen, also unseren Mitmenschen, und Angriffen gegen andere Lebewesen. Man kann damit einverstanden sein, sofern wir mit dem Begriff der Objektverschiebung zu einem Zugeständnis bereit sind: wenn man im Falle eines Angriffs auf Objekte wie das Familienauto, auf den Hund, den Rasenmäher oder einen herabhängenden Ball wie in Azrins Experimenten von einer Verschiebung der Aggression spricht, die eigentlich einem Artgenossen gilt, der nicht zugegen oder der für einen tabu ist. Wir neigen zu der Auffassung, daß eigentlich auch Tiere jeweils etwas anderes erleben, wenn sie einen Artgenossen angreifen oder wenn sie ein Beutetier jagen. Schjelderup-Ebbe (1935) behauptet, er habe deutlich Wut in den Augen der dominierenden Henne und Angst in den Augen der unterlegenen wahrgenommen.

Es ist üblich, den Begriff „Aggression" auf Schädigungen, die gegen Artgenossen gerichtet sind, zu beschränken, und auch Lorenz (1963) schließt sich dem an. Das Entscheidende ist der Bewußtseinszustand des Lebewesens: Schädigungen aggressiver Art und Schädigungen, die mit Beutefang, Sport oder Beruf zu tun haben, sind von jeweils sehr verschiedenen Bewußtseinszuständen begleitet.

Sie unterscheiden sich offensichtlich hinsichtlich der zugehörigen Ausdrucksbewegungen: Der Jäger wirkt wohl kaum blutrünstig, wenn er auf eine Ente anlegt. Auch das Kampfverhalten selbst ist – zumindest bei Tieren – von jeweils ganz anderer Art, je nachdem ob es gegen einen Artgenossen oder eine andere Tierart gerichtet ist. Giraffen etwa bekämpfen sich gegenseitig mit ihren relativ harmlosen kurzen Hörnern, benutzen aber gegen Raubtiere ihre scharfen Hufe (Eibl-Eibesfeldt, 1970). Klapperschlangen richten sich auf und schlagen mit ihren Köpfen gegeneinander, solange bis eine von ihnen ermüdet (vgl. Abb. 5.7) – wir dagegen werden von ihnen gebissen. Oryx-Antilopen stoßen mit ihren Köpfen zusammen und benutzen nicht ihre spitzen Hörner, die sie mit Leichtigkeit in die exponierte Flanke des Rivalen stoßen könnten; wenn es sich bei dem Gegner aber um einen Löwen handelt, versuchen sie ihn mit ihren Hörnern zu erstechen.

Es gibt sogar im Ansatz Hinweise dafür, daß die aktivierten neuralen Substrate beim Beutefang und beim Angriff gegen Artgenossen nicht identisch sind. Durch die Technik der elektrischen Stimulierung des Gehirns sind Aufschlüsse über diesen Bereich ermöglicht worden.

5.2.3 Elektrische Stimulierung des Gehirns

Seit etwa 1930 (Hess, 1932) ist man in der Lage, mikroskopisch feine Elektroden in das Gehirn eines narkotisierten Tieres oder Menschen zu implantieren. Je nach Plazierung der Elektroden (vgl. Abb. 5.8) kann

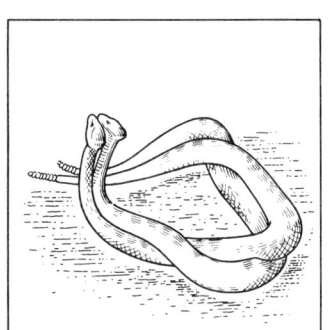
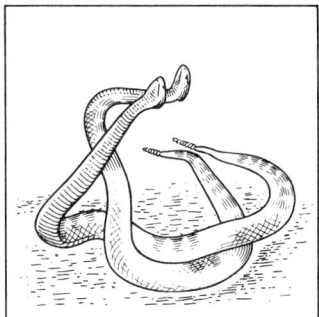
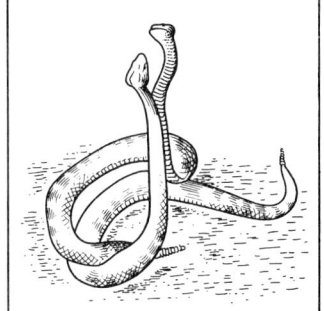
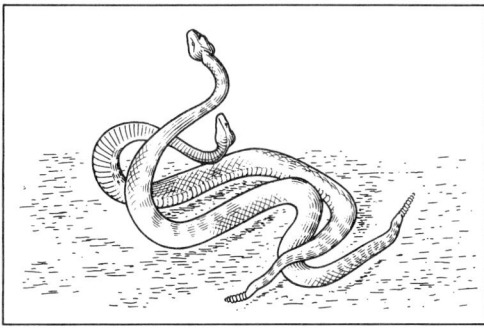
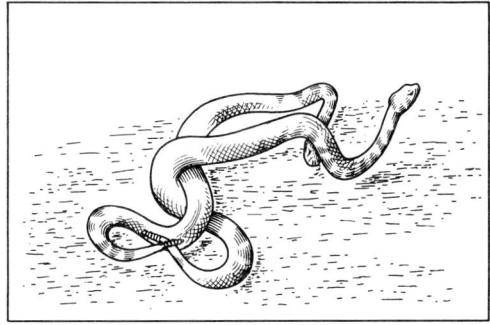

Abb. 5.7. Wenn männliche Klapperschlangen miteinander kämpfen, beißen sie niemals zu. Die Rivalen schlagen mit ihren Köpfen gegeneinander. Der Sieger drückt den Verlierer mit seinem Körper gegen den Boden. (Nach Shaw, 1948, in Eibl-Eibesfeldt, 1970)

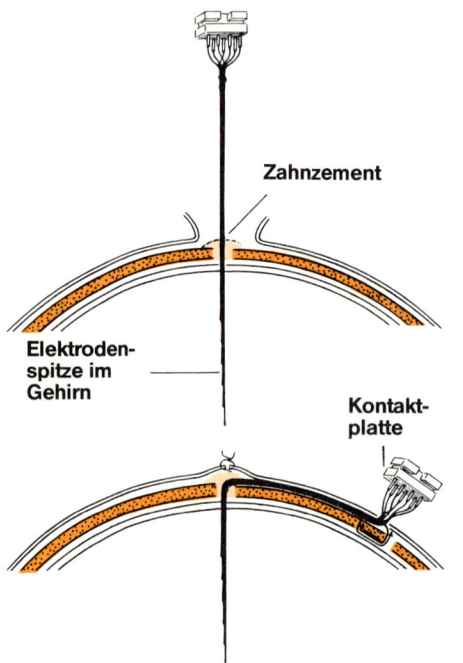

Zahnzement

Elektroden-
spitze im
Gehirn

Kontakt-
platte

Abb. 5.8. Ein sehr dünner Draht ist in das Gehirn implantiert worden. Die genaue Lokalisation in den tieferen Hirnschichten kann über Mikromanipulatoren und ein sehr feines Koordinatensystem bestimmt werden. Damit der Draht nicht verrutschen kann, wird er an der Schädeldecke einzementiert, außen wird die Kontaktplatte angebracht. So kann eine bestimmte Stelle im Gehirn durch Stromzufuhr stimuliert werden (oder man leitet elektrische Vorgänge von dort ab bzw. schaltet diese Stelle durch Zerstörung aus). (Aus Delgado, 1969)

man verschiedene Hirnregionen elektrisch stimulieren. Die Plazierung der Elektroden ist seither immer präziser geworden. Man kann inzwischen die Elektroden auch jahrelang an ihrem Ort belassen, ohne daß sich ein merklicher Schaden einstellen würde.

Unter besonderen klinischen Bedingungen hat man auch ins menschliche Gehirn Elektroden eingepflanzt. Auf diese Weise sollten z. B. mögliche Quellen epileptischer Anfälle lokalisiert werden, um sie gegebenenfalls operativ zu entfernen. Vor der Implantation untersuchten die Chirurgen die Hirnoberfläche des betreffenden Gebiets. Dazu wurde nur örtlich betäubt, so daß der Patient wach war und seine Erlebnisse schildern konnte. Das ist möglich und durchaus auch human. Die lokalen Strukturen, die das Gehirn um-

schließen, besitzen zwar Schmerzrezeptoren und müssen daher betäubt werden, das Hirngewebe selbst aber ist schmerzunempfindlich gegenüber direkter Stimulierung. Eine Langzeitimplantation beim Menschen ist aus ähnlichen Gründen klinisch vertretbar. Neben ausgedehnteren Beobachtungszeiten ermöglicht sie den Zugang zu chirurgisch nicht mehr erreichbaren Hirnregionen.

Delgado (1969) berichtet von einem Fall, bei dem die elektrische Stimulierung einer bestimmten Hirnstelle sowohl das subjektive Erlebnis von Ärger und Wut als auch objektiv destruktives Verhalten hervorrief. Eine 20jährige Frau hatte häufig unberechenbare Wutausbrüche, bei denen sie mehrfach auf Fremde eingestochen und das Leben von Bekannten bedroht hatte. Die Stimulierung eines bestimmten Hirnareals (die rechte Amygdala) über eingepflanzte Elektroden führte zu beschleunigtem Auftreten von Wutanfällen und zu tätlichen Angriffen, vergleichbar denen, die spontan vorgekommen waren. Sie verschwanden wieder nach Beendigung der Stimulierung und traten nicht auf, wenn andere Hirnstellen gereizt wurden.

Demonstrationsfälle wie diese beweisen nicht, daß sich die neurologischen Korrelate für Aggressionen gegen Artgenossen unterscheiden von denen für Beutefang oder andere Angriffe gegen Nicht-Artgenossen. Es gibt allerdings gewisse Hinweise dafür, daß das der Fall sein könnte. Zumindest stellte sich in Untersuchungen an Katzen heraus (Kaada, 1967; Flynn, 1967), daß die Verhaltensmuster des Angriffs, der Verteidigung und Flucht in gewissem Umfang in unterschiedlichen Hirnarealen repräsentiert sind. Bei der Katze scheint der Hypothalamus (nicht der amygdaloide Komplex wie beim Menschen) die am engsten mit Aggression assoziierte Hirnregion zu sein. Natürlich kann man nicht erwarten, daß die der Aggression zugrundeliegenden Hirnareale artenübergreifend die gleichen sind.

Mit den Arbeiten zur elektrischen Hirnstimulierung wurde im übrigen eine neue Art von Psychochirurgie geschaffen, die zu wichtig ist, um sie unerwähnt zu lassen. Wenn Hirnareale identifiziert werden können, deren elektrische Stimulation zu heftigen Aggressionsausbrüchen führt, dann erschließt der Chirurg fast zwangsläufig die Möglichkeit, solche Stellen bei Menschen, die an unerklärlichen und anders nicht zu behebenden Wutanfällen leiden, zu zerstören. Es sind in den USA auch tatsächlich einige wenige solcher Operationen an Menschen durchgeführt worden. Andererseits überrascht es nicht, daß gegen solche Operationen vielfach heftiger Protest geäußert wurde. Wissenschaftler, die auf diesem Gebiet arbeiten wollen, erhalten auch nur schwer finanzielle Förderung. Die Frage nach der Berechtigung einer solchen Forschungsförderung ist komplexer als man vielleicht denkt.

Die erwähnte gezielte Psychochirurgie, die sich an elektrischen Hirnstimulierungsergebnissen orientiert, ist nicht mit der Lobotomie, Leukotomie usw. zu verwechseln, die im ersten Jahrzehnt nach dem Zweiten Weltkrieg an etwa 50000 geistesgestörten Patienten in den USA durchgeführt wurden. Durch eine Lobotomie oder eine ihrer Varianten werden im Blindverfahren bestimmte Hirnareale zerstört – „blind" insofern, als die Funktionen dieser Areale keineswegs genau bekannt sind. Nach solchen Operationen ließen sich schwierige Anstaltspatienten zwar besser „handhaben", gleichzeitig wurde aber oft ihre ganze Persönlichkeit in Mitleidenschaft gezogen, d. h. bis auf die Stufe des bloßen Dahinvegetierens abgebaut, und die Zerstörung von Hirnzellen ist irreversibel. Aus diesen Gründen lehnen die meisten Psychiater Lobotomien und ähnliche Operationen als inhuman ab.

Auch die gezielte Psychochirurgie wirft neben medizinischen schwierige moralische und gesetzliche Fragen auf. Praktisch alle Bundesstaaten der USA verlangen, daß Patient und Vormund nach erfolgter Information ihre Zustimmung geben. Aber worauf sollen sie sich dabei stützen, welches ist die erforderliche Information? Keinesfalls kann man die Entscheidung völlig den Chirurgen überlassen, denn die meisten von ihnen werden die subtilen Nebeneffekte auf der Verhaltensebene kaum angemessen würdigen können. Außerdem vertraut ein Chirurg auf seine Chirurgie; er greift gern zum Messer. Doch es ist nahezu nichts über die Funktionen bekannt, die anatomisch mit der menschlichen Aggression Hand in Hand gehen. Eine Operation zerstört vielleicht nicht nur die Fähigkeit zur Gewalttätigkeit, sondern die allgemeinere Kapazität zu erhöhter Aktivitätsentfaltung – zu Widerstand, Ausdauer und Ehrgeiz. Die Informationen, die aus der elektrischen Hirnstimulierung bisher gewonnen wurden, sind nicht so präzise, daß man wirklich nur so etwas wie ein „Zentrum für Gewalttätigkeit" zerstören könnte. Dennoch weisen die betreffenden Arbeiten auf bedeutsame Möglichkeiten hin, sie sollten jedenfalls nicht blindlings abgelehnt werden. Die Evaluation wissenschaftlicher Forschungsprogramme auf diesem Gebiet gehört zu den schwierigsten Fragen, über die die Gesellschaft ein Einvernehmen zu finden hat.

5.2.4 Unsere Definition von Aggression

Es wäre unbillig, wollte man erwarten, daß uns die Natur mit einer perfekten Beziehung zwischen Zornesausdruck, ritualisierter Drohung (im Unterschied zum ernsten Angriff), Stimulierung bestimmter Hirnareale und der Wahl eines Artgenossen als Zielobjekt entgegentritt, obgleich diese vier Merkmale Aggression definitiv gegen den Beutefang, gegen die Selbstverteidigung und gegen die Verteidigung von Jungtieren abgrenzen würden. Eine solch säuberliche Trennung ist also in Wirklichkeit nicht möglich. Lorenz (1963) und Eibl-Eibesfeldt (1970) weisen darauf hin, daß das bei einem Kampf zwischen Angehörigen verschiedener Tierarten in die Enge getriebene Beutetier nicht nur Drohgebärden und Zornerregungen zeigt, sondern auch die ihm zur Verfügung stehenden Waffen einsetzt. Ganz ähnlich pflegt sich auch ein Muttertier zu verhalten, das seine Jungen gegen artfremde Tiere verteidigt. Das alles läßt vermuten, daß zwischen den verschiedenen Antrieben, die zum Angriff auf Artgenossen und denen, die zum Angriff auf artfremde Tiere führen, enge Beziehungen bestehen. Wir beschränken uns in diesem Kapitel auf Aggression als einem gegen Artgenossen gerichteten Angriffsverhalten, das in der Regel von einem spezifischen Ausdrucksverhalten (Ärger, Zorn, Wut) begleitet ist und die Form eines nicht tödlich endenden ritualisierten Wettkampfes annimmt (wobei der Mensch in mancher Hinsicht als eine Ausnahme zu behandeln ist). Eine solche in ihrer Wirkung gedämpfte Aggression ist der in der Natur vorherrschende Fall, der eine Reihe sehr interessanter Fragen aufwirft.

Unser Aggressionsbegriff vernachlässigt bewußt die zwar wichtigen, aber schwer durchschaubaren Phänomene psychopathologischer Aggression, etwa wenn eine Person Amok läuft. Psychopathologische Aggression scheint vor allem dadurch gekennzeichnet zu sein, daß der Durchschnittsmensch sie mit psychologischen Begriffen nicht fassen kann, weil er das *Motiv* für ein solches Verhalten nicht erkennt. Es handelt sich um ein Extremverhalten, das zur Hinrichtung oder Einsperrung des Täters führen kann, auch wenn andere Menschen mehr oder weniger zufällig seine Opfer geworden sind. Oft kommt es zu dieser Form der Aggression nach einem entsprechenden Plan und ohne rasenden Wutausbruch – wenn man Zeitungsberichten glauben darf. Ein solches Verhalten ist offensichtlich vom Beutefangverhalten und von der normalen, gedämpften Aggression wesentlich verschieden. Erich Fromm (1973) nennt diese Form der Aggression „bösartig", doch seine faszinierenden Falldarstellungen sind unserer Meinung nach zur Ursachenerklärung nicht geeignet. Klinische Interpretationen wie die von Fromm, die sich auf unglückliche Kindheitserlebnisse stützen, befriedigen deshalb nicht, weil sie nicht außergewöhnlich genug sind. Denn in der Regel stellen wir fest, daß die Ereignisse im Leben der betreffenden Fälle zum Teil auch in unserer eigenen Lebensgeschichte vorkommen. Angesichts solcher „verrückten Mörder" fühlen wir uns erleichtert, wenn wir die Angelegenheit der Neurophysiologie überlassen können, die eine krankhafte Veränderung von Hirnarealen zu finden versucht.

Die Unterscheidung zwischen Angriff gegen Artgenossen und Kampf mit artfremden Tieren erleichtert die Klärung bestimmter Fragen und ermöglicht das Auffinden entscheidender Generalisierungen. Ardrey (1961) und Dart (1953) versuchten z. B., die menschliche Aggression als unausrottbaren Instinkt darzustellen. Dabei beriefen sie sich vorwiegend auf archäologische Zeugnisse,

nach denen die afrikanischen Vorfahren des Menschen potentiell tödliche Waffen benutzten. Den archäologischen Funden ist jedoch nicht zu entnehmen, gegen wen sich die Waffen richteten. Wenn sie nur gegen Tiere, die als Nahrung dienten, angewendet wurden, dann belegen die Funde lediglich, daß unsere Vorfahren Jäger waren. Denn es besteht nicht notwendigerweise ein Zusammenhang zwischen Aggression (Kampf gegen Artgenossen) und Beutefang. Eibl-Eibesfeldt (1970) weist darauf hin, daß Pflanzenfresser wie z. B. Stiere keinesfalls friedfertiger miteinander umgehen als Fleischfresser, etwa Katzen oder Hamster. Wilson (1971a) macht außerdem deutlich, daß selbst dann, wenn unsere Ahnen Mörder und nicht nur Jäger waren, inzwischen weitere Millionen Jahre der Evolution vergangen seien, die einen ganz anderen, friedlicheren und überlebensfähigeren Genotyp hätten hervorbringen können. Solange das Jagen die Grundlage der Wirtschaftsform darstellte, war gelegentliche Aggression vielleicht noch von Vorteil, doch mit der Einführung der Ackerwirtschaft entfiel für sie jeglicher Überlebenswert.

Sehen wir uns den gut gesicherten generellen Befund an (neben Lorenz ist etwa an Wynne-Edwards, 1962; Etkin, 1964; Eibl-Eibesfeld, 1970, zu denken), daß Drohungen oder Angriffe unter Artgenossen auf ungefährliche, ritualisierte Wettkämpfe beschränkt sind, während beim Kampf gegen ein Beutetier oder gegen Tiere, die ein anderes zu Beute machen wollen, und bei der Verteidigung der Jungen die gefährlichsten Waffen, über die das Tier jeweils verfügt, benutzt werden. Angesichts dieser Generalisierung stellt die menschliche Rasse, für die wir uns besonders interessieren, eine auffällige Ausnahme dar. Obgleich die Menschen bisher auf die Herstellung einiger weniger Waffengattungen verzichtet haben, kann man allgemein wohl sagen, daß sie zur Erfindung und Produktion von Waffen zur Vernichtung ihrer Artgenossen größten Erfindungsreichtum und größte soziale Ressourcen aufgeboten haben. Burton (1964) schätzt, daß ungefähr 70 Millionen Menschen in den seit 1820 geführten Kriegen umgekommen sind. Wie kommt es, daß der Mensch die für das Tierreich geltende Regel so drastisch durchbricht, und welche Bedeutung hat diese Abweichung für die Spezies Mensch?

Dies sind Fragen und Generalisierungen, die vor dem Hintergrund einer Trennung von Aggression unter Artgenossen und dem Kampfverhalten zwischen artfremden Tieren besser diskutiert werden können. Es werden noch weitere Probleme mit Hilfe dieser Unterscheidung in ein besseres Licht gerückt werden können. Wir beabsichtigen, sie möglichst alle in diesem Kapitel anzusprechen.

5.3 Angeboren oder erworben?

Die Auseinandersetzungen über Aggression drehen sich meist um die Frage, ob sie angeboren oder erworben ist. Wir haben dazu bislang kaum etwas gesagt und statt dessen die Komplexität des Begriffs darzulegen versucht. Wie sieht nun die Antwort auf diese wichtige Streitfrage aus, wenn wir unser bisher entwickeltes Konzept von Aggression zugrundelegen?

Abbildung 5.9 gibt eine Übersicht über die Faktoren, die insgesamt nach den Forschungsergebnissen bei verschiedenen Tierarten in Betracht zu ziehen sind. Die Darstellung kann eine Orientierung darüber ermöglichen, wie eine vorliegende Aggressionsstudie jeweils einzuordnen ist. Die Unterscheidung zwischen Aggressionsausdruck und direktem aggressiven Verhalten wird vorgenommen, da sie sich als nützlich erweist. Grundsätzlich setzt ein aggressiver Akt ein Objekt voraus, und sei es ein Ball, der gebissen werden kann; bei expressivem Aggressionsverhalten wie Zähnefletschen oder Zusammenziehen der Augenbrauen ist das nicht der Fall. Abbildung 5.9 enthält Angaben zu Problemen, die wir in diesem Kapitel diskutieren wollen – Rang, Territorium, Frustration und Ungerechtigkeit. Sie ist so angelegt, daß sie einige Hypothesen zur Aggression in den Blick rückt, die unser Hauptanliegen bilden. Zwar ist es sehr unwahrscheinlich, daß bei Eidechsen oder Ratten das Gefühl der Ungerechtigkeit aggressionsfördernd wirkt, aber dafür dient der Allgemeinheitsgrad der Darstellung einem Zweck: Er macht verständlich, warum man eine einfache Antwort auf die Frage, ob Aggression angeboren oder erworben ist, nicht erwarten kann.

Dafür gibt es zwei Gründe: Man müßte erstens für jede Tierart eine gesonderte Fassung der Abb. 5.9 anfertigen, da man davon ausgehen muß, daß die Umwelt-Anlage-Frage für jede Tierart unterschiedlich zu beantworten ist. Zweitens ist sogar für eine einzelne Tierart die Anlage-Umwelt-Frage für jede der Beziehungen zu stellen, die in Abb. 5.9 entweder eingezeichnet sind oder noch eingezeichnet werden könnten. Ist z. B. Ärger angeborenermaßen mit bestimmten Ausdrucksformen verbunden? Wir haben dafür eine Verbindungslinie eingezeichnet. Führt ein bestimmter Reiz wie z. B. Schmerz angeborenermaßen zu aggressiven Handlungen? Hierfür ist noch keine Linie vorgesehen, aber sie wäre durchaus sinnvoll. Ist die Beziehung zwischen Ärger und bestimmten exogenen Reizen angeboren oder erworben? Auch das wäre eine sinnvolle Frage.

5.3.1 Die weiße Maus als Versuchstier

Als ein Beispiel für umfangreiche Aggressionsforschungen innerhalb einer Spezies wollen wir die Experimente mit weißen (Albino-)Mäusen sichten, da hier die Vielfalt der Untersuchungen wohl am größten ist. Zunächst sollen verschiedene Typen von Experimenten dargestellt werden, um zu demonstrieren, daß Abb. 5.9 tatsächlich dazu verhilft, einen Überblick über die Forschungsergebnisse bei einer Tierart zu gewinnen. Anschließend wollen wir einige Experimente näher betrachten, die sich direkt auf die Anlage-Umwelt-Kontroverse beziehen.

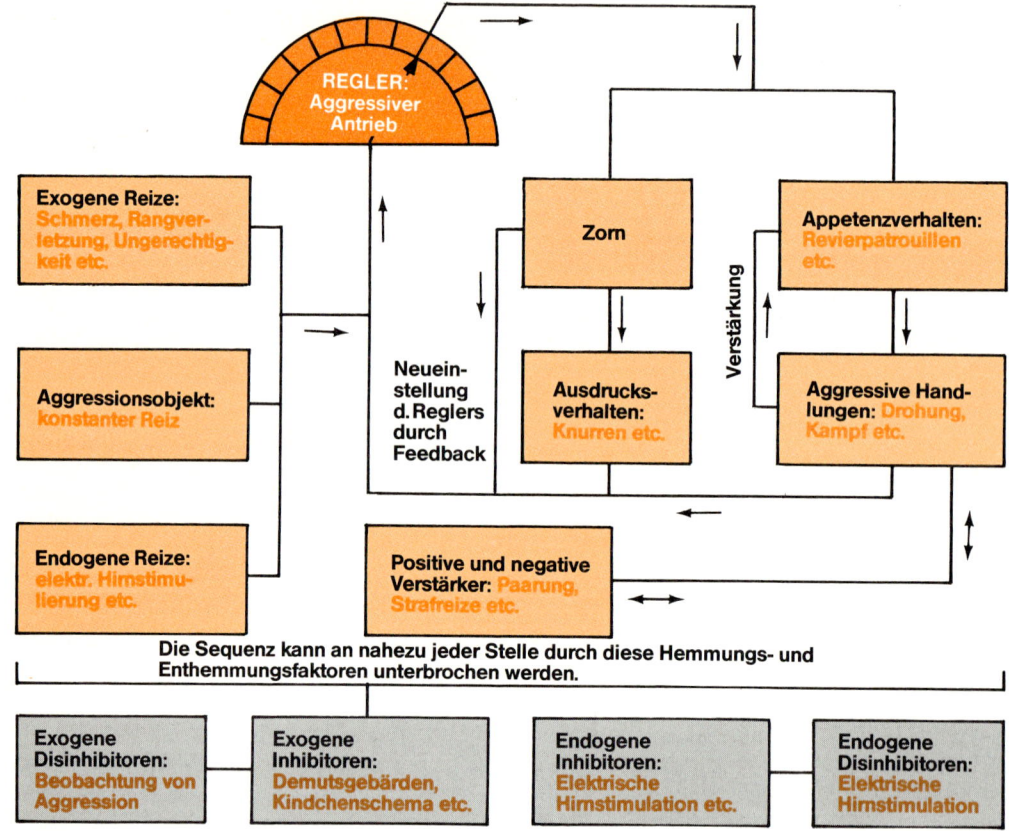

Abb. 5.9. Wir schließen auf einen Aggressionsantrieb, wenn das Verhalten eines Lebewesens gegenüber einem Reizobjekt, obgleich dieses konstant bleibt, aggressiver wird. Nach unserer Auffassung variiert das Verhalten immer dann, wenn ein innerer Antrieb in seiner Stärke variiert; ein Regler wird verstellt. Eine solche Veränderung mit dem Ergebnis vermehrter Aggression kann viele Ursachen haben, z.B. Schock, Schmerz, Rangverletzungen, Revierüberschreitungen oder Ungerechtigkeit. Der Regler kann auch unmittelbar durch endogene Faktoren verstellt werden: durch männliche Sexualhormone oder elektrische Hirnstimulation in bestimmten Arealen. Das dazugehörige Erleben ist meistens Zorn, der sich in einem entsprechenden Ausdrucksverhalten zeigt. Darüber hinaus führt eine Verstellung des Aggressionsreglers zu einem Appetenzverhalten. Nicht gesichert ist, ob zum Appetenzverhalten das direkte Aufsuchen von Feinden gehört (z.B. Revierpatrouillen), oder ob es nur eine allgemein erhöhte Bewegung mit sich bringt. Das Appetenzverhalten führt zu aggressiven Akten – zu Drohver-

halten, Imponiergehabe, Kämpfen. Durch diese Handlungen wird bei entprechendem Triebniveau das unmittelbar vorausgehende Verhalten verstärkt. Der Aggressionstrieb hat aggressive Handlungen zu positiven Verstärkern gemacht. Am Ende erreicht der Regler aufgrund der aggressiven Handlungen wieder seine neutrale Stellung, das Tier ändert zum Schluß die Richtung seines Verhaltens. Aggressionen haben die interessante Eigenschaft, während ihrer Ausführung zeitweilig zu kumulieren und an Intensität zuzunehmen. Aggressive Handlungen können als Reaktionen durch einen der beiden folgenden Zustände positiv oder negativ verstärkt werden: durch Selbstbestätigung bzw. Selbstvorwürfe, nachdem man einen Schwächeren geschlagen hat. Aggression ist zwar ein Antrieb, kann aber auch habituell werden, d.h. man kann lernen, sich mehr oder weniger aggressiv zu verhalten. Der dargestellte Ablauf kann an nahezu jeder Stelle durch die im Text näher beschriebenen endogenen und exogenen Hemmungs- und Enthemmungsfaktoren unterbrochen werden

Fangen wir auf der rechten Seite der Abb. 5.9. und dem Ausgangspunkt des ganzen Problems an: Was ist bei weißen Mäusen als aggressives Verhalten anzusehen? Lagerspetz (1964) hat diese Fragestellung sehr systematisch bearbeitet. Drei Versuchsleiter beob-

achteten die sozialen Interaktionen von je zwei geschlechtsreifen Mäusemännchen, die sich vorher nicht begegnet waren, jeweils sieben Minuten. Aus ihren Beobachtungen konstruierten sie eine 7stufige Skala für aggressives Verhalten (s. Tabelle 5.1). Die Ska-

Tabelle 5.1. Eine Skala zunehmend intensiver Aggression bei weißen Mäusen

1. Das Tier zeigt kein Interesse an seinem Partner, von gelegentlichem (nichtaggressivem) Beschnüffeln abgesehen. Es versucht zu entkommen, quiekt, verhält sich unbeweglich, wenn es vom Gegner angegriffen wird.
2. Häufiges Beschnüffeln. Flüchtet, versucht aber gelegentlich, sich vor den Angriffen des Gegners zu schützen.
3. Häufiges und heftiges Beschnüffeln. Das Tier nimmt gelegentlich eine Haltung von Kampfbereitschaft ein. Das Tier greift den Gegner nicht an, schützt sich aber bei Angriffen.
4. Schwanzschlagen. Das Tier nimmt häufig eine Haltung der Kampfbereitschaft an; es folgt dem Gegner und greift ihn gelegentlich an.
5. Leichter Kampf und gelegentliche heftige Angriffe. Schwanzschlagen.
6. Heftiger Kampf und Beißen in fast der gesamten Zeitspanne. Schwanzschlagen.
7. Heftiger Kampf. Der Gegner wird so stark gebissen, daß Blut fließt. (An diesem Punkt wird das Experiment abgebrochen.)

Aus Lagerspetz, 1964

1a ist annäherungsweise „kumulativ": Jede Verhaltensweise auf einer bestimmten Skalenstufe tritt normalerweise erst dann auf, wenn alle Reaktionen von geringerer Intensität und niedriger Einstufung aufgetreten sind.

Weniger intensive Verhaltensweisen wie Beschnüffeln und Schwanzschlagen sind nicht merklich schädigend, erscheinen aber der anderen Maus bereits als gefährlich; sie sind nur deshalb als „aggressiv" identifizierbar, weil sie manchmal ernsthaftem Kämpfen und Beißen vorausgehen. Mäuse lassen sich zwar verhältnismäßig leicht zu Kämpfen hinreißen, sie fügen sich aber selten ernsten Schaden zu (Scott, 1958). Bei dieser Skala wird übrigens nicht zwischen expressivem Ausdruck von Aggression und aggressiven Handlungen unterschieden. Wir können diese Unterscheidung jedoch leicht vornehmen: Für das Quieken und Schwanzschlagen bedarf es keines anderen Objekts; das Beschnüffeln, Aufeinanderlosgehen und Beißen andererseits ist nur in Gegenwart einer anderen Maus möglich. Die beiden ersten Verhaltensweisen sind also lediglich expressiv-aggressiv, die drei letzteren direkt aggressiv.

Nun zur linken Seite von Abb. 5.9. Welches sind die exogenen aggressionsfördernden Stimuli, welches ist der annähernd konstante Reiz, das Aggressionsobjekt? In diesem Falle kann man die Trennungslinie zwischen konstantem Reiz und fördernden Reizen nur ziemlich willkürlich ziehen. Ein eindeutiger Aggressionsauslöser für Mäuse ist leichter Schmerz, den man experimentell meistens durch Schwanzkneifen verabreicht (Scott, 1946, 1958). Die anderen eindeutigen Auslöser sind eigentlich als Eigenschaften der Mäuse selbst anzusehen, daher nur auf dem Wege der Abstraktion vom Aggressionsobjekt zu trennen. Aggressionsobjekt ist bevorzugt eine männliche, fremde weiße Maus, oder wenn bekannt, dann ein Gegner, der sich in vorherigen Kämpfen als besiegbar erwiesen hat (Kahn, 1951). In vielen Experimenten diente als Aggressionsobjekt eine Maus, die vor dem Versuchstier am Schwanz heruntergehalten wurde.

Zur endogenen Stimulierung der Aggression weißer Mäuse wurden meistens männliche Sexualhormone benutzt. Das Männchen ist erheblich aggressiver als das Weibchen, fängt aber erst mit Erreichen der Pubertät zu kämpfen an. Werden Männchen vor der Pubertät kastriert, dann kämpfen sie i. allg. nicht, auch dann nicht, wenn ihnen männliche Sexualhormone injiziert werden (Bevan, Bevan & Williams, 1958). Wenn erwachsene Männchen kastriert werden, zeigen sie aggressives Verhalten nur, wenn sie 1. das Kampfverhalten vor der Kastration sicher beherrschten und wenn ihnen 2. männliche Hormone injiziert werden (Beeman, 1947).

Hat bei weißen Mäusen das Kämpfen Belohnungsfunktion? Damit ist nicht gemeint, ob Kämpfen eine Reaktion ist, die durch extrinsische Verstärker wie Nahrung oder Wasser beeinflußt werden kann. Zweifellos handelt es sich um eine solche instrumentelle Reaktion (in Abb. 5.9 berücksichtigt unter „positive und negative Verstärker"), aber schon die ersten Beobachtungen weißer Mäuse zeigten, daß ihre Kämpfe größtenteils nicht instrumenteller Natur sind, nicht im Dienste von Hunger, Durst, Sexualität, Herrschaft, Territorium etc. stehen. Das Kampfverhalten hinterläßt ähnlich wie das Sexualverhalten den Eindruck, daß die betreffenden Handlungen intrinsischen Belohnungswert haben, daß sie bei den Mäusen als Primärverstärker wirken.

Zu den sorgfältigsten Experimenten in diesem Bereich gehören die von Lagerspetz (1964). Das Überqueren eines elektrisch geladenen Gitters wertete er als Appetenzverhalten. An einem Ende des Gitters befand sich der Startkasten mit dem Versuchstier, auf der anderen Seite manchmal nur ein leerer Zielkasten. In diesem Fall überquerten die Mäuse das Gitter bereits in etwa 70% der Fälle, ein Verhalten, das Lagerspetz auf einen Explorationstrieb zurückführte. Für eine andere Gruppe von Mäusen aber enthielt der Zielkasten eine zweite Maus, die sich in 18 vorhergehenden Kraftproben als besiegbar erwiesen hatte. Die beiden Versuchstiere waren kurz zuvor in einen Kampf verwickelt gewesen, der, indem man die besiegbare Maus in den Zielkasten setzte, unterbrochen wurde. Unter dieser Bedingung überquerten die Mäuse das Gitter mit nur minimaler Verzögerung in 94% aller Fälle. Lagerspetz meint, die Mäuse seien eben „wütend" gewesen, der unterbrochene Kampf habe ihnen außerdem vielleicht etwas Schmerz zugefügt, was die Aggression weiter angeheizt habe. Jedenfalls zeigt dieses Experiment wie viele andere ähnlicher Art, daß das Kampfverhalten weißer Mäuse als primärer positiver Verstärker wirkt. Somit stützt es die Ansicht, daß Aggression als ein Antrieb und nicht lediglich als eine instrumentelle Reaktion anzusprechen ist, zumindest bei dieser Tierart. Viele Forscher glauben, daß es sich bei allen Tierarten so verhält.

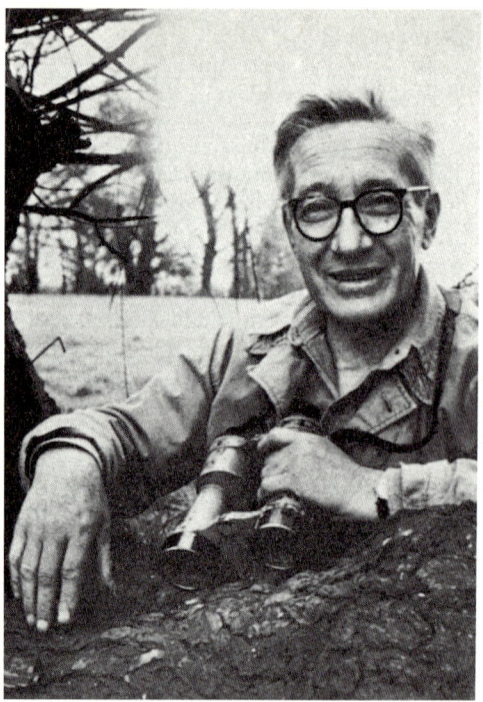

Abb. 5.10. Niko Tinbergen, einer der Begründer der Ethologie, bei der Arbeit: Er beobachtet eine Tierart in ihrem natürlichen Lebensraum. Tinbergen ergänzte häufig die Beobachtung unter natürlichen Bedingungen durch das Experiment (wie in seinen Arbeiten über den Stichling), aber er war zuerst immer Naturbeobachter. Der Naturbeobachter läßt sich vom Tier führen – es kann das tun, was es von Natur aus tut – der Forscher beobachtet es nur. Dem Tier werden keine künstlichen Probleme gestellt, die möglicherweise gar nicht artgemäß sind. Wenn man dann in der Rolle des Naturbeobachters herausgefunden hat, wie eine Tierart lebt, sind allerdings weiterführende Experimente erforderlich, wenn man die Determinanten verschiedener natürlicher Verhaltensweisen im einzelnen ermitteln will

5.3.2 Die Bedeutung von „angeboren"

D er Begriff „angeboren" wird besonders häufig in der Ethologie verwendet, in der Wissenschaft vom Verhalten der Tiere in ihrer natürlichen Umgebung. Konrad Lorenz und Niko Tinbergen (s. Abb. 5.10) gehören zu den bedeutendsten Ethologen der ersten Generation. Das Forschungsgebiet entwickelte sich aus der Beobachtung von Vögeln und aus allgemeineren Naturuntersuchungen. Es definiert sich vor allem durch seinen Gegensatz zur experimentellen Tierverhaltensforschung. Die Ethologen bringen das Tier nicht ins Laboratorium und vermeiden es, ihm vom Menschen erdachte Aufgaben zu stellen; sie gehen statt dessen dorthin, wo das Tier lebt, und beschreiben, wie das Tier dort lebt. Die Ethologen beschränken sich auch nicht auf eine Auswahl von Tierarten, die sich als bequeme Versuchstiere erwiesen haben (wie Ratten, Mäuse und Tauben), darauf vertrauend, daß auf alle Tierarten zutrifft, was sie bei diesen herausgefunden haben. Der Ethologe ist im Gegenteil daran interessiert, einen möglichst weitgefächerten Einblick in das Leben der verschiedenen Tierarten mit ihren vielen artspezifischen Eigenheiten zu erlangen, ehe er eine Synthese vornimmt wie

z. B. Lorenz in seinem Buch über *Das sogenannte Böse* (1963). Nicht zuletzt sind die Ethologen erheblich stärker von der Bedeutung angeborenen Verhaltens beeindruckt als von der Rolle des Lernens. Manche Einführungsbücher der Ethologie stellen die Anlagefaktoren als definitorisches Merkmal der Ethologie in den Vordergrund.

„Angeboren" steht selbstverständlich in einem gewissen Gegensatz zu „erlernt" oder „erworben", häufig wird der Begriff von Ethologen als Synonym für „vererbt" verwendet. Doch wie erkennt man angeborenes Verhalten? Tinbergen (1951) und Lorenz (1970) stimmen bei ihrer Diskussion des Problems darin überein, daß als ein wichtiges Kriterium die Gleichförmigkeit oder Rigidität des individuellen Verhaltens innerhalb einer Tierart anzusehen sei. (Sie können damit natürlich nur eine Gleichförmigkeit bei Individuen des gleichen Geschlechts und der gleichen Altersgruppe im Augen haben.) Lorenz geht sogar so weit zu behaupten, daß ein angeborenes Verhaltensmuster keine größere Variabilität habe als ein Organmerkmal: Eine bestimmte Fortbewegungsart ist so artspezifisch und angeboren wie die entsprechenden Fortbewegungsorgane, die Beine. Tinbergen (1951) ist etwas weniger beeindruckt von dem Kriterium der Uniformität des Verhaltens. Er hält es für denkbar, daß die Angehörigen einer Tierart in etwa den gleichen Lernbedingungen ausgesetzt sein könnten. Da Tinbergen „angeboren" im Sinne von „vererbt" verstehen möchte, zieht er bevorzugt Befunde aus *Isolationsexperimenten* heran. In einem solchen Experiment wird ein Tier völlig isoliert von seinen Artgenossen aufgezogen, so daß es keine Gelegenheit hat, sie nachzuahmen oder sonstwie von ihnen zu lernen. Wenn das isolierte Tier dann trotzdem das für seine Spezies charakteristische Verhaltensmuster produziert, ist das Muster ganz sicher „angeboren", also ein durch Vererbung gleichförmiges Verhalten der betreffenden Spezies, das offensichtlich Funktionen hat, die wesentlich zum individuellen Überleben beitragen.

Die Evolutionstheorie geht mit ihrer Lehre von der natürlichen Selektion von der Tatsache aus, daß die reproduktive Kapazität bei jeder Tierart so groß ist, daß der verfügbare Lebensraum, die Nahrungsvorräte usw. sich

eigentlich nach einiger Zeit erschöpfen müßten. So kommt es zu einer Art Wettbewerb zwischen den einzelnen Tieren, von denen einige eine bessere Erbausstattung (ihre Gene) mitbringen als andere. Im Verlauf der Generationen werden sich dann allmählich die Erbmerkmale oder Gene der Tiere mit „Selektionsvorteilen" im Genpool der Spezies durchsetzen und deren genetischen Charakter prägen.

Wir schlagen vor, von „angeborenen" Merkmalen dann zu sprechen, wenn die zugrundeliegenden genetischen Determinanten gleichförmig genug sind, um ein gleichförmiges Beobachtungsergebnis zu gewährleisten – und zwar solange, wie die Erfahrungen des Individuums innerhalb eines gewissen kritischen Bereichs liegen. Letztere Bedingung ist erforderlich, da genetische Determinanten stets in Zusammenhang mit Lernprozessen, mit der Ernährung, mit Temperaturbedingungen und anderen nichtgenetischen Determinanten zu sehen sind. Die eigentliche Frage kann niemals lauten: „ererbt" oder „erworben", sondern nur, wieviel Einfluß übt jede Gruppe von Faktoren im Rahmen der meist komplexen gegenseitigen Bedingtheiten auf das Verhalten aus.

Um diese Bedeutung von „angeboren" zu veranschaulichen, betrachte man den Spracherwerb. Niemand wird der Meinung sein, Englisch, Deutsch oder Chinesisch seien angeboren, denn der normale Erfahrungsbereich von Kindern innerhalb der Gattung Mensch hat eben kein gleichförmiges Ergebnis zur Folge. Dennoch sind viele Fachleute der Meinung, es müsse dem ein angeborenes Spracherwerbsmuster zugrundeliegen, da sich die Kinder eine bestimmte Sprache aus einer enormen Bandbreite von Erfahrungen und mit erstaunlicher Geschwindigkeit zu eigen machen. Dieses Muster müßte universell vorkommen, denn nicht nur Kinder aus einem akademischen Elternhaus erwerben die Sprache ihrer Umgebung, das tun auch die Kinder in den Straßen von Marokko oder Indien, Kinder in Waisenhäusern, Kinder aller sozialen Schichten. Die angeborenen Programme des Spracherwerbs, die als solche im einzelnen noch nicht identifiziert werden können, benötigen zu ihrer Realisierung das ganze Spektrum kommunikativer Umweltein-

flüsse, innerhalb dessen eine jeweils gleich-
förmige Sprachkompetenz erworben wird.

Es ist in gewisser Weise paradox, daß Lorenz (1967) die Uniformität des Verhaltens so
sehr betont, da gerade er eine berühmt gewordene Nichtuniformität des Verhaltens
entdeckt hat – er brachte Graugansküken
dazu, ihm überall hin zu folgen, ihn irrtümlich
als „Mutter" anzusehen. Das erreichte er,
indem er für die Küken eine ungewöhnliche
Umweltbedingung herstellte. Er zog sie ganz
isoliert auf und stellte fest, daß die Küken auf
das erste größere bewegliche Objekt, das sie
zu Gesicht bekommen, „geprägt" werden.
Vor diesen Experimenten zur Prägung hätte
man sagen können, die Graugans folgt der
Mutter angeborenermaßen, denn das taten ja
alle Graugänse unter den verschiedenen Bedingungen ihrer natürlichen Umwelt. Was
läßt sich aus den Experimenten schließen?
Man kann nun auch ganz ungewöhnlichen
Umgebungsbedingungen gerecht werden und
eine neue, noch stärker abstrakte Uniformität
erkennen. Wir können jetzt sagen, die Graugans folgt angeborenermaßen dem ersten großen beweglichen Objekt, das sie zu Gesicht
bekommt.

Angeborenes Verhalten ist ein Extremfall
hereditärer Bedingtheit. Er liegt vor, wenn
die Genausstattung so uniform ist, daß das
beobachtbare Ergebnis bei den Angehörigen
einer Spezies, die sich in recht unterschiedlichen Umgebungen entwickeln, gleich ausfällt. Hereditäre oder genetische Einflüsse
sind jedoch eine kontinuierliche Variable,
man kann sie sogar quantifizieren, wenn die
dafür nötigen Daten zur Verfügung stehen. In
der tierexperimentellen Aggressionsforschung hat man sich meist lediglich mit der
Frage befaßt, ob es überhaupt einen Erbeinfluß gibt, während man die Frage nach dem
Grad des Einflusses von Vererbung außer
acht ließ.

Das Zuchtwahlexperiment, das natürlich
nur mit Tieren gemacht werden kann, ist ein
sehr geeignetes Mittel, um das Vorhandensein genetischer Einflüsse zu überprüfen. Als
Beispiel soll ein Experiment mit weißen Mäusen von Lagerspetz (1964) dienen. Seine erste
Versuchstiergeneration bestand aus 24 Männchen, die alle aus verschiedenen Würfen

stammten und keinerlei vorherigen Kontakt
miteinander hatten. Das individuelle Aggressionsniveau der Tiere wurde nach der Skala
von Tabelle 5.1 eingeschätzt – nach siebenma-
ligem Zusammentreffen mit systematisch variierten Gegnern an aufeinanderfolgenden
Tagen. Danach wurden die aggressivsten und
die friedlichsten männlichen Tiere ausgewählt, um sie als die Begründer von zwei
Mäusestämmen zu verwenden. Lagerspetz
hätte sie gern mit entsprechend stark bzw.
wenig aggressiven Weibchen gepaart, um für
die erste Generation bereits eine vollkommen
artifizielle Selektion zu erzielen. Hier ergab
sich jedoch ein Problem: Bei weißen Mäusen
ist die Aggression stark geschlechtsabhängig,
die Weibchen erreichten nicht mehr als das
niedrige Aggressionsniveau 2. (Man darf vermuten, daß die Weibchen bei den weißen
Mäusen nicht „angeborenermaßen" aggressiv
sind, das trifft nur für die Männchen zu.)
Wenn möglich, paarte Lagerspetz seine
Männchen mit deren nächsten weiblichen
Verwandten, um so schneller Gene für Aggressivität aufzubauen. Diese selektive Paarung setzte er über sieben Generationen fort.
Bei der zweiten Generation stellte er bereits
einen signifikanten Unterschied in der Aggressivität der beiden Stämme fest. Die siebente Generation des aggressiven Stammes
erzielte einen durchschnittlichen Skalenwert
von 5,5 – ein recht kämpferisches Aggressionsniveau, zu dem Schwanzschlagen und
gelegentliche heftige Kämpfe gehören.

Wie wurde die Möglichkeit ausgeschlossen, daß die jeweilige Elterngeneration ihren
männlichen Nachkommen beibrachte, aggressiv bzw. nichtaggressiv zu sein? Nach der
Entwöhnung etwa am 21. Tag, d. h. bevor das
Kampfverhalten ausreift, wurden die Mäuse
isoliert aufgezogen. Außerdem wurden in einer Zusatzstudie Abkömmlinge des aggressiven Stammes unmittelbar nach der Geburt in
den nichtaggressiven Stamm gegeben und
umgekehrt. Es handelt sich hier um das Pfle-
gefamilien-Design, das sich zur Untersuchung
der relativen Bedeutung von Vererbung und
Umwelt für die Sozialisation besonders eignet. Die unterschiedlichen sozialen Erfahrungen konnten aber weder in dieser noch in
anderen Studien die erzielten Erbunterschie-
de erheblich reduzieren.

Es gibt also leicht feststellbare individuelle Unterschiede bei der Aggressivität männlicher weißer Mäuse, die weitgehend auf genetische Einflüsse zurückgeführt werden können (obgleich auch Lerneinflüsse vorliegen, was andere Experimente deutlich machten). Die Ergebnisse können als Beweis für die Erbbedingtheit der Aggressivität gelten.

Das Zuchtwahlexperiment ist in der Tat geeignet, das Vorhandensein angeborener Eigenschaften zu identifizieren. Das läßt sich auf zweierlei Weise verdeutlichen. Die Ergebnisse der Untersuchung waren asymmetrisch. Das heißt, der aggressive Stamm wurde aggressiver, doch der nichtaggressive Stamm wurde nicht entsprechend weniger aggressiv. Etwa zwei Drittel des friedlichen Stammes erreichten stets Skalenwerte zwischen 2 und 3, was einem niedrigen Aggressionsniveau entspricht und lediglich das Beschnüffeln, gelegentliche Angriffsposituren und Verteidigungsreaktionen beinhaltet. Die Asymmetrie des Ergebnisses repräsentiert vermutlich das Ausmaß der angeborenen Aggressivität bei männlichen weißen Mäusen. Das individuelle Verhalten sinkt selten unter den Mindestwert und ist insofern gleichförmig.

Eine andere Interpretationsmöglichkeit bietet sich an, wenn man den Selektionsdruck der Natur heranzieht und diesen gegen den von Lagerspetz eingeführten experimentellen austauscht. In der Natur wäre der nichtaggressive Stamm wahrscheinlich bei der Paarung sehr benachteiligt, er würde allmählich aussterben. Auf die Dauer bliebe dann eine Tierart übrig, in der alle männlichen Tiere ein hohes Aggressivitätsniveau hätten. Werte von 5,5 oder 6 würden sich dann als ein angeborenes Merkmal der männlichen Vertreter der Spezies durchsetzen. Bedingung wäre lediglich ein konsistenter natürlicher Selektionsdruck.

Neben den Zuchtwahlexperimenten, mit denen man die angeborene Natur der Aggressivität bei weißen Mäusen demonstriert, lassen sich eine Reihe von Belegen anderer Art anführen, die von Ethologen gern zitiert werden: Uniformität des Verhaltens und das Isolationsexperiment. John Paul Scott, der den Ablauf der aggressiven Handlung bei Mäusen beobachtete, stellte fest, daß „alle Mäuse in etwa die gleiche Angriffsmethode anwenden, unabhängig von ihrer Erfahrung" (1946, S. 382). Isolationsexperimente, die hier angeführt werden müssen, sind in ihrer Gültigkeit zum Teil durch die Tatsache eingeschränkt, daß eine Isolation wegen praktischer Schwierigkeiten immer erst nach der Entwöhnung (nach etwa 21 Tagen) erfolgen kann. Die Ergebnisse verschiedener solcher Experimente (King und Gurney, 1954, geben ein gutes Beispiel) stimmen jedoch überein: Durch Isolation kann zwar die Intensität oder Häufigkeit von Aggressionen bei erwachsenen Männchen herabgesetzt werden, aber dennoch tritt regelmäßig Aggression in der artspezifischen Form auf. Eibl-Eibesfeldt (1961) zog männliche Tiere der norwegischen Ratte von ihrem 17. Lebenstag an isoliert auf (also lange bevor sie irgendein aggressives Verhalten zeigten). Erst im fünften oder sechsten Lebensmonat wurden sie mit anderen männlichen Ratten zusammengebracht. Der Autor berichtet, daß die isoliert gehaltenen Tiere sofort das volle artspezifische Kampfverhaltensmuster zeigten, das kaum von dem entsprechenden Verhalten normal aufgewachsener Ratten zu unterscheiden war. Eibl-Eibesfeldt schließt daraus, daß die einzelnen Komponenten des Kampfrituals den Tieren angeboren sind.

Zusammenfassend läßt sich sagen, daß für die Aggression bei weißen Mäusen die in Abb. 5.9 dargestellten Faktoren sämtlich relevant sind. Doch kann die Frage nach den triebauslösenden Reizen, den Inhibitoren und den aggressiven Handlungen nur jeweils artspezifisch beantwortet werden. Zumindest beim erwachsenen Männchen der weißen Maus scheint die Varianz der aggressiven Reaktionen verschiedener Intensitätsstufen, die jeweils im Zusammenhang mit bestimmten, die Auslösung fordernden Reizen zu sehen sind, angeboren zu sein. Vergleichbare Ergebnisse zur Aggressionsvarianz sind auch bei mehreren anderen Tierarten erzielt worden (z. B. Scott, 1958).

5.3.3 Angeborene Merkmale und Vererbung beim Menschen

Natürlich sind die Kenntnisse über Vererbung und Aggression bei einigen Nagetieren, Hunden und niederen Tieren nicht einfach auf den Menschen übertragbar. Die Befunde für den Humanbereich sind spärlich, außerdem nicht immer schlüssig, sie erhellen aber um so mehr ein Problem, das bei der Untersuchung von Tieren leicht übersehen wird. Bevor man irgendwelche relevanten Daten sammeln kann, ist zunächst ein geeigneter Verhaltens*indikator* für Aggressivität erforderlich. Sicherlich kann man das Beißen in einen Tennisball, den Boxschlag gegen einen Mitmenschen oder das drohend finstere Gesicht nicht als verläßlichen Indikator für menschliche Aggressivität gelten lassen. Was aber sonst? Eben das wissen wir im Grunde nicht.

Könnte man Forschungen betreiben, sofern man einen geeigneten Indikator hätte? Zuchtwahlexperimente kommen natürlich nicht in Frage, aber es gibt noch andere Möglichkeiten, um nützliche Daten zu erhalten. Rosenthal (1970) gibt einen Überblick über etwa ein halbes Dutzend Untersuchungen aus dem Bereich der Zwillingsforschung. Man vergleicht im Regelfall eineiige und zweieiige Zwillinge miteinander. Die eineiigen Zwillinge stammen aus dem gleichen befruchteten Ei; ihre Genausstattung ist somit identisch. Zweieiige Zwillinge stammen aus gleichzeitig befruchteten, aber nicht identischen Eiern, so daß ihre Erbausstattung nicht ähnlicher ist als die bei sonstigen Geschwistern. Unter bestimmten Voraussetzungen kann man den Erbeinfluß abschätzen, wenn man die Ähnlichkeit eineiiger mit der zweieiiger Zwillinge vergleicht. Kann man sich mit einer einfachen Entweder-oder-Klassifikation der Individuen begnügen (z. B. schizophren/nichtschizophren), dann gibt ein Vergleich des prozentualen Anteils *kongruenter* eineiiger Zwillingspaare mit dem kongruenter zweieiiger Zwillingspaare bereits einigen Aufschluß. In dem Ausmaß, wie die Klassifikation durch Erbfaktoren determiniert ist, müßte man höhere Prozentwerte für eine Übereinstimmung bei eineiigen Zwillin-

gen finden. Wir wollen dabei das Problem außer acht lassen, ob nicht auch vielleicht die häusliche Umgebung eineiiger Zwillinge ähnlicher ist als die der zweieiigen Zwillinge, denn in der Aggressionsforschung sind die Schwierigkeiten nicht so subtil, daß solche Feinheiten ins Gewicht fallen würden.

In den Zwillingsuntersuchungen zur Aggressivität wird typischerweise zunächst eine Population von inhaftierten Gewaltverbrechern erfaßt. Sodann versucht man in mühsamer Arbeit herauszufinden, wie viele der Gefangenen Zwillingsgeschwister haben; mit diesen nimmt man Kontakt auf, und es wird ermittelt, ob es sich um ein- oder zweieiige Zwillinge handelt, und ob sie ebenfalls wegen begangener Gewaltverbrechen eingesperrt sind oder einmal waren. Die Anzahl der auffindbaren Zwillingspaare ist in diesen Untersuchungen stets sehr gering. In den Untersuchungen, über die Rosenthal berichtet, wurde jedoch durchweg eine größere Kongruenz bei den eineiigen Zwillingen festgestellt, was man vielleicht als eine Stütze für die Vermutung werten darf, daß die Vererbung einen gewissen Einfluß auf die Aggressivität hat. Aber zum einen besteht das Problem darin, daß es zwischen eineiigen und zweieiigen Paaren auch Umweltunterschiede geben könnte, zum anderen war auffällig, daß sich bei steigender Qualität der Studien zunehmend geringere Unterschiede ergaben.

Der gewichtigste Einwand gegen diese Untersuchungen richtet sich jedoch gegen den mangelhaften Aggressionsindikator. Er ist ja lediglich als Gefängnisstrafe nach Verhaftung wegen eines Gewaltverbrechens definiert. Nun werden Verhaftung und Gefängnisstrafe aber von den verschiedensten Faktoren mitbedingt, so etwa von der Intelligenz des Verbrechers, seiner sozialen Schicht und Rassenzugehörigkeit. Der Indikator hat zum aggressiven Antrieb also nur eine sehr lockere Beziehung. Aus diesem Grunde sollten die gewonnenen Forschungsergebnisse nicht unter dem Gesichtspunkt des hereditären Einflusses oder gar der Vererbbarkeit menschlicher Aggressivität betrachtet werden. Interessantere Befunde sind erst zu erwarten, wenn man überzeugendere Indikatoren für Aggressivität entwickelt hat.

5.4 Aggression und Sozialstruktur bei Tieren

Für unsere Zwecke wurde Aggression durch die folgenden Eigenschaften definiert: 1) Sie tritt unter *Artgenossen* auf. 2) Sie führt zu *physischer oder psychischer Schädigung* oder zu Schmerz, wenn man von den Initialhandlungen wie Drohungen absieht. 3) Sie ist üblicherweise *gedämpft* oder *ritualisiert,* d.h. sie führt nicht zur Tötung. 4) Sie unterscheidet sich von Beutefang und anderen Angriffen durch die *Emotion des Zorns* und damit verbundenen charakteristischen Hirnaktivitäten. Aggressionen dieser Art werden meistens durch einen Wettkampf zwischen einzelnen Tieren um bestimmte Dinge ausgelöst: insbesondere wenn es um Nahrung, Partner und Aufenthaltsorte geht. Bei sehr vielen Tierarten steht dieser aggressive Wettstreit mit zwei Arten sozialer Strukturen in engem Zusammenhang: mit der Rangordnung und der Revieraufteilung (Territorialität). Diese sozialen Strukturen haben die Funktion der Ressourcenzuweisung unter den Angehörigen einer Tierart, mit dem typischen Ergebnis einer Ungleichverteilung.

Aggression wird im Zusammenhang mit Rangordnung und Territorium im wesentlichen an zwei Punkten beobachtet: bei der erstmaligen Etablierung dieser Strukturen und bei jeder späteren Verletzung einer etablierten Struktur. Dabei wird in der Regel erheblich mehr an extremer Aggression bei der Verletzung der Struktur ausgelöst als bei den anfänglichen Kämpfen zur Etablierung der Struktur. Solange eine solche Struktur besteht – sie kann sich über ein ganzes Tierleben erstrecken –, schränkt sie das Bedürfnis nach Auseinandersetzung ein, da sie einem unbewußten sozialen Vertrag gleichkommt, der die Verteilung der Ressourcen regelt. Bei einigen Tierarten kommt es dennoch in dem allgemeinen friedlichen Miteinander gelegentlich zu aggressiven Akten – etwa zur leichten Drohgebärde, die augenscheinlich dazu dient, die Angehörigen der Gruppe an die Existenz der sozialen Struktur zu erinnern.

Menschen sind wieder einmal etwas Besonderes – was die Aggression und manches andere betrifft. Wie Tiere benutzen sie Rangordnungen und Gebietseinteilungen dazu, ihre Ressourcen stets ungleich zu verteilen. Wie die Tiere werden sie aggressiv, wenn die Aufteilungen etabliert werden, und sie steigern ihre Aggressivität, wenn diese durchbrochen werden. Doch im Unterschied zu Tieren halten sie ihre Aggressivität nicht immer im Zaum, sondern kämpfen oft bis zum Tod. Ein wichtiger, obgleich selten bemerkter Unterschied kommt hinzu, wenn man sich vor Augen führt, für welche Ressourcen Menschen in den Kampf ziehen. Sie kämpfen für Status, Geld, Macht, für religiöse oder politische Überzeugungen – also für Ressourcen oder Belohnungen, die selten zur Befriedigung führen, die zum Teil sogar den Wunsch nach immer noch mehr erzeugen. Die zentralen Regler können offensichtlich auf sehr hohe Werte eingestellt werden, und sie können sich beliebig nach oben verschieben, sobald niedrigere Befriedigungsstufen erreicht sind. Diese menschliche Besonderheit ist es vermutlich, die aus unserem aggressiven Antrieb einen so gefährlichen und anpassungsunfähigen Zustand macht, den man in dieser Form bei keiner Tierart wiederfindet.

Wir wollen die sozialen Strukturen der Rangordnung und der Territorialität beispielhaft bei einigen Tierarten beschreiben, um dann Darwins zentrale Frage zu stellen: „Wozu sind diese Strukturen gut?" Bei diesen Überlegungen kommen einem zwangsläufig Analogien zum menschlichen Leben in den Sinn, aber wir wollen dem widerstehen. Allerdings werden wir zum Schluß auf einige dieser Analogien eingehen und zu ihrer Bedeutung Stellung nehmen.

5.4.1 Rangordnung

5.4.1.1 Hühner, Enten und Gänse

Schjelderup-Ebbes (1922) Beschreibung der Hackordnung bei Hühnern und Enten waren der eigentliche Auftakt zu den Untersuchungen über die Rangordnung (oder Dominanzordnung) bei Tieren. Die Menschen halten zwar schon sehr lange Hühner, die Entdeckung ihrer Hackordnung war jedoch von zwei Bedingungen abhängig, die auf dem Hühnerhof normalerweise nicht gegeben sind. Die eine ist, daß das Körnerfutter nicht wie sonst üblich so ausgestreut wird, daß jede Henne etwas bekommt, weil etwas in ihrer Nähe auf den Boden fällt. Vielmehr wird nur an einer Stelle ein kleiner Körnerhaufen ausgelegt, so daß eine Rivalitätssituation entsteht. Die zweite Bedingung ist die, daß jede einzelne Henne identifizierbar sein muß. Letzteres erfordert entweder eine sehr genaue Beobachtung oder einfach eine vorherige Markierung der Tiere.

Wenn ein einzelner kleiner Körnerhaufen ausgelegt wird, stürzt nicht etwa ein undisziplinierter Hühnerhaufen darauf zu. Vielmehr geht in der Regel eine einzelne Henne an ihn heran und pickt, bis sie genug hat, während die anderen abseits warten; die pickende Henne wird keineswegs zum Kampf herausgefordert. Wenn in dieser Situation der Versuchsleiter diese Henne (das *Alpha*-Tier, wie Biologen sie meistens nennen) von der Hühnerschar entfernt, dann tritt eine andere Henne vor, macht sich ans Futter und läßt erkennen, daß sie sich dabei im Recht weiß. Entfernt man diese, geht eine nächste Henne zum Körnerhaufen und so weiter. Bei einer Wiederholung des Experiments läßt sich dieselbe Reihenfolge beobachten. Der Hühnerhof ist also alles andere als ein unstrukturiertes Aggregat von Individuen; es gibt in ihm eine hierarchische Organisation von Vorrechten. Umfangreiche Beobachtungen und Experimente mit Hennen und Hähnen hatten zum Ergebnis, daß Vortrittsrechte eine allgemeine Erscheinung sind. Je höher der Rangplatz eines Huhnes, um so größer sind seine Wahlmöglichkeiten bei allem, was für Hühner wichtig ist – Futter, Wasser, Schlafplätze, Sexualpartner (die allerdings die Hähne wählen, da sie rangplatzmäßig über den Hennen stehen, doch haben sie eine eigene Rangordnung unter ihresgleichen).

Welche Bedeutung hat das Hacken für die berühmte Hackordnung? Es handelt sich um eine aggressive oder potentiell schädigende Handlung, die in ihrer Intensität variieren kann zwischen wilden Schnabelhieben, die zu Verletzungen führen, bis zu andeutenden Gesten, bei denen es zu keinem Kontakt kommt. Die Hackordnung entsteht im Verlauf einer Reihe von Begegnungen zwischen zwei Hühnern, die in gedämpfter Intensität aufeinander einhacken. Jede Begegnung endet mit einem Sieger und einem Besiegten. Es ist eine wichtige Beobachtung, daß nicht alle denkbaren Kämpfe ausgefochten werden. Zwei Hennen oder Hähne erkunden häufig ihre Dominanzbeziehung ohne Kampf, lediglich aufgrund ihrer Größe, Stärke und – anthropomorphisierend – ihres „Selbstvertrauens". Wenn wir menschlichen Beobachter in dieser Hinsicht bei den Hühnern gewisse Unterschiede feststellen können, dann dürfte es nicht wundern, wenn die Hennen solche schon von weitem bemerken. Die unterlegene Henne senkt den Kopf mit einer Demutsgebärde, die einen Angriff der anderen verhindert. Beim ersten Zusammentreffen tritt das Hacken meistens nur bei etwa gleich großen, gleich starken usw. Tieren auf. Wenn ein Huhn später „seinen Rangplatz vergißt" und sich die Rechte eines ranghöheren Tieres anzueignen versucht, kommt es zu besonders heftigen Hackattacken (Etkin, 1964). Man kann auch häufig Objektverschiebungen beim Hacken beobachten (die Aggression scheint für Verschiebungen besonderen Anlaß zu geben). So sieht man eine Henne, die von einer höherstehenden Henne grundlos angegriffen wurde, ihre Aggression häufig an den rangniederen Tieren abreagieren.

Eine einmal etablierte Hierarchie von Vorrechten scheint bei Hühnern ein Leben lang bestehen zu bleiben, so daß es selten zu weiteren Kämpfen kommt. Wenn ein fremdes Tier in den Hühnerhof gebracht wird, findet sofort eine Reihe von Kämpfen statt, die solange dauern, bis der Rangplatz des neuen Tieres feststeht. Obgleich alternde despotische Hennen oder Hähne gelegentlich von den jüngeren rebellisch angegriffen werden, bewahren sie meistens mit grimmigem Imponiergehabe – und weil die Jungen aus Gewohnheit ehrerbietig sind – ein Leben lang ihre Stellung.

Es wäre falsch vorauszusetzen, daß die Hackordnung (und jede andere Rangordnung) immer nur eine lineare Struktur aufweist. Im allgemeinen besteht bei den Rangplätzen wohl eine transitive Beziehung – d. h. wenn *A B* hackt und *B* hackt *C*, dann hackt *A* auch *C*. Aber Schjelderup-Ebbe (1935) wies bereits darauf hin, daß auch intransitive „Dreiecksbeziehungen" verbreitet sind. In einem solchen Fall hackt *A* auf *B, B* auf *C*, aber *C* hackt überraschenderweise auf *A*. Die Existenz solcher Dreiecksstrukturen läßt darauf schließen, daß die Kämpfe nicht allein aufgrund konstanter körperlicher Merkmale entschieden werden können. Sie hängen auch von variablen Faktoren wie Gesundheit und Stimmung ab. Wenn *A* und *C* an einem Tag zusammentreffen, an dem sich *C* großartig und *A* schlecht fühlt, dann mag das Ergebnis anders ausfallen als aufgrund der vorhergehenden Begegnungen zwischen *A* und *B, B* und *C* zu erwarten wäre.

Rangordnungen kommen bei vielen Tierarten vor, doch in Einzelheiten gibt es Unterschiede. In der Vogelwelt ließen sich Rangordnungen feststellen bei Sperlingen, Finken, Kanarienvögeln, Zaunkönigen, Kakadus, Spechten, Eulen, Wellensittichen und verschiedenen Meisen. Junge Vögel kämpfen noch nicht um Dominanz, dazu kommt es erst ab einem bestimmten Alter, das mit der Spezies und auch von Individuum zu Individuum variiert. Jüngere Vögel sind den älteren in der Regel untergeordnet, so daß zwischen Rang und Alter eine gewisse Korrelation besteht. Auch zwischen Geschlecht und Rang besteht normalerweise eine Beziehung. Bei den meisten Vogelarten dominieren alle Männchen über alle Weibchen, bei einigen wenigen jedoch (z. B. bei den Sperlingen) dominieren die Weibchen.

5.4.1.2 Primaten

Rangordnungen kommen nicht nur bei Vögeln vor; sie finden sich in irgendeiner Form bei allen Wirbeltieren (Hebb & Thompson, 1954; Hediger, 1955), nur nicht immer als lineare Anordnung. Bei nichtmenschlichen Primaten sind die Formen der Rangordnung vielgestaltig und veränderlich, selbst zwischen kleinen Gruppen sind variable Rangunterschiede zu beobachten. Das Merkmal der Variabilität scheint bei Primaten generell vorzukommen, obgleich es von nur etwa einem Dutzend Primatengruppen verläßliche Feldstudien dazu gibt. Zuckerman (1932) beobachtete *Hamadryas-Paviane* im Zoo des Londoner Regent's Park. Er stellte fest, daß die Gruppe meistens aus einem erwachsenen Männchen, einigen Weibchen und Jungtieren bestand, und daß das Männchen über alle anderen Gruppenmitglieder dominierte. Rowell (1966) beobachtete eine geradlinige Hierarchie bei 11 im Käfig lebenden *Anubis-Pavianen:* Ein Männchen stand an der Spitze der Hierarchie, die erwachsenen Weibchen hatten außerdem eine eigene Rangordnung. Die ersten umfangreichen Untersuchungen an Anubisherden in natürlicher Umgebung wurden von DeVore und Washburn unternommen (vgl. Hall und DeVore, 1965, die eine Zusammenfassung geben). Sie fanden eine recht lockere Rangordnung der erwachsenen Männchen, daneben aber eine feste zentrale Hierarchie von drei oder vier Männchen, die nicht miteinander rivalisierten, vielmehr sich bei Drohungen oder Kämpfen gegenseitig sogar unterstützten. Rowell (1967) stellte jedoch bei den Anubis-Pavianen, die sie drei Jahre lang in den Urwäldern von Uganda beobachtete, keine Anzeichen einer Rangordnung und einer zentralen Hierarchie fest.

Jane Goodall (1965) beschreibt langhaarige Schimpansen aus dem Gombe-Fluß-Reservat in Tanganjika, die in Gruppen von unterschiedlicher Größe und mit instabiler Mitgliederschaft leben. Zwar kann das eine oder andere Tier aus einem Wettkampf als dominant hervorgehen, jedoch ergibt sich aus den Zweierwettkämpfen insgesamt keine lineare Rangordnung der Gruppe. Auch ist der Rangplatz des einzelnen Tieres keineswegs langfristig und für alle Formen der sozialen Interaktion festgelegt (vgl. Abb. 5.11).

Diese kleine Auswahl an Berichten über Primaten legt die Schlußfolgerung nahe, daß es für diese Tierfamilie kein charakterist-

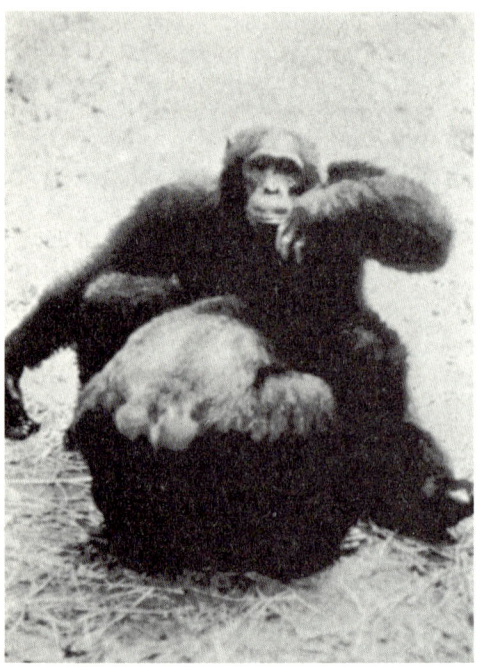 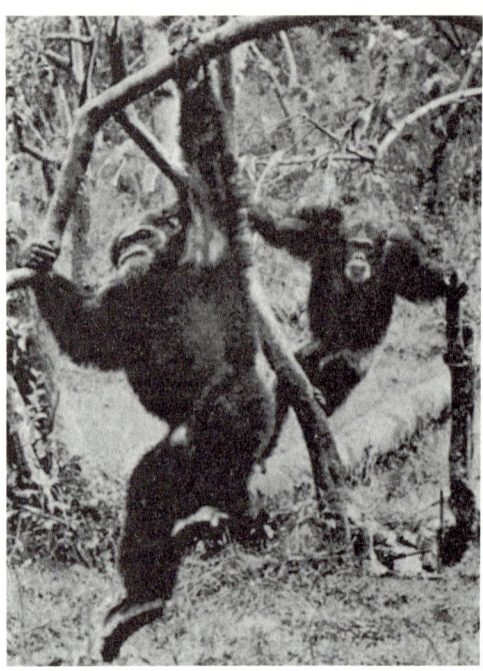

Abb. 5.11. Jane Van Lawick-Goodall beobachtete wildlebende Schimpansen in Tanganjika. Ihr Mann, Hugo
Van Lawick, machte bemerkenswerte Nahaufnahmen
vom sozialen Leben der Schimpansen. Anfangs war Goliath das dominierende Männchen. Mike macht eine
Unterwerfungsgeste vor ihm, die wie eine höfliche Ver-
beugung aussieht. Eine Form des Wettkampfs um die
Macht sind furchteinflößende Scheingefechte, wie sie das

rechte Bild zeigt. Mike, der anfangs nicht sehr dominierend war, verbesserte seine kämpferische Show durch
eine Einlage mit leeren Blechbüchsen, mit denen er einen
Höllenlärm veranstaltete und alle anderen Männchen
außer Goliath einschüchterte. Der Dominanzanspruch
der beiden konnte nicht auf Dauer entschieden werden.
So wurden sie „Kameraden" und übernahmen gemeinsam
die Führung

sches Rangordnungsgefüge gibt, und daß
auch kein rechter Grund dafür erkennbar ist,
warum ein bestimmtes System menschlicher
sein sollte als ein anderes. Insgesamt zeigt sich
bei Primaten eine eher gelockerte soziale
Rangordnung, verglichen etwa mit der bei
Vögeln. Das bedeutet wahrscheinlich, daß
bei den Primaten Lernvorgänge gegenüber
angeborenen Dispositionen eine größere Bedeutung haben. Außerdem haben die Untersuchungen gezeigt, daß ökologische Faktoren
wie der Vorrat an Nahrung und Schlafplätzen
über das Zustandekommen oder zumindest
die Wichtigkeit der Rangordnungen entscheiden. Eingesperrte Tiere in einer Situation
gesteigerter Rivalität scheinen eher Rangordnungen zu entwickeln als wildlebende Tiere,
die einen größeren Lebensraum durchstreifen
können.

Rowell (1966, 1967) hat einige interessante
Beobachtungen bei Anubis-Pavianen ge-

macht. Die eine ist die, daß die Rangplatzbe-
ziehungen zwischen Primatenpaaren i. allg.
„nicht statisch und ein für allemal bei ihrem
ersten Zusammentreffen entschieden (sind)"
(1966, S. 430). Das scheint nur bei niederen
Tieren der Fall zu sein. „Man kann die Ausbildung von Hierarchie im Sozialverhalten
eher als einen kontinuierlichen Lernprozeß
ansehen, und jede Interaktion zwischen zwei
Tieren hat die Tendenz, die Dominanzbeziehung aus den vorhergehenden Interaktionen
zu verstärken oder zu löschen" (1966, S. 431).
Diese für die beobachteten Primaten typische
Flexibilität des Rangplatzes, die Möglichkeit
einer ständigen Neufestsetzung und der eher
probabilistische Charakter eines Zusammenhangs zwischen Interaktionsform und Rangplatz erinnern durchaus an menschliche Verhältnisse.

Rowell stellt weiter fest: „Selten straft ein
Tier das andere, so daß Strafen eine langan-

haltende Wirkung haben müßten. Da ein Pavian nicht jeden im Rang tiefer stehenden Pavian bestraft, müßten die Tiere aus beobachteten Bestrafungen ihren eigenen Rang erschließen – was durchaus im Bereich ihrer Möglichkeiten liegt" (1966, S. 437). Könnte das wohl auch für Hühner zutreffen? Sicher trifft es in gewissen Grenzen für den Menschen zu; doch kennen wir diese Grenzen nicht so genau. Hervorzuheben ist die Feststellung, daß jede Sozialstruktur einer Gruppe ein Mindestmaß an kognitiven Fähigkeiten voraussetzt. Die kognitiven Fähigkeiten einer Tierart setzen den für sie realisierbaren Sozialstrukturen gewisse Grenzen. Vermutlich zeigt die evolutionäre Entwicklung einen entsprechenden Zusammenhang.

Delgado (1969) berichtet über eine faszinierende Untersuchung, in der bei in Gefangenschaft lebenden Affen eine Zorn auslösende elektrische Hirnstimulation und der soziale Rang miteinander in Beziehung ge-

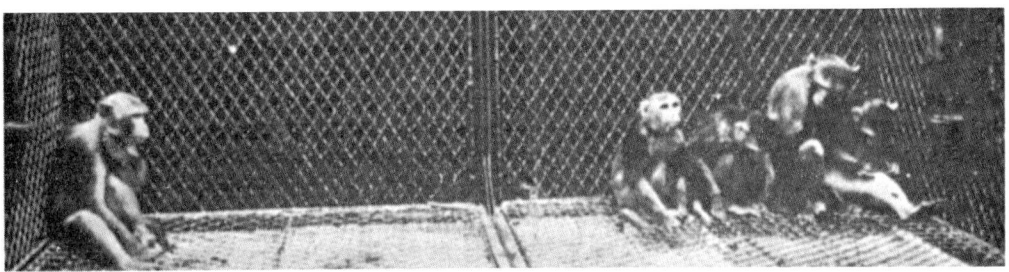

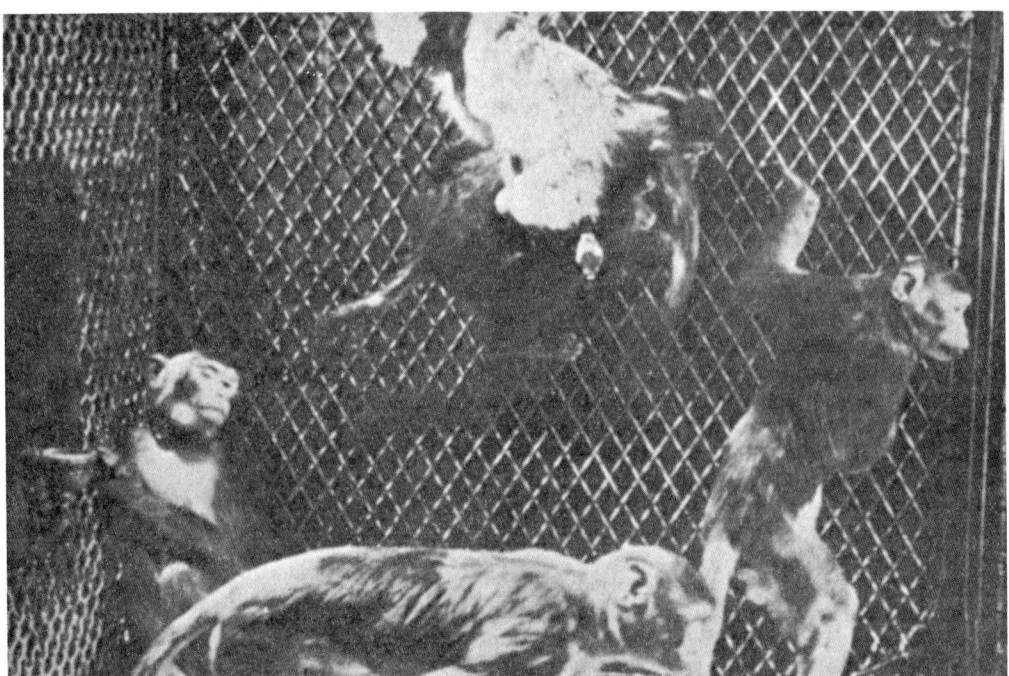

Abb. 5.12. In Affenkolonien, die in Käfigen auf engstem Raum zusammenleben müssen, entwickeln sich häufig autokratische Sozialstrukturen. Ein Tier dominiert und drängt die anderen in eine Ecke ab, wie in der oberen Abbildung. Affe Ali ist der dominante Tyrann. Ihm wurden jedoch Dauerelektroden in ein Hirngebiet implantiert, dessen Stimulation sein drohendes Verhalten „abschalten" und seine furchterregende Miene entspannen kann. Oben ist Ali zu sehen, ohne Stimulation und übellaunig. Unten wurde Alis Aggressionstrieb durch elektrische Hirnstimulierung gehemmt. Der Stimmungsumschwung ist erkennbar an seinem „entspannten" Gesicht und seiner friedlichen Haltung, was die anderen Affen bewegt, ihre Ecke zu verlassen, überall herumzuklettern und sogar über Ali hinwegzusteigen

bracht wurden. Dem Affenweibchen Lina wurden Elektroden eingepflanzt. Darauf wurde ihr Verhalten in drei verschiedenen Gruppen von je vier Tieren beobachtet. In der ersten Gruppe hatte Lina den zweithöchsten Rangplatz, in der zweiten Gruppe den dritten Platz und in der dritten Gruppe den letzten Platz. Der Rangplatz wurde anhand des Vortritts beim Futterholen, anhand des beanspruchten Territoriums sowie anhand des Angriffsverhaltens eingeschätzt. Im hirnelektrisch induzierten aggressiven Verhalten zeigten sich nun stets auch Auswirkungen des sozialen Rangplatzes. Lina unternahm in der Gruppe, in der sie den niedrigsten Rang innehatte, während der elektrischen Stimulierung nur einen Angriff, während sie etwa 24mal angegriffen wurde, vermutlich weil sie zu aktiv und laut geworden war. In der Gruppe, in der sie an dritter Stelle stand, griff sie 24mal an, wurde selbst aber nur dreimal angegriffen. Dort, wo sie den zweithöchsten Rangplatz innehatte, griff sie 29mal an und wurde selbst nicht einmal bedroht. Nach Abschluß dieser künstlich induzierten Streitfälle hatte sich jedoch in keiner der Gruppen Linas Rangplatz verändert.

Delgado (1969) konnte ebenfalls nachweisen, daß die üblichen Anzeichen eines hohen Rangplatzes bei Affen durch elektrische Stimulierung bestimmter Hirngebiete unterdrückt werden können. Als Versuchstiere verwendete er sechs Affen in einem ziemlich kleinen Käfig. Sie entwickelten eine „autokratische" Form des Zusammenlebens, denn der Anführer mit Namen Ali beanspruchte praktisch den gesamten Käfig als sein Revier; die fünf anderen Affen mußten sich in einer Ecke zusammendrücken (vgl. Abb. 5.12). Ali erinnerte die anderen ständig an seine Position durch eine Anzahl bestimmter Gebärden, etwa durch Anstarren, auf den Boden schlagen und Warnschreie. Wenn bei Ali jedoch ein Hirnareal, das Aggression hemmt, fünf Sekunden lang elektrisch gereizt wurde, dann ging eine Veränderung vor sich, die die anderen Affen sofort wahrnahmen und die auch vom Experimentator ausgemacht werden konnte: Sein Ausdruck entspannte sich, Ali wirkte eher passiv. Seine sonst furchtsamen „Untergebenen" verteilten sich prompt über den ganzen Käfig und kletterten

sogar über Ali hinweg. Doch ihre Freiheit war nur von kurzer Dauer. Zehn Minuten nach Abschalten des Stroms riß sich Ali wieder zusammen und stellte seine Autorität wieder her.

5.4.2 Revierbildung

Die ersten bedeutenden Untersuchungen zum Thema Revierverhalten wurden wieder mit Vögeln vorgenommen (Howard, 1920). Diesmal waren es Singvögel, unter ihnen so bekannte wie das Rotkehlchen und der Sperling (Nice, 1937). In Cleveland in Ohio gibt es eine recht üppige Sperling-Population. Einige fliegen gen Süden, wenn es kälter wird, und kommen erst im Frühling zurück, andere leben dort das ganze Jahr über. Wenn im Frühling die Brutzeit beginnt, verändert sich ihre Lebensweise. Die Sperlinge leben sonst in Scharen zusammen, aber beim Herannahen des Frühlings machen sich die einzelnen Sperlingmännchen selbständig, sichern sich einen auffälligen Standort und beginnen zu „singen". Wenn ein anderes Männchen, vielleicht ein heimgekehrter Zugvogel, sich im Umkreis von etwa einem Morgen niederläßt, dann wird es vom anwesenden Vogel genau beobachtet. Kommt es dem ersten Männchen zu nahe, wird es verjagt. Wenn der Eindringling zurückkehrt, kommt es zum Kampf zwischen den beiden. Der eindeutig Unterlegene verläßt dann den Ort. Geht der Kampf eher unentschieden aus, dann bleiben beide in derselben Gegend, aber in einiger Entfernung voneinander. Der klare Sieger erwirbt also ein großes Gebiet oder Revier. Gibt es keinen eindeutigen Sieger, dann erwerben beide Männchen ein Stück Land, aber ihr Revier ist entsprechend kleiner.

Wozu dient ein Revier? Die Weibchen lassen sich erst blicken, wenn diese Landverteilung geregelt ist, und sie paaren sich nur mit Männchen, die ein Revier erobert haben. Ist also ein Überschuß revierloser Männchen vorhanden, dann paaren sich diese nicht, sie hinterlassen keine Nachkommen und beeinflussen so die genetischen Merkmale der

Sperlinge nicht. Es scheint, daß durch die natürliche Selektion bei Sperlingsmännchen solche Eigenschaften begünstigt werden, die der Gewinnung von Balzrevieren dienen.

Die durchschnittliche Größe der Reviere zu einer bestimmten Brutzeit hängt offensichtlich mit der zur Verfügung stehenden Futtermenge pro Gebietseinheit zusammen (Wynne-Edwards, 1962). So hat man festgestellt (Pitelka, Tomich & Treichel, 1955), daß sich die Reviergröße einer in Alaska beheimateten Raubmöwenart über Jahre hinweg umgekehrt zum Nahrungsvorkommen verhielt. Als Nahrung dieser Raubmöwe dienen Lemminge. Wenn diese in Mengen vorkommen, dann sind die Reviere der Möwen klein, mehr Vögel finden einen Partner und haben Nachkommen. Solche und ähnliche Ergebnisse erlauben die Schlußfolgerung, daß die Revieraufteilung zur optimalen Verbreitung einer Tierart in ihrem potentiellen Lebensraum führt, da dann nur so viele Tiere brüten und Nachkommen haben, wie in der betreffenden Umwelt unter den gegebenen Umständen ein Auskommen finden können. Diese Auffassung wird durch die Beobachtung unterstützt, daß das Revier nur gegen Artgenossen verteidigt wird, die sich vom gleichen Futter ernähren. Wenn allerdings zwei unterschiedliche Tierarten mit gleicher Nahrungsvorliebe das gleiche Gebiet besiedeln, dann finden auch zwischen ihnen Revierkämpfe statt.

Während der Brutperiode stellen die Reviere der Singvögel „Mehrzweck"-Reviere dar; ihre Grenzen werden von den Männchen, manchmal in geringerem Umfange auch von den Weibchen verteidigt. Das bedeutet nicht, daß die Vögel ständig ihre Grenzen abfliegen und viel Zeit mit der Abwehr von Eindringlingen aufwenden müßten. Sie singen statt dessen ihren Artgesang, der nichts Drohendes hat, um ihren Artgenossen zu signalisieren, daß ein bestimmtes Revier besetzt ist. Der Gesang der Vögel fällt meistens mit dem Sonnenaufgang zusammen, nicht so sehr, weil sie sich über das zunehmende Licht freuen, sondern hauptsächlich, weil das täglich wiederkehrende Ereignis mit seiner festen begrenzten Zeitspanne besonders geeignet ist, mögliche Eindringlinge zu warnen. Somit bleibt der restliche Tag ziemlich frei für Verrichtungen wie das Sammeln von Nistmaterial und Futter, die viel Zeit erfordern.

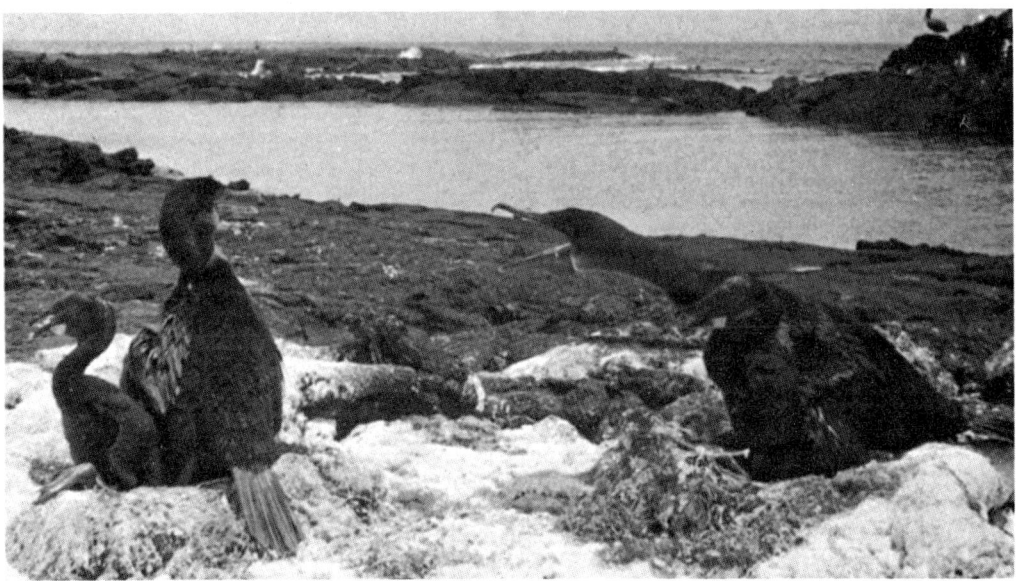

Abb. 5.13. Kormorane nisten nebeneinander, jedoch außer Reichweite des Nachbarn. Zur Brutzeit leben sie in Kolonien zusammen. In den nahen Gewässern müssen genügend Fische für jedes Tier zur Verfügung stehen. Die Bevölkerungsregulation erfolgt proportional dem Fischreichtum eines bestimmten Jahres durch Variation der Nistplätze: In fischreichen Jahren kann die Kolonie größer sein, die Nester können näher beieinander liegen

Das Mehrzweckrevier der Singvögel (auch bei einigen Säugetieren, etwa beim Gibbon-Affen, ist es verbreitet) ist manchmal als die einzige Revierart angesehen worden. Der Begriff „territorial" wurde nur dann auf eine Tierart angewendet, wenn man von einem Mehrzweckgebiet sprechen konnte, das als Ganzes verteidigt wurde. Diese enge Fassung des Begriffs „territorial" ist jedoch unzweckmäßig, denn es gibt andere Formen eines raumbezogenen sozialen Lebens, die die gleiche räumliche Aufteilungsfunktion besitzen wie das Mehrzweckrevier.

So leben viele Vögel normalerweise in Kolonien, unter ihnen Kormorane, Heringsmöwen, Seeschwalben, viele Reiher und Ibisse. Bei dieser Art von Territorium gibt es kein spezielles, der Nahrungssuche dienendes Gebiet, das die Vögel verteidigen – etwa einen Abschnitt des Meeres. Vielmehr nisten sie in großen, mehr oder weniger dicht besiedelten Kolonien an der Küste und verteidigen lediglich ihre Nester (s. Abb. 5.13). Wenn im nahen Meer große Fischmengen vorkommen, dann liegen die Nistplätze näher beieinander als bei geringerem Fischbestand. Da Kolonievögel nur brüten können, wenn sie Nester haben, dient die koloniale Lebensform ebenso wirkungsvoll wie das Mehrzweckrevier der Regulierung der Anzahl der Tiere,

die den Lebensraum füllen, aber nicht überfüllen sollen.

Es gibt noch viele andere Varianten der Gebietsaufteilung. Dazu gehört der Schlafbaum des Pavians am Futterplatz oder die Wasserstelle, die er in einem bestimmten Umkreis verteidigt. Sodann gibt es das Phänomen der *individuellen Distanz*, auf das zuerst Hediger (1955) aufmerksam machte. Zwar ist noch nicht bekannt, wie viele Tierarten individuelle Distanz beachten, es könnte sich allerdings um ein universelles Phänomen handeln. Man kann es z. B. beobachten, wenn sich Vögel auf einem Telefondraht oder einem Zaun niederlassen: Der minimale Zwischenraum von einem Vogel zum nächsten ist ziemlich konstant. Wenn ein Vogel an einen anderen Vogel heranrückt, dann rückt dieser zur Seite oder macht eine Drohgebärde (s. Abb. 5.14). Man weiß von Möwen, Buchfinken und Flughunden, daß sie eine individuelle Distanz einhalten; wahrscheinlich läßt sie sich bei vielen anderen Tierarten nachweisen. Die beachteten Zwischenräume sind von Tierart zu Tierart verschieden groß. Dieses Abstandhalten ist eine Art „portable Territorialität", sozusagen eine individuelle Glasglocke, die jedes Tier mit sich herumträgt.

Die angeführten Beispiele für Gebietsaufteilung vermitteln einen Eindruck von der

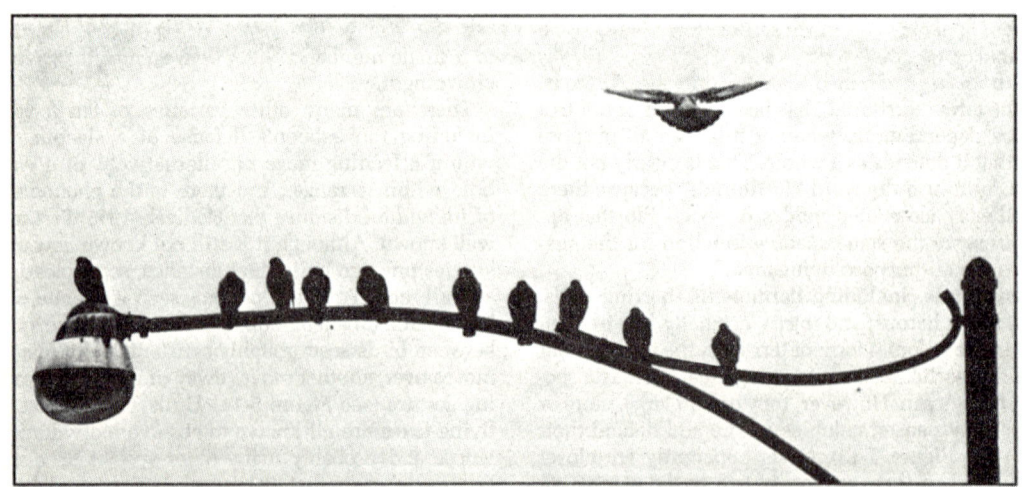

Abb. 5.14. Tauben haben sich auf einer Straßenlaterne niedergelassen. Sie achten dabei genau auf ihre Abstände. Die „individuelle Distanz" ist ein Gebietsanspruch, den jedes Lebewesen mit sich herumträgt. Die evolutionäre

Funktion ist nicht bekannt. Vielleicht muß eine individuelle Distanz eingehalten werden, wenn Überraschungsangriffe vermieden werden sollen

Variationsbreite des Begriffs Territorialität. Die verschiedenen Varianten tragen alle mehr oder weniger gut zu einer optimalen Verbreitung der einzelnen Angehörigen einer Tierart in dem jeweiligen Lebensraum bei. Will man sie alle unter einen Hut bringen, wird man mit Eibl-Eibesfeldt (1970) auf den allgemeinen Begriff der „raumbezogenen Intoleranz" zurückgreifen müssen.

Was unternimmt ein Tier, um einen bestimmten Gebietsanspruch zu erkennen zu geben, da es ja schließlich nicht immer dort sitzen bleiben kann? Es kann keinen Hut auf den Tisch legen und keine Handtasche auf den Stuhl stellen (vgl. Abb. 5.15). Nun, Mäuse, Katzen und Hunde urinieren in ihrem Revier. Der Riesen-Galago (ein Halbaffe) uriniert zunächst in seine Handfläche, um damit dann seine Fußsohlen einzureiben. Andere Tierarten – als Haustiere kaum geeignet – verteilen Kothäufchen auf ihrem Revier.

In welchem Maße wird bei Tieren um Gebietsansprüche gekämpft? Wie wir beim Sperling gesehen haben, findet am Anfang manchmal ein Kampf statt, wenn ein Gebiet beansprucht wird und außerdem, wenn ein Eindringling in ein etabliertes Revier gerät. Die Kämpfe hören aber wie die Rangplatz-

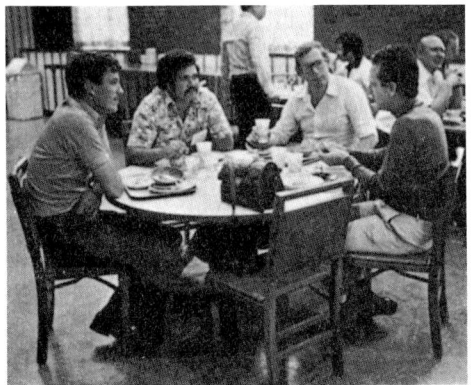

Abb. 5.15. Jeder sieht auf den ersten Blick, daß der leere fünfte Platz am Tisch bereits „besetzt" ist. Als Signale dienen die Handtasche auf dem Tisch vor dem leeren Platz und der etwas vorgeschobene Stuhl. Auf diese Weise wird ein vorübergehender „Gebietsanspruch" durch die fünfte Person oder durch ihre Freunde markiert. Diese Methode der Reviermarkierung hat gewisse ästhetische Vorzüge gegenüber den Methoden von Hunden, Katzen oder dem Riesen-Galago

kämpfe meistens auf, kurz bevor es richtig ernst wird. Anders als die Spezies Mensch kämpfen Tiere, deren Reviere benachbart sind, kaum jemals gegeneinander, um auf Kosten des anderen das eigene Revier zu erweitern: Das vorherrschende Verhalten ist vielmehr ein Imponiergehabe oder ein Ritual, durch das die Reviergrenzen angedeutet werden. Vögel singen, Brüllaffen brüllen, Seehunde schlagen sich auf den Bauch, wälzen sich aufeinander zu und stoßen an der Reviergrenze mit der Nase aneinander.

Kommt es zu einem Eindringen in ein festes Revier, dann scheint der Revierherr allerdings besonders aggressiv zu reagieren, so als seien seine „Rechte" bedroht. Wenn ein Schäferhund durch das Revier eines Pekinesen stromert, dann macht dieser durch wütendes Gekläff auf sich aufmerksam, das so bedrohlich wie nur möglich klingt. Über ein besonders treffendes Beispiel berichtet Tinbergen (1951). Es handelte sich um den Stichling, der zur Laichzeit ein Revier für die Brut absteckt. Die Reviere sind meist durch natürliche Merkmale der Unterwasserlandschaft, durch Steine und Seetang markiert. Wenn ein Stichlingsmännchen einen möglichen Eindringling abschrecken will, dann macht es eine Art Kopfstand und präsentiert dabei seinen roten Bauch, was als Drohgebärde verstanden wird. In dem betreffenden Experiment gab es zunächst zwei benachbarte, klar begrenzte und deutlich markierte Reviere, und es herrschte Friede unter den Nachbarn. Tinbergen brachte dann aber die beiden Männchen in je ein langes Glasröhrchen, die beide im Revier des Stichlings *A* oder im Revier des Stichlings *B* plaziert werden konnten (s. Abb. 5.16). Wenn sich so die beiden Fische zwangsweise im Territorium von *A* befanden, dann drohte *A* nicht nur, sondern griff heftig an, während *B* flüchtete – soweit das in dem Glasröhrchen möglich war. Wenn beide im Territorium *B* waren, dann tauschten die Stichlinge hinsichtlich Angriff und Flucht ihre Rollen. Es kam zur Umkehrung der Aggressivität, ohne daß sich am „Temperament" der beteiligten Tiere etwas änderte. Der Stichling war nur in seinem eigenen Revier ein ernstzunehmender Gegner, nicht mehr außerhalb seiner Reviergrenzen. Wahrscheinlich begründet das Territorium eine Art

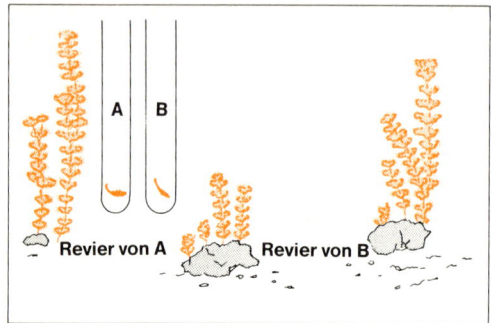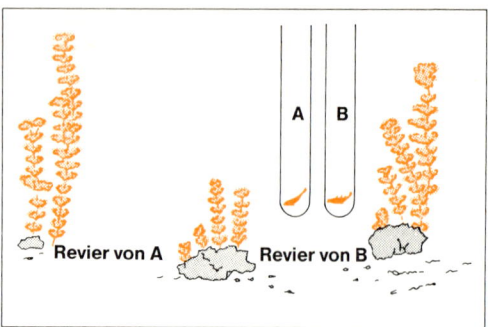

Abb. 5.16. Links befindet sich das Revier von Stichling *A*, rechts das Revier von Stichling *B*, getrennt voneinander durch Steine und Pflanzen im Mittelbereich. Die Fische sind in Glasbehältern gefangen. Wenn sich beide Fische im Revier von *A* befinden, dann ist *B* der Eindringling und *A* verjagt ihn, so weit in dem Behälter (links) möglich. Die Bewegungsrichtung kehrt sich um, wenn die Gläser mit den Stichlingen in das Revier von *B* gesetzt werden. (Aus Tinbergen, 1951)

raumbezogenen Rangplatz und einen entsprechenden Dominanzanspruch.

5.4.3 Darwins Frage

Darwins zentrale Frage ist immer wieder dieselbe: „Wozu das alles?". Wozu haben sich bei so vielen Tierarten Rangordnungen und Revieraufteilungen ausgebildet? Und was die Aggression betrifft: Warum spielen sich außerdem die häufigsten Formen tierischer Aggression – Drohungen, Wettkämpfe, Kämpfe um Rang und Revier – fast immer mit einer gewissen Dämpfung ab?

Die Tatsache, daß die Aggression, die mit Rang oder Revier zu tun hat, sich fast immer auf Drohgebärden oder ritualisierte, nicht tödlich endende Wettkämpfe beschränkt, läßt sich mit einer das Individuum begünstigenden Selektion erklären. Die Alternative – ernsthaft Kämpfe – wäre für alle Individuen einer Tierart verhängnisvoll. Der Sieger würde oft verkrüppelt oder verletzt aus einem Kampf hervorgehen, wodurch sich seine Überlebenschancen verringern würden. Der Verlierer könnte noch mehr verletzt oder sogar getötet werden. Das einzelne Tier mit einer genetisch bedingten Neigung, seine Aggressivität zu dämpfen, es bei Drohungen oder harmlosen Initialhandlungen bewenden zu lassen und, falls diese Mittel versagen, sich zurückzuziehen, müßte eigentlich eine größe-

re Überlebenschance haben als andere Individuen. Nach geraumer Zeit dürften dann die entsprechenden Dispositionen bei allen Tieren der Art verbreitet sein.

Die ritualisierte unschädliche Aggression kann im Verlauf der biologischen Evolution entstehen, sie kann aber auch durch Lernvorgänge in der Gemeinschaft vermittelt werden. So könnte ein Tier nach einigen Begegnungen mit anderen gelernt haben, sich zurückzuziehen, ehe es „ernst" wird, und sich auf Drohungen, die nur wilde Gebärden erfordern, zu beschränken. Wenn es über solche Drohungen hinausgeht – so etwas kann die Erfahrung rasch lehren –, dann endet das leicht als Pyrrhussieg: Der Sieger trägt selbst ernsthaften Schaden davon.

Die evolutionäre Interpretation der territorialen und rangplatzbezogenen Aggression ist nicht ganz unproblematisch, wenn man die individuelle natürliche Selektion zum Ausgangspunkt macht. Man hat aus diesem Grunde Hypothesen entwickelt, die besagen, daß die evolutionäre Selektion, die sich auf soziale Strukturen stützt, eher die soziale Gruppe als das einzelne Individuum begünstigt. Denn für ein im Rang tieferstehendes Tier kann es kaum von Vorteil sein, wenn es sich schon bei jeder Drohung zurückzieht, und wenn es auf bereits von anderen besetzte Gebiete von vornherein verzichtet. Dadurch verringert sich ja seine Chance, zu überleben und sich fortzupflanzen; seine genetischen Anlagen gehen der Spezies verloren. Vom

Standpunkt des Gruppenvorteils aus ist es dagegen wünschenswert, daß Tiere niederen Ranges sich zurückziehen, sich unterwerfen und möglicherweise eingehen, denn dann werden wenigstens *einige* Gruppenmitglieder überleben und gedeihen.

Bei einigen Huftieren, bei Rehwild oder Büffeln, die keine Rangordnung kennen, rafft ein besonders harter Winter oft die gesamte Herde hinweg (Etkin, 1964). Die Tiere äsen anteilmäßig gleich viel, aber auf diese Weise bekommt jedes Tier zu wenig Nahrung. Wynne-Edwards (1964, 1968) berichtet über eine Untersuchung an roten Waldhühnern, die in der Nähe von Aberdeen in Schottland beobachtet wurden. Diese Vögel haben sowohl eine Rangordnung als auch eine Revieraufteilung, die ranghöheren Männchen haben gleichzeitig die größeren Reviere. In den Jahren extremer Futterknappheit wurden die rangniedrigen Männchen und die ungepaarten Weibchen von den ranghöheren aus dem Gebiet vertrieben; es blieben nur so viele Vögel zurück, daß diese sich von den Futtervorräten ausreichend ernähren konnten. Bei vorhandener sozialer Ungleichheit also, wenn durch Rangordnungen Vorrechte gewährleistet sind, können in der Not wenigstens einige Tiere – die ranghöheren – genug fressen, um zu überleben, während andere – die rangniedrigen – zugrundegehen oder auswandern. Somit scheint Ungleichheit das Überleben der Gruppe zu begünstigen. Die empirischen Daten stützen aber die Hypothese von der Gruppenselektion nur dann, wenn man die Merkmale der Sieger vernachlässigt, die sich ja von den Verlierern abheben und das Rennen jeweils gewinnen. Wenn man wie wir annimmt, daß einige Tiere aufgrund ihrer genetisch determinierten Größe, ihrer Aggressivität oder ihrer äußeren Erscheinung einen Selektionsvorteil haben, dann werden zwar in Zeiten verminderter Ressourcen einige Gruppenmitglieder überleben und ihren Stamm fortpflanzen, das aber nur aus Gründen individueller Selektion, nicht aufgrund von Gruppenselektion.

Lack (1954, 1966) und andere Forscher sprechen davon, daß es i. allg. sowohl dem Überlegenen als auch dem Unterlegenen zum Vorteil gereicht, sich so zu verhalten, wie sie es tun – der eine erzwingt seinen Vorteil, der

andere zieht sich zurück. Der Vorteil des Siegers ist augenfällig, aber wie steht es mit dem des Verlierers? Wenn er sich aus dem Wettkampf zurückzieht, dann wird er irgendwann einmal auf einen Gegner stoßen, den er besiegen kann. Auf jeden Fall bleibt er ohne Kampf in einer guten physischen Verfassung, die das Überleben und die Fortpflanzung garantiert. Wenn der zu spät gekommene oder schlechter ausgestattete Vogel oder Fisch das Gebiet verläßt, in dem bereits alle Reviere vergeben sind, und ein weniger dicht besiedeltes Gebiet aufsucht, dann hat er durchaus noch die Chance, ein freies Territorium und eine Partnerin zu finden. Natürlich wird es immer, besonders in Mangelzeiten, einen Überschuß an Tieren geben, die weder Nahrung noch Partner finden und oft verhungern. Auf diese Weise geht die Genausstattung mit niedrigem Aggressionspotential in der Evolution einer Tierart bald verloren.

Es gibt ein wenig bekanntes Experiment von Guhl (1953), das verdeutlicht, was geschehen kann, wenn eine Tiergruppe daran gehindert wird, ihre gewohnte Rangordnung auszubilden. Guhl verglich zwei Hennengruppen, die eine Hackordnung ausbilden konnten, mit zwei anderen Gruppen, deren Mitglieder so häufig ausgetauscht wurden, daß sich keine stabile Sozialstruktur entwickelte. In der strukturierten Gruppe wurde weniger gehackt, statt dessen wurde mehr Futter gepickt und das führte zur Gewichtszunahme. Außerdem legten diese Hühner mehr Eier. Wenn diese Hühnerschar sehr kleine Futterrationen erhielt, dann nahmen zwar nur die ranghöheren Tiere an Gewicht zu, während die rangniederen hungerten. Bei angemessener Futterversorgung wirkte sich jedoch die Ungleichheit der Rangordnung nicht nur für die Gruppe im ganzen, sondern für alle einzelnen Individuen vorteilhaft aus, gleich ob sie nun rangmäßig oben oder unten standen. Nur bei unzureichender Futterversorgung und bei mangelnder Verteilungsregel – wenn sich durch den ständigen Wechsel der Mitglieder keine Rangordnung bilden konnte – wurde durch Rangplatzkämpfe ständig Zeit verschwendet. Die Rangordnung scheint i. allg. der Ersparnis des Kampfverhaltens zu dienen, wodurch Zeit für lebenswichtige Aktivitäten wie Nahrungsaufnahme und Aufzucht der Jungen gewonnen wird. Die Anerkennung von Reviervorrechten dient der gleichen Funktion noch offensichtlicher, denn Nahrung ist fast überall sehr weit verstreut, und erwachsene Vögel benötigen sehr viel Zeit, um für sich und ihre Brut ausreichend Futter zu beschaffen. Bei sehr kleinen Futterrationen starben die rangniedrigen Tiere vor Hunger, während die ranghöheren überlebten. Eine Gruppenselektionstheorie würde die Tatsache in den Vordergrund stellen, daß *einige* Gruppenmitglieder überlebten und sich fortpflanzen konnten, so daß die Gruppe aufgrund von Gruppenselektion überlebte. Aber so muß es nicht sein. Solange nur *einige* Individuen eine bessere Überlebenschance haben als andere, wird die Gruppe überdauern, selbst dann, wenn viele Tiere verhungern. Der Vorteil für die Gruppe kann also sehr wohl auf individuellem Selektionsdruck beruhen, durch den einige Tiere begünstigt werden.

Da es so wenig harte Fakten zur Beantwortung der Frage nach dem Wozu von Rang und Revier gibt, sind wir so verwegen, eine Spekulation zu äußern. Zunächst ist zu bemerken, daß nach unserer Meinung der biologische Normalfall so sehr für die individuelle natürliche Selektion und so wenig für eine Gruppenselektion spricht, daß man nach Erklärungen auf der individuellen Ebene suchen sollte, solange keine Fakten die Berücksichtigung einer Gruppenselektion erzwingen. Wir postulieren für Tiere, die einer Spezies mit Rangordnung oder Revierrechten angehören, zur Verwirklichung einer optimalen Überlebensstrategie folgende Erfordernisse.

Grundlegend ist die Fähigkeit des Tieres, seine Kapazität hinsichtlich Abschreckung und Kampffähigkeit in *Relation* zu der anderer Artgenossen richtig einzuschätzen. Der Ausdruck dieser Kapazität ist natürlich bei den einzelnen Tierarten sehr verschieden; dazu gehören z.B. der Vogelgesang, die Größe und die Kraftmerkmale des Tieres, die Schwanzfedern. Doch die Angehörigen einer jeden Tierart haben offenbar Wahrnehmungsmechanismen entwickelt, die geeignet sind, die fraglichen Eigenschaften recht genau einzuschätzen. Wir wissen, daß viele mögliche Ausscheidungskämpfe im Hühnerhof einfach nicht stattfinden, und das gilt

wahrscheinlich für viele Tierarten. Wird aufgrund einer solchen Einschätzung schon von weitem eine deutliche Diskrepanz der Waffen oder der Erscheinung ausgemacht, die eine Vorhersage über den Ausgang eines Kampfes gestattet, dann kommt es gar nicht erst zum Kampf. Der „sichere Verlierer" macht lieber eine Demutsgebärde und tritt den Rückzug an. Wenn dagegen Waffen oder Erscheinung bei einem Paar ziemlich ähnlich erscheinen, dann ist es für beide Tiere vorteilhafter, einen Wettstreit zu beginnen. Der Kampf muß aber ritualisiert sein, damit keines der Tiere ernsthaft verletzt wird, und sowohl Sieger wie Verlierer in guter körperlicher Verfassung aus dem Kampf hervorgehen. Rangordnungen und Gebietsansprüche sollten durch vereinzelte Kämpfe möglichst ein für allemal geregelt sein, so daß die für diese an sich nutzlose Aktivität erforderliche Zeit möglichst gering gehalten wird und möglichst viel Zeit für lebenswichtigere Verrichtungen wie das Sammeln von Nahrung und Betreuung der Jungen zur Verfügung steht.

Diese Fähigkeit zur relativen Einschätzung der eigenen Kampfchancen und der ggf. darauf folgende Angriff oder Rückzug könnten entweder weitgehend angeboren oder weitgehend erlernt sein. Zumindest muß der Ausgang eines jeden ausgetragenen Kampfes gelernt und im Gedächtnis gespeichert werden. Das Tier wäre sonst in Gefahr, bereits etablierte Sozialstrukturen zu durchbrechen und die gefährliche Wut ranghöherer Tiere zu erregen. Gelegentlich vergißt ein Tier schon mal die Ordnung und durchkreuzt die Rechte eines anderen Tieres. Die nicht ernsthafte Drohung und der Scheinangriff dienen dann möglicherweise als Gedächtnisstütze.

Man kann wohl darüber streiten, ob es der Überlebenschance des rangniederen Tieres dient, wenn es den Rückzug antritt, aber es ist eindeutig von Vorteil für das ranghohe Tier, wenn es den Vortritt hat und Futter, Territorium, Partner und sonstige Ressourcen beansprucht. In der Tat wird durch seine Neigung, sich so zu verhalten, die Ungleichheit gefördert, die aber unter schlechten Lebensbedingungen auch das Überleben der Gruppe ermöglicht. Allerdings geht es dem Tier wohl eher um seinen individuellen Vorteil als um Gruppeninteressen. Dabei bleibt zu fragen, warum sich nicht jede Tierart kontinuierlich in Richtung auf mehr Waffen, mehr Einschüchterungsmerkmale und größere Aggressivität entwickelt.

Wenn es zu einer strengeren Selektion nach Merkmalen käme, die dem Rangplatz und dem Revieranspruch normalerweise förderlich sind – zum Beispiel große Fühler und Zangen – dann geriete die betreffende Tierart bald in Schwierigkeiten. Dafür gibt es ein berühmtes Beispiel: den Argus-Pfau. Die Weibchen wählten sich ihre Männchen vorwiegend nach der Größe ihrer Schwingfedern aus. Die Federn wurden deshalb über Generationen hinweg immer größer, bis es schließlich Argus-Pfauenmännchen gab, deren Federn so groß waren, daß sie nicht mehr fliegen konnten und daher von Raubtieren gefressen wurden. Männchen mit kleinerem Gefieder dagegen konnten entkommen. Wenn also die Rangordnung einen Selektionsdruck ausübt, der die artspezifischen Pseudowaffen, die körperlichen Drohmerkmale und das aggressive Temperament begünstigt, dann gerät das Ergebnis dieses Drucks über kurz oder lang in Konflikt mit lebenswichtigen Anforderungen, die die Verteidigung gegenüber anderen Tierarten mit sich bringt. Es gibt immer verschiedene Quellen des Selektionsdrucks. Aus diesem Grunde wahrscheinlich wird die Entwicklung von Eigenschaften, die nur dem Wettkampf innerhalb derselben Tierart dienen, gebremst. Offenbar liegt im Einzelfall ein fein austariertes Gleichgewicht zwischen den verschiedenen Quellen des Selektionsdrucks vor, das die Evolution von Territorialität und Rangordnung bedingt. Der individuelle Selektionsdruck begünstigt – allerdings in Maßen – die Merkmale, die in einem ritualisierten Wettstreit zur Überlegenheit führen, aber gleichfalls das Verhalten des präventiven Rückzugs oder der „Auswanderung" in einer Situation des Kräftevergleichs, die eine Niederlage so gut wie gewiß sein läßt.

Bei aller Unterschiedlichkeit der Theorien zur natürlichen Selektion sind sich die meisten Biologen darüber einig, daß Gebietsansprüche und Rangordnung zur optimalen Verbreitungsdichte einer Tierart in ihrem natürlichen Lebensraum führen, obgleich es noch andere Mechanismen gibt, die die Verbreitungsdichte beeinflussen. Auch die Fortpflanzungs- und Sterblichkeitsrate – letztere hängt mit Nahrungsmangel, Verfolgung, Krankheit usw. zusammen – haben unmittelbar mit der Bevölkerungsdichte eines bestimmten Gebietes zu tun (Lack, 1966). Da in jeder Tierart mehr Nachkommen hervorgebracht werden, als der betreffende Lebensraum tragen kann, müssen die einzelnen Angehörigen einer Tierart stets ums Überleben kämpfen. Revieransprüche und Rangordnung tragen mit dazu bei, daß sich einige Tiere zurückziehen, das Gebiet verlassen und manchmal ohne Paarung zugrundegehen, so daß der Lebensraum ausreichend bevölkert, nicht aber übervölkert ist. Wenn soziale Strukturen dieser Art tatsächlich in der angegebenen Weise funktionieren, dann kann man damit rechnen, daß sich infolge von Schwankungen der Nahrungsvorräte gewisse Veränderungen einstellen. In „fetten Jahren" z. B. sollten die Reviere kleiner sein, ein Gebiet sollte mehr Tiere mit Nahrung versorgen. Für die Richtigkeit dieser Annahmen sprechen einige Befunde (Lack, 1966; Pitelka et al., 1955).

5.5 Rangordnung beim Menschen

Die Verhaltensvariabilität ist beim Menschen natürlich viel größer als beim Huhn oder selbst beim Schimpansen. Er ist als Individuum in seiner Variabilität einzigartig. Zweifellos kommt noch hinzu, daß es sich beim Menschen eben um unsere eigene Gattung handelt, von der wir eher wissen, wo die individuellen Verschiedenheiten zu suchen sind. Aufgrund unserer angeborenen Fähigkeiten und durch den täglichen Umgang mit anderen sind wir auch geneigt, uns dieser Mühe zu unterziehen. Es gibt nahezu unzählige Dimensionen, auf denen wir interindividuelle Unterschiede entdecken: Alter, Intelligenz, Aussehen, Talente, Fähigkeiten, Beliebtheit, Vertrauenswürdigkeit, Beruf, Herkunft, Einkommen, „Geschmack" und vieles mehr. Was fangen wir mit all diesen Unterschieden an? In den meisten Fällen verbinden wir mit ihnen gewisse Wertungen, wir halten etwa ein bestimmtes Alter oder Aussehen, eine bestimmte Beschäftigung oder Persönlichkeitseigenschaft für erstrebenswerter als andere Ausprägungen derselben Dimensionen. Obgleich die Bewertungen zwischen verschiedenen Kulturen ganz erheblich differieren können, scheint die Tatsache der differentiellen Bewertung an sich in menschlichen Gemeinschaften allgemein verbreitet zu sein.

5.5.1 Sozialer Status und persönliches Ansehen

E s gibt bestimmte individuelle Unterschiede, denen in einer Gesellschaft besondere Bedeutung beigemessen wird, und die entscheidend sind für den *sozioökonomischen Status* oder die *soziale Schicht*. Die Merkmale, die den sozioökonomischen Status vom „persönlichen Ansehen" eines Individuums unterscheidbar machen, sind zahlreich. Der soziale Status mag sich auf Herkunft, Kastenzugehörigkeit, Alter, Beruf oder Einkommen gründen – immer wirkt er sich auf Gruppen von Personen aus, auch wenn er sich nur auf Merkmale einer einzigen Person stützen kann. So bestimmen fast überall in der heutigen Welt Beruf und Einkünfte des Vaters den Status der ganzen Familie. Die Auswirkungen des sozialen Status' sind außerdem weitreichender als die des persönlichen Ansehens. Sie machen sich in mindestens drei großen Bereichen geltend (z. B. Barber, 1957):

1. In der Interaktionsmatrix: Wer nimmt mit wem bei welchen Gelegenheiten Kontakt auf? Menschen mit gleichem sozialem Status kommen häufiger zusammen – trotz oft größerer räumlicher Entfernung – sie la-

den sich gegenseitig ein, haben als Jugendliche eher Umgang miteinander und heiraten sich später mit größerer Wahrscheinlichkeit.
2. Im Lebensstil: Wohngegend, Kleidung, Bildung, politische Ansichten, sogar Sprechgewohnheiten.
3. Im Selbstkonzept: Wo stufen sich die Menschen selbst ein, wie bewerten sie sich, wie sprechen sie über sich selbst?

Neben dem Sozialstatus gibt es in jeder menschlichen Gesellschaft das persönliche Ansehen als Rangplatzkriterium. Fast überall werden Unterschiede der Intelligenz, der Klugheit, des Aussehens, der Verläßlichkeit usw. differentiell bewertet. Für das Verhalten in Paarbeziehungen und in der Gruppe schlagen sie sehr zu Buche. Die Beziehungen zwischen dem sozialen Status und dem persönlichen Ansehen sind komplex, sie liegen zum Teil noch im Dunkeln. Doch läßt sich dazu einiges bereits feststellen. Erstens: Der Sozialstatus scheint auf allgemein anerkannten Wertungen zu beruhen. Die Einstufung der verschiedenen Berufe in den USA und anderen industrialisierten Ländern (vgl. National Opinion Research Center, 1947) unterliegt offensichtlich einer geringeren ortsbedingten Variabilität als die Einstufung von Dingen wie äußere Erscheinung, Intelligenz und Geschmack. Der Sozialstatus wird einer Person deshalb ziemlich automatisch zugewiesen und allgemein akzeptiert. Das soll nicht heißen, daß in komplexen Gesellschaften nicht auch zeitweilig Subkulturen und Dissidenten auftreten, die nicht mitmachen (vgl. Abb. 5.17). Zweitens: Der Sozialstatus wird bei gewissen sozialen Interaktionen manchmal mehr oder weniger irrelevant. Partner mit etwa gleichem sozialem Status bewerten sich gegenseitig viel eher aufgrund persönlicher Eigenschaften. Auch in Situationen, in denen der Status unbekannt oder unwichtig ist wie beim Sport oder in therapeutischer Gruppen, findet eher eine persönliche Bewertung und Einstufung statt. Drittens haben viele individuelle Eigenschaften wie Intelligenz, Aussehen, Beliebtheit und Herkunft eine doppelte Funktion. Sie tragen zum Teil mit zur Begründung des Sozialstatus bei, dienen aber auch gleichzeitig der Bewertung

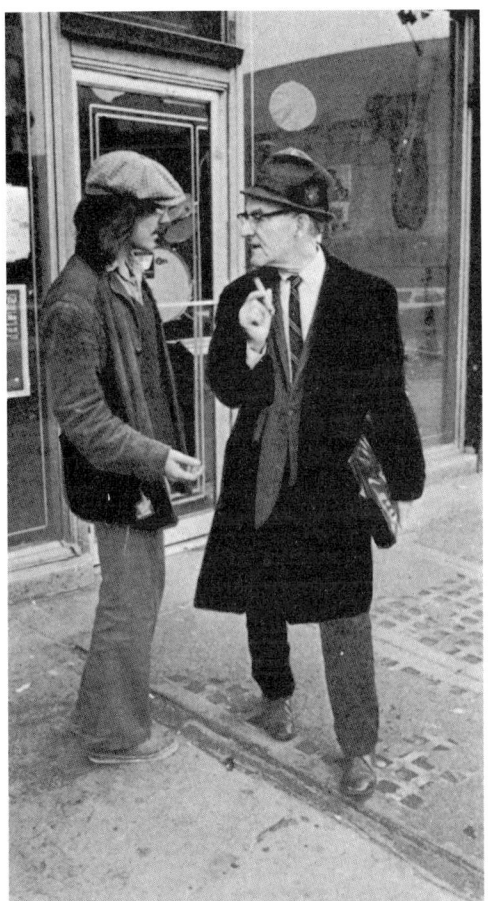

Abb. 5.17. Man kann fast die Frage hören: „Haben Sie wohl etwas Kleingeld übrig?" In der Erscheinung der beiden Männer kommen Unterschiede des Sozialstatus klar zum Ausdruck. Hut vs. Mütze, Schlips vs. offener Hemdkragen, blankgeputzte Lederschuhe vs. Leinenschuhe. Der ältere Mann raucht zudem Zigarre und trägt eine Aktentasche. Vermutlich handelt es sich hier nicht lediglich um das Zusammentreffen von zwei Angehörigen verschiedener sozialer Schichten. Der Mann links ist sehr jung und hat ziemlich langes Haar. Wahrscheinlich gehört er nicht zur Arbeiterklasse, sondern zu einer „Gegenkultur", was ein großer Unterschied wäre. Als Mitglied einer Gegenkultur kann er die herrschenden Wertvorstellungen seiner Gesellschaft ablehnen, braucht sich nicht als Versager zu fühlen und mit geringer Selbstachtung herumzulaufen. Er weiß Millionen Gleichgesinnter hinter sich, die die gleichen Werte ablehnen wie er. Er kann sich glücklicher, freier und „anständiger" fühlen als der ältere Mann aus der Mittelklasse

Untersuchung der Frage beginnen, weshalb die menschliche Rangordnung zumindest als Analogon der tierischen Rangordnung anzusehen ist, wobei die Frage des Zugangs zu lebenswichtigen Ressourcen und die Auslöser für Zorn besondere Beachtung finden sollen. Sodann werden wir Vermutungen darüber äußern, warum bestimmte Formen menschlicher Konkurrenz durch den Sozialstatus geregelt werden, andere dagegen durch andere Rangkriterien. Danach berichten wir zusammenfassend über eine Gruppe verschiedenartiger Untersuchungen unter der Überschrift „Signalisierung des Rangplatzes". Die Zusammenstellung entspricht nicht der fachpsychologischen Konvention; sie enthält z. B. auch psycholinguistische Untersuchungen, Experimente zur nonverbalen Kommunikation und zum Ausdruck von Emotionen. Die zu referierenden Untersuchungen wurden alle kaum unter dem Gesichtspunkt der Rangordnung und schon gar nicht unter dem Aspekt der Aggression durchgeführt. Allerdings ist ihnen etwas gemeinsam, was die Zusammenstellung rechtfertigt. Sie haben alle mit dem zu tun, was man heutzutage in Amerika „consciousness-raising" (Bewußtmachung) nennt. So lassen sich bei bestimmten Rang-Manifestationen die jeweils kritischen Rangplatzzeichen bewußt machen. Die Signalisierung des Rangplatzes ist im übrigen mit dem „Schein-Hacken" im Hühnerhof vergleichbar. Letzteres ist ja nicht eigentlich aggressiv gemeint, es demonstriert lediglich das Vorhandensein einer Sozialstruktur und erinnert die beteiligten Tiere an deren Existenz. Doch kann die Mißachtung oder das Verletzen der vorherrschenden Sozialstruktur jederzeit Zorn und auch Gewalt heraufbeschwören.

Die Beschreibung einiger Rangmerkmale, die unsere soziale Struktur kennzeichnen, ist im vorliegenden Zusammenhang insofern interessant, als dabei gewisse soziale Regulierungen zutage treten, die man normalerweise nicht beachtet. Überdies ergeben sich aus der Betrachtung dieser Untersuchungen unter dem Aspekt des Unterschieds zwischen Status und persönlichem Ansehen einige interessante allgemeine Fragen. Sind die Manifestationen und Symbolisierungen des Rangplatzes für Status und persönliches Ansehen

des persönlichen Ansehens, zumal dort, wo der Status außer Kraft gesetzt ist.

Unsere Erörterung der Rangplatzphänomene beim Menschen wollen wir mit der gleich, oder sind unterschiedliche Kodierungen im Spiel? Läßt sich eine Beziehung der Rangkennzeichen, die ein durchschnittlich angepaßter Mensch beachtet und verteidigt, ein nichtkonformistischer Mensch dagegen eher verletzt und angreift, zu Zorn und Aggression herstellen? Wenn als Ziel der Menschen die soziale Veränderung proklamiert wird, die Schaffung einer Gegenkultur, hat es dann wirklich einen Sinn, Rangunterschiede bewußt zu machen und zu versuchen, sie Stück für Stück abzubauen? Die Liste der vorkommenden Rangunterschiede könnte endlos lang sein, dann wäre es ein hoffnungsloses Unterfangen, sie einzeln Schritt für Schritt anzugehen. Möglicherweise ist das stückweise Bewußtmachen dieser Unterschiede nicht nur zwecklos, sondern auch unnötig, weil solche Unterschiede lediglich als Begleiterscheinungen gewisser beruflicher Statusunterschiede anzusehen sind und sich nur im Zusammenhang mit dem Beruf erörtern lassen. Dann wäre die Abschaffung von Berufsunterschieden der springende Punkt, der ggf. die erwünschten sozialen Veränderungen herbeiführen könnte.

5.5.2 Sozioökonomischer Status und Privilegien

Es ist wohl unnötig darauf hinzuweisen, daß der soziale Status, die soziale Schichtzugehörigkeit beim Menschen in ähnlicher Weise die Vorrechte bei der Erlangung bestimmter Güter regelt, wie dies die Dominanz- und Rangordnung bei Hühnern, Enten und manchen Affen tut. Ein Mensch mit hohem Sozialstatus kann sich teure Steaks leisten, geräumige Vorortvillen mit Grünanlagen, Privatschulen für die Kinder und eine größere Auswahl von Partnern. Status ist allerdings kein derart unveräußerliches Merkmal wie Schwanzfedern oder die Scheren bei Krebsen – man kann ihn u. U. wieder verlieren. Die dem Status zugrundeliegenden Werte unterliegen außerdem oft einer Umbewertung – das versuchen Gegenkulturen unter anderem zu erreichen –, so daß sich die soziale Stellung eines jeden ändern kann.

Auch ist der soziale Status bei Menschen von der Hackordnung bei Hühnern insofern verschieden, als die Rangposition der Hühner den Zugang zu nahezu allen Gütern determiniert. Die menschliche Rangordnung gleicht eher der verschiedener Primatengruppen, bei denen der Rangplatz nicht jede Art von Vorrang nach sich zieht. Menschliche Konkurrenz unterliegt oft anderen Ordnungsfaktoren als dem Sozialstatus. In welcher Reihenfolge steigen die Leute in einen überfüllten Bus ein? Wer schnappt sich aus einer Menge von Wartenden an einem Regentag das Taxi? Wer erhält Karten für ein Fußballendspiel oder für eine Opernpremiere? Wer hat Vorfahrt an einer Kreuzung? In all diesen Fällen spielt der Sozialstatus nur eine bescheidene Rolle. Wenn man genug Geld hat, kann man auf die Benutzung eines Omnibusses ganz verzichten, kann seinen Chauffeur anrufen und sich abholen lassen, sich durch ein Abonnement einen Sitzplatz in der Oper sichern. Im allgemeinen läßt sich bei solchen Konkurrenzsituationen mit Geld viel verändern. Aber nicht immer spielt das Geld die Hauptrolle. Oft gilt als Hauptregel die Reihenfolge, mit der die Ansprüche angemeldet werden, oder die Ankunft der Bewerber bei der Bildung einer Warteschlange.

Mann (1969) beobachtete und befragte Menschen, die in 22 Warteschlangen um Eintrittskarten zu den Fußballmeisterschaften im August 1967 in Melbourne, Australien, anstanden. Diese Schlangen bilden sich jedes Jahr sehr frühzeitig; 1965 warteten 25110 Menschen über eine Woche lang in Schmutz und Nieselregen.

Im vorliegenden Zusammenhang interessieren besonders zwei Dinge, die auch noch später in diesem Kapitel auftauchen werden. Dazu wäre eigentlich eine Einführung in Homans (1961) Theorie der *distributiven Gerechtigkeit* erforderlich. Im Augenblick benötigen wir jedoch nur zwei Thesen dieser Theorie:

1. Die Gerechtigkeit erfordert, daß für einen Menschen die *Kosten*, die er aufwendet, zu den Belohnungen oder Gewinnen, die er erhält, in einem positiven Verhältnis stehen. (Es muß sich nicht um Kosten finanzieller Art handeln. Man muß nur im Interesse eines wichtigen Zieles Unannehmlichkeiten auf sich nehmen; dazu gehört etwa harte Arbeit, frühes Aufstehen, Ertragen von Un-

bequemlichkeiten, Übernahme schwerer Verantwortung.)

2. Das Versagen der distributiven Gerechtigkeit führt bei der benachteiligten Person i. allg. zu einem Gefühl des Zorns.

Die zweite These stellt die Verbindung zwischen distributiver Gerechtigkeit und Aggression her, da Zorn – wie wir oben gesehen haben – das Begleitgefühl aggressiver Handlungen darstellt.

Die distributive Gerechtigkeit hat für das von Mann untersuchte Schlangestehen folgende Bewandtnis. Um einen Platz im Endspiel beanspruchen zu können, genügt es nicht, lediglich seine Ankunftszeit als Bewerber offiziell bekanntzugeben. Man muß persönlich in der Schlange warten und entsprechende Unbequemlichkeiten auf sich nehmen. Man hat einen Begriff von distributiver Gerechtigkeit, der in diesem Fall das Recht auf eine Eintrittskarte von den physischen und psychischen Kosten abhängig macht, die alle in gleicher Weise aufzubringen haben. Die Stunden oder Tage der Wartezeit sind ohne weiteres als „Kosten" im Sinne von Homans zu interpretieren, und man empfindet es als gerecht, daß sich die Chancen, mit einer Eintrittskarte belohnt zu werden, mit zunehmenden Kosten vergrößern (vgl. Abb. 5.18). Mann stellt wohl fest, daß bei zeitlich übermäßig ausgedehnten Warteschlangen die Forderung nach ständiger Anwesenheit – bei Tag und Nacht, bei gutem und schlechtem Wetter – allgemein nicht erhoben wird. Doch das ist wenig. Man könnte sich vorstellen, daß sich die Angelegenheit durch die Reihenfolge der Ankunft allein regeln ließe. Der Vorteil für alle wäre, daß man solange wieder nach Hause gehen könnte, bis der Kartenverkauf beginnt. Tatsächlich kommt es nur zu einer Art Kompromiß. Nachbarn in der Schlange vereinbaren, sich in Schichten beim Warten wechselweise abzulösen und den Platz freizuhalten. Aber nur eine begrenzte Abwesenheitsspanne wird toleriert. Die Kosten müssen noch spürbar sein, sonst gibt es Ärger. Als z. B. einmal einige Leute in der Mitte einer Schlange fast den ganzen Tag fortblieben, wurden die auf den hinteren Plätzen Wartenden so wütend, daß sie die zurückgelassenen

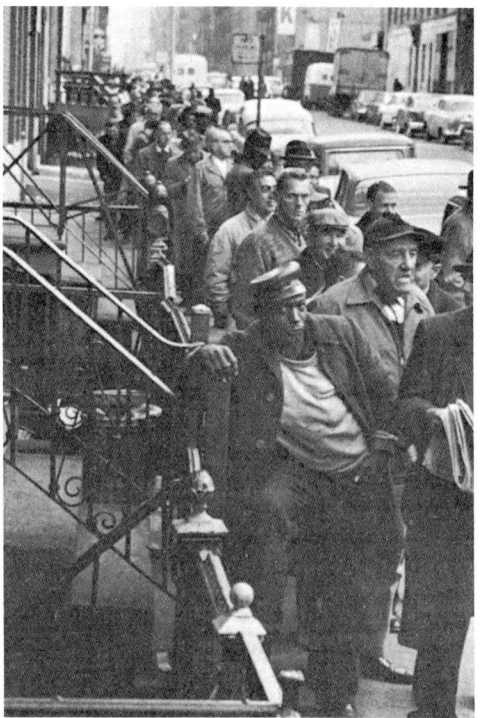

Abb. 5.18. Eine solche Warteschlange kann sich jederzeit bilden. Die „Kosten" beim Warten in einer solchen Schlange sind die notwendige Zeit und die Unbequemlichkeit. Am höchsten sind die Kosten meist am Anfang der Schlange, denn die Menschen dort sind am frühesten eingetroffen und warten am längsten. Man wird sich in einer solchen Schlange nicht so leicht vordrängeln, denn die Einhaltung dieses elementaren „Sozialvertrags" würde gewaltsam durchgesetzt werden. Vielleicht besitzen wir eine halbbewußte Vorstellung davon, daß die Warteschlange eine soziale Struktur ist, die mehr oder weniger einen Krawall verhindert. Warum wäre es sonst üblich, daß im Falle eines Paares sich der Herr anstellt, während die Dame abseits steht? Natürlich ist das nicht der einzige Grund

Platzhalterstühle und andere Gegenstände der Abwesenden verbrannten.

Bei Tieren wie bei Menschen scheint es nicht eigentlich die Deprivation zu sein, die wütend macht und Aggression bewirkt; sicherlich auch nicht die Aufstellung einer Regelung der Vorrechte, sondern die Verletzung einer etablierten Regel. Bei schlangestehenden Menschen nennt man das „Vordrängeln". Bei den Warteschlangen, die Mann beobachtete, kam es oft zu solchen Versuchen. Am Tage wurden solche Versuche mit Spott und Pfiffen eingedämmt; eine konzentrierte Mißbilligung dieser Art reichte meistens aus, um den „Schurken" zur Ordnung zu rufen. Nachts dagegen konnte diese soziale Kraft nicht voll zum Tragen kommen. Eines Nachts mußten fünf Leute nach vier Krawallen in Melbourner Krankenhäuser eingeliefert werden (Mann, 1969). Wieder kann man Homans bemühen und argumentieren, daß derjenige, der sich vordrängt, ohne die üblichen Kosten Belohnungen zu erlangen versucht, womit er die distributive Gerechtigkeit verletzt und bei anderen ein als „Zorn" bezeichnetes Gefühl erregt. Aggression ist bei Mensch und Tier besonders heftig, wenn sie von „gerechtfertigter Wut" angetrieben wird, und die entsteht bei Verletzung etablierter Verhaltensregeln.

Die Regel, daß Vortritt hat, wer zuerst gekommen ist, bestimmt gewisse Konkurrenzsituationen in einem absurden und gefährlichen Ausmaß. Es gibt viele Straßenkreuzungen in Boston, an denen der Verkehr nicht durch Ampelanlagen geregelt wird; Boston hat die teuerste Kraftfahrzeugversicherung des Landes, sicherlich wegen der Unzahl von Verkehrsunfällen. Häufig kommt es an ungeregelten Kreuzungen zu Unfällen, weil das Vorfahrtproblem so gelöst wird: Priorität hat, wer zuerst ankommt – und zwar an dem Punkt, wo die beiden Autos im rechten Winkel zueinander zusammenstoßen würden, wenn man sich ihre Fahrt fortgesetzt denkt. Solange der Zeitunterschied der Ankunft an der Kreuzung groß ist, ist diese Regelung – außer für sehr aggressive Fahrer – einigermaßen sicher. Bei geringen Zeitunterschieden verfallen die sonst ganz vernünftigen Bostoner auf eine Art drohendes Imponiergehabe.

Ihre „Schau" ist nicht besonders auffällig. Die Fahrer beschleunigen nicht etwa, sie kurbeln auch nicht die Fenster herunter, um sich einzuschüchtern. Auch hat bisher kein Automobilhersteller ein „Paradiesvogel"-Modell produziert, das notfalls seine Schwanzfedern furchterregend aufrichtet, oder das seine Haube öffnet, um eine grüne Schockfarbe sichtbar zu machen. Die Drohgebärden der Bostoner sind ganz anders. Die Fahrer setzen einfach ihre Fahrt fort und beschleunigen ein wenig. Dabei zeigt sich, daß ein Auto nicht nur ein Fahrzeug, sondern auch ein Projektil

ist, das als tödliche Waffe zur Schau gestellt werden kann. Diese Drohung wirkt aber noch nicht überzeugend, denn schließlich könnten beide Fahrer getötet oder verletzt werden; einer muß jedenfalls rechtzeitig das Gas wegnehmen oder bremsen. Damit das Drohverhalten überzeugend wirkt, kommt bei Tausenden von Bostoner Fahrern noch etwas hinzu: Sie sehen stur geradeaus, um den Eindruck zu erwecken, den anderen nicht zu sehen, und es wirkt tatsächlich so, als ob sie drauf und dran sind, einen Zusammenstoß zu verursachen. Das Kunststück, nicht nur am Leben zu bleiben, sondern dabei auch unberechtigt die Vorfahrt zu erzwingen, besteht natürlich darin, daß man sich darin übt, den anderen Wagen aus den Augenwinkeln zu verfolgen, ohne die Geradeaus-Blickrichtung zu verändern. Eine ganze Reihe von Leuten scheint diese Kunst nicht zu beherrschen, denn die Kfz-Versicherungsraten sind weiterhin hoch.

Oder nehmen wir Ereignisse, die nach einem zeitlichen Plan ablaufen. Da macht ein tüchtiger Geschäftsmann ein Restaurant auf und beginnt vielleicht mit einer kleinen Zahl von Stammgästen, dann werden Tischreservierungen erforderlich, schließlich werden keine Reservierungen mehr vorgenommen, und es kommt zu Warteschlangen. Ähnlich war es ja bei den Melbourner Fußballspielen. Man muß sich fragen, warum nicht ohne weiteres die Preise erhöht werden, so daß sich nur wenige Leute die Eintrittskarten leisten können? Man könnte doch für solche Fälle die Regel von der Priorität der Bewerberankunft außer Kraft setzen und die ganze Angelegenheit vom sozioökonomischen Status abhängig machen. Sicher behandelt die Ökonomie dieses Problem differenzierter, wenn auch nicht in dem von uns dargestellten Kontext.

Man versteht ohne weiteres, warum eine Fahrt mit dem Omnibus keine 100 Dollar kostet. Damit wäre der Zweck des Busverkehrs, sehr viele Menschen zu befördern, verfehlt, zumal diese ja auch Steuern für das Unterhalten von Bussen bezahlen müssen. Aber wie ist das mit den Taxis? Zwar sollen auch sie sehr vielen Menschen zugutekommen, doch private Unternehmer könnten die Fahrpreise erhöhen. Nur ist hier die Überlegung mit im Spiel, daß die Nachfrage stark fluktuiert. Die Fahrpreise dürfen nicht so hoch sein, daß Taxis bei gutem Wetter von niemand benutzt werden. Mit solchen Unterschieden in der Nachfrage bei einer potentiell sehr großen Kundschaft haben ebenso Restaurants, Fußballstadien, Theater und Opernhäuser zu tun. Es lohnt sich für sie nicht, ihre regulären Preise so hoch anzusetzen, daß sie bei geringer Nachfrage ein leeres oder schwach besetztes Haus riskieren.

Nur, warum paßt man die Preise nicht ad hoc an die jeweilige Nachfrage an? Wenn es schneit, könnte der Fahrpreis für das Taxi steigen. An Wochenenden im Frühling bietet das Restaurant Menüs an, für die doppelte Preise zu zahlen sind. Bei erfolgreicher Spielsaison des Melbourner Fußballteams und bei guten Aussichten auf den Meistertitel könnte man den Preis der Eintrittskarten verdoppeln. Doch irgend etwas hindert selbst den geschäftstüchtigen Unternehmer, eine solche prompte Anpassung vorzunehmen. Der Zugang zu Ressourcen wird nirgendwo ausschließlich vom Geld und vom sozioökonomischen Status abhängig gemacht. In englischen Theatern werden sogar immer einige Karten zurückgelegt, die man *nur* durch Anstehen am Tag der Vorstellung bekommen kann. Wahrscheinlich ist es unser Sinn für distributive Gerechtigkeit, daß zumindest bei besonderen Anlässen die Belohnungen nur durch besondere Kosten erworben werden können. Zu solchen Kosten gehört das frühe Aufstehen, das persönliche Anstehen, nicht aber eine zwanzigjährige Erziehung oder eine gehobene berufliche Stellung.

Die Spekulationen über das Schlangestehen und die distributive Gerechtigkeit führen uns auch weiter, wenn man unabhängig von der Frage nach den Kosten bei besonderen Anlässen lediglich die Unternehmerposition in Betracht zieht. Wir würden es sicherlich als sehr ungerecht empfinden, wenn Unternehmer die Taxipreise mit dem Wetter und die Restaurantpreise mit dem günstigen Wochentag hinaufsetzen würden. Vermutlich hätten wir dann den Eindruck, daß die Besitzer ihre Belohnungen ohne zusätzlichen Einsatz von Kosten ihrerseits erhöhen würden. Anders wenn etwa das Covent-Garden-Opernhaus einen Sänger vorstellt, der eine ungewöhnlich

hohe Gage fordern darf, oder ein Kino einen neuen, spektakulären Film zeigt, dessen Verleihkosten besonders hoch sind, oder wenn ein Restaurant eine Speisenfolge anbietet, die sich aus sehr teuren Lebensmitteln und Weinsorten zusammensetzt, dann sind wir eher mit erhöhten Preisen einverstanden, weil sie gerechtfertigt erscheinen.

Das Schlangestehen ist eine einfache soziale Strukturbildung, die bei der Verteilung knapper Ressourcen in Funktion tritt; insofern ist es mit Rangordnung und Territorialverhalten vergleichbar. Während sich im Tierreich aber nur die Rangstrukturen und die Mechanismen der Revierbildungen ausgebildet haben, kommt bei menschlichen Gesellschaften das Schlangestehen, unseres Wissens eine spezifisch menschliche Angelegenheit, hinzu.

5.5.3 Signalisierung des Rangplatzes

𝕰 s gibt viele Formen menschlichen Sozialverhaltens, in denen zugrundeliegende Rangordnungen, sozioökonomischer Status und persönliches Ansehen, zum Ausdruck kommen. Vieles davon ist für sich genommen trivial und berechtigt an sich noch nicht zu bevorzugtem Erwerb begehrter Güter. Doch in der Regel lassen sich aufgrund solcher Rangsignale eine Reihe bestimmter Vorrechte *vorhersagen*. Das Signalisieren von Rangpositionen geht meistens nicht mit Zorn einher und wird in der Regel auch nicht als Aggression aufgefaßt. Es ähnelt dem Scheinhacken auf dem Hühnerhof oder dem Anstarren bei Pavianen und ist nicht als ernste Drohung gemeint. Wir sind der Meinung, daß sich solch ein Verhalten aus dem Wissen um Rangunterschiede spontan ergibt, daß es nur selten mit Absicht oder bewußt erfolgt. Doch dient es offensichtlich der Absicherung der sozialen Ordnung.

Wir entfernen uns nur scheinbar von der Aggression, wenn wir jetzt einige Rangsignale beim Menschen beschreiben, denn zwischen Aggression und Rang bestehen, wie wir sahen, enge Beziehungen. Der Normalbürger wird i. allg. irritiert, ärgerlich oder sogar aggressiv, wenn andere Leute Rangsignale mißachten, selbst wenn es sich um so triviale Zeichen handelt wie die sogleich darzustellenden. Der Nonkonformist andererseits mißt solchen Ausdrucksformen ideologische Bedeutung bei. Bei ihm wird vielleicht die Beachtung sozialer Rangsignale Zorn oder Aggression hervorrufen.

Nancy Henley hat einen Artikel verfaßt mit dem Titel *Facing Down the Man* (1973). Er enthält eine Liste mit 25 Ratschlägen für Radikale (d. h. Befürworter einer extremen kulturellen Veränderung), wie man Vertreter des Establishments („the Man", Angehörige der herrschenden Klasse) in Wut versetzen kann, um sie zu einem weniger rationalen und wirksamen Handeln zu bringen. Wir referieren einige dieser Ratschläge Henleys für radikales Verhalten bei Konfrontationen mit „the Man", dem Herrn X.

1. Herr X. hat Geld und sollte im Konferenzraum Kaffee, Brötchen, Papier, Bleistifte usw. zur Verfügung stellen. Tut er es nicht, bitten Sie ihn darum.
2. Vermeiden Sie jede Ablenkung, solange eine Kollegin oder ein Kollege spricht. Klopfen Sie dagegen Ihre Pfeife aus, holen Sie sich Kaffee, quietschen Sie mit den Schuhen usw., wenn Herr X. redet.
3. Kommen Sie zu spät zur Versammlung.
4. Lassen Sie sich selbst nicht mit Vornamen ansprechen, benutzen Sie dagegen den Vornamen des Herrn X.
5. Lassen Sie sich nicht von ihm auf die Schulter klopfen, aber tun Sie es bei ihm.
6. Lassen Sie sich niemals von ihm unterbrechen.
7. Legen Sie Wert darauf, die Versammlung in Ihren Räumlichkeiten abzuhalten, tun Sie es nicht im Konferenzzimmer des Herrn X.

Obgleich Henley nichts darüber schreibt, warum solche Aktionen den Herrn X in Wut versetzen sollten, ist uns der Grund sofort einsichtig. Es handelt sich um eine Umkehrung des üblichen Rangsignalverhaltens in Verbindung mit dem sozioökonomischen Status, und solche Umkehrungen sind hochwirksam. Wer zum Establishment gehört und über dessen Grenzen nicht hinauszusehen vermag, wird solche Verhaltensweisen wahrscheinlich rundheraus als „schlechte Manieren" verurteilen. Doch das betreffende Verhalten ist hochinteressant. In ihm drückt sich die Mißachtung oder sogar die Umkehrung einiger die Rangposition kennzeichnender Verhaltensweisen in der herrschenden Gesellschaftsschicht aus. Herr X erwartet, daß er jederzeit unterbrechen kann, daß er sich kleidet, wie es ihm gefällt, daß er herablassend anderen auf die Schulter klopft, ihre Vornamen benutzt, während er mit Titel und Nachnamen angeredet wird, daß er Zeit und Ort der Versammlung festsetzt und spät kommt, wie es einem vielbeschäftigten wichtigen Mann zusteht. Die Umkehrung dieser Verhaltensweisen bereitet gerade deshalb Vergnügen, weil das Verhalten so trivial, automatisch und kaum bewußt abläuft und ihre Umkehrung dennoch so prompt Wut hervorruft. Unbewußt erlebt Herr X eine Bedrohung der Herrschaftsstruktur. Doch da das Verhalten so bedeutungslos ist – und auch als bloßes Spiel verstanden wird – scheint es eigentlich keiner Aufregung wert zu sein. Der arme Herr X jedoch platzt fast vor Wut, ohne seine Emotion vor sich selbst rechtfertigen zu können. Natürlich kann jetzt auch Herr X Henleys Artikel lesen, so daß ihn die ihm dann bekannten Techniken nicht mehr so leicht umwerfen werden.

Wir haben hier mit einer verhaltensmäßigen Asymmetrie zu tun, die Rangverhältnisse zum Ausdruck bringt. Man kann die betreffenden Signale mit Reflexen vergleichen („Rangreflexe"), nicht weil sie angeboren wären, sondern weil sie in der Regel spontan, ohne Absicht, nicht einmal bewußt auftreten. Die Asymmetrie zwischen Person X und Person Y kann viele Formen zeigen: X kann sich gegenüber Y in einer Weise verhalten, die Y gegenüber X niemals zeigen dürfte (z. B. sich von einem Kaiser unter tiefen Verbeugungen rückwärts gehend entfernen), oder X und Y benutzen aufeinander bezogene aber unterschiedliche Formen (wie bei der persönlichen Anrede). Oder die Asymmetrie ist eine zeitliche, bei gleichem Verhalten kann X gegenüber Y privilegiert oder verpflichtet sein, den Anfang zu machen. Asymmetrie ist nicht immer absolut einzuhalten, manchmal hat sie nur eine bestimmte statistische Wahrscheinlichkeit. Die Reaktionen können im übrigen alle möglichen Formen annehmen. Sie können verbaler Art sein, etwa bei Anrede- und Begrüßungsformen, sie können nonverbal sein bei Grußgebärden, Verbeugungen, Berührungen, Blickkontakten und ähnlichem. Es gibt wahrscheinlich kaum eine Interaktionsform, die nicht irgendwie von der Rangordnung beeinflußt wäre. Die uns bekannten Rangsignale oder „Rangreflexe" gehören zu den wenigen, die man mehr oder weniger zufällig empirisch untersucht hat.

5.5.3.1 Das Salutieren

Ⓓas Salutieren bei der Armee ist in gewisser Weise der Prototyp eines Rangsignals. Von Untergeordneten wird eine bestimmte „zackige" Handbewegung erwartet, wenn sie in bestimmten genau spezifizierten Situationen einem Vorgesetzten begegnen. Die Geste des Salutierens dient keinem als nützlich zu bezeichnenden Zweck. Auch die Vorgesetzten salutieren, allerdings nur *als Reaktion* und oft eher beiläufig, als sei ihnen das Grüßen erst ziemlich spät eingefallen. Das Rangsignal liegt also nicht so sehr beim Salutieren selbst, vielmehr ist die zeitliche Reihenfolge des Grüßens entscheidend. Der Zusammenhang mit Zorn und Aggression wird sofort erkennbar, wenn ein Untergebener absichtlich einen Vorgesetzten nicht grüßt. Schlaue und widersetzliche Untergebene wissen natürlich, wie sie dem Salutieren aus dem Wege gehen und den ärgerlichen Verdacht aufkommen lassen können, sie hätten es absichtlich getan, ohne daß der Vorgesetzte sich sicher genug fühlt, ihnen deshalb einen Verweis erteilen zu dürfen.

5.5.3.2 Anrede- und Grußformen

Ⓓas Anrede-Pronomen gehörte zu den ersten ziemlich umfassend untersuchten verbalen Rangsignalen (Brown & Gilman, 1960). In den meisten Sprachen stehen dem Sprecher mindestens zwei, manchmal sogar mehr pronominale Formen zur Verfügung. Im Französischen kann ein Adressat mit *tu* oder *vous* angeredet werden, im Deutschen mit *du* oder *Sie*, im Italienischen mit *tu* oder *Lei*, im Russischen mit *ty* oder *vy*, im Japanischen (unter anderem) mit *anata* oder *kimi*, im Spanischen mit *tu, vos* oder *Usted*. Die englische Sprache scheint in diesem Fall wenig feinfühlig zu sein mit ihrem etwas kümmerlichen *you*, das sowohl zur Anrede einer Person beliebigen Ranges als auch zur Anrede mehrerer Personen verwendet wird. Natürlich hatte auch das Englische früher, wie alle anderen Sprachen, eine Auswahl zur Verfügung. In Stücken von Shakespeare wird eine Person manchmal mit *thou* (oder dem Akkusativ *thee*) und manchmal mit *ye* angeredet.

Hinsichtlich der Entwicklung dieser Anrede-Pronomina gibt es in verschiedenen Sprachen zahllose Nuancen. Wir wollen uns hier auf die Feststellung beschränken, daß immer wieder festzustellen ist, daß der Ranghöhere eine *T*-Form („Duzen") benutzt (eine Gattungsbezeichnung für Formen wie *thou, ty* und *tu*) und der Rangniedere eine *V*-Form („Siezen") (*ye, vous, Lei, Usted*). Es gibt zu diesem Thema inzwischen sehr viel Material; uns sind Untersuchungen von mindestens 20 Sprachen bekannt, die alle zum grundsätzlich gleichen Ergebnis führten.

Die persönlichen Merkmale, die zur Abschätzung des relativen sozialen Ranges herangezogen werden, variieren sehr stark sowohl im Lauf der Geschichte einer Kultur als auch zwischen unterschiedlichen gegenwärtigen Kulturen. Zu den wichtigeren Merkmalen gehören oft: das Alter (der Ältere wird in einer *V*-Form angeredet und dieser redet den Jüngeren in der *T*-Form an, wie z. B. in Japan und im Rußland des 19. Jahrhunderts); die berufliche Position in fast jeder Hierarchie (z. B. die *V*-Form für Papst Gregor I., die *T*-Form für alle seine Untergebenen); die Reife (*T*-Form für Kinder, die selbst die *V*-Form zu benutzen haben, bis sie ein örtlich festgelegtes Maturitätsalter erreicht haben); Geschlecht (im Japanischen und in vielen indischen Dialekten werden weibliche Personen in der *T*-Form angeredet, benutzen selbst aber die *V*-Form); Herkunft (dort, wo es Adel und Bauern gab, wurde der Bauer in der *T*-Form angeredet, während er selbst in der *V*-Form anredete); Volksstamm (die französischen Kolonisten benutzten die *T*-Form gegenüber den Arabern, wurden von ihnen aber in der *V*-Form angeredet, bis jemand darauf kam, daß diese Gepflogenheit eine Diskrimination bedeutet); schließlich auch das Ansehen (Randgruppen wie Bettler, Zigeuner, Diebe und Prostituierte werden oft geduzt, während sie selbst die *V*-Form benutzen). Während also – abstrakt gesehen – der relative Rangplatz überall als Determinante für den Gebrauch des Anrede-Pronomens gilt, gibt es in der Art der jeweiligen Rangplatzbestimmung erhebliche Unterschiede.

Über die Anrede-Pronomen hinaus lassen sich in manchen Sprachen verbale Formeln ausmachen, die derselben Funktion dienen. So gibt es für das amerikanische Englisch Beobachtungen, die zeigen, daß Namen und Grußformen dem abstrakten Muster der *T*- und *V*-Formen entsprechen (Brown & Ford, 1961; Slobin, Miller & Porter, 1968). Amerikaner pflegen den Ranghöheren mit Titel und Nachnamen und den Rangniederen nur mit dem Vornamen anzureden.

5.5.3.3 Körperhaltung und unhöfliche Redeunterbrechung

Wir wollen das Verbalverhalten verlassen und einige andere Formen betrachten, die den Rangplatz signalisieren. Goffman (1956) beobachtete die Teilnehmer von medizinischen Konferenzen und stellte fest, daß Ärzte mit hohem Rangplatz in der Hierarchie häufig eine nicht gerade würdevolle, aber wahrscheinlich bequeme Sitzhaltung einnahmen, während die Krankenschwestern, Sozialarbeiter(innen) und das übrige Dienstpersonal auf eine würdige Haltung achteten. Nach ihm gehört ein gewisser Mangel an Förmlichkeit in Kleidung und Haltung zu den Vorrechten eines hohen Rangplatzinhabers. Daß die Ärzte mehr redeten, mag mit ihrer Rolle zusammenhängen. Auch unterbrachen sie andere häufig ohne Entschuldigung, und das hat eher mit ihrem Rangplatz zu tun.

Cohen (1972) stellte Beobachtungen in führerlosen Studentengruppen an und fand, daß Studenten, die aufgrund vielerlei Anzeichen als dominierend zu gelten hatten, ebenfalls andere ohne Worte der Entschuldigung unterbrachen und eine nachlässige Haltung

einnahmen. Ein Vergleich der Untersuchungen von Goffman und Cohen ist deshalb besonders interessant, weil wir es hier mit den gleichen Verhaltensweisen zu tun haben, aber mit sehr unterschiedlichen Formen von Rangordnung, die sie auslösen. Der Unterschied zwischen einem Arzt und einer Schwester ist sozioökonomischer Natur und gilt für das gesamte Berufsleben, Dominanz in studentischen Diskussionsgruppen dagegen ist nicht sozioökonomisch bedingt, meistens kurzlebig und Schwankungen unterworfen. Aber auch für diese Situation, in der situativ variable, ungleiche soziale Beziehungen auftreten, werden die Signale oder Vorrechte einer höheren Rangstellung verwendet. Solche Beobachtungen werfen zahlreiche Fragen auf, die bisher von der Forschung noch nicht beantwortet worden sind. Kann z. B. eine Krankenschwester soviel persönliche Dominanz aufbringen, daß sie in ihrem Verhalten die sozioökonomische Überlegenheit eines Arztes vernachlässigen darf? Die Frage ist vermutlich für bestimmte Rangsignale zu bejahen – vielleicht zeigt sich der Effekt in den weniger bedeutenden Signalen wie Haltung, Tonfall der Sprache, Unterbrechung der Rede eines anderen – nicht aber in den strenger geregelten und allgemeingültigeren Formen wie Anrede und Begrüßung.

5.5.3.4 Formen des Blickkontakts

Unter den nonverbalen Verhaltensweisen ist die Art des Blickkontakts zweier Menschen von besonderer Bedeutung, aber auch sehr komplex. Um eine gewisse Ordnung in die Daten zu bringen, müssen zunächst einige Unterscheidungen getroffen werden:

„Blickkontakt" tritt auf, wenn sich zwei Blicke treffen; „Blickabwendung" erfolgt, wenn eine Person den Blickkontakt abbricht; von „Anstarren" spricht man, wenn jemand den Blickkontakt aufrechtzuerhalten versucht, seinen Blick fixiert, ohne sich darin durch das Verhalten des anderen beeinflussen zu lassen; ein „Blick" ist bloßes Hinsehen ohne Gegenseitigkeit wie beim Blickkontakt.

Blickkontakt ist wohl bisher am häufigsten untersucht worden (vgl. vor allem die Arbeiten von Michael Argyle und Ralph Exline). Bei einer Unterhaltung zweier Personen sehen sich beide wiederholt, wenn auch jeweils nur für einen Moment, in die Augen. Während einer typischen Unterhaltung tritt häufig eine Form des neutralen oder bedeutungsfreien ununterbrochenen Blickkontakts auf, der jeweils zwischen drei und zehn Sekunden andauert (Argyle & Dean, 1965). Wenn der Blickkontakt entweder wesentlich kürzer oder länger andauert, die Grenzen des neutralen Bereichs unter- oder überschreitet, dann beginnt die so behandelte Person unruhig zu werden und nach einer Bedeutung des betreffenden Verhaltens zu suchen. Eine Unterhaltung mit einem Psychologen, der ein Spezialist auf dem Gebiet des Blickkontakts ist, ist daher selbst eine eher unerfreuliche Interaktion.

Anstarren und Blickabwendung sind bislang kaum untersucht worden, für uns aber besonders interessant, da das unnachgiebige Anstarren bei einigen Primaten wie Schimpansen, Gorillas, Pavianen und vielen Affen eine Drohgebärde darstellt, wobei die Blickabwendung als Unterwerfungsreaktion auf das Anstarren üblich ist. Bei Primaten führen also Anstarren und Blickabwendung zur Etablierung oder Aufrechterhaltung einer Rangordnung.

Ellsworth, Carlssmith und Henson (1972) haben in einer Reihe von Untersuchungen erkundet, wie sich ein absichtlich anhaltendes Anblicken (von seiten des Experimentators) auf das Verhalten von Menschen an einer Verkehrskreuzung auswirkt. In diesem Experiment konnte das Blickverhalten kaum als Rangsignal dienen, da der Rang des anstarrenden Menschen kaum abzuschätzen war. Die Versuchsleiter waren an der Frage interessiert, ob ihre Versuchspersonen das Anstarren als eine Art von Drohung und damit als einen Ranganspruch erleben würden. Um dafür einen Anhaltspunkt zu bekommen, stoppten sie die Zeit, die die Versuchspersonen zum Überqueren der Kreuzung benötigten. So konnten sie feststellen, ob sie schneller fuhren als andere, die aus Vergleichsgründen nicht angestarrt wurden.

Die Situation können Sie leicht nacherleben, wenn Sie sich z. B. vorstellen, daß Sie auf der äußeren Spur einer Hauptstraße fahren und vor einer roten Ampel halten müssen. Neben Ihnen auf der inneren Spur hält ein schäbiger Motorroller. Sie blicken zum Fahrer hin und stellen fest, daß dieser sie mit einem gleichgültigen Gesicht anblickt. Seltsam. Aber noch seltsamer ist es, daß er nun nicht den Blick abwendet, wie jemand, den man beim Anstarren erwischt hat, oder vortäuscht, etwas anderes neben Ihnen fixiert zu haben, daß er nicht lächelt, nichts sagt oder sonst etwas Angemessenes tut. Er starrt Sie einfach weiter an, ohne Veränderung des Ausdrucks, so daß Sie bald den Blick abwenden, am Radio herumfummeln oder den Motor aufheulen lassen. Der Kerl da auf dem Motorroller wirkt ohne Zweifel auf Sie irgendwie unheimlich. Und wenn die Ampel auf Grün schaltet, können Sie nicht schnell genug über die Kreuzung kommen. Sie und die anderen in dieser Experimentalsituation überqueren die Kreuzung signifikant schneller als diejenigen, die nicht angestarrt werden. Sind Sie bedroht worden in der Weise wie Schimpansen, Paviane und Gorillas sich durch Anstarren bedroht fühlen? Vielleicht, doch mit Sicherheit kann man das anhand dieser Untersuchung nicht feststellen.

Was könnte diese rasche Flucht verursacht haben, wenn nicht das Gefühl der Bedrohung? Die Autoren variierten ihr Experiment, um einige der naheliegenden Alternativerklärungen auszuschließen. Hatte die Versuchsperson das Anstarren vielleicht als eine Einladung zum Rennen aufgefaßt und also beschleunigt, um zu gewinnen? Ohne Räder ist ein solcher Wettstart nicht möglich. Daher erfolgte in einer anderen experimentellen Variante das Anstarren nicht vom Motorroller aus, sondern von einem Fußgänger, der an der Straßenecke stand. Er erzielte den gleichen Effekt. Lag dem Schnellstart vielleicht nur das Erlebnis einer Widersinnigkeit des Verhaltens eines Mitbürgers, eine Normverletzung zugrunde, wodurch das Anstarren zum aversiven Reiz wurde? In einer weiteren Variante setzte sich der Experimentator auf den Bürgersteig an der Straßenecke und schlug sinnlos mit einem Hammer auf das Pflaster. Das ist ebenfalls ein nichtnormatives und widersinniges Verhalten, aber die Fahrer, die es beobachteten, fuhren kein bißchen schneller als die Fahrer einer Kontrollgruppe, denen das Bild des Hämmerers nicht präsentiert wurde.

Allerdings war im letzteren Fall die Normverletzung nicht auf die Versuchsperson gerichtet; das Behämmern des Pflasters leitet keine soziale Interaktion ein. Wenn Ellsworth et al. die Hypothese prüfen wollen, daß das Anstarren beim Menschen als Bedrohung wirkt wie das Anstarren bei Pavianen oder bei Gorillas, dann müssen sie eine andere Art von Kontrolle zu Hilfe nehmen. Was würde z. B. passieren, wenn der Motorrollerfahrer den Autofahrer nicht von der Seite anstarrt, sondern ihm sein Gesicht mit geschlossenen Augen zuwendet? Unter Primaten wirkt das Schließen der Augen als Demutsgebärde und tritt ebenso häufig auf wie das Anstarren als Drohgebärde (Vine, 1970). Wird der Fahrer in einer solchen Situation ungerührt bleiben und beim Weiterfahren nicht beschleunigen? Wir haben da Zweifel und vermuten eher, daß jedes anomale Verhalten, sofern es sich auf die Versuchsperson richtet, die Versuchsperson zu einem schnellen Ausreißen bringen wird. Nicht die Drohgebärde der Primaten ist entscheidend, sondern die Undurchsichtigkeit der Interaktion. Man kann nicht erraten, was in dem anderen vorgeht, aber irgendwie ist man in die Interaktion involviert. Wahrscheinlich hat in diesem Experiment das Anstarren gar nichts mit der Rangordnung zu tun. Doch kann das Anstarren in anderen Situationen sehr wohl als ein Rangsignal wirken.

Strongman und Champness (1968) untersuchten das Blickverhalten im Zusammenhang mit Dominanz in einer völlig anderen Versuchssituation, an der zehn Versuchspersonen, fünf männliche und fünf weibliche, teilnahmen. Jede Versuchsperson wurde mit jeder anderen zusammengeführt. Die Paare saßen sich am Tisch gegenüber und hatten keine andere Aufgabe, als sich miteinander bekanntzumachen. Anfangs stand ein Schirm zwischen ihnen. Nachdem dieser hochgehoben worden war, konnten sie zwei Minuten lang miteinander reden. Die Untersuchung der dabei beobachtbaren Augenbewegungen – die Versuchspersonen wußten nicht, daß diese aufgezeichnet wurden – hatten ein interessantes Ergebnis. Es wurde ausgezählt, wie häufig jede Versuchsperson von ihrem Partner weggesehen, d. h. wie häufig sie den Blickkontakt abgebrochen hatte, was man als Unterwerfungszeichen betrachten kann. Aus dieser Auszählung konnte man eine gute Annäherung an die lineare Dominanzhierarchie konstruieren. Der Grad der Dominanz stand in umgekehrter Beziehung zur Häufigkeit der Unterbrechungen des Blickkontakts.

Unterschiede im sozioökonomischen Status können sich vielleicht – sofern die Unterschiede zwischen Gesprächspartnern groß genug sind – auf die Häufigkeit der Blickabwendung auswirken. Vermutlich hat man aber auch bei ähnlichem Status mit Unterschieden in der Blickabwendung zu rechnen, die dann das jeweilige persönliche Dominanzverhältnis reflektieren würden. Eine solche Wirkung könnte den Rangsignalen generell zukommen. Nur bei sehr auffälligen sozioökonomischen Unterschieden sind diese vielleicht primär entscheidend, bei annähernder Gleichheit im Status jedoch könnten dieselben Verhaltensweisen eher den Rang der persönlichen Geltung signalisieren. Rangsignale sind vielleicht für die beiden Varianten der Rangposition unterschiedlich relevant: An dem einen Ende der Skala würde man wohl die Anredeformen ansiedeln, die vorwiegend vom sozioökonomischen Status abhängen; Dominanz durch Blickkontakt am anderen Ende wäre dann eher von den sich wandelnden Formen des persönlichen Ansehens abhängig, die stärker mit der Situation variieren.

5.5.3.5 Emotionaler Ausdruck

Zum Schluß soll der Ausdruck von Emotionen behandelt werden, der Statusunterschiede nicht weniger erkennen läßt als die spezifischen Gesten und Rangsignale. Ekman (1972) hat in seinen umfangreichen Arbeiten zur Universalität und Kulturunabhängigkeit des emotionalen Ausdrucks einige wichtige Unterscheidungen getroffen, die seine Untersuchungen zum Thema besonders wertvoll machen. Er stimmt mit Darwin (1872) und Asch (1952) darin überein, daß der mimische Ausdruck vieler Gefühle einen konstanten und universellen Aspekt für die Spezies

Mensch besitzt. Doch behauptet er keineswegs, daß der mimische Ausdruck bestimmter Emotionen immer mit den gleichen mimischen Bewegungen einhergehen müsse. Kultur, Geschlecht, Rang usw. können ihn durchaus beeinflussen (vgl. Abb. 5.19). Ekman nimmt an, daß zwischen der hypothetischen universellen Beziehung, die zwischen primärer Emotion und mimischer Bewegung besteht, eine modifizierende Instanz anzusetzen sei. Er nennt sie *display rules,* was etwa mit Darstellungsregeln zu übersetzen wäre. Denn Emotionen und emotionaler Ausdruck laufen nicht automatisch und unbeeinflußt von Lernvorgängen ab; im Gegenteil, Merkmale wie Alter, Körpergröße, Geschlecht, soziales Ansehen usw. – alles Rangaspekte in der einen oder anderen Gesellschaft – aktivieren unterschiedliche Darstellungsregeln, die die zugrundeliegenden offenbar universellen zentralnervösen Aktivationsmuster modifizieren. Man merkt sofort, daß diese Konzeption vielen tatsächlich vorkommenden Situationen gerecht wird. Uns wird durchaus gelegentlich bewußt, daß wir unseren Gesichtszügen einen anderen als den ursprünglichen Ausdruck geben, sei es den der Gelassenheit,

wenn wir eigentlich Angst verspüren, oder den der Heiterkeit, wenn uns elend zumute ist.

Mit Hilfe von Darstellungsregeln kann man offenbar einen beliebigen Eindruck ziemlich absichtlich hervorrufen. Für nichtverbales Verhalten wie den Gesichtsausdruck besteht diese Möglichkeit jedoch nur eingeschränkt. Vermutlich sind Darstellungsregeln bei nichtverbaler Kommunikation allgemein weniger wichtig und wirksam als bei der verbalen Kommunikation. Den Sprechausdruck kann man meistens ganz beträchtlich steuern. Wer eine bedeutsame Rede halten muß, etwa als Präsidentschaftskandidat im Wahlkampf, der kann sie vorher aufschreiben und ihre Wirkung ausprobieren. Doch nichtverbale Verhaltensmerkmale wie Kopfnicken, Gesichtsausdruck, Stimmqualität, Augenbewegungen, Gesten und Haltung kann er dabei meist nicht so gut steuern, sie entgleiten ihm leicht und sagen dann nicht mehr das aus, was sie ausdrücken sollten.

Argyle, Salter, Nicolson, Williams und Burgess (1970) haben jedenfalls überzeugende Befunde vorgelegt, die dafür sprechen, daß Unterlegenheits- und Überlegenheitshal-

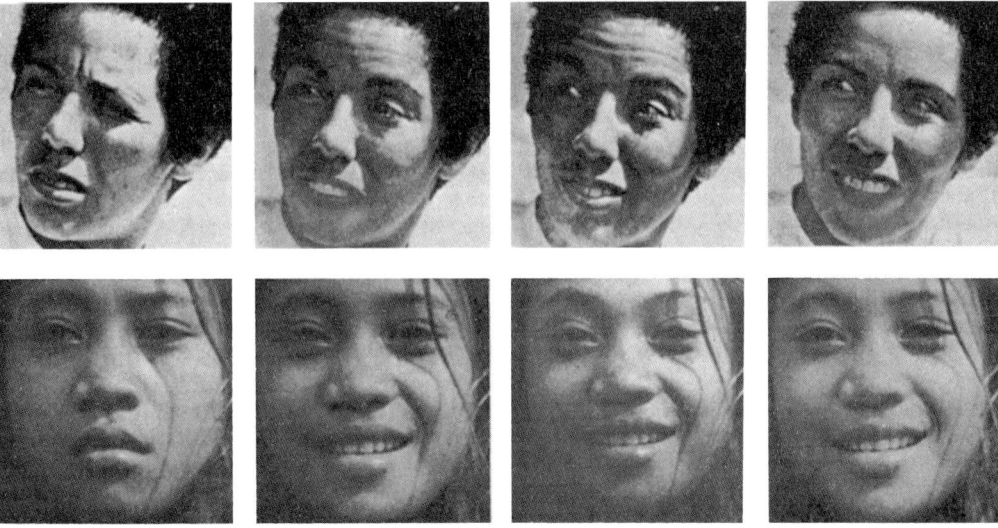

Abb. 5.19. Diese Bilder aus einem Film zeigen den Begrüßungsausdruck bei einer französischen Frau und bei einem Mädchen aus Samoa. Trotz der vielen Unterschiede zwischen den beiden Frauen kann man eine gewisse Gleichförmigkeit des Grußschemas erkennen. Beide Frauen machen anfangs ein neutrales Gesicht. Dann heben sie die Augenbrauen, so als ob sie besser sehen wollten, und beginnen ein Lächeln, dem in beiden Fällen ähnliche Muskelbewegungen zugrundeliegen. Wenn man die Bilder wiederholt betrachtet, ist es leichter, von den individuellen Unterschieden zu abstrahieren und die Gleichförmigkeiten hervortreten zu lassen

tungen deutlicher durch nichtverbale Signale als durch verbale übermittelt werden. Als Reizmaterial dienten Filme, in denen ein Versuchsleiter sich selbst und seine Forschungsarbeit vorstellte. Im gesprochenen Text sollten drei Einstellungen ausgedrückt werden: überlegen, neutral und unterlegen. Um einen Eindruck davon zu vermitteln, zitieren wir den Eröffnungssatz der „überlegenen" und der „unterlegenen" Mitteilung (S. 224):

Überlegen: Es war klug von Ihnen, sich für diese Experimente zur Verfügung zu stellen, denn so erhalten Sie einen kleinen Einblick in die psychologische Forschungsarbeit.

Unterlegen: Diese Experimente müssen Ihnen ziemlich dumm vorkommen, und ich fürchte, daß hier kaum Fragen untersucht werden, die besonders interessant und wichtig wären.

Jede der drei verbalen Mitteilungen wurde in drei unterschiedlichen nichtverbalen Darstellungsvarianten vorgetragen. Der Überlegenheitsstil war gekennzeichnet durch Abwesenheit von Lächeln, hocherhobenem Kopf, laute dominierende Sprechweise. Zum Unterlegenheitsstil gehörte ein unterwürfiges, nervöses Lächeln, ein gesenkter Kopf und eine leise, sympathieheischende Stimme. Dann gab es noch den neutralen Stil. Die Versuchspersonen mußten die Redner auf verschiedenen Skalen einstufen, darunter auf einer mit den Polen „unterlegen" und „überlegen". Der verbale Inhalt einer Mitteilung hatte natürlich einen signifikanten Effekt auf die Einstufung des Sprechers hinsichtlich Unter- oder Überlegenheit. Höchst interessant ist jedoch die Tatsache, daß das nichtverbale Verhalten eine 4,3mal größere Wirkung hatte als der Inhalt. Diese Ergebnisse lassen deutlich erkennen, daß die Empfänger einer komplexen verbalen plus nichtverbalen Mitteilung sehr viel eher aus den nichtverbalen Aspekten dessen, was sie wahrnehmen, die Einstellungen des jeweiligen Sprechers erschließen als aus dem Inhalt der verbalen Äußerungen.

Wer sich wie diese Versuchspersonen vom Inhalt und von nichtinhaltlichen Merkmalen

einer Rede so unterschiedlich beeindrucken läßt, ist natürlich gut beraten; denn da die nichtverbalen Signale schwerer zu steuern und empfänglicher sind für die wirkliche Einstellung als Worte, tut der Hörer gut daran, sich eher auf die nichtverbalen Signale zu verlassen. Man kann sich so vor einem planmäßigen Aufbau von „Images" schützen. Doch besitzen manche Menschen unveränderliche ausdrucksvolle Gesichtszüge (Stirnhöhe, Zusammenstehen der Augen), andere haben sich einen bestimmten konstanten Ausdruck angewöhnt, wodurch Einstellungen signalisiert werden können, die gar nicht vorhanden sind. Sieht nicht z.B. auch das Kamel, das seine Nase in Augenhöhe trägt, furchtbar eingebildet aus, ohne jemals eingebildet zu sein?

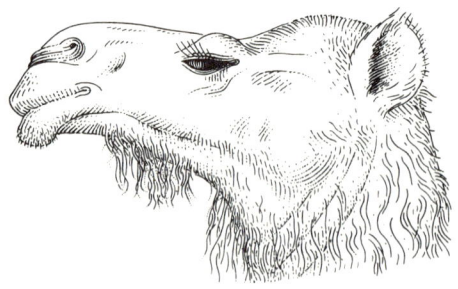

5.5.4 Schlußfolgerungen

Unter der Überschrift „Signalisierung des Rangplatzes" haben wir Untersuchungsergebnisse aus der Psycholinguistik, der nichtverbalen Kommunikation und des emotionalen Ausdrucks zusammengestellt, die sonst nicht so zusammengestellt werden. Viele der zitierten Originalarbeiten wurden unter anderen Gesichtspunkten als dem der Rangordnung durchgeführt, keine hatte mit Aggression zu tun. Dennoch zeigte sich durchweg, daß ein mehr oder weniger großer Verhaltensanteil der Experimentalsituation mit der Rangordnungsfrage in Beziehung stand – entweder mit dem Aspekt des sozioökonomischen Status oder mit dem des persönlichen Ansehens. Insgesamt werden mit diesen Untersuchungen einige allgemeinere Fragen aufgeworfen, die einer ernsthaften Untersuchung wert wären. Zum Beispiel: Werden der sozioökonomische Status und das persönliche Ansehen durch gleiche oder verschiedene Verhaltensweisen signalisiert? Hängt die Glaubwürdigkeit einer bestimmten Mitteilung vom Ausdruck ab, mit dem sie vorgetragen wird, oder von der Konsistenz der Informationen, die von verschiedenen Quellen stammen? Diese und andere Fragen wurden hier flüchtig berührt, obgleich es nur wenig empirische Daten gibt, die eine befriedigende Antwort ermöglichen würden. Wir haben die Rangsignale oder -manifestationen, gleich ob sie alltäglich wirksam oder absichtlich verletzt werden, mit Gefühlen des Zorns in Zusammenhang gebracht. Wir wollen noch einmal kurz zu diesem Thema zurückkehren und einige damit zusammenhängende Spekulationen bezüglich sozialer Veränderungen äußern.

Die Feindseligkeit, die Herr X gegenüber denen empfindet, die dem Establishment entfremdet sind, ist dem Gefühl der *Majestätsbeleidigung* sehr ähnlich. Die jungen Leute, die die Errungenschaften der herrschenden Gesellschaftsklasse ablehnen, drücken ihre Ablehnung häufig durch Mißachtung oder Umkehrung der etablierten Rangsignale aus. Auch verbringen sie einige Zeit damit, solche durch Rangunterschiede bedingte Verhaltensweisen des herrschenden Systems nach und nach ins Bewußtsein zu heben. Wer viele Jahre in diesem System gelebt hat, reagiert darauf wie der Fußballfan auf jemanden, der sich beim Anstehen vordrängelt, oder wie die Alpha-Henne, wenn die Beta-Henne es wagt, nach ihr zu hacken. Sie alle können nicht anders. Sie werden ebenso zornig wie diejenigen, die sich über die althergebrachten Formen ereifern.

Wenn man die gegen die herrschende Kultur gerichteten Demonstrationen im einzelnen betrachtet, so wirken viele von ihnen oft genauso albern und trivial wie die Formen, die durch sie ersetzt werden sollen. Trotzdem sind u. U. solche Angriffe, die jeweils gegen einzelne Rangsignale gerichtet sind, gar nicht so wertlos. Vielleicht zeigen sie insgesamt, wie man sich das soziale Leben vorzustellen hat; sie verhelfen der jeweils neuen Generation zur Orientierung über die Grenzen des Möglichen. Für diejenigen, die die Kultur verändern möchten, ist das vielleicht der richtige Weg. Doch die Liste der bekannten Rangsignale ist entmutigend lang, und vermutlich ist ihre Zahl noch erheblich größer und wird nie vollständig bewußt gemacht werden. Gibt es nicht eine wirksamere Methode, um eine Gesellschaft zu verändern, als das stückweise Umformen der auf Rangordnung hinweisenden Signale und Normen? Die Formen der Anrede, der Begrüßung, des Sichberührens, des Miteinanderredens, der Blickkontakt, die Selbstdarstellung usw. sind doch eher unwichtige Begleiterscheinungen von sozialen Werten, die eng mit der Rassenzugehörigkeit, mit dem Geschlecht und dem Beruf verbunden sind. Würde man es durchsetzen, daß z. B. Frauen oder farbige Amerikaner leichter in Berufspositionen mit hohem Sozialstatus gelangen können, dann würden sich unwillkürlich ganze Gruppen von Normen oder Rangsignalen verändern.

5.6 Territorialität beim Menschen

Sobald man an Territorialität – Revieransprüche – im Tierreich denkt, drängen sich Parallelen aus dem Humanbereich auf. Territorialität ist lebensraumbezogene Intoleranz: Ein Tier ist innerhalb seines etablierten Territoriums, seines Reviers aggressiver als außerhalb. Bei Tieren dient das Territorium offenbar der optimalen Verbreitung der jeweiligen Spezies im gegebenen Lebensraum. Derartige Vorstellungen scheinen auch für die menschliche Rasse zu gelten, sind jedoch durch das Hinzutreten anderer Faktoren weit komplizierter.

Auf jeder Ebene menschlichen Lebens werden lebensraumbezogene Intoleranzen sichtbar. So empfindet jede Nation das Hereinströmen vieler Menschen, die einer anderen Nation angehören, normalerweise als eine unerträgliche Invasion, häufig werden dadurch Kriege ausgelöst. Man denke etwa an die deutsche Invasion in Belgien im Ersten Weltkrieg oder an die vielen beiderseitigen Invasionen Israels und der arabischen Staaten. In kleinerem Maßstab zeigen auch einzelne Individuen und alle möglichen Gruppen innerhalb einer Nation lebensraumbezogene Intoleranzen. Vertreter einer bestimmten Ware, Prostituierte, Straßenbanden im New York der fünfziger Jahre, Professoren, die sich daran gewöhnt haben, gewisse Arbeitsräume und Labors als die ihren anzusehen – sie alle zeigen raumbezogene Intoleranzen. Überall wehren sich die Menschen gegen ein Eindringen anderer in ihr Haus oder andere Räumlichkeiten. Wenn sich Aufzüge und U-Bahnen füllen, haben alle damit zu tun, einen gewissen Abstand zwischen sich und anderen zu halten. Im menschlichen Leben finden sich Analogien zu all den verschiedenartigen lebensraumbezogenen Intoleranzen des Tierreichs – was für eine Art von Raum auch immer verteidigt wird, gleich ob die Verteidigung individuell oder in Gruppen erfolgt, gleich gegen wen sie sich richtet, und ob die Räumlichkeit festgelegt ist oder häufig wechselt.

Nationen sind allerdings nicht in jedem Fall intolerant gegenüber einer Invasion von Fremden. London zum Beispiel richtet sich in jedem Sommer auf die Invasion von annähernd einer Million Amerikaner ein. Zwar sehen das viele Londoner nicht gern: Sie bekommen in ihrer eigenen Stadt kaum noch Theaterkarten; ihre Autos werden von Mietwagen angefahren, die die falsche Straßenseite benutzen; hinzu kommen die ständigen Reibereien mit einem Volk, dessen nationaler Stil nicht gerade mit dem Begriff des „Understatement" charakterisiert werden kann. Aber die Amerikaner kommen als Touristen, nicht als Krieger, bewaffnet sind sie nur mit ihren Manieren. Die Londoner nehmen das aus naheliegenden Gründen mit in Kauf.

Selbst die soziale Distanz kann Veränderungen unterworfen werden, nur gibt es dabei einige Komplikationen. So kann nicht für jede beliebige Dyade einer Spezies stets eine

bestimmte individuelle Distanz gelten, da sowohl Tiere als auch Menschen sich paaren und ihre Nachkommenschaft füttern müssen. Hall (1959) hat acht Hauptformen der Interaktion zwischen zwei Menschen beschrieben und diese jeweils mit unterschiedlichen räumlichen Annäherungszonen in Zusammenhang gebracht. Nicht die Annäherung als solche ist unerträglich, sondern eine zu große Annäherung, wenn eine Zunahme an Intimität unangemessen ist.

Hall (1959) konnte bei konstant gehaltener Interaktionsart beachtliche kulturelle Unterschiede hinsichtlich der als angemessen angesehenen Interaktionsdistanz feststellen. Unterhält sich ein Amerikaner mit einem Fremden des gleichen Geschlechts, wird er einen Abstand von wenigstens 45–50 cm einhalten. Bei Südamerikanern, Arabern, Afrikanern und nahezu allen Nationalitäten ist ein geringerer Abstand festzustellen. Nach Hall (1955) wirkt auf einen Amerikaner, der ein Gespräch mit einem Araber führt, die Nähe, Berührung, Lautstärke, Wahrnehmung der Körperwärme, der Feuchtigkeit des Atems und die Dauer des Anblickens so, wie er es nur von der intimen Unterhaltung mit einem andersgeschlechtlichen Partner kennt und toleriert.

Manchmal müssen Menschen dichter zusammenrücken als es in ihrem Kulturkreis üblich ist oder als die Art der jeweiligen Interaktionen es erfordert – so an überfüllten Orten. Was passiert? Nach Hall (1959) kommt es in solchen Situationen zu bestimmten Anpassungsleistungen. Man steht z.B. Seite an Seite oder stellt sich hintereinander auf. Argyle und Dean (1965) konnten experimentell beobachten, daß die Häufigkeit des Blickkontakts abnimmt, wenn die körperliche Distanz ein angemessenes Maß unterschreitet. Es ist, als ob es einen persönlichen Kern innerhalb des Körpers gäbe, der über eine angemessene Distanz gegenüber anderen wacht, indem er die körperliche Nähe, die Orientierung des Körpers, den Blickkontakt und sicher noch andere Faktoren seiner Position steuert (vgl. Abb. 5.20).

Ist der Mensch innerhalb seines Territoriums aggressiver als außerhalb? Zumindest Alltagsbeobachtungen lassen das vermuten. Robert Ardrey (1966) glaubt feststellen zu

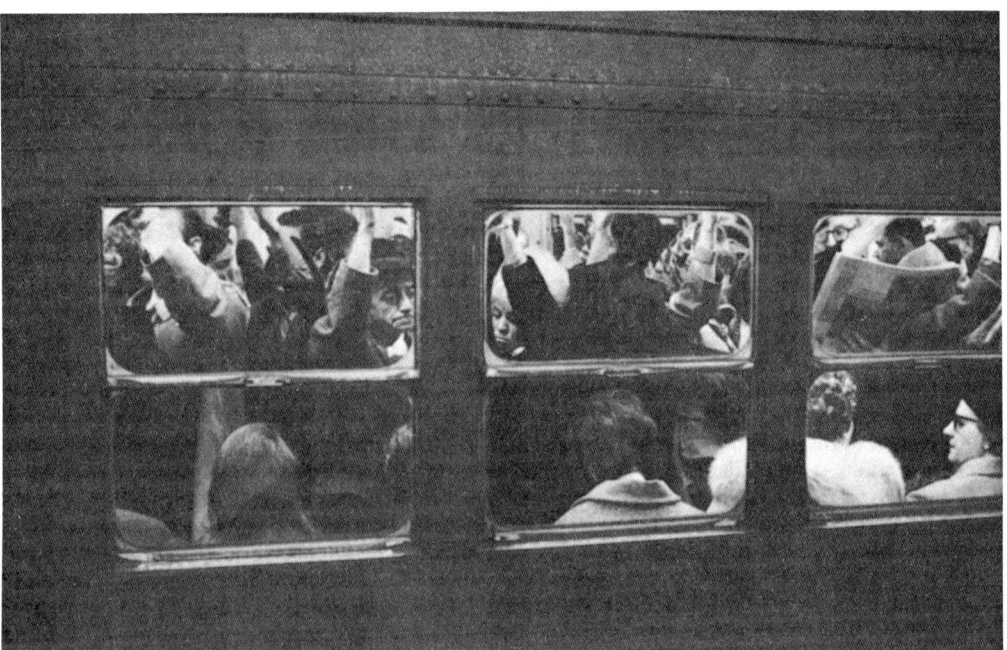

Abb. 5.20. Den Fahrgästen in einem überfüllten U-Bahn-Zug wird ein dichtes Beieinander aufgezwungen, das eigentlich nur bei privaten Interaktionen angemessen ist, und trotzdem sollen sie einander fremd bleiben. Der Mensch kann sich auch solchen Situationen anpassen. Zum Teil hilft ihm dabei das Inventar des Abteils: Die Sitze befinden sich Seite an Seite, so daß man nicht zum Blickkontakt gezwungen wird; dank der Halteschlaufen kann man sich so hinstellen, daß man auf den Rücken des Nachbarn blickt. Wo die Blicke sich treffen könnten, wie bei den beiden Männern, die sich gegenüberstehen, laufen die Blickrichtungen aneinander vorbei. Der Mann rechts benutzt seine Zeitung außer zum Lesen auch zum Schutz seiner Intimsphäre. Nach der Studie von Argyle und Dean ist anzunehmen, daß bei größerem Abstand mehr Blickkontakte auftreten würden

dürfen, daß der Erwerb eines Territoriums durch ein Volk den Volkscharakter hinsichtlich Aggressivität und Selbstbewußtsein grundlegend verändert. Der Jude der vergangenen Jahrhunderte, der ohne eigenes Staatsgebiet lebte, sei ein ganz anderer Mensch als der heutige Israeli. „Es ist nicht eigentlich der Körper. Es ist die Haltung, die Art, wie er geht, spricht, denkt. Die ‚jüdische Persönlichkeit‘ ist verschwunden, ersetzt durch die des Israeli: einem selbstbewußten Menschen, der genauso resolut und kampfbereit ist wie ein Hirsch in seinem bewaldeten Revier" (S. 310).

Aber auch hier gibt es Komplikationen – beim Menschen ebenso wie wahrscheinlich bei allen Tieren. Nehmen wir einmal an, in Tinbergens berühmtem Experiment könnten die beiden Stichlingsmännchen durch einen Araber und einen Israeli ersetzt werden. In Tinbergens Experiment wechselten die Rollen von Angriff und Flucht bei den Fischen, wenn sie von einem Territorium ins andere gesetzt wurden. Würden Araber und Israeli zwischen Angriff und Flucht hin- und herwechseln, je nachdem, innerhalb wessen Grenzen sie sich befinden? Im „Blitzkrieg" von 1967 überschritten die Israeli ihre Grenze, griffen aber weiterhin an und dehnten schließlich ihr Gebiet aus. Augenscheinlich ließ ihre Aggressivität nicht nach, als sie ihr „Territorium" verließen.

Trägt die Territorialität des Menschen zur Verbreitung der menschlichen Bevölkerung über ihren potentiellen Lebensraum bei? Die Bevölkerungsdichte des Menschen auf der Erdkugel ist sehr ungleichmäßig. Das hat zum Teil mit der Ungleichheit der Qualität der Nahrungsressourcen und mit dem Klima des jeweiligen Lebensraumes zu tun. Im allgemeinen ist die Dichte in Wüsten und in zugefrorenen Regionen am geringsten, am stärksten in Flußtälern und entlang der Meeresküsten. Es kommt sogar manchmal vor, daß sich bei einem Volk, bei dem die gleiche Art der Ernährung üblich ist, sein Territorium ausdehnt oder auch verkleinert, je nachdem wie sich der Nahrungsreichtum des bewohnten Gebietes verändert. Die Navaho-Indianer im Südwesten Amerikas leben alle von der Schafzucht, und Schafe müssen grasen. Die Hütten der Navahos in den Wüstengebieten von Arizona stehen sehr weit auseinander, ebenso die Pflanzen, die ihre Schafe fressen können. Eine Familie braucht daher riesige Weidegründe für ihre Tiere. In grüneren Regionen, wie in Teilen von Neu-Mexiko, stehen die Hütten näher beieinander.

Trotzdem lebte in den sechziger Jahren unseres Jahrhunderts (Rose, 1965) mehr als die Hälfte der Gesamtbevölkerung der Welt in Ost- und Südostasien, also auf etwa einem Zehntel der Erdoberfläche. Dazu gehören China, Indien und Japan. Die Bevölkerungsdichte dieses Gebiets ist *nicht* als Reaktion auf dessen Ressourcenreichtum interpretierbar, denn das dortige Prokopfeinkommen und die Lebenserwartung gehören zu den niedrigsten in der Welt.

Ab und zu kommt es zu Auswanderungsbewegungen, die einer optimalen Ausbreitung dienen; dadurch wurden z. B. im letzten Jahrhundert die amerikanischen Grenzen nach Westen verschoben. Aber zahlreiche andere

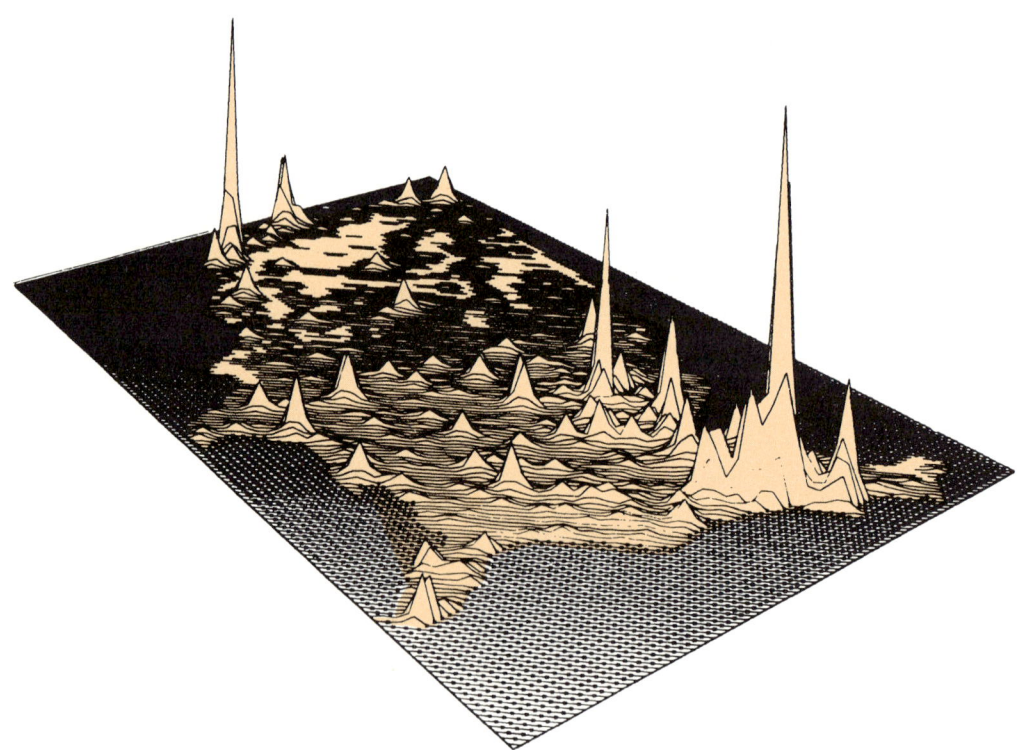

Abb. 5.21. Diese Reliefkarte veranschaulicht die Bevölkerungsdichte der USA; der Effekt geographischer Gegebenheiten auf die Bevölkerung, aber auch ihre Grenzen werden deutlich. Die Auswirkungen geographischer Bedingungen zeigen sich an der geringen Bevölkerungsdichte im Südwesten, der zum Teil aus Wüste und zum Teil aus Gebirgen besteht. Dann auch an den Ballungen um die Hauptstädte beider Küsten, was auf die günstig gelegenen Häfen zurückgeht. Die gewaltige Spitze im Nordosten ist jedoch durch mehr als bloß geographische Einflüsse bedingt. Die riesige Einwohnermasse einer Stadt wie New York lebt von Dienstleistungen: z. B. ärztliche Versorgung, Erziehungswesen, Unterhaltung. Die Lebensmittel des einzelnen stammen nicht aus seinem Garten, sie werden ihm mit Lkw, Zug und Flugzeug aus ressourcenreichen Gegenden gebracht. Die Ausbreitung des Menschen auf der Erde ist weit von einem Optimum entfernt und ergibt sich nicht mehr allein aus der Ausstattung der verschiedenen Lebensräume. Dennoch erkennt man noch, daß territoriale Ressourcen in der Vergangenheit eine gewisse Rolle gespielt haben. (Aus „The Laboratory for Computer Graphics and Spatial Analysis", Harvard Graduate School of Design)

Faktoren, die zum Teil für die menschliche Zivilisation spezifisch sind, wirken mit. So gibt es Zwangsauswanderungen, wie sie der afrikanische Sklavenhandel vergangener Zeiten mit sich brachte. Auch die Bevölkerungsverschiebungen, die der Zwangsarbeit im Deutschland der Nazizeit dienten, sind hier zu nennen. Schließlich gibt es bewußt eingeführte Beschränkungen der Populationsverschiebung wie das amerikanische Gesetz von 1883, das die Einwanderung von Chinesen einschränkt (s. Abb. 5.21).

Die Parallelen, die wir zwischen der Territorialität von Tieren und Menschen ziehen konnten, lassen den Schluß zu, daß es beim Menschen tatsächlich lebensraumbezogene Intoleranzen gibt, daß auch Menschen sich innerhalb eines als Eigentum angesehenen Territoriums aggressiver verhalten als außerhalb, daß eine Tendenz zur optimalen Verbreitung der menschlichen Rasse besteht. Diese Parallelen erlauben uns indessen nicht, alles menschliche Verhalten innerhalb dieses Rahmens vorherzusagen, sie demonstrieren nicht die einzig wirksamen Determinanten. Eine Reduktion vieler menschlicher Verhaltensweisen auf das eine Prinzip der Territorialität ist so verlockend, daß wir das klare Wasser nur zögernd mit Komplexität getrübt haben – doch daran kommt man nicht vorbei.

5.7 Mehr als Analogien zwischen Tier und Mensch?

Einige vergleichende Verhaltensforscher gehen so weit, Erscheinungen wie die Rangordnung und das Territorialverhalten in der menschlichen Gesellschaft vollständig auf entsprechende unfehlbare Instinkte, die der Mensch mit dem Rest des Tierreichs gemeinsam haben soll, zurückzuführen. Gegen eine solche Auffassung hat sich u. a. B. F. Skinner ausgesprochen. Er schrieb 1966 folgendes:

„Es gibt Verhaltensweisen der Dominanz und Unterwerfung, die offensichtlich phylogenetische (stammesgeschichtliche) Stereotypien darstellen; der unterlegene Hund wirft sich auf den Rücken, um weiteren Angriffen zu entgehen. Daraus folgt aber nicht, daß der Vasall, der sich seinem König oder einem Priester zu Füßen wirft, dies aus dem gleichen Grund tut. Die ontogenetischen (individualgeschichtlichen) Kontingenzen, die die Organisationsform einer großen Gesellschaft oder eines Verwaltungsapparates hervorbringen, haben nur wenig mit den phylogenetischen Kontingenzen gemein, die der Hierarchie im Geflügelhof zugrunde liegen" (S. 1212).

In demselben Artikel schrieb er außerdem:

„Das verteidigte Territorium mag so klein sein wie ein Liegeplatz am überfüllten Strand oder so groß wie eine Einflußsphäre in der internationalen Politik – wir kommen mit unserer Verhaltensanalyse nicht sehr weit, wenn wir in alledem nichts weiter sehen als eine ‚primäre Leidenschaft, einen eigenen Platz zu haben' oder darauf bestehen, daß ‚im Tierverhalten Prototypen für die Lust an politischer Macht zu finden sind'" (S. 1212).

Skinner spielt hier mit offenen Karten. Viele Autoren, die tierische Rangordnungen und Revierverhalten beschreiben, verraten uns niemals, auf welche Tierart oder auf welche spezifische Version von Rang oder Territorialverhalten die menschlichen Formen denn nun exakt reduziert werden sollen. Der Leser könnte bereits aufgrund seines Allgemeinwissens solch explizite Behauptungen leicht widerlegen. Versierte Verfasser, die sich keine Blöße geben und dennoch ihre Ansicht an den Mann bringen wollen, stellen daher nicht einfach allgemeine Behauptungen auf, sondern suggerieren mit Hilfe einer anthropomorphisierenden Sprache, mit unverbindlichen Hinweisen und mit einigen sorgfältig ausgewählten Beispielen aus dem Bereich des Humanverhaltens, daß der Mensch i. allg. ein mit Rangordnungs- und Territorialitätsinstinkten ausgestattetes Lebewesen sei. Diese Verfasser machen es sich einfach zu leicht, wenn sie anhand gut gewählter Tierbeispiele die „unübersehbare" Ähnlichkeit mit menschlichem Verhalten behaupten. Wir halten es zwar auch für wahrscheinlich, daß hier mehr als nur eine oberflächliche Analogie vorliegt, nur: wie weit man diese Analogie treiben kann, können wir nicht ohne weiteres bestimmen.

Gerade weil wir bei diesem Vergleich mehr als eine bloße Analogie sehen, halten wir es für unsere Aufgabe, eine klare Vorstellung über dieses „Mehr" zu vermitteln. Zunächst sind wir der Meinung, daß Rang- und Gebietsstrukturen bestimmte Kontingenzen von Gewinn und Verlust beinhalten. Außerdem nehmen wir an, daß diese Kontingenzen grundsätzlich in die gleiche Richtung weisen, sei es bei der biologischen Evolution, der individuellen Lerngeschichte, der rationalen Gruppenplanung oder der kulturellen Evolution, die nicht notwendigerweise vernünftig oder wohlüberlegt geschieht. Wenn das stimmt, dann müßten sich ähnliche Rang- und Gebietsstrukturen bei verschiedenen Tierarten und bei menschlichen Gruppen ergeben, obgleich dem ganz verschiedene Kombinationen von biologischer Evolution, individuellem Lernen, sozialer Planung und kultureller Evolution zugrunde liegen.

Diese Aussage muß spezifiziert werden. Eine Menschen- oder Tiergruppe kann bei knappen Nahrungsvorräten eine Verteilung unter den einzelnen Mitgliedern nach einer Regel durchführen – oder sie kann darauf verzichten. Verteilungsregeln können angeboren sein, sie können erlernt und ziemlich zufällig oder erlernt und rational entwickelt worden sein. Wie dem auch sei, als Alternative zur Regel bleiben nur andauernde Streitereien und Kämpfe. Im allgemeinen hat der Rückgriff auf eine Regel gegenüber ständigem Kampf für Individuum und Gruppe offensichtliche Vorteile. Das Experiment von Guhl (1953) mit einer Geflügelschar, die keine Rangordnung herstellen konnte, demonstriert die Gefahr für den Fall, daß keine Verteilungsregel vorhanden ist. Allein der Zeitaufwand für die Auseinandersetzungen ist so groß, daß lebenswichtige Arbeiten vernachlässigt werden: Im Geflügelhof werden z. B. keine Eier mehr gelegt. Das nützt dem Individuum unter dem Gesichtspunkt der biologischen Evolution kaum; es dient auch nicht dem Fortdauern einer Kultur oder der kulturellen Evolution; auch ein internationales

Planungskomitee würde mit einer solchen Strategie nicht gut fahren. Rangordnung und Territorialabgrenzung mögen manchen Menschen willkürlich und „unfair" erscheinen. Doch sie dienen im ganzen gesehen der Vermeidung nutzloser aggressiver Auseinandersetzung.

Nimmt man Regeln zu Hilfe, dann kann man zwischen Rangordnung und Gebietszuordnung wählen. Welche der beiden Möglichkeiten bevorzugt wird, hängt von Determinanten ab, die – so scheint es uns – in der biologischen Evolution, in der kulturellen Evolution, in der individuellen Lerngeschichte oder in der bewußten Sozialplanung grundsätzlich gleicher Art sind. Sind die Lebensressourcen (vor allem Nahrung) spärlich über eine bestimmte Region verteilt, dann profitieren alle dann am meisten, wenn der gesamte Lebensraum in Parzellen aufgeteilt wird, die so groß sind, daß genügend Nahrung für eine Familieneinheit vorhanden ist, aber nicht viel größer. Sie profitieren auch dann, wenn nur einer begrenzten Zahl von Familieneinheiten das Privileg, Nahrung in einem bestimmten Gebiet zu sammeln, zugestanden wird, sofern diese Region nicht mehr ernähren kann (vgl. die Brutkolonien mancher Vögel). Der andere Fall liegt vor, wenn die Nahrung (bei Tieren häufig auch die Sexualpartner) zu einer bestimmten Zeit an einem bestimmten Ort nicht in ausreichender Menge zur Verfügung stehen, um alle interessierten Konsumenten zu befriedigen. Unter diesen Bedingungen entwickelt sich eher eine Rangordnungsstruktur, und zwar sowohl aufgrund biologischer als auch kultureller Evolution, d. h. aufgrund von Lern- oder Planungsprozessen. Die Art der Verfügbarkeit knapper Ressourcen determiniert diese beiden Regeltypen, und sie sollte für alle oben beschriebenen Mechanismen gleichermaßen wirksam werden.

Es gibt weitere Möglichkeiten, die zu den bereits beschriebenen in enger Beziehung stehen. Streitereien können kurzlebig oder ziemlich langwierig sein. Es erscheint stets vorteilhaft, wenn sie kurz sind oder möglichst gar nicht erst stattfinden, weil dann keine Zeit für lebenswichtige Aktivitäten verlorengeht. Auch die Geltungsdauer einer Regel kann eher kurz oder eher länger sein: Ein Tier kann einen Rangplatz lebenslang, sein Revier aber nur während der Brut- und Aufzuchtperiode behaupten. Wieder scheint es vorteilhafter zu sein, wenn Regeln eine möglichst lange Geltung besitzen. Ein Singvogel kann es sich nicht leisten, den ganzen Tag seine Reviergrenzen zu überwachen. Er hätte dann für das Sammeln von Futter und Nistmaterial keine Zeit. Bei vernünftig geführten menschlichen Gruppen kommt man sicher meist zu einem ähnlichen Schluß. Schließlich kann eine Rivalität in ritualisierter Form und gefahrlos ausgetragen werden oder aber zum tödlichen Kampf führen. Ein unblutiger Kampf ist zweifellos für alle Beteiligten von größerem Nutzen. Unblutig kommt man auch fast immer bei den Tieren und in vielen menschlichen Lebensbereichen zurecht, aber unglücklicherweise nicht in allen. Immer wieder gibt es Kriege. Wir werden später versuchen herauszufinden, warum das so ist.

Vorläufig steht nur folgendes zur Debatte: Bei den verschiedenen Möglichkeiten der Verteilung von Ressourcen und bei der Entscheidung zwischen Rangordnung und Gebietszuordnung müßten in der biologischen und in der kulturellen Evolution der individuellen Lerngeschichte und der sozialen Planung sehr ähnliche Ergebnisse zu erwarten sein. Daher sollte man bei Tieren und bei menschlichen Gruppen zwei Strukturen wiederholt antreffen: 1) eine Rangordnung, wenn knappe Ressourcen in einer gewissen Menge nur zu bestimmten Zeiten und an bestimmten Orten vorhanden sind. Dazu werden Rangplätze in kurzen und nicht sehr ernsten Kämpfen oder auch ohne Kampf für längere Zeit festgelegt; 2) eine Gebietszuordnung, wenn knappe Ressourcen nur spärlich über eine größere Region verteilt sind. In diesem Fall werden die Revieransprüche ebenfalls durch kurze, nicht sehr ernste Kämpfe oder auch ohne Kampf für eine längere Zeit geregelt.

Wir sind zwar der Meinung, daß die nutzbringendere Wahl oder Verteilung in den genannten Fällen auf das Gleiche hinausläuft, wollen aber damit nicht behaupten, daß diese Alternativen alle wichtigen Faktoren erfassen, die bei der Zuteilung knapper Ressourcen mit im Spiele sind. Beim Menschen gibt es sicherlich noch manche andere Möglichkeit.

Wir wollen damit nur sagen, daß die genannten Variablen in den verschiedenen dargestellten Situationen generell eine gewisse Bedeutung haben. Mitunter ist diese Bedeutung groß, mitunter eher gering. In dieser Aussage ist nicht die Implikation enthalten, die man bei den Vertretern der Soziobiologie findet, wenn diese den Menschen als „territoriales Lebewesen" oder als „Rangordnungs-Lebewesen" bezeichnen. Wer sich so ausdrückt, glaubt an unvermeidliche Einzelursachen, die unvermeidliche Folgen haben. Diese Ansicht kann allerdings ohne weiteres falsifiziert werden, man braucht sich nur den ganzen Umfang menschlicher Verhaltensmöglichkeiten vor Augen zu führen. Unsere Meinung deckt sich auch nicht ganz mit der von Skinner, der die Strukturen im Tierreich gänzlich der biologischen Evolution zuschreiben möchte, die Sozialstrukturen des Menschen dagegen einem lebenslang andauernden individuellen Lerngeschehen. Eine derart extreme Polarisierung zwischen Tier und Mensch ist unseres Erachtens nicht gerechtfertigt. Die Gesamtheit der Beobachtungen, die zur Verfügung stehen, legen eher die Schlußfolgerung nahe, daß nicht nur bei menschlichen Gruppen, sondern auch bei den meisten Tierarten biologische und soziale Evolution, individuelles Lernen und gegebenenfalls auch gruppenabhängige Planungen möglich sind.

5.7.1 Die räumliche Verteilung von Angehörigen verschiedener Berufsgruppen

In diesem Zusammenhang sollte man die räumliche Verteilung von Ärzten, Handelsvertretern, Prostituierten und anderen freiberuflich Tätigen untersuchen. Zwar liegen dazu keine systematischen Befunde vor, doch ist auch hier sicherlich der bekannte Faktor relevant: Die Angehörigen gleicher Berufssparten müssen – wie artgleiche Singvögel – weit genug voneinander entfernt leben, damit jeder sein Auskommen findet. Sie sind nicht wie die Tiere auf geographisch identische Nahrungsressourcen angewiesen, dafür aber auf die gleiche potentielle Klientel, was sich letzten Endes auch auf die Verfügbarkeit von Nahrungsmitteln und sonstigen Gütern auswirkt.

Bei den freiberuflich Tätigen kommt sowohl der Typ der „Brutkolonie" als auch der des „Mehrzweck"-Reviers vor. Kolonienbildungen sind dann möglich, wenn die potentielle Klientel wie in Städten sehr zahlreich ist. In der Londoner Harley Street z. B. haben Fachärzte gleicher Spezialisierung ihre Praxisräume dicht beieinander. Alle können dort ihren Lebensunterhalt verdienen, weil ihre Patienten eben nicht nur aus der Umgebung von Harley Street stammen. Das Meer, in dem diese Ärzte fischen, ist ganz London. Die Entfernungen sind nicht groß und die Beförderungsmöglichkeiten nicht schlecht, so daß die Ärzte sich nicht über das gesamte Gebiet ausbreiten müssen, um in der Nähe einer Mindestanzahl erforderlicher Patienten zu sein.

Bei den praktischen Ärzten im schottischen Hochland oder im amerikanischen Südwesten sieht es etwas anders aus. Sicherlich gibt es dort exklusivere „Reviere". Die Bevölkerungsdichte ist so gering, und die Entfernungen sind so weit, daß für jeden Arzt genügend potentielle Patienten innerhalb tolerierbarer Entfernungen vorhanden sein müssen. Bei den Ärzten ist jedoch nicht allein der Gesichtspunkt der optimalen Revieraufteilung ausschlaggebend, denn man wirft ihnen häufig vor, daß sie im Hinblick auf die Patientenversorgung nicht optimal verteilt seien. Es gibt langweilige oder unzugängliche Regionen in der ganzen Welt, in denen nicht genug oder gar keine Ärzte zur Verfügung stehen. Doch solange es keine Arztschwemme, sondern vielmehr einen chronischen Ärztemangel gibt, kann man keinen Arzt in das entfernte Schottland oder Arizona oder in den brasilianischen Dschungel oder in die Sahara zwingen. Die Mehrheit der Ärzte läßt sich dort nieder, wo sie neben ihrem Lebensunterhalt auch Theater, Orchester, gute Restaurants und andere Annehmlichkeiten findet, und das ist nur bei einer dichtlebenden Bevölkerung zu haben. Was nicht heißen soll, daß ein Arzt nicht doch auch manchmal in den Dschungel geht: Es gab schließlich einen Albert Schweitzer, und es wird noch mehr Persönlichkeiten seiner Art gegeben haben.

Vielleicht ist eine Koloniebildung nur bei den wenigen freiberuflich tätigen Menschen möglich, die wie die Ärzte lebensnotwendige Dienstleistungen erbringen und deshalb aufgesucht werden müssen. Vertreter einer Elektrofirma könnten es sich wohl kaum leisten, sich in der Harley Street niederzulassen; sie könnten doch nur dasitzen und warten. Prostituierte hingegen können sich in Kolonien zusammentun, was ja auch oft geschieht. In New York befinden sich ihre „Nistplätze" am Times Square und in der Nähe des Waldorf-Astoria-Hotels. Prostituierte sehen sich nur einem anderen Problem gegenüber – dem Gesetz. Wo das Gesetz sie zwingt, „in Bewegung zu bleiben" – wie fast überall in London – bilden sich eher Exklusivreviere. Die Harley Street oder das Waldorf-Astoria-Hotel bieten den besonders gefragten professionellen Damen Vorteile, denn an solch bekannten Orten können sie eher von den „dicksten Fischen" aufgesucht werden. Weniger gefragte Berufsausübende haben die Vorteile der Klientennähe gegen die Nachteile eines heftigen Wettbewerbs abzuwägen. So entscheidet sich vielleicht jemand dafür, lieber der einzige Psychiater in der Mojave-Wüste zu sein, wo der Gesichtspunkt der Erreichbarkeit stark ins Gewicht fällt.

All das will nur darauf aufmerksam machen, daß bei Berufsausübenden ebenso wie bei Nationen und bei Haushalten Tendenzen der Gebietsaufteilung erkennbar werden, die ein Territorialverhalten im menschlichen Bereich zur Folge haben. Keinesfalls wirken diese Tendenzen allerdings auch nur annähernd optimal; zuviele andere Faktoren spielen mit. Wie weit kommt man also mit der Analogie? Werden Vertreter, Prostituierte und Zeitungsjungen miteinander kämpfen, wenn andere ins gleiche „Revier" eindringen und von der gleichen Klientel leben wollen? Allerdings, das ist sehr gut möglich. Was etwa würden die Fachärzte von der Harley Street tun, wenn ein zusätzlicher Psychiater – einer zuviel – die Praxisräume eines fortziehenden Hals-Nasen-Ohren-Arztes kaufen und dort sich niederlassen wollte? Wahrscheinlich würden sie eine Petition einreichen.

Aus der Untersuchung der tierischen Rangordnung und Revierzuordnung gewinnt man vielleicht mehr für die Humanpsychologie als aus der Kenntnis sozialer Strukturen, welche oft mit bestimmten abstrakten Zufallskonstellationen zusammenhängen – auch wenn bestimmte Situationsaspekte gleich bleiben. Man kann sich ferner dazu entschließen, zu weniger allgemeinen, und dennoch zutreffenden Aussagen zu kommen. Aussagen dieser Art wurden ja bereits eingeführt, z.B.: „Der Mensch verhält sich im allgemeinen innerhalb seines anerkannten Territoriums aggressiver als außerhalb." Solche Behauptungen können zutreffen, ohne daß man gleichzeitig mit unumstößlichen Verhaltensdeterminanten zu tun haben müßte. Sie sind von ganz anderer Art als Feststellungen wie „Der Mensch ist ein territoriales (oder durch Rangordnung bestimmtes) Lebewesen" und gerade deshalb von größerem Wert.

Auf eine Schlußfolgerung möchten wir besonderen Wert legen, sie stellt zwischen einer Reihe von theoretischen Ansätzen und Forschungen in der Sozialpsychologie Beziehungen her. Danach wird ein Mensch – ebenso wie ein Tier – nicht primär deshalb zornig und aggressiv, weil ihm etwas vorenthalten wird, was er haben möchte, oder weil er depriviert ist, während andere es nicht sind. Zorn wird vielmehr ausgelöst, wenn ein vertrauter Verteilungsmechanismus außer Kraft gesetzt wird, d.h. wenn einem ein zu Recht erwarteter Anteil, den man als „fair" betrachtete, vorenthalten wird. Wenn die Verteilung durch Rangordnung oder durch Revierzuordnung Erwartungen mit sich bringt, bei einigen Spezies sogar Vorstellungen über das, was als gerecht zu betrachten ist, dann gewinnt man Anknüpfungspunkte an sozialpsychologische Theorien wie die Frustrations-Aggressions-Hypothese, die Theorie der relativen Deprivation, die Theorie der Revolution aufgrund steigender Erwartungen und den Ansatz der distributiven Gerechtigkeit, dem wir uns weiter unten zuwenden werden.

5.7.2 Warum Rangordnung und Territorialität beim Menschen versagen

Zu Anfang des Kapitels war die Rede von der vor allem durch Lorenz hoch veranschlagten Gefahr, die die Aggression für die menschliche Rasse mit sich bringt, eine Gefahr, die im Tierreich nicht vorzukommen scheint. Bei den Tierarten dienen Rang und Territorialeinteilung erfolgreich dem Zweck, vorhandene Ressourcen ohne ernsthaftes Kämpfen oder gar Töten zu verteilen. Warum ist das bei uns nicht so? Lorenz meint, daß der Mensch zu den Lebewesen zu rechnen ist, die nicht mit wirksamen natürlichen Waffen ausgestattet sind, so daß ihm auch wirksame natürliche Abschreckungsmittel fehlen. Der Mensch hat aber Waffen erfunden, die unvergleichlich viel gefährlicher sind als alles, was die Natur ihm an Waffen hätte mitgeben können. Darin liegt für Lorenz die Bedrohung. Wir hatten dem noch eine weitere Gefahr hinzugefügt: Ressourcen wie Prestige, Geld und Macht, um die Menschen häufig kämpfen – zunächst vielleicht in ritualisierter Form, aber am Ende oft mit tödlichen Folgen – sind oft so knapp wie Nahrung und sexuelle Befriedigungsmöglichkeiten. Sie gehören aber durchaus zu dem, was man erstreben darf und sollte, und es liegt in ihnen eine Tendenz, ein immer stärkeres Verlangen zu wecken. Im folgenden werden wir, wie versprochen, den auffallenden Mangel an Abschreckungsmitteln beim Menschen erläutern.

Erstaunlich ist, daß die meisten Menschen glauben, sie könnten einander niemals etwas zuleide tun, außer wenn sie dazu stark provoziert werden. Denn die Fälle, die für das Gegenteil sprechen, sind überwältigend zahlreich. Stanley Milgram (1963) führte eine Reihe berühmt gewordener Experimente über den Gehorsam durch. Die höchst beunruhigenden Ergebnisse, die er erhielt, werden in Kapitel 6 ausführlicher behandelt. An dieser Stelle sollen nur diejenigen Beobachtungen zur Sprache kommen, die erkennen lassen, wie übertrieben optimistisch der menschliche Glaube an die Möglichkeiten der Abschreckung gegenüber mitmenschlicher Aggression ist.

Stellen Sie sich einmal sich selbst als Versuchsperson in einem Experiment vor, das Milgram leitet. Auf ein Zeitungsinserat hin sind Sie und noch jemand anders im Laboratorium der Yale-Universität erschienen. Ein ziemlich selbstbewußt auftretender Versuchsleiter im weißen Kittel erklärt Ihnen das Experiment; es gehe um die Untersuchung der Wirkung von Strafe auf Lernprozesse. Es wird ausgelost, wer von Ihnen beiden die

erforderlichen Strafen (Elektroschocks) austeilen soll, und wer die Listen von Paar-
Assoziationen lernen soll, wobei auf einzelne
Reizwörter die richtigen Antworten zu geben
sind. Das Los entscheidet, daß Sie den „Lehrer" und die andere Person den „Schüler"
spielen werden.

Der Schüler wird in seinem Stuhl festge-
bunden – um zu extreme Bewegungen unter
der Schockbehandlung einzuschränken. Ihnen wird versichert, daß die Schocks zwar
sehr schmerzhaft sein können, jedoch keinen
bleibenden Schaden verursachen. Der
Schockgenerator, den Sie bedienen sollen,
ermöglicht Stromstöße zwischen 15 und 450
Volt und trägt Markierungen wie „Leichter
Schock" im unteren Bereich und „Gefahr:
Schwerer Schock" im oberen Bereich. Ihre
Aufgabe als Lehrer besteht lediglich darin,
die einzelnen Reizwörter darzubieten und
dann einen Elektroschock auszuteilen, wenn
Ihr Schüler bei der Antwort einen Fehler
macht. Allerdings soll mit jedem neuen Fehler in der Versuchsserie die Schockstärke um
eine Stufe erhöht werden, so daß Sie am Ende
vielleicht bis zur höchsten Schockintensität
aufsteigen müssen. Sie nähern sich diesem
Bereich, der Schüler schreit jetzt bei jedem
Stromstoß auf, bittet den Versuchsleiter abzubrechen und spricht von einem Herzfehler,
aber der Versuchsleiter ist unbeirrbar, geht
darauf nicht ein und weist Sie darauf hin, daß
die erforderlichen Stromstöße planmäßig
weiter auszuteilen seien. Werden Sie bis zur
höchsten Schockstufe („Gefahr: Schwerer
Schock") gehen?

Milgram stellte sein Verfahren im einzelnen älteren Studenten und seinen Kollegen
vor und bat sie im Anschluß daran, die Pro-
zentzahl der „Lehrer" zu schätzen, die bis zur
höchsten Schockstufe hinaufgehen würden.
Die höchste Schätzung betrug 3%; die meisten glaubten, daß etwa 1% und manche, daß
sogar niemand gehorchen würde. Das Ergebnis, das mehrfach und unter variierenden
Bedingungen repliziert wurde, zeigte indessen, daß fast zwei Drittel der „Lehrer" bis zur
höchsten Schockstufe gingen.

In Wirklichkeit gab es jedoch überhaupt
keinen Schock. Der „Schüler" war ein Mitarbeiter Milgrams, der seine Schockreaktionen
nur simulierte. Es wäre beruhigend, wenn

man annehmen könnte, daß der Gehorsam
der „Lehrer" lediglich der Tatsache zuzuschreiben ist, daß diese das experimentelle
Spiel durchschauen, doch dem ist nicht so.
Wer die Durchführung des Experiments mit
eigenen Augen gesehen hat, wer Zeuge des
qualvollen Konflikts bei den meisten „Lehrern" wurde, der kann sich des Eindrucks
nicht erwehren, daß die „Lehrer" von der
Echtheit der Situation überzeugt waren und
sich für den Gehorsam gegenüber der Autorität des Experimentators mit der Konsequenz
einer erheblichen Schädigung eines Mitmenschen und Artgenossen entschieden. Dies ist
ein überzeugendes Dokument, das der
Wunschvorstellung und der Annahme widerspricht, unsere Hemmungsmechanismen gegenüber der Aggression hätten doch eine
hinreichende Stärke; quer durch verschiedene Alters- und Berufsgruppen zeigte sich immer wieder das Gegenteil.

Besonders wichtig ist hier die Feststellung,
daß die Handlungen der „Lehrer" nach unserer Definition nicht als Aggression klassifi-
zierbar sind, auch wenn durch sie einem anderen große Schäden zugefügt wurden, die – wie
sie wußten – sogar tödlich sein konnten. Die
Versuchsperson war nicht zornig über den
„Schüler" und es gab ihr keine Befriedigung,
wenn sie ihm Schocks verabreichte. Die meisten Versuchspersonen zeigten im Gegenteil
Zeichen außerordentlicher seelischer Belastung und waren unglücklich über ihr Tun. Sie
waren ungeheuer erleichtert, nachdem sie
über die Hintergründe des Versuchs aufgeklärt wurden, wenn ihr „Schüler" lächelnd
aus dem Versuchsraum kam und ihnen die
Hand reichte. Aber das ist natürlich für unsere Spezies kein großer Trost. Das Ergebnis
zeigt, daß wir noch nicht einmal aggressiv
erregt sein müssen, wenn wir uns gegenseitig
umbringen. Die Aggression mit ihren instinktiven und nichtinstinktiven Wurzeln hat offensichtlich beim Menschen kaum etwas mit
den Formen der Tötung von Artgenossen zu
tun, die die Menschheit bedrohen.

Lorenz glaubt, die spezifisch menschliche
Tötungsbereitschaft gegenüber Artgenossen
sei dem Umstand zuzuschreiben, daß die
menschlichen Waffen aus so großer Entfernung eingesetzt werden, daß keine Hemmungsmechanismen mehr wirksam werden

können. Milgrams Experimente lassen erwarten, daß es andere Gründe geben muß. Einer davon hat mit der Komplexität unserer menschlichen Organisationsformen zu tun, die eine Art „Diffusion der Verantwortlichkeit" für Handlungen, die zur Schädigung und Tötung von anderen führen, zur Folge haben. Normalerweise ist es sehr schwierig, jeweils eine verantwortliche Person dafür namhaft zu machen. Abgesehen von Hitler konnte jeder im „Dritten Reich" behaupten, daß er nur Befehle ausführte und keine wirkliche Verantwortung für die Opfer der Gewaltmaßnahmen trug. In einer Organisation sucht man bei gravierenden Fehlern immer einen Experten oder einen Vorgesetzten, dem man die eigentliche Verantwortung anlasten kann.

Es gibt noch eine andere menschliche Besonderheit, die das Versagen der sonst so erfolgreichen Strukturen – der Rangordnung und Gebietszuteilung – in entscheidenden Situationen mit bedingt: der Mechanismus der Gruppenabwertung.

5.7.3 Aggressionsenthemmung durch Fremdgruppenabwertung

Erik Erikson (1969) ist der Auffassung, daß der Mensch äußerst anfällig für ein Phänomen sei, das er *pseudospeciation* nennt[1]. Menschliche Gruppen haben die Neigung, Unterschiede hinsichtlich äußerer Erscheinung, Normen, kultureller Gebräuche usw. bei anderen Gruppen abwertend auszulegen: Die anderen seien lediglich eine Pseudospezies, sie seien nicht als richtige Menschen zu betrachten. Daraus entstehen offensichtliche Gefahren. Die Gefahr ist dabei nicht darin zu sehen, daß wir eine solche Gruppe wie andere nichtmenschliche Arten angreifen würden, denn die getöteten Individuen dienen uns – abgesehen von Kannibalismus – nicht als Nahrung. Tiere fallen aber nur über Beutetiere her, innerartlich gibt es lediglich Wettkämpfe. Man könnte sogar erwarten, daß die menschliche Neigung zur Einstufung anderer Gruppen als artfremd gegen Aggression immunisieren müßte, da eine fremde Art, die uns nicht als Nahrung dient, von uns eigentlich nicht behelligt werden sollte. Die Gefahr der Fremdgruppenabwertung besteht auch nicht primär darin, daß sie Aggressionen weckt, sondern daß sie alle unsere Mechanismen hemmt, die die Aggressionsneigung normalerweise in Schach halten.

Muzafer Sherif führte in den vierziger und fünfziger Jahren drei Versuche mit Knaben eines Ferienlagers durch, wobei er harmlosere Formen der Aggression provozierte, um sie am Ende wieder gänzlich abzubauen. Die wohl bekannteste dieser Untersuchungen fand in Oklahoma im Robber's Cave State Park statt (Sherif, Harvey, White, Hood & Sherif, 1961). Er verwendete eine recht naturalistische Methode, die gleichzeitig eine brauchbare Sammlung verwertbarer Daten ermöglichte. Offensichtlich merkte keiner der beteiligten 12jährigen Jungen, daß er an einem Experiment teilnahm. Sherif spielte dort die Rolle des Mr. Musee, einem Hausmeister, der nur herumging und unauffällig Augen und Ohren offen hielt. Andere Mitarbeiter machten Fotos und Notizen, wenn sie sich unbeobachtet wußten.

Die erste Phase, die drei Tage dauerte, verbrachten alle Jungen zusammen am gleichen Ort, sie wurden miteinander bekannt und begannen, in kleinen Gruppen Freundschaften zu schließen. In der zweiten Phase, die vier Tage dauerte, wurden die Jungen räumlich in zwei Gruppen aufgeteilt, hatten eigene Clubräume und Aktivitäten. Prompt entwickelten sie unterschiedliche Gruppennormen und Konventionen. Sie tauften sich „Eagles" und „Rattlers" und markierten Hemden und Mützen mit unterschiedlichen Symbolen.

In der dritten, einer Wettkampfphase von fünf Tagen, sollten dann leichte Formen von Aggression ausgelöst und die sonst üblichen Hemmungsbedingungen abgebaut werden. In verschiedenen Spielen wetteiferten die Gruppen miteinander, um Punkte für den ausgesetzten Preis von zwölf Fahrtenmessern zu gewinnen. An zwei großen Meßlatten konnte der jeweilige Stand der Gruppen abgelesen werden. Anfangs hielt sich der Wett-

---

1 Wörtlich: Pseudospezies-Bildung. Gemeint ist so etwas wie die Einstufung anderer Menschengruppen als Untermenschen, nichtvollwertige Menschen oder allgemeiner eine Fremdgruppenabwertung (d. Übers.).

kampf im Rahmen dessen, was man als sport-lich-faire Norm bezeichnen kann, doch er verschärfte sich zunehmend. Aus den Bravo-rufen für gute Leistungen des anderen Teams wurden Schmährufe. Man beschimpfte sich gegenseitig und warf der jeweils anderen Mannschaft unfaires Vorgehen und Schum-melei vor. Negative Stereotypien von der gegnerischen Gruppe bildeten sich aus. Ein-mal drang die eine Gruppe nachts in das Lager der anderen ein, kippte Betten um und warf alles durcheinander. Im Experiment des

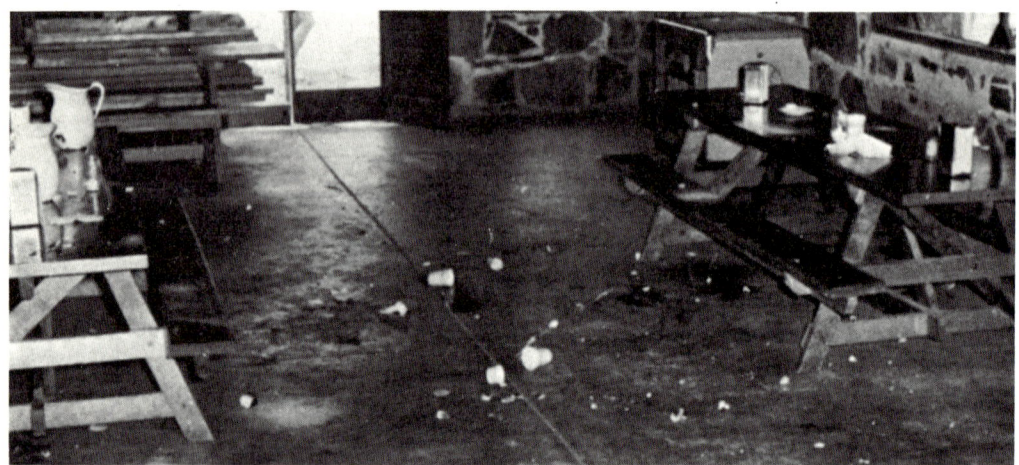

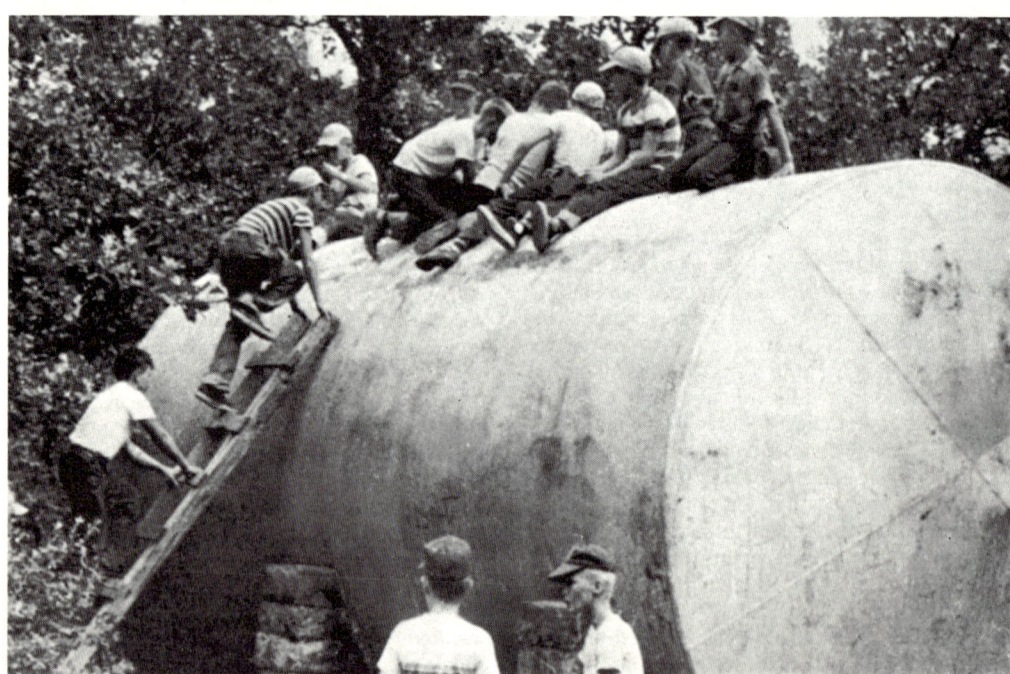

Abb. 5.22. Szenen aus zwei Phasen des Experiments von Sherif. Die erste zeigt den Anblick des Speisesaals nach einer „Essensschlacht". Solche „Schlachten" waren in der Konkurrenzphase des Gruppenexperiments an der Tages-ordnung. In der kooperativen Phase trat manchmal ein Schaden am Wassertank auf, der beide Gruppen mit Wasser versorgte. Bei der Entdeckung des Fehlers und den anschließenden Reparaturen entwickelte sich bei den „Eagles" und den „Rattlers" eine gute Zusammenarbeit

folgenden Jahres gab es eine Essensschlacht im Speisesaal (s. Abb. 5.22). Mr. Musee mußte seine Helfer, die an dem Experiment teilnahmen, ständig davor warnen, sich von den sich entwickelnden Feindseligkeiten mitreißen zu lassen. Am Ende weigerten sich die beiden Gruppen sogar, im Speisesaal gemeinsam zu essen. Zwar kam dabei niemand ernsthaft zu Schaden, doch die Schaffung der Wettkampfsituation und der Abbau der üblichen Hemmungen für aggressives Verhalten führte zu erheblichem Zorn, zu Verleumdungen und zur offenen Aggressivität auf beiden Seiten.

In der Schlußphase bemühte sich Sherif um Beilegung der Feindseligkeiten. Das gelang ihm, indem er den beiden Gruppen Aufgaben übertrug, die eine Zusammenarbeit erforderlich machten, deren Ergebnis beiden Gruppen gleichermaßen zugute kam. So legten sie ihre Geldmittel zusammen, um den teuren und beliebten Film „Schatzinsel" ausleihen zu können. Oder es blieb ein Lastwagen stecken, der die gemeinsamen Vorräte heranschaffen sollte. So mußten alle mit anpacken, um den Wagen wieder flott zu bekommen. Oder der einzige Wassertank mußte repariert werden, wobei auch wieder alle mit anpacken mußten (s. Abb. 5.22). Die „Rattlers" und „Eagles" gaben ihre Feindschaft auf. Es entwickelten sich wieder Freundschaften zwischen den Gruppen, so wie sie sich spontan gebildet hatten, ehe die Wettkampfsituation eingesetzt hatte.

Der Wettkampf in Sherifs Experimenten entstand aufgrund einer künstlich begrenzten, konventionellen Situation (Punkte, durch die man zum Schluß Messer bekommen konnte). Daraus resultierte Aggression, keine Rangordnung und keine territoriale Zuteilung. Die für diese Strukturen erforderlichen Voraussetzungen fehlten, übrig blieb der Kampf.

Bei den „Eagles" und „Rattlers" zeigte sich pseudospeciation, Fremdgruppenabwertung auf einer harmlosen Ebene. Dies sieht sicher ganz anders aus, wenn die Gegner „Schweine" und „Mißgeburten" genannt werden oder „Nigger" und „weiße Ratten". Man hat berichtet (Hersh, 1970), daß die amerikanischen Soldaten die Vietnamesen generell als „Ungeziefer" bezeichneten. Bei den Verbrechen von My Lai war die Gruppenabwertung zusammen mit anderen aggressionserleichternden Faktoren für einige Soldaten offenbar so wirksam, daß selbst vermutlich angeborene Hemmungsmechanismen außer Kraft gesetzt wurden: der Anblick von schwangeren Frauen und von Kindern. Jede Nation praktiziert, wenn es zum Krieg kommt, diese Form der Abwertung des Gegners.

Es ist wohl keine Frage, daß es sich bei den Ressourcen, um die es bei Aggression geht, meist um kulturell bedingte Werte handelt, deren Erwerb nur schwer zu einer Sättigung führt. Die Frage ist so trivial, daß man ihr bisher keine Untersuchung gewidmet hat. Wer Geschichtsbücher und Zeitungen liest, gewinnt auch so den Eindruck, daß die stärksten Aggressionen sich nicht auf dem Schlachtfeld, sondern am königlichen Hof oder in Beratungsgruppen der Regierung entwickeln. Zwischen den Höfen von Heinrich VIII., Elizabeth I. und den amerikanischen Präsidenten Lyndon Johnson und Richard Nixon gibt es in dieser Hinsicht verblüffende Ähnlichkeiten. Rivalisierende Gruppen von Männern, gelegentlich auch Frauen, werden aufeinander wütend und versuchen sich gegenseitig fertigzumachen, wenn es um Dinge geht wie Status, Macht, Privilegien, Geld usw. und nicht etwa, weil die Nahrungsmittel oder der Lebensraum knapp sind. Und diese Leute scheinen nie zufrieden zu sein. Sie benutzen vielmehr das Erreichte lediglich als Sprungbrett für noch größere Ansprüche. Das liegt vielleicht daran, daß sich auf jeder höheren Stufe die Vergleichsebene oder die Bezugsgruppe ändert, so daß man ständig höher streben muß. Das hat offenbar mit dem Gesetz des relativen Effekts zu tun, wie Sie sich erinnern werden.

Was die Auseinandersetzungen auf höchster Ebene für die Normalbürger so gefährlich werden läßt, ist ihre ins Astronomische wachsende Macht und die Tatsache, daß von der ritualisierten Aggression der Anführer nur ein kleiner Schritt zur tödlichen Aggression zwischen den jeweiligen Streitkräften führt. Nur weil irgendein führender Mensch oder eine herrschende Gruppe die Macht dazu hat, muß eine Nation gegen Spanien oder Vietnam in den Krieg ziehen, wobei Millionen von Menschen getötet werden. Die Ähnlichkeit zwischen dem Hof Heinrichs VIII. und den Beratern der Präsidenten Johnson oder Nixon ist erschreckend, wenn man daran denkt, daß „das Volk" im Kalkül der Mächtigen eine unpersönliche Masse darstellt, die man leicht manipulieren kann.

5.8 Gerechtigkeit

Vielleicht haben wir zuwenig die Tatsache berücksichtigt, daß einfache und selbst vitale Bedürfnisse wie Hunger für die Auslösung von Zorn und Aggression eine eher untergeordnete Rolle spielen. Wenn Hühner ganz unten in der Hackordnung stehen, verhungern sie eher, als daß sie bis zum bitteren Ende für eine lebenserhaltende Futterration kämpfen würden. Zawadzki und Lazarsfeld (1935) haben nachgewiesen, daß auf dem Höhepunkt der Wirtschaftskrise der dreißiger Jahre die Arbeitslosen in ihrem Elend an militanten politischen Bemühungen, ihr Los zu verbessern, desinteressiert waren.

Sogar die *relative* Deprivation – die sehr massiv und extrem sein kann – ist nicht unbedingt ein Aggressionsstimulus. Nun ist allerdings jede Deprivation irgendwie relativ. Manche Hennen nehmen zu, während andere hungern; manche Männchen der Wildgans paaren sich überhaupt nicht, während sich andere sogar mehrfach paaren. In manchen Ländern hungern die armen Leute und schlafen auf der Straße, während andere (Angehörige hoher Kasten, überlegener Rassen, Adelige und Millionäre) soviel essen, daß es ihrer Gesundheit schadet. Trotzdem scheinen sich die „Habenichtse" mit ihrer relativen Deprivation meist abzufinden. Patchen (1961) befragte z. B. Arbeiter in einer Ölraffinerie über ihre Gefühle gegenüber Arbeitern, die besser verdienten. Die Mehrheit fand die eigene Lage ganz zufriedenstellend. Die meisten Besitzenden sind gegenüber dem Elend der Habenichtse auch ziemlich gleichgültig, was durchaus den Zuständen auf einem Hühnerhof entspricht.

Unter bestimmten Bedingungen kann relative Deprivation jedoch auch extreme Wut und Aggression verursachen. Wenn die Beta-Henne der Alpha-Henne Futter weg-

schnappt, wenn ein Fremder in das Revier eines Stichlings, eines Sperlings oder Hundes eindringt, dann ist meist die Hölle los (Etkin, 1964; Tinbergen, 1951). Entscheidend ist offensichtlich nicht die Tatsache der Ungleichverteilung als solche, sondern die Frage, ob sie den jeweiligen Gruppen von Menschen oder Tieren „fair" oder „gerecht" erscheinen. Nun sind Fairneß und Gerechtigkeit für Tiere recht komplexe Vorstellungen, meist sogar noch für die Menschen. Am besten macht man einen Unterschied zwischen Ungleichheiten, die in die jeweils vertrauten Rahmen passen und daher akzeptiert werden, und denjenigen Ungleichheiten, die vom Üblichen abweichen und somit den jeweiligen Erwartungen zuwiderlaufen. Nur dann werden Ungleichheiten zum Anlaß für Zorn, Wut und Aggression.

Es hat gewisse Vorteile, wenn man eine Diskussion der Aggression mit den betreffenden Erscheinungen bei Tieren beginnt, denn als Angehörige einer anderen Spezies können wir das eher Zufällige und die Willkür der Tierspezies hinsichtlich der Regeln, die den stets ungleichen Zugang zu den Ressourcen steuern, besser erkennen. Wir lassen uns nicht von der wirklichen Bedeutung eines lauten Gebrülls beeindrucken, eine gewaltige Mähne oder das Spiel der Schwanzfedern erregt uns nicht, nicht einmal die Fähigkeit, einen Kampf durch Einsatz langer, spitzer Hörner zu gewinnen. Wir sind nicht davon überzeugt, daß solche Attribute und Fähigkeiten wegen eines hohen gesellschaftlichen Wertes so hoch belohnt werden. Wenn es sich jedoch um Menschen handelt, dann will sich manch einer nicht von seiner Überzeugung trennen, daß z. B. Männer den Frauen tatsächlich überlegen sind oder Brahmanen den Parias, Weiße den Farbigen, 30jährige den

50jährigen, Menschen mit Titel solchen ohne Titel. Wir wollen dabei nicht den Schluß ziehen, daß – da die Leguane oder Antilopen ihre Ressourcen auf der Basis willkürlicher Merkmale verteilen – daher für Menschen das gleiche gilt. Beim Menschen scheinen die Verteilungsregeln nur zum Teil auf willkürlichen Traditionen zu beruhen, zum Teil stützen sie sich auf eine Abschätzung des Wertes im Hinblick auf das soziale System.

Wir wollen hier nicht mit den Tieren, sondern mit den Menschen beginnen und erst später einen Vergleich ziehen und untersuchen, ob die aggressionsauslösenden Umstände auf der gleichen Ebene liegen oder gar identisch sind. Die Sozialpsychologie hat einige Theorien entwickelt, die zu erklären versuchen, warum unter bestimmten Bedingungen ein Mensch mit seinen Belohnungen zufrieden ist, und warum er unter anderen Umständen Gefühle der Unzufriedenheit, des Zorns und der Aggression entwickelt. Dazu gehören die Theorie von Homans (1961) zur distributiven Gerechtigkeit, die von Adams (1965) zum sozialen Ausgleichsverhältnis (theory of equity and inequity), die Austausch-Theorie von Blau (1964), die Evaluationstheorie (Festinger, 1954; Thibaut & Kelley, 1959) und eine Sonderform der Evaluationstheorie, die als Theorie der „relativen Deprivation" zu bezeichnen ist. Letztere ist von besonderem Interesse, wenn sie zur Interpretation revolutionärer Bewegungen herangezogen wird (Davies, 1962; Pettigrew, 1967). Darüber hinaus gibt es noch die ältere Theorie von Dollard, Doob, Miller und Mowrer (1939), die besagt, daß Aggression durch Frustration verursacht wird. Die Hypothese hat sich nicht so weit entwickelt wie die vorhergenannten, ist jedoch hinsichtlich ihres Geltungsbereichs erheblich anspruchsvoller, denn sie will für Tier und Mensch in gleicher Weise gültig sein.

5.8.1 Distributive Gerechtigkeit

Am besten stellen wir an den Anfang die Theorie der distributiven Gerechtigkeit von Homans. Hinsichtlich ihrer begrifflichen Differenzierung ist sie in einem mittleren Bereich anzusiedeln, so daß sie einen willkommenen Standard für begrifflich komplexere und einfachere Theorien darstellt. Prinzipiell soll die Theorie anwendbar sein, sobald wenigstens zwei Personen (symbolisiert durch P für „Person" und A für „der Andere") miteinander eine Austauschbeziehung eingehen. Die meisten systematischen Befunde für seine Theorie gewann Homans aus Feldstudien oder aus Experimenten im Bereich der Betriebspsychologie – deshalb wohl hat er die meisten seiner Begriffe („Belohnung", „Kosten", „Investition", „Profite") aus der Ökonomie entlehnt. In der Betriebswelt ist ein Großteil der Belohnungen, Kosten und Investitionen finanzieller Art, doch soll die Bedeutung der Begriffe weit mehr als nur den ökonomischen Bereich abdecken. Die Theorie will auch z. B. dem „Austausch" zwischen Liebenden und Ehepartnern (hinsichtlich Zuneigung, Loyalität, Respekt, sexuellem Vergnügen, Status etc.) gerecht werden, dem zwischen Eltern und Kindern (hinsichtlich Gehorsam, Vertrauen, Verantwortung, Liebe etc.) – im Grunde wird also jede Form von „Austausch" zwischen verschiedenen Personen mit einbezogen. In Scheidungsverhandlungen, Heimen, Schulen, politischen Konferenzen, bei Tarifverhandlungen und internationalen Abrüstungskonferenzen – überall kommen Argumente der distributiven Gerechtigkeit zum Tragen.

5.8.1.1 Clarks Untersuchung im Supermarkt

Unser erstes Beispiel behandelt ein betriebliches Problem: die distributive Gerechtigkeit an der Kasse eines Supermarkts. Ein Vorteil dieses Beispiels liegt darin, daß das Problem tatsächlich empirisch untersucht wurde (Clark, 1958). Ein zweiter Vorteil besteht darin, daß jedem die Tätigkeiten der Kassiererinnen und Verpackerinnen an den Kassen der Supermärkte vertraut sind, so daß wir alle eine Vorstellung von den Faktoren haben, die bei diesen beiden Berufen als Belohnung, als Kosten und Investitionen angesehen werden können.

Clarks Untersuchung war nicht direkt als Testfall für eine Anwendung des Begriffs der distributiven Gerechtigkeit im Sinne von Ho-

mans gedacht, aber seine Interviews, Rang-
einstufungen und Fragebögen enthalten genau die für die distributive Gerechtigkeit relevanten Faktoren. Die Untersuchung informiert über den relativen Status der Berufe,
über die Gefühle der Monotonie oder Interes-
santheit der Arbeit, über Einstellungen gegenüber bestimmten Hintergrundsmerkma-
len wie Geschlecht, Bildung, Alter usw. bei
den verschiedenen Berufen. Was die Untersuchung nicht bietet, ist eine Zusammenfassung aller Informationen in der Form, daß sie
als ein eindeutiger Test der Theorie von Homans bezeichnet werden könnte.

Unser Ziel ist es, die Theorie von Homans
zu referieren, nicht Clarks Untersuchung zu
beschreiben. Wir haben uns gewissermaßen
nur seine *Situation* im Supermarkt ausgelie-
hen. Wir werden über die interessantesten
Ergebnisse und nur soviel über seine Methode berichten, daß deutlich wird, wie die Ergebnisse zustande kamen und wo ihre Grenzen im Hinblick auf unsere Zwecke liegen.
Wir schließen unsere Diskussion dann mit
einer Übungsaufgabe ab, wobei wir erfun-
dene Daten heranziehen, anhand derer wir
die distributive Gerechtigkeit berechnen
können.

Die Situation an der Kasse ist kein einfaches Paradebeispiel zur Demonstration der
distributiven Gerechtigkeit und verwandter
Begriffe, denn es sind mehr als nur eine
Person (P) und eine andere (A) beteiligt: Da
ist noch die Geschäftsleitung, die die Arbeitssituation und die Bezahlung für P und A
festlegt. Von ihr wird erwartet, daß sie distributive Gerechtigkeit für beide herbeiführt
und garantiert. Eine dritte Kraft dieser Art ist
allerdings eine generelle Erscheinung bei be-
trieblichen, bei juristischen und ähnlichen
Institutionen.

An der Supermarktkasse ist ein Kassierer
beschäftigt und gegebenenfalls eine zweite
Person als Verpacker der Waren. Wenn nur
wenig Kundenbetrieb ist, obliegen i. allg. einer Person beide Funktionen. Das ist normalerweise eine vollzeitbeschäftigte Kassiererin
(in Clarks Untersuchung handelte es sich
immer um eine weibliche Person). Herrscht
starker Betrieb, wie freitags und samstags,
dann werden mehr Kassen geöffnet und die
Aufgaben des Kassierens und Einpackens

verschiedenen Personen übertragen, um die
Abfertigung zu beschleunigen. Ein Großteil
der zusätzlichen Arbeitskräfte ist teilzeitbe-
schäftigt und arbeitet nur an Stoßzeiten, 10
bis 30 Stunden pro Woche. Bei den Teilzeitbeschäftigten war keine Geschlechtsgebun-
denheit hinsichtlich der Art der Arbeit festzustellen. Clarks Daten ergaben, daß etwa 80
Prozent der Arbeit, die in den Supermärkten
anfällt, von Teilzeitbeschäftigten geleistet
wurde, deren Bezahlung aber nur 40 Prozent
der gesamten Arbeitskosten ausmachte –
weshalb sie einen sehr wichtigen Faktor für
die Effizienz des Geschäfts darstellen. In
Supermärkten dieser Art sind also abwechselnde Teams von Kassierern und Verpak-
kern am Werke.

Clark untersuchte zwei Supermärkte sehr
gründlich und weitere acht weniger gründlich.
In den eingehenderen Untersuchungen beobachtete er zunächst alles, was sich ereignete,
und befragte anschließend zweimal eine
Stichprobe von Arbeitern und Arbeiterinnen.
Die Interviews begannen zunächst eher nicht-
direktiv, zentrierten sich dann aber auf spezielle Fragen wie: „Wenn Sie jetzt plötzlich
nach vorne zum Einpacken gerufen würden,
wie *gern* würden Sie für diese Leute (andere
Angestellte) die Waren einpacken? Stellen
Sie bite eine Rangreihe her." Vom Personal-
büro erhielt Clark Auskünfte über Bezahlung, Alter, Arbeitsbezeichnung und die reguläre Arbeitsplatzbeschreibung.

Den besten Eindruck davon, wie P und A
über ihre Arbeit und die Merkmale derjenigen, die diese Arbeit erfüllen könnten, denken, vermitteln vielleicht wörtliche Wiedergaben der Äußerungen einiger Betroffener.
Zum Beispiel: „Schließlich kann sich eine
schlechte Kassiererin immer noch einem guten Packer und einer guten Angestellten
überlegen fühlen, das hat nichts mit dem
einzelnen zu tun. Das liegt am Job" (S. 106).
In diesem Zusammenhang muß noch hinzugefügt werden, daß es immer hieß, die Packer
arbeiteten „für" die Kassiererin. Ein anderes
Zitat: „Es wäre schon eine sehr unbefriedi-
gende Situation, wenn ein 20–29jähriger ...
für eine 16–19jährige Kassiererin einpacken
müßte. Es *müssen* einfach die Vorausetzun-
gen für gute persönliche Beziehungen da sein.
Oder mit anderen Worten: Leute mit Haupt-

schulabschluß sollten für ihre Kollegen mit Abitur einpacken. Die Abiturienten fühlen sich selbstverständlich überlegen, und es käme zu Reibungen, wenn er für einen anderen mit Hauptschulabschluß einpacken müßte. Wissen Sie, er würde sich als Person überlegen *fühlen,* aber bei der Arbeit in einer untergeordneten Position *sein"* (S. 111). Offenbar war die Zusammensetzung der Teams keineswegs ohne Bedeutung.

5.8.1.2 Definition der distributiven Gerechtigkeit

D ie Theorie der distributiven Gerechtigkeit knüpft an die Beobachtung an, daß häufig kein objektiver Maßstab zur Verfügung steht, um zu beurteilen, ob man gerecht behandelt wird. In diesem und in vielen anderen Fällen beurteilen wir uns in Relation zu einer Bezugsgruppe oder zu anderen Menschen, die in einer vergleichbaren Situation anzutreffen sind (Festinger, 1954). Dies ist offensichtlich keine besonders klare Aussage, da mit ihr ja nicht im einzelnen gesagt wird, welche Art von Maßstäben denn überhaupt von Bedeutung sind. Sie macht auch keine Voraussagen über die Wahl der Bezugspersonen oder Bezugsgruppen. Es gibt jedoch Möglichkeiten, die jeweils funktionalen Bezugspersonen oder -gruppen herauszufinden. Anhand der Interviews z.B. ergab sich ziemlich eindeutig, daß Kassiererinnen und Pakker sich und ihr Schicksal vorwiegend im Verhältnis zum jeweiligen Partner an der Kasse beurteilen.

Es wurde bereits gesagt, daß „Belohnungen", „Kosten", „Profite" und „Investitionen" als Schlüsselbegriffe der Theorie der distributiven Gerechtigkeit anzusehen sind. *Profite* lassen sich als Belohnung minus Kosten definieren. Homans (1961) verwöhnt seine Leser nicht mit klaren Definitionen seiner Hauptbegriffe, doch er gibt genug Beispiele und Kommentare, so daß man die von ihm beabsichtigten Bedeutungen ziemlich sicher erschließen kann. *Belohnungen* sind Dinge, die wir um ihrer selbst willen erstreben, sie bereiten uns Vergnügen. Sie können die Funktion positiver Verstärker erfüllen. *Ko-*

sten sind Dinge, auf die wir lieber verzichten würden unter sonst gleichen Bedingungen; sie könnten als negative Verstärker gelten. *Investitionen* haben bei Homans keine unmittelbar erschließbare Bedeutung; hier scheint er gewisse persönliche Merkmale im Sinne zu haben, die man in seine Arbeit einbringt, und die den eigenen Wert für die Arbeit entweder vergrößern oder verringern. Dazu gehören *durch Eigenleistung erreichte* Merkmale wie Bildung, Fachkenntnisse und Dienstalter und *ohne Eigenleistung gegebene* Merkmale wie Rasse, Abstammung, Geschlecht und Alter. Investitionen können veränderlich oder unveränderlich sein. Homans behauptet nicht, daß Investitionen für die Arbeitsausführung relevant sein müssen. Er sagt auch nicht, daß sie für die Bestimmung von Gerechtigkeit nützlich sein müßten. Er will nur eine Modellvorstellung darüber entwickeln, wie Menschen generell über die distributive Gerechtigkeit denken, unabhängig davon, was im einzelnen als Belohnung, Kosten und Investitionen gilt. Er beabsichtigt nicht, gleichzeitig einen Beitrag zur Moralphilosophie zu leisten.

Um die Berechnung der distributiven Gerechtigkeit wirklich durchzuspielen, müssen wir Zahlen heranziehen, da die Theorie quantitativ formuliert wurde. Das stellt uns vor ein schwieriges und bisher ungelöstes Problem. Denn wie Adams (1965) feststellt, sind die Merkmale, denen Zahlen in dieser und in verwandten Theorien zugeordnet werden müßten, noch nicht eigentlich untersucht worden. Wenn man psychologischen Daten Zahlen zuordnet, ohne daß sich die Beziehung zwischen den empirischen Operationen und den verschiedenen möglichen Eigenschaften von Zahlen als empirisch sinnvoll herausgestellt hat, dann kann der Leser leicht zur Annahme neigen, die betreffenden Zahlen hätten den gleichen Aussagewert wie wenn wir Orangen, Groschen oder Menschen zählen oder physikalische Größen wie Länge und Gewicht messen. Es wäre nicht gerechtfertigt, überhaupt Zahlen zu benutzen, wenn man nicht gleichzeitig die Theorie der distributiven Gerechtigkeit und die weiteren noch zu beschreibenden Theorien als reine Hypothesen, nicht als etablierte Theorien, ansehen würde. Man bringt mit ihrer Hilfe gewisse

Tatsachen in eine Ordnung; sie geben eine Richtung an, wie man gesellschaftliches Leben betrachten kann. Man darf diesen Weg beschreiten, solange die Hypothese Anreize für gezielte Forschung bietet (vgl. die klassische Abhandlung von Stevens, 1951, über den Gebrauch von Zahlen in der Psychologie).

5.8.1.3 Ein imaginäres Problem

W ir nehmen Clarks (1958) Modell zu Hilfe, ohne ihm aber die zu berücksichtigenden Faktoren und die zuzuordnenden Zahlen unterschieben, die bei unserer Untersuchung eine Rolle spielen, und untersuchen die Rollenbeziehungen von zwei imaginären teilzeitbeschäftigten Angestellten, die als Kassierer (*P*) und als Packerin (*A*) tätig sind. Aus Tabelle 5.2 ersehen Sie die numerischen Werte, die den Belohnungen, Kosten, Gewinnen und Investitionen des Kassierers und der Packerin zugeordnet wurden. Auf diese Zahlen stützen sich unsere Berechnungen.

Fast immer werden Kassierer besser bezahlt als Packer. Nehmen wir an, die Zahlen 7 und 5 können in diesem imaginären Fall sinnvoll eingesetzt werden. Wahrscheinlich ist die Aufgabe des Kassierers auch etwas interessanter, da sie etwas abwechslungsreicher ist und ständig Aufmerksamkeit erfordert; wir teilen hier die Zahlen 3 und 2 zu. Wir haben zwar bemerkt, daß Packerinnen bei ihrer eher automatisch ablaufenden Arbeit häufiger Scherze machen und ihrer jeweiligen Stimmung freien Lauf lassen (wie in Abb. 5.23). Dennoch wollen wir die Belohnungen für Interesse oder Spaß an der Arbeit bei der Packerin lieber nicht höher setzen.

Sicher ist der Status eines Kassierers höher als der einer Packerin, doch können wir natürlich nicht wissen, ob er doppelt so hoch anzusetzen ist, wie wir das hier angenommen haben. Weiterhin nehmen wir an, daß der Kassierer für 30 Stunden angestellt ist, die Packerin aber nur für 10 Stunden, und daß sie diesen Zeitunterschied als ein Verhältnis von 3:1 bewerten. Zählt man die Belohnungen zusammen, dann hat der Kassierer mit 17 Punkten weitaus mehr als die Packerin mit 10 Punkten – doch wird diese Ungleichheit von den Betroffenen nicht als ungerecht erlebt.

Tabelle 5.2. Eine Übungsaufgabe zur Berechnung der distributiven Gerechtigkeit

	Kassierer (P)	Packerin (A)
Profite = Belohnungen − Kosten		
Belohnungen		
Bezahlung	7	5
Arbeitsinteresse	3	2
Berufsstatus	4	2
Zeit (30 Std. vs. 10 Std.)	3	1
Summe	17	10
Kosten		
Wachsamkeit	4	3
Kritik ausgesetzt	3	2
Summe	7	5
Profite	10	5
Investitionen		
Geschicklichkeit	4	2
Bildung (Highschool oder College)	8	4
Rasse oder nationale Herkunft	4	2
Geschlecht	4	2
Summe	20	10
Zusammenfassung		
Profit	10	5
Investitionen	20	10
Verhältnis	0.5	0.5

Beachten Sie: Es heißt, daß distributive Gerechtigkeit dann herrscht, wenn eine Person *(P)* und eine andere Person *(A)* ihre Lage miteinander vergleichen und feststellen, daß das Verhältnis zwischen Profit und Investitionen bei beiden gleich ist. Da Profite als Belohnungen minus Kosten definiert sind, ergibt sich Gerechtigkeit, wenn:

$$\frac{P\text{'s Belohnungen} - P\text{'s Kosten}}{P\text{'s Investitionen}} =$$

$$= \frac{A\text{'s Belohnungen} - A\text{'s Kosten}}{A\text{'s Investitionen}}.$$

Die Theorie von Homans beinhaltet, daß Gerechtigkeit unter sonst gleichen Bedingungen bei steigender Belohnung steigende Kosten voraussetzt. Auch das ist in unserem Beispiel zahlenmäßig ausgedrückt. Der Kassierer muß seiner Aufgabe praktisch ständig seine Aufmerksamkeit zuwenden, eine Belastung, die wir mit 4 bewerten. Für die einfachere Aufgabe der Packerin ist weniger Wachsamkeit erforderlich, daher nur Wert 3.

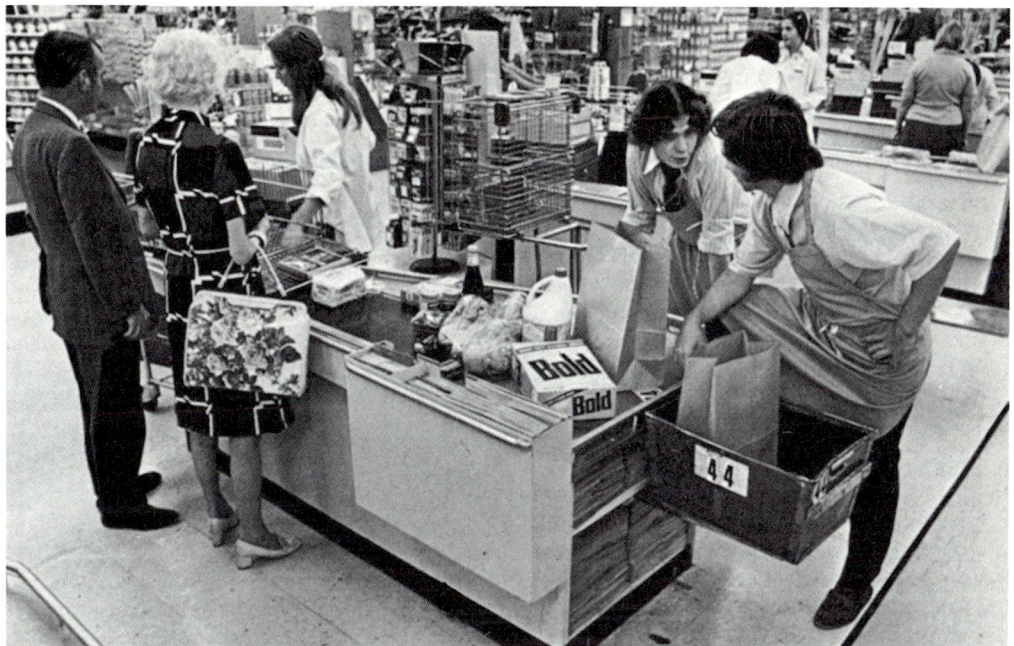

Abb. 5.23. Kassierer und Packer haben unterschiedliche Kosten. Die Kassiererin muß ständig aufmerksam ihre Pflicht tun – die Preise sichten und registrieren, und das ohne Fehler und unter den Augen der wachsamen Hausfrauen. Die Packerinnen, die einen leichteren Job und mehr Zeit zur Verfügung haben, unterhalten sich gerade über irgend etwas Interessantes – und das ist wahrscheinlich nicht der Preis der Seife. Bei der Berechnung der distributiven Gerechtigkeit muß jedoch außer den relativen Kosten noch manches andere in Betracht gezogen werden

Der Kassierer ist stärker als die Packerin der Kritik aufmerksamer Hausfrauen ausgesetzt, die Fehler beim Registrieren der Preise bemerken oder ärgerlich werden wegen vergessener Rabattmarken. Das werten wir als einen Kostenpunkt von 3. Natürlich ist auch die Packerin der Kritik ausgesetzt (aber nur mit einem Wert von 2), wenn sie die Tomaten unten in die Tragetasche legt oder alle schweren Flaschen in eine Tasche stellt.

Wenn wir die Kosten von den Belohnungen subtrahieren, erhalten wir die Gewinne. Dabei stellt sich der Kassierer doppelt so gut wie die Packerin (10:5). Die Kosten in diesem Beispiel steigen zwar mit den Belohnungen, aber nicht genug, damit dabei gleiche Gewinne herauskommen. Eine nicht unerhebliche Ungleichheit bleibt bestehen – doch haben wir unsere Berechnung der Gerechtigkeit noch nicht beendet: Investitionen müssen noch berücksichtigt werden. Bringt der Kassierer für seine Arbeit Qualifikationen mit, die denen der Packerin hinreichend „überlegen" sind, so daß dadurch die höheren Gewinne des Kassierers gerechtfertigt werden?

Der Kassierer hat eine bessere Ausbildung als die Packerin (4:2). Beide sind graduierte High-school-Schüler, aber ihre Zukunftspläne unterscheiden sich: Der Kassierer hat eine Zulassung zum College und wird es in naher Zukunft besuchen; die Packerin hat nicht die Absicht, eine weiterführende Schule zu besuchen. Wir haben in diesem Punkt einen großen Unterschied hinsichtlich der Investitionen gemacht (8:4). Ist dieser Unterschied aber für die fraglichen Berufe strenggenommen überhaupt relevant? Selbst bei entsprechendem Unterschied der Intelligenz wären beide für ihre Aufgabe völlig ausreichend schulisch qualifiziert. Doch die Leute denken häufig über Bildung so, wie es unserer Bewertung entspricht. Wer einmal einen Sommer lang als Taxifahrer, Kellner oder Kassierer gearbeitet hat, wird gespürt haben, welcher

Wert den Ausbildungszielen beigemessen wird. Die Frage, warum die Leute so denken, geht über den theoretischen Ansatz von Homans hinaus.

Bei den verbleibenden Investitionen, Rasse und Geschlecht, handelt es sich nicht um erworbene Attribute. Man möge dabei berücksichtigen, daß die distributive Gerechtigkeit als Modell für das Denken der Menschen dienen soll, und auch unser Beispiel soll demonstrieren, wie manche Menschen denken, nicht wie man denken *sollte*. In unserer Gesellschaft und in anderen sind inzwischen mächtige Bewegungen in Gang gekommen, die eine Veränderung der Wertvorstellungen mit sich bringen, die man mit der Geschlechtszugehörigkeit, der Rasse, Nationalität und Religion verbindet. Wenn wir nun diesen Eigenschaften, die zur Bestimmung der distributiven Gerechtigkeit notwendig sind, bestimmte Werte zuordnen, werden auch einige der grundlegenderen Konflikte in der heutigen amerikanischen Gesellschaft unwillkürlich transparent gemacht.

In unserem Beispiel wird eine eher traditionelle, früher weitverbreitete Einstellung zum Ausdruck gebracht. Der Kassierer ist ein Mann, die Packerin eine Frau. Als Mann bekommt er einen höheren Wert (4:2). Weiterhin fällt die rassische oder nationale Herkunft ins Gewicht, da diese im Kalkül der distributiven Gerechtigkeit überall auf der Welt bis heute in Erscheinung getreten ist. Nehmen wir also an, es handele sich um einen Supermarkt in Neu-England; der Kassierer ist ein Yankee, ein Weißer, und hat angelsächsische Vorfahren, die Packerin dagegen ist eine Italienerin, ihre Eltern sind eingewandert. Allein deshalb wird dem Yankee eine höhere Investition zuerkannt als der Italo-Amerikanerin (4:2).

Der tüchtigere, im College immatrikulierte, männliche Yankee investiert also doppelt soviel wie die weniger ausgebildete Frau, die nicht mehr zum College will und italienischer Abstammung ist (20:10). Die höheren Gewinne des Kassierers werden somit durch höhere Investitionen ausbalanciert; die niedrigeren Gewinne der Packerin durch ihre geringeren Investitionen. Der Theorie von Homans zufolge würden Kassierer und Packerin, die sich auf dieser Grundlage miteinander vergleichen, die gegebene Konstellation – trotz der bestehenden großen Ungleichheit – als „gerecht" ansehen. Hier wird man eine Analogie zur tierischen Ungleichheit erkennen, welche ja auch ohne weiteres hingenommen wird, obgleich dazu ebenfalls lediglich konventionelle Merkmale herangezogen werden.

5.8.1.4 Aggression an der Supermarktkasse

Die Aggression kommt mit ins Spiel, wenn wir die Ansicht von Homans zitieren: „Je weniger die Regeln der distributiven Gerechtigkeit zum Vorteil eines Menschen verwirklicht werden, desto wahrscheinlicher wird er ein emotionales Verhalten zeigen, das wir Zorn nennen" (1961, S. 232). Er führt weiter aus, daß ein Mensch, dem keine Gerechtigkeit dieser Art widerfährt, nicht nur in Zorn gerät, sondern in dieser Situation auch etwas unternehmen wird. Clarks Daten sprechen für diese Annahme. Wenn die Packer sich in ihrer Arbeitssituation ungerecht behandelt fühlten, deuteten sie oft in den Befragungen an oder gaben sogar direkt zu, daß sie unter solchen Bedingungen langsamer arbeiteten. Hat das etwas mit Aggression zu tun? Dazu kann man auch die Geschäftsleitung befragen. Zu Beginn der Untersuchung waren die Arbeitsunkosten einer der gründlicher untersuchten Supermärkte um 25 Prozent höher als die des anderen. Auch was die sog. *Legitimität* betrifft, die als Variable der Erfassung der distributiven Gerechtigkeit sehr nahe kommt, gab es in den beiden Supermärkten gegensätzliche Ausprägungen: Das Legitimitätsniveau der Teilzeitarbeiter in dem weniger gewinnbringenden Betrieb betrug 0 Prozent, in dem rentableren Betrieb 33 Prozent (nach Clarks Schätzmethode ein großer Unterschied). Außerdem bestand der effizientere Betrieb zu Anfang der Untersuchung bereits ein Jahr, der andere erst 3 Monate. Der Geschäftsleiter des letzteren sagte, er befände sich noch in der „Testphase". Sieben Monate später hatten sich seine Arbeitsunkosten verringert, und das Legitimitätsniveau der Teams an der Kasse erhöhte sich, womit die Unterschiede zwischen den beiden Supermärkten weitgehend verschwanden.

Das eindrucksvolle Ergebnis der Untersuchung Clarks über die acht Supermärkte, das einer Mitteilung wert ist, besagt – wenngleich leider nicht unmittelbar –, daß die Gerechtigkeit an der Kasse auch für die Gewinne des Supermarkts von Bedeutung sind. Die acht Supermärkte wurden einmal nach der Arbeitseffizienz (Arbeitsstunden pro $ 100 im Verhältnis zum Umsatz) in eine Rangreihe gebracht, sodann nach einem Indikator für das „soziale Klima", der sich zum Teil auf so etwas wie distributive Gerechtigkeit („Legitimität" in dieser Studie) stützte, zum Teil auf Variablen der individuellen Ähnlichkeit, die unter anderem angenehme soziale Beziehungen unter den Angestellten zur Folge haben. Die Korrelation zwischen den beiden Rangreihen war nahezu perfekt: Je gewinnbringender der Supermarkt, desto besser war sein Arbeitsklima. Nur läßt sich der Anteil der Arbeitsplatzgerechtigkeit an dieser hohen Korrelation kaum ermitteln.

Wir haben einige Mängel der Theorie der distributiven Gerechtigkeit erkennen lassen, wir sollten jetzt etwas mehr über ihre Vorzüge sprechen, um deretwillen wir sie vorgestellt haben. Die Theorie macht zweierlei; sie berücksichtigt die für den jeweiligen Beruf relevanten Investitionen wie Fähigkeiten und Erfahrung, sie läßt jedoch darüber hinaus die gewöhnlich irrelevanten konventionell-willkürlich festgelegten Merkmale wie Geschlecht, Rasse, Ausbildungsziele, Alter, familiärer Hintergrund als Bedingungsfaktoren zu. Das erinnert auffällig an die konventionellen Attribute, nach denen bei vielen Tierarten Ressourcen zugeteilt werden – wie z. B. ein großes Geweih oder ein harter Schädel. Die Kontinuität zwischen solchen Tierarten und dem Menschen scheint größer zu sein, als man zunächst annehmen möchte. Ein historischer oder geographischer Überblick über menschliche Gesellschaftsformen macht eine große Vielfalt von konventionalisierten Attributen sichtbar, die unter lokalen Bedingungen als Investitionen angesehen werden.

Die Theorie läßt eine weitere Kontinuität erkennen, denn sie besagt, daß Menschen wie Tiere nicht primär zornig oder aggressiv werden infolge einer einfachen oder relativen Deprivation, sondern erst dann, wenn eine relative Deprivation als „illegitim" betrachtet wird. „Illegitim" aber wird eine Deprivation bei Mensch und Tier aufgrund von Merkmalen, die man heutzutage nicht als angemessene Basis für entsprechende Vergleiche verwenden und akzeptieren möchte.

Nicht zuletzt bietet die Theorie der distributiven Gerechtigkeit auch noch einen plausiblen Ausgangspunkt für die Behandlung der Frage, wie der Streit um gewisse Einstellungen in der heutigen Welt sowie die Strategien, die die streitenden Parteien mitunter anwenden, zu verstehen ist. Sicherlich ist eines der auffälligsten Ziele von Befreiungsbewegungen (z. B. „Women's Liberation", „Black Power", „Chicano Power") die Veränderungen der Werte, die die Masse der Bevölkerung an die verschiedenen Geschlechts-, Rassen- und Nationalitätsmerkmale knüpft. Wenn es stimmt, daß diese Merkmale als persönliche Investitionen betrachtet werden, dann müßten im Falle einer Anhebung der Werte weiblich, schwarz und Chicano die Gewinne der Menschen, die diese Attribute besitzen, in gleichem Maße steigen. Wenn sie es nicht tun, dann kann das Verhältnis von Gewinn zu Investition nicht gleich sein, d. h. es wird keine distributive Gerechtigkeit erreicht. Homans bemerkt eher beiläufig, daß diejenigen, die nach dem Modell der distributiven Gerechtigkeit übermäßig im Vorteil sind, Schuldgefühle entwickeln. Das wird wohl stimmen. Mit einem gewissen Realismus stellt Homans jedoch fest, daß sich Menschen wegen zu großer Privilegien lieber mit dem Gefühl der Schuld abfinden als wegen Unterprivilegierung mit dem Gefühl des Zorns. Doch können beide Gefühle als treibende Kräfte der heutigen gesellschaftlichen Veränderungen angesehen werden.

Was geschähe mit der distributiven Gerechtigkeit, wenn die Gewinne entweder durch Anhebung der Belohnungen, z. B. der Bezahlung, oder durch Minderung der Kosten, z. B. durch Entlastung von Verantwortung verringert würden, wenn aber die Einstellungen der Menschen bezüglich der Bewertung von Rasse, Geschlecht und Nationalität unverändert blieben? Dann würde etwa ein Mann, ein Weißer polnischer Abstammung, der Arbeiterklasse angehörend, seine Lage mit der von Frauen, Farbigen oder Chicanos vergleichen. Dabei würde sich wieder ein Mangel an distributiver Gerechtigkeit herausstellen, das Gefühl eines unverdienten Vorteiles und daraus resultierend Zorn und Aggression irgendeines anderen Bevölkerungsteils. Die Tageszeitungen berichten mitunter von Ereignissen, die man tatsächlich so interpretieren darf.

Wenn die Menschen ihre Ansichten über den relativen Wert zugeschriebener rassischer und ethnischer Investitionen nicht ändern, dann führt eine unmittelbare Manipulation der Gewinne nur zum Wechsel der Gruppen, die sich ungerecht behandelt fühlen. Die Theorie legt die Hypothese nahe, daß sich die Einstellungen – hinsichtlich der Investitionsbewertungen – am stärksten bei den eher bessergestellten Amerikanern geändert haben. Das wird damit zusammenhängen, daß die meisten Kampagnen, die auf eine Veränderung von Wertvorstellungen hinausliefen, in Hochschulen und liberalen Zeitschriften geführt wurden, so daß sie nur selten die schlechter gestellten Bürger erreichten. Nun sind es aber gerade die letzteren, die ihre Lage mit der Lage der vorher Benachteiligten (Schwarze usw.) direkt vergleichen und sich über die entstandene Ungerechtigkeit entrüsten. Daher wohl erscheinen den politisch Radikalen aus den privilegierten Schichten die Arbeiter auf eine so unverständlich und zornerregende Weise konservativ.

Vom theoretischen Standort der distributiven Gerechtigkeit aus gewinnt man auch ein besseres Verständnis für den möglichen Nutzen gewisser Strategien benachteiligter Minoritäten, der sonst in vielen Fällen nicht einsichtig wäre. (Das soll nicht heißen, daß man bereits bestimmte Strategien aus der Theorie von Homans abgeleitet hätte.) Inwiefern erweist sich ein Slogan wie „Black is Beautiful" als nützlich, obgleich doch die drückendsten Alltagsprobleme der Schwarzen nicht ästhetischer, sondern ökonomischer Art sind? Der Slogan erweist sich dann als nützlich, wenn als eigentliches Problem, das den manifesten ökonomischen Schwierigkeiten zugrundeliegt, der niedrige soziale Wert der schwarzen Hautfarbe als rassische Investition anzusehen ist. Ein geringer sozialer Wert der schwarzen Hautfarbe führt dazu, daß man diesen Menschen weniger bezahlt und trotzdem dabei das Gefühl hat, der distributiven Gerechtigkeit

vollauf Genüge zu tun. Der Slogan steht also im Gegensatz zum bislang konventionalisierten Investitionswert, wenn er schlicht zum Ausdruck bringt, daß die schwarze Hautfarbe eine gute rassische Investition ist. Wenn die weiblichen Angestellten des Supermarktes den Wert ihres Geschlechts hätten erhöhen können, dann hätten sie wohl eine Veränderung der Lohnunterschiede herbeigeführt, die Clark bei sämtlichen Beschäftigungskategorien festgestellt hatte und die die Geschäftsleitungen offensichtlich für gerecht hielten.

5.8.2 Soziales Ausgleichs- und Mißverhältnis

Die Theorie von Adams (1965) geht von dem Grundgedanken der Theorie der distributiven Gerechtigkeit von Homans aus. Die Equity-Theorie bemüht sich um eine differenziertere Weiterentwicklung der Grundideen zur distributiven Gerechtigkeit, sie bringt mehr Begriffe und theoretische Aussagen, zum Teil kommt es aber auch zu Umformulierungen und Unterschieden in der Akzentsetzung und in der Genauigkeit der Formulierungen.

Die Theorie der Gerechtigkeit und die des sozialen Ausgleichsverhältnisses enthalten die gleichen Elemente: Es gibt irgendeine Art von sozialem Austausch zwischen einer Person (P) und einer anderen (A), auch ist eine dritte Partei zugelassen, z. B. eine Geschäftsleitung, deren Aufgabe es ist, eine gerechte Austauschrelation herzustellen. In beiden Theorien spielt der soziale Vergleich eine wichtige Rolle, wobei eine Bezugsperson oder Bezugsgruppe einen entsprechenden Vergleichsmaßstab abgibt. Um eine ökonomische Terminologie zu vermeiden, verwendet Adams die Begriffe *Einsatz* anstelle von „Investition", *positiver Ergebnisanteil* anstelle von „Belohnung" und *negativer Ergebnisanteil* anstelle von „Kosten". Außerdem spricht er von sozialem Ausgleichsverhältnis *(equity)* und Mißverhältnis *(inequity)* anstelle von „Gerechtigkeit" und „Ungerechtigkeit", um die moralischen Wertkonnotationen des zweiten Begriffspaares zu vermeiden. Doch obwohl sich die Begriffe unterscheiden, sind die Variablen und ihre Definitionen praktisch identisch. Ein Ausgleichsverhältnis zwischen den Vergleichspartnern P und A liegt immer dann vor, wenn:

$$\frac{P\text{'s Handlungsergebnis}}{P\text{'s Einsatz}} = \frac{A\text{'s Handlungsergebnis}}{A\text{'s Einsatz}} \, .$$

Hinsichtlich dieser zentralen Gleichung sind beide Theorien identisch.

Adams legt jedoch im Unterschied zu Homans sehr viel mehr Gewicht auf die Tatsache, daß es sich um eine Theorie darüber handelt, wie P und A *denken*. Häufig denkt jeder ganz anders über ein und dieselbe Austauschrelation. Bei den meisten Feldstudien, die Homans zitiert, und bei allen numerischen Beispielen handelt es sich um Fälle, in denen die Beteiligten P und A den Austausch gleich beurteilen. Seine theoretischen Aussagen lassen sich so an einem Beispiel wie dem der Tabelle 5.2, bei dem es keinen Unterschied der Standpunkte gibt, leicht veranschaulichen. Für P und A reicht eine einzige Darstellung aus. In der Theorie von Adams sind dagegen potentiell uneinheitliche Vorstellungen von vornherein mit vorgesehen. Dazu führt er ein hübsches Beispiel an (das ihm der Soziologe Michel Crozier mitgeteilt hatte). In Pariser Banken arbeiten Seite an Seite Angestellte, von denen einige aus Paris gebürtig sind und andere aus der Provinz stammen. Arbeit und Gehalt sind für beide gleich. Die aus Paris gebürtigen Angestellten hielten ihre Pariser Herkunft jedoch für eine Investition oder einen Einsatz, der nach ihrer Auffassung einen entsprechenden Ausgleich rechtfertigte, was die „Provinzler" nicht recht einsehen wollten. Die Bankleitung schloß sich übrigens der Meinung der Provinzler an.

5.8.2.1 Die Konsequenzen unterschiedlicher Standpunkte

Wenn man erkennt, daß die jeweiligen Standpunkte in einer Austauschsituation voneinander abweichen können – etwa im Hinblick auf die Gewichtung der beteiligten Faktoren oder in bezug auf die wahrge-

nommene Relevanz der Faktoren –, dann rücken eine Reihe psychologischer Probleme ins Blickfeld. Ein weites Feld für Untersuchungen tut sich auf, das bisher noch kaum betreten wurde. Nehmen wir einmal eine Austauschsituation, in der farbige Erstsemester-Studenten mit einem weißen Präsidenten einer Universität verhandeln, um Unterstützung für ein eigenes Studienseminar für farbige Studenten zu bekommen. Kennen denn die Studenten die eigentlichen Probleme, mit denen der Präsident bei solchen Verhandlungen zu tun hat? Hat der Präsident seinerseits eine Vorstellung davon, was es heißt, ein Farbiger an einem überwiegend weißen College zu sein? Im allgemeinen sind solche Fragen für jeweils beide Parteien zu verneinen. Das wären im übrigen erst zwei mögliche Gesichtspunkte, in denen die Ansichten der Partner voneinander abweichen können. Jede Seite kann die eigene Position für richtig und berechtigt halten, auch wenn sie einander ganz entgegengesetzt sein mögen. Ein gewisses Verständnis für die Sichtweise des anderen mag sich aus Diskussionen ergeben, aber da gibt es viele Schwierigkeiten. Es gibt Dinge, über die der Präsident nicht offen reden kann, weshalb diese Faktoren als Einsatz oder als Handlungsergebnis der Studenten nicht in Betracht kommen. Es gibt Gefühle bei Trägern einer schwarzen Hautfarbe, über die man vielleicht reden kann, die sich aber kaum vermitteln lassen.

Unterschiedliche Standpunkte im sozialen Austausch ergeben sich in beträchtlichem Umfang unweigerlich aus der Rasse, dem Alter, dem Beruf, dem Familienstand und anderem. Da sich auf der Grundlage solcher Merkmale große Bevölkerungsgruppen definieren und zusammenfinden, überrascht es nicht, daß sich die jeweiligen Gruppenmitglieder bei strittigen Punkten meist einig sind über das, was recht und billig ist, während andere Gruppen damit ganz und gar nicht übereinstimmen. Da nun Austauschsituationen den beteiligten Gruppen dann nicht zum Vorteil gereichen, wenn nicht eine gewisse Übereinkunft darüber getroffen werden kann, wie ein soziales Ausgleichsverhältnis herbeizuführen wäre (Großgrundbesitzer und Pächter, Arbeiter und Management), ist es offenbar auf beiden Seiten geboten, Selbstgerechtigkeiten und Projektionen zu überwinden. Hier liegt eine der Hauptschwierigkeiten des moralischen Urteils, auf die wir im nächsten Kapitel zurückkommen werden.

Die Fähigkeit, unterschiedliche Standpunkte zur Geltung zu bringen, ist im übrigen bei Filmemachern, Romanautoren, Biographen und Dramatikern meist erstaunlich ausgeprägt, was verständlich macht, warum wir Sympathie für die jeweiligen Hauptfiguren empfinden, mit denen wir sonst kaum zu sympathisieren pflegen. Wir identifizieren uns am Ende mit Dealern, Mafia-Bossen und brutalen Polizisten; Albert Speer (1970) vermag uns in seiner Autobiographie zeitweilig sogar für Hitler einzunehmen. Diese eigenartige Wirkung geht wahrscheinlich darauf zurück, daß wir die Ansichten des Helden genauestens kennenlernen und diese in ihrer Entwicklung kontinuierlich verfolgen. Der Held kommt zwar auch mit anderen Personen in Kontakt, doch wir behalten seinen Standpunkt bei, so daß wir seine Einsätze und Handlungsergebnisse am Ende ebenso bewerten wie er. Das hält allerdings nur eine gewisse Zeit an, solange das Kunstwerk seine eigene Welt für uns aufrechterhalten kann. Wenn wir das Theater verlassen oder die letzte Seite des Buches gelesen haben, sind wir wieder für andere Standpunkte offen. Unsere zeitweilige Sympathie mag uns dann so unwirklich wie ein Traum erscheinen.

Nach Adams wird durch die Wahrnehmung von sozialen Mißverhältnissen Spannung hervorgerufen. Die Stärke der Spannung wächst mit dem Grad des Mißverhältnisses. Eine solche Spannung wirkt sich primär so aus, daß der benachteiligte Mensch den Versuch unternimmt, das Mißverhältnis irgendwie zu reduzieren oder zu eliminieren. Adams betrachtet das wahrgenommene Mißverhältnis als mögliche Ursache eines Triebzustandes, als einen inneren Regler, der verstellt wurde und ein Appetenzverhalten in Gang setzt. Auch Homans hält implizit die distributive Ungerechtigkeit für einen komplexen Reiz, der einen Antrieb bewirkt. Was wir bei der Berechnung von Ungerechtigkeit oder Mißverhältnissen gesehen haben, hat deutlich werden lassen, daß es sich hier um fast ausschließlich gelernte Antriebsreize handelt, die mit dem schmerzhaften Zwicken des Schwanzes einer weißen Maus nichts mehr gemeinsam haben.

Homans macht die etwas schiefe Bemerkung, daß die Menschen eine für sie vorteilhafte Ungerechtigkeit anscheinend leichter ertragen als eine, durch die sie benachteiligt werden. Adams entlehnt aus der Sinnesphysiologie den Begriff der *Schwelle*, um die gleiche Beobachtung präziser zu beschreiben: „Die Schwelle für die Wahrnehmung eines sozialen Mißverhältnisses ist höher, wenn die Person zu hoch belohnt wird, als wenn sie zu niedrig belohnt wird" (1965, S. 284). Diese Feststellung beinhaltet, daß der Unterschied mit der Wahrnehmung zu tun hat, vergleichbar der relativen Unempfindlichkeit des menschlichen Ohres für Töne in sehr hohen Frequenzbereichen im Vergleich mit seiner Empfindlichkeit für Töne im tieferen Frequenzbereich. Gezielte empirische Überprüfungen dieser Behauptung von Adams wären äußerst interessant. Bislang scheint dazu noch nichts an Ergebnissen vorzuliegen, außer vielleicht die Befunde einer Arbeit von Jacques (1961) über die Reaktionen britischer Arbeiter auf Unter- und Überbezahlung. Dort wurde festgestellt, daß Arbeiter, die 10 Prozent weniger erhielten als der soziale Ausgleich erfordert hätte, sich beschwerten und die Absicht hatten, etwas zu unternehmen oder die Arbeitsstelle zu wechseln. Arbeiter, die um 10 bis 15 Prozent überbezahlt wurden, hatten den Eindruck, bevorzugt behandelt zu werden. Zum Teil benahmen sie sich prahlerisch, doch fühlten sie auch ein gewisses Unbehagen. In dieser Untersuchung wurde kein Schwellenunterschied für die Wahrnehmungsebene ermittelt, aber sie war auch nicht zu diesem Zwecke durchgeführt worden.

5.8.2.2 Verminderung des sozialen Mißverhältnisses

Wie kann ein überschwelliges Mißverhältnis reduziert werden? Die zugrundeliegende antriebsauslösende Situation sieht entweder so aus:

$$\frac{P\text{'s Handlungsergebnis}}{P\text{'s Einsatz}} > \frac{A\text{'s Handlungsergebnis}}{A\text{'s Einsatz}}$$

oder so:

$$\frac{P\text{'s Handlungsergebnis}}{P\text{'s Einsatz}} < \frac{A\text{'s Handlungsergebnis}}{A\text{'s Einsatz}}\,.$$

Der zweite Quotient drückt P's Benachteiligung aus. Angenommen, das entspricht der Wahrnehmung von P – was kann P tun, um einen Ausgleich herzustellen? Er könnte z. B. seinen Einsatz vermindern. Allerdings können Einsätze wie Geschlecht, Alter und Rasse nicht willkürlich verändert werden, nur so etwas wie Anstrengung oder Arbeitseinsatz lassen sich leicht manipulieren. Adams interpretiert einige der Supermarktergebnisse in Clarks Studie unter diesem Aspekt: Die Pakker, die sich benachteiligt vorkamen, verminderten ihren Einsatz, indem sie die Einkaufstaschen mit absichtlich langsamerem Tempo füllten. Die Vorstellung, daß eine wahrgenommene Benachteiligung einen aggressiven Antrieb auslöst, paßt durchaus zu der Annahme, daß die daraufolgende Behandlung sowohl aggressiv ist als auch als Versuch zur Reduktion der Ungerechtigkeit zu bewerten ist – so ähnlich wie das Essen eine Folge des Hungers ist und ein Mittel, den niedrigen Blutzuckerspiegel, der den Hunger auslöst, anzuheben.

Kommt es denn in Wirklichkeit überhaupt vor, daß Menschen, die sich als zu hoch belohnt betrachten, die vom Mißverhältnis profitieren (vgl. oben den ersten Quotienten für P), etwas tun, um dieses Mißverhältnis zu reduzieren? Das Schwellenkonzept besagt wohl, daß sie weniger bereitwillig sind, etwas zu tun, als wenn sie unterprivilegiert wären, aber es sagt auch voraus, daß der Privilegierte tatsächlich etwas unternimmt, was mancher Zyniker wohl für ausgeschlossen hält. Erfreulicherweise gibt es aber einige experimentelle Befunde (Adams, 1963; Adams & Rosenbaum, 1962; Adams & Jacobsen, 1964), die darauf hindeuten, daß zu hoch belohnte Menschen ihre Privilegien zu reduzieren suchen. Die zuletzt zitierte und zuverlässigste Untersuchung (Adams & Jacobsen, 1964) soll im folgenden referiert werden.

Studentische Versuchspersonen der Columbia-Universität erhielten die Aufgabe, die Korrekturfahnen eines Buches über menschliche Beziehungen in der Industrie zu lesen.

Die eine Gruppe der Versuchspersonen glaubte, daß sie ausreichend qualifiziert sei, um eine Standardbezahlung von 30 Cents pro Seite zu verdienen; ein eigens entwickelter Indikator ließ erkennen, daß sie die Situation für gerecht hielten. Der anderen Gruppe wurde zu verstehen gegeben, daß sie zu wenig qualifiziert sei, doch da die Arbeit gemacht werden müsse, würden sie auch die Standardbezahlung erhalten. Diese Vpn hatten das Gefühl, Empfänger eines unverdienten Privilegs zu sein. Die zwei Auffassungen bezüglich der Qualifikation wurden recht glaubwürdig vermittelt: Die Versuchspersonen hatten zuvor ihren Ausbildungsgang dargestellt und einen Korrekturlesetest absolviert.

Die Ergebnisse waren eindeutig. Die Vpn, die sich durch das Mißverhältnis begünstigt vorkamen, strengten sich bci der Arbeit besonders an (Einsatz). Die Qualität ihrer Arbeit (Anzahl der entdeckten Fehler) war fast doppelt so gut wie die der Versuchspersonen, die sich für hinreichend qualifiziert hielten. Außerdem entdeckten die „privilegierten" Versuchspersonen erheblich mehr Abweichungen von geringer Bedeutung – ein nicht erwarteter Befund. Zum Beispiel wurden häufig Buchstaben von zufällig schwachem Druck als Fehler vermerkt. Auch wurden manche Wörter, über deren richtige Schreibung allgemein viel Unklarheit herrscht (wie „conceive"), öfter als falsch markiert, auch wenn die Schreibweise richtig war. Das legt die Vermutung nahe, daß die „privilegierten" Vpn sich bemühten, ihre 30 Cents besonders zu verdienen und damit den Ausgleich herzustellen.

Adams (1965) untersuchte neben der Veränderung des Input noch weitere Möglichkeiten der Verringerung eines Mißverhältnisses. Da Ausgleichs- oder Mißverhältnis sich dadurch ergeben, daß die Quotienten von Handlungsergebnis und Einsatz gleich oder ungleich sind, kann dic wahrgenommene Situation durch eine Veränderung der Handlungsergebnisse ebenso beeinflußt werden wie durch die des Einsatzes. Man kann die „realen Gegebenheiten" unverändert lassen und dennoch seine Sichtweise der Gegebenheiten variieren. Das ist bei verschiedenen Faktoren unterschiedlich schwierig. Ein nicht bestandenes Abschlußexamen kann man sich nur schwer „wegdenken", aber nach sorgfältiger Überlegung kann man das besuchte College oder die High school höher bewerten. Angehörige von sozialen Gruppen, die in gleicher Weise von der Überlegenheit einer bestimmten Rasse, Nationalität oder Familienherkunft überzeugt sind, können sich so über die Bewertung des gemeinsamen Einsatzes schnell einig werden. Es ist denkbar, wenn auch reine Spekulation, daß das ständige Einbeziehen einer Reihe willkürlich geschaffener oder durch Konvention gegebener Einsätze, nicht nur der speziell berufsbezogenen Einsätze, auf das psychische Wohlbefinden einen starken Einfluß hat. Die auf Konvention sich gründenden Einsätze sind weitgehend frei von realer Festlegung und veränderbar. So kann es bei entsprechend interessierten sozialen Gruppen zu Vereinbarungen darüber kommen, wie man über verschiedene einsatzfähige Attribute denken sollte, so daß die Gruppe sich im ganzen glücklicher fühlt – obgleich sich andere Gruppen dabei weniger glücklich fühlen mögen.

Adams weist darauf hin, daß wahrgenommene Mißverhältnisse auch durch einen Wechsel der Bezugsgruppen oder -personen reduziert werden können, woraufhin dann die eigene Position in einem günstigeren Licht erscheint. Nur kommt das wohl seltener vor. Wenn Leute über ihre Lage klagen, wird ihnen immer vorgehalten, doch an alle die vielen Menschen in der Welt zu denken, denen es noch viel schlechter geht. Doch ein solcher Hinweis fruchtet i. allg. nicht, der einzelne fühlt sich danach kaum besser. Es gibt Gemeinschaften, in denen sich die verschiedensten Arten von Menschen wohlfühlen – wie in manchen amerikanischen Universitäten; dort findet man meist auch die verschiedensten Maßstäbe für menschliche Qualitäten, somit auch zahlreiche Bezugsgruppen. Jeder kann sich dann so einordnen, daß er sein Selbstbewußtsein nicht in Frage stellen muß. Nun hat der Mensch allerdings auch eine starke Neigung, sein Niveau entsprechend den erreichten Leistungen anspruchsvoller werden zu lassen und die Bezugsgruppenleiter hinaufzusteigen, so als müsse die jeweils relevante Bezugsgruppe stets dem jeweils erreichten Leistungsniveau des Individuums angepaßt werden. Das mag ein Grund dafür sein, warum Status, Macht und Geld so unersättliche Bedürfnisse sind.

5.8.2.3 „Der Andere" – das eigene Selbst zu einer anderen Zeit

Adams macht eine weitere wichtige Feststellung:

„‚Der Andere' ist im allgemeinen ein anderes Individuum, kann aber auch die Person selbst in einem anderen Beruf oder in einer anderen sozialen Rolle sein. ‚Der Andere' kann z. B. ‚die Person' in einem früheren Beruf sein. In diesem Fall könnte er seine jetzigen und früheren Handlungsergebnisse und Inputs vergleichen und entscheiden, ob jeweils ein Ausgleichsverhältnis zwischen ihm und seinem jetzigen und früheren Arbeitgeber bestand. Die Begriffe ‚die Person' und ‚der Andere' können sich statt auf Individuen auch auf Gruppen beziehen, etwa wenn eine Berufsgruppe (z. B. Werkzeugmacher) sich mit einer anderen nicht verträgt (z. B. Dreher), oder wenn die Lebensumstände einer ethnischen Gruppe nicht mit denen einer anderen Gruppe übereinstimmen" (1965, S. 280).

Diese Feststellung verweist sowohl auf den Begriff der „relativen Deprivation" als auch auf die „Frustrations-Aggressions"-Hypothese.

Indem die Theorie es gestattet, sich selbst als Bezugsperson zu nehmen, wird entweder ihr Geltungsbereich ausgeweitet – sie bezieht sich nicht nur auf soziale Interaktionen – oder man erweitert die übliche Bedeutung von „Interaktion" und zählt dazu, was sich in einem einzelnen Menschen z. B. zwischen Erwartungen und realen Gegebenheiten abspielt. Das heißt also, daß ein soziales Mißverhältnis – und auch Ungerechtigkeit – dadurch entstehen kann, daß real Gegebenes den als legitim angesehenen Erwartungen nicht entspricht. Auf der Grundlage dieser etwas anderen Betrachtung von Mißverhältnis und Ungerechtigkeit können wir Vergleiche mit Tieren anstellen, die heftige Aggressionen zeigen, wenn ihnen aufgrund der Verletzung herkömmlicher sozialer Ordnungsverhältnisse eine Deprivation widerfährt. Weiterhin können wir Erfahrungen mit Nationen und Minoritäten heranziehen, die militant werden, wenn Hoffnungen, die sich aus früheren Erfahrungen entwickelt haben, zerstört werden, oder wenn sie sich im Verhältnis zu einer bestimmten Bezugsgruppe benachteiligt vorkommen. Schließlich paßt die Hereinnahme enttäuschter Erwartungen auch in etwa in das Konzept der „Frustration", die ursprünglich definiert wurde als „Vereitelung einer erstrebten Endhandlung an einem bestimmten Punkt in der Verhaltenssequenz" (Dollard et al., 1939, S. 7).

5.8.3 Relative Deprivation: The American Soldier

E in Zitat aus Leo Tolstois *Krieg und Frieden* (1931, Originalausgabe 1869):

> „Im Krieg resultiert die Schlagkraft der Armeen aus der Masse multipliziert mit einem unbekannten Faktor ,X'. Bei der wissenschaftlichen Untersuchung der Kriegführung in der Geschichte ist man auf eine Unzahl von Beispielen gestoßen, bei denen die Schlagkraft einer Armee ihrer Größe nicht entsprach, zu oft hat ein kleines Heer ein großes besiegt. Die Existenz eines solchen unbekannten Faktors wurde wohl verschwommen anerkannt. Doch man glaubte, es handle sich um Strategien, um bestimmte geometrische Anordnungen der Truppen, oder man hielt die Überlegenheit der Waffen für den springenden Punkt, am häufigsten aber das Genie des Feldherrn. Allerdings laufen solche Faktoren auf Konsequenzen hinaus, die zu den historischen Fakten oft nicht passen ...
> Das ,X' ist der Geist der Armee, das größere oder geringere Verlangen all der Männer, aus denen sich die Armee zusammensetzt, zu kämpfen und den Gefahren ins Auge zu sehen. Das hat nichts mit der Frage zu tun, ob sie unter einem genialen Feldherrn kämpfen oder nicht, ob mit Knütteln oder mit Gewehren, die dreißig Schuß pro Minute abfeuern."

Der erste Band eines zweibändigen Werkes mit dem Titel *The American Soldier* (Stouffer, Suchman, De Vinney, Star & Williams, 1949) wird mit dem obigen Zitat aus Tolstois Roman eingeleitet. Das hat seinen Grund, denn die aufwendige Untersuchung behandelt die Moral verschiedener Einheiten der amerikanischen Armee im Zweiten Weltkrieg. Sie stützt sich im wesentlichen auf eine Vielzahl von Fragebogenergebnissen und auf verschiedene routinemäßig erhobene Personaldaten. Wenn eine bestimmte militärische Gruppe und ein bestimmtes Problem untersucht werden sollte, dann ging man typischerweise so vor: Man begann zunächst mit offenen Interviews und stellte aus deren Ergebnissen einen Fragebogen zusammen, der stan-

dardisiert die Meinungen der Soldaten erfassen sollte. Die Daten sind Aggregatergebnisse, im wesentlichen handelt es sich um prozentuale Angaben über die Antworten der Soldaten zu den verschiedenen Fragen. Die Interpretationen der Daten stützte sich zum Teil auf Informationen, die die Befragten lieferten, wenngleich diese nicht ohne weiteres als beweiskräftig hingenommen werden können.

5.8.3.1 Die Daten und ihre „Erklärung"

D er in der Studie *The American Soldier* hauptsächlich herangezogene Erklärungsbegriff ist die *relative Deprivation*. Er wird jedoch – wie Merton und Kitt (1950) betonen – stets nur zu Ex-post-facto-Erklärungen vorgefundener Unterschiede verwendet, nicht zur Formulierung von Hypothesen. Relative Deprivation scheint dabei als Variante einer bereits etablierten Theorie aufgefaßt zu werden: „Soldat zu werden bedeutete

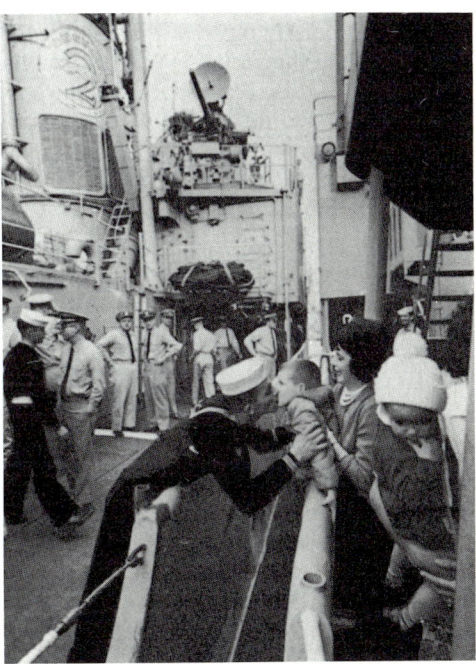

Abb. 5.24. Einer der Gründe, warum ein verheirateter Soldat eine stärkere Deprivation empfinden kann als ein unverheirateter Soldat

für viele Männer eine sehr reale Deprivation. Aber das Gefühl des Opfers war bei einigen stärker ausgeprägt als bei anderen, *und das war vom jeweiligen Maßstab der Bewertung abhängig*" (Stouffer et a., 1949, S. 125). Wir haben es also auch hier mit Evaluationen zu tun, denen ein sozialer Bezugsmaßstab zugrunde liegt, hier lediglich klassifizierte Individuengruppen anstelle einzelner Individuen. Alle *Evaluationstheorien* (Pettigrew, 1967; Homans, 1961; Adams, 1965) gehen von der Vorstellung aus, daß Personen oder Gruppen ihr Los nicht einfach nach der objektiv gegebenen Belohnung oder Deprivation bewerten, sondern in bezug auf eine vergleichbare Person oder Gruppe (s. Abb. 5.24).

Einige Ergebnisse der Untersuchung sollen zum besseren Verständnis zunächst einmal veranschaulicht werden. In einer der Umfragen wurden verheiratete Einberufene mit alleinstehenden Einberufenen verglichen. Gegenstand des Vergleichs war ihre Einstellung zum Einberufungsbefehl. Wie man sich denken kann, hielten es fast alle Soldaten für wünschenswerter, zurückgestellt statt eingezogen zu werden – trotz der Berechtigung des Kriegseinsatzes und dessen allgemeiner Befürwortung. Allerdings beurteilten die verheirateten Männer die Einberufung viel negativer als die unverheirateten Männer. Wenn *VE* für „verheiratete Einberufene" steht, *AE* für „alleinstehende Einberufene" und < für „weniger zufrieden", dann gilt $VE < AE$.

Wie erklären Stouffer et al. diesen Unterschied?

„Wenn (der verheiratete Mann) sich mit seinen unverheirateten Kameraden in der Armee verglich, dann konnte er das Gefühl haben, daß die Dienstverpflichtung ihm größere Opfer abverlangte; wenn er sich mit seinen verheirateten, nicht eingezogenen Freunden verglich, empfand er, daß er Opfer bringen mußte, denen jene völlig entgangen waren. Von daher kam der verheiratete Mann im allgemeinen wahrscheinlich mit größerem Widerstreben und mit einem Gefühl der Ungerechtigkeit zur Armee" (S. 125).

Im Vergleich zu beiden naheliegenden Bezugsgruppen waren die Handlungsergebnisse oder Gewinne des verheirateten Soldaten relativ spärlich.

Außerdem wurden ältere Einberufene *(ÄE)* mit jüngeren Einberufenen *(JE)* verglichen, und wie man sich wieder denken kann, war das Ergebnis bezüglich Zufriedenheit $\ddot{A}E < JE$. Die $\ddot{A}E$ hatten bei ihrem Vergleich mit JE wahrscheinlich festgestellt, daß sie auf ein größeres Einkommen verzichten mußten, oder daß sie nicht so gesund und widerstandsfähig waren.

So etwa wurde in *The American Soldier* die relative Deprivation generell als Erklärungsmodell herangezogen. Abstrakt betrachtet ergaben sich folgende Merkmale:

1. Zwei Gruppen werden angeführt, die hinsichtlich eines Attributs gleich, hinsichtlich eines anderen Attributs ungleich sind, wobei die unterschiedliche Erwünschtheit im zweiten Fall unmittelbar evident ist;
2. Fragebogenerhebungen lassen zwischen den Gruppen Unterschiede der Unzufriedenheit oder der Meinungen über eine ungerechte Behandlung erkennen;
3. diese Unterschiede werden auf offensichtliche Unterschiede der Bezugsgruppen zurückgeführt, die der Selbstbewertung zugrundegelegt werden, und auf die vermutlich relative Erwünschtheit der Handlungsergebnisse.

Wir wollen uns etwas von dem plausiblen und unverbindlichen Prosastil von *The American Soldier* entfernen und uns überlegen, was da eigentlich vorliegt. Die beiden Gruppen *VE* und *AE* haben ein Merkmal gemeinsam (alle sind Rekruten), und sie unterscheiden sich in einem anderen (Familienstand). Zur unterschiedlichen Zufriedenheit kommt es wie folgt: Das gemeinsame Attribut bringt soviel Ähnlichkeit mit in den Vergleich, daß jede Gruppe zum Bezugspunkt der anderen wird, und das Unterscheidungsmerkmal wird zum Kern der relativen Bewertung des jeweiligen Schicksals gemacht. Man beachte, daß sich die Bezugspersonen der Männer weder durch quantitative Daten noch durch erschöpfende Informationen festlegen lassen, und daß keine Rangordnung der Handlungsergebnisse oder Gewinnresultate verfügbar ist. Zwar werden die Bezugsgruppen und deren Bemessungskalkül so dargestellt, wie sie auch in etwa durch die Umfrageergebnisse nahegelegt werden, doch die „Erklärung" wird so entwickelt, daß sie zu den Beobachtungen, die bereits bekannt waren, im nachhinein in Einklang steht. Eine solche Strategie hat wenig Überzeugungskraft. Wir würden einer Theorie den Vorzug geben, die auch Prognosen darüber ermöglicht, welche Bezugsgruppe jeweils gewählt wird und wie die Handlungsergebnisse im einzelnen bewertet werden, d. h. worin die Unterschiede in der Zufriedenheit konkret bestehen.

5.8.3.2 Die eigene Gruppe als Bezugsmaß

Man kann noch andere Vergleiche vornehmen, die den Zusammenhang zwischen der relativen Deprivation und den Begriffen des sozialen Mißverhältnisses oder der Ungerechtigkeit besonders hervortreten lassen. Sie lassen überdies einen Bezug zu unserem nächsten Thema erkennen – Frustration und Aggression. Hier bietet sich die Frage der Beförderungen in den einzelnen Armee-Einheiten an. Ein bekannt gewordenes Ergebnis, das ohne das Konzept einer Bezugsgruppe rätselhaft bleiben müßte, erbrachte ein Vergleich zwischen Soldaten der Luftwaffe und Soldaten der Militärpolizei. Verglichen wurden nichtbeförderte Soldaten aus beiden Gruppen mit dem Ergebnis, daß die nichtbeförderten Luftwaffenangehörigen im ganzen unzufriedener waren als ihre nichtbeförderten Kameraden bei der Militärpolizei. Dieses Ergebnis ist aus zwei Gründen rätselhaft: Es gibt keine zivile Bezugsgruppe, mit der sich die Luftwaffenangehörigen hätten vergleichen können, und die Aufgaben der beiden Gruppen sind so unterschiedlich, daß sie sich kaum gegenseitig als Bezugsgruppe betrachtet haben. Welches aber ist die Bezugsgruppe, im Vergleich zu der sich die nichtbeförderten Luftwaffenangehörigen relativ depriviert vorkamen?

Bei der Luftwaffe war die Wahrscheinlichkeit einer Beförderung i. allg. sehr viel größer als bei der Militärpolizei. Stouffer et al. glauben, daß die Gruppen, denen die Soldaten angehörten, gleichzeitig für sie die Funktion einer Bezugsgruppe hatten. Ein nichtbefördertes Mitglied der Luftwaffe mußte somit viel eher eine relative Deprivation empfinden als ein entsprechendes Mitglied der Militärpolizei. Mit anderen Worten, die Erwartungen der nichtbeförderten Luftwaffenangehörigen wichen bei der in ihrer Einheit üblichen Beförderungspolitik von den objektiven Gegebenheiten ab. Die nichtbeförderten Luftwaffenangehörigen hatten also mehr Grund, sich *frustriert* zu fühlen als die nichtbeförderten Soldaten bei der Militärpolizei.

5.8.3.3 Relative Deprivation und Ungerechtigkeit bzw. soziales Mißverhältnis

Noch etwas anderes springt bei der Frage der Beförderungen ins Auge. Beförderungen müssen in gewissem Umfang von einschlägigen Einsätzen oder Investitionen wie Rangdienstalter, Bildungsniveau und Pflichterfüllung abhängig gemacht werden. Das war bei den untersuchten Gruppen auch der Fall. Welche Rolle spielen in der Theorie der relativen Deprivation die Einsätze oder Investitionen, die in den Theorien zur distributiven Gerechtigkeit und zum sozialen Ausgleichsverhältnis eine so wichtige Funktion haben?

Die Theorie der relativen Deprivation ist das, was übrigbleibt, wenn man die Theorien von Homans und Adams auf ihre Zähler reduziert: auf die Gewinne (Belohnungen minus Kosten) bzw. Handlungsergebnisse. Es werden jeweils nur die Handlungsergebnisse „der Person" und „des Anderen" verglichen, nicht ihre Einsätze. Hat die relative Deprivation als Erklärungsansatz irgendeinen Nutzen, wo doch deutlich wurde, daß Einsätze bzw. Investitionen nichtwegzudenkende Faktoren des sozialen Lebens sind?

Obgleich in der Studie *The American Soldier* eigentlich kein komplizierterer Begriff als der der relativen Deprivation bemüht wird, finden sich doch offensichtlich Andeutungen, die auf das Problem der Ungerechtigkeit oder des sozialen Mißverhältnisses verweisen (s. Abb. 5.25). In einigen Tabellen mit komplexeren Daten werden individuelle Einsätze mit einbezogen. So sprechen die Autoren mehrfach davon, daß ihre Interviewpartner wohl gedacht haben müssen, daß nicht eingezogene verheiratete bzw. ältere oder gebildetere Männer *im Durchschnitt* nicht mehr *berechtigt* seien, zurückgestellt zu werden, als sie selbst. Sicherlich mag die faktische Zurückstellung in einzelnen Fällen tatsächlich durch solche Einsätze beeinflußt worden sein, wenngleich unsystematisch und nicht durchgängig. Wenn aber angenommen werden kann, daß diese Einsätze im nationalen Durchschnitt für eingezogene und zurückgestellte Männer sich gegenseitig kompensierten, dann reduziert sich das Mißverhältnis oder die Ungerechtigkeit tatsächlich auf einen einfachen Vergleich der Handlungsergebnisse. Zweifellos ergaben die Zähler der Ausgleichs-Mißverhältnis-Formel im Durchschnitt keine identischen Werte, doch worauf es ankommt ist, daß viele der befragten Männer von dieser Voraussetzung ausgingen. Im übrigen kann Abwägung der eigenen Einsätze eine sehr subjektive Angelegenheit sein.

Zwei abschließende Zitate aus *The American Soldier* bringen eine für unsere Untersuchung der Aggression entscheidende Überle-

gung ins Spiel. Stouffer et al. sagen: „Zwar ist der Zynismus von Soldaten bezüglich der Beförderungspraktiken nicht genau in Zahlen auszudrücken, doch belegen Umfrageergebnisse zu verschiedenen Zeiten auf der ganzen Welt, daß man bei Beförderungen den Anteil der persönlichen Begünstigung im allgemeinen viel zu hoch einschätzt" (S. 270). Verschiedene Attribute, die tatsächlich als Einsätze, die das Handlungsergebnis beeinflussen, eine Rolle spielen, wurden also als nicht legitim betrachtet. Die Einschätzung der Legitimität von Einsätzen geht beim Menschen – im Unterschied zu Tieren – unter anderem so vor sich, daß er grundlegende und in seiner Gesellschaft allgemein verbreitete Wertvorstellungen mit heranzieht. Eine solche Wertvorstellung beschreiben Stouffer et al. folgendermaßen: „Die westliche Gesellschaft, insbesondere die Vereinigten Staaten haben seit einigen Jahrhunderten einen Moralkodex für

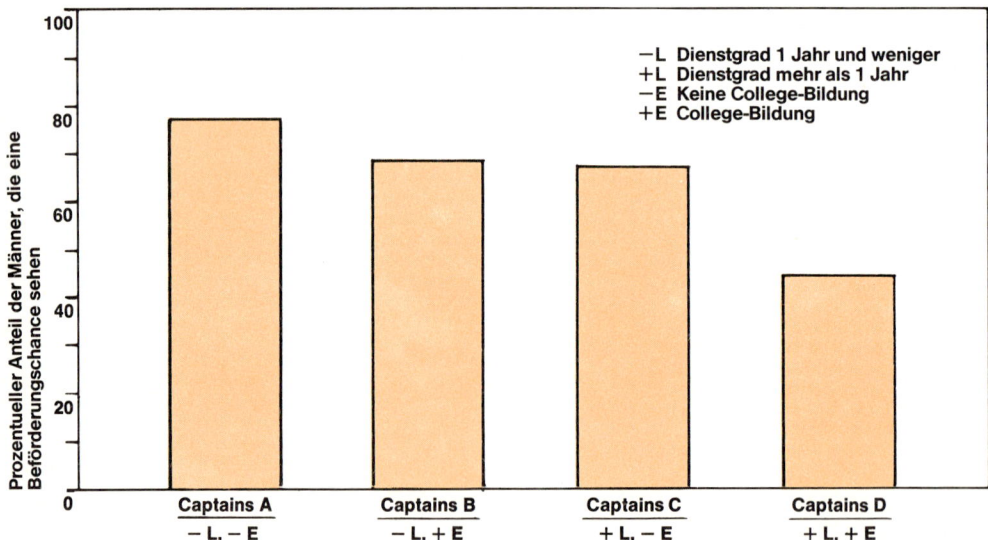

Abb. 5.25. Alle zu dieser Untersuchung herangezogenen Männer waren zu jener Zeit Captain in der US-Armee. Diesen Dienstgrad könnte man als ihr Handlungsergebnis betrachten. Doch bei gleichem Handlungsergebnis variieren die Einsätze, die im Zähler der Equity-Gleichung stehen. In dieser Untersuchung wurden nur zwei Einsätze berücksichtigt: Dienstalter und Bildungsgrad. Beide sind für das Handlungsergebnis relevant. Dienstalter und Bildung wurden als zweiwertige Variable behandelt: entweder + oder −. Die Situation kann nun unter dem Gesichtspunkt der Theorie der Verhältnisgleichheit gedeutet werden. Das Handlungsergebnis ist bei allen Männern gleich, der Nenner des Equity-Verhältnisses ist also konstant.

Die Offiziere mit geringem Dienstalter und geringer Bildung *(A)* hatten Glück, sie können als relativ überprivilegiert bezeichnet werden. Man kann erwarten, daß sie ihre Zukunftsaussichten sehr positiv beurteilen und die Beförderungspraktiken als gerecht ansehen. So war es auch bei 77% von ihnen. Die Offiziere mit hohen Werten für Dienstalter und Bildungsgrad *(D)* hatten dagegen weniger Grund, von einem Fairplay zu reden. Nur 44% von ihnen waren zufrieden. Die beiden mittleren Gruppen zeigten nahezu gleiche Urteile über die Beförderungschancen, was besagt, daß diese Soldaten Dienstalter und Bildungsgrad für eine Beförderung als etwa gleich relevant betrachteten. (Nach Stouffer et al., 1949) verbindlich gehalten, nach dem die *Leistung* als grundlegender Maßstab für die Verteilung von Belohnungen anzusehen ist" (S. 599).

5.8.3.4 Andere Anwendungsbereiche

Aufruhr und Revolution. Die Theorie der relativen Deprivation ist auch als Erklärungsansatz für Gewalttätigkeiten größeren Maßstabs, für Volkserhebungen und Revolutionen populär geworden. Davies (1962) verwendet zwar nicht den Begriff der relativen Deprivation, dennoch sind seine Vorstellungen als Spezialfall dieses Konzepts anzusehen. So zitiert er Karl Marx und Friedrich Engels (1955; Original 1849) und insbesondere Alexis de Tocqueville (1856), die bemerkten, daß Revolutionen weder notwendigerweise noch üblicherweise dann stattfänden, wenn das Elend in einer Gesellschaft objektiv am größten ist. Davies zitiert Tocquevilles bissige Bemerkung, daß „die Franzosen ihre Lage um so unerträglicher fanden, je mehr sie sich verbesserte" (1856, S. 219). Davies fügt hinzu, daß die allmähliche Verbesserung der Lebensbedingungen im Frankreich des achtzehnten Jahrhunderts 1787 durch eine Finanzkrise, eine verheerende Mißernte und durch drohende Steuererhöhungen abrupt beendet wurde, so daß vielen eine sehr reale Hungersnot drohte. Erst da brach die Französische Revolution aus.

Davies kommt zu folgender Verallgemeinerung: „Revolutionen treten am wahrscheinlichsten dann auf, wenn auf eine längere Zeit wirtschaftlichen und gesellschaftlichen Wachstums eine kurze Zeit des Rückschlags folgt" (1962, S. 6). Nach seiner Meinung setzt sich bei stetiger Verbesserung in den Köpfen der Menschen die Erwartung fest, es müsse immer so weitergehen. Wenn dieser Erwartung dann plötzlich eine neue bittere Wirklichkeit entgegentritt, wenn der Aufschwung zum Stillstand kommt oder die Bedingungen sich sogar verschlechtern, dann führt das zur Frustration, die zur Triebkraft von Revolutionen werden kann. Die Theorie von Davies wäre vielleicht besser eine Theorie der „Revolution der enttäuschten Hoffnungen" zu

nennen, doch stützt er sich dabei eigentlich auf eine Variante relativer Deprivation.

Beim Ansatz der relativen Deprivation ist auszugehen von einem Vergleich zwischen den Lebensbedingungen, die man zu einer bestimmten Zeit erwartet (EBT_2) und den Lebensbedingungen, die man zum gleichen Zeitpunkt objektiv (OBT_2) vorfindet. Relative Deprivation liegt vor, wenn $OBT_2 < EBT_2$. Diese Deprivation stellt sich ein, wenn die Erwartung zum Zeitpunkt T_2, die sich auf der Grundlage einer stetigen Verbesserung der Bedingungen in der vorausgehenden Zeit T_1 gebildet hat, enttäuscht wird. Im Grunde entspricht dies der Beobachtung in *The American Soldier*, daß Luftwaffensoldaten im Zweiten Weltkrieg zum Zeitpunkt T_1 aufgrund der üblichen hohen Beförderungsrate erwarteten, zum Zeitpunkt T_2 selbst auch befördert zu werden. Die zahlreichen nichtbeförderten Soldaten wurden im Gegensatz zu den Soldaten der Militärpolizei, die von Anfang an niedrigere Erwartungen hatten, enttäuscht. Allerdings brachen die nichtbeförderten Luftwaffensoldaten keine Revolution vom Zaune. Für Revolutionen muß es wohl noch andere Gründe geben als enttäuschte Erwartungen.

Auch Davies ist dieser Ansicht. Mit einem Zitat von Marx und Engels z. B. weist er darauf hin, daß noch andere Arten relativer Deprivation in Frage kommen:

„Obgleich also die Genüsse des Arbeiters gestiegen sind, ist die gesellschaftliche Befriedigung, die sie gewähren, gefallen im Vergleich mit den vermehrten Genüssen des Kapitalisten, die dem Arbeiter unzugänglich sind, im Vergleich mit dem Entwicklungsstand der Gesellschaft überhaupt. Unsere Bedürfnisse und Genüsse entspringen aus der Gesellschaft; wir messen sie nicht an den Gegenständen ihrer Befriedigung. Weil sie gesellschaftlicher Natur sind, sind sie relativer Natur" (1955, S. 94).

Bei der relativen Deprivation, auf die Marx sich bezieht, geht es nicht lediglich um enttäuschte Erwartungen, sondern um eine Deprivation im Verhältnis zu einer ganz bestimmten Bezugsgruppe, zur Kapitalistenklasse. Zwar wird der Gedanke nicht näher ausgeführt, doch sollte man an die Möglichkeit denken, daß unter verschiedenen Bedingungen die verschiedensten Bezugsgruppen oder -punkte herangezogen werden können.

Es gibt insofern vielfältige Möglichkeiten, eine relative Deprivation zu erleben.

Proteste der Farbigen in den USA. Auch hat man die Proteste der Farbigen in den sechziger Jahren, die ihren Höhepunkt in den Krawallen von Newark und Detroit im Jahr 1967 fanden, mit relativer Deprivation interpretieren wollen. Pettigrew (1967) schreibt dazu: „Warum brachen diese bundesweiten Proteste gerade in den sechziger Jahren so heftig aus? Warum nicht nach dem Zweiten Weltkrieg? Warum nicht während der großen Wirtschaftskrise? Warum nicht schon vor vielen Jahrzehnten? Die Proteste der sechziger Jahre bieten einen nahezu klassischen Anwendungsfall für das Konzept der relativen Deprivation im Zusammenhang mit Volksaufständen" (S. 293). Pettigrew ist in seiner Untersuchung weniger daran interessiert, verschiedene Formen relativer Deprivation genauer zu unterscheiden; er bringt diese mit allen Varianten sozialer Evaluationstheorien in Beziehung und führt eine Reihe entsprechender Daten an, die zeigen, wie gut sie miteinander in Einklang stehen.

Nehmen wir einmal den Begriff der enttäuschten Erwartung von Davies. In verschiedenen großen Umfragen der fünfziger und frühen sechziger Jahre (z. B. Stouffer, 1955; Cantril, 1965; Brink & Harris, 1964) wurden farbige Amerikaner befragt, ob sie in den nächsten Jahren eine Verbesserung, Verschlechterung oder ein Gleichbleiben ihrer Situation erwarteten. Die Mehrheit der Befragten glaubte an eine Verbesserung, nachdem der Oberste Gerichtshof 1954 die Rassentrennung de jure an den öffentlichen Schulen aufgehoben hatte. Viele erwarteten nur wenig Veränderungen, doch nur wenige nahmen an, daß es schlechter würde. In der Cantril-Umfrage (1965) wurden Daten der Jahre 1959 und 1963 herangezogen. Aus ihnen wird ersichtlich, daß während dieser Zeitspanne der Optimismus für die Zukunft eher wuchs. Pettigrew bringt keine Untersuchungsergebnisse, die besagen würden, daß diese Erwartungen der Farbigen im Verlaufe der sechziger Jahre enttäuscht wurden. Solche empirischen Daten wären natürlich zur Überprüfung von Davies' Hypothese erforderlich, man kann also nur den Eindruck

haben, daß sich die Erfolge der Bürgerrechtsbewegung in den Jahren 1966 und 1967 verlangsamten. Wir glauben, daß auch solche Daten die Annahme, daß sich die Farbigen etwa zu dieser Zeit in ihren Hoffnungen betrogen sahen, bestätigen könnten. Nun sind Protestbewegungen allerdings noch keine Revolutionen, und so kann man die Anwendbarkeit der Hypothese von Davies für diesen Fall bezweifeln.

Wenn man die weißen Amerikaner als relevante Bezugsgruppe betrachtet, dann bestätigen die Umfrageergebnisse aus den fünfziger und frühen sechziger Jahren, was jedermann weiß. Farbigen Amerikanern ging es hinsichtlich Einkommen, Beruf, Wohnungsqualität, Wahlberechtigung usw. schlechter als den Weißen. Aufgrund der damaligen relativen Deprivation war also Unzufriedenheit und vielleicht Gewalttätigkeit in den sechziger Jahren durchaus zu erwarten. Da es den Farbigen aber in den vierziger und fünfziger Jahren noch schlechter ging, hätte es eigentlich auch zu jener Zeit Gewalttätigkeit geben müssen. Auch heute geht es den Farbigen noch nicht so gut wie den Weißen, weshalb man auch für die siebziger Jahre Gewalttätigkeit erwarten müßte.

Wir werden – über die relative Deprivation hinausgehend – auch die Einsätze in Betracht ziehen, so daß wir uns dem Konzept des sozialen Ausgleichs oder der distributiven Gerechtigkeit nähern können. In Tabelle 5.3 wird das mittlere Einkommen von Farbigen und Weißen auf der Basis der Bildungsniveaus verglichen, und zwar für die Jahre 1960 und 1968. Der Bildungsstand kann naheliegenderweise als relevanter Einsatz bzw. als Investition betrachtet werden, wenn es sich um Löhne und Gehälter handelt. Stets war das mittlere Einkommen der Farbigen viel niedriger. Wenn man nur diesen einen Einsatz nimmt und die Weißen als Bezugsgruppe betrachtet, dann war den Farbigen in den sechziger Jahren nicht nur relative Deprivation, sondern konkret Ungerechtigkeit beschieden. Doch trifft das schon mindestens seit 1940 (Turner, 1956) zu, zu einer Zeit, als die ersten Vergleichsdaten gesammelt wurden.

Aus dem, was an Daten verfügbar ist, wird jedoch nicht ersichtlich, daß gerade in den

Tabelle 5.3. Einige ökonomische Indizes rassischer Ungleichheit

A. Familieneinkommen

| | 1947 | | | 1960 | | | 1968 | | |
	Farbige	Weiße	F/W[a]	Farbige	Weiße	F/W[a]	Farbige	Weiße	F/W[a]
Einkommen									
unter $ 5000	83%	51%	1,63	64%	32%	2,00	45%	20%	2,25%
$ 5000–9999	14%	35%	0,40	29%	47%	0,62	35%	38%	0,92
$ 10000 und darüber	3%	11%	0,27	8%	24%	0,33	21%	42%	0,50%
Mittleres Einkommen	$ 2514	$ 4916	0,51	$ 3794	$ 6857	0,55	$ 5590	$ 8937	0,62

B. Einkommen relativ zum Bildungsniveau

| | | 1960 | | | 1968 | | |
		Farbige	Weiße	F/W[a]	Farbige	Weiße	F/W[a]
Grundschule	weniger als 8 Jahre	$ 1900	$ 3740	0,61	$ 3558	$ 5131	0,62
	8 Jahre	$ 2460	$ 3820	0,64	$ 4499	$ 6452	0,70
Oberschule	1–3 Jahre	$ 2640	$ 4420	0,60	$ 5255	$ 7229	0,73
	4 Jahre	$ 3020	$ 5060	0,60	$ 5801	$ 8154	0,71
College	1 oder mehr Jahre	$ 4390	$ 8608	0,51	$ 7481	$ 10149	0,74

[a] Diese Verhältniszahl ergibt sich aus dem prozentuellen Anteil Weißer mit einem bestimmten Einkommen geteilt durch den prozentuellen Anteil Farbiger mit dem gleichen Einkommen. Bei völliger rassischer Gleichheit hinsichtlich des Einkommens müßte der F/W-Wert stets 1,0 betragen. Tatsächlich aber ist der Wert bei den niedrigsten Einkommen größer als 1,0 (die Farbigen sind hier überrepräsentiert) und bei den mittleren und hohen Einkommen geringer als 1,0. (Aus „The Social and Economic Status of Negroes in the United States", 1969; Bureau of Labor Statistics Report, 375, in Jones, 1972)

sechziger Jahren mit gewaltsamen Protesten zu rechnen war. Die Deprivation und die Ungerechtigkeit gegenüber der weißen Bezugsgruppe waren in früheren Jahrzehnten größer. Nur mit einem Merkmal fallen die sechziger Jahre etwas heraus in bezug auf enttäuschte Erwartungen. Die Umfrageergebnisse aus den sechziger Jahren lassen ziemlich optimistische Erwartungen erkennen (Cantril, 1965), während man – dem Eindruck nach zu urteilen – in den Jahren 1966 und 1967 eine objektive Verlangsamung im Fortschritt der Bürgerrechtsbewegung beobachten konnte.

Wir haben bei der Darstellung einiger der zahlreichen Daten, die die relative Deprivation der schwarzen Amerikaner in den Jahrzehnten vor 1960 bestätigen, bisher absichtlich eine Klasse von Daten zurückgehalten, um den Unterschied zwischen Ex-post-facto-Erklärungen und Vorhersagen zu verdeutlichen. Jones (1972) wirft ein Schlaglicht auf die Unzulänglichkeit des Konzepts der relativen Deprivation, wenn er lapidar den Titel

eines Liedes von Roberta Flack und Les McCann zitiert: „Compared to What?" („Mit wem vergleichen wir uns?").

Betrachten wir die Daten von Tabelle 5.3. In jeder Beziehung ergibt sich für die Schwarzen im Vergleich mit den Weißen im Hinblick auf ihr Einkommen eine relative Deprivation und ein soziales Mißverhältnis, wenn die Ausbildung als Einsatz gewertet wird. Die deutlichste Sprache sprechen die Verhältniszahlen Schwarz : Weiß. Das soziale Ausgleichsverhältnis läge bei einem Wert von 1,0. Alle Werte mit Ausnahme derjenigen für ein Jahreseinkommen unter $ 5000 liegen aber unter 1,0.

Allerdings liefern die Tabelle 5.3 und andere Untersuchungen (z.B. Geschwender, 1964) aber auch – ob man es glaubt oder nicht – Anhaltspunkte für eine relative Besserstellung. Entscheidend ist, welche Gruppe man als funktionale Bezugsgruppe zu betrachten hat. Denn was kommt heraus, wenn die farbigen Amerikaner ihre eigene frühere Situation als Bezugsmaßstab wählen? Jones stellt fest, daß das Einkommen der Farbigen von 1947 bis 1968 um 122% stieg, daß der Anteil der farbigen Amerikaner bei den mittleren Einkommen von $ 5000–10 000 stetig angestiegen ist und fast dem der Weißen im Jahre 1968 entsprach, und daß das Verhältnis von Einkommen zu Ausbildung zwischen 1960 und 1968 ebenfalls anstieg und sich dem Ausgleich annäherte. Man ist sich weithin einig darüber, daß die heutige Generation Zeuge des bisher rapidesten Fortschritts der Farbigen in Amerika in wirtschaftlicher und sozialer Hinsicht geworden ist. Kurz, es liegen genügend stichhaltige Beobachtungen (vgl. Tabelle 5.3) der Behauptung zugrunde, daß den gewaltsamen Protesten der sechziger Jahre eine Zeit relativer Besserstellung vorausging.

Jones – selbst ein junger amerikanischer Farbiger – hat die obigen Daten natürlich nicht vorgebracht, um die letztere Feststellung zu treffen. Er würde dem Argument von der „relativen Besserstellung" die Frage „Mit wem vergleichen wir uns eigentlich?" entgegenhalten. Er geht davon aus, „daß ein ganz anderes Bild entsteht, wenn man die ökonomische Situation der Schwarzen mit der der Weißen vergleicht (was viele Schwarze tun)". Und das ist natürlich das von Pettigrew (1967) gezeichnete Bild einer vorherrschenden relativen Deprivation – wenn man mit den Weißen vergleicht.

Die Daten, die das Argument von der relativen Besserstellung stützen, sind von der gleichen Art wie die Daten, die die These von der relativen Deprivation untermauern. Summarische Handlungsergebnisse (wie jährliches Einkommen), die ohne weiteres nach dem Erwünschtheitsgrad eingestuft werden können, werden zwischen zwei Gruppen verglichen. Die Gruppe mit dem schlechteren Ergebnis wird als relativ depriviert bezeichnet, die andere als relativ bessergestellt. Alles andere ist mehr oder weniger plausible Spekulation – insbesondere was die Bezugsgruppen betrifft, die zur sozialen Evaluation herangezogen werden. Aus diesem Grund hat die Theorie nur begrenzten Wert. Man könnte sogar die Meinung vertreten, daß die Gewalttätigkeit der sechziger Jahre die Deprivationstheorie widerlegt, da die farbigen Amerikaner im Hinblick auf ihre eigenen Fortschritte ja eine Verbesserung erfuhren. Die Befürworter der Theorie würden dem aber entgegenhalten, daß die Bezugsgruppe falsch gewählt sei – daß in Wirklichkeit die weißen Amerikaner als Bezugsgruppe anzusehen sind. Und warum gab es in den siebziger Jahren weniger Gewalttätigkeit? Weil nunmehr der Bezugspunkt für die Farbigen die eigene Gruppe war. Der Theoretiker braucht sich also nur jeweils die richtige Bezugsgruppe auszusuchen, um die Empirie mit seiner Theorie in Einklang zu bringen. Doch es fehlen in den meisten Fällen wirklich unabhängige empirische Untersuchungsergebnisse, die eine tatsächliche Identifikation der jeweiligen Bezugsgruppe ermöglichen würden.

5.8.3.5 Konsequenz der sozialen Evaluations- oder Austauschtheorien

Dieser Mangel an eindeutiger Festlegung der jeweiligen funktionalen Bezugsgruppe ist von grundlegender Bedeutung. Wir benötigen darüber exakte Informationen, denn die Bezugsgruppe ist einer der Schlüsselfaktoren für die Veränderung ethnischer Beziehungen. Vermutlich haben die Farbigen in früheren Zeiten ihre Zukunft im Verhältnis zu ihrer eigenen Vergangenheit eingeschätzt, und zweifellos hat sich in den zurückliegenden Jahren in dieser Hinsicht eine Verschiebung ereignet, die Selbstbewertung erfolgt nunmehr mit Bezug auf die weißen Mitbürger. Bei unveränderter *objektiver* Grundlage (s. Tabelle 5.3) kann das Gefühl der relativen Besserstellung bei den Farbigen umschlagen in ein Gefühl der relativen Benachteiligung, dazu genügt ein Wechsel der Bezugsgruppe. Verläßliche Daten, die für einen solchen Wechsel sprechen, fehlen, ebenso Untersuchungsergebnisse über die Determinanten einer solchen Veränderung: Einführung rassisch gemischter Schulklassen, Abbau von Wohnviertel-Isolierung und der Einfluß von veränderten Fernseh- und Kinoprogrammen. Doch liegt es nahe, mit Pettigrew festzustellen: „Es erscheint ziemlich sicher, daß heute mehr als früher zumindest die Lebensbedingungen und andere äußere Attribute der weißen Amerikaner den farbigen Amerikanern als Vergleichsmaßstab dienen" (1967, S. 299).

Dieses Problem einer nicht eindeutigen Identifizierbarkeit von Bezugsgruppen stellte sich bereits zu Anfang unserer Behandlung der relativen Deprivation. Angenommen, Stouffer et al. hätten herausgefunden, daß sich alleinstehende Einberufene *(AE)* stärker depriviert fühlten als verheiratete Einberufene *(VE)*, so daß sich im Hinblick auf die Zufriedenheit die Beziehung *AE < VE* ergeben hätte. In diesem Fall hätten die Autoren ohne Schwierigkeit auch dieses Resultat, obgleich es dem ursprünglichen Resultat entgegengesetzt ist, erklären können. Zwei Bezugsgruppen hätten als funktional betrachtet werden können – verheiratete Einberufene *(VE)* und alleinstehende Nicht-Einberufene *(ANE)*. Anschließend hätte man sich bestimmte Handlungsergebnisse und Gewinne ausdenken und diese einstufen können. Alleinstehende Einberufene können ihre Lage im Vergleich mit ihren verheirateten Leidensgenossen möglicherweise deshalb weniger günstig beurteilen, weil sie von ihren Freundinnen zu einem Zeitpunkt größter sexueller Attraktion ohne sichere Aussicht auf spätere Gemeinsamkeit getrennt wurden. Im Vergleich zu den nicht eingezogenen alleinstehenden Männern schneiden sie ebenfalls schlechter ab, weil sie in einem Alter eingezogen wurden, in dem man die Basis für eine berufliche Karriere legt, Schulen besucht und Ausbildungsverträge abschließt. Außerdem sind sie von ihren Freundinnen getrennt, die sie heiraten wollten, und an andere Frauen ist kaum zu denken. Daraus ergibt sich dann hinsichtlich der Zufriedenheit das Verhältnis *AE < ANE*.

Das ungelöste Problem der Bezugsgruppenfestlegung ist jedoch nur der auffälligste Mangel der Deprivationtheorie. In ihrer derzeitigen Form entspricht sie auch sonst nicht den Anforderungen, die man an eine Theorie stellen muß; sie ist bestenfalls als eine anregende Idee akzeptabel. Wieviel Deprivation oder Enttäuschung von Erwartungen ist z. B. nötig, damit nicht nur Unzufriedenheit, sondern Gewalttätigkeiten oder Revolutionen hervorgerufen werden? Wenn mehrere funktionale Bezugsgruppen wirksam sind, wie

sind sie zu gewichten? Allerdings steht die Deprivationstheorie mit ihren theoretischen und empirischen Unzulänglichkeiten nicht allein. Keine der bisher besprochenen Theorien vermag die als Bezugsmaß fungierenden Personen oder Gruppen theoretisch zu definieren noch empirisch zu identifizieren. Auch das Problem der Identifizierung der relevanten Handlungsergebnisse und ihrer numerischen Gewichtung ist bislang nicht gelöst, ebensowenig die entsprechenden Probleme bezüglich der Einsätze bzw. Investitionen. Keine der beschriebenen Hypothesen zur sozialen Evaluation kann den Anspruch erheben, eine voll entwickelte Theorie zu sein (siehe jedoch Davies, der 1959 eine sorgfältige formale Behandlung einer allerdings vereinfachten Version der relativen Deprivationstheorie durchgeführt hat). Es ist daher auch nicht möglich, eine dieser unvollständigen Theorien zu verifizieren. Selbstverständlich dürfen sich politische Entscheidungen auf sie noch nicht berufen, wenngleich sie aber auch nicht ganz außer acht zu lassen wären. Denn solche „Theorien" ermöglichen eine einigermaßen systematische Betrachtung bestimmter sozialer Probleme von hoher Komplexität.

5.8.4 Frustration und Aggression

Die Frustrations-Aggressions-Hypothese ist von den bisher aufgeführten theoretischen Ansätzen die älteste. Sie wurde zum ersten Mal in der Monographie *Frustration and Aggression* (1939) formuliert, die von fünf am Yale Institute of Human Relations eng zusammenarbeitenden Sozialwissenschaftlern geschrieben wurde: John Dollard, Leonard Doob, Neal Miller, O. H. Mowrer und Robert Sears. Die entscheidende Aussage über den Zusammenhang zwischen Frustration und Aggression ist zwar erstaunlich klar, aber unglaublich dogmatisch: „Damit wird behauptet, daß das Auftreten aggressiven Verhaltens immer die Existenz von Frustrationen voraussetzt und – umgekehrt – Frustrationen immer zu irgendeiner Form von Aggressionen führen" (S. 1). Anders ausgedrückt: Frustration und Aggression sind durch eine Wenn-dann-Beziehung aufeinander bezogen. Dabei wird *Frustration* definiert als „die Vereitelung einer erstrebten Endhandlung an einem bestimmten Punkt in einer Verhaltenssequenz, die (normalerweise) ohne Unterbrechung abläuft" (S. 7). *Aggression* wird definiert als „eine Handlung, deren Ziel die Verletzung eines Organismus (oder Organismusersatzes) ist" (S. 11). Gerechterweise muß allerdings betont werden, daß die eben zitierte strenge Aussage als Hypothese hingestellt wurde, nicht als bewiesene Tatsache.

1941 wurde die ursprüngliche Hypothese von den Yale-Autoren (Miller et al.) modifiziert und weiter expliziert. Zwar wurde weiter behauptet, daß aggressives Verhalten immer Frustrationen voraussetzt – aber: Nach Frustrationen muß nicht immer aggressives Verhalten auftreten. Eigentlich hatten schon Doob und Sears (1939) bedacht, daß – obwohl die primäre Aggression als Folge von Frustrationen auftrete – das manifeste Verhalten auch von der Triebstärke der frustrierten Zielhandlung sowie von der vom Individuum antizipierten Bestrafung für aggressives Verhalten abhängig sei.

Die 1941 von Miller et al. vorgelegte modifizierte Fassung der Frustrations-Aggressions-Hypothese war allerdings in ihrer Aussage immer noch zu stark formuliert. Man hätte nicht nur die Vorstellung fallenlassen sollen, daß Frustrationen immer und nur zu Aggressionen führen, sondern auch die Vorstellung – an der ja noch festgehalten wurde –, daß Aggressionen immer Frustrationen voraussetzen. Denn zahlreiche Experimente (z. B. Scott & Fredericson, 1951; Lagerspetz, 1964; Lagerspetz & Nurmi, 1964; Azrin, Hutchinson & Hake, 1966; Moyer, 1968) haben gezeigt, daß z. B. auch Schmerz oder generell schädigende Reize bei vielen Tierarten Aggressionen heraufbeschwören. Zudem ergaben die zahlreichen Untersuchungen, die von Bandura und Mitarbeitern (z. B. Bandura, Ross & Ross, 1963 b, c) durchgeführt wurden, daß – mindestens bei Kindern – allein die Beobachtung aggressiver Verhaltensweisen bei erwachsenen Vorbildern – aufgrund von Imitation – die gleichen Verhaltensweisen zur Folge haben kann. Der Frustration kommt also ein viel bescheidener Platz zu als der, den die obengenannten Autoren ihr ursprünglich

zuweisen wollten. Frustrationen sind nicht die einzigen und nicht immer die entscheidenden Ursachen für aggressives Verhalten, sondern können nur als eine unter mehreren anderen aggressionsauslösenden Ursachen gelten. In unserem Zusammenhang sollte ergänzt werden, daß sich Frustrationen – sofern man sie angemessen interpretiert – bei näherem Hinsehen gar nicht so sehr von Ungerechtigkeit, sozialem Mißverhältnis oder relativer Deprivation unterscheiden. Es wäre denkbar, daß es sich hier nur um Varianten eines einzigen Wirkungsfaktors handelt.

5.8.4.1   Eine Art sozialer Evaluationstheorie

Die Frustrations-Aggressions-Hypothese ist bisher noch nicht im Zusammenhang mit sozialen Evaluationstheorien betrachtet worden, obgleich man es in beiden Fällen u. a. auch mit Auslösern aggressiven Verhaltens zu tun hat. Das liegt wahrscheinlich daran, daß die Frustrations-Aggressions-Hypothese behavioral, mit reinen Verhaltensbegriffen, formuliert wurde, und zudem in der Weise, daß sie auf Mensch und Tier anwendbar ist. Die sozialen Evaluationstheorien wurden dagegen zur Erklärung von Phänomenen im sozialen menschlichen Leben herangezogen, wobei man mentalistische oder kognitive Begriffe verwendete, die man zu Recht nur ungern auf Tiere anwenden mag. Doch spricht einiges dafür, die Frustrations-Aggressions-Hypothese als Sonderform einer sozialen Evaluationstheorie zu betrachten. Wenn man das tut, wird eine beachtliche Kontinuität der Aggression im Stammbaum der Spezies sichtbar, ohne daß man dabei wesentliche Unterschiede zwischen Tier und Mensch verwischen müßte.

Die Autoren von *Frustration and Aggression* können sich bei ihren ersten anekdotenhaften Beispielen offensichtlich nicht auf ihre sorgfältig definierten behavioristischen Begriffe wie „ausgelöste Zielhandlung" und „Schädigung eines anderen Organismus" beschränken; sie greifen immer wieder auf mentalistische Ausdrücke wie „Erwartung", „Enttäuschung" und „Deprivation" zurück. Da ist etwa ein kleiner Junge namens James, der – sobald die Glocke eines Eisverkäufers ertönt – eine normalerweise wirkungsvolle Verhaltenssequenz einleitet: Er bettelt seiner Mutter ein Eis ab. Doch einmal hat sein Betteln keinen Erfolg, vielleicht weil die Essenszeit schon zu nahe ist. Da tritt James um sich, zetert und brüllt, daß er die Mutter haßt. In ihrem Bericht darüber sprechen dann die Autoren von der Vereitelung einer *„erwarteten* Handlungssequenz". In einer anderen Anekdote geht es um einen Studenten, dessen Werben um eine Freundin frustriert wird. Die Autoren sagen dazu: „Seine *Erwartung* einer günstigen Antwort verminderte sich" (S. 12). Wo sie über Armut und Kriminalität schreiben, verwenden die Autoren folgende Sprache: „Die Androhung einer Gefängnisstrafe hat nur wenig abschreckende Wirkung auf Menschen, die außerhalb des Gefängnisses gewöhnlich kaum *weniger Deprivation* erleben als innerhalb" (S. 113). Die Hervorhebungen in diesen Zitaten stammen von uns; es handelt sich um Worte oder Ausdrücke, die zwischen der Frustrations-Aggressions-Hypothese und der Theorie zur sozialen Evaluation offensichtliche Übereinstimmungen nahelegen.

Den Autoren von *Frustration and Aggression* standen nur sehr wenig experimentelle Arbeiten zur Verfügung – also Arbeiten, in denen „Anreize", „Zielhandlungen", „Schädigungen eines Organismus" und „Verhaltenssequenzen" eindeutig identifizierbar gewesen wären. Dennoch zogen sie die Hypothese bis an die Grenzen ihrer Tragfähigkeit als Erklärung für soziale Probleme heran, z. B. für Geisteskrankheiten und politische Bewegungen. So flexibel konnten die Autoren nur argumentieren, weil sie vom Common sense ebenso wie vom Denkstil der Freudianer abwechselnd Gebrauch machten. Und natürlich stülpten sie dann noch, wenn es gerade paßte und sie daran dachten, ihre behavioristischen Begriffe über das betreffende Problem.

5.8.4.2 Enttäuschung von Erwartungen bei einer Taube

Um plausibel zu machen, daß die Frustrations-Aggressions-Hypothese den Theorien der sozialen Evaluation zuzuordnen ist, wollen wir ein recht sinnreich angelegtes Experiment zur Aggression von Azrin et al. (1966) betrachten. Es handelt sich um ein konsequent behavioristisch angelegtes Experiment: keine Versuchspersonen, sondern Versuchstiere (Taubenmännchen). Dennoch könnte es auch im Kontext sozialer Evaluationstheorien interessant sein, über dieses Experiment anthropomorphisierend nachzudenken. Tauben haben keine sehr wirksamen Demutsgebärden, sind auch nur mäßig „bewaffnet", obwohl sie mit ihrem Schnabel durchaus einigen Schaden bei einem Artgenossen anrichten können, wenn dieser ihm nicht ausweichen kann. In den Experimenten von Azrin et al. wurde eine Taube frustriert, weil untersucht werden sollte, ob sie daraufhin eine andere, weitgehend unbeweglich gemachte Taube als Zielobjekt angreifen würde. Das Verfahren bestand im wesentlichen aus einem dreifachen Vergleich. Erstens wollte man feststellen, ob das Versuchstier in seinem Käfig einen männlichen Artgenossen, der außer Hals und Kopf nichts bewegen konnte, ohne jede Zusatzbedingung bereits angreifen würde. Das Versuchstier war zunächst nur untergewichtig, also hungrig oder zumindest etwas nahrungsdepriviert – nichts anderes wurde variiert. Doch diese einfache Deprivation führte in nahezu keinem Fall zu einem Angriff gegen die hilflose, aber auch schuldlose andere Taube, es gab keinen triebauslösenden Reiz.

Im weiteren Verlauf lernte das Versuchstier (jetzt allein im Käfig) sehr rasch, daß das Picken auf eine beleuchtete Scheibe prompt etwas Futter auf einem Tablett herbeizauberte (positive Verstärkung). Nach einiger Zeit wurden jedoch die Verstärkungen ausgesetzt, so daß eine experimentelle Löschungsphase einsetzte. Die Taube pickte zwar weiterhin, sogar recht heftig, doch sie erhielt kein Futter. Durch die Löschung war ein triebauslösender Reiz hinzugekommen. Gleichzeitig bedeutete diese Manipulation auch Frustration, denn die Löschung erfolgte ja durch Vereitelung einer vorher erfolgreichen Zielhandlung. Vielleicht ist es nicht zu anthropomorph gedacht, wenn man sagt, daß – nach einer kontinuierlichen Verstärkung – durch die Löschung Erwartungen enttäuscht wurden, womit eine Situation angesprochen wäre, die nach Davies (1962) z. B. auch Revolutionen auslösen kann. Schließlich beinhaltete die Löschung auch noch eine relative Deprivation, sofern man hier einen Vergleich der Erwartungen aufgrund früherer Erfahrung *(T₁)* mit gegenwärtigen *(T₂)* objektiven Gegebenheiten voraussetzen darf.

In der dritten Phase des Experiments wurde die bewegungsunfähige Taube wieder als Zielobjekt in den Käfig gesetzt (s. Abb. 5.26). Als nun bei fortschreitender Löschung nach einer Verstärkungsphase das Zielobjekt anwesend war, kam es zu Aggressionen, und zwar zu recht heftigen. Das Versuchstier hackte auf Hals und Kopf des Artgenossen herum, besonders in der Gegend der Augen, riß dessen Federn heraus und verletzte seine Haut. Im Durchschnitt ergab sich ein etwa zehnfacher Anstieg aggressiven Verhaltens im Vergleich mit der Ausgangssituation. In einem sinnvollen Kontrollversuch wurden dann noch mögliche Folgen der Löschung bei Abwesenheit eines Artgenossen untersucht. In dieser Situation war keine Aggression erkennbar. Doch wer weiß, vielleicht richtete die Taube ihre Aggression gegen sich selbst und wurde depressiv, eine Reaktion, die der britische Psychoanalytiker Anthony Storr

(1968) jedenfalls bei einigen seiner Patienten vorzufinden vermeinte.

Für die Frage, ob Aggression erlernt oder angeboren ist, erweist sich eine Variante des Experiments von Azrin et al. als besonders instruktiv. Vier Tauben wurden vom frühestmöglichen Zeitpunkt an (mit etwa fünf Wochen) neun Monate lang in Isolation gehalten. Anschließend wurden sie dem dreistufigen Experiment unterworfen. Es zeigte sich, daß sich die isolierten Tauben genauso verhielten wie die nichtisolierten Tauben: Nach Frustrationen griffen auch sie ihren bewegungslos gemachten Artgenossen an. Daraus wird man schließen dürfen, daß der Zusammenhang zwischen der Löschung nach Verstärkung und dem Angriffsverhalten zumindest bei dieser Tierart angeboren ist.

Das Experiment von Azrin et al. sollte ja eigentlich unsere Behauptung stützen, daß sich die Frustrations-Aggressions-Hypothese sehr gut in das Konzept der relativen Deprivation einfügen läßt. Hier handelt es sich um die bereits besprochene Kategorie enttäuschter Erwartungen, bei der eine Person oder eine Gruppe nicht durch Vergleich mit einer anderen Person oder Gruppe zu einer Bewertung ihrer Handlungsergebnisse kommt, sondern

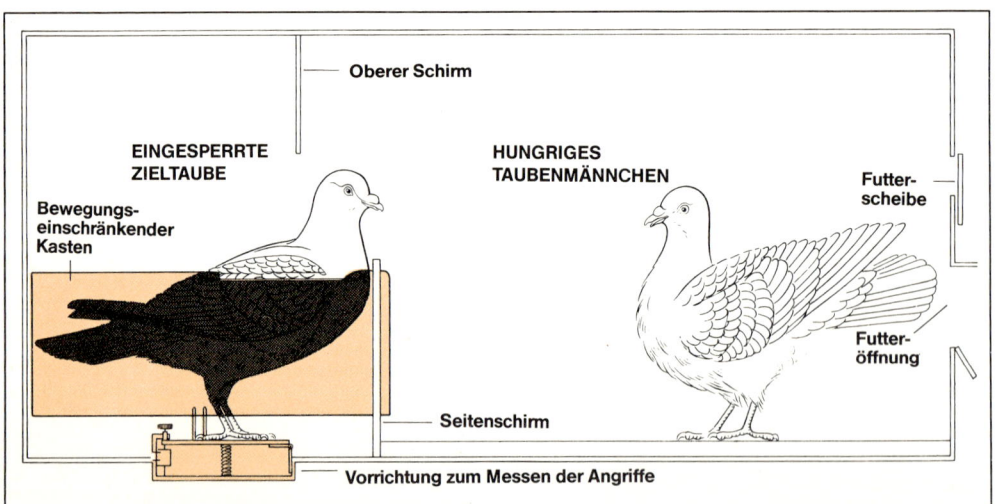

Abb. 5.26. Die Taube, die zum Aggressionsziel wird, ist in einer Plexiglaskammer eingesperrt. Sie kann nicht fliehen oder sich abwenden. Nur vom Hals aufwärts ist sie beweglich, damit sie sich etwas schützen kann. Denn wenn die andere Taube nach einigen Löschungsdurchgängen frustriert oder enttäuscht ist, nachdem sie auf ihr Picken hin kein Futter mehr bekommt, dann geht sie bösartig auf die eingesperrte wehrlose Taube los, reißt ihr Federn aus und hackt nach ihren Augen. Solange das Picken auf die Futterscheibe mit Futter verstärkt wurde, kamen solche Angriffe nicht vor. (Nach Azrin, Hutchinson & Hake, 1966)

indem sie die eigenen Erwartungen, die aufgrund früherer Erfahrungen entstanden sind, mit der vorgefundenen Wirklichkeit vergleicht. Eine genauere Analyse der vielen Beispiele in *Frustration and Aggression* macht deutlich, daß in ihnen fast ausschließlich Erwartungen mit vorgefundenen Tatsachen in Vergleich gesetzt werden. Insofern war die erste Formulierung der Frustrations-Aggressions-Hypothese keine Hypothese sozialen Verhaltens: Es ging zumindest nicht um die Frage der Bewertung der eigenen Handlungsergebnisse im Verhältnis zu anderen Personen oder Gruppen; vielmehr ging es lediglich um die Frustration eines Lebewesens oder einer sozialen Gruppe im Gefolge veränderter Umstände oder enttäuschter Erwartungen.

5.9 Unberechtigte Enttäuschung berechtigter Erwartungen

Im folgenden abschließenden Abschnitt soll der Versuch einer Synthese unternommen werden. In ihr wird die Version sichtbar werden, die eigentlich das ganze Unternehmen bereits geprägt hat. Wir waren der Aggression auf der Spur – von der Maus bis hin zum Menschen –, wir sind dabei von einem Zweig der Humanpsychologie zum anderen gesprungen, weil wir der Meinung sind, daß es da eine bestimmte Fährte gibt, die lediglich durch die Querstraßen des akademischen Interesses und durch die praktisch an jeder Kreuzung sich ändernden Straßennamen verdeckt ist.

Die aggressionsauslösenden Stimuli sind sicher sehr zahlreich und für die verschiedenen Spezies verschieden. Die Albino-Maus wird aggressiv, wenn man sie in den Schwanz kneift, der schwanzlose Mensch, wenn man ihm einen Kinnhaken versetzt. Bei solchen Beispielen liegt eine vereinheitlichende Abstraktion auf der Hand: Physischer Schmerz ist ein universeller aggressionsauslösender Reiz. So weit, so gut. Nun wollen wir eine ergänzende Synthese vorschlagen, die alle komplexeren aggressionsauslösenden Reizbedingungen unter einen Hut bringen will, wobei alle bisher von uns beschriebenen Theorien zur menschlichen Aggression zu ihrem Recht kommen sollen, und wobei sogar das berücksichtigt werden soll, was über die Rangsignale und über die Kämpfe um Rang und Revier in tierischen Sozietäten dargelegt wurde. Die vereinheitlichende Grundidee ist die: Alle diese verschiedenen Auslöser sind als „Enttäuschungen berechtigter Erwartungen aufgrund ungerechtfertigter Umstände" zu interpretieren.

5.9.1 Anwendung auf menschliche Aggression

Es wird am besten sein, die Kennzeichnungen „berechtigt" und „ungerechtfertigt" zunächst einmal beiseite zu lassen und lediglich verständlich zu machen, warum das Konzept der enttäuschten Erwartungen als gemeinsame Basis zur Synthese der besprochenen Theorien für geeignet erachtet wird. Bei der Frustrations-Aggressions-Hypothese ist das bereits zum Teil geschehen: Wenn man mentalistische Begriffe zuläßt, dann entspricht die Frustrations-Aggressions-Hypothese einer Variante der Theorie relativer Deprivation, und diese ist wiederum ein Spezialfall der generellen These über die Enttäuschung von Erwartungen.

Bestimmte Gegebenheiten zu einem früheren Zeitpunkt (T_1) wecken Erwartungen bezüglich der Handlungsergebnisse zu einem späteren Zeitpunkt (T_2). Zum Zeitpunkt T_2 fallen die Handlungsergebnisse jedoch schlechter aus als erwartet; Die Realität enttäuscht. Die Tauben im Experiment von

Azrin et al. wurden nach der Verstärkung zum Zeitpunkt T_1 durch die Löschungsphase zum Zeitpunkt T_2 enttäuscht. In vielen Experimenten von Bandura über Frustration und Aggression (Bandura et al., 1961, 1963a, 1963b) ist Vorschulkindern zunächst *(T₁)* ein direkter Zugang zu einem sehr attraktiven Spielzeug erlaubt worden, zum Zeitpunkt T_2 wurde ihnen dieser wieder versperrt. In einem Experiment von Davitz (1952) sahen Kinder zunächst den ersten Teil eines Films, und sie aßen dabei Süßigkeiten. Zum Zeitpunkt T_2 wurden ihnen die Süßigkeiten weggenommen, und der Film hörte auf unerklärliche Weise auf. Zu Recht darf man vermuten, daß sich die Kinder in ihren Erwartungen enttäuscht sahen oder in Relation zu ihren Erwartungen „depriviert" waren. Wenn wir so reden, nehmen wir uns natürlich die Freiheit, psychische Zustände wie Erwartungen, Enttäuschung und Deprivation immer dann zu postulieren, wenn uns das sinnvoll erscheint.

Die Frustrations-Aggressions-Hypothese macht den Organismus isoliert von anderen Organismen zum Gegenstand ihrer Betrachtung. Andere können zwar als Urheber von Frustrationen beteiligt sein, aber eine solche Mitwirkung ist „gesichtslos", ein Frustrator kann gegen jeden anderen ausgetauscht werden. Es geht bei dieser Hypothese lediglich um die Konfrontation von Erwartungen hinsichtlich bestimmter Ereignisse mit den Ereignissen selbst innerhalb des gleichen Organismus. Erwartungen und Ereignisse werden gleichzeitig aufeinander bezogen, da aber die Erwartungen der Gegenwart *(T₂)* zu einem früheren Zeitpunkt *(T₁)* entstanden sind, enthält die Theorie stets einen längsschnitthaften oder historischen Aspekt.

Unter den Theorien zur relativen Deprivation ist der Ansatz von Davies (1962) derjenige, der der Frustrations-Aggressions-Hypothese am nächsten kommt. Nach Davies wächst die Wahrscheinlichkeit von Revolutionen, wenn eine unterdrückte Gruppe zunächst *(T₁)* Verbesserungen ihrer Lage erlebt, durch die Erwartungen geweckt werden, die durch die späteren *(T₂)* Ereignisse erheblich enttäuscht werden. Auch nach dem Ansatz von Davies braucht man lediglich die Handlungsergebnisse einer Einheit zu be-

trachten – in diesem Fall einer Bevölkerungsgruppe, da er keine theoretischen Aussagen über einzelne Individuen macht. Entscheidend ist, daß in der Enttäuschung oder in der relativen Deprivation für eine Gruppe von Organismen zwei Zeitpunkte zueinander in Beziehung gesetzt werden.

Handlungsergebnisse lassen sich aber nicht immer und nicht nur auf Erwartungen beziehen, die aufgrund eigener früherer Erfahrungen des Individuums oder der Gruppe entstanden sind. Sie können auch auf die Handlungsergebnisse vergleichbarer Individuen oder Gruppen zum gleichen Zeitpunkt bezogen werden. Nach den Befragungsergebnissen zu Einkommen und Bildungsgrad zu urteilen, könnten sich die farbigen Amerikaner entweder relativ bessergestellt oder relativ benachteiligt vorkommen – je nachdem, ob sie ihre Handlungsergebnisse (Einkommen und Beruf) zum jetzigen Zeitpunkt *(T₂)* mit den Erwartungen hinsichtlich ihrer Handlungsergebnisse zu einem früheren Zeitpunkt *(T₁)*, oder aber ihre augenblicklichen Handlungsergebnisse *(T₂)* mit der Bezugsgruppe der weißen Amerikaner vergleichen, wobei im Hintergrund die Erwartung eines Ausgleichsverhältnisses steht. Der Vergleich von Handlungsergebnissen bei ein und derselben Person oder Gruppe zu unterschiedlichen Zeitpunkten ist sehr verschieden von einem Vergleich der Handlungsergebnisse zwischen verschiedenen Personen und Gruppen zum gleichen Zeitpunkt. Beide Vergleichsoperationen sind für die „relative Deprivation" oder die „Enttäuschung von Erwartungen" relevant, doch die Rolle der Erwartungen ist jeweils recht verschieden.

Wenn eine Person oder Gruppe ihre Handlungsergebnisse mit denen einer Bezugsperson oder -gruppe vergleicht, dann spielt für die betreffende Erwartung eine im Hintergrund stehende Annahme (manchmal sind es auch mehrere solcher Annahmen) eine entscheidende Rolle. Sofern die farbigen Amerikaner ihre jetzigen Handlungsergebnisse mit denen weißer Amerikaner vergleichen, feststellen, daß es ihnen schlechter geht und sich relativ depriviert fühlen, dann ist die ausschlaggebende dahinterliegende Erwartung die, daß die Handlungsergebnisse gleich sind, und die Reaktion auf die vorgefundene Ungleichheit ist Enttäuschung. Mit anderen Worten, das Erlebnis der Enttäuschung über Handlungsergebnisse im interindividuellen oder Gruppenvergleich setzt die i. allg. unausgesprochene Erwartung voraus, daß die Ergebnisse gleich scin werden.

In Tabelle 5.4 haben wir die Bedingungskonstellationen dargestellt, die eine Enttäuschung von Erwartungen nach den vier von uns diskutierten Theorien (Frustration-Aggression, relative Deprivation, distributive Gerechtigkeit und soziales Ausgleichsverhältnis) definieren, wobei beide besprochenen Varianten des Vergleichs (zwischen Zeitpunkten und zwischen Personen oder Gruppen) berücksichtigt werden.

5.9.1.1 Frustration-Aggression und relative Deprivation

D ie Spalte 1 der Tabelle 5.4 verdeutlicht, daß für die Frustration-Aggression und die relative Deprivation die Enttäuschung aus einer unmittelbaren Diskrepanz zwischen Erwartungen und vorgefundenen Gegebenheiten bei einem Individuum oder bei einer Gruppe entsteht. Die Enttäuschung wird dadurch symbolisiert, daß die tatsächlichen Handlungsergebnisse kleiner sind als die erwarteten Ergebnisse.

In Spalte 2 der Tabelle fehlt die Frustrations-Aggressions-Hypothese, da diese sich nur mit dem einzelnen Individuum oder der einzelnen Gruppe und der unmittelbaren Diskrepanz zwischen Erwartungen und der vorgefundenen Wirklichkeit befaßt. Für die relative Deprivation dagegen gibt es eine Eintragung in Spalte 2: Enttäuschung tritt dann auf, wenn die Handlungsergebnisse einer Person oder Gruppe niedriger ausfallen als die einer anderen Person oder Gruppe. Diese Ungleichheit ist allerdings nur insofern enttäuschend, als eine Erwartung von Gleichheit zugrundeliegt, die in der Tabelle nicht gesondert mit aufgeführt wurde. Die Erwartung von Gleichheit zwischen Farbigen und Weißen wäre dafür ein Beispiel. Ein anderes Beispiel (vgl. *The American Soldier*) wäre die Erwartung, daß Gleichheit bezüglich der Einberufung verheirateter Männer, älterer Män-

ner oder Männer eines bestimmten Bildungsniveaus vorliegen müsse. Die bereits ebenfalls diskutierten Enttäuschungen bezüglich der Beförderungen in der Luftwaffe gehören dagegen eher in Spalte 1, da dieser Enttäuschung eine Diskrepanz zwischen Erwartungen aufgrund der Kenntnis von Beförderungspraktiken zum Zeitpunkt T_1 einerseits und der vorgefundenen Realität der Nichtbeförderung zum Zeitpunkt T_2 andererseits zugrundeliegt.

5.9.1.2 Ausgleichsverhältnis und distributive Gerechtigkeit

S owohl in der Theorie des Ausgleichsverhältnisses von Adams als auch in der Theorie der distributiven Gerechtigkeit von Homans ist explizit die Möglichkeit berücksichtigt, daß eine Person *(P)* unter Umständen ihre Lage unter dem Einfluß von Erwartungen bewertet, die mit den Erfahrungen ihrer eigenen Vergangenheit zusammenhängen; d. h. *P* kann ihre eigene Bezugsperson sein. In beiden Theorien ist vorgesehen, daß die gegenwärtig vorgefundene Wirklichkeit dem Erwartungswert nicht entspricht, und daß diese Umstände Enttäuschung hervorrufen; daher finden sich für beide Theorien Eintragungen in Spalte 1 der Tabelle 5.4.

Nun wissen wir aber bereits, daß diese Theorien fast ausschließlich mit Vergleichen auf der Ebene verschiedener Personen, *P* und *A*, zu tun haben. Das wurde mit den beiden letzten Eintragungen der Spalte 2 der Tabelle berücksichtigt. Auch hier werden zugrundeliegende Annahmen über Gleichheit vorausgesetzt. Wenn Gerechtigkeit oder Ausgewogenheit bestünde, wären die Quotienten gleich.

Die Theorie der relativen Deprivation reduziert diese Quotienten aus den beiden letztgenannten Theorien auf den Zähler: Hier werden nur die Handlungsergebnisse oder Gewinne miteinander verglichen. In theoretischen Erörterungen zur relativen Deprivation wird manchmal zum Ausdruck gebracht, daß Qualifikationen – die „Investitionen" von Homans und die „Einsätze" von Adams – als annähernd gleich zu betrachten sind. Diese

Tabelle 5.4. Evaluationstheorien unter dem Aspekt der Enttäuschung von Erwartungen

Theorie	Enttäuschung wird definiert durch	
	1. Vergleiche zwischen Erwartungen, die von einem früheren Zeitpunkt (T_1) herstammen, mit den Gegebenheiten eines späteren Zeitpunkts (T_2) bei einer Person oder einer Gruppe von Personen	2. Vergleiche zwischen einer Person (P) oder Personengruppe und einer Bezugsperson (A) oder -gruppe
Frustration – Aggression	Tatsächliche Handlungsergebnisse, T_2 < Erwartete Handlungsergebnisse, T_1	
Relative Deprivation	Tatsächliche Handlungsergebnisse, T_2 < Erwartete Handlungsergebnisse, T_1	P's Handlungsergebnisse < A's Handlungsergebnisse
Distributive Gerechtigkeit	$\dfrac{\text{Tatsächliche Profite, } T_2}{\text{Tatsächliche Investitionen, } T_2} < \dfrac{\text{Erwartete Profite, } T_1}{\text{Erwartete Investitionen, } T_1}$	$\dfrac{P\text{'s Profite}}{P\text{'s Investitionen}} < \dfrac{A\text{'s Profite}}{A\text{'s Investitionen}}$
Soziales Ausgleichsverhältnis	$\dfrac{\text{Tatsächliche Handlungsergebnisse, } T_2}{\text{Tatsächliche Einsätze, } T_2} < \dfrac{\text{Erwartete Handlungsergebnisse, } T_1}{\text{Erwartete Einsätze, } T_1}$	$\dfrac{P\text{'s Handlungsergebnisse}}{P\text{'s Einsätze}} < \dfrac{A\text{'s Handlungsergebnisse}}{A\text{'s Einsätze}}$

Annahme kann in der Deprivationstheorie sogar ohne größere Schwierigkeiten gemacht werden, weil diese i. allg. nur zur Interpretation von Daten größerer Gruppen, z. B. Soldaten, rassischen und Einkommensgruppen herangezogen wird. Auch die Frustrations-Aggressions-Hypothese beschränkt sich auf die Betrachtung von Handlungsergebnissen und Erwartungen.

Die Erwartungen, mit denen man in der Ausgleichsverhältnistheorie und in der Theorie der distributiven Gerechtigkeit zu tun hat, sind sehr viel komplexer als die der Frustrations-Aggressions-Hypothese und der Theorie der relativen Deprivation. Kehren wir ein letztes Mal zur Supermarktkasse zurück. Eine teilzeitbeschäftigte Packerin bekommt anfangs (T_1) eine geringe Bezahlung, sie hat wenig Status, wenig Können und ein geringes Dienstalter aufzuweisen, doch sie hat bestimmte Erwartungen. Ihr Dienstalter nimmt zu, sie eignet sich die Fähigkeiten einer Kassiererin an und arbeitet aktiv in der lokalen Frauenbewegung mit. Sie kann daher erwarten, daß ihre Einsätze zu einem späteren Zeitpunkt (T_2) im Wert gestiegen sind. Doch sie erwartet noch mehr. Da sie an die Verbindlichkeit des Ausgleichsverhältnisses glaubt, erwartet sie, daß man ihr dann den höher bezahlten und besser angesehenen Posten einer Kassiererin gibt und sie vielleicht fest anstellt. Ihre Erwartungen betreffen also auch das Verhältnis der Einsätze zu den Handlungsergebnissen, obgleich wir natürlich über das genaue numerische Verhältnis nichts sagen können. Wenn zum Zeitpunkt T_2 das tatsächlich vorgefundene Verhältnis niedriger ausfällt als das zu diesem Zeitpunkt erwartete, dann wird sie enttäuscht sein. Ähnlich ließe sich dieser Fall auch mit der Terminologie von Homans beschreiben.

Ein weiteres Beispiel, das ebenfalls in die Spalte 2 der Tabelle 5.4 gehören würde: Ein hektischer Freitagabend im Supermarkt. Mit zwei teilzeitbeschäftigten Angestellten muß ein neues Kassierer-Packer-Team gebildet werden. Bei den beiden handelt es sich um einen College-Studenten, der in den Sommerferien in diesem Geschäft arbeitet, in dem er früher voll beschäftigt war, und um eine High-school-Schülerin, die hier seit einigen Monaten gearbeitet hat. Ihre Einsätze unterschei-

den sich objektiv, vor allem aber auch aus der jeweiligen Sicht des jungen Mannes und der jungen Frau. Vielleicht sind auch die Standpunkte selbst unterschiedlich; jeder hat eine gewisse eigene Vorstellung von dem, was er alles in den Job mit einbringt, und davon, wem welcher Posten (der ja auch das wichtigste Handlungsergebnis determiniert) eigentlich übergeben werden sollte. Einer von ihnen wird vielleicht enttäuscht sein, sich ungerecht behandelt fühlen, da sich die im Hintergrund stehende Erwartung, daß die Verhältnisse gleich sind, nicht erfüllt hat. Außerdem bringt diese Abweichung von der Gleichheit ihr oder ihm konkrete Nachteile.

5.9.1.3 Rangsignale

Wir haben den Eindruck, daß unsere generelle These von der unberechtigten Enttäuschung berechtigter Erwartungen ziemlich genau zu den Beobachtungen paßt, die wir unter dem Stichwort „Rangsignale" zusammengefaßt hatten. Daher mag ein einziges Beispiel zum militärischen Salutieren genügen. Betrachten wir zuerst den Fall, daß zu einem früheren Zeitpunkt Erwartungen geweckt wurden, die aber durch die Gegebenheiten eines späteren Zeitpunkts enttäuscht wurden. Ein dienstälterer Offizier hat sich über Monate hinweg an den zackigen Gruß eines bestimmten jungen Offiziers gewöhnt und erwartet einen entsprechenden Gruß natürlich auch bei jedem späteren Treffen (T_2). Erfolgt der Gruß aus Unachtsamkeit oder Unverschämtheit nicht, so wird der ältere Offizier verärgert und wahrscheinlich aggressiv reagieren, z. B. indem er „Meldung macht".

Betrachten wir als nächstes den Fall enttäuschter Erwartungen, der sich aus dem Vergleich einer Person (P) mit einer Bezugsgruppe (A) ergibt. Ein Oberst (P) weiß genau, was jeder Oberst zu Recht von einem Leutnant erwarten kann. Daher erwartet ein bestimmter Oberst ebenfalls, daß er bereits beim ersten Zusammentreffen von einem bestimmten Leutnant zackig gegrüßt wird, obgleich sich die beiden noch fremd sind. Falls der Leutnant nicht salutiert, wird der Oberst, wohl wissend, was ein Oberst zu Recht erwarten darf, ärgerlich und wahrscheinlich aggressiv werden.

Henleys (1973) Ratschläge zur Frage, wie man das Establishment, den Herrn *X,* dazu bringen kann, das Gesicht zu verlieren, liefen darauf hinaus, daß die üblichen rangmäßig festgelegten Verhaltensweisen umgekehrt werden sollten. Damit sollten berechtigte Erwartungen enttäuscht werden. Anzeichen von Ehrerbietung wie das Salutieren, die formelle Anrede, das Niederschlagen der Augen und ein unterwürfig-bewundernder Ausdruck sind Handlungsergebnisse, die als zu Recht erwartbar angesehen werden, wenn bestimmte Einsätze, wie z.B. berufliches Können, Lebensalter, Geschlecht, Rasse, Bildung vorliegen. Rangsignalphänomene lassen sich also mit der Theorie der distributiven Gerechtigkeit und der Ausgleichsverhältnistheorie in Übereinstimmung bringen; im Unterschied z.B. zu Gehaltsklassen handelt es sich bei jenen nur um mehr symbolische, triviale und häufig unbewußte Signale. Indem man die von der Gesellschaft solange beachteten Rangordnungssignale auf den Kopf stellt, macht man deutlich, daß man die Bedeutung oder den Wert von herkömmlicherweise respektiertem Einsatz wie etwa Bildung, beruflicher Leistung, Rasse, Geschlecht bestreitet. Die Umkehrung dieser Signale ist deshalb eine revolutionäre Handlung im Kleinformat und wird auch vom Establishment als solche interpretiert.

Nach unserer Meinung dürfte kaum zu bezweifeln sein, daß die Konzepte des sozialen Ausgleichsverhältnisses oder der Gerechtigkeit dem menschlichen Wertungsverhalten eher gerecht werden als etwa die Hypothese der Frustration-Aggression oder die der relativen Deprivation, obgleich die letztgenannten Ansätze auf wenigstens einige Fälle von Evaluation passen. Nach den letztgenannten Theorien erlebt man nur dann eine Enttäuschung, wenn die eigenen Handlungsergebnisse unter den Erwartungswert fallen oder niedriger liegen als die Handlungsergebnisse einer Bezugsperson. Sicherlich werden aber die Handlungsergebnisse stets auch im Hinblick auf die zugehörigen Investitionen bewertet. Das Ausgleichs- und Gerechtigkeitskonzept gibt der Möglichkeit Raum, daß

man bei Handlungsergebnissen enttäuscht sein kann, die den Erwartungen entsprechen oder sogar noch über sie hinausgehen (falls die Einsätze nicht Schritt halten) oder die unter den Erwartungen liegen (falls die Einsätze anteilmäßig noch darunter liegen). Das gleiche trifft auf die Enttäuschung zu, wenn *P* seine Ergebnisse mit denen von *A* vergleicht: Alles hängt von den zugehörigen Einsätzen oder Investitionen ab.

5.9.2 Aggression um Rang und Revier bei Tieren

Wir werden versuchen, die Begriffe „Erwartung", „Enttäuschung" und „Bezugspunkt" (denen die Zellen der Tabelle 5.4 entsprechen) auf den tierischen Bereich zu übertragen. Wir müssen dazu sicherlich unsere Phantasie etwas strapazieren, und Sie mögen den Eindruck gewinnen, daß wir damit den Bogen etwas überspannen. Nun, wir wollen nicht alle Zellen der Tabelle mit Beispielen wilder Tiere ausfüllen, sondern in diesem Punkte nur soviel tun, wie wir für die beabsichtigte Synthese und für die notwendigen Kontrastierungen unbedingt benötigen.

Am leichtesten läßt sich etwas in die Zelle „Frustration-Aggression" einbringen, was dem Experiment von Azrin et al. (1966) zu verdanken ist. Die Taubenmännchen wurden zunächst kontinuierlich verstärkt und anschließend einer experimentellen Löschung unterworfen. Es dürfte nicht allzu abwegig sein zu vermuten, daß die Taube zum Zeitpunkt der Verstärkungen (T_1) auch für später (T_2) Verstärkungen erwartete, daß ihre Erwartungen aber aufgrund des Löschungsprozesses enttäuscht wurden.

Die relative Deprivation in der Spalte 1 läßt sich mit der gleichen Situation veranschaulichen, so daß dafür kein zusätzliches Beispiel erforderlich ist. Für die relative Deprivation vom Typ der Spalte 2, bei der ein Bezugstier oder eine Bezugsgruppe beteiligt sein müßte, hat man ein bißchen zu phantasieren. Wenn jüngere Paviane geringere Paarungschancen haben als ältere Männchen, fühlen sie sich möglicherweise relativ depriviert. Für die unten in der Hackordnung stehenden Hennen, die weniger Futter erhalten als die ranghohen Hennen, mag Ähnliches gelten. Zwar wird man über das, was die Tiere so alles erleben, nicht sehr viel erfahren können, doch sollte man bedenken, daß wir uns ja auch nur auf das Erlebnis des Handlungsergebnisses beschränken.

Die Begriffe des sozialen Ausgleichs und der distributiven Gerechtigkeit pflegt man zwar genausowenig mit Tieren in Verbindung zu bringen, doch seltsamerweise gibt es da zumindest interessante Parallelen. Nicht nur gibt es bei den meisten Tierverbänden Parallelen zum Handlungsergebnis (positive Handlungsergebnisse wie Futter, Sexualpartner und Territorium, negative Handlungsergebnisse wie Wunden und Erschöpfung), sondern auch Parallelen zu den Investitionen. Ist die Henne einem Futterkorn am nächsten, könnte man erwarten, daß sie dieses Korn sogleich bekommt, sie könnte aber auch enttäuscht werden, wenn nur wenige Sekunden später *(T₂)* eine ranghöhere Henne auftaucht und sie verscheucht. Der erste Sperling, der im Frühling in Cleveland eintrifft, könnte erwarten, daß er das größte und schönste Revier in der Stadt einnehmen und behalten wird, am nächsten Tag *(T₂)* aber könnte er von einem kampflustigeren Nachzügler daraus vertrieben werden.

Als Beispiel für die Spalte 2 der Tabelle soll ein sehr großer, kräftiger Stichling erfunden werden, der meint, ein besseres Unterwasserrevier beanspruchen zu können als ein kleiner Fisch mit einem sehr roten Bauch. Wenn es dann schließlich anders kommt, als er erwartete, könnte sich der große Stichling mächtig enttäuscht fühlen. Aber wir haben uns jetzt genug auf anthropomorphe Erlebnisse eingelassen. Es ist an der Zeit, den noch fehlenden Faktor der „Berechtigung" (legitimacy) einzuführen.

5.9.3 Die entscheidende Rolle der Berechtigung

D er für all diese Theorien so wichtige Berechtigungsbegriff scheint ganz unbeabsichtigt in einer Untersuchung von Doob und Sears (1939) über Frustration und Ag-

gression eine Rolle gespielt zu haben. Die Autoren hatten mit Berechtigung oder Erwartungen nichts im Sinn, es kam ihnen vielmehr auf Bedingungen für das Auftreten aggressiver Ersatzhandlungen im Unterschied zum offenen aggressiven Verhalten an. Ihren Versuchspersonen legten sie Beschreibungen verschiedener frustrierender Erfahrungen vor. Sie sollten aufschreiben, wie sie in diesen Situationen reagieren würden. Für uns sind im Augenblick die Situationen von Interesse, weshalb wir einige der Beschreibungen abdrucken:

„Im Theater oder Konzert sitzt jemand in Ihrer Nähe, der sich völlig unnötigerweise unruhig hin und her bewegt" (S. 301).

„Sie benehmen sich auf einer Party sehr gesittet, aber ein allzu betrunkener Bekannter verschüttet seinen Drink, sein Essen oder die Zigarettenasche über Ihre Kleidung" (S. 304).

„Sie müssen feststellen, daß ein Freund, der eine schlechtere Examensarbeit geschrieben hatte als Sie, dafür eine bessere Note erhalten hat" (S. 302).

„Sie wollen in ein Schiff oder einen Zug einsteigen, um einen Freund zu verabschieden, oder eine Ausstellung oder einen Park besuchen; man hindert Sie aus ganz unnötig erscheinenden Gründen daran" (S. 302).

Was haben Ausdrücke wie „unnötig", „technische Gründe", „allzu betrunken" und „obwohl er eine schlechtere Examensarbeit geschrieben hatte" in diesen Beispielen zu suchen? Bei allen von Doob und Lears beschriebenen Frustrationen handelt es sich um mehr als nur um Frustrationen und um mehr als nur um Enttäuschungen von Erwartungen. In all diesen Situationen taucht zusätzlich die Dimension „berechtigt – unberechtigt" oder „gerechtfertigt – ungerechtfertigt" auf[1]. Nicht nur werden Zielhandlungen vereitelt oder Erwartungen enttäuscht; vielmehr werden berechtigte Zielhandlungen unberechtigt vereitelt oder berechtigte Erwartungen mit unberechtigten Mitteln enttäuscht. Und dies, obwohl der Begriff der Berechtigung ursprünglich in der Frustrations-Aggres-

---

1 Für engl. „legitimate – legitimation" werden die weniger förmlich klingenden deutschen Ausdrücke „berechtigt – Berechtigung" verwendet. Da der subtile semantische Unterschied zwischen „berechtigt" und „gerechtfertigt" theoretisch hier irrelevant ist, ist im folgenden auch dort nur von „berechtigt" die Rede, wo man sonst eher den Ausdruck „gerechtfertigt" verwenden würde (d. Übers.).

sions-Hypothese nirgendwo angesprochen wird.

Pastore (1950, 1952) scheint der erste gewesen zu sein, der auf diesen Punkt aufmerksam wurde. Er bemerkte, daß die Frustration in allen von Doob und Sears beschriebenen Situationen eine „willkürliche" oder „unberechtigte" Komponente hatte. Er konstruierte für ein einfaches Experiment (1952) zehn Paare von Situationsbeschreibungen – einige in Anlehnung an Doob und Lears–, nur hatte im einen Fall die Frustrationsursache den Charakter der Willkür, sie war nach unserem Sprachgebrauch unberechtigt, der dazugehörige andere Fall aber hatte den Charakter der Nicht-Willkür (die Frustration war berechtigt). In Tabelle 5.5 sind einige solcher Situationen aufgeführt. Die Versuchspersonen wurden in diesem Experiment gefragt, wie sie auf diese Situationen reagieren würden. Auf die unberechtigten Frustrationen schienen sie etwa doppelt so häufig aggressiv reagieren zu wollen wie auf berechtigte Frustrationen. Dabei soll nicht verschwiegen werden, daß einige Versuchspersonen auch auf berechtigte Frustrationen aggressiv reagierten und keineswegs alle Versuchspersonen auf unberechtigte Frustrationen aggressiv reagierten. Sicherlich können Frustration-Aggression und Berechtigung der Frustrationen einen erheblichen Anteil der Verschiedenheit von Reaktionen – aggressiv vs. nicht-aggressiv – erklären, aber man hat damit zu rechnen, daß zusätzliche Faktoren wirksam sind.

Von besonderem Interesse ist die vierte Situation der Tabelle 5.5. Pastore und weitere Beurteiler der Situationen hielten es für berechtigt, daß sich eine alte Dame vordrängelt, bei allen anderen hielten sie ein Vordrängeln für nicht berechtigt. Sie sahen wahrscheinlich Alter und weibliches Geschlecht als Einsätze an, die rechtfertigten, daß auf gewisse Kosten des Anstehens verzichtet worden war. Doch ihre Versuchspersonen waren nicht alle derselben Meinung; heute würden es wahrscheinlich noch weniger sein. Über Berechtigungen kann man streiten; darüber gibt es weder einen Konsens noch sind sie unwandelbar.

Pastore scheint nicht bemerkt zu haben, daß alle Zielhandlungen oder Erwartungen in seinen Situationen ebenso wie in denen von Doob und Lears als berechtigt (nicht willkürlich) aufgefaßt werden, unabhängig davon, ob die Frustrationen berechtigt erscheinen oder nicht.

In den Situationen der Tabelle 5.5 warten „Sie" an der richtigen Haltestelle, fragen zur vereinbarten Zeit nach dem in Reparatur

Tabelle 5.5. Beispiele gerechtfertigter und ungerechtfertigter Frustration (oder Enttäuschung von Erwartungen)

Gerechtfertigte Frustration gerechtfertigter Erwartungen	Ungerechtfertigte Frustration gerechtfertigter Erwartungen
1. Sie warten an der Haltestelle auf einen Bus. Sie sehen einen Bus kommen, doch es ist ein Sonderwagen auf dem Weg zum Busdepot.	1. Sie warten an der Haltestelle auf einen Bus; der Fahrer fährt absichtlich vorbei.
2. Sie bringen einen Gegenstand zur Reparatur. Zur vereinbarten Zeit fragen Sie nach, aber man sagt Ihnen, daß wegen eines Todesfalles in der Familie die Reparatur noch nicht ausgeführt werden konnte.	2. Sie bringen einen Gegenstand zur Reparatur. Zur vereinbarten Zeit fragen Sie nach, aber man sagt Ihnen, daß man gerade erst mit der Reparatur begonnen hat.
3. In der letzten Minute wird eine Verabredung telefonisch rückgängig gemacht, weil der/die Betreffende plötzlich krank geworden ist.	3. In der letzten Minute wird eine Verabredung telefonisch ohne hinreichende Erklärung abgesagt.
4. Sie stehen bereits eine Weile in einer Schlange vor der Kinokasse. Eine alte Dame versucht, sich vor Ihnen in die Schlange zu drängeln.	4. Sie stehen bereits eine Weile in einer Schlange vor der Kinokasse. Jemand versucht, sich vor Ihnen in die Schlange zu drängeln.
5. Sie sind Gefreiter in der Armee und bewerben sich um Beförderung, die Ihnen versagt wird. Befördert wird ein Gefreiter, dessen Qualifikation höher ist als Ihre.	5. Sie sind Gefreiter in der Armee und bewerben sich um Beförderung, die Ihnen versagt wird. Befördert wird ein weniger qualifizierter Gefreiter, der „Beziehungen" hat.

Anmerkung: Pastore spricht von „willkürlich (und) nicht willkürlich frustrierenden Situationen". Bearbeitet nach Pastore, 1952 befindlichen Gegenstand oder stehen in einer Schlange an vor der Kinokasse. Das alles sind nicht irgendwelche Zielhandlungen; es sind übliche und angemessene Verhaltensweisen. Auch bei den Erwartungen handelt es sich nicht einfach um irgendwelche Erwartungen; es sind Erwartungen, zu denen Sie sich „berechtigt" fühlen. Sie haben das Recht zu erwarten, daß der Bus anhält, wenn Sie an der richtigen Haltestelle stehen, nur nicht, wenn Sie an der falschen stehen. Sie können mit Recht erwarten, daß ein Gegenstand fertig ist, wenn Sie zur vereinbarten Zeit erscheinen, nicht jedoch, wenn Sie einige Tage zu früh erscheinen.

Wir halten es daher für erforderlich, sowohl die Berechtigung der Frustration als auch die der Erwartung näher zu erläutern. Über die anderen Möglichkeiten können Sie sich Ihre eigenen Gedanken machen: berechtigte Frustration berechtigter Erwartungen, unberechtigte Frustration unberechtigter Erwartungen, berechtigte Frustrationen unberechtigter Erwartungen.

Wir haben bisher so getan, als wüßten wir alle genau, was „Berechtigung" bedeutet. Der Begriff ist jedoch alles andere als einfach und eindeutig. Mit dem Begriff der Norm tun wir uns weniger schwer. Eine *Norm* ist vor allem zunächst die Art und Weise, wie sich Menschen, für die die Norm Gültigkeit hat, in bestimmten Situationen gewöhnlich verhalten oder wie sie darüber denken und fühlen. Wenn es üblich ist, auf bestimmte Art zu denken und zu handeln, erwartet man selbstverständlich von den Menschen der eigenen Gruppe, daß sie so denken oder handeln. Über die Erwartung hinaus enthält jede Norm aber auch das Element der *Vorschrift*. Normen beschreiben nicht nur, wie sich die meisten Menschen verhalten und welches Verhalten man erwarten kann, sie sagen auch, wie sich die Menschen verhalten *sollen*. Man erwartet nicht nur von Eltern, daß sie ihre kleinen Kinder ernähren und kleiden, sie sollen auch so handeln. In diesem Beispiel werden die Normen sogar durch Gesetze gestützt, was nicht immer der Fall ist. Selbst Normen, die völlig willkürlich aussehen (so z. B., daß man irgendwo eher englisch als deutsch spricht), nehmen etwas von diesem Vorschriftcharakter der Norm an. Man spürt

z. B. einen Hauch moralischer Entrüstung bei amerikanischen oder englischen Touristen, wenn sie auf Franzosen treffen, die unbeirrt französisch weiter sprechen, egal wie laut sie auch auf englisch angesprochen werden. Normen kommen zwar nicht mit dem Begriff der Berechtigung zur Deckung, sie erleichtern aber dessen Verständnis.

Faßt man den Begriff der Norm weit genug, so findet man in Tiersozietäten etwas den menschlichen Normen Vergleichbares. Es gibt in Tiergruppen gewohnheitsmäßige Verhaltenssequenzen, die oft sehr rigide und eventuell sogar angeboren sind. Bei vielen höheren Tierarten finden sich auch Anzeichen dafür, daß so etwas wie korrespondierende Erwartungen vorliegen. Auch zum Vorschriftscharakter menschlicher Normen gibt es bei Tieren Vergleichbares, wenn auch nicht Identisches.

Wir haben in diesem Kapitel bereits die überall antreffbare Beobachtung beschrieben, daß die Ressourcen in Tiergesellschaften auf der Basis eines arttypischen Imponiergehabes und relativ ungefährlicher Formen ritueller Kämpfe aufgeteilt werden. Häufig haben die Ergebnisse solcher Drohgebärden oder Kämpfe überdauernde Auswirkungen auf die Gruppe, da sich auf diesem Wege soziale Strukturen von Rangordnung und Revieraufteilung bilden. Das konventionelle Imponiergehabe (Schwanzfedernspreizen, Nakkenhaaresträuben, Bellen, Singen) und die konventionellen Kämpfe (Aufeinanderlosgehen, Gegeneinanderstoßen der Köpfe) scheinen nicht durch Enttäuschung von Erwartungen ausgelöst zu werden – und die Frage ihrer Berechtigung spielt dann dabei auch keine Rolle. Diese verbreiteten Formen der Aggression bei der Etablierung von Rang und Revier fallen daher nicht unmittelbar unter unsere allgemeine Kategorie. Sie sind eher der Bildung von Normen in menschlichen Gruppen analog. Doch können wir fragen, wie die Angehörigen einer Tiergruppe reagieren, wenn alle Individuen die primäre Zuteilung der gegebenen Ressourcen entsprechend der Wirkung von Erscheinung und Kampfergebnissen anerkannt haben, sich damit zufriedengeben, dann aber eine Neuzuteilung aufgrund anderer Merkmale eingeleitet wird.

Nehmen wir einmal an, die Beta-Henne, die den Kampf gegen die Alpha-Henne verloren hat, versucht, ein Korn aufzupicken, das der Alpha-Henne näherliegt als irgendeiner anderen Henne. Oder ein großer fremder Hund gelangt bei seiner Nahrungssuche auf den Hof eines kleineren Hundes, der dort Exklusivrechte besitzt. Oder ein Stichling, den ein Nachbar durch Drohgebärden vertrieben hat, so daß er jetzt ein schlechteres Territorium hat, überschwimmt die Reviergrenzen, um das Nachbarweibchen zu inspizieren. Oder ein Affe, der es satt hat, sich immer mit den anderen in einer Ecke herumzudrücken, wagt sich ein paar Schritte vor in das Territorium des Autokraten Ali. Es gibt nur wenige Untersuchungen über solche Fälle (z. B. Tinbergen, 1951; Etkin, 1964). Doch Beobachter wildlebender Tiere berichten übereinstimmend, daß der „rechtmäßige" Besitzer eines Territoriums oder das ranghöhere Tier sich in solchen Situationen aggressiver verhält als beim Imponieren oder beim Kämpfen, womit die Aufteilung der Ressourcen herbeigeführt wurde. Wenn Autoren über dieses Thema schreiben, benutzen sie häufig sogar eine etwas anthropomorphisierende Sprache um anzudeuten, daß hier so etwas wie moralische Entrüstung mit im Spiel ist. Wir würden so weit allerdings nicht gehen wollen.

Ziemlich sicher ist immerhin, daß es eine Parallele gibt. Zu den wichtigsten positiven Handlungsergebnissen im Tierreich gehören zweifellos die Ernährung, Paarung und ein günstiger und ausreichender Lebensraum. Auch gibt es bei jeder Tierart bestimmte anerkannte und relevante Einsätze, obgleich diese einem Außenstehenden meistens recht bizarr vorkommen. Dazu gehören z. B. die Mähne des Löwen, die Zangen des Krebses, die Halszeichnung des Paradiesvogels, der Ringkampf der Klapperschlange und der Kopfschiebe-Wettkampf der Oryx-Antilope. Außerdem scheint man sich in Tiergruppen ähnlich wie oft in den menschlichen Gesellschaften mit einer ungleichen Verteilung der Güter abzufinden. Die Ungleichheit kann manchmal extreme Formen annehmen, was keine weiteren Konsequenzen mit sich bringen muß, solange nur die individuellen Handlungsergebnisse dem Einsatz entsprechen, der in der betreffenden Tierart als ein solcher angesehen wird. Es sieht so aus, als hätten auch Tiere eine Vorstellung vom sozialen Ausgleichsverhältnis, wobei man auch hier das Ausgleichsverhältnis über die Relation Handlungsergebnis : Einsatz definieren kann.

Die Parallele geht noch etwas weiter. Die Beta-Henne, der fremde Hund und der beengt lebende Affe scheinen alle Handlungsergebnisse zu erstreben, ohne dazu „berechtigende" Einsätze vorweisen zu können. Man muß wohl unterscheiden zwischen Einsätzen, die von den Artgenossen akzeptiert werden und insofern „berechtigt" sind, und Einsätzen wie größtmögliche Nähe, Bedarf an Lebensraum oder einfach Hunger, die nicht akzeptiert werden und in diesem Sinne nicht „berechtigt" sind. Man könnte sagen, daß die Beta-Henne und der beengt lebende Affe den Versuch unternommen haben, mit unberechtigten Mitteln die berechtigten Erwartungen der Alpha-Henne und Alis zu enttäuschen. Es handelt sich um eine Bedingung, die bei Menschen generell Zorn und Aggression auslöst, *stärkeren* Zorn und *heftigere* Aggression als eine normale Frustration oder eine Vereitelung von Erwartungen. Die Tatsache, daß Alpha-Henne, Ali, der Hund in seinem Hof und der Stichling in seinem Revier nicht mit Enttäuschung reagieren, sondern mit Zorn und Angriff, unterstützt die Parallele zu menschlichen Verhältnissen und ermutigt uns zu der Annahme, daß wir es hier mit einer Vorform der *präskriptiven* Dimension von Normen zu tun haben.

Natürlich gibt es zahlreiche Unterschiede zwischen Mensch und Tier. Die Einsätze jeder Tierart sind gewöhnlich Ergebnis der biologischen Evolution, und sie ändern sich nur sehr langsam. Die Einsätze in menschlichen Gesellschaften sind offensichtlich meist im Verlauf der kulturellen Entwicklung entstanden; sie sind innerhalb der Gattung Mensch nicht einheitlich und sind ständiger Neubewertung unterworfen. Auch darf man aus der Tatsache, daß die tierische Aggression, die bei Verletzung der etablierten Rangordnung oder Territorialität hervorgerufen wird, i. allg. heftiger ist als die Aggression, die aus der Verletzung anderer Formen von Erwartung resultiert, nicht folgern, daß die Tiere dann so etwas wie moralische Entrüstung empfinden, die für den Normalfall der Enttäuschung fehlt. Es kann sein, daß die mit der sozialen Ordnung assoziierten Erwartungen einfach besser etabliert sind, oder daß einige Tierarten angeborenermaßen so angelegt sind, daß sie stärkere Aggressionen zeigen, wenn die für das Überleben der Gruppe bedeutsamen sozialen Strukturverhältnisse durchbrochen werden.

Homans und Adams sind auch beide der Auffassung, daß die menschlichen Vorstellungen von Einsätzen, Handlungsergebnissen und Ausgleichsverhältnissen in einer Gesellschaft oder Gruppe erlernt werden und Änderungen unterworfen sind. Doch keiner der beiden Autoren kümmert sich um die spezifisch menschlichen Prozesse, die die Veränderung solcher Vorstellungen bedingen. Sie reden von diesem Wandel, als handele es sich um etwas, was halt manchmal vorkommt. Homans schreibt, daß Individuen und Gruppen „sich unterscheiden hinsichtlich ihrer Vorstellungen darüber, was berechtigterweise als Investition, Belohnung und Kosten zu betrachten ist, und wie diese Dinge einzustufen sind" (1961, S. 246). Weiter schreibt er mit einem gewissen Ernst und noch mehr Humor:

> „Und alle diese Argumente über den Mehrwert, von John Ball bis zu Karl Marx, sind ein einziger langwieriger Versuch zu beweisen, daß das, was die Arbeitgeber als Investition betrachten, nicht als solche betrachtet werden darf, und daß sie daher mehr als ihren gerechten Anteil von den Gewinnen eines Wirtschaftsunternehmens erhalten und die Arbeiter ausbeuten. Das wird allerdings durch keines ihrer Argumente bewiesen; so etwas ist nicht beweisbar, es ist Sache des Geschmacks" (1961, S. 246f.).

Adams schreibt zum gleichen Thema folgendes:

> „Es gibt normative Erwartungen darüber, was als ‚faire' Korrelation zwischen Einsätzen und Handlungsergebnissen zu gelten hat. Diese Erwartungen werden gebildet – gelernt – im Verlauf des Sozialisationsprozesses, zu Hause, in der Schule, bei der Arbeit" (1965, S. 279).

Doch in solchen Aussagen von Homans und Adams, nach denen die Abwägung von Ausgleichsverhältnissen oder Gerechtigkeit als eine willkürliche, unerklärliche Angelegenheit hingestellt wird, kommt lediglich die Blindheit weiter Teile der Sozialwissenschaft gegenüber der Komplexität des ethischen und moralischen Urteilens zum Ausdruck. Man sollte sich auf mehr als den Geschmack oder auf die Zufälligkeit von Normbildungen stützen, auch wenn man keine „Beweise" vorlegen kann. Wir würden hier das Konzept der Berechtigung für notwendig erachten und einen psychologischen Prozeß annehmen, für den wir im Tierreich keine Parallele sehen.

Falls Handlungsergebnisse und Einsätze hinsichtlich ihrer Wichtigkeit und Wertigkeit nur vom Geschmack oder von willkürlichen Normen abhängen, was wird geschehen, wenn dann die Menschen verschiedener Ansicht sind? Vermutlich weiter nichts als wechselndes Bekräftigenwollen von im Grunde willkürlichen Positionen. Zum Beispiel: „Schwarz ist ebenso gut wie weiß." „Das stimmt nicht." „Das stimmt doch." Oder: „Frauen sind ebenso viel wert wie Männer." „Das stimmt nicht." „Das stimmt doch." Oder: „Kassierer sind genauso gut wie Packer." „Das stimmt nicht." „Das stimmt doch." Ein solcher Argumentationsstil würde wohl kaum zur Meinungsänderung führen. Er scheint auch selten vorzukommen, außer bei kleinen Kindern, die oft so argumentieren, wobei dann die Inhalte meist durch Lautstärke ersetzt werden. Bei Erwachsenen spielt sich i. allg. etwas sehr viel Komplexeres ab, man bemüht sich um ethische oder moralische Stellungnahmen. Zeitungen, Magazine, Fernsehen und Gespräche sind voll davon in der heutigen amerikanischen Gesellschaft, einer Gesellschaft, deren Konsens über Handlungsergebnisse, Einsätze und über die Voraussetzungen distributiver Gerechtigkeit brüchig geworden ist. Kann man ein moralisches Argument wenigstens annähernd charakterisieren und abheben von irrational wechselnden Geschmacksäußerungen?

Der Soziologe Neil Smelser (1963) und der Philosoph Charles Stevenson (1944) haben darauf die gleiche Antwort gegeben: Wenn Diskussionen oder Argumentationen über Normen oder Geschmack (oder Einsätze und Handlungsergebnisse) eine gewisse Substanz haben sollen, müssen sie an einem allgemeineren Wert anknüpfen, über den sich die Disputanten einig sind. Die sich dann anschließenden Argumente, in denen sowohl die Logik als auch Tatsachen eine wichtige Rolle spielen, handeln dann vorwiegend von dem, was man den „instrumentellen Aspekt" nennen könnte. Steht eine bestimmte Norm, ein Handlungsmodus oder ein Glaube im Einklang mit dem gemeinsamen Wert, wie gut verwirklicht sie/er ihn im Vergleich zu anderen Normen, Handlungsmodalitäten und Glaubenssätzen? Als sich Archibald Cox[1] weigerte, den Befehlen des Präsidenten der Vereinigten Staaten zu gehorchen, weigerte er sich (höflich) im Namen höherer Werte: Er berief sich auf die Geltung des Gesetzes und die Treue zu einem gegebenen Versprechen.

Für Smelser sind *Werte* höchstens allgemeine, erstrebenswerte Endzustände oder Richtungsweiser für Verhaltenssysteme wie Demokratie oder freies Unternehmertum. Diese Bedeutung von Wert ist mit dem in Kapitel 4 völlig konsistent; hier wurde nur die Eingrenzung auf höchst allgemeine Fälle hinzugefügt. Wie die Beispiele zeigen, können Werte sehr wohl Endzustände sein, die in mehr als einer Nation für erstrebenswert gehalten werden. *Normen* sind Richtungsweiser für das Verhalten oder für wünschenswerte Endzustände; sie sind aber spezifischer als Werte. Wenn der Wert Demokratie heißt, dann bestehen die damit verbundenen Normen etwa darin, daß Wahlen stattfinden, daß Kandidaten nominiert werden, daß Delegierte ausgesucht werden, daß die Wahlzettel ausgezählt werden, um den Gewinner der Wahl festzustellen, daß Wählerlisten geführt werden. Die Rechtfertigung vorrangiger Normen gegenüber anderen, weniger wichtigen stützt sich i. allg. auf das Argument, sie trügen mehr zur Verwirklichung des Wertes bei, über den die Disputanten einig sind. Damit wird deutlich, daß Berechtigung – wenngleich sie manchmal mit Gesetzmäßigkeit zusammenfällt – letzten Endes davon jedoch verschieden ist. Ein Gesetz kann unverändert bleiben, während seine Berechtigung verlorengeht, wie es etwa bei den Gesetzen zur Abtreibung oder zum Gebrauch von Marihuana der Fall war. Staatsmänner können ihre Legitimation verlieren, obwohl sie sich, soweit wir wissen, an die Gesetze gehalten haben, wie Präsident Nixon und

Präsident Johnson. Zerfällt die Legitimität gänzlich, dann werden allerdings mit einiger Wahrscheinlichkeit die Gesetze geändert oder sie werden einfach nicht mehr durchgesetzt, der politische Führer wird abgewählt, zum Rücktritt gezwungen oder zur Verantwortung gezogen.

Gesellschaftliche Bewegungen, deren Ziel die Veränderung von Normen ist – etwa die gemäßigten Gruppen der amerikanischen Bürgerrechtsbewegung oder der Frauenbewegung – argumentieren typischerweise wie folgt: Man versucht nachzuweisen, daß die gegenwärtigen Normen – die die Rasse oder das Geschlecht betreffen – einen Wert wie Demokratie nicht verwirklichen. Nehmen wir an, die Disputanten sind sich einig darüber, daß jeder Bürger die gleiche Chance haben sollte, eine Beschäftigung zu finden, die seinen Fähigkeiten, seiner Begabung, seinem Temperament entspricht. In dem Maße, wie ihre Chancen durch Klassenattribute, die keine erkennbare Relevanz für die Beschäftigung besitzen, beeinträchtigt werden, sind die Normen, die ihre Chancen begrenzen, ungerechtfertigt. Dies wäre eine stichhaltige Argumentation, die gegen die Berechtigung einer Zuordnung bestimmter Einsätze zu bestimmten Handlungsergebnissen vorgebracht werden kann. Natürlich sind nicht alle Argumente stichhaltig, und nicht alle knüpfen an einer allgemein vertretenen Wertvorstellung an. Aber von dieser Art müßten die Argumente sein, wenn sie Meinungen verändern wollen.

Wodurch kommen solche Bewegungen und moralischen Argumente in Gang? Smelser glaubt feststellen zu können, daß die Bürgerrechtsaktivitäten, die Proteste gegen rassendiskriminierende Normen usw. besonders in Kriegszeiten auftraten, als Soldaten zum Kriegsdienst eingezogen waren. Sieht sich der farbige Amerikaner den gleichen negativen Handlungsergebnissen oder Kosten unterworfen, dann wird ihm vermutlich mit besonderer Schärfe bewußt, daß seine positiven Handlungsergebnisse und die Bewertung seiner Einsätze für eine gerechte Gesellschaft zu niedrig liegen. Er wird dann vorbringen können, daß diese mit den Werten Demokratie, Gerechtigkeit und Gleichheit, die die meisten Amerikaner vertreten, unvereinbar sind.

---

[1] A. Cox, ein unabhängiger Rechtsanwalt, war von Präsident Nixon mit der Untersuchung der Watergate-Vorfälle beauftragt, später aber wieder entlassen worden (d. Übers.).

Wenn die Etablierung von Berechtigung eine Verbindung zwischen gewissen Normen und Werten, die die Menschen bejahen, voraussetzt, dann kann man darin einen neuen Grund sehen, sich einige durch Rangordnung bedingte Verhaltensweisen oder Rangsignale bewußt zu machen – vor allem solcher Signale, die mit Rasse und Geschlecht assoziiert sind wie z. B. Begrüßungsformen und Blickkontakt. Denn es handelt sich dabei nicht um angeborenes Verhalten, sondern einfach um Verhaltensnormen, Erwartungen und Vorschriften, die meist ziemlich unbewußt sind. Es kann sich lohnen, solche Normen aufzuspüren, wenn man sie als Beispiele dafür heranzieht, daß die Normen einer Gesellschaft in Wahrheit von den gesellschaftlichen Werten der Gleichheit und des Leistungsprinzips erheblich abweichen. So werden sie von sozialen Bewegungen, deren Ziel eine Veränderung von Normen ist, auch manchmal wirklich interpretiert.

Natürlich können nicht alle menschlichen Konflikte durch moralisches Denken beigelegt werden. Nicht jeder Mensch gibt seine eigene Schuld bereitwillig zu, erst recht kaum jemals eine Nation. Die Alternative ist häufig Kampf bis zum letzten oder Krieg. Unbeteiligte Dritte legen den Kontrahenten dringend nahe, sich einem Schiedsgericht zu unterwerfen oder das Problem zusammen zu erörtern, aber so etwas geschieht dann häufig nicht. Solange traditionelle Regeln wirksam sind – sie mögen willkürlich sein oder nicht – bleibt uns zumindest das Töten von Artgenossen erspart. Wenn diese Regeln aber zu Bruch gehen, was bei Menschen häufig vorkommt, dann gibt es nur zwei Alternativen – moralische Auseinandersetzung oder Kampf.

Es braucht wohl nicht betont zu werden, daß damit über moralische Erwägungen, über Legitimität oder soziale Bewegungen längst nicht alles gesagt wurde. Das gesamte Kapitel 6 wird sich mit moralischem Urteilen und Handeln befassen. Wir sind offensichtlich bereits hier auf etwas gestoßen, für das es im Tierreich keine Analogie gibt. Von Debatten über die Berechtigung der Aufteilung von Ressourcen auf der Basis von Geweihsprossen, Leuchtkraft des Federkleides oder Kopf-an-Kopf-Wettkämpfen wird nichts berichtet. Die Frage, ob die biologische Evolution mit dem Überleben einer Spezies als einzigem Wert als eine sehr langsame, unpersönliche, nonverbale Parallele zum moralischen Argumentieren angesehen werden soll, reizt uns nicht so sehr, um sie hier weiterzuverfolgen.

5.10 Zusammenfassung

1. *Aggression* ist die Androhung oder das Zufügen physischen oder psychischen Schadens oder Schmerzes unter Artgenossen. Üblicherweise verläuft sie gedämpft oder ritualisiert, sie ist selten tödlich, außer beim Menschen. Durch das begleitende Gefühl des Zorns und den damit einhergehenden spezifischen Hirnaktivitäten läßt sie sich abgrenzen gegenüber Beutefang, Selbstverteidigung und Verteidigung der Nachkommenschaft.

2. Aggression ist ein Antrieb, ein erschlossener zentralnervöser Zustand, der das Verhalten reguliert. Exogene und endogene Reize verstellen einen zentralen Regler und aktivieren damit ein Appetenzverhalten. Dieses dauert an, bis durch eine konsumatorische Reaktion (Endhaltung) der Normalzustand wieder hergestellt ist. Aggressive Handlungen können als positive Verstärker fungieren und die Auftretenswahrscheinlichkeit des Appetenzverhaltens erhöhen.

3. Konrad Lorenz behauptet, daß sich die endogenen Reize für Aggressivität spontan erhöhen, wenn ein gewisser Zeitraum seit der letzten Aggressionshandlung verstrichen ist – daß Aggression also ein Deprivationstrieb ist. Dann müßte aggressives Verhalten aber zyklisch ablaufen, was offensichtlich nicht der Fall ist.

4. Aggression wird üblicherweise durch Demutsgebärden gehemmt. Enthemmungsfaktoren machen die Wirkung von Hemmungsfaktoren rückgängig. Vom äußeren Anschein her ist ein nichtaggressives Lebewesen von einem gehemmt-aggressiven Lebewesen, ein aggressives Lebewesen von einem enthemmt-aggressiven Lebewesen nicht zu unterscheiden.

5. Da Verhalten auf einer Wechselwirkung genetischer Determinanten mit Lernvorgängen und vielfältigen Reizen fußt, hängt auch das aggressive Verhalten vom unterschiedlichen Einfluß dieser Faktoren auf den Organismus ab. *Angeborene* Merkmale einer Spezies sind solche, bei denen die genetischen Determinanten so stark sind, daß sie zu einheitlichen Resultaten bei den Angehörigen der Spezies in ihrem gesamten Lebensraum führen.

6. Das Fortpflanzungspotential jeder Spezies übersteigt die Populationsmenge, die ein bestimmter Lebensraum ernähren kann, daher müssen die einzelnen Lebewesen um das Überleben wetteifern. Viele Tierarten haben Sozialstrukturen der Rangordnungshierarchie und der Revierbildung (Territorialität) entwickelt. Diese dienen der – fast immer ungleichen – Aufteilung von Ressourcen unter die Mitglieder der Tierart, sie dienen der Bevölkerung des Lebensraumes und der Vermeidung einer Überbevölkerung. Aggression tritt generell bei der Etablierung von Sozialstrukturen und bei der Verletzung etablierter Strukturen auf.

7. Durch die Rangordnung erhalten einige Individuen den Vortritt beim Zugang zu Ressourcen. Die Rangstruktur tritt in irgendeiner Form bei allen Wirbeltieren auf, variiert dabei aber hinsichtlich Komplexität, Rigidität, Alter oder Geschlecht der dominierenden Mitglieder und dem Einfluß der Umwelt bzw. der Lernfähigkeit der Tierart.

8. Revieraufteilung dient der Verbreitung der Tierart in ihrem Lebensraum, so daß sich gerade so viele Individuen paaren und Nachkommen aufziehen können, wie der Lebensraum ernähren kann. Zu den Formen der Territorialität gehören Mehrzweckreviere, Brutkolonien und die individuelle Distanz (der „Freiraum").

9. Es gibt immer einige Tiere in einer Spezies, die in der entwicklungsgeschichtlichen Selektion stärker begünstigt sind aufgrund ihrer Größe, ihrer stärkeren Aggressivität, ihrer besser entwickelter Waffen oder eines anderen besonderen Merkmals. Wenn die Ressourcen nicht für alle Angehörigen der Tierart ausreichen, dann werden durch die Rang- und Revierkämpfe diese stärkeren Tiere in die Lage versetzt zu überleben und die Spezies fortzupflanzen. Auf diese Weise ist die individuelle Selektion auch für die Gruppe von Nutzen.

10. Zu einer optimalen Überlebensstrategie innerhalb der eigenen Art gehören a) die Fähigkeit, die eigene Stärke bei Drohung und Kampf in bezug auf die der anderen einzuschätzen; b) die Entscheidung zum Kampf, wenn Waffen oder Erscheinungsbild etwa ausgeglichen sind, und zum Rückzug, wenn das nicht der Fall ist; c) die Durchführung eines ritualisierten Kampfes, bei dem weder Gewinner noch Verlierer ernstlich verletzt werden; d) die Beschränkung der Kämpfe auf den Einzelfall, so daß ein Maximum an Zeit für das Sammeln von Futter und die Aufzucht der Jungen zur Verfügung steht.

11. Menschliche Rangordnungen ähneln denen bei Tieren insofern, als durch sie der Zugang zu Ressourcen mit determiniert wird, und sie außerdem Zorn und Aggression auslösen können. Menschliche Rangordnungen ergeben sich aus den Werten, die den zahllosen individuellen Unterschieden beigemessen werden. Zur Bestimmung des Rangplatzes werden insbesondere die Unterschiede herangezogen, die den sozioökonomischen Status ausmachen. Aber auch die individuelleren Unterschiede, die zum persönlichen Ansehen beitragen, sind von Belang.

12. Über den Vortritt beim Zugang zu Ressourcen entscheidet primär der sozioökonomische Status eines Menschen, ähnlich wie der Rangplatz beim Tier. Nur beim Menschen gibt es aber außerdem einen Vorrang, der sich

auf den Ankunftszeitpunkt stützt, und der dann wichtig wird, wenn das betreffende Gut verteilt wird. Der Platz in der Warteschlange hat Rangplatzfunktion.

13. Rangsignale beinhalten eine Asymmetrie auf der Verhaltensebene, die mit Unterschieden im sozioökonomischen Status oder im persönlichen Ansehen kovariiert. Sie determiniert zwar i. allg., aber nicht notwendigerweise den Vortritt beim Zugang zu Ressourcen. Zu ihnen gehören bestimmte Aspekte des Benehmens, das Salutieren bei Soldaten, Anredeformen, Haltung, Blickkontakt sowie verbaler und nonverbaler Ausdruck von Emotionen. Nichtbeachtung dieser Rangsignale kann bei einem konventionellen Menschen Erregung, Zorn, sogar Aggression verursachen, so wie auch ein Tier bei einer Rangverletzung aggressiv wird.

14. Die Menschen scheinen territoriale Lebewesen zu sein. Aber aufgrund artspezifischer Komplikationen kann man keine Voraussage über menschliches Verhalten allein auf der Basis seines territorialen Verhaltens machen. Raumbezogene Intoleranz läßt sich bei den verschiedensten Nationen finden. Gegenüber Eindringlingen in ihr Territorium leisten sie Widerstand. Unter Umständen heißen sie aber Eindringlinge auch willkommen, zumal wenn es sich um devisenbringende Touristen handelt. Zwar verhalten sich militärische Truppen auf eigenem Boden aggressiver als außerhalb, aber eine vordringende Armee setzt auch nach Überschreiten der Grenzen zum Nachbarstaat ihren Kampf fort. An der unterschiedlichen Bevölkerungsdichte der Erde läßt sich zwar ein gewisser Einfluß lokaler Ressourcen ablesen, aber dieser Einfluß wird von so vielen anderen überlagert, daß man sogar Gebiete mit sehr kärglichen Ressourcen finden kann, die dicht bevölkert sind.

15. Um fortwährendes Kämpfen zu vermeiden, werden die Rang- und Gebietsstrukturen bei vielen Tierarten mit Hilfe einer Reihe von Techniken aus der biologischen und kulturellen Evolution, mittels wohlüberlegter Planung und inzidentellem Lernen etabliert. Im allgemeinen fördern knappe Ressourcen, die zu bestimmten Zeiten an bestimmten Orten in größerer Menge auftreten, die Bildung von Rangordnungen; knappe Ressourcen, die über ein großes Gebiet dünn gesät sind, fördern die Gebietseinteilung. Bei beiden Sozialstrukturen sind die Kämpfe kurzlebig, falls sie überhaupt stattfinden; ernsthafte Schäden treten selten auf, die Resultate behalten ihre Geltung für lange Zeit.

16. Während bei allen Tierarten Rangordnung und Territorialität ihre Funktion bei der Verteilung von Ressourcen ohne ernsthaftes Kämpfen oder Töten erfolgreich erfüllen, tun sie das beim Menschen nicht. Lorenz begründet das damit, daß die Menschen von der Natur nicht mit gefährlichen Waffen ausgerüstet wurden und daher keine wirkungsvollen Hemmungsmechanismen gegen ihren Gebrauch besitzen, inzwischen aber tödliche Waffen erfunden haben, ohne gleichzeitig dafür Hemmungsmechanismen zu entwickkeln. Hemmungen bei der Schädigung eines Artgenossen werden beim Menschen zusätzlich durch große Entfernung vom Zielobjekt geschwächt, durch Unklarheiten bei der Verantwortung für Schädigung und Tötung und durch die *Fremdgruppenabwertung*, die Tendenz, Menschen, die anders sind als man selbst, einer subhumanen Pseudospezies zuzuordnen.

17. Der Theorie der distributiven Gerechtigkeit von Homans zufolge beurteilen sich Menschen immer mit Bezug auf eine andere Person oder Gruppe in vergleichbaren Situationen. Ein Mensch wird mit ziemlicher Wahrscheinlichkeit zornig, wenn er das Gefühl hat, daß er für seine Kosten und Investitionen nicht gerecht belohnt wird. Die Theorie legt die Annahme von Kontinuität zwischen Menschen und Tieren nahe, indem sie alle konventionellen Investitionen, die die Verteilung der Ressourcen beeinflussen können, in Rechnung stellt. Außerdem wird hier die Meinung vertreten, daß sowohl Menschen als auch Tiere primär deshalb zornig und aggressiv werden, weil sie etwas als ungerechtfertigte relative Deprivation aufgrund unüblicher oder unangemessener Merkmale ansehen.

18. Die Theorie vom sozialen Ausgleichsverhältnis nach Adams basiert auf der Theorie

von Homans und behandelt dementsprechend ebenfalls den sozialen Vergleich. Adams schenkt jedoch der Tatsache größere Aufmerksamkeit, daß zwei Personen oder Gruppen in gleichen Situationen häufig unterschiedliche Ansichten haben. Das wahrgenommene Mißverhältnis zwischen Einsätzen und Handlungsergebnissen des einen im Vergleich mit einem anderen kann zu Spannungen führen. Adams macht auch darauf aufmerksam, daß die Bezugsperson (oder -gruppe) auch die eigene Person zu einem anderen Zeitpunkt sein kann. Das erlaubt eine Verbindung der sozialen Theorien zur Aggression mit solchen, die lediglich das isolierte Individuum zum Gegenstand hatten, wie die Frustrations-Aggressions-Hypothese.

19. In dem Bericht *The American Soldier* wird die Moral der Soldaten durch die Theorie der relativen Deprivation interpretiert: Zwei Gruppen haben ein gemeinsames Attribut, durch das Ähnlichkeit hergestellt wird, unterscheiden sich aber hinsichtlich eines anderen Attributs, woraufhin sie ihre Lage vergleichen. Diese Theorie wird auch dazu herangezogen, um Volkserhebungen und Revolutionen zu erklären. Dabei werden die Bedingungen, die eine Person oder Gruppe zu einem späteren Zeitpunkt erwartet, mit den tatsächlich vorgefundenen Bedingungen zu diesem Zeitpunkt verglichen. Deprivation liegt immer dann vor, wenn Erwartungen enttäuscht werden.

20. Die Theorien der sozialen Evaluation – die der distributiven Gerechtigkeit, die Theorie des Ausgleichsverhältnisses und die der relativen Deprivation – wurden alle in Anpassung an jeweils gegebene Tatsachen entwickelt, ohne daß die Bezugsperson oder -gruppe unabhängig definiert wurde, und ohne daß alle für die Beurteilung von Ungerechtigkeit, Unausgewogenheit oder Deprivation relevanten Faktoren identifiziert wurden. Daher haben diese Theorien keinen sehr hohen Vorhersagewert, und sie können nicht streng geprüft werden. Sie ermöglichen jedoch eine einigermaßen systematische Betrachtungsweise komplexer sozialer Probleme.

21. Die Frustrations-Aggressions-Hypothese behauptete zunächst, daß Aggression immer durch Frustration verursacht wird, und daß Frustration immer zu irgendeiner Form von Aggression führt. Frustration wird heute nur als ein möglicher aggressionsauslösender Reiz angesehen.

22. In allen behandelten Theorien und sowohl in menschlichen wie in tierischen Gesellschaften gehört zu den aggressionsauslösenden Bedingungen die unberechtigte Enttäuschung berechtigter Erwartungen. Berechtigung (Legitimität) gibt es nur bei einem Verhalten, das sich an Normen und Vorschriften darüber orientiert, wie die Menschen einer Gruppe denken und handeln sollten. Die Verletzung dieser Normen und Vorschriften führt zu Vorwürfen, zu Zorn, sogar zu Gewalt. Bei den Tierarten gibt es eine Parallele zu den menschlichen Normen: Jede Spezies hat ihre anerkannten Einsätze und Handlungsergebnisse; die Individuen sind mit ungleichen Handlungsergebnissen solange zufrieden, solange die Einsätze ungleich sind. Wenn die Handlungsergebnisse jedoch nicht dem entsprechen, was durch die Einsätze gerechtfertigt erscheint, dann kommt es zur Aggression – so wie beim Menschen.

23. Allerdings sind die Einsätze der Tierarten das Ergebnis einer langsamen biologischen Evolution, und die aggressive Reaktion eines Tieres auf die Nichterfüllung von Erwartungen erfolgt vermutlich nicht aus einem Gefühl moralischer Entrüstung. Die menschliche Bewertung von Einsätzen ist das Ergebnis einer kulturellen Evolution; sie ist Veränderungen unterworfen und variiert innerhalb der Spezies Mensch erheblich. Wenn konventionelle Regeln zusammenbrechen, nehmen die Menschen meistens zu moralischen Erwägungen Zuflucht. Sie finden dann oft einen allgemeineren Wert, über den sie sich einig sind. Tun sie das nicht, weil sie es nicht wollen oder nicht können, so ist die Alternative meist der physische Kampf.

6 Moralisches Urteil und Verhalten

D ieses Kapitel handelt von einer Paradoxie. Untersuchungen zur Entwicklung des moralischen Urteils bei Kindern und Jugendlichen haben ergeben, daß die meisten Menschen in ihrer Entwicklung die Stufe einer „law and order"-Moral erreichen, zu der u. a. gehört, daß man die Gesetze respektiert und seine Mitmenschen anständig behandelt. In der gleichen Forschungsperiode aber überschlägt man sich fast in der Sozialpsychologie mit immer neuen Entdeckungen des Inhalts, daß achtbare junge Leute unter ganz bestimmten Umständen fähig sind zu betrügen, zu zerstören und Kälte zu zeigen gegenüber Fremden, von denen sie in größter Not um Hilfe gebeten werden, ja sogar das Leben anderer Menschen aufs Spiel zu setzen. Meistens kamen die Versuchspersonen der entwicklungspsychologischen Studien aus der gleichen Population wie die der sozialpsychologischen Untersuchungen – es handelte sich um junge Amerikaner, vor allem Studenten. Darin liegt der Widerspruch.

Entwicklungspsychologen und Sozialpsychologen lesen selten die Arbeiten von Kollegen aus der anderen Disziplin. Da ihre Untersuchungen zudem gewöhnlich in unterschiedlichen Lehrveranstaltungen behandelt werden, blieb dieser Widerspruch weitgehend unbemerkt: Wie ist es möglich, daß ein junger Mensch, der sich für gesetzestreu und anständig hält, hin und wieder kräftig fremdes Eigentum zerstört, einem hilflosen Fremden in der Not nicht beispringt und sogar bereit ist, das Leben anderer zu gefährden?

Ein Widerspruch besteht indessen nur dann, wenn man von einer bestimmten Annahme ausgeht – daß nämlich die moralischen Ansichten der Menschen auch ihr Handeln wesentlich bestimmen, daß das Denken und das Handeln einander normalerweise entsprechen. Läßt man diese Voraussetzung fallen, dann verschwindet der Widerspruch, dann überrascht nicht mehr, daß jemand schön reden und sich häßlich benehmen kann.

Vielleicht war es falsch, hier überhaupt zunächst von einem Widerspruch zu reden, es war vielleicht allzu naiv zu denken, daß das, was jemand sagt, auch etwas mit seinem Verhalten zu tun haben muß. Reden und Handeln werden möglicherweise durch völlig verschiedene Faktoren determiniert. Vielleicht handeln wir so, daß wir die uns erreichbaren einträglichen Belohnungen maximieren, während wir so reden, daß wir in einem altruistischen Licht erscheinen. Mancherlei Gründe ließen sich denken, auf jeden Fall wird wohl eine einfache Theorie, nach der das Denken das Handeln bestimmt, der Sache nicht gerecht. Da ist mehr mit im Spiele.

E s gibt also Forschungsergebnisse aus zwei Teilbereichen der Psychologie, die in einem wachsenden Spannungsverhältnis zueinander stehen. In der Sozialpsychologie werden Experimente oft dann weithin bekannt, wenn unerwartete Ergebnisse berichtet werden, zumal wenn das Unerwartete von einer ganz bestimmten Art ist: wenn die Fakten beweisen, daß viel mehr Menschen ein moralwidriges Verhalten zeigen, als man gemeinhin anzunehmen pflegt. Mitunter dokumentiert der Versuchsleiter das Unerwartete im gleichen Arbeitsgang, indem er eine Gruppe von Leuten bittet, die Ergebnisse seines Experiments im voraus zu schätzen, und die oft sehr diskrepanten Schätzungen verstärken und sichern den Eindruck, daß die Menschen in Wirklichkeit viel schlechter sind als man gedacht hat.

Die Sozialpsychologie bemüht sich – wie es sich gehört – um engere Beziehungen zum aktuellen sozialen Leben. Die vier berühmten Experimente, die wir beschreiben wollen, handeln alle von Geschehnissen, die man in anderer Form bereits aus Zeitungsschlagzeilen kennt. Dem „Unerwarteten" der experimentellen Befunde entsprechen die groß aufgemachten Leitartikel in der Presse und die tiefsinnigen Abhandlungen über das Thema „Wohin soll das noch führen?".

In den 50er Jahren, in dem Jahrzehnt, das manchmal als das Jahrzehnt der Konformität beklagt wird, unternahm Solomon Asch (1952) eine Serie von experimentellen Untersuchungen zum Problem der Konformität. Zu jedermanns – auch zu Aschs – Überraschung stellte sich heraus, daß eine große Anzahl von Personen selbst dann bereitwillig das Urteil ihrer Gruppe übernahmen oder sich ihm annäherten, wenn sie dabei zu ihren eigenen Wahrnehmungen in eklatanten Widerspruch gerieten. Im Jahr 1963, lange Zeit nach den Nazimorden an den Juden, doch etwas weniger lange nach dem Prozeß gegen Adolf Eichmann, in dem dieser behauptete, er habe sich nur schuldig gemacht, die Befehle der übergeordneten Autoritäten befolgt zu haben, führte Stanley Milgram Experimente durch, in denen Gehorsam gegenüber Autoritäten gegen eine gleichzeitige Gefährdung des Lebens anderer Menschen ausgespielt wurde. Die Mehrzahl der Versuchspersonen, die aus den unterschiedlichsten Berufsschichten kamen, entschied sich für den Gehorsam. Seit Milgrams Experiment hat sich – in tragischer Bestätigung seiner Ergebnisse – das Massaker von My Lai 4 und noch anderes in Vietnam ereignet, über das weniger ausführlich berichtet worden ist. In den frühen 60er Jahren wurde in New York City nachts um 3 Uhr Kitty Genovese von einem Wahnsinnigen überfallen. Achtunddreißig Nachbarn sahen dem Grauen von ihren Fenstern aus zu, niemand griff ein oder rief die Polizei, obgleich sich die Mordhandlung über eine halbe Stunde erstreckte. Dieser Fall erregte starkes Aufsehen, wenngleich heute ähnliche Zwischenfälle kaum noch Neuigkeitswert haben, wenigstens nicht in New York City. Bibb Latané und John Darley ließen sich u. a. durch den Fall Genovese inspirieren und führten eine Serie von Experimenten über ein auffälliges Phänomen durch, über das sie 1970 in ihrem Buch *The Unresponsive Bystander* (Der gleichgültige Zuschauer) berichteten. Durch ihre Untersuchungen wollten sie der Frage näherkommen: „Warum hilft man denn nicht?". Gegen Ende der 60er und Anfang der 70er Jahre berichteten die Zeitungen häufig über Gewaltanwendung und mutwillige Zerstörungen. 1969 veröffentlichte Philip Zimbardo eine Serie von Experimenten, deren Ziel die Aufdeckung der Ursachen solcher Phänomene war.

Was die vier genannten Fälle betrifft – konformes, aber falsches Urteil wider besseres Wissen, Gehorsam gegenüber Autoritäten, Gleichgültigkeit gegenüber einem Menschen in Not und Vandalismus – so kamen sowohl die realen Ereignisse als auch die experimentellen Befunde für sehr viele Menschen überraschend. Viele gaben ihrem Abscheu Ausdruck und äußerten sich in einer Weise, als könnten sie selbst sich niemals so verhalten. Die Sozialpsychologen, die die Experimente durchführten, untersuchten systematisch eine Anzahl relevanter Variablen und erarbeiteten mancherlei Erklärungen, doch keiner von ihnen stellte irgendwelche Beziehungen her zu den ebenfalls weithin beachteten entwicklungspsychologischen Ergebnissen, die im gleichen Zeitraum publiziert wurden.

Jean Piaget widmete bereits 1932 eine umfangreiche Untersuchung der Entwicklung des moralischen Denkens beim Kind. Er bot kurze „Problemgeschichten" mit moralisch bewertbaren Lösungsalternativen dar. Dabei kam es ihm nicht in erster Linie darauf an zu erfahren, welche Verhaltensalternative vom Kind gewählt wurde, sondern wie das Kind das Problem beurteilte und wie es zur Entscheidung gelangte.

Anfang der 60er Jahre (z. B. 1963) griff Lawrence Kohlberg Piagets grundlegende Methode zur Erfassung des moralischen Urteils wieder auf. Er präzisierte die Durchführung, vertiefte die Analyse unter Berücksichtigung der Ethik und Moralphilosophie und verfolgte die Entwicklung des moralischen Denkens über die Kindheit hinaus bis ins Jugendalter und frühe Erwachsenenalter. Im wesentlichen stellte Kohlberg seinen Versuchspersonen Problemgeschichten vor, die ein moralisches *Dilemma* beinhalteten: Der Hauptfigur der Geschichte stehen zwei alternative Handlungsweisen offen; für beide kann eine sie rechtfertigende, soziale Norm gefunden werden. Die Versuchsperson wurde nicht nur gebeten, sich für eine der vorgeschlagenen Verhaltensmöglichkeiten zu entscheiden, durch zusätzliche Fragen wurden auch die Gründe, die zur jeweiligen Wahl geführt hatten, ermittelt, wodurch der ganze Prozeß der moralischen Beurteilung erhellt werden sollte. Die Antworten wurden nicht danach bewertet, welche Wahl getroffen wurde, sondern wie die getroffene Wahl begründet wurde. Dazu wurden die Argumentationen einer eingehenden Inhaltsanalyse unterzogen, eine Analyse, die nur von eigens dafür trainierten Beurteilern vorgenommen werden konnte.

Piaget hatte zwei Quasi-Stufen des moralischen Urteils angenommen, „quasi" deshalb, weil die Befunde keine markante Diskontinuität der Entwicklung erkennen ließen. Kohlberg fand in seinen Daten die beiden Stufen Piagets wieder, nur interpretierte er sie anders. Auch war die inhaltliche Reichweite der Problemgeschichten und der Bereich der untersuchten Altersstufen bei Kohlberg größer; so stellte er anhand seines Materials nicht nur zwei, sondern sechs Entwicklungsstufen fest. Allerdings erreicht nicht jeder Mensch Kohlbergs höhere moralische Stufen. Sogar die Professoren für Moralphilosophie z. B. gehören nicht durchweg zu den Auserwählten, die die Stufe 6 erreichen.

Bringt man die Erkenntnisse der Sozialpsychologie und der Entwicklungspsychologie des moralischen Urteils zusammen, dann ergibt sich ein deutliches Spannungsverhältnis. Die häufigste Stufe des moralischen Urteils bei Erwachsenen ist die Stufe 4, die man die Moral von „Gesetz und Ordnung" nennen kann. Eine Person, die nach dem Modus von Stufe 4 urteilt, ist der Meinung, man müsse auf jeden Fall tun, was die Gesellschaft für richtig hält, was also entweder durch ein Gesetz oder durch sehr strenge Normen vorgeschrieben ist. Sehr viele Erwachsene stehen lediglich auf der 3. Stufe mit der Moral vom „anständigen Kerl". Dabei hält man es für richtig, sich anderen gegenüber freundlich und nett zu benehmen und niemandem was zuleide zu tun: Mach, was du willst, aber räume anderen die gleiche Möglichkeit ein. Und nun kommen die Sozialpsychologen mit ihren Untersuchungen, in denen sie viele Menschen fanden, manchmal die Mehrzahl der jeweiligen Stichprobe, die ihren Versuchsleiter anlogen (Asch, 1952), die extrem starke Elektroschocks an unschuldige Menschen austeilten, auch als diese schon vor Schmerz stöhnten (Milgram, 1963), die nicht die leiseste Anstrengung machten, Leben oder Eigentum Notleidender zu retten (Latané & Darley, 1970), und die mutwillig ein unbewacht parkendes Auto demontierten und zerstörten (Zimbardo, 1969).

Allerdings wurde bei den Versuchspersonen in den sozialpsychologischen Experimenten nicht mit Kohlbergs Methode gearbeitet und die moralische Urteilsstufe nicht ermittelt. So können wir nicht wissen, ob sie auf Stufe 3, 4 oder auf einem noch höheren Niveau argumentiert hätten. Die zahlreichen Ergebnisse jedoch, die bei anderen Erwachsenen gewonnen wurden, machen es sehr wahrscheinlich, daß auch die Versuchspersonen der Sozialpsychologen tatsächlich auf einem recht hohen Niveau geurteilt hätten. Warum aber handelten sie dann im Widerspruch zu ihren mutmaßlichen moralischen Prinzipien? Man könnte antworten, daß das, was Kohlberg untersucht hat, lediglich eine „Problemgeschichtenmoral" sei, die sich in bloßem Gerede erschöpft und auf das Verhalten in realen Situationen, über die man unter moralischen Gesichtspunkten reflektieren kann, keinen Einfluß hat. Wie wir sehen werden, folgt aus einer solchen Betrachtungsweise seltsamerweise nicht einmal, daß die Untersuchung des moralischen Urteils für die Vorhersage des Verhaltens irrelevant sei. Viele Verhaltensweisen gehen auf kollektive Entscheidungen zurück, denen gewöhnlich eine Diskussion vorausgeht, in welcher moralische Argumente oftmals eine große Rolle spielen. Doch gibt es noch manche andere Möglichkeiten, den Widerspruch zu erklären. Die Sozialpsychologen können ihre experimentellen Inhalte mit oder ohne Absicht so gestaltet haben, daß der moralische Aspekt verdeckt blieb, daß es daher schwierig war, einen moralischen Standpunkt zu beziehen. Die Variation der beobachteten experimentellen Reaktionen ist möglicherweise bedingt durch die Variation der Leichtigkeit, mit der eine Person ihre moralischen Prinzipien in eine reale Situation „einbringt". Die entscheidende Funktion der „Problemgeschichtenmoral" könnte darin bestehen, den Leuten eine Nach-der-Tat-Denkmethode anzubieten, mit deren Hilfe sie über das, was sie bereits getan haben, raisonnieren – eine Art Gelegenheit zur moralischen Rationalisierung, durch die sie sich selbst in ein günstiges Licht rücken können. Ganz allgemein lautet die Frage also: „Welche Rolle spielt das moralische Urteil für das tatsächliche Verhalten im Unterschied zum Problemgeschichtenverhalten?". Spielt es dafür überhaupt eine Rolle?

In zweiter Linie geht es wohl auch noch um jene Leute, die alarmiert reagieren und darüber jammern, daß es schon „so weit mit der Welt gekommen ist". Was bringt diese Menschen dazu, einen höheren moralischen Standard zu erwarten als die Versuchspersonen in den Experimenten über Konformität, Gehorsam, Gleichgültigkeit und Zerstörungslust? Sind sie vielleicht deshalb aufgebracht, weil sie auf einem höheren Niveau als Durchschnittsmenschen über moralische Probleme urteilen? Haben sie vielleicht doch recht mit ihrer Ansicht, daß sie selbst niemals getan hätten, was so viele andere taten? So dürften die „Richter" reagieren, wenn sie einer anderen Population entstammen würden als die Menschen, die sie verurteilen. Eine andere Erklärung wäre, daß sie sich über sich selbst täuschen, und daß das moralische Nachdenken über hypothetische Situationen auf das Verhalten in realen Situationen keinerlei Einfluß ausübt.

Wir sind nicht die einzigen, die die Unstimmigkeit zwischen Forschungsergebnissen der Sozialpsychologie und der Entwicklungspsychologie bemerkt haben. Bereits Kohlberg (1969b) hat darauf hingewiesen. Inzwischen liegen schon einige fragmentarische Ergebnisse aus Untersuchungen vor, in denen das moralische Urteil zum Verhalten in Beziehung gesetzt wurde. Auch sind einige theoretische Versuche gemacht worden, um die Beziehungen, die zwischen den beiden Bereichen bestehen, herauszuarbeiten. Für die nächste Zeit wird zweifellos ein beträchtlicher Ausbau der beiden Forschungsrichtungen zu erwarten sein, bedingt durch die Notwendigkeit, die transparent gewordenen Widersprüche aufzulösen und die Befunde der beiden Quellen zur Synthese zu bringen.

6.1 Aus sozialpsychologischer Sicht

Wie bei so vielen sozialpsychologischen Experimenten ist die Technik der Täuschung von Versuchspersonen Bestandteil auch aller nun folgenden Untersuchungen. (Dies zeigt, daß Sozialpsychologen, auf welcher Stufe des moralischen Urteils sie auch immer stehen mögen, hin und wieder ebenfalls lügen.) Kohlberg (1969b) hat amüsiert darauf hingewiesen, daß Psychologen manchmal ihre Versuchspersonen angelogen haben, um Situationen herzustellen, die die Bereitschaft ihrer Versuchspersonen zum Lügen erkennen lassen sollten. Die folgenden darzustellenden Arbeiten gehören jedoch in dreifacher Hinsicht zu den bemerkenswerteren ihrer Art:

(1) Wenn eine Täuschungsmethode angewandt wurde, dann wenigstens so gut, daß die Versuchspersonen i. allg. auch glaubten, was sie glauben sollten; (2) die Ergebnisse waren zum größten Teil sowohl in sozialer als auch in theoretischer Hinsicht so wichtig, daß man die Täuschung damit wahrscheinlich rechtfertigen dürfte; (3) i. allg. wurde sorgfältig darauf geachtet, daß die Täuschung keine oder doch nur geringfügige Folgen für die Versuchspersonen hatte.

6.1.1 Konformität

Wäre man Versuchsperson in Aschs (1952) Modellversuch, dann würde man in einem Klassenzimmer zu einer Untersuchung über visuelle Wahrnehmung erscheinen, in dem sich schon 6 oder 7 andere Leute zu demselben Zweck eingefunden haben. Im Experiment, so würde einem gesagt werden, muß die Gleichheit oder Ungleichheit dargebotener senkrechter Linien beurteilt werden. An der Tafel befinden sich paarweise angeordnete weiße Karten. Auf einer Karte links ist eine senkrechte Standardlinie, und auf der Karte rechts sind drei mit 1, 2 und 3 numerierte senkrechte Linien gezeichnet (Abb. 6.1 gibt ein Beispiel für ein solches Kartenpaar). Eine der Linien auf der rechten Karte hat immer genau dieselbe Länge wie die Standardlinie auf der linken Karte. Die Aufgabe besteht darin, die passende Linie auf der rechten Karte herauszufinden und die entsprechende Zahl zu nennen. Der Einfachheit halber wird das Experiment in einer kleinen Gruppe durchgeführt, so daß die 7 oder 8 Teilnehmer alle in einer Reihe der Tafel gegenüber sitzen. Man selbst sitzt zufällig auf dem vorletzten Platz auf der linken Seite.

Daneben gehört zur Instruktion im Experiment noch der Hinweis, daß insgesamt 12 Beurteilungen abzugeben sind. Die Anweisungen wollen bei den Versuchspersonen das Ziel größtmöglicher Genauigkeit induzieren und enden mit folgenden Worten: „Da die Anzahl der Linien gering und die Gruppe klein ist, werde ich jeden einzelnen der Reihe nach bitten, mir seine Beurteilung zu nennen. Ich werde Ihre Beurteilung hier auf einem schon vorbereiteten Blatt eintragen. Bitte seien Sie so genau wie möglich. Ich schlage vor, wir beginnen mit dem Versuchsteilnehmer auf der rechten Seite und gehen dann nach links weiter" (S. 452).

Die erste Beurteilung ist gewiß sehr leicht. Eine Standardlinie von 19 cm Länge entspricht der Vergleichslinie 3; die nächste Vergleichslinie ist bloß 14,5 cm lang. Alles ver-

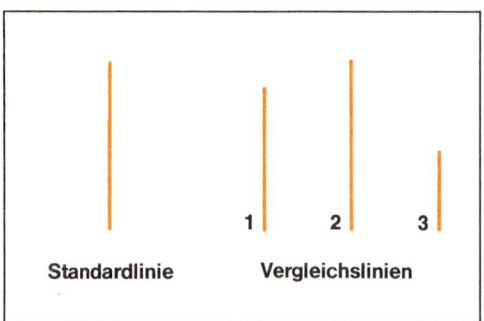

Abb. 6.1. Die Versuchspersonen sollen die Vergleichslinie herausfinden, die genauso lang ist wie die Standardlinie. Es gibt immer nur eine genau gleiche Linie; hier ist es Linie 2. Der Abstand zwischen Auge und Linien ist beim Betrachten dieser Abbildung im Buch viel kürzer als der entsprechende Abstand in Aschs Experiment. Die Längen dieser Linien sind hier entsprechend verringert worden. Im vorliegenden Fall ist die richtige Wahl *(2)* für eine Versuchsperson klar. Sie würde „Zwei" sagen, wenn sie allein zu antworten hätte. Aber in einer Gruppe, in der die Mehrheit eine andere Antwort gibt, kann sie in ihrem Urteil leicht der Mehrheit folgen

läuft erwartungsgemäß: die erste Versuchsperson auf der rechten Seite und dann der Reihe nach alle folgenden einschließlich man selbst sagt „Nummer 3". Die zweite Beurteilung ist gleichermaßen einfach; die Antworten sind wieder einmütig. Man beginnt sich zu fragen, ob der Versuchsleiter nicht mit viel zu einfachen Wahrnehmungsproblemen seine Zeit vertut.

Doch bei dem dritten Problem geschieht etwas anderes. Die Standardlinie beträgt 20 cm, sie entspricht der Vergleichslinie Nummer 1; die beiden Alternativen weichen mindestens 2,5 cm von der Standardlinie ab. Sie sehen sich die Sache kurz an und sind bereit „Nummer 1" zu sagen, als schon die erste Versuchsperson „Nummer 2" sagt (eine Linie, die 17,5 cm lang ist), die zweite Versuchsperson sagt „Nummer 2" und auch alle anderen, bis Sie als Vorletzter an der Reihe sind. Sie sind nicht mehr so gelassen wie vorher. Eine Gruppe von Versuchspersonen, die ein einstimmiges Urteil abgeben, schafft nicht nur eine Norm in bezug auf das, was man in der Regel in einer solchen Situation tut, sondern auch in bezug auf das, was von jedem in der Gruppe erwartet wird, was man normalerweise auch tun *sollte*. Allerdings gibt es eine dem widersprechende Norm, die der Versuchsleiter ausdrücklich bekräftigt hatte: „Bitte seien Sie so genau wie möglich." Ihre Augen sagen Ihnen, daß die richtige Antwort nicht Nummer 2, sondern Nummer 1 ist. Im weiteren Ablauf der 12 Aufgaben werden die Dinge nicht besser. Vielleicht wird es ein paar Aufgaben geben, bei denen Sie noch einigermaßen guten Gewissens in den Konsens mit einstimmen können. Aber in den anderen Fällen bringt Sie Ihre visuelle Wahrnehmung in eine Minderheitenposition, sie stehen allein einer einmütigen Mehrheit gegenüber (s. Abb. 6.2).

Sie brauchen selbstverständlich ein moralisches Prinzip, einen Leitfaden des Denkens in dieser ethisch bedeutsamen Situation, damit Sie zu einer Entscheidung zwischen den Normen kommen können. Das Dilemma ist sonderbar und beklemmend, weil es zwei Kriterien voneinander trennt, die normalerweise vereint die physikalische Realität definieren: ein eindeutiges Wahrnehmungsurteil und die Einmütigkeit der Urteile anderer über den

Sachverhalt. Wie konnte es zu diesem Dilemma kommen? Natürlich durch Täuschung. Sie sind die einzige echte Versuchsperson, alle anderen sind Vertraute des Versuchsleiters und antworten nach einem zuvor erstellten Plan. Sie haben auch nicht zufällig auf dem vorletzten Platz gesessen; Sie wurden dorthin „manövriert".

In seinem Originalexperiment hatte Asch erwartet, daß so gut wie jeder genau das sagen würde, was er gesehen hatte. Tatsächlich gaben auch ungefähr ein Drittel der Ver-

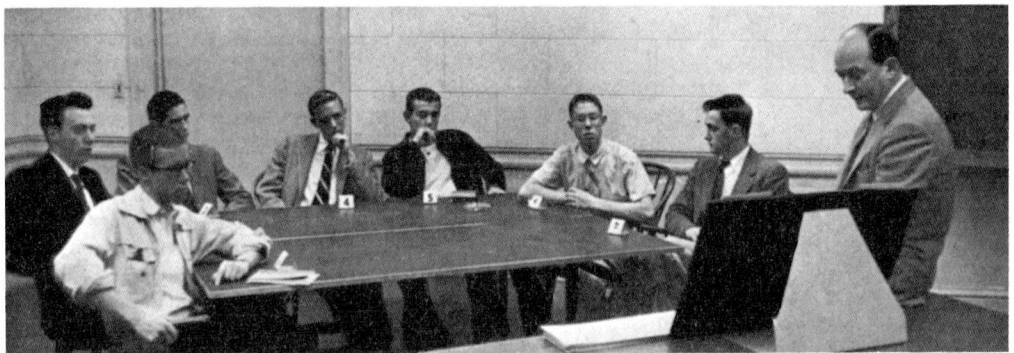

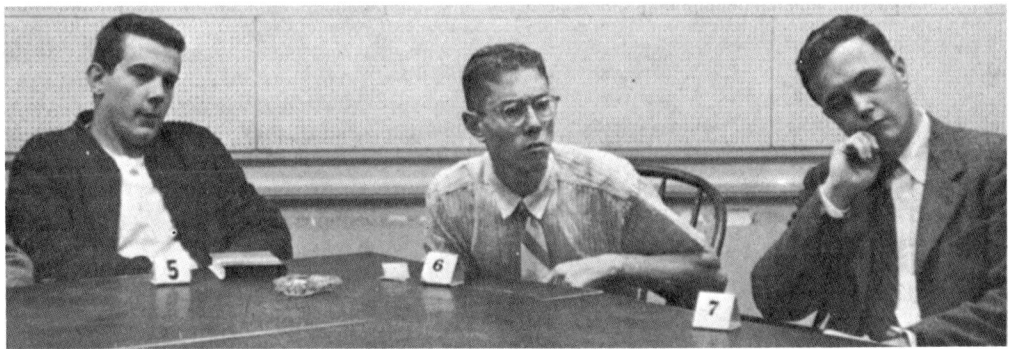

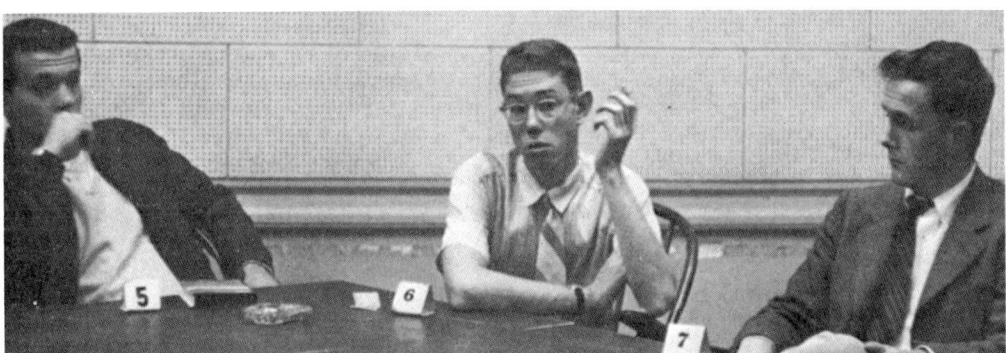

Abb. 6.2. Das Experiment von Asch wird hier im Laboratory of Social Relations an der Harvard-Universität wiederholt. Sieben Studenten werden gebeten, die Längen von Linien zu vergleichen; sechs sind zuvor von Asch (der ganz rechts zu sehen ist) eingeweiht worden. Nur ein Student ist eine wirklich unwissende Versuchsperson – Nummer 6, der zweite von rechts, der als Vorletzter antworten muß. Oben hören sich die Gruppe und die eine echte Versuchsperson die Versuchsanweisung an. In der Mitte prüft die Versuchsperson kritisch die Linien, um zu verstehen, warum sie mit der Gruppe nicht übereinstimmt. Im letzten Bild erklärt diese Versuchsperson, die in allen zwölf Durchgängen nicht mit der Mehrheit übereinstimmte, daß sie „das sagen muß, was sie sieht"

suchspersonen richtige Antworten ab. Ein Drittel antwortete jedoch in Übereinstimmung mit der Gruppe – „unterwarf" sich der Gruppenmeinung. Im allgemeinen verhielt sich eine einzelne Versuchsperson entweder durchgängig gruppenunabhängig oder durchgängig gruppenkonform.

6.1.1.1 Experimentelle Variationen

Wir können hier nur über eine kleine Auswahl von Abwandlungen des klassischen Experiments von Asch berichten. In einer der wichtigsten Varianten des Experiments wurde eine Kontrollbedingung eingeführt: Die Versuchsperson urteilte allein – und in dieser Bedingung durchgängig richtig. Asch variierte auch den Umfang der Mehrheit, die der einen echten Versuchsperson gegenüberstand. Bis zu einer Mehrheit von drei waren noch die „Unabhängigen" häufig; drei Teilnehmer scheinen die Norm zu etablieren, da sich bei Vergrößerung der Mehrheit mehr Versuchspersonen nicht anpaßten. Asch konnte auch zeigen, daß das Hinzukommen bloß einer zweiten wahrheitskonformen „Versuchsperson" die Wahrscheinlichkeit der Unabhängigkeit des Urteils bei der echten Versuchsperson bemerkenswert ansteigen ließ.

Aus dem Gesichtsausdruck der Versuchspersonen zu dem Zeitpunkt, als sie mit ihrem moralischen Dilemma konfrontiert waren, und aus dem, was sie im postexperimentellen Interview anschließend berichteten, kann man schließen, daß sie die Situation offensichtlich als belastend erlebten. Bogdanoff und seine Mitarbeiter (1961) konnten diesen „Streß" auch physiologisch nachweisen.

Crutchfield entwickelte eine weniger zeitaufwendige Methode (der vollständige Bericht ist in Krech, Crutchfield & Ballachey, 1962, enthalten), so konnte er mehr als 600 Personen mit Gruppenmeinungen konfrontieren, die der eigenen Meinung widersprachen. Bei den verschiedensten Arten von Gruppenaufgaben konnte ein beträchtliches Maß an Konformität festgestellt werden. Wie schon Aschs frühere Experimente gezeigt hatten, war auch hier wieder die Übereinstim-

mung mit der Gruppenmeinung um so größer, je schwieriger die Wahrnehmungsaufgabe war, da dann die Versuchsperson ja entsprechend weniger Vertrauen in die Genauigkeit ihres eigenen Urteils haben konnte. Die Versuchspersonen akzeptierten nicht nur die Wahrnehmungsurteile der Mehrheit, sondern unter Umständen auch offensichtlich absurde Vorschläge und sogar persönliche und politische Ansichten, die ihren eigenen entgegengesetzt waren.

6.1.1.2 Was die Versuchspersonen dachten

Natürlich klärte Asch seine Versuchspersonen anschließend über den Schwindel auf, der mit ihnen getrieben worden war. Kaum jemand hatte Verdacht geschöpft; i. allg. waren sie auch der Ansicht, daß sie durch das Experiment über ein bedeutsames menschliches Problem mehr erfahren hätten. Bevor Asch seine Versuchspersonen aufklärte, befragte er sie allerdings relativ ausführlich über ihre Gedanken und Gefühle in dieser Situation. Er versuchte auf diese Weise herauszufinden, was eigentlich in den unabhängig urteilenden und in den konform reagierenden Versuchspersonen vor sich gegangen war. Aus seinem Datenmaterial interessieren uns für den vorliegenden Zusammenhang die mitgeteilten Antworten auf diese Befragung am meisten. Alle Versuchspersonen verfolgten aufmerksam, wie die anderen Versuchsteilnehmer antworteten, obwohl ja die experimentellen Anweisungen dies nicht ausdrücklich von ihnen verlangten. Überdies schienen sie die Antworten der anderen nicht als eine Summe individueller Meinungen zu erleben, sondern als Konsensus, als eine Art Norm. Zudem war den Versuchspersonen natürlich bewußt, daß sie ein Urteil über einen klar entscheidbaren Sachverhalt zu fällen hatten, und daß nur eine richtige Antwort möglich war. Sie hatten durchaus so etwas wie einen Vertrag mit dem Versuchsleiter abgeschlossen: nur zu sagen, was sie sehen würden – auch das wirkte als eine Art Norm.

Aus den mitgeteilten Antworten der Versuchspersonen darf man ohne weiteres schließen, daß das Verhalten eines Erwachsenen nicht unmittelbar sein moralisches Urteil widerspiegelt. Es deutete absolut nichts darauf hin, daß Aschs Versuchspersonen – größtenteils Studenten des Swarthmore College – die sittlichen Erfordernisse der Situation anders als andere Leute beurteilten. Trotzdem paßte sich ein Drittel der Versuchspersonen der falsch urteilenden Gruppe an. In dieser Situation war offensichtlich eine eindeutige Rangordnung der beiden Normen gegeben. Man kann in etwa nachvollziehen, warum.

R. B. Brandt (1961) ist der Meinung, daß der Zuständigkeitsbereich der Moralphilosophie oder Ethik nicht durch bestimmte Situationen, sondern durch die Art der einschlägigen Fragen zu definieren ist. Die ethischen Fragen bezüglich einer Situation lauten: „Was ist richtig (oder falsch)?" und „Was ist lobenswert (oder tadelnswert)?" Welche Antworten gibt die Ethik auf solche Fragen? Eine einflußreiche und überzeugende Position vertritt z. B. B. Russell (1935), indem er meint, daß ethische Aussagen letztendlich Anweisungen oder Befehle seien. So wäre zum Beispiel die Aussage „Mord ist Unrecht" keine Lehrsatz, dessen Richtigkeit oder Falschheit bewiesen werden könnte, sondern eher eine einfache Anweisung: „Du sollst nicht morden". Im Konformitätsexperiment Aschs hatte der moralische Imperativ in der Tat die Form einer verbalen Anweisung: „Bitte seien Sie so genau wie möglich". Diese Anweisung hat weit mehr Vorschriftcharakter als das bloße Vorbild der Gruppenmitglieder mit ihrem Urteilsverhalten. Wenn nun die Vorschrift im Widerspruch zum Wahrnehmungsurteil der anderen steht, dann sollte sich eigentlich die Vorschrift über den Einfluß der Vorbilder hinwegsetzen.

Nun muß man nicht der Ansicht sein, daß ethische Aussagen in erster Linie Befehle sind. Könnten die Versuchspersonen nicht – wie wir in Kapitel 5 ausgeführt haben – eine als Verhaltensregel angebotene Norm als berechtigt erleben, sofern sie einen allgemeineren Wert verkörpert, über den Konsensus besteht? Für Aschs Versuchspersonen hatte das genaue Urteilen oft etwas mit „Ehrlichkeit" oder „Gewissenhaftigkeit" zu tun. Keiner von denen, deren Aussagen Asch zitierte, war der Meinung, es sei richtig, eine Überein-stimmung mit der Gruppe dem genauen Urteil über die Wahrnehmung vorzuziehen.

Obwohl also in der Konformitätssituation keine Spur von Unsicherheit bezüglich der moralischen Forderung vorhanden war, antwortete ein Drittel der Versuchspersonen so falsch wie die Gruppe und nicht so, wie jeder einzelne wahrscheinlich geantwortet hätte, wenn er allein gewesen wäre. Wie haben sie den Widerspruch zwischen dem, was sie taten, und ihrem offensichtlichen Urteil über ein solches Handeln verarbeitet? Nach den Zitaten zu urteilen, haben sie diesen Widerspruch jedenfalls nicht mit Hilfe moralischer Überlegungen gelöst. Auch ist kaum anzunehmen, daß die Linien wie bei optischen Täuschungen verzerrt wahrgenommen wurden, womit die Diskrepanz für sie aus der Welt gewesen wäre. Statt dessen dachte man öfter, man würde das Experiment „verderben", wenn man sich der Gruppe nicht anpaßte; manchmal empfand man auch Schwäche und Schuld; manchmal berichteten die Versuchspersonen auch, daß sie sich einfach nicht zu helfen wußten, ohne sagen zu können, warum. Diese verschiedenen Reaktionen zeigen einige Möglichkeiten auf, wie man sein unmoralisches Verhalten mit seinen moralischen Prinzipien versöhnen kann.

Die Mehrheit der Versuchspersonen, die unabhängig vom Gruppendruck, also moralkonform geantwortet hatten, hatten natürlich damit zu tun, die Diskrepanz zwischen ihrem eigenen und dem Gruppenurteil zu erklären. Es ist interessant, daß auch sie praktisch keine moralischen Überlegungen anstellten. Eine von ihnen berichtete, den Eindruck gehabt zu haben, daß alle, die sich der Antwort des ersten Teilnehmers angeschlossen hatten, einfach wie Schafe dem falschen Hammel gefolgt seien. Die große Mehrheit der Unabhängigen legte sich geistreiche optische, also kognitive Erklärungen zurecht: Die Versuchspersonen hätten die Linien aus unterschiedlichen Positionen betrachtet, oder eine optische Täuschung muß stattgefunden haben, oder die meisten anderen Versuchspersonen trugen Brillen usw. Bemerkenswerterweise hielten es einige „Nonkonformisten" durchaus für möglich – sogar für sehr wahrscheinlich –, daß das Urteil der Gruppe objektiv richtig und ihr eigenes falsch war.

Zusammenfassend kann man sagen: Die Konformitätssituation brachte offenbar kein wirkliches moralisches Problem ins Spiel, da so gut wie alle Versuchspersonen darin übereinstimmten, wie man sich verhalten sollte. Doch diese moralischen Prinzipien allein führten nicht unmittelbar zu einem moralischen Verhalten, zumindest nicht für das Drittel der Versuchspersonen, das sich nicht so verhielt wie es sollte. Alles läßt darauf schließen, daß niemand die Moral leichtfertig und gedankenlos verletzte; wie bereits gesagt, die meisten Versuchspersonen versuchten, ihre Prinzipien und ihr Verhalten miteinander in Einklang zu bringen. Auch blieb je eine Mehrheit von zwei Dritteln der Teilnehmer ihren Prinzipien treu, obwohl sie oft genug gleichzeitig dachten, ihre Urteile seien vielleicht *objektiv falsch*. Dieser letzte gewichtige Teil der Befunde besagt, daß auch dann, wenn die moralischen Prinzipien das Verhalten in bestimmten Situationen nicht automatisch determinieren, sie doch als wichtiger Faktor in solchen Situationen wirksam sind. Ihr Einfluß nimmt im Laufe der Entwicklung zu, das konnte Berenda (1950) in einer Untersuchung zeigen. Kinder im Alter von 7 bis 10 Jahren paßten sich bis auf 7% der untersuch-

ten Fälle immer der falsch urteilenden Mehrheit an, und nichts deutete darauf hin, daß sie sich dabei bedrängt oder unwohl fühlten. Nach dieser frühen Konformitätsuntersuchung ist offensichtlich, daß der Einfluß moralischer Prinzipien auf das Verhalten mit dem Alter wächst.

Mit diesen Konformitätsuntersuchungen wollte man herausfinden, warum manche Erwachsene in ihrem Verhalten ihren moralischen Prinzipien treu bleiben, andere dagegen offensichtlich nicht. Was liegt da vor: Eine entwickeltere Stufe des moralischen Denkens? Eine individuell stärkere Tendenz, Probleme unter moralischen Gesichtspunkten zu sehen? Wir wissen es nicht.

6.1.2 Gehorsam gegenüber moralwidrigen Befehlen

Wir haben Milgrams (1963) Experiment über den Gehorsam in Kapitel 5 beschrieben. Es sei daran erinnert, daß jeweils eine von zwei Versuchspersonen als „Lehrer" fungierte (die andere war in Wirklichkeit Mitarbeiter des Versuchsleiters) und vom

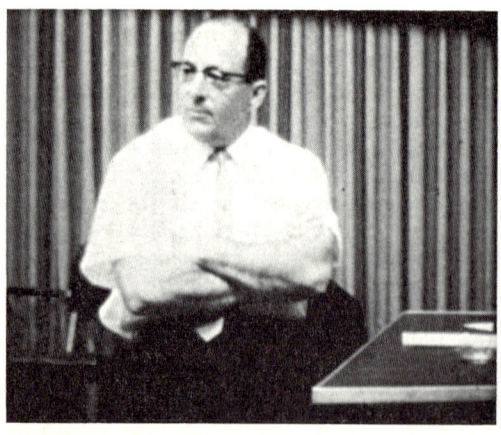
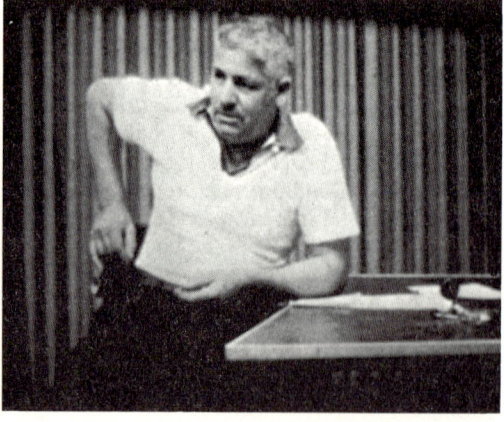

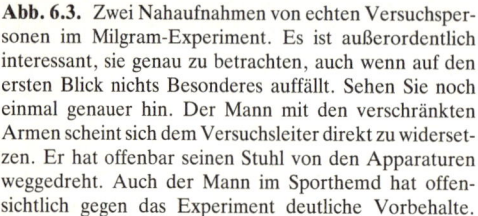

Abb. 6.3. Zwei Nahaufnahmen von echten Versuchspersonen im Milgram-Experiment. Es ist außerordentlich interessant, sie genau zu betrachten, auch wenn auf den ersten Blick nichts Besonderes auffällt. Sehen Sie noch einmal genauer hin. Der Mann mit den verschränkten Armen scheint sich dem Versuchsleiter direkt zu widersetzen. Er hat offenbar seinen Stuhl von den Apparaturen weggedreht. Auch der Mann im Sporthemd hat offensichtlich gegen das Experiment deutliche Vorbehalte.

Dennoch scheint er den Versuchsleiter entschuldigend anzusehen, er behält seinen Stuhl und seinen Arm in Gehorsamsbereitschaft. Der Mann links kündigte später seine Mitarbeit, während der rechts sitzende den Anweisungen Folge leistete. In diesen Bildern ist die Realität der Situation und der Konflikt, der bei den Versuchspersonen erzeugt wurde, deutlich zu erkennen. [1965, von Stanley Milgram. Aus dem Film „Obedience" (Gehorsam) der „New York University Film Library".]

Versuchsleiter angewiesen wurde, dem Lernenden jedesmal, wenn er in einer verbalen Lernaufgabe einen Fehler machte, Elektroschocks zu verabreichen. Bei Schocks von mehr als 75 Volt schrie der Lernende vor Schmerz. Bei weiterem Anstieg der Intensität bettelte der „Schüler", man möge ihn doch aus dem Experiment entlassen, weigerte sich, mit der Lernaufgabe fortzufahren und redete von einem Herzanfall. Auf der Stufe „sehr starker Schock" zuckte und schrie der Lernende nur noch vor Schmerz. Der Versuchsleiter vermittelte denjenigen Lehrern, die aufmuckten oder sonstwie Unwillen zeigten, Durchhalteparolen und bat sie, doch bitte weiterzumachen, weil das Experiment es erfordere. Wenn sich der Protest steigerte, sagte er: „Sie haben keine andere Wahl. Sie müssen fortfahren." Fast alle Versuchspersonen erlebten das Experiment als ein echtes, peinliches Dilemma von oft quälender Intensität (s. Abb. 6.3).

Mehr als tausend Versuchspersonen, darunter Manager, Akademiker und Arbeiter aus allen Altersgruppen haben bis jetzt als „Lehrer" an diesem Experiment teilgenommen. Milgram berichtet in der Zusammenfassung seiner Arbeit (1964), daß fast zwei Drittel der Lehrer auch dann noch gehorsam die Schockabgabe fortsetzten, nachdem der Lernende bereits intensiven Schmerz zum Ausdruck gebracht hatte. Im Standardexperiment, wie es zuerst in Yale durchgeführt wurde, gingen ungefähr 65 Prozent der Versuchspersonen bis zur höchsten Schockintensität.

6.1.2.1 Experimentelle Variationen

D̲ie zahlreichen Variationen des Gehorsamsexperiments wirken sich auf die Ergebnisse in mancher Hinsicht aus (Milgram, 1974). Zum Beispiel machte sich die jeweilige „Nähe" des Opfers sehr stark geltend. Wenn sich das Opfer in einem anderen Raum befand und bis auf ein einmaliges Klopfen weder sichtbar noch hörbar war, dann widersetzten sich nur 34 Prozent der Versuchspersonen dem Versuchsleiter. Waren die Versuchspersonen dagegen angewiesen, die Hand des

Opfers auf die Schockfläche zu drücken, wenn es ausweichen wollte – also unter der Bedingung großer Nähe (Abb. 6.4) –, dann widersetzten sich 70 Prozent der Versuchspersonen dem Versuchsleiter; auch lag dann der stärkste verabreichte Schock im Durchschnitt wesentlich unterhalb des maximal möglichen. Die Nähe des Versuchsleiters erwies sich ebenfalls als einflußreicher Faktor. In einem Experiment stand er nur ein bis zwei Meter vom Geschehen entfernt; in einem anderen Experiment verließ er den Raum und gab Anweisungen über Tonband, der Versuchsleiter trat überhaupt nicht in Erscheinung. Mit zunehmender Entfernung des Versuchsleiters verringerte sich die Gehorsamsbereitschaft: War der Versuchsleiter anwesend, gehorchten dreimal mehr Versuchspersonen als wenn die Anweisungen per Telefon kamen. Besonders interessant ist, daß die Versuchspersonen bei Abwesenheit des Versuchsleiters oft die Schockstufen nicht immer von Fehler zu Fehler steigerten, was eigentlich vorgeschrieben war.

In einer weiteren Untersuchung (Milgram, 1965) arbeitete eine nicht eingeweihte Versuchsperson mit zwei „Schauspielern" zusammen, die mitten im Experiment abbrachen und sich weigerten, weiterzumachen. Von

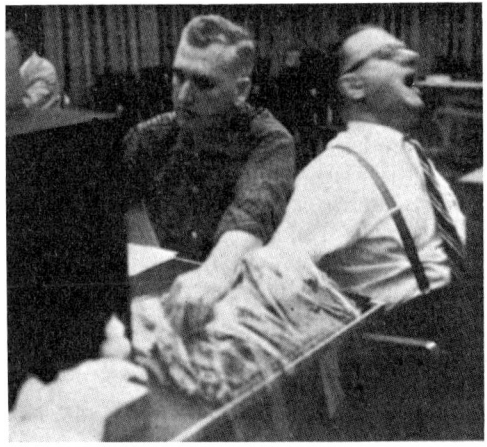

Abb. 6.4. Die Bedingung der maximalen Nähe, bei der die Versuchsperson angewiesen wurde, die Hand des Opfers auf die Schockfläche zu drücken. Daß sich in diesem Fall 70 Prozent der Versuchspersonen dem Versuchsleiter widersetzten, ist nur ein schwacher Trost. (1965, von Stanley Milgram. Aus dem Film „Obedience" der „New York University Film Library".)

den Versuchspersonen, die Zeuge dieses Geschehens waren, verhielten sich 90 Prozent wie ihre Vorgänger; sie widersetzten sich dem Versuchsleiter ebenfalls (Milgram, 1965). Als bedeutsam erwies sich auch die Frage, ob die Versuchsperson die unmittelbare Verantwortung für den Elektroschock trug (Milgram, 1967). Wenn die Versuchspersonen lediglich durch einen Knopfdruck die Information weiterzugeben hatten, daß der Schalter zur Schockgabe jeweils in Gang gesetzt werden sollte – der Schock also nicht direkt von ihnen selbst verabreicht wurde –, gingen 37 von 40 Erwachsenen aus New Haven bis zur stärksten Schockstufe. Anschließend entschuldigten sie sich damit, daß die letzte Verantwortung ja bei demjenigen läge, der die Schocks durch den Schalter ausgelöst hatte.

6.1.2.2   Was die Versuchspersonen und Außenstehenden dachten

Wie in Kapitel 5 erwähnt wurde, bat Milgram (1963) fortgeschrittene Yale-Studenten und Kollegen, eine Voraussage über das Resultat seiner Untersuchung zu machen. Dabei wurde die Anzahl der Versuchspersonen, die bis zu den „starken Schocks" gehen würden, mit einem Prozent statt der beobachteten 65 Prozent völlig unterschätzt. Vierzig Psychiater (Milgram, 1965) waren sogar extrem optimistisch, was die Bereitschaft der Versuchspersonen betraf, moralwidrigen Anweisungen zu folgen; sie schätzten, daß nur ein Zehntel eines Prozents den höchsten Schock verabreichen würde.

Es liegt kein Grund vor anzunehmen, daß diejenigen, die das Verhalten voraussagen sollten, sich auf einer höheren Stufe der Moral befanden als die Akteure. Erstens stammten einige Versuchspersonen und einige Beurteiler aus der gleichen Population – Yale-Studenten –, keinem wurden beide Rollen zugetragen. Darüber hinaus erlebten die gehorsamen Versuchspersonen oft so etwas wie einem „moralischen Zusammenbruch", wenn sie die volle Wahrheit erfuhren; waren sie jedoch gegenüber den Anweisungen stand-

haft geblieben, hatten sie ein Gefühl des Stolzes. Das heißt also, sobald die Versuchspersonen nicht mehr der experimentellen Situation unterworfen waren und aus der Retrospektive heraus Überlegungen dazu anstellten, beurteilen sie die moralischen Aspekte ihres Verhaltens offenbar in der gleichen Weise wie diejenigen, die niemals Versuchsperson gewesen waren.

Die Diskrepanz zwischen dem Verhalten der Akteure, die sich „innerhalb" der Situation befanden, und den Voraussagen der Befragten „außerhalb" der Situation ist eigentlich noch größer. Eine beachtliche Anzahl von Versuchspersonen taten nicht nur das, was der Versuchsleiter von ihnen erwartete, sondern fühlten sich sogar dazu verpflichtet, auch wenn ihnen diese Verpflichtung höchst unangenehm war. Gewöhnlich betrachteten sie den Versuchsleiter als einen verantwortungsbewußten Wissenschaftler, der die Verletzung eines unschuldigen Menschen nicht zulassen würde. Das Experiment hatte zum Teil für sie einen hohen Wert, etwa im Hinblick auf das wissenschaftliche Wahrheitsideal. Als bescheidenes Rädchen in diesem Getriebe sahen es die Versuchspersonen als ihre Pflicht an, ihren Teil zur Erreichung des hohen Ziels beizutragen. In den meisten Fällen war dies für sie jedoch nicht einfach. Denn wenn auch moralische Überlegungen oder einfach Sympathiegefühle sich in der Verhaltensentscheidung bei der Mehrheit der Versuchspersonen nicht durchsetzen konnten, so wurde doch ihr Verhalten als ganzes von solchen Faktoren beeinflußt. Die meisten Versuchspersonen empfanden den Gehorsam gegenüber dem Versuchsleiter als äußerst quälend; hinterher waren sie sehr erleichtert, daß sie sich mit dem Opfer aussöhnen konnten und erfuhren, daß das Opfer die ganze Zeit über nur geschauspielert hatte.

In Milgrams Experiment wird ein Punkt auch theoretisch klar herausgearbeitet: die Möglichkeit der unterschiedlichen Auffassung gleicher Situationen, die davon abhängig ist, ob man sich innerhalb oder außerhalb dieser Situation befindet. Krisen im Leben werden nicht wie Pakete, wohlversehen mit moralischen Etiketten, abgeliefert. Auch wenn man sich immer im Einklang mit seiner moralischen Überzeugung verhalten könnte, so wäre es doch ein sehr komplexes und schwieriges Unterfangen, die anstehenden Ereignisse nach moralischen Begriffen und Prinzipien richtig einzuordnen. Eine einfache, aber auch beunruhigende Lehre aus den Experimenten zum Gehorsam wäre die, daß man eine Situation ganz unterschiedlich interpretieren kann, je nachdem, ob man sich in ihr befindet oder draußen steht, und daß daraus völlig unterschiedliche Verhaltensentscheidungen entstehen können.

6.1.2.3 Milgrams Erklärung

In seinem Buch von 1974 entwickelt Milgram eine systematische Gesamtinterpretation der Ergebnisse seiner Gehorsamsexperimente. Bei der folgenden Darstellung wollen wir nicht allzu sehr ins Detail gehen. Nach Milgram ist die Gehorsamseinstellung gegenüber Autoritäten im wesentlichen eine Folge der hierarchischen Struktur der verschiedensten sozialen Systeme. Milgram argumentiert – wie auch wir in Kapitel 5 –, daß die soziale Hierarchie eine Form der Organisation ist, die sich immer wieder unter den tierischen Arten entwickelt hat, da sie in besonderem Maße zum Überleben der Arten beitrug. Auch für das Überleben der Menschheit sind manche Formen sozialer Hierarchie von einigem Wert, dennoch müssen wir uns doch fragen, ob die Notwendigkeit, manchmal nur Rädchen im Getriebe zu sein, ein andermal aber als selbstverantwortliches Individuum unabhängig zu reagieren, nicht eine beträchtliche Flexibilität des Charakters voraussetzt. Nach Milgram ist das der springende Punkt. Wer individuell oder nach dem *autonomen* Modus handelt, verfolgt natürlich individuelle Ziele, die zum Teil denen der Tierwelt ähnlich, zum Teil aber spezifisch menschlich sind. Doch kann es sich ein autonomer Mensch ganz gewiß nicht leisten, seine Bedürfnisse unter völliger Mißachtung der Bedürfnisse anderer zu befriedigen. Deshalb steht der auf sich gestellte Mensch unter der Kontrolle der Moral oder seines Gewissens, einer Art Destillat der Hemmungsmechanismen, die ihn vor den gefährlichen Impulsen anderer schützen, und durch die gleichermaßen andere vor ihm geschützt sind.

Wenn aber ein Individuum innerhalb einer Hierarchie agiert, muß es die Steuerung an übergeordnete Personen abtreten, die das System koordinieren; die hemmenden Faktoren, die auf das Individuum einwirken, wenn es allein handelt, treten in den Hintergrund. Da der Zusammenhalt eines Systems in einer hierarchischen Struktur der wichtigste Gesichtspunkt ist, muß der einzelne hier in der Lage sein, nach dem *Ausführungsmodus* („agentic mode", wie Milgram ihn bezeichnet) zu handeln.

Milgram führt weiter aus, daß „der Mensch, der in ein Autoritätssystem eintritt, sich nicht mehr als jemand vorkommt, der seine eigenen Ziele verfolgen soll, sondern als jemand, der als Werkzeug zur Durchführung der Wünsche eines anderen zu dienen hat" (1974, S. 133). Demnach sollte der Mensch die Fähigkeit haben, sowohl nach dem autonomen als auch nach dem Ausführungsmodus zu handeln. Milgrams Gehorsamsexperimente und viele andere Forschungsresultate bringen einige Bedingungen und Konsequenzen vor den Blick, die der Ausführungsmodus des Verhaltens mit sich bringen kann. Offensichtlich gibt es beim Ausbalancieren der autonomen und ausführenden Verhaltenstendenz interindividuelle Unterschiede. Nicht jeder gehorcht in Milgrams oder in anderen Experimenten der Autorität; einige handeln vielmehr eher der Autorität entgegen, um mehr in Übereinstimmung mit der eigenen moralischen Überzeugung zu bleiben. Die außenstehenden Beurteiler indessen schätzen die Lage falsch ein, weil sie sich in die hierarchische Situation, so wie sie wirklich ist, nicht hineinversetzen können. Somit ist es ihnen unmöglich zu erkennen, daß sich das Verhalten der Versuchspersonen – ebenso wie wahrscheinlich ihr eigenes – nach dem fremdbestimmten Ausführungsmodus orientieren würde.

6.1.3 Der gleichgültige Zuschauer

Als Kitty Genovese im Jahr 1964 ermordet wurde, machten die Zeitungen und Zeitschriften viel Aufhebens von der Tatsache, daß 38 – 38! – Zeugen zugesehen hatten, ohne einzugreifen (s. Abb. 6.5). Daß man die

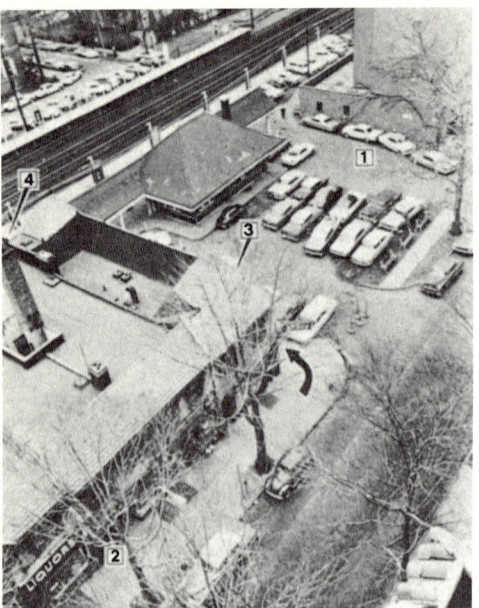

Abb. 6.5. Dieses Photo zeigt Kitty Genoveses Weg von der Stelle, an der sie ihr Auto parkte *(1)*, zum Ort des ersten Überfalls *(2)*, dann zu der Stelle, an der sie von vielen Zeugen gesehen wurde *(3)*, und schließlich zum Ort des zweiten Angriffs *(4)*. Die Polizei wurde erst 35 Minuten nach ihrem ersten Hilfeschrei gerufen. Schon eine Woche später gestand der Mörder. Er lieferte detaillierte und neue Informationen, so daß seine Schuld unbestreitbar war. Ein Psychopath, der einem das Blut in den Adern stillstehen läßt: Es stellte sich heraus, daß er außer Kitty Genovese noch mehrere andere junge Frauen getötet hatte. Der Kriminalbeamte Albert Seedman fragte den Mörder, der wußte, daß seine Tat beobachtet worden war: „Haben Sie nicht befürchtet, daß die Leute die Polizei rufen könnten?" Die Kriminalbeamten sahen, wie ein schwaches Lächeln die Lippen des Mörders umspielte. „Oh, ich wußte, daß sie nichts tun würden. Die Leute tun nie etwas. So spät nachts gehen sie einfach wieder ins Bett und schlafen weiter" (Seedman & Hellman, 1974, S. 38). Einer jedenfalls wußte also über den „teilnahmslosen Zuschauer" Bescheid

große Anzahl von gleichgültigen Zeugen so nachdrücklich betonte, läßt auf die Annahme schließen, mit steigender Anzahl müsse die Wahrscheinlichkeit, daß sich wenigstens eine Person zur Hilfe entschließt, zunehmen. Wenn wir die Auffassungen der Reporter ein wenig interpretieren dürfen, so gingen sie von der ihnen vertrauten Tatsache aus, daß sich am „Tatort" wie üblich auch einige moralwidrig handelnde Zuschauer befanden. Sie waren allerdings offensichtlich darüber schockiert, in einer Stichprobe von 38 aus-

schließlich solche zu finden. Es überrascht nicht, daß Leitartikler und nachdenkliche Leute ebenso wie Psychiater und Soziologen so etwas wie ein heutzutage allgemein verbreitetes, aber nicht unheilbares Leiden diagnostizierten, das durch besondere soziale Umstände erzeugt werden soll (s. Rosenthal, 1964). Apathie nannte man bevorzugt das Leiden und großstädtische Lebensumwelt wie die von New York die vermeintliche Ursache. Man war der Ansicht, daß man in New York aus einem ähnlichen Grund Apathie entwickelt, aus dem sich Ärzte mit Krankheit und Tod abfinden: man ist ganz einfach von zu vielen traurigen Fällen umgeben und muß sich daher irgendwie gegen ständige Trauer schützen.

Nach den Befunden von Latané und Darley (1970) scheinen die Annahmen über die Apathie und die großen Zahlen völlig falsch zu sein. Apathie kann man sich ziemlich leicht aus dem Kopf schlagen. 38 apathische Menschen hätten vielleicht einen Blick aus dem Fenster auf Kitty Genoveses Unglück geworfen, wären dann aber in ihr Bett zurückgekehrt. Statt dessen klebten sie vom Anfang bis zum Ende in ihren Fenstern. Und aus Rosenthals (1964) Interviews geht klar hervor, daß sie das, was sie sahen und hörten, *interessierte* und nicht etwa langweilte.

Latané und Darley haben sich in ihren Untersuchungen mit der Auswirkung verschieden großer Anzahlen von Zeugen beschäftigt. Sie kamen zu dem Ergebnis, daß im Gegensatz zu den Erwartungen der Zeitungsleute keine große, sondern eine kleine Anzahl anwesender Menschen den einzelnen zum helfenden Eingreifen veranlaßt. Wir werden nur eine von ihren vielen Untersuchungen beschreiben, und zwar eine, die wegen ihrer realistischen „Inszenierung" besonders überzeugt, und bei der die anschließenden Kommentare der Versuchspersonen einiges über die Rolle des moralischen Urteils verraten.

6.1.3.1 *Der Bierdiebstahl*

Der Name „Nu-Way Beverage Center" für einen Getränkeladen klingt, als habe ihn ein amerikanischer Sozialpsychologe für ein Experiment erfunden, doch es handelt sich um einen wirklichen Discount-Bierladen in Suffern, New York. Die Ladeninhaber ließen sich mit Latané und Darley 1968 darauf ein, daß ihr Lager die Szene für 96 Raubzüge in einer Woche abgeben solle. Als Räuber waren zwei kräftige junge Männer in Jeans und T-Shirts engagiert.

Wichtigste Variable war die Anzahl der Kunden, die sich gerade im Laden befanden, und die somit Zuschauer der jeweiligen Szene werden konnten. Die Räuber wählten den Zeitpunkt ihrer Raubhandlung so, daß sie während der Ausführung ihrer Tat entweder zwei oder nur einen Zuschauer hatten. Ihrem Plan entsprechend baten die Räuber zunächst den Kassierer nachzusehen, wieviele Flaschen Löwenbräubier er noch auf Lager habe. Wenn dann der Eigentümer im hinteren Teil des Ladens außer Sicht war, griffen sie sich einen Kasten Bier in der Nähe des Ausgangs, sprachen noch laut, ohne sich speziell an jemand zu richten: „Den werden sie gar nicht vermissen", trugen ihn zu ihrem Wagen und fuhren davon. Es war ausgeschlossen, daß die Anwesenden den Diebstahl nicht bemerkten.

Der Kassierer kehrte an seine Kasse zurück, um sich wieder seinen Kunden zuzuwenden. Der bzw. die Kunden hatten genügend Zeit, ihm von dem Diebstahl zu berichten, aber nur 20 Prozent aller „Versuchspersonen" taten das. Sagten sie nichts, dann provozierte der Kassierer den bzw. die Kunden ein wenig, indem er fragte, was aus den beiden Männern geworden sei, und ob man sie habe weggehen sehn. Faßt man alle provozierten und spontanen Berichte zusammen, dann waren es 65 Prozent der Zeugen des Diebstahls, die dem Kassierer davon berichteten. Überträgt man diese Zahl auf die Zwei-Personen-Gruppen, dann müßte in 87 Prozent der Gruppen wenigstens eine Person Bericht erstattet haben. Tatsächlich wurde in diesem Fall in nur 56 Prozent der Diebstähle berichtet; die Gruppen waren also deutlich weniger häufig als ein einzelner Zuschauer zur Berichterstattung bereit. Wir haben also zwei recht eindrucksvolle Ergebnisse: (1) die Anzahl der Tatmeldungen war insgesamt niedrig; (2) eine signifikant höhere Wahrscheinlichkeit der Tatmeldung ergab sich für die Situation „ein Zuschauer" im Vergleich mit der Situation „zwei Zuschauer".

Es ist nicht ganz klar, woran das liegt. Man könnte meinen, daß auf jeder Entwicklungsstufe des moralischen Urteils eigentlich eine Meldung des Diebstahls als richtig angesehen werden müßte. Aber das ist nicht sicher. Diebstähle melden heißt auch „petzen", und es weist vieles darauf hin, daß die Menschen sich meistens auf die Seite eines Individuums und gegen eine Organisation stellen. Der Einfluß der Anzahl – ein Zeuge allein ist eher geneigt, Meldung zu machen, als wenn zwei Zeugen etwas gesehen haben – ist in allen Arbeiten von Latané und Darley bestätigt worden. Obwohl mit wachsender Anzahl von Zeugen wenigstens eine Person mit stark ausgeprägtem Gewissen darunter ist, hat der Anstieg der Anzahl offensichtlich einen sehr viel stärkeren gegenteiligen Effekt. „Die Verantwortlichkeit wird gestreut." Wessen Aufgabe, wessen Pflicht ist es, das Verbrechen zu melden oder einer Kitty Genovese zu Hilfe zu kommen? Wenn du der einzige Zeuge bist, liegt die Verantwortlichkeit bei dir, du kannst sie nicht leugnen, auch wenn du nicht handelst. Wahrscheinlich konnte sich die Ermordung der Genovese nicht *trotz* der 38 Zeugen über eine halbe Stunde hinziehen, ohne daß ein einziger Polizeianruf erfolgte, sondern gerade *wegen* der 38 Zeugen. Obwohl wahrscheinlich kein Zeuge wußte, daß es noch 37 andere gab, wußten doch alle, daß es viele waren. Alle sahen die Lichter in anderen Wohnungen brennen und Silhouetten an den Fenstern. Auch wenn man davon ausgeht, daß mit dem „Sich-Einmischen" gewisse Kosten verbunden sind, und seien es auch nur die, die Polizei zu rufen, so sollte man doch meinen, daß sich wenigstens einer der vielen Zuschauer hätte verantwortlich fühlen können: jemand, der das Opfer kannte oder sich in geringerer Entfernung zum Erdgeschoß befand oder seinen Nachtschlaf weniger dringend brauchte usw. Aber die Menschen scheinen sich zu fragen: „Warum ich?", wenn noch viele andere Zeugen in der Nähe sind.

Die Menschen scheinen zu befürchten, daß das Eingreifen gewisse Kosten (Nachteile, Unannehmlichkeiten) mit sich bringt, die man nicht gerne auf sich nehmen möchte. In dem beschriebenen Experiment waren die Kosten wohl eher geringfügig, da ja lediglich eine Tatmeldung erwartet wurde. In anderen

Experimenten untersuchten die beiden Autoren die Bereitschaft, durch Intervention ein Verbrechen zu verhindern oder jemandem zu helfen. Hier waren die zu erwartenden Kosten durchweg höher, tatsächlich griffen in diesem Fall noch weniger ein.

Latané und Darley fanden in dem hier wiedergegebenen Experiment und in allen anderen, die sie durchführten, daß ein einzelner Zuschauer eher zur Hilfe bereit ist als ein Mitglied einer Gruppe von zwei oder mehr Zuschauern. Wahrscheinlich ist dies zum Teil der Effekt einer Art „Interpretation der Lage". Denn wenn ein anderer Zuschauer in einer bestimmten Situation nichts tut, liegt es vielleicht nahe anzunehmen, es handele sich um eine Situation, in der nichts getan zu werden braucht. Die stärkere Wirkung scheint jedoch von der Streuung der Verantwortlichkeit her zu rühren. Wenn ein anderer gleichermaßen verantwortlicher Zuschauer nicht handelt, ist es einfach zu glauben, daß man selbst nicht wirklich moralisch verpflichtet ist zu handeln. Natürlich kann dieser Effekt unter bestimmten Bedingungen modifiziert werden. Latané und Darley haben gezeigt, daß Leute eher bereit sind zu helfen, wenn es sich bei dem Hilfsbedürftigen um einen Freund handelt. Außerdem wird ein Eingreifen wahrscheinlicher, wenn die beiden oder mehr Zuschauer befreundet oder auch nur miteinander bekannt sind.

6.1.3.2 Ein echter Diebstahl, aber eine falsche Ursachenzuschreibung

Es ist interessant, daß Latané und Darley durchweg einen Einfluß der Anzahl anwesender Zuschauer feststellen konnten, ihnen aber fast immer wieder von ihren Versuchspersonen gesagt wurde, daß „die Anzahl nicht entscheidend gewesen sei". Auch über die wichtige Rolle der Verteilung von Verantwortlichkeit in Fällen, bei denen das Handeln gewisse Kosten verursacht, sind sich die Versuchspersonen gewöhnlich nicht im klaren. Sie neigen wohl eher zu der Annahme, daß es der Charakter des einzelnen und seine Wertvorstellungen seien und nicht so sehr soziale Faktoren, die die Handlungsentscheidungen

des Individuums determinieren. Diese Tendenz wird in der Leserzuschrift einer Radcliffe-Studentin an die Zeitung „The Harvard Crimson" deutlich.

„An die Herausgeber des *Crimson:*
Am Freitag ereignete sich etwas, was mich zutiefst entmutigt hat. Ich drücke meine Enttäuschung aus nicht so sehr in der Hoffnung auf Veränderung als vielmehr in der Hoffnung auf eine Klärung.
Gegen 15.00 Uhr stand ich mit einer Freundin vor einem Coop-Laden, als ein Junge in meine Büchertasche (eine offene Segeltuchtasche) griff und sich meine Brieftasche nahm. Ich sah, wie er sie in seine Manteltasche steckte, packte ihn am Arm und sagte ihm, ich hätte kein Geld und keine Schecks und er möge mir bitte meine Brieftasche zurückgeben. Er antwortete: ‚Ich habe Ihre Scheißbrieftasche nicht, meine Dame.' Ich erklärte ihm, ich hätte gesehen, wie er sie weggenommen habe, woraufhin er mir ein Stück Papier, das in meiner Brieftasche gewesen war, mit der Frage überreichte: ‚War's das, Sie haben wollen, meine Dame?' Dann schnappte er sich seinen Freund und beide wollten in Richtung Harvard Campus davongehen. Ich hatte allerdings nicht die Absicht, ihn so ohne weiteres mit meiner Brieftasche entkommen zu lassen. Deshalb folgte ich den beiden, während meine Freundin nach einem Polizisten Ausschau hielt.
Während dieser Szene hatten uns 10 oder 12 Leute vor dem Coop-Laden umringt, interessiert zugesehen, aber nichts getan. Im Augenblick machte mir das nicht sehr viel aus, da die Jungen (ungefähr 16 Jahre alt) geradeweg aufs Campus zugingen und ich ziemlich sicher war, daß mir dort die Leute helfen würden. Ich verfolgte die Jungen quer über das Campusgelände, zu diesem Zeitpunkt allerdings schon mit Tränen der Verzweiflung, und rief fortwährend um Hilfe. Ich rief: ‚Dieser Kerl hat meine Brieftasche genommen. Kann mir bitte jemand helfen?'. Ich dachte, daß ein weinendes und um Hilfe bittendes Mädchen auf dem Campusgelände irgendeine Reaktion hervorrufen müßte. Aber nicht ein einziger von den vielen Kommilitonen, die über den Platz gingen, half mir, obwohl ich sichtlich verzweifelt war und wirklich jemanden brauchte. Ich verfolgte die Jungen den ganzen Weg bis zum Carpenter Center, wo mir dann schließlich jemand zu Hilfe kam. Er gehörte nicht zur Universität – ein älterer Herr in einem Anzug mit Weste und mit Aktenmappe. Wir verfolgten die Jungen bis hinter das Center, als einer von ihnen ein Messer herauszog und sagte, wir sollten ihnen lieber nicht folgen. Dann verschwanden sie.
Was mich an dieser Episode am meisten aus der Fassung gebracht hat, ist nicht die Tatsache, daß meine Brieftasche gestohlen und nicht zurückgegeben wurde, sondern daß mir nicht ein einziger Student auf dem Universitätsgelände geholfen hatte (und es waren Dutzende dort, nicht nur einer oder zwei). Als ich die Jungen aus den Augen verloren hatte und zum Coop-Laden zurückging, hielt mich ein Student an und sagte: ‚Sie, ich hab' gesehen, wie Sie über den ganzen Platz hinter den Burschen herjagten und schrien. Haben Sie Ihre Brieftasche zurückbekommen?'. Ich war entsetzt.
Unter den heutigen Studenten wird doch so viel diskutiert über Engagement, mitmenschliche Beziehungen und

soziale Relevanz. Die Erfahrung, die ich am Freitag gemacht habe, nimmt mir den Glauben an die Ideen meiner eigenen Generation. Die fehlende Reaktion auf meine Hilferufe läßt doch die Heuchelei klar zutage treten. Welches Recht haben die Studenten denn, Aufgeschlossenheit und persönliches Engagement zu fordern, wenn sie selbst nicht bereit sind, sich entsprechend zu verhalten? Es ist entmutigend, daß der einzige, der mir schließlich half, offensichtlich zu jenem Establishment gehörte, über das wir so oft herziehen. Ich verteidige keineswegs die ‚alte Ordnung‘, ich stelle nur die neue Ideologie in Frage. Wir engagieren uns für Ideen, nicht aber für ihre praktische Durchführung, wir sorgen uns um die Massen und kümmern uns nicht um den einzelnen.

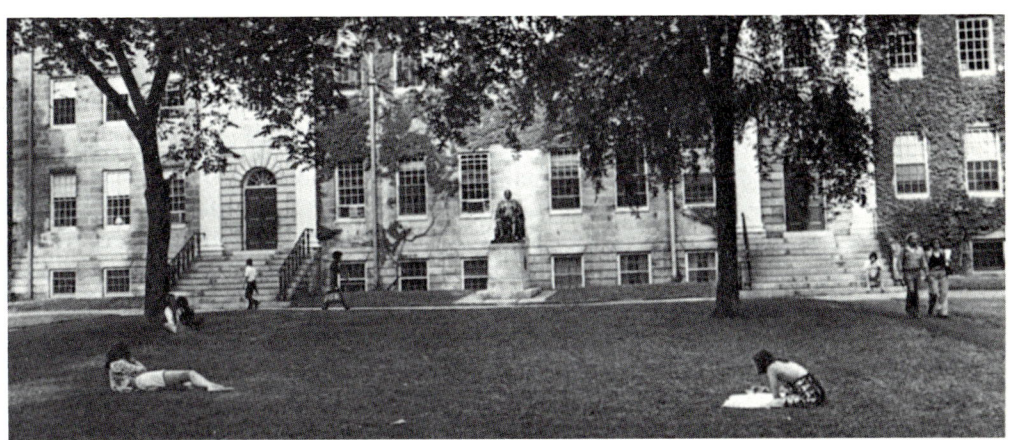

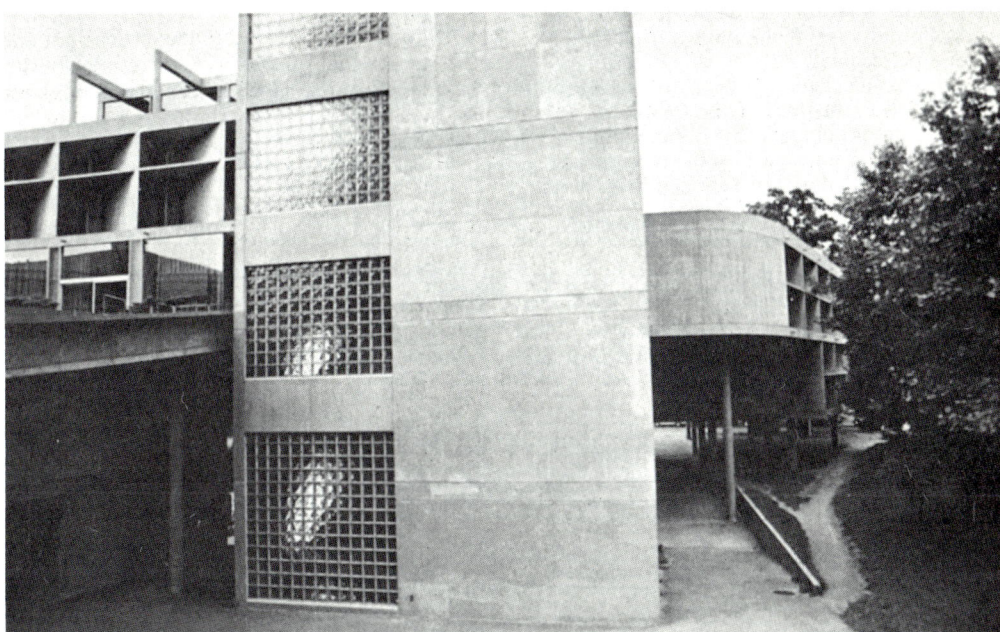

Abb. 6.6. Der Harvard Campus und das Harvard Carpenter Center (für bildende Künste). Auf dem Gelände befinden sich acht junge Leute, alle in Sichtweite voneinander, ein ziemlich typisches Bild. In einer solchen Umgebung hoffte Sue Parke Hilfe bei der Wiederbeschaffung ihrer Brieftasche zu finden. Auf diesem Bild sind Männer und Frauen, Schwarze und Weiße zu sehen. Manche scheinen mehr beschäftigt zu sein als andere. In einer solchen Situation fällt es *jedem* leicht zu glauben, daß andere eine größere Verantwortung haben als man selbst. Das Carpenter Center ist ein verwirrender Irrgarten aus Winkeln und Ecken, in dem ein Angehöriger des Establishments sehr leicht Miss Parke und die Diebe allein antreffen und sich dann auch verantwortlich fühlen könnte

Dieser Freitag war desillusionierend für mich, aber er hat mich zum Nachdenken gebracht. Ich hoffe, daß dieser Brief das auch bei seinen Lesern bewirkt.

Sue Parke ꞌ72"

Nach unserer Meinung lag es nicht an der Generation oder gar an den Statussymbolen – Anzug mit Weste und Aktenmappe –, daß sich der Herr in der Nähe des Carpenter Center zur Hilfe veranlaßt sah, nachdem weder die Studenten auf dem Harvard Campus noch die Menge am Harvard Square geholfen hatten. Wir vermuten vielmehr, daß dieser Mann allein war und deshalb das volle Gewicht der Verantwortung auf sich lasten fühlte (s. Abb. 6.6): Interessanterweise hat jedoch Sue Parke selbst nicht die Aufteilung der Verantwortlichkeit als Erklärung herangezogen. Bei der Erwähnung der Anzahl von Zuschauern denkt sie darüber wie die Zeitungsjournalisten im Genovese-Fall: „Nicht ein einziger Student auf dem Harvard Campus hat mir geholfen (und es waren Dutzende dort, nicht nur einer oder zwei)." Es wäre durchaus vernünftig zu erwarten, die „Kosten" eines einzelnen für die Hilfeleistung bei einer Diebesverfolgung seien bei einem Team von Helfern geringer. Doch scheint die Streuung der Verantwortlichkeit der stärkere Faktor zu sein.

Vor ihrer Desillusionierung hatte Sue Parke angenommen, daß ihre Altersgenossen, Studenten wie sie selbst, eher helfen würden als andere Menschen. Man ist geneigt, bei denjenigen ein größeres moralisches Verantwortungsgefühl zu erwarten, die einem selbst ähnlich sind – im Extremfall natürlich bei sich selbst. Aber ein Jahr später, als dieses Thema in einer Lehrveranstaltung in Harvard behandelt wurde, war auch einer von uns (Brown) mal drauf und dran, in einer Situation zwischen den Vorlesungen über den „gleichgültigen Zuschauer" sich als ein solcher zu erweisen.

6.1.3.3 Der Autor als Zuschauer

Schauplatz war die Tremon Street, eine i. allg. recht verkehrsreiche Straße in Boston, mit der Stadtverwaltung auf der einen Seite und Bürohäusern und Läden auf der anderen Seite. Als Brown an den Bürohäusern vorbeieilte, hörte er ein metallisches Klopfen an einer Glastür im Erdgeschoß. Hinter der Tür stand in offensichtlicher Verzweiflung ein Mann mittleren Alters, der Brown heranwinkte und ihm hilfesuchende Blicke zuwarf. Was war Browns erster Gedanke? „Warum ich? Was habe ich mit diesem Fremden zu tun, wozu soll ich jetzt auch nur einen Moment anhalten, um herauszufinden, in welcher verzweifelten Lage er sich befindet?". Zu diesem Zeitpunkt befand sich Brown jedoch der Tür genau gegenüber; er war der einzige Mensch in der Nähe, der einzige, der das Klopfen gehört hatte; außerdem hatte der Fremde seinen Blick erhascht. Somit fiel die schwere Last der Verantwortung auf diesen Zuschauer; er ging also hinüber, so daß ihm der Mann sein Anliegen durch die Tür zurufen konnte. Er hatte seinen Schlüssel vergessen; das Gebäude war jetzt leer und sämtliche Türen und Aufzüge für ein langes freies Wochenende verschlossen. Brown dachte zunächst daran, ein Taxi zu nehmen und das Problem einem der nächsten Passanten zu überlassen, dachte dann aber an seine Vorlesung über den teilnahmslosen Zuschauer und entschloß sich, dem Mann zu helfen.

Das Naheliegendste war, die Polizei anzurufen. Brown ging also in eine Telefonzelle und wählte den Notruf. Und was antwortete der diensthabende Beamte? „Warum wir?". Nach einigen Erklärungen Browns und seiner zusätzlichen Empfehlung, Latané und Darley zu lesen, erklärte sich der Beamte bereit, einen Einsatzwagen zu schicken. Beruhigt durch die Nachricht von einer bevorstehenden Befreiung, drückte der Mann hinter der Tür durch entsprechende Gebärden seine tiefste Dankbarkeit aus. Brown ging weiter und war so richtig mit sich zufrieden.

6.1.4 Vandalismus

Philip Zimbardo publizierte 1969 einen Artikel, dessen Titel leider wegen Überlänge nicht über einem Theatereingang angebracht werden könnte: „The Human Choice: Individuation, Reason, and Order versus

Deindividuation, Impulse, and Chaos". Der Artikel beginnt mit einer Aufzählung von Vorfällen und Statistiken über extremes, impulsives und irrationales Verhalten. Die Beispiele Zimbardos könnten ein trockenes Lehrbuch beleben. Im Haight-Ashbury-Viertel von San Francisco wurde ein 22jähriger Mann aufgefunden, der sich 3710mal Drogen der verschiedensten Art injiziert hatte. In jedem Jahr werden in den Vereinigten Staaten mindestens 700 Kinder ermordet; Kindesmißhandlungen sind noch viel häufiger. An einem Gebäude der Universität von Oklahoma kletterte ein geistesgestörter Student auf ein Balkongitter und drohte, in die Tiefe zu springen. Tausende von Zuschauern trieben ihn an und riefen im Sprechchor: „Spring doch! Spring doch!" Es handelt sich dabei um Ereignisse von zweifellos erschreckender Wirklichkeit, wenn auch nicht immer mit gleichem Hintergrund. Die Psychologie hat die moralische Pflicht, den Versuch zu unternehmen, solche Phänomene besser zu verstehen und einen Beitrag für Präventivmaßnahmen zu leisten.

6.1.4.1 *Persönlichkeitsverlust*

*Z*imbardo zieht zur Erklärung dieser schrecklichen Beispiele extremer Mißhandlungen und Grausamkeit das Konzept des Persönlichkeitsverlusts (de-individuation) heran. Zum Persönlichkeitsverlust gehört der Abbau der Steuerungsinstanzen, die normalerweise im Empfinden von Schuld und Scham sowie im Pflichtgefühl zum Ausdruck kommen. Das Individuum hat diese Instanzen verinnerlicht, doch auch die Gesellschaft übt eine entsprechende Kontrolle aus. Für die Depersonalisation spezifisch sind Faktoren, die sie fördern (wie z. B. Anonymität, Aufteilung von Verantwortlichkeit, durch Drogen hervorgerufene Bewußtseinsveränderung), damit einhergehende innere Zustände (Verlust der Beziehung zu sozialen Werten, Enthemmung) und Varianten des manifesten Verhaltens (Emotionalität, Intensität, Unkontrolliertheit, Intoleranz gegenüber Versuchen der Kontrolle und Begeisterung für alle anderen, die sich „befreit" fühlen).

Es ist schwierig, diese weit verbreiteten und daher höchst wichtigen extremen Verhaltensweisen zu erforschen, da sie sich im Labor nur schwer untersuchen lassen. Selbst bei Zimbardos einfallsreichen Experimenten läßt uns das Gefühl nicht los, daß zwischen Menschen, die ihre Kinder mißhandeln, oder dem jungen Drogenabhängigen aus Haight-Ashbury einerseits, und den Studenten, die (vermeintliche) Elektroschocks an einen Mitarbeiter des Versuchsleiters austeilen, andererseits doch ein erheblicher Unterschied besteht. Außerdem sind die experimentellen Situationen und der vorgetäuschte Untersuchungszweck immer derart raffiniert in Szene gesetzt, daß sich kaum herausfinden läßt, welche Überlegungen sich die Versuchspersonen wohl zur experimentellen Szene gemacht haben, was in Wirklichkeit dahinter steckte. Zudem lieferten die Experimente – wie Zimbardo zeigen konnte – viele sich gegenseitig widersprechende Ergebnisse sowie Ergebnisse, deren Bedeutung zum Teil einfach nicht interpretierbar war. Zimbardos Versuche, extreme Aggression und Destruktivität experimentell zu untersuchen, sind deshalb im großen und ganzen ziemlich gescheitert. Doch dann wandte er sich der Untersuchung des Vandalismus unter natürlichen Umweltbedingungen zu. Was dort an Fragestellungen untersucht wurde, kommt den schockierenden Zeitungsmeldungen schon sehr viel näher.

6.1.4.2 *Feldstudien zum Vandalismus*

*V*orausstellen möchten wir etwas Tatsachenmaterial, über das Zimbardo berichtet. Im Jahr 1967 wurden mehr als 200 000 Fenster von Schulen der Stadt New York eingeschlagen. Am Abend vor Allerheiligen 1967 stürzte eine Horde von Teenagern auf einem Friedhof von Queens, New York, Grabsteine um, anschließend warfen sie große Steine auf vorbeifahrende Autos. In der südöstlichen Bronx (New York City) wurde innerhalb von 6 Monaten in 47 Kirchen und 20 Synagogen eingebrochen und das Innere verwüstet: Vorhänge wurden heruntergerissen, Wände mit Farbe besprizt und Fenster und

Altäre zerschlagen. In Union Township, New Jersey, wurden 1968 mehr als 250 parkende Autos zerstört, man brach sie auf und rammte sie gegeneinander.

Wir könnten noch lange fortfahren, doch wollen wir mit dem letzten Phänomen halt machen, das Zimbardo veranlaßte, den Vandalismus zu untersuchen: Es ging ihm um das Schicksal abgestellter und scheinbar verlassener Autos, die vielleicht gestohlen worden waren, oder die man stehengelassen hatte, weil sie nicht mehr funktionierten. In der Stadt New York wurden 1969 31 000 solcher Autos gemeldet. Zimbardo fiel auf, daß längere Zeit parkende Autos, die nicht sofort von der Polizei abgeschleppt wurden, sehr schnell demontiert und zerschlagen wurden.

Zimbardos Gelegenheitsbeobachtungen brachten ihn auf die Idee, die es ihm ermöglichte, diese Dinge aus der Nähe zu beobachten. Zwei Gebrauchtwagen wurden gekauft und an verschiedenen Orten abgestellt: einer gegenüber dem Bronx-Campus der New York-Universität; der andere in Palo Alto, Kalifornien, in der Nähe der Stanford-Universität. In beiden Fällen wurde das Schicksal der Wagen mehrere Tage lang laufend beobachtet. Auffällig waren unter anderem die Unterschiede im Verhalten der Menschen.

In New York erschien innerhalb der ersten zehn Minuten ein Demontageteam, bestehend aus Vater, Mutter und dem achtjährigen Sohn. Die Mutter hielt Wache, während der Sohn seinem Vater für den Ausbau von Batterie und Kühler die Werkzeuge zureichte. Was daraufhin geschah, wurde im *Time*-Magazin vom 28. Februar 1969 so geschildert:

„Nach etwa 26 Stunden hatte ein Schwarm von Plünderern folgendes ausgebaut: die Batterie, den Kühler, den Luftfilter, die Antenne, die Scheibenwischer, den Chromstreifen auf der rechten Seite, die Radkappen, ein paar Schaltkabel, einen Benzinkanister, eine Kanne mit Autowachs und den linken Hinterreifen (die anderen Reifen waren zu abgefahren). Neun Stunden später erfolgte eine weitere Zerstörung, als zwei lachende Teenager den Rückspiegel abrissen und ihn gegen die Scheinwerfer und die Windschutzscheibe warfen. Schließlich machten fünf Achtjährige aus dem Auto einen Privatspielplatz, krochen immer wieder hinein und hinaus und zerschlugen die Fenster. Einer der letzten Besucher war ein Mann in mittlerem Alter, der einen Kamelhaarmantel und einen entsprechenden Hut trug und ein Kind in einem Kinderwagen schob. Er hielt an, durchstöberte den Kofferraum, nahm ein nicht identifizierbares Teil heraus, steckte es in den Kinderwagen und ging davon."

Zimbardo schreibt über seine New Yorker Plünderer: „Die Erwachsenen waren alle gutgekleidete, ordentlich frisierte Weiße, die man unter anderen Umständen fälschlicherweise für reife, verantwortungsbewußte Bürger halten würde, die mehr Recht und Ordnung wollen" (1969, S. 290). Hinter dieser Äußerung steckt allerdings der Glaube, daß das Demolieren eines Autos bei diesen gutgekleideten, ordentlichen Weißen zumindest nicht zu erwarten war, weil es zu ihrem sonstigen Verhalten nicht paßte. Weiter kommt mit diesem Satz die Ansicht zum Ausdruck, daß ihre Tat verwerflich sei. Zimbardo ist offensichtlich der Meinung, daß Zerstörungshandlungen an Autos dem Anspruch eines Menschen auf Reife und Verantwortlichkeit sowie Unbescholtenheit widerspricht. Wir glauben nicht, daß das so klar ist, wie es scheint. Doch bevor wir das weiter ausführen, wollen wir uns die Ereignisse aus Palo Alto ansehen.

Das Auto, das dort abgestellt wurde, blieb über eine Woche lang unangetastet; als es regnete, drückte ein Passant sogar die Motorhaube zu, damit der Motor nicht naß wurde. Sind die Menschen in Palo Alto reifer, verantwortungsbewußter und gesetzestreuer, als die Menschen in New York? Nicht unbedingt. Das Leben der Bürger von Palo Alto läuft weit weniger anonym ab als das der Bürger von New York; vielleicht benötigen sie aus diesem Grunde nur einen stärkeren „Auslöser", der sie erkennen läßt, daß ein Auto tatsächlich niemandem gehört. Zimbardo und zwei seiner studentischen Mitarbeiter gaben das „auslösende" Signal, indem sie mit demonstrativer Begeisterung auf das Auto mit einem Schmiedehammer einschlugen. Bald gesellten sich Passanten zu ihnen, der Hammer wurde von Hand zu Hand gereicht. Ein Passant sprang auf dem Dach hin und her. Das Auto wurde schließlich umgekippt und die Unterseite zerschlagen. Spät in der Nacht hämmerten noch drei junge Männer mit Rohren und Stangen auf dem Blechgerippe herum. Die Menschen in Palo Alto und in New York verhalten sich also eigentlich nicht sehr verschieden.

6.1.4.3   Handelt es sich um ein moralisches Problem?

W as hier über die Zerstörung vermeintlich verlassener Autos berichtet wurde, läßt an verschiedene Dinge denken. Viele Menschen nehmen zwar solche Berichte mit einer Mischung von Belustigung und Schock zur Kenntnis, dennoch ist die Frage nicht unberechtigt, ob das destruktive Verhalten in diesem Fall überhaupt als ethisch oder moralisch relevant zu betrachten ist. Man könnte auch fragen, wer sich eigentlich das Recht nehmen darf, über solche Verhaltensweisen überrascht zu sein. Ethische und moralische Fragen (Was ist richtig? Was ist tadelnswert?) sind vor allem auch soziale Fragen (Brandt, 1961; Rawls, 1971). Sie entstehen immer dann, wenn die menschlichen Lebensbedingungen bei großer Nachfrage eher durch ein knappes als ein zu reichliches Angebot gekennzeichnet sind. Dann stehen die Interessen jedes einzelnen im Widerspruch zu den Interessen seiner Mitmenschen. Nun wäre es kaum als ideal zu bezeichnen, wenn Interessenkonflikte mit brutaler Gewalt gelöst würden, denn die Menschen sind auch wieder aufeinander angewiesen: Viele individuelle Interessen können nur in Zusammenarbeit mit anderen befriedigt werden. Ethische Prinzipien (ganz zu schweigen von den Gesetzen) werden benötigt, um Interessenkonflikte so beizulegen, daß die Vorteile des gesellschaftlichen Lebens nicht beeinträchtigt werden. Um was für einen Interessenkonflikt geht es nun im Falle der Demontage und Demolierung von Autos?

Ein *Vandale* ist nach einer Lexikondefinition jemand, „der öffentliches oder fremdes Eigentum absichtlich oder fahrlässig zerstört, beschädigt oder entstellt". Vandalen sind also Menschen, die die Interessen anderer mißachten, sie haben jedoch kein besonderes Eigeninteresse, das über den möglichen Spaß am enthemmten Handeln hinausgeht. Dennoch handelt es sich beim Vandalismus eindeutig um ein ethisches oder moralisches Problem. Das gleiche läßt sich bei den von Zimbardo angeführten Zeitungsberichten über zerbrochene Schulfenster, beschädigte Kirchen und zertrümmerte Münzfernsprecher

behaupten (s. Abb. 6.7). In den meisten Fällen kann man feststellen, daß das zerstörte Eigentum entweder der Öffentlichkeit oder irgendeiner großen unpersönlichen Organisation gehört. Diese Gleichgültigkeit gegenüber den Rechten der Öffentlichkeit und von Organisationen wird sich wahrscheinlich als ein entscheidender Punkt bei der Forschung über den Vandalismus herausstellen, der auch für das häufig erwähnte derzeitige Anwachsen von mutwilligen Zerstörungen verantwortlich sein dürfte. Doch wie stellt sich das Problem bei den dauerparkenden Autos? Wessen Eigentum sind sie? Wessen Interessen werden hier verletzt?

Ein Auto ist normalerweise kein öffentliches, sondern persönliches Eigentum. Wird ein Auto, das nicht absichtlich abgestellt und verlassen wurde, mutwillig beschädigt oder gestohlen, so hat man es mit einem ethischen Problem zu tun, das außerdem zum Polizeialltag gehört. Nun werden solche Straftaten an unbewacht abgestelltend Autos oftmals beobachtet, doch – das muß auch gesagt werden – in der Mehrzahl der Fälle bleiben solche Autos unberührt.

Wie kommt es aber, daß einige unbewachte Autos von verantwortungsbewußten, ordentlichen Vertretern von Recht und Ordnung demontiert und zertrümmert werden? Wahrscheinlich ist ihre Beteiligung in starkem Ausmaß vom „Auslöser" abhängig, der signalisiert, daß das Auto verlassen und ohne Eigentümer ist. Wenn klar erkennbar wird, daß ein Auto niemandem mehr gehört und und keiner sich darum kümmert, dann entbehrt die Situation eines moralischen Appells, ethische Kriterien sind dann irrelevant. Warum mußte in Palo Alto ein stärkerer Auslöser gegeben werden als in New York? Es könnte an der größeren Anonymität von New York liegen, doch gibt es noch andere Möglichkeiten. New York bietet eine ungleich größere Vielfalt unterschiedlicher Menschen. Daher ist einfach die Wahrscheinlichkeit größer, daß Leute vorbeikommen, die keine Verteidiger von Recht und Ordnung sind und sich ganz und gar nicht darum scheren, ob ein Wagen einen Eigentümer hat oder nicht, ja, die sich im Gegenteil nur dafür interessieren, ob man ihn ausrauben kann, ohne erwischt zu werden. Die offensichtlich

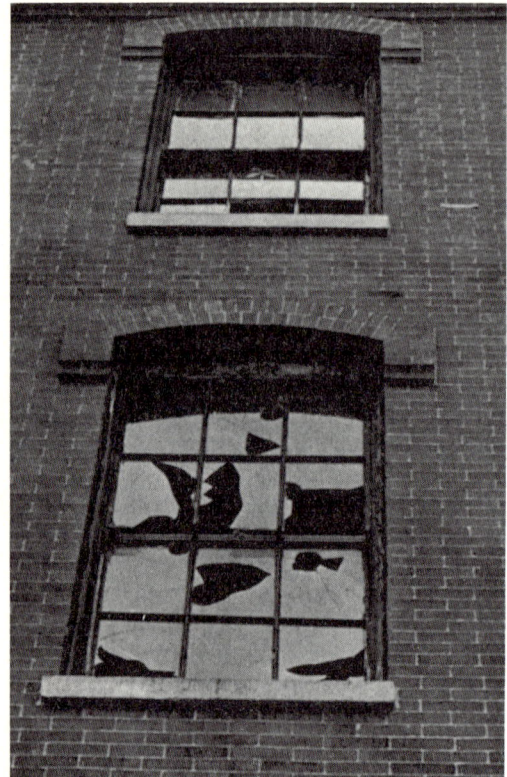 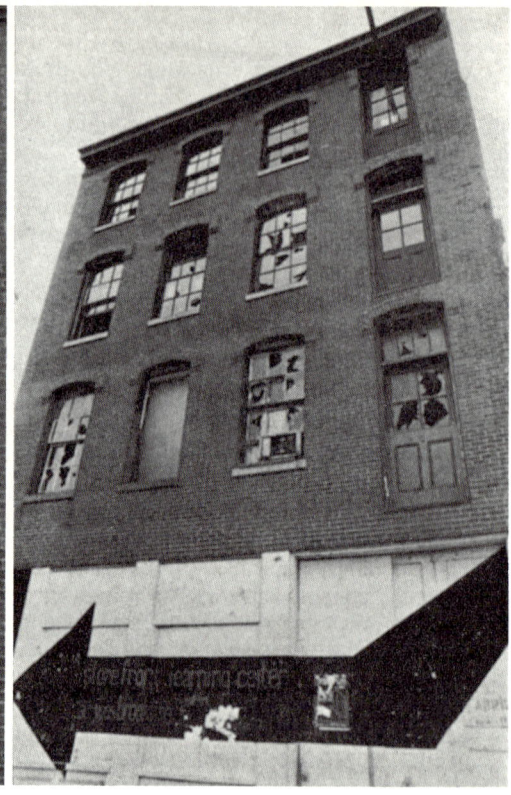

Abb. 6.7. Es gehört zum Grundwissen jedes Polizisten, daß, sobald eine einzige Scheibe zerbrochen ist und nichts daran geändert wird, bald alle Fenster des Gebäudes zerschmettert sein werden. Dieser Zerstörungsdrang wird sicher jemandem Kosten verursachen. Muß man aber ein solches Verhalten als aggressives deuten? Fassen Sie einmal die zerbrochenen Scheiben in dem ersten Bild nicht als Fenster, sondern als ein Kaleidoskop auf. Interessante Konturen, merkwürdige Muster treten hervor.

Warum sollte man nicht noch andere Muster herstellen und alle übrigen Fenster des Gebäudes nach und nach zertrümmern? Solche Verhaltensweisen müssen nicht notwendigerweise durch Aggression entstehen, hier mag lediglich der Reiz des Neuen entscheidend sein. Vielleicht sollte man beim heutigen Zerstörungsdrang nicht so sehr nach den Quellen der Aggressionen suchen, sondern vielmehr nach den Bedingungen für das Nachlassen innerer Hemmungen

im Plündern routinierte Familie, die sich zuerst am New Yorker Auto zu schaffen machte, scheint dieser Kategorie anzugehören. Sobald nun die Zerstörung des Autos erkennbar und weiter fortgeschritten war, schien die Behandlung des Autos auch für andere moralisch kaum noch relevant zu sein.

Was also *ist* relevant? Dieses fröhliche Zerstampfen, Zerschmettern und Zerhämmern hat ohne Zweifel eine Komponente, die ein solches Verhalten einfühlbar macht. Wie Zimbardo berichtet, wurde der erste Schlag mit dem Schmiedehammer sehr hart ausgeführt, doch er weckte offensichtlich nur lustvolle Gefühle. Die meisten empfanden als als

angenehm, zu sehen und zu fühlen, wie Glas und Metall unter den eigenen Schlägen zerstört wurde. Was muß dazu noch mehr gesagt werden? Dinge zerschlagen wirkt wie ein positiver Verstärker, und wenn die Dinge niemandem gehören, ist es ein Verstärker, der nicht einmal mehr durch moralische Erwägungen abgeschwächt wird. Auch Kinder zerschlagen gerne Sachen, z.B. Türme aus Bauklötzen. Viele Passanten bleiben gerne stehen und beobachten, wie ein Abbruchkran eine Backsteinwand zum Einsturz bringt. Die Tatsache, daß solche Aktionen und Effekte als Quelle des Vergnügens anzusehen sind, muß nicht unbedingt etwas mit Aggression oder sonstigen wenig wünschenswerten Motiven zu tun haben. Möglicherweise ist hier ein unabhängiger Verstärker im Spiel. Auch ist denkbar, daß es sich hier um eine Spielart des Vergnügens handelt, das man generell beim Eintreffen neuer Informationen oder beim plötzlichen Auftreten von unerwartet Neuem unter gefahrlosen Bedingungen erlebt.

Warum finden wir es eigentlich überraschend, ja sogar tadelnswert, wenn jemandem das Zerschlagen von Sachen, um die sich niemand mehr kümmert, Spaß macht? Unserer Meinung nach liegt das wohl in erster Linie daran, daß wir nur über solche Vorfälle lesen und nicht mittendrin stecken. Vieles von dem, was nachweislich als positiver Verstärker wirkt oder Vergnügen macht, kann man sich jeweils nur für bestimmte Situationen vorstellen. So fällt es einem sicher schwer, sich vorzustellen, es könne dem Generaldirektor von General Motors bei einer Sitzung Spaß machen, z. B. in der Nase zu bohren. Es ist nicht gerade ein naheliegendes Beispiel, aber es macht deutlich, worum es uns geht. Die Macht des situativen Kontexts und der sozialen Fassade ist groß. Daher wird ein Vergnügen, das der Situation und der sozialen Rolle nicht entspricht, leicht als „auffällig", „absonderlich", „überraschend" empfunden. Auch aus diesem Grund ist man meist sehr schockiert, wenn umgangssprachliche Wörter in anderen Situationen verwendet werden – z. B. in einem sehr formellen Vortrag – obgleich einem die betreffenden Ausdrücke schon seit frühester Zeit bekannt sind und man sie z. B. in einer Kneipe überhaupt nicht beachten würde. Der Schock allerdings verliert ziemlich rasch seine Wirkung, und gerade in unserer Zeit macht sich das bei vielen Situationen und Rollen bemerkbar. Der Mensch läßt sich nicht mehr so leicht erschüttern, wenn er seine zahlreichen Kenntnisse über die menschliche Natur mit heranzieht und nicht nur davon ausgeht, daß sich etwas in einer bestimmten Situation nicht „schickt".

6.1.5 Das Gesetz des relativen Effekts

Nicht nur das harmlose Demolieren von Gegenständen, sondern alle sozialpsychologischen Phänomene, die wir bisher beschrieben haben, fallen unter das Gesetz des relativen Effekts. Unter den Versuchsbedingungen hatten Vandalismus, Konformität, Gehorsam und Teilnahmslosigkeit offenbar eher eine belohnende Wirkung als alle anderen, zum jeweiligen Zeitpunkt gegebenen Verhaltensmöglichkeiten. Wie wir weiter sehen werden, ist das bei den moralischen Hemmungen ganz ähnlich, wenn wir diese als Reaktionen betrachten, die mit verschiedenen Formen unmoralischen Verhaltens erfolgreich im Wettstreit stehen, wobei auch hier das Prinzip der hedonistischen Relativität erkennbar ist. Die Tatsache, daß eine solche begriffliche Vereinfachung möglich ist, ist an sich erfreulich, was jedoch nicht etwa bedeutet, daß die zahlreichen sozialpsychologischen und entwicklungspsychologischen Untersuchungen überflüssig gewesen wären. Im Gegenteil: Wie wir im Zusammenhang mit Motivationsproblemen gezeigt haben, ist es ganz wichtig, die Antriebe eines Organismus zu kennen, zu wissen, was belohnend und was als Strafreiz wirkt und welche relative Stärke der einzelne Antrieb jeweils innerhalb der gesamten Verstärkungsstruktur hat. Das Gesetz des relativen Effekts sagt uns nicht, warum manche Leute gerne Autos zerschmettern und andere nicht; warum manche es vorziehen, einen diabolischen Auftrag auszuführen, anstatt sich der Autorität zu widersetzen. Bei der Komplexität unseres Untersuchungsgegenstandes können wir dann erfahren, welche Verhaltenskonsequenzen für eine bestimmte Person belohnend oder bestrafend wirken, wenn sie uns in der einen oder in der anderen Weise durch ihr tatsächliches Handeln darüber belehrt. Das Gesetz des relativen Effekts läßt sich also durchaus anwenden, doch sehr viel wichtiger ist es, in Erfahrung zu bringen, wo die Belohnungen und Bestrafungen liegen.

6.2 Aus entwicklungspsychologischer Sicht

ls Lawrence Kohlberg am Ende der 50er und zu Beginn der 60er Jahre begann, das moralische Denken und Benehmen zu untersuchen, erschien er mit der Wahl seines Gegenstandes in der amerikanischen Psychologie als ein „seltsamer Vogel". Schon die Begriffe „Moral" und „Benehmen" (conduct) erinnerten an eine Epoche puritanischer Sittenstrenge. Die Sozialwissenschaftler mochten an die Zeiten, in denen die Moral hauptsächlich der Unterdrückung der Sexualität und anderer „ungebührlicher" Verhaltensweisen diente, nicht erinnert werden. Keiner der mit Psychoanalyse, Behaviorismus und Kulturanthropologie vertrauten modernen Sozialwissenschaftler verfügte in seinem Vokabular noch über solche Begriffe. Um daher Kohlbergs Beitrag zur Wiederbelebung des wissenschaftlichen Interesses an diesen wichtigen Aspekten der Humanpsychologie richtig würdigen zu können, muß man sich die Zeitströmung vergegenwärtigen, gegen die er anschwamm.

Für die Verhaltensforscher war moralisches Urteilen kein Phänomen, mit dem man sich wissenschaftlich beschäftigen wollte. Manche Aspekte des Phänomens hatten zwar in den verhaltenswissenschaftlichen Forschungsarbeiten als „Einstellung", „Norm", „Sitte" und „Wert" einen Platz, doch diese Begriffe waren so oberflächlich definiert, daß sie in der Regel noch nicht einmal die elementarsten Unterscheidungen der Moralphilosophie erkennen ließen. So war es z. B. keineswegs üblich, so etwas wie Sinnenfreude oder ästhetisches Gefallen usw. als Werte neben den Werten der Moral auch nur zur Kenntnis zu nehmen.

6.2.1 Kultureller Relativismus

an begnügte sich mit Begriffen wie „Einstellung" und „Norm" wahrscheinlich deshalb, weil sie objektiv genug und wertfrei erschienen, denn die Wissenschaftler waren sehr bemüht, ihre Forschungen nicht durch die eigenen Wertvorstellungen beeinflussen zu lassen (faktisch war dies dennoch oft der Fall). Außerdem waren fast alle Verhaltenswissenschaftler Anhänger der von den Anthropologen entwickelten These des kulturellen Relativismus, die u. a. beinhaltet, daß die in einer Kultur anerkannten Verhal-

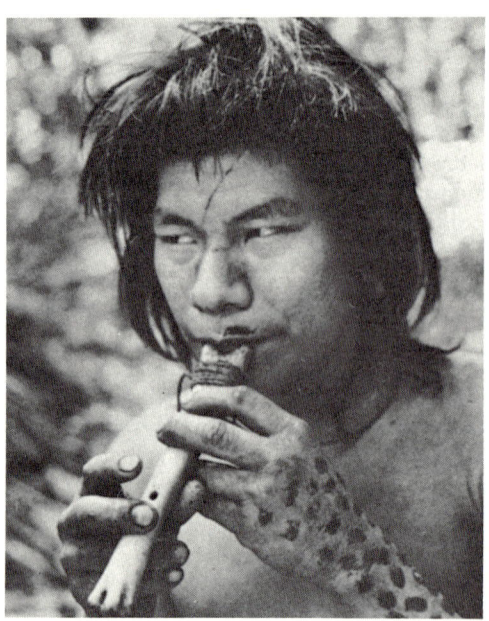

Abb. 6.8. Dieser Hoti-Indianer, der auf einer Knochenflöte spielt und Pflanzenfarbe auf seinem Arm trägt (offensichtlich als Schmuck), sieht gewiß nicht aus wie jemand, dem man auf der Fifth Avenue begegnen würde. Und wenn wir gelernt hätten, seine Sprache zu verstehen, würden wir sicher Ansichten von ihm hören, die weit entfernt sind von denen, die wir haben oder kennen. Diese Art der Darstellung und vergleichender Völkerbeschreibung war lange Zeit in der Kulturanthropologie beliebt. Gleichzeitig wurde der kulturelle Relativismus an den Colleges zur Standardethik erhoben. Die neuere Anthropologie und auch die Psychologie sind jedoch nicht nur an den unterschiedlichen Volkssitten (Anschauungen von Völkern) interessiert, sondern auch an dem, was allen Menschen gemeinsam ist. Kohlberg hatte einige Belege dafür gefunden, daß die Entwicklung des moralischen Urteils, wenn man sie nicht nur oberflächlich betrachtet, gewisse universelle Züge trägt

tensweisen in anderen Kulturen möglicherweise sehr getadelt werden. Man war durchweg der Meinung, daß Normen, Gebräuche, Werte und Einstellungen von Kultur zu Kultur verschieden und als solche hinzunehmen seien, ohne daß man versuchen sollte, irgendeiner der verschiedenen Lebensarten als besser zu deklarieren (s. Abb. 6.8). Eine nicht offen geäußerte, aber allgemein implizierte Folgerung war die, daß man wohl empfehlen solle, sich den Sitten der eigenen Gesellschaft entsprechend zu verhalten. Eine solche Einstellung mag als Konformismus erscheinen, modifiziert durch einen toleranten Relativismus – eine Lebenshaltung, von der oft behauptet wird, sie sei typisch gewesen für den gebildeten Amerikaner der 50er und frühen 60er Jahre.

Die Art von Beobachtungen, durch die viele Leute zum kulturellen Relativismus gekommen sind, kennt man schon seit der Antike, sie haben lediglich in moderneren Zeiten an Quantität und Vielfalt zugenommen. Im fünften Jahrhundert vor Christus machte Protagoras darauf aufmerksam, daß das, was die Athener „Kindestötung" nannten und als verwerflich betrachteten, bei den Spartanern lediglich „ungewünschte Kinder den Naturgewalten aussetzen" hieß und dort allgemein als richtiges Verhalten galt. Einige südpazifische Volksstämme sehen es als einen Akt kindlicher Liebe an, den Vater an einem bestimmten Geburtstag (etwa dem sechzigsten) zu töten; bei den Römern und in fast allen modernen Gesellschaften dagegen wird Vatermord als eines der verwerflichsten Verbrechen angesehen. Die interkulturell unterschiedliche Bewertung zahlreicher Verhaltensweisen ist für all diejenigen, die von der Vielfalt menschlicher Lebensformen Kenntnis haben, eine Tatsachenbasis, die dem kulturellen Relativismus eine starke Position verleiht.

6.2.2 Die Interpretation einer Handlung

Solomon Asch (1952) hat sehr deutlich auf den logischen Fehler hingewiesen, den man macht, wenn man aus derartigen Beobachtungen auf kulturellen Relativismus schließt. Die empirischen Beobachtungen galten immer nur bestimmten *Handlungen*, die auf äußerliche Art, „objektiv" definiert wurden, und man verzichtete dabei auf eine Beantwortung der entscheidenden Frage, wie die Menschen der jeweiligen Gesellschaft die betreffende Handlungsweise interpretieren. Kindestötung etwa bedeutete in Sparta nicht dasselbe wie in Athen. Wahrscheinlich waren die beiden Gesellschaften lediglich verschiedener Ansicht darüber, ab welchem Alter ein Kind als menschliches Wesen anzusehen ist. Eine Kontroverse dieser Art hat Ähnlichkeit mit der heutigen Diskussion über die moralische Rechtmäßigkeit von Abtreibungen: Wann ist ein Embryo als menschliches Lebewesen anzusehen? Es ist durchaus denkbar, daß zur Frage der Tötung eines Menschen an sich kein Relativismus, sondern völlige Übereinstimmung vorliegt – daß die unterschiedlichen Auffassungen sich nur auf die *Praxis* beziehen. Dieselben Überlegungen könnten auch für den Vatermord gelten. Gesellschaften, die das Töten des alternden Vaters als moralische Pflicht ansehen, sind möglicherweise der Auffassung, daß jeder Mann auf ewig lebt und diese Welt verlassen sollte, solange er noch gesund und im Vollbesitz seiner Kräfte ist.

Asch fand, daß der behauptete Relativismus der moralischen Wertungen einer Gesellschaft durchaus nicht erwiesen sei und sich sehr wahrscheinlich als eine falsche Auffassung herausstellen werde. Läßt man die Ebene der kognitiven Interpretationen als Informationsquelle gelten, dann wird man möglicherweise eine erhebliche kulturelle Universalität feststellen können. Aber Asch, der über vieles gründlicher nachdachte als viele seiner Zeitgenossen und seiner Zeit in manchen Dingen voraus war, hatte auf die rigoros und simpel denkenden Verhaltenswissenschaftler kaum Einfluß. Kohlbergs Forschungsergebnisse geben Aschs älterer Position eine empirische Basis, indem sich nunmehr tatsächlich bestätigt hat, daß die Entwicklung des moralischen Denkens auf einer abstrakteren Ebene – zumindest in den bisher untersuchten Gesellschaften – weitgehend gleichartig verläuft. Bei dieser Streitfrage, wie bei vielen weiteren, hatte sich Kohlberg gegen die einhellige Überzeugung seiner wissenschaftlichen Kollegen durchzusetzen.

6.2.3   Moralische Normen und moralisches Urteil

D as traditionelle Studium der Einstellungen, Sitten, Normen und Werte hat eine „Trivialisierung" des Begriffs „Moral" zur Folge gehabt. Im allgemeinen verstand man unter Einstellung lediglich ein „dafür" oder „dagegen" bei irgendeiner sozial relevanten Frage („für" oder „gegen" einen Politiker, eine politische Richtung, eine Ideologie); die Pro- und Kontra-Stimmen wurden gegeneinander aufgerechnet wie die Stimmen bei einer Kandidatenwahl, etwas anderes hielt man nicht für nötig (und möglich). Sitten und Normen wurden als Anweisungen für konkretes Handeln betrachtet, und die Kultur hielt man für ein dickes Bündel solcher Anweisungen, die wie durch ein äußeres Band zusammengehalten werden. Kaum wurden Untersuchungen darüber durchgeführt, was die Menschen denken, wenn z. B. Normen miteinander im Widerspruch zueinander stehen, so wie es in der Wirklichkeit ja oft vorkommt. So konnte man auch nicht erfahren, wie man im Fall solcher Konflikte zu einer Lösung und Entscheidung kommt. Tatsächlich fordert man da einen recht komplexen und schwer zu fassenden Prozeß heraus, wenn man – wie dies in Kohlbergs Untersuchungen geschah – die Probanden dazu bringt, sich mit einem ethischen Konflikt auseinanderzusetzen.

Die Tatsache, daß man jahrzehntelang versäumt hat, amerikanische Versuchspersonen mit normativen Konflikten und moralischen Dilemmas zu konfrontieren, war wahrscheinlich eine – seinerzeit größtenteils wohl unerkannte – Folge des damaligen Zeitgeistes. In dem Punkt hat sich natürlich einiges geändert. Spätestens seit dem Vietnamkrieg gerieten Normen, politische Grundsätze, selbst Maßnahmen der Veränderung dieser Grundsätze ins Kreuzfeuer der Kritik. Seit Kohlberg seine ersten Untersuchungen durchführte, ist die amerikanische Gesellschaft aus ihrem Zustand des relativ stabilen Gleichgewichts in einen Zustand des permanenten Konflikts geraten, um einen heute häufig verwendeten Ausdruck zu gebrauchen. In der Folge haben sich viele denkende Menschen gedrängt gesehen, über eine selbstverständliche Anpassung an das Bestehende hinauszugelangen und

nach allgemein akzeptablen Grundsätzen zu suchen, auf deren Basis die vorherrschenden Praktiken entweder sinnvoll verteidigt oder aber geändert werden können. Wir befinden uns inzwischen wieder in einem Zeitalter, das von moralischem Denken ebenso erfüllt ist wie die Zeit des Bürgerkriegs und der amerikanischen Revolution, in der massive Auseinandersetzungen über die etablierten Normen der Gesellschaft ausgetragen wurden. Heutzutage sind Zeitungen, Bücher, Zeitschriften und Fernsehprogramme voll von moralischen Debatten, wobei es nicht so sehr um Sexualverhalten oder anstößiges Benehmen geht, sondern um andere Fragen. Selbstverständlich wird unsere Gesellschaft auch die Psychologie und Philosophie zu Rate ziehen wollen, um diese Vorgänge besser zu verstehen.

6.2.4   Die zwei Stufen der Moral nach Piaget

P iaget hat eine einfache Methode entwickelt (1932), um moralisches Denken und Urteilen zu untersuchen. Er legte seinen Versuchspersonen paarweise kurze Geschichten vor. Die Geschichten innerhalb eines Paares waren sich sehr ähnlich, unterschieden sich aber hinsichtlich eines oder mehrerer für das moralische Urteil relevanter Merkmale. Ein Beispiel für ein solches Geschichtenpaar (S. 118):

> „A: Ein kleiner Junge namens Hans war in seinem Zimmer. Er wurde zum Essen gerufen. Er ging in das Eßzimmer. Aber hinter der Tür befand sich ein Stuhl, und auf dem Stuhl stand ein Tablett mit fünfzehn Tassen. Hans konnte nicht wissen, daß das alles hinter der Tür stand. Er ging hinein, die Tür stieß gegen das Tablett, die fünfzehn Tassen fielen auf den Boden und alle zerbrachen!
>
> B: Es war einmal ein kleiner Junge, der hieß Heinz. Eines Tages, als seine Mutter nicht da war, versuchte er, die Marmelade aus dem Schrank zu holen. Er stieg auf einen Stuhl und streckte den Arm aus. Aber die Marmelade stand zu hoch. Er konnte sie nicht erreichen und davon naschen. Aber als er versucht, herunterzusteigen, stieß er eine Tasse um. Die Tasse fiel herunter und zerbrach."

Nachdem ein Kind die beiden Geschichten gehört hatte, wurde es gefragt: (1) Haben die beiden Kinder gleichviel Schuld? (2) Wenn nicht, welches der beiden ist das bösere Kind und warum? Mit diesen Fragen wurden

manchmal recht ausführliche Dialoge eingeleitet.

Die beiden Geschichten waren in zweierlei
Hinsicht sehr verschieden. Hans richtete objektiv einen größeren Schaden an als Heinz,
weil Hans 15 Tassen zerbrach, während Heinz
nur eine zerbrach. Beide Jungen zerbrachen
die Tassen aus Versehen. Aber Hans passierte das beim unschuldigen Türöffnen, während
Heinz die Tasse nicht zerbrochen hätte, wenn
er nicht Marmelade hätte naschen wollen,
was er (so kann lediglich geschlossen werden)
nicht sollte. Implizit wird vorausgesetzt, daß
die Absichten von Heinz tadelnswert waren,
auch wenn er nicht vorhatte, eine Tasse zu
zerbrechen.

Piaget stellte eine Reihe solcher Geschich-
tenpaare zusammen, in denen er einerseits
das Ausmaß des angerichteten Schadens, andererseits auch die Absichten des Kindes
variierte. Im Ergebnis stellte er fest, daß die
Antworten der Kinder auf die Frage, welches
Kind ungezogener gewesen war und warum,
sich mit zunehmendem Alter änderten. Jüngere Kinder neigten dazu, das Ungezogene
oder Tadelnswerte einer Handlung vom Ausmaß des angerichteten Schadens her zu beurteilen, also nach der Schwere der Tat. Sie
hielten es für schlimmer, 15 Tassen zu zerbrechen als nur eine, und zwar *unabhängig von
der Handlungsabsicht*. Ältere Kinder dagegen berücksichtigen stärker das Motiv oder
die Absicht. Ein Kind mit guten Absichten
war für sie nicht ungezogen, wie groß der
versehentlich angerichtete objektive Schaden
auch war. Es war höchstens ungeschickt, oder
es hatte nur Pech. Im Grund war es aber ein
„guter Kerl".

Diese und andere Ergebnisse, die die Herkunft moralischer Regeln und ihre Veränderbarkeit betrafen sowie Vorstellungen über
eine gerechte Strafe unter verschiedenen Bedingungen, führten Piaget zu der Annahme,
daß die Entwicklung des moralischen Urteils
im wesentlichen in zwei Stufen erfolgt. Die
erste Phase nannte er die *heteronome* Stufe,
weil die moralischen Regeln hier von anderen
(„hetero") gesetzt werden, insbesondere von
Autoritätspersonen wie den Eltern. Diese
Regeln werden vom Kind für unantastbar und
unveränderbar gehalten. Die heteronome
Moral beruht primär auf Zwang; zur Hem-

mung von Impulsen bedarf es der Strafandrohungen. Auf diese Stufe folgt dann die Stufe
der *autonomen* Moral. Sie entsteht nach Piaget durch Teilnahme am sozialen Leben, allerdings nun nicht durch Interaktion mit den
Eltern und anderen Erwachsenen, sondern
durch das Zusammensein mit Gleichaltrigen.
Trotz ihres sozialen Ursprungs entwickelt sich
die autonome Moral eigentlich im Kinde
selbst aus dessen kognitiver Fähigkeit heraus,
sich in die Lage eines anderen zu versetzen.
Dann erst wird die wechselseitige Abhängigkeit von Rechten und Pflichten erkannt. Piaget entnahm seinen Daten, daß die Stufe der
autonomen Moral i. allg. erst in der frühen
Jugend, im Alter von 12 oder 13 Jahren
erreicht wird.

6.2.5 Die sechs Stufen der Moral nach Kohlberg

Kohlberg bezieht in seine Untersuchungen zur moralischen Urteilsfähigkeit
auch solche Altersstufen mit ein, die über das
frühe Jugendalter weit hinausgehen. Er konnte eine Reihe der von Piaget festgestellten
entwicklungsbedingten Veränderungen bestätigen (z. B. die zunehmende Berücksichtigung der Handlungsabsichten). Doch kam er
zu der Auffassung, daß heteronome und autonome Moral nur Teilaspekte eines Entwick-
lungsprozesses seien, der insgesamt sechs Stufen umfaßt. Nach dieser Einteilung sind die
beiden Urteilstypen Piagets nur auf der Stufe
1 und 2 und in geringem Umfang auf der Stufe
3 von Bedeutung.

Da sich die Kohlbergschen Problemgeschichten in einiger Hinsicht von denen Piagets unterscheiden, wollen wir ein Beispiel
anführen, und zwar das am häufigsten zitierte:

„Irgendwo in Europa lag eine Frau, die an einer
bestimmten Art von Krebs litt, im Sterben. Es gab aber
ein Medikament, das sie nach Meinung der Ärzte retten
konnte. Es handelte sich um eine Form von Radium, die
ein Apotheker am Wohnort der Frau kürzlich entdeckt
hatte. Die Herstellung des Medikaments war recht teuer,
trotzdem verlangte der Apotheker das Zehnfache der
Herstellungskosten, d. h. er selbst mußte für das Radium
etwa 600 DM bezahlen, und verlangte 6000 DM für eine
geringe Dosis des Medikaments. Heinz, der Ehemann der

kranken Frau, versuchte sich das Geld zusammenzuborgen, brachte aber nur 3000 DM, die Hälfte des Preises, zusammen. Er ging zum Apotheker und berichtet ihm, daß seine Frau im Sterben liege, und bat ihn, ihm das Medikament billiger zu verkaufen oder ihm Zahlungsaufschub zu gewähren. Aber der Apotheker sagte: ‚Tut mir leid. Ich habe das Medikament entdeckt, und ich will daran verdienen.‘ Heinz war völlig verzweifelt. So brach er in das Geschäft des Mannes ein, um das Medikament für seine Frau zu stehlen. Hätte der Ehemann das tun dürfen?“ (Kohlberg, 1963, S. 18f.).

Mit einer bloßen Bejahung oder Verneinung der Frage ist der Versuchsleiter nicht zufrieden. Wenn nötig, werden Zusatzfragen gestellt, um eine erschöpfende Begründung von der Versuchsperson zu erhalten. Zum Beispiel: „Hatte der Apotheker das Recht, soviel für das Medikament zu verlangen?“ „Wäre es richtig, den Apotheker wegen Mord auf den elektrischen Stuhl zu bringen?“ „Sollte er härter bestraft werden, wenn es sich bei der Ehefrau um eine bedeutende Persönlichkeit handelt?“ Und so fort. Wenn eine Versuchsperson wichtige Aspekte (die von Problem zu Problem variieren) übersieht, werden ihr Testfragen gestellt, damit sie alle wichtigen Gesichtspunkte berücksichtigt. Eine Fülle vergleichbar aufgebauter Problemgeschichten ist aus den Untersuchungen an Schulen und Gefängnissen hervorgegangen, ja sogar aus einem Interview mit dem Vietnamkämpfer, der sich als einziger geweigert hatte, an dem Massaker von My Lai teilzunehmen.

6.2.5.1 Die Merkmale
der Problemgeschichten
und die Bewertungsmethode

K ohlbergs Untersuchungsmethode ist mit drei entscheidenden Merkmalen seiner Problemgeschichten und mit der Art der Antwortenbewertung im Vergleich mit den üblichen psychologischen Papier-und-Bleistift-Aufgaben als außergewöhnlich zu bezeichnen. Erstens handelt es sich bei den Geschichten um echte Dilemmas, denn die Gesellschaft hält jeweils für beide Entscheidungsmöglichkeiten rechtfertigende Argumente bereit. Nach dem Gesetz mag nur eine Entscheidung richtig sein – in der Geschichte mit

Heinz schützt das Gesetz z.B. den Apotheker. Aber nach amerikanischen Wertvorstellungen spricht vieles dafür, daß ein Mann das Leben seiner Frau retten sollte, auch wenn er dabei Eigentumsrechte anderer verletzen muß. Weil hier wirkliche Probleme gestellt werden, muß sich die Versuchsperson bemühen, eine richtige Antwort zu finden und sie zu rechtfertigen.

Zweitens wird die Antwort einer Versuchsperson bei keinem Dilemma danach bewertet, für welche Handlungsalternative sie sich entscheidet, sondern danach, wie sie diese Entscheidung verteidigt. Die konkurrierenden Argumente halten sich bei jedem Dilemma in etwa die Waage, so daß es ziemlich gleichgültig ist, für welche Handlungsalternativen sich der Proband entscheidet. Die jeweilige Entwicklungsstufe (1 bis 6) des moralischen Urteils wird anhand der *Argumentationsweise* bestimmt. Bei der Komposition der Dilemmas war eine Neutralisierung des Verhältnisses zwischen Entscheidung und Urteilsstufe erklärtes Ziel. Allerdings glauben wir selbst nicht, daß diese schwierige Aufgabe vollständig bewältigt wurde. Es gab eine Reihe von Versuchspersonen, die Zusatzannahmen für nötig hielten, die in der Problemgeschichte nicht explizit ausgedrückt waren. Damit ist die Unabhängigkeit von Handlung und Urteilsstufe ein wenig in Frage gestellt. In dem Dilemma von Heinz z.B. lassen sich nur schwer überzeugende moralische Argumente einer höheren Urteilsstufe konstruieren, wonach es gerechtfertigt erscheinen könnte, daß ein Mann seine Frau sterben läßt, weil er keinen Diebstahl begehen will.

Das dritte Merkmal der Kohlbergschen Dilemmas ist eigentlich nur ein anderer Aspekt dieser besonderen Antwortbewertung. Da nicht die Entscheidung selbst, sondern die Art der Argumentation bewertet wird, können die Antworten notwendigerweise nicht objektiv beurteilt werden, sondern nur anhand einer sogenannten *Inhaltsanalyse* (content analysis). Wer ein solches Meßinstrument benutzen will, muß es zunächst für sich selbst gedanklich nachkonstruieren. Das heißt, er muß lernen, die Aussagen einer Versuchsperson einer jeweils richtigen Kategorie zuzuordnen, wobei der Konstrukteur des Meßinstrumentes – in diesem Fall

Kohlberg – im voraus festgelegt hat, welches die richtigen Kategorien sind.

In einem Punkt trifft der Begriff „Inhaltsanalyse" auf Kohlbergs Bewertungsmethode nicht ganz zu. Der Beurteiler muß zwar im einzelnen analysieren, was ein Proband geschrieben oder gesagt hat, aber Kohlberg hat sich sehr darum bemüht, seine Stufen genau zu definieren, so daß eine Einstufung unabhängig von spezifischen Inhalten – was die Art der Personen, Ereignisse und Handlungen betrifft – erfolgen kann. Urteilsstufen und Bewertung sind auf strukturelle Merkmale hin angelegt und prinzipiell bei jedem moralischen Dilemma anwendbar, auch wenn es sich in der Praxis als recht schwierig erwies, zu einer rein strukturellen Bewertung und zur Festlegung von Entwicklungsstufen der Antworten zu kommen.

Die Einstufung des moralischen Urteils gehört sicher zu den schwierigsten inhaltsanalytischen Problemen der Psychologie. Die Lage ist noch dadurch erschwert, daß an dem Einstufungssystem häufig Veränderungen vorgenommen wurden. Bereits die erste Version (Kohlberg, 1963) enthielt 30 Dimensionen für die 6 Stufen, d.h. zum Zwecke der Einstufung mußten 180 Zellen einer Matrix ausgefüllt werden. Im Jahre 1971 waren die Gesichtspunkte, die in eine Bewertung eingingen, noch stärker ausgefeilt. 1972 fand eine weitere Revision statt, durch die gewisse verbliebene inhaltliche Aspekte des älteren Bewertungssystems eliminiert werden sollten (Kohlberg, 1972a). Nicht einmal heute kann man sicher sein, ob Kohlberg sein Bewertungssystem endgültig festgeschrieben hat; wenn er eine Modifikation für wichtig hält, dann führt er sie durch. Ein Einstufungssystem frühzeitig festzulegen und nicht mehr zu verändern, hat den Vorteil, daß die Vergleichbarkeit für zeitlich und örtlich verschiedene Untersuchungen garantiert ist, so daß eine Hypothese ohne weiteres überprüft werden kann. Der Vorteil, ein Bewertungssystem für Veränderungen offenzuhalten, besteht hingegen darin, daß neue Erkenntnisse, die im Laufe der Jahre aus den vielfältigen Forschungsbeiträgen gewonnen wurden, integriert werden können. Auf diese Weise kann man den moralischen Prozeß mit der Zeit immer differenzierter erfassen. Wir wissen,

daß es Kohlbergs Wunsch ist, die Welt möge die Geduld aufbringen, sein Unternehmen nicht als fertiges Produkt, sondern als einen Entwicklungsprozeß anzusehen. Es verdient hervorgehoben zu werden, daß Kohlberg und seine Mitarbeiter trotz dieses höchst komplexen und offenen Klassifizierungssystems in ihren verschiedenen Untersuchungen akzeptable Beurteilungsreliabilitäten nachweisen können.

6.2.5.2 Zur Charakterisierung der sechs Stufen

G lücklicherweise blieb die dominierende moralische Ausrichtung auf den einzelnen Stufen von Anfang an ziemlich unverändert. Unsere Charakterisierung der einzelnen Stufen in der Tabelle 6.1 ist den Angaben von Kohlberg und seinen Mitarbeitern entnommen, ist jedoch mit diesen nicht identisch, da die Autoren aus verständlichen Gründen zahlreiche Erläuterungen hinzugefügt haben.

Die zur Kennzeichnung der einzelnen Stufen vermittelten Informationen sind alles andere als einfach oder eindeutig, so daß gründliches Lesen erforderlich ist. Wir würden an dieser Stelle gern eine Reihe von Kommentaren abgeben, wollen uns aber auf nur einen beschränken. Am schwersten ist zweifellos die Entwicklungsstufe 6 zu definieren, das höchste moralische Ziel der meisten Menschen. Daß es mit dieser Stufe schwierig ist, überrascht nicht weiter, denn die Moralphilosophie befaßt sich mit der Stufe 6 – dem höchsten moralischen Prinzip – seit Jahrhunderten, und die Probleme der Ethik sind bis heute nicht zur allgemeinen Zufriedenheit der Philosophen gelöst worden. Dabei sind die Moralphilosophen nur an der Ebene III, der postkonventionellen Ebene mit den Stufen 5 und 6, überhaupt interessiert. Sie würden behaupten (z.B. Frankena, 1963), daß das Studium der Ethik erst dort einsetzt, wo Eigennutz und gesellschaftliche Konvention aufhören. Die Stufen 5 und 6 haben Dimensionen, die auf den unteren Stufen noch gar nicht vorkommen. Wenn man jedoch eine psychologische Perspektive einnimmt, wird deutlich, daß nur ein langer Weg der individuellen Entwicklungsgeschichte den einzelnen zu Fragen führt wie „Was ist gut?" und „Welches Handeln verdient die höchste Bewertung?". Bevor der Mensch den ethischen Gehalt solcher Fragen herauslösen kann, ist dieser verquickt mit anderen Fragen wie „Wie vermeide ich Unannehmlichkeiten?" oder

„Was wünsche ich mir?" oder „Was bringt mir Anerkennung?". In gewisser Weise handelt es sich bei Kohlbergs Schema auch um ein Schema der semantischen Entwicklung, denn es geht gleichzeitig um die Veränderung der Bedeutung bestimmter Wörter und Fragen, die die Menschen von Kindheit an verwen-

Tabelle 6.1. Kurze Charakterisierung der sechs Urteilsstufen nach Kohlberg

Ebene I: Präkonventionell

Stufe 1. *Entscheidungsgründe: Bestrafung und Gehorsam*

Strafvermeidungen und Unterordnung unter die Macht kennzeichnen das Verhalten. Verhaltensregeln werden meistens als konkrete Vorschriften oder Verbote aufgefaßt, die einseitig gültig und nicht universell sind, d. h. sie gelten nicht für jeden. Sie werden mit Hilfe der Macht derjenigen, die hinter ihnen stehen, durchgesetzt. Daß solche Regeln eine notwendige Funktion in einem Sozialwesen haben, wird nicht bedacht. Im allgemeinen wird der Schweregrad eines Regelverstoßes von der Größe des objektiv angerichteten Schadens abhängig gemacht (wie bei der heteronomen Moralstufe nach Piaget).

Stufe 2. *Entscheidungsgründe: Instrumentelle Zwecke*

Man ist an der Befriedigung eigener Wünsche und auch an der fremder Wünsche interessiert, soweit man sich aus dem anderen etwas macht. Die Gegenseitigkeit ist begrenzt, pragmatisch und materialistisch: „Eine Hand wäscht die andere." Bei der Beurteilung eines Regelverstoßes wird bereits mehr oder weniger die Absicht der Handlung mitberücksichtigt (wie bei der autonomen Moralstufe nach Piaget), aber die Absicht spielt erst auf der nächsten Stufe eine größere Rolle. Auch hier fehlt die Einsicht in die dem Belohnungssystem zugrunde liegenden Erfordernisse des Sozialwesens.

Ebene II: Konventionell

Stufe 3. *Entscheidungsgründe: Interpersonelle Beziehungen (Die „prima Kerl"-Orientierung)*

Hier geht es vor allem um Anerkennung und Zustimmung von seiten anderer, die man dadurch zu gewinnen sucht, daß man tut, was ihnen gefällt oder ihnen hilft. Die Handlungen werden primär nach ihrer Absicht beurteilt: „Er (oder sie) meint es gut" ist ein wichtiger und gebräuchlicher Ausdruck moralischer Zustimmung auf dieser Stufe. Man möchte auch selbst gern für einen „netten Menschen" gehalten werden.

Stufe 4. *Entscheidungsgründe: Recht und Ordnung*

Man orientiert sich an der Autorität, an festen Regeln, am Gesetz. Es ist jedermanns Pflicht, die gesellschaftliche Ordnung aufrechtzuerhalten, und das ist wichtiger als die Befriedigung egoistischer Wünsche. (Nach der jüngsten Bewertungsmethode wird ein fortgeschrittenes Unterstadium angenommen für die Probanden, die sich bereits bewußt sind, daß es eine über Recht und Gesetz hinausgehende Pflicht gibt, deren Gültigkeit sie jedoch in Frage stellen; Kohlberg, 1972a.)

Ebene III: Postkonventionell, autonom, prinzipienorientiert

Stufe 5. *Entscheidungsgründe: Sozialvertrag*

Man ist auf Werte oder Prinzipien ausgerichtet, deren Gültigkeit sich nicht allein auf die Autorität der Personen oder Gruppen, die sie vertreten, und auf die eigene Identifizierung mit solchen Personen oder Gruppen gründet. Man hat ein Gefühl dafür, daß Handlungen dann richtig sind, wenn darüber in einer Gesellschaft eine entsprechende Übereinkunft getroffen wurde, allerdings mit dem klaren Bewußtsein, daß Werte, Meinungen und Gesetze relativ und veränderbar sind. Besonderer Wert wird den gesellschaftlichen Maßnahmen für Gesetzesänderungen beigemessen (Wahlen, verfassungsmäßige Verträge etc.). Am Beispiel Haschisch-Rauchen soll die Position verdeutlicht werden: a) es ist unrecht, solange es illegal ist; b) vernünftige Beweise dafür, daß Haschisch weder für einen selbst noch für andere schädlich ist, könnten eine Gesetzesänderung bewirken; c) falls die Gesetze geändert werden, muß das im Einklang mit den dafür vorgesehenen Verfahren erfolgen. In die Stufe 5 wird gelegentlich die offizielle Moral der amerikanischen Regierung eingeordnet.

Stufe 6. *Entscheidungsgründe: allgemeine ethische Prinzipien*

Man orientiert sich an den selbstgewählten ethischen Prinzipien des eigenen Gewissens. Diese Prinzipien sind keine konkreten Verhaltensregeln wie die Zehn Gebote, sondern sehr viel abstraktere Ideen wie die Goldene Regel oder Rawls' (1971) Prinzip, wonach das Gutsein die größtmögliche persönliche Freiheit bei gleicher Freiheit aller anderen bedeutet. Zwar wird das Verhalten vom Gewissen geleitet, das soll aber nicht heißen, daß es dem Gewissen völlig freisteht, welche Prinzipien es auswählt. Generell muß die Absicht bestehen, diese Grundsätze allgemein anzuwenden, d. h. daß jeder nach den gleichen Prinzipien handeln soll. Die Prinzipien müssen logisch folgerichtig sein – was den Grundsatz der Lüge oder das Nichteinhalten von Versprechen ausschließt. Außerdem müssen die Prinzipien möglichst umfassend sein, so daß sie auf möglichst viele moralische Dilemmas eine Antwort geben können. Ob die Richtigkeit solcher Kriterien intuitiv erfaßt wird oder ob sie durch Beweisführung außerhalb des Bereichs der Moral gesichert werden sollte, darüber sind sich die Philosophen ebenso wie die Laien uneinig.

den. In der Philosophie wird diese Sprache erst mit einer ausgereiften und verfeinerten Sinngebung relevant, die selbst viele erwachsene Menschen nicht verstehen.

6.2.5.3 Beispiele für die „Pro"- und „Kontra"-Argumentation auf jeder Urteilsstufe

Auch ohne daß wir in monatelanger Arbeit Kohlbergs Einstufungssystem erlernen, können wir ein vertieftes Verständnis von der Bedeutung der einzelnen Stufen erreichen, wenn wir uns einmal die auf jeder Stufe möglichen Antworten zum Problem des Ehemanns ansehen. Die den Diebstahl von Heinz bejahenden Antworten mit ihren Argumenten (Pro) halten sich die Waage mit den Kontra-Antworten und deren Argumenten. Die Handlungsempfehlungen werden so von der Urteilsstufe getrennt. Bei den angeführten Äußerungsbeispielen handelt es sich um prototypische Antworten, die häufig geäußerte Argumente enthalten und als Muster für die Kodierung dienen. Turiel (1966) stellte sie für seine Untersuchung zusammen; auch Rest, Turiel und Kohlberg (1969) nahmen sie zu Hilfe. Die Äußerungen decken keineswegs den Bereich möglicher Antworten auf das Heinz-Problem vollständig ab; sie sind besonders für *einen Aspekt* (wie es damals hieß) der Stufe relevant, nämlich für den Aspekt „Handlungsabsicht und -folgen". Wir stellen die Äußerungen Stufe für Stufe paarweise vor und begründen jedesmal kurz, warum sie so eingestuft wurden.

Stufe 1. Entscheidungsgründe: Bestrafung und Gehorsam

Pro: Es ist eigentlich nicht schlecht, das Medikament wegzunehmen – Heinz wollte es ja zuerst bezahlen. Er wollte ja sonst keinen Schaden anrichten und sonst nichts wegnehmen. Das Medikament, das er wegnehmen wollte, ist nur 600 DM wert, er nimmt ja kein Medikament für 6000 DM weg.

Kontra: Heinz hat keine Erlaubnis, das Medikament wegzunehmen. Er kann nicht einfach hingehen und ein Fenster zerbrechen oder eine Tür eindrücken. Er wäre ein Verbrecher, wenn er soviel Schaden anrichtet. Das Medikament kostet viel Geld, und etwas so Teures zu stehlen, wäre ein großes Verbrechen.

Beide Antworten lassen die Handlungsabsichten von Heinz völlig außer acht, erst recht die Verpflichtung gegenüber seiner Frau. Beide beurteilen den Diebstahl lediglich nach seinen möglichen Konsequenzen und der Größe des wahrscheinlichen Schadens. In der Pro-Antwort werden die Tatfolgen durch die Zusatzannahme verkleinert, daß kein Schaden angerichtet und nichts anderes mitgenommen wird, und daß der Herstellungs- und nicht der Verkaufspreis zählt. In der Kontra-Antwort werden die Tatfolgen vergrößert durch die Bemerkung, daß Fenster oder Tür beschädigt werden, und daß das Medikament viel kostet; zusammen ergibt das ein „schweres Verbrechen". Es ist wichtig zu erwähnen, daß Ausdrücke wie „schweres Verbrechen" bei einem Kind aus sachfremden Gründen zu einer hohen Beurteilungsreliabilität führen könnten – nicht nur aus inhaltlichen Gründen, sondern bereits dann, wenn der erwachsene Beurteiler die alterstypischen Ausdrücke kennt und weiß, wie die Stufen in der Regel aufeinander folgen. Die Versuchspersonen der Stufe 1 mißbilligten den Diebstahl fast alle (auf keiner anderen Stufe fand sich für diese Position eine Mehrheit), vermutlich weil sie die Handlungsabsichten nicht berücksichtigen und sich ganz auf die Bestrafung konzentrieren. Wahrscheinlich war eine Begründung für eine Pro-Antwort bei dieser Stufe auch schwer festzulegen.

Stufe 2. Entscheidungsgründe: Instrumentelle Zwecke

Pro: Heinz schadet dem Apotheker eigentlich gar nicht, und er kann ihm das Geld ja immer noch zurückzahlen. Wenn er seine Frau nicht verlieren will, dann muß er sich das Medikament nehmen, wenn es das einzige ist, was ihr helfen kann.

Kontra: Der Apotheker hat nicht unrecht und ist nicht schlecht, er will eben einen Gewinn erzielen wie alle anderen auch. Man hat ja ein Geschäft nur, um Geld zu verdienen. Geschäft bleibt Geschäft.

Jetzt stehen die Handlungsabsichten viel stärker im Vordergrund, einmal kann Heinz sich ja vielleicht vornehmen, das Geld zurückzuzahlen (Pro-Antwort), zum anderen will der Apotheker „wie alle anderen" ja nur ein Geschäft machen (Kontra-Antwort). Man beachte, daß der Hedonismus in der Pro-Antwort ausgeprägt relativistische oder egoistische Züge trägt: Heinz sollte den Diebstahl nur verüben, „wenn er seine Frau nicht verlieren will". Wenn er sie aber verlieren möchte oder es ihm ziemlich gleich ist, dann hätte die Frau wohl Pech gehabt.

Stufe 3. Entscheidungsgründe: Interpersonale Beziehungen

Pro: Stehlen ist von Übel, aber dies ist auch eine üble Situation. Heinz tut nichts Unrechtes, wenn er seine Frau zu retten versucht; er hat gar keine andere Wahl, als das Medikament an sich zu nehmen. Was er tut, ist selbstverständlich für einen guten Ehemann. Man kann ihn nicht für etwas tadeln, was er aus Liebe zu seiner Frau tut. Man könnte ihm eher einen Vorwurf machen, wenn er seine Frau nicht genug lieben würde, um sie zu retten.

Kontra: Falls die Frau von Heinz stirbt, dann kann man ihm keinen Vorwurf machen. Er kann nicht als herzloser Ehemann bezeichnet werden, nur weil er kein Verbrechen begehen will. Selbstsüchtig und herzlos ist in dieser Situation der Apotheker. Heinz hat wirklich alles getan, was er konnte.

Beide Antworten drücken Überlegungen zu der Frage aus, ob die Handlung von der Absicht her gutzuheißen ist. Nach der Begründung der Pro-Äußerung tut Heinz nur, was natürlich ist. Er hat die Gefühle, die man von ihm erwarten würde. Die guten Absichten geben ihm das Recht, das Gesetz zu brechen. Nach dem Urteil der Kontra-Äußerung ist der Apotheker der eigentlich Herzlose, der unsere Mißbilligung verdient. Heinz, der die besten Absichten hat, wird doch wohl zu einem Verbrechen nicht fähig sein. Man kann ihm keinen Vorwurf machen oder behaupten, er handle herzlos, wenn man die Situation mit berücksichtigt.

Stufe 4. Entscheidungsgründe: Recht und Ordnung

Pro: Der Apotheker hat eine falsche Auffassung vom Leben, wenn er einfach einen Menschen sterben läßt. Man kann niemanden einfach sterben lassen, also ist es Heinz' Pflicht, seine Frau zu retten. Aber Heinz kann nicht einfach das Gesetz verletzen, und es dabei bewenden lassen – er muß dem Apotheker das Geld später zurückzahlen, und er muß auch seine Strafe für den Diebstahl auf sich nehmen.

Kontra: Es ist zwar eine sehr natürlich Sache, daß Heinz seine Frau retten will, aber es bleibt ein Unrecht, wenn man stiehlt. Man muß ohne Rücksicht auf die eigenen Gefühle oder die besonderen Umstände die Gesetzesregeln einhalten.

In diesen Antworten wird zwar die Handlungsabsicht berücksichtigt, aber so „natürlich" sie auch sein mag, als ausschlaggebend gilt bei diesen Beispielen die Pflicht, dem Gesetz zu gehorchen und die gesellschaftliche Ordnung zu stützen. Nach der Pro-Antwort darf Heinz das Gesetz brechen, ist dann aber verpflichtet, eine Ausgleichszahlung zu leisten und die gesetzliche Strafe auf sich zu nehmen. Nach der Begründung der Kontra-Äußerung sollte Heinz seinen natürlichen Impuls unterdrücken, um nicht das Gesetz zu brechen, da Diebstahl ein Unrecht ist und bleibt.

Stufe 5. Entscheidungsgründe: Sozialvertrag

Pro: Bevor man sagt, Stehlen sei unrecht, sollte man die ganze Situation berücksichtigen. Es ist natürlich klar, wie man nach dem Gesetz über einen Einbruch in ein Geschäft zu urteilen hat. Schlimmer noch, Heinz wußte sogar, daß es für seine Tat keine legale Rechtfertigung gibt. Dennoch kann ich verstehen, warum jeder, der in eine solche Situation kommt, den Diebstahl des Medikaments als vernünftig ansehen wird.

Kontra: Ich erkenne wohl das Gute an, das aus dem ungesetzlichen Entwenden des Medikaments entstehen würde, aber der Zweck heiligt nicht die Mittel. Oft steht eine gute Absicht hinter einer illegalen Tat.

Man kann nicht sagen, daß Heinz völlig unrecht hätte, wenn er das Medikament stiehlt, aber auch unter den besonderen Umständen ist das nicht richtig.

Mit diesen Äußerungen gelangen wir in einen Bereich größerer moralischer Komplexität. Gute Absichten und das Gesetz allein reichen nun zur Handlungssteuerung nicht mehr aus. Das Problem wird nicht dadurch gelöst, daß eine Seite des Konflikts einfach übergangen wird. Vielmehr ist es zu sehen in einer Situation, in der sich das Gesetz zwar eindeutig als ungerecht erweist, aber dennoch nicht einfach unberücksichtigt bleiben kann. Die Probanden haben mitunter das Gefühl, daß das Gesetz anders lauten müsse. Da es aber nicht geändert worden ist, können sie nur schwer die Tat von Heinz entweder billigen oder mißbilligen. Als glücklichere Lösung würde ihnen wohl eine Gesetzesänderung auf dem Wege eines gesellschaftlich etablierten Verfahrens erscheinen. Die Kontra-Antwort scheint auf dieser Stufe die natürlichere Reaktion zu sein. Sie beinhaltet, daß der Diebstahl des Medikaments ein Unrecht ist, während in der Pro-Antwort nur davon gesprochen wird, daß es "vernünftig" (im strengen Sinn kein moralischer Begriff) wäre, wenn Heinz den Diebstahl begeht. Es scheint, als ob mit der Pro-Antwort die Einsicht verbunden ist, daß in einem solchen Fall nicht nur die Moral über das Verhalten entscheiden sollte.

Stufe 6. Entscheidungsgründe: Allgemeine ethische Prinzipien

Pro: Wenn man die Wahl hat zwischen einem Verstoß gegen das Gesetz und der Rettung eines Menschenlebens, dann läßt das übergeordnete Prinzip der Lebenserhaltung es als moralisch richtig – nicht nur verständlich – erscheinen, das Medikament zu stehlen.

Kontra: Es gibt heute so viele Fälle von Krebs, daß vermutlich jedes neue Heilmittel sehr knapp wird, so daß es nicht genug für jeden davon geben würde. Das richtige Verhalten kann nur so aussehen, daß es im Einklang steht mit allen Betroffenen. Heinz sollte also nicht nach seinen spezi-

ellen Gefühlen für seine Frau oder nach dem, was in diesem Fall legal ist, handeln, sondern danach, wie sich ein völlig gerechter Mensch in dieser Situation verhalten würde.

Die Pro- und Kontra-Begründungen haben mehrere gemeinsame Eigenschaften, nach denen man die moralische Urteilsweise auf der Stufe 6 definieren kann. Beide sagen ohne Zögern, daß man gegen ein Gesetz verstoßen kann, wenn es um ein höheres Prinzip geht. Beide stimmen darin überein, daß Heinz, moralisch gesehen, die "besondere Beziehung" zu seiner Frau außer Betracht lassen sollte. Um die Art der Absicht geht es hier, nicht darum, daß man seine Frau liebt oder daß man sich so verhält, wie es von einem guten Ehemann erwartet wird. Man versucht, in diesen Antworten, das Dilemma auf der Ebene eines universalen Prinzips zu lösen, und man sähe es gerne, wenn alle Menschen nach einem solchen Prinzip handeln würden. Die Probanden bemühen sich um eine besondere Perspektive, die zu einem Prinzip hinführt, nach dem jeder leben kann, gleich ob er die Rolle einer Ehefrau, eines Ehemanns oder eines Apothekers zu spielen hat.

Hier ist die Pro-Antwort leichter zu geben, denn selbst der Apotheker würde wohl eindeutig für den Diebstahl votieren, wenn er nicht zufällig in der Rolle des Apothekers wäre. Das liegt vermutlich daran, daß man den Wert des Lebens mit dem des Eigentums vergleicht und den Wert des Lebens als höher erachtet, denn der Wert des letzteren kann aus dem des ersteren hergeleitet werden, nicht aber umgekehrt. In der Pro-Antwort wird rundheraus gesagt, daß es "moralisch richtig – nicht nur verständlich –" ist, das Medikament zu stehlen. Schwieriger ist die Kontra-Antwort zu begründen. Die Antwort hat wohl die Merkmale der Stufe 6, da sie menschliches Leben auch als wertvoller erachtet als Eigentum. Aber um zu rechtfertigen, daß das Medikament nicht gestohlen werden sollte, kompliziert sie das Problem durch die Annahme, daß das Heilmittel knapp sei, die Rettung eines Menschen also wahrscheinlich den Tod eines anderen bedeutet. In der Kontra-Antwort wird kein wirkliches Prinzip angegeben, nach dem das in ihr erst geschaffene Dilemma gelöst werden könnte, sondern hier weicht man in die Vorstellung aus, Heinz werde schon ein Prinzip haben, das den Verzicht auf den Diebstahl rechtfertigt. Zweifellos wird bei der Kontra-Antwort etwas Rhetorik der Stufe 6 bemüht, wenn die Lösung des Problems mit einem Verweis auf das Gerechtigkeitsgefühl von Heinz verbunden wird, so ist man bei der Bewertung dieser Antwort ziemlich im Ungewissen, ob die Antwort auch inhaltlich und nicht nur rhetorisch die Merkmale der Stufe 6 aufweist.

6.2.6 Kohlbergs empirische Befunde

Bevor wir beispielhaft einige der von Kohlberg und seinen Mitarbeitern gesammelten empirischen Belege vorstellen, soll ein Überblick über die wichtigsten Verallgemeinerungen, die man ihrer Meinung nach aus ihren Befunden ableiten kann, gegeben werden. Mit der Etablierung der sechs Stufen ist eine invariante, schrittweise Aufeinanderfolge festgelegt, d. h. das Erreichen einer höheren Stufe setzt voraus, daß alle tieferen Stufen der Reihe nach und ohne Überspringen erreicht worden sind. Die Invarianz der Stufenfolge ist in allen Kulturen gleich, Unterschiede können hinsichtlich der spezifischen Inhalte gegeben sein. Die einzelnen Stufen stehen nur in lockerer Beziehung zum chronologischen Alter. Nicht einmal in komplexeren Gesellschaften erreicht jeder die höheren Stufen, insbesondere nicht Stufe 6. Am weitesten verbreitet ist stets die Stufe 4, die Stufe von „Recht und Ordnung". Es gibt Befunde, die zeigen, daß in manchen gesellschaftlichen Gruppierungen kein einziger Befragter die höheren Stufen (5 und 6) der postkonventionellen Orientierung erreicht hat.

Die höheren Stufen ersetzen die tieferen Stufen, sie werden diesen nicht einfach aufgesetzt. Die Aufeinanderfolge der Stufen ist kein empirisches Datum; jeder Fortschritt äußert sich eigentlich auch darin, daß sich der Bereich lösbarer Dilemmas erweitert und die Lösungsqualität verbessert. Damit hängt zusammen – davon sind die Forscher überzeugt –, daß es sich bei diesen moralischen Stufen nicht lediglich um übernommene Meinungen handelt, die den Kindern von seiten der Erwachsenen nach und nach beigebracht werden, sondern um eigenständige Abstraktionen des Kindes. Diese entwickeln sich in dem Maße, wie seine Intelligenz heranreift und wie es sich bemüht, auftauchenden Problemen und Argumenten analytisch zu begegnen. Kohlberg (z. B. 1969a) hat erklärt, daß sein Stufenbegriff für ihn eine „qualitative" Änderung, ein „strukturiertes Ganzes" und eine „hierarchische Integration" beinhaltet. Kohlbergs Stufen wollen weit mehr sein als eine bloße Sequenz verbaler Verhaltensweisen.

6.2.6.1 Die erste Untersuchung

Kohlbergs erster Bericht über seine Untersuchungen (1963) hat – zumindest teilweise – mit der These von der invarianten Stufenfolge zu tun. Schlüssigere Daten zu dieser These sind erst von Längsschnittuntersuchungen zu erwarten, in denen dieselben Kinder über einen längeren Zeitraum hinweg untersucht werden, so daß man feststellen kann, ob sich die Stufen tatsächlich in der Reihenfolge 1 bis 6 einander ablösen. Bei Kohlbergs erster Studie handelte es sich jedoch lediglich um eine Querschnittsuntersuchung. Die Kerngruppe setzte sich aus 72 Jungen aus Vororten von Chicago zusammen. Alle entstammten der Mittelschicht und gehörten den Altersgruppen der 10-, 13- oder 16jährigen an. Als Kerngruppe werden sie deshalb betrachtet, weil ihre Ergebnisse am eingehendsten analysiert wurden, und weil sie später auch nach dem Längsschnittverfahren weiter untersucht wurden. (In seinem ersten Bericht verweist Kohlberg außerdem auf 98 zusätzliche Versuchspersonen, Jungen und Mädchen im Alter von 7 bis 16 Jahren, darunter einige straffällige.) Alle Jungen der Kerngruppe erzielten in etwa gleiche IQ-Werte. Ihnen wurden zehn Problemgeschichten (Dilemmas) vorgelegt, die sie beurteilen sollten. Die Befragung (auf Tonband aufgenommen) dauerte pro Kind etwa zwei Stunden. Anschließend wurden die Äußerungen im Hinblick auf die sechs Stufen unter 30 moralischen Aspekten eingestuft (z. B. Auffassung vom Recht, Ausrichtung an strafender Gerechtigkeit, Handlungsabsichten und -verpflichtungen).

Die Ergebnisse waren mit der These von der kumulativen Entwicklungsabfolge vereinbar, sie legten diese aber keineswegs wirklich fest – was man bei dieser Untersuchungsmethode auch nicht erwarten kann. Erfreulicherweise war eine beträchtliche Konsistenz der jeweiligen Niveaustufe einer Versuchsperson bei Variation der Problemgeschichten festzustellen, allerdings war diese nicht perfekt. Die Versuchsperson wurde deshalb ihrer „modalen" Urteilsstufe „zugewiesen", d.h. der Stufe, auf der ihre Antworten die höchste Zahl einstufbarer Einheiten erhalten hatte. Auf diese Modalstufe entfielen gewöhnlich etwa 50% aller einstufbaren Einhei-

ten. Der empirische Nachweis einer gewissen Konsistenz der Stufen ist zwar nicht maximal (100 Prozent), ist aber in Anbetracht der inhaltlichen Varianz der Dilemmas doch ganz beachtlich.

Die am vollständigsten dargestellten Ergebnisse Kohlbergs sind aus Abb. 6.9 ersichtlich. Es ist nicht ganz leicht, die jeweils bedeutsamen Ergebnisse herauszulesen, weshalb wir empfehlen, auf folgendes zu achten: Die beiden unteren Stufen (1 und 2) nahmen mit zunehmendem Alter sehr deutlich ab. In der niedrigsten Altersgruppe (7 Jahre) gehörten etwa 70% der Äußerungen zu Stufe 1, etwa 25% zu Stufe 2. In der höchsten Altersgruppe (16 Jahre) zählten nur je 10% der Äußerungen zu Stufe 1 und 2. Auf die beiden höchsten Stufen (5 und 6) entfielen mit zunehmendem Alter der Versuchspersonen zunehmend mehr Urteile: Kaum ein 7jähriger machte Äußerungen auf diesem Niveau, dagegen entfielen bei den 16jährigen 20% auf Stufe 5 und 5% auf Stufe 6 (Kohlberg würde diese heute allerdings nicht mehr der Stufe 6 zuordnen). Es sei daran erinnert, daß keineswegs von jedem Menschen erwartet wird, daß er die höchsten Stufen erreicht. Die Häufigkeit der mittleren Stufen (3 und 4), der konventionellen Ebene, stieg bis zum Alter von 13 Jahren an, um dann in etwa auf diesem Niveau zu bleiben. Auf das Konto dieser Stufe gehen etwa 55% aller Äußerungen. Wenn die Entwicklung sequentiell verläuft, dann wäre ein solches Ergebnis in einer Querschnittsuntersuchung an Kindern verschiedener Altersstufen zu erwarten. Man darf aber keinesfalls vergessen, daß es sich auf jeder Altersstufe um jeweils andere Kinder handelte; hier wurde nicht die Entwicklung von Kindern über einen bestimmten Zeitraum hinweg verfolgt, vielmehr wurden Altersgruppenunterschiede ermittelt.

Warum kann man mit einer Querschnittsuntersuchung an Kindern verschiedener Altersgruppen nicht den Nachweis einer invarianten, schrittweisen Entwicklungssequenz erbringen? Der grundlegende Mangel solcher Daten besteht darin, daß es sich auf jeder Altersstufe um andere Kinder handelt. Wenn die 13jährigen auf der Urteilsstufe 2 nicht dieselben Kinder sind, die als 10jährige auf Stufe 1 urteilten, dann gibt es keine Garantie

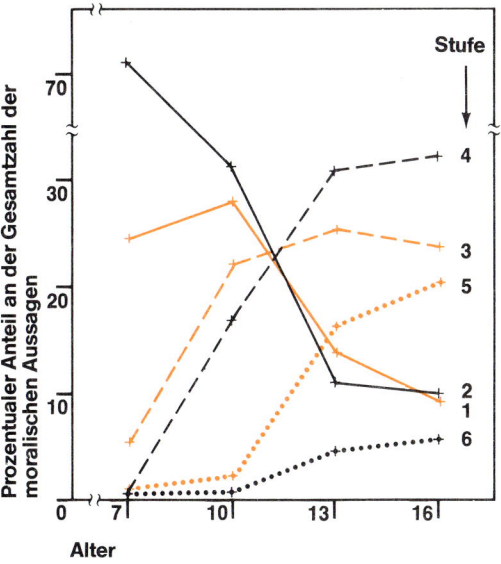

Abb. 6.9. Jede der sechs Stufen des moralischen Urteils wird durch eine Linie wiedergegeben, die den prozentualen Anteil bei Kindern im Alter von 7, 10, 13 und 16 Jahren zeigt. Es handelt sich um Daten aus einer Querschnittuntersuchung, d.h. sie wurden alle zur gleichen Zeit gesammelt, so daß es sich in jeder Altersgruppe um jeweils andere Kinder handelt. Deutlich tritt das Überwiegen der Stufen *1* und *2* (präkonventionelle Ebene) in der jüngsten Altersgruppe hervor. Ab 10 Jahren überwiegen die konventionellen Stufen *3* und *4*. Stufe *6* wird, obwohl ihr Anteil stetig wächst, noch nicht einmal von 10 Prozent der ältesten Kinder erreicht. (Aus Kohlberg, 1963)

dafür, daß die 13jährigen *jemals* auf Stufe 1 geurteilt hätten. Noch viel ungewisser wäre es, um ein anderes Beispiel anzuführen, daß die 16jährigen, die sich heute auf der Urteilsstufe 5 befinden, früher die Stufen 1, 2, 3 und 4 in genau dieser Reihenfolge durchlaufen haben. Zwar ist eine gewisse Beziehung zwischen dem chronologischen Alter und der Stufenabfolge beobachtbar, aber mit dem Datenmaterial aus einer Querschnittsuntersuchung kann man den Nachweis einer invarianten schrittweisen Entwicklungssequenz nicht erbringen. Dazu sind Längsschnittuntersuchungen erforderlich. Aber zunächst sollten wir wohl einen Eindruck von den Ergebnissen der Querschnittsuntersuchungen vermitteln.

6.2.6.2 Querschnittsuntersuchungen aus anderen Ländern

In den ersten dieser Querschnittsuntersuchungen handelte es sich bei den Probanden um Jungen im Alter von 10, 13 und 16 Jahren, die zum Teil in großen Städten in Taiwan und Mexiko, zum anderen in kleinen, entlegenen Dörfern in der Türkei und in Yucatan lebten. Der Kontext der ihnen vorgelegten Dilemmas war von Kultur zu Kultur in unwesentlichen Teilen verschieden, da man sich in mancher Hinsicht den kulturellen Gegebenheiten anzupassen hatte, die grundlegenden Probleme waren jedoch die gleichen. Kohlberg (1969a) verglich die Ergebnisse dieser Studien mit seinen eigenen. Seine Versuchspersonen stammten aus Großstädten der Vereinigten Staaten.

Bei den Großstadtprobanden aller untersuchten Kulturen einschließlich den USA zeigten sich innerhalb der Stufen für die einzelnen Altersgruppen erstaunliche Übereinstimmungen (s. Abb. 6.10). Trotz einiger Unterschiede sind die Ähnlichkeiten zwischen den Kulturen zweifellos erheblich größer, als die meisten Anthropologen voraussagen würden. Die Gemeinsamkeiten im moralischen Urteil bei diesen und zahlreichen anderen untersuchten Kulturen sind so groß, daß bei allem kulturellen Relativismus hinsichtlich konkreter sozialer Praktiken (Klei-

dung, Nahrung, Rituale usw.) für das ethische Urteile die Existenz einer kulturellen Universalität denkbar wäre, sofern man den Vergleich auf einer hinreichend abstrakten Strukturebene vornimmt – ganz im Sinne der Hypothese des Sozialpsychologen Solomon Asch von 1952.

Die Ergebnisse aus den beiden geographisch und kulturell isolierten Dörfern in der Türkei und in Yucatan berühren die Universalitätshypothese nicht wesentlich, sie unterscheiden sich nur – interessanterweise – von den Ergebnissen, die in den Städten gewonnen wurden (s. Abb. 6.10). Die Ergebnisse der Dorfbewohner aus den beiden Kulturen ähneln sich sehr. Die Stufen 3 und 4 bekommen mit zunehmendem Alter ein stetig zunehmendes Gewicht. Die Stufen 5 und 6 lassen sich bei keiner Altersgruppe beobachten.

Diese Ergebnisse verführen natürlich zur Spekulation. Vielleicht muß eine Gesellschaft ein gewisses Maß an Komplexität sowie sozialer und physischer Mobilität zeigen, damit sich eine Vielheit von Rollen und Gelegenheiten zum Durchspielen dieser Rollen zur Interessendifferenzierung ergeben. Vielleicht ist erst dann ein abstrakter prinzipieller Standpunkt möglich, der zur Relativierung spezieller Normen oder Konventionen führt. Die Überschaubarkeit und die Isolierung von anderen Lebensformen mindert die Komplexität eines sozialen Gemeinwesens. Unter solchen Lebensbedingungen erfordert die Entwicklung vielleicht nichts weiter als einen gewissen Verzicht auf egoistisches Luststreben und Schmerzvermeiden und eine Bereitschaft zum Abstimmen der eigenen selbstbezogenen Interessen mit den Interessen der anderen, und zwar nach dem Modus der für die lokale Gemeinschaft typischen Konventionen.

6.2.6.3 Längsschnittdaten

Vor über 15 Jahren entschloß sich Kohlberg, seine Untersuchung bei 50 männlichen Versuchspersonen fortzusetzen und sie alle drei Jahre von neuem zu befragen. Seine Probanden waren anfänglich zwischen 10 und

A. STÄDTISCHE JUNGEN DER MITTELKLASSE   **B. JUNGEN AUS ISOLIERTEN DÖRFERN**

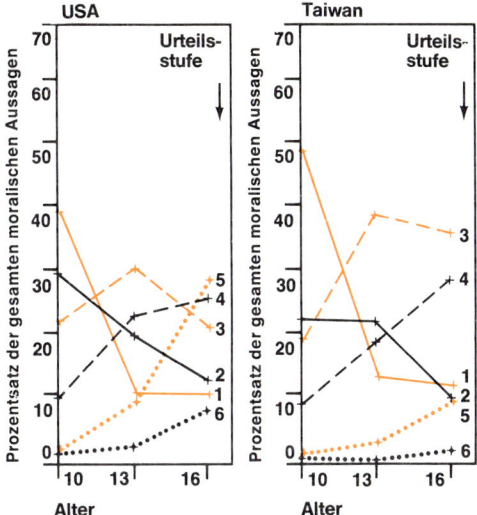

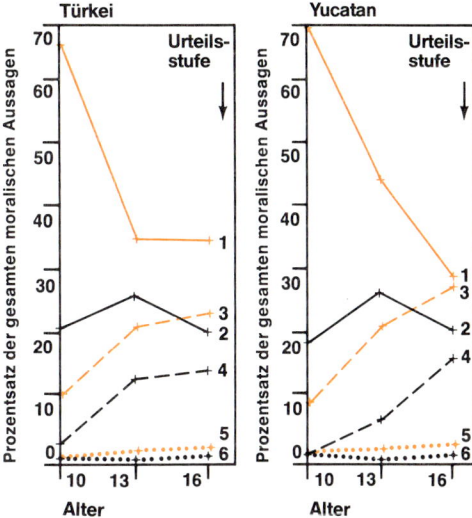

Abb. 6.10a. Die sechs Stufen des moralischen Urteils werden durch sechs Linien dargestellt, die den prozentuellen Anteil jeder Stufe bei den Aussagen von Kindern im Alter von 10, 13 und 16 Jahren verdeutlichen. Links sind die Ergebnisse von Jungen aus einer städtischen Mittelklassebevölkerung der USA dargestellt, rechts die von vergleichbaren Jungen aus Taiwan. Es handelt sich um Daten aus Querschnittsuntersuchungen; in jeder Gruppe befinden sich jeweils andere Kinder. Bereits auf den ersten Blick erkennt man ähnliche Trends auf den sechs Stufen bei den sehr unterschiedlichen Gesellschaften wie den USA und Taiwan.

b. Wieder sind die sechs Stufen des moralischen Urteils für drei Altersgruppen dargestellt, aber die Probanden stammen diesmal aus isolierten Dörfern: links aus einem türkischen Dorf, rechts aus einem Dorf in Yucatan. Trotz der Unterschiedlichkeit der beiden Gesellschaften sind die Ergebnisse wieder sehr ähnlich. Sie entsprechen insofern den Daten der städtischen Probanden, jedoch werden praktisch keine höheren Stufen erreicht als Stufe 3 und 4, die konventionelle Ebene des moralischen Urteils. (Aus Kohlberg und Gilligan, 1971)

15 Jahren alt; 1972 waren sie dann 25 bis 30 Jahre alt. Ein umfassender Bericht über die Untersuchung wurde mehrfach angekündigt (vgl. Kohlberg & Kramer, 1969), ist aber bisher noch nicht erschienen. Er würde sicherlich das wichtigste Dokument zu diesem Thema sein. Erschienen sind aber mehrere Zusammenfassungen. 1972 schrieb Kohlberg: „Die Ergebnisse einer fünfzehnjährigen Längsschnittuntersuchung an fünfzig Amerikanern der Altersgruppen 10–15 sowie 25–30 Jahre belegen, daß die Entwicklung stets vorwärtsgerichtet ist und immer Schritt um Schritt erfolgt" (1972a, S. 12). Er sagt weiter: „Auch die weniger umfangreichen Daten einer sechsjährigen Längsschnittuntersuchung an türkischen Jungen lassen eine invariante Sequenz erkennen" (S. 12). Was kann man mehr verlangen?

Tatsächlich muß man mehr verlangen. Eine allgemeine Zusammenfassung kann niemals einen umfassenden quantitativen Bericht ersetzen (was natürlich auch Kohlberg weiß). Den Forscherkollegen muß, soweit möglich, alles an Informationen zur Verfügung gestellt werden, damit diese ihre eigenen Schlüsse ziehen können. Das gilt besonders für die Psychologie, wo man selten sicher davor sein kann, einer Selbsttäuschung zu erliegen oder einfach wichtige Dinge zu übersehen, weil sie einen nicht interessieren.

Ein Grund für die große Verspätung des vollständigen Berichts ist die Modifikation des Einstufungssystems; nach einer solchen Modifikation müssen alle bereits klassifizierten Daten neu eingestuft werden. Eine dieser Abänderungen, die vorgenommen wurde, ist nicht unproblematisch, denn sie wurde vorgenommen, um einen früheren Befund (Kohlberg & Kramer, 1969) zu eliminieren, der der Hypothese von der invarianten Sequenz der Stufen widersprach, was man auch als eine partielle Widerlegung der Hypothese hätte interpretieren und unverändert lassen können. Die Gründe für die derzeitige Revision der Klassifizierung (Kohlberg, 1972a) mögen als eine echte Berichtigung überzeugen. Unglücklicherweise wird jedoch mit dieser Maßnahme die Überprüfbarkeit, die Offenheit der Stufensequenzhypothese für eine Widerlegung durch Längsschnittresultate in Frage gestellt. Das Ganze kam so.

Das Problem der Retrogression. Richard Kramer (1968; Kohlberg & Kramer, 1969) benutzte für seine Dissertation eine Verbindung von Längsschnitt- und Querschnittdaten. Die 45 Versuchspersonen für die Längsschnittdaten stammten aus der ursprünglichen Stichprobe von Kohlberg. Die Vpn wurden dreimal in Abständen von drei Jahren befragt, einmal im High-school-Alter (Altersdurchschnitt 16 Jahre und 9 Monate), dann im College-Alter (Altersdurchschnitt 19 Jahre und 11 Monate) und schließlich als junge Erwachsene (Altersdurchschnitt 24 Jahre und 5 Monate). Für jede Befragung wurden die gleichen neun Problemgeschichten herangezogen. Die Einstufungsreliabilität war ziemlich hoch, aber längst nicht vollkommen.

Für die Interpretation der Daten aus Kramers Längsschnittuntersuchung (1968) ergeben sich zahlreiche Schwierigkeiten. Wir wollen nur eine davon behandeln. Kramer gibt die Prozensätze der Vpn an (S. 46), die im Verlauf des untersuchten Zeitintervalls entweder Fortschritte machten, auf dem gleichen Stand blieben oder Rückschritte (Retrogression) machten. Faßt man die Ergebnisse zusammen, dann blieben auf dem gleichen Stand oder machten Fortschritte etwa 80 bis 90 Prozent der Probanden. Rückfälle gab es nur in der Stichprobe der Mittelschicht; vorwiegend in der Zeit zwischen High school und College; der Anteil der Rückschrittler in dieser Gruppe betrug etwa 20% der Versuchspersonen. Die Studenten mit Rückschritten im moralischen Urteil gehörten in der High school zu den Fortgeschrittensten, sie hatten die Urteilsstufen 4 und 5 erreicht. Im zweiten Jahr des College befanden sie sich jedoch nur noch auf Stufe 2, der Stufe des hedonistischen Relativismus, „angereichert mit einem philosophischen Jargon" (Kohlberg & Kramer,

1969, S. 109); daneben war eine geringere Anzahl von Urteilen auf Stufe 4 zu verzeichnen. Kohlberg und Kramer sehen hier einen echten Effekt. Sie versuchen nicht, ihn als Meßfehler oder als Folge eines ungeeigneten Versuchsplans wegzuerklären. Es handelt sich um einen sehr gewichtigen Befund, denn nach der Theorie dürfte es ja keine Retrogression geben, wie es Kohlberg selbst so formulierte: „Die Stufentheorie wird durch ein einziges Beispiel einer Sequenzumkehrung in einer Längsschnittstudie widerlegt, sofern es sich dabei um keinen Meßfehler handelt" (1972a, S. 5).

Natürlich hätten Kohlberg und Kramer (1969) die Retrogressionsdaten zähneknirschend als partielle Widerlegung ihrer Theorie von der progressiven Sequenz akzeptieren können. Dazu entschieden sie sich jedoch nicht. Sie kamen vielmehr zu der Auffassung, daß die festgestellte Retrogression keine echte Umkehrung der Denkweise bedeute, und sie hatten dafür einige Belege. Denn wenn sie die „retrogredierten" College-Studenten aufforderten, ihr Urteil dem moralischen Allerweltsstandard anzupassen, dann lagen sie mit ihren Antworten eindeutig auf Stufe 4, was besagt, daß sie die Fähigkeit, auf ihrem früheren höheren Niveau zu urteilen, nicht verloren hatten. Außerdem fanden sie im Alter von etwa 25 Jahren – inzwischen etabliert und wohlsituiert – wieder auf die Stufen 4 und 5 ihres früheren moralischen Urteils zurück.

Kohlberg (1972a) interpretiert das Retrogressionsergebnis in einer Weise, daß seine Theorie des invarianten moralischen Fortschreitens unangetastet bleibt. Er meint, die Retrogression sei eine scheinbare und das Ergebnis einer Konfusion von gewöhnlichem konventionellem Denken und den Anfängen eines Denkens nach Prinzipien. Er belegt anhand ausgewählter Antwortbeispiele, daß die Probanden nicht etwa von den Stufen 4 und 5 im High-school-Alter auf eine Mischung der Stufen 2 und 4 regredieren, sondern daß sie sich auf einer gewissen Durchgangsstufe 4½ (oder 4-B) befinden, die zur Stufe 5 überleitet.

Der Grundgedanke dabei war, daß der Mensch auf dem Niveau 4-B die gesellschaftlichen Normen als solche erkennt und sich bewußt wird, daß sie auf bestimmten Prinzipien aufbauen sollten. Er ist damit noch nicht auf Stufe 5, weil er sich solchen Prinzipien gegenüber noch nicht verpflichtet fühlt. Der Student der Stufe 4-B redet daher gern wie jemand der Stufe 2. Da er sich auf Prinzipien noch nicht festgelegt hat, schlägt er mitunter eine relativistische und egoistische Richtung ein. Nun, das mag alles zutreffen; die sich daraus ergebenden Modifikationen des Bewertungssystems sind einigermaßen überzeugend, und sie eliminieren auch die genannten Fälle einer scheinbaren Retrogression.

Doch es liegt auf der Hand, daß diese Lösung eine Gefahr mit sich bringt, selbst wenn sie richtig sein sollte. Wenn man immer dann, wenn die Hypothese vom invarianten Stufenfortschritt durch Daten widerlegt erscheint, ein neues Klassifizierungssystem entwickelt, so daß sich die Hypothese bestätigt, dann handelt es sich gar nicht mehr um eine Hypothese, die man prüft, sondern um eine Glaubensfrage, die nicht mehr falsifizierbar ist. Eine Modifikation des Verfahrens ist zwar bis jetzt nur einmal vorgekommen, aber bereits diese eine Korrektur schwächt die Beweiskraft der Ergebnisse, die in dieser bisher umfangreichsten Längsschnittuntersuchung gewonnen wurden. Kritiker werden argwöhnen, daß nur deshalb eine neue Klassifizierung erarbeitet wurde, weil die Sequenzhypothese gerettet werden sollte, die Revision erfolgte ja auch mit genauer Kenntnis der alten Klassifizierungsregeln und mit Kenntnis der partiellen Widerlegung der Hypothese, die das alte System mit sich brachte. Viele werden bestreiten, daß die Sequenz (oder gar die schrittweise Sequenz) mit Hilfe der alten Daten und der neuen Klassifizierung echt *getestet* werden kann. Sie werden neue Daten für das neue Klassifizierungssystem für nötig halten.

Das Problem der schrittweisen Sequenz. Kramer gibt in seiner Längsschnittuntersuchung (S. 82) an, wie groß zum Zeitpunkt 1 auf jeder Stufe der prozentuelle Anteil der Probanden war, die sich zum Zeitpunkt 2 auf einer bestimmten Stufe befanden. Das ist ein durchaus sinnvolles Vorgehen, wenn man die Gültigkeit der Hypothese von der fortschreitenden Stufensequenz des moralischen Urteils überprüfen möchte. Eine erste Durchsicht

der Zahlen enttäuscht. Zwar zeigt sich vom Zeitpunkt 1 zum Zeitpunkt 2 im ganzen ein Fortschritt (mit Ausnahme der bereits erwähnten Fälle von Retrogression und Stillstand), doch die Progression erfolgt keinesfalls immer in einzelnen Schritten. Viele Probanden machen Sprünge, und die sind zum Teil recht groß.

Hier haben wir es offensichtlich mit den Folgen eines unzureichenden Versuchsplans zu tun. Die Probanden wurden nur alle drei Jahre untersucht. Die Hypothese läßt aber offen, wie viele Schritte innerhalb von drei Jahren zurückgelegt sein müssen. Kramer kann ebenfalls nicht mit Bestimmtheit sagen, ob die beiden Probanden, die sich im Highschool-Alter auf Stufe 1 und im College-Alter auf Stufe 3 bzw. 4 befanden, die Stufen 2 und 3 in eben dieser Reihenfolge während der drei Jahre, in denen sie nicht getestet wurden, durchlaufen haben (s. Tabelle 6.2). Das zeitliche Raster ist also zu grob, um die in der Sequenzhypothese behaupteten Schritt-für-Schritt-Abfolgen der Entwicklung zu überprüfen. Dazu wären mehr Untersuchungen in kurzen zeitlichen Abständen erforderlich. Unglücklicherweise benutzt auch Kohlberg das gleiche grobmaschige Zeitraster in seiner umfangreichen Längsschnittuntersuchung, so daß sie nur zur Beantwortung begrenzter Fragestellungen wird dienen können.

In Anbetracht der Einschränkungen, die man für Kramers Daten machen muß, halten wir die Aussage von Kohlberg und Kramer (1969) in ihrer Zusammenfassung der Studie für voreilig: „Zwar erfordert diese Generali-

Tabelle 6.2. Die Stufen des moralischen Urteils bei Jungen, die zunächst im Oberschulalter, dann im Collegealter untersucht wurden

| Oberschul-alter | Collegealter | | | | | |
	Stufe 1	Stufe 2	Stufe 3	Stufe 4	Stufe 5	Stufe 6
Stufe 1	–	–	1	1	–	–
Stufe 2	–	–	2	2	–	–
Stufe 3	–	–	6	5	–	–
Stufe 4	–	–	2	2	–	–
Stufe 5	–	1	2	–	–	–
Stufe 6	–	–	–	–	–	–

N = 24   Aus Kramer, 1968

sierung verschiedene statistische Einschränkungen, aber es ist festzustellen, daß der überwiegende Teil unserer Längsschnittdaten dem Muster eines gerichteten, irreversiblen und schrittweisen Fortschreitens entspricht" (S. 105).

6.2.6.4 Experimentelles Datenmaterial

Die These von der schrittweisen Entwicklungssequenz kann auch einer experimentellen ebenso wie der Querschnitt- und Längsschnittmethode unterworfen werden. Wir haben zwei besonders einfallsreiche Versuche ausgewählt.

Induzierung eines Stufenwechsels. Elliot Turiel (1966) wollte den Nachweis des Sequenzverlaufs erbringen, indem er einen Stufenwechsel künstlich herbeiführte. Der Grundgedanke ist folgender: Wenn ein Proband, dessen moralisches Urteil sich überwiegend auf einer mittleren Stufe zwischen den Extremen 1 und 6 befindet, überzeugenden Argumenten eines anderen Niveaus ausgesetzt wird, dann müßte er am empfänglichsten für die Argumente der nächsthöheren Stufe sein. Denn diese repräsentieren den Schritt, den er nach der Theorie als nächsten sowieso tun müßte. Der generelle Versuchsplan dieser Studie sah einen Vergleich der Effekte vor und nach den verschiedenen „Treatments" vor. Bei den Versuchspersonen handelte es sich um 12- und 13jährige Jungen aus New Haven mit etwa gleichen IQ-Werten, die nach Zufall aus verschiedenen siebten Klassen ausgewählt wurden.

Unter allen experimentellen Bedingungen wurde jeweils eine „Pro"-Position und eine „Kontra"-Position für die Handlungsentscheidung empfohlen, wobei beide Empfehlungen der gleichen Entwicklungsstufe des Urteils zuzuordnen waren. Die jeweils vorgestellten Argumente waren so ähnlich konstruiert wie die Argumente in der Geschichte mit Heinz: Sie entstammten wohl echten Äußerungen, waren aber zugleich so zusammengestellt, daß sich eine eindeutige Stufenzuordnung ergab.

Den drei experimentellen Gruppen wurden moralische Ratschläge auf jeweils unterschiedlichen Urteilsstufen vorgelegt, und zwar unter Berücksichtigung der eigenen, zuvor in einem Vortest ermittelten Urteilsstufe. Der ersten Gruppe wurden Argumente der nächsthöheren Stufe angeboten („+1"), der zweiten Gruppe solche der nächsttieferen Stufe („−1"), der dritten Gruppe Ratschläge von einer zwei Stufen höheren Urteilsebene („+2"). (Die Bezeichnungen „+1", „−1" und „+2" beziehen sich jeweils auf die von der Versuchsperson im Vortest gezeigte Urteilsstufe, so daß sie absolut gesehen eine Reihe verschiedener Stufen repräsentieren.) Nach der Hypothese müßten die Versuchspersonen am häufigsten durch die +1-Argumente beeinflußt werden (und zwar in Richtung der erteilten Ratschläge), denn für einen solchen Schritt sind sie nach der Theorie der schrittweisen Sequenz ja am meisten prädisponiert. Die vorzuschlagenden Handlungsentscheidungen wurden übrigens in der Folge Pro–Kontra oder Kontra–Pro gleichanteilig dargeboten, während die Urteilsstufe konstant blieb.

Einer Versuchsperson der +1-Gruppe mit einem Vortestergebnis der Stufe 2 wurde z. B. das folgende Argumentepaar der Stufe 3 vorgelegt (zum Problem von Heinz) (Turiel, 1966, S. 229):

> *„Pro:* In diesem Fall sollten Sie das Medikament stehlen. Stehlen ist zwar nicht gut, aber man kann Sie deswegen nicht verurteilen. Sie lieben Ihre Frau und wollen ihr das Leben retten. Niemand sollte Ihnen also einen Vorwurf machen. Vorwerfen könnte man dagegen diesem Drogisten, daß er sich so kleinlich und geldgierig verhalten hat.
> *Kontra:* Sie sollten das Medikament wirklich nicht stehlen. Es muß noch einen besseren Weg geben, um daran zu kommen. Sie könnten jemand um Hilfe bitten. Oder Sie könnten den Drogisten überreden, daß er Ihnen Zahlungsaufschub gewährt. Der Drogist muß seine Familie ernähren, deshalb muß ihm sein Geschäft auch etwas einbringen. Vielleicht sollte der Drogist das Medikament billiger verkaufen, aber das heißt nicht, daß Sie es einfach stehlen sollten."

Die Ratschläge halten sich in beiden Fällen an das, was wohl die Leute sagen würden. Das Kontra-Argument wirkt etwas stärker beladen, da es Umstände und Alternativen heranziehen muß, die in dem Dilemma selbst nicht näher berührt werden.

Bevor wir zu den Hauptergebnissen kommen, sollen zwei weitere wichtige Merkmale des Versuchsplans erwähnt werden. Erstens handelte es sich bei den neun Dilemmas des Vortests um andere Problemstellungen als bei den drei im Hauptversuch verwendeten. Im Nachtest wurden dann alle 12 Dilemmas verwendet, wobei die drei Dilemmas der Versuchsbedingungen nach Turiel einen „direkten" Effekt der Bedingungsvariablen zeigen können, während die neun Dilemmas des Vortests einen „indirekten" oder Generalisierungseffekt zum Ausdruck bringen können.

Eine Woche nach dem Hauptversuch unterzogen sich die Versuchspersonen dem Nachtest, in dem sie zu allen 12 Geschichten befragt wurden. Die Nachtestergebnisse wurden erst nach einem Jahr klassifiziert. Im „direkten" Teil des Nachtests (bei den drei Geschichten unter den verschiedenen Versuchsbedingungen) wurden alle Erwartungen des Verfassers bestätigt: die Versuchspersonen der Kontrollgruppe behielten häufiger als die aller anderen Gruppen die gleiche Urteilsstufe bei; die Befragten der +1-Gruppe ver-

änderten ihr moralisches Urteil – wo immer sie auch zuvor standen – zur nächsthöheren Stufe der Versuchsbedingung hin, und zwar ebenfalls häufiger als alle anderen Gruppen (s. Abb. 6.11). Den gleichen Trend zeigte auch der „indirekte" Ergebnisanteil (bei den neun Dilemmas ohne spezifische Handlungsempfehlung), doch waren dort die Effekte etwas schwächer ausgeprägt).

Turiel zieht daraus den berechtigten Schluß, daß sich bei einer Beeinflussung moralisch relevanter Entscheidungen solche Argumente besonders auswirken, die genau eine Stufe über der jeweiligen Urteilsstufe der Vp liegen, mehr als Argumente, die eine Stufe unter oder zwei Stufen über ihr liegen. Unter „Auswirkung" ist hier zu verstehen, daß die Nachtesturteile der Versuchsperson auf dem gleichen Niveau erfolgen wie die „Ratschläge" des Versuchsleiters während der Beeinflussungsphase. Die Untersuchung stützt also die These von der schrittweisen Sequenz insofern, als sie zeigt, daß man bei gegebenem Urteilsniveau am ehesten bereit ist, sich zur nächsthöheren Stufe hin zu verändern. Außerdem liegt der Schluß nahe, daß moralische Konflikte (entstanden durch die alternativen „Ratschläge") leicht einen Fortschritt im Urteilsniveau zur Folge haben.

Man sollte dennoch die Möglichkeit nicht ausschließen, daß die Jungen in Turiels Experiment nicht wirklich so *dachten,* wie sie in der Befragung sprachen, sondern daß sie über die gegebene Urteilsstufe nur rhetorisch etwas gelernt hatten, was sie später im Nachtest mehr oder weniger gut imitieren konnten. Der Unterschied zwischen Rhetorik und Denken hat eine Parallele in dem Unterschied, den Kohlberg (1972a) zwischen *Inhalt* (Worte und Ausdrücke wie „moralisches Gesetz") und *Struktur* (Denkstil) vornimmt. Die Vermengung beider Begriffe beim Auswerter führt nach ihm sehr leicht zu Meßfehlern. Durch sein neues Klassifizierungssystem, das den Retrogressionseffekt bei den Längsschnittdaten eliminiert, versucht er, stärker die Struktur zu isolieren.

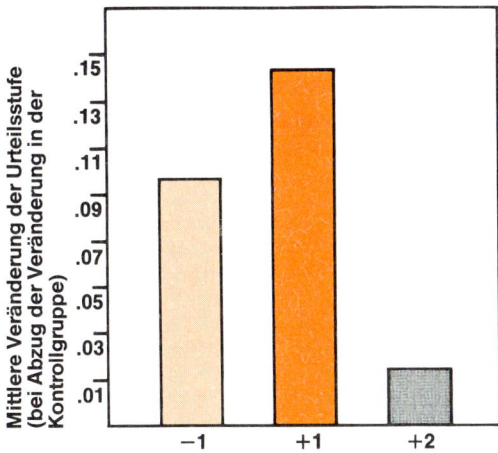

Abb. 6.11. Den Versuchspersonen auf verschiedenen Stufen des moralischen Urteils wurden Argumente dargeboten, die entweder auf ihrer eigenen Ebene lagen *(0)*, eine Stufe darunter *(−1)*, eine Stufe darüber *(+1)* oder zwei Stufen darüber *(+2)*. Später erfolgte ein weiterer Test mit neuen Problemgeschichten (Dilemmas). Die Höhe der Säulen repräsentiert die durchschnittliche Veränderung der Urteilsstufe. Die Theorie von der invarianten schrittweisen Stufenfolge des moralischen Urteils wird indirekt durch die Tatsache bestätigt, daß die Versuchspersonen auf jeder Urteilsstufe am meisten durch +1-Argumente beeinflußt wurden: Alle schienen am ehesten für den nächsthöheren Schritt bereit zu sein. (Aus Turiel, 1966)

Veränderung des Urteils durch Gruppendiskussion. Im zweiten von uns darzustellenden Experiment werden die Versuchspersonen einer Situation ausgesetzt, in der sie sich aktiver und gefühlsmäßig intensiver als bei Turiel engagieren können. Das Verfahren wird allgemein sehr häufig benutzt und kann sogar praktisch relevante soziale Auswirkungen haben. Es ist im wesentlichen ein Versuch, Veränderungen nicht lediglich durch „Ratschläge" von höherem oder tieferem Niveau zu bewirken, sondern durch eine Diskussion der moralischen Problemstellungen in Gruppen, die durch ihren Leiter gewisse Hilfestellungen erhalten. Diese Art von Diskussion wurde bereits in Gefängnissen, in öffentlichen Schulen und studentischen Seminaren ausprobiert.

Eingeführt wurde diese Methode von Moshe Blatt (1969; Blatt & Kohlberg, 1975). Er hoffte, damit größere Veränderungen hervorrufen zu können als mit Turiels Verfahren, das zwar statistisch signifikante, absolut gesehen aber doch recht bescheidene Ergebnisse erbracht hatte. Blatt ging es außerdem um die Frage, ob auch Langzeitveränderungen erzielt werden können. Er führte sein Experiment zunächst in einer jüdischen Sonntagsschulklasse durch, anschließend ferner in vier Schulklassen mit farbigen und weißen Schülern aus verschiedenen sozioökonomischen Verhältnissen. Er benutzte selbsterfundene Problemgeschichten. Eine davon lautete folgendermaßen:

In einer sechsköpfigen Arbeiterfamilie hatte der älteste Sohn die Oberschule abgeschlossen und ein befristetes Stipendium für ein College bewilligt bekommen. Kurz vor Antritt seines Studiums wurde sein Vater krank und mußte ins Krankenhaus. Der Lebensunterhalt der Familie konnte nur gesichert werden, wenn der älteste Sohn den Studienbeginn verschob (was den Verlust seines Stipendiums hätte bedeuten können), um durch seine Arbeit die Familie zu ernähren, bis sein Vater wieder arbeitsfähig war.

Nach Darbietung eines solchen Dilemmas wurden die Kinder gebeten, soviel Lösungsmöglichkeiten für diesen Konflikt vorzuschlagen, wie ihnen einfielen. Die Alternativen wurden dann an die Wandtafel geschrieben. Sodann hatten die Kinder die möglichen Konsequenzen einer jeden Lösung für jedes Familienmitglied herauszufinden. Außerdem wurden sie angehalten, sich die bei der Diskussion implizit verwendeten Wertvorstellungen und Maßstäbe bewußt zu machen.

Die Kinder variierten hinsichtlich der Urteilsniveaus erheblich – meistens zwischen Stufe 1 und 4 – weshalb die Diskussionen sehr lebhaft waren. Unter der experimentellen Bedingung griff der Versuchsleiter folgendermaßen in das Geschehen ein. Er versuchte, das durchschnittliche Urteilsniveau der Mehrheit der Klasse in etwa einzuschätzen, um dann den Schülern das nächsthöhere Urteilsniveau näherzubringen. Ein solcher Eingriff kann auch nichtbeabsichtigte Folgen haben. Wenn der Versuchsleiter mit dem Gewicht seiner Autorität eine bestimmte Denkrichtung propagiert, dann erreicht er bei seinen Versuchspersonen vielleicht nichts weiter als eine rhetorische Veränderung, die dann von begrenztem Umfang und nur kurzer Dauer wäre. Beabsichtigt war jedoch, den Versuchspersonen den Sinn des moralischen Denkens auf dem jeweiligen +1-Niveau klarzumachen, nicht aber dafür zu werben – obgleich das nicht auszuschließen war. Wenn die Klasse bei einem bestimmten Dilemma eine Übereinkunft auf der gewünschten Urteilsstufe erzielt hatte, dann hob der Experimentator seine Argumentation um eine weitere Stufe an.

Tabelle 6.3 gibt ein Beispiel für eine solche Diskussion zwischen Blatt und einigen Schülern. Blatt und Kohlberg teilten mit, daß diese Kinder anfänglich meist auf den Stufen 2 und 3 argumentierten. Blatt versuchte, ihr Urteilsniveau um eine Stufe (+1) zu erhöhen, also auf Stufe 4 zu bringen. Das Protokoll läßt erkennen, daß es Blatt nicht um Vermittlung bestimmter Grundsätze wie „das Leben hat einen höheren Wert als das Eigentum" ging, obgleich die Kinder sich diese Regel anscheinend zu eigen machten. Weiterhin wird dabei deutlich, daß Blatt die Kinder auf natürliche Weise interagieren ließ, und dennoch vorsichtig verschiedene Lehrtechniken wie gezielte Verstärkung, Berichtigung und Fragen einsetzte. Das Protokoll läßt uns aber auch über den Anspruch der Autoren staunen. Kann man denn die rasch aufeinander folgenden einzelnen Aussagen verschiedener Diskussionsteilnehmer so schnell klassifizieren und darauf ein allgemeines Klassenniveau ermitteln? Kann man seine eigenen Beiträge genau im Rahmen der beabsichtigten +1-Ebene halten? Auf jeden Fall erfordert diese Aufgabe eines Lehrers sehr viel Übung.

Tabelle 6.3. Protokoll eines Ausschnitts aus einer Diskussion von Mr. Blatt mit einer Schülergruppe

Dilemma

Kürzlich wurde ein Fall vor Gericht verhandelt, in dem es um einen Mann, Mr. Jones, ging, bei dem sich zu Hause ein Unfall ereignet hatte. Sein Sohn Mike hatte dabei eine Verletzung der Brust davongetragen; er blutete heftig, Schuhe und Hose waren blutdurchtränkt. Mike hatte Angst und fing an zu schreien, bis er schließlich bewußtlos wurde.

Seine Eltern waren sehr erschrocken. Seine Mutter fing an zu weinen. Sie glaubte, ihr Kind würde sterben. Der Vater zögerte nicht länger; er nahm Mike auf den Arm, rannte die Treppe hinunter nach draußen in der Hoffnung, ein Taxi zu finden, das sie zum nächsten Krankenhaus brächte. Er meinte, es ginge schneller, ein Taxi zu rufen, als auf den Krankenwagen zu warten. Aber kein Taxis kam, und Mike blutete immer stärker.

Plötzlich bemerkte Mikes Vater einen Mann, der gerade seinen Wagen abstellte. Er lief zu ihm hin und bat ihn, sie beide zum Krankenhaus zu fahren. Der Mann antwortete: „Leider bin ich dort mit einem Herrn verabredet. Ich muß mich als Bewerber um eine neue Arbeitsstelle melden. Ich muß unbedingt pünktlich da sein. Ich würde Ihnen gern helfen, aber es geht nicht." Darauf sagte Mr. Jones: „Dann leihen Sie mir doch Ihren Wagen." Der Mann antwortete: „Ich kenne Sie doch gar nicht. Wie kann ich Ihnen denn trauen?" Mr. Jones sagte zu Mrs. Jones, sie möge Mike einen Augenblick halten, was sie auch tat. Dann versetzte Mr. Jones dem Mann einen Stoß, so daß er niederfiel, nahm ihm seine Wagenschlüssel ab und fuhr Mike zum Krankenhaus. Der Mann stand wieder auf, rief die Polizei und fuhr mit den Polizisten zum Krankenhaus. Dort wurde Mr. Jones wegen Autodiebstahls und schwerer Körperverletzung verhaftet.

Mr. Blatt: Um was für ein Problem geht es? Hatte der Mann von Gesetzes wegen Unrecht mit seiner Weigerung, Mr. Jones und Mike zum Krankenhaus zu fahren?

Schüler A: Es ist doch sein Wagen, er braucht nicht zu fahren.

Mr. B.: Mike war aber verletzt. Du hast gesagt, er ist nicht verpflichtet, weil – warum nicht?

Schüler A: Weil es sein Auto ist.

Mr. B.: Es ist sein Wagen. Es ist sein Eigentum und es gibt ein Eigentumsrecht und er kann rechtmäßig –

Schüler B: Aber es geht um ein Menschenleben.

Mr. B.: Okay, es ist nicht so einfach. Da ist einmal das Eigentum, aber da ist auch ein Menschenleben, wir haben hier also einen Konflikt zwischen einem Menschenleben, Mikes Leben, und dem Auto jenes Mannes.

Schüler B: Aber wenn Mike sterben würde, dann könnte der Mann wegen Mord angeklagt werden, weil nämlich ...

Schüler C: Nein, könnte er nicht ...

Mr. B.: Aber meint ihr denn, daß dieser Mann das Recht hat, ganz legal Mr. Jones das Auto zu verweigern?

Schüler D: Hat dieser Mann vielleicht Kinder? Wahrscheinlich muß er eine Familie ernähren, er hat eine Familie, er kann nicht einfach ...

Schüler E: So? Er kann immer eine andere Arbeitsstelle finden –

Mr. B.: Was meint ihr, ob der Mann, der die Stelle zu vergeben hatte, wohl Verständnis hätte, wenn ihr hinkämt und sagen würdet: „Wissen Sie, ich war bereits hier; ich wollte pünktlich sein, da sah ich diesen blutenden Jungen, und ich wollte ihm helfen." Meint ihr nicht, er würde das verstehen?

(Im Chor „ja" bzw. „nein")

Schüler F: Nein, denn wenn man beim Vorstellungstermin erwartet wird –

Schüler G: Man könnte ihn veranlassen, Beweise zu bringen.

Schüler F: Das Kind hinbringen, wenn es ihm wieder gut geht.

Mr. B.: Gut, gut. Der Mann handelte nicht unrecht, als er sich weigerte, seinen Wagen herzugeben. Er könnte nicht vor Gericht gestellt werden. Aber meint ihr, daß er sich sonst falsch verhalten hat?

(Im Chor „ja")

Schüler B: Es war ganz falsch, denn wenn das Kind stirbt, ich weiß nicht, wofür er angeklagt würde, aber für irgend etwas würde er angeklagt. Es gibt was, ich weiß nicht, was das ist, aber es gibt was, wofür er angeklagt werden könnte.

Mr. B.: Ich weiß nicht, ob er von Gesetzes wegen angeklagt werden könnte, aber du hast recht, irgend etwas ist da ganz falsch, denn, was tut der Mann? Was ist wichtiger: das Eigentum oder ein Menschenleben?

(Im Chor „Menschenleben")

Warum?

(Ein Durcheinander von Antworten, nach dem Motto, daß ein Menschenleben unersetzlich ist.)

Ein Menschenleben kann man nicht ersetzen, nicht wahr?

Jeder möchte gern leben. Aber dieser Mann, was steht für ihn an erster Stelle – ein Menschenleben oder eine Arbeitsstelle? Was haltet ihr für wichtiger, eine Arbeitsstelle verlieren und vielleicht eine andere bekommen, oder ein Leben retten?

(Antworten: „Ein Leben retten.")

Ein Leben retten helfen. Aber dieser Mann weigert sich, Mr. Jones und Mike zu helfen, sie ins Krankenhaus zu fahren. Was tat er damit? Er stellte sein Eigentum über das Leben eines Menschen. Er sagte: „Dies ist mein Wagen." Mr. Jones bat ihn: „Wenn Sie mir nur Ihren Wagen leihen würden; ich bringe ihn zurück." Der Mann sagte: „Nein, ich traue Ihnen nicht."

Schüler A: Na ja, der kannte Mr. Jones nicht, kann schon sein, daß er ihm nicht traute.

Schüler D: Wie sah er aus?

Schüler A: Also, ich würde keinem meinen Wagen so ohne weiteres geben.

Schüler H: Ja, ich würde ihm nur vertrauen, wenn ich ihn kenne.

(Verschiedene Kommentare darüber, ob sie jemandem ihr Auto anvertrauen würden.)

Schüler B: Wäre es euch nicht egal, ob ihr ihm trauen könnt oder nicht?

Schüler E: Also, ich würde nicht so weit gehen und ihn zusammenschlagen und seinen Wagen nehmen. Vielleicht braucht er ihn noch.

(Unterhaltung über das Zusammenschlagen eines anderen.)

Mr. B.: Ihr meint also, daß der größte Wert für den Mann – das, was er für das Wichtigste hält, – sein Eigentum ist. Sein Besitz bedeutet ihm mehr als das Leben eines anderen Menschen. Ihr habt gesagt, von Gesetzes wegen war er im Recht. Stimmt's?

(Durcheinander von Antworten)

Was ist mit moralisch gemeint? Kann uns jemand sagen, was mit moralisch gemeint ist?

Schüler C: Das ist – es gibt kein Gesetz, aber –

Mr. B.: Um was für ein Gesetz könnte es sich handeln? Es ist kein geschriebenes Gesetz, obgleich es das auch sein könnte, aber das muß es nicht sein. Was für ein Gesetz ist es dann? Was hast du davor über deine Mutter gesagt?

Schüler B: Gottes Gesetz.

Mr. B.: Gottes Gesetz; ja, was wird da über das Töten gesagt?

Schüler B: Du sollst nicht töten.

Schüler B und F: Gottes Gebote sind das moralische Gesetz.

Mr. B.: Was meint ihr damit?

Schüler B: Weil..., dies sind die Gesetze unseres Landes, und Gottes Gebote sind für jeden.

Mr. B.: Du sagst also – habt ihr gehört, was er sagt? Könntest du wiederholen, was du gesagt hast? Es ist sehr wichtig.

Schüler B: Gottes Gebote gelten für jeden, und es gibt verschiedene Gesetze in verschiedenen Ländern, deshalb sind Gottes Gebote, sein moralisches Gesetz, für jeden gültig.

Schüler D: Gottes Gesetze gelten für mehr Menschen als unsere Gesetze auf der Erde, ja.

Mr. B.: Ihr sagt also, Gottes Gesetz gilt für alle Menschen, egal wo sie leben. Deshalb sind es also allgemeingültige Gesetze, nicht? Sie gelten für das ganze Universum, sagt ihr. Das stimmt. Nun habt ihr gesagt, vom Standpunkt des Rechts handelte er richtig, vom moralischen Standpunkt war es nicht recht. Er hatte das legale Recht, sein Eigentum zu verweigern, aber kein moralisches Recht, das zu tun. Wie steht's nun mit Mr. Jones? War Mr. Jones berechtig, vom Standpunkt der Legalität, den Mann niederzuschlagen und seinen Wagen zu nehmen?

(Im Chor „Nein")

Warum nicht?

Schüler B: Weil, da ist so ein Gesetz, das Auto dieses Mannes, na ja, er kann darüber sagen, was er will, er hat das Recht, damit zu machen, was er will, aber nach dem moralischen Gesetz hat er (Mr. Jones) ganz richtig gehandelt.

Mr. B.: Er hat richtig gehandelt? Stimmt ihr ihm zu? Er sagt, vom moralischen Standpunkt hat Mr. Jones richtig gehandelt.

Schüler B: Aber es ist immer noch gegen Gottes Gebot, gegen das Gesetz. Du sollst nicht stehlen.

Mr. B.: Du meinst also –

Schüler D: Da gibt's ein Problem. Es ist auf jeden Fall Stehlen.

Schüler F: Ja, er hätte ihn fragen müssen. Wenn der Mann nein sagt, dann müßte das als Antwort gelten.

Mr. B.: Hatte er ein moralisches Recht, den Mann niederzuschlagen und seinen Wagen zu nehmen?

(Im Chor „Nein")

Warum nicht?

Schüler F: Er hatte kein Recht, das zu tun.

Schüler B: Es gibt noch ein anderes moralisches Gesetz...

Aus Blatt & Kohlberg, 1975

Bei den Versuchspersonen der verschiedenen Untersuchungen handelte es sich vorwiegend um Kinder und Jugendliche im Alter von etwa 10 bis 12 Jahren. In der ersten Untersuchung wurde zwölf Wochen lang in jeder Woche eine solche Diskussion durchgeführt; in den öffentlichen Schulen gab es zweimal pro Woche insgesamt 18 Diskussionen von 45 Minuten Dauer. Für alle Diskussionen wurden sechs Problemgeschichten verwendet (für die Sonntagsschule waren einige der Bibel entnommen). Die Experimentalgruppe und die Kontrollgruppen, die je nach Art der Untersuchung verschieden waren, wurden für vier Problemgeschichten einem Vor- und einem Nachtest unterzogen. Diese vier Dilemmas wurden außerdem für die experimentelle Bedingung (Diskussion) verwendet. Die beiden anderen Dilemmas wurden im Vor- und Nachtest benutzt, jedoch nicht im Klassenzimmer diskutiert. Mit Hilfe dieser „neuen" Problemgeschichten konnte somit die Generalisierbarkeit der erzeugten Effekte überprüft werden.

Wie bereits gesagt, variierten die Arten der Kontrollgruppen. Zu den interessantesten gehörten: kein zwischengeschaltetes Treatment zwischen Vortest und Nachtest, Treatment in Form eines 40minütigen Vortrags, in dem Ratschläge auf der +1-Ebene erteilt wurden, Diskussionsgruppen ohne Intervention oder klärende Beiträge eines Gesprächsleiters. Sämtliche moralischen Urteile der Kinder im Vortest und im Nachtest wurden nach Kohlbergs Methode klassifiziert.

Die bei weitem stärksten Veränderungen ergaben sich bei den Kindern der Reform Jewish Sunday School, die überwiegend freiberuflich tätige oder akademisch gebildete Eltern hatten. Von ihnen kletterten 63% um eine ganze Urteilsstufe oder sogar etwas mehr nach oben. Bei den Kontrollgruppen gab es keine signifikanten Veränderungen. In den Gruppen mit den heterogenen öffentlichen Schultypen war die Veränderung erheblich geringer (insgesamt kamen etwa 19% eine Stufe weiter), aber in jedem Fall war sie auch hier signifikant größer als in den Kontrollgruppen. (Vgl. Tabelle 6.4, die eine repräsentative Auswahl von Ergebnissen wiedergibt. Sie veranschaulichen die relativen Häufigkeiten auf den einzelnen Urteilsniveaus zu jedem der drei Zeitpunkte, die sich stets zu 100% aufsummieren.)

Tabelle 6.4. Prozentueller Anteil der in einer Schulklasse vorkommenden Urteilsstufen

	Stufe 1	Stufe 2[a]	Stufe 3	Stufe 4[b]	Stufe 5	Stufe 6
Vortest	14	47	25	14	0	0
Nachtest	8	23	27	39	1	2
Follow-up	14	22	30	28	2	3
Veränderung vom Vor- zum Nachteil	−6	−24	2	25	1	2

[a] Die Abnahme der Anwendungshäufigkeit war statistisch signifikant.
[b] Die Zunahme der Anwendungshäufigkeit war statistisch signifikant.

Aus Blatt & Kohlberg, 1975

Die restlichen Hauptergebnisse waren in allen Studien die gleichen. Bei der Beurteilung der „neuen" Dilemmas zeigten sich ebenso viele Veränderungen wie bei den bereits diskutierten Problemgeschichten, was die Hypothese von der Generalisierbarkeit der Veränderungen in gewisser Weise stützt. Ein Nachtest nach einem Jahr zeigte, daß die früheren Fortschritte überdauert hatten.

Mehrere Nebenergebnisse werden sich wahrscheinlich als langfristig bedeutsam erweisen. Die Befragung der Kinder über ihr Interesse an dem Verfahren hatte zum Ergebnis, daß bei größerem Interesse eine größere Veränderung des Urteils zum höheren Niveau hin erfolgt. Die Niveauveränderung des Urteils korrelierte in den Schulklassen mit dem sozioökonomischen Status. Allerdings

ergeben statistische Analysen, daß letzterer Befund weitgehend auf einer erheblichen Korrelation beider Faktoren mit Intelligenz beruhte. Kinder der Niveaustufe 4 konnten durch die experimentelle Manipulation nicht auf eine noch höhere Stufe gebracht werden, was die Experimentatoren vermuten läßt, daß Stufe 4 so etwas wie eine obere Grenze für 12jährige darstellt.

Im vollständigen Datenmaterial tauchen einige „Regredierte", „Stufenüberspringer" und andere Sünder wider die invariante schrittweise Sequenzhypothese auf. Aber Blatt und Kohlberg machen nicht das Zugeständnis, daß es eben auch Ausnahmen geben könnte. Vielmehr lassen sie sich auf eine komplizierte Diskussion über Meßfehler, weitere Datenanalysen und ähnliches ein, um den Leser zu überzeugen, daß es keine wirklichen Ausnahmen beim schrittweisen Fortschritt gibt. Trotz alledem kann nach diesen Untersuchungen die Effektivität der Diskussionsgruppenmethode, die nicht einmal die bestmögliche sein muß, im Hinblick auf eine generelle und dauerhafte Veränderung des moralischen Urteils als beachtlich gestützt gelten.

6.2.6.5 Das moralische Urteil im Gefängnis

Einer von uns (Brown) verbrachte 1972 einen Tag in einer Frauenerziehungsanstalt, in der Kohlberg und einige Mitarbeiter mit Hilfe der Diskussionsgruppentechnik das Niveau des moralischen Urteils verbessern wollten. Das Ziel dieses von Brown inspirierten Projekts war relativ bescheiden und bestand darin, das moralische Urteil von den präkonventionellen Stufen 1 und 2 auf die konventionellen Stufen 3 und 4 anzuheben. Das Projekt beschränkte sich auf eine Wohneinheit, in der etwa 20 Frauen, alle recht jung, unter einigermaßen angenehmen Bedingungen zusammenlebten. Ihre Diskussionen kreisten nicht um erdachte Probleme, sondern um die vielen echten Probleme, die sich aus ihrem Zusammenleben ergeben hatten. Als Brown die Anstalt besuchte, ging es gerade um die Lösung eines sehr schwierigen Dilemmas, so daß zwei mehrstündige Marathonsitzungen am Nachmittag und Abend abgehalten wurden.

Zwei junge schwarze Frauen (etwa zwei Drittel in dieser Versuchsgruppe waren Farbige) wurden verdächtigt, zwei Flaschen Alkohol in die Erziehungsanstalt (correctional institution) eingeschmuggelt zu haben (Gefängnis wäre eine ebenso richtige Bezeichnung, denn die Bewohnerinnen empfanden sich als „Gefangene" und die Beamten als „Wärter"). Alkohol, gefährliche Drogen und Narkotika waren im Gefängnis streng verboten. Die zwei Flaschen waren zwar ungeöffnet aufgefunden worden, aber nach den dort üblichen Gefängnisregeln konnte sich bereits das Einschmuggeln auf die Entscheidung über vorzeitige Haftentlassung oder Urlaubsgewährung sehr negativ auswirken.

Der in diesem Haus diensthabende Gefängnisbeamte sprach vor der versammelten Gruppe ein paar einleitende Worte zu diesem Thema und forderte die Frauen auf, es als Gruppenproblem zu diskutieren. Für einen Außenstehenden waren die von ihm angeführten Beweise für die Schuld der beiden jungen Frauen nicht besonders überzeugend – sie waren in der Nähe des entdeckten Alkohols gesehen worden, eine von ihnen war früher Alkoholikerin gewesen, usw. Dabei vermittelte der Beamte dem Besucher und auch den Gefangenen den deutlichen Eindruck, daß er mehr wisse als er sage, und daß das, was er wisse, ihn bereits von der Schuld der angeklagten Frauen überzeugt habe. Auf Befragen rückte er schließlich mit seinen zusätzlichen Informationen heraus. Die wichtigste bestand darin, daß eine Frau aus einer anderen Wohneinheit ein „Geständnis" abgelegt habe, das die beiden Frauen in der Versuchsgruppe mit belastete.

Man merkte sofort, daß die Frauen der Versuchswohngruppe die Angelegenheit bereits besprochen und darüber eine einhellige Meinung entwickelt hatten. Die angeklagten Frauen behaupteten, sie seien unschuldig und deckten die schwachen Stellen der Beweise auf. Was der diensthabende Beamte „Geständnis" nannte, hielten die Gefangenen für ein bösartiges „Verpfeifen" der beiden Frauen durch eine Außenstehende. Eine Gefangene sagte ganz ruhig: „So werden Leute im Gefängnis erledigt". Die Gruppe kam einmütig zu der Einsicht, daß sie den Fall nicht verhandeln und keine Disziplinarmaßnahme verhängen könne, da sie nicht über alle Tatsachen Bescheid wüßte.

Die Diskussion selbst würde vermutlich als vorwiegend präkonventionell (Stufe 1 und 2) klassifiziert werden. Das Alkoholverbot wurde von den Gefangenen als eine von außen auferlegte Maßnahme aufgefaßt, die man – obgleich man sie nicht akzeptierte – doch auch nicht für veränderbar hielt. Die angeklagten Frauen beteuerten konsequent ihre Unschuld mit dem Ziel, der drohenden strengen Bestrafung zu entgehen, ob sie nun schuldig waren oder nicht. Die Gruppe diskutierte insbesondere das Phänomen der Macht, das mit der Anklage verbunden war. Die Frauen meinten rundheraus, daß die beiden Angeklagten, selbst wenn man sie in der Gruppe freisprechen würde, dennoch von der Hauptverwaltung bestraft werden würden. Der diensthabende Beamte war sich darin nicht sicher und vergewisserte sich durch einen Telefonanruf. Er kam zurück mit der Auskunft, das Hauptbüro würde nichts unternehmen, wenn die Gruppe „handeln" würde. Aber dieses „Handeln" war zweideutig – man konnte damit leicht „Bestrafung" meinen, und die Frauen kamen sehr schnell dahinter.

Bei dieser einmütigen Unterstützung der beiden angeklagten Frauen durch die übrigen Gefangenen handelt es sich um ein nahezu klassisches Beispiel für begrenzte egoistische Gegenseitigkeit: „Hilfst du mir, helf ich dir." Fast alle Frauen waren früher drogenabhängig oder alkoholsüchtig gewesen und schmuggelten auch jetzt noch gelegentlich Heroin oder Alkohol ein. Homosexualität war im Gefängnis streng verboten, doch das Verbot ließ sich kaum durchsetzen; viele Frauen waren in homosexuelle Geschichten verwickelt. Kurz gesagt, es gab kaum eine Gefangene in der Wohngruppe, die es sich leisten konnte, bei diesen vielen Disziplinabweichungen die strenge Bestrafung einer Mitinsassin zu empfehlen.

Obschon sich das Gespräch auf präkonventioneller und insofern wenig entwickelter Stufe bewegte, wirkte es doch oft auf eindringliche Weise intelligent. Das Schicksal der Gruppe war ja tatsächlich durch die umfassendere Institution, das Gefängnis, wesentlich bestimmt, in das man sie gebracht hatte. Die verschiedenen Gefängnisregeln – meistens Verbote von Drogen, Alkohol und Homosexualität – waren heteronom. Sie stammten von draußen, nicht aus einem Sozialvertrag, an dem die Gefangenen beteiligt gewesen waren. Man könnte sie auch nur schwer durch Prinzipien begründen, denn die gesetzestreue Gesellschaft außerhalb der Gefängnismauern kommt durchweg ohne diese Regeln zurecht bzw. wenn sie sie verletzt, dann ungestraft. Daß die Gefangenen den Beamten ohne Umschweife fragen, ob sie dieses Problem wirklich ganz frei regeln könnten, bewies ihre die gegebene Lage durchaus intelligent berücksichtigende Strategie, die sie bei der Suche nach der Wahrheit über die tatsächlichen Machtverhältnisse an den Tag legten.

Die Frauen rechtfertigten den egoistischen Charakter ihrer Haltung untereinander mit den Erfahrungen, die sie im Gefängnis und vorher „draußen" gemacht hatten. Abgesehen davon, daß die Macht einer Frau durch die Macht einer anderen ausgeglichen wurde, waren sie zu dem Ergebnis gekommen, daß sie sich beim Widerstand gegen die stärkere Macht von Polizei und Gefängnispersonal nicht aufeinander verlassen konnten. Ein größeres Vertrauen zueinander wäre unrealistisch und geradezu lächerlich. Eine von ihnen sprach in einer Weise darüber, als sei das selbstverständlich und kaum der Rede wert: „Es ist ganz egal, was wir sagen, denn wir sind ja Straffällige; die glauben doch, was sie glauben wollen."

Brown gewann allgemein den Eindruck, daß dieses Experiment zur moralischen Entwicklung im Gefängnis vergleichbar sei mit einem Plan, ein hübsches, kleines Haus in einer häßlichen Umgebung und mit feindlicher Nachbarschaft zu bauen. Was läßt sich über Menschen sagen, die moralisch auf den Urteilsstufen 1 und 2 stehen, wenn die Wirklichkeit der Welt, in der sie leben, diesen Stufen 1 und 2 genau entspricht? Haben sie nicht genau die Prinzipien abstrahiert, die man klugerweise in einer solchen Lage entwickeln sollte? Ist die Denkweise delinquenter und krimineller Menschen deswegen vorwiegend präkonventionell, weil ihre moralischen Vorstellungen sie in die Delinquenz und Kriminalität trieben? Oder hat die prä-

konventionelle Umwelt, in der viele von ihnen aufgewachsen sind, sie vielleicht dazu gebracht, diese einfach klug angepaßten und realistischen Theorien über Wirkungszusammenhänge in der Welt zu entwickeln?

Diskriminierung, Drogen, nicht vorhandene oder kriminelle Eltern, das Fehlen beruflicher Möglichkeiten und besonderer Begabung sind durchschlagende Faktoren der Lebenswirklichkeit. Soll ein Mensch von der präkonventionellen zur konventionellen Denkweise (entweder Stufe 3 oder 4) aufsteigen, dann muß er offensichtlich in einer Welt leben oder doch darauf hoffen können, einmal in einer Welt zu leben, in der er auch nach solchen Prinzipien behandelt wird. Wenn nicht, könnte ihm die konventionelle Denkweise, sofern sie sein Handeln bestimmt, sogar gefährlich werden. Auf der gleichen Linie dieses Gedankens ist zu erwarten, daß sich die höheren Stufen des moralischen Urteils vielleicht als Luxus erweisen werden, den sich nur Menschen leisten können, die unter privilegierten oder besonders ungefährlichen Bedingungen leben.

Tatsächlich hat man mit der Möglichkeit zu rechnen, daß junge Leute oder Erwachsene durch Techniken der Moralanhebung dazu angeregt werden, moralische Probleme in einer ihren jeweiligen Lebensumständen widersprechenden Weise zu lösen. Man sollte zumindest daran denken, um nicht einem verfrühten Enthusiasmus zu verfallen, den einige Leute für moralische Nachhilfe an den Tag legen. Nicht daß man solche Untersuchungen nicht mehr machen sollte, aber ihr Wert für den einzelnen dürfte sich erst anhand zusätzlicher Untersuchungen über die Auswirkungen einer ungerechten Welt erweisen.

6.2.6.6 Zusammenfassung

All diese Daten aus Querschnitt-, Längsschnitt- und experimentellen Untersuchungen wurden primär zur Unterstützung der These herangezogen, daß sich das moralische Urteil beim Menschen unabhängig von seiner Kulturzugehörigkeit nach dem Modus einer schrittweisen, irreversiblen, invarianten Sequenz entwickelt. Man hielt es allgemein für höchst unwahrscheinlich, daß sich diese außerordentlich kühne Behauptung, als sie das erste Mal vorgetragen wurde, empirisch bestätigen lassen würde. Ohne Zweifel haben gerade die Unwahrscheinlichkeit und Kühnheit der Behauptung dazu beigetragen, daß umfangreiche Forschungen auf diesem Gebiet durchgeführt werden. Zwar sind wir nicht der Ansicht, daß die These durch die Empirie bereits bestätigt worden ist. Unserer Meinung nach ist es jedoch gelungen, aus der anfänglich unwahrscheinlichen bloßen Behauptung eine ernstzunehmende These zu machen. Wie

überall gibt es auch unter den Psychologen einige, die eine neue, interessante These sogleich in die Praxis umsetzen möchten. Ein solcher Schritt darf jedoch nicht übereilt getan werden, im vorliegenden Fall schon deshalb nicht, weil es in der Praxis um Handlungen geht, die weit folgenreicher sind als das Räsonieren über hypothetische Dilemmas. Der Zusammenhang zwischen der „Problemgeschichten-Moral" und dem Verhalten ist, wie wir sehen werden, immer noch weitgehend ungeklärt.

6.3 Urteilen und Handeln

Ist es denkbar, daß es zwischen moralischem Handeln und moralischem Urteilen – zumindest für die bisherige Forschung – überhaupt zu keiner Spannung kommt? Diesen Eindruck kann man zumindest haben, wenn man das Kohlbergsche Instrumentarium eingehend gesichtet hat. Es geht einfach um folgendes Problem: Kohlbergs Problemgeschichten waren alle so abgefaßt, daß jeweils eine von zwei alternativen Handlungsentscheidungen empfohlen werden konnte, wobei die das betreffende Verhalten stützenden Argumente dem gleichen Urteilsniveau zuzuordnen waren. Nach Turiels (1966) Versuchsplan wurde den Versuchspersonen sowohl eine „Pro"- wie eine „Kontra"-Empfehlung vorgelegt. Die prototypischen Ratschläge waren so formuliert, daß beide Teile einer Alternative der gleichen Urteilsstufe angehörten.

Diese paradoxe Situation müssen wir etwas konkretisieren. Weiter oben wurden folgende Empfehlungen und Argumente als Beispiel für Pro- und Kontra-Urteile auf der Stufe 3, interpersonale Beziehungen, aufgeführt:

Pro: Stehlen ist von Übel, aber dies ist auch eine üble Situation. Heinz tut nichts Unrechtes, wenn er seine Frau zu retten versucht; er hat gar keine andere Wahl, als das Medikament an sich zu nehmen. Was er tut, ist für einen guten Ehemann selbstverständlich. Man kann ihn nicht für etwas tadeln, was er aus Liebe zu seiner Frau tut. Man könnte ihm eher einen Vorwurf machen,

wenn er seine Frau nicht genug lieben würde, um sie zu retten.
Kontra: Falls die Frau von Heinz stirbt, dann kann man ihm keinen Vorwurf machen. Er kann nicht als herzloser Ehemann bezeichnet werden, nur weil er kein Verbrechen begehen will. Selbstsüchtig und herzlos ist in dieser Situation der Apotheker. Heinz hat wirklich alles getan, was er konnte.

Wir lassen einmal den ursprünglichen Kontext dieser Aussagen außer acht und nehmen an, einer Versuchsperson sei anhand einiger oder aller Kohlbergschen Dilemmas eindeutig das Niveau 3 zuzuordnen, *mit Ausnahme der Geschichte mit Heinz.* Diese auf der Stufe 3 argumentierende Versuchsperson sei nun Heinz in Person und im wirklichen Leben mit eben seinem Dilemma konfrontiert, das in der oben wiedergegebenen Argumentation in Worte gefaßt und klassifiziert worden ist. Danach läge also die Frau von Heinz im Sterben, weil sie Krebs hat, und ein Apotheker hätte ein Heilmittel, würde aber auf einem sehr viel höheren Preis bestehen als Heinz bezahlen kann. Wird nun dieser reale, auf Stufe 3 urteilende Heinz das Medikament stehlen und seine Handlung für richtig halten oder nicht? Aus der Tatsache, daß seine Urteile sich auf dem Niveau 3 bewegen, läßt sich eindeutig keine Handlungsvorhersage ableiten, denn sowohl das Stehlen als auch das Nichtstehlen läßt sich ja mit Argumenten der Stufe 3 begründen. Da das für alle Handlungsalternativen auf jeder Urteilsstufe zutrifft, bleibt die Frage, ob man aufgrund einer Urteilsstufe *jemals* ein Verhalten vorhersagen kann.

Prognostisch ganz wertlos ist allerdings die Kenntnis der Urteilsstufe einer Person auch nicht. Wir können zwar nicht wissen, ob der wirkliche Heinz sein wirkliches Dilemma von der „Pro"- oder der „Kontra"-Seite her betrachten wird. Aber wir können vernünftigerweise die Vorhersage machen, daß seine Beurteilung und Argumentation sich auf der Stufe 3 bewegen würde, wenn man ihn fragte, wie er sein Problem nun tatsächlich sieht, welche Wertvorstellungen betroffen sind und wie er sich verteidigen würde, wenn er das Medikament gestohlen bzw. nicht gestohlen hätte. Hier scheint eine eindeutige Vorhersagemöglichkeit zu liegen: die aufgrund einer Gruppe von Dilemmas festgestellte Stufe der moralischen Entwicklung einer Versuchsperson läßt Vorhersagen zu, was ihre Entwicklungsstufe bei der Beurteilung weiterer Dilemmas betrifft, und zwar nicht nur solcher, die vom Versuchsleiter konstruiert worden sind, sondern vielleicht auch bei realen Problemen, die von der Versuchsperson konzipiert, klassifiziert und beurteilt werden. Zwar beschränkt sich diese Art von Prognose auf den Bereich des Verbalen. Sie besagt letzten Endes, daß das Ergebnis eines Tests des moralischen Urteils von einer bestimmten Situation auf neue Situationen verallgemeinert werden kann. Wir glauben jedoch, daß die Möglichkeiten der Vorhersage etwas umfassender sind, wenn auch zweifellos komplexer. Ob sie sich bewähren würden, ist noch weitgehend unbekannt. Es gibt bisher so wenig gute Untersuchungen, in denen ein Verhältnis zwischen Urteilsstufen nach Kohlberg und moralischem Handeln hergestellt wird, daß wir uns meist lediglich mit denkbaren Zusammenhängen befassen können, ohne uns immer auf empirische Daten beziehen zu können.

6.3.1 Moralisches Urteil und die „Free Speech"-Bewegung von Berkeley

D as Problem des Verhältnisses zwischen Handeln und Denken wird in einer Studie von Haan, Smith und Block (1968) sehr gut beleuchtet. Bei den Versuchspersonen handelte es sich um Studenten an der Universität in Berkeley und in San Francisco und um Freiwillige des Peace Corps, die sich gerade in einem Ausbildungskurs befanden. Fünf Kohlbergsche Problemgeschichten wurden für die Untersuchung benutzt. Die Datenanalyse beschränkte sich auf jene Versuchspersonen (57%), die ungewöhnlich strengen Zuordnungskriterien entsprachen: sie mußten mindestens doppelt so viel Punkte für ihre modale Urteilsstufe als für die restlichen Stufen erhalten haben, wobei alle fünf Problemgeschichten und zwei Kodierer mit gleicher Einstufung herangezogen wurden. Damit beschränkte sich die Untersuchung auf relativ „reine" Beispielfälle der betreffenden Urteilsstufen, die zwischen Stufe 2 und Stufe 6 variierten. Die Häufigkeitsverteilung der Personen über die Stufen entsprach bereits bekannten Ergebnissen: Die weitaus meisten Versuchspersonen befanden sich auf der konventionellen Ebene des moralischen Urteils – sehr viel mehr Frauen als Männer auf der Stufe 3 und etwas mehr Männer als Frauen auf Stufe 4. Eine beträchtliche Anzahl erreichte Punktwerte der Stufe 5, der ersten Stufe der postkonventionellen Ebene. Relativ wenige Versuchspersonen erreichten nur die präkonventionelle Stufe 2 bzw. die postkonventionelle Stufe 6, wenn auch immerhin noch mehr als 20 bei dieser großangelegten Untersuchung. Die Studie berücksichtigte ebenfalls biographische Daten, aus denen wir eine wichtige hervorheben möchten: War die betreffende Versuchsperson bei dem großen Sit-in 1964 in Berkeley verhaftet worden, ja oder nein? Dieses Sit-in stand mit der „Free Speech"-Bewegung in Zusammenhang, die sich schließlich zur Studentenrevolte von Berkeley ausweitete.

Diese Bewegung („Free Speech Movement", FSM) entwickelte sich während vieler Monate im Jahre 1964. Haan et al. sammelten ihr Datenmaterial bei jungen Leuten, die sich zu der Zeit in der Bucht von San Francisco aufgehalten hatten. Im September 1964 hatte die Universitätsverwaltung bereits gewisse politische Aktivitäten im Universitätsbereich verboten, um für diesen grundsätzlich politische Neutralität zu wahren. In den vorhergehenden Monaten jedoch hatte die Verwaltung – abweichend von ihren Regeln – Bürgerrechtsgruppen gestattet, in einem begrenzten Bereich des Campus Sammelaktionen durchzuführen. Wegen dieser Ausnahmeregelung mußte sich die Universitätsverwaltung anscheinend höheren Orts einige Kritik gefallen lassen. Daraufhin bemühte sich die Verwaltung plötzlich um die Durchsetzung der bereits bestehenden Verbote. Ende September stellte eine Gruppe von Studenten, zu denen Bürgerrechtler und linke Radikale verschiedener Couleur gehörten, mit demonstrativer Mißachtung der Verbote ihre Werbestände auf dem Campus auf. Darauf folgten einige kleinere Sit-ins und polizeiliche Maßnahmen. Die Fakultät war gespalten; Tausende von Studenten befanden sich in einem gefühlsgeladenen, rebellischen Gemütszustand. Das große FSM-Sit-in fand im Dezember statt, in der Sproul Hall (s. Abb.

6.12). Beim darauffolgenden Polizeieinsatz wurden Hunderte von Studenten festgenommen, solche Szenen wurden einem später zunehmend vertrauter.

Tatsächlich läßt sich aufgrund der Daten zur Stufe des moralischen Urteils eine Vorhersage über die Verhaftung beim FSM-Sit-in machen. Natürlich war die Verhaftung eine Polizeiaktion, sie setzte aber die Teilnahme am Sit-in voraus. Um nur ein Beispiel für den prognostischen Wert der ermittelten Urteilsstufe zu geben: 75% der männlichen Vpn auf Stufe 6 und 41% der Stufe 5 waren festgenommen worden, dagegen nur 6% der Stufe 4 (Recht und Gesetz). Die Ergebnisse sind in diesem Punkt bei den weiblichen Vpn ganz ähnlich (s. Tabelle 6.5). Dies ist um so eindrucksvoller, weil ja die Stufenzuordnung anhand von Problemgeschichten unpolitischen Inhalts erfolgte. Nach diesem Ergebnis also scheint es Handlungsentscheidungen zu geben, bei denen eine Pro- oder Kontra-Position auf den einzelnen Urteilsstufen alles andere als gleichwahrscheinlich ist.

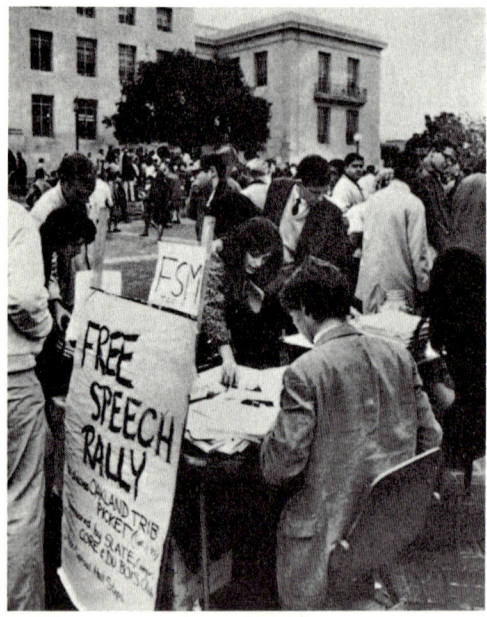

Abb. 6.12. Entgegen den Verboten an der Berkeley-Universität sind „Free Speech"-Stände auf dem Campus aufgestellt worden. Offensichtlich wird „das Wort" durch Gespräche, Flugblätter, Massenversammlungen, Streikposten verbreitet. Durch diese intensive, wirksame Kommunikationsform müßte fast jeder auf der gleichen Stufe des moralischen Urteils die FSM-Aktion in gleicher Weise beurteilen und dabei die gleichen moralischen Imperative empfinden. Menschen anderer Urteilsstufen müßten gleichermaßen unter sich ähnlich sein, nur die Gruppen wären von Stufe zu Stufe verschieden

Tabelle 6.5. Prozentueller Anteil der bei dem FSM-Sit-in verhafteten Personen nach ihrer Zugehörigkeit zu den verschiedenen moralischen Stufen

	Stufe 2 % N	Stufe 3 % N	Stufe 4 % N	Stufe 5 % N	Stufe 6 % N
Männer	60 10	18 22	6 50	41 27	75 8
Frauen	33 3	9 32	12 41	57 14	86 7

Aus Haan et al., 1968

Bereits die Formulierung der prototypischen Pro- und Kontra-Aussagen bei Turiel und anderen machte die Schwierigkeiten deutlich, auf jeder Stufe gleich gute Argumente für die eine und die andere Handlungsentscheidung zu finden. Eine gewisse Krampfhaftigkeit der Argumentation für eine bestimmte Handlung auf einer bestimmten Stufe war unseres Erachtens daran zu erkennen, daß man besondere Bedingungen konstruieren mußte (in der Kontra-Aussage auf Stufe 6 wird gesagt, auch andere Menschen haben Krebs und benötigen das Medikament) bzw. zusätzliche Optionen oder Handlungs-verpflichtungen einführen mußte (die Pro-Aussage auf Stufe 4 besagt, daß Heinz dem Drogisten das Geld zurückzahlen und seine Strafe für den Diebstahl auf sich nehmen muß).

Wir kennen nicht die Eigenschaften, die eine Situation haben muß, damit die mögli-chen Handlungsalternativen nicht auf jeder Stufe gleichermaßen akzeptabel sind. Warum wird von mehreren möglichen Handlungsent-scheidungen ausgerechnet eine bestimmte auf einem gegebenen Urteilsniveau getroffen? Das FSM-Sit-in, dem monatelange Diskussio-nen von Leuten der verschiedenen Urteilsstu-fen vorausgingen, läßt an einen möglichen Faktor denken. Es könnte sein, daß eine sehr gründliche Durchforstung der Prinzipien, Fakten, möglichen Konsequenzen etc. das Ungleichgewicht der Pro- und Kontra-Argu-mente, das für Menschen einer bestimmten Urteilsstufe entsteht, wesentlich mit herbei-führt. Jeder kann sich aus der umfassenden öffentlichen Diskussion die Argumente und Aspekte heraussuchen, die die anderen auf gleicher Urteilsstufe mit einbringen. Am En-de interpretiert er den Handlungskontext in einer für sein Urteilsniveau charakteristi-schen Weise und ähnlich wie die anderen von gleichem Niveau. Insoweit das Verhalten durch moralische Konzepte und Urteile de-terminiert wird, ist zu erwarten, daß er sich so wie die übrigen seiner Urteilsstufe verhält und möglicherweise anders als die Menschen mit anderem Urteilsniveau.

6.3.1.1 Anschauungen der „Free Speech"-Bewegung und Teilnahme am Sit-in

𝔇er Fall der „Free Speech"-Bewegung macht wahrscheinlich, daß es eine wich-tige intervenierende Variable gibt, die einen Zusammenhang herstellt zwischen der Stu-fenzuordnung anhand der Kohlbergschen Di-lemmas und der Handlungsentscheidung in einer bestimmten Situation: die Interpreta-tion der jeweiligen Situation, die relevanten Werte und Argumente. Das entspricht ei-gentlich nur der Auffassung von Asch (1952), daß der Kindestötung oder dem Vatermord in

unterschiedlichen Kulturen (oder bei ver-schiedenen Menschen) ganz unterschiedliche Bedeutungen beigelegt werden können. Haan et al. haben Forschungsergebnisse mit-geteilt, um die es uns hier geht. Die Forscher verwendeten ein von ihnen selbstverfaßtes Dilemma, nämlich eine Darstellung des FSM-Sit-in. Zwar geben sie keinen umfassenden Bericht über die damit eingebrachten Befun-de, aber das, was sie berichten, ist bereits recht instruktiv.

Nur 6% der männlichen und 12% der weiblichen Versuchspersonen auf Stufe 4 (Recht und Ordnung) wurden wegen Teilnah-me am Sit-in festgenommen. Dieses Ergebnis berechtigt zu der Annahme, daß etwa 90% der Vpn der Stufe 4 die vorausgehende öffent-liche Diskussion in gleicher Weise verarbeitet hatten, mit dem Ergebnis, dem Sit-in fernzu-bleiben.

Die wenigen Versuchspersonen mit Ur-teilsstufe 4, die an dem Sit-in teilnahmen, verdienen besondere Beachtung. Über das FSM-Sit-in dachten sie so: Die Universitäts-verwaltung hat bei ihrem Vorgehen gegen politische Aktivitäten auf dem Universitäts-gelände eine schwache Autorität an den Tag gelegt. Obgleich also diese studentische Mi-norität auf Stufe 4 eine für ihre Urteilsebene abweichende Verhaltensweise zeigte, urteilte sie über ihre Entscheidung dennoch auf ihrem Niveau, auf Stufe 4. Dieses interessante Er-gebnis besagt, daß zwischen Denken und Handeln ein kompliziertes Verhältnis be-steht. Zwischen Urteil und Handlung liegt die moralische Interpretation der Handlung, auf deren Grundlage sich das Urteil darüber bil-det, was in der Situation richtig und was falsch ist. Kennt man die Interpretation, dann läßt sich vermutlich eine genauere Verhaltenspro-gnose erstellen. Die Unterscheidung zwi-schen einem abstrakten Urteilsniveau und den Interpretationen und Beurteilungen, die den Handlungskontext betreffen, läßt zwei wichtige Probleme erkennen, denen man nachgehen sollte:

1. Unter welchen Bedingungen erlaubt die Kenntnis der Urteilsstufe einer Person (nach Kohlberg) eine Vorhersage über die Interpretation und Beurteilung der Situa-tion?

2. Unter welchen Bedingungen erlaubt die Kenntnis dieser Interpretationen und Beurteilungen eine Vorhersage der tatsächlichen Handlung?

Wir hatten die Hypothese formuliert, daß eine öffentliche Auseinandersetzung über ein bestimmtes Problem, an der Vertreter aller moralischen Urteilsstufen beteiligt sind, einen Zusammenhang zwischen der abstrakten Urteilsstufe (nach Kohlberg) und einer bestimmten Handlungsentscheidung herbeiführt bzw. verstärkt. Ebenso hypothetisch ist der Gedanke – der nach den von Haan et al. (1968) gelieferten Daten naheliegt – daß bei genauer Kenntnis der Interpretation einer bestimmten Handlung die Handlungsentscheidung selbst exakt vorhersagbar ist.

Die von Haan et al. analysierten Daten führen selbst nicht zu dieser Vermutung, sie sind aber mit ihr verträglich. Nach ausführlicher und vielseitiger Diskussion des Problems kamen die meisten Versuchspersonen der Stufe 4 zu der Ansicht, die Ablehnung der Teilnahme am Sit-in sei ihre moralische Pflicht. Eine kleine Minderheit der Stufe 4 kam nun trotz ihres mit Stufe 4 übereinstimmenden Denkstils zu einer anderen Meinung, die zur Teilnahme am Sit-in führte. Offensichtlich haben alle Versuchspersonen der Stufe 4 aus ihrer Sicht des Problems moralisch gehandelt, wenn sich auch eine deutliche Mehrheit genau umgekehrt verhielt wie die Minderheit. Diese Überlegung mag noch zu einfach sein, sie entspricht aber auch der Voraussetzung Kohlbergs, daß man i. allg. für jede Urteilsstufe Argumente konstruieren kann, die entgegengesetzte Verhaltensentscheidungen rechtfertigen (Pro- und Kontra-Argumente).

Die Problematik des Zusammenhangs zwischen Denken und Handeln wird durch ein weiteres Ergebnis der kalifornischen Untersuchung noch stärker beleuchtet. Die meisten Verhaftungen gab es bei den Vertretern der Stufen vom oberen und unteren Ende der moralischen Entwicklung (das traf für die männlichen und mit leichten Abweichungen auch für die weiblichen Versuchspersonen zu): 60% der Versuchspersonen der Stufe 2 (instrumenteller Relativismus) und 75% der Stufe 6 (allgemeine ethische Prinzipien) waren verhaftet worden. (Bei den mittleren Stu-

fen war der prozentuale Anteil der Festnahmen geringer.) Dieses Ergebnis widerspricht der allzu simplen Vorstellung, daß zwischen der „Moralität" des Denkens und der „Moralität" der Handlung eines Menschen eine lineare Beziehung besteht. Man sollte diesen Gedanken ohnehin nicht ernsthaft erwägen, denn man kann keine moralische Rangreihe von Handlungen aufstellen, ohne deren Kontext mit einzubeziehen. Der amerikanische Schriftsteller und Philosoph Thoreau weigerte sich einst aus prinzipiellen Gründen, die mit der Sklavenfrage zu tun hatten, seine Einkommensteuer zu bezahlen – das heißt nicht, daß ein jeder, der seine Einkommensteuer nicht oder nicht vollständig bezahlt, ein Mensch mit humanitären Prinzipien sei.

Die Untersuchung von Haan et al. enthält eine Vielzahl von Daten über die beteiligten Versuchspersonen der Stufe 2 und 6, die erkennen lassen, daß die Gründe für eine Teilnahme am Sit-in doch recht verschieden waren. Die Versuchspersonen der Stufe 2 übten emotionale Kritik an der amerikanischen Gesellschaft. Sie hielten sich selbst für unnachgiebige Kämpfer, Altruismus oder Selbstverleugnung hatten für sie einen geringen Wert. Anscheinend verspürten sie kaum das Bedürfnis, sich in die Lage der anderen Beteiligten zu versetzen. Statt dessen sahen sie die FSM-Bewegung als einen Machtkonflikt an, bei dem es nur darauf ankam, die eigenen Interessen durchzusetzen. Versuchspersonen der Stufe 6 dagegen schienen mehr aus Sorge als aus Verärgerung am Sit-in teilgenommen zu haben. Ihnen ging es dabei um Grundfragen der bürgerlichen Freiheit, um Fragen, die über bloße Regeln und etablierte Autorität weit hinausgehen.

Diese Schlußfolgerungen aus den Untersuchungsbefunden mögen zutreffen oder nicht – kaum zu bezweifeln ist, daß sich Versuchspersonen verschiedener moralischer Stufen ganz unterschiedliche Meinungen über eine Situation bilden und dennoch zum gleichen Verhalten kommen können. Eine Vorhersage aufgrund von Stufenzugehörigkeit allein ist sehr unergiebig, zuverlässig wird sie erst aufgrund von hinreichend erhobenen Interpretationen und Auffassungen.

Interessant sind auch die Befunde bei den Personen mittlerer Urteilsstufen. Hier wird ersichtlich, daß eine umfassende öffentliche Diskussion der strittigen Fragen, die bei Repräsentanten verschiedener Urteilsstufen i. allg. konvergierende Ansichten und Verhaltensweisen nach sich ziehen, sich nicht unbedingt bei jeder Stufe so auswirken muß. Die Versuchspersonen der Stufe 5 verteilten sich fast gleichmäßig auf Sit-in-Teilnehmer wie auf -Nichtteilnehmer. Man kann sich in gewisser Weise vorstellen, wie diese Divergenz entstand. Das Sit-in war illegal, man konnte aber einwenden, es sei aufgrund höherer Prinzipien zu rechtfertigen. Andererseits waren bereits Maßnahmen zur Abänderung der universitären Vorschriften akzeptiert worden, es gab Anzeichen dafür, daß man die Regeln ändern würde, so daß sich ein Sit-in erübrigen konnte. Freilich konnte man mit einer gesetzlichen Änderung nicht mit Sicherheit rechnen. Für die Versuchspersonen der Stufe 5, die sich eher abwartend-neutral verhalten, muß es ein echtes Dilemma gewesen sein. Vermutlich haben sie die Wahrscheinlichkeiten und Werte nicht einheitlich eingeschätzt, bei ihnen waren wohl unterschiedliche Interpretationen vorhanden, die dann eben zu unterschiedlichen Verhaltensentscheidungen führten.

6.3.2 Die „Ausgangsposition" und der „Schleier des Nichtwissens"

Nicht nur Werte und Prinzipien, auch Informationen benötigen Zeit, wenn sie zum Tragen kommen sollen. Das ist ein wichtiger Aspekt, auch wenn er etwas abseits von unserer Diskussion liegt. Vor mehreren Jahren wurde in Harvard zu einem eintägigen Streik der graduierten Studenten aufgerufen, bei dem es um die Bezahlung der Lehrhilfskräfte ging. Einer von uns (Brown) hatte an diesem Tag eine Lehrveranstaltung mit fast ausschließlich graduierten Studenten. Auf dem Programm stand der Bericht einer graduierten Studentin über ihre eigenen Forschungen. Brown fühlte sich verpflichtet, das Seminar für die Studenten, die sich gegen Streik entscheiden würden, zur üblichen Zeit abzuhalten. Was aber sollte mit dem vorgesehenen Vortrag geschehen? Sollte er besser verscho-

ben werden, sofern viele Streikteilnehmer und die Rednerin selbst die Teilnahme am Streik als ihre moralische Pflicht ansehen würden, aber auch den Vortrag nicht gern versäumen wollten?

An seinem Schreibtisch sitzend, probierte Brown die moralische Übung der Stufe 6 aus, die Rawls (1971) „Ausgangsposition" (original position) nennt, bei der man in Gedanken die Rollen aller beteiligten Personen durchspielt. Dazu ist nach Rawls der „Schleier des Nichtwissens" nötig, d. h. man denkt über ein Problem nach, als wisse man nicht, welche Rolle man selbst zu spielen haben wird. Rawls zieht die Methode der „Ausgangsposition" nicht dazu heran, um konkrete Dilemmas zu lösen und bestimmte Handlungsentscheidungen zu treffen. Er betrachtet die Ausgangsposition vielmehr als eine hypothetische Situation (die historisch natürlich nie verwirklicht wurde), aus der heraus die in einer Gesellschaft lebenden Menschen einen sozialen Vertrag abstrakter Prinzipien zustandebringen müßten. Ein Prinzip soll Lösungsmöglichkeiten im Falle widerstreitender Regeln bereitstellen; es ist selbst keine konkrete Lösung. Nach Rawls wird sich aus der Ausgangsposition das Prinzip ergeben: „Größtmögliche eigene Freiheit bei gleicher Freiheit aller anderen." Dazu führt er teilweise nichtmoralische rationale Argumente an; zum Teil muß er sich auch auf seine moralische Intuition stützen.

Aber auch auf der Ebene konkreter Dilemmas ist die „Ausgangsposition" eine faszinierende Strategie. Die Situation ist völlig verschieden von der üblichen Situation des Handelns und Feilschens, in der man seine Rolle kennt und sie so spielt, wie zu erwarten ist. Die „Ausgangsposition" entspricht eher einem Spiel mit verschiedenen Tonarten, wobei die während des Musikstückes nacheinander benutzten Tonarten die Rollen sind und man nicht weiß, in welcher Tonart man gerade spielen wird, wenn die Musik zu Ende ist. Der Reiz dieser Methode beim Lösen konkreter Probleme liegt letzten Endes im Intuitiven. In einer Gesellschaft, in der Entscheidungen auf demokratischem Wege getroffen werden, hat die Methode den Vorzug, daß man die den gesamten Entscheidungsprozeß begleitenden Argumente in der Vorstellung Revue passieren läßt. Allerdings rechtfertigt sie die Entscheidung nicht. Vielmehr stützt sich die Auffassung, daß Entscheidungen demokratisch getroffen werden sollten, letzten Endes auf den Glauben an die Berechtigung der Ausgangsposition. Ein Kritiker mag fragen: „Warum sollte ich all die anderen Standpunkte mit in Betracht ziehen?" Die einzige Antwort darauf lautet: Wenn man es nicht als richtig, ja als moralische Forderung empfindet, gibt es dazu nicht mehr zu sagen.

Allerdings ist es nicht so einfach, sich in die Ausgangsposition zu begeben, wenn man an seinem Schreibtisch sitzt, jedenfalls nicht, wenn man ein Interesse daran hat, die Rollen der anderen realistisch zu spielen. Brown ließ sich selbst auf ein Telefongespräch mit der Studentin ein, deren Bericht für die Seminarsitzung vorgesehen war. Er hatte erwartet, daß sie eine Verschiebung ihres Vortrags begrüßen würde. Aber sie war ganz im Gegenteil über diesen Vorschlag entsetzt. Sie hatte sich vorbereitet, den größten Teil ihres Lampenfiebers durchgestanden und wollte das Ganze nun hinter sich bringen. Es ist sicherlich ein riesiger Unterschied, (a) zu denken, daß man recht hat, und (b) im Recht zu sein. Und viel von dem, was moralische Ansichten beeinflußt, ist rein kognitiver Herkunft, nicht nur was die Kenntnis der Rollen betrifft, die man in die Situation einbringt, sondern auch, was die genaue Einschätzung der kurzfristigen und langfristigen Konsequenzen angeht, die aus den Handlungsentscheidungen resultieren.

Die Ausgangsposition unter dem Schleier des Nichtwissens hat eine gewisse Faszination, obgleich sie auch im günstigsten Fall nicht bei allen konkrete Dilemmas zu Lösungen führen wird. Doch könnte sie als eine Methode der moralischen Erziehung interessantere Möglichkeiten eröffnen als die Lehrmethode, die Blatt bei seinen Schülern zur Moralanhebung praktizierte. Man könnte sich den Einstieg in die Ausgangsposition verschaffen, indem man sich angewöhnt, alle möglichen Rollen durchzuspielen, besonders solche Rollen, die für Gruppenentscheidungen von großem Einfluß sind, zumal dann, wenn die Effektivität der Entscheidung davon abhängt, ob sie von der Gruppe getragen wird.

6.3.3 Konformität aus anderer Sicht

Können wir aus den vier sozialpsychologischen Experimenten zu Anfang dieses Kapitels etwas über die komplizierte Beziehung zwischen Denken und Handeln lernen? Da war die Rede von Aschs Experiment zur Konformität, das gegenüber den Versuchspersonen als eine Untersuchung über visuelle Größenwahrnehmung ausgegeben wurde. Die Versuchspersonen hielten es sicherlich für „richtig", ihren eigenen Größeneindruck kundzutun. Obgleich sich ein Drittel der Teilnehmer der Gruppenmeinung anschloß, hielt niemand dieses Verhalten für richtig. Auch ohne Kenntnis der Urteilsstufen der Versuchspersonen (wahrscheinlich vorwiegend Stufe 3, 4 und 5) oder ihrer Ansichten im einzelnen wissen wir zumindest, daß ihre Ansichten eine einmütige moralische Handlungsforderung zur Folge hatten.

Zunächst müssen wir daran denken, daß sich zwei Drittel der Versuchspersonen ihrer moralischen Auffassung gemäß verhielten, im Unterschied etwa zu Ergebnissen Berendas (1950) bei sieben- und achtjährigen Kindern, die sich fast alle ohne sichtbaren Konflikt der Gruppenmeinung anschlossen. Das legt die Vermutung nahe, daß bei fehlender moralischer Reflexion die Mitteilung des eigenen Wahrnehmungseindrucks sich nicht unbedingt als stärkere Tendenz durchsetzt. Man kann es für wichtiger halten, nicht aufzufallen, als eine richtige Antwort zu geben, so daß man sich lieber der Gruppe anschließt. Das Experiment von Asch besagt somit, daß moralische Forderungen, die auf einer bestimmten Auffassung der jeweiligen Situation beruhen, in allgemeiner Form eine Verhaltensvorhersage gestatten.

Nun interessiert das Experiment von Asch die meisten Leser lediglich deshalb, weil sich eine Minderheit wider besseres Wahrnehmen der Gruppenmeinung anschloß. Vermutlich liegt das daran, daß Sozialpsychologen und alle anderen Leute es für selbstverständlich halten, daß Handlungen bei Abwesenheit gegenläufiger Versuchungen durch moralische Imperative bestimmt werden. Die Überraschung über die Reaktion der Minderheit läßt ferner vermuten, daß wir das Ausmaß, in dem sich Verhalten an der Moral orientiert, eher überschätzen. Alle möglichen anderen zum Teil recht trivialen Überlegungen, nicht nur die Moral, beeinflussen unser Handeln. Selbst ein Forscher, der sich enthusiastisch das moralische Urteil zum Thema gemacht hat, würde wahrscheinlich nicht behaupten wollen, daß dieses Denken wie von einem simplen Computer gesteuert das entsprechende Verhalten hervorbringt.

Was läßt sich über das Drittel der Versuchspersonen sagen, die nicht in der Weise handelten, wie sie es eigentlich für richtig hielten? Aschs Resultate kann man so deuten, daß sich zwischen der moralischen Sollensforderung, die sich aus der eigenen Auffassung von der Situation ergibt, und der tatsächlichen Handlung ein bestimmtes Maß an moralischer Entschlossenheit geltend macht. Viele Untersuchungen (z.B. Grim, Kohlberg & White, 1968) machen die Existenz eines solchen Faktors wahrscheinlich, der unter verschiedenen Bezeichnungen behandelt wird: „Ichstärke", „Stabilität", sogar „Willensstärke". Die Existenz eines solchen interindividuell variierenden Faktors würde implizieren, daß die von uns vorgeschlagene Annahme – die Handlungsweise eines Menschen entspreche den moralischen Imperativen, die sich aus seiner Auffassung von der Situation ergeben – offenbar nicht stimmen kann.

Die allgemeine Überraschung über Aschs Ergebnisse verrät, daß wir die Moral gemeinhin für sehr viel mächtiger ansehen als sie in Wirklichkeit ist. Unsere Alltagstheorie des sozialen Verhaltens ist beruhigend, doch sie ist durch das soziale Verhalten selbst nicht gedeckt. Das Überraschende ist, daß bei einer so geringen „Versuchung", bei einem lediglich indirekten Druck wie einer Gruppenmeinung, immerhin ein Drittel von uns gegen die eigenen moralischen Sollensforderungen verstößt. Asch hat den Saum des Vorhangs gelüftet, der unser tatsächliches Sozialverhalten von unserem Wunschdenken trennt – das Ergebnis hat ihn selber überrascht.

6.3.4 Nochmals Gehorsam

Aus Milgrams Experimenten zum Gehorsam sind zwei Gesichtspunkte für das Problem des Verhältnisses zwischen moralischem Denken und Handeln wichtig. Glücklicherweise stehen für diesen Fall Vorhersagen über die Reaktionen der Versuchspersonen auf das Experiment zur Verfügung. Man hatte die experimentelle Situation Studenten, Psychologen und Psychiatern an der Yale-Universität geschildert, und diese meinten natürlich, es sei moralisch nicht vertretbar, die stärkste Stufe des Elektroschocks anzuwenden. Die Befragten glaubten, daß nur 1% der Versuchspersonen oder noch weniger diese Schockstufe anwenden würden. Tatsächlich zeigten jedoch zwei Drittel der Versuchspersonen diesen folgenschweren Gehorsam. Aus ihren Aussagen nach dem Experiment wurde deutlich, daß sie es als ihre Pflicht angesehen hatten, den Instruktionen des Versuchsleiters zu folgen, obgleich es sie die größte Überwindung gekostet hatte. Für einige Vpn bestand die „Versuchung" tatsächlich im Ungehorsam. Die Universitätsangehörigen, die jene Voraussagen gemacht hatten, waren vom Ergebnis des Experiments vermutlich ebenso überrascht wie Milgram selbst. Das liegt wohl kaum daran, daß sie als außenstehende Beurteiler der experimentellen Szene auf einer höheren moralischen Stufe standen als die Versuchspersonen, denn diese kamen zum Teil aus derselben Population. Wahrscheinlich hätten von den Beurteilern auch etwa zwei Drittel den moralwidrigen Gehorsam gezeigt, wenn sie in die Testsituation geraten wären. Was läßt sich daraus schließen?

Die Beschreibung einer experimentellen Situation setzt stets eine gewisse Auswahl und Abstraktion von Merkmalen voraus; man kann sie nie so wiedergeben, wie sie ist, sondern nur so, wie man sie selbst erfaßt. Milgrams verbale Beschreibung der Situation spiegelte also lediglich seine Auffassung von der Situation. Die Situation sieht sicherlich ganz anders aus, wenn man Versuchsperson ist und den Auftrag erhalten hat, Elektroschocks auszuteilen. Auffällig an diesem Experiment ist die Beobachtung, daß die beiden Auffassungen – die Beschreibung der Situation außerhalb der Situation und das Erlebnis der Situation in der Situation – offensichtlich zu gegensätzlichen Beurteilungen der moralischen Pflicht führen und zu einem noch schärferen Gegensatz zwischen erwartbarem Verhalten und tatsächlicher Handlung. Die bloße Vorstellung der Situation ohne eigenes Erlebnis der hierarchischen sozialen Verhältnisse, der scheinbar selbstverständliche Ungehorsam gegenüber so folgenschweren Befehlen einer Autoritätsperson vertragen sich kaum mit den Auffassungen, die sich in der persönlichen Konfrontation mit einer realen Situation von diesem Zuschnitt entwickeln. Man hat hier mit Faktoren zu tun, die wahrscheinlich niemand antizipiert hatte. Oft führen Ergebnisse sozialpsychologischer Forschung zur Akzentuierung von Faktoren, die dem „gesunden Menschenverstand" eher fremd sind. Ergebnisse, die unseren (moralischen) Erwartungen zuwiderlaufen, lassen einen eher aufhorchen als erwartungskonforme Befunde. Im vorliegenden Fall entsprach wohl der Erwartung, daß die Handlungsentscheidungen sich an den Auffassungen von der Situation orientieren – gleich ob man in der Situation stand oder außerhalb. Das ist wahrscheinlich ein Grund mit, warum wir der Moral i. allg. so viel verhaltensdeterminierende Kraft beimessen. Nur: die moralischen Auffassungen und Urteile bei den in der Situation selbst stehenden Versuchsteilnehmern und bei den distanzierten Versuchsbeurteilern sind verschieden. Deshalb die Diskrepanz zwischen dem Verhalten der einen und dem der anderen.

Interpretationen zur „Free Speech"-Bewegung von Berkeley wurden nach dem Sit-in reichlich diskutiert, so daß die nachträgliche Sicht der Handlungen mit der Auffassung, die die Aktionen selbst herbeigeführt hatten, ziemlich weit zur Deckung kamen – insofern bestand zur Milgram-Situation ein wesentlicher Unterschied. Der Vergleich dieser beiden Untersuchungen legt das Fazit nahe, daß nur diejenigen denkbaren Konzeptionen einer Handlungsentscheidung und ihrer Bedingungen eine zuverlässige Verhaltensvorhersage ermöglichen, die alle wesentlichen an der Handlung selbst beteiligten Faktoren mit einbeziehen. Offensichtlich unterschätzen wir systematisch die Fremdbestimmung unse-

res Verhaltens und überschätzen unsere Autonomie. In den zahlreichen Varianten der experimentellen Anordnung Milgrams wurden jedenfalls Faktoren sichtbar, die ein erhebliches Ausmaß an Fremddetermination und Abhängigkeit erkennen lassen.

Einen weiteren wichtigen Punkt, der im Zusammenhang mit Milgrams Experimenten Beachtung verdient, wollen wir anhand einer Untersuchung darstellen, in der die Kohlbergschen Urteilsstufen zur Autoritätssituation Milgrams in Beziehung gesetzt wurden. Kohlberg (1969a) untersuchte eine kleine Gruppe von Versuchspersonen, die in einer Milgramschen Situation zum Teil Gehorsam gezeigt und sich zum Teil widersetzt hatten. Er berichtete, daß von den 6 Versuchspersonen der Stufe 6 75% sich den Anordnungen widersetzt hatten, von den 24 Vpn anderer Stufen dagegen nur 13%. (Da 75% von 6 Vpn 4½ Vpn entspräche, wird die Zahl der Verweigerer nicht ganz klar, aber offenbar waren die Verweigerer bei den höheren Urteilsstufen zahlreicher als bei den niedrigeren Stufen.) Kohlberg ist der Meinung, daß nur eine Vp mit ethischen Prinzipien die Situation in einer Weise beurteilen könne, daß daraus Ungehorsam gegenüber einer rechtmäßigen Autorität resultiere. Selbst Vpn der Stufe 5 würden sich durch den unausgesprochenen Vertrag, durch den sich freiwillige Teilnehmer an einem Experiment zur Ausführung der ihnen übertragenen Aufgaben verpflichten, gebunden fühlen. Nach alledem entwickelt in der Standardsituation des Milgramschen Experiments offenbar nur die Vp der Stufe 6 eine Interpretation, nach der Ungehorsam zur moralischen Verpflichtung wird. Nun wurde die Standardsituation vielfältig variiert. Wenn die in der Situation selbst gewonnene Situationsauffassung zwischen Urteilsstufen und Handlung vermittelt, dann ist zu erwarten, daß unter bestimmten variierenden Bedingungen die Versuchspersonen verschiedener Urteilsstufen durchaus öfter zum Ungehorsam gegenüber dem Versuchsauftrag veranlaßt werden können.

So wurde z.B. die Art des Experiments und seine Umgebung variiert. Für die Standarduntersuchung wählte man ein imposantes Laboratorium der Yale-Universität, das – wie die Aussagen der Versuchspersonen später bezeugten – Respekt einflößte und Vertrauen in die Kompetenz und die ehrlichen Absichten des Versuchsleiters hervorrief. Andere Versuchspersonen wurden jedoch in die ziemlich häßlich aussehenden Räume der „Research Associates of Bridgeport", einer erfundenen Organisation, gebeten, wo sich bei ihnen gewisse Zweifel bezüglich der Kompetenz des Experimentators meldeten. Wir würden erwarten, daß unter den zuletzt beschriebenen Umständen sich eine größere Anzahl von Versuchspersonen dem Auftrag widersetzen wird, und zwar vorwiegend Versuchspersonen der Stufe 4 (Recht und Ordnung). Denn diese reagieren empfindlich auf Autoritätsmerkmale. In einer anderen experimentellen Variante wurde der einzigen „echten" Versuchsperson von zwei Schein-Versuchspersonen – Mitarbeitern des Versuchsleiters – ein Beispiel von Ungehorsam demonstriert. Vermutlich wird unter dieser Bedingung die Zahl der ungehorsamen Versuchspersonen der Stufe 3 (interpersonale Übereinstimmung) beträchtlich ansteigen, mit der dann naheliegenden Auffassung, daß sich ein „netter Mensch" einem solchen Auftrag widersetzen kann. Versuchspersonen der Stufe 1 (ausgerichtet an Straferwartungen) könnten dann ebenfalls häufiger ihre Gefolgschaft aufkündigen, da sie gesehen haben, daß man bei einer Weigerung ungeschoren bleibt. Die Auffassungen und Handlungsentscheidungen der Versuchspersonen der Stufe 5 und 6 dürften allerdings durch die situativen Variationen kaum beeinflußt werden.

Die Frage des Zusammenhangs von Denken und Handeln wird durch die Milgramschen Experimente in zweierlei Hinsicht erschwert (oder bereichert). Erstens legen seine Ergebnisse nahe, daß Auffassungen, Interpretationen, die außerhalb der Situation und mit nur wenig relevantem Erfahrungshintergrund gebildet werden, von solchen, die in der Situation selbst entstehen und mehr Informationen in sich aufnehmen, wesentlich abweichen können. Entsprechendes gilt für die aus den Auffassungen hervorgehenden moralischen Gebote und Handlungen. Zweitens ist damit zu rechnen, daß Variationen der Standardsituation Milgrams zu erheblichen Veränderungen der moralischen Interpretationen und Handlungen führen können, aller-

dings nur bei Personen bestimmter moralischer Urteilsstufen, nicht bei allen.

6.3.5 Der „gleichgültige Zuschauer" im Rückblick

Als nächstes kommen wir nochmals auf den gleichgültigen Zuschauer zurück, mit dem sich Latané und Darley experimentell befaßt hatten, und der durch den Mordfall an Kitty Genovese die Öffentlichkeit schokierte. Wie in Milgrams Experiment zum Gehorsam spricht alles dafür, daß sich die Auffassungen, die sich außerhalb der Situation oder innerhalb bilden, sehr voneinander unterscheiden können, zumindest auf den unteren Urteilsstufen. Der Zuschauer ist normalerweise *interessiert,* nicht apathisch. Doch mit wachsender Zuschauerzahl verringert sich die Zahl der Menschen, die sich „verantwortlich" fühlen. Dies ist ein weiteres sozialpsychologisches Experiment mit unerwartetem Ergebnis, insofern der gesunde Menschenverstand die in dieser Situation tatsächlich wirksamen Variablen nicht mit einbezieht.

Bei den Versuchspersonen der Untersuchung von Latané und Darley fehlt eine Zuordnung der Kohlbergschen Urteilsstufen, so daß wir uns mit einigen Vermutungen begnügen müssen. Der Proband der Stufe 1 dürfte sich zur Hilfeleistung kaum verpflichtet fühlen. Er versetzt sich nicht in die Lage des Geschädigten; und er wird nicht durch Normen beeinflußt, sondern nur durch die Bestrafungswahrscheinlichkeit – die ihm hier größer erscheinen muß, wenn er etwas tut, als wenn er nichts tut. Die anderen untätigen Zuschauer demonstrieren ihm überdies, daß man ohne Reaktion ungestraft davonkommen kann. Versuchspersonen der Stufe 2 dürften nur dann reagieren, wenn eine persönliche Beziehung zum Geschädigten vorliegt. Wenn noch andere Leute da sind, erscheint es einfach wahrscheinlicher, daß sich schon irgend jemand um den Fall kümmern wird.

Der Zuschauer der Urteilsstufe 3 hat von dem, was getan werden sollte, eine Auffassung, die sich stark an dem orientiert, was

„anständige" Menschen i. allg. in solch einer Situation tun. Auch bei Personen der Stufe 3 dürfte mit wachsender Zahl derjenigen, die nichts unternehmen, das Gefühl der Verantwortlichkeit abnehmen. Personen der Urteilsstufe 4 dagegen sollten den Raub gleich melden, denn sie betrachten gesetzliche und normative Verpflichtungen für sich selbst verbindlich, selbst wenn diese ihren eigenen selbstdienlichen Wünschen oder dem, was die Mehrheit tut, widersprechen. Von den Zuschauern der Stufen 4 bis 6 wird wohl ein größerer Prozentsatz helfend reagieren als von den Zuschauern der niedrigeren Stufen, wobei die Zahl der übrigen Anwesenden für sie keine besondere Rolle spielen dürfte.

Vermutlich ist auch ein Aspekt der Situation mit den gleichgültigen Zuschauern von Bedeutung. Im Experiment und auch im normalen Alltag ist es meist ziemlich leicht, der Erfüllung einer moralischen Pflicht auszuweichen. Was im Nu-Way Getränkeladen, auf der Tremont Street oder mit Kitty Genovese geschah, hatte den Charakter eines unvorhersehbaren „Notstandes". Einen Notstand antizipiert man gewöhnlich nicht, und man stellt dazu auch vorher keine moralischen Überlegungen an. Außerdem ist man schnell wieder aus dem Getränkeladen heraus oder an dem Fenster in der Tremont Street vorbei, so daß man schnell wieder vergißt, bei einer so kurzlebigen, trivialen Angelegenheit versagt zu haben. So werden wohl einige Menschen auch dann nicht helfend reagieren, wenn sie nach Kohlberg der Urteilsstufe 4 oder einer noch höheren angehören. Die vielleicht wenig ausgeprägte moralische Entschlossenheit, die Kürze des Notstands und der Mangel an innerer Vorbereitung auf die Situation, dürfte einige Menschen dazu bringen, sich abweichend von ihren eigenen moralischen Wertmaßstäben zu verhalten.

Die Experimente mit den untätigen Zuschauern komplizieren ihrerseits die Beziehung zwischen Denken und Handeln. Erstens kann sich die außerhalb einer Situation bereits gebildete Auffassung von der in der Situation sich bietenden Perspektive, die plötzlich auftauchende Faktoren mit verarbeiten muß, erheblich unterscheiden; zumindest gilt das für einige Urteilsstufen. Zweitens können Variationen der Situation selbst

– etwa die Anzahl der Umstehenden oder die vermutlichen „Kosten" eines Eingreifens – zumindest bei einigen Urteilsstufen die Auffassung derart verändern, daß die moralische Forderung und mit ihr die Verhaltenswahrscheinlichkeit eine andere wird. Schließlich kommen solche einfachen Faktoren hinzu wie das plötzliche Auftreten und die kurze Dauer einer Situation, die die Anzahl derjenigen, die sich ihrer Urteilsstufe entsprechend verhalten, vermutlich weiter reduzieren. Nicht zuletzt hat auch der Grad der vorhandenen bzw. fehlenden moralischen Entschlossenheit, die Willenskraft, darauf einen merklichen Einfluß.

6.3.6 Vandalismus?

Abschließend sei nochmals Zimbardos Experiment betrachtet, bei dem es um das mutwillige Zerstören von Autos ging. Wir haben bereits dargelegt, daß es sich dann, wenn durch die erste auslösende Aktion allgemein die Ansicht nahegelegt wird, daß das Auto niemandem mehr gehört, nicht mehr um ein moralisches Problem handelt. In dem New Yorker Fall, bei dem der „Auslöser" von den Versuchsleitern nicht demonstriert wurde, war jedoch jener erste Ausdruck von Zerstörungsdrang moralisch interessant. Legt man Zimbardos Beschreibung der Familie zugrunde, die den New Yorker Wagen als erste „ausschlachtete", mit der Mutter als „Wache", dann dürfte es sich hier um Menschen der Urteilsstufe 1 handeln, die ausschließlich auf mögliche Bestrafung Rücksicht nehmen. Vielleicht war das ein Einzelfall: ein Auto wird beraubt, das nicht eindeutig vom Eigentümer im Stich gelassen wurde. Hier liegt wohl hinsichtlich des moralischen Urteils zwischen denen, die die Tat begehen, und denen, die sie beklagen, ein Unterschied vor. Dem entspricht, daß in Palo Alto eine Woche lang niemand etwas aus dem verlassenen Wagen stahl oder diesen demolierte. Das geschah erst, nachdem Zimbardo und seine Studenten einen Schmiedehammer ergriffen und damit den „Auslöser" für die mutwillige Zerstörung lieferten.

6.4 Moralisches Urteil und Handeln: ein Resümee

Die Beziehung zwischen dem moralischen Urteil und der moralischen Handlung ist komplex. Bevor wir uns mit den verschiedenen Komplikationen resümierend auseinandersetzen, sollten wir vielleicht noch über eine Untersuchung (Krebs & Rosenwald, unveröffentlicht) berichten, in der man auch eine sehr einfache Beziehung fand: Je höher die moralische Urteilsstufe eines Probanden, desto moralischer sein Verhalten. Die Versuchspersonen wurden über Inserate gewonnen und zu einem Instruktionsgespräch gebeten. Sie wurden unter anderem angewiesen, einen Fragebogen auszufüllen und zurückzusenden. Der Versuchsleiter, eine Studentin, bezahlte sie dafür im voraus und gab ihnen einen frankierten, adressierten Umschlag mit. Außerdem gab sie ihnen zu verstehen, daß sie vermutlich ihr Forschungsseminar nicht erfolgreich abschließen könnte, wenn sie nicht alle Fragebogen innerhalb einer Woche zurückgeschickt bekäme, sie könne sich wohl auf die Probanden verlassen. Bei diesem Kontakt wurde noch die moralische Urteilsstufe jedes Probanden (nach Kohlberg) ermittelt; die relevante abängige Variable war das Absenden des Fragebogens: ob rechtzeitig, ob mit Versprägung oder ob gar nicht. Kein Proband gehörte zur Stufe 1. Von den Versuchspersonen der Stufen 2 und 3 schickten nur etwa 30% den Fragebogen rechtzeitig zurück, von denen der Stufe 4 waren es mehr als 70%, und 100% waren es bei den Versuchspersonen der Stufe 5. Probanden der Stufe 6 waren nicht beteiligt. Das Ergebnis ist eindeutig: Je höher die moralische Entwicklungsstufe, um so größer die Wahrscheinlichkeit eines moralischen Handelns. Doch nach den bisherigen Befunden und Überlegungen ist dieses Resultat weder typisch noch war es zu erwarten. Es war vielmehr ein recht sonderbarer Effekt, der vermutlich auf Besonderheiten des Versuchsplans und auf Zufälligkeiten bei der Stichprobenzusammenstellung zurückzuführen ist. Wenn wir die Ergebnisse von Krebs und Rosenwald lediglich als eine mögliche, aber selten realisierte „baseline" betrachten, dann können wir fragen: Welches sind die Faktoren, die entsprechend unserer voraufgehenden Diskussion als normalerweise wirksam vorauszusetzen sind?

6.4.1 Gleiches Handeln mit moralisch unterschiedlicher Bewertung

Kohlbergs Einstufungsprozedur des moralischen Urteils ist so angelegt, daß zwei entgegengesetzte Handlungen (Pro und Kontra) mit jeder der sechs Urteilsstufen vereinbar sind. Das Maß als solches ist offenbar gar nicht für Zwecke einer Verhaltensprognose entwickelt worden. Wie ist es dann aber möglich, daß z. B. in der Studie von Krebs und Rosenwald mit dem Ansteigen der Urteilsstufe auch die Wahrscheinlichkeit einer bestimmten Handlung wächst? Das liegt nach unserer Auffassung daran, daß das Handeln und die moralische Stufe tatsächlich nicht immer voneinander unabhängig sind. Man kann das *Nichtzurückschicken* des Fragebogens bei keiner Urteilsstufe als moralkonformes Verhalten betrachten. Die Leute sind großzügig im voraus bezahlt worden, man hat ihnen vertraut, die Studentin erleidet große Nachteile, wenn der Fragebogen nicht rechtzeitig abgeschickt wird usw. Die Annahme liegt nahe, daß das moralische Empfinden, der Altruismus, mit den Urteilsstufen zunimmt, dies jedenfalls wäre eine Erklärung für das vorliegende Ergebnis. Man würde dabei voraussetzen, daß eine bestimmte Verhaltensentscheidung auf jeder Urteilsstufe gegenüber der anderen Alternative moralisch zu bevorzugen ist.

Nun wurden bereits andere Experimente dargestellt, in denen zwar ebenfalls eine von zwei Handlungsalternativen von (fast) jedem als moralisch höherstehend betrachtet wurde. Dennoch fand man nicht diese von Krebs und

Rosenwald ermittelte lineare Beziehung zwischen moralischem Denken und Handlungsentscheidungen. Im Konformitätsexperiment von Asch waren alle Teilnehmer sich darin einig, daß sie angeben sollten, wie sie persönlich die Länge der Linien sahen. In Milgrams Experiment zum Gehorsam waren alle, die die Beschreibung der experimentellen Situation lasen, der Meinung, niemand dürfe (und würde) hier der Autorität gehorchen und gefährliche Elektroschocks austeilen. Wahrscheinlich würde man es in der Situation von Latané und Darley allenthalben für richtig halten, dem Geschädigten irgendwie sofort zu helfen oder zumindest den Diebstahl zu melden. Die meisten Menschen würden wohl auch mit Zimbardo darin übereinstimmen, daß das Demolieren von Autos nicht richtig ist. Doch ungefähr ein Drittel der Versuchspersonen von Asch beugten sich dem Gruppendruck, zwei Drittel von Milgrams Versuchspersonen gehorchten den moralwidrigen Instruktionen, praktisch 100% der Versuchspersonen von Latané und Darley erwiesen sich als „untätige Zuschauer" und die meisten Bürger von Palo Alto, die Zeuge der Auto-Demolierungs-Orgie wurden, nahmen bald selbst daran teil. Die Gründe für ein derart weites Spektrum moralwidrigen Verhaltens können nicht in allen vier Experimenten die gleichen sein.

Wir können annehmen, daß die Probanden, die sich in Aschs Experiment der Gruppenmeinung anschlossen, nicht besonders daran interessiert waren, sich ihrer Moral entsprechend zu verhalten. Zu sagen, was man sah, hätte vielleicht bedeutet, sich in der Gruppe zu isolieren, vielleicht auch einem Irrtum aufzusitzen – das waren Risiken, die ein Drittel der Probanden schon dazu bewegt haben könnten, der Moralität die Konformität vorzuziehen. Das moralische Urteil ist offensichtlich nicht die einzige Verhaltensdeterminante, es gibt noch viele andere. Dazu gehört das bereits erwähnte Maß an moralischem Engagement. Unter sonst gleichen Bedingungen wird diese Variable zur Übereinstimmung zwischen moralischem Urteil und moralisch relevantem Handeln beitragen. Wahrscheinlich ist diese Variable immer mit im Spiel, doch im Experiment von Asch wird sie besonders relevant.

In den Experimenten von Latané und Darley spielte ein anderer Faktor eine Rolle – die Frage der Verantwortlichkeit oder – wie die Autoren sagen – die „Diffusion der Verantwortung". Auch dies ist ein überall antreffbares Problem, für das die Philosophie keine einheitliche Antwort bereit hält. Mit ein bißchen Phantasie kann man sich in jedem Augenblick stets unzählige moralische Handlungen vorstellen, für die man sich entscheiden könnte. Man könnte dieses Buch beiseite legen und ein Paket mit Lebensmitteln nach Indien schicken, einen Scheck für eine Wohlfahrtsorganisation ausschreiben oder freiwillige Altenhilfe leisten. Latané und Darley fanden ihre Vermutung bestätigt, daß der einzelne um so leichter die Verantwortung auf andere abwälzt, je mehr andere in einer Notsituation zugegen sind. Sicherlich haben andere mehr Zeit als man selbst, sicher gibt es Verwandte oder Bekannte in der Nähe, die die größere Verpflichtung haben usw.

Bei der Demolierung der Autos in Zimbardos Experiment liegen die Akzente wieder etwas anders. Es fragt sich, ob hier überhaupt die Moral relevant wird – zumindest in der Palo-Alto-Episode. Warum sollte man sich das Vergnügen versagen, ein Auto, das niemandem gehört, in einen Haufen Schrott zu verwandeln? Die Probanden in Palo Alto benötigten immerhin ein Signal, daß das Auto niemandem gehörte – andere Leute mußten mit dem Hämmern angefangen haben – um vielleicht vorhandene moralische Hemmungen zu überwinden. Die New Yorker Familie (sicher auf der Stufe 1) benötigte keinen solchen Hinweis; sie waren ein bereits erfahrenes Team.

In Milgrams Studie zum Gehorsam waren wiederum ganz andere Faktoren beteiligt. Daß das Austeilen starker Elektroschocks an unschuldige Opfer moralwidrig sei, behaupteten die Leute, die nicht die Situation selbst mit ihrer hierarchischen Autoritätsstruktur erlebten, und die so die Autonomie stärker veranschlagen zu können meinten. Die Probanden in der Situation unterlagen dagegen der Fremdbestimmung weitestgehend. Sie hielten es wahrscheinlich für richtig, die Aufträge auszuführen, auch wenn sie das höchst ungern taten. Nach Kohlberg waren die Probanden der Stufe 6 nicht dieser Meinung. Sie haben der bloßen Ausführungserwartung stärkere Widerstandskraft entgegengesetzt und daher trotz der hierarchischen Situation ihren Prinzipien treu bleiben können. Immerhin zeigt Milgrams Experiment, daß einer Situation Merkmale zukommen können, die man auf der Ebene des Planspiels vorher nicht antizipieren kann, und die für die meisten Beteiligten die moralischen Einschätzungen zweier alternativer Handlungen völlig anders gewichten kann.

Bisher wurden nur solche Fälle von Handlungsentscheidungen betrachtet, bei denen eine Alternative von den Probanden praktisch jeder Stufe des moralischen Urteils moralisch höher bewertet wurde. Um der Tatsache gerecht zu werden, daß wie in den Experimenten von Asch, Milgram, Latané und Darley und Zimbardo eine beträchtliche Anzahl von Versuchspersonen sich nicht so verhält, wie sie es selbst vermutlich für richtig halten, haben wir eine Reihe von hypothetischen Variablen zusammengestellt: das Maß an persönlichem moralischem Engagement; das Zuordnen der moralischen Verantwortlichkeit; die Diskrepanzen zwischen dem beurteilten moralischen Wert einer Handlung in einer lediglich vorgestellten Situation und dem vergleichbaren Urteil in einer selbst erlebten Situation mit hierarchischer Autoritätsstruktur; die moralische Neutralisierung von Handlungen, deren Folgen offensichtlich niemanden betreffen. Wir sind der Auffassung, daß alle diese Faktoren ihren Anteil haben können bei der Erklärung der zahlreichen Fälle, in denen das moralische Urteil und die Handlungsentscheidungen scheinbar nicht zueinander passen. Nach Kohlbergs Theorie würde es sich dabei bloß um äußerst spezielle Fälle handeln. Denn Kohlberg nimmt an, daß man auf jeder Stufe des moralischen Urteils die eine oder die andere Handlungsalternative stets als gleichermaßen moralisch ansehen kann. Danach ist das Wesentliche der Urteilsstufe nicht ihr Inhalt, sondern ihre Struktur, der Denkstil. Die von uns durchgesehenen Experimente liefern aber Beispiele dafür, daß dem nicht so sein muß.

6.4.2 Unterschiedliches Handeln mit moralisch gleicher Bewertung

Die Untersuchung von Haan et al. über das FSM-Sit-in in Berkeley liefert ein Beispiel dafür, daß Studenten gleicher Urteilsstufe zu unterschiedlichen Schlußfolgerungen im Hinblick auf die fragliche Aktion kamen. Wir stehen hier eher auf sicherem Boden, da ja eine Verbalform des Sit-in-Dilemmas Bestandteil der Untersuchung war, so daß wir etwas darüber erfahren, wie die Probanden über die Aktion dachten. Die meisten Probanden der Stufe 4 nahmen am Sit-in nicht teil. Sie hielten eine Teilnahme für nicht richtig. Eine Minderheit dieser Stufe beteiligte sich aber. Es kommt also vor, daß sich Personen der gleichen Urteilsstufe entgegengesetzt verhalten. Aus dem, was sie über die Handlung sagten, läßt sich leicht ersehen, daß man die Lage so oder so beurteilen konnte. Das Urteil der Minderheit der Stufe 4 lautete, daß sich die Universitätsverwaltung durch die Verletzung vorheriger Abmachungen als schlechte Autorität erwiesen habe, so daß sie nicht den Gehorsam für sich in Anspruch nehmen konnte, den ein Proband der Stufe von „Recht und Ordnung" einer legitimen Autorität sonst erweist. Eine Verhaltensvorhersage auf der Basis der moralischen Urteilsstufe allein ist also höchst riskant.

Wir schlagen demgegenüber vor, eine intervenierende Variable zu berücksichtigen – die moralische Interpretation der jeweiligen Handlung in ihrem jeweiligen Kontext. Die Einführung dieser wichtigen Variable macht deutlich, daß es im Grunde um zwei Fragerichtungen geht: 1) um die Frage nach den Bedingungen, unter denen die Zugehörigkeit zu einer Kohlbergschen Stufe Vorhersagen über gemeinsame Interpretationen und Beurteilungen einer Handlung ermöglicht; 2) um die Frage nach den Bedingungen, unter denen diese Auffassungen und Beurteilungen Vorhersagen über das tatsächliche Verhalten ermöglichen. Die Untersuchungen von Asch, Milgram, Latané und Darley und Zimbardo, in denen sich die Probanden hinsichtlich des moralischen Wertes der Handlungen einig waren, haben andererseits deutlich gemacht, daß gleiche Auffassungen nicht unbedingt immer zu gleichem Handeln führen. Hier treten die anderen Variablen intervenierend hinzu, etwa die Stärke des moralischen Engagements und die Art der Zuordnung der moralischen Verantwortung. Die Ergebnisse von Haan et al. bei den Probanden der Stufe 4 haben gezeigt, daß auch noch aus einem anderen Grund eine perfekte Verhaltensprognose anhand des moralischen Urteils mißlingen kann: die Probanden der gleichen Urteilsstufe können die moralischen Aspekte einer Handlung durchaus unterschiedlich interpretieren.

An einem weiteren Aspekt der Studie von Haan et al. wird die große Bedeutung erkennbar, die der Interpretation einer Handlung zukommt. Von den Probanden der Stufe 2 nahmen 60% am Sit-in teil, 40% nicht; von den Probanden der Stufe 6 beteiligten sich 75%, und 25% taten das nicht. Wiederum läßt sich von der Stufenzugehörigkeit her keine genaue Verhaltensvorhersage treffen; die Angehörigen der gleichen Stufe verhielten sich nicht alle gleich. Aus den Befragungen ging hervor, daß man die FSM-Aktion gleichermaßen gut aus der Pro- wie aus der Kontra-Sicht beurteilen konnte. Dieses Ergebnis spricht seinerseits für die Komplexität der Beziehung zwischen Denken und Handeln, insofern sich hier zeigt, daß Menschen unterschiedlicher moralischer Denkweise sich für die gleiche Handlung aus höchst unterschiedlichen Gründen entschließen können. Studenten der Stufe 2 beteiligten sich an dem Sit-in, um stur ihre Rechte durchzusetzen, Studenten der Stufe 6 nahmen daran eher bedauernd teil, weil sie es für ihre Pflicht hielten, bürgerliche Freiheiten gegenüber einer repressiven Autorität zu verteidigen.

6.4.3 Ein vorläufiges Modell

Wir haben nun also die Frage, ob das moralische Niveau von Handlungen mit zunehmender Höhe der moralischen Urteilsstufe steigt, endgültig beiseite geschoben. Dafür hatten wir hauptsächlich zwei Gründe: erstens geht Kohlbergs Methode der Einschätzung des moralischen Urteils von der Annahme aus, daß sich Personen der gleichen Stufe des moralischen Urteils völlig verschie-

den verhalten können, und zweitens können Handlungen, die nur als Verhalten, ohne jede Handlungsinterpretation, betrachtet werden, gar nicht im Hinblick auf ihre Moralität eingestuft werden; sie sind schlicht moralisch irrelevant.

Wie aber sieht die Beziehung zwischen dem moralischen Urteil und dem moralischen Verhalten aus, wenn es sich um keine lineare Beziehung handelt? Es geht hier im wesentlichen um die Frage, ob in einer bestimmten Situation Personen der gleichen moralischen Urteilsstufe das gleiche Verhalten zeigen werden. Nun kann, wie wir sahen, eine Übereinstimmung zwischen Denken und Handeln nicht in jedem Fall erwartet werden; es ist nur ein mögliches Ergebnis unter anderen, die alle abhängig sind von bestimmten zusätzlichen Variablen (s. Abb. 6.13). Wir können die Frage vereinfachen, indem wir sie unterteilen:

1. Werden die Angehörigen einer bestimmten Urteilsstufe zur gleichen Auffassung (Interpretation) über eine bestimmte Handlung kommen?
2. Werden Personen mit der gleichen moralischen Auffassung über eine Handlung auch tatsächlich diese Handlung gleichermaßen ausführen?

Betrachten wir zunächst das Problem der Vorhersage der Handlungsinterpretation auf der Grundlage der moralischen Urteilsstufe. Kohlberg geht davon aus, daß beide in struktureller Hinsicht übereinstimmen müßten, wenn auch inhaltliche Abweichungen auftreten. Daher ist nach ihm nicht zu erwarten, daß Personen der gleichen Urteilsstufe auch immer zur gleichen Handlungsentscheidung kommen. Allerdings dürfte durch eine gründliche Erörterung eines Handlungsdilemmas, bei der alle relevanten Informationen, Implikationen usw. zutage treten, die Übereinstimmung zwischen dem generellen Urteilsniveau und der Handlungsinterpretation sowohl strukturell als auch inhaltlich verbessert werden.

Wenn nun Personen der gleichen Urteilsstufe eine Handlung strukturell und inhaltlich in gleicher Weise konzipieren und auch darin übereinstimmen, welche Alternative mora-

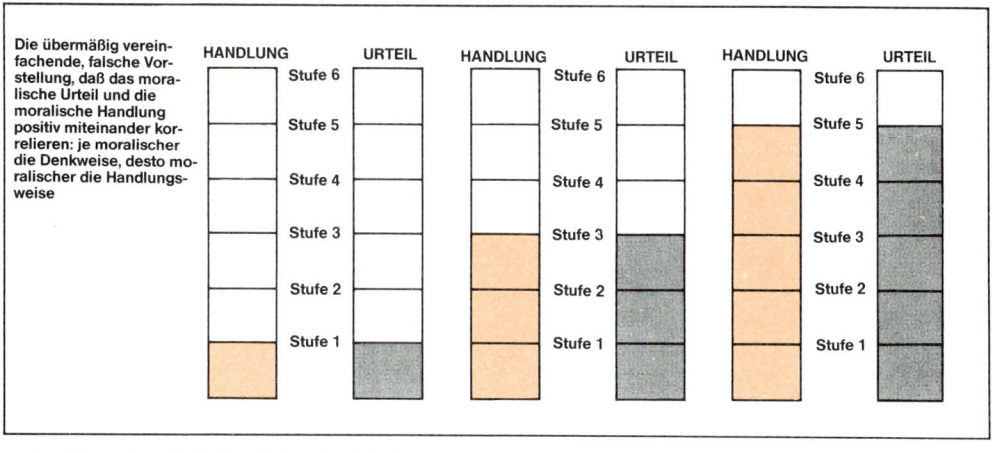

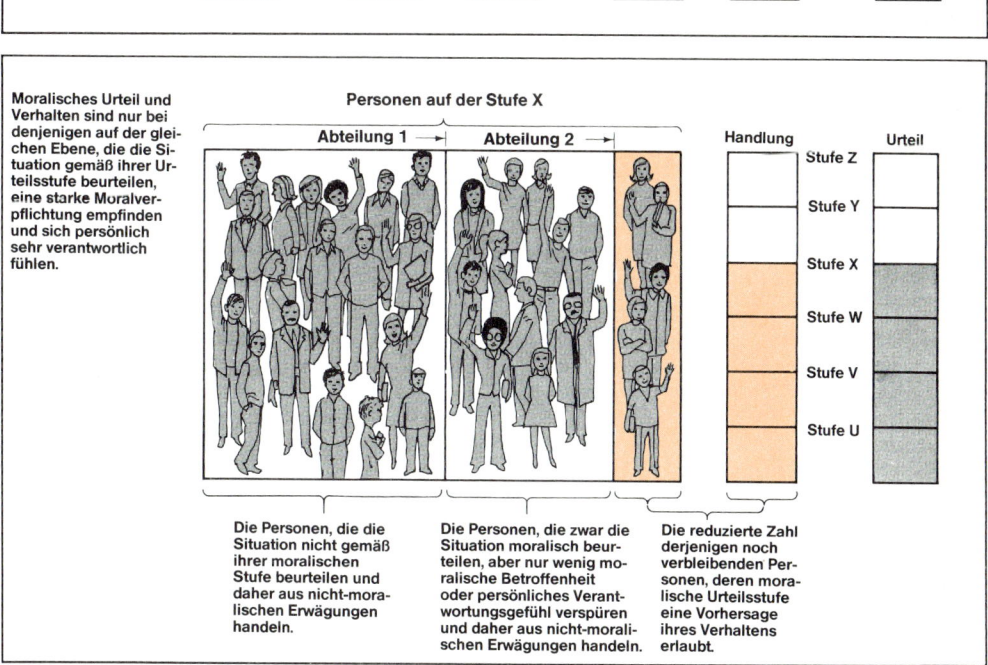

Abb. 6.13. Einer vereinfachten, aber durchaus üblichen Sichtweise der Beziehung zwischen moralischem Denken und Handeln ist die komplexere Sichtweise gegenüberge- stellt, die im Text erörtert wird. Es scheint keineswegs selbstverständlich zu sein, daß die Handlungen eines Menschen moralischer werden, wenn seine Denkweise moralischer wird. Wir vermuten, daß dabei eine Überein- stimmung nur selten erreicht wird. Die Situation der Handlung muß mit der moralischen Stufe in Beziehung gebracht werden, ehe sie moralisches Denken auslösen kann. Die Personen der Abteilung 1 bestehen diese Prüfung nicht. Selbst wenn eine Situaion moralisch beur- teilt wurde, muß es nicht zur Handlung kommen, denn die moralische Betroffenheit kann fehlen, oder man kann sich für die Situation nicht verantwortlich fühlen (Abteilung 2). In der letzten Abteilung (in orange) sind diejenigen Personen vertreten, deren Handlungen mit ihrem Urteil übereinstimmen. Sie scheinen eher die Ausnahme zu sein und zu den wenigen zu gehören, die „Charakter" haben

lisch am höchsten einzustufen ist, werden sich dann alle in gleicher Weise verhalten? Was an indirekten Beobachtungen aus der Sozialpsy- chologie zur Verfügung steht, spricht nicht unbedingt dafür. Was jeder einzelne tun wird, hängt auch noch von anderen Faktoren ab, so von der Stärke des moralischen Engagements und von der Frage, welche Zuordnung der Verantwortlichkeit vorgenommen wurde.

Wenn alle die Faktoren, die wir angeführt haben, tatsächlich wirksam werden, dann müssen die Beziehungen zwischen dem moralischen Urteil und den moralisch relevanten Handlungen sehr verschiedenartig sein. So mag es trotz identischer Interpretationen nur deshalb zu keiner Übereinstimmung im Handeln kommen, weil das moralische Engagement individuell unterschiedlich ist, oder weil im einen Fall eine klare, im anderen eine diffuse Vorstellung von der Verantwortlichkeit vorhanden ist. Vielleicht besteht auch deshalb keine Übereinstimmung, weil in der aktuellen Situation Faktoren mit eingehen, die in der imaginären Vorwegnahme nicht berücksichtigt werden konnten. Es mag auch vorkommen, daß alle Personen einer Urteils-stufe sich für die gleiche Handlung entscheiden, weil diese sich aus der betreffenden strukturellen Sicht sehr viel leichter herleiten läßt als aus einer anderen. Natürlich können Personen der gleichen Stufe auch zur gleichen Auffassung über eine Handlung in struktureller Hinsicht gelangen und dennoch zu unterschiedlichen Handlungsentscheidungen kommen, weil die Handlungen für unterschiedliche inhaltliche Interpretationen dann immer noch offen sind. Diese ganze Vielfalt möglicher Ergebnisse spiegelt im Grunde die Mannigfaltigkeit des Lebens.

6.5 Zusammenfassung

1. Sozialpsychologische Untersuchungen haben gezeigt, daß Menschen manchmal etwas tun, was sie selbst und andere als moralwidrig ansehen. Entwicklungspsychologen fanden heraus, daß bei jedem Individuum altersabhängige Stufen des moralischen Urteils auftreten. Die beiden Sachverhalte stehen in einem gewissen Spannungsverhältnis zueinander, denn die Versuchspersonen handelten in den sozialpsychologischen Experimenten den Prinzipien ihrer eigenen moralischen Entwicklungsstufe zuwider. Welche Rolle spielt dann überhaupt das moralische Urteil für das Verhalten?

2. Ein Experiment zur Konformität von Asch machte deutlich, daß moralisches Urteil nicht notwendigerweise die moralische Handlung determiniert. Obwohl die Probanden bezüglich der moralischen Handlung einer Meinung waren, verhielt sich ein Drittel von ihnen der moralischen Norm zuwider. Anscheinend standen diese Versuchspersonen unter dem stärkeren Druck zur Konformität.

3. Der Sachverhalt wird noch komplizierter, wenn man Milgrams Experiment mit einbezieht. Manchmal muß der Mensch individuell handeln, auf sich selbst gestellt oder autonom (autonomous mode), indem er eigene Ziele verfolgt, wobei die Schädigung anderer durch moralische Rücksichten verhindert wird. Menschen müssen aber auch manchmal in einem hierarchischen Sozialsystem zusammenarbeiten, wobei sie unter der Kontrolle von anderen stehen, fremdbestimmt und als ausführendes Werkzeug handeln (agentic mode). Sie geben die Verantwortung für ihre Handlungen dann an diejenigen ab, die die Anordnungen zu treffen haben. Zwei Drittel von Milgrams Versuchspersonen unterwarfen sich gehorsam der Autorität eines Versuchsleiters, selbst dann, wenn sie einem unschuldigen „Opfer" dabei offensichtlichen Schmerz zufügten und sie selbst dabei seelische Qualen ausstanden. Außenstehende, die nach einer Beschreibung des Experiments die Reaktion der Versuchspersonen vorhersagen sollten, unterschätzten die Bereitschaft zum Gehorsam bei den Versuchspersonen bei weitem. Die Diskrepanz zwischen Vorhersage und Befund macht deutlich, daß die Versuchspersonen in der experimentellen Situation offenbar fremdbestimmt handelten, während die Außenstehenden, die sich nicht in diese Lage der Versuchspersonen versetzen konnten, die Autonomie der Versuchspersonen bei weitem überschätzten.

4. Latané und Darley konnten feststellen, daß in experimentellen Situationen, in denen die

Versuchspersonen Zeuge eines Verbrechens wurden, bei Anwesenheit mehrerer Zeugen das Verbrechen selten oder nie gemeldet wird. Ist ein Zuschauer allein anwesend, erstattet dieser mit großer Wahrscheinlichkeit eine Meldung. Sind zwei oder mehr Zuschauer anwesend, ist die Verantwortlichkeit diffus und unbestimmt, so daß jeder annehmen kann, ein anderer trüge mehr Verantwortung als er selbst.

5. Zimbardo befaßte sich mit dem Vandalismus, dem mutwilligen Zerstören fremden Eigentums, in der sich eine unmoralische Mißachtung fremder Interessen geltend macht. Da moralische Prinzipien nötig sind, um Interessenkonflikte auszugleichen, könnte man den Vandalismus als ein moralisches Problem ansehen. Aber nicht alle „Vandalen" betrachten ihre Handlungen unter moralischen Gesichtspunkten: Häufig zerstören sie das Eigentum von Organisationen, zu denen sie keine Beziehung haben und hinter denen die Menschen nicht sichtbar hervortreten. In anderen Fällen von Zerstörungshandlungen ist ein Auslöser erforderlich, der anzeigt, daß man es mit verlassenem Eigentum zu tun hat. Die einfache Zerstörungshandlung, bei der keine Interessen anderer verletzt werden, ist lediglich als positiver Verstärker aufzufassen, auf den man sich um seiner selbst willen einläßt.

6. Piaget leitete aus den Antworten auf Problemgeschichten zwei nicht ganz klar abgegrenzte Entwicklungsstufen des moralischen Urteils beim Kind ab: a) die *heteronome* Phase, in der die Moralität aus unveränderlichen Verhaltensregeln besteht, die von außen kommen, und die mit Strafandrohungen durchgesetzt werden. Das Kind beurteilt die Verwerflichkeit einer Handlung anhand des angerichteten Schadens, ohne die dahinterstehenden Absichten mit einzubeziehen; b) die *autonome* Phase, die sich aus der Fähigkeit des Kindes ergibt, sich in die Lage anderer Menschen zu versetzen. Das Kind erkennt Rechte und Pflichten als voneinander abhängig an und beurteilt eine Handlung mit Rücksicht auf die dahinterliegenden Absichten.

7. Kohlberg benutzte die Methode der moralischen Dilemmas, um bei Kindern und Erwachsenen die Untersuchung des moralischen Urteils zu vertiefen. Dabei fand er heraus, daß Piagets zwei Stufen das Problemfeld nur teilweise abdecken. Wenn man auch die höheren Entwicklungsstufen der Erwachsenen mit einbezieht, ergeben sich nach ihm drei Beschreibungsebenen, die jeweils in zwei Stufen unterteilt werden. Es handelt sich zunächst um die *präkonventionelle Ebene* mit Stufe 1, Orientierung an Strafe und Gehorsam, mit Unterordnung gegenüber der Autorität und ihren Ge- und Verboten; die Handlung wird nach ihren Konsequenzen beurteilt; und Stufe 2, ein instrumenteller Zweckrelativismus, ausschlaggebend ist die Suche nach Befriedigung der eigenen Wünsche und der Wünsche derjenigen, die man mag; pragmatische Gegenseitigkeit, Beurteilung einer Handlung teilweise auch nach Absichten. Dann die *konventionelle Ebene* mit der Stufe 3, ausgerichtet an den interpersonalen Beziehungen mit dem Wunsch nach Anerkennung und Zustimmung von seiten anderer; Beurteilung einer Handlung vorwiegend nach der Absicht; und der Stufe 4, ausgerichtet an Recht und Ordnung gegenüber Autoritäten und dem Gesetz; die Aufrechterhaltung der sozialen Ordnung wird wichtiger als die Befriedigung egoistischer Wünsche. Die *postkonventionelle Ebene* mit der Stufe 5, orientiert am Sozialvertrag, dessen Wertvorstellungen die Autorität anderer Personen oder Gruppen transzendieren; die Meinung, daß Gesetze mit Hilfe dafür bestimmter gesellschaftlicher Verfahren geändert werden können, und der Stufe 6, orientiert an allgemeinen ethischen Prinzipien, den konsequenten, umfassenden Prinzipien des eigenen Gewissens, die stets und überall anzuwenden sind.

8. Kohlberg behauptet, daß die Stufen in ihrer Entwicklung invariant schrittweise aufeinander folgen, so daß dem Erreichen einer bestimmten Stufe immer das Erreichen der jeweils tieferen Stufe vorangehen muß. Dieser Anspruch konnte in Querschnittsuntersuchungen nicht bestätigt werden, jedoch gibt es Hinweise auf eine gewisse Übereinstimmung zwischen Altersgruppe und Urteilsstufe

und darauf, daß die Stufen kulturübergreifend identifizierbar sind. Die Beweiskraft der vorhandenen Langzeituntersuchungen läßt wegen gewisser Abänderungen des Bewertungssystems und wegen zu langer Untersuchungszwischenräume (jeweils drei Jahre) zu wünschen übrig. Experimente, in denen durch Gruppendiskussion ein Wechsel der Urteilsstufen veranlaßt werden sollte, haben ergeben, daß die Probanden, die auf einer bestimmten Stufe stehen, etwas empfänglicher für Argumente der nächsthöheren Stufe sind als für Argumente einer Stufe darunter oder zweier Stufen darüber. Das ist in der Tendenz als Bestätigung der Kohlbergschen Hypothese zu werten.

9. Da Kohlbergs Dilemmas so angelegt sind, daß entgegengesetzte Handlungsentscheidungen auf jeder Urteilsstufe möglich sind, läßt sich aus der Stufenzugehörigkeit eines Probanden seine Handlungsweise nicht vorhersagen. So weisen z. B. Ergebnisse aus Untersuchungen zur „Free Speech Movement" von Berkeley, in denen Studenten, die wegen eines Sit-ins festgenommen wurden, verglichen wurden mit nicht festgenommenen Studenten, darauf hin, daß einige Handlungsalternativen in einem Dilemma nicht auf allen Urteilsstufen gleichermaßen akzeptabel sind. Alles hängt davon ab, wie jemand auf seiner Urteilsstufe die Situation und seine Handlungsmöglichkeiten im einzelnen sieht.

10. Die Urteilsstufe eines Menschen ermöglicht keine Handlungsvorhersage, weil die Interpretation der realen Situation dazwischen liegt, ebensowenig reicht allein die Interpretation für eine Handlungsvorhersage aus. In Aschs Experimenten zur Konformität beurteilten alle Probanden die Moralität der Situation gleich, handelten aber trotzdem nicht in gleicher Weise. Hier wird eine intervenierende Variable relevant: das moralische Engagement.

11. Diskrepanzen zwischen den Handlungen derjenigen, die an einem Experiment teilnehmen und den Urteilen von Außenstehenden über diese Handlungen lassen sich mit dem Begriff der Handlungsinterpretation erklären. In Milgrams Experimenten zum Gehorsam wurde das Verhalten von Versuchspersonen dadurch beeinflußt, daß sie allen an der Situation beteiligten Faktoren unterworfen waren. Durch Abänderungen der experimentellen Bedingungen ändert sich auch die Auffassung der Situation, woraufhin sich auch die Handlungen der Versuchspersonen ändern.

12. In den Untersuchungen von Latané und Darley zum Zuschauerverhalten erscheint das moralische Gebot so einleuchtend und elementar, daß die meisten Menschen über den hohen Grad an Teilnahmslosigkeit der beobachteten Zeugen entsetzt sind. Hier ist zu berücksichtigen, daß bei einer Vielzahl von Zuschauern die Verantwortlichkeit nicht klar erkennbar ist, während ein einzelner Zuschauer sehr viel eher den Finger der Verantwortung auf sich gerichtet fühlt.

13. Der Vandalismus in Zimbardos Experimenten ist zum Teil eigentlich kein moralisches Problem mehr, sofern nämlich ein „Auslöser" vorgelegen hat, der anzeigte, daß das demolierbare Objekt ohne Eigentümer war. Wir vergessen leicht, daß das Demolieren etwas Ungewöhnliches an sich hat und beim Menschen als natürlicher Verstärker wirken kann. Auf Erklärung wartet aber vielleicht die Frage, warum der Zerstörungsdrang heutzutage so wenig gehemmt ist. Natürlich wollen wir nicht leugnen, daß Vandalismus auch aggressiv motiviert sein kann.

14. Zusammenfassend läßt sich sagen, daß die Beziehung zwischen moralischem Urteil und moralischem Verhalten durch das Hinzutreten anderer Faktoren von sehr komplexer Art ist. Menschen der gleichen Urteilsstufe müssen nicht unbedingt die gleiche Auffassung von einer Situation haben. Außerdem führen identische Ansichten über die Moralität einer Situation keineswegs immer dazu, daß man sich für die gleiche Handlung entscheidet. Die Divergenz kann gegebenenfalls auf unterschiedlich starkes moralisches Engagement zurückzuführen sein.

7 Sensorische Wahrnehmung

Ständig wirkt eine schier unendliche Fülle von physikalischen Reizen auf uns ein. Nur ein Teil davon wird uns als Licht, Schall, Geschmack, Druck oder Wärme bewußt. Der Rest entgeht uns meist vollständig.

Unsere Sinne sind jedoch innerhalb der gesteckten Grenzen außerordentlich leistungsfähig. Unter optimalen Bedingungen gelingt es uns fast bei der physikalisch kleinstmöglichen Lichtmenge, etwas zu sehen. Die leisesten Geräusche nehmen wir noch bei einem Schalldruck wahr, der nur wenig höher liegt als die unregelmäßigen Druckschwankungen der Luftmoleküle, die ständig auf das Trommelfell einwirken. Die übrigen Sinne sind zu ähnlichen Kunststücken fähig.

Trotz dieser außerordentlichen Empfindlichkeit zielt unsere Wahrnehmung in erster Linie auf Selektivität ab. Die Erfassung der Welt durch die Sinne läßt sich nicht vergleichen mit dem Öffnen eines Fensters, durch das wir die Wirklichkeit von außen hereinlassen. Das Fenster der Sinne ist niemals wirklich geöffnet. Unsere Ohren sind für gewisse Schalleinwirkungen besonders empfindlich, für andere dagegen taub. Unsere Hörwelt ist von derjenigen einer Maus sehr verschieden, selbst wenn sie im gleichen Raum mit uns lebt. Unsere Augen nehmen bestimmte Strahlungen wahr, für den größten Teil des Spektrums sind sie dagegen blind. Was wir als Wärme empfinden, erscheint einem anderen Lebewesen möglicherweise als strahlendes Infrarot. Die uns unsichtbaren Röntgenstrahlen können für andere Augen Licht bedeuten.

Selektivität ist das erste Kennzeichen unserer Wahrnehmung. Objektivität folgt erst an zweiter Stelle. Obwohl die Fenster unserer Sinne eigentlich geschlossen bleiben, ist sich der Laie für gewöhnlich ziemlich sicher, daß er weiß, was um ihn herum geschieht. Man versuche nicht, ihm beizubringen, er könne die objektive Welt nicht sehen, hören oder fühlen. Sein Leben lang hat er erfahren, daß ihm durch seine Sinne die ihn umgebende Welt vermittelt wird. Doch was für den Laien selbstverständlich ist, ist für den Wissenschaftler ein Rätsel. Wie ist es möglich, daß wir die Wirklichkeit so gut erfassen können?

Wir sind der Lösung dieses Rätsels näher als der Lösung der meisten anderen Rätsel der Psychologie. Die Sinnespsychologie ist unsere älteste und am weitesten fortgeschrittene Teildisziplin. Sie ist der Physiologie und Physik eng benachbart, was einige Leser begrüßen, andere eher bedauern mögen. Die Sinnespsychologie hat mit den Naturwissenschaften auf jeden Fall mehr gemein als jede andere psychologische Teildisziplin. Sie befaßt sich mit der Qualität und Quantität von Erlebnissen, welche durch die einzelnen Sinne sowie durch deren Zusammenwirken vermittelt werden. Wenn Sie sich mit diesen Themen beschäftigen, werden Sie nicht nur etwas über Wahrnehmungserlebnisse erfahren, sondern sie werden die Psychologie an der Stelle kennenlernen, an der sie mit den Naturwissenschaften in unmittelbarstem Zusammenhang steht.

In seinem Buch *Abhandlung über die Empfindungen* (1870, Original 1754) fordert Etienne Bonnot, Abbé de Condillac, den Leser auf, sich eine Statue vorzustellen, deren Inneres menschliche Züge trägt, die jedoch von der Außenwelt durch eine marmorne Oberfläche getrennt ist. Ohne Bewegung oder sinnliche Erfahrungen ist die Statue unfähig, menschliche Gefühle zu erleben. Die Statue erhält nun ein menschliches Sinnessystem nach dem anderen: Zuerst den Geruch, dann das Gehör, schließlich Geschmacks-, Gesichts- und Tastsinn. Jeder zusätzliche Sinn würde, so nahm Condillac an, die Statue

einem Menschen ähnlicher machen. In seiner Abhandlung gelangt er zu dem Schluß:

„Indem wir ihr allmählich neue Daseinsweisen und neue Sinne gaben, sahen wir sie neue Wünsche hegen, von der Erfahrung lernen, sie zu beschränken oder zu befriedigen und von Bedürfnissen zu Bedürfnissen, von Kenntnissen zu Kenntnissen, von Freuden zu Freuden weiterschreiten. Die Statue ist demnach bloß die Summe von all dem, was sie erworben hat. Warum sollte es beim Menschen nicht ebenso sein?"

Über die Jahrhunderte hinweg haben die Gelehrten sich über Fragen, wie Condillac sie in seinem Schlußsatz aufwirft, den Kopf zerbrochen (Boring, 1950). Sind wir nichts weiter als die Summe unserer Erfahrungen, eine „tabula rasa" oder glatte Wachstafel, auf der sich die Umwelt nach Belieben einprägt? Einige, darunter Condillac, bejahten diese Frage. Nach seiner Ansicht wird der menschliche Geist durch Erfahrung ähnlich geformt wie Ton in den Händen des Töpfers. Ohne Erfahrungen bleibt der Geist ein formloses Gebilde. Andere, so sein berühmter französischer Vorgänger René Descartes, waren hingegen nicht der Ansicht, daß der Geist derartig formbar sei. Descartes glaubte, daß gewisse geistige Grundformen – z. B. die Vorstellung von Gott oder der Mathematik – sich nicht aus der Erfahrung ableiten, sondern vielmehr als immanenter Teil der Grundausstattung des menschlichen Geistes aufzufassen seien. Verfolgt man die Versuche des Menschen, sich selbst zu verstehen, stellt man fest, daß beide Ansichten immer wieder aufeinanderstoßen. „Empiristen" wie Condillac konnten stets zahlreiche Belege dafür beibringen, daß sich unser Wissen aus der Erfahrung ableiten läßt. „Nativisten" wie Descartes haben dagegen stets die Behauptung aufrechterhalten, daß unser Wissen nicht völlig auf Erfahrung beruht.

Wir nehmen hier einen vermittelnden Standpunkt ein und gehen davon aus, daß die Wahrheit irgendwo zwischen beiden philosophischen Extremen angesiedelt ist. Menschliches Wissen wird zweifellos durch die Sinneserlebnisse vermittelt. Zunächst jedenfalls gibt sich die Welt, in der wir leben, durch unsere Sinnesorgane zu erkennen. Soweit ist Condillacs Statue ein zutreffendes Modell. Unsere Sinne sind jedoch nicht einfach als offene Fenster zu verstehen. Sie treffen vielmehr eine sehr enge Auswahl aus der unendlichen Vielfalt möglicher Weltgegebenheiten. Die Sinnesdaten werden durch das menschliche Nervensystem in einer nur dem Menschen eigentümlichen Weise verarbeitet. Das heißt nicht, daß wir „angeborene Ideen" besitzen müßten, wie einige Philosophen meinten, doch ist es uns offenbar nur auf eine ganz bestimmte Weise möglich, sensorische Information zu verarbeiten. Unsere Sinne vermitteln uns die Welt als eine durchaus *menschliche* Welt.

Sehen, Hören, Riechen, Schmecken und Tasten galten seit alters her als die fünf Sinne des Menschen. Eine entsprechende Aufzählung findet sich bei Aristoteles (Brett, 1912) und den meisten modernen Autoren. Unter einem „sechsten Sinn" verstehen wir häufig etwas Besonderes. Diese alte Aufzählung ist jedoch – wie schon Aristoteles bemerkt – höchst unzureichend. Darüber besteht wissenschaftlich kein Zweifel. Die uns vertrauten fünf Sinne sind auf die von uns wahrgenommene äußere Welt spezialisiert, doch damit sind die Wahrnehmungsmöglichkeiten nicht erschöpft. Ähnlich der Statue Condillacs erhalten wir über die Außenwelt dadurch Kenntnis, daß Licht unser Auge, Schall unsere Ohren erreicht, unsere Nase mit Gasen, unsere Zunge mit Flüssigkeiten, unsere Körperoberfläche mit festen Gegenständen in Berührung kommt. Doch in dieser herkömmlichen Aufzählung fehlt die innere Welt. Wir fühlen auch unseren Körper in Ruhe oder in Bewegung; wir fühlen die Lage unserer Hände, des Kopfes, der Zehen, der Zunge usw. Wir werden uns unserer Muskelspannungen ebenso bewußt wie verschiedener Schmerzen, Bedürfnisse und Freuden. Wir verspüren Hunger, Durst, Erregung, Schwindel und andere nicht näher bezeichnete innere Zustände. Die innere Welt setzt ebenso wie die äußere eine sensorische Basis voraus. Wir kennen die Grundlagen im einzelnen zwar erst wenig, doch ist soviel gewiß, daß wir sie nicht einfach aus den traditionellen fünf Sinnen ableiten können. Zum Beispiel mag Hunger manchmal vom Geräusch eines knurrenden Magens begleitet sein, aber er ist weder auditorisch noch visuell, olfaktorisch, gustatorisch oder taktil (um hier gleich die sensorischen Adjektive einzuführen). Man kann ebensowenig sagen, daß es sich hier lediglich um ein Gemisch von Erlebnisqualitäten der äußeren Sinne handelt. Hunger gehört, zusammen mit vielem, was wir im Unterschied zur Welt um uns herum von uns selbst wahrnehmen, zu den inneren Sinnen.

Die herkömmliche Auffassung der Sinneserlebnisse ist nicht allein im Hinblick auf die Unterscheidung von Innen und Außen ergänzungsbedürftig. Auch unter dem Aspekt der Erfassung der Umwelt stellen die fünf Sinne in gewisser Weise eine zu starke Vereinfachung dar. Der Tastsinn umfaßt die Sinnesrezeptoren für Druck und Temperatur. Man sollte daher besser von zwei Sinnen statt von einem sprechen. Was wir gewöhnlich unter Geschmackssinn verstehen, schließt Geruch und Tastsinn (Druck- und Temperatursinn) ebenso ein wie den Geschmack als spezielle Bezeichnung für die durch Geschmacksrezeptoren der Zunge vermittelten Wahrnehmungen: die Geschmacksqualitäten süß, salzig, bitter und sauer.

Derartige Differenzierungen ließen sich leicht fortsetzen. Vorerst aber ist es angebracht, einige grundsätzliche Feststellungen über unsere Sinne zu treffen. Sinneserlebnisse beruhen im wesentlichen auf der Tätigkeit von Sinnesorganen wie z. B. Auge, Ohr oder winzigen Rezeptoren, die in der Haut, Zunge oder Nase angeordnet sind. Ein Sinnesrezeptor ist jeweils darauf spezialisiert, eine bestimmte Klasse von physikalischen Reizen aufzunehmen, z. B. Licht, Schall, chemische Lösungen oder Temperaturänderungen. Aus der Tatsache, daß eine solche Klasse physikalischer Reize gewöhnlich einem Sinnesorgan genau entspricht, wird dann oft geschlossen, daß ein Sinnesorgan durch diese Entsprechung *definiert* ist. Einwände gegen eine derartige Festlegung ergeben sich allerdings aus den Erlebnissen, die durch die Sinne vermittelt werden. Wir erleben Schmerz und Freude, Zeit und Raum, aber wir kennen weder Zeit- noch Raumrezeptoren. Ebenso wurden bisher keine physikalischen Einheiten für Schmerz oder Freude entdeckt. Die Erlebnisdimensionen sind weit vielfältiger und nuancenreicher, als es die Zahl bereits entdeckter oder noch zu entdeckender Sinnesorgane erwarten läßt. Damit soll nicht gesagt sein, daß die Erlebnisse keine Relation zur Physiologie aufweisen. Es wird lediglich behauptet, daß diese Beziehung meist weniger offensichtlich ist als beispielsweise die zwischen Schallreiz und Hörnerventätigkeit. Unsere Wahrnehmungen sind mehr als nur sensorische Ereignisse.

Wir erleben unsere Welt, ohne an der objektiven Realität außerhalb unserer Sinnesorgane zu zweifeln. Gewisse Geräusche erreichen unser Ohr und wir vernehmen das Hupen eines Autos, einen Freund, der unseren Namen nennt, das Knirschen einer frischen Karotte zwischen unseren Zähnen oder den Ballaufschlag in einem Tennisspiel. Selbst wenn unsere Wahrnehmung Teilerlebnisse verschiedener Sinne zusammenfaßt und verbindet, verfestigt sie sich zu einer objektiven Gegebenheit. Die Karotte wird als *Einheit* erlebt, obwohl von ihr nicht nur Geräusche, sondern auch Seh-, Geruchs-, Geschmacks- und Tastreize ausgehen.

Unsere Darstellung der Sinne beschränkt sich auf das Hören und Sehen. Wir sind bemüht, zwischen Breite und Tiefe der Darstellung einen Kompromiß zu finden. In diesem Kapitel behandeln wir weder Tast-, Geschmacks- und Geruchssinn noch die inneren Sinne (s. Geldard, 1972). Dafür befassen wir uns eingehend mit dem Hören und Sehen, wenn auch nicht ausführlich genug, um jedem dieser Sinne voll gerecht zu werden. Die Breite wurde vor allem deshalb eingeschränkt, weil über das Sehen und Hören weitaus die meisten wissenschaftlichen Befunde vorliegen. Außerdem handelt es sich hier wahrscheinlich um die wichtigsten Sinne mit der größten Vielfalt an Phänomenen. Ganz in die Tiefe sind wir aber auch nicht gegangen, da es uns unerläßlich erschien, wenigstens zwei Sinne einigermaßen vollständig zu behandeln.

Das Kapitel faßt außerdem die Ergebnisse der Psychophysik zusammen, jener Teildisziplin, die gesetzmäßige Beziehungen zwischen physikalischen und psychologischen Variablen aufzudecken sucht. Sie ist die älteste formale Teildisziplin der Psychologie und wissenschaftlich gesehen wahrscheinlich ihre erfolgreichste. Das „psychophysische Gesetz" scheint auf alle Erlebnisse anwendbar zu sein, wie wir noch zeigen werden.

7.1 Hören

Wir wollen zu Beginn jeweils eine praxisnahe Definition der einem Sinnesorgan zugehörigen physikalischen Reizdimension geben und näher darauf eingehen, wie das Sinnesorgan physikalische Reize in neuronale Botschaften für das Gehirn umwandelt. Erst dann werden wir die Phänomene des Hörens selbst vorstellen. Auf dem Wege zur Psychologie des Hörens werden wir auch kurz Bereiche der Physik und Physiologie streifen. Es mag manchen überraschen, daß hier auf die Ergebnisse anderer Wissenschaften Bezug genommen wird. Sinneserlebnisse stellen in der Regel psychologische Reaktionen auf physikalische Ereignisse dar, die durch physiologische Organe vermittelt werden. Insofern erfolgt ihre Erforschung naturgemäß in einem interdisziplinären Rahmen.

7.1.1 Schall

Physikalisch gesehen hat sich der Gehörsinn auf Sinnesreize einfachster Art spezialisiert. Die Einfachheit der Reize führt allerdings nicht zu entsprechend einfachen Sinnesleistungen. Bereits bei den Schwingungen des Trommelfells, die den ersten Kontakt zwischen Schall und Sinnesorgan herstellen, haben wir es mit Leistungen von erstaunlicher Präzision und Empfindlichkeit zu tun.

Zunächst wollen wir uns dem Schall selbst zuwenden. Wird eine Stimmgabel angeschlagen, gerät sie für eine Weile in Schwingung. Die hin- und herschwingenden Gabelenden verdichten und verdünnen dabei abwechselnd die umgebende Luft, so daß sich eine Welle von Luftdruckschwankungen nach allen Richtungen hin ausbreitet. Schwingt die Gabel in die eine Richtung, so werden die Luftmoleküle dort zusammengepreßt. Die Moleküle auf der anderen Seite finden dagegen einen Raum vor, in dem sie sich neu verteilen können; ihre Dichte nimmt ab. Einen Vorgang vergleichbarer Art können wir beobachten, wenn wir den Arm in Wasser hin- und herbewegen. Bei der Stimmgabel steigt auf der einen Seite der Druck an, während er auf der anderen Gabelseite fällt. Unmittelbar darauf kommt es zu einer Umkehr im Verlauf der Druckwelle. Die sich fortpflanzenden Druckwellen bezeichnen wir als Schall.

Schall kann sich im Vakuum, wo keine Verdichtungen möglich sind, nicht fortpflanzen. Dagegen ist die Schallausbreitung in Flüssigkeiten, etwa im Wasser oder in Festkörpern, wie z. B. Eisenbahngleisen, möglich. In Festkörpern pflanzen sich Schallwellen wesentlich schneller fort als in Gasen oder Flüssigkeiten: 330 m pro Sekunde in normaler Luft; 1500 m pro Sekunde im Wasser und 6000 m pro Sekunde in Stahl. So können wir einen Zug durch Anlegen des Ohres an die Gleise bereits aus einer 18fach weiteren Entfernung hören als dies bei Luftübertragung der Fall wäre, sofern die Schalldämpfung in beiden Medien gleich ist.

Die Geschwindigkeit, mit der eine Stimmgabel schwingt, wird durch deren Länge bestimmt. Wir können eine Stimmgabel nicht in schnellere Schwingungen versetzen, indem wir sie stärker anschlagen. Die Schwingungsgeschwindigkeit bestimmt wiederum die Anzahl der Druckzyklen, d. h. die *Frequenz* des Schalls. Der bedeutende italienische Physiker Galileo Galilei wies als erster auf den Zusammenhang zwischen Schallfrequenz und wahrgenommener Tonhöhe hin. Eine kurze Stimmgabel gerät in schnellere Schwingungen, so daß wir einen hohen, schrillen Ton hören. Eine lange Stimmgabel erzeugt einen tiefen Ton, da sie nur langsam schwingt. Eine der üblichen Stimmgabeln von etwa 10 cm Länge, die bei einer Frequenz um 440 Hz schwingt (1 Hz bzw. Hertz = 1 Schwingung pro Sekunde), summt im Kammerton A.

Eine Stimmgabel schwingt in derselben Weise hin und her wie ein Pendel. Abbildung 7.1 veranschaulicht ein schwingendes Pendel, an dessen Ende eine Schreibfeder befestigt ist. Die Feder, die auf einem sich bewegenden Papierstreifen aufliegt, zeichnet die *Wellenform* einer hypothetisch perfekten Stimmgabel auf. Seine maximale Geschwindigkeit erreicht das Pendel – bzw. die Stimmgabel –

genau in der Mitte zwischen zwei Richtungsänderungen, das Minimum tritt hingegen dort
auf, wo es anhält, um seine Richtung zu
ändern. Diese Wellenform nennt man *Sinusschwingung.* Sie läßt sich vollständig durch
zwei Zahlenwerte beschreiben – Wellenlänge
und Schwingungsweite. Die Wellenlänge (Pe-
riodendauer) steht in direkter Beziehung zur
Frequenz, die Schwingungsweite zur Intensität oder *Amplitude.* Eine Sinusschwingung
klingt flötenartig, ohne dabei die Klangfülle
einer Flöte aufzuweisen. Wir hören einen Ton
um so höher, je höher seine Frequenz ist und
um so lauter, je größer seine Amplitude ist.

Trotz ihrer Einfachheit kommen Sinusschwingungen oder „reine Töne", wie sie
auch genannt werden, nur selten vor. Die im
Alltag vorherrschenden Schallereignisse stellen mehr oder weniger komplexe Tongemi-
sche dar. Jeder Schallvorgang, der unser Ohr
erreicht, läßt sich jedoch ungeachtet seiner
Komplexität durch das für ihn charakteristische Wellenmuster der Luftdruckschwankungen am Trommelfell entsprechend kennzeichnen. Gleichgültig, ob es sich um das Kratzen
einer Feder auf dem Papier, um ein Streich-
quartett von Mozart, um eine angeregte Unterhaltung, klapperndes Geschirr am Mittags-
tisch oder um ein Donnerrollen handelt:
Physikalisch betrachtet sind die jeweiligen
Schallereignisse nichts weiter als eine Folge
von Druckschwankungen, die unser Trommelfell in Schwingung versetzen. Alle Wel-
lenarten lassen sich wiederum als Summe
einer Anzahl von Sinusschwingungen darstellen, wie der französische Wissenschaftler und
Staatsmann J. B. J. Fourier 1822 nachwies.
Von jedem Geräusch kann man mit Hilfe
einer *Fourieranalyse* ein *Spektrum* erhalten,
das die Sinuskomponenten mit den entsprechenden Amplituden und *Phasen* oder Zeit-
verschiebungen zwischen den Komponenten
enthält. Die Phase spielt insofern eine Rolle,
als die Summe der Sinusschwingungen wesentlich davon abhängt, ob die einzelnen
Schwingungen zeitgleich einsetzen (d. h.
phasengleich sind) oder nicht.

7.1.2 Mechanik des Hörvorgangs

Da sich Schallwellen aus Sinusschwingungen aufbauen, läßt sich die jeweilige
Grundstruktur eines Schallvorgangs mit Hilfe
einer Fourieranalyse mathematisch darstellen. Wir können mit ihr das Spektrum eines
jeden Wellenmusters berechnen oder die

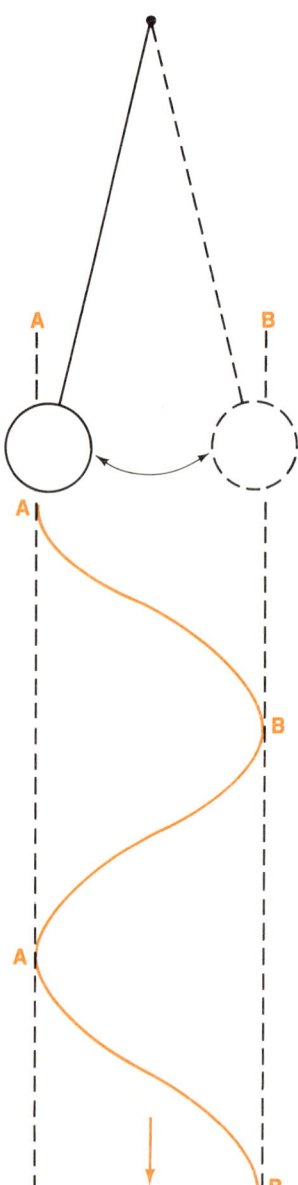

Abb. 7.1. Wenn man die Bewegungen eines Pendels auf
einem mit gleichmäßiger Geschwindigkeit laufenden Papierstreifen aufzeichnet, erhält man eine Sinusschwingung

Wellenform aus jedem vorgegebenen Spektrum ableiten. Auch der Hörvorgang selbst hat etwas mit einer Fourieranalyse zu tun. Der am Trommelfell auftretende Schall bildet zunächst sein Wellenmuster in Form von Druckschwankungen ab. Danach erfolgt durch mechanische Einrichtungen des Ohrs noch vor jeder Nervenerregung eine Art mechanische Fourieranalyse, durch die die einzelnen Sinuskomponenten des Schalls ausgefiltert werden. Die bemerkenswerte Idee, unser Ohr leiste mechanisch das, was mathematisch einer Fourieranalyse entspricht, geht auf den berühmten deutschen Physiker G. S. Ohm (1843) zurück. Das Ohmsche „Gesetz der Akustik" stellte als erster, wenn auch nicht voll zutreffender theoretischer Ansatz einen bedeutenden Fortschritt in der wissenschaftlichen Betrachtung des Hörens dar.

Das Ohr empfängt einen winzig kleinen Teil der uns umgebenden mechanischen Energie, um daraus lebenswichtige Sachverhalte aufzunehmen, die uns sonst entgehen würden. Wir hören die Bewegung eines Türgriffs ebenso wie einen beunruhigenden Wechsel im Atemrhythmus eines Menschen oder erkennen am Geräusch, daß der Motor unseres Wagens nicht richtig läuft. Selten ist die Natur so sparsam verfahren wie bei den Sinnesorganen, insbesondere wie beim Gehör. Die Energie, die das uns aufweckende Summen eines Moskitos hat, müßte mit einem Faktor von 10^{17} multipliziert werden, um die Energie einer Leselampe zu erreichen (Stevens et al., 1965). Wir können ein Schallereignis noch wahrnehmen, wenn der Schalldruck unser Trommelfell weniger als den milliardsten Teil eines Zentimeters – dies ist weniger als der Durchmesser eines einzelnen Wasserstoffatoms – bewegt (Stevens & Davis, 1938; Geldard, 1972). Wäre unser Gehör noch um ein Weniges empfindlicher, könnten wir sogar ständig das zufällige Auftreffen von Luftmolekülen auf unser Trommelfell wahrnehmen. Unser Gehör ist so fein ausgebildet, daß es die Physik des Schalls voll ausschöpft.

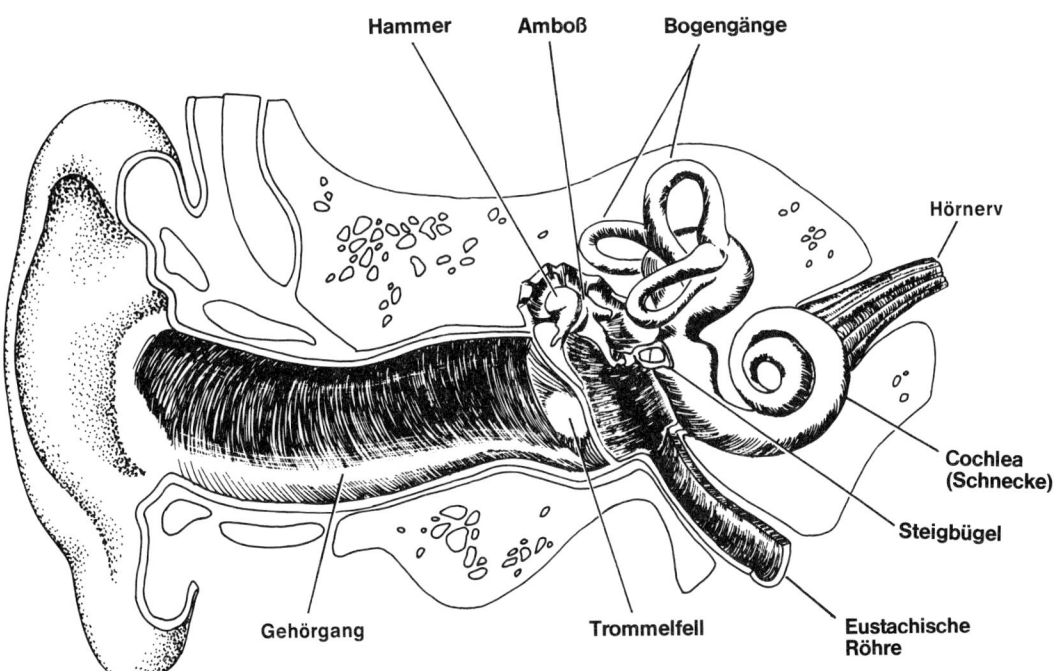

Abb. 7.2. Vom äußeren Ohr gelangt der Schall über das Mittelohr zum Innenohr. Der am Trommelfell auftreffende Schalldruck versetzt die drei Gehörknöchelchen des Mittelohrs in Bewegung. Das letzte Knöchelchen, der Steigbügel, versetzt wiederum die Oberfläche des Innenohrs in Schwingungen, wodurch die mechanische Kraft auf die Innenohrflüssigkeit übertragen wird. Die Eustachische Röhre ermöglicht den Druckausgleich zwischen Mittelohr- und äußerem Luftdruck

Diese erstaunliche Empfindlichkeit leitet sich aus der Konstruktion vor allem jener Teile des Gehörs ab, die innerhalb des Kopfes liegen. Der äußere Teil – die *Ohrmuschel* oder *Pinna* – spielt beim menschlichen Hören, anders als bei Tieren mit großen beweglichen Ohren, nur eine geringe Rolle. Die Druckwellenänderungen passieren den *Gehörgang* bis zum *Trommelfell* (s. Abb. 7.2). An seiner Innenseite beginnt das *Mittelohr*, eine luftgefüllte Kammer, in der sich die drei Knöchelchen *Hammer*, *Amboß* und *Steigbügel* (lateinisch *malleus, incus* und *stapes*) befinden. Sie bilden eine gelenkige Brücke zum Innenohr. Wenn das Trommelfell schwingt, bewegt es den Hammer hin und her, der seinerseits Amboß und Steigbügel und schließlich die Oberfläche des Innenohrs in Bewegung versetzt. Da die Grundfläche des Hammers wesentlich größer ist als die des Steigbügels und die Knöchelchen außerdem schwenkbar sind, so daß sie einen Hebel bilden, resultiert aus der Schallübertragung eine beträchtliche mechanische Verstärkung. Eine Druckeinheit am Trommelfell erreicht das Innenohr mit etwa 25facher Verstärkung (Fletcher, 1953; Geldard, 1972).

Zwischen Mittelohr und Hals liegt die *Eustachische Röhre*. Sie ist normalerweise verschlossen, öffnet sich jedoch immer dann, wenn wir schlucken, wodurch Luftdruckunterschiede zwischen Mittelohr und äußerer Umgebung ausgeglichen werden. Sofern nicht eine Erkältung die Eustachische Röhre vorübergehend verstopft hat, behebt gewöhnlich ein kräftiges Schlucken das unangenehme Druckgefühl, das wir am Trommelfell verspüren, wenn wir im Flugzeug oder Aufzug abrupt Höhenänderungen ausgesetzt sind.

Wo aber befindet sich das eigentliche Hörorgan, dem die Aufgabe zufällt, Umweltereignisse in nervöse Impulse zu verwandeln? Die Umwandlung von Druckschwankungen in neuronale Informationen geschieht im Innenohr. Das Innenohr (s. Abb. 7.3) besteht aus zwei Sinnesorganen. Das Hörorgan befindet sich in jener spiraligen Struktur, die wir (nach dem griechischen Wort für Schnecke oder Muschel) als *Cochlea* bezeichnen, wäh-

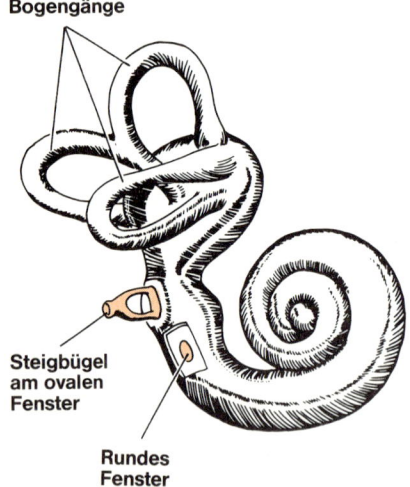

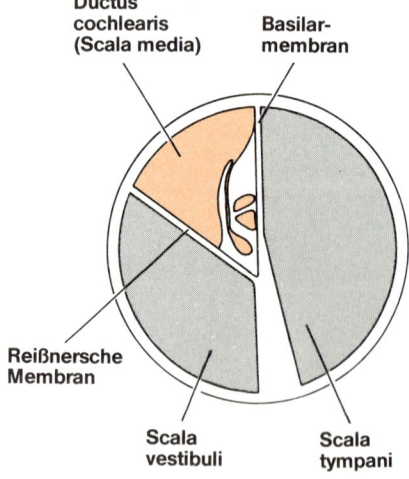

Abb. 7.3. Das Innenohr besteht aus zwei Sinnesorganen. Dem Hören dient die spiralförmige Struktur, die Cochlea, während die Bogengänge dem Gleichgewichts- und Bewegungssinn dienen. Der Schall wird auf das ovale Fenster des Innenohrs übertragen, wo er Druck auf die Flüssigkeit ausübt, mit der die Scala tympani, die Scala vestibuli und der Ductus cochlearis gefüllt sind (vgl. rechts die Darstellung im Querschnitt). Der eigentliche sensorische Apparat befindet sich auf der Basilarmembran zwischen dem Ductus cochlearis und der Scala tympani. Vom ovalen Fenster breitet sich der Druck zur Schneckenspitze hin aus und kehrt von dort zum runden Fenster zurück, wo es zu einem Druckausgleich kommt. Während dieses Kreislaufs aktivieren mechanische Vorgänge den Hörnerven und lösen so eine Kette von Ereignissen aus, die zu einem Hörerlebnis führen

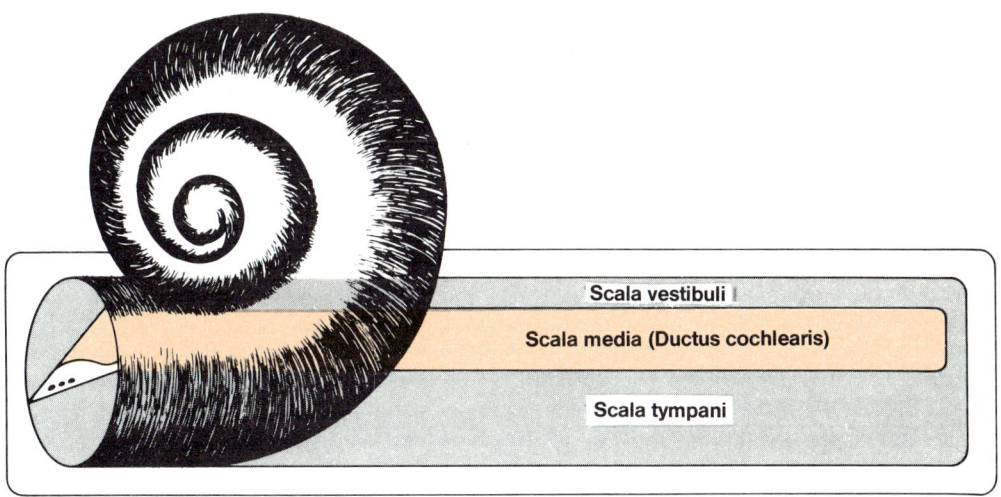

Abb. 7.4. Die Funktionsweise der Cochlea läßt sich leichter verstehen, wenn wir uns die Schnecke ausgestreckt vorstellen

rend die drei *Bogengänge* dem Gleichgewichts- und Bewegungssinn dienen. Die Cochlea ist eine mit Flüssigkeit gefüllte Kammer, die der Länge nach in drei Gänge oder Kanäle unterteilt ist. Abbildung 7.3 zeigt im Querschnitt, wie die Cochlea durch *Basilarmembran* und *Reissnersche Membran* in die *Scala vestibuli*, die *Scala tympani* und den *Ductus cochlearis* unterteilt wird.

Die Einzelheiten der Anordnung lassen sich besser erkennen, wenn man sich die Cochlea wie in Abb. 7.4 aufgerollt vorstellt. Die Scala vestibuli und Scala tympani treffen am Ende der Cochlea zusammen. Die Scala media (Ductus cochlearis) hingegen ist eine hermetisch abgeschlossene Kammer, die sich nicht ganz über die volle Länge der Cochlea erstreckt. Innerhalb der Scala media befindet sich eine Gewebestruktur, die auf der Basilarmembran aufliegt und Corti-Organ genannt wird. Von dieser Stelle gehen Neurone aus, die sich in einem Bündel zum Hörnerven vereinigen und über den die akustischen Botschaften ins Zentralnervensystem gelangen. Die Umsetzung des Schalldrucks in neuronale Aktivität geschieht vermutlich an der Verbindungsstelle von Basilarmembran und Corti-Organ (s. Abb. 7.5).

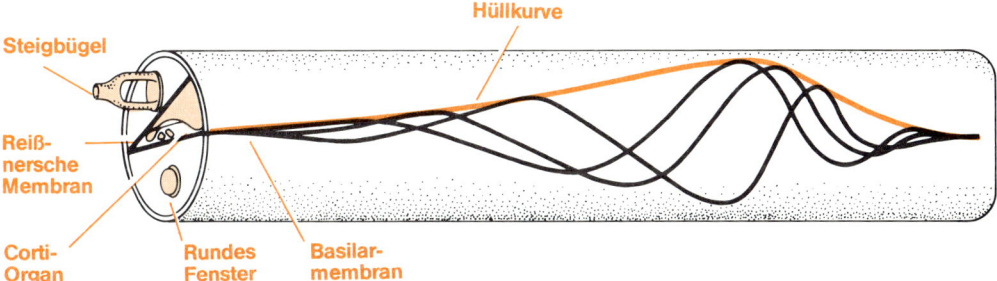

Abb. 7.5. Der Ablauf der vom Steigbügel am ovalen Fenster ausgehenden Pumpbewegungen läßt sich anhand einer längs ausgestreckten Cochlea überschaubar darstellen. Die Druckwelle durchläuft die Scala vestibuli und kehrt durch die Scala tympani zum runden Fenster zurück. Die Sogkraft versetzt die Basilarmembran in Schwingungen, die zu Ausbuchtungen entlang der Membran führen. Die „Hüllkurve" gibt an, welche Extremwerte die Ausbuchtungen an jedem Ort der Membran bei einem Schall bestimmter Frequenz erreichen können. Im Ductus cochlearis befindet sich das Corti-Organ, von dem die Neurone des Hörnerven ausgehen

Die fast 100 Jahre lang anerkannte Theorie des Hörens stammt von einem der bedeutendsten Naturwissenschaftler des neunzehnten Jahrhunderts, dem deutschen Physiker und Physiologen Hermann von Helmholtz. Helmholtz wußte, daß man mit Hilfe eines Satzes unterschiedlich langer Stimmgabeln einen Ton durch dessen selektive Resonanz analysieren kann. Eine Stimmgabel, die so gebaut ist, daß sie bei 500 Hz in Schwingung gerät, wird in Resonanz geraten (mitschwingen), sobald sie sich im Schallfeld eines Tons mit gleicher Frequenz befindet; die Druckschwankungen der Luft verursachen entsprechende Schwankungen der Stimmgabel. Eine 1000-Hz-Stimmgabel wird in Schwingungen versetzt, sobald sie 1000 Hz „hört". Helmholtz nahm an, daß die Cochlea mit einem vollständigen Satz von Resonatoren ausgestattet sei. Diese würden den auf das ovale Fenster übertragenen Schalldruck in seine einzelnen Komponenten zerlegen (s. Abb. 7.5).

Helmholtz war darüber hinaus der Ansicht (1869), daß die Haarzellen der Basilarmembran die Funktion von Resonatoren haben. Diese Haarzellen sind quer und nicht längs zur Membran angeordnet. Helmholtz vertrat explizit die Auffassung, die Basilarmembran stelle eine winzige, mit hauchdünnen Saiten bespannte Harfe dar. Da die Membran am Ende der Cochlea etwa zwölfmal so breit ist wie am ovalen Fenster, sieht sie einer Harfe tatsächlich ähnlich. Der am ovalen Fenster eintreffende Schall wird durch die Flüssigkeit der Cochlea weitergeleitet. Durch die dabei auf der Basilarmembran entstehenden Wellen würden Tausende von Resonatoren selektiv in Schwingung versetzt, die kurzen Haarzellen bei hohen, die langen Haarzellen bei niedrigen Frequenzen. Durch eine Fourieranalyse würde der Schall schließlich in seine einzelnen Komponenten zerlegt. Eine differenzierte Schallwahrnehmung käme also dadurch zustande, daß den Frequenzen bestimmte Orte auf der Basilarmembran zugeordnet sind, an denen die mitschwingenden Haarzellen die nächstliegenden Nervenzellen des Corti-Organs aktivieren.

Die bestechende und im wesentlichen zutreffende Theorie wurde erst in neuerer Zeit, hauptsächlich durch die Forschungen des Un-garn Georg von Békésy, revidiert. Von Békésy begann seine Untersuchungen am Königlich-Ungarischen Institut für Telegraphieforschung und brachte sie nach über zwei Jahrzehnten produktiver Tätigkeit in den USA zum Abschluß. Für Verbesserungen der Helmholtzschen Theorie erhielt Békésy 1961 den Nobelpreis.

Es ist äußerst schwierig, die sich in der Cochlea abspielenden Vorgänge direkt zu beobachten. Das Innenohr liegt tief eingebettet im härtesten Knochen des menschlichen Körpers, dem Schläfenknochen. Das Äußere der Cochlea ist ebenfalls knöchern, die inneren Funktionsteile jedoch sind weich und leicht verletzbar. An die funktionsfähige Cochlea heranzukommen ist mit der Aufgabe vergleichbar, einen weichen Kern unbeschädigt aus einer harten Nuß herauszuschälen. Die Basilarmembran ist maximal nur etwa einen halben Millimeter breit. Die Cochleakanäle sind mit einer besonderen Flüssigkeit gefüllt, die man praktisch nirgendwo sonst im Körper findet. Außerdem ist es im Inneren einer Cochlea natürlich stockfinster. Diese Schwierigkeiten konnten Békésy jedoch nicht davon abhalten, das Innere der Cochlea zu erforschen. Er erfand Werkzeuge und chirurgische Methoden, mit denen er die Cochlea aus dem Schädel entfernte und durch eine kleine Öffnung sich und seiner Filmkamera Zugang verschaffte. Die Eigenflüssigkeit der Cochlea ersetzte er durch eine selbst hergestellte Flüssigkeit, die sehr schnelle Filmaufnahmen ermöglichte. Außerdem baute er Cochleamodelle in vielen Einzelheiten nach, um deren physikalische Eigenschaften näher kennenzulernen und untersuchte, von der Neugier animiert, die Gehörschnecken auch bei Mäusen, Ratten, bei Hühnern, Schildkröten, Kühen, Meerschweinchen und Elefanten (Békésy & Rosenblith, 1951).

Dabei entdeckte Békésy u.a. das Phänomen der *Wanderwellen*. Am ovalen Fenster stößt der Schall wie ein pochender Kolben auf die Flüssigkeit innerhalb der Cochlea. Bei jedem Stoß des Steigbügels auf das ovale Fenster wölbt sich das runde Fenster nach außen, während es bei jedem Rückstoß durch den entstehenden Sog eingedellt wird. Der dabei entstehende mechanische Druck durchläuft die Scala vestibuli und rückkehrend die

Scala tympani in ihrer gesamten Länge so schnell, daß dabei fast der Eindruck von Gleichzeitigkeit entsteht. Außerdem führt dieser Vorgang zu einer wesentlich langsameren Druckwelle entlang der Basilarmembran, die dadurch gedehnt wird. Diese zweite Druckwelle wandert während der Schalleinwirkung ständig vom ovalen Fenster zum anderen Ende der Membran, nicht aber in umgekehrter Richtung. Dafür, daß die Auslenkungen der Membran vom ovalen Fenster zur Schneckenspitze wandern, ist eher die Struktur der Cochlea als der Angriffspunkt des Primärdrucks ausschlaggebend. Gewöhnlich beginnt der Druck am ovalen Fenster; ein Teil der Schallwellen wird jedoch auch über die Schädelknochen ins Innenohr geleitet. Diese Schalleinwirkung führt zu ähnlichen Membranauslenkungen.

Außerdem fand Békésy, daß der Ort, an dem die maximale Ausbuchtung bzw. Auslenkung der Basilarmembran auftritt, durch die Schallfrequenz bestimmt wird. Bei tiefen Frequenzen liegt das Auslenkungsmaximum nahe der Schneckenspitze, bei hohen Frequenzen in der Nähe des ovalen Fensters. Abbildung 7.6 zeigt einige typische Auslenkungen der Basilarmembran für verschiedene Frequenzen. Bei Frequenzgemischen treten anstelle von einem mehrere Auslenkungsgipfel auf. Um unsere außergewöhnliche Fähigkeit zur Frequenzanalyse erklären zu können, nahm Helmholtz an, daß das Ohr einen vollständigen Satz winziger Resonatoren enthalten müsse. Békésy zeigte dagegen, daß die Natur eine noch erstaunlichere Einrichtung entwickelt hat, um die Bestandteile der am Steigbügel eintreffenden mechanischen Information zu analysieren. Die Cochlea arbeitet nach den Prinzipien der Hydrodynamik, um die Frequenzen des Schalls in Orte auf der Membran zu übersetzen, die neuronal als Frequenzcode dienen.

In Abb. 7.6 wird dargestellt, daß die Gipfel für tiefe Frequenzen breiter sind als für hohe. Je enger die Ausbuchtung ist, desto schärfer bildet sich der Schall auf der Membran ab. Die Abstimmung der Basilarmembran für niedere Frequenzen scheint verhältnismäßig grob zu sein. Dennoch bereitet uns das Hören von Tönen am unteren Ende der Tonleiter keine Schwierigkeiten. Es scheint so, als ob es

hierfür noch einen weiteren, unterstützenden Mechanismus gäbe. Tatsächlich nehmen einige Theoretiker (vor allem Wever, 1949) an, daß unsere Tonhöhenwahrnehmung für niedrige Frequenzen vom synchronisierten Entladungsverhalten der Neurone des Hörnervs abhängt. Ein Ton von 100 Hz führt somit nicht nur zu einer breiten Ausbuchtung am Ende der Cochlea, sondern zusätzlich bei jedem Auftreffen des Steigbügels gegen das ovale Fenster zu einer Entladung ganzer Neuronengruppen. Mit steigender Intensität des Tons müßte die Zahl synchron entladender Neurone ebenfalls ansteigen. Nach dieser Theorie findet die Tonhöhenwahrnehmung auf einem Niveau im Nervensystem statt, auf dem sowohl die Lage auf der Basilarmembran

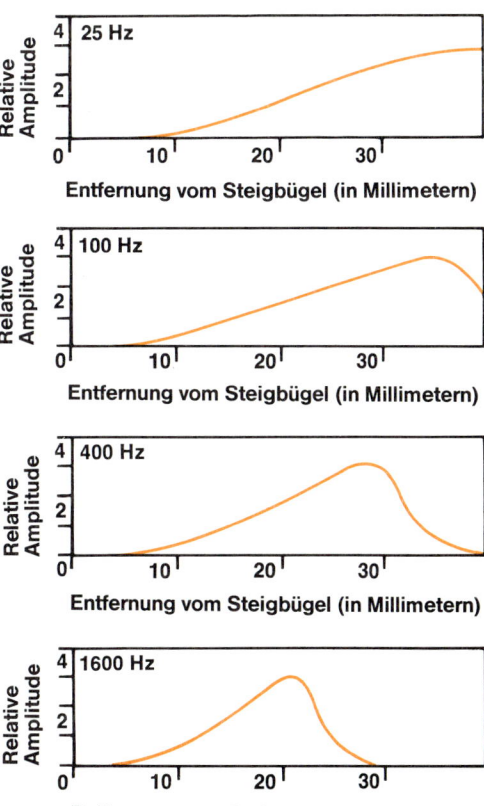

Abb. 7.6. Auslenkungsmaxima der schwingenden Basilarmembran als Funktion der Schallfrequenz. Bei Beschallung mit tiefen Frequenzen ergeben sich relativ breite Gipfelverteilungen. Bei höheren Schallfrequenzen werden die Gipfelverteilungen zunehmend enger und rücken näher an das ovale Fenster heran. (Aus Békésy, 1949)

als auch das synchronisierte Entladungsverhalten des Hörnervs ausgewertet werden. Mit steigender Frequenz können die Neurone mit den schnellen Pumpbewegungen des Steigbügels nicht mehr Schritt halten. Dies ist auch nicht mehr erforderlich, da die Lokalisation auf der Basilarmembran für Töne höherer Frequenzen ziemlich klar umgrenzt ist. Demgemäß hängt die Wahrnehmung der Tonhöhe bei hohen Frequenzen speziell vom *Ort* (auf der Basilarmembran), bei tiefen hingegen von der *Impulsrate* (der Nervenentladung) ab, während bei mittleren Frequenzen beide Mechanismen wirksam werden. Spezielle Untersuchungen hierzu stehen noch aus. Es spricht allerdings vieles dafür, daß Wevers Verbindung von orts- und frequenzgebundenen Mechanismen in erster Annäherung zutrifft.

7.1.3 Exkurs über Neurone

Bei der Behandlung des Corti-Organs haben wir bereits kurz über „neuronale Entladungen" und Nervenzellen gesprochen. Nervenzellen oder Neurone – wie sie allgemein bezeichnet werden – sind die Funktionseinheiten des Nervensystems aller höheren Lebewesen einschließlich des Menschen. Der Aufbau von Neuronen folgt im Hörsystem ebenso wie in allen anderen Körperregionen einem einheitlichen Schema. Ungefähr 12 Milliarden Neurone fügen sich zum menschlichen Gehirn zusammen, jenem Organ, dem wir unsere biologische Sonderstellung in erster Linie verdanken. Die Komplexität der Verbindungen des menschlichen Nervensystems übersteigt nicht nur unsere Vorstellungskraft, sondern auch die Erklärungsmöglichkeiten jeder modernen Wissenschaft.

Auch Neurone sind zunächst einmal Zellen, die Bausteine aller Organismen, die komplexer sind als Viren. Das Neuron stellt also eine biologische Einheit dar, die sich selbst erhält, indem sie Nahrung aus ihrer Umgebung aufnimmt und dabei ihre physische Identität innerhalb einer Membran bewahrt. Neurone unterscheiden sich von anderen Zellen vor allem in zwei Punkten. Zunächst haben sie nicht die Fähigkeit, sich zu erneu-

ern. Körperzellen können sich vermehren und so die natürliche Abnutzung ausgleichen. Für Neurone gilt dies nicht. Sie müssen das ganze Leben über funktionsfähig bleiben. Nicht alle Zellen werden dieser Bestimmung gerecht – bei einem alternden Menschen gehen täglich ein paar Hundert Neurone zugrunde. Die Fähigkeit, sich zu erneuern, büßten die Neurone möglicherweise in dem Maße ein, wie sie eine andere Eigenschaft entwickelten, die Fähigkeit, Impulse weiterzuleiten. Neurone „verkörpern" gewissermaßen das menschliche Wissen. Sie speichern unsere Erfahrungen im Netzwerk der Beziehungen des Nervensystems. Wir können sie nicht einfach wie Hautschuppen abstoßen, ohne dadurch auch die in ihnen gespeicherte Information zu verlieren.

Wir sind immer noch weit davon entfernt, den Code, in dem die Neuronen Informationen aussenden und empfangen, im einzelnen entschlüsseln zu können. Einiges jedoch wissen wir bereits. Neurone kommen in verschiedenen Formen und Größen vor und sie sind immer nach dem in Abb. 7.7 dargestellten Schema aufgebaut. Im *Zellkörper* (Soma) befindet sich der *Zellkern* (Nukleus), der das genetische Material und verschiedene andere Strukturen enthält. Vom Zellkörper gehen zahlreiche unterschiedlich große Fortsätze, die *Dendriten,* und eine deutlich davon abgesetzte Struktur, das *Axon,* aus. Neuronale Axone können aus einem oder mehreren Ästen bestehen, sie können mikroskopisch klein, aber auch über einen Meter lang sein.

Die gesamte Zelle wird von einer Membran umgeben, die eine für die Erregungsleitung sehr wichtige Eigenschaft besitzt, die *Semipermeabilität.* Darunter verstehen wir eine selektive Durchlässigkeit der Zellmembran für bestimmte Stoffteilchen, so daß die Stoffkonzentrationen innerhalb der Zelle sich normalerweise von denen der umgebenden Flüssigkeit unterscheiden. Um das recht komplexe System chemischer Vorgänge etwas zu vereinfachen, genügt es festzustellen, daß die Membran eines Neurons gewisse Stoffteilchen nach innen, andere nach außen diffundieren läßt. Da diese Stoffteilchen winzige elektrische Ladungen aufweisen, entsteht zwischen Zellinnerem und extrazellulärem Raum eine negative Potentialdifferenz. Nor-

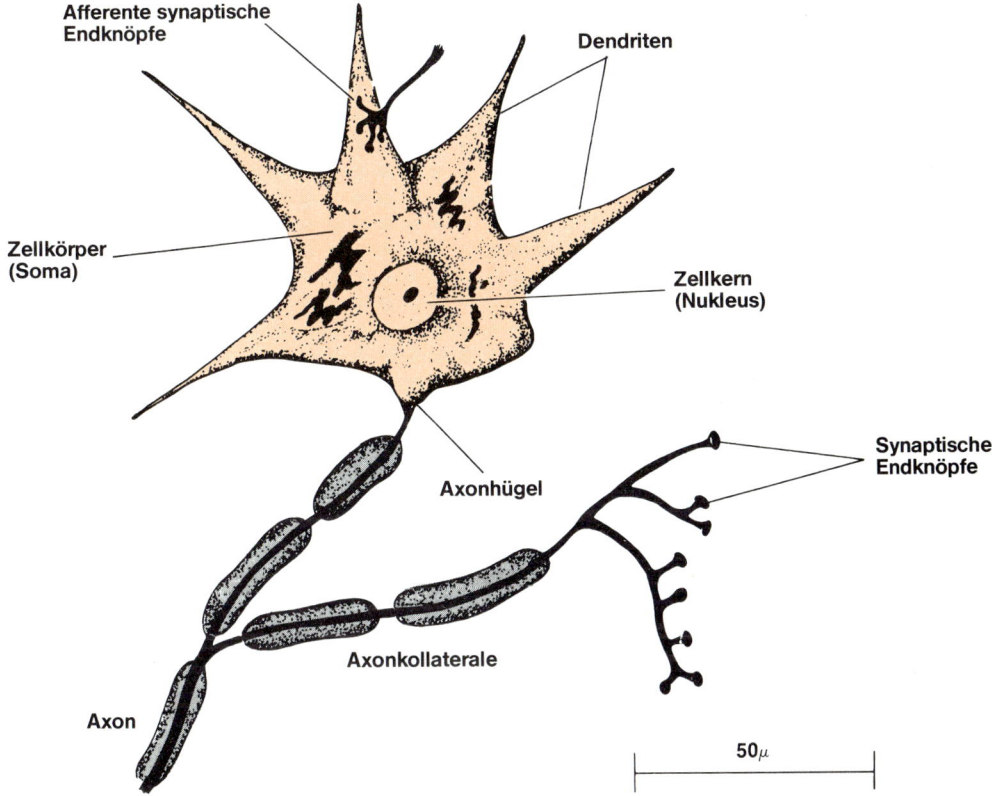

Afferente synaptische Endknöpfe

Dendriten

Zellkörper (Soma)

Zellkern (Nukleus)

Axonhügel

Synaptische Endknöpfe

Axonkollaterale

Axon

50μ

Abb. 7.7. Bei einem typischen Neuron erfolgt die Reizung über die an den Dendriten sitzenden synaptischen Endknöpfe eines anderen Neurons. Dabei entsteht ein Aktiospotential, das am Axon und seinen Kollateralen entlang zu den eigenen synaptischen Endknöpfen weitergeleitet wird. Die Größe eines typischen Neurons wird durch den Maßstab angegeben, wobei 1 μ einem millionstel Meter entspricht. (Aus Milner, 1970)

malerweise beträgt diese Potentialdifferenz ein Fünftel Volt. Das scheint wenig zu sein. Wir müssen uns aber vor Augen halten, daß wir es hier mit mikroskopischen Größenordnungen zu tun haben. Zwei Dutzend Neurone könnten für kurze Zeit eine kleine Taschenlampe zum Leuchten bringen.

Der Sinn der elektrischen *Polarität* eines Neurons liegt natürlich nicht darin, eine Taschenlampe zum Leuchten zu bringen. Wird eine Stelle der Oberfläche eines Neurons gereizt, passieren vorübergehend bestimmte chemische Substanzen die Membran, wodurch das negative Membranpotential vermindert wird. Wenn die Potentialminderung klein genug bleibt, wird das Neuron seine Semipermeabilität beibehalten und das ursprüngliche Potential wiederherstellen. Erreicht die Potentialminderung jedoch einen kritischen Schwellenwert, bricht die elektrische Polarität der Membran von der Stelle an, wo das Axon die Dendritenregion erreicht, plötzlich vollständig zusammen. Die Membran wird an dieser Stelle vollständig durchlässig, so daß die verschiedenen chemischen Substanzen ungehindert ein- und ausströmen und so die Potentialdifferenz aufheben. Dieser Vorgang leitet die neuronale Aktivität ein. Mit der Permeabilitätssteigerung breitet sich über die Membran eine Depolarisationswelle aus. Diese plötzliche Umkehr der Polarität eines Neurons bezeichnet man als *Aktionspotential*. Nach erfolgter Entladung bleibt das Neuron solange unerregbar, bis das ursprüngliche Membranpotential wiederhergestellt ist. Bei andauernder Reizung wird die Entladungsrate eines Neurons von dessen Erholungszeit bestimmt. Die Impulsrate hängt auch von der Reizstärke ab; intensivere Reizung führt zu einer schnelleren Wiederentladung. Die Impulsrate dient somit als neuronaler Code der Reizstärke.

Innerhalb des Nervensystems erfolgt die Aktivierung eines Neurons gewöhnlich durch die Aktivität anderer Neuronen. Die axonalen Ausläufer enden an den Dendriten oder am Zellkörper eines weiteren Neurons. Die Verbindungsstelle nennt man *Synapse*. Sobald ein Aktionspotential die synaptischen Endknöpfe der axonalen Ausläufer erreicht, setzt es am synaptischen Spalt (s. Abb. 7.8) bestimmte Substanzen frei, die gewöhnlich zu einer leichten Depolarisation des gegenüberliegenden Neurons führen. Allerdings reicht die von einem Axon ausgehende Depolarisation in der Regel nicht aus, um ein Aktionspotential auszulösen. Dafür ist es meist erforderlich, daß die Erregung von mehreren zuleitenden Axonen gleichzeitig ausgeht.

Fassen wir zusammen: Die Erregung eines Neurons erfolgt nach dem „Alles-oder-Nichts-Gesetz". Einmal in Gang gesetzt, breitet sie sich über das gesamte Neuron aus. Stärkere Reizung führt zu einer schnelleren Aufeinanderfolge von Entladungen, ohne dabei das Aktionspotential selbst zu verändern. Bei der neuronalen Übertragung muß die Information jeweils eine Verbindungsstelle, die Synapse, passieren, an der Informationen von zahlreichen anderen Neuronen zusammenfließen und sich wechselseitig beeinflussen. Es gibt auch Synapsen, die inhibitorische Substanzen übertragen, wodurch die Erregbarkeit des nächsten Neurons nicht erhöht, sondern herabgesetzt wird.

Neuronale Übertragung findet nicht immer innerhalb einfacher Reiz-Reaktions-Einheiten statt. Bei einigen Neuronen findet man spontane Entladungsmuster, die durch eintreffende Signale lediglich in ihrer Entladungsrate verändert werden. Sensorische Neurone sind darauf spezialisiert, Informationen außerhalb des Nervensystems zu registrieren. Es kann sich dabei um Ereignisse innerhalb wie auch außerhalb unseres Körpers handeln. Die Neurone des Corti-Organs beispielsweise treten bei mechanischen Druckänderungen der Basilarmembranen in Aktion. Nach diesem Exkurs haben wir den Ausgangspunkt, das Hören, wieder erreicht.

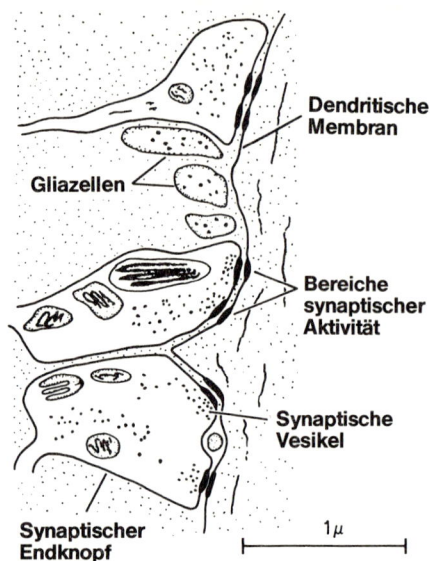

Abb. 7.8. Auf einer elektronenmikroskopischen Aufnahme beruhende Darstellung einer Synapse, der Verbindungsstelle zwischen dem Axon eines Neurons und dem Dendriten eines anderen Neurons. Der Maßstab ist noch stärker vergrößert als in Abb. 7.7. Bei Erregung des ersten Neurons setzen die synaptischen Bläschen (Vesikel) in den präsynaptischen Endigungen chemische Substanzen frei, die durch den synaptischen Spalt diffundieren und an der postsynaptischen Membran des nächsten Neurons eine Permeabilitätsänderung hervorrufen. Die überall im Nervensystem anzutreffenden Gliazellen erfüllen Stützfunktionen und sind wahrscheinlich auch an der Ernährung der Neurone beteiligt. (Nach Palay, 1958)

7.1.4 Neurophysiologie des Hörens

Wie bereits erwähnt, bildet das Corti-Organ die erste Station in der neuronalen Übertragung der Schallinformation zum Gehirn. Infolge der Auslenkungen der Basilarmembran biegen sich die „Haarzellen", die im Corti-Organ aufrecht stehen. Die neuronale Aktivität des Hörnerven wird wahrscheinlich durch die Verbiegungen der Haarzellen ausgelöst; der genaue Vorgang ist allerdings noch unbekannt. Die Haarzellen übertragen das mechanische Druckmuster der Basilarmembran auf etwa 25 000 bis 28 000 Neurone des Hörnerven. Der Hörnerv verbindet über eine Strecke von weniger als einem Zentimeter die Cochlea mit dem Gehirn. Im Gehirn teilt sich der Hörnerv in mehrere

Bahnen auf, die zu verschiedenen Neuronen-kernen ziehen, aus Gründen, die wir hier nicht näher ausführen können. Es mag der Hinweis genügen, daß die an der Basilarmem-bran entstehende neuronale Information schließlich die Oberfläche der zerebralen Hemisphären, die Hirnrinde, erreicht.

Auf den niederen Stationen der zentralen Hörbahn, die wir der Kürze halber ausgelassen haben, findet allerdings eine Vielzahl von neuronalen Verarbeitungsprozessen statt. Das Ohr leitet nicht einfach die Reizinformation zur Hirnrinde weiter, wo sie sich dann irgendwie in eine Hörwahrnehmung verwandelt, auch wenn wir den Vorgang zuweilen in den Lehrbüchern so dargestellt finden. Das Nervensystem gibt die Informationen viel-

mehr an Hunderttausende von Zellen der niederen Hirnzentren weiter, die das vom Corti-Organ ausgehende Reizmuster weiter-verarbeiten (zusammenfassende Darstellungen bei Davis, 1951; Thompson, 1967; Milner, 1970). Die neuronale Übertragung wird durch einige Mechanismen verstärkt, durch andere dagegen gehemmt (Békésy, 1967). Die Nervenverbindungen leiten Informationen nicht einfach weiter, sie gestalten diese vielmehr weiter aus (Whitfield, 1967). Das subjektive Hörerlebnis wird durch die gesamte Kette der sich im Nervensystem abspielenden Vorgänge beeinflußt.

Das akustische System durchläuft mindestens vier Stationen, bevor es in der Hörrinde seinen Abschluß findet (s. Abb. 7.9). Die

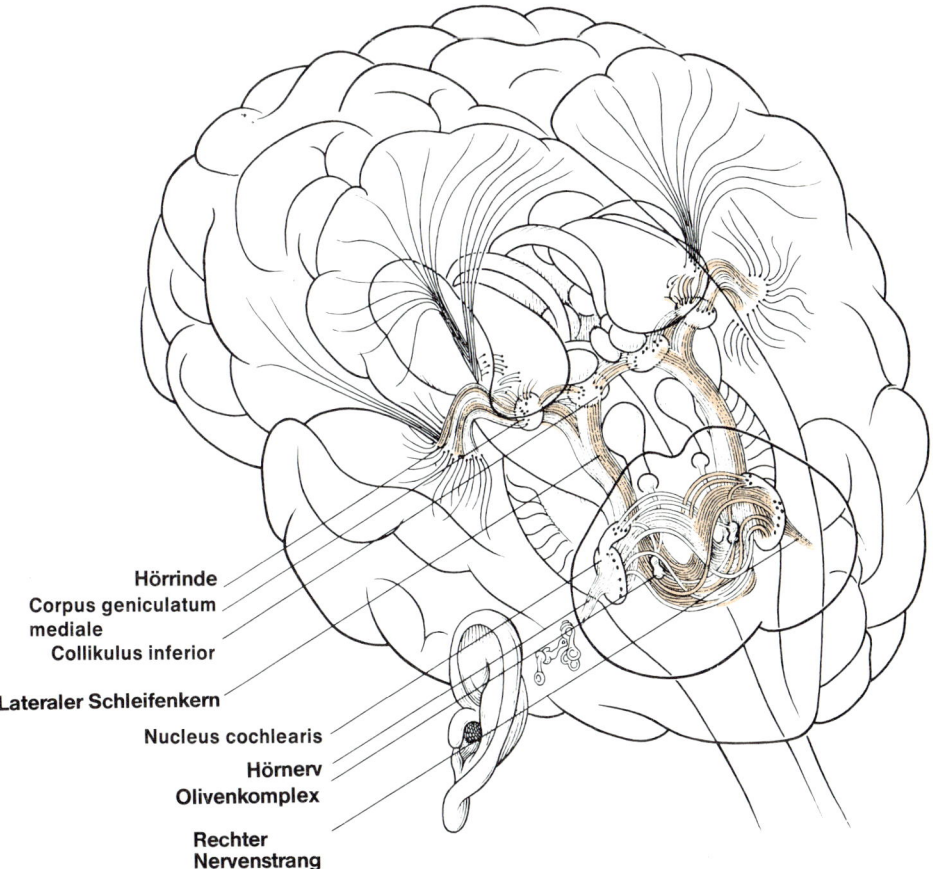

Hörrinde
Corpus geniculatum
mediale
Collikulus inferior

Lateraler Schleifenkern

Nucleus cochlearis

Hörnerv
Olivenkomplex

Rechter
Nervenstrang

Abb. 7.9. Die Neurone des Corti-Organs ziehen in zwei Strängen von beiden Ohren zum Hörnerven. Von dort werden sie zum Nucleus cochlearis weitergeleitet und gelangen über weitere Schaltstationen – dem Olivenkomplex, Colliculus inferior und Corpus geniculatum mediale – zur Hörrinde. Auf dem Wege dorthin kreuzen die Nervenfasern von links nach rechts und umgekehrt und ermöglichen so eine differenzierte neuronale Repräsentation des Schalls

Hörrinde ist die letzte Station, auf der sich reine, ausschließlich auf akustische Reize bezogene Antworten nachweisen lassen. Von der Cochlea bis zur Hörrinde sind die Neurone für einzelne Schallfrequenzen zu Bündeln zusammengefaßt. Durch einen hochfrequenten Ton werden nur bestimmte Neuronenbündel aktiviert, während andere wiederum nur auf tiefe Töne ansprechen. Auf jeder Station läßt sich eine der Verteilung auf der Basilarmembran entsprechende „Frequenzkarte" nachweisen. Die Frequenzen sind darauf allerdings meist nicht so scharf voneinander abgegrenzt wie auf der Basilarmembran (s. Abb. 7.6). Die Hörrinde zeigt eine deutliche, jedoch keineswegs exakte Frequenzabstimmung, d.h. einer bestimmten Frequenz entspricht kein einzelner Punkt, sondern ein größerer Bereich von kortikalen Zellen. Umgekehrt entspricht jedem Punkt der Hörrinde ein gewisser Bereich von Frequenzen. Die Hörrinde enthält zudem mehrere Frequenzkarten oder *Projektionen:* In der Hörrinde der Katze findet man für Schallfrequenzen nicht weniger als sechs verschiedene Projektionsfelder (Thompson, 1967). Während kaum ein Zweifel daran besteht, daß ein Hirnbereich die primäre Projektion darstellt, läßt sich der Zweck weiterer räumlicher Repräsentationen der Frequenz im Kortex bislang nicht eindeutig angeben. Noch weniger wissen wir darüber, welche höheren Verarbeitungsprozesse zusätzlich beteiligt sind und wo diese stattfinden.

Der Intensität bzw. Lautstärke eines Schalls entspricht neuronal die Entladungsgeschwindigkeit derjenigen Zellen, die auch die Informationen über die Schallfrequenz übertragen. Je intensiver ein Schallereignis ist, desto schnellere Impulsfolgen löst es aus, und zwar auf allen Ebenen von der Cochlea bis hin zur Hörrinde.

Warum hören wir ein auf einer Violine gespieltes A als Ton und nicht als eine Stakkato-Folge von Signalen, wie es der Repräsentation im akustischen System entsprechen würde? Wir werden später bei der Erörterung von Sehvorgängen auf ähnliche Fragen stoßen. Auf der Netzhaut wird eine Welt abgebildet, die auf dem Kopf steht und seitenverkehrt ist. Warum sehen wir dennoch alles aufrecht? Derartige Paradoxien lösen sich auf, wenn wir uns von der Auffassung freimachen, daß sich die Umwelt in unserem Nervensystem direkt abbilden muß. In der Sehrinde gibt es keine Bilder und in der Hörrinde geht es ziemlich ruhig zu. Der für die Thermorezeption zuständige Hirnbereich arbeitet bei Körpertemperatur, unabhängig davon, welche Informationen über Hitze oder Kälte dort eintreffen. Die physikalischen Vorgänge des Nervensystems stellen auch keine Informationen für einen freischwebenden Empfänger oder „Geist" bereit, die dieser dann subjektiv erlebt. Das subjektive Erleben beruht vielmehr auf nervösen Vorgängen und leitet sich aus diesen unmittelbar ab. Wenn man das Nervensystem so sieht, wird man kaum noch Bilder im Sehhirn oder Geräusche in der Hörrinde erwarten können. Man hat sich damit zu begnügen, den Ablauf physiologischer Vorgänge und psychologischer Erlebnisse zu beobachten und darauf aufbauend Ketten miteinander korrelierender Ereignisse aufzudecken.

Im folgenden wollen wir eine Übersicht über drei Bereiche der Hörwahrnehmung geben und auf die Grenzen des Hörens eingehen. Der Beitrag der Psychologie zur Wahrnehmungsforschung besteht hauptsächlich darin, aufzuzeigen, wie ein auf den Körper einwirkendes physikalisches Ereignis – ein Reiz – ein Erlebnis von bestimmter Qualität hervorruft. Wir haben bereits vermerkt, daß für eine exakte Beschreibung des physikalischen Geschehens und der Sinnesorgane physikalische und physiologische Kenntnisse erforderlich sind. Trotz aller Anleihen, die wir bei Physik und Physiologie machen müssen, gehören die zentralen Probleme, die sich aus den Erlebnissen selbst und aus deren Auswirkungen auf das Verhalten ergeben, in den Bereich der Psychologie.

7.1.5 Richtungshören

Neben dem Sehen trägt das Hören entscheidend zur Wahrnehmung von räumlicher Tiefe und Richtung bei. Während Tast- und Geschmackssinn als Nahsinne sich auf die Oberfläche unseres Körpers beschränken, erschließen uns Seh-, Hör- und Geruchssinn die körperferne Umwelt. Aus dem Geräusch eines Zuges läßt sich unschwer dessen Entfernung und Bewegungsrichtung ableiten. Unser Ohr empfängt von einem herannahenden Zug Druckwellen, deren Intensität zunimmt und die in der Cochlea entsprechend stärker werdende Bewegungen hervorrufen. Entfernt sich der Zug, so verhält es sich umgekehrt. Außerdem gehen, infolge einer physikalischen Gesetzmäßigkeit (dem Dopplereffekt), von einem sich nähernden Zug höhere Frequenzen aus als von einem sich entfernenden.

Aber das ist nicht alles, was wir von einem sich bewegungen Zug hören können. Selbst mit verbundenen Augen und in fremder Umgebung gelingt es uns, die Richtung eines Schalls anzugeben. Das Richtungshören hat den Lebewesen, die es erstmals ausbildeten, offensichtlich einen enormen Vorteil verschafft, der auch erklärt, weshalb sich diese Fähigkeit zu ihrer jetzigen Vollkommenheit entwickelt hat.

Soll eine Versuchsperson mit verbundenen Augen die Richtung eines reinen Tons angeben, so ist die Genauigkeit der Antwort u. a. von dessen Frequenz abhängig (Stevens & Newman, 1934, 1936). Die Lokalisation einer Schallquelle in der Horizontalebene (d. h. links oder rechts, vorn oder hinten) gelingt bei tiefen Frequenzen ziemlich gut und wird bei steigenden Frequenzen zunehmend ungenauer, um sich schließlich bei Frequenzen über 3000 Hz wieder zu verbessern. Diese merkwürdige Trendumkehr wird dadurch bewirkt, daß wir uns zwei unterschiedliche Richtungskriterien zunutze machen: ein Kriterium ist mehr bei tiefen, das andere mehr bei hohen Frequenzen wirksam. Im mittleren Frequenzbereich sind beide Kriterien nur wenig wirksam und daher die Lokalisationen weniger genau. Die beiden Richtungskriterien leiten sich aus der Intensität und der Laufzeit des Schalls ab (Licklider, 1951; Békésy, 1960). Liegt die Schallquelle beispielsweise rechts, so trifft der Schall am rechten Ohr früher und zugleich intensiver ein als am linken. Die Zeit- und Intensitätsunterschiede betragen Null, wenn sich die Schallquelle vorn oder hinten genau in der Mitte befindet. Seitlich einfallende Schallreize treffen in einem Ohr vor allem deshalb mit größerer Stärke ein, weil die Schallenergie durch den Körper,

insbesondere den Kopf des Hörers absorbiert wird. Da Schallwellen sich geradlinig ausbreiten, wird deren Ausbreitung zum entfernteren Ohr behindert, wobei die Schallwellen bei tiefen Frequenzen den Kopf leichter umgehen können als bei hohen. Außerdem werden hohe Frequenzen stärker absorbiert als tiefe. Wir hören daher Radiomusik durch mehrere Zimmerwände hindurch nur als als ein dumpfes Dröhnen. Aus dem gleichen Grund hört sich ein naher Donner wie ein scharfes, helles Krachen an, während ein weit entferntes Donnern eher einem tiefen Rollen gleicht. Die dazwischenliegende Luft absorbiert nämlich hohe Frequenzen stärker als tiefe. Deshalb auch lassen sich hohe Frequenzen aufgrund des Intensitätskriteriums so gut orten. Der Kopf schirmt insbesondere hohe Frequenzen ab, so daß der wahrgenommene Intensitätsunterschied zwischen beiden Ohren bei hohen Frequenzen am größten ist. Bei tiefen Frequenzen erfolgt die Richtungsbestimmung eher aufgrund von Laufzeitunterschieden. Bereits bei einer Veränderung des Laufzeitunterschieds von $\frac{1}{30000}$ s können wir unter günstigen Bedingungen eine Richtungsveränderung wahrnehmen. Aus physikalischen Gründen ist das Laufzeitkriterium bei tiefen Frequenzen besonders ausgeprägt, während es bei Frequenzen im Bereich von 1500–2000 Hz nahezu wirkungslos wird. Erst bei hohen Frequenzen wird das Intensitätskriterium wirksam. Da die meisten Schallereignisse ein Gemisch aus hohen, mittleren und tiefen Frequenzen darstellen, stehen uns also gewöhnlich mehrere Richtungskriterien zur Verfügung.

Bisher haben wir nur horizontale Positionsveränderungen einer Schallquelle behandelt. Das Problem, wie wir die vertikale Position einer Schallquelle ausmachen, blieb dabei ausgeklammert. Außerdem blieb offen, wie wir unterscheiden können, ob der Schall von vorn oder von hinten kommt. Jeder Position auf dem vorderen Halbkreis entspricht eine korrespondierende Stelle auf dem hinteren Halbkreis. Wie unterscheiden wir bei einem am rechten Ohr früher und intensiver eintreffenden Schall, ob dieser von rechts vorn oder rechts hinten kommt?

Zunächst gilt es festzustellen, daß wir tatsächlich sehr unsicher werden, wenn wir die

Richtungen vorn oder hinten bzw. oben oder unten ausschließlich aufgrund des Schallsignals bestimmen sollen. Besonders schwierig ist es zu entscheiden, ob eine Schallquelle direkt vor uns oder hinter uns liegt. Unser Urteil ist allerdings nicht rein zufällig, da wir uns zusätzlicher Hinweisreize bedienen können. So treten kleine Unterschiede im Interferenzmuster des von Kopf und Körper ausgehenden Schallschattens auf, je nachdem, ob sich die Schallquelle vorn oder hinten, oben oder unten befindet. Möglicherweise bedienen wir uns dieser Unterschiede unbewußt bei der Richtungsbestimmung. Hinzu kommt der Einfluß von Kopfbewegungen. Die Zeit- und Intensitätsdifferenzen ändern sich unterschiedlich, wenn wir den Kopf nach links oder rechts bewegen, je nachdem ob sich die Schallquelle vor uns oder hinter uns befindet. Entsprechendes gilt für Kopfbewegungen, wenn der zu ortende Schall von oben oder unten kommt. Obwohl entsprechende Experimente noch ausstehen, läßt sich kaum bezweifeln, daß sich Kopfbewegungen entscheidend auf das Richtungshören auswirken können. Mit Kopfhörern können wir ein komplettes Symphonieorchester samt Chor in der Mitte unseres Kopfes hören. Das liegt offensichtlich daran, daß Kopfbewegungen keine Veränderung der Zeit- oder Intensitätsparameter bewirken. Nur unter einer Bedingung würde dies physikalisch auch für eine stationäre Schallquelle zutreffen: sie müßte genau in der Mitte zwischen den beiden Ohren liegen.

Der letztgenannte Aspekt ist nicht nur für das Richtungshören, sondern für sensorische Mechanismen allgemein aufschlußreich. Der Mechanismus des Richtungshörens führt beim Tragen von Kopfhörern zu einem absurden Eindruck – wir hören ein Miniaturorchester samt Chor, das in unserem Kopf untergebracht ist –, weil das Gehör der Tatsache gerecht zu werden versucht, daß die Schallquelle bei Kopfbewegungen unbewegt bleibt. Wir wissen allerdings, daß die Kopfhörer sich mit unserem Kopf mitbewegen. Dieses Wissen bringt uns die Täuschung zwar zum Bewußtsein, vermag sie jedoch nicht aufzuheben.

Die von beiden Ohren ausgehende neuronale Aktivität wird auf verschiedenen subkortikalen Ebenen zusammengeführt, wo wahrscheinlich der Vergleich und die Auswertung der interauralen Unterschiede im Dienste der Lokalisierung der Schallquelle stattfindet (Milner, 1970). Die Frage, ob das Richtungshören auf der Grundlage von Erfahrungen erworben wird oder auf einem angeborenen, neuronal vorgegebenen Mechanismus beruht, läßt sich schwer entscheiden. In jedem Fall wäre hierbei der Tatsache Rechnung zu tragen, daß wir Schallquellen automatisch lokalisieren, manchmal wider besseres Wissen über die tatsächlichen Reizverhältnisse.

Unsere Abhängigkeit von den interauralen Richtungskriterien macht sich ein ganzer Industriezweig zunutze. Stereophone Plattenaufnahmen geben über zwei Lautsprecher geringfügig voneinander abweichende „Bilder" wieder. Mit entsprechend plazierten Mikrophonen ist es möglich, ein Orchester fast so aufzunehmen wie es ein Konzertbesucher hört, der in der Konzerthalle einen idealen Sitzplatz einnimmt. Das eine Mikrophon „hört" die Violinen auf der linken Seite früher und lauter, das andere empfängt das Cellospiel bevorzugt von rechts. Alle Instrumente nehmen somit eine Stellung relativ zu beiden Mikrophonen ein. Auf diese Weise lassen sich die Zeit- und Intensitätsbeziehungen für beide Ohren getreu wiedergeben, sofern wir uns beim Anhören der Aufnahme genau in der Mitte zwischen den Lautsprechern befinden. Der dabei auftretende Eindruck von Räumlichkeit und Echtheit des „Schallbildes" ist verblüffend lebendig und läßt uns fast vergessen, daß wir in Wirklichkeit kein Orchester vor uns haben.

7.1.6 Harmonie

S tellen wir uns zwei Schallquellen nebeneinander vor, die beide einen reinen Ton aussenden. Auf dem Wege zu unserem Ohr überlagern sich die ausgehenden Wellenmuster, wobei sie sich je nach ihrer physikalischen Beschaffenheit gegenseitig verstärken oder abschwächen. Fällt das Druckmaximum der einen Wellenfront mit dem Druckminimum der anderen zusammen, so hören wir weit weniger, als der Summe beider Einzeltöne entspräche. Überlagern sich beide Töne genau in der Gegenphase, dann hören wir überhaupt nichts, da sich die Druckänderungen in diesem Fall gegenseitig auslöschen. Dies ist allerdings selten der Fall. Gewöhnlich erhalten wir nicht so regelmäßige und einfache Überlagerungsmuster.

Nehmen wir an, daß zwei Töne sich nur geringfügig in ihrer Frequenz unterscheiden. Zunächst liegen ihre Druckmaxima nahe beieinander, so daß sie sich verstärken. Wir hören in diesem Fall einen vollen kräftigen Ton. Allmählich kommt es zu einer Phasenverschiebung, und zwar um so langsamer, je weniger sich die Töne in ihrer Frequenz unterscheiden. Bei einer Phasenverschiebung um eine halbe Periode fällt schließlich das Maximum des einen Tons mit dem Minimum des anderen Tons zusammen, so daß wir fast nichts mehr hören. Im weiteren Verlauf nimmt die Tonstärke wieder zu. Physikalisch ergibt sich bei einem geringen Frequenzunterschied zweier Töne eine periodische Zu- und Abnahme der Schallintensität. Entsprechend hören wir ein periodisches An- und Abschwellen der Lautstärke, das man *Schwebung* nennt. Schwebungen können wir bei-

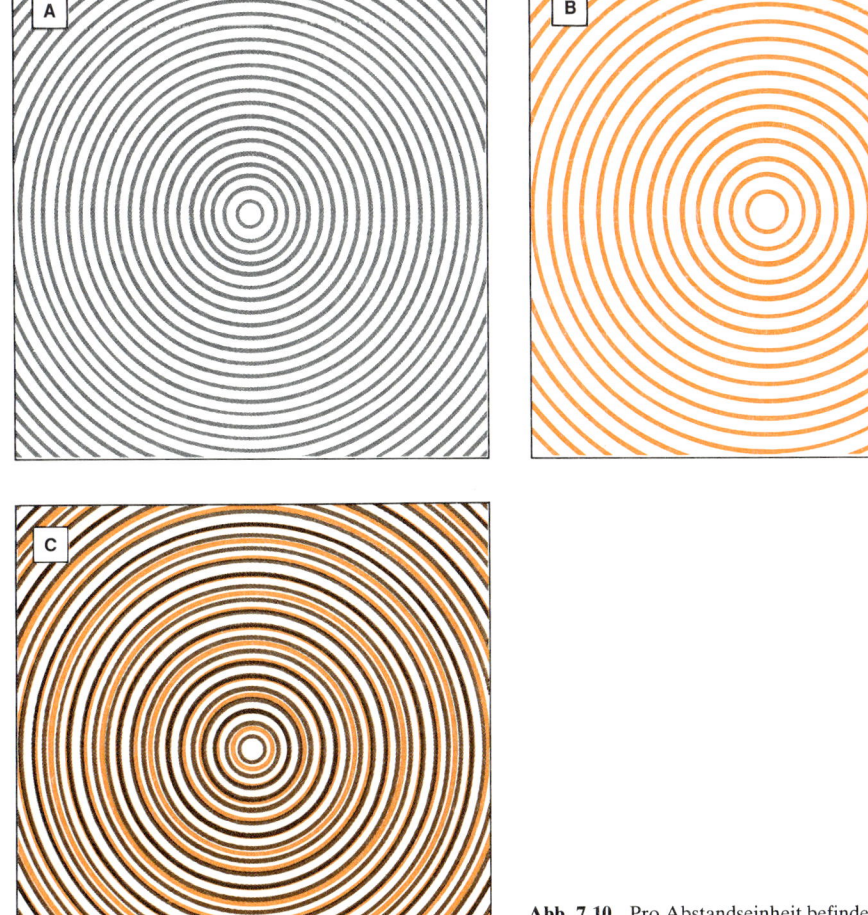

Abb. 7.10. Pro Abstandseinheit befinden sich in B ungefähr 27 Prozent weniger Kreise als in A. In C sind A und B übereinander gedruckt; die Streifen, die wir dabei sehen, stellen eine wahrnehmungsmäßige Ergänzung dar

spielsweise in einem Raum wahrnehmen, in dem zwei oder mehrere Uhren verschieden schnell ticken, so daß sich die Schläge einander rhythmisch annähern und wieder voneinander entfernen. Wenn wir uns anstelle der Tickfolge ein Wellenmuster vorstellen, wird deutlich, wie Schallwellen mit verschiedener Frequenz sich gegenseitig verstärken. Beim periodischen Zusammentreffen von Signalen ergeben sich stets derartige Interaktionsmuster. Abbildung 7.10 veranschaulicht das Phänomen der Schwebung visuell. Konzentrisch sind fünfzehn graue bzw. elf orange Kreise pro inch (= 2,54 cm) angeordnet. Dabei ergeben sich (Teil C) abwechselnd dunklere und hellere Streifen, die den schwächer oder stärker werdenden „Wellen" entsprechen. Infolge unzureichender Auflösung sehen wir graue und orange Kreise als einheitliches Streifenmuster. Ebenso entstehen Schwebungen aufgrund einer unvollkommenen akustischen Analyse. Wäre unser Ohr ein perfekter Analysator, so müßte man in dem obigen Beispiel beide Uhren getrennt schlagen hören.

Jedes Sinnessystem verleiht den physikalischen Reizen seine eigene Prägung. Was das Gehör anbetrifft, so stehen Schwebungen nur am Anfang einer Reihe von Besonderheiten, zu denen auch die *harmonischen Obertöne* zählen. Bei Darbietung eines reinen Tons fügt unser Ohr weitere Frequenzen hinzu, die jeweils Vielfache der Grundfrequenz bilden. Ein reiner Ton von 50 Hz ergibt so ein Spektrum, das 50, 100, 150, 200, 250, 300 Hz usw. enthält. Bei höheren Frequenzen sinkt die Intensität der Harmonien teilweise bis unter die Hörschwelle ab. Infolge von Verzerrungen in der Schallübertragung, die im Ohr, insbesondere in der Cochlea auftreten (Békésy, 1960), bleibt ein reiner Ton niemals als solcher bestehen.

Hört man sich einen reinen und intensiven Ton, der elektronisch erzeugt wurde, aufmerksam an, so wird man dabei zumindest einige Harmonien erkennen können. Das Auftreten von Obertönen läßt sich auch durch Schwebungen nachweisen. Wenn neben einem Ton von 50 Hz noch ein zweiter Ton von 105 Hz dargeboten wird, hören wir Schwebungen, die nicht zwischen 50 und 105 Hz, sondern zwischen 100 und 105 Hz auftreten. Während die letzte Frequenz ob-

jektiv dargeboten wird, wird erstere, die von 100 Hz, von unserem Ohr hinzugefügt.

Die *Methode der Schwebungen* – so nennt man das eben dargestellte Verfahren – ermöglicht es, Streuanteile auszusondern, die das Ohr hinzufügt. Jedes Tonpaar erzeugt im Ohr Frequenzen, die der Summe und der Differenz beider Reize entsprechen (Boring, 1942). Diese „Summations-" und „Differenztöne" treten im Hörerlebnis stets auf, wenn das Schallsignal unrein ist, d. h. wenn es mehr als eine Frequenzkomponente enthält.

Schon bei Darbietung von zwei Tönen, deren Frequenzen bei 1200 und 700 Hz liegen und die im Vergleich zu natürlichen Lauten ein ziemlich klangreines Schallereignis darstellen, entsteht ein äußerst reichhaltiger Höreindruck (Wegel & Lane, 1924; Fletcher, 1953). Mit der Methode der Schwebungen ließen sich die in Tabelle 7.1 aufgeführten Komponenten nachweisen. Die Untersucher erheben bei dieser Aufstellung nicht einmal den Anspruch auf Vollständigkeit. Neunzehn Komponenten, die sich allein von zwei Ausgangsfrequenzen ableiten, mögen ihnen als Nachweis genügt haben, daß die im Ohr stattfindenden Verzerrungen des Schallsi-

Tabelle 7.1. Bei Reizung mit Tönen von 700 Hz (T_1) und 1200 Hz (T_2) auftretende Hörkomponenten (Summations- und Differenztöne)

Frequenz	Komponenten-zusammensetzung
700	T_1
1200	T_2
1400	$2T_1$
2400	$2T_2$
2100	$3T_1$
3600	$3T_2$
2800	$4T_1$
1900	$T_1 + T_2$
500	$T_2 - T_1$
2600	$2T_1 + T_2$
3100	$T_1 + 2T_2$
200	$2T_1 - T_2$
1700	$2T_2 - T_1$
3800	$2T_1 + 2T_2$
1000	$2T_2 - 2T_1$
3300	$3T_1 + T_2$
4300	$T_1 + 3T_2$
900	$3T_1 - T_2$
2900	$3T_2 - T_1$

Nach Wegel & Lane, 1924; Fletcher, 1953

gnals Bestandteil unseres Hörerlebnisses sind. Wir nehmen allerdings harmonische Obertöne sowie die Kombinationstöne (wie man Summations- und Differenztöne zusammenfassend bezeichnet) nicht als Verzerrungen wahr. Wir bemerken sie gewöhnlich nicht einmal als gesonderte Einheiten, sofern wir uns nicht eigens darauf konzentrieren oder einen dritten Ton zur Verfügung haben, mit dessen Hilfe wir Schwebungen registrieren können. Die Qualität dessen, was wir hören, wird jedoch wesentlich von den zum Ausgangsreiz hinzutretenden harmonischen und Kombinationstönen mitbestimmt.

Ohne die Verzerrungen, die das Ohr normalerweise erzeugt, würde sich die Welt um uns herum recht merkwürdig anhören. Nicht allein dies, auch das uns vertraute Musikerleben könnte es nicht geben. Auch der blechern scheppernde Klang eines Kneipenklaviers hängt mit Schwebungen zusammen. Jede Klaviertaste schlägt mit einem gepolsterten Hammer drei gespannte Saiten an. Wenn die Saiten richtig gestimmt sind, schwingt jede mit derselben Grundfrequenz (und einer Anzahl von harmonischen). Sind die Saiten jedoch verschieden fest gespannt, ergeben sich voneinander abweichende Grundfrequenzen, auf deren Grundlage Schwebungen auftreten. Je stärker die Grundfrequenzen voneinander abweichen, desto langsamer sind die dabei hervorgerufenen Schwebungen, die sich ab einer bestimmten Geschwindigkeit störend bemerkbar machen.

Das scheppernde Kneipenklavier vermag uns nicht nur etwas über den Aufbau eines Musikinstruments zu lehren, sondern auch etwas über den Begriff der musikalischen Harmonie. Wenn eine Flöte den Ton A spielt, erreichen die Cochlea nicht nur die am Trommelfell eintreffenden Frequenzen, sondern auch Obertöne und Kombinationstöne, die das Ohr hinzufügt. Treten keine störenden Schwebungen auf, so erleben wir den Klang als harmonisch. Kommt ein weiteres Instrument hinzu, das eine andere Note spielt, bleibt die Harmonie erhalten, sofern die Frequenzen nicht direkt oder über Ober- und Kombinationstöne Schwebungen hervorrufen. Das Duett befindet sich für uns im Einklang. Harmonie setzt offenbar lediglich das Ausbleiben störender Schwebungen voraus. Dabei kann freilich je nach Hörer oder Musiktradition recht Unterschiedliches als „störend" empfunden werden.

Zur Vereinfachung wollen wir hypothetisch von Instrumenten ausgehen, die nur reine Töne erzeugen. Außerdem wollen wir dabei nur die Obertöne berücksichtigen und die Kombinationstöne beiseite lassen. Wenn Instrument α 440 Hz spielt und Instrument β eine Oktave höher – 880 Hz (Oktaven sind jeweils Frequenzverdoppelungen), so erscheint das Zusammenspiel (wenn auch ein wenig eintönig) aufeinander abgestimmt. In diesem Fall überlagern sich die Obertöne von α mit denen von β fortlaufend, wie Tabelle 7.2 darstellt. Der dritte, fünfte, siebente usw. Oberton von α stimmt mit dem ersten, zweiten, dritten usw. von β überein, sofern die Grundtöne genau eine Oktave auseinanderliegen. Liegen sie eine Quint auseinander (z. B. C und G auf der Tonleiter), so verhalten sich ihre Frequenzen wie 3:2. Spielt α einen Ton von 300 Hz und β einen von 200 Hz (vgl. Tabelle 7.3), fallen die Obertöne nur jedes vierte Mal zusammen. An keiner Stelle jedoch werden dabei störende Schwebungen, d. h. Töne, die sich in ihrer Frequenz um etwa 20–40 Hz unterscheiden, auftreten (Licklider,

Tabelle 7.2. Harmonische Obertöne von Tönen, die eine Oktave auseinanderliegen (440 Hz und 880 Hz)

Harmonische Obertöne von α	α	1	2	3	4	5
	440	880	1,320	1,760	2,200	2,640
Harmonische Obertöne von β	β		1		2	
	880		1,760		2,640	

Tabelle 7.3. Harmonische Obertöne von Tönen, die eine Quinte auseinanderliegen (300 Hz und 200 Hz)

Harmonische Obertöne von α	α	*1*	*2*	*3*
	300	600	900	1,200

Harmonische Obertöne von β	β	*1*	*2*	*3*	*4*	*5*
	200	400	600	800	1,000	1,200

1951). Bei Quinten treten auch Klangmischungen auf, allerdings nicht so häufig wie bei den Oktaven. Bei den übrigen musikalischen Intervallen treten Mischungen immer seltener auf. Schließlich kommt es auf der Ebene der Sekunde oder Terz zum Auftreten störender Schwebungen.

Selbstverständlich sind die Verhältnisse musikalisch weitaus komplizierter, als wir es hier darzustellen versuchten. Musikinstrumente erzeugen niemals reine Töne; ihre besonderen Klangeigenschaften beruhen gerade auf diesen akustischen Unregelmäßigkeiten. Der Unterschied zwischen dem A eines Klaviers und dem A einer Violine besteht in der Zusammensetzung der Frequenzen, die zusätzlich zu der durch die jeweilige Musiknote festgelegten Grundfrequenz auftreten. Das von einem Instrument ausgehende Muster von Obertönen bestimmt dessen Klangfarbe, d.h. den Klangcharakter, der einem Klavier, einer Violine oder Kesselpauke jeweils eigen ist. Zu diesen physikalischen Zutaten kommen noch die im Ohr selbst erzeugten Kombinations- und Obertöne hinzu. Die Verhältnisse sind daher in Wirklichkeit weit komplizierter, wenn auch nicht grundsätzlich anders, als wir es in unseren Beispielen dargestellt haben (Benade, 1960).

Die Tonleiter hat sich bei der Suche nach Unterteilungen der Oktave herausgebildet, wobei es darauf ankam, Dissonanzen zu vermeiden und zugleich Instrumente bei jedem Notenschlüssel spielen zu können (Boring, 1942). Diese beiden Forderungen lassen sich nicht leicht miteinander in Einklang bringen. Der griechische Philosoph und Mathematiker Pythagoras war der erste, der erkannte, daß die Tonintervalle von Saiteninstrumenten dann besonders natürlich klingen, wenn den Längen der Saiten einfache Zahlenverhältnis-

se zugrundeliegen, z.B. 1:1 (Prim), 2:1 (Oktave), 3:2 (Quint). Später erkannte man, daß den Saitenlängen physikalisch jeweils bestimmte Frequenzen entsprachen. Schließlich wurde auch klar, daß der Zwang zur Einfachheit der Zahlenverhältnisse keine göttliche oder mystische Offenbarung darstellte – wie die Pythagoräer glaubten –, sondern von den Verzerrungen herrührt, denen das Schallsignal in unserem Ohr ausgesetzt ist.

7.1.7 Sprache

Die gesprochene Sprache hängt wahrscheinlich ebenfalls eng mit der Komplexität der akustischen Erlebnisse zusammen, wenn auch nicht in derselben Weise wie die Musik. Sprachlaute müssen vor allem eine von Mißverständnissen möglichst freie Kommunikation ermöglichen. Dafür wären beispielsweise Töne, deren Bedeutung mit der jeweiligen Lautstärke verknüpft wäre, völlig ungeeignet. Ein lautes Summen von 300 Hz könnte leicht mit einem leisen Summen gleicher Frequenz verwechselt werden, wenn sich die Hörer in verschiedener Entfernung zum Sprecher befinden. Würden dem lauten und leisen Summen in einer Sprache verschiedene Bedeutungen zukommen, würde dies mit Sicherheit zu Mißverständnissen führen. Wenden wir uns also, nachdem sich die Lautstärke für sprachliche Zwecke als ungeeignet erwiesen hat, der Frequenz zu. Sprachliche Mitteilungen sollten nicht von einem *absoluten* Frequenzniveau abhängen, denn verschiedene Sprecher können in der Stimmlage sehr unterschiedlich sein. Die hohe Quietschstimme eines kleinen Mädchens sollte in der Lage sein, dieselben Sprachlaute zu meistern wie die Baßstimme ihres Großvaters.

Es bleibt somit für sprachliche Zwecke nur das *Verhältnis* von Frequenzen und Intensitäten eines komplexen Lautmusters übrig. Es muß sich dabei um Laute handeln, die unseren Fähigkeiten zur Sprachproduktion und Sprachwahrnehmung entsprechen. Nach Schätzungen von George Miller (1951) umfaßt der menschliche Hörbereich ungefähr 300^{1600} unterscheidbare Laute, eine Zahl, die die Anzahl der Atome im Universum bei weitem übersteigt. Aus diesem unermeßlichen Bereich entfallen auf alle menschlichen Sprachen lediglich ein paar hundert Sprachlaute. Die englische Sprache besteht z. B. aus ungefähr 40 Phonemen.

Phoneme sind nicht immer mit den physikalisch nachweisbaren Sprachlauten identisch. Sie sind vielmehr als kleinste sprachliche Einheiten definiert, die zu einer Unterscheidung in der Wortbedeutung führen. Das Wort „pin" (Nadel) enthält drei Phoneme, die durch die drei Buchstaben symbolisiert werden. Aufgrund von Unterschieden in der Lautbildung ist das Phonem *p* in „pin" in seiner physikalischen Lautstruktur deutlich verschieden von dem *p* in „spin" (Miller, 1951). Linguistisch ordnet man einfachheitshalber beide p demselben Phonem zu, genauso wie wir auch beim Schreiben denselben Buchstaben verwenden. Buchstaben und Phoneme entsprechen sich allerdings nicht immer, denn Buchstabenkombinationen wie *sh* und *au* bilden in der Regel nur ein Phonem.

Abbildung 7.11 veranschaulicht schematisch den menschlichen Stimmapparat. Von der Lunge und den Bronchien ausgehend passiert der Luftstrom beim Ausatmen die Luftröhre. Oberhalb der Luftröhre befindet sich der Kehlkopf, der die Stimmbänder enthält und bei ruhigem Ausatmen einer geöffneten Klappe gleicht. Durch schnelle Bewegungen der Stimmbänder wird der Luftstrom beim Sprechen in einzelne Luftstöße aufgeteilt. Die Geschwindigkeit, mit der die Luftstöße aufeinanderfolgen, beträgt 100 bis 200 Stöße pro Sekunde und hängt hauptsächlich von den individuellen anatomischen Gegebenheiten ab. Die Unterteilung des Luftstroms in einzelne Luftstöße nennt man Lautbildung oder *Phonation*. Sie bildet die Grundlage des Sprechens. Die bei der Phonation entstehenden Laute („Kehlkopflaute") ent-

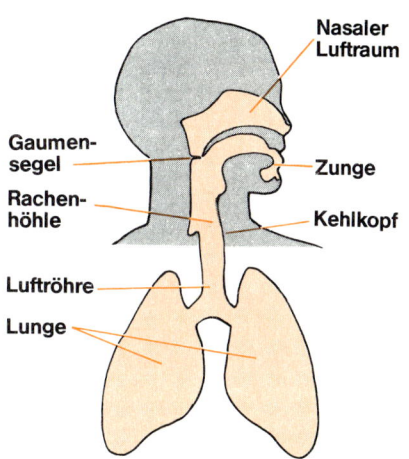

Abb. 7.11. Wenn Luft durch den Kehlkopf strömt, entstehen Laute. Der Lautbildung dienen außerdem die beweglichen Teile von Mund und Kiefer und die resonierenden Hohlräume des Kopfes, wobei bestimmte Frequenzen beim Sprechen verstärkt, andere unterdrückt werden. Der Sprechvorgang stellt eine biologische Weiterentwicklung des Atmens dar. (Aus Lieberman, 1967)

sprechen in ihrer Grundfrequenz der Luftstoßgeschwindigkeit und weisen zusätzlich eine Anzahl von Obertönen auf.

Der übrige Teil des Stimmapparates besteht aus Resonatoren – Hals-, Nasen- und Mundhöhle – und beweglichen Teilen, die den Luftstrom unterbrechen, verstärken oder die Größe der Form der Resonatoren verändern. Der Strom von Stimmlauten wird durch die Rückseite des Gaumens (das Velum), Teile der Zunge, den Unterkiefer, die Lippen und weitere Teile des Stimmapparats moduliert und so in einen Redefluß umgesetzt. Keine andere menschliche Fähigkeit ist derart komplex und fein abgestimmt; und doch ist sie bei jedem normalen Kind sehr früh vorhanden. Der Redefluß verändert die Atmung in besonderer Weise (Lenneberg, 1967), wobei sich die Phase des Ausatmens verlängert, die des Einatmens verkürzt. Dennoch können wir oft stundenlang ein Gespräch führen, ohne danach Anzeichen von Ermüdung oder körperlichem Unbehagen zu spüren.

Der Stimmapparat bildet Sprache aus Kehlkopflauten und einigen anderen Lauten, die wir im Mund erzeugen können (s. Miller, 1951; Pierce & David, 1958; Lenneberg, 1967; Liebermann, 1967). Zu den lang anhal-

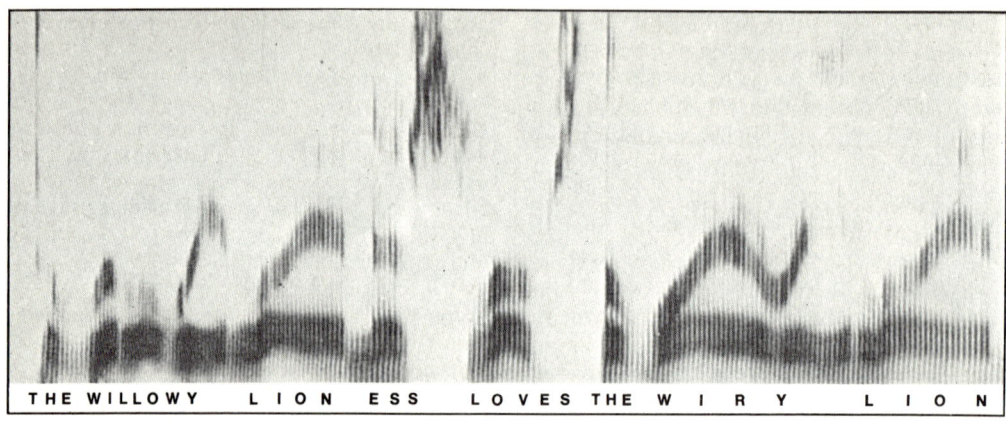

THE WILLOWY   L I O N   ESS   L O V E S THE W I R Y   L I O N

Abb. 7.12. Schallspektrogramm der menschlichen Stimme. Dargestellt ist das Zeitmuster des Schalldrucks für Vokale und Konsonant-Vokal-Verbindungen. Die Abszisse bildet den Zeitverlauf, die Ordinate die Frequenzverteilung ab. Je stärker die Schwärzung, desto größer ist die Schallenergie in einem bestimmten Frequenzbereich. Die einen Vokal charakterisierenden Frequenzbänder nennt man Formanten. Die tiefen Formanten liegen im Bereich von 200–800 Hz, die nächsthöheren im Bereich von 600–2500 Hz. Die Lage der Formanten hängt vom jeweils gesprochenen Vokal ab sowie von der Stimmlage des Sprechers, die vom hohen Sopran bis zur tiefen Baßstimme reichen kann. Bei einigen Konsonant-Vokal-Verbindungen dient der Konsonantanteil der Modulation des Anlauts. Konsonanten können ähnlich klingen ungeachtet der Tatsache, daß sich ihr Frequenzspektrum vor jedem Vokal ändert: vgl. das *l* in *lion, love* und *willowy*. Derartige akustische Veränderungen eines Konsonants tragen zu den distinktiven Merkmalen der Sprache bei. (Aus Fromkin, 1973)

tenden Sprachlauten gehören die verschiedenen Vokale. Konsonanten stellen dagegen, bis auf wenige Ausnahmen, schnelle Stimmodulationen dar. Jeder Vokal weist eine ihn charakterisierende Sammlung von Resonanzen auf. Das heißt, wenn wir ein *a* sprechen, bringen wir den Stimmapparat in eine Stellung, bei der bestimmte Obertöne hervorgehoben, andere unterdrückt werden. Die Frequenzanteile, die ein Vokal hervorhebt, nennt man dessen *Formanten*. Welcher Vokal gesprochen wird, hängt vom jeweiligen Frequenzbereich der Formanten ab.

Abbildung 7.12 zeigt, wie Sprachlaute aufgezeichnet werden können. Man nennt solche Darstellungen *Schallspektrogramme,* da sie eine fortlaufende Spektralanalyse des Schalls aufzeichnen. Da sie die Schallenergie in ein Bild umsetzen, bezeichnet man sie zuweilen auch als *sichtbare Sprache* (Potter, Kopp & Green, 1947).

Sprachlaute liegen überwiegend im Frequenzbereich von 200 bis 6500 Hz. Vom leisesten sinnvollen Sprachlaut bis zum lautesten variiert der Druck der menschlichen Stimme um das 10000fache (Fletcher, 1953). Selbst wenn es recht laut klingt, bleibt der Schalldruck relativ gering. Um den Energiebetrag einer Pferdestärke zu erreichen, müßten 15 Millionen Stimmen von durchschnittlicher Lautstärke gleichzeitig im Chor erschallen (Miller, 1951). Am größten ist der Schalldruck beim Sprachlaut *au*, wenn er als Anlaut z.B. in „awning" auftritt, am schwächsten beim anlautenden Konsonantenpaar *th*, z.B. in „thin". Das Verhältnis der Druckstärken beider Laute beträgt bei einer normalen Stimme mittlerer Lautstärke etwa 700:1 (Fletcher, 1953). Die leisesten Sprachlaute stellen die Konsonanten dar. Die höchsten Frequenzen treten ebenfalls bei den Konsonanten auf, besonders bei den Zischlauten.

Zu den vielleicht auffälligsten Eigenschaften der Sprachwahrnehmung gehört die Tatsache, daß uns die akustischen Bestandteile von Sprachlauten nicht bewußt werden. Während das Hörsystem für die Bestandteile komplexer Schallvorgänge, wie sie in der Musik auftreten, hochempfindlich ist, scheint es bei der Analyse von Sprachlauten völlig zu versagen. Wir versagen nicht nur, wenn es um die Wahrnehmung von kontextabhängigen Veränderungen der spektralen Anteile von Phonemen geht, sondern auch bei der Analyse der zahlreichen Frequenzen, die in nahezu allen sprachlichen Äußerungen enthalten sind. Die unterschiedlichen Frequenzen verschmelzen zu einem einheitlichen Hörerlebnis wie *a, e, m* usw. Dies hat einige Theoretiker veranlaßt, einen grundsätzlichen Unterschied zwischen Sprachwahrnehmung und übriger akustischer Wahrnehmung zu vermuten. Zwar stellt der Reiz in beiden Fällen physikalisch ein Schallereignis dar; in der Wahrnehmung jedoch scheinen sich sprachliche und nichtsprachliche Schallereignisse grundsätzlich zu unterscheiden (Liberman, Harris, Hoffman & Griffith, 1957).

Nach anderen Theorien (Lane, 1965) nimmt die Sprachwahrnehmung vor allem deshalb eine Sonderstellung ein, weil sie uns so vertraut ist. Keiner anderen Klasse von Reizen schenken wir in unserem Leben auch nur annähernd soviel Aufmerksamkeit wie den Sprachlauten. Physiologische Überlegungen sprechen jedoch eher dafür, daß die Besonderheiten der Sprachwahrnehmung nicht einfach aus einer besonderen Vertrautheit resultieren, sondern daß sie genetisch verankert sind. Bei den meisten Menschen wird Sprache in der linken Hirnhälfte verarbeitet. Eine in den „Sprachregionen" auftretende Verletzung oder Erkrankung führt in der Regel zu einem Ausfall sprachlicher Funktionen (Lenneberg, 1967). Weiter wissen wir, daß die meisten Nervenbahnen des rechten Ohrs zur linken Hemisphäre bzw. des linken Ohrs zur rechten Hemisphäre ziehen. Obwohl einige Nervenbahnen ungekreuzt verlaufen und darüber hinaus ein reger Austausch zwischen beiden Hirnhälften stattfindet, zeigt sich bei der Sprachwahrnehmung eine leichte Überlegenheit des rechten gegenüber dem linken Ohr (Broadbent & Gregory, 1964; Kimura, 1967). Bei Menschen, deren Sprachzentrum ausnahmsweise in der rechten Hirnhälfte liegt, kehrt sich die Bevorzugung um (Kimura, 1967). In der Regel erfolgt die Sprachverarbeitung jedoch über das *rechte* Ohr in der linken Hirnhälfte, während nichtverbales Hören – z.B. das Wiedererkennen von Melodien – über das *linke* Ohr in der rechten Hirnhälfte stattfindet (Kimura, 1964). Schließlich weist das rechte Ohr eine Bevorzugung von Konsonanten gegenüber länger anhaltenden Vokalen auf; letztere gleichen wiederum eher musikalischen als sprachlichen Reizen (Shankweiler & Studdert-Kennedy, 1967).

7.1.8 Psychophysische Grenzwerte des Hörens

Nicht alle am Trommelfell auftretenden Druckänderungen führen zu einer Hörwahrnehmung. Manche Schallreize sind zu schwach, um die Neurone des Corti-Organs zu erregen bzw. Trommelfellbewegungen auszulösen. Derjenige Reizbetrag, bei dem eben gerade eine Wahrnehmung zustande kommt, legt die *absolute Wahrnehmungsschwelle* eines Sinnesorgans fest. Die Suche nach den absoluten Schwellen von Sinnesleistungen gehört zu den ältesten Forschungsanliegen der Psychologie, vielleicht weil es sich dabei um eine ziemlich klare Fragestellung handelt.

Allzu einfach ist die Frage allerdings nicht. Wie jedes biologische System ist auch das Hörsystem gewissen inneren Fluktuationen ausgesetzt. Unsere Hörleistung schwankt ständig ein wenig, so daß sich die Schwelle niemals mit absoluter Genauigkeit bestimmen läßt. Als statistisches Problem ist sie vielmehr vergleichbar mit der Bestimmung des Wasserstands eines Binnensees. Die absolute Schwelle wird daher meist durch die 50%-Marke festgelegt, d.h. einem Reiz zugeordnet, der ebenso oft gehört wie nicht gehört wird. Die Hörschwelle wird durch die Intensität und Frequenz beeinflußt. Unser Ohr ist für Frequenzen im Bereich von 1500 bis 4000 Hz besonders empfindlich. Ein 100-Hz-Ton benötigt im Vergleich zu einem 3000-Hz-Ton das 10000fache an Schallenergie, um die Hörschwelle zu erreichen (Sivian & White, 1933; Licklider, 1951). In Abb. 7.13 sind einige in der Fachliteratur angegebene Schwellenkurven dargestellt.

Im Alter von 20–30 Jahren beginnt die Empfindlichkeit für Frequenzen oberhalb 3000 Hz in der Regel abzunehmen. Jahr für Jahr läßt die Empfindlichkeit etwas nach. Mit 50 Jahren benötigt man im Durchschnitt das 100fache der Schallenergie, um einen 5000-Hz-Ton zu hören, als mit 20 Jahren (Licklider, 1951). Dies macht sich in einem

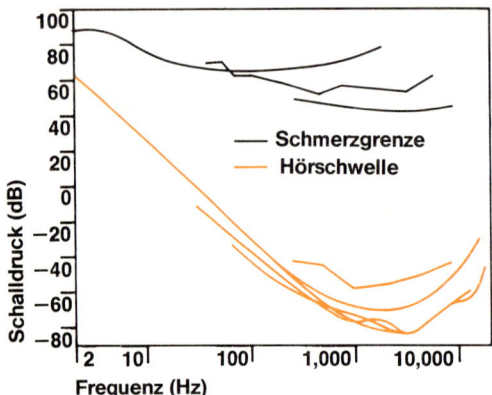

Abb. 7.13. Die untere Kurvenschar bezieht sich auf die absolute Hörschwelle verschiedener Versuchspersonen. Kleinere Abweichungen gehen z.T. auf Verschiedenheiten der Meßanordnung zurück. Die Kurven geben die jeweils kleinste eben wahrnehmbare Schallintensität (Ordinate) als Funktion der Frequenz (Abszisse) an. Die Schallintensität ist dabei in dB angegeben, die Frequenz logarithmisch aufgetragen, so daß höhere Frequenzen gestaucht, tiefe dagegen gestreckt werden. Die obere Kurvenschar gibt den Bereich an, wo wir den Schall nicht nur hören, sondern auch am Trommelfell als schmerzhaftes Dröhnen oder Kitzeln fühlen. (Nach Licklider, 1951)

Ausfall der hohen Frequenzen in der Musik ebenso bemerkbar wie in zunehmenden Schwierigkeiten, undeutlich gesprochene Konsonanten in einer geräuschvollen Umgebung zu verstehen.

Die Schwellenkurve in Abb. 7.13 zeigt einen löffelförmigen Verlauf, der die absolute Schwelle zwischen Hörschall und Stille markiert. Schall im Bereich von 1500–4000 Hz wird nicht nur bei schwellennahen, sondern auch bei überschwelligen Reizstärken bevorzugt wahrgenommen. Um einen Eindruck von bestimmter Lautheit hervorzurufen, benötigt man also bei mittleren Frequenzen weniger Schallenergie als bei höheren oder tieferen. Abbildung 7.14 gibt die Schwellenwertkurve und darüberliegend jeweils Kurven von subjektiv als gleichlaut empfundenen Schallintensitäten an, die man als *Kurven gleicher Lautheit* oder *Isophone* bezeichnet. Die Kurven gleicher Lautheit verlaufen überwiegend parallel zur Hörschwellenkurve und zeigen damit eine relative Bevorzugung des Ohrs für Töne im Frequenzbereich von 1500 bis 4000 Hz an. Bei sehr hohen Schallintensitäten verliert sich der parallele Verlauf zur Schwellenkurve. In diesem Bereich wird das

Ohr für alle Frequenzen nahezu gleich empfindlich. Bei noch höheren Intensitäten gelangt man schließlich an die Schmerzschwelle. Wir hören dann keine Töne, sondern fühlen ein sehr unangenehmes Dröhnen am Trommelfell, was zu einer vorübergehenden oder dauernden Schädigung der Hörfunktion führen kann (Kryter, Ward, Miller & Eldredge, 1966).

Als Einheit zur Bestimmung des Schallpegels verwendet man eine vertraute, oft jedoch unzutreffend gebrauchte Bezeichnung, das Dezibel (dB). Angaben in dB beziehen sich weder auf absolute Einheiten des Schalldrucks noch notwendigerweise auf akustische Größen. Das dB-Maß gibt vielmehr das Verhältnis zweier Intensitäten an, gleichgültig ob es sich dabei um akustische, elektrische oder optische Größen handelt. Dabei wird das Verhältnis als dekadischer Logarithmus angegen, der mit 10 multipliziert wird. Die Zahl der dB-Einheiten eines Schalls mit dem Druck P_1 ergibt sich demnach relativ zum Bezugsschalldruck P_2 durch die Formel:

$$\text{dB-Einheiten} = 10 \log \frac{P_1}{P_2}$$

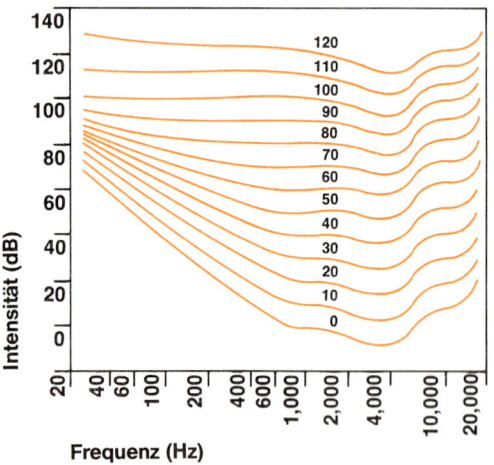

Abb. 7.14. Kurven gleicher Lautheit (Isophone). Diese geben die Intensität an, bei der Töne unterschiedlicher Frequenz als gleich laut erscheinen. Um einen Lautheitseindruck von bestimmter Stärke hervorzurufen, benötigt man bei hohen und tiefen Frequenzen mehr Schallenergie als bei mittleren. Die Zahlenwerte geben das jeweilige Lautheitsniveau an. Dieses wird als Schallintensität in dB eines Tons von 1000 Hz bestimmt, auf dessen subjektive Lautheit alle übrigen in der Kurve erfaßten Töne bezogen wurden. (Aus Pierce & David, 1958)

Jeder beliebige Schalldruck läßt sich so durch Angabe des dB-Wertes festlegen, wobei je nach Wahl des Bezugsschalldrucks der Wert auch Null oder negativ werden kann. Die Anzahl von dB-Einheiten, um die sich zwei Schallintensitäten unterscheiden, ist dabei unabhängig von der gewählten Bezugsgröße. Beträgt der Unterschied zweier Schallintensitäten – z. B. einer unter normalen Umständen oder am Fuße der Niagarafälle geführten Unterhaltung – gegenüber einem Bezugsschalldruck 40 dB (wie dies tatsächlich der Fall ist, vgl. Stevens et al., 1965), dann beträgt der Unterschied gegenüber jedem anderen Bezugswert auch 40 dB.

Zu den bemerkenswertesten Eigenschaften des Gehörs gehört seine Empfindlichkeit für einen astronomisch weiten Bereich von Schallintensitäten. Von der Hörschwelle bis zum schmerzenden Dröhnen des Trommelfells erstreckt sich dieser Bereich über 140 dB, einem Verhältnis von 100 Billionen zu 1. Die durch den Luftdruck dabei am Trommelfell ausgelösten Auslenkungen umfassen den Bereich von 10 Millionen zu 1.

Die Bestimmung der Schwellenwertkurven zeigt, daß die einzelnen Tierarten in verschiedenen Hörwelten leben (Békésy, 1960; Milne & Milne, 1962). Bei der Geburt erstreckt sich der Bereich des menschlichen Hörens von 20 bis 30 000 Hz. Eine Maus reagiert dagegen noch auf Piepslaute ihrer Artgenossen, die bei 100 000 Hz oder noch höher liegen. Fledermäuse leben ebenfalls in einer Ultraschallwelt. Sie bedienen sich der Echos kurzer Ultraschallstöße, um sich zu orientieren (Griffin, 1958). Größere Tiere erzeugen und hören gewöhnlich Laute zu einem tieferen Frequenzbereich als kleinere Tiere; das Quaken der Frösche und die Quietschlaute von Delphinen bilden Ausnahmen von dieser Regel.

Sicher ist es interessant, die Unterschiede zwischen einzelnen Tieren zu erforschen. Noch unmittelbarer betreffen uns allerdings die zwischen einzelnen Menschen bestehenden Unterschiede der Hörfähigkeit. Der Bereich der individuellen Hörleistung erstreckt sich vom normalen Hörvermögen bis hin zu vollständiger Taubheit. Ein Hörverlust deutet sich häufig als frequenzspezifische Änderung der Hörschwelle an, was darauf schlie-

ßen läßt, daß die Schallinformation in einem bestimmten Bereich der Basilarmembran nur unvollkommen auf die angrenzenden Hörneurone übertragen wird. In anderen Fällen steigt die Schwellenkurve insgesamt entlang der Ordinate (Abb. 7.14) an. Die Verlaufsform bleibt dabei, wenn auch in etwas abgeflachter Form, erhalten. Außerdem gibt es Fälle, in denen die Veränderungen der Hörschwellenkurve eine Mischung von lokal begrenztem und generellem Hörverlust anzeigen.

Schwerhörigkeit kann durch jede Störung bedingt sein, die in der Ereigniskette vom Trommelfell bis zur neuronalen Ebene und den einzelnen akustischen Hirnzentren auftritt. Grundsätzlich lassen sich zwei Arten von Schwerhörigkeit unterscheiden: die *Schalleitungsschwerhörigkeit* (oder auch Mittelohrschwerhörigkeit) und die *sensorische Schwerhörigkeit* (Innenohrschwerhörigkeit). Die Schalleitungsschwerhörigkeit beruht auf einer Störung in der mechanischen Schallübertragung. Die häufigste Ursache hierfür ist eine infolge einer bakteriellen Infektion auftretende Verknöcherung des Mittelohrs, die zu einer Versteifung oder Fixierung der Gehörknöchelchenkette führt. Schalleitungsschwerhörigkeit kann man durch operative oder medikamentöse Maßnahmen behandeln. Zudem ist es möglich, mit Hörhilfen das erkrankte Mittelohr zu überbrücken, so daß der Schall direkt über den Schädelknochen auf die Cochlea übertragen wird. Sensorische Schwerhörigkeit läßt sich dagegen nur selten heilen oder durch Behandlung beeinflussen. Bisher vermag die Wissenschaft nicht anzugeben, was sinnvoll getan werden könnte, wenn Schallwellen die Basilarmembran zwar erreichen, dort aber die Nerven des Corti-Organs nicht in Erregung versetzen. Krankheit, Drogen, ungewöhnlich hohe Lärmbelastung, direkte Verletzung und hohes Alter können zu einer Beeinträchtigung einzelner Teile des Corti-Organs und der von ihm ausgehenden Nervenbahnen führen. Ohne ärztliche Behandlung können Schalleitungs- und Schallempfindungstaubheit sowohl vorübergehend als auch chronisch in Erscheinung treten.

Erkrankungen des Gehörs machen sich gewöhnlich in einer verminderten absoluten Empfindlichkeit, als Anstieg der absoluten

Hörschwelle bemerkbar. Es gibt allerdings noch einen weiteren Aspekt der Empfindlichkeit, der sowohl für das normale als auch für das beeinträchtigte Hören von Bedeutung ist. Dies ist die Fähigkeit, Unterschiede zwischen akustischen Ereignissen wahrzunehmen. Diese Fähigkeit erstreckt sich auf alle Bereiche des Hörens, so daß es unmöglich ist, sie hier erschöpfend zu behandeln. Wir wollen uns hier auf die wesentlichsten Tatsachen beschränken, zu denen als einfachster Fall die monaurale Unterscheidung reiner Töne gehört.

Nehmen wir an, ein 1000-Hz-Ton wird bei 30 dB über der absoluten Hörschwelle einer Versuchsperson dargeboten. Um welchen Betrag muß ein Vergleichston von diesem abweichen, um als eben unterschiedlich wahrgenommen zu werden? Die Frage ist weitaus schwieriger als man zunächst meinen möchte (die zahlreichen Probleme beim Messen der relativen Tonempfindlichkeit findet man u. a.

bei Stevens & Davis, 1938; Licklider, 1951; Fletcher, 1953, sowie Green & Swets, 1966, dargestellt). Zunächst müssen wir entscheiden, ob wir Änderungen der Frequenz oder Intensität selektiv oder kombiniert untersuchen wollen. Aus der klassischen Arbeit von Riesz (1928) geht hervor, daß die Unterschiedsempfindlichkeit für Intensitäten bei reinen Tönen ungefähr in demselben Frequenzbereich ihr Maximum hat wie die absolute Empfindlichkeit.

In Abb. 7.13 wurde verdeutlicht, daß ein sehr schwacher Ton am ehesten im Bereich von 1000 bis 4000 Hz wahrgenommen wird. In Abb. 7.15 ist die Unterschiedsempfindlichkeit gegenüber Tonintensitäten als Funktion der Frequenz aufgetragen. Dabei beziehen sich die sieben Kurven auf jeweils verschiedene Ausgangsintensitäten. Wir sehen, daß die Unterschiedsempfindlichkeit mit steigender Ausgangsintensität zunimmt. Die Empfindlichkeit wird durch das Verhältnis $\Delta I/I$ be-

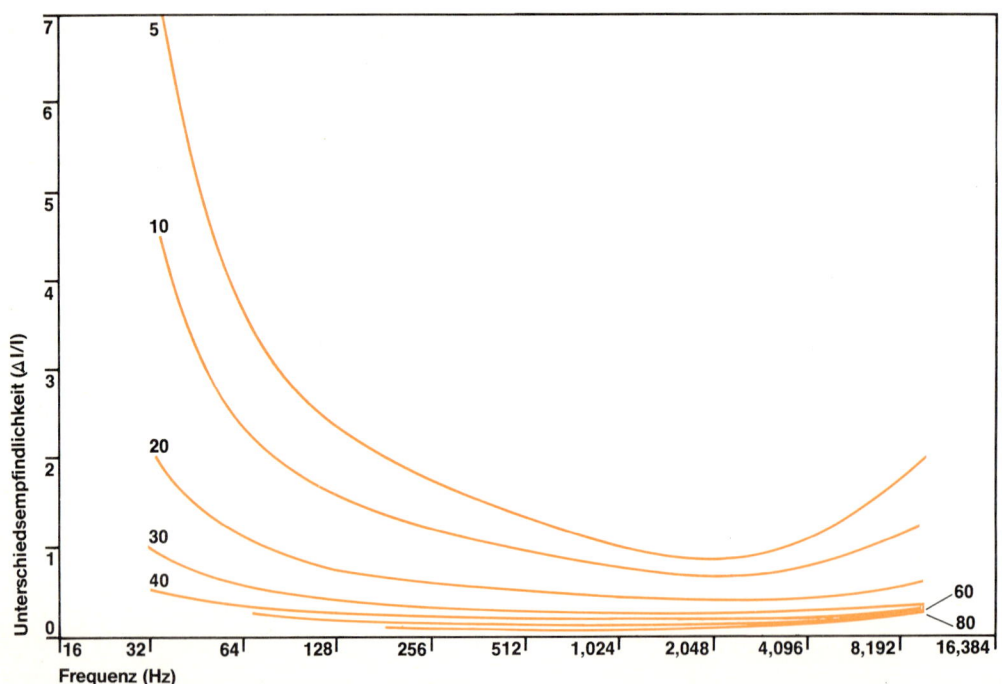

Abb. 7.15. Um wieviel muß die Intensität eines Tons erhöht werden, damit ein Lautstärkeunterschied wahrgenommen werden kann? Die Antwort hängt davon ab, welche Intensität und Frequenz der Ausgangston hat. Jede Kurve gibt die Unterschiedsschwelle für Töne bestimmter Ausgangsintensität (Zahlenangaben in dB) als Funktion der Frequenz an. Auf der Ordinate ist der Intensitätszuwachs geteilt durch die Ausgangsintensität aufgetragen. Je höher der Ordinatenwert liegt, desto geringer ist unsere Unterschiedsempfindlichkeit bezogen auf die jeweilige Tonintensität. (Aus Riesz, 1928)

stimmt, wobei I für die Ausgangsintensität und ΔI für den zur Unterscheidung erforderlichen Reizbetrag steht. Der Reizzuwachs wird also durch die Schallenergie des Ausgangstons geteilt. Dieses Maß bezieht sich demnach auf die *relative* Änderung der Tonintensität. Die *absolute* Größe des jeweils erforderlichen Reizzuwachses hängt von der Höhe des Ausgangsniveaus ab, d. h. man benötigt bei einem lauten Ton in absoluten Einheiten mehr Schallenergie als bei einem leisen.

Nicht nur für das Hören, auch für die übrigen Sinnesleistungen hat die Bestimmung von ΔI/I in der Psychologie bereits eine ruhmreiche Tradition (Herrnstein & Boring, 1965). Bereits im 18. Jahrhundert versuchten Naturphilosophen in Experimenten, die Eigenschaften dieser Beziehung für verschiedene Sinnesmodalitäten zu bestimmen. Ihre Anstrengungen wurden im frühen 19. Jahrhundert belohnt, als der deutsche Physiologe

E. H. Weber 1834 daraus eine Grundregel ableitete, die wir heute *Webersches Gesetz* nennen. Das Gesetz besagt, daß der zu einem eben merklichen Unterschied in der Empfindung erforderliche Reizzuwachs in einem konstanten Verhältnis zur Größe des Ausgangsreizes steht. Das Webersche Gesetz besagt mit anderen Worten, daß ΔI/I eine Konstante darstellt, deren Betrag freilich für jedes Sinnesgebiet verschieden ist. Dieser kleinste Reizbetrag wird auch als „Unterschiedsschwelle" oder „eben merklicher Unterschied" – englisch „just noticeable difference": „jnd" – bezeichnet. Für die Psychologie stellte das Webersche Gesetz die erste quantitative Entdeckung von allgemeiner Tragweite dar.

Aber war diese Entdeckung eigentlich zutreffend? Müßten nicht bei konstantem ΔI/I alle Kurven in Abb. 7.15 genau waagerecht übereinanderliegen? Die Antwort ist: ja! Die

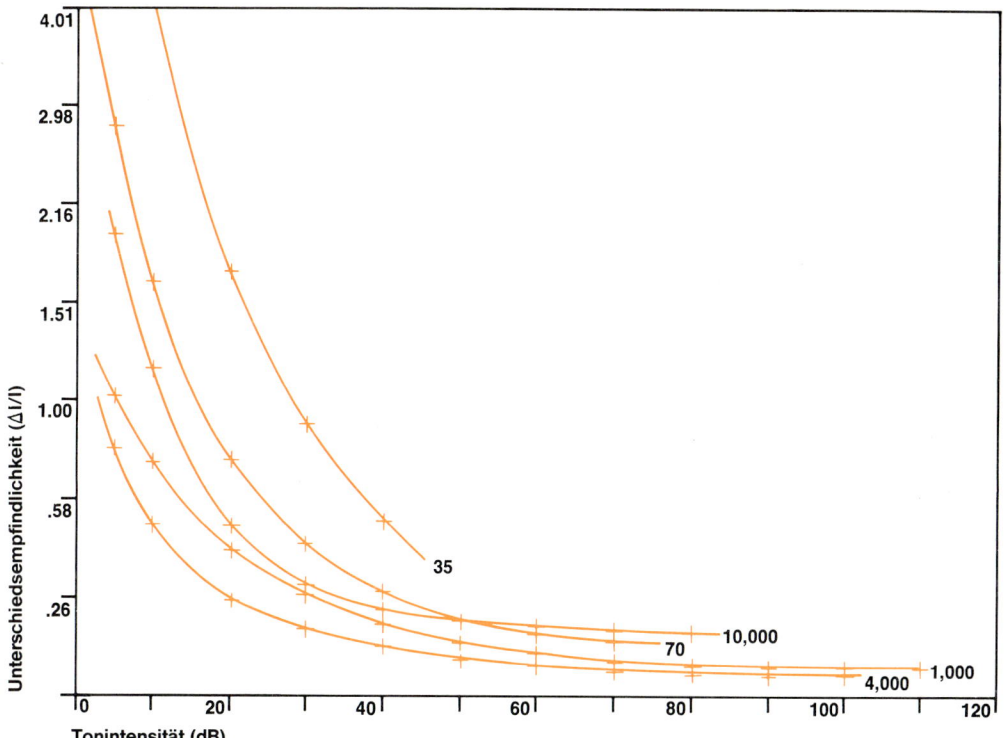

Abb. 7.16. Die Daten von Abb. 7.15 sind hier als Funktion der Ausgangsintensität (Abszisse) dargestellt. Die Zahlenangaben jeder Kurve beziehen sich auf die Frequenz. Für alle Frequenzen verbessert sich die Unterschiedsempfindlichkeit für Intensitäten mit zunehmender Ausgangsintensität bis zu einem Punkt, von dem ab alle Kurven ein Plateau erreichen. (Aus Riesz, 1928, in Stevens & Davis, 1938)

Tatsache, daß dies nicht der Fall ist, macht deutlich, daß das Webersche Gesetz ergänzender Korrekturen bedarf. Abbildung 7.16 stellt Daten so dar, daß eine Beurteilung der Gültigkeit des Weberschen Gesetzes erleichtert wird. Der relative Reizzuwachs, $\Delta I/I$, wird als Funktion von I abgetragen. Die Kurven beziehen sich auf einige der Frequenzen, die von Riesz (1928) untersucht wurden. Das Webersche Gesetz gilt in guter Annäherung für Töne, die 50 dB oder mehr über der Hörschwelle liegen. Bei leiseren Tönen wird die Unterschiedsempfindlichkeit zunehmend geringer, so daß zur Wahrnehmung eines Intensitätsunterschiedes immer größere *relative* Reizbeträge erforderlich werden.

Die Kurven in Abb. 7.16 sehen mit ihrem steilen Anstieg im Bereich der leisen Töne nicht gerade wie eine klare Bestätigung des Weberschen Gesetzes aus. Dabei müssen wir allerdings berücksichtigen, daß die Schallintensität auf der Abszisse in dB-Einheiten, also logarithmisch aufgetragen ist. Die dargestellten Schallintensitäten umfassen also einen Gesamtbereich von 10^{11} (d. h. 110 dB), während der Bereich, in dem $\Delta I/I$ sich verändert, einen Bereich von 10^5 (d. h. 50 dB) umfaßt. Das Webersche Gesetz trifft also in bezug auf den Gesamtbereich nur für einen Anteil von 10^5–10^{11}, d. h. für einen millionstel Teil nicht zu. Für 999 999 millionstel Teile des Gesamtbereichs ist das Gesetz dagegen in

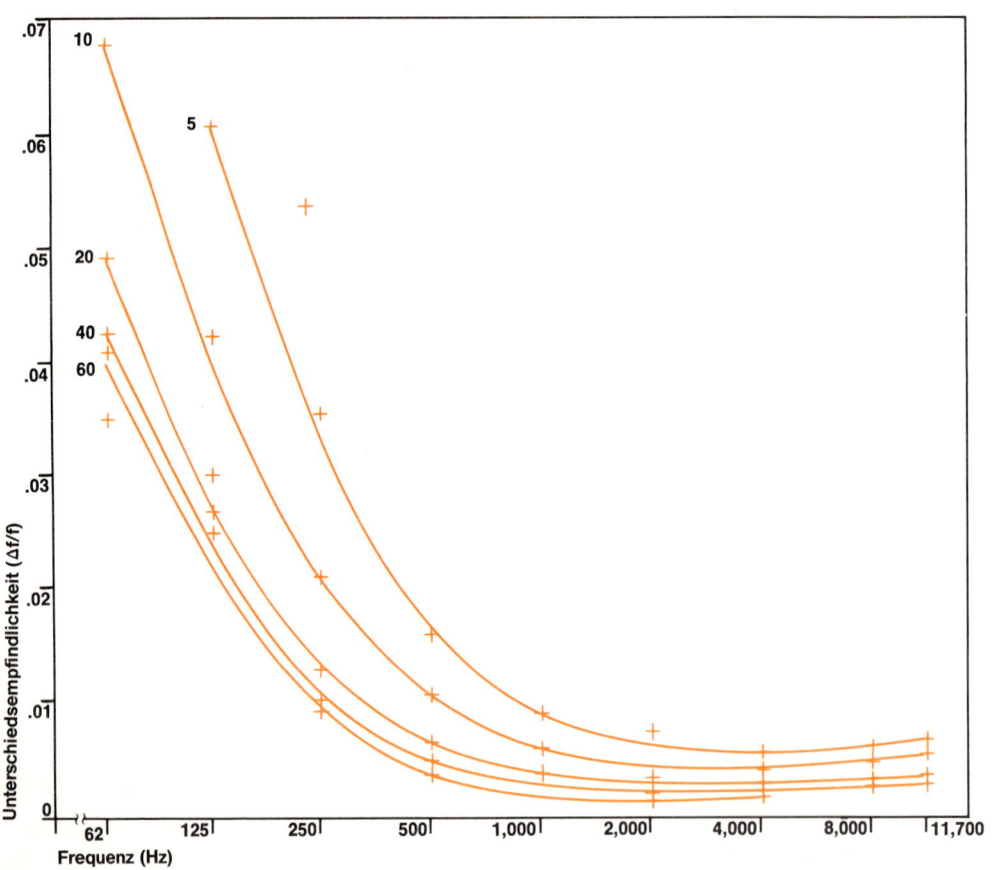

Abb. 7.17. Die Kurven geben den Verlauf der Unterschiedsempfindlichkeit für Frequenzen an, d. h. den Frequenzbetrag, um den ein Ton geändert werden muß, damit wir eben eine Veränderung der Tonhöhe bemerken. Auf der Ordinate ist demnach die Frequenzänderung geteilt durch die Ausgangsfrequenz aufgetragen. Auf der Abszisse ist die Ausgangsfrequenz in logarithmischen Einheiten aufgetragen. Die für jede Kurve angegebenen Zahlenwerte bezeichnen die Tonintensität in dB. (Aus Shower & Biddulph, 1931)

großer Annäherung gültig. Mit Ausnahme des charakteristischen Abweichens für sehr schwache Reize bleibt die als Relation $\Delta I/I$ erfaßte Unterschiedsempfindlichkeit gegenüber Reizänderungen konstant. Die kleinste Veränderung, die wir bemerken, scheint in einem konstanten Verhältnis zur Ausgangsgröße zu stehen, wie Weber schon vor fast 150 Jahren feststellte.

Die Unterscheidung der Tonintensität ist, wie bereits erwähnt, im Bereich von 1500–4000 Hz am feinsten (vgl. Abb. 7.16). Wie steht es dagegen mit der Fähigkeit des Ohrs, Frequenzen zu unterscheiden (Shower & Biddulph, 1931; Stevens & Davis, 1938; Fletcher, 1953)? Unter experimentell gut kontrollierten Bedingungen erhält man bei monauraler Bestimmung Ergebnisse wie sie in Abb. 7.17 dargestellt sind. Der relative Reizzuwachs, $\Delta f/f$ (f = Frequenz) bleibt annähernd konstant für hinreichend laute Töne oberhalb 500 Hz. Bei leisen bzw. im unteren Frequenzbereich liegenden Tönen sind für die Unterschiedswahrnehmung relativ größere Änderungsbeträge erforderlich. Im Bereich seiner maximalen Empfindlichkeit kann unser Gehör bereits Frequenzänderungen von ¼ Prozent wahrnehmen.

Frequenz und Intensität sind die physikalischen Hauptdimensionen reiner Töne. Unsere Hörerlebnisse hängen allerdings auch von sekundären Eigenschaften ab, wie sie nur bei Tonkombinationen auftreten. Gewöhnlich ordnen wir den Reizdimensionen Frequenz und Intensität die Wahrnehmung von Tonhöhe und Lautstärke zu. Eine solche Zuordnung ist nur mit Einschränkungen möglich. Werden Töne von 30 Hz und von 3000 Hz physikalisch auf gleiche Intensität eingestellt, so hören sie sich nicht gleich laut an. Der 3000-Hz-Ton fällt in den Bereich höherer Empfindlichkeit und wird daher wesentlich lauter gehört. Die Frequenz beeinflußt also die Lautheit.

In ähnlicher Weise beeinflußt die Schallintensität unsere Tonhöhenwahrnehmung. Erhöht man einen 300-Hz-Ton schrittweise in seiner Intensität, so wird er dabei nicht nur lauter, sondern verändert auch seine Tonhöhe, die abzufallen scheint. Dieser Effekt ist nicht sehr stark, läßt sich jedoch deutlich nachweisen. Er unterscheidet sich von dem Effekt, der sich beispielsweise bei einem 5000-Hz-Ton beobachten läßt. Hohe Frequenzen scheinen mit zunehmender Lautstärke in ihrer Tonhöhe anzusteigen, tiefe Töne dagegen abzufallen. In einem Zwischenbereich, dem Bereich maximaler Empfindlichkeit, bleibt die Tonhöhe bei Intensitätsänderungen weitgehend unverändert (Stevens, 1935). Die bei hohen und tiefen Frequenzen auftretenden relativ geringfügigen Veränderungen der Tonhöhe beruhen wahrscheinlich auf einer mit der Schallintensität wachsenden Unfähigkeit des Ohres, mechanische Schallwellen unverzerrt auf die Basilarmembran zu übertragen.

7.2 Sehen

7.2.1 Licht

Verglichen mit dem relativ einfachen Hörreiz ist der dem Sehen zugrundeliegende Reiz physikalisch äußerst komplex. Vieles über die Physik des Lichts bleibt selbst dem modernen Physiker noch ein Rätsel. Wir haben es beim Licht wie beim Schall mit Schwingungsvorgängen zu tun, in ihrer Komplexität sind diese Vorgänge allerdings wesentlich voneinander verschieden. Hören wie Sehen beruhen auf sensorischen Transformationsleistungen, bei denen physikalische Schwingungen in neuronale Impulse umgewandelt werden.

Bevor wir auf das Sehorgan selbst eingehen, wollen wir den spezifischen Reiz physikalisch näher bestimmen, wobei wir uns der Gefahr allzu großer Vereinfachung bewußt bleiben (vgl. Le Grand, 1957; Riggs, 1965). Stellen wir uns eine Hohlkugel aus Metall vor, in die ein kleines Loch gebohrt wurde. Ohne Beleuchtung bleibt das Innere der Kugel dunkel. In der Tat sieht das Loch nur solange wie ein schwarzer Punkt aus, wie die Metallkugel kalt ist. Wird die Kugel erhitzt, so beginnt sie aufgrund der physikalisch als *Wärmestrahlung* bekannten Erscheinung im Inneren zu glühen. Mit dem Anstieg der Temperatur ändert der Punkt seine Farbe von schwarz über rot und orangerot, bis er schließlich intensiv bläulich oder weißlich glüht.

Viele Stoffe glühen, wenn sie erhitzt werden. Das Loch in einer Kugel glüht jedoch mit einer Farbe, die *ausschließlich* von der Temperatur abhängt. Diese Erscheinung nennt der Physiker *Strahlung eines schwarzen Körpers*. Die steigende Temperatur der Kugel versetzt die sie bildenden Moleküle zunehmend in Schwingungen. Es kommt dabei zur Strahlung, d. h. zur Entsendung von Energiewellen, die elektrische und magnetische Veränderungen in einem gewissen Bereich hervorrufen. Diese als *elektromagnetische Strahlung* bezeichneten Energiewellen gleichen in mancher Hinsicht den Schallwellen. In erster Linie besteht die Ähnlichkeit darin, daß beide schwingend oder periodisch sind. Ähnlich wie Schallwellen an entfernt liegenden Flächen, wie z. B. dem Trommelfell, Druckänderungen hervorrufen, bewirken elektromagnetische Wellen bei einem in einiger Entfernung aufgestellten elektrischen Meßgerät Änderungen der Stromstärke. Ähnliches gilt für einen magnetischen Kompaß, der Schwankungen des Magnetfeldes der Erde registriert.

Der wichtigste Unterschied zwischen Schall und elektromagnetischer Welle besteht darin, daß der Schall sich nur in einem physikalischen Medium – Gas, Flüssigkeit oder Festkörper – ausbreitet, während elektromagnetische Strahlungen sich ohne ein solches Medium ausbreiten. Die Strahlungen eines schwarzen Körpers (oder dergleichen) passieren ohne Schwierigkeiten ein Vakuum, was ja der funkelnde Sternenhimmel beweist.

Schallwellen und elektromagnetische Wellen unterscheiden sich außerdem in ihren physikalischen Abmessungen. Ein Klang von 1100 Hz, der sich mit 332 Metern pro Sekunde (Schallgeschwindigkeit in Luft) ausbreitet, hat eine Wellenlänge von ca. 30 cm. Licht breitet sich dagegen mit einer Geschwindigkeit von ca. 313 000 km pro Sekunde, also fast 900 000mal schneller als der Schall, aus. Die Wellenlänge eines gewöhnlichen gelben Lichts beträgt nur ca. 0,00005 cm, seine Frequenz fast 50 000 000 000 000 Perioden pro Sekunde. Die Wellenlängen des Lichts werden in Millimikron (mμ) gemessen; ein Millimikron ist der milliardste Teil eines Meters. Licht stellt also physikalisch ein periodisches Geschehen dar, das sich wesentlich schneller ausbreitet als der Schall und das aus Schwin-

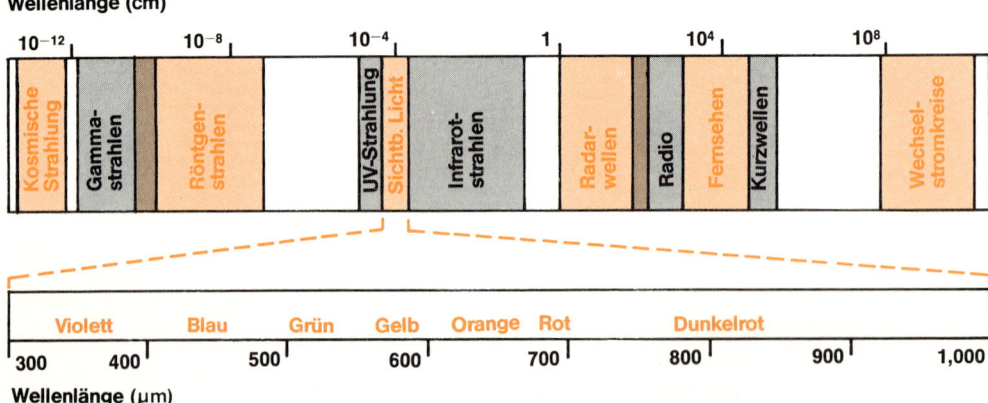

Abb. 7.18. Elektromagnetisches Spektrum. Der Gesichtssinn erfaßt nur einen relativ schmalen Ausschnitt aus dem Spektrum der Wellenlängen. Der übrige Teil des Spektrums – von den kosmischen Strahlen bis hin zu den elektromagnetischen Wellen, die wir durch das Radio empfangen – ist für uns unsichtbar, wenngleich er den Organismus in nicht unerheblichem Maße beeinflussen kann

gungen von weit höherer Frequenz und kürzerer Wellenlänge besteht.

Die Temperatur eines glühenden Gegenstandes bestimmt die Zusammensetzung der Strahlung und somit dessen Farbe. Wenn er kalt ist, strahlt er nur wenig Energie mit niedriger Frequenz aus. Bei ansteigender Temperatur erhöht sich der Gesamtbetrag der abgestrahlten Energie bei gleichzeitigem Ansteigen der Strahlungsfrequenz. Der größte Teil der Strahlung ist unsichtbar, d.h. die Wellenlängen sind zu kurz oder zu lang, um von unserem Auge wahrgenommen zu werden. Abb. 7.18 zeigt einen breiten Ausschnitt aus dem elektromagnetischen Spektrum. Das sichtbare Licht nimmt darin nur einen sehr engen Bereich ein, der zwischen etwa 1 Mikron (ein Millionstel eines Meters) und 0,3 Mikron liegt. Im Bereich unterhalb des sichtbaren Lichts liegt die ultraviolette Strahlung, daran anschließend die Röntgenstrahlen. Bei noch kleineren Wellenlängen sprechen wir von Gammastrahlen und kosmischen Strahlen. Oberhalb der sichtbaren Strahlung, d.h. bei Wellenlängen, die zu lang sind, um mit dem Auge gesehen werden zu können, sprechen wir von Infrarotstrahlen. Wir nehmen

sie als unsichtbare Wärmestrahlung wahr. Wellenlängen von etwa 1 Zentimeter fallen in den Bereich des Radars. Bei noch größeren Wellenlängen haben wir es mit Radio- und Fernsehsignalen und schließlich, am Ende des dargestellten Spektrums, mit Strahlungen zu tun, wie sie in normalen Wechselstromkreisen auftreten.

Wie das Hören so hat sich auch das Sehen wahrscheinlich nicht zufällig auf einen eng begrenzten Bereich innerhalb des breiten Spektrums von Wellenlängen spezialisiert. Abbildung 7.19 zeigt die Strahlungskurve der Sonne, der nahezu einzigen Lichtquelle in der Zeit unserer stammesgeschichtlichen Vorfahren. Die Kurve weist ihr Maximum genau in dem Bereich des Spektrums auf, den wir als Licht sehen. Möglicherweise sehen Lebewesen anderer Welten, die von Sonnen mit anderen Oberflächentemperaturen bestrahlt werden, elektromagnetische Wellen, die für uns unsichtbar sind.

Auf die Wärmestrahlung läßt sich ein großer Teil des Lichts in unserer Umgebung zurückführen. Daneben gibt es allerdings noch ein „kaltes Leuchten", z.B. das Licht einer Fluoreszenzlampe oder einer Neonröh-

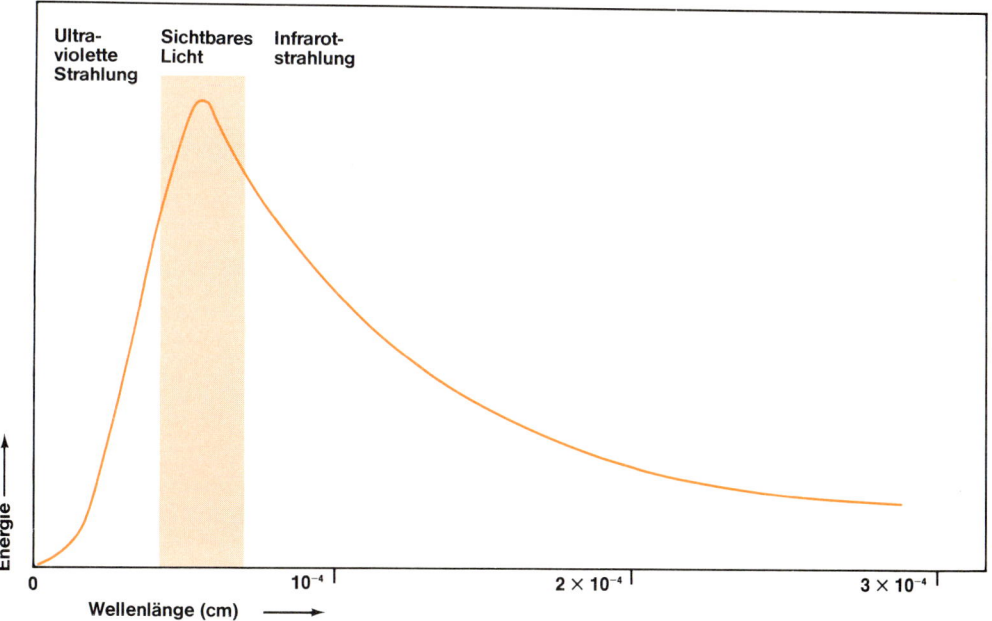

Abb. 7.19. Das Energiespektrum der die Erde erreichenden Sonnenstrahlung besitzt sein Maximum genau in dem Wellenlängenbereich, der für uns sichtbar ist. (Aus Holton & Brush, 1973)

re. Diese zweite Strahlungsart nennt man im Gegensatz zur Wärmestrahlung *Lumineszenz*. Sie beruht auf Energie, die von Atomen abgestrahlt wird, wenn die Elektronen ihre Umlaufbahn um den Atomkern wechseln. Dabei entsteht kein stetiges Energiespektrum als Funktion der Temperatur, sondern in der Regel eine eng begrenzte Strahlungsgruppe bestimmter Wellenlänge. Lumineszenzfähige Stoffe strahlen bei Energiezufuhr Licht von ganz bestimmter Wellenlänge ab. In Abb. 7.20 wird ein Vergleich zwischen der diskontinuierlichen Lichtausstrahlung einer Quecksilberdampflampe und dem kontinuierlichen Strahlungsspektrum einer Glühbirne gezeigt.

Das durch Wärmestrahlung oder Lumineszenz erzeugte Licht erreicht unser Auge oft auf indirektem Wege. Die Lichtwellen werden von Gegenständen in ihrer Umgebung in vielfältiger Weise abgelenkt und modifiziert. Die Physik der Reflexion, Brechung, Transmission, Diffraktion und Interferenz mag hier außer Betracht bleiben. Wesentlich ist in diesem Zusammenhang die Feststellung, daß das Licht auf dem Wege von seiner eigentlichen Quelle zu unseren Augen oft vielfachen Änderungen unterliegt.

Bisher wurde das Licht als Schwingungsvorgang beschrieben – als Energiewelle, die mit einer gewissen Frequenz pulsiert. Physiker haben jedoch festgestellt, daß das Licht manchmal mehr einem Strom winziger Teilchen gleicht als einer stetigen Energiestrahlung. Wichtige Hinweise auf die Existenz von Lichtteilchen erhält man bei der Untersuchung kleinster Lichtmengen, sogenannte Lichtquanten. Hierbei zeigt sich, daß das Licht nicht unendlich teilbar ist; es kann nur als ein Teilchen bestimmter Größe existieren. Außerdem kann die Intensität eines Lichtstrahls im atomaren Bereich nur in diskreten kleinen Sprüngen – in sogenannten „Quanten" oder „Photonen" – zunehmen. Bei höherer Strahlungsenergie weist das Licht eher die allgemeinen physikalischen Eigenschaften von Wellen auf, wie Interferenz, Reflexion usw. Die Reizquelle für das Sehen besitzt also in der Regel Welleneigenschaften.

7.2.2 Das Auge

Das Auge wird gern mit einer Kamera verglichen. Dieser Vergleich hat seine Berechtigung. In beiden Fällen gelangt das Licht durch eine Öffnung in einen abgeschlossenen Raum. Über eine Linse wird das Bild so eingestellt, daß es sich auf einer lichtempfindlichen Schicht scharf abbildet. Dem

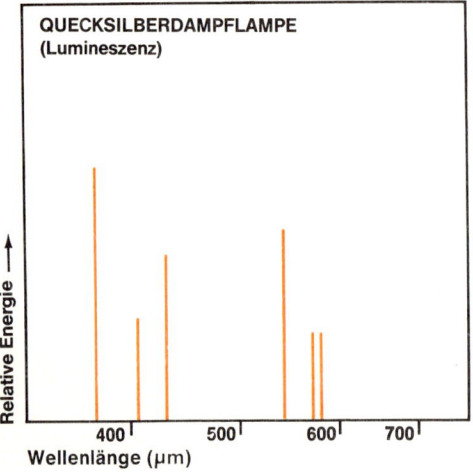

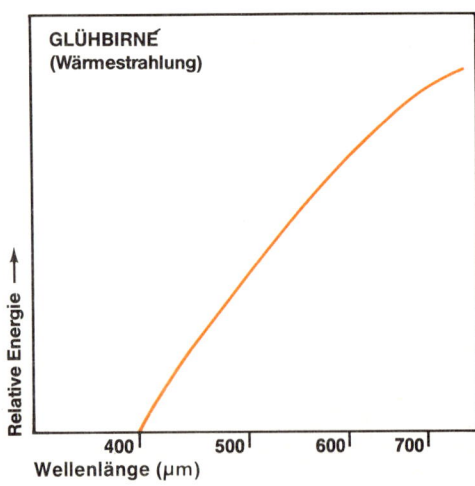

Abb. 7.20. Spektrale Energieverteilung der Lichtentladung einer Quecksilberdampflampe (Lumineszenz) und einer Glühfadenlampe (Wärmestrahlung). Wir bemerken normalerweise nicht, daß die eine Lichtform aus diskontinuierlichen Energiespitzen bestimmter Wellenlängen besteht, während die andere ein kontinuierliches Spektrum über einen breiten Wellenlängenbereich aufweist. (Aus Graham, 1965)

Film als lichtempfindlicher Schicht in der Kamera entspricht im Auge die Netzhaut. Diese besteht, wie wir noch sehen werden, aus einem höchst komplexen Zellgewebe.

Je genauer man den Sehvorgang studiert, desto weniger erweist sich der Vergleich mit einer Kamera als zutreffend. Wäre die Netzhaut eine Art Film, könnten die optischen Eigenschaften des Auges selbst dem Vergleich mit einem einfachen Fotoapparat nicht standhalten. Das menschliche Sehsystem leistet jedoch im Hinblick auf Anpassungsfähigkeit, Empfindlichkeit und Kompaktheit mehr als selbst die beste Kamera.

Das Hauptproblem bei einem Vergleich von Auge und Kamera besteht darin, daß das Auge, anders als die Kamera, mit dem Nervensystem verbunden ist. Bei einer gewöhnlichen Kamera ist der optische Vorgang nach der Belichtung des Films abgeschlossen. Beim Auge als lebendigem Organ findet die eigentliche Reizverarbeitung erst im Nervensystem statt. Wie das Nervensystem die Signale der Netzhaut empfängt, weiterverarbeitet und zu verschiedensten Zwecken fortlaufend auswertet, beginnen wir eben erst zu verstehen. Das Nervensystem bezieht vom Netzhautbild eine dem Hersteller einer Kamera kaum vorstellbare Fülle von Informationen.

Wenden wir uns also dem Auge selbst zu. Abbildung 7.21 zeigt das menschliche Auge im Querschnitt. Das Auge eines Erwachsenen besitzt annähernd die Gestalt einer Kugel mit einem mittleren Durchmesser von 2,5 cm. Die vordere Ausbuchtung, die *Hornhaut,* ist eine durchsichtige, feste Membran. Sie besitzt keine Blutgefäße, die den Lichteinfall behindern könnten. Wie ein Brillenglas bricht die Hornhaut die von einem Gegenstand ausgehenden Lichtstrahlen, um im Innern des Auges ein Bild zu entwerfen. Dem gleichen Zweck dient die *Linse* im Innern des Augapfels. Hornhaut und Linse, deren Brechkraft im Unterschied zur Hornhaut variabel ist, entwerfen auf der Netzhaut eines normalsichtigen Auges ein annähernd scharfes Bild der Außenwelt.

Beim Sehen auf entfernte Gegenstände verflacht sich die Form der Linse durch Kontraktion der *Zonulafasern,* an denen die Linse aufgehängt ist (s. Abb. 7.21). Wenn wir das

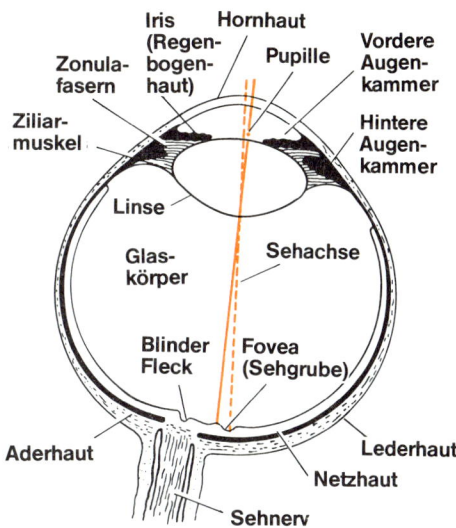

Abb. 7.21. Horizontaler Querschnitt durch das menschliche Auge. Das einfallende Licht wird auf der Netzhaut in neuronale Impulse umgewandelt, die über den Sehnerv ins Sehhirn weitergeleitet werden. (Aus Polyak, 1957)

Auge auf nahe Gegenstände einstellen, läßt die Spannung der Muskeln des Ziliarkörpers und der Zonulafasern nach, so daß die Linse eine mehr konvexe Form einnehmen kann. Wir bezeichnen diesen Vorgang als *Akkommodation.* Mit zunehmendem Alter verringert sich die Elastizität der Linse. Ihre Brechkraft läßt nach und es wird zunehmend schwieriger, das Auge auf nahe Gegenstände scharf einzustellen. Wir bezeichnen diesen Zustand als Alterssichtigkeit (Walls, 1942). Weitsichtigkeit (Hyperopie) wird dadurch hervorgerufen, daß der Augapfel eines Menschen zu kurz im Verhältnis zur Brechkraft ist. Dies hat zur Folge, daß die Strahlenvereinigung erst hinter der Netzhaut stattfindet und somit das Bild auf der Netzhaut unscharf bleibt. Ist der Augapfel im Verhältnis zur Brechkraft zu lang, so führt dies zu Kurzsichtigkeit (Myopie). Die retinale Fehlabbildung ist hierbei Folge einer schon vor der Netzhaut stattfindenden Strahlenvereinigung. Refraktionsanomalien dieser Art lassen sich in der Regel durch Tragen einer Brille ausgleichen. Freilich kann eine Brille die biologische Anpassungsfähigkeit der Augenlinse an die jeweiligen Sehbedingungen nur unvollkommen ersetzen.

Die durchsichtige Hornhaut geht direkt in die weißliche *Lederhaut* über, die den Augapfel umgibt und ihm seine annähernd kugelförmige Gestalt verleiht. An die Innenseite der Lederhaut schließt sich eine dunkle Schicht, die *Aderhaut,* an. Die Aderhaut gibt der Netzhaut Halt und versorgt das Auge und besonders die Netzhaut mit zahlreichen Blutgefäßen. An der Vorderseite des Auges ändern sich Funktion und Struktur der Aderhaut. Sie bildet nun den Ziliarmuskel und die Zonulafasern, die die Stellung der Linse regulieren, sowie die *Regenbogenhaut (Iris).* Subjektiv erscheint uns die Iris als der Teil des Auges, der das Sehen in erster Linie ermöglicht. Tatsächlich stellt die pigmentierte, kreisförmige Membran der Regenbogenhaut (s. Abb. 7.22) so etwas wie einen Vorhang dar (Polyak, 1957), der sich, zumindest teilweise, vor der Linse öffnen und schließen kann und so die ins Auge gelangende Lichtmenge reguliert. Die Größe der Irisöffnung oder *Pupille,* steht in reziprokem Verhältnis zur jeweiligen Beleuchtungsstärke und hängt darüber hinaus von weiteren Faktoren, wie dem emotionalen Zustand und der körperlichen Verfas-

sung ab, was im Rahmen der nichtverbalen Kommunikation zuweilen aufschlußreich sein kann.

Das Augeninnere kann in drei Räume unterteilt werden. Die *vordere* und die rund um die Linse liegende *hintere* Kammer sind mit einer klaren, wäßrigen Flüssigkeit, dem Kammerwasser, gefüllt. Der größere, zwischen Linse und Netzhaut gelegene Teil, ist mit einer geleeartigen, klaren Substanz, dem Glaskörper, ausgefüllt. Durch den im Augeninnern vorherrschenden konstanten Druck erhält das Auge seine Formbeständigkeit und innere Festigkeit.

7.2.2.1 Die Netzhaut

Die von einem Gegenstand ausgehenden Lichtstrahlen passieren die Hornhaut, die Linse und den Glaskörper und vereinigen sich im normalsichtigen Auge direkt auf der Netzhaut. Dort findet die Umwandlung der physikalischen Reizenergie in neuronale Muster statt. Wir wollen jedoch zunächst einige

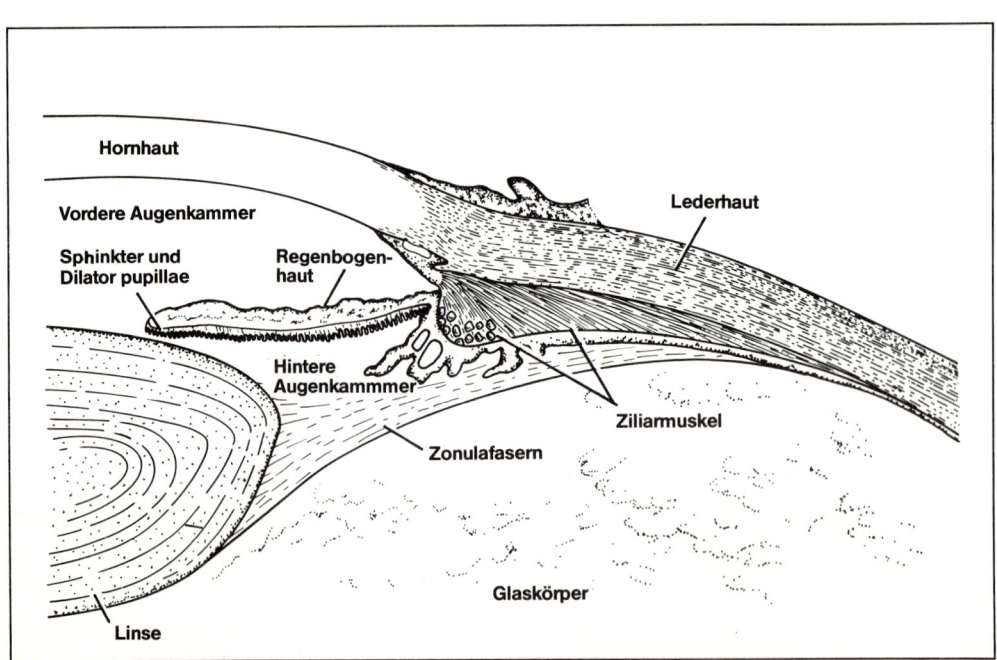

Abb. 7.22. Einzelheiten des vorderen Auges. Das Licht fällt durch die Hornhaut ein; ein System von Muskeln und Fasern reguliert die Linsenkrümmung und Pupillenweite. (Aus Weymouth, 1965)

Bemerkungen über das Netzhautbild selbst machen.

Das durch die konvexe Linse und die Hornhaut gebrochene Licht erzeugt auf der Netzhaut ein auf dem Kopf stehendes, seitenverkehrtes Bild. Wenn wir z.B. einen vor uns stehenden Mann betrachten, bildet sich sein Kopf im unteren Bereich, seine Füße im oberen Bereich, seine linke Hand im rechten und seine rechte Hand im linken Bereich der Netzhaut ab. Außerdem paßt die Optik des Auges die Bildgröße den kleineren Größenverhältnissen der Netzhaut an. Ein Mann von 1,90 m entwirft, aus 3 m Entfernung betrachtet, ein Netzhautbild von etwa 1,25 cm; bei einer Entfernung von 9 m verkleinert sich das Bild auf etwa 0,40 cm, und bei einem Abstand von 90 m ist sein Bild schließlich nur noch 0,04 cm groß. Die Zuschauer eines Fußballspiels sind bereit, viel Geld auszugeben, um dafür ein Netzhautbild der einzelnen Spieler von nur ½ mm oder noch kleiner einzuhandeln. Es ist erstaunlich, daß der Gesichtssinn bei derartig kleinen Reizgrößen noch zu so wertvollen Leistungen fähig ist.

Seitdem der große Astronom Johannes Kepler 1604 (vgl. die englischsprachigen Auszüge aus den lateinischen Schriften Keplers bei Herrnstein und Boring, 1965) als erster die Tatsache des umgekehrten Netzhautbildes beschrieb, ist die Frage nicht verstummt: Wie kommt es, daß wir die Welt dennoch aufrecht sehen? Die Antwort ist recht banal. Wir *sehen* weder unsere Netzhaut noch *hören* wir unsere Basilarmembran. Es gibt in unserem Gehirn kein Männchen, das auf unsere Netzhautbilder schaut. Die Aufgabe der Retina ist es, Prozesse in Gang zu setzen und weiterzuleiten, die einen geordneten Zusammenhang zwischen den einfallenden Lichtreizen herstellen. Ein auf dem Kopf stehendes Netzhautbild gibt die Lichtverteilung nicht weniger getreu wieder als ein aufrechtstehendes Bild.

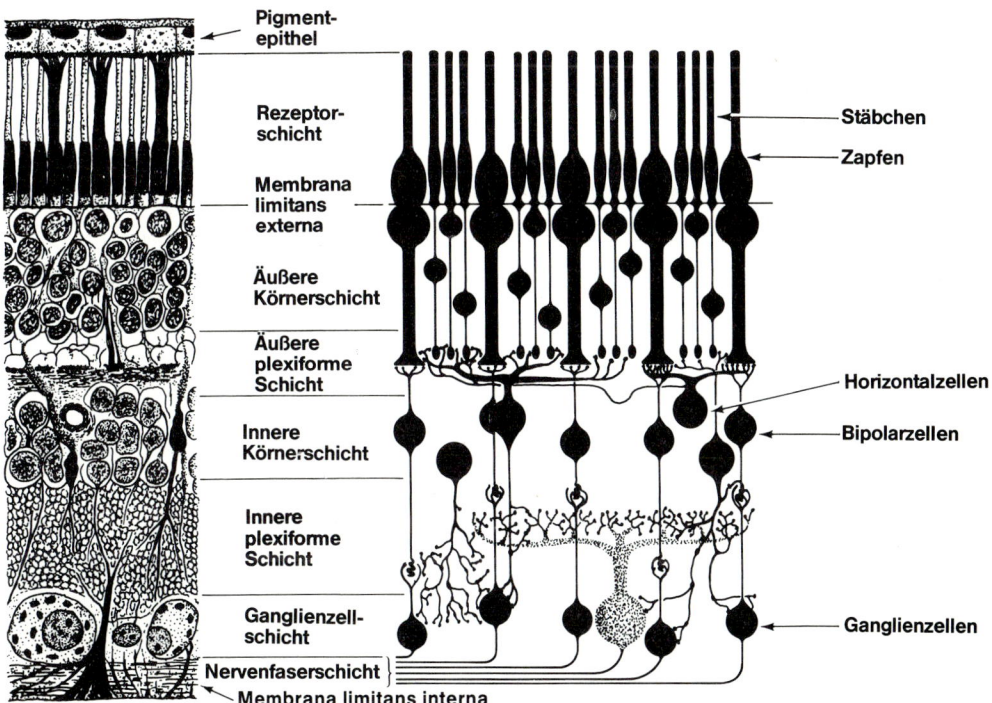

Abb. 7.23. Netzhautquerschnitt (500fache Vergrößerung). Links: Von einem Präparat angefertigte Zeichnung. Rechts: Schematisierte Darstellung des Aufbaus der Netzhaut. Das Licht fällt von unten ein und muß erst die neuronalen Schichten der Netzhaut durchqueren, bevor es die Rezeptorschicht erreicht, wo es von Zapfen und Stäbchen absorbiert und in neuronale Impulse umgewandelt wird. (Nach Walls, 1942)

Die Netzhaut ist eine tassenförmige Membran, die ungeachtet ihres hochkomplexen Aufbaus hauchdünn ist. Genaugenommen stellt sie einen Teil des Gehirns dar, der innerhalb des Auges besondere Aufgaben erfüllt. Zu einem wesentlichen Teil kann die Reizverarbeitung daher bereits im Auge selbst erfolgen. Dabei muß zwischen lichtempfindlichen Zellen und den mit diesen in Verbindung stehenden Nervenzellen unterschieden werden. Die äußerst komplexe Struktur der Netzhaut ist damit jedoch noch keineswegs hinreichend beschrieben. Abbildung 7.23 gibt einen mikroskopischen Querschnitt durch die Retina (in 500facher Vergrößerung) wieder, der durch die nebenstehende schematische Darstellung in seinen einzelnen Komponenten verdeutlicht wird. Der obere Abschnitt des Schemas entspricht der Augenwand, d.h. der licht*abgewandten* Seite der Netzhaut (die anatomischen Grundlagen der Netzhaut finden sich ausführlich dargestellt bei Walls, 1942, und Polyak, 1957).

In der Rezeptorschicht liegen die lichtempfindlichen Zellen, sog. Photorezeptoren (vgl. Abb. 7.23). Nach ihrer äußeren Form lassen sich zwei Zelltypen unterscheiden: die schmalen, länglichen *Stäbchen* und die dickeren *Zapfen*. An diese erste, aus Stäbchen und Zapfen bestehende Zellschicht schließt sich in der äußeren plexiformen Schicht eine zweite Gruppe von Zellen an, die *Bipolarzellen*. Diese übertragen die Erregung von den Photorezeptoren zu den Ganglienzellen, wobei einige Neurone nur mit einem einzigen, andere über Verzweigungen mit mehreren Photorezeptoren verbunden sein können.

Die an die Bipolarzellen sich anschließende Ganglienzellschicht bildet die dritte Zellgruppe auf dem Wege zur Sehrinde. Ganglienzellen können jeweils mit einer oder auch mit mehreren Bipolarzellen in Verbindung stehen. Sie setzen sich am anderen Ende in einer Nervenfaser fort. Alle Ganglienfasern ziehen an der Innenseite der Netzhaut entlang und vereinigen sich zu einem Bündel,

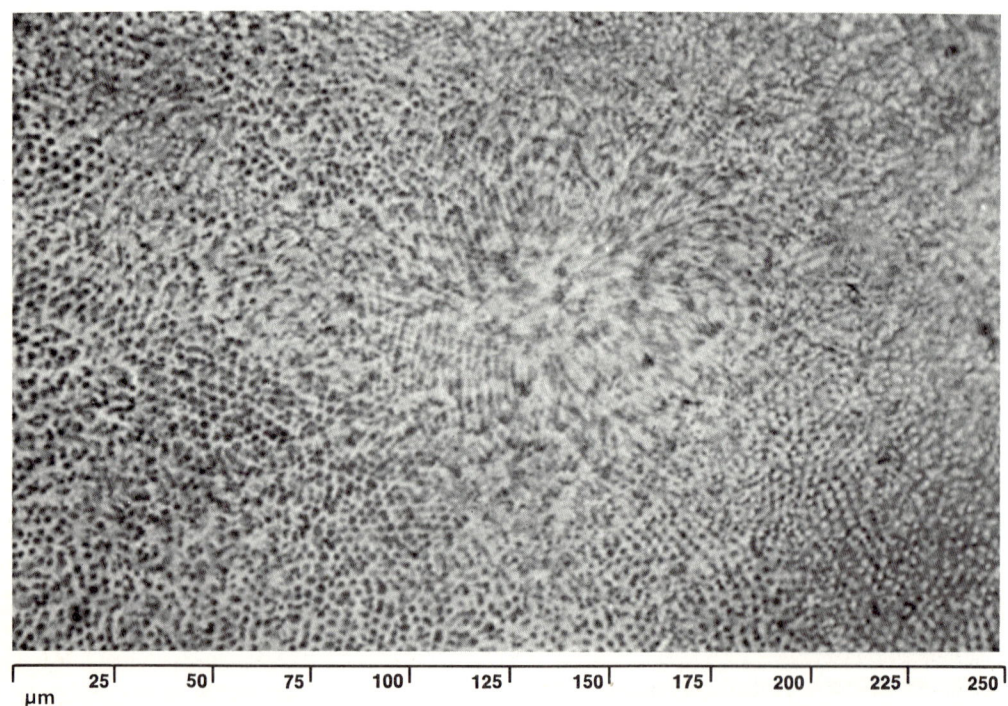

| μm | 25 | 50 | 75 | 100 | 125 | 150 | 175 | 200 | 225 | 250 |

Abb. 7.24. Mikroskopische Aufnahme des fovealen Bereichs im menschlichen Auge. Die Zapfen sind hier außerordentlich dicht verteilt. Der Mittelpunkt der Fovea erscheint unscharf, da er sich etwas hinter der Brennebene befindet. Maßeinheit ist das Mikron (μ); 250 μ sind ¼ mm, was etwa dem Durchmesser des Punkts am Ende dieses Satzes entspricht. (Aus Polyak, 1957)

dem *Sehnerven,* der die Netzhaut mit den höheren Sehzentren verbindet. Ein Bereich der Netzhaut, die *Fovea,* ist frei von Ganglienfasern und daher besonders dünn (Abb. 7.21). In der Fovea bilden sich die von uns jeweils fixierten Gegenstände ab.

Das einfallende Licht erzeugt im Auge ein Bild, das bis in die tiefen Schichten der Netzhaut reicht. Um zu den Photorezeptoren, den Stäbchen und Zapfenendigungen, zu gelangen, muß das Licht die davor liegenden Schichten durchdringen. Aus diesem Grund sind die Neurone in der Retina – im Unterschied zu allen übrigen Neuronen – lichtdurchlässig.

Die Rezeptorschicht des Auges – bestehend aus Stäbchen und Zapfen – stellt ein verwirrend vielfältiges Mosaik winziger Photozellen dar (wie in Abb. 7.24 veranschaulicht). Jede Photozelle spricht in selektiver Weise auf Licht an. Die Netzhaut des Menschen enthält im Durchschnitt nicht weniger als 150 000 000 Stäbchen und 7 000 000 Zapfen (Davson, 1949; Polyak, 1957). Die Verteilung dieser Elemente ist nicht zufällig. In der Fovea gibt es nur Zapfen. Mit zunehmender Entfernung von der Fovea nimmt die Zahl der Zapfen pro Flächeneinheit ab, während die Zahl der Stäbchen stark ansteigt und bei 20° Entfernung von der Fovea ihr Maximum erreicht (J. L. Brown, 1965 b). In der Netzhautperipherie nimmt die Dichte von Stäbchen und Zapfen gleichermaßen ab. Das Zentrum unserer visuellen Aufmerksamkeit wird demnach von Zapfen versorgt, während in der Peripherie das Stäbchensehen dominiert, bis die Lichtempfindlichkeit in den äußersten Bereichen des Gesichtsfeldes schließlich ganz aufhört.

Die bisherige Darstellung bedarf in einem wichtigen Punkt der Ergänzung. Wie aus Abb. 7.21 ersichtlich ist, geht der Sehnerv an seiner Austrittsstelle durch die Netzhaut und übrigen Schichten des Auges hindurch. Diese Stelle ist in jedem Auge blind, da es dort keine Photorezeptoren gibt. Im beidäugigen Sehen bereitet dieser „blinde Fleck" keine Schwierigkeiten, da sich die Gesichtsfelder beider Augen so überlappen, daß die Sehinformationen des einen jeweils den blinden Bereich des anderen ausfüllen. Wenn Sie allerdings den Stern in Abb. 7.25 betrachten,

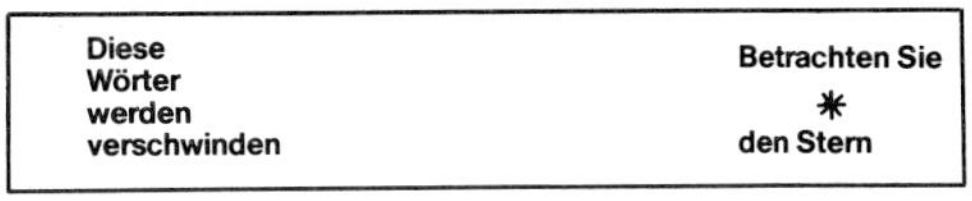

Diese Wörter werden verschwinden	Betrachten Sie ✳ den Stern

Abb. 7.25. Verdecken Sie das rechte Auge und blicken Sie mit dem linken Auge auf den Stern, wobei Sie die Seite langsam im Abstand von 18–25 cm vor dem Auge hin- und herbewegen. Die Wörter links verschwinden, sobald ihr Netzhautbild auf die Austrittsstelle des Sehnerven, den *blinden Fleck,* fällt. (Aus Walls, 1942)

dabei das rechte Auge geschlossen halten und das Blatt im Abstand von 15–25 cm langsam hin- und herbewegen, so werden Sie beobachten, daß die Worte auf der linken Seite verschwinden, sobald sie in den Bereich des blinden Flecks (bzw. der *Papille*) fallen. Bemerkenswert an dieser Beobachtung ist, daß wir im Bereich des blinden Flecks den Hintergrund, d. h. das weiße Papier, anschaulich ergänzen. Wäre das Papier gelb, dann würde uns der Bereich des blinden Flecks gelblich erscheinen. Wir sehen also keine dem blinden Fleck entsprechende schwarze Lücke.

Den über 150 Millionen Elementen des retinalen Mosaiks sind nur etwa eine Million Ganglienzellfasern des Sehnerven zugeordnet. Dies hat eine enorme Reduktion der in der Netzhaut vorhandenen Informationsfülle zur Folge. Auf jeder Ebene der Retina sind einige Neurone miteinander verknüpft, so daß eine trichterförmige Konvergenz der neuronalen Impulse entsteht, in der jeweils mehrere Stäbchen bzw. Zapfen zusammengeschaltet sind. Generell sind dabei mehr Stäbchen als Zapfen miteinander verbunden und mehr Elemente im peripheren als im fovealen Teil der Netzhaut. Die Verschaltung von Netzhautelementen ermöglicht es, die Empfindlichkeit bei niedrigen Beleuchtungsstärken zu steigern, da sich die Potentiale der miteinander verknüpften Netzhautelemente summieren. Auf diese Weise kann eine nachgeschaltete Bipolarzelle auch dann erregt werden, wenn die Einzelbeträge der Elemente für sich genommen noch unterhalb der Erregungsschwelle liegen. Allerdings hat diese Gemeinschaftsleistung ihren Preis. Die *Sehschärfe* hängt nämlich von der Feinheit des retinalen „Korns" ab. Durch die Verbindung von Elementen wird die Lichtempfindlichkeit auf Kosten der Sehschärfe gesteigert.

Die Netzhaut sucht beiden Erfordernissen gerecht zu werden. In der Fovea, dem Ort des zentralen Sehens, sind die Zapfen überwiegend in einem Eins-zu-eins-Verhältnis mit den Bipolarzellen verknüpft. In diesem Bereich besitzen wir demnach eine hohe Sehschärfe, aber ein nur schwach entwickeltes Dämmerungssehen. Die Netzhautperipherie hingegen besitzt aufgrund der Stäbchenaktivität eine hohe Lichtempfindlichkeit. Sie eignet sich daher vorzüglich für das Dämmerungssehen, aber nur über eine geringere Sehschärfe.

Die Lichtreaktion der Stäbchen und Zapfen wird im wesentlichen durch Sehpigmente ausgelöst, die durch Licht gebleicht werden. Stäbchen enthalten einen rötlich-purpurfarbenen Stoff, der als „Sehpurpur" bzw. *Rhodopsin* bezeichnet wird. Seine rötlich-purpurne Farbe besitzt der Stoff nur, wenn er zuvor eine Zeit lang im Dunkeln gehalten wurde. Setzt man Rhodopsin – im Auge oder Reagenzglas – dem Licht aus, bleicht es aus und wird farblos.

Die Farbe des unbelichteten Rhodopsins zeigt an, daß das Licht selektiv absorbiert wird. Am schnellsten und vollständigsten wird Licht im Bereich von 500 mμ – was einem Blaugrün entspricht – absorbiert. In diesem Bereich ist der die neuronale Antwort einleitende photochemische Prozeß am stärksten. Unterhalb und oberhalb von 500 mμ nimmt die Stärke der photochemischen Reaktion in der in Abb. 7.26 dargestellten Weise ab. Die Stärke der neuronalen Antwort ist der Stärke der chemischen Reaktion direkt proportional.

Es sollte noch erwähnt werden, daß Abb. 7.26 sich auf das Rhodopsin einer Froschretina bezieht. Zu den wohl eindrucksvollsten Befunden der Sehphysiologie gehört, daß die lichtempfindliche Substanz bei den verschiedensten Lebewesen sehr ähnlich, wenn nicht gar identisch ist. Rhodopsin ist nicht die einzige Substanz dieser Art (Hsia, 1965), es ist jedoch der am besten chemisch untersuchte und bei den meisten Lebewesen nachgewiesene Stoff. Er findet sich insbesondere bei Arten, deren Netzhaut wie die des Menschen zumindest teilweise oder wie die des Gürteltieres (Walls, 1942) ausschließlich Stäbchen enthält.

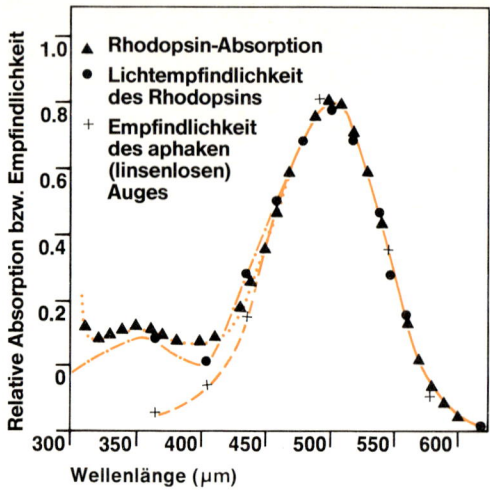

Abb. 7.26. Das Rhodopsin absorbiert bevorzugt Licht im grünen und gelben Spektralbereich (500 mμ), während es kurz- und langwelliges Licht (Blau und Rot) reflektiert, so daß es bei weißem Lichteinfall purpurfarbig erscheint. Die Absorptionskurve und die Kurve der Lichtempfindlichkeit, die sich auf die chemische Aktivität des Rhodopsins bei Licht verschiedener Wellenlängen beziehen, liegen dicht beieinander. Die Lichtempfindlichkeit des menschlichen Auges erreicht ebenfalls ihr Maximum im mittleren Bereich des Spektrums. Wir benötigen also viel weniger Lichtenergie, um ein grünes oder gelbes Licht zu sehen als ein blaues oder rotes. Die hier dargestellten Daten stammen von einem aphaken, d.h. bei einer Staroperation vorübergehend linsenlosen, menschlichen Auge. Im normalen Auge verschiebt sich die Empfindlichkeitskurve etwas, da die Linse eine leicht gelbliche Färbung aufweist, stimmt aber ansonsten gut mit der chemischen Aktivitätskurve des Rhodopsins überein. (Aus Wald, 1949)

Im menschlichen Auge finden sich neben dem Stäbchenpigment Rhodopsin weitere lichtempfindliche Stoffe, die inzwischen für die Zapfen nachgewiesen wurden (Wald, 1964; 1968). Die drei Zapfensubstanzen haben ihre Absorptionsmaxima im Bereich von 435, 540 und 565 mμ (blau, grün, gelb), wobei sich ihre Empfindlichkeit ähnlich wie beim Rhodopsin über einen weiten Bereich des Spektrums erstreckt. Wir wollen an dieser Stelle nicht näher auf die Chemie des Auges eingehen. Erwähnt sei in diesem Zusammenhang lediglich die Bedeutung des Vitamins A (Wald, 1935–1936). Vitamin-A-Mangel kann zu „Nachtblindheit", d.h. zu Beeinträchtigungen des Dämmerungssehens führen. Die Störung läßt sich durch Vitamin-A-reiche Kost (z.B. Karotten) leicht beheben.

7.2.2.2   Die Sehbahn

Die durch photochemische Reaktionen der Stäbchen und Zapfen ausgelösten neuronalen Impulsmuster werden durch die Fasern beider Sehnerven weitergeleitet. Diese Sehnerven ziehen in zwei Bahnen zum *Chiasma opticum,* wo sie sich treffen (vgl. Abb. 7.27). An dieser Stelle kreuzen die Fasern der nasalen Netzhauthälfte zur Gegenseite. Diese *partielle Bahnkreuzung* der Säugetiere unterscheidet sich von der vollständigen Bahnkreuzung bei Vögeln oder Fischen. Sie hängt offenbar mit der erst bei höheren Tieren entwickelten Fähigkeit zusammen, koordinierte Augenbewegungen auszuführen (Walls, 1942). Wie in Abb. 7.27

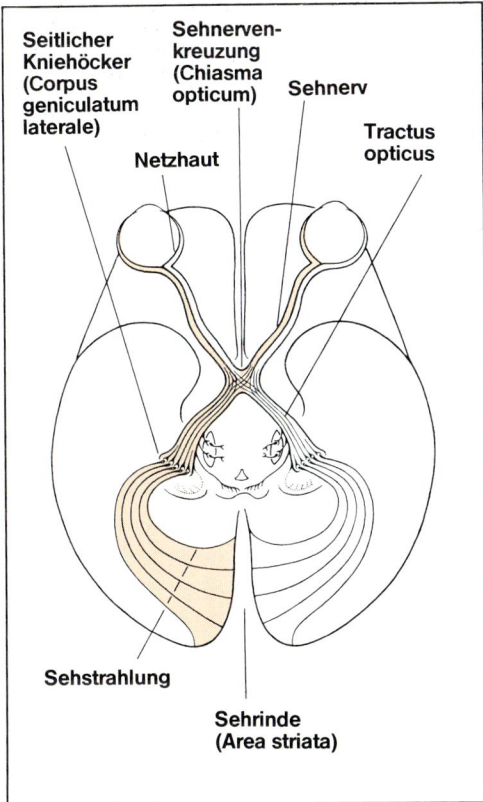

Abb. 7.27. Sehbahn von der Unterseite des Gehirns aus betrachtet. Von jedem Auge zieht jeweils die Hälfte der Fasern zur rechten und linken Hemisphäre. Die linken Netzhauthälften ziehen zur linken, die rechten Netzhauthälften zur rechten Seite des Gehirns. (Nach Polyak, 1957)

dargestellt, vereinigen sich die von der linken bzw. rechten Retinahälfte stammenden Fasern jeweils zu einem linken bzw. rechten Strang. Wahrscheinlich findet im *Tractus opticus* – so wird die Sehbahn hinter dem Chiasma genannt – eine Vereinigung von Fasern korrespondierender Netzhautstellen statt. Durch die Anordnung der Fasern im Chiasma werden die in beiden Augen entstehenden Bilder eines Gegenstandes offenbar anatomisch vereinigt oder zumindest in Nachbarschaft gebracht.

Die Axone der retinalen Ganglienzellen enden an den Relaiszellen des subkortikal gelegenen *Corpus geniculatum laterale.* Von hier führt eine weitere Neuronengruppe – die vierte innerhalb der Sehleitung – zur Sehrinde. Weitere Einzelheiten der anatomischen Strukturen des Sehsystems sind in Abb. 7.28 dargestellt. In den Okzipitallappen finden sich ähnlich wie in den akustischen Projektionsarealen mehrfache sensorische Repräsentationen. Über ihre Funktionen gibt es bisher nur Vermutungen.

Die sensorische Gestaltung beginnt bereits bei der Umwandlung der photochemischen Stäbchen- und Zapfenantworten in Aktionspotentiale, die über Ganglienzellen zum Gehirn weitergeleitet werden. Mit Hilfe einer winzigen, in der Netzhaut einer Katze angebrachten Elektrode gelang es, die Neuronenentladung einer einzelnen Ganglienzelle in Abhängigkeit von der Lage eines kleinen Lichtreizes zu untersuchen (Kuffler, 1953). Dabei zeigte sich, daß den Ganglienzellen *rezeptive Felder* (Hartline, 1938, 1940) zugeordnet sind. Eine Ganglienzelle feuert regelmäßig, sobald der Lichtreiz auf einen kleinen, kreisförmigen Bereich der Netzhaut trifft (vgl. Abb. 7.29). Wird der Lichtreiz dagegen einen halben Millimeter vom Zentrum des rezeptiven Feldes entfernt dargeboten, kehrt sich die Beziehung zwischen Reiz und neuronaler Antwort um. Bei Belichtung ist die Ganglienzelle gehemmt, beim Ausschalten des Lichts kommt es zu einer kurzen neuronalen Entladung, die man *Off-Antwort* nennt, um sie von der herkömmlichen *On-Antwort* des Feldzentrums zu unterscheiden. Zwischen Feldzentrum und -peripherie kann man meist noch eine Zwischenzone beobachten, in der das Licht die Zelle beim Ein- und Aus-

**MITTLERE OBERFLÄCHE DER
RECHTEN HEMISPHÄRE**

Frontallappen   Parietallappen

Okzipitallappen

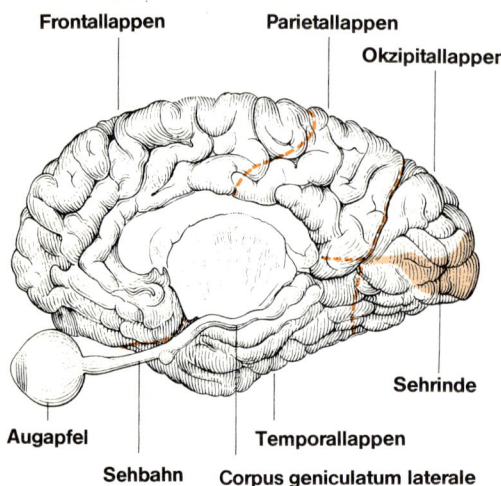

Sehrinde

Augapfel   Temporallappen

Sehbahn   Corpus geniculatum laterale

**ÄUSSERE OBERFLÄCHE DER
LINKEN HEMISPHÄRE**

Frontallappen   Parietallappen

Okzipitallappen

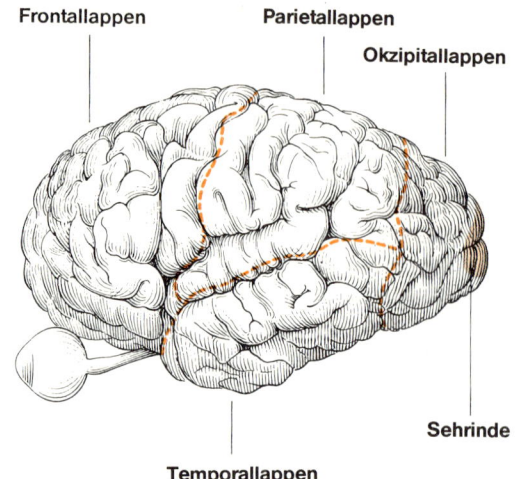

Sehrinde

Temporallappen

Abb. 7.28. Übersicht über die Anatomie des menschlichen Gehirns. Die Hirnrinde wird grob in vier Bereiche (Lappen) unterteilt und steht in enger Beziehung zu den höchsten psychischen Leistungen. Die Sehbahnen führen zur Sehrinde, die im hinteren Okzipitallappen liegt. (Nach Polyak, 1957)

schalten jeweils kurz erregt. Man nennt dies eine *On-Off-Antwort*. Kuffler fand außerdem rezeptive Felder, die im Zentrum eine Off-Antwort und in der Peripherie eine On-Antwort zeigten. Schließlich ergaben seine Untersuchungen, daß sich einzelne Lichtreize in einem gewissen Bereich gegenseitig beeinflussen. So hemmt ein Lichtreiz im Off-Bereich die Wirkung eines zweiten Lichtreizes im benachbarten On-Bereich; umgekehrt kommt es bei Belichtung des On-Bereichs zu einer Abschwächung der Off-Antwort.

Die regelmäßig angeordneten rezeptiven Felder einer Katzenretina spiegeln die neuronale Verschaltung von Stäbchen und Zapfen wider. Auf diesem ersten Bereich der Sehbahn wird durch die Verschaltung eine einfachere Zuordnung von Ganglienzellen zu bestimmten Netzhautbereichen erreicht. Auf höheren Stufen des Sehsystems wird die neuronale Verschaltung zunehmend komplexer. In einer Reihe von Experimenten (Hubel & Wiesel, 1962) fand man in der Sehrinde der Katze rezeptive Felder, die sich von der einfachen kreisförmigen Anordnung retinaler Ganglienzellen in bemerkenswerter Weise unterscheiden. Bei diesen rezeptiven Feldern sind exzitatorische und inhibitorische Feldanteile in einer bestimmten Richtung entlang einer Längsachse angeordnet. Bei einem Neuron des On-Zentrums lassen sich die Grenzen des Feldzentrums dadurch bestimmen, daß man einen Lichtreiz in verschiedenen Richtungen auf der Netzhaut hin- und herbewegt. Für eine optimale Aktivierung dieser Neurone ist ein Lichtbalken mit bestimmter Ausrichtung, Größe und Lokalisation erforderlich. Diffus belichtet, neutralisieren sich die antagonistischen Feldanteile, so daß keine oder nur eine geringe Reaktion erfolgt. Hubel und Wiesel haben derart angeordnete Felder mit praktisch allen Ausrichtungen gefunden.

Komplexe Zellen ergeben sich aus der Konvergenz sämtlicher in einer bestimmten Richtung spezialisierten Zellen auf ein kortikales Neuron. Dabei ist für die neuronale Antwort nur noch die Orientierung der Kontrastgrenze, nicht aber ihre genaue Position auf der Netzhaut von Bedeutung. Neben den komplexen Zellen, die sich aus der Verschaltung von einfachen Zellen ableiten, gibt es noch hyperkomplexe Zellen. Diese reagieren bevorzugt auf Konturunterbrechungen, auf Ekken oder einfache Muster. Derartige Leistungen ergeben sich wahrscheinlich aus einer konvergenten Verschaltung komplexer Neurone.

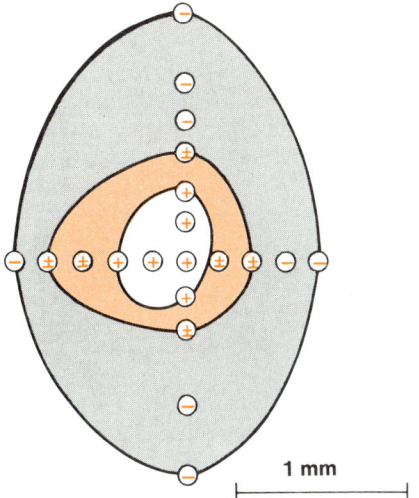

1 mm

Abb. 7.29. Rezeptives Feld einer Ganglienzelle der Katzenretina. Mit einer Mikroelektrode wurde die Aktivität einer einzelnen Ganglienzelle in Abhängigkeit von der Lage punktförmiger Lichtreize untersucht. Bei Belichtung des durch + bezeichneten Bereichs reagiert die Ganglienzelle mit Entladung (on-Antwort), bei Belichtung des durch − bezeichneten Bereichs mit Hemmung bzw. beim Ausschalten des Lichts mit Entladung (off-Antwort); in der durch ± bezeichneten Zwischenzone wird die Zelle beim Ein- und Ausschalten des Lichts jeweils kurz erregt (on-off-Antwort). (Aus Kuffler, 1953)

Das visuelle System der Katze ist nicht allein für das Studium des Sehvorgangs aufschlußreich. Es verdeutlicht auch, daß auf höheren Stufen des Nervensystems die ursprüngliche Reizinformation nicht einfach abgebildet wird, sondern daß vielmehr eine gezielte Auswahl und Auswertung bestimmter Reizmerkmale stattfindet. Für jede Tierart hat sich dabei eine eigene, seiner Lebensweise jeweils entsprechende Anordnung der neuronalen Verschaltung entwickelt. Während das visuelle System einer Katze besonders auf Ecken-, Winkel- und Richtungsinformationen anspricht, reagiert das eines Frosches (bereits auf retinaler Ebene) bevorzugt auf bewegte Gegenstände (Maturana, Lettvin, McCulloch & Pitts, 1960). Die Vielfalt, mit der die Verarbeitung von Sinnesinformationen den jeweiligen Lebensbedingungen eines Tieres angepaßt werden kann, ist allerdings noch weitgehend unerforscht.

Wir haben das interessante Thema der Sehphysiologie, die Ableitung der Eigen-

schaften des Sehens aus den zugrundeliegenden Mechanismen, noch bei weitem nicht erschöpft. Doch sollten wir uns allmählich der *Psychologie* des Sehens zuwenden. Wir wollen dabei auf die Grunddimensionen des Sehens, auf die Wahrnehmung von Raum, Licht und Farbe näher eingehen. Mit Fragen in diesem Bereich haben sich einige der begabtesten Vertreter unserer Forschungsdisziplin beschäftigt.

7.2.3 Raum

Die bloße Tatsache, daß es eine dreidimensionale Sehwelt gibt, bereitet Kopfzerbrechen. Wie können wir mit unseren zweidimensionalen Netzhäuten etwas über die dritte Dimension, die räumliche Tiefe, in Erfahrung bringen? Das erscheint uns eigentlich nicht möglich. Zu den wohl faszinierendsten Leistungen des Sehens gehört die anschauliche Repräsentation einer dreidimensionalen Welt mit Hilfe zweidimensionaler Empfangsorgane. Es ist weniger erstaunlich, daß dies – wie wir noch sehen werden – manchmal nur unvollkommen gelingt.

7.2.3.1 Monokulare Tiefenwahrnehmung

Welche Hinweisreize stehen dem Tiefensehen zur Verfügung? Selbst einäugig können wir noch Tiefe wahrnehmen. Offenbar erschließen wir die Entfernung uns vertrauter Objekte aus der jeweiligen Größe des ihnen zugehörigen Netzhautbildes. Wir erwähnten bereits, daß die Größe des Netzhautbildes mit zunehmender Entfernung abnimmt. Trotzdem sehen wir jemanden, der sich von uns entfernt, nicht kleiner werden. Unsere Wahrnehmung stellt dabei offenbar in Rechnung, daß die tatsächliche Größe eines Menschen unverändert bleibt. Das sich verkleinernde Netzhautbild wird lediglich als Entfernungskriterium ausgewertet. Weitere Anhaltspunkte für die Richtigkeit der retinalen Bildauswertung entnehmen wir der *perspektivischen* Anordnung, wie sie z.B. Abb. 7.30 demonstriert. Nur in einem geeigneten

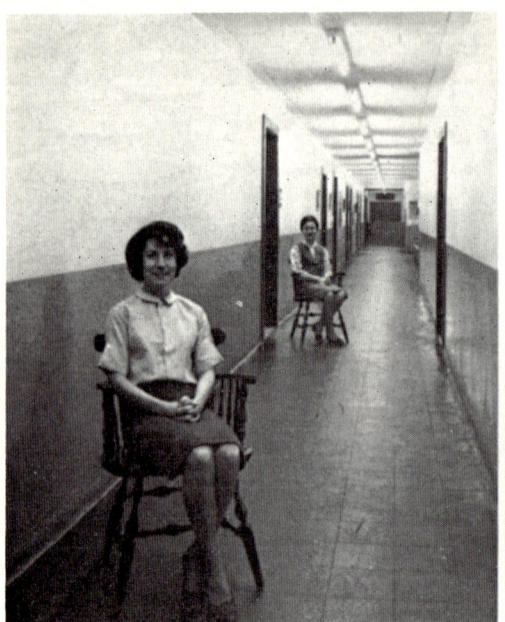 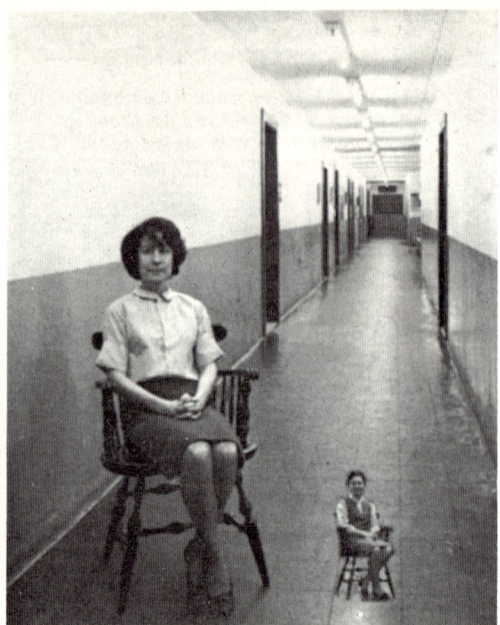

Abb. 7.30. Im linken Bild wurde die Frau vorn aus 2,75 m, die Frau hinten aus 8,25 m Entfernung aufgenommen. Im rechten Bild wurde die vordere Frau allein aufgenommen und die hintere Frau aus dem linken Foto ausgeschnitten und durch Fotomontage in das rechte Bild eingefügt. Sie werden sich wahrscheinlich erst anhand eines Lineals davon überzeugen lassen, daß die hintere Frau auf dem linken Bild genauso groß ist wie die kleine Frau auf dem rechten Bild. Durch Versetzung des Bildes wurde dessen perspektivische Einbettung drastisch verändert; der Flur ist breiter, die Fliesen sind größer usw. Unwillkürlich richtet sich unser Größeneindruck nach den Größenverhältnissen der jeweiligen Umgebung

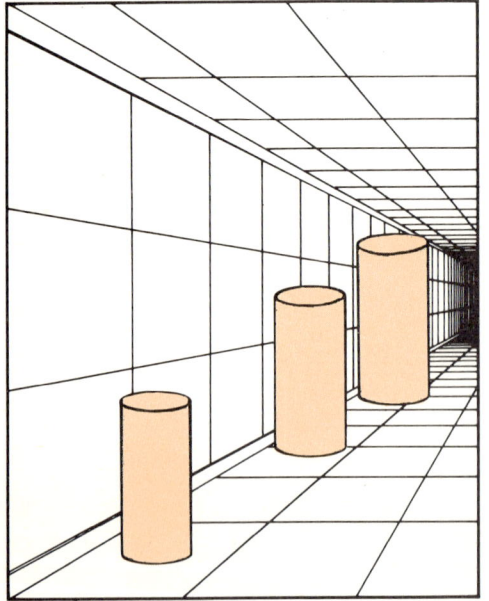

Abb. 7.31. Objektiv gleich große Zylinder erscheinen uns in dieser Zeichnung verschieden groß, da die konvergierenden Linien den Eindruck von räumlicher Entfernung und Tiefe vermitteln. (Aus Gibson, 1950)

Umgebungskontext eignet sich die retinale Bildgröße als Entfernungskriterium.

Wenn sich die Raumwahrnehmung nur auf indirekte Kriterien stützt, läßt sie sich leicht täuschen. In Abb. 7.31 sind drei in ihrer Größe identische Zylinder in einem Tunnel dargestellt. Die auf einen gemeinsamen Fernpunkt zusammenlaufenden Linien verschaffen uns jedenfalls den Eindruck eines Tunnels. Aufgrund des perspektivischen Entfernungskriteriums will es uns scheinen, als würden die Zylinder weiter unten im Tunnel in ihrer tatsächlichen Größe zunehmen. Unsere Wahrnehmung ist zwingend, sie ändert sich auch dann nicht, wenn wir uns durch Anlegen eines Lineals von der Größengleichheit der Zylinder überzeugt haben.

Der Eindruck räumlicher Perspektive wird nicht nur durch aufeinander zulaufende Linien wie in Abb. 7.31 oder durch den vertrauten Anblick aufeinander zulaufender Eisenbahnschienen vermittelt, sondern auch durch das, was Abb. 7.32 veranschaulicht. Offenbar setzen wir ohne weiteres voraus, daß die dort

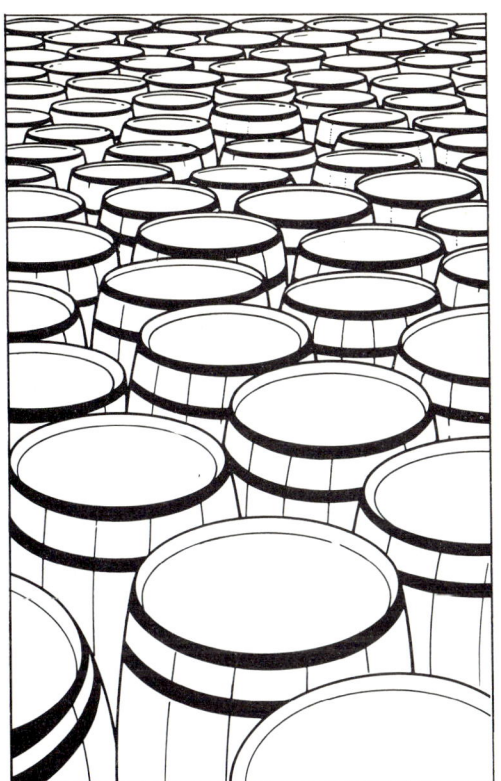

Abb. 7.32. Obwohl in diesem Bild keine auf einen gemeinsamen Fernpunkt zulaufenden Linien den Eindruck von räumlicher Tiefe hervorrufen, sehen wir es dennoch dreidimensional. Wir sehen Fässer vergleichbarer Größe in räumlicher Tiefenerstreckung. Nur mit großer Mühe gelingt es uns, das Bild zweidimensional als ständig kleiner werdende Ellipsen wahrzunehmen

abgebildeten Fässer in Wirklichkeit gleich groß sind, so daß ihr Kleinerwerden nur auf einer Zunahme der anschaulichen Entfernung beruhen kann. Auch kann das entfernungsbedingte Verschwinden einheitlicher Merkmale auf einer Fläche eine zunehmende anschauliche Tiefe der Fläche bewirken. In Abb. 7.33 zeigt die Photographie links natürliche Texturen, die wir als in der dritten Dimension erstreckt wahrnehmen. Die Photographie rechts in Abb. 7.33 zeigt eine Kombination verschiedener Tiefenkriterien – konvergierende Linien, relative Größen und verschwindende Texturen – die sich letztlich alle auf die *lineare Perspektive* zurückführen lassen.

Betrachten wir die Aufnahme rechts in Abb. 7.33 etwas aufmerksamer. Entferntere

Gegenstände erscheinen dort weniger deutlich als nahe. Die Einzelheiten der Straße sind weiter hinten weniger gut zu erkennen, der Kontrast wird mit zunehmender Entfernung schwächer. Tatsächlich ist ja auch die Luft nicht völlig durchsichtig, in größerer Entfernung verschwimmen alle Einzelheiten allmählich. Hinzu kommt, daß in der Ferne die Gegenstände eine bläuliche Färbung annehmen, da die Luftdurchlässigkeit für die Wellenlängen des Lichts unterschiedlich ist. Dieses Tiefenkriterium nennt man *Luftperspektive*.

Die Aufnahme in Abb. 7.33 enthält ein weiteres Tiefenmerkmal: nahe Gegenstände verdecken entferntere. Der Psychologe spricht in diesem Zusammenhang von *Interposition*. Daß Interposition auf räumliche Tiefe hinweist, ist nicht ganz so selbstverständlich, wie es zunächst erscheinen mag. Gewöhnlich erkennen wir auf Photos oder Zeichnungen, welches Objekt ein anderes jeweils verdeckt, da wir wissen, wie die Gegenstände normalerweise aussehen. Ein halbes Haus bedarf natürlich der Ergänzung. Grenzt dieses an ein vollständig sichtbares Haus, so schließen wir daraus, daß das unvollständig sichtbare Haus sich hinter diesem befindet. Grenzen dagegen zwei sinnfreie Gebilde wie in Abb. 7.34 aneinander, so ist der Tiefeneindruck weniger zwingend. Die meisten Beobachter tendieren allerdings dazu, *B* vor *A* liegend zu sehen (Chapanis & McCleary, 1953). Was diesen Eindruck veranlaßt, bleibt unklar, hängt aber möglicherweise damit zusammen, daß den meisten B als Gestalt „vollständiger" erscheint als A, so daß B anschaulich hervortritt.

Ein weiteres gewichtiges Tiefenkriterium (und verschiedene weniger bedeutsame, vgl. Graham, 1965), das dem einäugigen Sehen zur Verfügung steht, leitet sich aus der *monokularen Bewegungsparallaxe* ab. Diese läßt sich leider nicht so einfach anhand einer Photographie aufzeigen. Sie bedient sich der bei der Körper- oder Umweltbewegung auftretenden retinalen Bildverschiebung (Gibson, 1950). Aus dem Verlauf der retinalen Bildverschiebung läßt sich auf die Entfernung eines Objektes schließen. Wenn wir beispielsweise in einem Auto oder Zug sitzend die Welt an uns vorüberziehen lassen, sehen wir

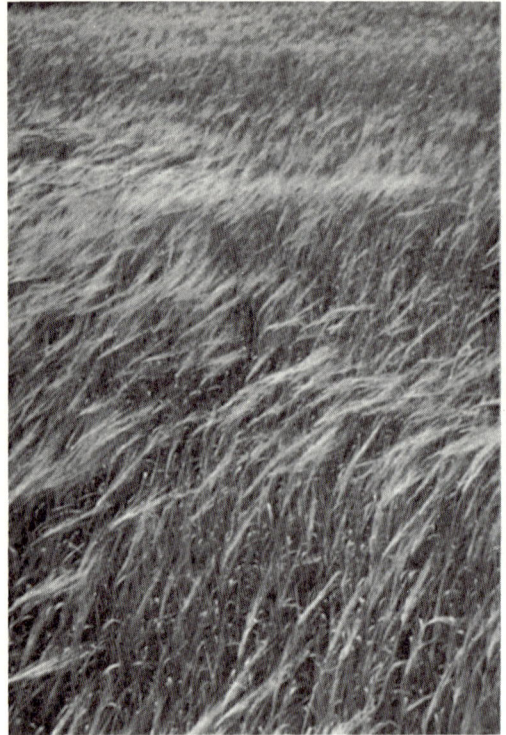

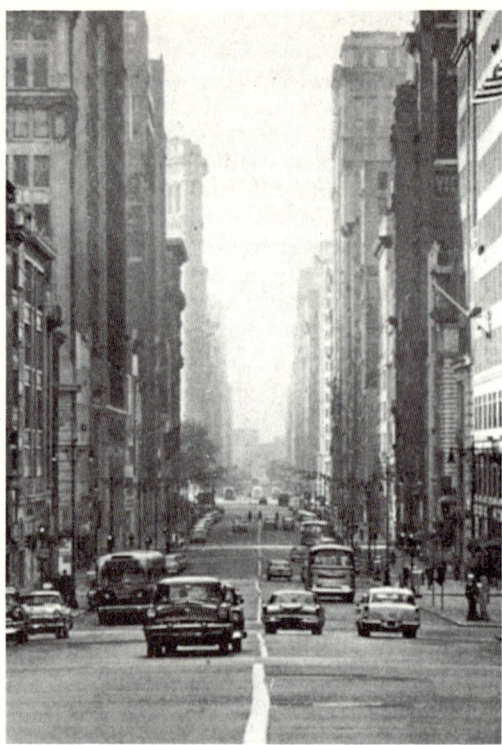

Abb. 7.33. Ein Weizenfeld weist räumliche Tiefenerstreckung auf, obwohl es keinerlei Linearperspektive enthält. Tiefen- und Entfernungskriterien leiten sich hierbei aus der relativen Feinheit der natürlichen Textur ab; die Halme werden kleiner, rücken enger zusammen und

verlieren mit zunehmender Entfernung an Deutlichkeit. Ein Blick auf die Fifth Avenue von New York vermittelt uns in der rechten Abbildung nahezu alle monokularen Entfernungskriterien; lediglich die aus Bewegung und Farbe sich ableitenden Hinweisreize fehlen

Objekte in der Nähe am schnellsten vorüberhuschen; je entfernter ein Gegenstand ist, desto langsamer verschiebt sich sein zugehöriges Netzhautbild. Gegenstände, die weit genug entfernt sind, scheinen sogar mit uns zu fahren – wie z. B. der Mond hinter den Bäumen.

Bewegung trägt auch noch auf manch andere Weise zur Wahrnehmung einer dreidimensionalen Welt bei, beispielsweise durch die Formänderungen retinaler Bilder von Gegenständen, die wir aus verschiedenen Blickwinkeln betrachten oder durch die retinale Bildverschiebung beim Fixationswechsel (Gibson, 1950). Es ist geradezu erstaunlich, daß die zahlreichen Veränderungen des retinalen Panoramas, die bereits bei so einfachen Bewegungen wie dem Gehen oder beim Umherblicken auftreten, uns nicht in Verwirrung bringen oder Schwindel auslösen. Wir sind in

der Lage, die sich rasch ändernden retinalen Muster nicht nur auszuwerten, sondern sie auch mit unseren Körperbewegungen abzu-

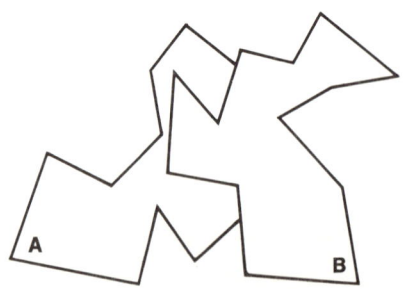

Abb. 7.34. Die meisten Menschen sehen *B* vor *A* liegend. Da es sich bei beiden Gebilden um sinnfreie Figuren handelt, läßt sich das Verhalten nicht ohne weiteres auf die Wirkung vorangegangener Erfahrung zurückführen. (Aus Chapanis & McCleary, 1953)

stimmen. Bei Kopfbewegungen um 120° verschiebt sich das Netzhautbild sehr rasch in entgegengesetzter Richtung und erleidet dabei erhebliche geometrische Verzerrungen. Runde Gegenstände werden dabei zu Ellipsen, Quadrate zu Trapezen in allen möglichen Abstufungen; unregelmäßige Gestalten unterliegen verschiedensten komplexen Transformationen. Dennoch *sehen* wir bei *objektiv* ruhender Umgebung gewöhnlich keine Bewegung, im Gegensatz zu dem, was sich auf unserer Retina abspielt. Umgekehrt, wenn sich ein Gegenstand tatsächlich bewegt oder seine Gestalt ändert, führen die damit verbundenen retinalen Bildänderungen ohne weiteres zu einer reizgetreuen Wahrnehmung. Der Unterschied ergibt sich aus der Verschiedenheit der jeweiligen retinalen Reizverhältnisse sowie daraus, daß diese mit dem Vorhandensein oder Nichtvorhandensein willkürlich eingeleiteter Körperbewegungen „verrechnet" werden. Die Objekterkennung in einem dreidimensionalen Raum stützt sich auf eine automatisch und unbewußt erfolgende Auswertung räumlicher Verhältnisse.

7.2.3.2 Binokulare Tiefenwahrnehmung

Bereits das einäugige Sehen vermittelt uns zahlreiche Hinweise auf die dritte Dimension. Trotzdem ist die Ansicht, nach der das volle räumliche Sehen erst durch das Zusammenwirken beider Augen erreicht wird, wohl begründet. Zunächst einmal ergeben sich aus der Stellung beider Augen, der Konvergenz, zusätzliche Hinweisreize. Betrachten wir einen Gegenstand aus der Nähe, so bewegen sich die Augen aufeinander zu, d. h. die Sehachsen konvergieren. Bei Entfernung des fixierten Objekts divergieren unsere Sehachsen zunehmend, bis sie schließlich, für den theoretischen Fall eines unendlich weit entfernten Objekts, parallel verlaufen.

Auf welche Weise der Konvergenzwinkel zur Entfernungswahrnehmung beiträgt, läßt sich nicht sicher angeben. Denn im Gegensatz zu den bisher dargestellten Entfernungskriterien impliziert ein solcher Zusammenhang den Einfluß nichtvisueller Faktoren. Beim *Sehen* bemerken wir von einem Konvergenzwinkel nichts. Gleichwohl variiert die Spannung der Augenmuskeln, die die Stellung der Augen anzeigt, was sich auf die Wahrnehmung auswirken könnte. Ähnlich unbewußt scheinen wir die von der Entfernung abhängige Krümmung oder *Akkommodation* der Linse einzubeziehen.

Tatsache ist, daß sich beide Größen, Konvergenz und Akkommodation, auf die Entfernungswahrnehmung auswirken (Swenson, 1932). Werden beide Faktoren experimentell gegeneinander ausgespielt, so erweist sich die Konvergenz als wirksamer. Der bei weitem bedeutendste Faktor ist jedoch die *Querdisparation*. Infolge der seitlichen Versetzung beider Augen kommt es in ihnen zu einer etwas unterschiedlichen Abbildung. Dieser Umstand ist die wichtigste Grundlage für das binokulare Tiefensehen, wie wir im folgenden näher ausführen werden.

Blicken wir mit beiden Augen auf ein Objekt, beispielsweise auf eine Fahnenstange, so entstehen dabei zwei Netzhautbilder (vgl. Abb. 7.35). Bei entsprechender Konvergenz

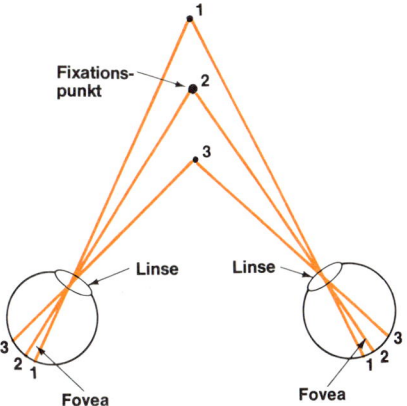

Abb. 7.35. Bei Betrachtung von drei hintereinander liegenden Gegenständen, wobei wir den mittleren, Nr. 2, fixieren und davon ausgehen, daß die näheren Gegenstände die entfernteren nur teilweise verdecken, bildet sich der entferntere Gegenstand Nr. 1 in der linken Netzhaut rechts, in der rechten Netzhaut links ab. Für den näher gelegenen Gegenstand Nr. 3 sind die Abbildungsverhältnisse entsprechend umgekehrt. Objekt Nr. 1 erscheint uns also im linken Auge links vom fixierten Gegenstand Nr. 2, im rechten Auge rechts davon. Entsprechend kehren sich die Seitenverhältnisse bei Objekt Nr. 3 um. Wählen wir einen anderen Fixationspunkt, so ergeben sich neue retinale Abbildungsverhältnisse

der Sehachsen erfolgt die Abbildung in den beiden Augen jeweils foveal. Wie wird in der gleichen Netzhaut eine zweite, weiter entfernte Stange abgebildet, vorausgesetzt, daß wir die erste Stange weiterhin fixieren? Die Bilder, die durch die zweite Stange entstehen, fallen nicht mehr auf korrespondierende Netzhautstellen. Die weiter entfernte Stange bildet sich im linken Auge rechts von der Fovea, im rechten Auge jedoch links davon ab. Entsprechend bildet sich auch eine näher gelegene Stange auf nicht korrespondierenden Netzhautstellen ab, wobei sich die Disparitäten umkehren: im linken Auge erscheint die Abbildung nun links, im rechten Auge rechts von der Fovea.

Gegenstände, die sich in ausreichendem Abstand vor oder hinter dem Fixationspunkt befinden, sehen wir – sofern wir die Fixation streng beibehalten – doppelt. Sie können sich leicht selbst von der Fülle der in Ihrem Gesichtsfeld vor oder hinter dem Fixationspunkt entstehenden Doppelbilder überzeugen. Glücklicherweise gibt es auf der Netzhaut zwischen identischen und stark disparaten Netzhautstellen einen ausgedehnteren Bereich, in dem leicht disparate Bilder aufgrund bestimmter neuronaler Einrichtungen doch noch zu einem einheitlichen Bildeindruck verschmelzen. Diese in einem gewissen Bereich auftretende Verschmelzung disparater Netzhautbilder *(binokulare Fusion)* führt zwingend zum Eindruck von räumlicher Tiefe.

Am einfachsten läßt sich die binokulare Verschmelzung mit einem *Stereoskop* veranschaulichen. Im Stereoskop wird jedem Auge ein eigenes Bild des gleichen Objekts dargeboten, die Bilder wurden aus zwei benachbarten Positionen, deren Abstand der der Augen ist, fotografiert. Man erhält so zwei den Netzhautbildern entsprechende, leicht verschiedene Bilder, die im Stereoskop betrachtet einen intensiven (und zuweilen recht amüsanten) Tiefeneindruck hervorrufen. Aufgrund der neuronal erreichten Bildfusion sieht man anstelle von zwei geringfügig versetzten Bildern eine einzige dreidimensionale Szene.

Beim normalen Sehen überlappen sich die Gesichtsfelder beider Augen. Im Stereoskop werden beide Gesichtsfelder getrennt und dafür in der Regel einander überlappende Bildszenen dargeboten. Der physikalische Unterschied besteht hauptsächlich darin, daß sich die dargebotenen Einzelbilder nicht ganz entsprechen. Man könnte im Stereoskop sogar zwei völlig verschiedene Bilder verwenden. In diesem Falle käme keine Bildfusion zustande. Statt dessen kommt es dann zeitweilig zu einem *Wettstreit der Sehfelder,* d. h. wir sehen abwechselnd das eine oder das andere Bild. Bilder von der in Abb. 7.36 gezeigten Art dagegen verschmelzen.

Die Geometrie des binokularen Sehens ist tatsächlich weit komplexer, als es die kurzen Ausführungen hier nahelegen (vgl. Ogle, 1950). Beim normalen Sehen fallen auch nichtfoveal abgebildete Bereiche des Ge-

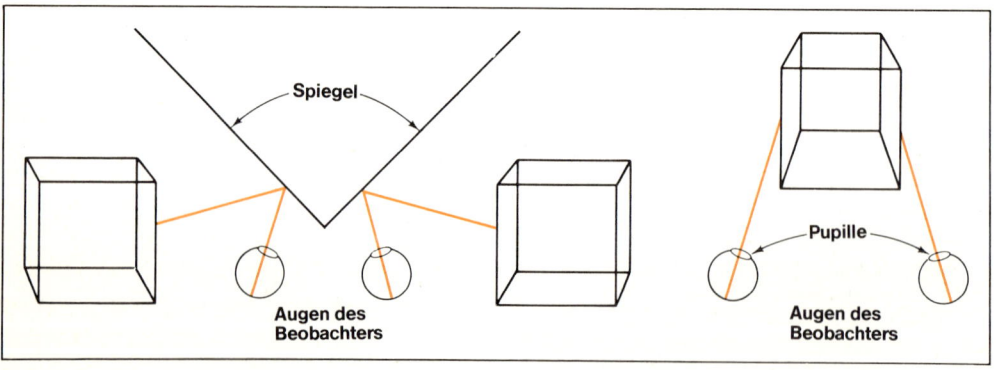

Abb. 7.36. Schematische Darstellung eines Stereoskops. Zwei geringfügig voneinander abweichende Bilder desselben Gegenstands (links) verschmelzen zu einem dreidi- mensionalen Gebilde, einem Würfel (rechts). (Aus Hochberg, 1962)

sichtsfeldes auf korrespondierende Netzhautstellen. Die Querdisparation hängt darüber hinaus wesentlich von der Konvergenz und von der vertikalen Bildebene ab sowie von der jeweiligen Lage des Fixationspunktes. Das hier Gesagte reicht jedoch aus, um das Prinzip des stereoskopischen Sehens zu verstehen.

Beim natürlichen wie beim stereoskopischen Sehen stellt die binokulare Bildfusion einen Fall von *zyklopischer Reizung* (Julesz, 1971) dar. Der Zyklop ist eine Sagengestalt aus der griechischen Mythologie, ein Riese mit nur einem Auge mitten auf seiner Stirn. Auf einer gewissen Stufe des Nervensystems wird unser Sehen, wie Julesz betont, „zyklopisch", d.h. wir sehen, als ob wir nur ein einziges Auge hätten. Selten werden wir uns beider Netzhäute bzw. beider Sehfelder bewußt. Die Querdisparation wird offenbar erst auf „zyklopischem" Niveau wirksam, dort also, wo die Informationen aus beiden Netzhäuten zusammenkommen.

Julesz (1971) hat den bisher überzeugendsten Beweis dafür geliefert, daß Querdisparation tatsächlich ein elementares Tiefenkriterium ist. Die beiden in Abb. 7.37 gezeigten Muster, die aus zufällig angeordneten Punkten bestehen, ergeben bei stereoskopischer Betrachtung eine eindrucksvoll aus der Bildebene hervortretende Figur. Dieser Effekt beruht darauf, daß die beiden Quadrate bis auf einen Bereich in der Mitte, wo die Punkte im linken Quadrat geringfügig nach rechts und im rechten Quadrat nach links verschoben sind, identisch sind. Die seitliche Versetzung führt zu einem anschaulichen Hervortreten des mittleren Bereichs. Bei einer Versetzung der Punkte in entgegengesetzter Richtung würde dieser Bereich anschaulich nach hinten treten, also ein Loch in der Bildebene entstehen lassen. Dies beweist, daß Querdisparation sich auch dann auf das Tiefensehen auswirkt, wenn die Bildszene aus zufällig angeordneten Punkten besteht, auf die sich Faktoren wie die vorangegangene Erfahrung oder irgendeine Bedeutungszuschreibung nicht auswirken können.

Es gibt durchaus auch Tiefenkriterien, die auf Erfahrungs- oder Bedeutungswirkung beruhen. Unsere Wahrnehmung stützt sich auf eine Vielzahl von Reizinformationen. So werden bei einem zweidimensionalen Rezeptor – wie bei der Stäbchen- und Zapfenschicht – die nicht direkt verfügbaren Tiefenwerte aus einer Anzahl von Tiefenkorrelaten abgeleitet. In der Regel liefern Perspektive, Konvergenz, Querdisparation, relative Größe usw.

Abb. 7.37. Beide Bilder stellen für uns nicht zu unterscheidende Muster zufällig verteilter Punkte dar. Wenn wir das linke Muster jedoch nur mit dem linken und das rechte nur mit dem rechten Auge betrachten, so sehen wir den mittleren Bereich des Musters vom restlichen Teil abgehoben. Einige Beobachter können die beiden Bilder verschmelzen, indem sie zwischen beide ein Blatt halten, so daß jedes Muster sich nur in einem Auge abbildet. In einem Stereoskop gelingt die Verschmelzung natürlich viel leichter. (Aus Julesz, 1964)

einander ergänzende Rauminformationen, so daß wir uns selten in bezug auf die Entfernung oder Größe eines Gegenstandes täuschen. Geraten einzelne Tiefenkriterien dagegen in Wettstreit miteinander oder werden sie experimentell in Konflikt gebracht, so kann dies eine optische Täuschung hervorrufen.

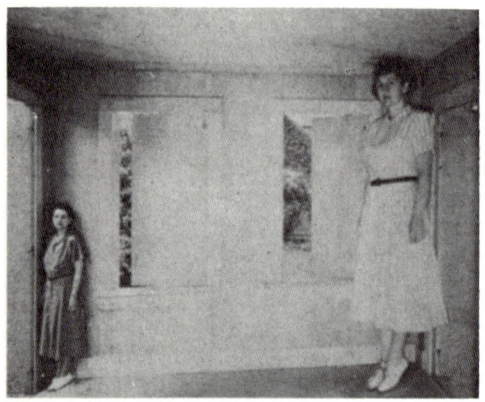

Abb. 7.38. Die beiden Frauen befinden sich in einem dem Betrachter aus einer ungewöhnlichen Perspektive vermittelten Zimmer. In Wirklichkeit sind beide Frauen nahezu gleich groß, die besondere Gestaltung des Raums verleitet jedoch zu einer irreführenden Wahrnehmung

Eine bekannte Täuschung, das sogenannte „Ames-Zimmer", beruht auf einer solchen Fehlinterpretation von Tiefensignalen. Adelbert Ames, ein Künstler, der sich mit Problemen der visuellen Wahrnehmung beschäftigte, hat zahlreiche Demonstrationen ersonnen, um die Schwächen unseres Raumsinnes aufzuzeigen (vgl. Ittelson, 1952). Viele lassen sich nur schwer in einfachen Fotos aufzeigen. Die Darstellung des Ames-Zimmers ist jedoch höchst eindrucksvoll. In einem gewöhnlichen Zimmer sehen wir zwei Frauen, eine riesig groß, die andere winzig klein. Tatsächlich sind die Größenverhältnisse des Zimmers ungewöhnlich, die der Frauen dagegen ganz normal.

Die wahren Abmessungen des Zimmers sind in Abb. 7.39 dargestellt. Der Boden ist nicht quadratisch, sondern trapezförmig, so daß die in Abb. 7.38 rechts dargestellte Ecke tatsächlich viel näher liegt als die linke. Die Decke steigt von links nach rechts an und auch die Fenster sind trapezförmig, wobei

sich ihre längere Seite links befindet. Die rechte Tür ist viel kleiner als die linke. Das Zimmer ist so konstruiert, daß der trapezförmige Boden, die im schiefen Winkel angeordneten Fenster und Decken (aus einer durch das Beobachtungsfenster festgelegten Perspektive betrachtet) geometrisch die Abmessungen eines rechteckigen Raumes aufweisen. Das Zimmer erscheint merkwürdigerweise auch dann noch rechteckig, wenn der Beobachter dessen tatsächliche Abmessungen kennt. Die eine Frau erscheint weiterhin zwergenhaft, die andere riesig, obwohl die visuellen Reizverhältnisse eine objektiv richtige Auswertung genauso zulassen würden.

Warum uns wider besseres Wissen das Zimmer quadratisch erscheint, bleibt rätselhaft. Es mag vielleicht damit zusammenhängen, daß wir uns gewöhnlich in rechtwinkligen und nicht in trapezförmigen Zimmern aufhalten. Vielleicht gelang es Ames, dem trapezförmige Zimmer sehr vertraut waren, den Punkt zu erreichen, an dem die beiden Frauen plötzlich in ihrer richtigen Größe zu sehen waren. Er macht darüber keine Angaben. Vielleicht ist auch die Neigung, mehrdeutige Sehinformationen so regelmäßig wie möglich aufzufassen, also Quadrate und Kreise anstelle von Trapezen und Ellipsen zu sehen, angeboren. Möglich ist beides – angeborene Wahrnehmungspräferenzen können durch individuelle Erfahrung verstärkt werden. Gegenwärtig sprechen die meisten Befunde für eine solche eklektische Hypothese.

Optische Täuschungen sind die Rückseite der Wahrnehmungsmedaille. In der Regel werten wir die Sinnesdaten richtig aus. Das Ergebnis nennen wir *Konstanz.* Eine sich entfernende Person scheint uns mit zunehmendem Abstand nicht kleiner zu werden, obgleich die tatsächlichen Reizverhältnisse dies nahelegen könnten *(Größenkonstanz).* Wir sehen das Tablett des herannahenden Kellners stets als ein kreisrundes, obwohl sich das zugehörige Retinabild laufend ändert. Wir bemerken kein zunächst ellipsenförmiges Tablett, das erst in der Nähe des Tisches allmählich kreisrund wird *(Formkonstanz).*

Wahrnehmungskonstanzen entsprechen i. allg. der objektiven Wirklichkeit. Ungeachtet der Tatsache, daß unsere Sinnesorgane fortlaufend beträchtlichen Reizänderungen

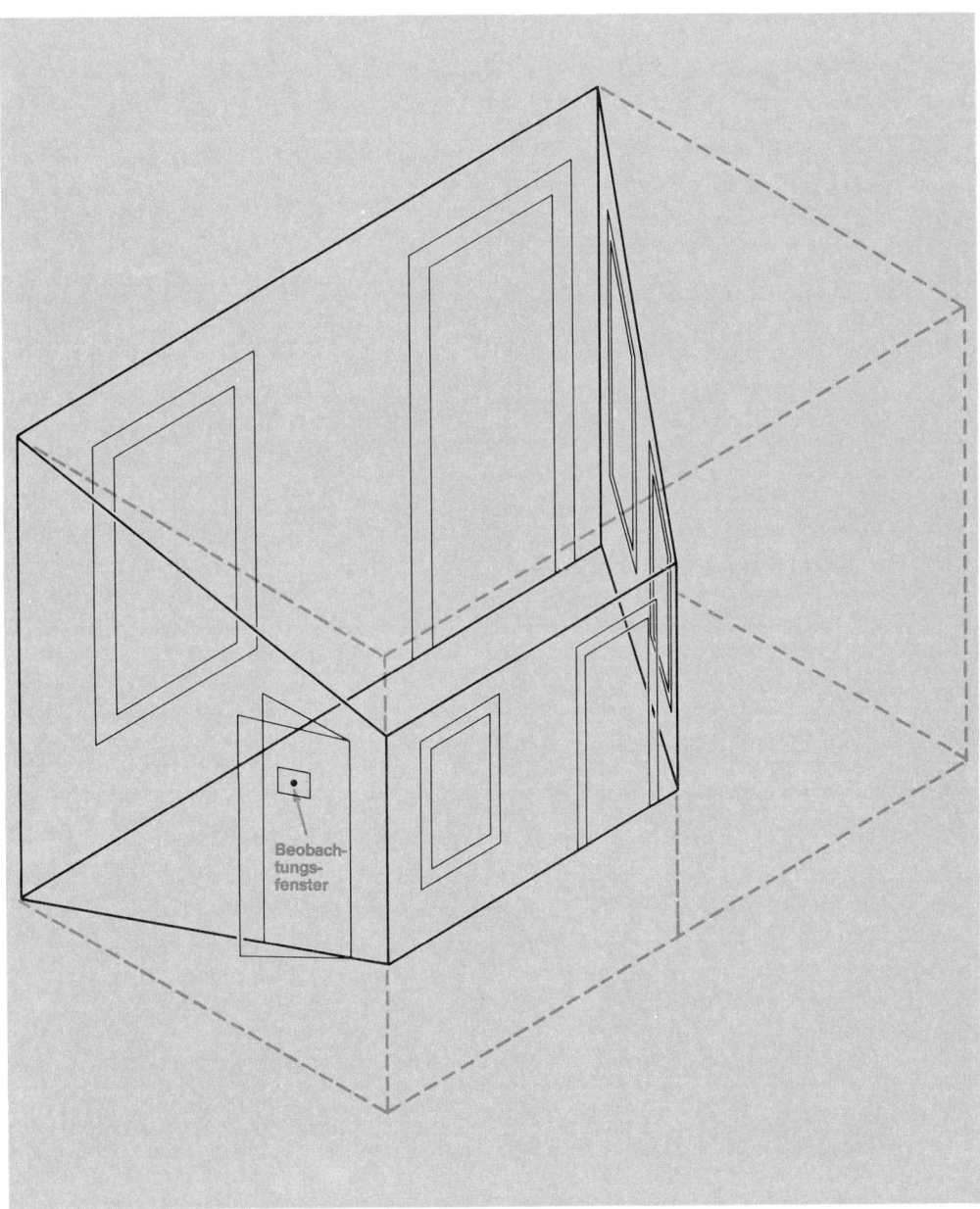

Abb. 7.39. Die „größere" Frau in Abb. 7.38 befand sich in Wirklichkeit in weit geringerem Abstand zum Auge des Beobachters als die „kleinere". Die Decke fiel nach rechts hin ab, der Fußboden stieg dagegen an und die in ihrer Größe unterschiedlichen Fenster und Türen waren nicht immer rechtwinklig. (Aus Ittelson, 1952)

ausgesetzt sind, ist unsere Wahrnehmung so konzipiert, daß wir eine Welt von überwiegend festen Gegenständen erleben. Dem impulsiven Streben nach Objektivität werden wir noch mehrmals begegnen.

7.2.4 Helligkeit

A lles Sichtbare läßt sich auf Hell-Dunkel-Verteilungen zurückführen, denn das Auge reagiert nur auf dieser Dimension der elektromagnetischen Strahlung. Das erste, was dabei auffällt, ist die außerordentliche Empfindlichkeit der Empfangsorgane. Von den Physikern wissen wir, daß kleinste Lichtmengen in diskreten Einheiten, in Photonen, gemessen werden können. Es handelt sich um winzige „Päckchen" elektromagnetischer Energie, die ihre Eigenschaften als Licht verlieren, wenn man sie noch weiter unterteilt. Wieviele Photone reichen aus, um eben noch eine Lichtwahrnehmung auszulösen? Hierüber gibt eine Untersuchung Aufschluß, in der bei geübten, dunkeladaptierten Beobachtern die Lichtempfindlichkeit an einem Netzhautort etwas von der Fovea entfernt (dort, wo die Empfindlichkeit bekanntlich am größten ist) bestimmt wurde. Unter diesen Bedingungen reichten bereits 5 bis 14 Pho-

tone auf der Netzhaut aus, um überzufällig häufig Lichtreaktionen hervorzurufen (Hecht, Schlaer & Pirenne, 1942, nach Bartlett, 1965). Es ist sehr wahrscheinlich, daß jedes der 5 bis 14 Photone einzeln vom Molekül eines Stäbchens absorbiert wird. Ähnlich wie das Ohr operiert also auch das Auge hart an der Grenze des physikalisch Möglichen.

Die Absolutschwelle hängt außerdem von der jeweiligen Wellenlänge des Lichts ab. Sie ist, wie die Kurve in Abb. 7.40 zeigt, im Bereich von 500–510 mμ am niedrigsten. Wir benötigen fast 1000mal mehr Energie, um anstelle eines grünen ein rotes (langwelliges) Licht zu sehen. Oder anders ausgedrückt, bei niedrigen Leuchtdichten ist unser Auge im Rotbereich praktisch blind, verglichen mit einem energiegleichen Licht im Grünbereich. Bei sehr niedrigen Leuchtdichten sehen wir Licht jeder Wellenlänge als farblos. Farbensehen ist an die Tätigkeit der Zapfen gebunden. Zapfen benötigen zur Auslösung einer Empfindung wesentlich höhere Energiebeträge als Stäbchen, wie die zweite Schwellenkurve in Abb. 7.40 anzeigt. Die zapfenreiche Fovea besitzt ihre höchste Empfindlichkeit im Gelb-Grün-Bereich.

Die untere Kurve in Abb. 7.40, die sich auf das Stäbchensehen bezieht, bezeichnet man als *skotopische,* die obere auf das Zapfensehen bezogene als *photopische* Schwellenkurve und den Abstand zwischen beiden Kurven als *photochromatisches Intervall.* Die im Dämmerungssehen auftretende Verschiebung des Maximums der Lichtempfindlichkeit zum kurzwelligen (blauen) Bereich des Spektrums wird nach ihrem Entdecker, dem tschechischen Physiologen J. E. Purkinje (1787–1869), als Purkinje-Phänomen bezeichnet (nähere Angabe hierzu s. Boring, 1942).

Die Empfindlichkeit des Auges erstreckt sich, wie Abb. 7.41 zeigt, über einen außerordentlich weiten Energiebereich. Der skotopische Abschnitt (links) gibt den Arbeitsbereich der Stäbchen an. Der Bereich des „Nachtsehens", in dem farbloses Sehen von geringer Sehschärfe auftritt, erstreckt sich fast über das 10000fache der Schwellenenergie. Bei höheren Leuchtdichten setzt die Tätigkeit der Zapfen ein, deren Energiebereich sich über 1000000 Einheiten erstreckt, in

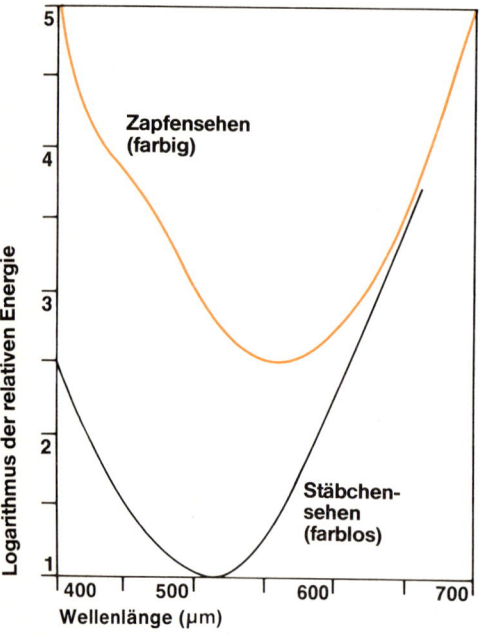

Abb. 7.40. Die Sehschwelle hängt von der Wellenlänge des Lichts ab. Auf der Ordinate ist die relative Lichtintensität, die eben zu einer Wahrnehmung führt, in logarithmischen Einheiten aufgetragen, d. h. der Wert 2 bedeutet bezogen auf den Wert 1 eine Verzehnfachung der Lichtintensität, 3 eine 100fache, 4 eine 1000fache und 5 eine 10000fache Zunahme. Die Schwellenkurve liegt für das Stäbchensehen niedriger als für das Zapfensehen und weist bei 500 mμ ihr Minimum (höchste Empfindlichkeit) auf, während das Minimum für das Zapfensehen links davon (bei etwa 550 mμ) liegt (Purkinje-Phänomen). Wenn unser Sehen ausschließlich auf der Aktivität der Stäbchen beruht, sind wir farbenblind. (Aus Hecht & Hsia, 1945)

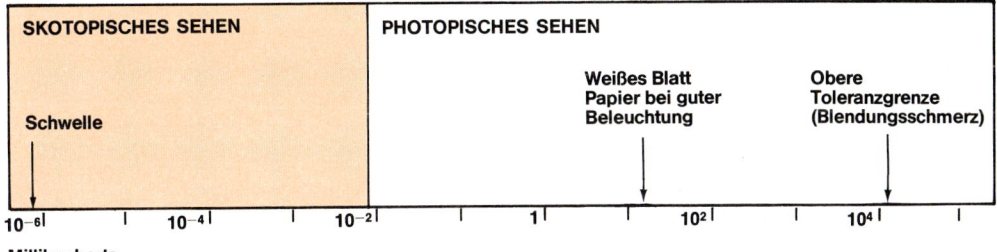

SKOTOPISCHES SEHEN	PHOTOPISCHES SEHEN

Weißes Blatt
Papier bei guter
Beleuchtung

Obere
Toleranzgrenze
(Blendungsschmerz)

Schwelle

10^{-6} 10^{-4} 10^{-2} 1 10^2 10^4

Millilamberts

Abb. 7.41. Lambert ist die in den angelsächsischen Ländern gebräuchliche Einheit der Leuchtdichte. (International üblich ist Candela je Quadratmeter: cd/m^2). Die Skala verdeutlicht den außerordentlich weiten Adaptationsbereich des menschlichen Auges, der über das 10^8- bis 10^9fache der Absolutschwelle hinausreicht. (Abgeleitet aus Bartley, 1951)

denen das photopische oder Tagessehen auftritt. Zusammen umfassen skotopisches und photopisches Sehen einen Bereich von mehr als 10 000 000 000 Einheiten oberhalb der Schwellenenergie.

Wie bereits erwähnt, bleichen während des Sehvorganges die Sehpigmente teilweise aus. Bei Dunkelheit kommt es dagegen aufgrund körpereigener chemischer Vorgänge zur Neubildung des durch das Licht gebleichten Sehpigments. Deshalb nimmt die Empfindlichkeit unserer Augen im Dunkeln zu, wie jeder weiß, der schon als verspäteter Besucher in einem abgedunkelten Theater hilflos seinen Platz ertasten wollte und der allmählich feststellen konnte, daß ihn seine Augen dabei zunehmend besser unterstützten.

Die experimentelle Untersuchung der Dunkeladaptation hat zahlreiche Aufschlüsse über die Funktionsweise des Auges erbracht. In derartigen Experimenten werden die Versuchspersonen für bestimmte Zeit kontrollierten Beleuchtungsbedingungen ausgesetzt. Der Versuchsraum kann dabei weiß oder farbig beleuchtet oder auch ganz abgedunkelt sein. Zur Voradaptation kann man auch eine Kombination von Beleuchtungsbedingungen heranziehen. In der anschließenden Testphase wird die Absolutschwelle fortlaufend gemessen, dabei läßt sich die Empfindlichkeitszunahme des Auges nach Ausschalten des Lichtes genau verfolgen.

Mit Hilfe von Testreizen verschiedener Wellenlänge, Größe und retinaler Position gelang es, bei gleichzeitiger Variation der Voradaptationsbedingungen, Struktur und Funktionsweise des Auges schrittweise zu erforschen. Man kann beispielsweise mit Hilfe kleiner Lichtreize für alle Netzhautorte die spezifische Beschaffenheit der Retina sondieren. Nimmt man nach Voradaptation des Auges an verschiedene Wellenlängen und Intensitäten Schwellenbestimmung für verschiedenfarbige Lichter vor, dann läßt sich

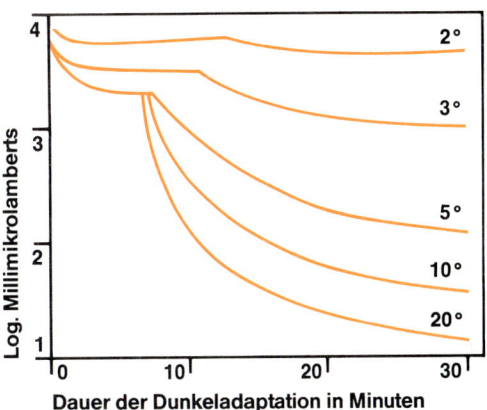

Abb. 7.42. Nach Ausschalten des Lichtes nimmt die Lichtempfindlichkeit des Auges zu, so daß immer weniger Lichtenergie erforderlich ist, um eben eine Wahrnehmung auszulösen. Die Adaptationskurven geben den zeitlichen Verlauf der Absolutschwelle wieder. Die Zahlenangaben in Grad beziehen sich auf die Sehwinkelgröße des Testreizes; 2° entsprechen ungefähr der vierfachen Größe des von der Erde aus betrachteten Mondes oder einem Viertel der Länge des ausgestreckten Arms, 20° dem Zehnfachen. Mit zunehmender Reizgröße nimmt die zur Erkennung benötigte Intensität ab. Der kleinste Reiz bildet sich hauptsächlich in der stäbchenfreien Fovea ab, während größere Reize auch parafoveale und periphere Netzhautbereiche einbeziehen, die reich an Stäbchen und Zapfen sind. (Aus Hecht, Haig & Wald, 1935)

die selektive Lichtabsorption durch Netzhautpigmente ermitteln. Außerdem läßt sich an solchen Daten ablesen, wie schnell der Neuaufbau gebleichter Pigmente erfolgt und wann die maximale Lichtempfindlichkeit wieder erreicht ist. In Abb. 7.42 wird der Abfall der Absolutschwelle im Verlauf der Dunkeladaptation bei einer Versuchsperson gezeigt. Charakteristisch für den Verlauf von Dunkeladaptationskurven ist, daß die Schwelle in zwei Stufen abfällt. Abbildung 7.42 zeigt, wie die Kurven anfangs rasch, dann langsam, dann wieder rasch und langsam abfallen. Dieser doppelt bogenförmige Verlauf der Schwellenkurve ist für das größte Testfeld von 20° am ausgeprägtesten. Wir wissen, daß die Dunkeladaptationskurven nur dann in zwei Stufen abfallen, wenn sowohl Stäbchen als auch Zapfen gereizt wurden. Der obere Bogen ist auf die Aktivität der Zapfen, der untere auf die Aktivität der Stäbchen zurückzuführen. Bei einem kleinen fovealen Testfeld erfaßt die Dunkeladaptationskurve lediglich die Aktivität der Zapfen, bei größeren Testfeldern zusätzlich die Aktivität der Stäbchen. Bei einem kleinen Testreiz, der in der zapfenfreien Netzhautperipherie gesetzt wird, ergibt sich eine Dunkeladaptationskurve, deren Verlauf lediglich den Stäbchenast aufweist (Hecht, Haig & Wald, 1935).

Mit der größeren Empfindlichkeit der Stäbchen hängt zusammen, daß wir bei extrem schwacher Beleuchtung einen Gegenstand besser sehen, wenn wir ihn nicht direkt anblicken. Beim direkten Sehen bildet sich der Gegenstand in der zapfenreichen Fovea ab. Wir müssen den Blick um etwa eine Vierteldrehung zur Seite wenden, damit sich das gewünschte Objekt im lichtempfindlichsten Teil der Netzhaut abbildet. Wir mögen uns darüber wundern und auch feine Einzelheiten des Gegenstandes kaum erkennen können, doch die bloße Sichtbarkeit wird dadurch verbessert.

Der Dunkeladaptation liegt eine Wiederherstellung gebleichter Sehpigmente zugrunde. Der Bleichungsgrad ist dabei abhängig von der Dauer und Intensität der vorangegangenen Lichtexposition. Bei gleichbleibender Beleuchtung stellt sich ein chemisches Gleichgewicht ein. Das einfallende Licht bleicht die Pigmente, während gleichzeitig chemische Prozesse im Auge dahin tendieren, die Bleichung wieder rückgängig zu machen. Bei sehr starker Beleuchtung überwiegt der Abbau, bei schwacher Lichteinwirkung die Neubildung von Pigmenten. Für jedes Leuchtdichteniveau stellt sich – spezifisch für die jeweilige Wellenlänge – in wenigen Minuten ein Gleichgewichtszustand her, in dem die Pigmente bis zu einem gewissen Grade gebleicht bleiben. Mit zunehmender Pigmentbleichung nimmt die photochemische Reaktionsfähigkeit und damit auch die Lichtempfindlichkeit des Auges ab (Baker, 1949). Aufgrund dieser photochemischen Vorgänge stellt sich der

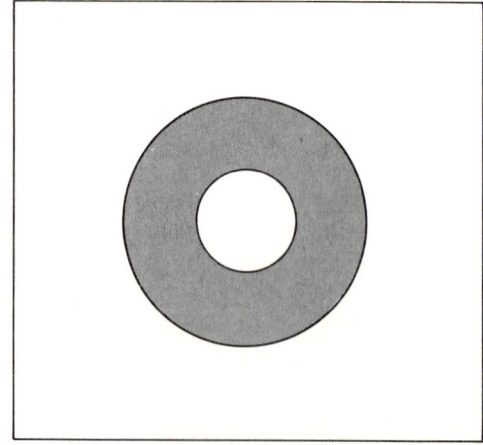

Abb. 7.43. Die beiden Ringe sind physikalisch identisch, ihre Helligkeit wird jedoch mitbestimmt durch die Helligkeit des Umfeldes

Adaptationszustand des Auges fortlaufend neu auf das jeweilige Leuchtdichteniveau ein.

7.2.4.1 Helligkeitskontrast

Hell- und Dunkeladaptation verweisen auf die Abhängigkeit des Sehens von *zeitlichen* Bedingungen. Was man beim Betreten eines Theaters anfänglich sieht, kann, je nachdem ob man sich zuvor im hellen Tageslicht oder in einem Dunkelraum aufgehalten hat, sehr verschieden sein. Helligkeitsunterschiede in zeitlicher Nachbarschaft sind in ihren Wirkungen allerdings weniger auffällig als Helligkeitsunterschiede in räumlicher Nachbarschaft. Abbildung 7.43 veranschaulicht dies am Beispiel des Helligkeitskontra-

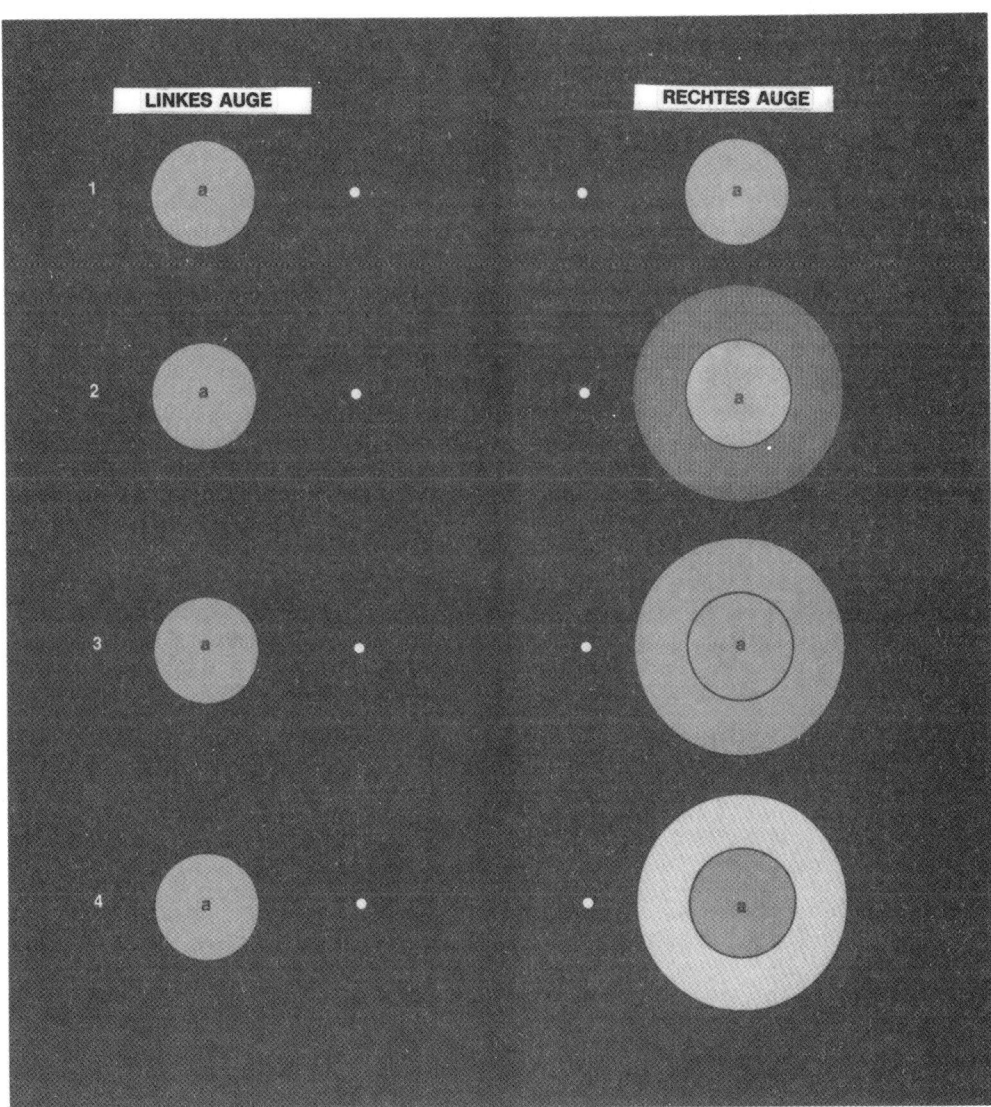

Abb. 7.44. Das linke Feld wird nur dem linken, das rechte nur dem rechten Auge dargeboten. Bei Fixation der Punkte ergibt sich ein einheitliches Bild, das aus einem Punkt im Zentrum und den Kreisen zu beiden Seiten besteht. Bei den vier untersuchten Reizbedingungen wird nur der Ring auf der rechten Seite variiert. Die mit „a" gekennzeichneten Kreise sind jeweils identisch und bleiben ebenso wie der Hintergrund während des Experiments unverändert. Der Ring fehlt entweder **(1)** oder er ist dunkler **(2)**, gleich **(3)** oder heller **(4)** als der Kreis **a**

stes. Ein grauer Ring in schwarzer Umgebung erscheint heller als derselbe in weißer Umgebung – beide Ringe sind physikalisch identisch (vgl. hierzu auch Tafel 1).

Was uns in Abb. 7.43 zunächst als Kuriosität erscheinen mag, ist in Wirklichkeit die Leistung eines grundlegenden Mechanismus allen Sehens, dem die physiologische Wechselwirkung benachbarter Netzhautstellen zugrundeliegt. Der Gesichtssinn bedient sich der lokalen Wechselwirkungen im Auge in ähnlicher Weise wie das Gehör, welches Kombinations- und Obertöne mit dem Schallreiz verbindet, um auf diese Weise spezifische Klangqualitäten zu vermitteln.

Das Auftreten des Helligkeitskontrasts ist für einfache geometrische Anordnungen eingehend untersucht worden (Heinemann, 1955; Brown & Mueller, 1965; Cornsweet, 1970). Abbildung 7.44 veranschaulicht die einzelnen Kontrastbedingungen. Die links und rechts dargestellten Felder werden jeweils getrennt dem linken bzw. rechten Auge so dargeboten, daß die beiden kleinen Punkte in der Mitte sich in einem gemeinsamen Fixationspunkt vereinigen. Die mit *a* bezeichneten Kreise ändern ihre Leuchtdichte während des Versuchs nicht. Obwohl sie für beide Augen *physikalisch* identisch sind, sehen sie verschieden hell aus, sobald man die Leuchtdichte des Umfeldes verändert. Man erhält unter diesen Versuchsbedingungen (Abb. 7.44) eine mathematische Funktion, wie sie in Abb. 7.45 dargestellt wurde.

Ein helles Licht kann in Gegenwart eines noch helleren Umfeldes verdunkelt erscheinen. Grundlage hierfür ist die auf allen Ebenen des Sehsystems auftretende neuronale Hemmung von benachbarten Erregungsvorgängen (Brown & Mueller, 1965; Ratliff, 1965). Funktionell führen Kontrastmechanismen, deren anatomische Grundlagen noch wenig erforscht sind, zu einer Verstärkung von Helligkeitsunterschieden und Konturen. Die Leuchtdichteunterschiede, die gewöhnlich durch Reflexion dem Auge vermittelt werden, liegen oft im Bereich weniger Prozente und erreichen selten höhere Größenordnungen. Ohne Kontrastverstärkung würden wir viele Dinge in unserer Umwelt kaum unterscheiden können. Der Kontrast verstärkt die Unterschiede, er gehört zu den Mechanismen, die die Sehleistung optimieren.

7.2.4.2 Helligkeitskonstanz

Wenn wir einen graufarbenen Stoff einmal bei normaler Zimmerbeleuchtung und einmal draußen im hellen Tageslicht vergleichend betrachten, so werden wir uns wahrscheinlich kaum durch die Tatsache beirren lassen, daß der Stoff draußen hundertmal mehr Licht reflektiert als bei Zimmerbeleuchtung. Die Beständigkeit des Helligkeitseindrucks trotz wechselnder *Beleuchtungsstärke* (d.h. die Unterscheidung von einfallendem und reflektiertem Lichtanteil) ist ein weiteres Konstanzphänomen. So wie wir die Größe eines Menschen auch in einiger Entfernung als kaum verändert wahrnehmen, so erscheint

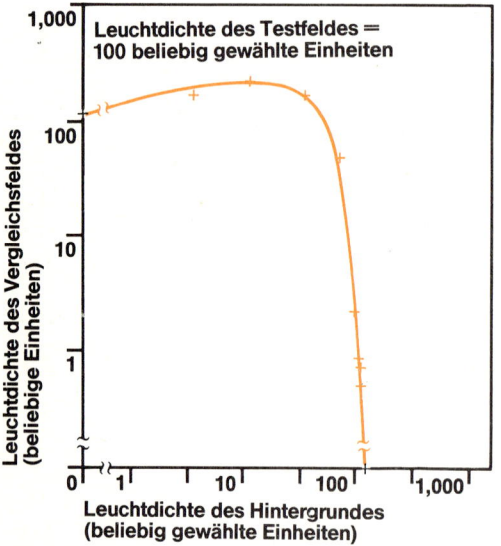

Abb. 7.45. In einer Versuchsanordnung ähnlich der in Abb. 7.44 hatten die Versuchspersonen die Aufgabe, die Leuchtdichte eines Vergleichsfeldes so einzustellen, daß seine Helligkeit mit der des Testfeldes übereinstimmte. Die Leuchtdichte des Testfeldes betrug immer 100 Einheiten, die des zugehörigen Hintergrunds variierte dagegen von 0 bis über 100 Einheiten (Abszisse). Wie die für das Vergleichsfeld eingestellten Leuchtdichten (Ordinate) belegen, steigt die Helligkeit des Testfeldes bei zunehmender Hintergrundleuchtdichte zunächst leicht an, um schließlich rasch abzufallen. (Nach Heinemann, 1955, in Cornsweet, 1970)

uns auch ein Stück Kohle noch im Sonnenlicht als schwarz. Größenkonstanz ermöglicht es uns, die Größe eines Gegenstandes relativ unabhängig von seiner jeweiligen Entfernung zu erfassen. Helligkeitskonstanz bewirkt, daß der *Reflexionsgrad* eines Gegenstandes relativ unabhängig von den jeweiligen Beleuchtungsverhältnissen erfaßt wird. Der Reflexionsgrad ergibt sich aus dem *Verhältnis* des reflektierten zum einfallenden Lichtstrom. Er bestimmt, wie hell uns ein Gegenstand erscheint. Eine holsteinische Kuh erscheint im Stall ebenso gescheckt wie auf einer sonnigen Wiese, da die weißen Flecken ständig einen höheren Lichtanteil reflektieren als die schwarzen. Der Reflexionsgrad und die tatsächliche Größe eines Gegenstandes repräsentieren seine Eigenschaften besser als die jeweils von ihrem Objekt ausgehenden Lichtmengen und die retinalen Bildgrößen. Biologisch bietet die Entwicklung der Wahrnehmungskonstanzen große Vorteile. Ein Lebewesen, dessen Wahrnehmung auf die jeweils konstanten Anteile des Reizmilieus ausgerichtet ist, verbessert seine Überlebenschancen. Ein grauer Wolf aus weiter Entfernung mag vielleicht ein Netzhautbild hervorrufen, das physikalisch dem eines weniger entfernten kleinen, schwarzen Hundes entspricht. Größen- und Helligkeitskonstanz können in einem solchen Fall die fatale Fehleinschätzung der Beute verhindern.

Helligkeitskonstanz tritt auch beim Helligkeitskontrast auf. So wird die Helligkeit des Kreises in Abb. 7.44 durch das *Intensitätsverhältnis* bestimmt, das zwischen dem Kreis und dem äußeren Ring besteht (Heinemann, 1955). Erhöht man nun die Helligkeitsintensität des äußeren Rings, so nimmt die Helligkeit der inneren Kreisfläche ab. Erhöht man jedoch die Intensität von Kreis und Ring gleichzeitig im selben Verhältnis, so bleibt die Helligkeit anschaulich nahezu konstant. Proportionale Helligkeitsänderungen ergeben sich natürlicherweise immer dann, wenn die Beleuchtung insgesamt zu- oder abnimmt. Reflektiert beispielsweise ein Stück Quarz 100 und ein Stück Granit daneben 50 Lichteinheiten, so ergibt sich ein gewisses Kontrastverhältnis, das auch bestehen bleibt, wenn sich die Beleuchtung verdoppelt, also vom Quarz 200 und vom Granit 100 Einheiten

reflektiert werden. Aufgrund dieser stets proportionalen Leuchtdichteänderungen bleibt die jeweilige Helligkeit der Steine und der anschauliche Kontrast zwischen ihnen nahezu unverändert. Helligkeitskonstanz wird jedoch ähnlich wie Größenkonstanz nicht immer vollständig erreicht. Bei sehr weiter Entfernung erscheint uns ein Mensch tatsächlich etwas kleiner zu sein, wenn er uns auch längst nicht so winzig erscheint, wie man von der Kleinheit des Netzhautbildes her erwarten könnte. Ebenso erscheinen uns Gegenstände in der Dämmerung tatsächlich eher etwas dunkler, obwohl die Einbuße an retinaler Lichtmenge weitgehend kompensiert wurde.

Auch in anderer Beziehung entspricht unser Sehen nicht den retinalen Veränderungen. Während ich an diesem Abschnitt schreibe, sitze ich in einem Zimmer, durch dessen Fenster das helle Licht eines Herbsttages hereinfällt. Zu diesem Fenster verläuft im rechten Winkel eine beigefarbene Wand. Ohne Zweifel reflektiert die Wand vorn, nahe dem Fenster, wesentlich mehr Licht als weiter hinten. Dennoch erscheint die Wand in einem einheitlichen Beige. In ähnlicher Umgebung können Sie sich selbst von diesem Phänomen mit Hilfe eines kleinen Experiments überzeugen. Sie brauchen nur einen Karton zu nehmen und in einigem Abstand zwei kleine Löcher auszuschneiden. Nun halten Sie den Karton in einigem Abstand vor die Augen und betrachten den vorderen Teil der Wand durch das eine und den hinteren durch das andere Loch. Wenn der Raum groß genug ist, kann das zweite Loch wie ein schwarzer Fleck aussehen, während das erste Loch sehr hell erscheint. Nehmen Sie den Karton wieder weg, so wird Ihnen die Wand wieder in einheitlicher Farbe erscheinen.

Irgendwie schafft es das Auge, die allmähliche Veränderung der Lichtreflexion entlang einer Zimmerwand zu übersehen. Zwei Mechanismen des Sehens scheinen in dieser Situation einander entgegengesetzte Wirkungen zu haben, vielleicht handelt es sich auch nur um Endpunkte in einem Kontinuum. Einerseits würde man aufgrund der Kontrastmechanismen eine Verstärkung der Unterschiede erwarten (vgl. Abb. 7.44). Doch kommt es, zumindest bei allmählichen Intensitätsänderungen, zur Einebnung von Unterschieden. Es ist möglich, daß die beiden Wirkungen von der jeweiligen Steilheit des Intensitätsgefälles abhängen (Ratliff, 1965; Cornsweet, 1970): ist die Änderung abrupt, wird sie verstärkt, erfolgt sie dagegen kontinuierlich, so nehmen wir sie nicht zur Kenntnis.

Einige Beispiele mögen dies veranschaulichen. In Abb. 7.46 haben der Kreis und der umschließende Ring die im Profil unten dargestellte Leuchtdichte. Dem Leuchtdichteprofil entsprechend sehen wir den mittleren Bereich etwas dunkler. Abbildung 7.47 zeigt jedoch, daß die Leuchtdichte allein nicht entscheidend ist. Auch hier ist die Leuchtdichte im Zentrum herabgesetzt, doch erfolgt der Übergang zur höheren Leuchtdichte des Umfeldes diesmal nicht abrupt, sondern allmäh-

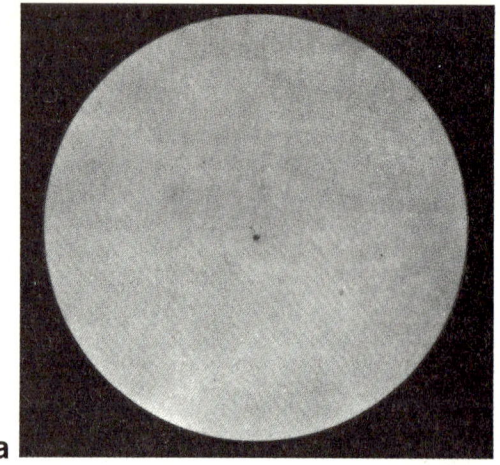

a

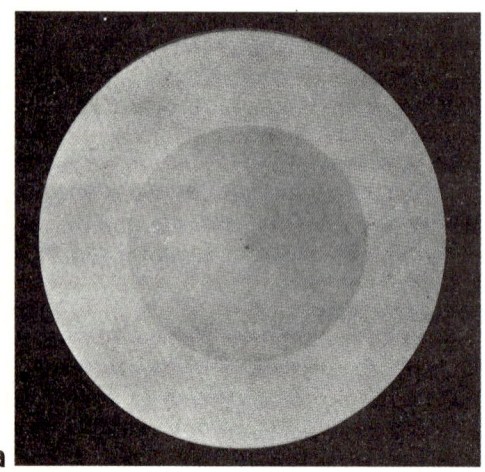

a

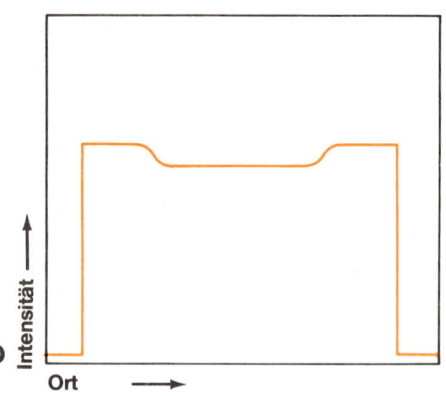

b

Abb. 7.47. Hier nimmt die Leuchtdichte des äußeren Randes nach innen hin allmählich ab. Obwohl die Intensitätsabnahme insgesamt derjenigen in Abb. 7.46 gleicht, wird ihre Wahrnehmung durch den allmählich erfolgenden Übergang verhindert. (Aus Cornsweet, 1970)

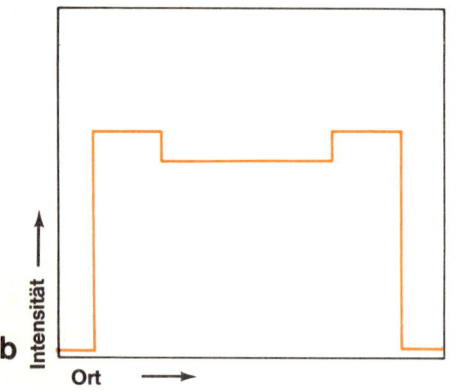

b

Abb. 7.46. Die untere Kurve gibt das Leuchtdichteprofil wieder. Der äußere Kreisrand ist etwas heller als der mittlere Bereich, der Übergang erfolgt abrupt. (Aus Cornsweet, 1970)

lich. Die Scheibe erscheint nun gleichmäßig hell. Wir bemerken die allmählich erfolgende Änderung der Leuchtdichte einfach nicht. In Abb. 7.48 ist nur der Beitrag des Leuchtdichtesprungs selbst erfaßt. Umfeld und Zentrum besitzen physikalisch die gleiche Intensität. In einem engen ringförmigen Bereich steigt die Intensität zunächst an, um dann abrupt abzufallen und schließlich wieder zur Grundlinie zurückzukehren. Wir sehen jetzt annähernd dieselbe einheitliche Verdunklung des Zentrums wie in Abb. 7.46.

Weitere Beispiele (O'Brien, 1958; Ratliff, 1965; Cornsweet, 1970) belegen, daß das Auge bzw. höhere Stufen des Sehsystems dazu

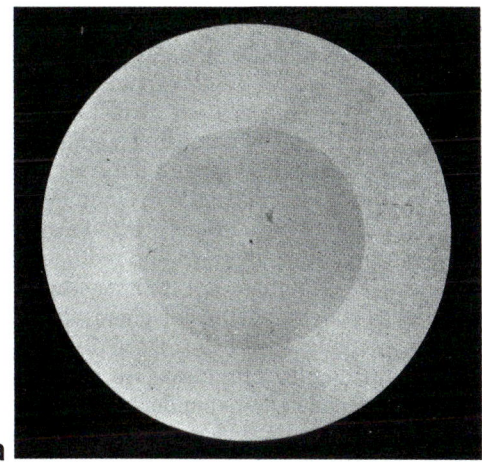

a

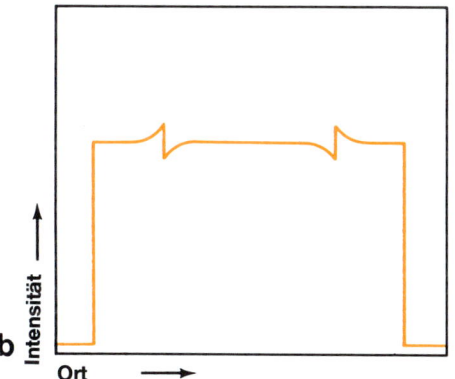

b

Abb. 7.48. Intensitätsprofil wie in Abb. 7.46 und 7.47. Der Rand hat zunächst gleichbleibende Intensität, die dann allmählich ansteigt – Leuchtdichtegipfel. Darauf sinkt die Intensität abrupt, um allmählich wieder anzusteigen – Leuchtdichtetal. Die schließlich erreichte Intensität im mittleren Bereich ist die gleiche wie die Anfangsintensität am Rand. In unserer Wahrnehmung wird der Leuchtdichtegipfel jedoch der gleichmäßigen Helligkeit des Randes zugeschlagen, das Leuchtdichtetal zur Helligkeit des inneren Feldes. Irgendwie werden die Leuchtdichten von Rand und innerer Fläche anschaulich gemittelt, während der abrupte Leuchtdichtesprung die Bereiche, innerhalb derer die Mittelung erfolgt, voneinander trennt. (Aus Cornsweet, 1970)

tendieren, flache Leuchtdichtegefälle auszugleichen, steile hingegen zu verstärken. Beide Vorgänge dienen dazu, auf der Grundlage eines Reizangebotes, das vielfältigen Schwankungen unterworfen ist, die Wahrnehmung einer stabilen Gegenstandswelt zu ermöglichen. Daß Fehler auftreten können, wenn z. B. allmähliche Leuchtdichteänderungen auf Eigenschaften des Gegenstandes zurückzuführen sind, verdeutlicht das Beispiel der Abb. 7.47. Das Wahrnehmungssystem vermittelt uns also nicht immer, sondern nur mit statistischem Erfolg die objektiven Verhältnisse. Doch ein relativer Vorteil zählt in der Evolution mehr als gar kein Vorteil.

7.2.5 Farbe

Die Fähigkeit, Dinge unserer Umwelt zu unterscheiden, wird durch das Farbensehen beträchtlich gesteigert. In Tafel 2 ist das gleiche Lichtbild einmal schwarzweiß und einmal farbig abgebildet. Was sich im Schwarzweißbild kaum voneinander abhebt, tritt im Farbbild deutlich hervor. Lebewesen mit der Fähigkeit, Farben zu sehen, verfügen also über das rein intensitätsbedingte Kontur- und Kontrastsehen hinaus noch über eine weitere Wahrnehmungsdimension.

Gegenstände erscheinen uns farbig, wenn sie die Eigenschaft besitzen, selektiv nur bestimmte Wellenlängen des Lichts auszusenden. Eidotter z. B. reflektiert fast nur Wellenlängen im Bereich von $570\,m\mu$. Er sieht daher gelb aus im Unterschied zum Eiweiß, das das auffallende Licht ziemlich gleichmäßig reflektiert. Ein Farbenblinder kann Eigelb und Eiweiß nur deshalb unterscheiden, weil der Dotter weniger Licht reflektiert und somit dunkler erscheint.

Ob jemand farbenblind ist, läßt sich oft gar nicht so leicht feststellen. Wir verfügen visuell über zahlreiche zusätzliche Anhaltspunkte, so daß der Ausfall des Farbensehens häufig erst bei eingehender Untersuchung bemerkt wird. Für Mensch und Tier reichen Helligkeitsinformation für die meisten Orientierungszwecke sehr wohl aus. Bei einer Verkehrsampel genügt es, die jeweilige Lichtanzeige nach der räumlichen Anordnung der Lichter auszumachen, denn überall in der Welt befindet sich bei einer senkrecht angeordneten Ampel das rote Licht oben. Das Helle auf dem Speiseteller sind Kartoffeln, das Dunklere die Rüben. Gänseblümchen sehen auch für einen Farbenblinden heller aus als Veilchen.

Da ein Farbenblinder bei verschiedenfarbigen Lichtern nur Helligkeitsunterschiede wahrnimmt, wird für ihn eine Unterscheidung dann unmöglich, wenn man die Lichter gleich hell macht. Unter solchen Lichtverhältnissen kann für ihn ein gelber und ein blauer Stoff gleich aussehen. Dies ist, wie Sie bereits bemerkt haben werden, ein typisches Merkmal des Stäbchensehens. Solange die Lichtintensität unterhalb der Schwelle der Zapfen bleibt, können zwei Gegenstände – ungeachtet ihrer „tatsächlichen" Farbe – gleich erscheinen. Sobald unser Sehen ausschließlich auf der Funktion der Stäbchen beruht, werden wir farbenblind, obwohl die Empfindlichkeit des Auges auch in diesem Falle noch je nach Wellenlänge verschieden ist. Physikalisch gleiche Beträge grünen oder roten Lichts erscheinen heller bzw. dunkler, da das Rhodopsin für Grün eine höhere Empfindlichkeit besitzt. Dieser Unterschied läßt sich durch entsprechende Anpassung der Intensitäten ausgleichen.

Farbensehen erfordert mindestens zwei Prozesse bzw. Sehpigmente, die unterschiedlich auf die Wellenlängen des Lichts ansprechen. Nehmen wir an, unser Auge verfüge über zwei Pigmente, mit Absorptionskurven

wie sie in Abb. 7.49 dargestellt sind. In diesem Falle werden zwei Gegenstände, sofern sie verschiedene Wellenlängen λ_1 und λ_2 aussenden, stes verschieden aussehen, gleichgültig welche Lichtintensität wir wählen. Denn Prozeß A bevorzugt Licht der Wellenlänge λ_1, Prozeß B solches der Wellenlänge λ_2. Der Unterschied zwischen λ_1 und λ_2 läßt sich durch Intensitätsänderung allein nicht aufheben, da sich die beiden Lichter qualitativ unterscheiden, d.h. verschiedenfarbig sind.

Zwar läßt sich ein aus zwei Grundprozessen bestehendes Farbsystem nicht durch einfache Intensitätsänderungen, wohl aber durch Mischung verschiedener Wellenlängen täuschen. Es läßt sich nachweisen, daß wir mit einem Farbwahrnehmungssystem, wie es in Abb. 7.49 dargestellt ist, eine Mischung aus zwei Wellenlängen nicht mehr von einer dritten Wellenlänge unterscheiden können, sofern bei nur zwei Wellenlängen die Intensitäten entsprechend eingestellt werden.

Glücklicherweise verfügen wir über drei Farbprozesse. Ein Zweiprozeßsystem nennt man *dichromatisch;* das normale Farbensehen des Menschen ist *trichromatisch.* Es kann jedoch ebenso wie bei Dichromaten und Farbenblinden (Monochromaten) versagen, wenn physikalisch zusammengesetzte Lichter in entsprechender Mischung vorliegen. Doch läßt es sich wesentlich seltener irreführen. Wir können reine Spektrallichter verschiedener Wellenlänge zuverlässig voneinander unterscheiden und sehen gewöhnlich auch den Unterschied zwischen einem reinen und einem aus zwei Wellenlängen gemischten Licht. Bei zwei, aus jeweils zwei Wellenlängen gemischten Lichtern kann man jedoch auch das farbtüchtige Auge regelmäßig irreführen, wenn man die Intensitäten bei drei Wellenlängen entsprechend einstellt. Wenn zwei gemischte Lichter gleich aussehen, kann ihre physikalische Zusammensetzung, wie verschieden auch immer, neuronal nicht mehr zusätzlich unterschieden werden. Für ein auf drei Grundprozessen basierendes Farbsystem wäre genau dies zu erwarten. Darüber hinaus konnte Wald (1964, 1968) zeigen, daß zwischen den drei Farbprozessen und den drei lichtempfindlichen Zapfenpigmenten ein enger Zusammenhang besteht.

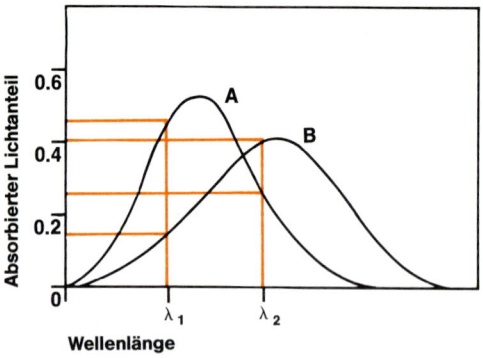

Abb. 7.49. Nehmen wir ein Sehsystem mit zwei photochemischen Prozessen **A** und **B** an, wobei **A** für kurzwelliges Licht empfindlicher ist, so löst Licht der Wellenlänge λ_1 in **A** eine stärkere Reaktion aus als in **B**. Versuchen wir die Intensität von λ_2 anzugleichen, indem wir sie um den Faktor 1,8 erhöhen, so erhalten wir ein λ_2, das in bezug auf den Prozeß **B** zu intensiv ist. Es ist unmöglich, die Intensitäten von λ_1 und λ_2 gleichzeitig in ihrer Wirkung auf die Prozesse **A** und **B** abzustimmen. (Aus Cornsweet, 1970)

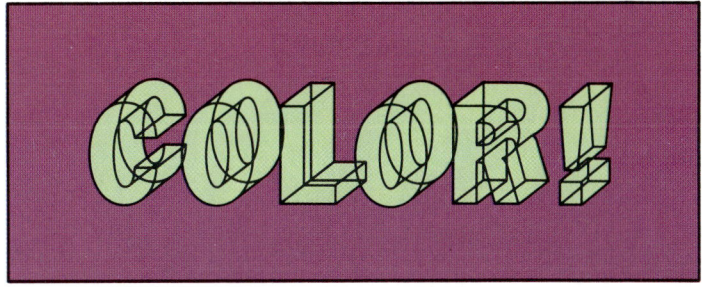

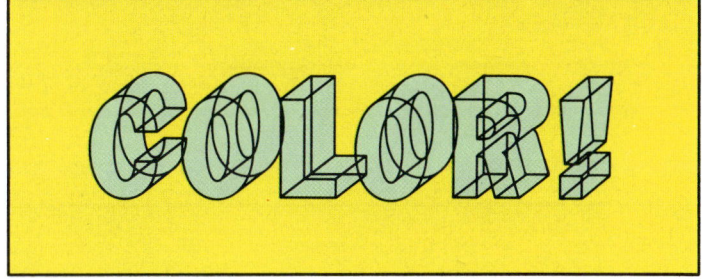

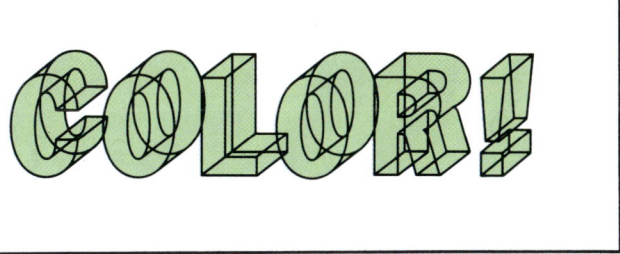

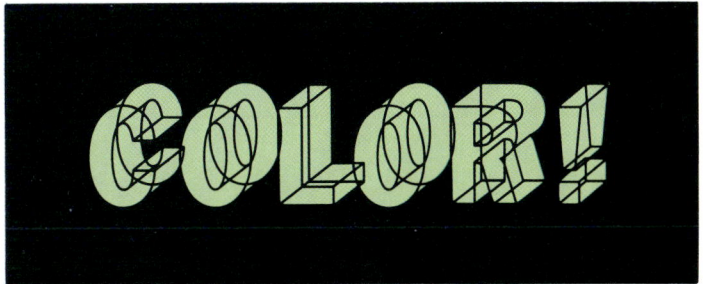

Tafel 1. Die Erscheinungsweise eines Gegenstandes hängt von dessen Umgebung ab. Die Farbe von COLOR! wird ebenso wie die Helligkeit vom Umfeld mitbestimmt. Umgeben von Purpur erscheint das Grün gesättigter als in einem gelben Umfeld. Ein weißes Umfeld vermindert, ein schwarzes Umfeld steigert anschaulich die Helligkeit des Grüns

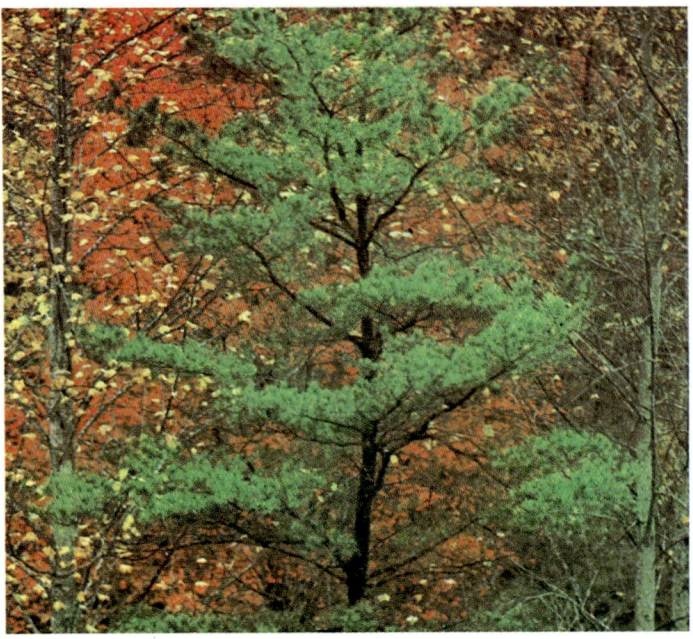

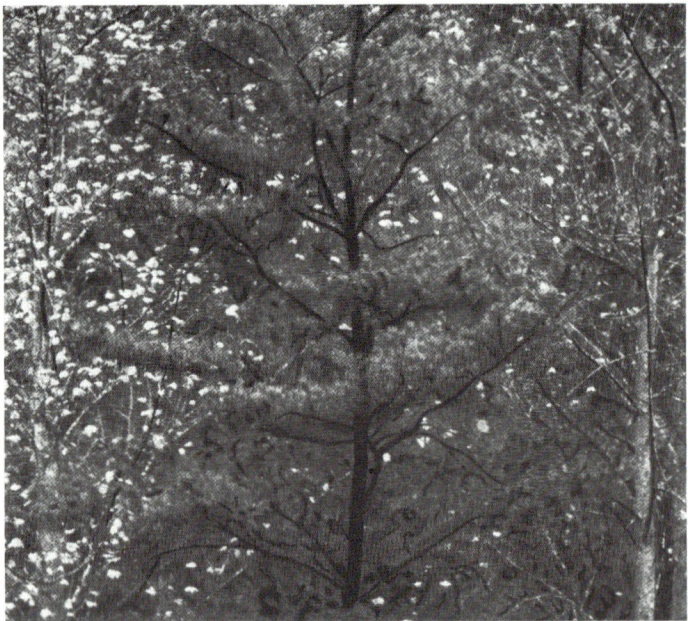

Tafel 2. Die gleiche Aufnahme, farbig und schwarz-weiß wiedergegeben, verdeutlicht den Anteil des Farbensehens bei der Erfassung von Tiefe und anderen Sehinformationen

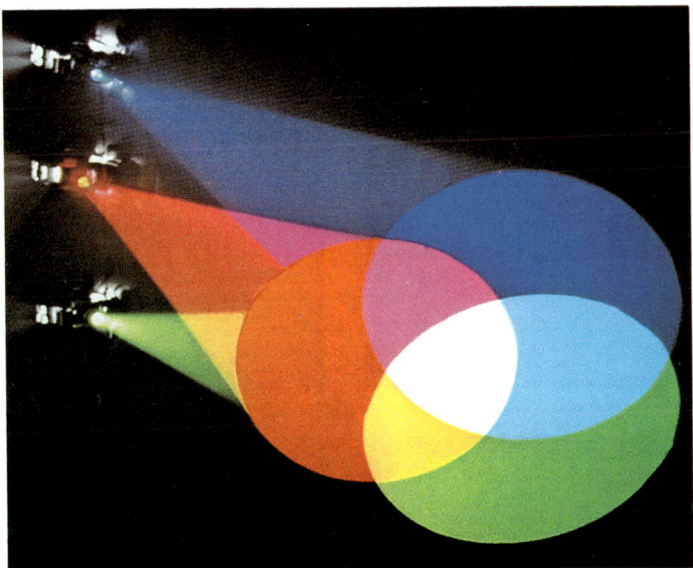

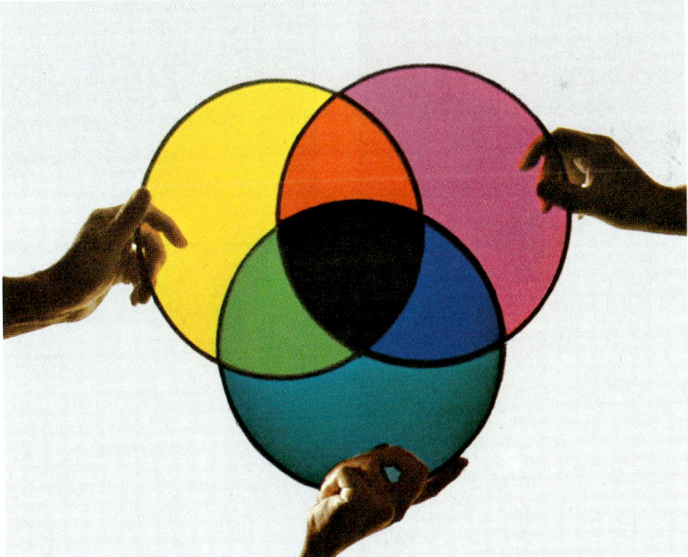

Tafel 3. Oben: Die Überlappungsbereiche der Strahlen von drei farbigen Lichtern veranschaulichen additive Farbmischung: Gelb = Rot + Grün; Weiß = Rot + Grün + Blau usw. Unten: Die Überlappungsbereiche von drei farbigen Glasscheiben, die jeweils einen Teil des weißen Lichts zurückhalten, ergeben subtraktive Farbmischung: Grün = Weiß − Gelb − Blau; Schwarz = Weiß − Gelb − Blau − Magenta usw.

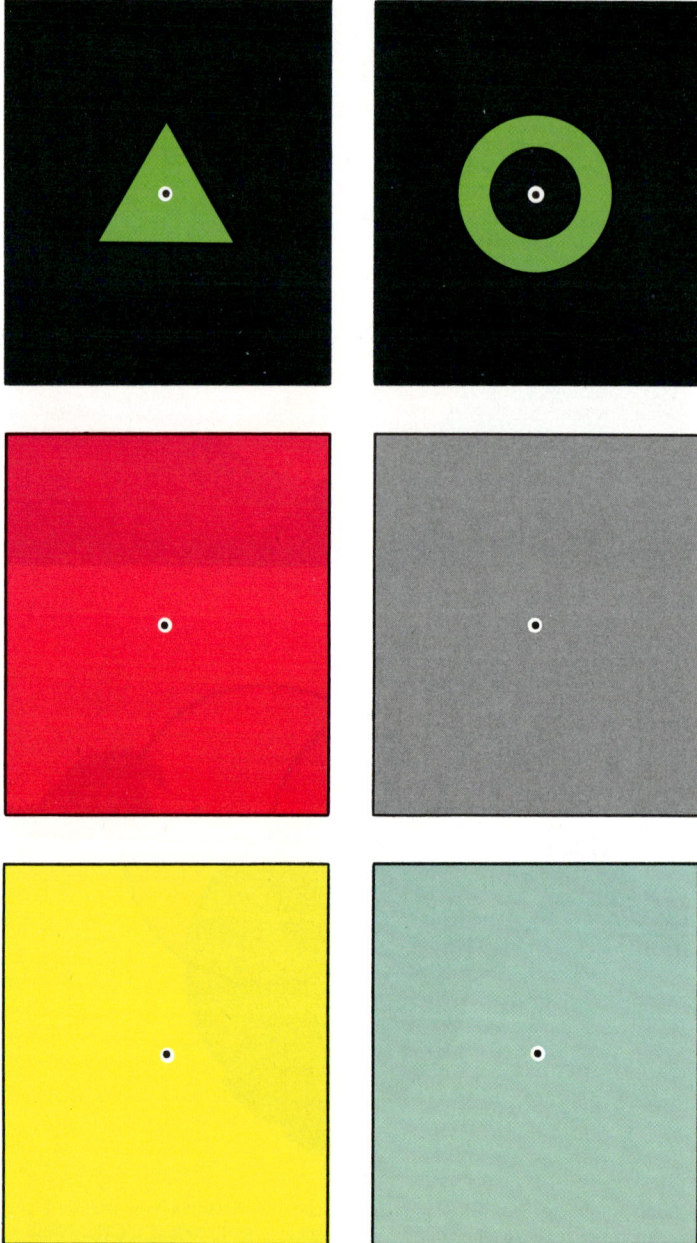

Tafel 4. Fixiert man eine Weile den Punkt des oberen Dreiecks oder Rings, so erhalten wir ein Nachbild, das purpurrot (magentafarben) erscheint, wenn wir auf das graue Rechteck schauen. Purpurrot (Magenta) ist die Komplementärfarbe von Grün. Auf einem farbigen Rechteck sehen wir dagegen eine Mischung der Nachbildfarbe mit der jeweiligen Farbe des Rechtecks

Wie bereits erwähnt, sind die meisten Menschen Trichromaten. Bei den Farbenblinden handelt es sich gewöhnlich um Dichromaten, reine Monochromaten findet man nur sehr selten. Dichromaten verwechseln bestimmte Farben, die der Trichromat unterscheidet. Die Art des Ausfalls fängt davon ab, welches Zapfenpigment beeinträchtigt oder überhaupt nicht funktionstüchtig ist. Daneben gibt es noch farbfehlsichtige Menschen, die weder Monochromaten noch Dichromaten sind. Diese können zwar durch Mischen von drei Wellenlängen jeden gewünschten Farbton einstellen, ihre Farbgleichungen sind jedoch atypisch. In diesem Falle haben wir es mit „anomalen Trichromaten" (Hsia & Graham, 1965) zu tun. Diese verfügen über drei Farbprozesse, deren Empfindlichkeit von der des Normalsichtigen abweicht, d. h. sie sehen manchmal Farbunterschiede, wo die meisten dies nicht tun, und umgekehrt keine Unterschiede, wo wir sie normalerweise wahrnehmen.

Bisher hat man bei keinem Lebewesen ein Farbsystem nachweisen können, an dem mehr als drei Grundprozesse beteiligt sind. Gleichwohl wäre ein Lebewesen mit vier, fünf, sechs oder beliebig vielen Absorptionskurven der in Abb. 7.49 gezeigten Art denkbar. Bei vier Absorptionskurven hätten wir es mit einem Quadrochromaten zu tun. Dieser würde Farbmischungen, die uns gleich erscheinen, im Farbton unterscheiden können. Seine Farbwelt wäre uns ähnlich unzugänglich wie die eines Dichromaten, der z. B. rot und grün verwechselt. Bei einem Quadrochromaten müßte man schon fünf Lichter verschiedener Wellenlängen mischen, um Lichtgemische mit verschiedenem Spektralanteil gleich erscheinen zu lassen.

Es ist nicht ausgeschlossen, daß es Lebewesen gibt, die Quadrochromaten sind oder ein Farbsystem noch höherer Ordnung besitzen. Dies nachzuweisen, würde allerdings weit scharfsinnigere Experimente erfordern, als sie bislang zur Untersuchung tierischer Sehfunktionen angestellt wurden. Es müßten vor allem psychophysische Versuche sein, denn der Nachweis von vier, fünf oder sechs Pigmenten in der Netzhaut würde allein noch nichts besagen. Im Mittelpunkt müßte die Frage stehen, wieviele verschiedene Wellenlängen die Lichtgemische enthalten müssen, damit das Tier sie in gleicher Weise beantwortet. Je nachdem, wann zum ersten Mal Verwechslungen auftreten, könnte man das Tier dann als Mono-, Di-, Tri-, Quadrochromaten usw. einstufen.

7.2.5.1 Farbforschung

Da unser Farbensehen trichromatisch ist, überrascht es nicht, daß ein Wissenschaftszweig sich damit beschäftigt, geeignete Maßzahlen für die drei Farbkomponenten aufzufinden, deren Mischung jede beliebige Farbe ergibt (Wright, 1947; Optical Society of America, 1953; Wyszecki & Stiles, 1967). Die Farbforschung stellt eine technisch hochstehende und ästhetisch reizvolle Verbindung von Psychologie und Physik dar. Zudem weist sie zahlreiche Anwendungsaspekte auf, z.B. bei der Entwicklung und Herstellung von photographischen Erzeugnissen, Textilfasern, Farben, Färbemitteln und vielem anderen, bei dem Farbe eine Rolle spielt.

Ausgangspunkt der Farbforschung bildet die Wahl von drei Standardlichtern, mit deren Hilfe man alle Farben mischen kann. Im Prinzip kann es sich dabei um drei beliebige Farben handeln, solange zwei von ihnen nicht durch Mischung die dritte ergeben. In der Praxis hat man sich dennoch intensiv mit der Auswahl geeigneter Grundfarben befaßt, wobei u. a. die leichte Herstellbarkeit, die hohe Übereinstimmung der Farbantworten bei normalen Beobachtern und der optimale Empfindlichkeitsbereich des Farbensehens ausschlaggebend waren. Gewöhnlich verwendet man Rot, Grün und Blau. Diese *Grundfarben* sind zunächst weder im psychologischen noch im physiologischen Sinne als primär anzusehen, ihre Auswahl erfolgte lediglich aus technischen Gründen zur einheitlichen Festlegung von Farbwerten innerhalb eines Farbsystems.

Mischungen aus diesen drei Primärfarben bietet man unter sorgfältig kontrollierten Versuchsbedingungen einer repräsentativen Stichprobe von Beobachtern zum Vergleich mit sämtlichen Spektralfarben an. In der Regel erfolgen die Zuordnungen bei farbtüchti-

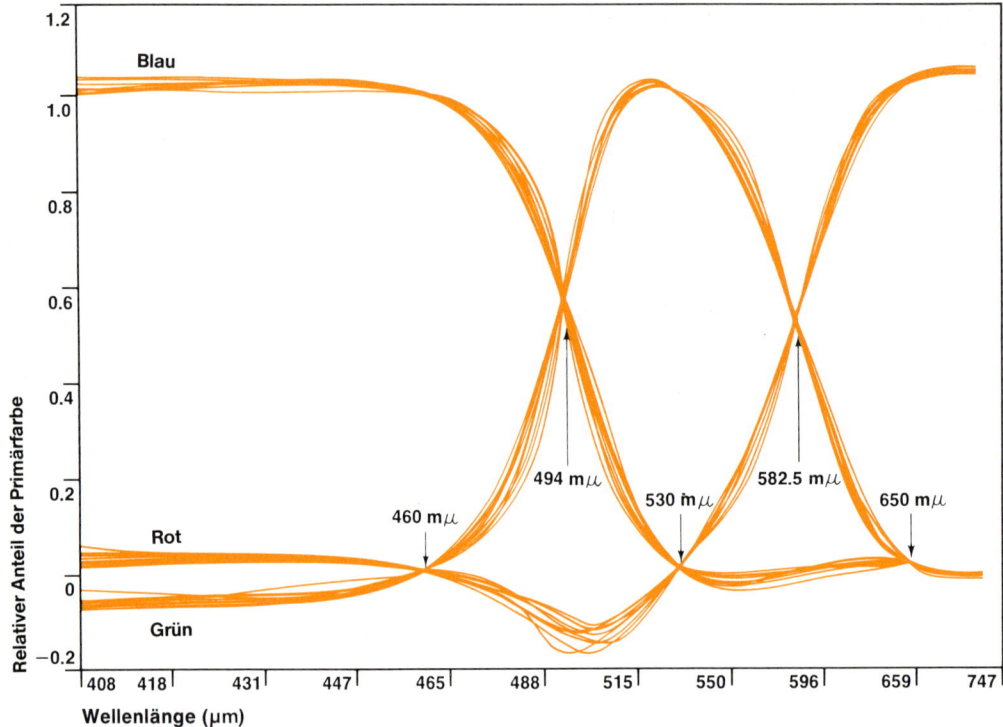

Abb. 7.50. Jede Spektralfarbe wurde durch entsprechend gewählte Intensitäten der drei Primärfarben blau (460 mµ), rot (650 mµ) und grün (530 mµ) nachgemischt. Die Kurvenscharen beziehen sich jeweils auf den relativen Anteil einer Primärfarbe, wie er von 10 Versuchspersonen eingestellt wurde. Die Ordinatenwerte geben die jeweilige relative Intensität einer Primärfarbe an, und zwar unter folgenden Bedingungen: Erstens, die Summe der drei Farbintensitäten ergibt stets den Wert 1; zweitens, die Werte für Rot und Grün müssen bei 582,5 mµ übereinstimmen, die Werte für Grün und Blau bei 494 mµ. Die erste Bedingung ergibt sich aus der Festlegung von relativen Intensitäten, die zweite gleicht individuelle Unterschiede aus. Negative Werte bedeuten, daß die Primärfarbe der einzustellenden Farbe beigemischt wurde. (Aus Wright, 1947)

gen Beobachtern mit hoher Übereinstimmung. Das Ergebnis eines solchen Versuchs ist in Abb. 7.50 dargestellt. Die dort gezeigten Kurven beziehen sich auf den systematischen Vergleich von reinen Spektrallichtern zu einer Mischung der drei Primärfarben Blau (460 mµ), Grün (530 mµ) und Rot (650 mµ) bei 10 Beobachtern.

Die Tatsache, daß man aus Rot, Grün und Blau jede beliebige Farbe mischen kann, mag den Leser erstaunen, sofern er dabei an Farbmischungen mit Hilfe von Buntstiften, Kreide oder anderen Pigmentfarbstoffen anstelle von Lichtstrahlen denkt. Wenn man gelbe und blaue Kreidestriche überlagert, erhält man Grün. Aus Abb. 7.50 ist dagegen zu entnehmen, daß gelbes Licht durch Mischung von Grün und Rot entsteht. Der Unterschied beruht darauf, daß die Farbmischung im einen Fall *subtraktiv*, im anderen Fall *additiv* erfolgt. Abbildung 7.50 zeigt das Ergebnis eines Versuchs mit additiver Lichtmischung und nicht mit der Mischung von Pigmentfarben. Ein blauer Kreidestrich hinterläßt eine Spur, die überwiegend nichtblaue Lichtanteile absorbiert, blaue hingegen reflektiert, so daß uns die Kreidespur blau erscheint. Malen wir über den blauen einen gelben Kreidestrich, so absorbiert dieser subtraktiv den größten Teil des blauen Lichts. Wir sehen dann diejenigen Lichtanteile, die weder von der blauen noch von der gelben Kreide absorbiert werden, nämlich überwiegend grünes Licht.

Tafel 3 veranschaulicht den Unterschied zwischen additiver und subtraktiver Farbmischung. Wir sehen oben, wie drei verschiedenfarbige Lichtstrahlen zusammentreffen: Rot und Grün ergeben Gelb, aus Rot und Blau entsteht Purpurrot (Magenta). Blau und Grün ergeben Aquamarin (Blaugrün). Die Mischung dreier entsprechend gewählter Grundfarben ergibt Weiß, gemäß der trichromatischen Struktur des Farbensehens. Im Unterschied dazu zeigt Tafel 3 unten das Ergebnis bei subtraktiver Farbmischung. Jeder Farbfilter ist selektiv nur für bestimmte Wellenlängen durchlässig, so daß das den Gelbfilter passierende Licht, abzüglich des vom Blaufilter absorbierten Anteils, Grün ergibt; Purpurrot (Magenta) minus Gelb ergibt Rot, Purpurrot (Magenta) minus Blau (Aquamarin) ergibt Purpur; Subtraktion der von Purpurrot, Blau und Gelb absorbierten

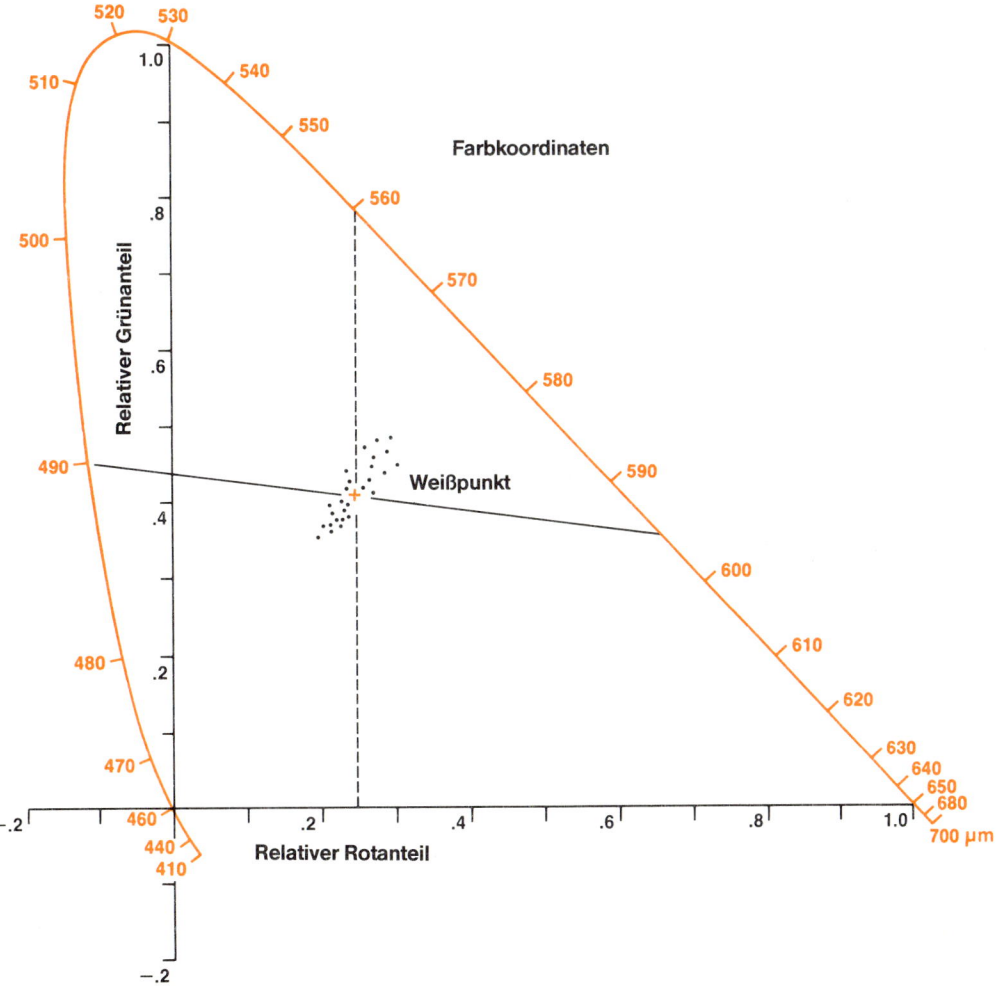

Abb. 7.51. Farbdreieck. Der Kurvenverlauf ergibt sich aus den Farbeinstellungswerten in Abb. 7.50. Die Ordinate gibt den relativen Grünanteil, die Abszisse den relativen Rotanteil wieder. Zieht man die Summe beider Farbwerte von 1,0 ab, so erhält man den jeweiligen Wert für die blaue Primärfarbe. Auf der Umrißlinie des Dreiecks liegen die Farborte für reine Spektralfarben, Punkte innerhalb des Dreiecks bezeichnen die Farborte für spektrale Mischfarben. Farben, die auf der Verbindungslinie zwischen zwei Wellenlängen liegen, lassen sich durch Mischung dieser beiden Wellenlängen herstellen. Natürlich erhält man jeden Farbwert auch durch Mischung der drei Primärfarben. Die Punktwolke in der Mitte des Farbdreiecks bezeichnet die Lage des Weißpunkts, d.h. die Primärvalenzen, die zur Herstellung eines reinen Weiß benötigt werden, für verschiedene Beobachter. (Aus Wright, 1947)

Lichtanteile ergibt schließlich Schwarz, d. h. Lichtundurchlässigkeit.

Kehren wir nun zur additiven Farbmischung zurück. Die drei in Abb. 7.50 dargestellten Kurven lassen sich einheitlich in einem *Farbdiagramm* zusammenfassen, wobei sich das in Abb. 7.51 dargestellte „Farbdreieck", ergibt. Dieses bildet das Herzstück der Farbwissenschaft, es leitet sich aus den Farbvergleichskurven in Abb. 7.50 ab.

Im Farbdiagramm lassen sich alle Mischfarben durch Punkte innerhalb des in Abb. 7.51 wiedergegebenen Dreiecks festlegen. In der Mitte des Dreiecks kann man für jeden Beobachter den Farbort bestimmen, der dem Farbeindruck Weiß entspricht. Die dabei auftretenden interindividuellen Abweichungen lassen sich hauptsächlich auf Unterschiede der Pigmentierung im Auge zurückführen. Bei Beobachtern mit normalem trichromatischem Sehen liegt das Weiß jedoch meist innerhalb eines engumschriebenen Bereichs. Alle Farben in unmittelbarer Nähe des Weißpunktes erscheinen als ungesättigte Farbtöne, ähnlich den Pastellfarben. Farbenpaare, z. B. Blau-Grün (490 mμ) und Rot-Orange (595 mμ), deren Mischung Weiß ergibt, bezeichnet man als *Komplementärfarben*. Diese bilden ein weiteres Merkmal des trichromatischen Sehens: physikalisch sehr verschiedene Reizgemische können den gleichen Farbeindruck hervorrufen.

Durch jeden Punkt des Farbdiagramms könnte man beliebig viele Geraden legen. Wie bei den in Abb. 7.51 eingezeichneten Geraden bestünde jede aus einer Mischung von Licht bestimmter Wellenlängen, deren Werte durch die jeweiligen Schnittpunkte der Linie mit dem Rand des Farbdreiecks bestimmt werden können. Mischungen verschiedener Wellenlängen, die den gleichen Farbeindruck hervorrufen, werden bedingtgleiche oder *metamere* Farben genannt. Es gibt ebensoviele metamere Farbreihen wie Punkte im Farbdreieck, und jede dieser Farbreihen enthält so viele metamere Farben, wie sich Geraden durch einen Punkt legen lassen, d. h. beliebig viele.

Beliebig groß ist außerdem die Anzahl komplementärer Farbenpaare, die jeweils auf den durch den Weißpunkt gehenden Geraden liegen. Andererseits gibt es für Licht bestimmter Wellenlängen keine reinen Komplementärfarben, da das Farbdiagramm nach unten hin offen ist. So entspricht beispielsweise einem Gelbgrün von 560 mμ keine einfache Komplementärfarbe, da die von dort durch den Weißpunkt gehende Gerade am anderen Ende den Kurvenzug der Spektralfarben nicht mehr erreicht. Durch eine Verbindungsgerade, z. B. zwischen den Punkten 460 mμ und 650 mμ auf dem spektralen Kurvenzug, erhält man eine Linie, auf der sich die verschiedensten nicht im Spektrum enthaltenen Purpurfarbtöne befinden, die sich aus einer Mischung der Wellenlängen 460 mμ und 650 mμ ergeben. Die von 560 mμ (Gelbgrün) durch den Weißpunkt gehende Gerade trifft einen bestimmten Purpurfarbton, der tatsächlich die Komplementärfarbe von Gelbgrün darstellt. Auf der Purpurgeraden liegen die Komplementärfarben für alle Farben, die keine komplementäre Spektralfarbe besitzen.

Die jeweilige Komplementärfarbe läßt sich auch mit Hilfe eines Nachbildes beobachten. Wenn wir den mittleren Punkt im Dreieck oder Ring auf Tafel 4 für gut 30 Sekunden fixieren und danach auf den Punkt im grauen Viereck blicken, so sehen wir nach ein bis zwei Sekunden ein Nachbild, dessen Farbe im Purpurbereich, irgendwo auf der Verbindungslinie zwischen Blau und Rot liegt. Dieses rötliche Purpur und das Grün des Dreiecks oder Rings sind Komplementärfarben, deren Mischung Weiß ergäbe. Mischungen der Nachbildfarbe mit anderen Farben, z. B. Blau, Rot oder Gelb, können wir beobachten, wenn wir nach Inspektion des Dreiecks oder Rings nicht auf die graue, sondern auf die farbigen Flächen in Tafel 4 blicken.

Nachbilder weisen auf eine selektive Bleichung der Sehfarbstoffe hin. Wenn man längere Zeit auf eine grüne Fläche blickt, werden die grünempfindlichen Pigmente am stärksten gebleicht. Betrachten wir anschließend eine farblich neutrale – graue oder weiße – Fläche, so entspricht die Nachbildfarbe der Farbe, die wir normalerweise bei Filterung der grünen Anteile des Lichts sehen.

7.2.5.2 Farbe als Simultanvergleich verschiedener Helligkeitsskalen

Wie bereits erwähnt, beruht das Farbensehen des Menschen auf der relativen Aktivität von drei verschiedenen, einander überlappenden photochemischen Primärprozessen. Hierüber ist man sich trotz zahlreicher noch ungeklärter technischer Einzelheiten ziemlich einig (vgl. Hurvich & Jameson, 1955, 1960; Land, 1964; Wyszecki & Stiles, 1967).

Die Farbwahrnehmung läßt sich am besten im Sinne einer stammesgeschichtlichen Weiterentwicklung der einfachen Helligkeitswahrnehmung verstehen (Land, 1964). Das Sehsystem eines Farbenblinden kann lediglich eindimensionale Helligkeitsunterschiede ausmachen – die Dinge sind nur mehr oder weniger hell. Selbst wenn dieses System auf Licht verschiedener Wellenlänge unterschiedlich reagiert, kann man es durch entsprechend gewählte Intensitäten irreführen.

Ein Dichromat verfügt insofern über ein Farbensehen, als er durch einfache Intensitätsänderung monochromatischer Lichter allein nicht zu täuschen ist. Hingegen läßt sich bei einem Dichromaten das Licht jeder Wellenlänge durch entsprechendes Abstimmen der Intensitäten eines *Paares* von Wellenlängen nachmischen. In diesem Sinne verfügt ein Dichromat gleichzeitig über *zwei* Helligkeiten, entsprechend der unterschiedlichen Lichtempfindlichkeit zweier einander überlappender Farbprozesse. Seine „Farbwahrnehmung" beruht auf dem Vergleich zweier Helligkeitsinformationen. Zeigt der auf längerwelliges Licht ansprechende Kanal den höheren Wert an, so wird ein Gegenstand rot oder orange aussehen (wenn man sich einmal des hier nicht ganz angebrachten Vokabulars eines Trichromaten bedienen darf); dominiert der auf kürzerwelliges Licht ansprechende Kanal, so erscheint der betreffende Gegenstand blau oder grün. Befinden sich beide Farbprozesse im Gleichgewicht, so wirkt der Gegenstand farblich neutral – weiß, grau oder schwarz – je nach Beleuchtungsniveau.

Trichromaten verfügen dementsprechend gleichzeitig über *drei* Helligkeiten. Dies bedeutet natürlich nicht, daß wir über jede der drei verschiedenen Helligkeitsinformationen bewußt verfügen. Diese Aufgabe erledigt das Sehsystem gewissermaßen automatisch für uns. Wenn wir einen roten Gegenstand sehen, zeigt der langwellige Kanal erhöhte, die beiden anderen Kanäle verminderte Aktivität an; bei einem blauen Gegenstand ist das Verhältnis umgekehrt. Gelbe Gegenstände reizen am stärksten den mittleren Kanal. Der jeweilige Farbeindruck beruht demnach auf einem neuronalen Vergleich der Aktivitätsniveaus von drei Farbprozessen. Sind alle drei Prozesse gleich aktiv, so sehen wir je nach Leuchtdichte Weiß, Grau oder Schwarz.

In einer Serie von eindrucksvollen Versuchen (1959, 1964) konnte E. H. Land, der vielseitig begabte Gründer der Polaroid-Gesellschaft, zeigen, daß unsere Farbwahrnehmung nur in geringem Maße von den jeweiligen Beleuchtungsbedingungen abhängt. Um dies zu belegen, bedarf es nicht einmal eines strengen Versuchs. Der Farbton einer Glühlampe unterscheidet sich beträchtlich von dem einer Leuchtstoffröhre, selbst wenn beide „weißes" Licht erzeugen. Künstliche Beleuchtung unterscheidet sich in der Regel vom natürlichen Tageslicht. Letzteres wiederum unterliegt beträchtlichen Schwankungen im Tagesverlauf: von der Morgenröte bis zum bläulichen Dämmerungslicht. Trotz dieser beträchtlichen Beleuchtungsunterschiede bleibt ein grünes Kleid grün und das gelbe Auto, das wir am Morgen parkten, finden wir am späten Nachmittag immer noch gelb vor. Zwar können leichte Änderungen im Farbton auftreten, aber der Unterschied, den wir wahrnehmen, ist vergleichsweise unerheblich, wenn wir die enormen Veränderungen der physikalischen Lichtverhältnisse dagegenhalten.

Zur Erklärung dieser Stabilität nimmt Land an, daß jeder der drei Farbprozesse jeweils für sich eine eigene Helligkeitsskalierung vornimmt. Jede Skala zeigt dabei einen Wert an, der jeweils auf den höchstmöglichen Wert *dieser* und nur dieser Skala bezogen ist. Wenn wir eine Farbe wahrnehmen, werden die drei Skalenanzeigen einfach gemeinsam in Rechnung gestellt. Wenn Sie sich an die Ausführungen über den Reflexionsgrad beleuchteter Gegenstände erinnern, werden sie sofort erkennen, worin der entscheidende Vorteil einer solchen, auf den jeweiligen Skalenbereich bezogenen Anzeige liegt. In der Morgenröte eines anbrechenden Tages weist die natürliche Beleuchtung einen großen Anteil langwelligen Lichts auf, das in entsprechender Stärke überall reflektiert wird. Dennoch veranschlagen wir die Farben der Dinge annähernd korrekt, da der übermäßige Anteil roten Lichts zu einer Verkürzung der Skala des langwelligen Farbrezeptors führt. Am späten Nachmittag hingegen kommt es zu einer Dehnung dieser Skala infolge des zu-

nehmend geringer werdenden roten Lichtanteils. Aufgrund dieses Vorgangs, der die Unterschiede in der Beleuchtung ausgleicht, sind wir in der Lage, den jeweils vom Objekt selbst ausgehenden Grad der Reflexion richtig zu erkennen. Die Farbwahrnehmung dient damit wie die übrigen sensorischen Leistungen dem Ziel, die beständigen Eigenschaften der uns umgebenden Dinge aus der auf die Rezeptoren fortwährend einströmenden Flut von Reizen auszusondern.

7.3 Das psychophysische Gesetz

7.3.1 Empfindungsmessung

Wenn Sie sich gelegentlich in einem dunklen Raum aufhalten, der nur zwei Lampen hat, können Sie folgenden Versuch unternehmen: Schalten Sie zuerst die eine Lampe an und dann die andere. Wenn die Birnen gleiche Wattzahlen haben, so verdoppelt sich mit dem Einschalten der zweiten Birne die physikalische Leuchtdichte im Raum. Dieses Experiment wird Sie unmittelbar davon überzeugen, daß die psychologische Lichtskala sich von der physikalischen unterscheidet. Der Raum erscheint keineswegs doppelt so hell wie vorher, obwohl man das aufgrund der physikalischen Verdoppelung zunächst erwarten könnte. Dieser Eindruck ist keineswegs zufällig, er ist durch Laborexperimente sehr oft bestätigt worden. Die Wirkung physikalischer Energien wird in unserem visuellen System offensichtlich reduziert.

Demgegenüber entsteht ein gegenteiliger Eindruck, wenn Sie in einem weiteren Versuch einen elektrischen Strom durch Ihren Zeigefinger fließen lassen (vor Selbstexperimenten sei hier gewarnt!). Wird nun der elektrische Strom in Ihrem Finger verdoppelt, so empfinden Sie die Stromstärke weit mehr als doppelt so intensiv. Bei elektrischer Reizung verstärkt das Sinnessystem offenbar die physikalische Wirkungsintensität.

Betrachten Sie nun eine Linie von 10 cm Länge, und versuchen Sie dann, mit Hilfe eines nichtmarkierten Lineals eine doppelt so lange Gerade zu zeichnen. Wiederholen Sie den Versuch mehrmals – vielleicht mit anderen Streckenlängen – Sie werden feststellen, daß die Tendenz zur Über- oder Unterschätzung recht gering ist. Wie bei den meisten Menschen werden die Schätzungen auch bei Ihnen keinen großen systematischen Fehler

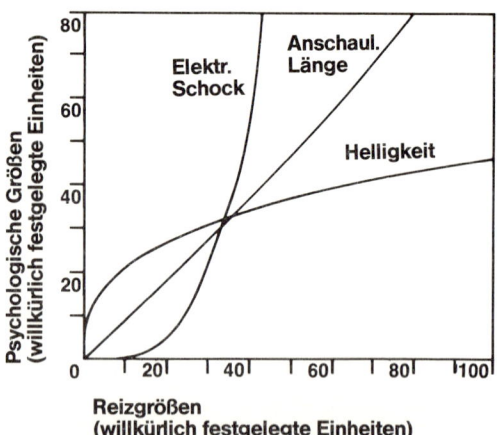

Abb. 7.52. Bei der Beurteilung der Intensität eines physikalischen Reizes findet man häufig systematische Abweichungen vom physikalischen Maß. Abszisse: Physikalische Maßeinheiten. Ordinate: Psychologische Beurteilung der anschaulichen Länge, der Intensität des elektrischen Schocks und der wahrgenommenen Helligkeit. (Aus Stevens, 1960)

aufweisen. Beim Abschätzen gesehener Strecken kommt es zu einer guten Annäherung der sensorischen Leistung an die zugrundeliegenden physikalischen Größenverhältnisse.

Aus Abb. 7.52 kann man entnehmen, wie die Eindrücke, die man von visuellen und elektrischen Größen sowie von geraden Strecken hat, von den jeweiligen physikalischen Reizen abhängen. Je heller ein Licht ist, desto größer ist auch die Lichtstärke, die man hinzufügen muß, um eine gleichmäßige Zunahme des Eindrucks zu erreichen. Bei elektrischer Reizung ist eine ständig geringer werdende Zunahme erforderlich, Längenschätzung hat dagegen einen fast konstanten Zuwachs. (Verfolgen Sie mit dem Blick die Gerade für die gesehene Länge in der Abbildung, so werden Sie oben eine leichte Biegung nach links feststellen. Selbst diese vertraute Sinnesleistung birgt noch Überraschungen in sich.)

Die Kurven in Abb. 7.52 erhält man, wie übrigens viele andere in der Fachliteratur (Stevens, 1957; Stevens & Galanter, 1957) angegebenen Abbildungen, wenn die Versuchsteilnehmer aufgefordert werden, ihren Sinneseindrücken Zahlen zuzuordnen. Einer Person wird ein Ton mit bestimmter physikalischer Intensität dargeboten. Danach hört sie eine Reihe weiterer Töne, die sich nur hinsichtlich der Intensität unterscheiden. Man sagt ihr, sie möge dem ersten Ton die Zahl 10 zuordnen und den folgenden Tönen entsprechende Zahlen, die das Verhältnis ihrer wahrgenommenen Lautheit zu der des ersten Tons zum Ausdruck bringen. Mit welcher Zahl oder mit welchem Ton man die Versuchsserie beginnt, ist dabei nebensächlich. Wesentlich sind die Verhältniswerte und nicht die absoluten Zahlenangaben. Mit dieser Methode erhalten wir z. B. das Resultat, daß ein 50-dB-Ton nahezu doppelt so laut erscheint wie ein 40-dB-Ton, wobei es ohne Belang ist, ob die Versuchsperson ein Verhältnis von „80 zu 40", „60 zu 30" oder „10 zu 5" angibt.

Obwohl die Eindrücke verschiedener Versuchspersonen variieren und nie völlig übereinstimmen, erhält man mit dem als *Größenschätzung* bezeichneten Verfahren im Mittel eine eindeutige Beziehung zwischen Empfindung und physikalischer Reizung. Annä-

hernd gleiche Antworten treten auf, wenn man mit der Methode der *Größenherstellung* arbeitet. Auch hier beginnt die Versuchsperson mit einer dem Reiz zugeordneten Zahl. Aber danach liest der Versuchsleiter die weiteren Zahlen vor und die Versuchsperson hat die Aufgabe, etwa die Lautheit eines Tons solange zu variieren, bis die durch die angegebenen Zahlen geforderte Lautheitsrelation hergestellt ist. Das geschieht durch das Drehen eines Knopfes. Ist der erste Reiz ein 40-dB-Ton mit der Zahl 5, und gibt der Versuchsleiter die Anweisung, die Stärke 10 einzustellen, so wählen die meisten Versuchspersonen einen Ton von etwa 50 dB.

Es gibt noch einige andere Verfahren, mit denen man die Relation zwischen subjektiven und objektiven Größen bestimmen kann. Manchmal beeinflußt das gewählte Verfahren die auftretenden Resultate nicht unwesentlich (Stevens, Rogers & Herrnstein, 1955; Stevens & Galanter, 1957; Torgerson, 1958; Poulton, 1968; Stevens, 1972a). Doch die rein verfahrensbedingten Einflüsse sind i. allg. sekundär. Offenbar liegt der Übertragung vom Physikalischen ins Psychologische eine Gesetzmäßigkeit zugrunde, ein *psychophysisches Gesetz*.

7.3.2 Das Potenzgesetz

In den sonst unterschiedlichen Kurven der Abb. 7.52 verbirgt sich eine Gleichförmigkeit, und darin liegt der Schlüssel zum psychophysischen Gesetz. Bei der Helligkeitskurve bewirkt jede Verdoppelung des physikalischen Reizes eine Zunahme um etwa 26 Prozent auf der psychologischen Skala. Das Dreifache des physikalischen Reizes erzeugt einen Anstieg auf der psychologischen Skala um etwa 44 Prozent. Kurz gesagt: Die Helligkeitskurve entsteht dadurch, daß jeder proportionalen Veränderung auf der einen Achse eine bestimmte proportionale Änderung auf der anderen entspricht. Die zwischen Reiz und Empfindung bestehende Relation besagt, daß *gleiche objektive Verhältnisse gleiche subjektive Verhältnisse hervorbringen* (Stevens, 1972b).

Tabelle 7.4. Potenzfunktionen für drei Sinnesleistungen

Reizverhält-nisse (Φ)	Subjektive Verhältnisse (Ψ)		
	Helligkeit	Länge	Elektr. Schock
1	1,00	1,00	1,00
2	1,26	2,14	11,3
3	1,44	3,35	46,8
4	1,59	4,60	128
5	1,71	5,87	280
6	1,82	7,18	529
7	1,91	8,50	908
8	2,00	9,85	1450
9	2,08	11,2	21,90
10	2,15	12,6	31,60

In Tabelle 7.4 sind die Beziehungen zwischen einigen Reiz- und Empfindungsverhältnissen für Helligkeiten wiedergegeben. So ist beispielsweise eine Erhöhung um das Achtfache des physikalischen Reizes nötig, um bei den meisten Personen den Eindruck hervorzurufen, daß sich die Helligkeit des Lichts verdoppelt hat. Anders gesagt: man kann ein Licht um sieben Achtel seines Wertes reduzieren, und es erscheint immer noch halb so hell wie zu Anfang. Diese relative Konstanz hat nichts mit den Kontrasteffekten zu tun, die wir bereits beschrieben haben, da sie nicht von der gleichzeitigen Betrachtung der beiden Lichter abhängt. Sie ist ebenfalls unabhängig vom Prozeß der Hell- bzw. Dunkeladaptation, denn auch bei kurzzeitiger Beobachtung ändert sich das Ergebnis nicht. Die „Verdichtung" der visuellen Intensität scheint ein wesentliches Bindeglied in der Kette vom physikalischen Reiz zum psychologischen Erlebnis zu sein.

Die Helligkeitskurve hat die mathematische Eigenschaft, daß eine gegebene proportionale Veränderung in der Empfindung stets bestimmten proportionalen Veränderungen des physikalischen Reizes entspricht. Auch die beiden anderen Kurven in Abb. 7.52 zeigen diese allgemeine mathematische Eigenschaft. Die Kurven unterscheiden sich lediglich in den jeweiligen Verhältniszahlen. Während eine Verdoppelung des Lichts eine Multiplikation der Empfindung mit dem Faktor 1,26 verursacht, hat eine Verdoppelung der Länge die sensorische Multiplikation mit 2,14 und eine Verdoppelung der elektrischen

Reizung die Vervielfachung mit dem Faktor 11,3 zur Folge. Die mit elektrischer Reizung erzielten Ergebnisse sind empirisch nicht so gut gesichert wie die der beiden anderen Kurven, da es zu gefährlich ist, diese Reize im gleichen Maße zu variieren, wie das bei Licht und Streckenlängen möglich ist. Man sollte außerdem stets im Auge behalten, daß es sich bei den Zahlen um Mittelwerte handelt.

Kurven wie die in Abb. 7.52 gehören zu einer speziellen Klasse mathematischer Funktionen, die man als Potenzfunktionen bezeichnet. Ihre Gleichung lautet

$$\psi = k\, \Phi^n.$$

Die Gleichung ist eine Regel für die Übertragung, die folgendes besagt: Wenn man das Maß eines physikalischen Reizes (Φ) in eine bestimmte Potenz (n) erhebt und mit einer Konstanten (k) multipliziert, kann man den subjektiven Eindruck (ψ) der Intensität des Reizes voraussagen. Die Größe k ist lediglich ein Skalenfaktor, der das Maß berücksichtigt, mit dem die physikalische Variable gemessen wurde (Millimeter, Zentimeter, Ampère, Milliampère usw.). Jedes Sinnessystem hat einen eigenen Exponenten n. Das Potenzgesetz läßt also, sofern es zutrifft, eine verblüffend einfache Gesetzmäßigkeit der Sinnespsychologie erkennen.

Ist der Exponent n = 1, so vereinfacht sich die Gleichung zu

$$\psi = k\, \Phi.$$

Die psychologische Größe ist hier der physikalischen direkt proportional. Die gesehene Länge läßt sich mit dieser Gleichung voraussagen, sie entspricht aber nicht immer dieser Beziehung. Zumindest unter einigen experimentellen Bedingungen erhält man den Exponenten 1,1. Die Multiplikation des physikalischen Reizes mit einer bestimmten Größe hat eine Multiplikation der Empfindung zur Folge, deren Wert sich dadurch ergibt, daß man die zuerst genannte Größe in die Potenz 1,1 erhebt. In Tabelle 7.4 sind die unter Φ stehenden Längenwerte in diese Potenz erhoben worden und ergeben dann das jeweils zugehörige ψ.

Für Helligkeit hat man einen Exponenten von 0,33 ermittelt. Wieder ergeben die unter Φ stehenden Zahlen mit dieser Potenz die zugehörigen ψ-Werte. Die ψ-Werte für elektrischen Schock steigen erheblich schneller an, da die Zahlen unter Φ mit 3,5 potenziert werden.

Lange Zeit – nahezu ein Jahrhundert lang – nahmen die Wissenschaftler an, daß das psychophysische Gesetz durch eine logarithmische Abhängigkeit definiert sei. Dieses Gesetz wird nach seinem Entdecker, dem deutschen Physiker und Philosophen Gustav Theodor Fechner (1801–1887) als „Fechnersches Gesetz" bezeichnet (Fechner, 1860). Er ging davon aus, daß eine gegebene proportionale Veränderung der Reizgröße eine *konstante* Änderung der Wahrnehmungsgröße erzeugt. Wie bereits dargestellt wurde, impliziert die Potenzfunktion dagegen, daß eine proportionale Reizänderung eine entsprechende *proportionale* Wahrnehmungsänderung hervorruft. Abbildung 7.53 enthält die 3 Kurven der Abb. 7.52, außerdem ist zum Vergleich eine logarithmische Kurve eingezeichnet worden. Ihre Ähnlichkeit mit der Kurve für Helligkeit ist sicher ein Grund dafür, weshalb das logarithmische Gesetz trotz seiner Mängel so lange anerkannt wurde. Die beiden Gesetze unterscheiden sich prinzipiell (vgl. Abb. 7.53). Es ist aber unmittelbar ersichtlich, daß eine Potenzfunktion mit niedrigem Exponenten in der graphischen Darstellung einer logarithmischen Funktion zum Verwechseln ähnlich ist.

Stevens und seine Mitarbeiter wiesen in ihren Untersuchungen, die vor allem zwischen 1950 und 1960 durchgeführt wurden, die Unhaltbarkeit des Fechnerschen Gesetzes nach. Es gelang Stevens (1972b), mehr als 30 repräsentative Exponenten für Potenzgleichungen verschiedener Arten sensorischer Erfahrung zu bestimmen. Der Tabelle 7.5 kann man z. B. entnehmen, daß die wahrgenommene Grobheit von Sandpapieren wesentlich schneller ansteigt als die Größe der Körnung auf dem Papier. Auch die Dicke von Büchern, deren Umfang mit verbundenen Augen beurteilt wird, hat erlebnismäßig einen schnelleren Anstieg als die Reihe der physikalischen Reize. Langsamer als die physikalische Variable nimmt dagegen die getestete Härte von Gummis zu, ebenso der Geruch des Lösungsmittels Heptan, die Süße von Saccharin sowie die wahrgenommene Fläche eines Quadrats. Dazwischen liegen Sinneserlebnisse, die im wesentlichen Proportionalität zu den physikalischen Reizen aufweisen: Dauer, Druck, Schmerz usw.

Obgleich die meisten Experten darin übereinstimmen, daß Fechners logarithmisches Gesetz durch Stevens' Potenzgesetz ersetzt werden sollte, bleiben bei der Interpretation doch einige Fragen offen. Zunächst taucht das Problem auf, ob die Menschen wirklich in der Lage sind, ihren Empfindungen genaue Größen zuzuordnen. Außerhalb des Labors tut das gewöhnlich niemand. Wir bemerken zwar durchaus, ob Lichter hell, dunkel oder behaglich sind, ob ein Sandpapier grob, fein oder mittelfein ist usw. Wollen wir aber genauer wissen, wie hell oder wie grob etwas ist, benutzen wir physikalische Maße und keine psychologischen. Kurzum, am Anspruch der Psychophysik auf Allgemeingültigkeit ihrer Ergebnisse sind Zweifel angebracht.

Ein solcher Skeptizismus wäre allerdings gegenüber den sorgfältig erhobenen Daten unangebracht. Abbildung 7.54 zeigt ein repräsentatives Ergebnis, wie man es im psychophysischen Experiment findet. Die dabei auftretende Variabilität zwischen den Individuen sowie zwischen den Beurteilungen verschiedener Reize durch dasselbe Individuum

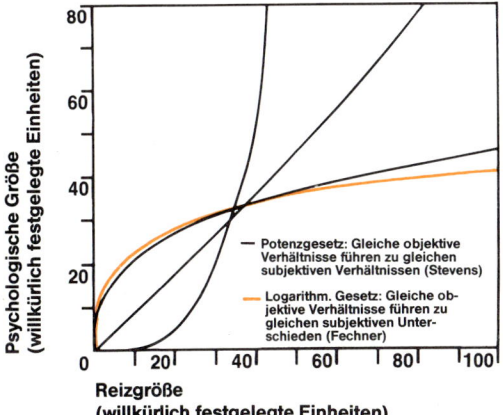

Abb. 7.53. Die drei Kurven der Abb. 7.52 (Potenzfunktionen) sind hier nochmals dargestellt. Ist der Exponent größer als 1, verläuft die Kurve steiler nach oben, bei einem Exponenten kleiner als 1 ist der Verlauf abgeflacht. Eine logarithmische Funktion ist davon streng zu unterscheiden, obwohl ihr Graph dem einer Potenzfunktion mit kleinem Exponenten sehr ähnlich ist

Tabelle 7.5. Repräsentative Exponenten der Potenzfunktionen, die zeigen, wie subjektive Größen mit Reizgrößen in Beziehung stehen

Kontinuum	Gemessener Exponent	Reizbedingung
Lautheit	0,67	3000-Hz-Ton
Helligkeit	0,33	5° Zielpunkt im Dunkeln
Helligkeit	0,5	Sehr kurzer Lichtblitz
Grautöne	1,2	Unterschiedliche Graustufen (Papiervorlagen)
Riechen	0,6	Heptan
Schmecken	1,3	Rohrzuckerlösung
Schmecken	1,4	Salz
Schmecken	0,8	Saccharin
Temperatur (kalt)	1,0	Metallkontakt am Arm
Temperatur (warm)	1,6	Metallkontakt am Arm
Vibration	0,95	60 Hz am Finger
Vibration	0,6	250 Hz am Finger
Zeitdauer	1,1	Weißes Rauschen
Fingerspannweite	1,3	Holzklötze mit unterschiedlichem Durchmesser
Druck auf die Handfläche	1,1	Statische Kraftwirkung auf die Haut
Schwere	1,45	Gewichte anheben
Stärke des Handgriffs	1,7	Handdynamometer
Elektrischer Schock	3,5	Elektrischer Strom durch den Finger
Getastete Rauheit	1,5	Schmirgelleinen abtasten
Getastete Härte	0,8	Gummis drücken
Anschauliche Länge	1,0	Projizierte Geraden
Anschauliche Flächengröße	0,7	Projizierte Quadrate
Winkelbeschleunigung	1,41	Reiz von 5 Winkelsekunden
Wärmeschmerz	1,0	Hitzeeinstrahlung auf die Haut
Viskosität	0,42	Bewegte Silikonflüssigkeit
Unbehagliche Kälte	1,7	Bestrahlung des ganzen Körpers
Unbehagliche Wärme	0,7	Bestrahlung des ganzen Körpers
Schmerz	1,0	Infrarotbestrahlung der Haut
Wärmeempfindung	1,3	Bestrahlung kleiner Hautflächen
Wärmeempfindung	0,7	Bestrahlung größerer Hautflächen

Aus Stevens, 1972b

reicht keineswegs aus, um das Potenzgesetz in Frage zu stellen.

Wir sind offenbar in der Lage, die Intensität von Sinneserlebnissen durch Zahlen auszudrücken. Aber vielleicht erfährt man dabei mehr über die Art unserer Zahlbegriffe als über unsere Erlebnisse. Die Methoden der Psychophysik scheinen mathematisch gebildete Versuchspersonen vorauszusetzen. Man sollte stets bedenken, welche Anforderungen an die interne Konsistenz eines psychophysischen Experiments gestellt werden müssen. Wird Ton X als halb so laut wie Ton Y und doppelt so laut wie Ton Z beurteilt, so bedarf es keiner besonderen mathematischen Einsicht, um Y als viermal so laut wie Z zu kennzeichnen. Wenn das zutrifft, dann ist die Frage zu klären, ob die Methoden der Psycho-

physik wirklich wahrgenommene Lautheit messen oder vielmehr die Fähigkeit der Versuchspersonen, mit Zahlen umzugehen.

7.3.2.1 Intermodaler Vergleich

Stevens und seine Mitarbeiter konnten allerdings nachweisen, daß das Potenzgesetz nicht unbedingt arithmetische Kenntnisse bei den Versuchspersonen voraussetzt (Stevens, 1959; Stevens, Mack & Stevens, 1960). In einem Experiment wurden die Versuchspersonen angewiesen, durch das Drükken eines Handgriffs die Intensität einer Wahrnehmung anzugeben. Ansonsten wurde im Versuch das bereits erwähnte Verfahren

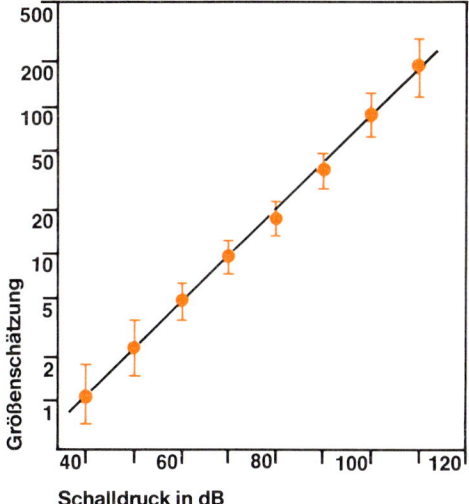

Abb. 7.54. Die Töne mit einer Frequenz von 1000 Hz variierten in einem Intensitätsbereich von 60 dB. Dieser Umfang erstreckt sich vom Flüstern oder vom gedämpften Sprechen eines Zimmernachbarn in der Nacht bis zum Getöse und Rattern einer Untergrundbahn. Die Kreise geben die durchschnittlichen Urteile wieder und die Senkrechten das Ausmaß der Variabilität (Interquartilbereich vgl. S. 18). Im doppeltlogarithmischen Koordinatensystem werden die Potenzfunktionen zu Geraden. (Aus Stevens, 1972b)

der Größenschätzung angewandt. Der Versuchsperson in Abb. 7.55 wird z.B. über Kopfhörer ein Ton bestimmter Intensität dargeboten. Sie drückt daraufhin den Handgriff so weit, wie es ihr in bezug auf den Ton angemessen erscheint. In Wirklichkeit ersetzt sie die Zahl 10 durch ein bestimmtes Maß an Muskelkraft. Sie hört dann eine Reihe unterschiedlicher Tonintensitäten und drückt mit der jeweils entsprechenden Stärke den Handgriff. Wird der dargebotene Ton als zweimal so laut wahrgenommen wie der erste, so müßte die Versuchsperson den Handgriff mit einer Anstrengung drücken, die sie ebenfalls als doppelt so stark wie die vorangegangene empfindet. Entsprechendes gilt für die anderen Reizverhältnisse. Da von den Versuchspersonen an keiner Stelle des Beurteilungsvorganges verlangt wird, mit Zahlen zu operieren, dürfte die Übertragung der Erfahrung von einer Sinnesmodalität auf die andere ganz unmittelbar erfolgen.

Durch den *intermodalen Vergleich* wurde das Potenzgesetz bestätigt; es gilt unabhängig

von den jeweiligen Rechenkenntnissen der Vpn. Außerdem kann man mathematisch folgendes zeigen: Wenn die sensorischen Erfahrungen wirklich dem Potenzgesetz unterliegen, so müßte eine Versuchsperson die Ton- und Handgriffintensitäten den jeweiligen Potenzgleichungen für Lautstärke und Handgriffintensität entsprechend einstellen. Sollen sich die Empfindungen zweier Sinnesgebiete entsprechen, so muß die Veränderung des einen physikalischen Reizes mit einer Änderung des anderen einhergehen, dessen Exponenten man dadurch erhält, daß man die beiden ursprünglichen Exponenten durcheinander dividiert. Der intermodale Vergleich sollte daher charakteristische Potenzfunktionen ergeben, wobei die Werte der Exponenten durch Anwendung des gewöhnlichen Größenschätzungsverfahrens voraussagbar sein müßten. Die Zahlenwerte in Tabelle 7.6 zeigen das Ausmaß der Übereinstimmung.

In dem bereits erwähnten Experiment hatten die Versuchspersonen durch Drücken eines Handgriffs die Größe der Reizänderungen in neun anderen physikalischen Dimensionen anzugeben, deren Exponenten zuvor durch einfache Größenschätzung ermittelt worden waren. Die Division dieser Werte

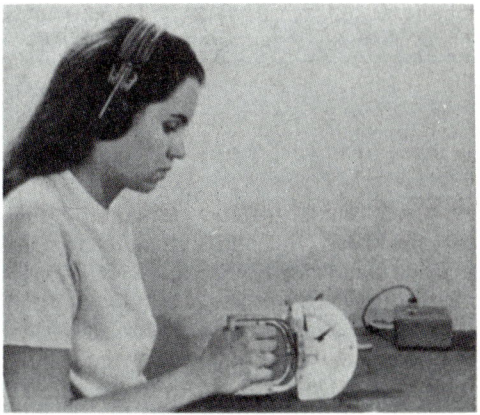

Abb. 7.55. Eine Versuchsperson im Experiment (Intermodalvergleich). Sie hört Töne verschiedener Intensität und drückt den Handgriff des Dynamometers, wobei die Kraftanstrengung der wahrgenommenen Lautheit proportional sein soll. Da die physikalischen Maße der Tonintensität und der mechanischen Kraftwirkung registriert werden können, erhält man mit diesem Verfahren Schätzwerte für die Relation zwischen den beiden entsprechenden psychologischen Dimensionen, Lautheit und Muskelanspannung der Hand

Tabelle 7.6. Exponenten (Steigungen) der Funktionen, die im Intermodalvergleich ermittelt wurden. Die Zunahme der Reizintensitäten in verschiedenen Sinneskontinua wird durch die Muskelanstrengung beim Zusammendrücken des Dynamometers ausgedrückt

Kontinuum	Exponenten der Potenzfunktion	Handgriff Vorausgesagter Exponent	Handgriff Erhaltener Exponent
Elektrischer Schock (60 Hz)	3,5	2,06	2,13
Temperatur (warm)	1,6	0,94	0,96
Temperatur (kalt)	1,0	0,59	0,60
Schwere angehobener Gewichte	1,45	0,85	0,79
Druck auf die Hand	1,1	0,65	0,67
Vibration (60 Hz)	0,95	0,56	0,56
Lautheit (1000-Hz-Ton)	0,67	0,39	0,35
Helligkeit (weißes Licht)	0,33	0,20	0,21

Aus Stevens, 1972b

durch den Exponenten der Potenzfunktion für das Handgriffdrücken (1,7) sollte eine Voraussage der Versuchsergebnisse ermöglichen. Tabelle 7.6 zeigt den Vergleich der vorhersagbaren und experimentell gefundenen Werte. Für alle Exponenten ergibt sich eine hinreichende, z.T. sogar auffallend gute Übereinstimmung. Die Versuchspersonen hatten hier, wie bereits erwähnt, keine Zahlenverhältnisse zu beachten, sondern nur den Griff mit entsprechender Intensität zu drücken.

7.3.2.2 Warum gerade ein Potenzgesetz?

Ⓞbwohl nicht mehr ernsthaft bezweifelt werden kann, daß die sensorische Erfahrung zumindest näherungsweise dem Potenzgesetz folgt, könnte man fragen, warum das so ist. Welche grundlegende Tatsache könnte diese Gleichartigkeit sensorischer Erlebnisse erklären?

Eine Antwort wird man zunächst bei den Gesetzmäßigkeiten der Physiologie suchen. Der physikalische Reiz wirkt auf ein Sinnesorgan des Körpers ein und löst dort einen Erregungsstrom aus. Zwischen physikalischem Reiz und anschaulichem Urteil liegt eine Reihe von physiologischen Vorgängen, die in den Abschnitten über das Sehen und Hören genauer dargestellt worden sind. Aus rein praktischen Gründen läßt sich diese An-

nahme aber nicht direkt prüfen. Psychophysische Experimente werden gewöhnlich am Menschen vorgenommen (wenn auch nicht immer – vgl. Herrnstein und van Sommers, 1962, die ein psychophysisches Experiment zur Helligkeitswahrnehmung an Tauben durchführten). Physiologische Messungen wiederum nimmt man in der Regel an Tieren vor. Aus diesem Grund ist die physiologische Grundlage des Potenzgesetzes bisher kaum geklärt. Indessen sind wir hier aber nicht auf bloße Spekulationen angewiesen. Eine anatomische Eigentümlichkeit des menschlichen Körpers zeigt sich darin, daß der Geschmacksnerv von der vorderen Hälfte der Zunge über die *Chorda tympani* im Bereich des Mittelohrs zum Gehirn zieht. Daher ist es relativ einfach, während einer Mittelohroperation die elektrische Aktivität dieses Nervs abzuleiten und aufzuzeichnen. Das Ausmaß der Nervenaktivität spiegelt deutlich die Stärke der Geschmacksnervenreizung der vorderen Zungenhälfte. Selbst im Zustand der Narkose lösen die Tropfen einer Zucker-, Salz- oder Zitronensäurelösung auf der Zunge des Patienten neuronale Antworten aus.

Von den Patienten eines Krankenhauses, die sich einer Mittelohroperation unterziehen mußten, erklärten sich fünf bereit, an einem solchen Experiment (Borg, Diamant, Ström & Zottermann, 1967) teilzunehmen. Zwei Tage vor dem chirurgischen Eingriff machten die Versuchspersonen Größenschätzungen über die Intensität verschiedener süßer, salziger oder sauer Lösungen. Die empirischen Befunde ließen sich durch eine Potenzfunktion annähern, wobei man für Salz- und Zuckerlösung allgemein einen höheren Exponenten als für Zitronensäure erhielt. Während der Operation ließ man einige Tropfen dieser Lösungen auf die Zunge des Patienten einwirken, gleichzeitig wurden die elektrischen Impulse des Chorda-tympani-Nervs registriert. Abbildung 7.56 zeigt für zwei Patienten die neurophysiologisch wie psychophysisch gemessenen Reaktionen auf Zitronensäure und Zuckerlösung.

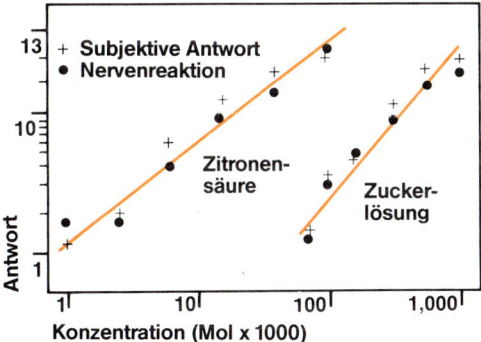

Abb. 7.56. Versuchspersonen schätzten die Süße der Zuckerlösungen (Rohrzucker) und den Säuregrad von Zitronensäure. Da die beiden Achsen – Konzentration der Lösung und beurteilte Stärke – eine logarithmische Einteilung haben, stellen die angenäherten Geraden Potenzfunktionen dar. Einige Tage später wurden die Sinnesrezeptoren derselben Vpn, die sich im Zustand der Anästhesie befanden, mit den gleichen Lösungen gereizt. Gleichzeitig wurde die elektrische Aktivität der Geschmacksnerven abgeleitet. Fragt man die subjektiven Antworten und die Nervenreaktionen in relativen Einheiten ab, findet man eine recht gute Übereinstimmung zwischen beiden. (Aus Borg, Diamant, Strom & Zotterman, 1967)

Die in diesem Experiment erhaltene auffallende Übereinstimmung zwischen subjektiven und objektiven Messungen stellt jedoch eher eine Ausnahme dar. Der einschlägigen Literatur (Stevens, 1970, 1971b) ist zu entnehmen, daß die physiologischen Reaktionen zwar in einigen Fällen dem Potenzgesetz folgen, die Exponenten aber von den zugehörigen psychophysischen Urteilsfunktionen abweichen. Physiologisch lassen sich in der Regel an der Kopfhaut schwache elektrische

Ströme registrieren, wenn ein Reiz auf die Person einwirkt. Die elektrischen Potentiale spiegeln wahrscheinlich die Hirnaktivität wider. Die Größe der abgeleiteten Potentiale läßt sich in einigen Fällen näherungsweise als Potenz der physikalischen Reizintensität darstellen, so z. B. bei Ton- und Klicksignalen, mechanischen Vibrationen und bei elektrischer Reizung (vgl. Stevens, 1970, 1971b). Der Exponent ist bei diesen Kurven allerdings so klein, daß man ihn kaum mit dem für die zugehörige Empfindungskurve vergleichen kann. Man hat aber auch Resultate erhalten, bei denen sich die neuronalen Antworten nicht durch eine Potenzfunktion beschreiben lassen.

Die mangelnde Übereinstimmung zwischen physiologischen und psychologischen Maßen kann zwei Gründe haben. Es kann vorkommen, daß mit der Elektrode an einer Stelle abgeleitet wird, an der die Aktivität des Sinnessystems nicht in spezifischer Weise auftritt. Der physikalische Reiz setzt einen Rezeptormechanismus in Gang, und dieser aktiviert einen Sinnesnerv, der die Erregung höheren Ebenen des Nervensystems zuführt. Jede Verarbeitungsstufe weist eigene, jeweils verschieden organisierte Aktivitätsmuster auf. Die Elektrode des Physiologen dringt irgendwo in diesen Ereignisstrom ein. Wenn sie dabei einen Punkt trifft, an dem die Analyse in einfacher Relation zur psychophysischen Beurteilung steht, so ist das ein seltener Glücksfall, der vielleicht bei der Ableitung vom Chorda-tympani-Nerv eingetreten ist. Wir können solche Ergebnisse nicht durchgängig erwarten, solange wir über keine sicheren Kriterien für die Plazierung der Elektroden verfügen.

Die fehlende Übereinstimmung physiologischer und psychophysischer Antworten kann aber auch grundsätzlicher Natur sein. Möglicherweise gibt es keinen speziellen Bereich im Nervensystem, in dem der Reiz im Sinne einer Potenztransformation verändert wird. Das System übt vielmehr als Ganzes die Wirkungen aus, die zu einer solchen Transformation führen. Diese Behauptung mag spekulativ erscheinen, die Möglichkeit derartiger Systemwirkungen läßt sich allerdings mathematisch nachweisen (MacKay, 1963). MacKay geht dabei von der Annahme aus, daß

Wahrnehmen stets auf einem aktiven Vorgang beruht. Wenn wir etwas wahrnehmen, so ist nach dieser Theorie eine gewisse innere Anstrengung erforderlich, um eintreffende Signale zu verarbeiten. Was wir als Empfindung erleben, ist nichts anderes als diese Anstrengung. MacKay hat nun folgendes nachgewiesen: Steht das eintreffende Signal in logarithmischer Beziehung zum physikalischen Reiz, und ist seine Verarbeitung eine ebensolche Funktion der inneren Anstrengung, dann ergibt sich eine Potenzfunktion zwischen physikalischem Reiz und Empfindung. Auf den einzelnen Stufen der Nervenaktivität finden wir dagegen nur logarithmische Transformationen. Kurz gesagt: eine Reihe logarithmischer Funktionen ergibt als Endresultat das Potenzgesetz. Es gibt tatsächlich Befunde, die darauf hinweisen, daß in vielen Rezeptoren zunächst eine logarithmische Transformation stattfindet. Die weiteren Annahmen der Theorie konnten aber bisher empirisch nicht gestützt werden.

MacKays Theorie weist noch einen über das Potenzgesetz hinausgehenden Aspekt auf. Viele gehen von der einfachen Vorstellung aus, daß es für jeden psychologischen Prozeß einen lokalisierbaren physiologischen Mechanismus gibt, der sich z. B. für das Sehen im Auge und das Hören im Ohr befindet. Eine solche Vorstellung ist jedoch naiv und bedarf der Differenzierung. Wenn wir auch der Ansicht sind, daß alle psychologischen Vorgänge eine physiologische Grundlage haben, so behaupten wir damit noch nicht, daß die Verbindung beider Bereiche notwendig in spezifischen Nervenstrukturen zu suchen ist. MacKays Theorie führt dies konkret aus, in dem sie einen möglichen (möglicherweise tatsächlich vorliegenden) Fall beschreibt, der kein spezifisches Glied in der sensorischen Verarbeitungskette enthält, das dem Potenzgesetz unterliegt. Dennoch ergibt sich insgesamt eine solche Relation zwischen Eingangs- und Ausgangsdaten des Sinnessystems.

Die unterschiedlichen Befunde lassen gegenwärtig noch keine endgültige Aussage über die physiologische Grundlage des Potenzgesetzes zu. Wir können daher auch nicht die Frage beantworten, die wir uns anfangs selbst gestellt haben – warum gerade ein Potenzgesetz? Diese Frage hat noch einen

weiteren, einen funktionellen Aspekt: Gibt es in der Evolution der Sinnessysteme Bedingungen, die eine Verarbeitungsweise im Sinne des Potenzgesetzes begünstigt haben? Wir können auch diese Frage nicht mit Sicherheit beantworten – sie gibt aber die Richtung an, in der man weitere Aufschlüsse erwarten kann.

Das Potenzgesetz kennzeichnet den Arbeitsbereich unserer Sinnessysteme, d. h. die Einengung oder Dehnung der physikalischen Dimensionen, wie wir es eingangs dargestellt haben. Eine derartige Flexibilität gestattet es den Sinnessystemen, Reize aus einem außerordentlich weiten physikalischen Bereich zu verarbeiten. Beispielsweise variiert die Intensität des Lichts in unserer Umwelt physikalisch um einen Faktor von mehr als 10 Milliarden. Der Bereich visueller Entfernungen oder Längen, den wir wahrnehmen können, ist dagegen weitaus kleiner. Wir können unter gewissen Umständen Unterschiede in Millimetern ebenso angeben wie die Entferungsunterschiede eines Fußballfelds, aber selbst das Verhältnis Millimeter zu Kilometer beträgt nur eins zu einer Million. Nehmen wir ein anderes Beispiel, die Wahrnehmung von Gewichten. Wir unterscheiden das Gewicht verschiedener Objekte nach Unzen[1]. Mitunter werden auch 100 Pfund[2] angehoben, was maximal einen Wahrnehmungsbereich mit dem Größenverhältnis von 2000:1 entspricht.

Die drei Dimensionen alltäglicher Wahrnehmung, Helligkeit, Länge und Gewicht, unterscheiden sich in ihrem physikalischen Reizumfang also beträchtlich. Für die Potenzfunktionen ergeben sich entsprechend unterschiedliche Exponenten, wie Tabelle 7.5 zeigt. Der riesige Bereich der physikalischen Lichtintensität wird durch den niedrigen Exponenten für die Helligkeitswahrnehmung auf ein erträgliches Maß reduziert, d. h. der physikalische Bereich von 10^{10} wird, vereinfacht ausgedrückt, in einen psychologischen Bereich von $10^{3,3}$ Einheiten überführt. Der Bereich unterscheidbarer Längen entspricht psychologisch annähernd dem unterscheidbarer Helligkeiten, wenn wir physikalisch einen sich über mehrere Tausende erstreckenden

---

1 1 Unze = 28,35 g.
2 1 Pfund = 453,6 g (Anm. d. Übers.)

Bereich als realistische Größenordnung annehmen. Der physikalisch kleine Gewichtsbereich wiederum wird durch einen Exponenten von 1,45 im Psychischen gedehnt und erreicht damit in etwa die Größenordnung der beiden anderen Bereiche.

Tabelle 7.5 läßt das allgemeine Prinzip erkennen, nach dem die Exponenten der Potenzfunktion die physikalischen Dimensionen dehnen oder einengen, um sie im Psychischen einander anzugleichen. Hat der physikalische Bereich einen großen Umfang, so ergibt sich in der Regel ein kleiner Exponent und umgekehrt.

Offenbar können wir in jeder Wahrnehmungsdimension nur einen bestimmten Größenbereich bewältigen, so daß das Potenzgesetz als notwendiges Korrektiv überall dort in Erscheinung tritt, wo die Reizverhältnisse dies erfordern. Dieses Prinzip wird allerdings nicht in jedem Fall, geschweige denn mit mathematischer Genauigkeit wirksam. Beispielsweise ist der Exponent von 0,6 für den Geruch von Heptan viel zu klein, um eine physikalische Dimension, die nahezu ebenso groß ist wie der Bereich der Lautstärken, in eine psychisch angemessene Bereichsgröße zu überführen. Es gibt noch weitere Beispiele, die zeigen, daß der Exponent nur teilweise den physikalischen Wirkungsbereich abbildet. Allgemein gilt indessen jenes Prinzip, das besagt, daß unser Sinnessystem dahin tendiert, physikalisch unterschiedliche Größenordnungen einander anzugleichen.

Im Potenzgesetz ist noch ein weiterer Aspekt enthalten, der in der Evolution von Bedeutung gewesen sein mag. Ein System, das nach diesem Gesetz arbeitet, kann trotz auftretender Schwankungen des allgemeinen Reizniveaus bestimmte Beziehungen aufrechterhalten. Beispielsweise ändert sich die in unser Zimmer einfallende Lichtmenge beim Übergang vom Tag zur Nacht, die *Verhältnisse* der Objekthelligkeit bleiben jedoch konstant. Sehen wir die Wand bei Tageslicht doppelt so hell wie den Fußboden, so bleibt dieses Verhältnis auch bei Kerzenlicht erhalten. Eine Tuba, die vorn im Konzertsaal doppelt so laut klingt wie ein Cello, hören wir in der gleichen Relation, wenn sich die Instrumente hinten im Saal befinden. Erscheint uns ein Collie halb so groß wie ein Bernhardiner,

so gilt das für die Nähe ebenso wie für die Ferne. Die Konstanz der wahrgenommenen Verhältnisse ergibt sich aus dem Potenzgesetz. Wir haben schon öfter darauf hingewiesen: Sensorische Systeme sind offenbar in der Lage, konstante Anteile des Reizgeschehens selektiv auszufiltern. Dies wird wohl kaum eindrucksvoller als durch die mathematische Form des psychophysischen Gesetzes selbst belegt.

Neben dem Potenzgesetz gibt es sicher noch andere psychophysische Gesetzmäßigkeiten, die diese Konstanz zum Ausdruck bringen, allerdings wohl kaum in dieser Einfachheit. Entsprechendes gilt hinsichtlich der Eigenschaft, den Maßstab physikalischer Dimensionen zu dehnen oder schrumpfen zu lassen. Naturgesetze müssen nicht unbedingt einfach sein. Unter Berücksichtigung der Grenzen, die wissenschaftlicher Erkenntnis gesetzt sind, strebt die Wissenschaft allerdings stets danach, sie so einfach wie möglich zu formulieren. Die psychophysische Potenzfunktion gehört offenbar zu den wenigen einfachen, allgemein gültigen Prinzipien der Psychologie.

7.3.3 Anwendungen der Psychophysik

Wissenschaftliche Gesetze befriedigen in der Regel nicht nur unserer Neugier, sie erweitern auch unsere Möglichkeiten, natürliche ebenso wie künstlich geschaffene Kräfte im positiven wie im negativen Sinne zu beeinflussen. Das Potenzgesetz bietet einige Anwendungsmöglichkeiten, wenn es in dieser Hinsicht auch kaum mit der Bedeutung physikalischer oder chemischer Gesetze verglichen werden kann.

Überall dort, wo Fragen der sensorischen Umwelt des Menschen auftreten, kann das Potenzgesetz nützlich sein. Bei der Planung einer künstlichen Beleuchtung wird der umsichtige Ingenieur beispielsweise den niedrigen Exponenten für visuelle Helligkeit berücksichtigen. Kleine Änderungen der physikalischen Leuchtdichte wirken sich psychologisch weit geringer aus als ebenso kleine Änderungen von Wärmereizen, deren Exponent wesentlich höher liegt. Mit Hilfe des Potenzgesetzes können wir die psychologischen Auswirkungen von Reizänderungen bestimmter Größe, z. B. den Effekt einer Schalldämmung, eines Sonnenschutzes oder einer Klimaanlage im voraus abschätzen. Auf die genaue Vorhersage der psychologischen Wirkungen kommt es schließlich an, wenn es um die Beurteilung der menschlichen Erlebniswelt geht.

Psychophysiker haben sich in den vergangenen Jahren eingehend mit dem Problem der Lärmbelästigung beschäftigt (Kryter, 1970; Chalupnik, 1970; Stevens, 1972 a). Der Lärm stellt eine unangenehme Begleiterscheinung des modernen Lebens dar. Niemand erwartet eine Welt mit ruhigen Flugzeugen, Eisenbahnen, Maschinen oder gar stillen Menschenansammlungen. Psychophysiker sind inzwischen in der Lage, das Ausmaß der Störung oder Belästigung durch Geräusche aufgrund physikalischer Schalleigenschaften zu berechnen. Die dabei verwendete Formel ist kompliziert (Stevens, 1972 a), sie stellt im Grunde genommen eine direkte Anwendung des Potenzgesetzes für Lautheit dar.

Das Potenzgesetz ist nicht nur auf eindimensionale Wahrnehmungserlebnisse beschränkt. Stevens (1972 b) stellt im Anschluß an die Arbeit von Sellin und Wolfgang (1964) fest, daß es auch für die Beurteilung der Schwere von Verbrechen gilt. Man stelle jemandem die Aufgabe, den Schweregrad von Diebstählen verschieden hoher Geldbeträge durch entsprechende Zahlenwerte zu kennzeichnen. Die Antworten folgen einer Potenzfunktion mit einem kleinen Exponenten von etwa 0,2. Das bedeutet konkret: Wenn ein Dieb das Dreißigfache eines bestimmten Geldbetrages stiehlt, begeht er ein Verbrechen, das von den Vpn als doppelt so schwer beurteilt wird. Das heißt, die Schwere eines 5-Dollar-Diebstahls wird beispielsweise erst bei einem Diebstahl von etwa 160 Dollar als doppelt so hoch eingeschätzt.

Der niedrige Exponent bedeutet, daß die Beurteilungen der Schwere des Delikts nur in geringem Maße von der Höhe der gestohlenen Geldbeträge abhängen. Das Strafrecht ist noch unempfindlicher, da das Strafmaß im Prinzip nicht vom Wert des Gestohlenen abhängt. Allgemein findet man eine bemerkenswert hohe Übereinstimmung zwischen dem tatsächlichen Strafmaß und dem mit psychophysischen Verfahren ermittelten Schweregrad eines Delikts, bei Gelddiebstahl ebenso wie bei anderen Straftaten. Vielleicht ist dieses Ergebnis weniger überraschend als die Genauigkeit, mit der hier soziale Urteilsprozesse quantitativ erfaßt worden sind (Stevens, 1966).

Um noch ein weiteres Beispiel anzuführen: Stevens (1972 b) konnte anhand unveröffentlichter Daten von Rainwater (1971) nachweisen, daß auch die Beurteilungen des sozialen Status aufgrund der Höhe des Einkommens einem Potenzgesetz folgen. Wieder zeigt sich deutlich, daß beide Variablen eng zusammenhängen, wenn auch nicht in einer der Höhe des Einkommens direkt entsprechenden Weise. Der empirisch ermittelte Exponent von 0,73 besagt, daß das Einkommen um das 2,6fache ansteigen muß, damit der soziale Status als doppelt so hoch beurteilt wird, sofern alle übrigen Bedingungen gleichbleiben. Es handelt sich dabei natürlich um einen Mittelwert, der in speziellen Fällen irrelevant sein kann, da der soziale Status außer vom Einkommen auch von anderen Faktoren abhängt. Dazu gehören z. B. der wahrgenommene soziale Wert eines speziellen Berufes, seine Bildungsvoraussetzungen usw. Unabhängig davon gibt uns ein Exponent von 0,73 doch einen gewissen Einblick in die Wirkungsweise der sozialen Urteilsbildung. Dies ist ein weiteres Beispiel dafür, wie wertvoll psychophysische Methoden bei der Erfassung subjektiver Erfahrung sein können. Mit Hilfe der Psychophysik erhalten wir Aufschluß über das Urteilsverhalten von der Sinnesphysiologie bis hin zur Soziologie.

7·4 Zusammenfassung

1. Aufgrund der selektiven Aufnahme durch unsere Sinnesorgane und der Weiterverarbeitung im Nervensystem erleben wir die Welt auf eine spezifisch menschliche Weise. Die herkömmliche Einteilung in *fünf Sinne* – Sehen, Hören, Riechen, Schmecken, Tasten – erfaßt nur primäre Aspekte unserer auf die äußere Welt bezogenen Wahrnehmung. Sie läßt besondere Komponenten der fünf Sinne ebenso unbeachtet wie innere Empfindungen und andere Vorgänge, die ausschlaggebend dafür sind, wie wir unsere Wahrnehmungen zu einem einheitlichen Erlebnis verarbeiten.

2. Schall besteht aus mechanischen Druckwellen, die sich in der Luft oder in anderen Medien periodisch ausbreiten. Aus der Periodenlänge eines Wellenmusters ergibt sich die Frequenz, aus der Schwingungshöhe die Amplitude oder Intensität des Schalls. Gewöhnlich setzt man die wahrgenommene Tonhöhe mit der *Frequenz* und die Lautheit mit der *Intensität* gleich. Tatsächlich beeinflußt die Frequenz aber auch die Lautheit und die Intensität beeinflußt die wahrgenommene Tonhöhe. Die meisten Schallereignisse, die wir wahrnehmen, resultieren aus einem Gemisch von Schallwellen, das sich jeweils als Summe einer Reihe von Sinuskomponenten oder reinen Tönen darstellen läßt.

3. Schall gelangt durch den Gehörgang zum Trommelfell, von da ins Mittel- und schließlich Innenohr. Hier werden die Druckwellen in Nervenimpulse umgewandelt und über den Hörnerv weitergeleitet. Auf dem Weg vom Hörnerv über die niederen Hirnzentren zur Großhirnrinde unterliegt die Nachricht weiteren Umformungen. Zumindest in einem bestimmten Frequenzbereich wird die Frequenz durch die Art der jeweils aktivierten Neurone signalisiert und die Intensität wahrscheinlich durch die Impulsrate übermittelt.

4. Nervenzellen oder *Neurone,* die funktionellen Einheiten unseres Nervensystems, unterscheiden sich von anderen Zellen des Körpers dadurch, daß sie sich nicht vermehren

können, dafür aber die Fähigkeit besitzen, Impulse weiterzuleiten. Eingeschlossen in eine semipermeable Membran besteht ein Neuron aus Zellkörper, Dendriten und Axon. Erreicht der Reiz eine gewisse Stärke, so *feuert* (entlädt) das Neuron: die Polarisation bricht zusammen, die Membran wird voll durchlässig und läßt chemische Substanzen passieren. Je stärker der Reiz ist, um so schneller folgen die Impulse aufeinander, bis ein Maximum erreicht ist. Die Aktivität des Neurons führt dazu, daß chemische Substanzen in die *Synapse* zwischen Axon und dem benachbarten Neuron gelangen, das ebenfalls zu feuern beginnt, falls die Reizung stark genug ist. Hat ein Neuron einen Impuls abgegeben, so muß es in seinen ursprünglichen Zustand zurückkehren, bevor es erneut feuern kann. Dieser Vorgang kann sich in Bruchteilen einer Sekunde abspielen.

5. Das Ohr nimmt die sich wechselseitig beeinflussenden Schalldruckwirkungen nicht rein passiv auf. Unterschiede in den Intensitäts- und Zeitverhältnissen des Schalls zwischen beiden Ohren, die durch Kopfbewegungen noch verstärkt werden können, nutzen wir aus, um eine Schallquelle zu orten. Zwei Töne, die nur geringfügige Frequenzunterschiede aufweisen, unterscheiden wir nur mit Mühe; statt dessen hören wir oft ein periodisches An- und Abschwellen der Lautheit, d. h. Schwebungen. Das Ohr fügt *harmonische Obertöne* hinzu, deren Frequenzen sich als Vielfaches der Reizfrequenz bestimmen lassen.

6. Bei der Wahrnehmung von Sprache hören wir im Unterschied zu nichtsprachlichen Schallereignissen die primären akustischen Eigenschaften nicht deutlich heraus. Außerdem gibt es neurophysiologische Unterschiede in der Verarbeitung verbaler und nichtverbaler Schallreize. Gesprochene Sprache ist gekennzeichnet durch die Relationen zwischen Frequenz und Intensität der Lautäußerungen. Wir bringen Kehlkopflaute hervor, die durch Resonatoren und bewegliche Teile

des Stimmapparates verfeinert werden. Unsere langen Sprechlaute sind die *Vokale;* sie unterscheiden sich voneinander durch ihre jeweilige Lage im Frequenzspektrum. *Konsonanten* sind zumeist schnelle Modulationen in Vokalnähe. Die kleinsten sinnvollen Einheiten beim Sprechen bezeichnen wir als *Phoneme.*

7. Die *absolute Schwelle* einer Sinnesmodalität – definiert als der kleinste Energiebetrag, der eben noch zu einer Wahrnehmung führt – schwankt von einem Versuchsdurchgang zum anderen. Man ermittelt diese Schwelle, indem man den Reiz bestimmt, der ebensooft wahrgenommen wie nicht wahrgenommen wird. Die Hörschwelle hängt von Intensität und Frequenz des Schallreizes ab und weist artspezifische wie interindividuelle Unterschiede auf. Das menschliche Gehör zeigt im Frequenzbereich von 1500 und 4000 Hz seine höchste Empfindlichkeit, der Intensitätsbereich erstreckt sich über 140 dB.

8. Das *Webersche Gesetz* besagt, daß die kleinste eben wahrnehmbare Reizänderung – die Unterschiedsschwelle oder der eben merkliche Unterschied – in einem konstanten Verhältnis zur Ausgangsreizgröße steht. Für sehr schwache Reize trifft das Gesetz nur noch bedingt zu.

9. Der Hauptunterschied zwischen Schallwellen und elektromagnetischen Wellen besteht darin, daß Schall sich nur in einem physikalischen Medium, Licht dagegen auch im Vakuum ausbreitet. Wir nehmen Wellenlängen im Bereich von etwa 400–700 nm (mμ) als Licht wahr. Es handelt sich hier um einen Bereich, in dem das Maximum der Strahlungsenergie der Sonne liegt. Winzige Lichtquanten *(Photone)* verhalten sich eher wie ein Strom von Teilchen und nicht wie eine Welle. Licht ist als *Wärmestrahlung* abhängig von der Temperatur des ausstrahlenden Körpers, als *Lumineszenz* von der Energie, die freigesetzt wird, wenn Elektronen ihre Umlaufbahn um den Atomkern wechseln.

10. Ähnlich einer Kamera besteht das Auge aus einer Kammer mit Öffnung für den Lichteinfall (der *Pupille,* deren Größe durch die *Iris* reguliert wird), einer Vorrichtung zur Fokussierung des Bildes auf der Rückwand (der *Linse,* die von der Cornea unterstützt wird) und einer lichtempfindlichen Oberfläche (der *Retina*). Letztere stellt die aus Stäbchen und Zapfen bestehende Rezeptorschicht dar und ist über weitere Schichten mit dem optischen Nerven verbunden. Die Stäbchen enthalten das Pigment *Rhodopsin;* die drei Pigmente in den Zapfen ermöglichen das Farbensehen. *Stäbchen* reagieren empfindlicher auf schwaches Licht, während mit den *Zapfen* die feineren Details erkannt werden. Fixiert man ein Objekt, so fällt sein Bild auf die *Fovea.* Diese enthält nur Zapfen und gewährleistet somit bei normalen Lichtverhältnissen ein scharfes Sehen.

11. Der *blinde Fleck* ist die Eintrittsstelle des optischen Nerven in die Retina. An dieser Stelle sind wir blind, bemerken dies jedoch normalerweise nicht, weil sich die Gesichtsfelder beider Augen überlappen. Der Sehnerv leitet die neuralen Informationen, die durch photochemische Reaktionen der Stäbchen und Zapfen entstehen, zum Gehirn weiter. Die Sehnerven beider Augen überkreuzen sich im *Chiasma,* wobei je eine Hälfte des Sehnerven jeweils zur entgegengesetzten Hirnhemisphäre überwechselt.

12. Größe, Perspektive, Verdeckung und Bewegungsparallaxe sind wichtige monokulare Kriterien für die Tiefenwahrnehmung. Beim beidäugigen Sehen kommen Daten aus Konvergenz, Akkommodation und binokularer Disparität hinzu. Das stärkste Tiefenkriterium ergibt sich aus dem geringfügigen Unterschied (Disparität) zwischen den Bildern, die in beiden Augen entstehen. Einige Tiefenkriterien leiten sich aus Erfahrung oder Kontextwirkungen her, andere sind wahrscheinlich angeboren. Gewöhnlich entsprechen unsere Wahrnehmungen den objektiven Reizverhältnissen, da *Konstanzmechanismen* die Wahrnehmung eines Objekts von den Veränderungen in der retinalen Abbildung weitgehend unabhängig machen. Konstanzmechanismen können aber auch optische Täuschungen bewirken, wenn die Bildinformation uns zu falschen Annahmen über die räumliche Tiefe veranlaßt.

13. Unser Auge ist außergewöhnlich lichtempfindlich, wobei die absolute Schwelle sich mit der Wellenlänge ändert. Die optische Wahrnehmung wird durch die zeitlichen Reizverhältnisse beeinflußt, wie Hell- und Dunkeladaptation zeigen, sowie durch räumliche Bedingungen, die sich z. B. im *Helligkeitskontrast* auswirken, der eine genauere Unterscheidung der Objekte ermöglicht. Der Reflexionsgrad eines Objekts, d. h. der Anteil des einfallenden Lichts, der zurückgeworfen wird, ist maßgebend für dessen Helligkeit.

14. Die Farbwahrnehmung, d. h. die Fähigkeit, verschiedene Wellenlängen zu unterscheiden, steigert die Wirkung von Kontrast und Tiefe, wodurch das Sehen eine weitere Wahrnehmungsdimension erhält. Ein Farbenblinder entdeckt Veränderungen der Wellenlänge nur in dem Maße, wie sie mit Änderungen der Helligkeit einhergehen. Die meisten Menschen verfügen über ein trichromatisches Farbensehen, das auf den drei Zapfenpigmenten beruht.

15. Läßt man Versuchspersonen ihre Eindrücke physikalischen Reizen quantitativ zuordnen, so ergibt sich eine gesetzmäßige psychophysische Beziehung, *das Potenzgesetz*. Für jede Sinnesmodalität gilt, daß die Wahrnehmungsintensität der physikalischen Intensität des Reizes proportional ist, d. h. wenn man die physikalische Intensität in eine bestimmte Potenz erhebt, kann man die Wahrnehmungsintensität voraussagen.

8 Einfache mentale Vorgänge

Kann man den menschlichen Geist überhaupt wissenschaftlich untersuchen? Sicher kann man die Organe, die das Erleben ermöglichen, z. B. das Auge oder Ohr, und gewisse Tätigkeiten untersuchen, die unserem jeweiligen psychischen Zustand entsprechen. Wie aber steht es mit dem menschlichen Geist selbst? Kann die Wissenschaft den Bereich zwischen einströmenden Sinneswahrnehmungen und nach außen gerichteten motorischen Impulsen erfassen – jenen Bereich, in dem die meisten Menschen ihr Selbst lokalisieren? Wir nehmen unser Selbst weder in den Augen oder Ohren noch in den Muskeln wahr. Es scheint irgendwo kurz hinter dem einen bzw. kurz vor dem anderen zu liegen. „Du" siehst, was deine Augen entdecken und dann bewegst „du" vielleicht deinen Arm, um etwas zu berühren. Was und wo ist dieses „Du"?

Wir hatten zuvor bemerkt, daß es im Inneren kein kleines Männchen gibt, das aus den Augäpfeln des Körpers hinausschaut, den eigenen Ohren lauscht oder die eigenen Gliedmaßen bewegt, so wie jemand einen Kran führt. Wir lehnen diese Art von Leib-Seele-Dualismus ab und wollen in diesem Kapitel statt dessen einen hilfreichen Dualismus erörtern, den zwischen offenen und verborgenen Reaktionen. Es besteht ein deutlicher Unterschied zwischen einem Tennisspiel auf einem tatsächlich vorhandenen Platz gegen einen wirklichen Gegner und der in unserem Geist vorhandenen Vorstellung davon. Der Unterschied besteht nicht nur in der Frage, wem wir mehr Gewinnchancen einräumen. Er liegt vor allem in der Zahl der Zuschauer. Mindestens zwei Leute sehen ein tatsächliches Tennismatch, aber nur eine Person beobachtet ein nur in der Vorstellung stattfindendes Spiel. Die mentale Sphäre ist etwas Privates. Sie wird von daher auch als etwas zutiefst Vertrautes empfunden, und dies macht es so schwierig, angemessene Daten zu erheben. Obwohl wir versuchen können, das zu beschreiben, was wir vor unserem geistigen Auge sehen, ist die Beschreibung kaum etwas Innerliches oder Mentales. Eine Beschreibung ist ein ebenso offenes Verhalten wie das Schwingen eines Tennisschlägers. Daher ist es nicht überraschend, daß viele Psychologen und Philosophen behauptet haben, empirische Psychologie müsse notwendigerweise ohne die menschliche Psyche auskommen. Stimmt man dem zu, dann muß man entweder die menschliche Psyche oder die empirische Psychologie außer acht lassen.

In diesem Kapitel aber wollen wir versuchen, den Leser davon zu überzeugen, daß er sich nicht dieser Meinung anschließen muß. Wir stellen einige Daten dar, die beweisen sollen, daß es möglich ist, in die empfindliche innere Welt des Denkens und der Vorstellung Einblick zu gewinnen, ohne diese selbst zu vergewaltigen, vorausgesetzt, man geht mit Einfühlungsvermögen und Verständnis vor.

Unsere Übersicht über mentale Prozesse kann mit einem kleinen Alltagsbeispiel beginnen: Jemand soll 7 und 5 addieren und antwortet mit „12". Obwohl es nur ein einfaches Beispiel zu sein scheint, birgt es doch ein Geheimnis. Wir können mit Sicherheit davon ausgehen, daß sich in dem Augenblick zwischen Fragestellung und Antwort geistig ein Rechenvorgang abgespielt hat. Aber was bedeutet es, wenn wir davon sprechen, daß sich geistig ein Rechenvorgang oder irgend etwas anderes „in unserem Kopf" abgespielt hat? Und vor allem: Was kann eine Wissenschaft mit diesem äußerst intim ablaufenden, fließenden Prozessen machen? Was immer nun die Antworten im einzelnen sein mögen, fest steht, daß mentale Vorgänge stattfinden, mit denen man Versuche anstellen kann und über die sich auch verbindliche Feststellungen treffen lassen.

In diesem Kapitel werden wir einen Überblick über einige Untersuchungen auf dem Gebiet der psychischen Vorgänge geben, die die Kluft zwischen Reiz und Reaktion überbrücken. Die Forschung hat gezeigt, daß diese Kluft weit oder eng sein kann und die dabei vermittelnden Prozesse kompliziert, aber auch einfach sein können. Bislang können wir noch keine Regel angeben für die zahllosen Momente, in denen es nicht ausreicht zu sagen, daß auf einen Reiz eine beobachtbare Reaktion folgt. Die ersten Versuche, mentale Prozesse darzustellen, nehmen in der wissenschaftlichen Literatur jedoch Gestalt an – zur

Überraschung vieler Psychologen und Philosophen, die glaubten, der menschliche Geist liege für immer außerhalb der wissenschaftlichen Reichweite. Ein erster bescheidener Anfang liegt darin, jede Einzelheit festzuhalten, die geeignet erscheint, Licht in das gewöhnliche Dunkel mentaler Prozesse zu bringen.

8.1 Mentale Einheiten

Es gehört schon fast zur Definition von Denkvorgängen, daß diese unsichtbar sind. Wenn eine Versuchsperson Zahlen addiert, indem sie die Kugeln eines Abakus verschiebt, können wir sehen, wie der Rechenvorgang vonstatten geht. Wenn sie es aber im Kopf tut, sehen wir keine Kugeln. Der Rechenvorgang ist „mental" geworden, da er sich unserer Wahrnehmung entzogen hat. Er spielt sich jedoch nicht im luftleeren Raum ab. Es dauert länger, vier Zahlen zu addieren als nur zwei. Wenn Sie dies bezweifeln, brauchen Sie nur einmal dabei auf die Uhr zu schauen. Sie werden leicht einsehen, warum die Beobachtung der Reaktionszeit, d.h. der Zeitspanne, die zwischen Reiz und Reaktion liegt,seit den Anfängen der experimentellen Psychologie ihre Anhänger fand (einen geschichtlichen Überblick geben Boring, 1950, und Sternberg, 1969 a und b). Etwas von dem, was in Ihrem Kopf vor sich geht, schlägt sich objektiv in der Minutenanzeige Ihrer Uhr nieder.

8.1.1 Serielle Suchprozesse

Ein bedeutsamer neuerer Befund (Sternberg, 1969 a) stellte sich bei Experimenten heraus, in denen einer Versuchsperson zunächst eine Reihe Zahlen dargeboten wird. Die Zahlen werden wieder entfernt und dann, einige Sekunden später, wird die Zahlenreihe mit einer zusätzlichen Zahl versehen vorgelegt – der Prüfreiz. Die Aufgabe der Versuchsperson ist es herauszufinden, welche Zahl in der Ausgangszahlenreihe nicht enthalten war. Jeder neue Versuch bietet eine andere Zahlenreihe und einen anderen Prüf-

reiz. Die Reihen variieren in ihrer Länge von eins bis sechs Ziffern. Selbst bei sechs Ziffern ist diese Aufgabe noch leicht zu lösen. Die Versuchspersonen machen fast keine Fehler. Ihre Reaktionen sind höchst aufschlußreich für das, was dabei kognitiv passiert.

Wie verhält sich die Reaktionszeit zur Länge der Zahlenreihe? Abbildung 8.1 zeigt das Antwortverhalten für eine Gruppe von Ver-

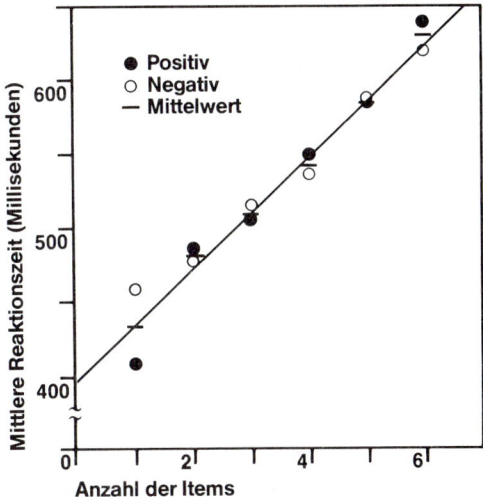

Abb. 8.1. Die Versuchspersonen lesen eine Reihe von Ziffern, die danach verschwindet. Darauf erscheint eine Ziffer, die Versuchsperson soll sagen, ob diese in der Ziffernreihe zuvor enthalten war. Bei jedem neuen Durchgang wird eine neue Ziffernreihe und danach eine andere Testziffer dargeboten. Die Abszisse gibt die Anzahl der Ziffern in der Reihe wieder. Die Ordinate repräsentiert die Zeit, die zwischen Darbietung der Testziffer und der Reaktion der Versuchsperson verstreicht. Von den beiden Eintragungen in der Abbildung bezieht sich eine auf die positiven Fälle (Testziffer war in der Reihe enthalten), die andere auf die negativen Fälle (Testziffer war nicht in der Reihe enthalten). (Aus Sternberg, 1969)

suchspersonen. Die Reaktionszeit wird vom Augenblick der Prüfreizdarbietung bis zu dem Moment gemessen, in dem die Versuchsperson antwortet, ob dieser auf der Liste stand (eine „positive" Reaktion) oder nicht (eine „negative" Reaktion). Während dieses Intervalls tastet die Versuchsperson gewissermaßen ihre Erinnerung ab und entscheidet sich dann. Es dürfte keine große Überraschung sein, daß die Reaktionszeit für längere Reihen ansteigt.

Aber Abb. 8.1 weist auch auf zwei weitere Tatsachen hin, die die Psychologen überraschten, als diese Arbeit erstmals veröffentlicht wurde (Sternberg, 1966). Zunächst liegt der Anstieg der Reaktionszeiten auf einer Geraden, d.h. jede weitere Ziffer erfordert einen bestimmten zusätzlichen Zeitaufwand für geistige Aktivitäten, der in diesem speziellen Versuch fast 38 Millisekunden (Tausendstel einer Sekunde) ausmachte. Die Suche geht ohne bewußtes Abtasten weiter, jedenfalls ohne Bewußtsein von etwas, das so schnell und gleichförmig abläuft, wie das Erfassen von 26 Elementen pro Sekunde. Es mag erstaunen, daß in einer so banal erscheinenden Tatsache etwas Überraschendes liegt. Tatsächlich enthält eine solche Demonstration eines unbewußt ablaufenden geistigen Vorgangs für uns eine Überraschung.

Die zweite Überraschung, die die Daten enthalten, ist jedoch noch verblüffender. Die Versuchsperson benötigt nämlich für die Entscheidung darüber, ob die betreffende Zahl in der ursprünglichen Zahlenreihe vorhanden war oder nicht, ungefähr die gleiche Zeit. Eigentlich müßte man doch annehmen, daß positive Reaktionen durchschnittlich schneller ablaufen als negative. Man muß ja die ganze Reihe durchgehen, bevor man entscheiden kann, daß die gesuchte Zahl nicht dabei ist. Für die positive Entscheidung aber genügt die Zeitspanne bis zum Auffinden der Zahl. Da die betreffende Zahl an jeder Stelle der Reihe stehen kann, ist die Wahrscheinlichkeit für ihr Erscheinen in der ersten Hälfte genauso groß wie in der zweiten. Tatsächlich ist die Durchschnittsposition einer Zahl, sofern ihre Stellung wie in dem betreffenden Experiment zufällig ist, die Mitte der Reihe. Sofern die Versuchspersonen am Anfang einer Zahlenreihe beginnen und solange abta-

sten, bis sie die richtige Antwort gefunden haben, müßte also die durchschnittliche Zeit für eine positive Antwort die Hälfte der durchschnittlichen Dauer für eine negative Antwort betragen. Wenn die positiven Reaktionen im Durchschnitt doppelt so schnell ablaufen wie die negativen, dann müßten die positiven Punkte in Abb. 8.1 auf einer Linie liegen, die halb so steil verliefe, wie die für negative Punkte.

Der Anstieg der Kurven ist aber etwa gleich, was eine eigenartige Hypothese für den hierbei vorliegenden mentalen Abtastvorgang nahelegt. Der Suchvorgang scheint jedesmal vollständig abzulaufen, so als ob die Versuchsperson unbewußt schnell sämtliche Ziffern überfliegt, um danach erst zu entscheiden, ob ein Treffer vorlag oder nicht. Die Versuchsperson scheint ihre Suche nicht abzubrechen, wenn sie die der gesuchten Zahl entsprechende Ziffer in der einzuprägenden Reihe gefunden hat. Sie geht vielmehr die Reihe durch, ganz gleich, was sich dabei ereignet.

Abbildung 8.1 zeigt, daß mit jeder Ziffer die Reaktionszeit um etwa 38 Millisekunden ansteigt. Die Reaktionszeit für eine einzelne Ziffer der Zahlenreihe beträgt jedoch nicht 38 Millisekunden, sondern etwa 438 Millisekunden, fast eine halbe Sekunde. Die gesamte Reaktionszeit scheint konstante 400 Millisekunden plus 38 Millisekunden für jede Ziffer der Reihe auszumachen. Diese enorme Zeitkonstante – häufig auch als Nullintervall bezeichnet – repräsentiert das, was man vielleicht zur psychischen und physischen Grundausstattung zählen sollte. Es dauert eine bestimmte Zeit, bis die Reaktion, d.h. die Bewegung der Hand, mit der der Hebel bedient wird, eintritt. Ebenso erfordert es Zeit, den Prüfreiz wahrzunehmen und ihn so zu kodieren, daß er mit den Ziffern im Gedächtnis verglichen werden kann. Ob die Reihe aus einer Zahl oder sechs Zahlen besteht, es dauert immer etwa 400 Millisekunden, um alles außer dem Abtasten durchzuführen. Diese Konstante kann sich verändern, wenn die Art des Prüfreizes bzw. die Art der Reaktion geändert wird.

Für das Experiment, das in Abb. 8.1 graphisch dargestellt ist, wurde bei jedem Versuchsdurchgang eine neue Zahlenreihe benötigt. Wenn es nun jedoch 38 Millisekunden dauert, um eine im Gedächtnis gespeicherte Zahl zu prüfen, dann müßte die Überprüfung einer jeden Ziffer der Reihe 38 Millisekunden dauern, unabhängig davon, ob die Zahlenreihe neu oder alt ist. Sternberg (1969 a) erhielt das gleiche Ergebnis, auch wenn dieselbe Zahlenkette in Dutzenden von Versuchen benutzt wurde. Selbst nachdem sich die Versuchsperson nach einem Tag Ruhepause ohne Zögern an die Reihe erinnern konnte, dauerte es immer noch etwa 38 Millisekunden pro Ziffer, um zu entscheiden, ob eine bestimmte Suchziffer in der Reihe enthalten war. Diese Entscheidung scheint anschaulich keine zeitliche Auflösung zu gestatten, die Daten lassen darauf schließen, daß wir es immer mit dem gleichen rasch ablaufenden, vollständigen Suchvorgang zu tun haben.

Die Änderung der abzusuchenden Reize kann zu einer Änderung der Zeit führen, die für das Absuchen nötig ist. Darstellungen mit Gesichtern (Sternberg, 1969 a) erfordern z. B. mehr Entscheidungszeit als solche mit Ziffern. Den Versuchspersonen wird für kurze Zeit eine Bilderreihe mit Gesichtern gezeigt. Danach wird ihnen als Prüfreiz ein Gesicht gezeigt und gefragt, ob es sich dabei um eines der zuvor gezeigten Gesichter handelt. Zur Identifizierung werden nun 56 statt 38 Millisekunden benötigt. Es dauert länger, Gesichter zu identifizieren als Zahlen, wenn wir sie wahrnehmen, ebenso wie wenn wir sie uns vorstellen sollen. Auf die Ähnlichkeit zwischen tatsächlichen und mentalen Reizen werden wir in diesem Kapitel noch häufiger stoßen.

Zahlreiche Experimente erbrachten weitere Einzelheiten über das Verhalten bei der seriellen Mustererkennung (siehe dazu die Arbeiten von Sternberg). Wir wollen uns hier jedoch auf das konzentrieren, was ziemlich überraschend ist, nämlich die offenbare Vollständigkeit des Suchvorgangs. Wenn wir tatsächlich die ganze Reihe erst durchgehen müssen, bevor wir angeben können, ob ein Treffer darunter ist, wäre es möglich, daß wir die Stelle des Treffers nicht beachten. Man stelle sich einen vollständig ablaufenden Prozeß vor, in dem die Zahlenreihe abgetastet und ein Schalter gedrückt wird, sobald man auf die richtige Zahl stößt. Am Ende interes-

siert nur, in welcher Stellung sich der Schalter befindet. Ist er gedrückt, heißt das ja, andernfalls nein. Es ist unmöglich festzustellen, an welcher Stelle im Suchprozeß der Schalter gedrückt wurde. Die Information über die Position geht in dem schnell und automatisch ablaufenden Prozeß unter. Sternberg (1969 a) hielt es für möglich, daß das Absuchverhalten, um schnell zu sein, global abläuft. Er entwarf Aufgaben, in denen die Versuchspersonen sich genau merken mußten, wo sich das zu suchende Item befand und nicht bloß, ob es vorhanden war. So sollte eine Versuchsperson z. B. Ziffern nennen, die auf eine Ziffer der Reihe, mit Ausnahme der letzten, unmittelbar folgte. Sie sollte also nicht nur angeben, ob die Reihe ein Prüfelement enthielt, sondern auch, welche Ziffer unmittelbar darauf folgte. In einem anderen Versuch wurden jeweils zwei nebeneinanderliegende Prüfelemente dargeboten. Aufgabe der Versuchsperson war es, herauszufinden, ob diese in der Reihenfolge der zuvor dargebotenen Ausgangsreihe oder andersherum angeordnet waren. Auch hierbei kam es entscheidend darauf an, sich die jeweilige Position zu merken.

Diese beiden Experimente stützten Sternbergs Hypothese, daß mentale Suchprozesse schnell ablaufen, wenn die Lokalisation keine Rolle spielt. Ist die Lokalisation von Bedeutung, so sind die Reaktionszeiten langsamer, liegen aber immer noch auf einer Geraden als Funktion der Anzahl von Ziffern einer Reihe. Die Suchzeit beträgt fast eine Viertelsekunde (250 Millisekunden) pro Ziffer (Sternberg, 1969 a), wenn die Versuchsperson auch die Position der Elemente und nicht nur ihr Vorhandensein anzugeben hat. Die Versuchsperson braucht nicht nur sechs- oder siebenmal länger pro Ziffer, sondern sie reagiert auch bei Ziffern, die am Anfang der Zahlenreihe stehen, schneller als auf solche, die erst später vorkommen. Dies zeigt, daß die Suche nicht mehr global abläuft, sondern schrittweise. Würde die Suche global erfolgen, dann dürfte die Position der Ziffer keinen Einfluß auf die Reaktionszeit haben; nur die Länge der Reihe wäre von Belang. Im Ausgangsexperiment war die Reaktionszeit nicht von der Position des zu suchenden Elements abhängig. Wird die Suche beendet, sobald die Ziffer gefunden ist, dann laufen Versuche, in denen die Ziffer am Anfang einer Reihe dargeboten wird, schneller ab als Versuche, in denen die Ziffer später in der Reihe folgt. Wenn es darauf ankommt, außer auf das Vorhandensein eines Prüfelements auch noch auf dessen Position zu achten, findet ein Wechsel statt von einem global und schnell ablaufenden Suchvorgang zu einem, der sich selbst abbricht und langsamer vonstatten geht.

Trotz guter Übereinstimmung der Daten mit der Theorie in den bisher geschilderten Experimenten gab es zahlreiche Einwände, die sich nicht ohne weiteres mit der Annahme eines einfachen, globalen oder nichtglobalen Suchvorgangs in Einklang bringen ließen (vgl. Nickerson, 1972; Theios, 1973; Theios, Smith, Haviland, Traupman & Moy, 1973). Es gibt – um ein Beispiel herauszugreifen – Anhaltspunkte dafür, daß die Schnelligkeit der Reaktion stark davon abhängt, wie deutlich ein Item im Gedächtnis repräsentiert ist. In Sternbergs Experimenten wurde dieser Faktor mit Absicht so konstant wie möglich gehalten. Man stelle sich nun aber vor, einige Ziffern tauchten in den zu erinnernden Reihen öfter auf als andere (Krueger, 1970). Dies müßte sich auf die Reaktionszeit auswirken: Die Versuchsperson findet einen bekannten Gegenstand schneller im Gedächtnis auf als einen weniger bekannten. Hier handelt es sich um einen leicht einsichtigen Gewöhnungsprozeß, der aber deutlich macht, daß Faktoren mitbeteiligt sind, die über ein einfaches Absuchen von Reihen hinausgehen. Würde das Denken rein routinemäßig ablaufen, wäre es unfähig, sich den speziellen Erfordernissen einer beliebigen Situation anzupassen. Aber es paßt sich an, indem es aus einer Anzahl von Positionen die durch die Umstände jeweils geforderte auswählt. Dies heißt nicht, daß geistige Prozesse unberechenbar wären oder streng wissenschaftlichen Untersuchung unzugänglich, es bedeutet lediglich, daß sie nicht unbedingt einfach sind.

Derartige Komplikationen vermögen die Stichhaltigkeit des Nachweises eines unter bestimmten Bedingungen global ablaufenden Suchvorgangs jedoch kaum zu gefährden (Sternberg, 1973). Sorgfältige und ideenreiche Experimente vermochten die verborgenen mentalen Operationen teilweise zu enthüllen. Dabei wurde ein beeindruckend stabiler, wenn auch unbewußt ablaufender mentaler Routinevorgang sichtbar. Daß dieser Routinevorgang auf bestimmte Bedingungen beschränkt bleibt, sollte nicht überraschen. Die Anpassungsfähigkeit des menschlichen Denkens impliziert, daß den jeweiligen Umständen entsprechend verschiedene mentale Routinen Einsatz finden. Eine Methode, mit der man herausfinden kann, wie sich unsere Denkprozesse anpassen, ist das sorgfältige Registrieren von Reaktionszeiten.

8.1.2 Identifizierung

Die Erforschung mentaler Vorgänge verfolgt langfristig das Ziel, unveränderliche Konstanten zu finden. Hätte man nachweisen können, daß wir eine Reihe von Items *immer* serienweise und global absuchen, dann hätten wir eine solche Konstante bereits gefunden. Dies war aber nicht der Fall. Der Prozeß des vollständigen Absuchens ist für bestimmte Aufgaben gut geeignet. Dort wird man ihn in der Regel auch finden. Beispielsweise hat man eine nur kleine Anzahl von Items sofort im Gedächtnis gespeichert, wenn es darum geht zu entscheiden, ob ein neues Item zur gewünschten Reihe gehört oder nicht. Eine solche Klassifikationsaufgabe scheint sich für globale Suchprozesse besonders zu eignen. Sie unterscheidet sich von einer Aufgabe, in der jeder Reiz eine bestimmte spezifische Reaktion erfordert, wie z. B., bei einem bestimmten visuellen Reiz die Namen bekannter Personen oder die Wörter „eins", „zwei", „drei" usw. anzugeben. Dies nennt man im Unterschied zur Klassifikation eine *Identifizierung*.

Diese Unterscheidung erscheint zunächst einleuchtend. Bei der Klassifikation gibt es potentiell mehr Reize als Reaktionen. Ziffern, Buchstaben oder Bilder repräsentieren die eine oder die andere Klasse: Sie sind entweder Teil einer bestimmten Reihe oder nicht, entweder gleich oder verschieden von einem Suchobjekt usw. Bei der Identifikation hingegen scheint zu jedem Reiz eine ganz bestimmte Reaktion zu gehören. Wir benennen den Reiz oder benutzen ein anderes Identifizierungsmerkmal, das z. B. darin bestehen kann, daß wir die einer Note auf dem Notenblatt entsprechende Klaviertaste anschlagen.

Die beiden Aufgabenvarianten lassen sich dann leicht unterscheiden, wenn wir sie nicht zu analytisch betrachten. Eingehende Überlegungen lassen vermuten, daß Identifizierung auf Klassifikation aufbaut. Wir klassifizieren erst, dann identifizieren wir. Wenn wir eine gedruckte 2 mit dem Wort „zwei" benennen, so haben wir den optischen Reiz implizit als Element einer Gruppe klassifiziert, nämlich der Gruppe aller geometrischen Figuren, die die Kriterien einer „2" erfüllen. Die Zahl der den Kriterien genügenden Zweien ist theoretisch unerschöpflich. Das gleiche Argument gilt für die meisten, wenn nicht für alle Fälle von Identifizierung. Ihr Freund Helmut kann in endlosen Varianten auftreten: von vorn, von hinten, von der Seite, von oben, von unten, in einem Anzug oder einer Badehose, mit Bart oder Bürstenschnitt, braungebrannt oder blau vor Kälte usw. Diese ziemlich umfangreiche Klasse von Reizen besitzt einen gemeinsamen Nenner, nämlich „Helmut".

Obwohl die Argumentation bis hierher folgerichtig ist, kann sie zu einem falschen Schluß verleiten. Wir wollen den Schluß näher ausführen, um zu zeigen, warum er falsch ist. Identifizierung impliziert Klassifizierung. Zwei Handlungsphasen scheinen beteiligt zu sein, wenn wir einen Reiz benennen: Zuerst stellen wir fest, daß er Element einer Gruppe ist, dann definieren wir die Gruppe, indem wir den Reiz benennen oder eine entsprechende Identifizierungshandlung vornehmen, z. B. „zwei" oder „Helmut" sagen oder das mittlere C anschlagen. Da Identifizierung die zweite Phase darstellt und über die Klassifizierung hinausgeht, könnte man vermuten, daß es länger dauert, etwas zu benennen, als zu bestimmen, ob es zu einer Klasse gehört. Der Vorgang des Benennens müßte also mehr Zeit benötigen als der einer einfachen Zuordnungsleistung. Die Reaktionszeiten für Klassifizierungs- und Identifizierungsaufgaben unterscheiden sich jedoch nicht systematisch. Wie ist dies möglich? Werfen wir also einen Blick auf die Forschungsergebnisse.

Experimente zur Identifizierung von Reizen zeigen ein verläßliches, wenn auch nicht ganz einheitliches Bild der Reaktionszeiten (Smith, 1968; Teichner & Krebs, 1974). Nehmen wir an, Sie sitzen vor einer Tafel, an der acht Lampen angebracht sind, die alle ausgeschaltet sind. Mit Ausnahme der Daumen, liegt jeder Ihrer Finger bequem auf einer von acht Tasten, jeder unter einer Lampe. Sie haben nun die Aufgabe, den Finger auf der entsprechenden Taste einfach hochzuheben, sobald eine der Lampen aufleuchtet. Bei dieser leichten Aufgabe hängt Schnelligkeit der Reaktion von der Zahl der Alternativen ab: je mehr Lampen und Knöpfe, desto langsamer die Reaktion. Das Experiment besteht gewöhnlich aus – entsprechend der Zahl der Finger – ein bis acht Alternativen.

Die Reaktion wird langsamer, aber man kann nicht sagen, daß jede zusätzliche Alternative die Reaktionszeit um einen konstanten Betrag erhöht, wie das bei den Suchexperimenten der Fall war. Statt dessen ist das immer wiederkehrende Ergebnis, daß die Reaktionszeit mit dem *Logarithmus* der Anzahl der Alternativen wächst. Das heißt, jede zusätzliche Alternative erhöht die Reaktionszeit geringfügiger als die vorhergehenden. Tatsächlich erhöht jede Verdoppelung der Anzahl der Alternativen – bis zu der Anzahl, die bislang getestet wurde – die Reaktionszeit um einen konstanten Betrag (Teichner & Krebs, 1974). Warum die Anzahl der in einer Reizgruppe enthaltenen Elemente beim Klassifizieren und Identifizieren zu unterschiedlichsten Ergebnissen führt, ist noch unbekannt, an dem Unterschied selbst jedoch besteht kein Zweifel.

Eine entscheidende Abweichung vom logarithmischen Ergebnis zeigt sich, sobald die dargebotenen Reize zu benennen sind und es sich dabei um wohlbekanntes Reizmaterial, wie z. B. Ziffern, Gesichter von Freunden oder Wörter handelt. Ein A können Sie etwa genauso schnell benennen, unabhängig davon, ob der Experimentator eine Auswahl aus einer Gruppe von zwei Buchstaben (A oder B zum Beispiel) trifft oder aus dem gesamten Alphabet. Sie nennen den Namen eines alten Freundes in etwa der gleichen Zeit, unabhängig davon, wieviele andere Gesichter Ihnen als Alternativen dargeboten werden. Sie können eine Zahl, z. B. „172341", ohne Überlegen sofort lesen, obwohl doch die Reihe der möglichen Alternativen unendlich groß ist. Daraus läßt sich allgemein ableiten, daß die Reaktionszeit nicht mehr von der Anzahl der in einem Experiment vorhandenen Alternativen abhängt, sobald der Versuchsperson die Reizmenge namentlich gut bekannt ist. Tatsächlich ließ sich zeigen (vgl. die Zusammenfassung bei Teichner & Krebs, 1974), daß Übung die Reaktionszeiten für die Benennung unbekannter Reize veränderte. Anfangs ist die Reaktionszeit allein von der Zahl der Alternativen abhängig. Mit fortschreitender Übung reduziert sich die Zeit allmählich jedoch auf einen Minimalwert, der unabhängig von der Anzahl der Alternativen ist. Die für einen Reiztyp jeweils erreichbare Endgeschwindigkeit hängt von der Art der Reaktion ab: Für die Knopfdruckaufgabe beträgt sie etwa $\frac{1}{5}$ Sekunde. Wenn ein Reiz-Reaktions-Paar zu einer festen Verbindung wird, wie z. B. das Gesicht auf der Dollarnote und der Name „George Washington", löst der Reiz die Reaktion in der minimalen Zeitspanne aus, gleichgültig wie viele andere Reiz-Reaktions-Sequenzen als Alternativen dargeboten wurden.

Der Prozeß des Identifizierens scheint sich hier von einem sequentiell zu einem parallel ablaufenden Routinevorgang zu wandeln. Um auf unbekannte Reize zu reagieren, ist es wahrscheinlich erforderlich, daß wir die Alternativen der Reihe nach einzeln durchgehen. Sind uns aber die Reize wohlvertraut, so scheint uns die entsprechende Reaktion direkt zugänglich zu sein. Wenn Sie die Aufgabe haben, alle K's auf dieser Seite zu kennzeichnen, werden Sie mit einer bestimmten Geschwindigkeit arbeiten. Wenn Sie als nächstes alle K's und V's auf einer anderen Seite kennzeichnen sollen, wird Ihre Geschwindigkeit in etwa die gleiche sein (Neisser, 1967). Tatsächlich können Sie mit ein bißchen Übung nicht weniger als zehn Zeichen gleichzeitig suchen, ohne dabei langsamer zu werden (Neisser, Novick & Lazar, 1963). Sie brauchen nicht mehr bei jedem Buchstaben die Alternativen abzutasten, sondern können sofort erkennen, ob er zu den Prüfreizen gehört. Gut geübte Beobachter reagieren gewöhnlich auf mehrere Reize zur gleichen Zeit. Man denke z. B. an das trainierte Auge eines Schiedsrichters in einem Basketball-

spiel. Es ist auf etliche mögliche Regelverletzungen in jedem Augenblick eingestellt und jede Übertretung kann auf die eine oder andere Weise erfolgen. Zwei Schiedsrichter können – in Anbetracht der Informationsmenge – erstaunlich gut zehn Spieler verfolgen. Kein Schiedsrichter kann während des Spiels jede einzelne Bewegung bei allen Spielern nacheinander mit einer internen Liste von Übertretungen vergleichen. Statt dessen wird eine Unzahl von Reizen parallel gefiltert.

Die Gegenüberstellung von seriell und parallel ablaufenden Prozessen ist für die Untersuchung kognitiver Prozesse von zentraler Bedeutung (Neisser, 1967; Nickerson, 1972). Gelegentlich ist das Problem so behandelt worden, als ob die Prozesse des Denkens entweder seriell oder parallel abliefen. Nach dem derzeitigen Wissensstand scheinen sie jedoch je nach Aufgabe zu variieren. Bei sehr bekanntem Material brauchen wir i. allg. die Elemente des Denkens nicht einzeln nacheinander durchzugehen. In einem Stadium geringerer Vertrautheit sowie zur Klassifizierung ist der Prozeß der Einzelprüfung offenbar notwendig. Die bei vielen Identifizierungsaufgaben auftretenden logarithmischen Reaktionszeiten belegen jedoch, daß es über die simple Alternative zwischen seriellen und parallelen Prozessen hinaus noch einiges gibt, was wir zur Zeit noch nicht erklären können.

8.1.3 Festlegung mentaler Einheiten

Was für Eigenschaften weisen die Elemente auf, wenn wir im Geiste eine Liste durchsuchen. Nehmen wir an, Sie wären eine der Versuchspersonen Sternbergs (s. Abb. 8.1). Sie haben kurz vorher ein paar Zahlen auf einem Schirm gesehen, und Sie versuchen nun herauszufinden, ob eine neue Zahl, die gerade gezeigt worden ist, in der Ausgangsreihe enthalten war oder nicht. Suchen Sie dabei in Ihrer Vorstellung ein *Bild,* ein *Wort* oder ein *Geräusch* ab? Grundsätzlicher: Hat eine solche Frage überhaupt einen Sinn?

Nehmen wir an, das Experiment zeigt den Prüfreiz in verschiedenen Undeutlichkeitsstufen. So kann die Zahl z. B. hinter einer aus Punkten bestehenden Maske gezeigt werden (Bracey, 1969; Sternberg, 1969 a), wodurch es schwierig, aber nicht unmöglich wird, etwas zu sehen. Wir wissen, daß die Suche mit einer bestimmten Geschwindigkeit abläuft, und wir wissen auch, daß die Länge der Ausgangsliste die Gesamtzeit einer Reaktion bestimmt. Der undeutliche Prüfreiz wird die Suche sicher verlangsamen, aber die Frage ist, wie. Er könnte die Suche um einen bestimmten Zeitbetrag verlängern, ungeachtet der Länge der Reihe. Dies würde implizieren, daß der nur schwer zu erkennende Prüfreiz nur einmal an irgendeiner Stelle während des Vorgangs ausgeglichen wird. Aber der zusätzliche Zeitbetrag könnte auch mit der Länge der Reihe variieren: Die längere Reihe könnte längere Verzögerungen zur Folge haben. Dann würde wohl die Wirkung der schlechten Qualität des Reizes während des ganzen Suchvorgangs von Einfluß sein.

Die Forschungsergebnisse (Bracey, 1969; Sternberg, 1969 a) lassen überwiegend darauf schließen, daß ein schwer zu erkennender Prüfreiz eine einmalige Wirkung auf den mentalen Suchvorgang hat, unabhängig von der Länge der Reihe. Das Nullintervall vergrößert sich, weil es von vornherein schon etwas länger dauert, den undeutlicher gewordenen Reiz zu erkennen, aber die Abtastgeschwindigkeit bleibt fast gleich. Haben Sie den Reiz erst einmal erkannt, dann behalten Sie ihn in irgendeiner Form, die die ursprünglich schlechte Qualität ausgleicht. Obwohl wir nicht genau angeben können, wie der ursprüngliche Prüfreiz umgeformt wurde, stellt er eindeutig nicht einfach eine mentale Kopie des Reizes selbst dar: In diesem Falle müßte er jeden Vergleichsvorgang im mentalen Abtastprozeß verlangsamen, und die Gesamtverlangsamung würde dann von der Länge der Reihe abhängen. Die elementare Kognition gleicht mehr einem Schema als einer visuellen Kopie.

Um die Eigenschaften kognitiver Elemente einzugrenzen, hat sich eine Methode als brauchbar erwiesen, bei der die Versuchspersonen zu entscheiden haben, ob ein Reizpaar gleich oder ungleich ist. Hierbei sind die Reize gleich oder verschieden bezüglich eines Kriteriums. Ein Pavian gehört der gleichen biologischen Ordnung an wie der Mensch, beide unterscheiden sich jedoch hinsichtlich ihrer Artzugehörigkeit. Variiert man das Kriterium und stellt fest, wie lange Versuchspersonen dazu brauchen, um „gleich" oder „ungleich" anzugeben, so erhält man Aufschlüsse darüber, an welcher Stelle im mentalen Prozeß die Begriffe von Arten und Ordnungen auftauchen.

In einer solchen Untersuchung erhielten die Versuchspersonen beispielsweise gewöhnliche Buchstabenpaare dargeboten (Posner & Mitchell, 1967) und hatten sich für „gleich" oder „ungleich" zu entscheiden. Dabei wechselten die Anweisungen an die Versuchsperson von Zeit zu Zeit. Manchmal bedeutete „gleich" physikalische Gleichheit der Buchstaben: A und A oder d und d. Ein anderes Mal bedeutete „gleich", daß die Buchstaben den gleichen Namen haben – A und a wie auch A und A oder a und a. Schließlich konnte „gleich" auch bedeuten, daß die zwei Buchstaben entweder beide Vokale oder beide Konsonanten waren, während „ungleich" bedeutete, daß das Paar aus Konsonant und Vokal bestand.

Die kürzeste Zeit braucht der Entscheidungsvorgang, wenn die Reize physikalisch identisch sind, die längste, wenn beide Vokale oder Konsonanten sind, und mittlere Zeiten, wenn sie denselben Namen haben. Dieser Befund deutet darauf hin, daß ein Reiz eine Reihe von Wahrnehmungsstufen oder -ebenen aktiviert, wobei die Beurteilung der physikalischen Gleichheit, der Namensgleichheit oder die Vokal-Konsonant-Klassifizierung jeweils das Ergebnis verschiedener Ebenen darstellt. Es spielen sich zwar Prozesse auch gleichzeitig ab, aber oft warten die höheren Verarbeitungsstufen die Ergebnisse der niederen Stufen ab. Wahrscheinlich registrieren wir zuerst den Namen eines Buchstabens, bevor wir entscheiden, ob es sich um einen Konsonanten oder einen Vokal handelt. Den Namen eines Buchstaben registrieren wir aber meist, ohne dabei auf das Schriftbild oder auf Groß- und Kleinschreibung zu achten.

Das „gleich" für physikalisch identische Reize löst eine schnellere Reaktion aus als das „gleich" für Reize mit gleichem Namen. Zudem braucht man etwa eine Zehntelsekunde

weniger, um bei A und A auf Namensgleichheit zu entscheiden als bei A und a. Selbst
wenn Sie nach einem gemeinsamen Namen
Ausschau halten, werden Sie bei der Suche
sichtlich innehalten, sobald Sie eine physikalisch übereinstimmende Gestalt entdeckt haben. Bei akustisch dargebotenen Buchstaben
hängt die Schnelligkeit, mit der Sie angeben,
ob die Buchstaben gleich oder ungleich sind,
davon ab, ob beide Buchstaben von demselben Sprecher stammen oder nicht (Cole,
Coltheart & Allard, 1974). Die Reaktion ist
schneller, wenn die Reize vom selben Sprecher stammen. Bei verschiedenen Sprechern
benötigen Sie etwas Zeit, um mit dem physikalischen Unterschied der Reize fertigzuwerden.

Nehmen wir nun aber einmal an, die beiden Buchstaben – um zu dem visuellen Fall
zurückzukehren – werden nicht gleichzeitig,
sondern nacheinander dargeboten (Posner,
Boies, Eichelman & Taylor, 1969). Der Unterschied zwischen den Reaktionszeiten für
Paare wie AA gegenüber Aa verschwindet
fast vollständig, wenn die Zeit zwischen dem
ersten und zweiten Buchstaben ausgedehnt
wird. Während bei gleichzeitiger Darbietung
die Entscheidung, ob ein Buchstabenpaar
„gleich" ist, etwa eine Zehntelsekunde länger
dauert, schrumpft der Unterschied auf etwa
eine fünfzigstel Sekunde, wenn zwischen den
Reizen eine Zwei-Sekunden-Pause besteht.
Warum sollte die Reaktion im Anschluß an
einen zweiten Reiz vom Zeitintervall zwischen erstem und zweitem Reiz abhängen?
Offenbar wird der Wahrnehmungsapparat
während der Pause zwischen den Reizen abgelenkt, so daß die Wirkung der physikalischen Merkmale irgendwie aufgehoben wird.
Wird zwischen den beiden Reizen abgelenkt
– z.B. durch die Anweisung, im Kopf zwei
Zahlen zu addieren –, so verlangsamt sich die
Reaktion auf den zweiten Buchstaben (Posner et al., 1969), unabhängig davon, ob die
Reize physikalisch identisch waren oder
nicht.

Man kann den ersten Buchstaben auch
akustisch darbieten, während der zweite
Buchstabe etwa eine halbe Sekunde später
optisch angezeigt wird und die Versuchsperson angeben soll, ob beide namensgleich oder
-verschieden sind (Posner et al., 1969). Es

wirkt sich wenig aus, wenn man die Sinneswahrnehmungen auf diese Weise kombiniert.
Es braucht etwas weniger Zeit, auf ein ge-
sprochenes A und ein gesehenes A mit
„gleich" zu reagieren als auf ein optisch ange-
zeigtes Aa. Die Reaktion auf ein gesproche-
nes A und ein gesehenes A ist fast genauso
schnell wie auf ein gesehenes AA. Kurz: Die
Ergebnisse deuten darauf hin, daß die akustische Reizaufnahme intern zu ähnlichen Repräsentationen führt wie die optische. Mit
„Repräsentation" meinen wir nicht ein inneres Abbild, sondern lediglich eine Stufe in der
Reizverarbeitung. Die Ergebnisse deuten ferner auf eine gewisse Konvergenz im Verarbei-
tungsvorgang der über Auge oder Ohr eintreffenden Reize hin.

Experimente, in denen es darum geht,
Buchstaben oder Ziffern miteinander zu vergleichen, sind für Denkprozesse i. allg. nicht
repräsentativ. Buchstaben und Ziffern sind
atypisch, da sie uns allzu vertraut sind und
außerdem in geometrischer Hinsicht Nachteile aufweisen. Einige Buchstaben unterscheiden sich in ihrer Gestalt mehr voneinander als
andere – so dürfte es leichter fallen, ein M von
einem J zu unterscheiden als ein U von einem
V. Groß- und Kleinbuchstaben können in
bezug auf die geometrische Ähnlichkeit variieren: C ist dem c ähnlicher als A dem a. Für
die Untersuchung von „gleich"- und „ungleich"-Urteilen sind Angaben darüber erforderlich, wie verschieden ein Reizpaar jeweils
tatsächlich war, wenn man abschätzen will,
inwieweit ein solcher Unterschied die Reaktionszeit mitbeeinflußt hat.

In mehreren Untersuchungen (Egeth,
1966; Nickerson, 1967; Hawkins, 1969) waren
Paare willkürlich ausgewählter Reize auf ihre
Gleichheit hin zu beurteilen. Ein Reiz war
z.B. ein großes, rotes Quadrat, der andere
ein kleiner grüner Kreis. Dieses Paar unterscheidet sich in allen drei Merkmalen: Größe,
Farbe und Gestalt. Bei anderen Paaren kann
der Unterschied in einem, zwei oder in keinem Merkmal bestehen. Die Frage ist, ob die
Reaktionszeit die Zusammenstellung der
Reizpaare in sinnvoller Weise widerspiegelt.

Die Antwort darauf ist: teils ja, teils nein.
Es wurde durchweg festgestellt (vgl. den
Überblick bei Nickerson, 1972), daß die Ant-
wort um so rascher erfolgte, je größer der

Unterschied war. Für Reize, die sich in nur einem Merkmal unterscheiden, sind die Reaktionszeiten länger als für Reize, die in drei Merkmalen verschieden sind. Bis hierher werden die Ergebnisse niemanden überraschen. Es sollte in jedem Falle weniger Zeit beanspruchen, einen Unterschied festzustellen, wenn jedes Merkmal einen Unterschied aufweist, gleichgültig ob die Reizanalyse dabei Merkmal für Merkmal oder alle Merkmale zugleich verarbeitet. Aber die Experimente enthalten auch eine handfeste Überraschung. Logisch betrachtet, müßten die Reaktionen am langsamsten sein, wenn die Reize gleich sind, denn „gleich" bedeutet die Abwesenheit eines Unterschiedes. Um zum Schluß zu kommen, daß kein Unterschied besteht, müßte man erst alle Merkmale prüfen. Die Antwort „gleich" erfolgt jedoch in dieser Hinsicht konsistent zu schnell, sie erfolgt allgemein schneller als die Antwort „ungleich", wenn ein Merkmal unterschiedlich ist, manchmal sogar schneller, als wenn zwei Merkmale verschieden sind. Bislang gibt es für diese Abweichung noch keine überzeugende Erklärung.

8.2 Ikonische Bilder und Vorstellungsbilder

Reaktionszeiten lassen zwangsläufig nur indirekte Schlußfolgerungen zu. Sie geben lediglich an, daß verschiedene Reiz-Reaktions-Sequenzen mehr oder weniger schnell ablaufen. Andererseits aber schließen wir auf einen zugrundeliegenden Denkprozeß, wenn sich die Zeiten einigermaßen kohärent und systematisch aufeinander beziehen lassen. Diese Schlußfolgerung setzt voraus, daß verborgene Operationen des Denkens in die Welt natürlicher Ereignisse gehören, in der 0,1 Sekunde plus 0,1 Sekunde 0,2 Sekunden ergeben bzw. 0,2 Sekunden minus 0,1 Sekunde gleich 0,1 Sekunde ist. In den Anfangsstadien einer empirischen Wissenschaft lassen sich durch die Annahme einer Regelhaftigkeit große Fortschritte erzielen. Im vorliegenden Fall bedeutete die Entdeckung von seriell und parallel ablaufenden Denkvorgängen einen entscheidenden Erkenntnisfortschritt. Trotz dieser Bedeutung haben derartige Befunde die Denkprozesse selbst nicht aufzeigen können, sondern nur die Spuren, die sie in der Zeit hinterlassen. Reaktionszeiten stellen nur Spuren der mit ihrer Hilfe untersuchten Denkprozesse dar. Wenn wir die Denkprozesse selbst erfassen wollen, müssen wir mit zusätzlichen Methoden an die Sache herangehen.

8.2.1 Das Ikon

Eine im Jahre 1960 veröffentlichte Monographie (Sperling, 1960) deckte ein Faktum von entscheidender Bedeutung für die ersten Momente nach dem Eintreffen eines komplexen Reizes auf. Das Versuchsmaterial bestand aus einer Anordnung von Buchstaben oder Ziffern. Die verschiedenen Konfigurationen sind in Abb. 8.2 dargestellt. Jede Reizkonfiguration wurde nur für eine kurze Zeitspanne, für genau 50 Millisekunden, dargeboten. Durch die kurze Darbietungszeit wurden systematische Augenbewegungen während der Inspektion verhindert. Für eine Untersuchung kognitiver Verarbeitungsvorgänge sind meist sehr kurze Reizexpositionen erforderlich, um das, was vor sich geht, solange der Reiz physikalisch präsent ist, von dem zu trennen, was danach passiert. Deshalb gehört das Gerät, das der kurzen Darbietung optischer Reize dient, das *Tachistoskop*, seit langem zur Standardeinrichtung eines psychologischen Labors.

Die Versuchspersonen in Sperlings Experiment sahen für 50 Millisekunden Buchstaben oder Ziffern (schwarz auf weißem Grund), von denen unmittelbar im Anschluß an die Darbietung so viele wie möglich wiederzuge-

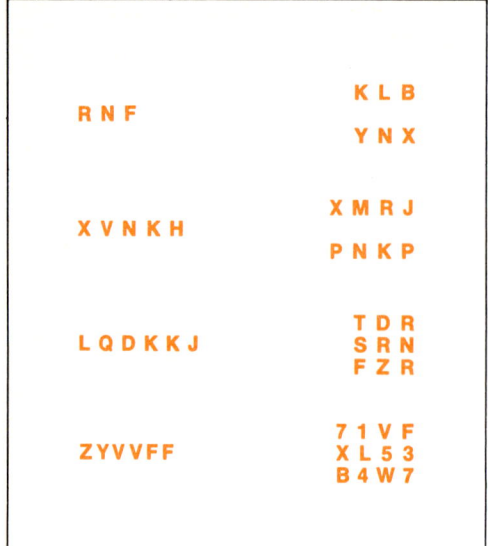

Abb. 8.2. Jede Zeichengruppe wurde einzeln auf einer Projektionswand 50 Millisekunden lang dargeboten. Die Versuchspersonen hatten sodann alles das zu reproduzieren, was sie aufgefaßt hatten. Die meisten Personen können ohne besondere Hilfe höchstens fünf oder sechs Zeichen reproduzieren. (Aus Sperling, 1960)

einem mittleren Ton die Buchstaben in der mittleren Reihe. Die Versuchsperson wußte nicht, welcher Ton folgen würde, die Aufgabe war aber insofern vereinfacht, als keine Reihe mehr als fünf Elemente enthielt.

Betrachten wir zunächst die mit „0" bezeichnete Kurve. Die Versuchsperson konnte fast vollständig sechs, acht oder neun Elemente entsprechend wiedergeben, wenn sie durch einen Ton eine zusätzliche Anleitung erhielt. Sie zählte zwar nicht acht oder neun Elemente bei jedem Versuchsdurchgang, da jeder jetzt nicht mehr als fünf Elemente enthielt, aber sie konnte zeigen, daß sie sich an jeden einzelnen Buchstaben in den Anordnungen erinnern konnte, solange sie nicht versuchte, sie alle auf einen Schlag aufzuzählen. Bei einer Anordnung von zwölf Elementen gab sie das Äquivalent für etwa elf wieder. Der Ton war jedoch erst in dem Moment zu hören, in dem die Buchstaben vom Schirm verschwanden. Der Leitton erschien, sobald die Anordnung ausgeblendet wurde. Die übrigen Kurven in Abb. 8.3 zeigen, was geben waren. Die unterste Kurve in Abb. 8.3 zeigt die Leistung einer Versuchsperson bei Reizkonfigurationen von drei bis zwölf Elementen. Wie wir schon in Kapitel 3 anführten, reicht der Umfang des unmittelbaren Gedächtnisses gewöhnlich von fünf bis neun Elementen; diese Versuchsperson liegt knapp unter der niedrigeren Zahl. (Dies könnte jedoch daran gelegen haben, daß die volle Leistungsfähigkeit unter den experimentellen Bedingungen, insbesondere bei extrem kurzer Exposition, nur teilweise erreicht wurde.) Die Versuchsperson kann etwa genau so viele Elemente aus einer Sechseranordnung wie aus einer Zwölferanordnung behalten. Diesen Schluß lassen die Daten bisher zu.

In einer weiteren scharfsinnigen Versuchsanordnung konnte Sperling belegen, daß diese Schlußfolgerung nur bedingt zutraf. *Nachdem* die Versuchsperson sechs, acht, neun oder zwölf Elemente gesehen hatte, hörte sie einen kurzen Ton. Bei einem hohen Ton sollte sie nur die Elemente in der oberen Reihe wiedergeben, bei einem tiefen Ton nur die Buchstaben in der unteren Reihe, bei

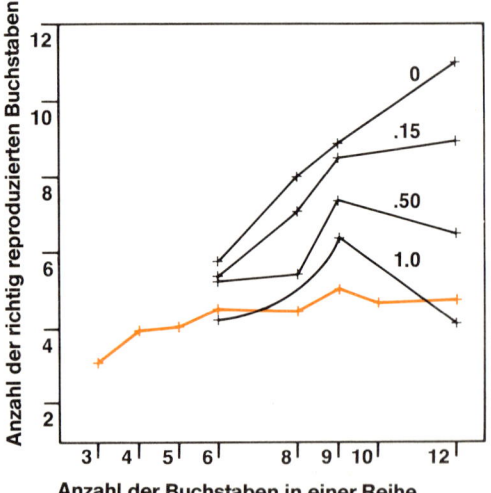

Abb. 8.3. Die flach verlaufende orange Linie unten zeigt, wieviel Zeichen (Buchstaben in diesem Fall) von einer typischen Versuchsperson als Funktion der Länge der Zeichenreihe wiedergegeben wurde. Die schwarzen Linien zeigen die Wiedergabe unter der Bedingung eines hohen, mittelhohen und tiefen Tonsignals, welches anzeigt, ob die Zeichen in der obersten, mittleren oder unteren Reihe wiedergegeben werden sollten (vgl. Abb. 8.2). Die Zahlen an den Kurven zeigen an, wie viele Sekunden zwischen dem Verschwinden der Zeichengruppe und dem Tonsignal lagen. (Aus Sperling, 1960)

schah, sobald das Zeitintervall zwischen Buchstabenanordnung und Ton von 0,15 Sekunden bis auf eine Sekunde ausgedehnt wurde. Lag eine Pause von einer Sekunde dazwischen, so verlor der Ton seinen Einfluß und die Leistung fiel auf ihr Ausgangsniveau zurück.

Sperlings Experiment wie auch die anderer (z. B. Averbach & Coriell, 1961) belegen, daß auch nach Beendigung der physikalischen Reizdarbietung die Reizinformation noch für kurze Zeit verfügbar ist. Einen Moment lang können wir noch einen Reiz überblicken, der nur noch das psychologische Phantom eines physikalischen Ereignisses darstellt, ein *Ikon,* wie Neisser es treffend nannte (Neisser, 1967). Gewöhnlich sind wir nicht in der Lage, den Inhalt eines Ikons vollständig oder auch nur annähernd vollständig wiederzugeben. Der Vorgang der Wiedergabe braucht Zeit. Schon während man zu berichten versucht, was man noch alles sieht, verblaßt das Ikon. Zudem kann der Wiedergabevorgang das Ikon unmittelbar beeinträchtigen. Sperlings Versuchsanordnung hält das verblassende Ikon fest, wobei sichtbar wird, daß schon die ersten Wahrnehmungsstufen ungeahnte Leistungen aufweisen.

Sperlings Entdeckung paßt zu einer größeren Palette von Forschungsbefunden. Seit Jahrzehnten war bekannt, daß man die Wahrnehmung eines visuellen Reizes durch einen zweiten, kurz danach dargebotenen Reiz, verändern konnte (vgl. Alpern, 1953). Ein Lichtblitz sieht z. B. schwächer aus, wenn kurz darauf eine weiterer Lichtblitz auf eine benachbarte Netzhautstelle trifft. Ein gleichzeitiges Aufleuchten beider Lichtblitze würde einen *Kontrast* von der Art hervorrufen, wie er in Kapitel 7 beschrieben wurde. Folgt der hemmende Reiz erst später, so bezeichnet man die Erscheinung als *Metakontrast.* Beim Metakontrast beeinflußt ein Reiz eher die Wahrnehmung eines Ikons als die eines weiteren Reizes. Wir müssen ihn daher als Teil der beim Erkennen ablaufenden mentalen Vorgänge ansehen. Durch Untersuchung der Interaktionen zwischen visuellen Reizen und ikonischen Nachbildern erhält der Experimentator die Möglichkeit, die ersten Augenblicke einer sich zu vollem Bewußtsein entwickelnden visuellen Wahrnehmung größtenteils zu rekonstruieren (vgl. hinsichtlich einer Darstellung dieser Rekonstruktion Kolers, 1962; Kahneman, 1968; Weisstein, 1968).

8.2.2 Aufmerksamkeit und Ikon

Sperlings Ergebnisse hätten nicht so viel Aufsehen erregt, wenn in seinem Experiment der Ton *vor* dem Aufleuchten der Buchstaben dargeboten worden wäre. Wenn Sie im voraus wissen, daß Sie eine Frage zur oberen oder unteren Buchstabenreihe erhalten, ist die Aufgabe natürlich leichter zu lösen, als ohne entsprechende Vorinformationen. Und dies gilt auch bei Ausschluß von Augenbewegungen; es kommt ja nicht nur darauf an, in die richtige Richtung zu sehen.

Ein vertrautes Beispiel mit akustischen statt optischen Reizen mag diesen Punkt näher beleuchten. Nehmen wir an, Sie hören gerade den musikalischen Darbietungen eines Orchesters zu. Fassen Sie nun den Entschluß, sich ganz auf die Geigen zu konzentrieren, dann werden die Geigen deutlicher hervortreten. Sie können also Ihre Aufmerksamkeit auf einzelne Komponenten bei der Klangerzeugung lenken, obwohl keine Bewegung stattfindet, kein Ausrichten der Ohren, das mit gezielten Augenbewegungen vergleichbar wäre. Dies sind bekannte Alltagsbeobachtungen. Wir können Sperlings Experimente und viele andere, die es bestätigen, hierauf anwenden. Wir konzentrieren uns auf die Geigen möglicherweise im *nachhinein,* d. h. unsere Aufmerksamkeit basiert auf einer Art akustischem Ikon und nicht auf dem akustischen Reiz als solchem.

Die akustische Forschung stimmt hier mit der visuellen überein (vgl. Moray, 1970), wenn sie sich auch bisher nicht in gleichem Maße auf empirische Untersuchungen stützen kann. Das „Ikon" beim Hören ist alternativ zum visuellen Ikon auch als *Echo* (oder „echoartige Erinnerung", Neisser, 1967) bezeichnet worden. Wir werden auf die akustische Modalität später zurückkommen. Zunächst aber wollen wir uns näher mit dem Hinweis befassen, daß Aufmerksamkeit sich eher auf Teile des Ikons richten läßt, als auf Teile des Reizes. Anders ausgedrückt: Es läßt sich empirisch belegen, daß das Ikon ein viel vollständigeres Bild des Reizes enthält, als es die Aussagen der Versuchspersonen vermuten lassen. Die Frage ist also: Wie vollständig ist das Ikon?

Einige Befunde deuten darauf hin (Shiffrin & Geisler, 1973), daß das Ikon am ehesten einer Art Schnappschuß des Reizes entspricht. Wenn Sie z.B. einen flüchtigen Blick auf eine Seite mit siebenstelligen Logarithmen werfen, besteht die Möglichkeit, daß das resultierende Ikon *jede* Zahl auf der Seite an seiner richtigen Stelle enthält. Natürlich werden Sie die Zahlen nicht alle aus dem Gedächtnis hersagen können. Sie werden vielleicht sechs oder sieben Ziffern in richtiger Reihenfolge aufzählen, dann aber beginnen Sie unsicher zu werden. Diese begrenzte Leistung kann jedoch mit Beschränkungen im eigentlichen Wiedergabeprozeß zusammenhängen, während das Ikon selbst voller Informationen ist, die nur schnell wieder verblassen.

Es gibt zahlreiche Experimente, die auf eine ungeahnte Fülle des Ikons hinweisen (Eriksen & Spencer, 1969; Crowder & Morton, 1969; Shiffrin & Geisler, 1973). Wir werden nur eins davon ausführlicher beschreiben (Shiffrin & Gardner, 1972). Eine Versuchsperson blickt auf den Bildschirm eines Oszilloskops (vergleichbar mit einem Fernsehbildschirm) und sieht für kurze Zeit Anordnungen von Buchstaben wie jene in Abb. 8.4. Aufgabe der Versuchsperson ist es herauszufinden, ob ein F oder ein T dargeboten wurde. Die Anordnung ist nur für 50 Millisekunden zu sehen, was viel zu kurz ist, um mit Augenbewegungen die vier Positionen abzutasten. Die Anordnung muß mit einem Mal als Ganzes erfaßt werden, danach verfügt die Versuchsperson nur noch über das Ikon.

In einem zweiten Versuchsdurchgang erscheinen die Buchstaben (oder Mischbuchstaben) nacheinander und nicht gleichzeitig. Für 50 Millisekunden taucht nur das Element oben links, für weitere 50 Millisekunden das Element oben rechts auf und entsprechend im Uhrzeigersinn die beiden unteren Positionen. Statt einer Gesamtzeit von 50 Millisekunden für die Reizaufnahme, steht der Versuchsperson nun das Vierfache an Zeit, eine Fünftelsekunde, zur Verfügung. Wäre das Ikon eine Art Schnappschuß, so müßte es gleichgültig sein, ob die Darbietung der Elemente nacheinander oder gleichzeitig erfolgte. In beiden Fällen würde die Versuchsperson bei ihrer Entscheidung ein Ikon daraufhin prüfen, ob es ein F oder ein T enthält. Wenn es aber zur Bildung des Ikons erforderlich ist, einen Reiz besonders zu beachten, so müßte die zweite Vorgehensweise deutlich im Vorteil sein. Hierbei werden die Reize ja nacheinander einzeln dargeboten, so daß die Versuchsperson ihre Aufmerksamkeit jedem Element gesondert widmen kann. Die zweite Vorgehensweise dehnt die Darbietungszeit auf eine Fünftelsekunde aus. Gemessen am Standard dieser Experimente ist dies ein ziemlich gemächliches Tempo.

Die Ergebnisse – Mittelwerte von 6 Versuchspersonen – sind in Tabelle 8.1 graphisch dargestellt. Wenn die Alternative zu T oder F der Buchstabe O war, fiel die Leistung um etwa 13 Prozent besser aus als bei der Mischalternative. Ein Blick auf Abb. 8.4 wird jeden

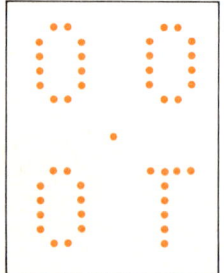 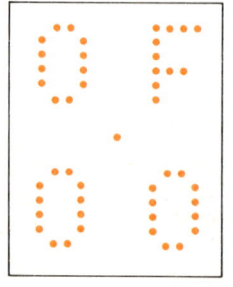 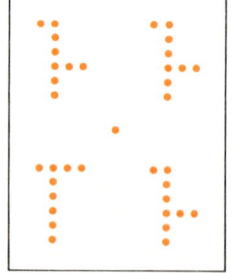 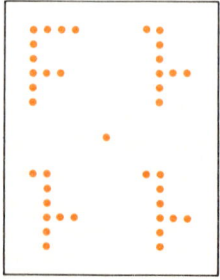

Abb. 8.4. Jede Vorlage zeigt eine Reizanordnung. Die Versuchsperson bekommt die Vorlage 50 Millisekunden lang zu sehen und soll sagen, ob sie ein *F* oder ein *T* oder keines der beiden Zeichen sieht. (Aus Shiffrin & Gardner, 1972)

Tabelle 8.1. Einfluß der Aufmerksamkeit auf ein Ikon

	Prozentsatz der entschlüsselten Buchstaben	
	Darbietung gleichzeitig	Darbietung nacheinander
Tafel mit O	82	79
Tafel mit Mischformen	68	67

Nach Shiffrin & Gardner, 1972

Zweifel ausräumen, der Ihnen vielleicht angesichts des Ergebnisses kommen mag. Es bedarf einfach mehr Informationen, um ein F oder ein T von einem Mischelement zu unterscheiden als von einem O. Es werden also in einer kurzen Stichprobe mehr Fehler bei Mischformen auftreten.

Die Überraschung steckt in dem anderen Vergleich, den Tabelle 8.1 enthält. Die Leistungen waren um nichts besser, wenn die Elemente nacheinander dargeboten wurden, als bei gleichzeitiger Darbietung. Tatsächlich waren sie sogar etwas schlechter, der Unterschied ist jedoch statistisch nicht signifikant. Aus dem Experiment geht hervor, daß ein Ikon mit vier Elementen innerhalb von 50 Millisekunden genauso gut vermittelt wird wie ein Ikon mit nur einem Element. Eine solche Feststellung würde auch für eine Kamera zutreffen, jenes Modell der Wahrnehmung also, das durch die Ergebnisse nahegelegt wird. Andere Untersuchungen (Eriksen & Spencer, 1969) belegen, daß diese Feststellung mindestens auch für Vorlagen bis zu 10 Elementen gilt; eine obere Grenze für die Fülle des Ikons fand sich bisher in keiner Untersuchung. Ähnliche Schlußfolgerungen ergaben sich, wenn anstelle von Buchstaben anderes visuelles Reizmaterial verwendet wurde (Shiffrin, Gardner & Allmeyer, 1973) wie auch bei der Untersuchung anderer Sinnesbereiche – Gehör (Crowder & Morton, 1969) und Tastsinn (Shiffrin et al., 1973).

Diese Untersuchungen lassen auf eine Stufe der sensorischen Verarbeitungsvorgänge schließen, die früher auftritt als die selektiven Wirkungen der Aufmerksamkeit, eine Stufe, auf der die Aufnahme automatisch und unbewußt erfolgt. Wir haben für diese Stufe den Begriff „Ikon" in Anlehnung an Neisser

(1967) verwendet. Eine Versuchsperson kann sich auf Fragmente oder Teile des Ikons konzentrieren, indem sie ihre Aufmerksamkeit in die eine oder in die andere Richtung lenkt. Das Lenken der Aufmerksamkeit ist dabei nicht direkt beobachtbar; es stellt kein äußeres Verhalten dar wie etwa eine Kopfbewegung oder wenn wir die Hand ausstrecken, um etwas anzufassen. Trotzdem liegt der physikalische Reiz einen Moment lang in Form eines sensorischen Ikons vor, und Aufmerksamkeit, Such-, Erkennungsvorgänge usw. scheinen darauf in vieler Hinsicht genauso zu reagieren, wie das äußere Verhalten auf externe Reize reagiert.

Um das Ikon zu charakterisieren, haben wir die Metapher des „Schnappschusses" verwendet. Zum Schluß müssen wir zwei mögliche Quellen des Mißverständnisses anführen. Zunächst einmal sind die Daten zwar überwiegend, aber nicht ausschließlich visueller Natur. Der „Schnappschuß" kann hörbar, fühlbar usw. sein. Zum anderen stellt das Ikon keinen tatsächlichen Schnappschuß, keine Kopie des physikalischen Reizes dar. Wir betonten in Kapitel 7, daß unsere Sinnesorgane, wie auch jede Ebene unseres Nervensystems, den eigentlichen Reiz überlagern: Wir transformieren den physikalischen Reiz, so wie es unserer Veranlagung entspricht. Die Schnappschußanalogie besagt lediglich, daß die unteren Ebenen den Reiz automatisch und ohne variierende Selektivität transformieren. Auf dieser Ebene der Wahrnehmung scheint der einem Item zugehörige Informationsbetrag kaum von der Anzahl weiterer, zusätzlich verarbeiteter Items abzuhängen.

8.2.3 Filterprozesse

Wenn wir etwas nicht mehr sehen wollen, können wir die Augen schließen oder den Kopf abwenden. Vor dem Lärm um uns herum können wir uns zum Teil schützen, indem wir uns die Ohren zuhalten oder aber, um Störgeräusche zu übertönen, lauter sprechen. Wenn etwas schlecht schmeckt, können wir es ausspucken, bei einem unangenehmen Geruch uns die Nase zuhalten.

Viele Verhaltensweisen dienen offensichtlich dazu, bestimmte Reizeinwirkungen zu fördern, andere hingegen zu verhindern. So strecken wir beispielsweise unseren Hals, um etwas Interessantes sehen zu können, oder bringen eine verlockende, unbekannte Speise oder ein Gläschen Schnaps in unseren Geruchsbereich, bringen unsere Ohren in Richtung eines leisen Geräuschs usw. Es ist uns zur Selbstverständlichkeit geworden, daß wir die Reizaufnahme unserer Sinne ständig regulieren. Wird die Regulation vorwiegend durch mentale, im äußeren Verhalten nicht sichtbare Vorgänge erreicht, so nennen wir das „aufmerksam sein". Wir sprechen von „Aufmerksamkeit", wenn wir auf die Violinen eines Orchesters besonders achten, nicht aber, wenn wir den Lautstärkeregler eines Audiosystems aufdrehen. Eine ähnliche Gegenüberstellung ist uns schon früher zwischen dem Rechnen „im Kopf" und dem Rechnen mit einem Abakus begegnet. Ist die in der Wahrnehmung stattfindende Selektion verdeckt, d. h. der unmittelbaren Beobachtung entzogen, so bezeichnen wir sie als „mental". Eine verdeckt erfolgende Selektion mag zwar genauso geordnet und regelmäßig ablaufen wie eine im Verhalten sichtbare, allerdings ist es schwieriger, sie objektiv zu erfassen.

Eines der zentralen Themen bei der Untersuchung der Aufmerksamkeit haben wir bereits im vorigen Abschnitt behandelt. Selektives Verhalten findet zunächst unmittelbar auf der Ebene des Erlebens statt: Wir schließen oder öffnen die Augen, wir greifen nach etwas, um es an Nase, Mund oder Ohr heranzuführen. Es findet aber auch auf einer viel höheren Ebene statt – sobald wir uns ein Erlebnis nochmals durch den Kopf gehen lassen. Wenn wir über ein Erlebnis nachdenken, hinterläßt es möglicherweise Spuren im Langzeitgedächtnis. Findet eine bewußte Selektion auf jeder Stufe statt? Oder gibt es Ebenen, auf denen der Wahrnehmungsvorgang rein passiv verläuft, so wie es die besprochenen Experimente vermuten lassen?

Metaphorisch läßt sich Selektivität gut als Filter umschreiben (Broadbent, 1958). An welcher Stelle in der Kette von Wahrnehmungsereignissen finden Filterprozesse statt, die einige Elemente passieren lassen, andere hingegen nicht? Wie weit reicht die dem An-

oder Abschalten eines Radios vergleichbare fakultative Selektivität an die unmittelbare sensorische Reizaufnahme heran, ohne dabei im Verhalten sichtbar zu werden, haben wir da einen mentalen Vorgang vor uns? Swets (1963) gibt einen Überblick über Untersuchungen, aus denen hervorgeht, daß wir unser Ohr auf ein bestimmtes Geräusch „einstimmen" können. Erwarten wir einen Ton von bestimmter Höhe, dann nehmen wir diese bereits bei schwächerer Intensität wahr, als vergleichbare Töne von beliebiger Höhe. Wir können auf einer lauten Cocktailparty einer Unterhaltung auch dann noch folgen, wenn sie über das ganze Zimmer hinweg oder hinter unserem Rücken stattfindet. Solche Leistungen erfordern offensichtlich die Fähigkeit, andere konkurrierende Wahrnehmungen auf einer gewissen Ebene zu unterdrücken.

Bei Untersuchungen zur Selektivität des Hörens hat sich die Technik des *begleitenden Nachsprechens* (Cherry, 1953; Poulton, 1953) bewährt. Dabei soll die Versuchsperson eine Mitteilung so wiederholen, wie sie sie über einen Kopfhörer empfängt. Gewöhnlich fällt ihr dies mit etwas Übung nicht schwer. Man stelle sich nun aber vor, daß das linke Ohr die zu wiederholende Botschaft, das rechte Ohr gleichzeitig aber eine andere Botschaft empfängt. Die meisten bewältigen auch diese anspruchsvolle Aufgabe; allerdings geschieht dies auf Kosten der dem rechten Ohr zugeführten Informationen, die anscheinend ausgeblendet werden (vgl. den Überblick bei Moray, 1970). Gleichgültig, ob die Botschaft des rechten Ohrs vom Englischen ins Französische und wieder zurück, oder vom Deutschen ins Lateinische wechselt, die Versuchspersonen sprechen die Botschaft des linken Ohrs begleitend nach, ohne auf die Vorgänge im rechten Ohr zu achten. Selbst ein englischer Text, der rückwärts abgespielt wird, bleibt unbemerkt. Spielt man eine Liste mit sieben Wörtern in einer Versuchssitzung 35mal hintereinander dem nicht achtgebenden Ohr vor, so hinterläßt dies keine nachhaltigen Eindrücke (Moray, 1959); die Versuchspersonen vermögen in einem direkt anschließenden Text kein einziges Wort wiederzuerkennen.

Es scheint zunächst so, als ob ein selektiver Aufmerksamkeitsfilter unmittelbar auf sensorischer Ebene tätig ist, so als könnten wir das eine Ohr ähnlich wie ein Radio abschalten. Dies würde der Ansicht, daß das Ikon eine Art Schnappschuß darstellt, widersprechen. Allerdings verhält es sich nicht ganz so. Der Strom der nicht beachteten Reize wird nur verdeckt, aber nicht vollständig unterdrückt. Wenn am rechten Ohr plötzlich der Name der Versuchsperson auftaucht oder anstelle einer männlichen Stimme plötzlich eine weibliche Stimme spricht, wird dies gewöhnlich bemerkt. Wenn aus den beiden Botschaften plötzlich eine wird, wobei die begleitend nachgesprochene Botschaft einige Sekunden der anderen vorangeht, erkennen die Versuchspersonen, daß die Botschaft am anderen Ohr eine Wiederholung darstellt. Sie erkennen dies sogar dann, wenn die eine Botschaft auf englisch und die andere als französische Übersetzung davon eingegeben wird – allerdings nur, wenn sie beide Sprachen beherrschen (Treisman, 1964a). Beherrscht die Versuchsperson nur die englische Sprache, so bleibt das französisch Gesprochene unbemerkt.

Der Filter ist also nicht in der Weise undurchlässig, wie es bei schwarzem Glas oder Ohrstöpseln der Fall ist. Man könnte annehmen, daß man das, worauf man nicht achtet, auch nicht hört, aber Experimente zeigen, daß das Signal innerhalb des Wahrnehmungsprozesses bis zu einer ziemlich hohen Ebene vordringt – mindestens bis zur Ebene des Sprachverständnisses. Wäre die nicht beachtete Botschaft nicht „verstanden" worden, hätte man nicht entdecken können, daß in ihr die begleitend nachgesprochene Botschaft auf französisch oder plötzlich der eigene Name auftauchte. Meistens werden die Botschaften jedoch ausgeblendet und erreichen so niemals das volle Bewußtsein. Unter „vollem Bewußtsein" verstehen wir, daß die Botschaft im Kurzzeitgedächtnis durch inneres Wiederholen und Analyse aufrechterhalten wird. Aufmerksamkeitszuwendung bewirkt, daß eine der Botschaften behalten wird, Aufmerksamkeitsabwendung, daß eine andere Botschaft schnell wieder verschwindet (Norman, 1969b).

8.2.4 Das Ikon als bildhafte Vorstellung

Einige der zuvor beschriebenen Experimente haben mit der Eingangsstufe des Wahrnehmungsvorgangs zu tun, auf der Aufmerksamkeit oder andere „Kontrollprozesse" (Atkinson & Shiffrin, 1968) noch keine Rolle spielen. Diese belegen die Existenz eines Ikons, das in mancher Hinsicht dem physikalischen Reiz selbst gleicht. In einem älteren, sich eher auf persönliche Erfahrung als auf Experimente stützenden Vokabular hätten wir es vielleicht so ausgedrückt: Die Ergebnisse deuten auf eine bildhafte Vorstellung des physikalischen Reizes hin. Der gesunde Menschenverstand hat schon immer an ein „geistiges Auge" geglaubt, das zusätzlich neben den sich in unseren Sinnesorganen abspielenden Vorgängen tätig ist. In dieser Hinsicht hat die Forschung lediglich das bestätigt, was ohnehin schon bekannt war. Häufig kommt die Psychologie jedoch dann voran, wenn es ihr gelingt, subjektive Eindrücke in objektive Daten umzusetzen. Bei einer so bedeutenden Sache wie dem geistigen Auge halten wir es nicht für nötig, uns für die Arbeit zu entschuldigen, die erforderlich ist, um objektiv etwas nachzuweisen, was angeblich längst bekannt ist.

Es besteht ferner die verbreitete Ansicht, daß wir Vorstellungsbilder vor unserem geistigen Auge erzeugen können. Eine bildhafte Vorstellung wie die unserer Tante, die einen Strohhut aufhat, den wir eben bei jemand anderem gesehen haben, kann uns – wie es scheint – durch den Kopf gehen. Kann es das wirklich? Und wie ließe sich so etwas nachweisen?

Es ist tatsächlich so schwierig herauszufinden, wie eine Person ihre eigenen subjektiven Vorstellungsbilder formt, daß man bereits dazu neigte, die Existenz des Problems anzuzweifeln. In den letzten 50 Jahren haben viele Psychologen und Philosophen behauptet, daß man bildhafte Vorstellungen am besten umgeht, indem man deren Existenz verneint oder das Problem den Physiologen überläßt (die damit gewöhnlich ebenso wenig anfangen können wie die Psychologen). Glücklicherweise waren nicht alle davon überzeugt, daß es sich hier um ein wissenschaftlich aussichtsloses Thema handelte, denn die neuere

Forschung bestätigt, daß dies nicht der Fall ist.

In einer bemerkenswerten Reihe von Versuchen haben R. N. Shepard und Mitarbeiter eine ganze Tradition des philosophischen Skeptizismus über den Haufen geworfen, und zwar durch einen außergewöhnlich anregenden Versuch mit dem geistigen Auge. Man konnte schon immer durch das eigene Auge sehen, aber Shepard gelang es mit Hilfe ausgeklügelter Experimente, durch das geistige Auge anderer Menschen zu sehen. In einer Untersuchung (Shepard & Metzler, 1971) wurden den Versuchspersonen Paare von Strichzeichnungen (vgl. Abb. 8.5) vorgelegt. Sie mußten 1600 solcher Paare betrachten, die nach drei Regeln entworfen waren, entsprechend A, B und C in Abb. 8.5.

A: Hier sind beide Zeichnungen identisch, außer daß sie in verschiedenen Winkeln aufgeklebt wurden. Man könnte auch sagen, daß beide Zeichnungen das Ergebnis einer Drehung in der Ebene wiedergeben, die durch die Seitenoberfläche gegeben ist.

B: Diese beiden Zeichnungen stellen zweidimensionale perspektivische Projektionen derselben dreidimensionalen Struktur dar; das heißt, beide Zeichnungen stellen das Ergebnis einer Drehung ein- und desselben Objektes in der dritten Dimension dar.

C: Obwohl die beiden Zeichnungen einander ähnlich sehen, sind sie doch in ihrem Aufbau verschieden. Sie lassen sich weder in der Seitenebene noch in der dritten Dimension so drehen, daß sie zur Deckung gelangen.

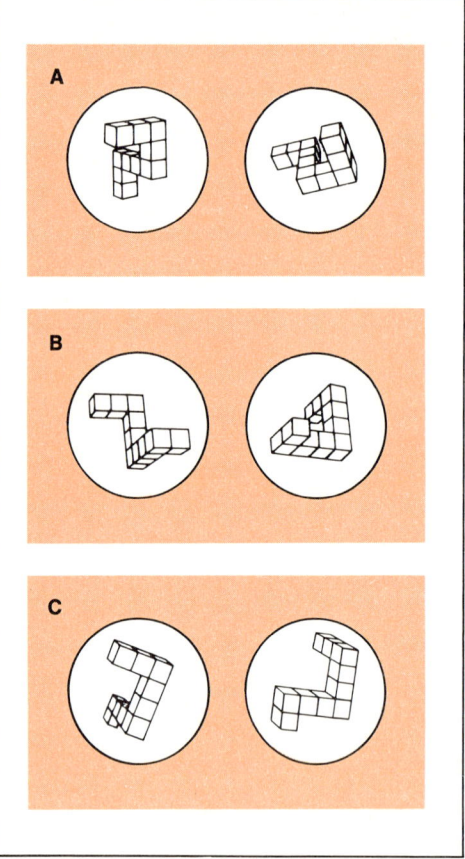

Abb. 8.5. Die Versuchspersonen betrachteten Paare perspektivischer Zeichnungen wie die hier abgebildeten, sie sollten herausfinden, ob es sich um gleiche Figuren in unterschiedlicher Lage handelte. Jede Zeichnung enthielt 10 kleine Würfel, die ein Gebilde mit drei rechten Winkeln darstellten. Im Paar A ist die eine Figur in der Ebene der Buchseite gegenüber der anderen rotiert. Beim Paar B wird in der dritten Dimension rotiert, senkrecht zur Ebene des Buches. Beim Paar C handelt es sich um verschiedene, nicht durch Rotation verschieden aussehende gleiche, Gebilde. Die Versuchspersonen bekamen 1600 verschiedene Paare dargeboten. (Aus Shepard & Metzler, 1971)

Die Versuchsperson sollte bei jedem Figurenpaar, das auf einem Bildschirm erschien, bei ruhiger Kopfstellung angeben, ob die beiden Zeichnungen im Sinne von A und B (oben) gleich, oder ob sie im Sinne von C verschieden waren. Obwohl die Versuchspersonen die Anweisung hatten, so schnell wie möglich mit gleichbleibender Genauigkeit zu reagieren, erreichten sie mit ein bißchen Übung im Durchschnitt mehr als 95% richtige Antworten. In der Hauptsache ging es jedoch in diesem Experiment um die Schnelligkeit und nicht um die Genauigkeit der Antwort.

Die Reizpaare vom Typ A und B wurden im Bereich von 0° bis 180° gedreht. Man beachte, daß der maximale Winkelunterschied beider Reiztypen 180° beträgt. 180° entsprechen dabei auf der Ebene der Seite (A) genau einem Auf-den-Kopf-Stellen der Figur, in der dritten Dimension (B) genau einer vollständigen Drehung der Figur von vorn nach hinten.

Es kam den Versuchspersonen dabei so vor, als würden sie die Figuren in ihrer Vorstellung selbst drehen. Dieser Eindruck wird durch die Daten bestätigt. Sollte eine mentale Drehung tatsächlich stattfinden, so müßte es der Größe des Drehwinkels entsprechend länger dauern, um zu entscheiden, ob es sich bei den Zeichnungen um ein- und dieselbe Figur handelt oder um verschiedene Figuren. In Abb. 8.6 sind die durchschnittlichen Reaktionszeiten in Abhängigkeit zur Größe des Drehwinkels für Reiztyp A und B dargestellt. Die Reaktionszeit steigt für beide Reiztypen von einer Sekunde bis auf mehr als vier Sekunden in dem Maße an, in dem der Drehwinkel von 0° bis 180° zunimmt.

Abbildung 8.6 enthält zwei weitere Informationen. Zum einen fällt auf, daß die Daten alle auf einer geraden Linie liegen. Dies bedeutet, daß die mentale Drehung mit gleichbleibender Geschwindigkeit abläuft. Für acht Versuchspersonen lag die durchschnittliche mentale Drehgeschwindigkeit bei 60° pro Sekunde bzw. bei 6 Sekunden für eine vollständige 360°-Drehung. Nach Angaben der Versuchspersonen war eine schnellere Drehung der Bilder nicht möglich, ohne daß deren

Formbeständigkeit beeinträchtigt wurde. Die „Formbeständigkeit" eines Bildes läßt sich als Metapher besonders gut auf eine Erscheinung von eher flüchtigem Charakter beziehen.

Die beiden Geraden in Abb. 8.6 haben ungefähr die gleiche Steigung. Dies bedeutet, daß die Versuchspersonen die mentalen Bilder stets mit gleicher Geschwindigkeit drehten, unabhängig davon, ob die Drehung in der Ebene oder in der dritten Dimension erfolgte. Die Drehung in der dritten Dimension hat eine geometrisch weitaus komplexere Struktur, welche Änderungen in der Perspektive und relativen Größe enthält – und doch führten die Versuchspersonen beide Aufgaben mit gleicher Leichtigkeit und Geschwindigkeit aus.

Warum erfordert der mentale Prozeß für A und B jeweils die gleiche Zeit? In bezug auf eine zweidimensionale Geometrie der Strichzeichnungen zeigen beide Aufgaben wenig Gemeinsamkeiten. Die Ergebnisse werden erst sinnvoll, wenn wir die logischen Voraussetzungen des Experiments akzeptieren. Die Prämissen bestehen hauptsächlich darin, daß erstens *mentale Drehung* auftritt, und zweitens daß die Drehung dabei irgendwie *dreidimensional* abläuft. Selbst diejenigen, die die Existenz eines inneren Auges nie bezweifelt

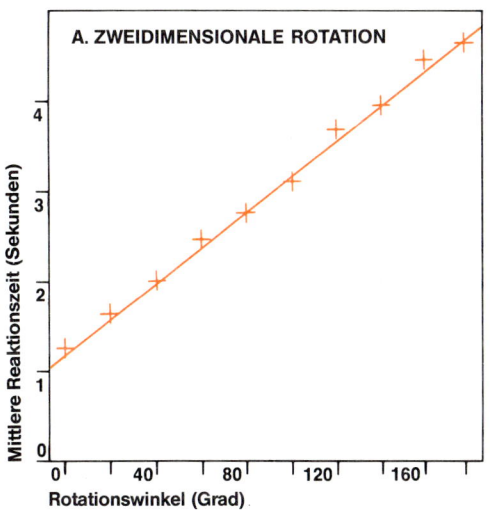
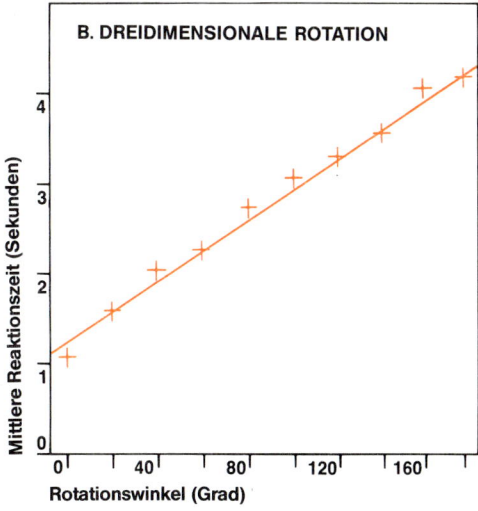

Abb. 8.6. Die Zeit (in Sekunden) bis zur Reaktion auf die Figurpaare (vgl. Abb. 8.5) in Abhängigkeit vom Rotationswinkel, der die Verschiedenheit der Lage ausdrückt. Die größtmögliche Lageverschiedenheit beträgt 180°. Die linke Grafik gibt die Resultate für die zweidimensionale Rotation (*A* in Abb. 8.5), die rechte Grafik für die dreidimensionale Rotation wieder (*B* in Abb. 8.6). (Aus Shepard & Metzler, 1971)

haben, mag die Feststellung überraschen, daß dieses Auge Dinge sehen kann, die sich im dreidimensionalen Raum drehen. Das Experiment sprengt zweifellos den Rahmen alltäglicher Vorstellungen.

In einem weiteren Experiment (Cooper & Shepard, 1973) gelang es, zusätzliche Komponenten der mentalen Drehung aufzuzeigen. Die Versuchsperson sollte dabei das Ikon eines Schriftzeichens so drehen, daß sie angeben konnte, ob es seitenverkehrt war oder nicht. Die Beurteilung von Druckbuchstaben oder Zahlen war mehr oder weniger dadurch erschwert, daß die Schriftzeichen in verschiedenen Neigungswinkeln dargeboten wurden. Je nach den experimentellen Variationsbedingungen benötigte eine Beurteilung mehr oder weniger Zeit, was den Versuchsleiter in die Lage versetzte, gewisse vor dem geistigen Auge sich abspielende Prozesse zu rekonstruieren, deren sich die Versuchspersonen kaum bewußt waren.

Abbildung 8.7 zeigt den Buchstaben R normal und seitenverkehrt in sechs verschiedenen Lagen, insgesamt also 12 verschiedene Reizdarbietungen. Das gleiche galt für fünf weitere Schriftzeichen, die in dem Experiment verwendet wurden. Bei Schriftzeichen außerhalb der vertikalen Position – besonders bei Abweichungen zwischen 120° und 240° –

gaben die Versuchspersonen an, so etwas wie eine mentale Drehung bemerkt zu haben. Wenn das Schriftzeichen annähernd eine vertikale Position einnahm, war eine Angabe über die Seitenverkehrtheit anscheinend auch ohne mentale Bewegung möglich. Zu beachten ist, daß eine mentale Drehung nur erforderlich ist, weil wir gewöhnlich Buchstaben oder Zahlen in aufrechter Lage sehen. In einem Experiment wie diesem würde eine Versuchsperson mit entsprechender Übung bald herausfinden, welche Buchstaben seitenverkehrt sind und welche nicht, ohne sie dabei jedesmal im Geiste aufrecht zu stellen. Die Versuchspersonen dieses Experiments hatten jedoch zu wenig Übung, um auf die mentale Drehung verzichten zu können.

Als erstes zeigt das Experiment, daß die Reaktionszeit eine Funktion der Abweichung von der Vertikalen darstellt. Die Reaktionszeit betrug ungefähr eine halbe Sekunde für das Schriftzeichen in aufrechter Position. Abbildung 8.8 zeigt die Durchschnittswerte für acht Versuchspersonen. Um 180° gedrehte, d.h. auf den Kopf gestellte Schriftzeichen benötigen die längste Entscheidungszeit von ungefähr 1100 Millisekunden oder 1,1 Sekunden. Wahrscheinlich dreht die Versuchsperson das Ikon so lange, bis es so weit aufrecht steht, daß eine Entscheidung möglich wird; je

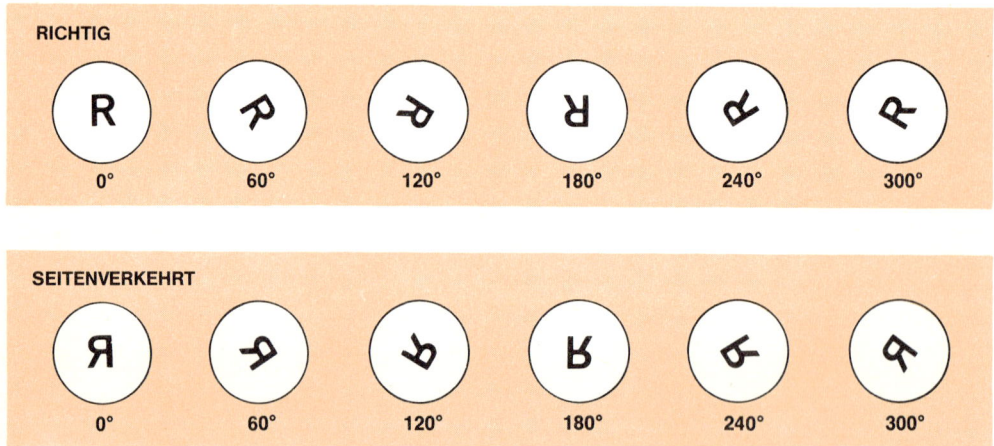

Abb. 8.7. Die zwölf verschiedenen Lagen des Buchstaben R, die den Versuchspersonen dargeboten wurden mit der Frage, ob das R jeweils richtig oder seitenverkehrt liegt. Die Abweichung von der aufrechten Lage wird in Grad angegeben. Die übrigen Buchstaben und Ziffern in

diesem Experiment wie J, G, 2, 5, 7 waren gleichfalls asymmetrisch, vertikal oder lateral. So wie das R sehen diese Buchstaben und Zahlen verschieden aus, wenn man sie auf den Kopf stellt oder seitenverkehrt darbietet. (Aus Cooper & Shepard, 1973)

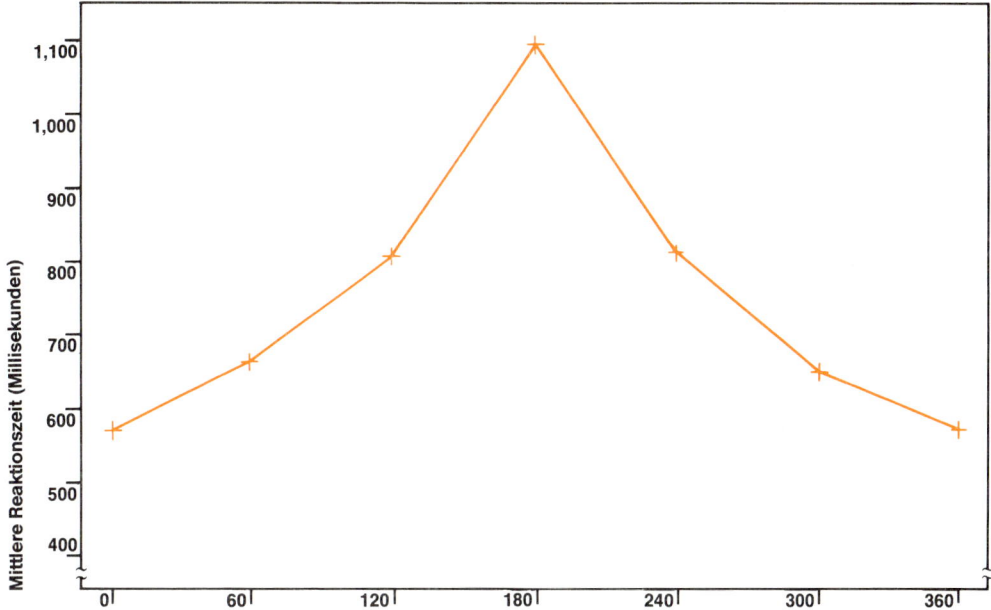

Lage des Testreizes (in Grad, gemessen als Abweichung von der Senkrechten bei Drehung im Uhrzeigersinn)

Abb. 8.8. Die Zeit zwischen Darbietung eines Zeichens und der Reaktion der Versuchsperson, die anzugeben hatte, ob das Zeichen aufrecht steht oder nicht, in Abhängigkeit von der Lage des Zeichens. 0° ist aufrechtstehend, 180° ist auf dem Kopf stehend, 360° ist die Wiederholung der Lage 0°. Reaktionen auf seitenverkehrte und normale Darbietungen wurden gemittelt. (Aus Cooper & Shepard, 1973)

mehr das Ikon an die Kopflage heranreichte, desto längere Zeiten waren erforderlich. Unabhängig von der Winkelstellung ergaben sich für seitenverkehrte Schriftzeichen durchweg um 0,1 Sekunden längere Reaktionszeiten. Wir werden auf die Gründe hierfür später noch eingehen, wobei wir auch die Frage erörtern, warum die Funktion eher gekrümmt ist und keine Gerade resultiert, wie das für die Daten in Abb. 8.6 der Fall ist.

Abbildung 8.9 gibt die Variationen in der Versuchsanordnung an. Die *Bedingung N* ist jene, die wir beschrieben haben: Die Versuchsperson sieht 2 Sekunden (2000 Millisekunden) lang auf einen schwarzen Bildschirm, dann erscheint so lange ein Schriftzeichen in einer bestimmten Winkelstellung, bis die Versuchsperson reagiert. *Bedingung I* besteht darin, daß die Versuchsperson zuerst 2 Sekunden lang die Umrißzeichnung eines nicht seitenverkehrten Buchstabens oder einer Zahl in aufrechter Lage sieht. Darauf erscheint dasselbe Schriftzeichen mit einer gewissen Winkeldrehung und vielleicht auch

seitenverkehrt. Mit dieser Abwandlung des Standardversuchs wird geprüft, inwieweit das Wissen darüber, welches Schriftzeichen als nächstes erscheinen wird, die Ergebnisse beeinflußt. In ähnlicher Weise gibt *Bedingung O* der Versuchsperson im voraus an, mit welcher Neigung das Schriftzeichen erscheinen wird, ohne daß gesagt wird, um welches Schriftzeichen es sich handelt, und natürlich auch nicht, ob es seitenverkehrt ist.

Bedingung B stellt die bedeutsamste Variation der Versuchsanordnung dar. Die Versuchsperson sieht hier zuerst zwei Sekunden lang das aufrechte, nicht seitenverkehrte Schriftzeichen; dann zeigt ein Pfeil den Grad der Neigung an. Der Orientierungspfeil kann 100, 400, 700 oder 1000 Millisekunden lang erscheinen, bevor das kritische Schriftzeichen auftaucht. Mit dieser Vorinformation soll die Versuchsperson Gelegenheit erhalten, ein inneres Ikon zu bilden und in Stellung zu bringen. Wenn darauf der Prüfreiz erscheint, muß sie diesen nur noch mit dem schon gedrehten Ikon vergleichen. Sind beide gleich, dann ist

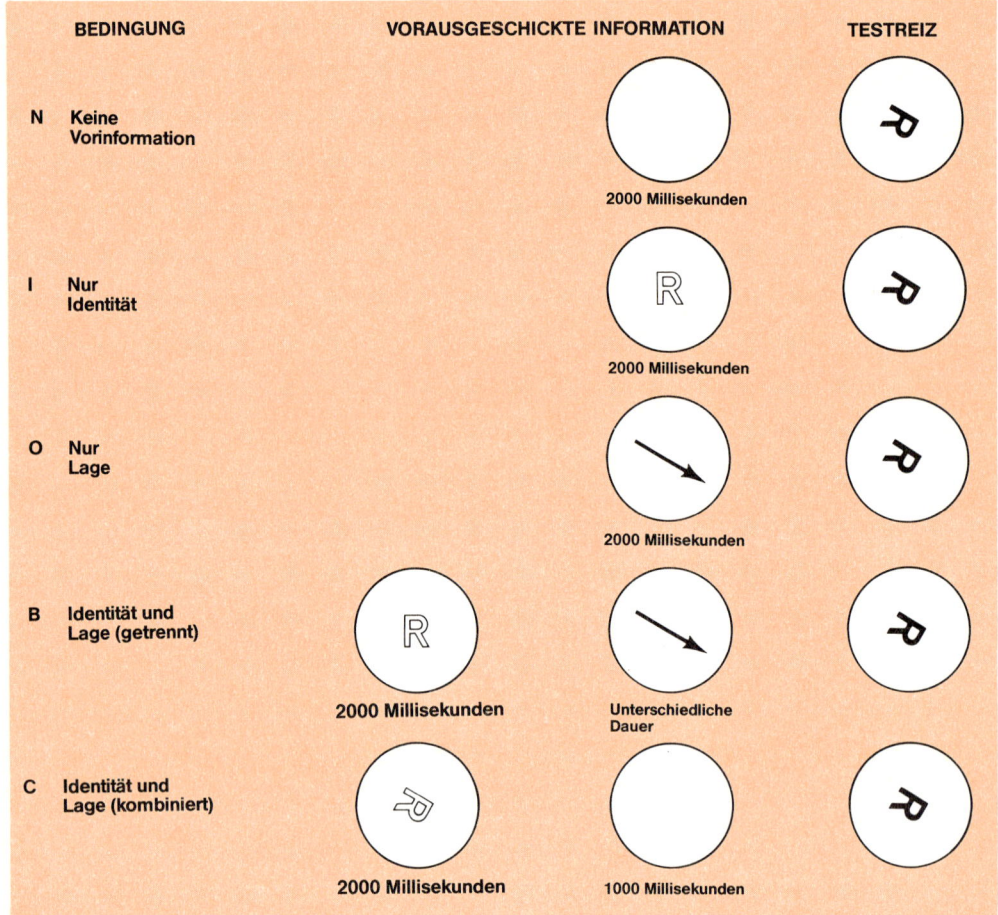

Abb. 8.9. Rechts das Beispiel eines Testreizes, ein normales, d. h. nicht seitenverkehrtes *R* um 120° gedreht. Bei anderen Einzelversuchen wurden der Versuchsperson andere Zeichen in anderen Lagen dargeboten, auch seitenverkehrte. Die anderen Kolonnen zeigen Variationen im experimentellen Vorgehen. Es gab keine Vorinforma-tion *(N)*, Vorinformationen über die Identität des Testreizes *(I)*, über seine Lage *(O)* oder über beides *(B)*. Bei manchen Versuchen *(C)* wurde der Versuchsperson die gedrehte Figur vorweg gezeigt, jedoch immer nichtseitenverkehrt, während der Testreiz seitenverkehrt sein konnte oder nicht. (Aus Cooper & Shepard, 1973)

der Reiz nicht seitenverkehrt; sind sie verschieden, dann muß der Reiz seitenverkehrt sein. Stimmt diese Überlegung, dann müßte sich die Reaktionszeit um eben den Zeitbetrag verringern, der durch die im voraus ausgeführte Drehung eingespart wird.

Die letzte *Bedingung C* gibt der Versuchsperson im voraus das vollständig gedrehte Schriftzeichen an. Der Prüfreiz erscheint eine Sekunde später. Die Versuchsperson muß nur entscheiden, ob er gleich ist oder nicht. Ist er gleich, dann ist der Reiz nicht spiegelverkehrt; andernfalls muß der Reiz spiegelver-

kehrt sein. Der Unterschied zwischen dieser Bedingung und der Bedingung *B* besteht darin, daß die Versuchsperson in B das eigene Ikon drehen muß, während in *C* eine bereits gedrehte Vorlage gegeben wird. Die Frage ist nun, ob ein solcher Unterschied sich auf die Reaktionszeit auswirkt.

Die Abb. 8.10 zeigt einige relevante Ergebnisse. Sie klären eine ganze Anzahl von Fragen bezüglich der mentalen Bilder. Wenn die Versuchsperson im voraus weiß, welches Schriftzeichen erscheinen wird, oder mit welcher Neigung es auftritt, nicht aber über beide

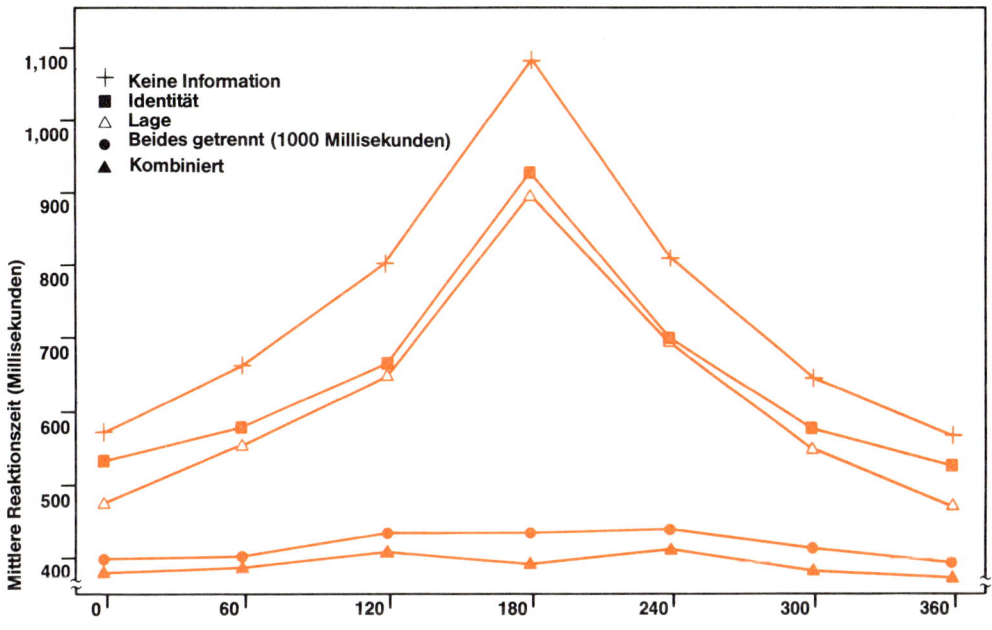

Abb. 8.10. Die Kurve von Abb. 8.8 wird nochmals gezeichnet zusammen mit den Kurven, die die Ergebnisse der Versuche mit den Durchführungsvariationen der Abb. 8.9 enthalten. Vorinformationen reduzieren die Reaktionszeit vor allem dann, wenn sie ein Vorstellungsbild vermitteln, bevor der Testreiz dargeboten wird. (Aus Cooper & Shepard, 1973)

Informationen gleichzeitig verfügt, kann sie ihre Reaktionszeit um ungefähr 0,1 Sekunden (100 Millisekunden) verkürzen. Dies läßt vermuten, daß die Versuchsperson sonst wahrscheinlich die gleiche Zeit benötigt, um herauszufinden, welches der betreffende Buchstabe ist, und in welche Richtung er zeigt. Man kann zwar angeben, daß das Zeichen ein R oder eine 5 ist, egal in welche Richtung es deutet, aber dies erfordert ungefähr 100 Millisekunden. Wenn man eine auf den Kopf gestellte 5 sieht, benötigt man 100 Millisekunden, um deren oberes Ende zu bestimmen (d. h. herauszufinden, daß es sich tatsächlich um eine 5 handelt). Durch beide Arten der Vorinformation wird ungefähr gleichviel Zeit eingespart, obwohl es allerdings möglich ist, daß bei Verwendung anderer Schriftzeichen sich auch ein Unterschied zwischen beiden Versuchsbedingungen ergeben hätte.

Selbst wenn die Versuchsperson die Identität des Schriftzeichens oder den Neigungswinkel im voraus kennt, erfolgt die Reaktion für das aufrechte Schriftzeichen immer noch sehr viel schneller als für das gedrehte. Die Vorinformation über die Art und den Neigungswinkel des Schriftzeichenes erspart der Versuchsperson nicht die Zeit, die sie benötigt, um das Ikon, das durch den Reiz produziert wird, zu drehen. Die benötigte Zeit hängt dabei von der Größe des Neigungswinkels ab. Daher steigen die Kurven für die Bedingungen I und O stark an bzw. ab. Dagegen verläuft die Kurve für C flach, denn hierbei entfällt der Aufwand einer mentalen Drehung. Für die Bedingung C (s. Abb. 8.9) wird das Schriftzeichen in seiner gedrehten Stellung kurze Zeit vorher dargeboten. Die Versuchsperson muß lediglich feststellen, ob der Reiz mit der Vorinformation identisch ist. Ist dies nicht der Fall, kann es sich nur um ein seitenverkehrtes Zeichen handeln.

Der niedrige, flache Kurvenverlauf, den wir für die Bedingung C erhalten, bestätigt in hohem Maße die Vermutung, daß die mentale Drehung einen wesentlichen Bestandteil dessen bildet, was unter den Bedingungen N, I und O abläuft, gerade weil die Kurve für C

so verschieden von denen für *N, I* und *O* ist. Das entscheidende Experiment stellt jedoch die Bedingung *B* dar. Hier – wie Sie sich erinnern werden (oder sich vergewissern können, indem Sie sich Abb. 8.9 noch einmal ansehen) – erhält die Versuchsperson Vorinformationen über die Art wie auch den Neigungswinkel des Schriftzeichens, bevor sie den Reiz selbst zu sehen bekommt. Wurde der Richtungspfeil eine ganze Sekunde lang (1000 Millisekunden) dargeboten, so war die Reaktionszeit sehr kurz und dabei nahezu unabhängig von der Stellung des Reizes (s. Abb. 8.10), also der Bedingung *C* sehr ähnlich. Eine naheliegende Interpretation, wie sie auch von den Versuchspersonen angeboten wurde, ist, daß durch die in Bedingung *B* gegebene Vorinformation ein Ikon des Schriftzeichens gebildet und in den entsprechenden Winkel gedreht wurde. Wenn der Prüfreiz schließlich auftauchte, hing die Reaktion nur noch davon ab, ob er mit dem Ikon übereinstimmte oder nicht. So reduzierte sich

die Bedingung *B* von selbst auf die Bedingung *C* mit der Ausnahme, daß die Versuchspersonen hierbei ihr Ikon selbst herstellten.

Da die mentale Drehung Zeit braucht, müßte die Darbietungsdauer des Richtungspfeils eine entscheidende Variable darstellen. Die Versuchsperson benötigt Zeit, die ausreicht, um das richtige Ikon zu bilden und es dann in die entsprechende Position zu drehen. Bei größeren Drehwinkeln wird sie dazu entsprechend mehr Zeit benötigen. Die Ergebnisse sind in Abb. 8.11 dargestellt. Wurde der Richtungspfeil als Vorinformation nur 100 Millisekunden lang dargeboten, dann entsprachen die Reaktionszeiten ungefähr denjenigen, die die Versuchsperson benötigte, wenn sie lediglich die Art des Schriftzeichens, nicht aber dessen Richtung im voraus kannte. Eine Zehntelsekunde reicht offenbar nicht aus, um ein Ikon zu bilden *und* es zu drehen. Eine volle Sekunde reicht aus, um die Aufgabe intern vollständig zu erledigen. Dazwischen liegen die Kurven für 400 bis 700 Milli-

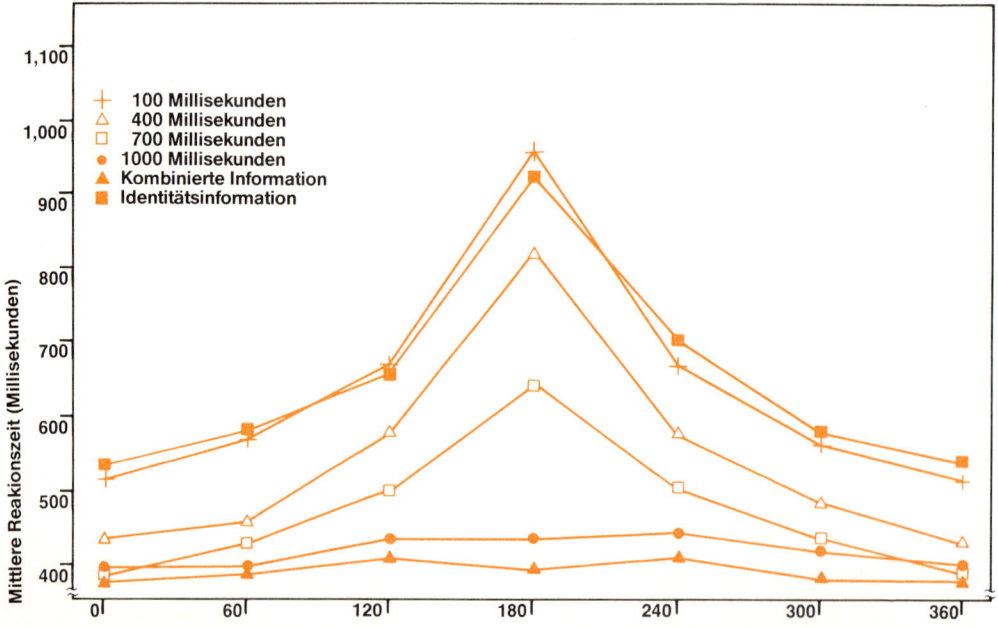

Abb. 8.11. Reaktionszeiten bei den Versuchsvariationen, durch die der Versuchsperson mindestens die Identität des Testreizes mitgeteilt wurde. Auch die Lage des Testreizes erfuhr sie, außer in der Bedingung Identitätsinformation. Die in der Legende angegebenen Zeiten geben an, wie lange im voraus die Information gegeben wurde (vgl. *B* in Abb. 8.9). Die „kombinierte" Information wurde 2000 Millisekunden vor dem Testreiz gegeben (*C* in Abb. 8.9). (Aus Cooper & Shepard, 1973)

sekunden, die in zunehmendem Maße eine Einsparung an Reaktionszeit zeigen.

Cooper und Shepard konnten also zeigen, daß die Drehgeschwindigkeit des Ikons, unabhängig davon, ob es intern gebildet wurde oder die Spur eines tatsächlichen Reizes darstellte, immer ungefähr gleich blieb. Konkret bedeutet dies, daß die durch die Bedingung B ausgelöste Drehung sich nicht wesentlich von den unter Bedingung N, I und O auftretenden Drehungen unterschied. Die Drehgeschwindigkeit variierte bei den acht Versuchspersonen zwischen 164° und 800° pro Sekunde, d. h. die Versuchspersonen konnten ein Ikon jeweils konsistent entweder schnell, langsam oder mit mittlerer Geschwindigkeit drehen. In dieser Hinsicht unterscheiden sich alle sehr deutlich voneinander. Die mentale Drehgeschwindigkeit ist möglicherweise eine Eigenschaft des Verhaltens, die von Person zu Person verschieden ist – aber solche Überlegungen gehören eher in das Kapitel 11, das den IQ behandelt. Abgesehen davon wurde die mentale Drehung im vorliegenden Experiment wesentlich schneller ausgeführt als in dem Experiment, in dem eine Drehung des Ikons nicht in zwei, sondern drei Dimensionen erfolgte. Der Unterschied kann daher rühren, daß dabei drei statt zwei Dimensionen vorlagen. Es kann aber auch einfach daran liegen, daß uns Buchstaben und Zahlen vertrauter sind als sinnfreie Figurvorlagen.

Um die Zusammenfassung unserer Ergebnisse zu vervollständigen, müssen wir noch zwei übriggebliebene Punkte aufgreifen. Als erstes wollen wir die im Vergleich zu normalen Buchstaben etwa 0,1 Sekunden betragende Reaktionsverzögerung bei seitenverkehrten Buchstaben betrachten, die unabhängig von der Winkelstellung beobachtet wurde. Hierbei brauchen wir lediglich anzunehmen, daß die Versuchsperson stets von normalen Buchstaben ausgeht, so daß die Ablehnung dieser Alternative etwas mehr Zeit erfordert. Wie steht es aber mit der Nichtlinearität der Kurven in Abb. 8.10 und 8.11? Frühere Experimente legten die Vermutung nahe, daß die mentale Drehung mit einer gleichmäßigen Quote auftritt, was eine lineare Kurve ergeben hätte. Zur Erklärung dieser offensichtlichen Diskrepanz finden wir bei Cooper und Shepard eine plausible Zusatzannahme. Um

entscheiden zu können, ob ein Schriftzeichen spiegelverkehrt ist oder nicht, brauchen wir das Ikon nicht in völlig aufrechter Position zu sehen. Der Winkel der mentalen Drehung ist dann in Wirklichkeit etwas kleiner als die Abweichung von der objektiven Vertikalen, wobei wir allerdings nicht wissen, um welchen Betrag es sich dabei handelt. Wenn man jedoch in geeigneter Weise einen konstanten Winkelbetrag von den Abszissenwerten in Abb. 8.10 und 8.11 abzieht, erhält man eine fast lineare Kurve.

Die Ergebnisse dieses Experiments fügen sich wie Teile in einem Puzzlespiel zusammen, aber nur unter der Annahme, daß wir etwas generieren, was wir als Nachwirkungen eines tatsächlichen Reizes ansehen können: das, was wir als „Ikon" bezeichnet haben. Wir sollten jedoch unsere Terminologie präzisieren. Unter Ikon hatten wir ursprünglich eine Art Momentaufnahme des physikalischen Reizes verstanden. In diesem Kontext war das Ikon hauptsächlich dadurch charakterisiert, daß es weit mehr Einzelheiten enthalten konnte, als man erwarten würde. Diese Feststellung trifft jedoch nicht unbedingt zu. Das Ikon eines einfachen, vertrauten Reizes – wie z. B. eines gleichschenkligen, rechtwinkligen Dreiecks – mag wenig mehr enthalten, als uns bewußt wird. Es kann fortlaufend durch die Informationen, die wir ständig mehr oder weniger präsent haben, wieder hergestellt oder ergänzt werden. Vielleicht sollten wir das Wort „Ikon" nur auf das passive, präselektive Stadium der Wahrnehmung beziehen. In diesem Falle wäre es falsch, von einem Ikon zu sprechen, das gedreht oder intern gebildet wird. Das Wort *Vorstellungsbild* („image") wäre in dieser Hinsicht der geeignetere Begriff, der das Wort „Ikon" ersetzen könnte. Der Wortgebrauch ist allerdings in diesem Bereich, der erst in jüngster Zeit wiederbelebt wurde, immer noch sehr uneinheitlich.

Wie wir bereits in Kapitel 3 ausgeführt haben, wirken das Langzeitgedächtnis und jener fließende Zeitabschnitt, den wir als Gegenwart erfahren, ständig aufeinander ein. An dieser Stelle geht es nochmals um die gleiche Sache. Ein intern gebildetes Ikon kann natürlich nicht mehr Einzelheiten aufweisen, als der Langzeitspeicher einer Versuchsperson enthält; es kann allerdings weniger reichhaltig sein. Unter Umständen können wir ein kursiv gedrucktes *R*, ein normales *R,* ein großgeschriebenes (R) oder ein kleingeschriebenes (r) usw. vor unserem inneren Auge erstehen lassen. *Vielleicht* sind wir in der Lage, uns dabei alle möglichen Einzelheiten vorzustellen, aber geschieht dies auch? Es besteht immerhin die Möglichkeit, daß ein vorgestellter Buchstabe anders als ein auf dem Papier gedruckter unvollständig und doch für den jeweiligen Zweck geeignet sein könnte. Vielleicht können wir ein vorgestelltes *R* drehen, ohne vorher entscheiden zu müssen, ob es kursiv gedruckt ist oder nicht, vielleicht aber auch nicht. Wir wissen noch nicht, wieviele Einzelheiten ein Ikon in einem solchen Versuch benötigt. Wir wissen lediglich, daß die Versuchsperson die Angabe eines Buchstabens, z.B. *R*, benötigt, um mit der Drehung zu beginnen. Eine abstrakte Anweisung wie die, „irgendeinen Buchstaben oder eine Zahl" zu drehen, wird sie womöglich nicht ausführen können, während die Ausführung auf einer niedrigeren Abstraktionsstufe, z.B. ein beliebig großgeschriebenes *R* zu drehen, gelingen mag. Hierbei wird es wahrscheinlich interindividuelle Unterschiede geben. Wenn wir auch inzwischen eine Menge über das Ikon oder die Bilder vor unserem geistigen Auge in Erfahrung gebracht haben, so ist es bisher jedenfalls noch nicht gelungen, diese Bilder jedermann sichtbar zu machen.

8.2.5 Isomorphie

Das bemerkenswerteste Ergebnis des Experiments mit mental zu drehenden Buchstaben und Zahlen stellt die verblüffende Ähnlichkeit zwischen geistigen Tätigkeiten und dem normalen, beobachtbaren Verhalten dar. Wenn etwas verkehrt herum steht, ist es keine große Angelegenheit, es wieder richtig herum aufzustellen. Handelt es sich aber um ein verkehrt stehendes Ikon, so ist der Nachweis, daß eine Drehung stattfindet, in der Tat aufschlußreich. Es ist bisher nur selten gelungen, objektive Beweise für einen mentalen Vorgang beizubringen. Deshalb ist

ein solcher Beweis von besonderem Wert. Wenn er darüber hinaus dafür spricht, daß die innere Welt die äußere widerspiegelt (und umgekehrt, wie wir sogleich erläutern werden), dann trägt er mit dazu bei, eine uralte, höchst bedeutsame Wissenslücke zu schließen.

Die zwischen innerer und äußerer Welt auftretenden Gemeinsamkeiten sind in einer Reihe von Experimenten weiter untersucht worden. In einem Experiment (Shepard & Chipman, 1970) sollten die Versuchspersonen beispielsweise die amerikanischen Bundesstaaten jeweils paarweise in bezug auf ihre geometrische Ähnlichkeit vergleichen. Besteht zwischen dem Umriß von Alabama und dem von Idaho eine größere oder eine geringere Ähnlichkeit als zwischen Maine und Colorado? Um hinreichend variable Reizbedingungen zu schaffen, wurden die Umrißlinien von 15 Staaten ausgewählt. Bei 15 Staaten ergeben sich 105 mögliche Paare, die die Versuchspersonen vom ähnlichsten zum unähnlichsten Paar fortschreitend in eine Rangfolge bringen sollten. Tatsächlich stellten die Versuchspersonen eine Rangreihe auf. Zuerst gab man ihnen 105 Karten, auf denen jeweils paarweise die *Namen* der Bundesstaaten gedruckt waren. Nachdem sie diese in eine Rangreihe gebracht hatten, gab man ihnen einen weiteren Stapel mit 105 Karten. Diese zeigten nun die *Umrißlinien* der Staaten ohne Namensangabe.

Beide Aufgaben wurden von den Versuchspersonen als gleichermaßen schwierig empfunden. Mit den 105 Karten lassen sich 10^{168} mögliche Rangfolgen aufstellen, wobei es den Versuchspersonen so schien, als ginge es in dem Versuch darum, aus dieser astronomischen Zahl gerade die eine richtige herauszufinden. Trotzdem brachten die Versuchspersonen die beiden Kartenstapel innerhalb von ungefähr einer Stunde in eine Rangfolge. Die aufgrund der Namen aufgestellte Rangreihe war der aufgrund der Bilder der Staaten gebildeten Rangreihe ziemlich ähnlich. Zum Beispiel wurden Colorado und Oregon in beiden Rangreihen als am ähnlichsten beurteilt. Oregon und West Virginia traten als Namen an letzter, als Bilder an vorletzter Stelle in der Ähnlichkeitsreihe auf. Eine detaillierte Analyse der beiden Rangreihen bestätigte, daß die Paare auch in weiteren Einzelheiten einander vergleichbar waren. Die mental angestellten Vergleiche unterschieden sich nicht wesentlich von den anschaulichen Vergleichen, mit der Einschränkung, daß einige Versuchspersonen etwas unsicherer bei den Umrißlinien einiger Staaten waren, wenn sie nur deren Namen gehört hatten. Das Experiment läßt vermuten, daß man neue sensorische Urteile auch über die Dinge fällen kann, die nicht anschaulich vorliegen. Es ist wenig wahrscheinlich, daß die Versuchspersonen sich jemals die Frage vorgelegt haben, ob die Umrißgestalt Alabamas derjenigen von Idaho eher entspricht, als diejenige von Maine verglichen mit der von Colorado. Und doch konnten sie die Frage sehr leicht beantworten, obwohl sie dabei nicht mehr vor Augen hatten, als mit Namen bedruckte Karteikarten. Worüber verfügten sie *intern,* was versetzte sie in die Lage, die Aufgabe derart souverän zu lösen, wie es tatsächlich der Fall war?

Ist man erst auf die Idee gekommen, dann fällt es leicht, sich weitere Beispiele zur Untersuchung von mentalen Repräsentationen auszudenken. Man wird beispielsweise behaupten, daß eine Harfe eher wie eine Gitarre klingt und weniger wie ein Fagott. Um dieses Urteil abgeben zu können, braucht man sich die Instrumente nicht wirklich anzuhören. Es ist unwahrscheinlich, daß jemand, der auf Anfrage dieses einfache mentale Urteil abgeben kann, schon früher in seinem Leben einmal ein solches Urteil abgegeben hat, nachdem er den Instrumenten wirklich zugehört hatte. Das mentale Urteil scheint eher das Vorhandensein gewisser Klangvorstellungen vorauszusetzen als die Erinnerung an ein früher gefälltes Urteil. Auf ähnliche Weise kann man ohne große Mühe und ohne etwas im Mund zu haben, den Geschmack eines Steaks mit dem von Eiern vergleichen, den Geschmack von Orangen mit dem von Reis usw. Das heißt: Ein Teil der früher gemachten Erfahrungen bzw. deren Rekonstruktion ist stets verfügbar, und einiges spricht dafür, daß das Rekonstruierte mit den äußeren Reizen in hohem Maße übereinstimmt. Genauer ausgedrückt: Das, was rekonstruiert wird, entspricht durchaus dem, was wir durch die Anwesenheit eines äußeren Reizes erfahren.

Wie wir im Kapitel 7 dargestellt haben, können wir den objektiven Reiz als solchen niemals wahrnehmen, auch wenn er objektiv vorhanden ist. Was wir wahrnehmen, beruht auf einer Transformation des Reizes, die unser Sinnes- und Wahrnehmungsapparat vornimmt. Bei einem Vorstellungsbild oder Ikon haben wir gewissermaßen eine Repräsentation des ursprünglich wahrgenommenen Bildes und nicht des ursprünglichen *Reizes* vor uns. In diesem Sinne erleben wir unabhängig davon, ob ein Reiz aktuell einwirkt oder nicht, eine durchgängig gleichartige Welt. Die physikalischen Eigenschaften eines Tennisballs beeinflussen das, was wir sehen, nur zu einem Teil. Das was wir sehen, ist darüber hinaus ein Ausdruck von uns selbst, unserer Sinnesvorgänge und unserer vergangenen Erfahrung. Auch eine rekonstruierte Wahrnehmung (das Ikon) zeigt viele Gemeinsamkeiten mit dem Original. Eine solche Entsprechung nennt man *Isomorphie* („Gestaltgleichheit").

Die Isomorphie zwischen Original und rekonstruiertem Ikon bedarf noch einer näheren Bestimmung. Isomorphie bedeutet nicht, daß Ikon und Wahrnehmung in jeder Hinsicht identisch sind. Wäre dies der Fall, dann könnten wir die beiden Dinge in keiner Weise auseinanderhalten. Menschen, die ständig ihre selbstgebildeten Ikone mit äußeren Reizen verwechseln, leiden unter Halluzinationen, eines der sichersten Anzeichen für eine schwere Psychose. Auch normale Menschen unterliegen gelegentlich einer solchen Fehlwahrnehmung. In unseren Träumen sind wir wahrscheinlich vollständig unseren eigenen Ikonen ausgeliefert. Auch im Wachzustand werden wir manchmal getäuscht, wie bereits einige frühe Untersuchungen zeigten.

Die Experimente wurden während der ersten Dekade dieses Jahrhunderts (Perky, 1910) an der Cornell-Universität durchgeführt, wo sich eines der wenigen psychologischen Laboratorien jener Zeit befand. Perkys Versuchspersonen waren Schulkinder, College-Studenten und Mitarbeiter seines Labors. Man brachte sie jeweils einzeln in einen gut beleuchteten Raum, setzte sie auf einen Stuhl vor eine verrußte Glasscheibe, die in die Wand eingelassen war. Der Versuchsleiter saß neben der Versuchsperson und forderte diese auf, sich, während sie auf die Glasscheibe blickte, ein bestimmtes farbiges Objekt, z.B. eine rote Tomate, eine gelbe Banane, ein grünes Blatt usw. vorzustellen. Dann berichtete die Versuchsperson, was sie „gesehen" hatte. Tatsächlich hätten wir „gesehen" *nicht* mit Anführungszeichen versehen sollen, denn hinter der Glasscheibe befand sich ein anderer Raum, in dem zwei „Komplizen" fleißig und leise gerade die Bilder auf die Glasscheibe projizierten, die die Versuchsperson sich vorzustellen versuchte. In Vorversuchen war festgestellt worden, wie hell das Bild sein mußte, um tatsächlich sichtbar zu sein. Während einer Sitzung projizierte man die Bilder mit einer Intensität ober- und unterhalb dieses Grenzbereichs. Damit das reale Bild wie die realistische Kopie eines mentalen Bildes aussah, waren seine Ränder absichtlich unscharf gemacht worden. Außerdem wurde es wie zufällig ein wenig hin und her bewegt.

Fast jede Versuchsperson berichtete, sie habe ein mentales Bild des verlangten Objekts gesehen. Sie taten dies aber nur, wenn die physikalische Intensität des Reizes *über* dem Grenzwert lag. Kurz, sie sahen ein Bild und nannten es ein Vorstellungsbild. Der Versuchsleiter stellte zusätzliche Fragen, um herauszufinden, was die Versuchspersonen zu sehen glaubten. Die Antworten ließen durchweg keinen Zweifel daran, daß es mit dem Experiment gelungen war, die Reize als bildliche Vorstellungen auszugeben, ohne daß die Versuchsperson es merkte. Das Experiment erzeugte das Gegenteil von einem Traum, in dem bloße Bilder für tatsächliche Reize gehalten werden. Die Realität als Illusion anzusehen, stellt lediglich die Kehrseite derjenigen Medaille dar, die uns Illusionen als Realität erscheinen läßt. Beide Seiten entspringen der Isomorphie von originalem und rekonstruiertem Ikon.

Shepard (1968; Shepard & Chipman, 1970) führt zur Erweiterung dieser Entsprechung den Begriff einer *Isomorphie zweiter Ordnung* ein. Wenn alltägliche Gegenstände (bzw. deren Wahrnehmungen) gewisse Beziehungen zueinander aufweisen, dann gibt es vielleicht auch vergleichbare Beziehungen zwischen den bildlichen Vorstellungen, die sie repräsentieren. Eine reale Karte um 180°

zu drehen, dauert länger, als sie um 90° zu drehen. Es dauert ebenfalls länger, wenn man das Ikon dieser Karte um den größeren Betrag dreht. Eine Zeichnung von Oregon sieht einer Zeichnung von Colorado ähnlich, und dies gilt entsprechend für deren bildliche Vorstellungen. Der Geschmack eines Steaks weist mehr Gemeinsamkeiten mit dem Geschmack von Eiern auf als mit dem Geschmack einer Zitrone, und entsprechendes gilt für unsere Erinnerung an jenen Geschmack.

Isomorphie zweiter Ordnung bedeutet nicht, daß die rekonstruierten Bilder (ebensowenig wie die Originale) selbst physikalische Eigenschaften aufweisen. Eine vorgestellte Banane ist nicht selbst gelb, weich, süß usw. Sie teilt vielmehr gewisse Eigenschaften mit Bildern ähnlicher Objekte. Sie ähnelt den Bildern von Dingen, die einer Banane ähnlich sind, was nicht gleichbedeutend ist mit: den Dingen selber ähnlich sein. Diese Unterscheidung ist zwar subtil, aber von entscheidender Bedeutung. Wir haben die Reize nicht selbst in unseren Köpfen, sondern deren psychologische Repräsentation, die sowohl durch die Gegenstände selbst als auch durch deren Imagination hervorgerufen werden können. Die „psychologische Repräsentation" wiederum kann Gegenstand physiologischer Analyse werden, wie es im 7. Kapitel diskutiert wurde, aber darum geht es hier nicht. Worauf es hier ankommt, ist, daß mit Hilfe objektiver Untersuchungen eine Ebene des Bewußtseins erschlossen werden konnte, auf der der eintreffende Reiz und die ausgelöste bildliche Vorstellung einander begegnen und gemeinsame Eigenschaften aufweisen.

Objektive Befunde belegen auch, daß wir mit dem Bild einer Banane (im Unterschied zu einer Banane als physikalischem Reiz) ähnlich umgehen wie mit einer richtigen Banane. Wenn jemand auf eine verbale Instruktion hin sich etwas vorstellt, z.B. einen sich drehenden Buchstaben, treten dabei Eigenschaften auf, die durch Instruktion nicht explizit festgelegt wurden. Besonders überzeugend ist die Beziehung, die zwischen der mentalen Drehgeschwindigkeit und der Winkelgröße besteht. Die Ereignisse des Shepardschen Experiments belegen in ihrer Regelmäßigkeit und physikalischen Sinnfälligkeit die Isomorphie sehr eindrucksvoll. Das Sehen einer sich drehenden Karte und das „Sehen", wie deren Ikon sich dreht, entsprechen einander. Die Operationen, die wir mit den Ikonen anstellen, weisen oft die gleichen feinen Details auf, die wir im Umgang mit realen Objekten beobachten.

Das Isomorphieprinzip besagt indessen nicht, das Ikone den gleichen Beschränkungen unterliegen, wie ihre physikalischen Entsprechungen. Wir können beispielsweise langsam gehen oder schnell laufen. In unserer Phantasie aber können wir fliegen oder sogar blitzschnell eine Reise nach Paris machen. Die physikalische Welt begrenzt uns durch Gewicht, Festigkeit des Materials, durch Unzugänglichkeit und andere Eigenschaften. Im Geiste kann man durch Wände gehen. Träume sind deshalb so aufschlußreich, weil wir darin den psychologischen Produkten einer Person frei von den Fesseln einer physikalischen Welt begegnen. Im Traum ist eine Kanonenkugel *physikalisch* betrachtet nicht schwerer als eine Feder. Sie ist auch psychologisch gesehen nur dann schwerer, wenn der Träumende sich dies entsprechend vorstellt. In den Träumen lassen wir erkennen, zur Bildung welcher Ikone wir neigen. Die Welt, die wir dabei schaffen, stellt keineswegs ein willkürliches Chaos dar. Sie unterliegt lediglich Gesetzen und Regelmäßigkeiten, die psychologischer und nicht physikalischer Natur sind. Deshalb können Träume auch so viel über uns aussagen, wir müssen sie nur zu lesen verstehen.

Es ist vielleicht kein Zufall, daß die überzeugendsten Experimente, die in bezug auf die Eigenschaften von Vorstellungen angestellt wurden, überwiegend visueller Natur sind. Selbst wenn die Reize mündlich dargeboten werden, fällt es den Versuchspersonen nicht schwer, ein visuelles Ikon herzustellen, sobald es eine offenkundige visuelle Übersetzung des gehörten Reizes gibt, wie dies z. B. bei dem Namen eines Freundes oder bei einem Buchstaben der Fall ist (wie werden allerdings auch kurz ein Gegenbeispiel anführen). Das Sehen ist ohne Zweifel für die meisten Menschen die dominierende Sinnesmodalität. Dabei sollten wir allerdings nicht übersehen, daß ikonartige Repräsentationen

aller übrigen Sinne auf entsprechenden Ebenen vorhanden sind.

8.2.6 Das mentale Paradigma

Reize können in uns eine Vielzahl abgestufter Reaktionen auslösen, einfache virtuelle Momentaufnahmen oder subvokale, verbale Abstraktionen, z. B. den Gedanken an etwas „Saures", „Erfreuliches" oder „Harmonisches", sogar mit äußeren Bewegungen können wir antworten, z. B. dann, wenn wir die gedachten Worte aussprechen oder irgendeine andere Handlung dabei ausführen. Soweit ist alles klar und unumstritten.

Die ersten Stufen des Antwortverhaltens laufen wahrscheinlich zwangsläufig ab. Sie werden automatisch ausgelöst, sobald ein Sinnesorgan aktiviert wird. Danach treten die selektiven Einflüsse auf, die man allgemein als Aufmerksamkeit bezeichnet. Wir reaktivieren z. B. bestimmte Aspekte des Ikons und unterdrücken andere. Vielleicht ergänzen wir auch das Ikon mit Informationen, die im Gedächtnis gespeichert sind. Vieles von dem, was wir mit dem Ikon tun können, können wir auch dann tun, wenn das Ikon ohne auslösenden konkreten Reiz auftritt. Die Menschen (und vielleicht auch Tiere, obwohl es schwierig ist, mit stummen Versuchsobjekten Experimente anzustellen) können Teile des Reaktionsvorgangs in Abwesenheit des Objekts rekonstruieren. Man braucht sicher kein Dreieck vor sich zu haben, um sich ein „Dreieck" zu denken oder dieses Wort auszusprechen. Wir können uns ein Dreieck visuell oder auch taktil vergegenwärtigen. Die meisten Menschen finden es einfacher, das Wort „Dreieck" auszusprechen, als sich ein Dreieck zu vergegenwärtigen. Je weiter wir uns der Ebene elementarer Sinneserfahrungen nähern, desto schwieriger wird es, eine Reaktion von innen her zu generieren. Möglicherweise gibt es sogar eine sensorische Ebene, die für die meisten Menschen unerreichbar ist. Rekonstruktionen scheinen im Alltagsleben häufiger auf höheren als auf niederen Ebenen aufzutreten. Das Träumen ist allerdings eine Ausnahme. Es scheint ebenso wie die selten auftretenden Fälle von photographischen oder *eidetischen* Vorstellungen (Luria, 1968) und Halluzinationen gegen eine solche Verallgemeinerung zu sprechen.

Je näher eine Rekonstruktion an die sensorische Ebene heranreicht, desto ähnlicher ist sie einer tatsächlichen Wahrnehmung, und desto größer wird daher auch die Isomorphie sein. Je weiter sie davon entfernt ist, desto unabhängiger wird sie vom sensorischen Inhalt. Ein Reiz tritt durch einen der sensorischen Kanäle ein. Er passiert schnell die Ebenen der Analyse, die fortschreitend schematischer werden, worunter wir verstehen, daß der Reiz sich an Schemata angleicht, die über die einzelne Wahrnehmung oder auch das jeweilige Sinnesgebiet hinausgehen. Beispiel: Sie lutschen an einer Zitronenscheibe. Der erste Ansturm der sensorischen Erfahrung wird schnell durch Erlebnisaspekte ersetzt, die weniger spezifisch sind – Säuerlichkeit, Kühle, angenehmes oder unangenehmes Gefühl usw. Um dieses Erlebnis ins Gedächtnis zurückzurufen, wird Ihre Rekonstruktion nicht ganz bis an den Anfang zurückgehen müssen. Wieviel Sie rekonstruieren, wird jeweils von der Situation abhängen. Bei der Frage, ob die Zitrone sauer ist, werden Sie die ursprüngliche Reaktionskette nur zu einem kleinen Teil abrufen, sicherlich nicht so vollständig, wie wenn Sie den Geschmack einer Zitrone mit dem einer Limone vergleichen sollen. Die innere Tätigkeit scheint ebenso angepaßt und zielgerichtet zu sein, wie das äußere Verhalten.

In einem Experiment (Conrad, 1964) wurde gezeigt, wie die Reize einer Sinnesmodalität spontan Ikone einer anderen Sinnesmodalität auslösen. Die Versuchspersonen erhielten dabei Gruppen zu je 6 Buchstaben dargeboten, die sie aufschreiben sollten. Die sechs Buchstaben, die jeweils in einem Versuchsdurchgang gezeigt wurden, wurden jeweils aus einer Gruppe von zehn ständig sichtbaren Buchstaben ausgewählt. Die Versuchsperson wußte im voraus, daß in jedem Versuchsdurchgang eine Auswahl von sechs Buchstaben aus den vorliegenden zehn Buchstaben auftauchen würde. Trotzdem machte sie Feh-

ler, und zwar ziemlich häufig. Traten die Fehler dabei in irgendeiner Hinsicht systematisch auf? Kam es z. B. zu den Fehlern, weil ähnlich aussehende Buchstaben häufig verwechselt wurden? Die Antwort lautet „nein", das Aussehen der Buchstaben spielte dabei keine Rolle. Statt dessen korrelierten die Fehler mit dem *Klang* der Buchstaben, obwohl diese optisch dargeboten worden waren.

In einem weiteren Test wurden den Versuchspersonen gesprochene Buchstaben des Alphabets vorgespielt. Nach jedem Buchstaben war anzugeben, um welchen es sich handelte. Die Buchstabenreize wurden dabei zusammen mit einem Störgeräusch (Zischen) dargeboten, das laut genug war, um zu einer hohen Fehlerrate zu führen. So wurde ein B weit häufiger mit einem P als mit einem M verwechselt. Die Hörverwechslungen ergaben eine gute Vorhersage der Fehler, die im visuellen Wiedergabetest gemacht wurden (auch wenn die Buchstaben im Aussehen nicht so ähnlich waren wie ein P und ein B). Aus irgendeinem Grunde verwandelten die Versuchspersonen eine visuelle Wahrnehmung zum Zwecke der Wiedergabe in ein akustisches Ikon. Was immer der Grund sein mag, Sie werden es nützlich finden, so vorzugehen, wenn Sie eine Telefonnummer nachschlagen – die akustische Gestalt wird für kurze Zeit besser im Gedächtnis haften bleiben als die optische (mit Ausnahme vielleicht bei einer sehr lauten Umgebung).

Die Regeln des Rekonstruktionsvorgangs sind noch nicht vollständig bekannt. Es gibt möglicherweise beträchtliche Unterschiede im Rekonstruktionsverhalten einzelner Personen, in der Qualität von Rekonstruktionen bei Beteiligung einzelner Sinne sowie für den Rekonstruktionsverlauf unter verschiedenen Bedingungen. Soviel wir bereits jetzt sehen können, haben wir allen Anlaß, bezüglich des Fortschritts einer psychologischen Wissenschaft der mentalen Abläufe optimistisch zu sein, jener psychologischen Vorgänge, die kurz nach der Reizung eines Sinnesorgans einsetzen und sich bis zum Beginn einer äußeren Bewegung erstrecken.

8.3 Zusammenfassung

1. Mentale Prozesse, die die Brücke zwischen Reiz und Reaktion bilden, laufen insofern im Verborgenen ab, als man sie nicht direkt beobachten kann. Sie hinterlassen jedoch Spuren in Form von Reaktionszeiten, der Zeit, die jeweils zwischen Reiz und Reaktion verstreicht, und die man für die Untersuchung mentaler Prozesse nutzen kann.

2. In Experimenten, die sich mit seriellen Suchprozessen beschäftigten, konnte bestätigt werden, daß die Zeit, die nötig ist, um zu entscheiden, ob ein Element (Prüfreiz) in einer zuvor gezeigten Reihe von Elementen enthalten ist, mit wachsender Zahl der Elemente einer Reihe zunimmt. Experimente haben ebenso einen konstanten Zeitwert, das Nullintervall, aufgedeckt, das ungeachtet der Länge einer Reihe benötigt wird, um einen Reiz wahrzunehmen und auf ihn zu reagieren. Jedes Element der Reihe fügt einen konstanten Zeitbetrag zum Nullintervall hinzu. Wenn es nicht erforderlich ist, den Prüfreiz zu lokalisieren, benötigt man für eine Entscheidung darüber, ob der Prüfreiz in einer Reihe enthalten war oder nicht, die gleiche Zeit. Dies deutet darauf hin, daß die Suche global erfolgt. Ist eine Lokalisation jedoch erforderlich, dann bricht der Suchprozeß an der betreffenden Stelle von selbst ab.

3. Das Absuchen von Reihen schließt Klassifizierungsleistungen mit ein, durch die die Gruppenzugehörigkeit eines Elements bestimmt wird. Das Identifizieren, d.h. Benennen eines Reizes, setzt offenbar die Klassifikation voraus und nimmt demzufolge für jede zusätzliche Alternative mehr Zeit in Anspruch. Bei der Identifizierung erfordert jede weitere Alternative etwas weniger zusätzliche Reaktionszeit als die vorhergehende. Bei vertrauten Reizen hängt die Reaktionszeit schließlich nicht mehr von der Zahl der Alternativen ab; statt dessen erhalten die Reize über parallele Verarbeitungsvorgänge einen direkten Zugang zur Reaktion.

4. Bei einem schwer zu erkennenden Prüfreiz steigt das Nullintervall wegen der zusätzlichen Zeit, die zur Erkennung des Reizes per se benötigt wird, an. Der zusätzliche Zeitbetrag ist jedoch unabhängig von der jeweiligen Länge einer Reihe. Dies deutet darauf hin, daß das mentale Element schematischere Züge aufweist und keine exakte Kopie des physikalischen Reizes darstellt.

5. Ein Reiz löst offenbar Aktivität auf einer Reihe von Wahrnehmungsstufen aus, wobei untere Stufen in der Reizanalyse den höheren Stufen meist vorgeschaltet sind. Werden zwei Reize gleichzeitig dargeboten, so benötigt man weniger Zeit um festzustellen, ob sie physikalisch gleich sind oder nicht, als wenn man ihre Bezeichnungen auf Gleichheit oder Ungleichheit hin beurteilt. Dieser Unterschied verschwand nahezu, wenn zwischen den beiden Reizen ein Zeitintervall eingeschoben wurde, da die mentalen Verarbeitungsvorgänge während der Pause offensichtlich fortschreiten und dabei die physikalischen Unterschiede überlagern. Im allgemeinen ist die Reaktionszeit um so kürzer, je größer der Unterschied zwischen den Reizen ist. Unerklärlich ist jedoch, weshalb die Reaktion auf ähnliche Reize wiederum meist schneller erfolgt als auf verschiedene Reize.

6. Die in einem physikalischen Reiz enthaltene Information ist nach Aussetzen des Reizes noch für kurze Zeit im Bewußtsein vorhanden. Das fortdauernde Ikon ist einem Schnappschuß des Reizes ähnlich, es ist in seinem Ablauf automatisch und nichtselektiv.

7. Obwohl das Ikon noch die vollständige Reizinformation enthält, greift die Aufmerksamkeit sie nur zu einem Teil auf, um sie im Kurzzeitgedächtnis durch weitere Analyse und inneres Wiederholen festzuhalten, während die von der Aufmerksamkeit nicht erfaßten Teile rasch verblassen.

8. Zur experimentellen Untersuchung von bildlichen Vorstellungen wurden Aufgaben entworfen, in denen an zwei- oder dreidimensional vorgestellten Reizgebilden Drehungen

vorzunehmen waren. Da die Reaktionszeit mit wachsendem Drehwinkel konstant ansteigt, gleichgültig ob es sich dabei um eine auf einer ebenen Fläche oder in der dritten Dimension auszuführende Drehung handelt, kann man annehmen, daß die mentale Drehung in einem intern repräsentierten dreidimensionalen Raum stattfindet. Zudem erfolgt die mentale Drehung mit der gleichen Geschwindigkeit, wenn das Vorstellungsbild intern erzeugt wird oder die Nachwirkung eines tatsächlichen Reizes darstellt.

9. Wir können externe Reize nur in der Weise erleben, wie sie uns durch Sinne und Wahrnehmung vermittelt werden. In Gegenwart externer Reize ist eine Rekonstruktion früherer Erlebnisse zu einem gewissen Grade immer möglich; wir können daher sensorische Urteile über abwesende Reize fällen. Die Ähnlichkeit, die zwischen einem abwesenden Reiz und einer sich darauf beziehenden Wahrnehmungsrekonstruktion (oder Ikon) besteht, nennt man Isomorphie („Gestaltgleichheit"). Eine Isomorphie zweiter Ordnung liegt vor, wenn zwei in Beziehung stehende Objekte durch zwei entsprechende Beziehungen aufweisende Bilder (Ikone) repräsentiert werden. Trotz isomorpher Relationen sind die Ikone psychologische Produkte und als solche durch die physikalischen Eigenschaften der jeweils repräsentierten Reize nicht begrenzt.

10. Auf den ersten Stufen wird die Reaktion auf einen physikalischen Reiz durch die Aktivierung des Sinnesorgans automatisch ausgelöst. Dann wiederholt und analysiert die Aufmerksamkeit selektiv gewisse Aspekte des Ikons und ergänzt sie mit Informationen, die im Gedächtnis gespeichert sind. Teile von Reaktionsabläufen können auch in Abwesenheit eines Reizes rekonstruiert werden. Allerdings fällt die Rekonstruktion um so schwerer, je näher die Reaktionen an die unteren Ebenen sensorischer Erfahrung heranreichen, d.h. je mehr Isomorphie sie aufweisen. Auf höheren Ebenen ist die sensorische Erfahrung vom sensorischen Inhalt unabhängiger, sie durchläuft statt dessen zunehmend schematischere Ebenen der Analyse, die über einzelne Sinneserfahrungen hinausgehen.

9 Sprache

Sprache[1] hat als Gegenstand der Psychologie mehr mit Wahrnehmung zu tun als mit Aggression oder Schizophrenie. Fast alle Kinder lernen eine Sprache zu sprechen und zu verstehen, so selbstverständlich wie sie farbige Gestalten mit konstanter Größe und als dreidimensionale Gebilde sehen. Würden wir die Themen dieses Buches lediglich aufgrund sozialer Bedürfnisse auswählen, würden wir wahrscheinlich weder die Wahrnehmung noch die Sprache berücksichtigen. Doch gibt es natürlich andere Gesichtspunkte der Auswahl.

Die Tatsache, daß sich Wahrnehmung und Sprache trotz extremer Variation der Lebensumstände zufriedenstellend entwickeln und vergleichsweise immun gegenüber Störungen sind, ist ein Zeichen dafür, daß sie für die Spezies eine besondere Bedeutung haben. Zweifellos müssen sie so gut funktionieren, da das Weiterleben der Spezies von ihnen abhängt. Doch damit ist die Gemeinsamkeit von Sprache und Wahrnehmung bereits erschöpft. Viele Aspekte der menschlichen Wahrnehmung funktionieren beim Menschen genauso wie bei zahllosen anderen Arten. Die Sprache aber scheint für den Menschen spezifisch zu sein. Zwar wurden mit einem Dutzend Schimpansen Sprachtrainingsversuche gemacht. Doch was dabei herauskam, ist nicht viel im Verhältnis zur Leistung der menschlichen Sprachen.

Die Sprache scheint auch die Grundbedingung für die Einzigartigkeit des Menschen

unter den Lebewesen zu sein – teils wegen der Art, in welcher sie das Denken unterstützt, teils weil mit ihrer Hilfe komplexe Gruppenaktivitäten koordiniert werden können. Doch am wichtigsten ist, daß mit Hilfe der Sprache der Mensch die biologische Evolution transzendieren kann. Die biologische Evolution der Amphibie – eines Lebewesens, das auf dem Land und im Wasser leben konnte – dauerte vermutlich Millionen Jahre. Die kulturelle Evolution der zweiten Amphibie – des Astronauten, der sowohl in der Erdatmosphäre als auch außerhalb im Weltraum leben kann – dauerte dagegen höchstens Tausende von Jahren, gerechnet von dem Zeitpunkt an, zu dem Lebewesen erstmals eine Sprache benutzten.

Worauf beruht der Unterschied? Die biologische Evolution selegiert zum Vorteil derjenigen Variationen, die eine große Anzahl lebensfähiger Nachkommen hervorbringen. Jede Tierart mit einer begrenzten Lebensspanne wird Jahrmillionen brauchen, um eine Anatomie zu entwickeln, die zum Leben außerhalb des Wassers befähigt. Die kulturelle Evolution stützt sich nicht auf Gene, sondern auf die Übertragung von Information. Durch den mündlichen Bericht oder effektiver durch die Schrift wird Wissen angereichert. Eine spätere Generation der Spezies beginnt nicht an dem Punkt, wo die frühere begann, sondern mehr oder weniger dort, wo diese aufgehört hatte. Nicht die menschliche Anatomie hat sich in der Weise geändert, daß die Astronauten im All überleben können; vielmehr sammelten die Menschen Wissen an, bis sie in der Lage waren, ihre Anatomie mit Hilfe von Technik zu ergänzen. Unsere gesamte kulturelle Evolution – die Entwicklung unserer Wissenschaft, Landwirtschaft, Industrie, Kunst und Rechtslehre – hängt im wesentlichen von unserer Sprache ab.

---

[1] Der Leser sei daran erinnert, daß es sich bei diesem Buch um die deutsche Fassung eines amerikanischen Werkes handelt. Demzufolge ist der Gegenstand dieses Kapitels die amerikanische Sprache. Eine Bezugnahme auf die deutsche Sprache erschien dem Übersetzer insofern nicht erforderlich, als die Universalität der dargestellten Regeln und Strukturen nicht tangiert wird. (Anm. d. Übers.)

Alle interessanten Fragen zur Sprache setzen zunächst eine vernünftige Vorstellung von dem voraus, um was es dabei geht. Wollen wir wissen, wie eine Sprache gelernt wird, müssen wir etwas darüber wissen, *was* gelernt wird. Wenn wir an die rund ein Dutzend Schimpansen denken, von denen in letz-

ter Zeit behauptet wurde, sie hätten Sprachfähigkeiten von teilweise erheblichem Ausmaß erworben, dann sollten wir herausfinden, worin sprachliche Fähigkeiten bestehen – wenn wir dabei auch nur unseren Stolz als Krone der Schöpfung wahren möchten. Wenn wir wissen wollen, wie Erwachsene

Sprache produzieren und verstehen, müssen wir erst etwas darüber wissen, was diesen Fertigkeiten wirklich zugrundeliegt. Wie manche Dolmetscher, die für die Vereinten Nationen arbeiten, glauben wir, daß die Unterschiede zwischen den Sprachen unterschiedliche Denkweisen hervorrufen. Aber dazu müssen wir in der Lage sein, Sprache von Denken zu trennen.

9.1 Eine Sammlung von Wörtern und Sätzen

Es gibt eine Vorstellung über die Sprache und das Spracherlernen, die man zwar auf keinen ernstzunehmenden Gelehrten zurückführen kann, die aber trotzdem überall herumgeistert. Manche Wissenschaftler stehen ihr sehr nahe, und viele Leute, die sich nicht hauptberuflich mit der Sprache beschäftigen, halten sie für die Wahrheit selbst. Es ist die Annahme, Sprache sei dasselbe wie eine ungeheure Ansammlung von Wörtern und Redewendungen, die ein Kind hört und allmählich – über Nachahmung – selbst zu produzieren lernt. Man stellt sich unter dem Kind eine Art Vorratsspeicher vor, einen Behälter, der sich allmählich mit dem füllt, was es hört. Der Speicher könnte sehr große Ausmaße haben, denn die menschliche Gedächtniskapazität ist nach Schätzung der Experten enorm groß.

Es gibt eine universelle und unübersehbare Tatsache, die eine solche Annahme nahelegt. Überall lernen Kinder die Sprache zu sprechen, die sie in ihrer Umgebung hören, und sie bis in die feinsten Nuancen der Aussprache zu kopieren. Es stimmt natürlich, grob betrachtet, daß Kinder Sprache durch Imitation lernen – schließlich lernen sie ihre Sprache von den Menschen aus ihrer Umgebung. Was nicht stimmt ist, daß sie *nur* eine Sammlung anlegen, und daß diese niemals über das hinausgeht, was in sie eingebracht wurde.

Die Möglichkeit nachzuahmen ist *hinreichend* zum Hervorbringen von Sprache für Kinder aus sehr unterschiedlichen Verhältnissen: für das Kind einer amerikanischen Familie der Mittelklasse ebenso wie für den indischen Jungen, der durch die Straßen von Kalkutta streunt und nicht einmal weiß, wer seine Eltern sind. Außerdem ist die Möglichkeit zum Nachahmen *notwendig*, da das sozial isolierte Kind nicht sprechen lernen kann. Grausame Umstände bewirken zuweilen, daß Kindern wenig oder keine Gelegenheit gegeben wird, eine Sprache zu hören. Zum Beispiel können ein Vater, der die Familie verläßt, eine Mutter, die selbst retardiert, haltlos oder despotisch ist oder auch religiös fanatische Großeltern ein Kind manchmal für Jahre isolieren. Man sperrt es in einer Dachkammer ein, der einzige menschliche Kontakt besteht mit demjenigen, der ab und zu die Treppe heraufkommt und das Essen bringt. Wenn solche Kinder befreit werden, haben sie nicht etwa Hebräisch oder Sanskrit oder Indo-Europäisch oder irgendeine andere Sprache erfunden; sie sind stumm.

9.1.1 Ein autistisches Kind

Zu den traurigsten Dingen, die die Natur hervorbringt, gehört der kindliche Autismus, von dem etwas weniger als 1% aller Kinder betroffen sind. Das autistische Kind ist gänzlich unbeteiligt: Es blickt anderen nicht in die Augen und es beteiligt sich nicht an dem, was andere tun. Obwohl es ohne weiteres in der Lage ist zu sehen und zu hören, scheint es eine spezifische Blindheit und Taubheit gegenüber Personen zu haben, es kümmert sich einfach nicht um andere. Autistischen Kindern fehlt das, was Psychoanalytiker „Objektbeziehungen" nennen – d.h. Beziehungen des Interesses und der Sympathie anderen Leuten gegenüber. Sie sind in bezug auf Wahrnehmung und Motorik gewöhnlich normal entwickelt, sehen aufgeweckt aus und wirken oft sehr ansprechend und anziehend. Einer der kennzeichnendsten Charakterzüge des autistischen Kindes ist ein sehr starkes Bedürfnis nach Konstanz. Es reagiert mit Ärger und Furcht auf jede Neuerung. Autismus ist in der Regel bereits innerhalb des ersten Lebensjahres diagnostizierbar. Seine Ursachen sind schlichtweg unbekannt.

Manche autistischen Kinder lernen – trotz vielfältiger Gelegenheit zur Nachahmung – überhaupt nicht zu sprechen. Es gibt allerdings auch autistische Kinder, die etwas oder sogar ziemlich viel sprechen, wie beispielsweise der zehnjährige Junge, den wir im folgenden John nennen werden (s. Abb. 9.1). Johns Sprache ist nicht nur in quantitativer, sondern auch in qualitativer Hinsicht bemerkenswert. Der Junge produziert nämlich viele Sätze, die grammatisch sehr komplex und zudem immer richtig sind. Als Johns Mutter mir (R. B.) von ihrem Sohn erzählte, bat ich sie, ihn kennenlernen zu dürfen. Die Mutter ist meinem Eindruck nach warmherzig, offenbar liebt sie ihren Sohn. Dies steht in krassem Gegensatz zu der Theorie, wonach die Entstehung des Autismus auf lieblose und abweisende Eltern zurückgehen soll. Johns Mutter ist außerdem eine gebildete, intelligente Person. Zehn Jahre lang hat sie hingebungsvoll mit ihrem Sohn gearbeitet. Obwohl John nun sprechen kann, fällt seine Sprache doch in bestimmter Hinsicht aus dem Rahmen. Ich wollte gerne wissen, ob man auch dann, wenn man niemals zuvor etwas mit dem Jungen zu tun gehabt hat, herausfinden kann, worin sich seine „Sprache" von der anderer, normaler Kinder unterscheidet. Deshalb verbrachte ich (zusammen mit zwei Studenten) zwei Stunden mit John. Diese Formulierung kennzeichnet wohl am treffendsten die Situation, denn eine Unterhaltung oder Kommunikation oder überhaupt so etwas wie Kontakt zwischen John und uns kam nicht zustande. Wir hielten uns lediglich eine Zeitlang im gleichen Raum auf.

Kann man, ohne John vorher gekannt zu haben, den Unterschied zwischen ihm und anderen Kindern erkennen? Diese Frage ließ sich sehr schnell beantworten, wenn auch nicht im ersten Moment. Denn als John hereinkam, machte er einen lebhaften und aufgeweckten Eindruck. Mit großem Geschick zog er seinen Mantel und seine Stiefel aus. Aber sobald wir – meine Studenten und ich – uns hingesetzt hatte, traten die Unterschiede sofort zutage. Ein Stuhl war für John gedacht, doch davon nahm er keine Notiz. Er vermied unsere Nähe, nahm nicht einmal mit uns Blickkontakt auf. Weder auf unsere Fragen ging er ein noch auf unsere Einladung, sich zu uns zu setzen. Er zog sich vielmehr in eine Ecke zurück und beschäftigte sich mit Spielen, die wir nicht verstanden, und die er ohne uns spielte.

Wie war Johns Sprache? Er sprach – und zwar nicht einmal wenig, obwohl eigentlich niemand da war, mit dem er interagierte. Sein Sprechen war oft so leise, daß wir nicht hören konnten, was er sagte. Dennoch bekamen wir von seinem Sprechen noch so viel mit, daß wir einige beachtlich komplexe Sätze verstehen konnten, die hinsichtlich Grammatik und Aussprache völlig in Ordnung waren. Doch seine Sprache war auf eine unverkennbare Weise absonderlich.

Als erstes fiel auf, daß John seine Äußerungen an keinen für uns erkennbaren Part-

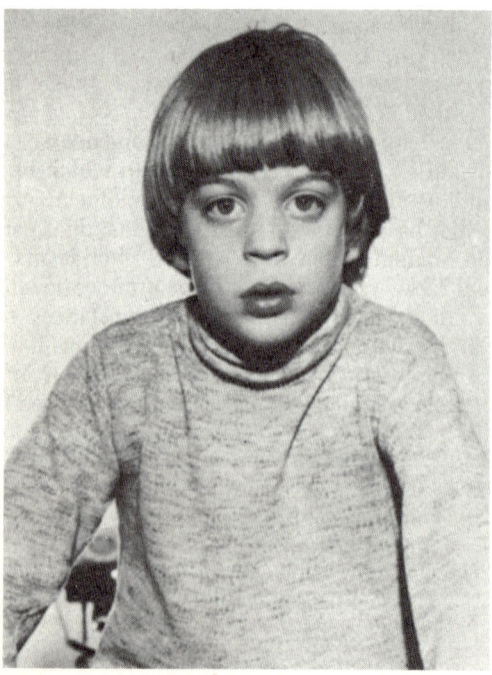

Abb. 9.1. John im Alter von 10 Jahren

ner richtete. Wörter und Sätze wurden einfach nur so dahergesagt. Sie hatten weder einen Bezug zu dem, was wir sehen konnten, noch zu dem, was er tat, oder zu dem, was wir gesagt hatten. „What's the matter, your truck stuck?" („Was ist los, dein Lastwagen sitzt fest?"). Dieser – aus heiterem Himmel gesprochene – Satz kam uns ganz seltsam vor, denn in unserem Raum gab es weder einen Lastwagen noch hatte jemand über einen solchen geredet. Johns Mutter konnte sich allerdings daran erinnern, wann dieser Satz zum erstenmal vorgekommen war. Sie hatte ihn gesagt, als Johns Spielzeuglastwagen tatsächlich einmal steckengeblieben und er darüber ziemlich verärgert war. Sie meinte – und ihre Auffassung wird von einigen Wissenschaftlern geteilt – daß autistische Kinder durch solche Sätze wie „What's the matter, your truck stuck?" ihre Gefühle sich selbst gegenüber ausdrücken. Ein solcher Satz könnte demnach eine ähnliche Funktion haben wie die Äußerung „Damn" („Verdammt noch 'mal"), in der ein Sprecher seinem Ärger Luft macht, ohne sich auf ein außersprachliches Ereignis zu beziehen, das einer anderen Person mitgeteilt werden soll. Uns selbst sind solche Äußerungen ja aus Situationen bekannt, in denen wir allein sind und nur mit uns selbst zu tun haben.

9.1.2 Die Umkehrung von Pronomen

Der soeben besprochene Satz ist noch in anderer Hinsicht merkwürdig, nämlich wegen des Gebrauchs des Possessivpronomens. Ursprünglich hatte die Mutter dem Jungen gegenüber ganz richtig von „*your* truck" („*deinem* Lastwagen") gesprochen. Warum macht John es genauso wie seine Mutter? Eigentlich müßte er zu dem vorgestellten Lastwagen „*my* truck" („*mein* Lastwagen") sagen, da dieser sein Besitz ist. Auch dann, wenn der ganze Satz nur Johns Ärger ausdrücken soll, würde man das Pronomen *my* (mein) erwarten, da es ja um *seinen* Ärger geht. John spricht den Satz aber in derselben Form, in der er ihn erstmalig gehört hat. Dies ist ganz allgemein ein Charakteristikum seines Sprachgebrauchs. Wie die meisten anderen autistischen Kinder vollzieht er niemals die im Englischen notwendige Umkehrung der Pronomen. Mit *you* (du) und *your* (dein) meint John offensichtlich sich selbst, da die Pronomen zu dem Zeitpunkt, als sie ihm gegenüber verwendet wurden, sich auf ihn bezogen haben. Dagegen bezieht er die ebenfalls häufig gehörten Pronomen *I* (ich) und *my* (mein) nicht auf sich selbst, sondern auf seine Mutter, die diese Pronomen zum Zeitpunkt der Äußerung in dieser Bedeutung verwendete. Im Englischen hängt der Gebrauch der Pronomen *I* und *you* normalerweise davon ab, wer in einer Kommunikationssituation gerade der Sprecher einer Äußerung ist. Tabelle 9.1 zeigt, wie Johns Gebrauch der Pronomen *my* (mein) und *your* (dein) vom regulären Gebrauch im Englischen abweicht. Da John jeden Satz so wiederholt wie dieser zuvor einmal gesagt worden war, meinte er mit den Pronomen *you* (du) und *your* (dein) offensichtlich sich selbst und mit den Pronomen *I* (ich) und *my* (mein) seine Mutter.

Die Neigung, Sätze in ihrer ursprünglichen Form genau zu wiederholen, ging noch weiter: Dem Bericht seiner Mutter zufolge über-

Tabelle 9.1. Normaler und autistischer Gebrauch zweier Pronomen

Der Sprecher bezieht sich auf die eigene Person		Der Sprecher bezieht sich auf andere Personen	
Normale Verwendung	Autistische Verwendung	Normale Verwendung	Autistische Verwendung
I work (Ich arbeite)	You work	You work (Du arbeitest)	I work
My kitchen (Meine Küche)	Your kitchen	Your kitchen (Deine Küche)	My kitchen

nahm er sogar die Sprachmelodie, in der ein Satz gesprochen worden war. Sehr wahrscheinlich stimmt diese Beobachtung. Werden Sätze nämlich unabhängig von der jeweiligen Situation in immer der gleichen Weise betont, dann wird man schnell auf sie aufmerksam, da sie wegen ihrer Betonung unpassend wirken. Wenn der Sprecher einen bestimmten Klotz aus einer Menge verschiedenfarbiger Klötze haben möchte, wird er vermutlich sagen „Give me the GREEN block" („Gib mir den GRÜNEN Klotz"), wobei der Hauptakzent auf dem Wort GREEN (Grün) liegt. Der gleiche Satz mit der gleichen Betonung gesprochen würde allerdings unpassend wirken, wenn in der Situation überhaupt nur ein grüner Klotz vorhanden ist und es um die Frage geht, ob ich oder eine andere Person den Klotz bekommen soll. Jetzt geht es nämlich nicht in erster Linie um die Farbe des Klotzes, sondern um die Person des Empfängers. Von daher sollte das Wort *me* (mir) den Hauptakzent im Satz tragen, da dieses jetzt von besonderem Gewicht ist. Wie seine Mutter mir sagte, sprach John jedoch jeden Satz so aus, wie er ihn ursprünglich gehört hatte. Kein Wunder also, daß seine Äußerungen unpassend wirkten.

9.1.3 Das Fehlen von Fehlern

Es ist geradezu paradox, daß die Sprache des zehnjährigen John vor allem durch ihre Fehlerlosigkeit unnatürlich wirkte. Jungen in seinem Alter machen nämlich in ihrer Muttersprache Englisch häufig bestimmte Fehler. So sagen sie *ringed* statt *rung, had broke* statt *had broken* und *sheeps* statt *sheep,* um die Mehrzahl des Wortes Schaf im Englischen auszudrücken. Jüngere Kinder machen gewöhnlich noch mehr Fehler. Sie sagen *hisself* statt *himself, digged* statt *dug* und *they is* statt *they are.* Die genannten Fehler sind deshalb so wichtig, weil es sich um „gute" Fehler handelt. Gut meint hier, daß man ihre Ursache leicht einsehen kann. Die Fehler kommen dadurch zustande, daß bestimmte für das Englische geltende Regeln übergeneralisiert werden. Sie werden auch auf Ausnahmefälle übertragen. In jeder Sprache gibt

es solche Ausnahmen von Regeln oder Regelmäßigkeiten, für die alle möglichen geschichtlichen Umstände verantwortlich sein können. Im Englischen werden beispielsweise fast alle Reflexivpronomen dadurch gebildet, daß dem jeweiligen Possessivpronomen die Silbe *-self* angehängt wird. So kommt es zu den Formen *myself, yourself* und *ourselves,* aber zufälligerweise nicht zur Form *hisself.* Die richtige Form lautet *himself.* Die geschichtlichen Hintergründe für diese Ausnahme in der Wortbildung liegen noch im Dunkeln. Soweit ich weiß, bildet jedes englische Kind im Verlauf seines Spracherwerbs einmal die Form *hisself.* Von daher kann man sagen, daß Kinder die Sprache verbessern, wenn sie den Geltungsbereich von Regeln so weit als möglich ausdehnen. Sie bügeln Unregelmäßigkeiten und Ungereimtheiten in ihrer Sprache aus. Eine Wortform wie *himself* ist Ballast, sie muß als Sonderform eingeprägt werden, da sie nicht wie die anderen Reflexivpronomen nach Regeln gebildet werden kann.

Genau dasselbe gilt für die anderen Beispiele. Wären Sprachen ganz regelmäßig aufgebaut, dann wäre die Vergangenheitsform für *ring* (schellen) *ringed* und für *dig* (graben) *digged.* Wir müssen uns die Formen *rang* und *dug* – zu unserem Leidwesen – gesondert einprägen, da sie nicht der üblichen Regel folgen, wonach mit Hilfe der Endung *-ed* die Vergangenheit einer Handlung ausgedrückt wird. Ähnliches gilt für das Beispiel *sheep.* Da die Mehrzahlbildung im Englischen fast immer durch die Endung *-s* ausgedrückt wird, müßte man eigentlich die Form *sheeps* und nicht *sheep* erwarten.

Welche Schlüsse kann man aus den Analogiebildungen und Übergeneralisierungen ziehen, die bei normalen Kindern so weit verbreitet sind, aber bei John überhaupt nicht vorkommen? Diese Fehler haben tatsächlich einen ganz besonderen Stellenwert. Sie sind die Spitze eines Eisberges, der uns zu erkennen gibt, was Sprache im engeren Sinne eigentlich ist und was es heißt, eine Sprache zu lernen. Wäre Sprache lediglich eine Ansammlung von Redewendungen, die durch Nachahmung übernommen werden, dann könnte niemals etwas Neues gesagt werden, das man vorher noch nicht gehört hat. Kinder machen jedoch Fehler, die sie nie bei anderen gehört, also nicht von ihnen übernommen haben können. Was liegt diesen Fehlern zugrunde? Sie entstehen durch Analogiebildungen und Übergeneralisierungen von Regeln. Eine Sprache erlernen heißt, eine Menge von Konstruktionsregeln lernen, nicht eine Liste von Redewendungen. Der Spracherwerb ist eher mit dem Erlernen gewisser Spiele wie Schach oder Skat vergleichbar, wo letztendlich Regeln und Strategien gelernt werden, nicht einzelne Züge oder Kartenabwürfe.

Warum aber kommen in Johns Sprache keine Fehler vor? Warum ist sie insofern „besser" als die Sprache normaler Kinder? Diese Beobachtung läßt vermuten, daß John eine Sammlung von Redensarten lernt, daß er sie wie ein Tonband speichert und genauso abspult, wie er sie aufgenommen hat. Mit einer solchen Form des Speicherns können sprachliche Fähigkeiten jedoch qualitativ nicht verbessert werden; zudem ist die quantitative Speicherung einzelner sprachlicher Äußerungen begrenzt. Dies gilt nicht für die Menge der Sätze, die aufgrund von Regeln gebildet und miteinander verbunden werden können. Wer beim Erlernen einer Fremdsprache bestimmte Redewendungen auswendiggelernt, aber nicht die ihnen zugrundeliegenden Regeln abgeleitet hat, weiß, wie hoffnungslos es ist, mit dem Auswendiggelernten eine Unterhaltung zu bestreiten. Man kann sich Tausende italienischer oder französischer Sätze einprägen, den passenden Satz hat man gerade dann nicht parat, wenn man ihn wirklich braucht. Meist benötigt man ein anderes Pronomen, die Plural- statt der Singularform oder statt des unbestimmten den bestimmten Artikel. Die Notwendigkeit, neue Sätze zu bilden, ist nicht die Ausnahme, sondern die Regel. Was wir sagen wollen, müssen wir ständig anders ausdrücken als so, wie wir es früher schon einmal gehört haben. Manchmal müssen wir Sätze bilden, die noch niemand vor uns so formuliert hat.

9.1.4 Das Fehlen sprachlicher Kreativität

Johns Sprache weicht noch in einer anderen Hinsicht von normaler Sprache ab, womit nochmals demonstriert wird, daß Spra-che alles andere ist als eine Ansammlung von Redewendungen. Johns Mutter hatte den Eindruck, ihr Sohn würde niemals etwas sagen, was er nicht schon vorher in genau der gleichen Form gehört hatte. Wie schlimm eine solche Einschränkung ist, kann man sich leicht vorstellen, wenn jemand nicht den Satz „What's the matter, is your truck stuck?" („Was ist los, sitzt dein Lastwagen fest?"), sondern einen der folgenden Sätze sagen will, der mit dem soeben genannten in enger Beziehung steht, wie „What was the matter, was your truck stuck?" („Was war los, war dein Lastwagen fest?"), „What's the matter, is his truck stuck?" („Was ist los, sitzt sein Wagen fest"), „What's the matter, is your car stalled?" („Was ist los, steht dein Auto in der Garage?").

Was müssen wir beherrschen, wenn unsere Sprache mehr sein soll als eine Ansammlung genau festgelegter Sätze? Was müssen wir wissen, um alle Möglichkeiten, die unsere Sprache bietet, nutzen und genau den Satz produzieren zu können, der zur jeweiligen Situation paßt? Nun, man muß die Regeln der Grammatik kennen. Dazu gehören die als *Morphologie* bezeichneten Regeln zur Wortbildung und die Regeln zur Satzbildung, die man *Syntax* nennt. Wenn Erwachsene eine Zweitsprache durch Bücher lernen wollen, dann lernen sie solche Regeln oft ausdrücklich. Sie versuchen dann, Sätze zu bilden, indem sie die ihnen bekannten Regeln auf die Menge von Wörtern, die im Satz vorkommen sollen, anwenden. Uns allen ist bekannt, wie langsam so etwas geht, da einem die Regeln möglicherweise erst nach und nach einfallen. Dabei kann sich die Bildung eines Satzes sehr lange hinziehen, so daß man kaum noch rechtzeitig zur Toilette käme, wenn man nach dem Weg zu fragen hätte. Kinder lernen ihre Muttersprache offensichtlich anders. Ihre sprachlichen Fähigkeiten entwickeln sich ungeheuer schnell. Auch sind sie weder in der Lage, Auskunft über irgendwelche Regeln zu geben, noch haben sie jemals etwas von Grammatik gehört. Man muß also annehmen, daß das menschliche Gehirn in der Kindheit so angelegt ist, daß es die Regeln zur Satzbildung aus den verschiedenen sprachlichen Äußerungen, die wahrgenommen werden, automatisch ableitet. Auch die Anwen-

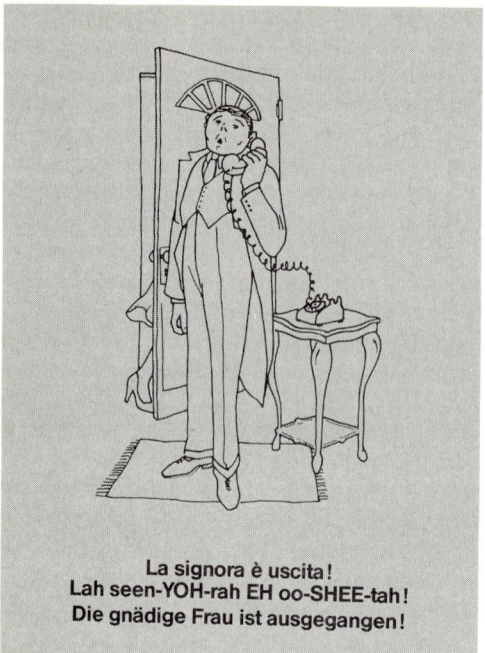

La signora è uscita!
Lah seen-YOH-rah EH oo-SHEE-tah!
Die gnädige Frau ist ausgegangen!

Abb. 9.2. Manche Programme zum Fremdsprachenler-
nen (z. B. die Programme der Berlitz-Schulen) richten
sich nach Prinzipien, die beim Erwerb der Muttersprache
sehr erfolgreich sind. Im Unterricht wird an einer Berlitz-
Schule – im Gegensatz zum Berlitz-Sprachlehrbuch – die
Muttersprache nicht gebraucht. Die Unterhaltung wird
vollständig in der Zielsprache geführt. Den Schülern wird
nicht die explizite Kenntnisse sprachlicher Regeln vermittelt. Vielmehr lernen sie am Beispiel vieler ausgewählter
Sätze, aus denen die sprachlichen Regeln implizit abgeleitet werden können und werden müssen, wenn der Aufwand lohnen soll

dung dieser Regeln, die Bestandteil des impli-
ziten sprachlichen Wissens sind, läuft selbsttätig ab.

Auch werden in ähnlicher Weise beim
Zweitspracherwerb der Erwachsenen sprachliche Regeln abgeleitet, oft werden sie nicht
explizit formuliert. So kommt es, daß Erwachsene grammatisch richtige Sätze einer
fremden Sprache zu bilden lernen, ohne daß
sie merken, daß sie etwas Neues, bisher noch
nicht Gehörtes sagen. Allerdings schneiden
Erwachsene dabei nicht so gut ab wie Kinder.
Sehr wahrscheinlich gibt es eine kritische
Periode im Lebensalter, in der eine Sprache
leichter als zu einem anderen Zeitpunkt erworben werden kann. Diese kritische Periode
erstreckt sich möglicherweise über einen

ziemlich langen Zeitraum, nämlich vom zweiten Lebensjahr bis zur Pubertät. Allerdings
darf man bei der Interpretation der Unterschiede zwischen Kindern und Erwachsenen
den unterschiedlichen Lebensstil nicht aus
dem Auge verlieren. Nur selten verbringen
Erwachsene einen ganzen Tag damit, Unterhaltungen in einer Fremdsprache zu führen.
Sie sind auf diese Art der Kommunikation
kaum jemals so angewiesen wie Kinder. Mit
Erwachsenen redet man – auch in einer
Fremdsprache – nicht so wie mit Kindern,
denen gegenüber Eltern häufig eine vereinfachte Form der Sprache verwenden, die auf
den jeweiligen Entwicklungsstand ihrer Kinder zugeschnitten ist. Wenn sich der Fremd-
spracherwerb der Erwachsenen unter ähnlichen Umständen abspielt, kommen auch sie
besser voran. Aus solchen Alltagsbeobachtungen kann man jedoch nur schwerlich
Schlüsse von allgemeiner Gültigkeit ziehen,
denn bei Kindern wie auch bei Erwachsenen
gibt es erhebliche interindividuelle Unterschiede in der Fähigkeit, eine Sprache zu
erlernen.

9.1.5 Das Fehlen einer Satzstruktur

Regeln sind eine notwendige Bedingung
für den kreativen Gebrauch der Sprache.
Sprachliche Kreativität ist keine Ausnahme,
sondern der Normalfall. Die Anwendung
sprachlicher Regeln setzt allerdings auch voraus, daß man die richtigen sprachlichen Einheiten kennt. Die Anwendung echter Regeln
ist ohne Verwendung echter Einheiten un-
denkbar. Betrachten wir den Satz, den John
gesagt hat: „What's the matter, is your truck
stuck?" („Was ist los, sitzt dein Lastwagen
fest?"). Unendlich viele verschiedene und
doch aufeinander bezogene Sätze kann man
letztlich nur dann bilden, wenn man Sätze in
ihre Satzteile zerlegen kann, beispielsweise in
das Fragepronomen *what* (was), das Verb *is*
(ist) und seine Kontraktionsform *'s*, den Artikel *the* (der, die, das), die Nomen *matter*
(Angelegenheit) und *truck* (Lastwagen) sowie das Possessivpronomen *your* (dein). Zur
richtigen Analyse der Satzteile muß noch eine
weitere (dritte) Art sprachlichen Wissens hinzukommen, nämlich das Erkennen von gram-

matischen Kategorien wie Subjekt oder Objekt, die durch bestimmte Wörter oder Wortgruppen in einem Satz repräsentiert werden. Da das gleiche Wort oder die gleiche Wortgruppe für ganz unterschiedliche grammatische Kategorien im Satz eingesetzt werden können, kann diese Art des Wissens nicht aus der Kenntnis von Wortlisten bestehen. Im Englischen kann man aufeinander bezogene Sätze bilden, weil es Regeln gibt, die auf solche Einheiten von Wörtern und grammatischen Kategorien angewendet werden können.

Nehmen wir an, John betrachtet – wie seine Mutter meint – einen ganzen Satz als so etwas wie ein langes Wort, das nicht weiter in bedeutungshaltige Teile untergliedert ist. Bei einer solchen Betrachtung besteht zwischen den Sätzen, die John produziert, und dem Ausruf „Damn!" („Verdammt noch 'mal") eine größere Ähnlichkeit, als wir zunächst gedacht haben. Man versuche einmal das englische Wort „Damn!" in seine Einheiten zu zerlegen und durch Analogie neue Wörter oder Sätze zu bilden. Es ist unmöglich. Im Englischen gibt es zwar viele tausend Wörter, aber ihre Anzahl ist begrenzt, wie der Blick in ein Wörterbuch beweist. Die Kapazität des menschlichen Gedächtnisses ist so groß, daß ein Wortschatz von vielen tausend Wörtern eingeprägt werden kann. Was aber würde uns die Kenntnis von einigen hunderttausend Sätzen nützen, wenn nahezu jeder Satz einmalig ist? Daß es keine Bücher gibt, in welchem Listen englischer Sätze abgedruckt sind, ist kein Versehen der Verleger von „Wörterbüchern". Wegen der unbegrenzten Anzahl möglicher Sätze kann es solche „Sätzebücher" nicht geben.

Unser John verhält sich fast haargenau der Theorie entsprechend, wonach Sprache eine Ansammlung von Redewendungen und Spracherwerb das Einprägen gehörter Redewendungen ist. Die Unangemessenheit einer solchen Theorie von Sprache und des Spracherwerbs wurde aus dem kurzen Zusammensein mit John hinreichend deutlich. Zwischen seiner Sprache und der Sprache normaler Kinder bestehen grundlegende Unterschiede. Wenn man sich dieser Unterschiede bewußt wird, erkennt man, daß die Erklärungen sprachlichen Verhaltens und sprachlichen Lernens mit Hilfe von Begriffen wie Nachahmung und Einprägungen unhaltbar sind. Ein solcher Ansatz übersieht das schöpferische und konstruktive Moment von Sprache, das in neuen Wörtern, neuen Sätzen, in den Variationen der Betonung, in der Umkehrung von Pronomen und in vielem mehr zum Ausdruck kommt.

9.2 Regeln für die Satzbildung

Die akademische Disziplin der Linguistik untersucht die allgemeinen sprachlichen Strukturen. Sie betreibt Wissenschaft von der Sprache, sie entwickelt kein Sprachlehrprogramm. Die meisten Linguisten vertreten die Auffassung, daß man Sprache als eine Menge von Regeln betrachten kann, mit denen man unbestimmt viele (tatsächlich unbegrenzt viele) Sätze bilden kann. Abgesehen von dieser Grundauffassung gibt es aber innerhalb der Linguistik einige bedeutsame Unterschiede. Wir werden hier eine Einführung in eine Auffassung von Sprache geben, die auf Noam Chomsky zurückgeht. Sie nennt sich *generative Transformationsgrammatik*. Es handelt sich um ein bestimmtes, vollständig explizites formales System, um eine Grammatik, die jede beliebige Einzelsprache beschreibbar machen soll. Sprachen machen zwar von ganz unterschiedlichen Regeln Gebrauch, aber diese Regeln können mit ein und demselben System beschrieben werden. Wir beziehen uns hier deshalb auf den Ansatz von Chomsky, weil er unserer Ansicht nach derzeit immer noch das beste System zur Beschreibung sprachlicher Strukturen bietet.

Dieser Ansatz hat auch die Psychologie stark beeinflußt; insbesondere die Teildisziplin der *Psycholinguistik* wurde innerhalb der letzten beiden Jahrzehnte von Chomskys Auffassung in weiten Teilen geprägt. Wir müssen noch eine genaue Definition der generativen Transformationsgrammatik geben, das wird unser Thema auf den folgenden Seiten sein.

Die Transformationsgrammatik – oder mit den Worten eines Studenten „Diese schreckliche Transformationsgrammatik" – ist nicht nur etwas, was den Linguisten interessieren sollte. Ganz im Gegenteil! Sie versucht, die Struktur des Satzes und die Strukturunterschiede zwischen unterschiedlichen Satzarten darzustellen, für die unser John kein Gespür zu haben schien. Und sie beschäftigt sich mit der Form psychologischen Wissens, mit deren Hilfe die Mitglieder einer Sprachgemeinschaft ständig neue Sätze bilden können und einander mehr oder weniger gut verstehen.

Tabelle 9.2. Vergleichende Darstellung einer traditionellen Grammatik und eines Teils von Chomskys Grammatik für einen bestimmten Bereich von Sachverhalten

Traditionelle Grammatik	*Chomskys Grammatik*
Verben sind der wesentliche Bestandteil von Aussagen. Durch Formveränderungen können sie eine Vielfalt von Bedingungen kennzeichnen, die auf diese Aussagen einwirken. Verben können weitaus mehr verschiedene Formen annehmen als alle anderen Wortklassen in gesprochener Sprache. Man kann sie auf verschiedene Art und Weise flektieren, wie die folgenden Paare deutlich machen	(28) (i) $Verb \rightarrow Aux + V$ (ii) $V \rightarrow hit$ (werfen), *take* (nehmen), *walk* (gehen), *read* (lesen) usw. (iii) $Aux \rightarrow C(M)$ *(have + en)* *(be + ing)* (iv) $M \rightarrow will$ (wollen), *can* (können), *may* (dürfen), *shall* (sollen), *must* (müssen)
play (spielen), plays (spielt) sing (singen), sang (sang) think (denken), thought (dachte) go (gehen), went (ging) play (spielen), will play (wird spielen) play (spielen), is playing (spielt)	(29) (i) $C \rightarrow \begin{cases} \text{S im Zusammenhang mit } NP_{sing} \\ \emptyset \text{ im Zusammenhang mit } NP_{pl} \\ past \end{cases}$ [4]
Flexionsendungen werden hinzugefügt; Teile der Grundformen werden ersetzt; Formen, die ursprünglich anderen Verben angehörten (für *be* und *go*), werden in die Paradigmata hineingenommen, und Hilfsverben werden verwendet. Die Flexion eines regulären Verbs wie *play* geschieht durch das Hinzufügen der Endungen *s, ing* und *ed* sowie der Hilfsverben *do, will* (in gehobener Sprache *shall*), *have* und *be*. Mehrere Arten der Flexion können gleichzeitig angewendet werden, wie die Form von *play* (spielen) in *would have been playing* (würde gespielt haben).	

Anmerkung: Der komprimierte Auszug aus Longs traditioneller Grammatik besagt und verdeutlicht lediglich, daß das Verb vielfältig modifiziert werden kann, und daß die Modifikationen am gleichen Verb bei Einhaltung einer gewissen Ordnung vorgenommen werden dürfen. Die Regeln Chomskys beinhalten, daß jeder Satz ein Verb enthält, für welches ein Exemplar aus einem umfassenden Lexikon eingebracht werden kann (*werfen, nehmen* usw.) nebst einem Auxiliar. In der Regel, die das Auxiliar (Aux) expandiert (28iii), steckt eine Menge grammatischer Information. Man beachte zunächst C für Tempus, eine obligatorische Regelkomponente: Jedes Verb hat irgendeine Tempus-Form, selbst wenn sie unmarkiert ist, d. h. wenn sie durch kein besonderes Morphem gekennzeichnet wird. Alle anderen Komponenten von Aux sind freigestellt (deshalb die Klammern), man kann bis zu drei Regelkomponenten in Anspruch nehmen, und zwar in der angegebenen Reihenfolge. Angenommen das Aux „will have been talking" soll abgeleitet werden. Der Regelapparat produziert die Kette V + Ø + will + (habe + en) + (be + ing). Die Reihenfolge wird dann noch durch untergeordnete Regeln, auf die hier verzichtet wurde, zurechtgerückt. Die Regeln Chomskys machen explizit, was getan werden muß, um eine beliebige Modifikation des Verbs zu gewinnen, welche grammatisch zulässig ist. Die traditionelle Grammatik begnügt sich mit Andeutungen und Beispielen

Zugrundelegt wurden Long, 1961, und Chomsky, 1957

9.2.1 Die generative Transformationsgrammatik

Unter dem Titel *Syntactic Structures* veröffentlichte Noam Chomsky im Jahre 1957 ein schmales Bändchen, mit dem seine Karriere begann. Dieses Buch stellte eine ganz andere Art der Grammatik vor als man sie von den üblichen Sprachbüchern oder von der Schule her kennt (s. Tabelle 9.2). In Wirklichkeit bestehen aber zwischen traditionellen Grammatiken und den Transformationsgrammatiken noch manche Ähnlichkeiten. Konzepte wie „Subjekt" und „Prädikat" oder „Satzteile" sind unumstrittene Sachverhalte, die deshalb in jeder bekannten Grammatik des Englischen auftauchen. Doch diese Konzepte werden in den traditionellen Grammatiken mehr oder weniger zusammenhanglos abgehandelt. Die Konzepte werden oft ziemlich vage definiert, so vage, daß die Autoren sich auf das Wissen des Lesers verlassen, das dieser von sich aus mit den Ausdrücken „Subjekt" oder „Nomen" verbindet. Die Grammatik bietet kaum mehr als Bezeichnungen für Sachverhalte über die Sprache, die dem Sprecher bereits bekannt sind. In traditionellen Grammatikbüchern findet man weder eine Definition, was eigentlich eine vollständige Grammatik ist, noch Erläuterungen dazu, was es bedeutet, eine Sprache vollständig zu beschreiben. Traditionelle Grammatiken enthalten lediglich eine Ansammlung von Deklinationen und Konjugationen und was es sonst noch alles an Veränderungen sprachlicher Formen gibt.

Eine generative Transformationsgrammatik fängt mit einer klaren Aussage über ihre Zielsetzung an. Sie will eine endliche Menge von Regeln finden, die vollständig explizit dargestellt werden können. Mit ihnen sollen alle Sätze gebildet oder hergeleitet werden können, die in einer Sprache möglich sind, ohne dabei auf die Vorkenntnisse des Sprechers einer Sprache zurückgreifen zu müssen. Aufgrund dieser Regeln soll jedem Satz eine Strukturbeschreibung zugeordnet werden können, die mit dem Urteil jedes beliebigen Sprechers dieser Sprache übereinstimmt. Gleichzeitig sollten die Regeln so beschaffen sein, daß durch sie keine Sätze – wie im Englischen beispielsweise *Boy the hit ball*

the – gebildet werden können, die dieser Sprache nicht angehören. Die Anzahl der Ableitungsregeln ist begrenzt und auch nicht besonders groß. Dennoch können mit ihrer Hilfe nicht nur sehr viele, sondern unbegrenzt viele Sätze einer Sprache abgeleitet werden. Das Kernstück der generativen Grammatik, die Auffassung, daß eine vollständige Grammatik den kreativen Aspekt der Sprache zu erklären hat, wird der Tatsache gerecht, daß jeder in seiner Muttersprache einen zuvor noch nie gehörten Satz produzieren und verstehen kann.

9.2.2 Phrasenstrukturregeln und eine Ableitung

Die generative Transformationsgrammatik schreckt deshalb so viele ab, weil sie mit formalen Bezeichnungen, d. h. mit Mengen von Symbolen, arbeitet. Auch wir sind davon nicht angetan. Die Symbole sind jedoch unumgänglich und erlernbar. Anhand eines Beispiels mit einigen Regeln und einer Ableitung können wir die Bezeichnungen kennenlernen, die Chomsky (1957) in seinem Buch verwendet hat. Vielleicht wird dabei auch deutlich, warum er diese Bezeichnungen gewählt hat, und wie man eine Ableitung liest. Die Regeln in Tabelle 9.3 sind Phrasenstruktur- oder Ersetzungsregeln. Sie gehören zu der ersten Hauptgruppe der verwendeten Regeln; die zweite Hauptgruppe, auf die wir später eingehen werden, besteht aus Transformationsregeln. Tabelle 9.3 stellt die Ableitung des englischen Satzes *The boy hit the ball* (Der Junge warf den Ball) dar, der zweifellos grammatisch richtig ist und den Chomsky (1957) in seinem Buch häufig zur Illustration verwendet hat. In der Tabelle werden die verwendeten Symbole und die Richtlinien für den Gebrauch der Regeln dargestellt. Sie werden auch im Text erläutert werden.

9.2.2.1 Symbolische Schreibweise

Das erste Symbol in der Tabelle 9.3 ist „S". Es bezieht sich auf den ganzen Satz, während „NP" für die Nominalphrase und

Tabelle 9.3. Phrasenstrukturregeln und eine Ableitung des Satzes *The boy hit the ball* (Der Junge warf den Ball)

Regeln	Ketten
1. S → NP + VP Ersetze Satz durch Nominalphrase und Verbalphrase	S NP + VP
2. VP → Verb + NP Ersetze Verbalphrase durch Verbalphrase und Nominalphrase	NP + Verb + NP
3. NP → $\begin{cases} NP_{sing} \\ NP_{pl} \end{cases}$ Ersetze Nominalphrase durch Nominalphrase im Singular oder Plural	NP_{sing} + Verb + NP
Regel 3 kommt ein zweites Mal zur Anwendung	NP_{sing} + Verb + NP_{sing}
4. NP_{sing} → T + N + Ø Ersetze Nominalphrase im Singular durch Artikel und Nomen ohne Flexion (Ø)	T + N + Ø + Verb + NP_{sing}
Regel 4 kommt ein zweites Mal zur Anwendung	T + N + Ø + Verb + T + N + Ø
5. NP_{pl} → T + N + 's Ersetze Nominalphrase im Plural durch Artikel und Nomen mit Flexion 's	Regel 5 kommt nicht zur Anwendung; die Kette bleibt unverändert
6. T → *the* (der, die, das), *a* (ein, eine) Setze für das Symbol des Artikels ein passendes Wort ein	*the* + N + Ø + Verb + T + N + Ø
Regel 6 kommt ein zweites Mal zur Anwendung	*the* + N + Ø + Verb + *the* + N + Ø
7. N → *boy* (Junge), *ball* (Ball) usw. Setze für das Symbol des Nomens ein passendes Wort ein	*the* + *boy* + Ø + Verb + *the* + N + O
Regel 7 kommt ein zweites Mal zur Anwendung	*the* + *boy* + Ø + Verb + *the* + *ball* + Ø
8. Verb → Aux + V Ersetze Verb durch Hilfsverb und Verb	*the* + *boy* + Ø + Aux + V + *the* + *ball* + Ø
9. V → *hit* (werfen), *walk* (gehen), *read* (lesen) usw. Setze für das Symbol des Verbs ein passendes Wort ein	*the* + *boy* + Ø + Aux + *hit* + *the* + *ball* + Ø
10. Aux → C (M) *(have + en) (be + ing)* Ersetze Hilfsverb durch seine entsprechende Zeitform (obligatorisch) und durch die (freigestellten) Formen für Modalität, die Beendigung oder den Verlauf der Handlung	*the* + *boy* + Ø + C + *hit* + *the* + *ball* + Ø
11. M → *will* (wollen), *can* (können), *may* (dürfen), *shall* (sollen), *must* (müssen)	Regel 11 kommt nicht zur Anwendung; die Kette bleibt unverändert
12. C → $\begin{cases} \text{'s im Zusammenhang mit } NP_{sing} \\ \text{Ø in anderen Zusammenhängen} \\ \text{Vergangenheit im jeweiligen Zusammenhang} \end{cases}$ Ersetze die Zeitform durch Flexion der Nominalphrase, wenn der Singular vorliegt, oder durch keine Flexion in anderen Kontexten oder durch die Vergangenheitsform, wenn der entsprechende Kontext vorliegt	*the* + *boy* + Ø + past + *hit* + *the* + *ball* + Ø

Tabelle 9.3. (Fortsetzung)

Symbole

S	Satz	T	Artikel
N	Nomen	Aux	Hilfsverb
V	Verb	C	Zeitform des Verbs
NP	Nominalphrase	M	Modalverb
VP	Verbalphrase	*(have + en)*	Perfektform des Verbs
NP$_{sing}$	Nominalphrase in Singular	*(be + ing)*	Verlaufsform des Verbs
NP$_{pl}$	Nominalphrase in Plural	( )	möglich, aber nicht nötig (freigestellt)
Ø	kein Suffix	{ }	Wähle eine Möglichkeit
's	Suffix für Plural		(obligatorische Entscheidung)

Anmerkung: Eine Phrasenstruktur- oder Ersetzungsregel (hier in symbolischer Form und sprachlicher Umschreibung) geht immer von einem einzelnen Symbol aus, das durch ein anderes oder mehrere andere Symbole ersetzt wird. Satzketten entsprechen der abstrakten Struktur, die einem Satz wie *The boy hit the ball* zugrundeliegt. Eine Regel ist nur dann auf einen Satz anwendbar, wenn der Satz bzw. die rechtsstehende Satzkette (durch Anwendung der entsprechenden Regel) ersetzt werden kann. Demnach kann man die Satzkette als die Information betrachten, die den Regeln eingegeben ist.

Gegenüber Regel 5 wird keine Satzkette für *The boy hit the ball* aufgeführt, da der Satz keine Nominalphrase im Plural (NP$_{pl}$) enthält. Eine Regel kann auch mehrfach angewendet werden. Gegenüber Regel 3 werden zwei Satzketten für *The boy hit the ball* angeführt, da der Satz zwei NP$_{sing}$ enthält. Die letzte Satzkette wird die Kernkette genannt, auf die bestimmte obligatorische Transformationen angewendet werden müssen und bestimmte freigestellte Transformationen angewendet werden können. Die Regel 12, aus der die Kernkette folgt, ist in Wirklichkeit keine Phrasenstruktur-, sondern eine Transformationsregel. Sie ist hier aufgenommen worden (Chomsky nennt sie 1957 nicht in seinem Buch), um den Unterschied zwischen den beiden Regelarten deutlich zu machen.

Nach Chomsky, 1957

„VP" für die Verbalphrase eines Satzes stehen. Das Symbol „NP$_{sing}$" in der dritten Regel bezieht sich auf ein Nomen im Singular, beispielsweise *the boy* (der Junge). Ein Nomen im Plural, wie z.B. *the boys* (die Jungen), wird durch „NP$_{pl}$" bezeichnet. Folglich bedeutet das in der vierten Regel auftretende Symbol „Ø", daß die jeweilige Form unverändert bleibt, da ein Ausdruck im Singular, wie z.B. *the boy,* keine Flexion erfordert. Das Symbol „s" in der 5. Regel zeigt dagegen die normale Pluralflexion (wie in *the boys*) an. Das Symbol „T" in der 6. Regel steht für den Artikel, z.B. das Wort *the* (der, die, das). Die in der 7. und 9. Regel angegebenen Nomen und Verben stehen stellvertretend für Tausende von lexikalischen Eintragungen, die an dieser Stelle auftreten können. Die jeweils in den Regeln 6, 7, 9 und 11 genannten Wörter stellen Abstraktionen dar. Zusätzliche, hier nicht spezifizierte Regeln sind nötig, um sie in Formen umzuwandeln, die sprachlich ausgedrückt werden können. Das Symbol „Aux" in der 8. Regel steht stellvertretend für die gesamte Gruppe der Hilfsverben, durch die im Englischen ein Verb modifiziert oder hinsichtlich Tempus, Handlungsart usw. spezifi-

ziert werden kann. Einige der Hauptveränderungen werden in der 10. Regel symbolisch dargestellt. „C" steht für Tempus, „M" für modale Hilfsverben wie *wollen, können, dürfen, müssen* (siehe 11. Regel); „have + en" ist eine abstrakte Darstellung für die Verbform im Perfekt, wie sie beispielsweise in *has hit* (hat geworfen) oder noch deutlicher in *has eaten* (hat gegessen) auftritt; „be + ing" ist ein Symbol für die Verlaufsform des Verbs, wie z.B. in *is hitting* (ist dabei, zu schlagen). In der Regel 12 wird das allgemeine Symbol für Tempus, „C", durch spezifischere Schreibweisen ersetzt. Die Interpretation dieses Symbols hängt davon ab, ob die Nominalphrase im Singular oder Plural steht, und ob das Tempus des Verbs Gegenwart oder Vergangenheit ist. Im Fall von Singular und Gegenwart wird dem Verb *s* angehängt; in allen anderen Fällen wird C durch Ø ersetzt. Daraus folgen die Sätze *the boy hits* (der Junge schlägt) und *the boys hit* (die Jungen schlagen) sowie in der Vergangenheitsform die Sätze *the boy hit* (der Junge schlug) und *the boys hit* (die Jungen schlugen).

Eine Phrasenstruktur- oder Ersetzungsregel (vgl. Tabelle 9.3, linke Hälfte) geht immer von einem *einzelnen* Symbol aus, das dann durch ein anderes oder mehrere andere Symbole ersetzt wird. Die Tabelle zeigt, daß die Regeln mit S als dem Symbol für Satz beginnen und die nachfolgenden Regeln verschiedene Möglichkeiten zur Erweiterung von S darstellen. Die Klammern in der 3. Regel bezeichnen eine Wahlmöglichkeit. Beide Ausdrücke in den Klammern können, einer von ihnen muß verwendet werden. Fällt die Entscheidung für NP$_{sing}$ und nicht für NP$_{pl}$, dann kommt die 4. und nicht die 5. Regel zur Anwendung. Das ist der Anfang einer möglichen Folge von Regelanwendungen – es gibt viele andere Möglichkeiten, einen Satz „auszuschreiben". Nebenbei bemerkt zeigt die Tabelle auch, daß nicht jede Regel auf jede Satzkette angewendet werden kann. Bei der 5. Regel gilt dies für den Beispielsatz *The boy hit the ball.* Eine Regel kann man nur dann anwenden, wenn die vorangehende Satzkette ein bestimmtes Symbol enthält, das ersetzt werden kann. Eine Regel kann auch mehrmals angewendet werden (siehe Regel 4, wo zwei Fälle von NP$_{sing}$ vorkommen).

Die Klammerausdrücke in der 10. Regel weisen darauf hin, daß diese Ausdrücke vorkommen können, aber nicht vorkommen müssen. Sie sind freigestellt. Die in der 10. Regel dargestellte Wahlmöglichkeit für eine von drei Formen bzw. keine dieser Formen ist der Grund dafür, warum so viele verschiedene Ausführungen von S möglich sind. Vergleichbares gilt für die Regeln 7 und 9. Die dort genannten „Wörter" oder *lexikalischen Ausdrücke* (diese Bezeichnung berücksichtigt, daß die aufgeführten Formen noch nicht die Endform darstellen) sind nur einige wenige Beispiele. Wollte man alle Möglichkeiten aufzählen, müßte man den gesamten Wortschatz für Nomen und Verben angeben. Die gesamte Menge der Ersetzungsregeln, von denen Tabelle 9.3 nur eine Teilmenge enthält, macht es möglich, unbegrenzt viele Fälle für S abzuleiten, die normale englische Sätze ergeben. Wir haben eines der wesentlichen Ziele der generativen Grammatik erkannt, wenn wir sie als eine Regelmenge betrachten, die dazu dient, alle möglichen Sätze einer Sprache, z. B. Englisch, abzuleiten und in ihrer Endform anzugeben. Sie gibt an, wie man auf logischem Wege eine unbegrenzte

Anzahl von richtigen Sätzen bilden und zusammenstellen kann. Eine solche Zusammenstellung bietet Tabelle 9.3, wobei die Regeln so geschrieben sind, daß jedem aufgeführten Satz die richtige Strukturbeschreibung zugeordnet wird. Wir werden gleich noch ausführlicher darauf eingehen.

9.2.2.2 *Wie man eine Ableitung liest*

Wie liest man die Ableitung, die jeweils rechts von den Regeln in Tabelle 9.3 abgebildet ist? Die Eintragungen, die hier stehen, nennt man *Satzketten*. Obwohl diese Satzketten nach und nach einem englischen Satz immer ähnlicher zu werden scheinen, ist selbst die zuletzt aufgeführte Satzkette kein Satz, der in gesprochener Sprache wirklich vorkommen kann. Auch sie stellt nur die abstrakte Struktur dar, die einem Satz zugrundeliegt. Andere Regeln, auf die wir hier nicht eingehen werden, sind notwendig, um die Satzketten in Sätze zu überführen, die tatsächlich gesprochen werden können. In der Ableitung wird jede Satzkette aus der unmittelbar vorangehenden Satzkette dadurch erzeugt oder mechanisch hervorgebracht, daß die in der Tabelle links daneben stehende Regel angewendet wird. So wird beispielsweise aus S durch Anwendung der 1. Regel NP + VP. Dies liest man als „S → NP + VP" oder „Ersetze S durch NP gefolgt von VP".

Man beachte, daß es für die Anwendung der 3. Regel eine Wahlmöglichkeit gibt, die in Klammern steht. Sie zeigt an, daß NP durch NP$_{sing}$ oder NP$_{pl}$ ersetzt werden kann, aber durch eine der beiden Möglichkeiten ersetzt werden muß. Später tauchen auch in der 7., 9., 10., 11. und 12. Regel Wahlmöglichkeiten auf. Woher weiß man, welche Entscheidung hier getroffen werden muß? Im vorliegenden Fall wissen wir es nur, weil uns das Ziel bekannt ist, auf das wir zusteuern, nämlich die Ableitung des Satzes: *The boy hit the ball* (s. Abb. 9.3). Können wir dieses Ziel tatsächlich erreichen? Die Anwendung der in Tabelle 9.3 genannten Regeln stellt gleichzeitig ihre Bewährungsprobe dar. Die Regeln können nur dann durch die Durchführung der einzel-

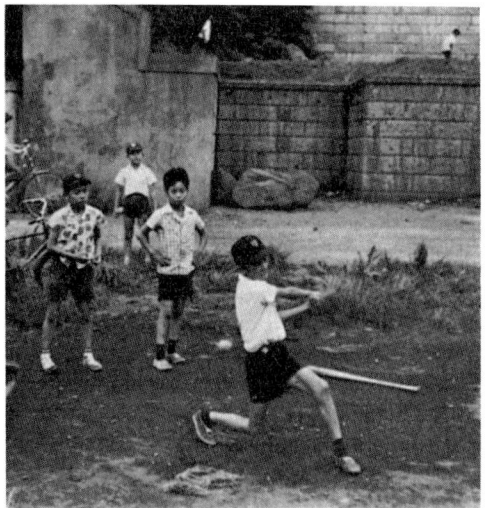

Abb. 9.3. Die Abbildung zeigt einen Jungen, der einen Ball wirft. Hat das Bild an dieser Stelle irgendeinen Sinn? Unserer Meinung nach ja. Sich mit sprachlicher Referenz als solcher zu beschäftigen, kann spannend und sehr aufschlußreich sein. Auf dem Bild sehen wir die Handelnden und die Handlung als ein simultanes und zusammenhängendes Geschehen. Sprache verwandelt es in eine von links nach rechts laufende Wortkette. Haben Sie schon vorher eine bestimmte bildhafte Vorstellung von dem Satz „Der Junge warf den Ball" gehabt? Wie gut stimmt Ihr Bild vom Geschehen mit der vorliegenden Abbildung überein? Was fehlt auf der Abbildung, was ist hinzugekommen? Menschen machen sich zudem verschiedene bildhafte Vorstellungen, die niemals ganz identisch sind, und mancheiner behauptet sogar, gar keine bildhaften Vorstellungen zu erleben. Trotzdem kommunizieren wir miteinander. Wie ist das möglich?

nen Ableitungsschritte überprüft werden, wenn der fragliche Satz ganz sicher ein wohlgeformter, d.h. grammatisch richtiger Satz ist, wie dies für unseren Beispielsatz *The boy hit the ball* zutrifft. Wenn diese Regeln im Englischen gültig sind, dann muß man über sie diesen Satz, der zweifellos gutes Englisch ist, ableiten können. Es muß einen Weg durch die Regeln geben, der zu *The boy hit the ball* führt. Mit einer Ableitung läßt sich also eine Art Beweis führen, die der Beweisführung in der Geometrie sehr ähnlich ist. Eine solche Beweisführung ist dann sinnvoll, wenn man sich nicht sicher ist, ob ein bestimmter Satz im Englischen möglich ist, aber wenn man davon überzeugt ist, daß die Regeln gültige Regeln der englischen Sprache sind, weil sie sich in sehr vielen eindeutigen Fällen bewährt ha-

ben. So könnte man testen, ob *The boy hit the ball* tatsächlich ein englischer Satz ist. Die Satzkette *Boy the hit ball the* sollte dann kein Satz sein, der mit Hilfe dieser Regeln abgeleitet werden kann – und so ist es auch. Mit den Regeln ist beispielsweise nicht vereinbar, daß ein Artikel *(the)* dem Nomen nachgestellt und nicht vorangestellt ist. Auch kann ein Artikel nicht dem Verb vorangestellt sein.

Nehmen wir einmal an, wir würden die Regeln der Tabelle 9.3 anwenden, ohne ein bestimmtes Ziel, ohne einen bestimmten Satz im Sinn zu haben. Wie könnte man dann über Wahlmöglichkeiten entscheiden? Denkbar wäre, daß sich die Entscheidungen dann nach dem Zufall richten. Im Fall der Regeln 7 und 9 könnte man zufällig aus dem vollständigen englischen Wortschatz der Nomen und Verben auswählen. Durch eine solche Vorgehensweise ließe sich eine unbegrenzte Anzahl englischer Sätze ableiten. Vielleicht würde man irgendwann bei dem Satz *The boy hit the ball* ankommen.

9.2.2.3 Die formale Darstellung sprachlichen Wissens

Die Struktur der *Kernkette* – der letzten Kette der Tabelle 9.3 – wird deutlicher, wenn wir eine andere Möglichkeit ihrer Darstellung betrachten. Diese Darstellung bezeichnet man als Baumstruktur (s. Abb. 9.4). Die Ketten, die in der Tabelle aufeinanderfolgen, sind in vertikaler Schreibweise dargestellt, und zwar als Äste eines Baumes, die sich von den bezeichneten Knoten weiter nach unten verzweigen. Der Knoten bezeichnet immer das Symbol, das durch eine bestimmte Regel ersetzt wird, und die Äste stellen immer das Ergebnis einer solchen Regelanwendung dar. Diese Baumstruktur unterscheidet sich von der Ableitung in Tabelle 9.3 nur dadurch, daß in ihr nicht die Reihenfolge der Regelanwendung erkennbar ist. Wenn man eine Ableitung in eine Baumstruktur überführen will, geht man folgendermaßen vor: S wird zum obersten Knoten des Baumes. Dann zeichnet man zwei auseinanderlaufende Äste, die die Umschreibung oder Untergliederung von S in NP und VP darstellen. Dadurch entstehen zwei neue Knoten, von denen aus man einen oder mehrere neue Äste mit neuen Knoten als Endpunkten zeichnet, die die Ersetzung von NP bzw. VP darstellen. Ein solcher Baum endet mit sogenannten Endknoten, die den Kernsatz bilden. Hierfür werden keine neuen Umschreibungen durchgeführt.

9.2.2.4 Konstituenten

Wir kommen nun zu den drei Hauptaspekten der Satzstruktur, für die es in der Ableitung oder der Baumstruktur eine formale Bezeichnung gibt: Konstituenten, Kategorien und Rollen. Diese Einteilung übernehmen wir aus Chomskys späterem Buch, das 1965 unter dem Titel *Aspects of the Theory of Syntax* erschienen ist. *Konstituenten* sind die natürlichen Teile oder Untereinheiten eines Satzes. Es gibt sie nicht nur auf einem, sondern auf vielend Niveaus einer Satzstruktur. Auf der höchsten Stufe, die alle darunter liegenden Stufen einschließt, sind das Subjekt NP und das Prädikat VP die Konstituenten des Satzes. Die natürlichen

Untereinheiten des Prädikats sind das Verb und die Objekt-NP. In einem Satz bilden die unbedingt notwendigen Konstituenten die kleinsten bedeutungsvollen Einheiten, die in der Linguistik *Morpheme* genannt werden. Dazu zählen Wörter oder lexikalische Ausdrücke und auch der abstrakte Ausdruck „Vergangenheit".

Man muß sich darüber klar werden, daß eine generative Grammatik (wie die in Tabelle 9.3) die *psychologische Struktur* von Sätzen abbilden oder für sie entsprechende Bezeichnungen bereitstellen will. Nach Chomsky haben Sprecher, die Englisch als Muttersprache gelernt haben, ein intuitives Gefühl dafür, daß innerhalb des Satzes *The boy hit the ball* ein natürlicher Einschnitt zwischen *boy* und *hit* liegt. Aufgrund dieses gedanklichen Trennungsstrichs zerfällt der Satz an dieser Stelle in zwei Hauptbestandteile. Wenn die Konstituenteneinschnitte willkürlich gewählt werden, beispielsweise *The boy hit the/ball* oder *The/boy hit the/ball* oder jede andere unnatürliche Aufteilung, dann sollte überhaupt keine Übereinstimmung mit den intuitiven Urteilen der Sprecher vorliegen. Soll der Sprecher das Prädikat in seine natürlichen Bestandteile zerlegen, dann wird er wohl die Grenze zwi-

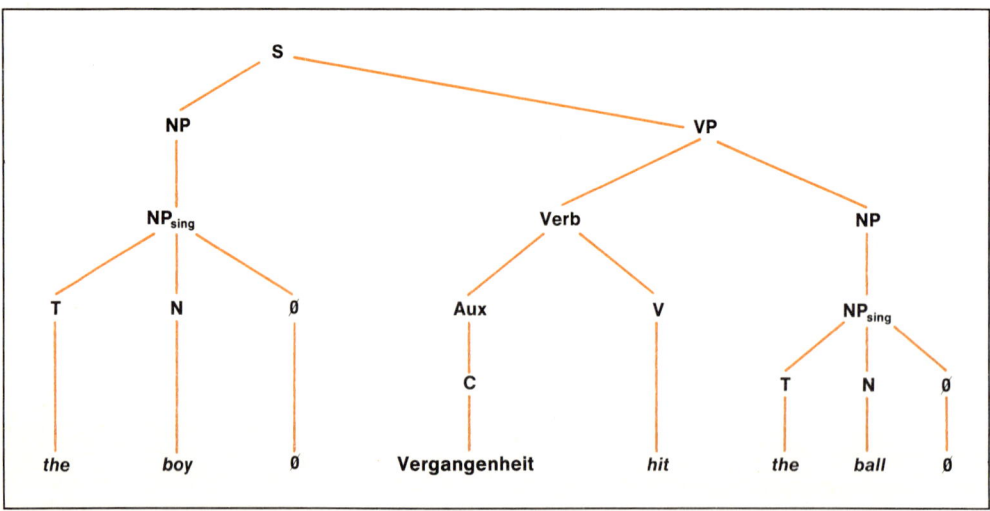

Abb. 9.4. Baumstruktur für den Satzkern von: *The boy hit the ball* (Der Junge warf den Ball). Diese Baumstruktur enthält genau die gleiche Information wie die generative Ableitung, abgesehen von der Reihenfolge der Regelanwendung. In der Baumstruktur wird jeder Knoten (in einer Ableitung) in Strukturen umgewandelt, die von einem Knoten aus nach unten führen. Deshalb kann eine einzelne Baumstruktur nur **eine** Struktur eines Satzes darstellen. Regeln, die eine solche Struktur in eine andere umwandeln, nennt man Transformationsregeln

schen *hit* und *the ball* ziehen und nicht zwischen *hit the* und *ball*. Auch bei noch feineren Unterscheidungen wird der Sprecher wohl die Grenzen dort ziehen, wo sie aufgrund der Regeln als Knoten eines Baumes oder Symbole einer Ableitung liegen.

Wir fühlen uns wohl alle sicher bei der Beurteilung von Satzkonstituenten oder Satzgliederungen, so daß ein Beweis für die psychologische Realität der Regeln, die der Ableitung der Phrasenstruktur eines Satzes zugrundegelegt werden, eigentlich überflüssig ist. Es lassen sich jedoch noch weitere Belege anführen, die diese Auffassung stützen. Betrachten wir die *Wer-*, *Was-* und *Wo-*Fragen, die Linguisten *W-Fragen* nennen. Die Frage „Who hit the ball?" (Wer warf den Ball?) kann mit „The boy" (Der Junge) beantwortet werden. Das Fragepronomen *Who* (Wer) fragt offensichtlich nach einer Hauptkonstituente. Sie allein bildet bereits eine wohlgeformte Antwort. Auf die Frage „What did the boy do?" (Was hat der Junge getan?) kann man die Antwort bekommen „Hit the ball" (den Ball geworfen). Wiederum wird nach einer Konstituente, nämlich dem Prädikat, gefragt, und dieses dient als Antwort. Die Frage „What did the boy hit" (Was hat der Junge geworfen?) kann mit einer Satzkonstituenten, nämlich der Objekt-NP „The ball", beantwortet werden. Man versuche einmal mit einer W-Frage nach folgendem Satzstück zu fragen: *The boy hit the.* Es geht nicht. Es gibt kein Wort, das für diesen unechten Teil, der keine Satzkonstituente ist, stehen könnte. Die Konstituentenanalyse von Sätzen muß – in Übereinstimmung mit Sprecherurteilen – die Einheiten hervorbringen, mit deren Hilfe neue Regeln formuliert werden können.

Die auf verschiedenen Niveaus angebbaren Satzkonstituenten kennzeichnen die interne Struktur von Sätzen. Der autistische Junge, auf den wir vorher eingegangen sind, war offensichtlich nicht in der Lage, eine solche Struktur in Sätzen zu erkennen. Da sie die Einheiten sind, auf die sich die Konstruktionsregeln beziehen, ist ohne ihre genaue Kenntnis schöpferischer und produktiver Sprachgebrauch unmöglich.

9.2.2.5 Kategorien

Die Konstituenten eines Satzes stellen einen Aspekt ihrer psychologischen Struktur dar, für die durch die Ersetzungsregeln in Tabelle 9.3 eine formale Schreibweise angegeben wird. Sie leisten dasselbe für zwei andere wesentliche Aspekte der Satzstruktur. Der eine Aspekt – die Gliederung gesprochener Sprache in Teile – stimmt mit unserer Auffassung überein, daß Wörter Kategorien angehören. Die Regeln, die in Tabelle 9.3 angegeben werden, stützen sich auf sehr umfassende Kategorien wie Nomen, Verben und Artikel. Weitaus feinere Unterkategorien müssen in einer vollständigen Grammatik des Englischen berücksichtigt werden. So muß man Nomen in folgende Klassen unterteilen: Eigennamen (z. B. *John*); gewöhnliche Nomen, z. B. *table* (Tisch); nichtabzählbare Mengenbezeichnungen, für die es keine Pluralform gibt, z. B. *water* (Wasser); abzählbare Nomen, die wie das Wort *egg* (Ei) im Singular und Plural stehen können; belebte Nomen wie *man* (Mann) und unbelebte wie *house* (Haus), um nur einige denkbare Klassen zu erwähnen. Verben muß man beispielsweise einteilen in transitive wie *hit* (werfen) und intransitive wie *go* (gehen), in Zustandsverben wie *like* (mögen) und Vorgangsverben wie *sing* (singen). Weite Teile von Chomskys Buch *Aspects of the Theory of Syntax* beschäftigen sich damit, die geeignetste formale Schreibweise für die Darstellung feiner Unterkategorien herauszufinden.

Die Unterteilung in breite allgemeine und enge spezifische Kategorien beruht auf der folgenden psychologischen Grundlage. Wir gehen normalerweise davon aus, daß Wörter der gleichen Kategorie auch dieselben oder gleichartige Vorrechte für bestimmte Satzpositionen haben. Folglich können Wörter, die zur gleichen Kategorie gehören, in englischen Sätzen tatsächlich die gleichen Lücken ausfüllen. Dies gilt jedoch nicht für Wörter, die anderen Kategorien angehören. So können beispielsweise Artikel vor Nomen, nicht aber vor Verben und Präpositionen stehen. Abzählbare Nomen können mit Kardinalzahlen verbunden oder im Plural ausgedrückt werden, z. B. *two eggs* (zwei Eier). Mengenbezeichnungen lassen diese Arten der Veränderungen nicht zu, z. B. kann man nicht von *two waters* (zwei Wässer) sprechen. Ausdrücke, die sich wie *Mann* auf etwas Belebtes beziehen, können als Objekt einer bestimmten Unterkategorie von Verben wie beispielsweise *surprise* (überraschen) und *please* (gefallen) gebraucht werden. Für tote Gegenstände wie *table* (Tisch) trifft dies nicht zu. Von daher kann man lexikalische Ausdrücke danach kategorisieren, welche Arten von Satzpositionen sie einnehmen können.

Wie wird die lexikalische Kategorisierung in der formalen Schreibweise der Regeln, die in Tabelle 9.3 stehen, dargestellt? Die Methode wird am klarsten, wenn man sich die Regeln 6, 7, 9 und 11 ansieht. Mit Hilfe dieser Regeln wird T (Artikel), N (Nomen), V (Verb) und M (Modales Hilfsverb) durch eine Liste lexikalischer Ausdrücke ersetzt, die für Artikel und Modalausdrücke annähernd vollständig ist, nicht aber für Nomen und Verben. Dadurch werden alle Wörter, die einer bestimmten Kategorie angehören, durch einen Kategoriennamen zusammengefaßt. Bei Zugehörigkeit zur gleichen Kategorie kann jedes dieser Wörter die gleiche Position im Satz einnehmen, da alle Angehörigen der T-Liste ein angemessener Ersatz für das Symbol T sind. Gleiches gilt für die Angehörigen der N-Liste für N, der V-Liste für V und der M-Liste für M. Bei der Herleitung der Baumstruktur wird die Kategorie jedes Konstituenten durch NP, VP, N, V, Aux oder T (usw.) gekennzeichnet.

Um die Regeln anwenden zu können, die sprachliche Kreativität möglich machen, müssen zwei gleichwichtige Voraussetzungen gegeben sein: man muß die Bedeutung der Konstituenten und die Zuordnung von Satzkonstituenten zu Kategorien zumindest implizit kennen. Wir können wiederum annehmen, daß dieses Merkmal der internen Organisation von Sätzen in der Sprache unseres autistischen Jungen fehlte.

9.2.2.6 Relationen oder Rollen

Im Satz *The boy hit the ball* ist das Wort *boy* ein Nomen (N). Dies ist eine kategoriale Tatsache. Der Ausdruck *the boy* ist eine wesentliche Teileinheit des ganzen Satzes. Dies ist eine konstituelle Tatsache. Damit ist allerdings noch nicht das Wissen erschöpft, das Sprecher in ihrer Muttersprache über die Struktur des Satzes haben, der in Tabelle 9.3 und Abb. 9.4 dargestellt ist. Dieses Wissen entspricht einer formalen Kennzeichnung in den beiden Darstellungen. Wir wissen, daß *the boy* das Satzsubjekt ist und nicht das Objekt des Verbs *(ball)*. Selbst wenn wir von grammatischen Subjekten oder Objekten nie etwas gehört haben, kennen wir ganz sicher den Bedeutungsunterschied zwischen *The boy hit the ball* (Der Junge warf den Ball) und *The ball hit the boy* (Der Ball warf den Jungen). Eine ganze Reihe experimenteller Untersuchungen (Fraser, Bellugi & Brown,

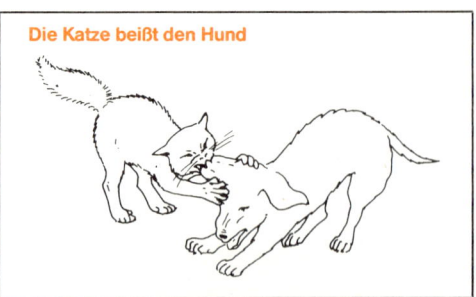

Abb. 9.5. Die Rollen des Satzsubjekts und -objekts werden ausgetauscht. Die Bilder zeigen die gleichen Tiere und die gleiche Handlung: Hund, Katze, beißen. Die semantischen Strukturen unterscheiden sich aber wesentlich, kompetente Sprecher enkodieren diesen Unterschied hauptsächlich durch Austausch der Nominalphra-

sen (Hund/Katze versus Katze/Hund). Im Test für Syntaxverständnis hat ein Kind nach Darbietung eines Satzes auf eines der beiden zur Wahl gestellten Bilder zu zeigen. Wenn es das richtig macht, kann man auf ein entsprechendes Syntaxverständnis schließen, denn die Wortsemantik ist in beiden Bildern identisch. (Aus Brown, 1973)

1963; Lovell & Dixon, 1967; de Villiers & de Villiers, 1973) hat gezeigt, daß englische Kinder bereits im Alter von 18 bis 24 Monaten – also während der Anfangsphase des Erwerbs englischer Satzkonstruktionen – die beiden genannten Satzarten auseinanderhalten können. Offensichtlich verstehen sie den Bedeutungsunterschied zwischen Satzpaaren wie *The dog bit the cat* (Der Hund biß die Katze) und *The cat bit the dog* (Die Katze biß den Hund), denn sie können diese Sätze entsprechenden bildlichen Darstellungen richtig zuordnen (s. Abb. 9.5). Relationen oder Rollen gehören zweifellos zu unserem sprachlichen Wissen und müssen auf formale Art repräsentiert sein.

Chomsky zeigt in seinem Buch aus dem Jahre 1965, daß die von uns behandelten Phrasenstrukturregeln solche Relationen tatsächlich unterscheiden, und zwar als *Konfigurationen*. Man kann dies an einer Baumstruktur erkennen wie der, die in Abb. 9.4 zu sehen ist. Hier ist das Satzsubjekt die NP, die unmittelbar von S abhängt. Die formale Konfiguration, die die Relation „Satzsubjekt" ausdrückt, entspricht der Darstellung in Abb. 9.6a. Das direkte Objekt eines Prädikats entspricht in einer Konfiguration der NP, die in der Baumstruktur eines Satzes unmittelbar

von VP abhängt. Eine solche Konfiguration wird in Abb. 9.6b dargestellt. In der Baumstruktur des Satzes *The boy hit the ball* ist der Ausdruck *The boy* natürlich die NP, die unmittelbar von S abhängt, und der Ausdruck *the ball* die NP, die unmittelbar von VP abhängt. Wenn wir durch eine Veränderung der Relationen den Satz *The ball hit the boy* bilden wollen, dann tauschen wir auf eine konsistente Art auch die Positionen der NPs in den beiden Konfigurationen aus.

Was bis jetzt über Satzstrukturen gesagt wurde, kann man bereits in den traditionellen Grammatiken finden. Chomsky hat die Konstituenten, Kategorien und Unterkategorien, Subjekte und direkten Objekte nicht erfunden (oder entdeckt). In seinen Büchern aus den Jahren 1957 und 1965 hat er eine formale Darstellung für alle diese Formen der Kenntnis sprachlicher Strukturen vorgestellt. Darüber hinaus hat er eine Reihe expliziter mechanischer Regeln formuliert, mit denen viele grammatisch wohlgeformte Sätze des Englischen abgeleitet werden können. Jedem dieser Sätze läßt sich die passende formale Strukturbeschreibung zuordnen, die das psychologische Wissen eines Sprechers widerspiegelt, dessen Muttersprache Englisch ist. Das ganze Unternehmen ist im Grunde ein psychologi-

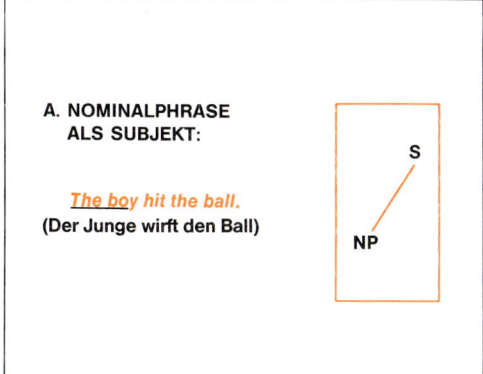
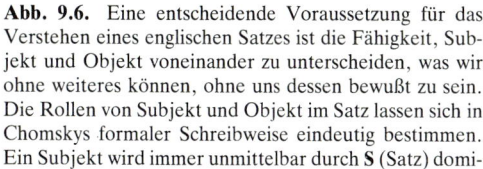

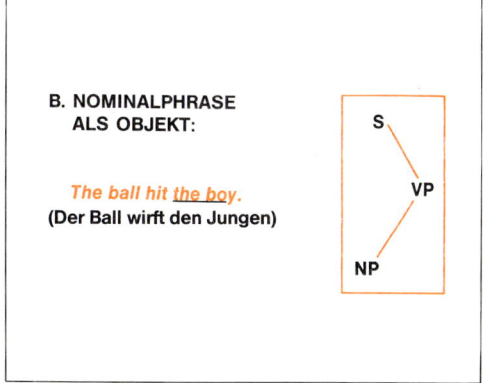

Abb. 9.6. Eine entscheidende Voraussetzung für das Verstehen eines englischen Satzes ist die Fähigkeit, Subjekt und Objekt voneinander zu unterscheiden, was wir ohne weiteres können, ohne uns dessen bewußt zu sein. Die Rollen von Subjekt und Objekt im Satz lassen sich in Chomskys formaler Schreibweise eindeutig bestimmen. Ein Subjekt wird immer unmittelbar durch **S** (Satz) dominiert, ein Objekt dagegen wir unmittelbar durch **VP** (Verbalphrase) dominiert. Unmittelbar dominiert bedeutet eine direkte Abhängigkeit in der Baumstruktur. Nur durch diese Konfiguration mit ihren Dominanzverhältnissen läßt sich ein Subjekt von einem Objekt unterscheiden – als **NP**s oder Nominalphrasen sind *the boy* und *the ball* ununterscheidbar

sches. Die formale Darstellung hat nur den Zweck, das sprachliche Wissen zu repräsentieren. Von daher ließe sich sagen, daß die Phrasenstrukturkomponente der generativen Grammatik „psychologische Realität" besitzt. Allerdings entstehen dabei Probleme. Eine generative Grammatik kann zwar das darstellen, was über Satzstrukturen bekannt ist, aber keineswegs das, was im Menschen als Prozeß abläuft, wenn er einen Satz bildet, versteht oder erinnert. Wir werden auf dieses Problem zurückkommen, sobald wir uns mit Transformationen beschäftigt haben.

9.2.3 Transformationen

Chomsky betrachtete in seinem 1957 erschienenen Buch die Phrasenstrukturregeln als die eine von zwei Hauptkomponenten einer generativen Grammatik. Mit Phrasenstrukturregeln kann man jedoch – leider – nur Strukturen bilden, welche den sogenannten *Kernsätzen* – nämlich einfachen, aktivischen, affirmativen Aussagesätzen – zugrundeliegen. Viele englische Sätze fallen nicht unter diese Gruppe, beispielsweise ein Satz wie *The boy and his friend hit the ball* (Der Junge und sein Freund warfen den Ball), der kein einfacher, sondern ein zusammengesetzter Satz ist. Dasselbe gilt für einen Satz wie *The ball was hit by the boy* (Der Ball wurde vom Jungen geworfen), der im Passiv und nicht im Aktiv steht und *The boy did not hit the ball* (Der Junge warf den Ball nicht), der eine Verneinung enthält. Dazu gehört auch ein Satz wie *Did the boy hit the ball?* (Warf der Junge den Ball?), der kein Aussage-, sondern ein Fragesatz ist. Jede dieser Satzarten muß aufgrund einer angemessenen Grammatik des Englischen gebildet werden können. Sie können allerdings nicht durch Ersetzungsregeln wie die in Tabelle 9.3 genannten gebildet werden.

Das ist der Grund, warum eine zweite Regelart notwendig ist. Diese Regelart ist die *Transformation*, die in generativen Grammatiken so bedeutsam ist, daß man zuweilen einfach von *Transformationsgrammatiken* spricht. Wenn man den Kernsatz *The boy hit the ball* transformiert, erhält man die oben genannten vier Variationen. Jeder Sprecher hat – zumindest in seiner Muttersprache – ein Gespür dafür, daß diese vier Sätze zusammengehören, und daß irgendein anderer Kernsatz oder eine seiner Transformationen nicht zur gleichen Familie gehören. Die Transformationsregeln kann man als eine formale Darstellung dieses intuitiven Wissens über Sprache betrachten.

Daraus folgt, daß es eine bestimmte Menge verschiedener Satzarten gibt, die wie Frage-, Verneinungssätze usw. keine Kernsätze sind. Ihre Anzahl hängt davon ab, wieviele der einzelnen Sätze dieser Satzarten zu den Kernsätzen in einer Eins-zu-eins-Beziehung stehen. Jeder Satz, der zu einer bestimmten abgeleiteten Gruppe gehört, kann aus dem Kern durch die gleiche „Funktion" oder Transformation gebildet werden, sofern diese Transformation richtig formuliert ist. Zu jedem Kernsatz gibt es dann in jeder abgeleiteten Gruppe einen Satz, der genau mit ihm korrespondiert. Die Entdeckung der Transformationsregeln, die dieses für Satzgruppen in der allgemeinsten und einfachsten Form leisten können, ist eine beachtliche schöpferische Leistung. Es überrascht nicht, daß die meisten Regeln dieser Art sehr abstrakt ausfallen.

9.2.3.1 Die Fragetransformation (T_q) mit Modalausdrücken

Die Tabelle 9.4 zeigt ein konkretes Beispiel mit parallelen Sätzen, die im Englischen gebräuchlich sind. Betrachten wir zuerst die drei Aussagesätze mit modalem Hilfsverb, die in der ersten Spalte stehen. (Man könnte natürlich Tausende solcher Sätze auflisten, für die alle das gleiche gelten würde.) In der zweiten Spalte sind diese Sätze in *Ja-Nein*-Fragen transformiert worden. (Ja-Nein-Fragen sind ganz einfach solche Fragen, die mit „Ja" oder „Nein" beantwortet werden können; mit ihnen kann man danach fragen, ob eine Behauptung wahr oder falsch ist.) Die Transformation irgendeines Kernsatzes mit einem Modalausdruck (M) in die entsprechende Ja-Nein-Frage scheint immer in genau der gleichen Weise abzulaufen: Kehre die

Reihenfolge der Subjekt-NP und des Modalausdrucks (M) um. So wird aus *The boy can hit the ball* (Der Junge kann den Ball werfen) der Satz *Can the boy hit the ball?* (Kann der Junge den Ball werfen?). Ohne noch einen Schritt weiterzugehen, wird bereits deutlich, daß Transformationsregeln Eigenschaften haben müssen, die bei Ersetzungsregeln nicht vorkommen.

Der Hauptunterschied besteht darin, daß Ersetzungsregeln ausschließlich bestimmte Symbole durch andere Symbole ersetzen. Sie können Symbole nicht an einen anderen Platz befördern und etwa – wie die Transformationsregeln es können – die Reihenfolge der Elemente vertauschen. Ein zweiter Unterschied besteht in der Art der Symbole, mit denen etwas gemacht wird. Angenommen, die Transformationen werden für die Endkette der Ableitung einer Phrasenstruktur durchgeführt (siehe beispielsweise die letzte Zeile der Tabelle 9.3). Symbole wie NP und M tauchen hier nicht mehr auf, da sie bereits durch spezifischere lexikalische Ausdrücke wie *the boy* (der Junge) und *can* (können) ersetzt worden sind. Um die Einheiten einer solchen Endkette umstellen zu können, müßte sich die Transformationsregel auf *the boy* und *can* beziehen, wenn diese Transformation mechanisch oder automatisch ablaufen sollte. Allerdings gibt es ungeheuer viele Endketten, die mit Hilfe der Regeln aus Tabelle 9.3 gebildet werden. Da in ihnen ganz unterschiedliche Nomen, Verben, Hilfsverben usw. vorkommen, müßte es eine besondere Transformationsregel für jede Kette geben. Dies wäre sehr aufwendig. Darüber hin-

aus könnten so viele Regeln gar nicht ausgeschrieben und während des Spracherwerbs von Kindern gelernt werden.

Deshalb dürfen Transformationen, die ökonomisch formuliert sind, sich nicht auf spezifische lexikalische Ausdrücke (wie *the boy* und *can*) beziehen, sondern auf allgemeinere Kategorien lexikalischer Ausdrücke. Es sei daran erinnert, daß die Ersetzungsregeln die passenden Konstituentenkategorien dafür bereitstellen müssen. Indem wir die Regeln für die drei Sätze in Tabelle 9.4 mit Hilfe von Modalausdrücken und Satzsubjekten schreiben, können wir unzählige Sätze dieser Art mit einer einzigen Regel in den Griff bekommen.

Allerdings stoßen wir jetzt auf eine Schwierigkeit. Keines der Symbole NP, C oder M taucht in der Endkette auf, wie das für die Endkette in Tabelle 9.3 zutrifft, wo die Kategorien nicht als Subjekt oder Modalausdruck bezeichnet sind. Daraus ergibt sich die Frage, wie eine Endkette überhaupt transformiert werden kann. Dies ist nur möglich, wenn man mit Transformationsregeln mehr machen kann als mit Ersetzungsregeln möglich oder nötig ist. Die Transformationsregel muß einen Zugriff zur Ableitungsgeschichte einer jeden Endkette haben, um so *the boy* als eine NP, die links von C (Tempus) steht, und *can* oder *may* als Modalausdrücke zu identifizieren. Im Gegensatz dazu arbeiten Ersetzungsregeln mit den gerade eingegebenen Symbolen. Der Zugriff zur Ableitungsgeschichte ist ihnen verwehrt, so daß sie diese auch nicht „befragen" können. Transformationsregeln hingegen können jede Repräsentation eines

Tabelle 9.4. Vereinfachte Regel, die einfache Aussagesätze mit modalen Hilfsverben in entsprechende Ja-Nein-Fragen mit Modalverben transformiert

Aussagekerne mit Modalverben (M)[a]		Korrespondierende Ja-Nein-Fragen
The boy can hit the ball (Der Junge kann den Ball werfen) *The boy will hit the ball* (Der Junge wird den Ball werfen) *The boy may hit the ball* (Der Junge könnte den Ball werfen)	Vertausche Subjekt-NP und modales Hilfsverb (M) →	*Can the boy hit the ball?* (Kann der Junge den Ball werfen?) *Will the boy hit the ball?* (Wird der Junge den Ball werfen?) *May the boy hit the ball?* (Könnte der Junge den Ball werfen?)

[a] Wir halten uns an die Darstellungskonvention, nach der die Sätze auf der linken Seite in die Sätze auf der gegenüberliegenden rechten Seite transformiert werden. Der Pfeil steht für die Anwendung der Transformationsregel

Satzes, die seiner Endkette vorangeht, zu Rate ziehen.

Wie gesagt stellt Regel 12 der Tabelle 9.3 einen Fremdkörper dar, da sie eine Art Transformation ist. Obwohl sie nur ein Symbol (C oder Tempus) ersetzt, bezieht sich die Ersetzung auf der rechten Seite auf bestimmte Kontexte, beispielsweise NP$_{sing}$, die in jeder Endkette durch spezifische Nomen und Artikel ersetzt werden müssen. Von daher beruht Regel 12 tatsächlich auf der Ableitungsgeschichte der Kette, sie muß jedenfalls auf sie zurückgreifen können. Wegen dieses kleinen Unterschieds ist Regel 12 eine Transformation.

9.2.3.2   Transformationen mit Perfekt- und Verlaufsformen

In Tabelle 9.5 folgen auf die erste Gruppe, die Sätze mit Modalausdrücken enthält, zwei Gruppen ohne Modalausdrücke (es sei daran erinnert, daß M ein freigestellter Bestandteil des Hilfsverbs in Regel 10 der Tabelle 9.3 ist). In der zweiten Gruppe geht es um Sätze, die im Perfekt stehen *(have + en)*, in der dritten um Sätze, die den Verlauf einer Handlung ausdrücken *(be + ing)*. Sowohl die Perfektform *(have + en)* als auch die Verlaufsform *(be + ing)* sind, entsprechend Tabelle 9.3, freigestellte Elemente. Im Grunde laufen die Transformationen der zweiten und dritten Gruppe von Sätzen in Ja-Nein-Fragen genauso ab wie die zuvor beschriebene Transformation. Im Detail gibt es jedoch Unterschiede.

Ein Teil der Lösung besteht darin, daß man die Verlaufsform und die Perfektform in der Phrasenstruktur als zwei Einheiten darstellt, die aus getrennten Teilen zusammengesetzt sind, nämlich *(be + ing)* und *(have + en)*. Die Zusammensetzung der Verlaufsform ist transparenter als die Perfektform und deshalb leichter zu verstehen. Ihre zwei Teile bilden deshalb eine Einheit, weil in grammatisch richtigem Englisch jedes Verb mit der Endung *-ing* immer nur im Zusammenhang mit irgendeiner Form des Hilfsverbs *be* vorkommt: z. B. *am walking, is walking, are walking.*

Das Symbol *(have + en)* für Perfektformen wie *have eaten, have gone, has hit, had seen* usw. ist etwas weniger durchsichtig. *En* ist nämlich ein abstraktes Symbol für das Partizip in der Vergangenheit *(eaten, gone, hit, seen)*. Dieses Symbol braucht im konkreten Satz gar nicht als solches aufzutauchen, obwohl es bei gewöhnlichen Verben wie *have broken, have stolen, have eaten* usw. erkennbar ist. Zunächst ist *(have + en)* deshalb eine Einheit, weil in einem englischen Satz immer eine Form des Hilfsverbs *have (have, has, had)* dort auftritt, wo auch ein Partizip der Vergangenheit vorkommt. Die Reihenfolge, in der die „Aux" ersetzenden Elemente in Regel 10 der Tabelle 9.3 genannt werden, sorgt in Verbindung mit einem durch andere Regeln möglichen und berechtigten Kunstgriff dafür, daß immer eine richtige Sequenz herauskommt. Dies gilt sogar für Sätze, in denen ein Modalausdruck mit der Verlaufsform im Perfekt kombiniert wird, beispielsweise im Satz *The boy might have been hitting the ball* (Der Junge könnte den Ball geworfen haben).

Bei der Fragetransformation (genannt T$_q$) geht es um noch mehr, als wir bisher erläutert haben. Die Verben *be* (sein) und *have* (haben) sind nicht immer Hilfsverben im Zusammenhang mit dem Perfekt oder der Verlaufsform, sondern sie werden im Englischen auch als Vollverben verwendet, wie beispielsweise in *Mary is a joy* (Maria ist eine Freude) und *George has a bike* (Georg hat ein Fahrrad). Da Chomskys Grammatik diese Fälle mit den gleichen T$_q$-Regeln bewältigt, besteht unserer Meinung nach genügend Grund, sie auch für psychologisch relevant zu halten. Darüber hinaus gibt es viele Sätze, darunter *The boy hit the ball*, in denen keine Modalausdrücke und keine der beiden Formen *(be + ing)* bzw. *(have + en)* vorkommen. Solche Sätze sind sehr häufig. Chomsky gelang es, auch sie wie alle anderen in Tabelle 9.5 genannten Sätze unter einen Hut zu bringen. Er schlug folgende Regel vor: Das abstrakte Tempuselement C macht dann von einem Stellvertreter-Hilfsverb *(do)* Gebrauch, wenn nur C als Element der Hilfsverbgruppe vorkommt. So erhalten wir Sätze wie *Did the boy hit the ball?* und *Did the girl jump for joy?* Diese Ökonomie erzielte er mit einer einzigen Regel. Hier beein-

Tabelle 9.5. Vereinfachte Darstellung der Transformationsregeln, mit denen einfache Aussagesätze mit modalen Hilfsverben, mit Perfektformen oder mit Verlaufsformen in entsprechende Ja-Nein-Fragen umgewandelt werden können

Aussagekerne[a]		Korrespondierende Ja-Nein-Fragen
1. MIT MODALEN HILFSVERBEN (M)		
The boy can hit the ball (Der Junge kann den Ball werfen)	Vertausche Subjekt-NP und modales Hilfsverb (M) $\rightarrow$	*Can the boy hit the ball?* (Kann der Junge den Ball werfen?)
2. MIT *(have + en)* ODER *have*		
The boy has hit the ball (Der Junge hat den Ball geworfen)	Vertausche Subjekt-NP und das erste Element des Perfekt-Hilfsverbs *(have + en)* oder das Vollverb *have* $\rightarrow$	*Has the boy hit the ball?* (Hat der Junge den Ball geworfen?)
The girl has jumped for joy (Das Mädchen ist vor Freude gesprungen)		*Has the girl jumped for joy?* (Ist das Mädchen vor Freude gesprungen?)
John has a bat (John hat einen Kricketschläger)		*Has John a bat?* (Hat John einen Kricketschläger?)
3. MIT *(be + ing)* ODER *be*		
The boy is hitting the ball (Der Junge wirft gerade den Ball)	Vertausche Subjekt-NP und das erste Element der Verlaufsform des Hilfsverbs *(be + ing)* oder das Vollverb *be* $\rightarrow$	*Is the boy hitting the ball?* (Wirft der Junge gerade den Ball?)
The girl is jumping for joy (Das Mädchen springt gerade vor Freude)		*Is the girl jumping for joy?* (Springt das Mädchen gerade vor Freude?)
The team is happy (Die Mannschaft ist glücklich)		*Is the team happy?* (Ist die Mannschaft glücklich?)

[a] Für diese Tabelle gilt die folgende Konvention: In der linken Hälfte der Tabelle stehen die zu transformierenden Sätze. Ihnen gegenüber stehen in der rechten Hälfte die transformierten Sätze

druckt uns erneut, wie realitätsnah diese Regeln sind. Allerdings haben wir die Fragetransformation jetzt auch soweit besprochen, wie zu ihrem Verständnis nötig ist.

Wenn wir zusammenfassen, was wir über die Beziehungen zwischen den drei unterschiedlichen Arten von Aussagesätzen und den ihnen entsprechenden Ja-Nein-Fragen kennengelernt haben, folgt daraus eine Regel (T_q) für die Fragetransformation in Ja-Nein-Fragen. Dafür benötigen wir nur diese eine Regel, die in symbolischer Schreibweise in Tabelle 9.6 erläutert wird. Dort sind auch Beispiele für Aussagesätze und die entsprechenden Ja-Nein-Fragen angegeben. Einige Beispiele sind bereits aus Tabelle 9.5 bekannt, andere sind neu und zeigen, wie die Regel funktioniert, wenn C in der Vergangenheit steht und wenn das Wort *do* hinzu-

kommt. Die T_q-Regel ist nur deshalb anwendbar, weil die Menge der Sätze, auf die sie angewendet werden kann, begrenzt ist. NP ist unmittelbar von S abhängig und bildet immer das Satzsubjekt. In jedem Satz kommt außerdem immer das Symbol C (für Tempus) vor, obwohl es als solches im konkreten Satz gar nicht ausgesprochen wird, abgesehen von emphatisch verwendeten Aussagesätzen wie *I do want to go* (Ich will tatsächlich gehen). (Man beachte, daß C in Regel 10 der Tabelle 9.3 nicht freigestellt, sondern verbindlich ist.) In Tabelle 9.6 bedeutet ein Strich (/), daß die damit verbundenen Symbole wie eine Einheit behandelt werden müssen. Das gleiche gilt für die Transformation in verneinte Sätze, die in Tabelle 9.7 genau unterhalb von T_q erläutert wird, und auch noch für weitere nicht aufgeführte Transformationen, die emphatischen

Tabelle 9.6. Einzelne T_q-Regel (zusammenfassende Darstellung dieser Transformation)

Aussagekern		Korrespondierende Ja-Nein-Fragen
NP + C ... NP + C/M ... NP + C/be ... NP + C/have ...	$\longrightarrow$	C + NP ... C/M + NP ... C/be + NP ... C/have + NP ...
The boy hit the ball (Der Junge wirft den Ball)	$\longrightarrow$	*Did the boy hit the ball?[a]* (Warf der Junge den Ball?)
The boy can hit the ball (Der Junge kann den Ball werfen)	$\longrightarrow$	*Can the boy hit the ball?* (Kann der Junge den Ball werfen?)
The boy has hit the ball (Der Junge hat den Ball geworfen)	$\longrightarrow$	*Has the boy hit the ball?[b]* (Hat der Junge den Ball geworfen?)
John has a bat (John hat einen Kricketschläger)	$\longrightarrow$	*Has John a bat?* oder *Does John have a bat?[c]* (Hat John einen Kricketschläger?)
The girl is jumping for joy (Das Mädchen springt vor Freude)	$\longrightarrow$	*Is the girl jumping for joy?* (Springt das Mädchen vor Freude?)
The girl was jumping for joy (Das Mädchen sprang vor Freude)	$\longrightarrow$	*Was the girl jumping[d] for joy?* (Sprang das Mädchen vor Freude?)

Anmerkung: Ein Strich (/) bedeutet, daß die damit verbundenen Symbole wie eine Einheit behandelt werden müssen. Ellipsen (...) bedeuten, daß der Rest des Satzes für die Transformation irrelevant ist und deshalb ausgelassen wird.

[a] Zusätzliche Regel nötig, um zum Wort *do* zu kommen; C wird durch die Vergangenheitsform ersetzt.
[b] C wird durch die Vergangenheitsform ersetzt.
[c] Zusätzliche Regel nötig, um zum Wort *do* zu kommen.
[d] C wird durch die Vergangenheitsform ersetzt

Sprachgebrauch („I did run") und elliptische Prädikate betreffen. Dieser Generalnenner für die Struktur vieler Sätze ist unserer Meinung nach möglicherweise der Grund dafür, warum Kinder im Englischen diese Satzarten alle etwa gleichzeitig lernen.

In Tabelle 9.7 werden vier weitere Transformationen in einer vereinfachten Schreibweise aufgeführt. Jede von ihnen kann man als eine Regel betrachten, die man auf die Endkette, die aufgrund der Ersetzungsregeln zustandekommt, anwenden kann, aber nicht anwenden muß. Diese Regeln wandeln Kernketten in Fragen, Verneinungen und Passivsätze um. Sie wandeln auch Verben, die aus getrennten Einheiten bestehen, von einer Form in eine andere um. Wir gehen hier nicht deshalb auf sie ein, weil sie zu den wenigen Transformationen gehören, die Chomsky in seinen *Syntactic Structures* behandelt, sondern weil sie in psycholinguistischen Untersuchungen eine wichtige Rolle gespielt haben. Hierzu gehören die Anwendung von T_{not} auf Verneinungen, von T_{pass} auf die Passivform

des Verbs und von T_{sep} auf Verben mit trennbaren Einheiten.

Durch die Verneinungstransformation T_{not} wird einfach ein *not* (nicht) nach dem ersten Element der Hilfsverbgruppe eingefügt, unabhängig davon, ob dieses Element C/M, C/*have* oder C/*be* ist. Durch die Passivtransformation (T_{pass}) wird die Subjekt-NP (NP_1) mit der Objekt-Nominalphrase (NP_2) vertauscht, wobei notwendigerweise noch einige weitere Wörter hinzukommen. So wird aus *The boy hit the ball* durch die Anwendung der Passivtransformation *The ball was hit by the boy*. Bei der Transformation trennbarer Verben (T_{sep}) geht es um etwas weniger Geläufiges. Viele englische Verben bestehen aus zwei Teilen wie *take off* (ausziehen), *put on* (anziehen) und *get out* (aussteigen). Sie bestehen aus dem Verb (V) und dem Partikel (Prt). Es gibt im Englischen zwei Formen, in denen solche Verben in Sätzen vorkommen können: *Tom put on his shoes* (Tom zog seine Schuhe an) oder *Tom put his shoes on; Get out the vacuum cleaner* (Mache den Staubsauger aus)

Tabelle 9.7. Einige Transformationen im Englischen

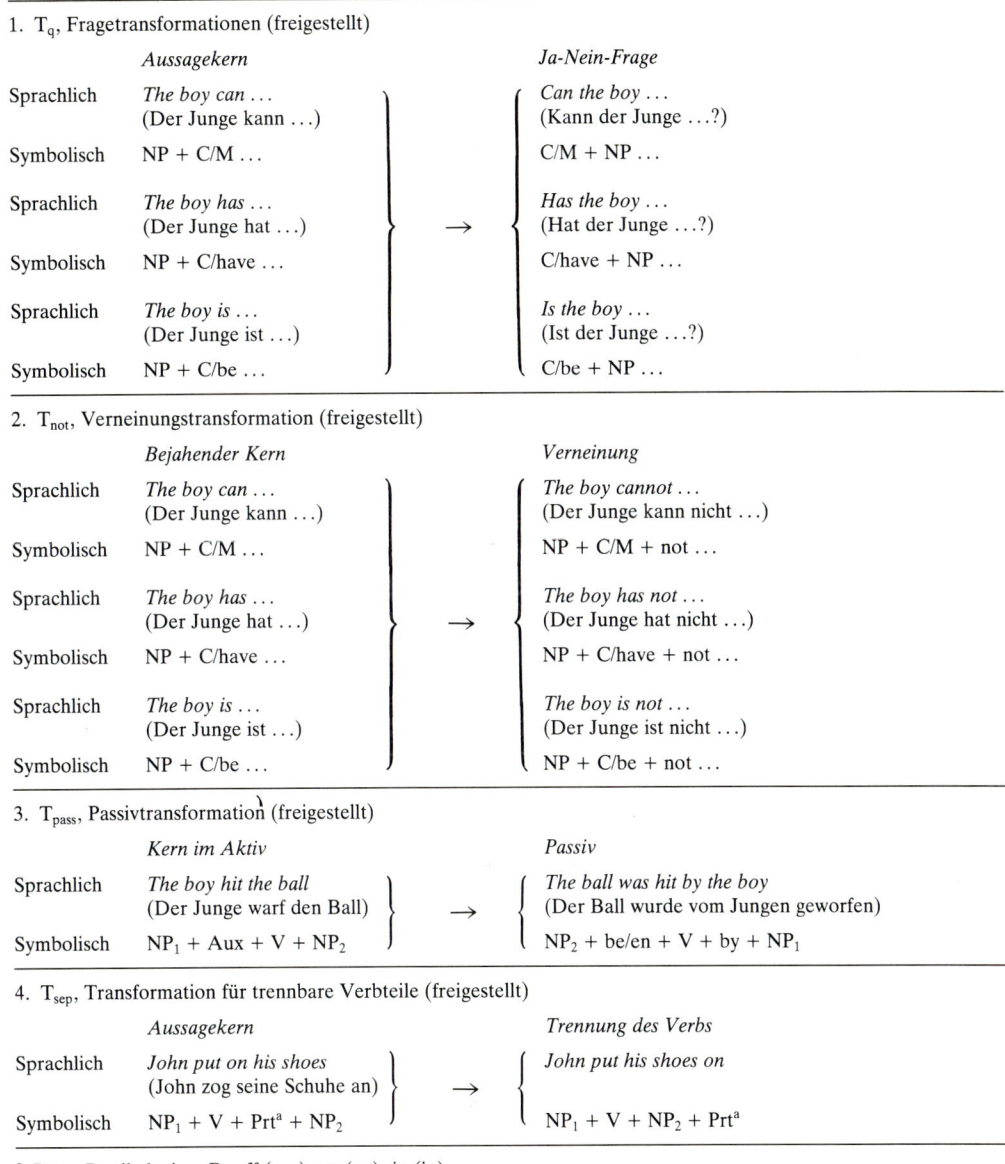

1. T_q, Fragetransformationen (freigestellt)

	Aussagekern	*Ja-Nein-Frage*
Sprachlich	The boy can ... (Der Junge kann ...)	Can the boy ... (Kann der Junge ...?)
Symbolisch	NP + C/M ...	C/M + NP ...
Sprachlich	The boy has ... (Der Junge hat ...)	Has the boy ... (Hat der Junge ...?)
Symbolisch	NP + C/have ...	C/have + NP ...
Sprachlich	The boy is ... (Der Junge ist ...)	Is the boy ... (Ist der Junge ...?)
Symbolisch	NP + C/be ...	C/be + NP ...

2. T_{not}, Verneinungstransformation (freigestellt)

	Bejahender Kern	*Verneinung*
Sprachlich	The boy can ... (Der Junge kann ...)	The boy cannot ... (Der Junge kann nicht ...)
Symbolisch	NP + C/M ...	NP + C/M + not ...
Sprachlich	The boy has ... (Der Junge hat ...)	The boy has not ... (Der Junge hat nicht ...)
Symbolisch	NP + C/have ...	NP + C/have + not ...
Sprachlich	The boy is ... (Der Junge ist ...)	The boy is not ... (Der Junge ist nicht ...)
Symbolisch	NP + C/be ...	NP + C/be + not ...

3. T_{pass}, Passivtransformation (freigestellt)

	Kern im Aktiv	*Passiv*
Sprachlich	The boy hit the ball (Der Junge warf den Ball)	The ball was hit by the boy (Der Ball wurde vom Jungen geworfen)
Symbolisch	NP_1 + Aux + V + NP_2	NP_2 + be/en + V + by + NP_1

4. T_{sep}, Transformation für trennbare Verbteile (freigestellt)

	Aussagekern	*Trennung des Verbs*
Sprachlich	John put on his shoes (John zog seine Schuhe an)	John put his shoes on
Symbolisch	NP_1 + V + Prt^a + NP_2	NP_1 + V + NP_2 + Prt^a

[a] Prt = Partikel wie z.B. off (aus), on (an), in (in)

Nach Chomsky, 1957, in einer veränderten Schreibweise

oder *Get the vacuum cleaner out*. Im jeweils ersten Satz der beiden Satzpaare stehen die zwei Teile des Verbs zusammen. Auf sie folgt die NP. Im jeweils zweiten Satz tritt die NP zwischen die beiden Teile. Aus Gründen, die mit der allgemeinen Form der Grammatik zu tun haben, betrachtet man die Reihenfolge V-Prt-NP als die grundlegende Struktur, die Reihenfolge V-NP-Prt als eine Form, die durch eine T_{sep}-Transformation zustande-kommt.

Man beachte, daß die Frage- (T_q) und Verneinungstransformationen (T_{not}) ganz offensichtlich die Bedeutung eines Satzes ändern. Wir werden darauf noch später zurückkommen. Ob auch die Passivtransformation (T_{pass}) zu einer Bedeutungsveränderung führt, ist umstritten. Dies gilt jedoch nicht für die Transformation T_{sep}, die deshalb unter den von Chomsky in den *Syntactic Structures* (1957) beschriebenen einfachen Transformationen eine Sonderstellung einnimmt. Diese Sonderstellung gilt auch für die sprachpsychologischen Untersuchungen, die durch Chomskys Buch angeregt worden sind. Bedauerlicherweise hat diese Transformation bisher niemand untersucht, wie wir später noch sehen werden.

Man beachte, daß die in der Tabelle 9.7 genannten Transformationen etwas Unterschiedliches bewirken: Tq vertauscht zwei Elemente; T_{not} fügt ein Element hinzu; T_{pass} ändert die Reihenfolge von Elementen und fügt darüber hinaus Elemente hinzu; T_{sep} bringt Elemente in eine andere Reihenfolge. Allgemein kann man sagen, daß mit Hilfe von Transformationsregeln eine (oder mehrere) der folgenden vier elementaren Operationen durchgeführt wird (werden): Hinzufügung, Auslassung, Ersetzung und Vertauschung. Insgesamt können Transformationregeln mehr als Ersetzungsregeln bewirken, mit denen man ausschließlich einfache, aktivische, bejahende Aussagesätze bilden kann. Allerdings sind die Haupttransformationen unterschiedlich komplex. Manche bewirken mehr, andere weniger.

Jede Transformation in Tabelle 9.7 ist „optional", d. h. sie kann, muß aber nicht auf eine Endkette angewendet werden. Es gibt auch einige Transformationen, die obligatorisch sind. Regel 12 in Tabelle 9.3, die dort als Ersetzungsregel abgehandelt wurde, ist eigentlich eine obligatorische Transformation, denn jeder Satz muß in irgendeiner Zeitform stehen. Andere obligatorische Transformationen haben es mit solchen spezifischen, aber heiklen Problemen wie Übereinstimmung im Numerus zu tun: So gehören etwa zu einem Subjekt, das im Plural steht, auch ein im Plural stehendes Verb und kleinere Umstellungen verschiedener Satzelemente.

Linguistische Transformationen sollte man nicht als Regeln auffassen, nach denen man nur Elemente vertauschen und ähnliche Dinge durchspielen kann. Es sind vielmehr Regeln, die zwei sehr umfangreiche Mengen von korrespondierenden Sätzen aufeinander beziehen. Beispiele dafür sind in den Tabellen 9.4 bis 9.7 zu finden. In einer Sprache gibt es wohl immer zahlreiche Mengen korrespondierender Sätze, bei denen ein Satz aus der Menge 2 die Ableitung eines Satzes aus der Menge 1 ist, und bei denen jeder Satz der Menge 2 in einer konstanten Beziehung zu seinem Gegenstück in der Menge 1 steht. Diese Mengen kommen nicht dadurch zustande, daß sie sich jemand einfach ausgedacht hat. Sie entsprechen vielmehr Strukturen, die in Sprachen latent vorhanden sind.

Zum Schluß dieses Abschnitts müssen wir noch darauf hinweisen, daß wir bei unserer Darstellung der generativen Transformationsgrammatik manches vereinfacht und vieles überhaupt nicht behandelt haben. Wir haben nur versucht, wesentliche Aspekte der Sprache für den interessierten Psychologiestudenten hinreichend klar zu beschreiben.

9.3 Die psychologische Realität der Transformationsgrammatik

Die Festlegung einer einfachen Menge von Regeln, durch deren Anwendung sich unzählig viele englische Sätze erzeugen lassen, und die gleichzeitig die psychologische Struktur dieser Sätze kennzeichnen, ist ein bedeutsames Unternehmen, in anderer Hinsicht aber auch eine große Versuchung. Man könnte sich das Durchlaufen der einzelnen Regelschritte nach der Art eines Computerprogramms vorstellen, das auf mechanische

Weise psychologische Prozesse simuliert. Welche psychologischen Prozesse? Hier liegt das erste Problem. Da das Endprodukt der Grammatik Chomskys – nach Anwendung von Ersetzungsregeln, von obligatorischen und freigestellten Transformationen – aus einem wohlgeformten englischen Satz besteht, denkt man zuerst an die psychologischen Prozesse der Satzproduktion oder des Sprechens. Auch diese Prozesse haben als Endergebnis wohlgeformte Sätze. Doch niemand kann ernsthaft behaupten, daß die Grammatik von 1957 die psychologischen Prozesse bei der Produktion von Sätzen simuliert.

Schwierigkeiten tauchen schon auf, bevor man mit der Ableitung beginnt. Ein Sprecher, der einen Satz produzieren will, hat keine dem Symbol S entsprechende Absicht, einen Satz zu produzieren, und er läßt sich nicht von dem überraschen, was er am Ende der Regelanwendungen artikuliert. Schon deshalb ist es absurd, die tatsächlichen Vorgänge bei der Produktion von Sätzen durch eine Anwendung der vollständigen Grammatik simulieren zu wollen. Zweifellos haben die Psycholinguisten auch nicht damit gerechnet, daß die Grammatik von 1957 sprachpsychologische Prozesse unmittelbar abbilden kann.

Wahrscheinlich gingen die meisten Psycholinguisten davon aus, daß Chomskys Grammatik für die Satzproduktion in anderer, plausiblerer Hinsicht von Bedeutung ist. Allem Anschein nach beginnt die Satzproduktion nicht mit einem allgemeinen Symbol S, sondern mit der Absicht, einen bestimmten Bedeutungsinhalt (was immer das sei) auszudrücken. Die erste *linguistische* Repräsentation bestimmter Bedeutungsinhalte könnte aus den abstrakten Endketten bestehen, die den Kernsätzen zugrundeliegen, und die das *Ergebnis* der Anwendung von Ersetzungsregeln und obligatorischen Transformationen darstellen. Diejenigen *Prozesse*, durch die die zugrundeliegende Kernkette ihre erste Struktur (z. B. NP + C/*be* statt NP + C/*have*) erhält, müssen schlicht als unbekannt betrachtet werden.

Ausgehend von der Kernkette gibt es jedoch viele freigestellte Möglichkeiten zur weiteren Ableitung, das Ergebnis hängt davon ab, welche und wieviele der freigestellten

Transformationen der Grammatik auf sie angewendet werden. Es könnte sich ein äußerst einfacher Kernsatz ergeben, ein *einfacher, aktiver, bejahter* Aussagesatz (sog. SAAD-Satz: simple, active, affirmative, declarative) wie *The boy hit the ball* (Der Junge warf den Ball). Es könnte ein Fragesatz entstehen wie *Did the boy hit the ball?* (Warf der Junge den Ball?), ein verneinter wie *The boy did not hit the ball* (Der Junge warf den Ball nicht) oder ein passiver Satz wie *The ball was hit by the boy* (Der Ball wurde von dem Jungen geworfen). In all diesen Fällen benutzt die Grammatik von 1957 nur eine freigestellte Transformation. Andere Sätze erfordern zwei oder mehr freigestellte Transformationen: ein verneinter Fragesatz wie *Did not the boy hit the ball?* (Warf der Junge den Ball nicht?); ein verneinter Passivsatz wie *The ball was not hit by the boy* (Der Ball wurde von dem Jungen nicht geworfen); ein passiver, verneinter Fragesatz wie *Was not the ball hit by the boy?* (Wurde der Ball nicht von dem Jungen geworfen?). Tatsächlich könnte man die Ableitungskomplexität eines Satzes über die Anzahl der freigestellten Transformationen bestimmen, die zu seiner Abteilung erforderlich sind. Sicher würde man auf diesem Wege nicht alle möglichen Sätze nach ihrer Komplexität einstufen; es gibt viele Einschränkungen. Aber es ließe sich eine teilweise Unterscheidung treffen derart, daß Kernsätze (SAAD) ableitungsmäßig weniger komplex sind als verneinte (N), passive (P) oder Fragesätze (Q). Diese letzten drei Satztypen selbst könnten nicht als unterschiedlich komplex bezeichnet werden, weil für ihre Ableitung jeweils eine freigestellte Transformation erforderlich ist. Jedoch wären alle drei von ihrer Ableitung her weniger komplex als Sätze, zu deren Ableitung zwei oder mehr freigestellte Transformationen erforderlich sind. Das ist z. B. bei verneinten Passivsätzen (PN), verneinten Fragesätzen (NQ) oder passiven Fragesätzen (PQ) der Fall. Die letzten drei wiederum könnten untereinander nicht abgestuft werden, sie wären aber weniger komplex als Sätze, zu deren Ableitung drei Transformationen erforderlich sind wie z. B. bei passiven, verneinten Fragesätzen (PNQ).

Ende der fünfziger und Anfang der sechziger Jahre schien die Annahme nicht ganz abwegig zu sein, daß die Ableitungskomplexität von Sätzen (die man also auf einfache Weise durch die Anzahl der erforderlichen freigestellten Transformationen bestimmt) wenigstens annähernd der psychologischen Komplexität dieser Sätze entspricht. In der Tat war es diese grundlegende Annahme, die die psycholinguistische Erforschung der Satzproduktion Erwachsener über Jahre hinweg beeinflußte. Es wurde angenommen, daß der Sprecher auf unbekannte, durch die Grammatik nicht erklärbare Weise eine Kernkette erzeugt und die unterschiedlichen Satzarten durch unterschiedlich viele Transformationen im Sinne der Grammatik ableitet.

Auch die Möglichkeit, daß die generative Transformationsgrammatik sich bei der Erklärung der Rezeption bzw. des Verstehens von Sätzen als hilfreich erweisen könnte, wurde ernsthaft in Betracht gezogen. Wir können auf diese Vorstellungen, wonach die Grammatik zur Erklärung des Satzverstehens herangezogen wurde, und die zu ihrer Zeit durchaus plausibel erschienen, hier aus Gründen der Übersichtlichkeit nicht eingehen. Die durchgeführten Untersuchungen gingen in der Mehrzahl von weniger expliziten Annahmen aus, als es vielleicht den Anschein hat. Sie wurden durchgeführt, um einer Antwort auf die Frage nach der psychologischen Realität der Transformationsgrammatik näherzukommen.

Viele einfallsreiche Untersuchungen, die in den frühen sechziger Jahren zur Überprüfung der psychologischen Realität der Transformationsgrammatik durchgeführt wurden, stammen von George Miller. Seine Methoden und die vielversprechenden Forschungsergebnisse haben viele Psycholinguisten zu weiteren, ähnlichen Untersuchungen angeregt. Im folgenden werden wir vier Untersuchungen von ihm und von anderen Autoren behandeln.

9.3.1 Eine Untersuchung zur Zeitdauer von Transformationsprozessen

Das erste Experiment, auf das wir eingehen wollen, stammt von Miller und McKean (1964). Es hat den Vorteil, daß die Beziehung zwischen der psychologischen Aufgabe der Satzproduktion und Chomskys Grammatik aus dem Jahre 1957 in diesem Experiment besonders eng ist. Die Aufgabe der Vpn bestand nämlich darin, eine bestimmte Satzart in eine andere umzuwandeln. Hierbei wurde gemessen, wieviel Zeit die Vpn für die Durchführung der Transformationen benötigten. Dem Experiment lag die Idee zugrunde, daß Sätze, die ableitungsmäßig vom Kernsatz weiter entfernt sind, mehr Zeit für die gedankliche Transformation beanspruchen sollten als Sätze, die vergleichsweise einfach und vom Kernsatz weniger weit entfernt sind.

Für die Darbietung der Aufgabe und die Zeitmessung mußten sich Miller und McKean einiges einfallen lassen. In ihrem Experiment verwendeten sie ein *Tachistoskop*, mit dem visuelle Vorlagen für ganz kurze Zeitabschnitte dargeboten werden können, wobei eine mechanische Steuerung der Darbietung und des Reaktionsverhaltens erfolgt. Zunächst wurde den Vpn ein bestimmter Satz dargeboten, der aus einer Menge von insgesamt 18 systematisch zusammengestellter Sätze stammte. Ein Beispiel dafür wäre ein Kernsatz (der zuvor als SAAD bezeichnet wurde) wie *Joe liked the old woman* (Hans mochte die alte Frau). Die Vp konnte selbst bestimmen, wann der Satz dargeboten wurde. Sie konnte damit solange warten, bis sie sich auf die Aufgabe eingestellt hatte. Auch die Darbietungsdauer konnte sie kontrollieren und den Satz betrachten, solange sie wollte. Ihre Aufgabe bestand darin, den jeweils dargebotenen Satz so umzuwandeln, wie es durch Versuchsanleitung und Trainingsbeispiele festgelegt worden war. Nehmen wir einmal an, es ginge um die Transformation eines Satzes wie *Joe liked the old woman* in die entsprechend verneinte Form im Passiv, also *The old woman was not liked by Joe* (Die alte Frau wurde von Joe nicht gemocht).

Sobald die Vp den Eindruck hatte, mit der geforderten Transformation fertig zu sein und den richtigen neuen Satz im Kopf zu haben, drückte sie auf eine Taste. Dadurch verschwand der Originalsatz aus dem Blickfeld, woraufhin im Tachistoskop 18 systematisch konstruierte Sätze dargeboten wurden. Von diesen 18 Sätzen stimmte nur einer mit dem

Satz überein, den die Vp als richtige Lösung der Transformationaufgabe im Gedächtnis behalten sollte, nämlich *The old woman was not liked by Joe*. Eben diesen Satz sollte die Vp unter den dargebotenen 18 Sätzen so schnell wie möglich herausfinden. Sobald dies der Fall war, drückte die Vp wiederum auf eine Taste und teilte dem Vl mit, welchen Satz sie ausgesucht hatte. Das Zeitintervall, das zwischen dem ersten und zweiten Niederdrücken der Tasten lag, d. h. zwischen der Darbietung des Originalsatzes und dem Erkennen der richtigen Transformation dieses Satzes unter den 18 Auswahlmöglichkeiten, wurde automatisch erfaßt. Dieses Zeitintervall enthält die Transformationszeit, wenn – wie es fast immer der Fall war – die Vp die richtige Transformationslösung gefunden hatte. In die gemessene Zeit geht natürlich auch die reine Suchzeit ein. Deshalb bestand die Aufgabe der Vp manchmal auch darin, das genaue Duplikat eines Satzes in der Menge von 18 Sätzen ausfindig zu machen. So konnte eine Art Grundzeit bestimmt werden. Die Transformationszeit ist dann die Zeitspanne, die zusätzlich zur Grundzeit benötigt wird, wenn die Aufgabe mehr als das Erkennen identischer Sätze erfordert.

Im Experiment wurden vier grammatisch verschiedene Satzarten verwendet: Kernsätze (SAAD), Verneinungssätze (N), Passivsätze (P) und verneinte Passivsätze (PN). Miller und McKean machten die Vorhersage, daß das Erkennen identischer Sätze den geringsten Zeitaufwand kosten sollte, daß die Umwandlung in Passiv- oder Verneinungssätze vergleichsweise länger dauern, und daß die Umwandlung in verneinte Passivsätze am meisten Zeit kosten sollte. Die Hauptergebnisse stimmten mit diesen Erwartungen gut überein: die Transformation in einen verneinten Satz dauerte ungefähr 1 Sekunde, die Passivtransformation ungefähr 1,5 Sekunden und die Transformation in einen verneinten Passivsatz ungefähr die Summe der Zeiten, die für die beiden Einzeltransformationen benötigt wurden.

Was die Beziehung zwischen Ableitungskomplexität und psychologischer Komplexität anbelangt, nahmen Miller und McKean einen zurückhaltenden und wohlüberlegten Standpunkt ein: „Natürlich spiegelt sprachli-

ches Verhalten das Wissen wider, das Sprecher in nicht unbedingt bewußter Form über ihre Sprache haben. Allerdings wissen wir kaum etwas darüber, welche Prozesse tatsächlich ablaufen, wenn sprachliches Verhalten und sprachliches Regelwissen aufeinander bezogen werden" (1964, S. 299). Diese vorsichtige Bemerkung war allerdings nicht das, was den meisten Psycholinguisten an der Untersuchung von Miller und McKean besonders auffiel. Aus den Ergebnissen schien zu folgen, daß die untersuchten Arten von Transformationsregeln im sprachlichen Verhalten tatsächlich angewendet werden. So gesehen, scheinen die Ergebnisse für die psychologische Realität der Transformationsgrammatik zu sprechen.

9.3.2 Eine Untersuchung zum Satzverstehen

McMahon (1963) fand ein Verfahren, mit dem man die Zeit, die für den Prozeß des Satzverstehens benötigt wird, erfassen kann. Ein Zeitmesser wird genau dann eingeschaltet, wenn Vpn Sätze dargeboten werden wie *5 precedes 13* (13 folgt auf 5), *3 is preceded by 7* (7 wird gefolgt von 3) oder *3 is not preceded by 2* (2 wird nicht gefolgt von 3). Die Vp sollte beurteilen, ob die Satzaussage wahr oder falsch ist. Sobald sie sich entschieden hatte, sollte sie auf einen Knopf drücken, durch den die Zeitmessung beendet wurde. Bei dieser Aufgabe konnten die Vpn selbstverständlich nicht zum richtigen Urteil kommen, ohne den Satz zuvor verstanden zu haben. McMahon verwendete die gleichen Satzarten wie Miller und McKean, nämlich SAAD-, N-, P- und PN-Sätze. Seine Vorhersagen entsprachen den Vorhersagen von Miller und McKean. Er nahm an, daß man aus der Ableitungskomplexität eines Satzes die zeitliche Dauer der Satzverarbeitung bzw. des Satzverstehens vorhersagen kann.

Insgesamt betrachtet bestätigen die Ergebnisse von McMahons Experiment seine Vorhersagen. Sie stehen auch im Einklang mit den Befunden von Miller und McKean. Für die Verarbeitungszeit – und damit auch für die angenommene psychologische Komplexität – ergab sich die folgende Rangreihe der Satzarten: SAAD, P, N und PN. Die durchschnittliche Verarbeitungszeit für PN-Sätze entsprach in etwa der Summe der Verarbeitungszeiten, die für die entsprechenden P- und N-Sätze einzeln ermittelt wurden. In einer Hinsicht weichen jedoch McMahons Ergebnisse von Miller und McKean ab. Die Verarbeitung von verneinten Sätzen dauerte für „Wahr"- und „Falsch"-Urteile etwas länger als die Verarbeitung von Passivsätzen. Bei der Transformationsaufgabe war es jedoch genau umgekehrt. Manche Autoren wollen diesen Unterschied darauf zurückführen, daß in McMahons Aufgabe zum Satzverstehen die Analyse der Bedeutung eine wichtigere Rolle spielt als in der Transformationsaufgabe. Dieser Unterschied könnte auch für die vergleichsweise längere Verarbeitungszeit von verneinten Sätzen verantwortlich sein. Versetzt man sich selbst in die Rolle einer Vp, so kann man den Unterschied zwischen *5 does not precede 12* (12 folgt nicht auf 5) – N – und *12 is preceded by 5* (5 wird von 12 gefolgt) – P – beinahe spüren. Demnach scheint es etwas schwieriger zu sein, einen verneinten Satz als „wahr" oder „falsch" einzustufen als einen bejahten. Die besondere Schwierigkeit bei der Verarbeitung von verneinten Sätzen könnte damit zusammenhängen, daß in diesen psycholinguistischen Experimenten die einzelnen Sätze ohne sinnvollen Bezug zum sprachlichen und nichtsprachlichen Kontext dargeboten werden. Im Normalfall wird der Hörer oder Leser durch das bereits Gesagte auf das, was noch kommt, vorbereitet. Gerade die isolierte Darbietung einzelner Sätze könnte die Verarbeitung verneinter Sätze besonders erschweren.

In der Alltagssprache kommen verneinte Sätze i. allg. nur dann vor, wenn der Hörer oder Leser aus der Sicht des Sprechers ernsthaft davon überzeugt ist, daß eine Aussage wahr ist. Der Satz *It is not snowing* (Es fällt kein Schnee) legt nahe, es gäbe jemanden, der annimmt, daß es schneit. Wenn man als Hörer oder Leser auf den Satz *5 does not precede 12* (12 folgt nicht auf 5) nicht vorbereitet ist, wird die Verarbeitung vermutlich dadurch erschwert, daß man sich niemanden vorstellen kann, der gegenteiliger Auffassung sein könnte. Kurz gesagt, bei Verneinungen gibt es eine ziemlich genau eingegrenzte Menge von Kontexten, in denen Verneinungen plausibel sind. Bei bejahenden Aussagesätzen (im Aktiv oder Passiv) sind solche Kontexte von geringerer Bedeutung und zudem nicht so genau definiert. Wenn bejahende Aussagesätze isoliert dargeboten werden, hängt ihre Verarbeitung vermutlich nur in geringem Maße davon ab, ob es einen plausiblen Kontext gibt oder nicht.

Wason (1959, 1961) hat gezeigt, daß unsere Überlegungen zur Verarbeitung verneinter Sätze eine überzeugende empirische Grundlage haben, da die Verarbeitungszeit für solche Sätze vom Vorliegen oder Fehlen eines geeigneten Kontexts abhängt. Wason untersuchte, ob Vpn in Experimenten mehr Zeit brauchen, wenn sie einen Satz vervollständigen sollen, dessen Inhalt entweder gewöhnliche oder außergewöhnliche Sachverhalte betrifft. Beispielsweise stellte sich heraus, daß Vpn bei einem Muster, das aus einem blauen und sieben roten Punkten besteht, die Beschreibung „Ein Punkt ist nicht rot" leichter produzieren können als die Beschreibung „Sieben Punkte sind nicht blau". Die erste Beschreibungsart entspricht darüber hinaus eher den Sprachgewohnheiten. Offensichtlich begünstigt in diesem Beispiel die „Mehrheitsfarbe" die Erwartung einer möglichen Ausnahme. Es existiert ein Kontext für eine plausible Verneinung. Im Anschluß an die Ergebnisse von McMahon zeigen Wasons Befunde, daß die Bedeutung eines Satzes wie auch seine Ableitungskomplexität Einfluß auf die relative Schwierigkeit der Satzverarbeitung haben.

9.3.3 Eine Untersuchung zum Behalten von Sätzen

Mehler (1963) untersuchte, welche Beziehung zwischen der Ableitungskomplexität verschiedener Satzarten und ihrem Behalten besteht. In seiner Theorie entwickelte er eine Idee über den zugrundeliegenden psychologischen Prozeß, die über die vorangehenden Überlegungen hinausgeht und als eine Art Metapher verstanden werden soll. Nach Mehler wird ein Satz zunächst als Kernsatz bzw. in der SAAD-Form im Gedächtnis gespeichert, wobei dieser Vorgang selbst weitgehend unbekannt ist. Transformierte Sätze werden im Gedächtnis in ihrer SAAD-Form gespeichert, die zusätzlich mit „Fußnoten" – dem metaphorischen Ausdruck für die jeweils notwendigen Transformationen – versehen wird. Je mehr Fußnoten einzuprägen sind, um so schwerer dürfte die Wiedergabe der Sätze fallen, da die Kapazität des Kurzzeitgedächtnisses – wie allgemein bekannt – eng begrenzt ist. Das Behalten eines Satzes wie *The boy hit the ball* (Der Junge warf den Ball) sollte demnach am allereinfachsten sein. Beim Satz *Did the boy hit the ball?* (Warf der Junge den Ball?) sollte das Behalten etwas schwerer fallen, da man sich – verglichen mit einem SAAD-Satz – zusätzlich noch die Fußnote T_q (Fragetransformation) einprägen muß. Wenn es um einen Satz geht wie *Was not the ball hit by the boy?* (Wurde der Ball nicht vom Jungen geworfen?), der mit seinen Fußnoten für die Passiv-, die Verneinungs- und die Fragetransformation die begrenzte Gedächtniskapazität erheblich in Anspruch nimmt, dann sollte die Wiedergabe besonders schwer fallen. Mehler verwendete in seiner Untersuchung acht verschiedene grammatische Satzarten, mehr als in den meisten anderen Untersuchungen. Seine Ergebnisse bestätigen die Annahme, daß Sätze mit höherer Ableitungskomplexität zunehmend schlechter wiedergegeben werden können – vielleicht aus dem Grund, von dem Mehler ausging.

Savin und Perchonock (1965) bauten Mehlers Idee in einem besonders einfallsreichen Experiment weiter aus. Es beruht auf folgenden Überlegungen. Wenn man annimmt, daß (1) die unmittelbare Gedächtniskapazität sinnvollerweise als eine Art Speicher mit beschränktem Platzangebot betrachtet werden kann; (2) in diesen Speicher aufgenommene Sätze in ihrer SAAD-Form gespeichert werden, und zwar mit so vielen Fußnoten wie für Transformationen des aufgenommenen Satzes notwendig sind; (3) die SAAD-Form und jede Fußnote einen bestimmten Anteil des Speicherplatzes einnimmt, dann folgt daraus, daß um so weniger Speicherplatz für etwas anderes übrigbleibt, je mehr Platz mit den Fußnoten für die Transformationen ausgefüllt ist. Derjenige Anteil, der zusätzlich mit

dem Satz gespeichert werden kann, ist dann ein Indikator für die psychologische Komplexität von Sätzen. Und vielleicht wird diese Komplexität durch die Anzahl freigestellter Transformationen bestimmt.

Dieser Gedankengang führte wie von selbst zum folgenden Experiment. Savin und Perchonock verwendeten verschiedene grammatische Satzarten, darunter die bekannten SAAD-, P-, N- und PN-Sätze, W-Fragen, die z. B. mit den Fragepronomen *who* (wer), *what* (was), *where* (wo) begannen, und emphatisch verwendete Sätze wie *The boy did hit the ball* (Der Junge hat tatsächlich den Ball geworfen). Eine Ableitung für diese Satzarten findet man in Chomskys Buch aus dem Jahre 1957. Durch die Zusammenstellung verschiedener Kombinationen von Satzarten kamen insgesamt 11 Spielarten zustande. Zur Berechnung der relativen Komplexität führten Savin und Perchonock eine scharfsinnige Unterscheidung ein, die in anderen Untersuchungen nicht immer gemacht wird. Sie betrachteten einen Satz 2 nicht einfach dann als komplexer als einen Satz 1, wenn die Ableitung von 2 mit mehr freigestellten Transformationen, gleich welcher Art, als die Ableitung von 1 verbunden war. Savin und Perchonock bemerkten, daß diese Art der Komplexitätsberechnung voraussetzt, daß alle Transformationen gleich viel zum Anstieg der psychologischen Komplexität beitragen. Diese Voraussetzung ist aber sehr wahrscheinlich falsch. Statt dessen berechneten Savin und Perchonock eine Größe, die man *kumulative* Ableitungskomplexität nennen kann.

Zwei Sätze (1 und 2) können sich nur dann in ihrer kumulativen Ableitungskomplexität unterscheiden, wenn Satz 2 *alles* enthält, was in der Ableitung von Satz 1 enthalten ist (also genau die gleichen Transformationen) und *darüber hinaus* noch eine oder mehrere zusätzliche Transformationen. Begrenzt man die Vorhersagen auf Fälle mit unterschiedlicher kumulativer Ableitungskomplexität, dann gibt es notwendigerweise auch weniger nach ihrer Komplexität geordnete Satzpaare und damit auch weniger Vorhersagemöglichkeiten. Beispielsweise kann man behaupten, daß verneinte Fragesätze (NF) weniger komplex als die entsprechenden Verneinungssätze (N) oder Fragesätze (F) sind. Allerdings kann man nicht sagen, daß negative Fragesätze (NF) komplexer als Passivsätze (P) sind, obwohl NF mit mehr Transformationen als P-Sätze verbunden sind. Da die beteiligten Transformationen verschieden sind, besteht keine Vergleichsmöglichkeit. Welchen Grund gäbe es für die Annahme, daß N und F zusammen genommen komplexer sein müssen als nur P?

Savin und Perchonock konnten genau 17 Satzpaare so zusammenstellen, daß Satz 1 eine größere kumulative Ableitungskomplexität besaß als Satz 2, und vorhersagen, daß der jeweils komplexere Satz mehr Speicherplatz beanspruchen würde. Wie schätzten sie ein, wieviel Speicherplatz jeweils beansprucht wurde? Im wesentlichen durch die Erfassung zusätzlicher Information, die über den jeweiligen Testsatz hinaus aus dem Gedächtnis wiedergegeben werden konnte. Je komplexer ein Satz ist, um so weniger „Raum" bleibt für „etwas anderes". Im Experiment bestand letzteres aus einer Zufallsfolge von 8 Wörtern, die keinen Satz bildeten. Die Vpn hörten zunächst einen Satz und danach 8 unzusammenhängende Wörter. Ihre Aufgabe bestand darin, den Satz und zudem so viel wie möglich von den zusätzlichen Wörtern wiederzugeben. Die Sätze waren so kurz, daß sie ohne Schwierigkeiten in vollständiger Form erinnert werden konnten. Der Vorhersage entsprechend sollten mehr Einzelwörter zusätzlich zum Satz erinnert werden, wenn diese mit dem jeweils weniger komplexen Satz von den 17, nach kumulativer Ableitungskomplexität geordneten Satzpaaren verbunden waren, da unter diesen Umständen mehr Platz für solches Material im Gedächtnis vorhanden sein sollte. Alle 17 Vorhersagen konnten eindeutig bestätigt werden (s. Tabelle 9.8).

Was für eine tolle Sache! Ein geniales Experiment und eine hundertprozentige Bestätigung der Vorhersagen! Kann man jetzt noch an der psychologischen Realität der Transformationsgrammatik zweifeln? Viele Zweifler gab es nicht – im Jahre 1965. Im nachhinein aber erscheint die Interpretation der Ergebnisse von Savin und Perchonock nicht ganz unproblematisch. Im allgemeinen sind nämlich die englischen Sätze, die eine höhere Ableitungskomplexität haben, auch

Tabelle 9.8. Wörter, die im Anschluß an verschiedene Satzarten erinnert werden konnten

Satzart	Durchschnittliche Anzahl erinnerter Wörter[a]
Kernsatz	5.27
W-Fragen[b]	4.78
Ja-Nein-Fragen[c]	4.67
Passivsätze	4.55
Verneinungssätze	4.44
Emphatische Sätze	4.30
Verneinte Fragen	4.39
Fragen im Passiv	4.02
Emphatische Passivsätze	3.74
Verneinte Passivsätze	3.48
Verneinte Fragesätze im Passiv	3.85

[a] Zugrundeliegende Überlegung: je einfacher die Satzart, desto geringer der benötigte Speicherplatz. Deshalb sollte bei einfachen Sätzen mehr Raum für zusätzliche Wörter zur Verfügung stehen, die Vpn sollten mehr zusätzliche Wörter erinnern.
[b] Mit *Who* (Wer), *What* (Was) und *Where* (Wo) eingeleitete Fragen.
[c] Fragen, die mit „Ja" oder „Nein" beantwortet werden können, z.B. „Is it still raining?" (Regnet es noch immer?).

Modifiziert nach Savin & Perchonock, 1965

länger. Die Autoren waren sich dieses Problems bewußt. Allerdings schrieben sie, daß „die in Wörtern gemessene Satzlänge für sich betrachtet die vorliegenden Befunde nicht erklären kann" (S. 352). Die Satzlänge war bei 2 der 17 Vorhersagen die gleiche, wobei in dem einen Fall der kürzere Satz sogar schlechter erinnert werden konnte. Wenn Savin und Perchonock sich mit dem Faktor Satzlänge etwas ausführlicher befaßt hätten, wären sie vielleicht noch auf andere Dinge gestoßen. Nach unseren Berechnungen kann man mit dem Faktor Satzlänge beispielsweise 13 der 17 bestätigten Vorhersagen genausogut erklären wie mit dem Faktor kumulative Ableitungskomplexität. Wenn man darüber hinaus annimmt, daß längere Sätze im Gedächtnis mehr Raum beanspruchen, dann kann man – wiederum nach unseren eigenen Berechnungen, die freilich nicht unbedingt richtig zu sein brauchen – ungefähr 40 Vorhersagen machen, die sich lediglich auf die Anzahl der Wörter in den verwendeten Sätzen beziehen.

Nur in einem dieser 40 Fälle wird die Vorhersage durch die Daten der Autoren nicht bestätigt.

Bemerkenswerterweise hat man den Faktor Satzlänge seinerzeit nicht ernsthaft als eine mögliche alternative Erklärung der Ergebnisse in Betracht gezogen. Als Harris Savin während eines Treffens im „Center for Cognitive Studies" in Harvard seine Ergebnisse vorstellte, brachte ein Teilnehmer ganz naiv (oder mutig) die Sprache auf das Problem der Satzlänge. Als Maß für den noch verfügbaren Speicherplatz hätte nach seiner Meinung lediglich die *Anzahl von Wörtern* in Zufallsfolge zu gelten. Warum sollte dann aber nicht auch ein zusätzliches Wort in einem Satz dazu führen, daß von der Zufallsfolge ein Wort weniger erinnert wird? Auf diese Interpretation der Ergebnisse bekam er keine angemessene Antwort. Man schien den Fragesteller etwas zu bemitleiden. Das allgemeine Einverständnis des Treffens lief offensichtlich darauf hinaus, daß die Satzlänge in Wörtern keine psycholinguistische Variable von Interesse sei und deshalb keinen Einfluß auf die Ergebnisse psycholinguistischer Experimente haben sollte. Hier geht es nicht darum, ob dieser Faktor tatsächlich ein geeignetes Maß für die psychologische Komplexität von Sätzen ist, was auch in den meisten Fällen sicherlich nicht zutrifft. Es soll vielmehr aufgezeigt werden, daß der Verlauf wissenschaftlicher Entwicklungen nicht ausschließlich von Tatsachen, sondern auch vom Zeitgeist abhängt.

Bis ungefähr 1965 bestimmte die Idee, daß man aus der Ableitungskomplexität die Komplexität psychologischer Verarbeitungsprozesse vorhersagen kann, die wissenschaftliche Arbeit. Ein Experiment nach dem anderen erbrachte Ergebnisse, die für diesen Ansatz sprachen. Die wenigen Schönheitsfehler, die es nicht nur hypothetisch, sondern, wie wir gesehen haben, tatsächlich gab, schienen eine Lappalie zu sein verglichen mit all den Fällen, in denen die Theorie bestätigt werden konnte. Dann aber gab es zwei Dinge, die sich änderten. Und diese Änderungen hätten für jene theoretische Vorstellung, daß Ableitungskomplexität ein Maß für psychologische Komplexität sei, nicht schlimmer ausfallen können.

9.3.4 Die Untersuchung zusätzlicher Satzarten

Man kam nach und nach zu der Einsicht, daß sich die psycholinguistische Untersuchung der Satzverarbeitung auf eine sehr begrenzte und möglicherweise besondere Teilmenge der Transformationen, die im Englischen möglich sind, beschränkt hatte. Für diese Beschränkung gab es einen klaren Grund: die Psycholinguisten hatten sich ausschließlich mit den Transformationen beschäftigt, deren Ableitung Chomsky 1957 beschrieben hatte. Bis zum Jahre 1965 jedoch waren in der Linguistik Hunderte anderer Transformationen für das Englische beschrieben worden. Nahezu keine einzige dieser Transformationen führte zu einer Veränderung der Bedeutungsstruktur, die Kernsätzen zugrundelag.

Selbst im Buch aus dem Jahre 1957 kam eine Transformation vor, die keine Bedeutungsveränderung zur Folge hatte: die Transformation für trennbare Verben, die wir in Tabelle 9.7 verdeutlicht haben und einen Satz wie *John put on his shoes* (Hans zieht seine Schuhe an) in *John put his shoes on* umwandelt. Hierdurch wird die Satzbedeutung sicherlich nicht verändert, aber der zweite Satz ist von seiner Ableitung her komplexer als der erste, genauso, wie ein verneinter Satz komplexer als ein bejahender ist, weil eine freigestellte Transformation dazukommt. Diese Erhöhung der Komplexität ist außerdem kumulativ. Ist aber der Satz *John put his shoes on* auch psychologisch komplexer als *John put on his shoes*? Kann man erwarten, daß der erste Satz schwieriger zu produzieren, zu verstehen und zu erinnern ist? Ein Experiment zu dieser Frage erübrigt sich fast. Intuitiv betrachtet scheint es keinen Unterschied in der Verarbeitung der beiden Sätze zu geben.

In der Tat gibt es einige wenige Experimente mit Transformationen, die die Satzbedeutung nicht ändern. Bever, Fodor, Garrett und Mehler (1966) führten in Anlehnung an Savin und Perchonock ein Behaltensexperiment durch, in dem u. a. die Transformation mit trennbaren Bestandteilen von Verben vorkam. Die Sätze *John phoned the girl up* (Hans rief das Mädchen an) und *John phoned up the girl* nahmen gleich viel Speicherplatz in Anspruch, wenn man den Speicherbedarf über die Anzahl zusätzlich erinnerter unzusammenhängender Wörter erfaßte. Der erste Satz hätte jedoch mehr Speicherplatz beansprucht sollen, wenn die Ableitungskomplexität die determinierende Variable gewesen wäre, da man sich in diesem Fall, wie auch bei Verneinungs-, Frage- und Passivsätzen, die Fußnote für eine Transformation einprägen muß.

Fodor, Jenkins und Saporta (1966) verwendeten andere, in psycholinguistischen Experimenten bisher nicht untersuchte Transformationen, u. a. die folgenden:

1. *John runs faster than Bill runs*
   (Hans rennt schneller als Willi rennt).
2. *John runs faster than Bill*
   (Hans rennt schneller als Willi).
3. *John runs faster than Bill does*
   (Hans rennt schneller als Willi es tut).

Diese Sätze sind, auch wenn man es zunächst nicht vermutet, so angeordnet, daß die Reihenfolge der ansteigenden Ableitungskomplexität entspricht. Satz 1, der semantisch am vollständigsten ist, ist der einfachste, die anderen Sätze sind von ihm mit Hilfe einer freigestellten Tilgungstransformation (Satz 2) und einer Hilfsverbtransformation (*does*, Satz 3) abgeleitet worden. Sicherlich wird niemand erstaunt sein, daß die obige Reihenfolge gar nicht mit der psychologischen Verarbeitungsschwierigkeit übereinstimmt. Mit Hilfe von Erkennungsaufgaben fanden die Autoren heraus, daß Sätze wie (1) schwieriger zu verarbeiten sind als Sätze wie (2) und (3), die untereinander gleich schwierig sind. Es stellte sich heraus, daß die Erhöhung der Ableitungskomplexität dann nicht zu einer Erhöhung der psychologischen Komplexität führt, wenn – im Gegensatz zu allen früheren Experimenten – die Satzbedeutung gleichblieb.

Das Problem bestand ganz allgemein darin, daß die vorgeschlagene Hypothese von der durch die Anzahl freigestellter Transformationen bestimmten Ableitungskomplexität ausging. Die bis zum Jahre 1965 untersuchten Satzarten waren jedoch sicherlich nicht repräsentativ für die Gesamtmenge freigestellter Transformationen, da sie – im Gegensatz zu den meisten anderen Transformationen – die

Satzbedeutung veränderten. In experimentellen Untersuchungen steht man vor dem Problem, die Problembereiche, für die man Verallgemeinerungen treffen möchte, angemessen zu „repräsentieren". Dieses Problem ist genauso wichtig (obgleich weniger bekannt) wie die Auswahl einer geeigneten Versuchspersonen-Stichprobe, die genau der Grundgesamtheit entsprechen soll, auf die man seine Ergebnisse verallgemeinern möchte. In den beschriebenen psycholinguistischen Experimenten machte man aus Nachlässigkeit den Fehler, Versuchsanordnungen zu verwenden, die für den untersuchten Problembereich nicht repräsentativ waren (zum Problem „repräsentativer Versuchsanordnungen" vgl. Brunswik, 1947).

9.3.5 Revisionen in Transformationsgrammatiken

Die zweite Veränderung traf die Psycholinguisten am härtesten. Linguisten, die über Transformationen arbeiteten, änderten ausgerechnet die Ableitung jener Satzarten, von denen Psychologen in ihren Untersuchungen Gebrauch gemacht hatten (Fragen, Verneinungen, Passivsätze usw.), und zwar in einer überaus beunruhigenden Weise. Die Gründe für die Veränderung von Chomskys Ableitungen aus dem Jahre 1957 hatten gar nichts mit psychologischen Untersuchungen zu tun, sondern waren vielmehr eine Reaktion auf grundlegende Erfordernisse in der Bildung linguistischer Theorien. Wir können hier – im Rahmen einer Einführung – nicht auf die genauen Gründe eingehen (s. Katz & Postal, 1964). Vielleicht kann durch ein Beispiel eine ungefähre Vorstellung über den zugrundeliegenden Gedankengang vermittelt werden.

Betrachten wir die vorhin genannten Sätze: (1) *John runs faster than Bill runs* und (2) *John runs faster than Bill*. Welchen Grund gibt es für die Annahme, daß der zweite Satz durch eine Transformation vom ersten abgeleitet ist und deshalb eine längere und komplexere Ableitung besitzt? Die theoretischen Arbeiten zur Transformationsgrammatik hatten sich einerseits mit der Satzbedeutung (Semantik), andererseits auch mit grammatischen Fragestellungen beschäftigt (s. insbesondere Katz & Fodor, 1963). Der Satz *John runs faster than Bill runs* enthält die gesamte Information, die zur Bestimmung der Satzbedeutung notwendig ist. Das gilt nicht für die verkürzte bzw. getilgte Version *John runs faster than Bill*, weil das zweite Verb *runs* fehlt. Die richtige semantische Interpretation könnte man deshalb vom ersten, vollständigen Satz, aber nicht von der zweiten, verkürzten Version ableiten.

Sehr viele Überlegungen dieser Art waren Anlaß dafür, die generative linguistische Theorie radikal zu ändern. Offensichtlich war eine Unterscheidung zwischen zwei Arten der Struktur eines Satzes nötig, nämlich zwischen der *Tiefenstruktur* eines Satzes, die das enthält, was für die semantische Interpretation erforderlich ist, und den verschiedenen möglichen *Oberflächenstrukturen*. Diese Oberflächenstrukturen haben eine Form, die zwar für die semantische Komponente nicht so wichtig ist, die aber unentbehrlich ist, da sie die Form festlegt, in der ein Satz zur Sprache kommen soll. Fast immer bestand die eindeutig beste Lösung darin, Oberflächenstrukturen aus Tiefenstrukturen abzuleiten, und zwar mit Transformationsregeln, die niemals die Bedeutung eines Satzes, sondern nur seine Form änderten. Tiefenstrukturen ließen sich am besten durch Ersetzungsregeln bilden. Aus Gründen der Konsistenz entschied man sich dafür, Transformationsregeln so zu formulieren, daß aus ihnen *niemals* eine Veränderung der Satzbedeutung folgte.

Diese Änderungen in der linguistischen Theorie hatten zur Folge, daß Chomskys ursprüngliche Ableitungen der Verneinungs-, Frage- und Passivsätze nur noch als eine Sondergruppe betrachtet werden konnte, da in diesen Ableitungen die Transformationen mit Bedeutungsänderungen verbunden sind. Zum Beispiel wurden aus bejahenden Kernsätzen verneinte Sätze, aus Kernsätzen im Aktiv Passivsätze, aus Aussagesätzen Fragen. So kam es, daß gerade diese Ableitungen aus Gründen der Konsistenz geändert werden mußten. Das geschah, indem die Ersetzungsregeln so revidiert wurden, daß in ihnen auch abstrakte Symbole für Fragen (F), Verneinungen (N) usw. vorkommen können. Folg-

lich mußten Fragen und verneinte Sätze nicht erst durch besondere Transformationen erzeugt werden, sondern sie waren von Anfang an als solche (in der Tiefenstruktur der entsprechenden Sätze) vorhanden. Die neuen Symbole für die Tiefenstruktur leiteten obligatorische Transformationen (und nicht mehr freigestellte Transformationen) ein, mit denen – wenn nötig – durch Umstellung, Ersetzung, Hinzufügung und Tilgung die Oberflächenstruktur von Sätzen hervorgebracht werden konnte. Mit freigestellten Transformationen konnte man nicht länger neue Sätze (teilweise mit neuer Bedeutung) ableiten, die von einfachen, bejahenden Behauptungssätzen im Aktiv abstammten. Fragen, Verneinungen, Passivformen usw. wurden – bildlich gesprochen – nicht erst mit Hilfe von Transformationen gezeugt. Diese Sätze erblickten das Licht der Welt nicht in der Form von Kernsätzen.

9.3.6 Ausblick

Welche Relevanz hatten diese Veränderungen für den Psycholinguisten, der die Verarbeitung von Kernsätzen mit verneinten Sätzen, Fragesätzen, Passivsätzen usw. verglichen hatte? Es ergab sich nunmehr, daß die Sätze, die er hinsichtlich ihrer Ableitung für komplexer gehalten hatte (wegen der zusätzlichen freigestellten Transformationen), im ursprünglichen Sinne gar nicht mehr komplexer waren. Da alle vorgenommenen Vergleiche auch mit Bedeutungsveränderungen verbunden waren, verglich er bei der Interpretation seiner Untersuchungsergebnisse Satzarten, die eigentlich gar nicht miteinander vergleichbar sind. Mit diesen Sätzen konnte man nicht länger die Theorie prüfen, wonach aus der Ableitungskomplexität die psychologische Komplexität vorhergesagt werden kann, weil die Sätze sich in ihrer Bedeutung unterschieden und eigentlich gar keine freigestellten Transformationen beinhalteten.

Mit welchen Experimenten war aber dann die Theorie zu prüfen? Die Untersuchungen von Bever et al. (1966) über trennbare Verben und von Fodor et al. (1966) über die

Tilgung von Verben bildeten den eigentlichen Prüfstein für die Theorie. Die Ergebnisse dieser Experimente fielen jedoch negativ aus, da die ihrer Ableitung nach komplexeren Sätze (bestimmt über die Anzahl freigestellter Transformationen) gar nicht die psychologisch komplexeren Sätze waren. Es hätte nicht schlimmer kommen können. Als Fodor und Garrett (1966) eine Bestandsaufnahme machten, fiel die Theorie in sich zusammen. Die Ableitungskomplexität, definiert über die Anzahl freigestellter Transformationen, ist kein Indikator für die Komplexität psychologischer Prozesse. Allgemein betrachtet war damit auch die Idee, daß Chomskys Grammatik aus dem Jahre 1957 direkt auf die Prozesse des Produzierens, Verstehens und Erinnerns von Sätzen bezogen werden kann, gescheitert.

Die Untersuchung der Satzverarbeitung fiel allerdings nicht in einen Dornröschenschlaf, nachdem die anfänglichen Hoffnungen so enttäuscht worden waren. Man nahm diese Lehre ernst und arbeitete mit Engagement und Verstand weiter, offensichtlich nicht ganz erfolglos. Fodor und Garrett (1966) nahmen einen Standpunkt ein, der auch von vielen anderen geteilt wurde: Gute Grammatiken gehören zweifellos zur Psychologie, denn in Grammatiken geht es auch um psychologische Fragestellungen. Von daher haben wir unsere Zeit nicht vertan, wenn wir uns mit solchen Grammatiken beschäftigen. Die Güte der Grammatiken hängt auch davon ab, ob sie das Wissen, das Sprecher über ihre Sprache haben, darstellen. Grammatiken geben jedoch, wie jetzt deutlich geworden sein sollte, keine Auskunft darüber, wie sprachliches Wissen bei der Produktion, dem Verstehen und dem Erinnern von Sätzen eingesetzt wird. Die Beziehung zwischen grammatischem Wissen und psychologischen Prozessen ist eine offene Frage, mit der sich viele Untersucher auseinandersetzten und noch auseinandersetzen. Wir wollen auf diese Frage hier nicht weiter eingehen, da sie zu vielen technischen Problemen führt. Kaplan (1972) und Johnson-Laird (1970) geben einen Überblick über das in diesem Gebiet Erreichte und einige vielversprechende neue Beiträge.

9.4 Erwerb der Muttersprache

Chomskys Buch *Syntactic Structures* (1957) hat auch eine andere Forschungsrichtung stark beeinflußt, die zwar erst später in Gang kam, jetzt aber besonders rege ist: die Untersuchung des Spracherwerbs. Vermutlich wird der Leser zunächst einmal zurückschrecken, wenn er erfährt, daß auch diese Forschungsrichtung von der Leitidee ausging, die Ableitungskomplexität sei Indikator für psychologische Komplexität. Uns liegt jedoch nicht daran, dem Leser dieselbe enttäuschende Geschichte ein zweites Mal aufzutischen. Das Problem des Spracherwerbs unterscheidet sich in bestimmter Hinsicht ganz deutlich vom Problem der Satzverarbeitung Erwachsener.

Das Buch *Syntactic Structures* gab einen wichtigen Anstoß für die Untersuchung des Spracherwerbs, da es den Erwerb der Muttersprache nicht als das Lernen eines umfangreichen Satzrepertoires betrachtete, sondern den Nachweis führte, daß im Spracherwerb ein begrenztes Regelsystem erworben wird, mit dessen Hilfe eine buchstäblich unbegrenzte Menge von Sätzen produziert und verstanden werden kann. Die meisten dieser Sätze hat man niemals zuvor gehört. Wenn man sagt, daß Kinder Konstruktionsregeln erwerben, so bedeutet dies nicht, daß sie diese Regeln in expliziter Form erwerben. Vorschulkinder sind gewöhnlich überhaupt nicht in der Lage, irgendwelche linguistische Regeln anzugeben und bei den Eltern dieser Kinder dürfte es nicht viel anders aussehen. Jedenfalls machen sie wohl kaum den Versuch, die Muttersprache zu vermitteln, indem sie Regeln zur Satzkonstruktion formulieren. Man muß annehmen, daß bereits Vorschulkinder aus der Sprache, die sie hören, eine Menge von Konstruktionsregeln herausfiltern können. Viele dieser Regeln sind ausgesprochen abstrakt und weder den Kindern noch den Eltern in expliziter Form bekannt. Wir meinen damit nicht nur, daß Kinder generalisieren und Analogien bilden, denn die Verallgemeinerungen, die sie bilden, entsprechen ziemlich genau den in der Linguistik explizit formulierten Regeln.

Das Englische ist keine Sprache mit einem ausgefeilten System von Wortbildungsregeln. Es ist aber eine Sprache mit einem ausgefeilten System für die Satzbildung. Aus bisher unbekannten Gründen fallen Fehler, die Kinder bei der Wortbildung (Morphologie) machen, den Eltern gewöhnlich auf. Fehler in der Satzbildung (Syntax) bleiben dagegen häufig unbemerkt. So kommt es, daß im Finnischen oder Russischen – beides Sprachen mit einer ausgearbeiteten Morphologie – Beobachter selbstverständlich davon ausgehen, daß Sprechenlernen Regellernen ist. Im Englischen ist der Gebrauch von Regeln weniger offensichtlich. Deshalb können Beobachter manchmal ernsthaft die Überzeugung vertreten, daß das Lernen lediglich auf ein Einprägen des Gehörten hinausläuft.

9.4.1 Die Untersuchung spontaner Kindersprache

Im Jahre 1957 gab es keine Lerntheorie, mit der man erklären konnte, wie Kinder bereits in den ersten Lebensjahren ohne direkte Unterweisung eine begrenzte Sprachstruktur mit unbegrenzten generativen Möglichkeiten erwerben (zu Ausnahmen s. Carol Chomsky, 1969; zweifellos gibt es noch weitere). So kam es, daß der Erstspracherwerb zu einer bedeutenden Herausforderung für die Psychologie wurde.

Obwohl die Transformationsgrammatik den Anstoß zu Untersuchungen des Spracherwerbs gab, waren die einschlägigen Linguisten darüber gar nicht so glücklich. Die Datengrundlage bestand im wesentlichen aus spontanen sprachlichen Äußerungen von Kindern, die nach einem bestimmten Zeitplan aufgenommen und dann transkribiert

wurden. Man wollte auf diese Weise erfahren, wie sich diese Sprachdaten mit dem Lebensalter der Kinder ändern. Die Transformationslinguisten (z. B. Lees, 1964; Noam Chomsky, 1964) hielten diese Untersuchungen für wenig sinnvoll, da in ihnen versucht wurde, das Ausmaß strukturellen Wissens aus bloßen sprachlichen Äußerungen (der *Performanz*) zu erschließen. Die Linguisten hingegen gingen methodisch so vor, daß sie Sätze selbst als grammatisch oder ungrammatisch einstuften. (Wenn sie einmal Unterstützung für ihre eigene Auffassung brauchten, klopften sie nebenan und befragten einen Kollegen.) Der an der Transformationsgrammatik orientierte Linguist wollte die *Kompetenz* eines Sprechers beschreiben, sein sprachliches Wissen *per se,* das von Fehlern frei sein sollte, die im sprachlichen Verhalten manchmal auftreten, und nicht von den Begrenzungen der Gedächtniskapazität, Ermüdung und anderen „Störfaktoren" abhängt.

Im nachhinein halten wir das Vorgehen der „reinen" Linguisten für teilweise richtig und teilweise falsch. Sie hatten sicherlich mit ihrer Auffassung recht, daß keine Stichprobe sprachlichen Verhaltens, wie umfangreich diese auch sein möge, allein genügen würde, um eine vollständig festgelegte Menge von Konstruktionsregeln zu bestimmen. (Eine solche Menge müßte genau auf die jeweilige Sprachstichprobe passen; dies würde bedeuten, daß man das Sprachverhalten auf ganz bestimmte Weise verallgemeinern und deshalb neues Sprachverhalten ganz eindeutig vorhersagen kann.) Die Erfassung spontaner Sprache kann keineswegs alle Fragen beantworten. Die Auffassung der Linguisten war jedoch in zweierlei Hinsicht falsch. Erstens gingen sie davon aus, daß man über das konstruktive Wissen von Kindern nichts herausfindet, wenn man es nicht vollständig erfassen kann. In den vergangenen 10 Jahren hat man jedoch erkannt, daß es verschiedene Wege gibt, um Wissen über die sprachliche Struktur aus spontan ablaufenden sprachlichen Unterhaltungen „herauszuziehen"; die überzeugendsten Belege beziehen sich dabei meist nicht auf die Sätze, die Kinder selbst produzieren, sondern auf die sprachliche Interaktion zwischen Kindern und anderen Personen. Zweitens haben die Linguisten die

Grammatikalität spontaner Sprache erheblich unterschätzt. Sie hielten die spontane Sprache für eine Art Mischmasch aus falschen Satzanfängen, unvollständigen Sätzen usw., der für den Erwerb der richtigen Grammatik völlig untauglich sei. Tatsächlich scheint die Erwachsenensprache weitgehend grammatisch zu sein, wenn man einige einfache Regeln für die Sprachbenutzung und Ellipsen hinzunimmt (Labov, 1970). Offensichtlich gilt diese Feststellung in noch stärkerem Maße für die Kindersprache, aber auch für die Sprache der Eltern gegenüber ihren Kindern.

Ungefähr gleichzeitig wurde zu Beginn der sechziger Jahre an drei verschiedenen Stellen mit der Untersuchung der spontanen Kindersprache begonnen. Dies waren Martin Braine in Maryland (1963), Roger Brown, Ursula Bellugi und Colin Fraser an der Harvard-Universität (Brown & Fraser, 1963; Brown & Bellugi, 1964) und Susan Ervin (jetzt Ervin-Tripp) zusammen mit Wick Miller in Berkeley (1964). Seitdem hat die Untersuchung der spontanen Kindersprache weite Verbreitung gefunden. In der ganzen Welt werden die ersten Äußerungen kleiner Kinder ungewöhnlich sorgfältig aufgenommen, transkribiert und analysiert, als ob sie eine große Weisheit enthielten. Für Äußerungen wie „That doggie" (Der Hund), „No more milk" (Nicht mehr Milch) und „Hit ball" (Werfen Ball) ist das sicher erstaunlich. In abgeschlossenen, laufenden oder geplanten Untersuchungen findet man Beispiele für die Sprachentwicklung in vielen verschiedenen Sprachen, darunter amerikanisches Englisch, englisches Englisch, schottisches Englisch, Französisch, Deutsch, Luo (Ostafrika), Samoisch, Finnisch, Hebräisch, Japanisch, Koreanisch, Serbokroatisch, Schwedisch, Türkisch, Cakchique (Mayasprache in Guatemala), Tzeltal (Aztekensprache in Mexiko) und die amerikanische Zeichensprache bei einem tauben Kind. Dan Slobin hat ausgerechnet, daß im Jahre 1971 Untersuchungen in 30 Sprachen aus 10 verschiedenen Sprachfamilien durchgeführt wurden. Ihm gebührt sicherlich auch das Verdienst, den Impuls für so viele Untersuchungen zur Sprachentwicklung unter natürlichen Bedingungen gegeben zu haben. Seine Idee, daß der Spracherwerb aller Menschen einer allgemein gültigen Entwicklungs-

sequenz folge, hat ebenfalls weite Verbreitung gefunden. Für diese Idee gibt es inzwischen überraschend viele Belege, so daß Forscher nicht den Mut verlieren, wenn ihnen die Übersetzung der siamesischen oder finnischen Versionen von *That doggie* und *No more milk* manchmal etwas auf die Nerven geht.

Was kann man von der spontanen Sprache eines Kindes, seiner Mutter oder seines Vaters lernen? Welche Rolle spielt dabei die Ableitungskomplexität? Wir beziehen unsere Beispiele aus Untersuchungen, die einer der Autoren dieses Buches (R. B.) zusammen mit einigen Mitarbeitern (insbesondere Ursula Bellugi, Colin Fraser und Courtney Cazden) durchgeführt hat. In der Untersuchung wurde die Sprache dreier Kinder – genannt Adam, Eve und Sarah – nach einem festen Plan viermal im Monat ungefähr eine Stunde lang aufgenommen. Die Kinder waren im Vorschulalter. Eine Gesamtdarstellung der Untersuchung findet sich in Brown (1973).

9.4.2 Anhängselfragen

Im Alter von 4 Jahren und 7 Monaten produzierte Adam 32 Anhängselfragen während einer zweistündigen Unterhaltung, darunter die folgenden:

Ursula's my sister, isn't she?
(Ursula ist meine Schwester, nicht wahr?)

I made a mistake, didn't I?
(Ich habe einen Fehler gemacht, nicht wahr?)

Diandros and me are working, aren't we?
(Diandros und ich sind dabei zu arbeiten, nicht wahr?)

He can't beat me, can he?
(Er kann mich nicht schlagen, nicht wahr?)

He doesn't know what to do, does he?
(Er weiß nicht, was er tun soll, nicht wahr?)

Die Fragen am Ende der englischen Sätze sind die Anhängsel, die alle ungefähr die gleiche Bedeutung haben. Der Sprecher bittet um eine Bestätigung seiner Aussage. Man beachte, daß das Anhängsel eines bejahenden Hauptsatzes (wie in unserem ersten Beispiel) selbst verneint sein muß. Hierdurch wird die Erwartung ausgedrückt, daß die Antwort „Ja" sein wird. Tatsächlich folgen auf solche bejahenden Sätze mit verneinten Anhängseln fast immer Antworten wie „Yes" (Ja) oder „That's right" (Das stimmt), die den Inhalt des Hauptsatzes bestätigen. Enthält der Hauptsatz eine Verneinung (wie in unserem vierten Beispiel oben), dann muß das Anhängsel in bejahender Form ausgedrückt werden. In diesem Fall erwartet man, daß die Antwort negativ ausfällt und damit den Sinn des Hauptsatzes bestätigt. So lief es tatsächlich ab: durch die Antwort „No" (Nein) auf „He can't beat me, can he?" (Er kann mich nicht schlagen, nicht wahr?") bestätigt man „He can't beat me" (Er kann mich nicht schlagen).

Neben den Frageanhängseln gibt es im Englischen einfachere Möglichkeiten, um einen Bestätigungswunsch auszudrücken. Man kann „right?" (stimmt's?) oder „okay?" (in Ordnung?) sagen. Diese einfachen Formen verwenden Kinder bereits sehr früh (ungefähr ab dem 18. Lebensmonat bis zum 2. Lebensjahr), wenn sie damit beginnen, in Sätzen zu sprechen, die aus mehr als einem Wort bestehen (Brown & Hanlon, 1970). In anderen Sprachen sind sogar die Anhängsel, die Erwachsene verwenden, grammatisch einfach, d. h. sie hängen nicht mit der grammatischen Struktur des Satzes zusammen, an den sie angefügt werden. Das Deutsche *nicht wahr?* und das Französische *n'est-ce pas?* sind zwei Beispiele dieser Art, die als Formen genauso einfach zu lernen sind wie einfache Wörter oder feststehende Redewendungen. Die Anhängsel allerdings, die Erwachsene im Englischen gebrauchen, können vermutlich nicht nur durch Einprägungen gelernt werden.

Adams Anhängselfragen – *isn't she?, didn't I?, aren't we?, can he?, does he?* – sind alle verschieden, doch sie bilden nur einen ganz kleinen Teil der ungeheuer vielen Möglichkeiten, die durch die Anzahl der Pronomen und Hilfsverben sowie die bejahenden und verneinten Alternativversionen bestimmt werden können. Natürlich übersteigen einige hundert solcher Formen nicht die Kapazität des Langzeitgedächtnisses, doch müssen wir uns immerhin einige tausend Wörter einprägen. Daß die Bildung der Anhängsel durch Einprägen gelernt wird, scheint deshalb unwahrscheinlich zu sein, weil sie immer von der Struktur des Satzes abhängen, dem sie angefügt werden. Das Anhängsel folgt aus dieser Struktur, und es gibt immer nur eine richtige Form. Das Anhängsel für *I made a mistake* (Ich habe einen Fehler gemacht) muß *didn't I?* sein. Andere Anhängsel wie *did I? aren't I?* sind einfach nicht richtig. Somit besteht der richtige Gebrauch von Anhängseln darin, daß das betreffende Anhängsel auf den richtigen Satz angewendet wird. Obwohl die Anzahl der Anhängsel begrenzt ist und sie deshalb eingeprägt werden können, ist die Anzahl möglicher Sätze unbegrenzt, so daß die für einen Satz jeweils geeigneten Anhängsel nicht durch Einprägen gelernt werden können. Deshalb müssen die Anhängsel durch Regeln „gebaut" bzw. konstruiert werden. Erwachsene bewältigen diese Aufgabe ohne bewußtes Nachdenken und so schnell, daß die dafür benötigte Zeit kaum erfaßt werden kann.

9.4.2.1 Die Ableitung von Anhängseln

Im Englischen sind Anhängselfragen besonders interessant, wenn man sie aus der Sicht der Ableitungskomplexität betrachtet. Sie sind nämlich von ihrer Semantik her einfach, aber grammatisch sehr komplex. Das Anhängsel muß vom vorangehenden Satz durch Regeln abgeleitet werden, die folgendes leisten können: Pronominalisierung des Subjekts bzw. Ersetzen des Subjekts durch ein Pronomen; Verneinung im Fall eines bejahenden Vordersatzes; Ja-Nein-Frageformen und Ellipse des Prädikats. Das ist ein gewaltiger Brocken der englischen Grammatik. Von daher kann man zunächst erwarten, daß Anhängselfragen nicht zu dem gehören, was englische Kinder in ihrer Muttersprache besonders früh erwerben.

Wir wollen Adams Satz *Diandros and me are working* (Diandros und ich arbeiten gerade) als Beispiel für die Ableitung von Anhängselfragen näher betrachten, allerdings nicht in Form von Regeln, sondern allgemeinen Begriffen (s. Abb. 9.7). Das Anhängsel

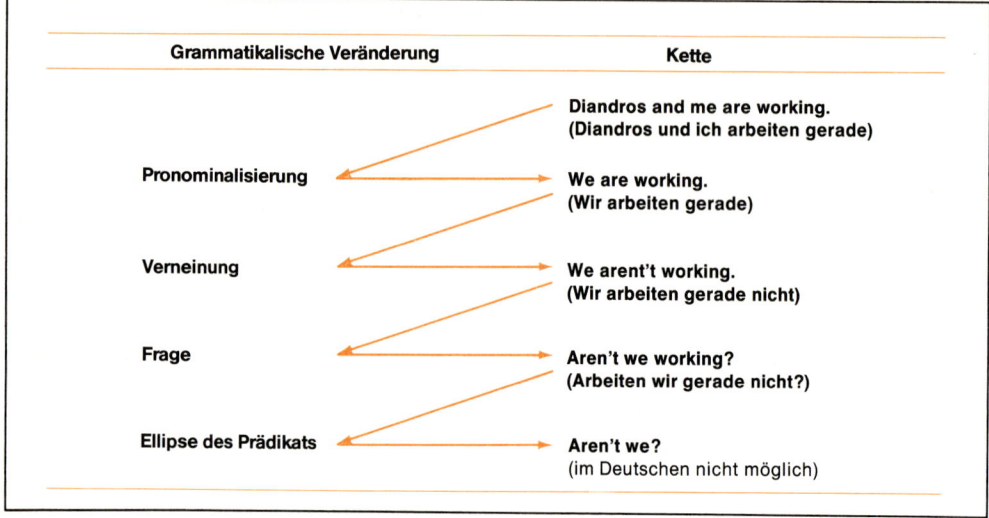

Abb. 9.7. Schematische Ableitung einer Anhängselfrage von dem Satz, an den sie anschließt und der ihre Form bestimmt. Der vorgestellte Ausgangspunkt ist in der Abbildung der Satz *Diandros and me are working* (Diandros und ich arbeiten gerade). Auf der linken Seite stehen die Veränderungen, die durchgeführt werden müssen, um schließlich zum Anhängsel *aren't we?* zu gelangen. Die Veränderungen, die auf der linken Seite genannt werden, sind verbindlich. Sie werden allerdings nicht in Form von Regeln dargestellt. Alle Anhängsel, die im Englischen möglich sind und eine Menge mit unbegrenztem Umfang bilden, können auf diese Art und Weise abgeleitet werden. Trotz der Vielfalt und Komplexität der Veränderungen kommt jeder Sprecher, der Englisch fließend spricht, damit unglaublich schnell zurecht. Das Schema verdeutlicht nicht den Prozeß der Produktion von Anhängseln, sondern zeigt uns, was ein Sprecher wissen und anwenden muß

aren't we? muß, da es die richtige Form darstellt, vollständig und eindeutig von diesem Satz abgeleitet werden. Wir haben hierfür eine Ableitung geschrieben, die der Darstellung in Tabelle 9.3 ähnlich ist. Allerdings haben wir in der linken Spalten der Tabelle keine Regeln aufgeführt, sondern nur das, was die Regeln leisten müssen.

Man kann diese Ableitung in der üblichen Weise lesen. In der rechten Spalte sieht man, wie die Satzhälften sich nach und nach der Endform *aren't we* annähern. Der linken Spalte ist zu entnehmen, welche Veränderungen die Anwendung der jeweiligen Regel bewirkt. Die Ableitung beginnt in der rechten Hälfte mit dem Basissatz *Diandros and me are working* (Diandros und ich arbeiten gerade). Die erste Veränderung wird in der Tabelle eine Zeile tiefer zu Beginn der linken Spalte genannt, die Pronominalisierung. Wie die Pronominalisierung den Basissatz verändert, steht in der gegenüberliegenden Zeile der rechten Spalte: *We are working* (Wir arbeiten gerade). Die zweite Veränderung betrifft die

Verneinung des Basissatzes, deren Ergebnis ebenfalls in der genau gegenüberliegenden Zeile der rechten Spalte genannt wird. Das Endergebnis ist die Frage *aren't we?*, die von dem Satz abgeleitet worden ist, dem sie sich als Anhängsel anschließt. Wir sind also wieder am Ausgangspunkt angelangt.

Es ist notwendig, einige Anmerkungen zu den in der Tabelle aufgeführten grammatischen Änderungen zu machen, damit zumindest ihre Komplexität und Abstraktheit deutlich wird. Nebenbei bemerkt können wir diese Komplexität und Abstraktheit nur würdigen, weil wir uns zuvor mit den Prinzipien der generativen Transformationsgrammatik beschäftigt haben.

Die Pronominalisierung eines Subjekts (wie *Diandros and me*) setzt voraus, daß man das Satzsubjekt richtig erkannt hat (die Relation oder Rolle, die formal durch die NP repräsentiert wird, die unmittelbar von S abhängt). Das Erkennen der Satzsubjekte in den verschiedenen englischen Satzarten ist keine einfache Sache. Das Satzsubjekt ist nicht immer das erste Wort in einem Satz. Es muß in einem Satz auch nicht besonders früh auftauchen oder ein Nomen sein. Hinzu kommt, daß wir bei der Auswahl des passenden Pronomens die Nominativform und nicht die Akkusativform verwenden müssen – im vorliegenden Fall also *we* (wir) und nicht *us* (uns). Manchmal müssen wir auch berücksichtigen, ob das Subjekt eine „belebte" Einheit ist, und welches ihr grammatisches Geschlecht ist – die Unterscheidung zwischen *he* (er), *she* (sie) und *it* (es). Die Pronominalisierung des Subjekts ist keineswegs eine einfache Sache.

Was die Verneinung in unserem Beispielsatz anbelangt, so geht es hierbei anscheinend nur um das Hinzufügen von *not* (nicht) bzw. die Kontraktion *n't* zur Verlaufsform des Hilfsverbs, nämlich *are*. Betrachtet man jedoch die Verneinungstransformation (T_{not}) in Tabelle 9.7 etwas genauer, so erkennt man, daß dieser Prozeß höchst abstrakt und kompliziert ist, wenn man die verschiedenen englischen Satzarten berücksichtigt. Hierbei geht es insbesondere um bestimmte Anordnungen innerhalb des zum Verb gehörenden Hilfsverbs: C/M + *not* bzw. C/*have* + *not* bzw. C/*be* + *not*. Der zuletzt genannte Fall gilt auch für unseren Beispielsatz.

Die mit Ja-Nein-Fragen verbundene Veränderung kann man in einfacher Form als eine Vertauschung der Positionen von Satzsubjekt und der ersten Einheit der Hilfsverbgruppe beschreiben. Wie jedoch die Fragetransformation (T_q) in der Tabelle deutlich macht, ist die allgemeine Regel, mit der man rein mechanisch diese Umwandlungen erzeugen kann, keineswegs so einfach. Unter anderem muß das Hilfsverb genauso umgestellt werden wie bei der Verneinung. Nur durch diese Gruppierung kann man sicherstellen, daß der richtige Teil des Hilfsverbs dem Subjekt vorangeht.

Die Ellipse des Prädikats ist eine freigestellte Regel, die in Tabelle 9.7 nicht aufgeführt wird und die Tilgung bzw. das Auslassen des Prädikats ermöglicht, allerdings mit Ausnahme der ersten Einheit des Hilfsverbs. Wenn man im Englischen die Frage „Who will drive?" (Wer will fahren?) einfach mit „John will" (Hans will) beantwortet, so ist eine solche Antwort grammatisch richtig. Wieder-

um täuscht diese Beschreibung eine Einfachheit vor, die nicht den Tatsachen entspricht. Das Erkennen der ersten Einheit des Hilfsverbs in allen englischen Satzarten erfordert genau die gleiche Gruppierung wie die Verneinung und die Frage. Die Gruppierung des Hilfsverbs ist eine strukturelle Regelmäßigkeit des Englischen, die erst durch Chomsky (1957) offengelegt wurde.

Eine Ableitung ist kein Programm der Sprachproduktion. Die Ableitung von *aren't we?* aus dem Satz *Diandros and me are working* ist eine gute Gelegenheit, um einen sehr wichtigen Unterschied zwischen Untersuchungen zum Spracherwerb und zur Satzverarbeitung klarzustellen. Die Ableitung von Anhängseln kann man in Form von ganz allgemeinen und rein mechanisch anwendbaren Regeln formulieren. Diese Form der Darstellung kann dazu verführen, sich die Ableitung als ein Programm vorzustellen, das den tatsächlich ablaufenden Prozeß bei der Bildung dieser Anhängsel simuliert. Mit Sicherheit ist eine solche Vorstellung jedoch falsch. Wir wissen überhaupt nichts darüber, wie Kinder diesen Prozeß meistern. Welche Merkmale führen zum Erkennen des Subjekts? In welcher Reihenfolge und welcher Art werden bestimmte Prozesse durchgeführt? Können bestimmte Prozesse simultan durchgeführt werden? All diese Fragen können wir nicht befriedigend beantworten.

Wir können zum Spracherwerb nur sagen, daß das grammatische Wissen bezüglich der Pronominalisierung des Subjekts, der Verneinung, der Frage und der Ellipse des Prädikats, das formal durch Ersetzungsregeln und Transformationsregeln dargestellt werden kann, *irgendwie* eingesetzt werden muß, um Anhängselfragen bilden zu können. Hierzu gibt es keine denkbare Alternative. Das genannte Wissen ist eine grundlegende Voraussetzung für die Bildung von Frageanhängseln. Bei der Untersuchung des Erstspracherwerbs haben sich Psychologen ausschließlich mit der Frage beschäftigt, in welcher Abfolge sprachliches Wissen erworben wird, nicht jedoch mit den Prozessen, die bei Kindern ablaufen, wenn sie dieses Wissen in gesprochene Sprache umsetzen. Der zeitliche Ablauf und die relative Schwierigkeit der Produktion, des

Verstehens und des Behaltens von Sätzen wurden nicht untersucht, sondern nur die Reihenfolge, in der bestimmte Konstruktionen auftreten. Folglich darf man die Hypothese, daß man aufgrund der Ableitungskomplexität von Sätzen die Reihenfolge ihres Erwerbs vorhersagen kann, nicht mit jener Hypothese verwechseln, die mit Hilfe der Ableitungskomplexität die Effizienz der Satzverarbeitung vorherzusagen versucht. Die zweite und nicht die erste Hypothese wurde durch die von uns beschriebenen Experimente falsifiziert.

Rückschlüsse von sprachlichem Verhalten auf sprachliches Wissen. Bevor wir in dieses Thema einsteigen, müssen wir zunächst noch ein Problem klären. Mit welchem Recht kann ein Untersucher, der sich mit dem Spracherwerb beschäftigt, behaupten, er untersuche sprachliches Wissen? Seine Daten beziehen sich auf sprachliches Verhalten, nämlich spontan produzierte Sätze. Liegt der Produktion solcher Sätze genau das Wissen zugrunde, das in seinen Ableitungen dargestellt wird? Der Untersucher kann nicht immer sicher sein, daß dies auch tatsächlich der Fall ist. Hier ist der Punkt, wo die Untersuchung spontanen Sprechens ohne Erfindungsreichtum nicht auskommt, denn jeder kann ein Tonbandgerät einschalten und Kindersprache aufnehmen. Der Rückschluß, daß die produzierten Sätze auch ein bestimmtes sprachliches Wissen beinhalten, ist eine schwierige Aufgabe, für die es keine allgemein anwendbaren bzw. immer zum Erfolg führenden Verfahren gibt.

Anhängselfragen machen den möglichen Stellenwert der Ableitungskomplexität beim Spracherwerb genau deshalb deutlich, weil die geistigen Prozesse, die zur Produktion von Anhängselfragen führen, von dem grammatischen Wissen Gebrauch machen müssen, das in den Ableitungen dieser Frageart formal dargestellt ist. Eine Anhängselfrage ist immer mit einem vorangehenden Aussagesatz verbunden, durch den festgelegt wird, welche Anhängselfrage die richtige ist. Man kann deshalb sagen, daß diese Sprechdaten mehr sind als eine Satzart, die mit einer bestimmten Häufigkeit vorkommt. Wir verfügen über eine Rahmenbedingung, nämlich den vorangehenden Aussagesatz, durch die eine einzige richtige Antwort festgelegt wird.

Kumulative Ableitungskomplexität bei Anhängselfragen. Anhängselfragen sind noch aus einem weiteren Grund besonders geeignet, um an ihnen beispielhaft den Stellenwert der Ableitungskomplexität für den Spracherwerb zu untersuchen. Das sprachliche Wissen, das für diese Art von Fragen wichtig ist, liegt auch anderen einfacheren Satzarten zugrunde. Es gibt Sätze, in denen es nur um Pronominalisierung geht – *He hit the ball* (Er warf den Ball), nur um Verneinung – *John is not going* (Hans geht nicht), nur um die Ja-Nein-Frage – *Is Daddy home?* (Ist Vati zu Hause?) oder um die Ellipse des Prädikats geht – *Adam will* (Adam will). Es gibt auch Sätze, die alle möglichen Paare solcher grammatischen Veränderungen beinhalten, beispielsweise Ellipse und Frage wie in *Will Adam?* (Will Adam?) sowie Ellipse und Verneinung wie in *Adam won't* (Adam will nicht). In manchen Sätzen sind auch drei der genannten vier Arten grammatischen Wissens beteiligt, z. B. im Satz *Won't he go?* (Will er nicht gehen?), in dem außer der Ellipse alles andere eine Rolle spielt. Unsere Überlegungen führen zu einer ganzen Reihe von allgemein formulierten Vorhersagen: Sätze, die von ihrer Ableitung her einfacher sind, sollten früher erworben werden als solche mit komplexeren Ableitungen. Schließlich sollten Anhängselfragen, die in dieser Gruppe am komplexesten sind, erst zum Schluß erworben werden.

Unser Vorgehen ist mit bestimmten Begrenzungen verbunden. Die Autoren der Untersuchung (Brown & Hanlon, 1970) gehen wie Savin und Perchonock (1965) in ihrer gedächtnispsychologischen Untersuchung davon aus, daß nicht jede Regel oder jede Transformation die Komplexität eines Satzes um jeweils den gleichen Betrag erhöht. Eine solche Annahme wäre völlig unbegründet. Deshalb haben Brown und Hanlon sich auch auf die Vorhersagen beschränkt, die aus den Berechnungen der *kumulativen* Ableitungskomplexität folgen. Demnach ist ein Satz, der sowohl eine Verneinung als auch eine Ellipse des Prädikats enthält, komplexer als Sätze, die nur eine Verneinung oder nur eine Ellipse des Prädikats enthalten, da es beim ersten Satz um das gleiche grammatische Wissen wie in den weniger komplexen Sätzen geht und auch noch um eine zusätzliche Komponente. Andererseits ist ein Satz, der eine Verneinung und eine Ellipse des Prädikats enthält, kumulativ nicht komplexer als ein Satz, bei dem es nur um die Ja-Nein-Frageform geht, obwohl die Ableitung des zuerst genannten Satzes ausführlicher ist. Da das Wissen bezüglich Frage, Verneinung und Ellipse nicht unmittelbar miteinander vergleichbar ist, besteht auch kein Grund dafür, warum bestimmte Sätze als komplexer eingestuft werden sollen. Ordnet man Sätze nach ihrer kumulativen Komplexität, lassen sich nicht alle Satzpaare in eine eindeutige Rangordnung bringen; bestenfalls gelingt eine partielle Rangordnung.

9.4.2.2 Experimentelle Ergebnisse

Brown und Hanlon (1970) führten eine Untersuchung über Frageanhängsel bei amerikanischen Kindern durch. Obwohl sie ihre Vorhersagen auf die kumulative Komplexität beschränkten, gelangen ihnen 16 Vorhersagen zur Erwerbsreihenfolge bei Adam, Eve und Sarah. Die Ergebnisse fielen sehr positiv aus, denn fast alle Vorhersagen konnten bei jedem der drei Kinder bestätigt werden. Das bedeutet keineswegs, daß die Anhängselfragen oder irgendeine andere Satzkonstruktion zu einem genau festgelegten Zeitpunkt in der Entwicklung des Kindes auftreten. Kinder unterscheiden sich nämlich ganz gewaltig im Erwerbstempo der grammatikalischen Konstruktionen. Adam begann erst mit ungefähr fünf Jahren Anhängselfragen zu bilden, wohingegen die beiden anderen Kinder damit bereits im Alter von drei oder sogar noch früher anfingen.

Brown und Hanlon (1970) begannen sich für die Anhängselfragen und ihre Beziehung zu weniger komplexen Konstruktionen deshalb zu interessieren, weil diese Sprachform sich auffällig spät in Adams Äußerungen entwickelte. Nach ungefähr drei Untersuchungsjahren hatten Adam, Sarah und Eve noch keine einzige wohlgeformte Anhängselfrage produziert. Sie alle hatten bisher gelernt,

verschiedene Kernsätze (einfache bejahende Aussagesätze im Aktiv) zu produzieren und Verneinungen zu gebrauchen. Offensichtlich verstanden sie auch den Sinn von Anhängselfragen (als eine Bitte um Bestätigung), indem sie von Anfang an die einfachen äquivalenten Formen *right?* (gut so?) bzw. *okay?* (in Ordnung?) verwendeten. Die Kinder kannten anscheinend die Bedeutung dieser Ausdrücke, aber nicht die grammatische Prozedur, die für die Produktion von Anhängselfragen notwendig ist. Dann ging es bei Adam auf einmal los.

In der 45. bis 48. Sprachstichprobe tauchen von ihm 3 bis 6 Anhängselfragen auf. Das entspricht der Häufigkeit, mit der diese Sprachformen bei amerikanischen Erwachsenen auftreten, und ist deshalb nicht weiter aufregend. In der 49. Stichprobe kamen 16 und in der 50. Stichprobe sage und schreibe sogar 32 vor, die fast alle verschieden waren. Der Leser wird wohl kaum jemals einen Sprecher gehört haben, der in einer Sprachstichprobe von 1 Stunde 32 Anhängselfragen gebraucht. Diese Häufigkeit fällt ganz aus dem Rahmen. Bei einem Erwachsenen würden wir vermuten, daß dieser entweder übertrieben höflich oder auffällig selbstunsicher ist. Für den netten kleinen Jungen schienen die Anhängselfragen so etwas wie ein neues Spielzeug zu sein. Ihm ging es gar nicht um Bestätigung. Er übte spielerisch seine Anhängselfragerei.

Brown und Hanlon (1970) entschlossen sich zu einer Nachuntersuchung der sprachlichen Äußerungen von Adam, Eve und Sarah, in der im nachhinein bestimmte Vermutungen überprüft wurden. Die auftretenden Anhängselfragen wurden mit entsprechenden Konstruktionen aus früheren Stichproben verglichen. So konnte überprüft werden, ob den komplexeren Anhängselfragen tatsächlich weniger komplexe vorausgegangen waren. Die „Vorhersagen" wurden auf Fälle kumulativer Komplexität begrenzt. Trotzdem kamen insgesamt 16 Vorhersagen für die Erwerbsreihenfolge bestimmter Konstruktionen zustande, die mit den Daten von Adam, Eve und Sarah fast alle bestätigt werden konnten.

Wie fast immer verlief die Entwicklung bei Adam besonders dramatisch, wie Tabelle 9.9

Tabelle 9.9. Die Häufigkeit von Anhängselfragen und alle Vorläuferkonstruktionen in Sprachstichproben, die über eine Zeitspanne von 18 Monaten gehen

Stichproben	Ellipsen	Negative Ellipsen	Frageellipsen	Verneinte Ellipsen	Anhängselfragen
19	0	0	0	0	0
20	1	0	0	0	0
21	3	1	0	0	0
22	0	1	0	0	0
23	1	1	0	0	0
24	1	0	0	0	0
25	0	0	0	0	0
26	3	0	0	0	0
27	2	2	0	0	0
28	2	1	0	0	0
29	4	4	2	0	0
30	2	1	0	0	0
31	1	2	2	0	0
32	0	2	1	0	0
33	4	6	4	0	0
34	8	8	0	0	0
35	7	12	0	0	0
36	2	4	1	0	0
37	4	2	3	0	0
38	4	5	0	0	0
39	7	3	3	0	0
40	4	6	2	0	0
41	4	2	1	0	0
42	2	1	3	0	1
43	5	1	2	0	0
44	5	2	1	0	0
45	3	3	0	0	6
46	3	1	0	1	1
47	2	4	0	1	3
48	2	4	1	0	3
49	1	3	1	0	16
50	5	1	0	5	32

Anmerkung: Die Stichproben wurden in einstündigen Sitzungen aufgenommen. Kernsätze, Fragen und Verneinungen sind ebenfalls Voraussetzungen für Anhängselfragen. Sie werden aber aus Gründen, die im Text genannt sind, nicht aufgeführt. Man beachte, daß in den Spalten von links nach rechts gesehen die Null immer häufiger vorkommt, da die Komplexität der Sätze in dieser Richtung ansteigt. Erst am unteren Ende der Tabelle findet man Anhängselfragen, allerdings ziemlich viele auf einmal. Zu diesem Zeitpunkt sind, wie die Tabelle zeigt, die Voraussetzungen für diese Art von Fragen gegeben.

Nach Brown & Hanlon, 1970

zeigt. Die dort aufgeführten Daten erstrecken sich über einen Gesamtzeitraum von 18 Monaten. (Am Ende der Untersuchung war Adam ungefähr 5 Jahre alt.) In der Tabelle werden keine Häufigkeiten von Kernsätzen, Fragen oder Verneinungen genannt, weil Adam diese Satzarten – entsprechend den Vorhersagen der kumulativen Komplexität – bereits zu Beginn der Untersuchung beherrschte. Die Ellipse des Prädikats sollte als nächste Satzform erworben werden. In Tabelle 9.9 sind alle Satzarten, die eine Voraussetzung für den Erwerb von Anhängselfragen sind, aufgeführt: Ellipse – „I can" (Ich kann), verneinte Ellipse – „I won't" (Ich will nicht), elliptische Fragen – „Will he?" (Will er?), verneinte Fragen – „Do you not want some help?" (Brauchst du keine Hilfe?) und schließlich der absolute Höhepunkt – die kleine und unbedeutende, aber so komplexe Anhängselfrage. Wenn man sich Tabelle 9.9 genauer ansieht, kann man feststellen, wie Adam sich allmählich das Wissen aneignet, um Anhängselfragen bilden zu können.

Später haben wir 14 Kinder im Alter von 30 Monaten untersucht. Keines dieser Kinder gebrauchte auch nur eine einzige richtige Anhängselfrage, obwohl viele Fälle von „right?" bzw. „okay?" und ähnliche Formen vorkamen. Vielleicht sind Kinder im Alter von 30 Monaten noch zu jung, um diese Satzart gelernt zu haben. Im allgemeinen scheint jedoch die Reihenfolge, in der das Wissen für die Bildung der genannten Satzarten erworben wird, konstant zu sein. Diese empirische Reihenfolge entspricht, zumindest in einigen Fällen, genau der Reihenfolge, die man aufgrund der Ableitungskomplexität erwarten würde.

Vermutlich finden viele Psychologen und Psychologiestudenten naturalistische Untersuchungen des Spracherwerbs wegen ihrer Begrenzungen und Voraussetzungen ziemlich problematisch. Deshalb möchten wir darauf hinweisen, daß es meistens gar nicht so schwierig ist, sich Experimente auszudenken, sobald man bei natürlichen Beobachtungen auf lohnende Probleme gestoßen ist. Einer der Autoren (R.B.) machte zusammen mit seinen Mitarbeitern eine Fernsehaufnahme, in der eine kleine experimentelle Demonstration vorgestellt wurde. Dabei waren immer ein Kind, die Mutter des Kindes und der Versuchsleiter (Vl) beteiligt; weiterhin gab es ein paar Dinge im Raum, über die gesprochen wurde, wie Linus- und Lucy-Puppen, Spielzeugautos und Spielzeuglastwagen. Jeder Teilnehmer machte zunächst etwas mit einer Puppe: die Mutter machte etwas mit einer alten Dame, der Vl mit einem wilden (und deshalb fesselnden) Drachen und das Kind mit einem Affen. Die Mutter in der Rolle der alten Dame bildete einen einfachen Satz wie *Linus can drive* (Linus kann Auto fahren). Der Vl in der Rolle des Drachen fügte die passende Anhängselfrage an, nämlich *can't he?* (nicht wahr?). Und das Kind in der Rolle des Affen machte das, was Affen gewöhnlich nachgesagt wird: es ahmte nach. Das Kind wiederholte insbesondere die Anhängselfrage, die der Vl gebildet hatte.

Nach fünf oder sechs Versuchsdurchgängen dieser Art, in denen verschiedene Anfangssätze verwendet wurden, wurde das Kind gefragt, ob es nicht die Rolle des Drachen übernehmen wolle. Der Vl spielte dann die Rolle des Affen und wiederholte laut und deutlich immer nur das, was das Kind in der Rolle des Drachen sagte. Die Mutter in der Rolle der alten Dame bildete jetzt neue Aussagesätze, z.B. *Lucy smokes* (Lucy raucht); das Kind in der Rolle des Drachen mußte sich die passenden Anhängselfragen ausdenken *(doesn't she?),* und der Affe ahmte den Drachen nach. Auf diesem Umweg brachten wir dem Kind die Aufgabe nahe, die es im Experiment übernehmen sollte. Hätte man dem Kind gesagt, es sollte die jeweils passenden Anhängselfragen bilden, hätte es diese Art der Instruktion wohl kaum verstanden. Das Experiment stellt das Kind vor eine unglaubliche Anforderung. Es muß anhand weniger Beispiele die wesentlichen Eigenschaften der Rolle des Drachen erkennen, nämlich Anhängselfragen zu bilden. Das Verständnis des Kindes zeigt sich dann darin, wie es nach den Beispielen selbst mit neuen Fällen verfährt. Mit dieser Aufgabe könnten Kinder möglicherweise nicht fertig werden, wenn sie nicht schon über das gesamte Wissen verfügen würden, das für Anhängselfragen nötig ist. Im Experiment konnte nur das Wissen zum Erfolg führen, das auf die Ableitung von Anhängselfragen bezogen war, da ganz verschiedene Sätze mit unwahrscheinlichem Inhalt vorkamen. Man konnte ausschließen, daß die Vpn sich für diese Sätze die passenden Anhängselfragen bereits im Gedächtnis eingeprägt hatten (s. Abb. 9.8, die eine spätere Wiederholung des Experiments zeigt).

Die experimentelle Demonstration funktionierte hervorragend. Die älteren Kinder, deren Sprache schon weiter entwickelt war, produzierten eine Anhängselfrage nach der anderen, die untereinander alle verschieden und alle richtig waren. Für jede Anhängselfrage brauchten die Kinder nur den Bruchteil einer Sekunde. Die Sprachentwicklung eines kleinen Jungen war offensichtlich noch nicht so weit fortgeschritten, daß er die komplizierten Formen der Anhängselfragen bilden konnte. Trotzdem brachte ihn das Experiment nicht in Verlegenheit. Wenn ein Satz wie etwa „Linus is running" (Linus rennt) gesagt wurde, reagierte er sofort und gescheit mit „Right?". Daß die Rolle des Drachens im wesentlichen darin bestand, um Bestätigung zu bitten, hatte er offensichtlich verstanden.

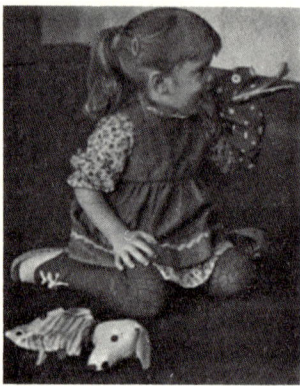 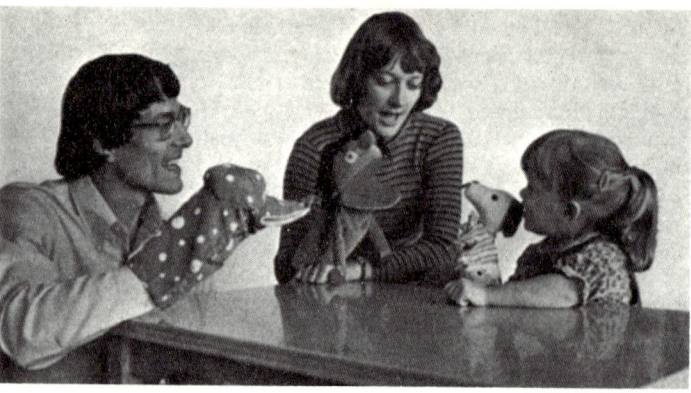

Abb. 9.8. Auf diesen Schnappschüssen ist dargestellt, wie ein kleines Mädchen Jill und Peter de Villiers zeigt, daß sie Anhängselfragen bilden kann. Weder die Puppen noch die Teilnehmer stimmen mit der im Text gegebenen Beschreibung überein. Das Vorgehen und die Ergebnisse sind jedoch im wesentlichen die gleichen. Die Rolle desjenigen, der Anhängselfragen bildet, wurde dem Kind einige Male vorgemacht. Danach übernahm es diese Rolle selbst und bildete von sich aus Anhängselfragen, sofern es alt genug war und bereits über das entsprechende grammatische Wissen verfügte. Wir halten es sogar für ganz gut, daß wir kein Foto von dem im Text beschriebenen und durch die BBC gefilmten Versuchsaufbau hatten. Die Variationen der Puppen und Teilnehmer machen deutlich, daß das untersuchte Phänomen tatsächlich einigermaßen stabil ist

Die gesamte Grammatik, die hierfür eine Rolle spielt, ging jedoch noch über seine Fähigkeiten hinaus.

9.4.3 Zukunftsmusik: eine Entwicklungssequenz der Gattung Mensch

Bis zum Jahre 1974 konnte für vier Gruppen von Satzkonstruktionen, die mit Anhängselfragen zusammenhängen, gezeigt werden, daß sie bei Englisch lernenden Kindern in einer fast invarianten Reihenfolge auftreten. Der Ausdruck „invariant" bedeutet, daß die vier Konstruktionen fast immer bei allen Kindern in ein und derselben Reihenfolge auftreten, wobei das Lebensalter, in dem eine bestimmte Form der Satzkonstruktion zum erstenmal auftritt, bei den einzelnen Kindern ganz unterschiedlich sein kann. Diese systematische Abfolge beim Erwerb bestimmter Satzkonstruktionen ist kein Phänomen, das Eltern so ohne weiteres auffällt. Vielmehr handelt es sich hierbei um abstrakte Invarianten, die erst dann zutage treten, wenn die Sprache eines Kindes hinsichtlich ihrer Semantik und Grammatik genau analysiert wird (s. Tabelle 9.10).

9.4.3.1 Der soziale Nutzen von Sprachentwicklungssequenzen

Selbst wenn man nur wenige Sequenzen herausfindet, die beim Erwerb der englischen Sprache invariant sind, so folgen daraus verschiedene wichtige Anwendungsmöglichkeiten für die Gesellschaft und die Wissenschaft. Betrachten wir das Problem der Intelligenzmessung. Im frühen Lebensalter kann der Intelligenzquotient nur mit Hilfe von Tests erfaßt werden, die hauptsächlich perzeptuelle und motorische Fertigkeiten oder so einfache sprachliche Fähigkeiten wie das Benennen von Bildern messen. Seit langem ist bekannt (Bayley, 1949, 1957), daß die Schätzungen der Intelligenz im frühen Lebensalter, die auf den genannten Verfahren beruhen, fast gar nichts mit den Intelligenzquotienten in späteren Lebensjahren (während und nach der Schulzeit), zu tun haben. Möglicherweise kann man mit IQ-Tests, die auf grundlegenden sprachlichen Invarianten im frühen Lebensalter (zwischen dem 18. und dem 36. Lebensmonat) beruhen, die späteren IQs viel besser vorhersagen. Für diese Vermutung gibt es sogar einen vernünftigen Grund. Das Wissen, das bei der richtigen Bildung von Anhängselfragen eine Rolle spielt, hat nur

Tabelle 9.10. Stadien in der frühen Sprachentwicklung von Kindern, die amerikanisches Englisch lernen

Stadium[a]	MLU[b]	Schwerpunkt[c]	Beispiele
I	1.00–2.00	Grundlegende semantische und grammatische Rollen	
		Benennungen	That ball (Der Ball)
		Abwesenheit	Allgone ball (Ball weg)
		Wiederkehr	More ball (Mehr Ball)
		Zuschreiben von Eigenschaften	Big ball (Ball groß)
		Besitz	My ball (Mein Ball) Adam ball (Adam Ball)
		Handelnder/Handlung	Adam hit (Adam werfen)
		Handelnder/Handlung/Objekt	Adam hit ball (Adam werfen Ball)
II	2.00–2.50	Die Modulation von Bedeutungen	
		Verlaufsform	I walk*ing* (Ich laufen)
		in, auf	*in* basket (im Papierkorb), *on* floor (auf dem Boden)
		Mehrzahl	Two ball*s* (zwei Bälle)
		Unregelmäßige Form der Vergangenheit	It broke (Es brach)
		Flexion für Besitz	Adam's ball (Adams Ball)
		Nichtkontrahierte Kopula	There it *is* (Da ist es)
		Artikel *a, the*	That *a* book (Das ein Buch) That *the* dog (Da der Hund)
		Regelmäßige Form der Vergangenheit	Adam walk*ed* (Adam spazierte)
		Regelmäßige Form der 3. Person	He walk*s* (Er geht) She run*s* (Sie rennt)
		Unregelmäßige Form der 3. Person	He *does* (Er tut) She *has* (Sie hat)
		Nichtkontrahierte Verlaufsform des Hilfsverbs	He *is* going (Er geht gerade)
		Kontrahierte Form der Kopula	That'*s* book (Das ist Buch)
		Kontrahierte Verlaufsform des Hilfsverbs	I'*m* walking (Ich gehe gerade)
III	2.50–3.00	Modalitäten der einfachen Satzform	
		Ja-Nein-Fragen	Will Adam go? (Will Adam gehen?) Does Eve like it? (Mag Eva das gerne?)
		W-Fragen	Where did Sarah hide? (Wo hat sich Sarah versteckt?) What did Eve see? (Was hat Eva gesehen?)
		Verneinungen	Adam can't go (Adam kann nicht gehen)
		Ellipse des Prädikats	Yes he can (Jawohl, er kann)
		Emphase	He *does* want to go (Er möchte wirklich gehen)

[a] Bisher liegen nur für die Stadien I und II vollständige Analysen vor; die späteren Stadien sind weitgehend, aber noch nicht vollständig analysiert.
[b] MLU = mean (or average) length of utterance (durchschnittliche Äußerungslänge).
[c] Der Schwerpunkt eines Stadiums kennzeichnet sprachliche Errungenschaften, die in diesem Stadium zum erstenmal vorkommen. Diese Errungenschaften ersetzen nicht die Merkmale vorangehender Stadien, sondern ergänzen sie

Tabelle 9.10. (Fortsetzung)

Stadium[a]	MLU[b]	Schwerpunkt[c]	Beispiele
IV	3.00–3.50	Einbettung der einfachen Satzform in einen anderen Satz	
		Relativierung	What is that playing the xylophone? (Was ist das, Xylophon spielen?) / You got a pencil in your bag (Du hast einen Kugelschreiber in deiner Tasche)
		Verschiedene Nebensatzarten	I see what you made (Ich sehe, was du gemacht hast) / I went where your office was (Ich ging dorthin, wo dein Büro war) / I want her to do it (Ich möchte, daß sie es tut) / You think I can do it (Du denkst, daß ich es tun kann)
V	3.50–4.00	Verbindung von zwei einfachen Sätzen	
		ohne Tilgung von Teilen	We can hear her and we can touch her (Wir können sie hören und wir können sie fühlen) / I did this and I did that too (Ich tat das eine, und tat das andere ebenso)
		mit einzelnen getilgten redundanten Konstituenten	
		Subjekt getilgt	He's flying and swinging (Er fliegt und schwingt)
		Prädikat getilgt	No, you and I had some (Nein, Du und ich hatten welche)
		Prädikatsnomen getilgt	John and Peter are Boy Scouts (Hans und Peter sind Pfadfinder)

Erklärung der Fußnotenzeichen s. S. 573

sehr wenig mit den einfachen Aufgabenanforderungen beim Benennen von Bildern zu tun. Um unter allen denkbaren Umständen die richtigen Anhängselfragen bilden zu können, müssen Kinder aus den unvollständigen und teilweise unklaren sprachlichen Äußerungen, die sie in ihrer sozialen Umgebung gehört haben, das zugrundeliegende Regelsystem erkannt haben. Das Regelsystem ist eine Art Miniaturtheorie für die Bildung von Anhängselfragen. Wir haben den Eindruck, daß die hierfür notwendigen abstrahierenden und schlußfolgernden Fähigkeiten keine schlechte Möglichkeit sind, um ganz allgemein Intelligenz zu bestimmen.

Man könnte einige wenige grundlegende invariante Sequenzen des Wissenserwerbs verwenden, um auch geistige Entwicklungsprozesse zu untersuchen, die vom normalen Verlauf abweichen. Tritt auch bei Kindern, deren geistige Entwicklung verzögert ist, die gleiche invariante Entwicklungssequenz auf? Durchlaufen sie die Entwicklungsstufen in der gleichen Reihenfolge, aber mit einer geringeren Geschwindigkeit? Oder lernen solche Kinder die Sprache qualitativ anders, indem sie eine andere Entwicklungssequenz als normale Kinder durchlaufen und auch andere Arten von Fehlern beim Spracherwerb machen? Sobald wir dies wissen – entsprechende Untersuchungen sind im Gange –, werden wir auch einige erste Experimente durchführen können. Obwohl die Mechanismen des Spracherwerbs noch weitgehend im Dunkeln liegen, könnte es sicherlich nützlich sein, den Entwicklungsstand eines Kindes im

Rahmen einer Sequenz genau zu bestimmen und auch anzugeben, was es zu diesem Zeitpunkt überhaupt lernen kann. Im Unterricht könnten Kinder dann das üben, was sie gerade erworben haben und was sie als nächstes lernen sollen, womit der Lernstoff zu ersetzen wäre, den Lehrer nach Zufallsprinzipien oder nach Prinzipien des gesunden Menschenverstandes behandeln. Unabhängig von der Frage nach den besten Trainingsmethoden kann sich die Kenntnis eines geeigneten Ansatzpunktes als nützlich erweisen. Das gilt auch für autistische Kinder wie unseren John: Wenn wir die Mängel seiner Sprache richtig diagnostizieren könnten, könnten wir besser abschätzen, was er lernen kann.

Die Zukunftshoffnungen der Psychologen, die sich bekanntlich nicht hauptsächlich mit sozial relevanten Problemen beschäftigen – und darunter fallen auch die meisten Psycholinguisten –, sehen anders aus. Ihr Forschungsziel, das noch in weiter Ferne liegt, besteht in der Entdeckung einer invarianten Sprachentwicklungssequenz für die Gattung Mensch. Nur eine der fünf invarianten Entwicklungssequenzen, die empirisch gut belegt sind, kann man auf eine andere Sprache als Englisch übertragen. Die Ausnahme ist die erste Stufe des Satzerwerbs, Stadium I.

Das Stadium I setzt dann ein, wenn die durchschnittliche Länge der Äußerungen eines Kindes (bestimmt über die kleinsten bedeutungstragenden Formen bzw. *Morpheme*) einen Wert 1,0 hat. Sie endet, wenn der Wert 2,0 erreicht wird. Zu diesem späteren Zeitpunkt können die kindlichen Äußerungen aus einem Wort bis hin zu sechs oder sieben Wörtern bestehen. Für das Stadium I gibt es Belege aus folgenden Sprachen, die in Brown (1973) zusammenfassend dargestellt werden: Finnisch, Schwedisch, Spanisch, Deutsch, Hebräisch, Samoisch, Japanisch, Koreanisch, Russisch, Luo und amerikanisches Englisch.

Bemerkenswerterweise läßt sich die Gesamtheit der Äußerungen aller Kinder in allen untersuchten Sprachen in 15 *semantische Relationen* – z.B. *my book* (mein Buch), *yellow pencil* (Stift gelb) bzw. *Propositionen* – z.B. *Adam run* (Adam rennen), *Adam hit ball* (Adam werfen Ball) einteilen. Anfänglich wird der Zusammenhang von Wörtern durch die Sprachmelodie (Intonationskontur) gekennzeichnet. Dadurch wird deutlich, daß sie in einer Beziehung zueinander stehen und nicht nur aneinandergereihte einzelne Wörter sind. Den Unterschied zwischen einer Folge zweier isolierter Wörter *see/truck* (sehen/Lastwagen) und zweier zusammenhängender Wörter *See truck* (sehen Lastwagen) kann man auch dann leicht erkennen, wenn man kein Linguist ist. Es gibt Sprachen (z.B. Englisch), die Bedeutungsunterschiede nicht nur durch die Intonationsstruktur, die in allen Sprachen zur Kennzeichnung von Zusammenhängen benutzt wird, sondern auch durch die Wortstellung ausdrücken, z.B. *Car hit truck* (Auto stoßen Lastwagen) und *Truck hit car* (Lastwagen stoßen Auto).

Während des Stadiums I entwickeln Kinder zwei neue Ausdrucksmöglichkeiten. Verblüffenderweise sind es zwei Ausdrucksmittel, die für alle Kinder gleich sind. Man kann dem Eindruck nicht widerstehen, daß hier bei allen Menschen ein biologischer Prozeß in immer der gleichen Art und Weise abläuft, obwohl die Erwerbsgeschwindigkeit bei verschiedenen Individuen ganz unterschiedlich ist. Wie sehen die Bedeutungen aus, die im Stadium I ausgedrückt werden? Sie betreffen insgesamt das, was der Entwicklungspsychologe Jean Piaget die sensomotorische Auffassung der Welt nennt. Zu einem kleinen Teil geht es um die Referenz auf Dinge in der Umwelt des Kindes. Darunter fallen die folgenden Kategorien: Benennung wie z.B. *That doggie* (Der Hund), *This book* (Das Buch); Wiederkehr, z.B. *More doggie* (Mehr Hund), *More book* (Mehr Buch) und Nichtdasein bzw. Verschwinden, z.B. *Doggie gone* (Hund weg) oder *Book gone* (Buch weg). Zu einem anderen kleinen Teil geht es um die Spezifikation einer Sache. Dazu gehören Bestimmungen der Attribute – *Big book* (Buch groß), der Besitzrelationen – *Adam book* (Adam Buch) oder *My book* (Mein Buch) und der räumlichen Beziehung – *Book table* (Buch Tisch), *Coffee cup* (Kaffee Tasse). Ein anderer Teil betrifft Personen, die eine Handlung durchführen, die sich manchmal auf Objekte bezieht: *Adam put* (Adam nehmen), *Put ball* (Nehmen Ball), *Adam ball* (Adam Ball) oder *Adam put ball* (Adam nehmen Ball).

Die Kennzeichen des Stadiums I, die für den Menschen invariant sind, hören hier noch nicht einmal auf. Bei englischen Kindern fehlen, wie vielleicht deutlich geworden ist, Flexionen, die bei Wörtern verbindlich sind, und bestimmte Wortarten, so die Endungen für Mehrzahl und Besitz bei Nomen (in beiden Fällen *'s*), die Artikel *a* (ein, eine, ein) und *the* (der, die, das), Präpositionen wie *in* (in), *on* (auf) und *with* (mit). Das Englisch des Stadiums I ist eine Sprache, die aus Inhaltswörtern, Nomen, Verben und ein paar Adjektiven besteht. Man hat sie „Telegrammsprache" genannt, da die fehlenden Formen gerade die sind, die Erwachsene in Telegrammen aus Ersparnisgründen wegfallen lassen. Andere Sprachen besitzen ebenfalls „kleine" Formen oder grammatische Morpheme, die mit den englischen vergleichbar sind. Im Finnischen werden ausgiebig Kasusendungen verwendet, im Japanischen Partikel, im Französischen und Deutschen Flexionen, Artikel und Präpositionen. Fast überhaupt keine der genannten Formen tritt im Stadium I der Sprachentwicklung auf. Dieses Stadium stellt in allen Sprachen eine reduzierte, telegraphische Sprachform dar, mit der grundlegende sensomotorische Bedeutungsinhalte ausgedrückt werden, für die ausschließlich Satzintonation und Wortstellung als formale Ausdrucksmittel eine Rolle spielen.

Für andere Sprachen liegen bisher keine Analysen vor, die über das Stadium I hinausgehen, weil mit diesen Untersuchungen später begonnen wurde, und die Analyse der anderen Stadien bedeutend schwieriger ist. Da man für das Stadium I der Sprachentwicklung des Menschen allgemein gültige Kennzeichen und Entwicklungsverläufe entdeckt hat, hofft man natürlich, für spätere Entwicklungsstufen ähnliche Invarianten finden zu können. Sollte es diese Invarianten, was keineswegs selbstverständlich ist, tatsächlich geben, wird es sicherlich einiger Jahre gründlicher Forschung und vieler Ideen bedürfen, bis man sie entdeckt hat.

Vergegenwärtigen wir uns nur einmal die mit der Analyse von Stadium II verbundenen Probleme. Bei Kindern, die amerikanisches Englisch lernen, tritt im Stadium II eine invariante Sequenz von 14 grammatikalischen Morphemen auf. Hierzu gehören die Endungen für den Numerus *(dogs)*, Besitz *(John's)*, die Indikativform des Verbs in der 3. Person Präsens *(he hits)*, die Vergangenheitsform des Verbs *(walked)* sowie die Verlaufsform des Verbs *(I am walking);* ferner die räumlichen Präpositionen *in* und *on* sowie die Artikel *a* und *the*. Wollte man in einer anderen Sprache als Englisch – beispielsweise im Französischen, das mit dem Englischen nahe verwandt ist – die Allgemeingültigkeit des Erwerbs der 14 Morpheme überprüfen, so würde man zunächst die Andersartigkeit des französischen Wortschatzes und der französischen Flexionen erkennen. Das wäre nicht weiter schlimm, wenn es nur diesen Unterschied gäbe, da selbst im Stadium I in miteinander verwandten Sprachen unterschiedliche Wortformen und Wortbedeutungen die Regel und nicht die Ausnahme sind. So gibt es im Schwedischen, Finnischen, Samoischen und Koreanischen sicherlich andere Wörter als das englische Verb *put* (nehmen) und das englische Nomen *ball* (Ball). Gleiches gilt für alle anderen Substantive, Verben und Adjektive, für die jede Sprache besondere Wortformen besitzt. Trotzdem kann man im Stadium I des Spracherwerbs Inhaltswörter mit ungefähr gleicher Bedeutung finden, die einen Ausgangspunkt für die weitere Untersuchung von Universalien des Spracherwerbs bilden können. Offensichtlich gibt es im Stadium I in allen Sprachen nur wenige und einfache grammatische Mittel, um relationale und propositionale Bedeutungen auszudrücken.

Das Problem der Universalien ist für das Stadium II und die daran anschließenden Entwicklungsstufen noch weitaus schwieriger. Man könnte sich auf einem hohen Abstraktionsniveau eine allgemeingültige Abfolge für den Spracherwerb vorstellen, die über das „Geplapper" der vielen tausend verschiedenen Sprachen der Welt hinausgeht. Man wird jedoch sicherlich nicht leicht herausfinden, ob die menschlichen Sprachen auf einer bestimmten Abstraktionsstufe so einheitlich wie der Gesang der Buchfinken sind. Allerdings gibt es viele Eigenschaften, die alle bisher bekannten Sprachen gemeinsam haben, d. h. es gibt viele sprachliche Universalien. Jeder Mensch, der in der entsprechenden Phase seiner Entwicklung mit irgendeiner menschlichen Sprache, die wie Cakchiquel oder Englisch an einem bestimmten Ort der Welt vorherrscht, konfrontiert wird, könnte eben diese Sprache auf eine bestimmte Art und Weise verarbeiten. Vielleicht werden im Spracherwerb zunächst die perzeptuell auffälligen und hervorstechenden Aspekte erkannt und erst später die weniger auffälligen Aspekte. Vielleicht stehen zunächst bestimmte Bedeutungsinhalte (die sensomotorischen) im Vordergrund. Dagegen treten Inhalte, die wie Gefühle und Gedanken mit der eigenen Person zu tun haben, Inhalte, die sich auf zwischenmenschliche Beziehungen richten, und abstrakte Begriffe möglicherweise erst später auf. Vielleicht werden zunächst die Aspekte einer Sprache erfaßt, die grammatisch einfach und regelhaft sind, und erst später die komplexeren Aspekte und Ausnahmen von Regeln. Das Ergebnis solcher Überlegungen könnte eine allgemeingültige Entwicklungsabfolge des menschlichen Spracherwerbs sein, die man nicht umgangssprachlich, sondern nur als Folge abstrakter Eigenschaften ausdrücken kann. So sieht jedenfalls unser Traum aus.

9.4.4 Einflüsse der sozialen Interaktion

Die Beschäftigung mit der semantischen und grammatikalischen Komplexität eines Sprachsystems stellt sicherlich einen sehr einseitigen Zugang zum Spracherwerb dar. Sprache ist schließlich kein Glasperlenspiel. Sie ist ein Kommunikationsmittel, das zumindest in seiner gesprochenen Form mit mindestens zwei Personen zu tun hat. Das sprachliche Verhalten der sozialen Umgebung spielt sicherlich eine besonders wichtige Rolle, um die Annäherung der Kindersprache an die Erwachsenensprache zu erklären. Weiterhin dürfte für den Fortschritt des Spracherwerbs auch wichtig sein, wie die soziale Umgebung auf das sprachliche Verhalten des Kindes (selektiv) reagiert. In diesen Aussagen steckt sicherlich ein Körnchen Wahrheit. Allerdings stellt sich die Frage, in welcher Weise und in welchem Ausmaß soziale Interaktion den Spracherwerb beeinflußt. Welche Rolle spielt beispielsweise die Häufigkeit, mit der bestimmte grammatikalische Konstruktionen in

der Sprache der Eltern auftreten, für die Frage, wie schnell Kinder diese Konstruktionen selbst erwerben?

Einer der Autoren (Brown, 1973) hat nachgewiesen, daß der Erwerb der für das Stadium II kennzeichnenden 14 grammatikalischen Morpheme oder Konstruktionen nahezu immer in der gleichen Reihenfolge abläuft (vgl. Tabelle 9.10). Dann suchte er nach möglichen Erklärungen für diese verblüffende invariante Abfolge. Zunächst dachte er insbesondere an die Hypothese, daß die Häufigkeit der Morpheme in der Erwachsenensprache, die Kinder hören können, für die Reihenfolge des Erwerbs ausschlaggebend sein könnte. Zwar traten in der Sprache der Eltern diese Morpheme mit ganz unterschiedlicher Häufigkeit auf (so fanden sich in einer Stichprobe von 700 Äußerungen etwa 200 Artikel, aber nur 10 normale Vergangenheitsformen des Verbs), aber die relative Häufigkeit dieser Formen war im Vergleich zu einzelnen Nomen und Verben relativ hoch. Dies gibt uns einen Vorgeschmack darauf, wie geringfügig die Häufigkeit bestimmter sprachlicher Formen ihren Erwerb beeinflußt. Gerade die sehr häufigen grammatikalischen Morpheme des Stadiums II fehlen nämlich fast ganz im Stadium I des Spracherwerbs, in dem die weniger häufigen Nomen und Verben vorherrschen, und wir deshalb den Eindruck einer telegraphischen Sprache haben.

Die Eltern von Adam, Eve und Sarah verwendeten die 14 Morpheme ungefähr gleich häufig – die Korrelation zwischen den Eltern lag bei 0,75. Daraus kann man folgern, daß es in der Sprache, die Eltern gegenüber ihren Kindern verwenden, so etwas wie ein annähernd gleiches Häufigkeitsprofil für Morpheme gibt. Die drei untersuchten Kinder Adam, Eve und Sarah hatten es also bei der Sprache ihrer Eltern mit einem Englisch zu tun, das hinsichtlich Zusammenstellung und Zusammensetzung fast gleich war. Diese empirische Tatsache legt nahe, daß das Häufigkeitsprofil auch erklärt, warum die Erwerbsreihenfolge der Morpheme bei den drei Kindern ungefähr die gleiche ist. Wenn das zutrifft, sollten die häufiger vorkommenden Morpheme auch die von den Kindern zuerst erworbenen Morpheme sein. Es gibt aber eine Schwierigkeit, die zur Widerlegung dieser Vermutung ausreicht. Sie besteht darin, daß die Beziehung zwischen der Reihenfolge des Erwerbs der Morpheme und ihrem Vorkommen in der Elternsprache statistisch nicht signifikant ist.

Brown prüfte insgesamt nicht nur die Korrelation zwischen Häufigkeit der Morpheme in der Elternsprache und der Reihenfolge ihres Erwerbs in der Kindersprache, sondern darüber hinaus noch fast ein halbes Dutzend anderer, theoretisch naheliegender Beziehungen zwischen der Vorkommenshäufigkeit und der Erwerbsreihenfolge. Die Ergebnisse veranlassen zur folgenden einfachen Schlußfolgerung: Die Vorkommenshäufigkeit hat zwar auf den Spracherwerb einen geringfügigen Einfluß, da eine Sprache gehört werden muß, bevor sie erworben werden kann. Einige wenige Konstruktionen kamen in der Elternsprache fast nie vor, nämlich vollständige Passivsätze – *The ball was hit by Adam* (Der Ball wurde von Adam geworfen) und die Perfektform von Verben – *He has broken a window* (Er hat ein Fenster zerbrochen). Adam, Eve und Sarah lernten diese Konstruktionen auch besonders spät. Darüber hinaus jedoch gibt es keinen überzeugenden Nachweis dafür, daß die Vorkommenshäufigkeit die Reihenfolge im Erwerb sprachlicher Merkmale beeinflußt.

Man kann sich leicht vorstellen, daß andere Faktoren der sozialen Interaktion als die Vorkommenshäufigkeit den Spracherwerb so vorantreiben, daß die Kindersprache sich nach und nach der Erwachsenensprache annähert. Fast jeder glaubt genau zu wissen, worauf solche Fortschritte beim Spracherwerb zurückzuführen sind. Man geht davon aus, daß Verbesserungen der sprachlichen Fähigkeiten eine Folge verschiedener Arten selektiven sozialen Drucks sind: Äußerungen, die unvollständig und nicht wohlgeformt sind, müßten demnach weniger wirkungsvoll als vollständige und wohlgeformte Äußerungen sein, um den Spracherwerb des Kindes voranzutreiben; Eltern reagieren vermutlich positiv auf wohlgeformte Äußerungen ihrer Kinder, aber mißbilligen oder verbessern die nicht wohlgeformten. Diese Ideen klingen ganz vernünftig und können vielleicht auch zutreffend sein. Sie werden aber überhaupt nicht durch die bisher vorliegenden, noch

spärlichen empirischen Befunde gestützt. In den bisher durchgeführten Untersuchungen (Brown, 1973; Cazden, 1965) zeigt sich, daß weder die unter natürlichen Bedingungen vorkommenden Formen selektiver Billigung und Mißbilligung noch die Unterschiede im richtigen oder falschen Verstehen, und schließlich auch nicht die experimentell eingesetzten Erweiterungen oder Umformulierungen (eine Art Korrektur) der telegraphischen Kindersprache irgendeinen Einfluß auf das sprachliche Verhalten des Kindes haben. Ohne auf Einzelheiten der empirischen Befunde genauer einzugehen, kann man vorläufig zusammenfassend feststellen, daß Faktoren der sozialen Interaktion keinen entscheidenden Einfluß auf den Verlauf des Spracherwerbs haben, abgesehen von einer selbstverständlichen Minimalvoraussetzung: Man muß eine Sprache zunächst hören, um sie dann lernen zu können. Möglicherweise sind die tatsächlichen Bekräftigungen, die den Spracherwerb vorantreiben, so schwer herauszufinden, daß sie uns bisher entgangen sind.

9.4.5 Faktoren der Komplexität

Als grundlegende Tatsache bleibt bestehen, daß in mindestens drei Fällen die Reihenfolge, in der Kinder im Englischen bestimmte Teilbereiche des Sprachsystems erwerben, nahezu immer die gleiche ist, und daß darüber hinaus Kinder in allen Sprachen das Stadium I in immer genau der gleichen Art und Weise durchlaufen. Diese wichtigen Befunde, die wir keineswegs erwartet haben, bedürfen einer besonderen Erklärung. Wie wir bisher gesehen haben, können Vorkommenshäufigkeiten oder besondere Formen der sozialen Interaktion diese Fakten nicht erklären. Was kommt dann noch in Frage? Es ist die strukturelle Komplexität der Formen, die unserer Meinung nach die besten Vorhersagen erlaubt.

Allerdings kann man Komplexität ganz verschieden auffassen. Im Falle von Anhängselfragen läßt sich die Reihenfolge des Erwerbs durch die unterschiedliche kumulative Komplexität der Ableitung der grammatischen Formen vorhersagen. Im Falle der 14

Morpheme des Stadiums II (Brown, 1973) lassen sich die grammatikalische und die semantische Komplexität im Englischen nicht eindeutig voneinander trennen. Sie sind stark miteinander konfundiert. Mit Hilfe der grammatikalischen und auch der semantischen Komplexitätsbestimmung kann man die Erwerbsreihenfolge fast hundertprozentig vorhersagen. Wir haben bereits darauf hingewiesen, daß eine neue, viel abstraktere und konzeptuell schwierigere Auffassung der strukturellen Komplexität vonnöten ist, um die Hypothese zu prüfen, daß die invariante, für alle Menschen gültige Abfolge des Spracherwerbs komplexitätsabhängig ist. Dennoch muß man zugeben, daß nicht die verschiedenen Aspekte der Eltern-Kind-Interaktion, sondern daß die Faktoren der strukturellen Komplexität sich bisher als die wichtigsten Determinanten des Spracherwerbs erwiesen haben.

9.5 Was ist bloß mit den sprechenden Affen los?

Im Menschen rührt sich ein ungewohntes und nicht besonders angenehmes Gefühl, wenn er sieht, daß eine andere Gattung von Lebewesen ihm seinen Rang streitig macht. Und nach den neuesten Berichten der Sprachforscher über Schimpansen scheinen wir wieder einmal Anlaß für dieses Gefühl zu haben. Bis in die späten 60er Jahre hinein hatte man nur insgesamt fünfmal versucht, Schimpansen das Sprechen beizubringen (Kellogg, 1968). Zu unserer Beruhigung hatten alle diese Versuche keinen Erfolg. Trotz seiner hübschen Späße im Zoo und trotz des guten Eindrucks, den der Schimpanse macht, wenn er mit den Menschen außerhalb seines Käfiggitters Verbindung aufnehmen möchte und darin so erfolgreich ist, schien er doch nicht die für eine sprachliche Kommunikation notwendigen Voraussetzungen in seinem Oberstübchen mitzubringen. Ein liebenswürdiger haariger Kerl, ja, aber seinem tierischen Dasein schien er niemals entrinnen zu können. Verbesserungen der genetischen Anpassung wären nur infolge eines langsamen biologischen Evolutionsprozesses zu erwarten; der sehr viel schnellere Prozeß der Kulturentwicklung setzt die Fähigkeit voraus, Wissen zu tradieren, und diese setzt Sprache voraus. Über Sprachfähigkeit aber scheinen nur Menschen zu verfügen.

Die menschliche *Hybris* in dieser Hinsicht kommt immer wieder zum Ausdruck. Noam Chomsky schrieb: „Wer sich mit der Natur der menschlichen Leistungsfähigkeit beschäftigt, hat sich irgendwie mit der Tatsache auseinanderzusetzen, daß alle normalen Menschen eine Sprache erwerben, während die im übrigen durchaus intelligenten Menschenaffen nicht in der Lage sind, auch nur die einfachsten Rudimente einer Sprache zu meistern" (1968, S. 59). Und bei Eric Lenneberg ist zu lesen: „Es gibt keinen Hinweis dafür, daß irgendein nichtmenschliches Wesen die Fähigkeit besitzt, auch nur die elementarste Stufe einer Sprachentwicklung zu erreichen" (1964, S. 67). Roger Brown ist froh, daß er seinerzeit zu dieser Frage schwieg.

Nachdem wir uns in diesem Kapitel darum bemüht haben, die grundlegenden Begriffe vom Aufbau der Sprache zu verstehen, so wie sie von der generativ-transformationellen Schreibweise formal dargestellt werden, sind wir in der günstigen Lage, uns Gedanken darüber machen zu können, ob Schimpansen bei dem, was man heute an ihnen beobachten kann, über die wesentlichen Merkmale von Sprache verfügen. Da wir auch die derzeitigen Arbeiten zum Erwerb der Muttersprache gesichtet haben, werden wir wohl entscheiden können, ob Schimpansen nicht doch über rudimentäre sprachliche Fähigkeiten verfügen, vielleicht nicht von der Art, wie wir sie in der Sprache eines erwachsenen Menschen antreffen, sondern eher ähnlich dem, was man bei Kindern zu einem bestimmten Zeitpunkt des Vorschulalters an sprachlichen Fähigkeiten registrieren kann.

9.5.1 Zeichensprache

Der Durchbruch in der Forschung, der dem Forscherpaar Allen und Beatrice Gardner (1969) gelang, baute auf einfachen Überlegungen auf. Schimpansen scheinen kein Talent zur Bildung vokaler Laute zu besitzen. Die anatomischen Voraussetzungen für die Vokalisation sind von unseren verschieden. Schimpansen sind nicht ohne weiteres in der Lage, von sich aus vokal- oder konsonantenähnliche Laute zu erzeugen, die auch ein sehr großzügiger Sprachlehrer als noch ausreichend akzeptieren könnte. Bis in die 60er Jahre hinein hatten die Experimentatoren nicht daran gedacht, das Vorhandensein einer allgemeineren Sprachfähigkeit beim Schimpansen zu prüfen. Man hatte es statt dessen auf die spezifische Fähigkeit abgesehen, (englische) Lautsprache zu erzeugen. Niemand wird aber ernsthaft behaupten, daß die Vokalisation ein wesentliches Merkmal der Sprache ist, obgleich das lautliche Medium einige kleinere Vorteile mit sich bringt (Sprechgeräusche setzen sich um jede Ecke fort, die Ohren sind ständig geöffnet). In der Tat haben auch alle mit normalen Sinnen ausgestattete menschliche Gemeinschaften Formen des Sprechens entwickelt.

Doch wie verhält es sich bei den Taubstummen? Sie können sich durch Zeichensprache verständigen, d. h. durch viele mögliche Zeichensprachen, denn Zeichensprachen scheinen von Gesellschaft zu Gesellschaft ebenso zu variieren wie die gesprochenen Sprachen. Obwohl Zeichensprachen bis zum Ende der 60er Jahre wenig erforscht waren (mit Ausnahme von McCall, 1965), hatte man allgemein den Eindruck, daß durch eine Zeichensprache die meisten, vielleicht sogar alle Arten von Mitteilungen der gesprochenen Sprache kommuniziert werden können. Theoretisch könnte man alle Informationen anderen Personen durch Zeichensprache weitergeben. Die Vermehrung des Wissens und das schnelle Fortschreiten der kulturellen Entwicklung ließe sich im Prinzip also durch Handzeichen bewerkstelligen.

Kenner von Schimpansen wissen natürlich, daß diese Tiere ihre Hände äußerst geschickt verwenden, vielleicht noch geschickter als der Mensch. Wenn nun das Wesen der Sprachfähigkeit nicht in der Vokalisation besteht, warum sollte man dann nicht die mögliche Sprachfähigkeit eines Schimpansen in der Weise überprüfen, daß man versucht, ihm eine Zeichensprache beizubringen? Die Gardners entschieden sich für die amerikanische Zeichensprache (American Sign Language, abgekürzt: Ameslan) und wählten als ihr erstes Versuchstier eine Schimpansin namens Washoe. Im Juni 1966 begannen sie damit, Washoe, die etwa ein Jahr alt war, zu trainieren. Was Washoe im Laufe der darauffolgenden drei Jahre erreichte, übertraf bei weitem die Erwartungen der Linguisten und Primatologen. Und dabei war Washoe weder ein Original noch ein Genie. Um 1974 hatten bereits über 12 Schimpansen in den verschiedensten Versuchsstationen Ameslan gelernt, mit einer beeindruckenden Leichtigkeit ging diese Sprache ihnen von der Hand.

In Amerika sind zwei Zeichensprachen für taubstumme Personen verbreitet: das Fingerbuchstabieren und Ameslan. Beim Fingerbuchstabieren, das Washoe und ihren Nachfolgern nicht beigebracht wurde, gibt es für jeden Buchstaben des Alphabets ein Zeichen. Man buchstabiert in diesem Fall die englische Sprache einfach in die Luft hinein. Im Gegensatz dazu haben die Zeichen in Ameslan einen unmittelbaren semantischen Bezug, auf die englische Sprache sind sie nicht angewiesen (s. Abb. 9.9). Einige der Zeichen sind bildhaft, d. h. die Zeichengestalt deutet den Sinn an. Wenn man z. B. das Zeichen für Katze machen will, werden Daumen und Zeigefinger zusammen an den Mundwinkel gehalten, um die Schnauzhaare einer Katze anzudeuten. Beim Zeichen für Haus formen die zwei Hände ein abgeschrägtes Dach und Seitenwände in die Luft. Selbst bildhafte Zeichen sind aber nicht ohne weiteres für alle verständlich. Katzen haben viele charakteristische Merkmale, man muß nicht unbedingt die Schnauzhaare als Zeichen darstellen. In einer anderen Zeichensprache kann das ganz anders sein. Oft ist die abbildende Darstellung derart stilisiert, daß man sie nicht ohne weitere Erläuterung verstehen kann. Der Linguist Edward Klima und die Psycholinguistin Ursula Bellugi haben gefunden, daß Ameslan alle Eigenschaften einer echten Sprache aufweist: man kann sie gebrauchen, um etwas im Plural

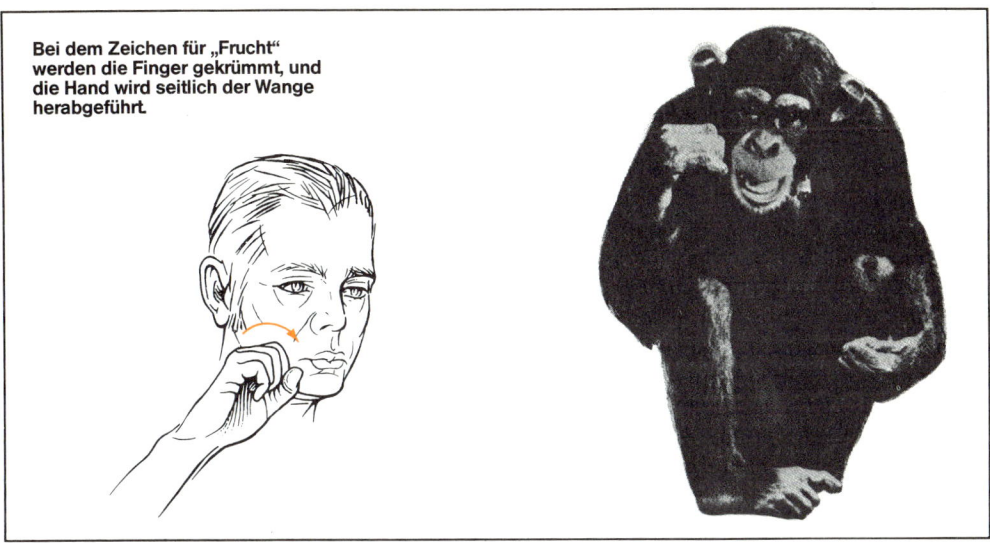

Bei dem Zeichen für „Frucht"
werden die Finger gekrümmt, und
die Hand wird seitlich der Wange
herabgeführt.

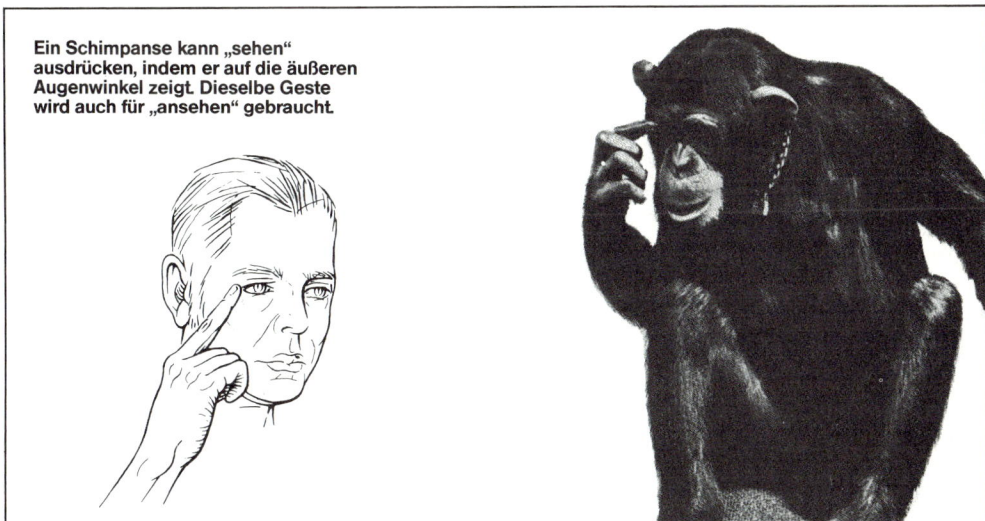

Ein Schimpanse kann „sehen"
ausdrücken, indem er auf die äußeren
Augenwinkel zeigt. Dieselbe Geste
wird auch für „ansehen" gebraucht.

Abb. 9.9. Die Hand eines Menschen führt die idealisierten Formen zweier Ameslan-Zeichen aus. Natürlich sind die entsprechenden Zeichen des Schimpansen, wie die Abbildung zeigt, nicht derart perfekt. Der Versuch, sie zu entschlüsseln, läßt sich in etwa mit der Mühe vergleichen, die man beim Lesen irgendeiner persönlichen Handschrift hat, wenn man die Buchstaben nur aus einem Buch für Schönschrift kennt. Man bemerkt sehr schnell, daß das Ideal normalerweise nicht erreicht wird. Erst mit der Zeit lernt man, bestimmte bleibende Merkmale zu erkennen, die die Identifikation eines Buchstabens, eines Wortes oder eines Lauts ermöglichen. Wer sich mit Schimpansen beschäftigt, die Ameslan gebrauchen, zweifelt nicht daran, daß die Zeichen tatsächlich produziert werden

zu sagen, um eine Wortbedeutung hervorzuheben, um so komplexe Bedeutungen wie „Prophezeiung" und „in Erinnerungen schwelgen" zu vermitteln, um Vergangenheit und Zukunft auszudrücken oder um Nebensätze zu bilden.

9.5.2 Washoes Erfolge

Obwohl Washoe nicht ganz so wie ein Kind aufgezogen wurde (als Schlafstätte hatte sie einen eigenen 2½-Zimmer-Wohnwagen), lebte sie wie ein Kind der Gardners in dem großen, eingezäunten Hof des Ehepaares oder in deren Haus, und fast immer war jemand da, der sich mit ihr auf Ameslan unterhielt. Die Gardners setzten sehr verschiedene Methoden des Trainings ein, darunter Imitationslernen und operantes Konditionieren, um Washoe dazu zu bringen, selbst Zeichen zu produzieren und dafür ihre Hände entsprechend zu benutzen. Sie „plauderten" auch einfach mit ihr, so wie man es mit einem kleinen Kind während des täglich wiederkehrenden Fütterns, Badens usw. macht. Überhaupt wurde sie so wie ein normales Menschenkind ständig der Sprache ausgesetzt.

Etwa im Alter von vier Jahren gebrauchte Washoe 85 verschiedene Zeichen mit richtiger Bedeutung, ein Jahr später waren es 160 (Fleming, 1974). Und – zur Überraschung des Linguisten – brachte sie sogar Folgen von Zeichen oder Sequenzen von bis zu fünf Zeichen hervor, die man möglicherweise als Sätze betrachten konnte. Einige dieser Zeichenfolgen waren völlig neuartige eigene Schöpfungen. Ameslan wurde zu einem geeigneten Mittel der Kommunikation zwischen Washoe und ihren Trainern. Sie reagierte nicht nur auf die Initiative ihrer Trainer, sondern teilte sich selbst aus eigenem Antrieb ständig mit. Zum Beispiel brachte sie während eines Abendessens bis zu 150 Zeichen hervor. Ihre Erfolge wurden sowohl durch sorgfältige Tests überprüft als auch in Tagebuchaufzeichnungen festgehalten.

Im Herbst 1970, als Washoe etwa 5 oder 6 Jahre alt war, verließen einige ihrer Lehrer das Forschungsprojekt. Es wäre für Washoe schwierig gewesen, sich an eine neue Gruppe von Freunden zu gewöhnen, und so gaben die Gardners Washoe an Roger Fouts weiter, einen ihrer begabtesten Studenten, der nach Oklahoma gehen wollte, um ihre Forschungen an der Primate Field Station fortzusetzen.

Zeichen überhaupt zu erkennen, insbesondere wenn sie in der Art Washoes so nebenbei hervorgebracht werden, ohne daß eine Mitteilungsabsicht signalisiert wird; zudem sind sie in die formenreiche motorische Spontanaktivität eines Schimpansen eingebettet. Ein Film über Washoes Zeichenverhalten enttäuscht meistens die Zuschauer, die einen sprachgewandten Schimpansen erwarten. Die Handbewegungen, die einem zuerst auffallen, lassen nicht unbedingt auf irgendwelche Zeichen schließen.

Die Schwierigkeit wird noch größer, berichtet Bellugi, wenn man nicht nur die Grundzeichen in ihrer Referenzfunktion zu erkennen versucht, sondern darüber hinaus die subtilen Variationen, die mit dem Ausdruck der Gefühle einhergehen. So fallen z. B. die Zeichen sehr verschieden aus, wenn sie in einer lässigen Art oder wenn sie mit angespannter innerer Verfassung hervorgebracht werden. Allerdings sind die perzeptiven Unterschiede wohl kaum subtiler als diejenigen, die wir von unserer Lautsprache her zu berücksichtigen gewohnt sind (versuchen Sie es z. B. mit stimmlosem „t" und stimmhaftem „d"), und man kann allmählich lernen, ein Zeichen mit seiner Bedeutung richtig zu interpretieren. Einer der Autoren (R. B.) hat sich als Laie auf diesem Gebiet die Filme über Washoes Zeichen mehrmals angesehen und gemerkt, daß es ihm allmählich gelang, einige Zeichen zu verstehen. Die Gardners, Bellugi und einige taubstumme Mitarbeiter haben die Zeichen Washoes richtig und ohne Schwierigkeiten erkennen können. Nach deren Urteil beherrschen Washoe (und ihre Nachfolger) zweifellos Ameslan (s. Abb. 9.10). Bellugi, die die erste systematische Studie über ein Kind durchgeführt hat, welches Ameslan als erste Sprache erlernte, meint nur, daß Washoe einen besonderen „Schimpansenakzent" besäße.

9.5.2.1 Das Erkennen der Zeichen

Als die ersten Berichte über Washoes Fortschritte erschienen, bezweifelten viele Psycholinguisten, daß sie tatsächlich eine Sprache erlernt hatte. Wem Ameslan fremd ist, dem fällt es meist schwer, die

9.5.2.2 Segmentierung und Zeichenkombinatorik bei Schimpansen

Eine Sequenz oder eine Aufeinanderfolge von Formen, d.h. von Wörtern oder Zeichen, macht noch nicht notwendigerweise

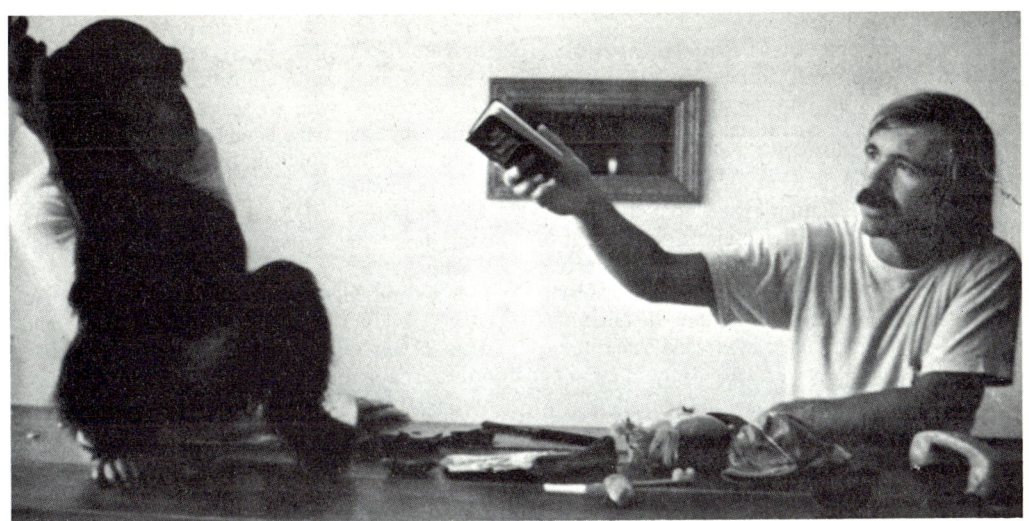

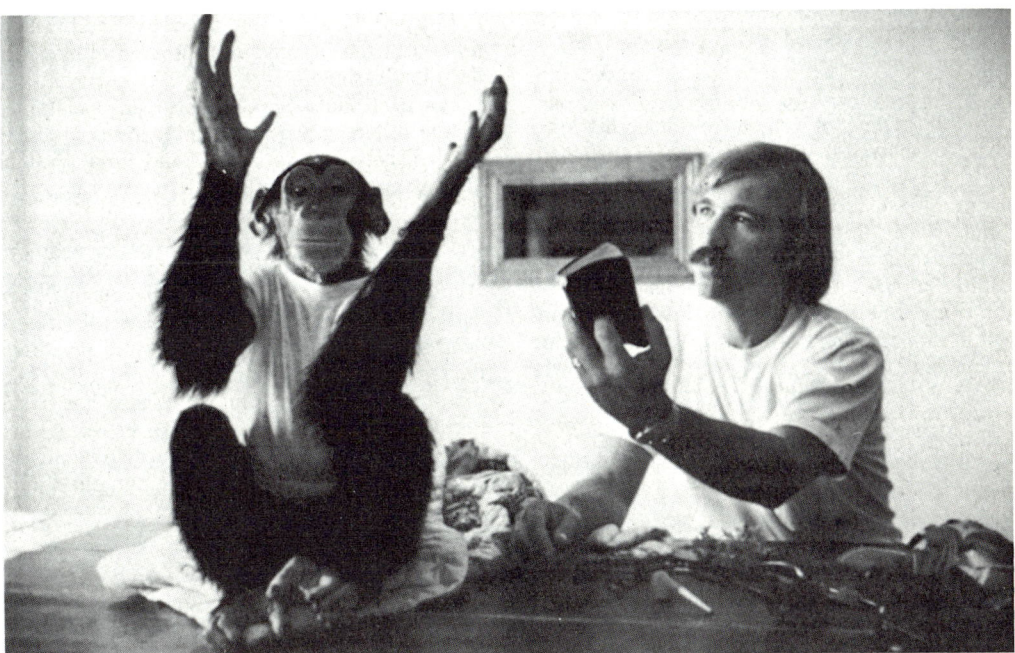

Abb. 9.10. Roger Fouts war an den Forschungen von Allen und Beatrice Gardner mitbeteiligt. Danach führte er selbständig neue Experimente mit neuen Fragestellungen durch. Auf den beiden Photos sehen wir Roger Fouts, wie er ein Buch hochhält und *Was ist das?* signalisiert. Das Versuchstier bildet mit eindrucksvollen Gesten das Zeichen für *Buch*

einen Satz. Bei sehr kleinen Kindern können wir sehr leicht einen Unterschied heraushören, wenn entweder zwei Wörter als unabhängige Einheiten ausgesprochen werden, wobei jedes Wort die Kontur eines ganzen Satzes repräsentiert, wie z.B. *Bumms. Auto.*, oder wenn ein elementarer Satz mit der Betonung eines Aussagesatzes ausgesprochen wird, der zwei Wörter umfaßt: *Bumms Auto.* Der Unterschied ist wesentlich: Im Falle von Einzelwörtern bezeichnet das Kind gewöhnlich nur Aspekte einer komplexen Situation in der

Reihenfolge, in der es sie bemerkt. Es braucht die Bedeutung der Wörter nicht mit irgendeiner Wechselwirkung zu realisieren und kann z. B. vernachlässigen, daß das Auto Gegenstand einer Handlung ist.

Brown fragte die Gardners im Anfangsstadium von Washoes Ausbildung, ob der Schimpanse seine Zeichenfolge in einer Weise segmentierte, die darauf schließen läßt, daß sie als größere Einheit geplant war, also eine echte Konstruktion darstellte. Die Gardners hatten in ihrem englischen Tagebuch Transkriptionen notiert, die tatsächlich als Sätze aufzufassen wären. War das gerechtfertigt? Wäre es nicht denkbar, daß es die Gardners waren, die aus den Zeichensequenzen Sätze segmentierten (indem sie z. B. einfach einen Punkt setzten), wenn sie eine Folge von Zeichen sahen, die ihnen jeweils als eine Konstruktion vorkamen. Wäre es nicht möglich, um es drastisch zu formulieren, daß ein „Gefühl für Sätze" nur bei den Gardners und nicht bei ihrem Zögling Washoe vorhanden war?

Weitere Beobachtungen wurden angestellt, und immer deutlicher erkannten die Gardners, daß tatsächlich Washoe Segmentierungen der Zeichensequenzen vornahm und daß sie als Transkribierer schon immer auf etwas reagiert hatten, was tatsächlich in Washoes Verhalten realisiert war. Wie ein taubstummer Erwachsener nahm sie jedesmal, wenn sie eine Zeichenfolge beendet hatte, ihre Hände aus einem umschriebenen Bereich zurück, der für sie der Raum der Zeichenhandlung war. Sie tat noch ein übriges, indem sie eine andere Beschäftigung aufnahm oder das Feld einem anderen überließ. Offensichtlich fehlte es also nicht an Segmentierungen, und man hatte hinreichend Grund zu der Annahme, daß die Bedeutungen von Zeichen geistig miteinander in Wechselwirkung standen, so als ob sie zu größeren Satzkonstruktionen gehörten.

9.5.2.3 Zeichenfolge und propositionale Regeln

In der englischen Sprache spielt die Wortstellung innerhalb des Satzes eine wichtige Rolle. In unserem Überblick über die generative Transformationsgrammatik haben wir gezeigt, daß für die Beherrschung der Muttersprache die Fähigkeit entscheidend ist, die verschiedenen Rollen und Relationen in einem Satz identifizieren zu können. Wer Englisch versteht, macht einen Unterschied zwischen *The car hit the truck* (Das Auto stieß gegen den Lastwagen) und *The truck hit the car* (Der Lastwagen stieß gegen das Auto). Die jeweiligen Funktionen des Autos und des Lastwagens werden in solch einfachen Sätzen lediglich durch ihre Stellung im Satz angezeigt, das Subjekt steht vor und das Objekt folgt dem Verb. Es ist bekannt, daß sehr kleine Kinder bereits am Ende von Stadium I, d. h. in der Regel im Alter zwischen 18 und 24 Monaten auf diese Unterschiede in der Wortfolge richtig reagieren.

Brown fragte die Gardners, ob es Anzeichen dafür gebe, daß Washoe die Funktion der Zeichenstellung für die innere Struktur der Sätze verstanden hatte; hatte das Tier auf Unterschiede der Zeichenstellung im Satz angemessen reagiert? Die Gardners waren sich ganz sicher, daß Washoe den Unterschied zwischen den Sequenzen *Washoe kitzeln* und *kitzeln Washoe* kannte. Doch hatten sie hierzu nicht die entsprechenden systematischen Beobachtungen angestellt, und soweit wir wissen, haben sie das bis heute noch nicht getan.

Die Untersuchungen scheinen aus verschiedenen Gründen heute nicht mehr so schwierig zu sein wie früher (Brown, 1970). Zunächst ergab sich die Frage nach dem eigentlichen Ameslan und dem Ameslan, wie es für Washoe geschaffen wurde. Bellugi, die Ameslan fließend beherrscht, berichtet, daß in dieser Sprache die Anordnung der Zeichen nicht die gleiche Rolle spielt wie die kontrastiven Wortfolgen im Englischen; man kennzeichnet vielmehr durch eine Bewegung den Adressaten, während der Sprecher selbst meist das Subjekt darstellt. Die Gardners, die Ameslan nicht sehr fließend beherrschten, waren zwar der Meinung, daß sie bei der Anwendung der Zeichen durch die Wortfolge des gesprochenen Englisch stark beeinflußt waren. Aber Washoe hatte später auch andere Trainer, darunter taubstumme Menschen, die nicht in dieser Weise beeinflußt waren. Dennoch sind offenbar die für das Englische typischen Unterschiede in der Zeichenfolge für Washoe nicht durchgängig praktiziert worden.

Hinzu kommt die inzwischen erweiterte Vielfalt von Sprachen, Ameslan eingeschlossen, die bei menschlichen Kindern untersucht wurde. Nicht in allen untersuchten Sprachen hat die Wortfolge im Satzbau eine syntaktische Funktion (Subjekt und Objekt können statt dessen z. B. durch bestimmte Partikel angezeigt werden). Wenn Kinder eine Sprache dieser Art lernen, machen sie gegen Ende der ersten Entwicklungsstufe im Gebrauch der Wortfolge keinen Unterschied. Der einzige spontane Hinweis darauf, daß ihre Wortfolgen Satzkonstruktionen darstellen, ist die Verwendung von Intonationskonturen, durch die längere Zwei- und Drei-Wörter-Einheiten als solche markiert werden. Genauso verfuhr aber auch Washoe.

In einer Veröffentlichung von 1971 klassifizierten die Gardners 294 verschiedene Zwei-Zeichen-Kombinationen, die von Washoe zwischen April 1967 und Juni 1969 gebildet worden waren, wobei sie mit leichter Abwandlung die semantischen Kategorien des Stadiums I, wie sie Brown (1970, 1973) für die Kindersprache benutzt hatte, verwendeten. Die Gardners stellten fest, daß 78% von Washoes Zeichenkombinationen in die semantischen Gruppen paßten, die von der Kindersprache abgeleitet worden waren; Brown hatte gefunden, daß ungefähr 75% der Kombinationen, die Kinder in verschiedenen Sprachen produzierten, von seinen Kategorien erfaßt wurden. Betrachtet man dieses Ergebnis zusammen mit den Ergebnissen über die Segmentierung und die Wortfolge, dann kann man sagen, daß Washoe offensichtlich die Leistung eines Kindes am Ende der ersten Entwicklungsphase erbrachte. Allerdings war sie dabei schon vier Jahre und nicht erst zwei Jahre alt, wie der Durchschnitt der Menschenkinder, wenn sie am Ende des Stadiums I stehen. Aber etwas anderes wäre ja auch kaum zu erwarten gewesen.

9.5.2.4 Produktivität

Man könnte einwenden, daß die Schlußfolgerung, Washoe habe neue Wortkonstruktionen hervorgebracht, nicht ganz zwingend ist. Nach den verschiedenen Veröffentlichungen und mündlichen Äußerungen der Gardners zu urteilen, scheinen die Forscher nur in wenigen Fällen von der Originalität solcher Konstruktionen überzeugt gewesen zu sein. Eigene Erfindungen Washoes waren *Gimme tickle* als eine Aufforderung, gekitzelt zu werden und *Open food – drink* als Bitte, den Kühlschrank zu öffnen. Roger Fouts (Fleming, 1974) berichtet von der Neuschöpfung *Dirty monkey* (Schmutziger Affe), die Washoe sich plötzlich ausdachte, als sie von einem schlecht gelaunten Rhesusaffen bedroht wurde. Man würde gern noch ein paar Beweise ihrer Kreativität haben, da diese ja eigentlich erst das Wesen einer echten Sprache ausmacht. Allerdings ist zu bedenken, daß auch bei kleinen Kindern sprachliche Kreativität nur sehr schwer nachzuweisen ist.

Wenn man behaupten will, daß eine Satzkonstruktion eine *Neuschöpfung* ist, muß man in jedem Falle sicherstellen, daß für sie kein Vorbild und keine Gelegenheit zur Nachahmung vorhanden gewesen war. Da aber weder Eltern noch Psychologen jemals eine vollständige Sammlung aller Sätze zuwege bringen können, die einem Kind gegenüber geäußert werden, bzw. eine vollständige Sammlung der Zeichenfolgen, die einem Schimpansen im Training vorgegeben wird, läßt sich eine wirklich neue Zeichenfolge nicht mit Sicherheit identifizieren. Die Beobachter werden nur angeben können, daß sie vorher höchstwahrscheinlich von niemandem gezeigt worden ist. Washoes Lehrer hatten den Kühlschrank immer als *refrigerator* bezeichnet und konnten so die Äußerung *Open food – drink* als eine nahezu zweifellose Neuschöpfung betrachten.

Nach dem schmerzlichen Abschied von Washoe versuchten die Gardners ein Jahr lang, sich mit neuen Forschungsfragen zu beschäftigen. Aber nach Washoe fanden sie alles andere nur sehr „langweilig, öde, oberflächlich und unergiebig". So waren sie bald wieder in ihrem Element, diesmal mit Mojo, die an ihrem zweiten Lebenstag zu ihnen kam und 1974 gerade etwa ein Jahr alt war. Die meisten ihrer menschlichen Zeichenpartner waren taube Kinder und Erwachsene, die Ameslan fließend beherrschten. Allen Gardners Kommentar zu der neuen Untersuchung: „Diesmal werden wir es richtig machen."

9.5.3 Sarahs Erfolge

Will man die Fähigkeit zur Sprache am manuellen Zeichenverhalten überprüfen, dann gibt es dafür mehrere Möglichkeiten. Die Gardners wählten als Kommunikationsmedium Ameslan, eine Sprache, die nicht eigens entwickelt werden mußte, sondern als eine auf natürliche Weise entstandene verfügbar war. Daß es sich bei Ameslan in der Tat um eine Sprache handelt, geht allein schon daraus hervor, daß dieses System sich aufgrund der Bedürfnisse normaler intelligenter Menschen entwickelt hat und praktisch hinreichend funktioniert. Bei Entwicklung einer künstlichen Sprache taucht das Problem auf, daß eine Sprache – soll sie ein effizientes Kommunikationsmittel sein – ein sehr komplexes System sein muß, das man beim ersten Entwurf noch keineswegs vollständig überschaut. Dennoch hat man auch so etwas schon versucht. Eine der längsten und gründlichsten Untersuchungen war die von David Premack, der mit Sarah, einer erwachsenen, in einem Käfig gehaltenen Schimpansin, einige ungewöhnliche Dinge anstellte.

9.5.3.1 Das Verfahren

Premacks Forschungsarbeit ist von der der Gardners nahezu gänzlich verschieden. Nicht nur, daß Sarah in einem Käfig gehalten wird und nicht ständig mit Menschen zusammen ist. Premack dachte sich experimentelle Pläne und Modelle aus, mit dem Ziel, die wesentlichen Merkmale sprachlicher Strukturen und Funktionen, die in den natürlichen menschlichen Sprachen universell vorkommen, künstlich zu verwirklichen. Seine Paradigmen erstrecken sich auf die Funktion

sprachlicher Referenz (Hinweisfunktion), auf Ja-Nein- und W-Fragen, auf die Konstituenten eines Satzes, auf das Verb *sein,* auf den Plural, die Konjunktion *und,* auf Mengenbezeichnungen *(alles, nichts* usw.), Klassenbezeichnungen für Farbe, Form und Größe sowie auf die Konditionalwörter *(wenn ... dann).* Dabei müßte einem Schimpansen eigentlich schwindlig werden.

In der Regel dressierte Premack seine Schimpansin gezielt in Richtung auf eine festgelegte Endleistung nach Skinners Methode des „shaping", bei der jeder kleine Annäherungsschritt hin zur gewünschten Leistung belohnt wird – meist durch einen Leckerbissen. Die „Wörter" in Sarahs Sprachkurs waren allerdings Plastikplättchen, die sich in Größe, Form, Farbe und Beschaffenheit unterschieden und an einer magnetischen Tafel angebracht werden konnten. Sätze wurden „geschrieben", indem man die einzelnen Plättchen von oben nach unten sinnvoll untereinandersetzte. In einer der ersten Lektionen nahm sich der Lehrer z. B. vor, Sarah dazu zu bringen zu begreifen, daß bestimmte Zeichen bestimmte Gegenstände symbolhaft vertreten oder auf bestimmte Gegenstände hinweisen – es ging also zunächst um die Referenzfunktion von Wörtern. Der Ausbilder deponierte etwas Eßbares zwischen sich und Sarah und sah ihr beim Essen zu. Nach einigen Wiederholungen deponierte er dann nicht nur den Leckerbissen, etwa eine Banane, sondern daneben gleichzeitig ein Zeichen aus dem Sprachlexikon. Die Banane wurde dabei außer Reichweite gelegt, nur das Zeichen war leicht zu erreichen. Im Anschluß daran mußte Sarah eine erste sprachliche Reaktion ausführen, sie mußte das Zeichen für Banane an die Tafel heften, wenn sie eine Banane bekommen wollte. Dies hatte Sarah ziemlich schnell begriffen. Nun wurden kleine Variationen dieses Vorgangs eingeübt. Zum Beispiel wurde eine Frucht (z. B. eine Orange) in einem bestimmten Durchgang sichtbar, wiederum außer Reichweite, während im Zugriffsbereich mehrere Zeichen für verschiedene Früchte ausgelegt wurden, darunter auch das „Wort" für Orange. Nur wenn Sarah das Zeichen für Orange an die Tafel heftete, also das Zeichen, das der verfügbaren Frucht entsprach, wurde ihr die Orange ausgehändigt.

So war sie gehalten, das spezielle „Wort" und den jeweils zugeordneten Gegenstand differenziert miteinander zu verknüpfen. Auf dieser Grundlage wurde dann das Lernprogramm mit dem Ziel einer allmählichen Elaboration fortgesetzt.

Sarah hat eine zweifellos sehr eindrucksvolle Serie von Erfolgen gezeigt. Man hat berichtet, daß sie sämtliche oben aufgeführten Paradigmen sprachlicher Vorgänge am Ende beherrschte. An diesen Leistungen bleibt allerdings einiges rätselhaft, weil manche Einzelheiten nicht ohne weiteres mit unseren Vorstellungen von Sprache übereinstimmen. So schien Sarah die verschiedenen Teilziele trotz offensichtlich großer Unterschiede hinsichtlich ihrer Komplexität in gleich gutem Maße bewältigt zu haben (meistens waren ungefähr 70–80% ihrer Antworten richtig). Ferner überrascht es uns, daß Sarah an ihren Sprachspielen niemals ein originäres Interesse gewann. Sie war immer nur die Reagierende, die Aufgaben löste, wenn sie der Versuchsleiter ihr stellte. Fast nie ging die Kommunikation von ihr aus. Sie ignorierte meist die Sprachplättchen, die nach der Übung in ihrem Käfig liegenblieben, oder sie wiederholte damit lediglich einige vorhergehende Manipulationen. In dieser Hinsicht war Sarah von Washoe und natürlich auch vom Menschen sehr verschieden. Zwar wird die Spontaneität von Mitteilungen nicht als definitorisches Merkmal von Sprache im herkömmlichen Sinne betrachtet. Wenn es aber fehlt, merken wir sogleich, daß damit ein typisches Merkmal menschlichen Kommunikationsverhaltens entfällt. Abgesehen von diesen eher weniger bedeutsamen Ungereimtheiten gibt es noch zwei entscheidende Fragen zu den sprachparadigmatischen Glanzleistungen: Haben Sarahs Trainer ihr möglicherweise unabsichtlich die erwarteten Antworten bei ihren linguistischen Aufgaben signalisiert? Hat sie tatsächlich allgemeine linguistische Fähigkeiten entwickelt?

Zu den beeindruckenderen Leistungen Sarahs gehörte, daß sie offenbar den Inhalt eines zusammengesetzten Befehlssatzes verstand, in dem ein redundantes Subjekt und Verb ausgelassen wird: *Sarah lege Banane Eimer Apfel Schüssel*, d.h. „Sarah lege (die) Banane (in den) Eimer (und Sarah lege den)

Tabelle 9.11. Zusammengesetzter Satz mit Tilgungen, den Sarah in der angegebenen Reihenfolge zu verstehen lernte

1	2	3	4	5
Sarah lege Banane Schüssel	Sarah lege Apfel Eimer	Sarah lege Banane Eimer Sarah lege Apfel Schüssel	Sarah lege Banane Eimer lege Apfel Schüssel	Sarah lege Banane Eimer Apfel Schüssel

Nach Premack, 1970a

Apfel (in die) Schüssel". In vorangegangenen Übungen waren die Zeichen für Obst, Behälter usw. mit ihren jeweiligen Referenzobjekten durch eine Art Austauschvorgang (Zeichen abgeben, Referenzobjekt in Empfang nehmen) miteinander verknüpft worden. In der Lernsequenz, die zu dem oben angeführten zusammengesetzten Satz führte, begann Premack zunächst mit den Sätzen 1 und 2 (s. Tabelle 9.11), welche als Bestandteile in jedem Satz vorkommen. (Die Tabelle faßt die aufeinanderfolgenden Schritte der Lernsequenz zusammen. Man vergesse nicht, daß in dem Versuch Plastikzeichen und keine englischen Wörter benutzt wurden. Die Wörter unserer Muttersprache haben eine magische Kraft, die es uns leicht macht, das linguistische Wissen, das wir von der Wortfolge haben, auf den Umgang mit Zeichen zu übertragen. Vielleicht sind wir dazu berechtigt, die empirische Evidenz mag dies bestätigen, doch sollten wir das nicht unbesehen tun.) Zunächst wurden die einfachen Sätze nebeneinander in allen möglichen Paarkombinationen dargeboten, Belohnungen wurden jedesmal nach einer korrekten Doppelantwort gegeben, sodann wurden alle möglichen Paare untereinander ohne Auslassungen angeordnet (Spalte 3). Dann wurde wie in Spalte 4 das (redundante) Subjekt Sarah ausgelassen, und schließlich wurden wie in Spalte 5 sowohl das (redundante) Subjekt als auch das (redundante) Verb ausgelassen. Das Ergebnis ist ein zusammengesetzter Befehlssatz mit zwei Auslassungen. Das Fehlen einer Konjunktion wie *und* ist hier nicht wesentlich. Sarah hatte bei den zusammengesetzten Befehlen mit Auslassungen keine Schwierigkeiten, sie brachte es auch weiterhin auf 75–80% richtiger Antworten. Auch wurde die Transferfähigkeit überprüft, in dem das Verb oder das Objekt und das lokative Substantiv durch jeweils andere Varianten ersetzt wurde. Auch dies brachte Sarah nicht in Verlegenheit.

Betrachten wir im folgenden die Paradigmen für Ja-Nein- und W-Fragen (s. Tabelle 9.12). Diese beinhalten sowohl mögliche Gegenstände wie z.B. Schlüssel oder Bleistift als auch Zeichen für Wörter wie *dasselbe, nicht dasselbe, ja* und *nein* (in Tabelle 9.12 kursiv).

Tabelle 9.12. W- und Ja-Nein-Fragen, die Sarah gestellt wurden

Material	
reale Gegenstände	Schlüssel, Bleistift
Zeichen in Form von Plastikplättchen	*gleich, ungleich* *ja, nein* ?

Vorgehensweisen	
1. Vorgelegt wurden	Schlüssel Schlüssel; Schlüssel Bleistift
Antwortalternativen	*gleich, ungleich*
2. Vorgelegt wurden	Schlüssel? Schlüssel; Schlüssel? Bleistift
Antwortalternativen	*gleich, ungleich*
Übersetzung	*Welche Beziehung besteht zwischen Schlüssel und Schlüssel?*
3. Vorgelegt wurden	? Schlüssel *gleich* Schlüssel ? Schlüssel *gleich* Bleistift
Antwortalternativen	*ja, nein*
Übersetzung	*Ist Schlüssel gleich Schlüssel?*

Nach Premack, 1970a

Das Paradigma stützt sich nach Premack darauf, daß der Schimpanse ohne weiteres wie der Mensch Objekte erkennt und einander ähnliche Objekte rasch miteinander zusammenbringen kann. In dem Versuch wurden Sarah zwei Gegenstände (z.B. zwei Schlüssel oder ein Schlüssel und ein Bleistift) dargeboten, sowie je ein Zeichen für *gleich* und für *verschieden* (oder *nicht gleich*). Eine Belohnung erfolgt, wenn Sarah von den zwei angebotenen Zeichen das richtige ausgewählt hatte (Durchgang 1 in Tabelle 9.12).

Damit war das Stadium für eine einfache W-Frage erreicht (Durchgang 2). Bei solchen Fragen kommt es im wesentlichen auf die Spezifizierung einer nichtspezifizierten Konstituenten an, die W-Wortform indiziert im Englischen die Art der gefragten Konstituente. Premack benutzte ein Zeichen für ?, das diese Funktion zu erfüllen hatte, indem er es einfach zwischen zwei reale Gegenstände setzte, die entweder gleich oder ungleich waren. Sarah sollte das Fragezeichen durch das Zeichen (*gleich* oder *nicht gleich*) ersetzen, welches dem Verhältnis zwischen den Gegenständen entsprach. Die W-Frage ist in diesem Experiment als funktional äquivalent einem englischen Satz wie: *A ist was im Verhältnis zu B?* oder für uns geläufiger: *Wie ist das Verhältnis zwischen A und B?* Wie auch sonst brachte es Sarah auf 70–80% richtige Antworten.

Über das Paradigma der W-Frage läßt sich ein Paradigma für Ja-Nein-Fragen entwickeln (Durchgang 3). Premack führt dazu aus, daß es dazu nur nötig ist, die Frage zu stellen, ob eine bestimmte benannte Relation wahr ist oder nicht. So setzte er nach einigen vorbereitenden Übungsschritten das ?-Zeichen jeweils an den Anfang einer ganzen Reihe und die relationalen Formen *gleich* oder *nicht gleich* zwischen entweder gleiche und ungleiche Gegenstände. Die vorgegebenen Alternativen waren natürlich *ja* und *nein*, es erfolgte wie üblich nach jeder richtigen Wahl eine Belohnung. Diese Frage, die sich zum Teil auf Gegenstände, zum Teil auf Zeichen bezog, könnte man mit *Ist Schlüssel dasselbe wie Schlüssel?* umschreiben. Die Ja-Nein-Frage kann man mit den genannten Materialien auf vier verschiedene Weisen stellen. Premack prüfte die Transfermöglichkeit, indem er die Zeichenformen, nicht die verschiedenen Relationen und Gegenstände durch andere ersetzte. Sarah machte dabei einige Fehler, aber sie war immer noch überzufällig erfolgreich.

Bei der Beschreibung dieser wenigen Paradigmen haben wir nicht jeden Schritt des Verfahrens erwähnt, unser Bericht ist ohnehin lang genug geworden. Die allgemeine

Technik war stets die gleiche: Es wurden Bedingungen hergestellt, in denen Belohnungen (Leckerbissen) gegeben wurden, wenn die richtige Antwort zusammen mit dem richtigen Reizkomplex erfolgte, wobei die Reizmuster zunehmend komplexer wurden. Die verwendeten Paradigmen lassen erkennen, daß Premacks Arbeiten eine ziemliche Findigkeit und ein beträchtliches Verständnis für das Wesen der Sprache voraussetzen. Die hier beschriebenen Paradigmen sind in dieser Hinsicht noch nicht einmal die eindrucksvollsten.

9.5.3.2 Das Problem der tischtennisspielenden Tauben

Vor ungefähr 20 Jahren (1962) brachte man Tauben in den Laboratorien von B. F. Skinner ein Verhalten bei, das dem Tischtennisspielen sehr ähnlich war. Den Tauben ging es jedoch weder um Gewinnpunkte noch entwickelten sie Strategien, um den Gegner zu übervorteilen. Ihr Verhalten war dem Verhalten menschlicher Spieler nur oberflächlich ähnlich, es handelte sich nicht um Tischtennis im eigentlichen Sinn, da jene Merkmale fehlten, die nach unserem Verständnis für die Tätigkeit des Spielens wesentlich sind. Das Problem, auf das man bei der Beschäftigung mit den tischtennisspielenden Tauben stößt, läßt sich auf jedes andere experimentelle Paradigma übertragen. Es muß immer gefragt werden, ob eine experimentelle Versuchsanordnung die wesentlichen Merkmale jener Vorgänge aufweist, die sie repräsentieren soll. Es gibt auf diese Frage keine allgemeingültige Antwort. Und es liegt auf der Hand, daß sie auch für jenen Erfolg, den Premack mit Sarah erzielt hat, gestellt werden muß. Hat Sarah die Sätze, deren Konstituenten, die Ja-Nein- und W-Fragen wirklich verstanden? Zeigt sie sprachliches Verhalten oder sah dieses Verhalten nur wie sprachliches Verhalten aus? Offensichtlich hat Sarah die ihr aufgegebenen Probleme zuverlässig und angemessen gelöst. Es stellt sich aber die Frage, ob die Bandbreite der Probleme und Lösungen so weit der Bandbreite, die uns Menschen zur

Verfügung steht, entspricht, daß Premacks Auffassung, Sarah verfüge über sprachliche Fähigkeiten, aufrechterhalten werden kann.

Tatsächlich fällt es leicht, sprachliche Möglichkeiten z. B. im Umgang mit Ja-Nein- und W-Fragen aufzuzeigen, über die Sarah nicht verfügte und die allein uns Menschen vorbehalten bleiben. Ob sie *hinreichend* viel gelernt hat, kann letztlich nicht entschieden werden. Die Befunde Premacks liefern jedoch, sofern sie repliziert werden können, einen wichtigen empirischen Beitrag zu dem allgemeinen Problem, das uns beschäftigt: Was ist eigentlich Sprache und wie kann sie erlernt werden? Zwei Unterschiede zwischen Sarahs Verhalten in den beschriebenen Experimenten und menschlichem Verhalten erscheinen uns in diesem Zusammenhang besonders wichtig: Ihre begrenzten Erfolge mögen allzu sehr auf speziellen, vorbereitenden Trainingsprogrammen beruhen; und ihre sprachlichen Fähigkeiten haben viel weniger systematischen Umfang als die menschliche Sprache.

Die Paradigmen, die Sarah durchlaufen hat, scheinen im Prinzip wie eine Anzahl voneinander unabhängiger, sorgfältig zusammengestellter Sprachspiele zu funktionieren. Sehr selten wurden ihr während einer Sitzung mehrere und nie wurden ihr alle Satzarten dargeboten, die sie wahrscheinlich verstand. Einer der Autoren (R. B.) wird dabei an einen zweiwöchigen Intensivkurs in Japanisch erinnert, den er selbst absolvierte. Wie Sarah hatte er einen äußerst begabten Lehrer, der die Lektionen fast wie ein Skinnerianer zusammenstellte. In sehr kurzer Zeit hatte ihn dieser Lehrer so weit gebracht, daß er glaubte, Wunder vollbringen zu können – immer jedoch als letztendlichen Erfolg einer langen Reihe von Übungen, die in ihrer Schwierigkeit sorgfältig abgestuft waren. Sobald ihn aber ein japanischer Freund im guten Glauben, ihm einen leichten Einstieg zu vermitteln, auf japanisch fragte: „Wo steht Ihr Wagen?", war Brown völlig unfähig, solch einen Satz zu verstehen oder gar zu beantworten. Die Verarbeitung eines fremdsprachigen Satzes, mit dem man wie aus heiterem Himmel konfrontiert wird, unterscheidet sich gänzlich von der Verarbeitung desselben Satzes, wenn er als schwierige Aufgabe in einer eng umschriebenen Lernsituation auftritt. Möglicherweise war Sarah auf „Tokenesisch"[1] genauso eingeschränkt vorbereitet wie Brown auf Japanisch. Eine solche Einschränkung besteht keineswegs für den, der eine Sprache wirklich flüssig spricht. Der Unterschied ist wichtig und möglicherweise auch aufschlußreich für die Frage, wie die Verarbeitung von Sätzen vonstatten geht. Ein Unterschied ist es aber in jedem Fall.

Sarah verfügte über einen ziemlich kleinen Wortschatz. Aber dies gilt ebenso für Kinder und für manche Erwachsene. Premacks zentrales Anliegen betraf auch nicht den Wortschatz. Wir glauben, daß die Unterschiede im grammatischen Bereich von größerer Bedeutung sind. Das Konzept der generativen Transformationsgrammatik versetzt uns in die Lage, auf die Bedeutung dieser Unterschiede näher einzugehen. Man betrachte das Satzgefüge *Sarah lege Banane Eimer Apfel Schüssel* oder besser, seine grammatische Struktur, und gehe im Moment davon aus, daß es sich um einen Aussagesatz und nicht um einen Befehlssatz handelt. Zu jedem SAAD-Satz gibt es als Gegenstück einen verneinten und einen Fragesatz, der durch Transformation erzeugt werden kann. Die Möglichkeit zur Bildung entsprechender Fragesätze und verneinter Sätze bleibt nicht etwa auf jeweils kleine Gruppen von Sätzen beschränkt. Erwachsene Sprecher können auf Anweisung sofort für nahezu jeden Satz die entsprechenden festgelegten Varianten (Aussagesätze, verneinte Sätze, Fragesätze, Befehlssätze) bilden. Kann Sarah das auch?

Sarahs beschränkte Fähigkeiten im grammatischen Bereich lassen sich an den W-Fragen aufzeigen, die in den Paradigmen Premacks nur als Gleich-ungleich-Relationen vorkommen. Menschliche Sprecher sind bei einem Satz wie *Sarah lege Banane Eimer Apfel Schüssel* in der Lage, W-Fragen zu bilden, die die Spezifikation jeder beliebigen grammatischen Konstituente verlangen: *Wer legt..? Was legt Sarah in den Eimer? Wohin legt Sarah den Apfel?* Fragen dieser Art lassen sich außerdem in Übereinstimmung mit Regeln, wenn auch nicht unbedingt durch An-

wendung dieser Regeln, ableiten, die in ihrer abstrakten Form völlig allgemein gehalten sind.

Wir könnten weitere Unterschiede systematischer Art herausarbeiten. Aber sind diese Unterschiede wirklich von Belang? Sicher sind sie dann von Bedeutung, wenn es um die Bestimmung der Leistungsfähigkeit des grammatischen Systems geht. Es würde jedoch überraschen, wenn sie sich nicht auch in der Art und Weise widerspiegeln, wie die jeweiligen grammatischen Operationen tatsächlich durchgeführt werden. Wer eine fremde Sprache erlernt und nur eine beschränkte Anzahl von Fragen und Verneinungen beherrscht, wird wahrscheinlich Transformationen grundsätzlich anders durchführen als in seiner Muttersprache.

9.5.3.3 Der kluge Hans

Hans war ein Pferd, das scheinbar rechnen konnte. Sein Lehrer, Herr von Osten, stellte ihm mündlich Additions- oder Multiplikationsaufgaben, und Hans antwortete mit Schlägen eines Vorderhufes auf den Boden. Die Anzahl der Schläge entsprach der Antwort auf die Frage, die ihm gestellt worden war. Schließlich entdeckte man, daß Hans eine Aufgabe dann nicht lösen konnte, wenn keiner der Anwesenden die richtige Antwort wußte. Wie sich allmählich herausstellte, antwortete Hans nur dann richtig, wenn der Fragensteller sich in einer Art von Erwartungsspannung befand, die solange bestehen blieb, bis die Anzahl der Hufschläge der richtigen Antwort entsprach. Dann gab er Hans durch die Lösung der Spannung ganz unwissentlich das Signal zur Beendigung der Hufschläge. Als man Hans die Augen verband, oder als die Aufgaben durch einen nicht informierten Trainer gestellt wurden, stellte sich bald heraus, daß Hans tatsächlich über keinerlei arithmetische Kenntnisse verfügte.

Auch im Falle Sarahs muß die Möglichkeit in Betracht gezogen werden, daß ihre diversen Trainer, die alle die richtigen Lösungen für die ihr aufgegebenen Probleme kannten, ihr die jeweils richtige Wahlmöglichkeit unabsichtlich signalisiert haben. So etwas kann

---

1 Abgeleitet von token, der englischen Bezeichnung für die in den Schimpansenexperimenten verwendeten Zeichen (Anm. d. Übers.).

auf vielfältige Art und Weise geschehen. Auch kleine Kinder entnehmen dem Blickverhalten eines Versuchsleiters viel. Der Versuchsleiters sieht z. B. unabsichtlich den Gegenstand an, der ausgewählt werden soll, und das Kind betrachtet weniger die ihm dargebotenen Gegenstände, sondern mehr das Gesicht des Versuchsleiters. Wir haben eine Photographie gesehen, die Sarah und ihren Trainer fast Wange an Wange sitzend vor einer Tafel zeigt, an der die Magnetplättchen angebracht sind. Diese Photographie legt es nahe, eine dem Problem des klugen Hans entsprechende Erklärung der Befunde ernsthaft in Betracht zu ziehen. Um die Möglichkeit zu überprüfen, daß Sarah unabsichtlich mit Hinweisreizen für eine erfolgreiche nichtsprachliche Lösung der ihr gestellten sprachlichen Aufgaben versorgt worden war, führte Premack (1971) eine Reihe von Folgeexperimenten durch. Er verwendete einen neuen Trainer, der die Zeichensprache und daher auch die Lösungen der von ihm zu stellenden Aufgaben .noch nicht kannte. Die Plättchen wurden für den „naiven" Trainer numeriert. Die Aufgaben, die er Sarah zu stellen hatte, wurden ihm in Form eines Zahlencodes übermittelt. Er sprach ihre Antworten, ebenfalls als Zahlen verschlüsselt, in ein Mikrophon. Premack schreibt dazu: „Es wurde bekanntes Material verwendet, da es um die Frage ging, ob sie auf die alten Wörter reagieren kann, wenn die Hinweisreize ausschließlich sprachlicher Art waren" (1971, S. 821). Aus dieser Aussage geht allerdings nicht hervor, ob nur die Plättchen und Aufgabentypen, oder ob auch die einzelnen tatsächlich gestellten Aufgaben bekannt waren. Zumindest waren einige bekannt, da sie mit den in früheren Trainingssitzungen verwendeten Aufgaben identisch waren.

Sarahs Leistungen verschlechterten sich unter dieser „Blind"-Bedingung in mancher Hinsicht. Anstatt die Plättchen mehr oder weniger untereinander anzuordnen, wie sie es zuvor getan hatte, neigte sie jetzt dazu, die Plättchen weit über die Tafel hinweg zu verteilen, ein Verhalten, das sie nur in einer früheren Trainingsphase gezeigt hatte. Auch fiel ihre Leistung unter das normale Niveau von 70% richtiger Lösungen ab. Premack stellt jedoch abschließend fest, daß die An-

zahl richtiger Lösungen die Anzahl der zu erwartenden Zufallstreffer doch noch so weit übersteigt, daß die „Hypothese, ihre Leistung basiere hauptsächlich auf nichtsprachlichen Reizen" (1971, S. 821), als nicht bestätigt gelten muß.

Doch die Tatsache, daß zumindest einige und vielleicht auch alle Fragen der Schimpansin bekannt waren, verbietet es uns, eine dem Problem des klugen Hans entsprechende Erklärung mit Sicherheit auszuschließen. Zugegeben, Sarah war auch dann noch in der Lage, richtig zu antworten, wenn ihr Trainer die richtige Antwort nicht kannte. Aber könnte sie, wenn man berücksichtigt, daß es sich um dieselben Fragen, die in der ersten Versuchsreihe verwendet wurden, gehandelt hat, nicht die richtigen Antworten ursprünglich durch nichtsprachliche Hinweisreize erlernt haben, die von dem informierten Trainer ausgesendet worden waren. Vielleicht hat sie sich die Plastikplättchen gemerkt, mit denen sie bei dieser oder jener Problemstellung erfolgreich war. Nach dem von Premack berichteten Kontrollversuch kann man die Möglichkeit nicht ganz ausschließen, daß subtile Hinweisreize des Trainers in der ursprünglichen Lernsituation eine Rolle gespielt haben. Daher sind wir nicht sicher, ob Premacks Interpretation den Befunden wirklich gerecht wird.

9.5.4 Wie geht es mit den Schimpansen weiter?

Wer wagt es zu erraten, was Schimpansen demnächst alles anstellen werden, nachdem sie sehr viel mehr gelernt haben, als man ihnen zugetraut hatte? Wir wollen es wagen. Doch vorerst ist zu überlegen, welche Schlüsse aus dem gezogen werden können, was inzwischen erreicht wurde. Wahrscheinlich ist es den meisten normalen Schimpansen möglich, den Gebrauch von Zeichen zu erlernen, wenn die entsprechenden Zeichen, wie es ihrer Begabung entspricht, mit den Händen zu bilden sind. Schimpansen können Klassen von Objekten, Handlungen und Handelnden bezeichnen, und dies nicht nur für jeweils einzelne Beispielsfälle. Washoe hatte die Fähigkeit, viele und ganz unterschiedliche Beispiele einer Objektklasse wie *Hund* zu identifizieren, dies sogar auf Zeichnungen und Photos. Sie generalisierte das Wort *mehr* fast genauso, wie man das bei Kindern beobachtet: auf die Wiederholung einer Handlung, auf eine zusätzliche Portion Futter und den Wunsch nach dem Wiedererscheinen eines bestimmten Gegenstandes. Es gibt einige, wenn auch nicht sehr viele Hinweise dafür, daß Schimpansen Namen von Gegenständen nennen können, die physikalisch nicht präsent sind. Diese Fähigkeit der „Ersetzung" ist von großer Bedeutung, denn wirklich neue Informationen können nur dann übermittelt werden, wenn man miteinander über physikalisch nicht Gegenwärtiges kommuniziert. Schimpansen können neue und angemessene Zeichenfolgen erfinden, die wie Satzkonstruktionen aufgebaut sind. Vermutlich beinhalten die linguistischen Fähigkeiten von Schimpansen soviel Kreativität, daß sie in gewissem Maße dazu in der Lage sind, ganz neue Sätze zu erfinden, die zumindest von Menschen, die Ameslan beherrschen, verstanden werden. In Premacks Experimenten wurden durch die vertikale Anordnung der Plastikplättchen Präpositionalphrasen voneinander unterschieden, wie z. B. *Rot auf Grün* von *Grün auf Rot;* Sarah hatte damit keine Schwierigkeiten. Weder die zeitliche noch die räumlich vertikale Reihenfolge, die zur Unterscheidung der Bedeutungen herangezogen wurden, waren für Sarah ein Problem. Wir haben schon zum Ausdruck gebracht, daß es für uns keinen Grund gibt, Washoe rudimentäre sprachliche Fähigkeiten der Entwicklungsstufe I abzusprechen, und dasselbe wird sicher bald für andere Ameslan lernende Schimpansen gesagt werden können.

Welche neuen Experimente stehen an? Sicher kennen wir sie nicht alle. Einige sehr interessante sind von Fleming (1974) berichtet worden. Fouts besaß zwei Schimpansen, denen ungefähr 36 Zeichen beigebracht worden waren. Er brachte sie mit Washoe zusammen, die fast 200 Zeichen beherrschte. Wird ein Schimpanse anderen Schimpansen, die mit dem System vertraut sind, neue Zeichen beibringen? Diese wichtige Frage wird in leicht abgeänderter Form geradezu entscheidend: Wird eine Schimpansenmutter ihre

Kenntnisse in Ameslan an ihren Nachwuchs weitergeben? Nur wenn ein Kommunikationssystem an nachfolgende Generationen vermittelt wird, kann eine kulturelle Evolution zustandekommen. Noch ist hierüber nichts bekannt geworden.

Wo liegen die wahrscheinlichen Grenzen einer Schimpansensprache? Zunächst wird nicht jeder zugeben, daß die beachtlichen Erfolge der Schimpansen so weit reichen, daß ihnen Sprachfähigkeit oder sogar nur geringste Rudimente einer solchen Fähigkeit zugesprochen werden können. Chomsky würde wahrscheinlich dieser Meinung sein. Er schreibt (1967), daß Merkmale wie Bedeutungshaftigkeit, ein gewisses Maß an systematischer Organisation und die Zweckdienlichkeit der Sprache diese nicht hinreichend kennzeichnen und das eigentlich Wesentliche verfehlen. Seine eigene Definition hebt „Sprache" auf ein hohes Podest, welches von Schimpansen und sogar von „Nichtlinguisten" der Gattung Mensch kaum erstiegen werden kann. Sprache ist nach Chomsky ein System, das eine Tiefenstruktur, d. h. eine semantische Ebene und eine Oberflächenstruktur, d. h. eine phonologische Ebene erfordert, und durch das nicht nur einige oder viele, sondern unendlich viele Sätze produziert werden können. Chomsky läßt uns im unklaren darüber, wie wir überprüfen können, ob die Leistungen der Schimpansen oder auch die der Menschen diejenigen Eigenschaften, die er mit seiner besonderen formalen Schreibweise verbindet, besitzen oder nicht. Wir finden das ganz einfach unfair. Es gibt keinen hinreichenden Grund für die Annahme, daß Kinder unbegrenzt viele neue Sätze produzieren. Wir sind sogar davon überzeugt, daß sie es nicht können, und wir sind gar nicht so sicher, ob im grammatischen Bereich überhaupt eine Unterscheidung zwischen einer Tiefenstruktur und einer Oberflächenstruktur nötig ist. Natürlich könnte man als Argument anführen, daß Kinder der Sprachentwicklungsstufe I noch nicht eigentlich über Sprache verfügen. Da ihnen jedoch früher oder später Sprachfähigkeit auch im Sinne Chomskys zugestanden werden muß und jede spätere Entwicklung aus der Stufe I heraus erfolgt, ist es ziemlich unfair, den Schimpansen abzusprechen, daß sie wenigstens Rudimente einer Sprache erlernen können.

Wir vermuten, daß Schimpansen niemals über die Sprachrudimente der Stufe I hinauskommen werden. Keiner der uns bekannten Forschungsberichte enthält Hinweise auf Entwicklungen, die die Stufe I übersteigen. Washoes Wortschatz wächst weiter, aber die Bedeutungen ihrer Sätze verbleiben auf der Stufe I. Die verwendeten Bedeutungen beziehen sich auf Interaktionen mit der sensorisch-motorischen Umwelt. Dinge werden benannt, ihr Verschwinden und ihr Wiedererscheinen wird bemerkt, ihre Eigenschaften, ihre Besitzer und ihr gewohnter Standort werden bestimmt. Die eigene Person oder andere können als Urheber von Handlungen erkannt werden, manchmal werden auch die an oder mit Gegenständen durchgeführten Handlungen benannt. Andererseits können weder Singular von Plural noch aktuell ablaufende Ereignisse von bereits vollendeten oder bestimmte Gegenstände von unbestimmten Beispielen einer Klasse von Gegenständen unterschieden werden. Diese „Feinabstimmung" von Bedeutungsinhalten entwickelt sich bei Menschen erst in der Stufe II oder später. Es gibt keine Hinweise dafür, daß Schimpansen Bedeutungsunterschiede dieser Art verstehen können, so daß wir vermuten, daß es sich dabei um spezifisch menschliche Merkmale handelt.

Selbst wenn man berücksichtigt, daß Schimpansen nur bis zu Stufe I aufsteigen können, stellen uns die neuen Entdeckungen über die linguistischen Fähigkeiten dieser Spezies vor äußerst interessante Probleme. Zweifellos sind die sprachlichen Leistungen der Stufe I – die Fähigkeit, bestimmten Zeichen eine Bedeutung zu verleihen, bestimmte Ereignisse zu bezeichnen, die an einem ganz anderen Ort oder zu ganz anderer Zeit geschehen und neue Bedeutungsinhalte durch neue Konstruktionen mitzuteilen – von größtem Wert. Eine Gemeinschaft, die über sprachliche Fähigkeiten der Stufe I verfügt, kann Information aus einer Situation in eine andere übermitteln und somit auch über Generationen hinweg tradieren. Sie ist damit nicht nur zur biologischen, sondern auch zur kulturellen Evolution fähig. Warum aber benutzen die in freier Wildbahn lebenden Schimpansen, die über gewisse linguistische Fähigkeiten verfügen, diese Fähigkeiten nicht auch zur Übermittlung und Anhäufung von Wissen? Oder sollten sie das tatsächlich tun?

Die frühen Forschungsarbeiten zum Kommunikationsverhalten von Schimpansen interessierten sich fast ausnahmslos für die Lautgebung, denn man hielt die Produktion von Lauten für den wesentlichen Aspekt von Sprache überhaupt. Die neueren referierten Arbeiten weisen aber darauf hin, daß die Kommunikation unter den Schimpansen im wesentlichen durch Gebärden und durch Körperbewegungen erfolgt. Vielleicht erschöpfen sich die linguistischen Fähigkeiten der Schimpansen in körpersprachlichen Formen, und vielleicht ist diese Form des Sprachgebrauchs für die Bedürfnisse dieser Spezies, die in der Tat höchst erfolgreich war, durchaus hinreichend. Ob sich Schimpansen auch in einem kulturellen Sinne entwickelt haben, läßt sich nicht ohne weiteres sagen. Allgemein wird angenommen, daß diese Spezies noch heute so lebt wie vor tausend oder einer Million Jahren, obgleich man das nicht beweisen kann. Diese Tiere haben keine Tonscherben, Steinwaffen, Lehmhütten oder schriftlichen Aufzeichnungen hinterlassen, die eine Überprüfung ermöglichen könnten. Möglich ist, daß der Mensch nicht so einzigartig ist, wie er bislang angenommen hat, und daß keine völlig unüberbrückbare Kluft zwischen ihm und dem „sprachlosen" Tier besteht.

9.6 Zusammenfassung

1. Auf den ersten Blick ist Sprache lediglich eine Ansammlung von Wörtern und Sätzen, die von Kindern durch Imitation erlernt werden. Das elterliche Sprechen zu hören, ist für normale Kinder offenbar eine sowohl notwendige als auch hinreichende Bedingung für den Erwerb von Sprache. Autistische Kinder allerdings scheitern bei dieser Aufgabe, weil sie nicht in der Lage sind, die dem Gehörten zugrundeliegenden Konstruktionseinheiten und -regeln zu erkennen. Sie können daher nicht – was für normale Erwachsene selbstverständlich ist – unendlich viele verschiedene Sätze produzieren.

2. Die *generative Transformationsgrammatik* von Noam Chomsky hatte ursprünglich den Zweck, alle Sätze einer Sprache ableiten und jedem dieser Sätze die ihm zugehörige Struktur zuweisen zu können. Umgekehrt: nicht zu der betreffenden Sprache gehörende Sätze sollten nicht abgeleitet werden können. Selbstverständlich muß der Sprecher in seiner Muttersprache auf irgendeine Weise von dem Wissen Gebrauch machen, das in der Grammatik seiner Sprache repräsentiert wird, und bis vor wenigen Jahren hielten es einige Psychologen für möglich, daß die Grammatik einer Sprache vom Sprecher unmittelbar, d.h. als Grammatik angewendet wird. Die Grammatik enthält zwei Arten von Regeln, Phrasenstrukturregeln (oder Ersetzungsregeln) und Transformationsregeln.

3. *Phrasenstrukturregeln* gehen immer von einem Symbol aus und ersetzen es durch ein anderes oder mehrere andere Symbole. Jedes Symbol repräsentiert eine *Konstituente* eines Satzes. So wird z.B. das Symbol *S,* das für einen beliebigen Satz stehen kann, durch *NP + VP* (Nominalphrase + Verbalphrase) ersetzt. NP kann ersetzt werden durch seine Singular- oder Pluralform und daraufhin durch *T* (Artikel) + *N* (Nomen) + *s* (Flexion). Am Ende einer Ableitung werden alle Symbole durch *Morpheme* ersetzt. Morpheme sind kleinste Bedeutungseinheiten in der Form von Wörtern oder abstrakten Bezeich-nungen, z.B. für das Tempus. Das Endprodukt ist die dem Kernsatz zugrundeliegende abstrakte Kette, mit der obligatorische Transformationen durchgeführt werden müssen und freigestellte Transformationen durchgeführt werden können.

4. Für die psychologische Realität der Transformationsgrammatik spricht unsere Neigung, Sätze auf den verschiedenen Ebenen in ihre Konstituenten aufzugliedern, so wie diese von den Ersetzungsregeln definiert werden. Auch haben wir ein ausgeprägtes Gespür dafür, daß Wörter als bestimmten *Kategorien* (Nomen, Verben usw.) zugehörig aufzufassen sind, was durch die jeweiligen Satzpositionen, die die einer Kategorie zugehörigen Wörter einnehmen können, entschieden wird. Außerdem erlauben die Phrasenstrukturregeln über bestimmte Konfigurationen, die durch ihre Anwendung erzeugt werden, die Unterscheidung von *Satzrollen* wie Subjekt und Objekt, mit denen jeder normale Sprecher richtig umzugehen weiß. Die Ersetzungsregeln bieten eine formale Schreibweise für die drei Arten linguistischen Wissens, für das Wissen über Konstituenten, über Wortkategorien und über Satzrollen.

5. Nach Chomskys ursprünglicher Auffassung hatten die *Transformationsregeln* lediglich den Zweck, die möglichen Varianten der mittels der Phrasenstrukturregeln abgeleiteten Kernsätze, d.h. der einfachen, aktiven, bejahten Aussagesätze (SAAD) zu erzeugen. Unter den zahlreichen Varianten, die durch die Anwendung der Transformationsregeln gewonnen werden können, sind auch die jeweiligen passiven, verneinten und Frageformen eines Satzes enthalten. Wie bei vielen Mengen oder „sets", die durch ein gemeinsames Regelsystem miteinander in Beziehung stehen, wissen wir auch hier intuitiv, daß die von einem Kernsatz mittels Transformationsregeln abgeleiteten Varianten „zusammengehören". Transformationsregeln unterscheiden sich von Phrasenstrukturregeln dadurch, daß sie (a) Elemente nicht einfach ersetzen,

sondern diese vielmehr verändern bzw. Elemente hinzufügen oder tilgen können, und daß sie (b) auf die Ableitungsgeschichte eines Elements zurückgreifen können und sich nicht nur auf dessen Form in der Endkette beziehen.

6. Die generative Transformationsgrammatik beschreibt nicht die psychologischen Vorgänge bei der Satzproduktion, obgleich mit ihr alle englischen Sätze erzeugt (im Sinne von: abgeleitet) werden können. Dem Sprechen geht die Absicht voraus, einen bestimmten Gedanken auszudrücken, und nicht, einen beliebigen englischen Satz zu produzieren. Eine Zeitlang hatte man angenommen, daß ein Sprecher zunächst irgendeine der Kernkette zugrundeliegende Struktur erzeugt und dann Transformationen anwendet, wenn die auszudrückende Bedeutung eine komplexere Satzform erfordert. Man glaubte, daß die psychologische Komplexität der Anzahl der Transformationen entspricht, die zur Ableitung des Satzes aus dem Kernsatz benötigt werden. Verschiedene Untersuchungsergebnisse schienen diese Auffassung zu bestätigen.

7. Die Theorie einer Entsprechung zwischen der psychologischen Komplexität und der Ableitungskomplexität eines Satzes wurde erstmalig durch Experimente in Frage gestellt, bei denen Transformationen einbezogen wurden, in denen nicht mehr die Bedeutung verändert wurde. Ungefähr zur gleichen Zeit wurde die generative Theorie revidiert. Es wurden die Konzepte der *Tiefenstruktur,* d. h. derjenigen Form eines Satzes, die alle notwendigen Informationen zur semantischen Interpretation enthält, und die der *Oberflächenstruktur* für die verschiedenen möglichen Formen des Satzes mit identischer Bedeutung eingeführt. Tiefenstrukturen werden durch Phrasenstrukturregeln, Oberflächenstrukturen durch Transformationsregeln erzeugt.

8. Da die Transformationen nun allgemein als Regeln definiert werden, die die Bedeutung nicht verändern, mußten die älteren Trans-

formationsregeln, nach denen die Bedeutung eines Satzes verändert wird, revidiert werden. Da es sich jedoch ausgerechnet um jene Transformationen handelte (Passiv, Verneinung usw.), mit denen die Theorie des Zusammenhangs zwischen der Ableitungskomplexität und der psychologischen Komplexität gestützt werden konnte, brach die Theorie in sich zusammen. Man kam zu dem Ergebnis, daß die Grammatik zwar das Wissen abbildet, das die Sprecher über ihre Sprache haben, daß jedoch die Art und Weise, wie dieses Wissen zur Produktion, zum Verstehen oder zum Erinnern von Sätzen eingesetzt wird, transformationsgrammatisch nicht zu erklären ist.

9. In Untersuchungen zum Erstspracherwerb hat man festzustellen versucht, wie es Kindern ohne direkte Anweisung gelingt, aus einer begrenzten Menge gehörter Sätze Regeln mit unbegrenzten generativen Möglichkeiten zu extrahieren. Das hauptsächliche Interesse galt bislang mehr der Reihenfolge, in der sprachliches Wissen erworben wurde, weniger der Anwendung dieses Wissens selbst. Offenbar wird die Reihenfolge, in der ein Kind sprachliches Wissen erwirbt, durch die kumulative Ableitungskomplexität und durch die semantische Komplexität sprachlicher Strukturen mitbestimmt. Die Häufigkeit, mit der es bestimmte sprachliche Wendungen hört, scheint irrelevant zu sein, auch scheint eine differentielle Verstärkung durch die Eltern kaum einen Einfluß auszuüben.

10. Anhängselfragen haben sich bei der Untersuchung des Spracherwerbs als besonders nützlich erwiesen. Anhängselfragen sind im Englischen semantisch einfach, grammatisch aber komplex. Ihre Konstruktion setzt einen wesentlichen Anteil des Wissens voraus, das zur Beherrschung der Sprache insgesamt erforderlich ist. Für verschiedene Anhängselkonstruktionen konnte gezeigt werden, daß sie bei Kindern, die Englisch lernen, in fast konstanter zeitlicher Reihenfolge auftreten. Derartige linguistische Invarianten können eine Art Skala abgeben, anhand welcher bestimmt wird, wie weit die Sprachentwicklung eines individuellen Kindes jeweils fortge-

schritten ist. Sie können auch allgemein von sozialem Nutzen sein, z. B. als Mittel zur Bestimmung von Intelligenz, geistiger Behinderung und zur Indikation und Erfolgskontrolle spezieller Sprachtrainingsprogramme. Es scheint daher durchaus sinnvoll zu sein, Forschungen darüber anzustellen, ob es abstrakte invariante Sequenzen des Spracherwerbs gibt, die für die ganze Menschheit gültig sind.

11. Eine Invariante dieser Art konnte für alle bislang untersuchten Sprachen nachgewiesen werden. Die als Stufe I bekannte Sprachentwicklungsstufe beginnt, wenn die Länge der Äußerungen des Kindes durchschnittlich ein Morphem beträgt und endet, wenn sie durchschnittlich zwei Morpheme beträgt. In allen Sprachen lassen sich in den Äußerungen der Stufe I genau 15 unterschiedliche Relationen oder Propositionen ermitteln. Englisch ist auf der Stufe I eine Telegrammsprache, es besteht aus Inhaltswörtern – Nomen, Verben und einigen Adjektiven. Lediglich die Satzbetonung und die Wortreihenfolge werden zur Kennzeichnung der Ausdrucksabsicht verwendet. Eine invariante Reihenfolge von vierzehn Konstruktionen konnte für das Englische auch bei der Stufe II nachgewiesen werden. Obgleich es sich bislang als schwierig erwiesen hat, Parallelen auch bei anderen Sprachen aufzuzeigen, ist es ziemlich wahrscheinlich, daß dies irgendwann möglich sein wird.

12. Schimpansen, die zur vokalen Sprache nicht fähig sind, konnten die Zeichensprache Ameslan (American Sign Language) erlernen und in dieser Zeichensprache mit Menschen kommunizieren. Eine Schimpansin namens Washoe beherrschte 160 verschiedene Zeichen, die sie manchmal auch in neuartiger Weise miteinander zu kombinieren schien. Sie reagierte nicht nur auf Zeichenfolgen, sondern „sprach" auch häufig spontan. Allem Anschein nach segmentierte die Schimpansin Sarah ihre Zeichenfolgen in der Form von Konstruktionen und war sich des Zusammenhangs zwischen der Wortreihenfolge und der Bedeutung teilweise bewußt. Sarah erlernte den Gebrauch von Plastikplättchen, welche jeweils bestimmte Wörter repräsentierten. Sie konnte auf eine begrenzte Anzahl komplexer Mitteilungen angemessen reagieren, begann aber nie von sich aus eine Kommunikation.

13. Für einige sprachliche Erfolge der Schimpansen sind wahrscheinlich unbeabsichtigte Hinweisreize mitverantwortlich, die von den jeweiligen Trainern ausgehen. Schimpansen haben jedoch bewiesen, daß sie eine rudimentäre Sprache der Stufe I bewältigen. Bislang konnte nicht gezeigt werden, daß sie sich über diese Stufe hinaus zu entwickeln vermögen. Auch steht noch eine Antwort auf die Frage aus, ob Schimpansen die erlernten sprachlichen Fähigkeiten an einander oder an ihren Nachwuchs weitergeben können.

10 Die Messung der relativen kognitiven Befähigung: Der IQ

Manche Menschen behalten von einem Lied den Text, andere die Melodie, wieder andere beides oder weder das eine noch das andere. Den einen macht Rechnen Spaß, den anderen graut davor. Einen kaputten Automotor zu reparieren, davor haben Sie vielleicht Respekt, oder Sie mögen so etwas als hinderlich empfinden. Kurz, die Menschen unterscheiden sich in psychologischer Hinsicht, nicht nur in physischer. Doch gibt es für solche Unterschiede Grenzen. Es ist unwahrscheinlich, daß Sie einem Mitmenschen begegnen, dessen Seelenleben sich von dem Ihren so sehr unterscheidet, wie das eines Schimpansen, geschweige denn das einer Spinne. Verglichen mit solchen Lebewesen ist uns das Seelenleben unserer Zeitgenossen zum Verwechseln ähnlich.

Wir sind uns bewußt, daß man unter den geistigen Fähigkeiten des Menschen unter anderem verbale, numerische, logische, handwerkliche und künstlerische unterscheiden kann, obwohl kaum jemand die ganze Palette dieser Fähigkeiten parat hat. Doch stufen wir uns oft mit ziemlicher Sicherheit nach diesen Fähigkeiten gegenseitig ein. Wir haben ein Gespür dafür, wer gescheit ist und wer nicht, und wie sich die Menschen nach ihren intellektuellen Stärken und Schwächen unterscheiden. Wir mögen uns dabei manchmal täuschen, doch kann man diese Intuitionen nicht einfach als Unsinn abtun. Das naive Urteil über intellektuelle Fähigkeiten stützt sich auf die Wirklichkeit des menschlichen Lebens, mag die zugrundeliegende Erfahrung auch recht grobschlächtig und nicht zuverlässig genug sein, um darauf wissenschaftlich gesichertes Wissen aufbauen zu können.

Seit Beginn dieses Jahrhunderts unternehmen die Psychologen groß angelegte Versuche, die Dimensionen der kognitiven Fähigkeiten zu erfassen und zu messen – um so über Ähnlichkeiten und Verschiedenheiten unserer jeweiligen Fähigkeiten genauere Aussagen machen zu können. Die Intuition soll durch objektive Messung ersetzt werden – vor allem wegen der Vorteile für die Einschätzung von Menschen im praktischen Leben. Der praktische Nutzen interessiert jedoch nicht allein: Erfolgreiches Messen kognitiver Fähigkeiten ist ein Gewinn auch für die Entwicklung von Theorien über die Funktionsweise des menschlichen Verstandes. Die Suche nach den Universalien und den Variationen geistiger Fähigkeiten hat den modernen Intelligenztest hervorgebracht; damit sind die verschiedenen Ansätze zur kognitiven Theorie empirisch miteinander vergleichbar geworden.

Was ist Intelligenz? Vor mehr als fünfzig Jahren meinte ein Psychologe, Intelligenz sei, was der Intelligenztest mißt. Diese etwas provokative Auffassung ist auch heute noch aktuell. Sie wird von Befürwortern und Kritikern gleichermaßen zitiert. Zweifellos ist sie zu einfach, schlimmer noch: Sie gibt keine Antwort auf die nächste wesentliche Frage, was denn ein Intelligenztest sei. Das vorliegende Kapitel ist unsere Antwort auf die zweite Frage. Wir beschreiben, wie Tests gemacht werden, stellen einige der bekannteren Tests exemplarisch vor und erklären, was Testwerte bedeuten und welchen Vorhersagewert sie haben. Vorhersagen möchten wir bereits hier, daß Sie sich dabei von dem Gefühl, Sie wüßten doch auch so, was Intelligenz ist, werden trennen müssen.

Die Erfassung der Intelligenz durch Tests gehört zu den wichtigsten Beiträgen der Psychologie für die Praxis. Wahrscheinlich hat fast jeder, der diesen Satz liest, an einem Intelligenztest oder einem, diesem sehr ähnlichen, Schulleistungstest, schon mehr als einmal teilgenommen. Nichts sonst hat sich die Psychologie ausgedacht, das so bekanntgeworden ist wie diese weitverbreiteten Tests. Es ist wohl an der Zeit, daß Sie jetzt erfahren, welcher Art diese Tests sind – wie sie entwik-

kelt werden, was sie messen, was die Punktwerte bedeuten und was sie nicht bedeuten.

In der Frühzeit des Testens, etwa zu Beginn des 20. Jahrhunderts, wurden diese Verfahren häufiger (im Englischen) „mental tests" als „intelligence tests" genannt (vgl. die historischen Darstellungen von Peterson, 1925; Herrnstein & Boring, 1965; Herrnstein, 1973). Als sich dann aber die Psychologie am Behaviorismus zu orientieren begann (etwa um 1910 – vgl. Herrnstein, 1969), wurden

Ausdrücke wie „mental" als suspekt betrachtet. Das Mentale, Geistige, schien nicht mehr Gegenstand der Wissenschaft zu sein. So wurden die Begriffe „Geist" oder „mental" durch „Intelligenz" ersetzt. Dies war sicher ein unglücklicher Begriffswechsel, da der Terminus „Intelligenz" seitdem zu erheblichen Verwirrungen und Mißverständnissen geführt hat, was mit „mental" sicher nicht geschehen wäre. Man kann sich wahrscheinlich leichter darüber einigen, was „mental" ist, als darüber, was intelligent ist, obwohl beide Konzepte problematisch sind.

Ein Test kann eine Eigenschaft wie Intelligenz *nicht* völlig erfassen, es sei denn, wir einigen uns darauf, die Eigenschaft durch den Testwert zu definieren. Das tun wir übrigens, wenn wir sagen, daß eine Waage Gewicht mißt, ein Zollstock Länge oder eine Uhr Zeit. Bevor wir ein Meßinstrument entwerfen, müssen wir eine subjektive Vorstellung oder eine wissenschaftliche Theorie darüber haben, was das Instrument leisten soll. Wenn wir darin Übereinstimmung erzielt haben, kann man Messungen vornehmen, ohne jedesmal die vorausgehende Begründung vorzunehmen, die zur Wahl des Instruments geführt hat. Insbesondere wird dabei das subjektive Urteil ausgeschaltet. Betrachten wir ein Beispiel. Bevor man Waagen hatte, mußte man sich auf das Gefühl der Anstrengung verlassen, wenn man das Gewicht eines physikalischen Objektes bestimmen wollte. Waagen wurden als Meßinstrumente akzeptiert, weil das Ergebnis ihrer Anwendung nicht nur dem subjektiven Eindruck von Gewicht hinreichend gut entsprach, sondern weil sie sich auch als zuverlässiger erwiesen als das menschliche Urteil. Nachdem aber die Waagen für Gewichtsmessungen anerkannt waren, brauchten sie nicht mehr durch subjektives Ermessen gerechtfertigt zu werden. Gewicht war zum Gegenstand physikalischer Messung geworden und hatte mit menschlicher Beurteilung nur noch wenig zu tun. Durch die Entwicklung von Meßverfahren werden die subjektiven Standards zunehmend von objektiven Standards abgelöst.

Damit ist jedoch für die Intelligenz der Weg, der von subjektiver zu objektiver Messung führen soll, noch nicht beendet. Nur die ersten Schritte sind getan. Man hat eine aus-

geprägte subjektive Vorstellung davon, was menschliche Intelligenz ist. Sie mag weniger präzise sein als unsere Vorstellung von Gewicht, doch wir machen die Erfahrung, daß einige Leute tüchtiger, gescheiter, schneller und geistig regsamer sind als andere. Diese Eindrücke müssen sich auf das Verhalten der anderen stützen, denn auch für das, was den Verstand betrifft, steht uns keine andere und leichter zugängliche Informationsquelle zur Verfügung als das, was wir an verbalen und anderen Verhaltensweisen registrieren können. Es gibt Verhaltensweisen, die den meisten gescheiter vorkommen als andere, bestimmte Verhaltensweisen sind eher ein Indikator für Intelligenz als andere. So würden sich wohl die meisten darin einig sein, daß die Geschwindigkeit, mit der jemand ein Puzzle zusammensetzt, mehr über die Art seines Verstandes aussagt als die Geschwindigkeit, mit der er sein Auto fährt. Diese einfache Aufgabe könnte Teil eines Intelligenztests

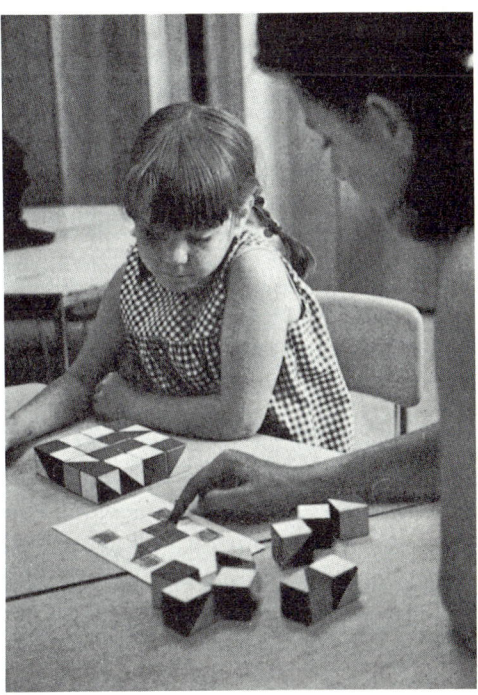

Abb. 10.1. Das kleine Mädchen bekommt Erläuterungen zum Mosaik-Test. Es hat ein vorgegebenes Muster aus Würfeln nachgebildet und dabei einige Fehler gemacht. Dieser Untertest wird im Rahmen der Darstellung des Wechsler-Intelligenztests für Erwachsene später noch besprochen werden

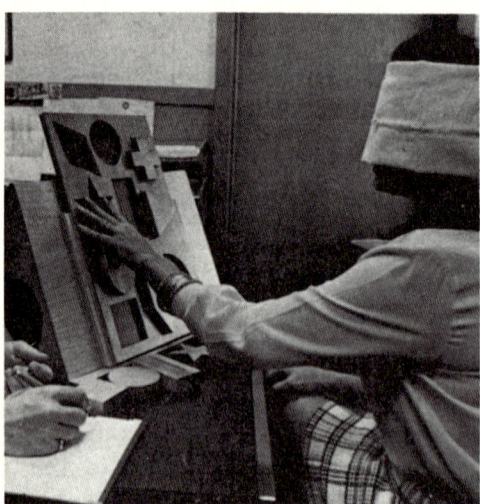

Abb. 10.2. Mit verbundenen Augen versucht die junge Frau, die Form von Holzfiguren zu ertasten und diese Figuren in die passenden Löcher eines Brettes zu stecken. Dieser „Form-Lege-Test" ist besonders zur Erfassung handwerklicher Fähigkeiten geeignet, die in der Regel ziemlich hoch mit Intelligenztestwerten korrelieren

sein, der ja eigentlich nur eine künstlich herbeigeführte Situation darstellt, in der man aufgefordert wird, bestimmte Dinge zu tun – das Zusammensetzen eines Puzzles gehört manchmal dazu – und was die einzelne Person tut, soll zeigen, ob sie gescheit ist oder nicht (vgl. Abb. 10.1 und 10.2).

Soweit handelt es sich um die typische Geschichte eines Meßinstruments, das entwickelt wird, um etwas objektiv beurteilen zu können, das wir sonst in erster Linie nur subjektiv beurteilen. Die nächste Stufe in der Entwicklung eines Meßverfahrens, der operationale Konsensus, ist jedoch im Falle der Intelligenzmessung noch nicht erreicht worden und wird vielleicht niemals erreicht werden. Es hat bislang keine Übereinstimmung, keine Vereinbarung unter den Fachleuten darüber gegeben – von den Nichtfachleuten ganz zu schweigen –, welches Standardinstrument die Definition von Intelligenz nun leisten soll. Wenn jemand behaupten sollte, er habe einen „Intelligenztest", der Intelligenz vollständig erfasse, erhebt er einen Anspruch, der niemals aufrechtzuerhalten ist. Es ist allerdings unwahrscheinlich, daß Intelligenzfachleute jemals eine solche Behauptung aufstellen. Wir werden zeigen, daß Intelligenztests zwar viel von dem, was man üblicherweise unter Intelligenz versteht, erfassen, daß sie aber keineswegs Meßskalen im physikalischen Sinne darstellen.

Die meisten Intelligenztests sind auf bestimmte kognitive Leistungsparameter hin entwickelt worden. Fast immer wird der Wortschatz anhand von Definitionsaufgaben, durch Synonyme und Antonyme geprüft, oder man stellt Aufgaben, um zu erfassen, wie eine Person die Nuancen der Sprache beherrscht. Oft muß der Proband etwas lesen, wobei Geschwindigkeit und Verständnis geprüft wird. Die Geläufigkeit im Umgang mit Zahlen – die Fähigkeit, arithmetische oder mathematische Operationen zur Lösung eines konkreten Problems zu verwenden oder die Fähigkeit, etwas abstrakt abzuleiten, wird durch Intelligenztestaufgaben geprüft. Die Tests zielen oft auf die Fähigkeit einer Person ab, sich Dinge räumlich vorzustellen oder geometrische Beziehungen aus Bildern abzuleiten. Bisweilen wird die Gedächtnisspanne geprüft. Auch handwerkliche bzw. manuelle Fertigkeiten, so etwa durch die Aufgabe, irgendwelche Gegenstände zusammenzustecken oder auseinanderzunehmen, werden untersucht. Mitunter wird die allgemeine Orientierung über die Dinge des öffentlichen Lebens geprüft – Namen von Präsidenten, Hauptstädte von Staaten usw. Manche Testaufgaben verlangen die Interpretation von Bildern oder deren Bewertung. Auch Denksportaufgaben werden gegeben. Sollte Ihnen in der bisherigen Liste irgend etwas Wichtiges fehlen, dann seien Sie unbesorgt. Was immer Sie noch vermissen – es taucht wahrscheinlich in dem einen oder anderen der vielen hundert Tests auf, über die man heute verfügt.

10.1 Eine Definition der Intelligenz

Bevor wir uns auf die Einzelheiten des Testens einlassen, sollten wir einiges zu der Eigenschaft (oder den Eigenschaften) sagen, die der Test zu messen sucht. Intelligenz, so heißt es in einem Lexikon, ist „die Fähigkeit, Wissen zu erwerben und anzuwenden" (American Heritage Dictionary, 1969). Diese Lexikondefinition ist ein durchaus geeigneter Ausgangspunkt. Sie besagt, daß Intelligenz eher eine *Fähigkeit* ist als eine Fertigkeit oder eine Leistung. Intelligenz ist eine Begabung für etwas, nicht bereits das Ergebnis eines Tuns. Im Prinzip kann eine Person über ein nur minimales Wissen verfügen und dennoch intelligent sein – sie mag niemals die Möglichkeit gehabt haben, ihre Begabung auch zu nutzen.

Eine andere Person wiederum, die vielleicht Privatunterricht hatte, kann viel wissen und trotzdem dumm sein. Wenn jemand viel weiß, dann kann das zwar bedeuten, daß er die Fähigkeit besitzt, die man Intelligenz nennt, aber es kann auch bedeuten, daß er einem besonderen Lernangebot ausgesetzt war.

Eines der schwierigsten Probleme bei Testleistungen ist es, den Fähigkeitsanteil vom Lernanteil zu trennen. Der differentielle Einfluß des Lernangebots wird in der Testpsychologie *bias* (Vorwissen) genannt. Wenn bei verschiedenen Probanden unterschiedlich hohe und zudem nicht erkennbare Anteile des individuellen Lernangebots sehr verschiedene Testwerte zur Folge haben, dann erfüllt der Test seine Aufgabe nicht. Das kann man am Beispiel einer Person verdeutlichen, die das Testmaterial vor der Testdurchführung in die Hand bekommt und vorsorglich die Aufgaben, die sie nicht weiß, irgendwo nachschlägt. Ihr späterer Testpunktwert würde dann mehr ihr Vorwissen spiegeln als irgendeine Fähigkeit. Sie wäre jedenfalls nicht so intelligent, wie der Punktwert anzeigt. Obwohl die Möglichkeit zum Nachschlagen von Testantworten meistens nicht gegeben ist, kann doch wahrscheinlich kein Test sich dem Einfluß des bias, des Vorwissens, gänzlich entziehen. Wir werden allerdings noch sehen, daß die Tests deshalb nicht völlig wertlos sind.

Es gibt zumindest im Prinzip gewisse Möglichkeiten, den Anteil des bias im Einzelfall abzuschätzen.

Das Lexikon definiert Intelligenz als die Fähigkeit, Wissen *zu erwerben* und *anzuwenden*. Wissen erwerben und Wissen anwenden sind sehr verschiedene Dinge. Ein guter Test sollte hier differenzieren können. Natürlich kann jeder irgend etwas lernen, aber die Menschen unterscheiden sich erheblich hinsichtlich der Lerngeschwindigkeit und der Fähigkeit, etwas Gelerntes zu behalten. Sie unterscheiden sich auch in dem, was sie lernen möchten, und wieviel sie lernen möchten. Auch unterscheiden sie sich darin, wie gut sie sich verschiedene Arten von Wissensinhalten aneignen können. Vermutlich entspricht der allgemein verbreitete Eindruck, daß es unterschiedliche Fähigkeiten oder Dispositionen gibt, die zu einem unterschiedlichen Erwerb spezifischer Fertigkeiten und Informationen führen, einem objektiven Sachverhalt. Schauen Sie sich nur die Kinder in einzelnen Familien an. Wie oft haben sie verschiedene Interessen, Vorlieben für Sport oder Musik, für Bücher oder manuelle Fertigkeiten usw. Was auch immer die Gründe dafür sein mögen, die geistige Individualität ist eher die Regel als die Ausnahme.

Will man die Lernfähigkeit durch Intelligenztests prüfen, dann wird i. allg. nicht geprüft, wie gut der Proband sich neues Wissen aneignen kann. Der Test stützt sich auf das bisherige, vom Individuum bereits erworbene Wissen. Dem liegt die Annahme zugrunde, man könne durch das, was der Proband bereits weiß und was er nicht weiß, auf seine Lernfähigkeit schließen. Wäre jedermann dem gleichen Lernangebot ausgesetzt, würden die Unterschiede im Wissen Unterschiede in der Lernfähigkeit zum Ausdruck bringen. Die Gültigkeit dieser Annahme wird oft bestritten; auch wir räumen ein, daß sie problematisch ist. Das Problem ist die Unterscheidbarkeit von Fähigkeit und Lernangebot.

Im Gegensatz zur Frage, wie leicht neues Wissen erworben werden kann, läßt sich die Frage nach der Anwendung von Wissen ziemlich leicht testen. Jede neue Testantwort läßt einen Schluß auf das zu, was das Individuum früher gelernt hat. Bei verbalen Analogieaufgaben, bei Aufgaben mit räumlichen Beziehungen, Denksportaufgaben oder bei jedem anderen der vielen Tests hat der Proband die Aufgabe, relevante Wissensbestandteile im Langzeitgedächtnis zu suchen und diese produktiv anzuwenden. Der Unterschied zwischen einer intelligenten und einer nichtintelligenten Lösung des Problems kann recht dramatisch sein. Zwei Personen, die über das gleiche Wissen verfügen, können in einem geschickt angelegten Test große Unterschiede in der Schärfe und Ökonomie ihres Intellekts zeigen.

„Wissen" ist ein Terminus aus der zitierten Definition von Intelligenz, der mit am schwierigsten zu erklären ist: Wissen ist das, zu dessen Erwerb und Anwendung uns Intelligenz befähigt. Nun könnte ein Test die Fähigkeit einer Person zu Erwerb und Anwendung von etwas Kognitivem erfassen. Doch wie sollen wir entscheiden, ob es sich dabei um „Wissen" handelt? Entscheidungen dieser Art fallen oft ziemlich willkürlich aus. Es gibt z. B. Intelligenztestaufgaben, bei denen ästhetische Urteile über Bilder abgegeben werden sollen, wobei man sich auf die Theorie stützt, daß es wichtige Prinzipien der Form und Symmetrie gibt, welche eine intelligente Person irgendwie kennen müßte. Obgleich viele Testautoren eine solche Theorie akzeptieren, fordern sie doch selten ihre Probanden

dazu auf, diese Art von Bildern, die sie bewerten lassen, auch zeichnerisch herzustellen. Das Zeichnen von Bildern setzt durchaus auch die Anwendung von früher Gelerntem voraus, aber es ist offenbar nicht in derselben Weise Bestandteil eines „Wissens", wie die Voraussetzungen für ein ästhetisches Urteil. Sie mögen diese Unterscheidung vielleicht nicht für besonders sinnvoll halten, doch ließen sich zahlreiche weitere Beispiele finden, die erkennen lassen, daß Intelligenztests implizit eine Vorentscheidung darüber enthalten, was man unter Wissen verstehen soll und was nicht.

Diese Frage bringt uns an unseren Ausgangspunkt zurück. Das Messen fängt gewöhnlich mit dem subjektiven Urteil an. Das Testen der Intelligenz stellt eine Zwischenstufe dar bei dem Bemühen um völlige Objektivität. Es ist nicht mehr ganz subjektiv, aber eine hinreichend objektive Ebene wird damit nicht (und vielleicht niemals) erreicht. Es verbleiben zu viele strittige Punkte, darunter nicht zuletzt die Frage nach dem eigentlichen Geltungsbereich der Tests. Sollte man in ihnen jede kognitive Dimension berücksichtigen, durch die sich Menschen irgendwie voneinander unterscheiden? Es wäre leicht, diese Forderung aufzustellen, doch traditionellerweise berücksichtigt man nur wenige kognitive Dimensionen. Warum? Hauptsächlich weil Tests in erster Linie für praktische Zwecke und nicht für die abstrakte wissenschaftliche Theorie entwickelt wurden.

10.2 Die Intelligenztests: Entstehung und Inhalte

Die wichtigste Anregung zur ersten Entwicklung von Testverfahren ging vom Ausbau des öffentlichen Schulwesens aus, der am Ende des neunzehnten Jahrhunderts insbesondere in Europa und Nordamerika vorgenommen wurde. Da es zunehmend mehr Kinder gab, die Grund- und Mittelschulen besuchten, sah man sich gezwungen, ökono-

mische und objektive Verfahren zu entwickeln, mit deren Hilfe so früh wie möglich vorhergesagt werden konnte, wie die einzelnen Kinder in der Schule abschneiden würden. Begabte Kinder sollten ihre besonderen Talente entfalten können, schwächere Schüler sollten stärker gefördert werden. Mit Tests wollte man auch die sogenannten „underachiever" herausfinden. „Underachiever" nennt man Kinder, deren Schulleistung hinter ihren eigentlichen Fähigkeiten zurückbleibt. Man war der Meinung, daß zusätzliche Informationen über solche Kinder die Effektivität der Lehrer erheblich steigern würde. Ob mit dem erhofften Erfolg oder nicht, sei dahingestellt, Intelligenztests wurden jedenfalls als eine Hilfe bei dem Bemühen angesehen, die hohen Ziele des öffentlichen Schulwesens zu erreichen. Man nahm an, daß sie unter der Oberfläche der intellektuellen Leistung die zugrundeliegenden wichtigsten Fähigkeiten erfassen. Wir wollen nun prüfen, wieweit man dabei erfolgreich war.

10.2.1 Der Stanford-Binet-Test

Für die Entwicklung von Intelligenztests, so wie wir sie heute kennen, hat sich vornehmlich ein Franzose, Alfred Binet, verdient gemacht. Seine wichtigsten Beiträge stammen aus der Zeit zwischen 1895 und seinem Tod im Jahre 1911 (Peterson, 1925). Zwar gab es noch einige andere, die dazu einige Versuche gemacht hatten; besonders zu erwähnen ist der Engländer Francis Galton, der als erster kognitive Unterschiede wissenschaftlich untersucht hat. Binet aber traf zwei spezifische Entscheidungen, die sich auf die Dauer bewährten. Die erste war der Gedanke, daß ein Intelligenztest eine Vielzahl verschiedener geistiger Tätigkeiten herausfordern müsse. Dabei ging es ihm nicht um die philosophische Frage ‚Was ist Intelligenz?‘, es kam ihm vielmehr von vornherein auf die Anwendung an. So stellte er eine umfangreiche Subtestbatterie zusammen, mit deren Hilfe er die zu untersuchenden Kinder in drei Gruppen einteilen konnte, in intelligente, durchschnittlich und unterdurchschnittlich intelligente. Dabei verwendeten er und seine Kollegen an der Sorbonne kaum systematische und objektive Verfahren, für den Anfang dieser Forschung ist eine Mischung aus Versuch und Irrtum und Intuition kennzeichnend. So kamen im Laufe der Zeit die zahlreichen Kunststückchen und Aufgaben zusammen, wie wir sie aus den heutigen gut standardisierten Tests kennen.

An zweiter Stelle ist Binets Konzeption der Intelligenz zu nennen: Er sah Intelligenz in engstem Bezug zum Lebensalter. Der Verstand junger Menschen unterliegt einem Wachstum, vergleichbar der Körpergröße, die durch physisches Wachstum zunimmt. Sie werden dieses Kapitel in der Tat am besten verstehen, wenn Sie die Analogie zwischen intellektueller und physischer Entwicklung im Auge behalten.

Indem Kinder älter werden, werden sie gescheiter. Ein dreijähriges Kind mag uns entzücken – doch es kann nicht rechnen. Man kann sogar sicher sein, daß man ihm das Rechnen nicht beibringen kann, zumindest nicht mit den bisher bekannten Lehrmethoden. Aus Kapitel 9 wissen wir, wie sehr die Sprachentwicklung an bestimmte Zeiten der Entwicklung gebunden ist. Kinder lernen Sprachformen und die Syntax in einer gewissen Reihenfolge. Die Kompetenz nimmt zu von einfach bis komplex, von konkret und spezifisch bis abstrakt und allgemein, aber nicht gleichzeitig für Syntax und Mathematik. Auch bei der Entwicklung vieler anderer geistiger Aktivitäten ist eine chronologische und sequentielle Abfolge charakteristisch.

Diese Tatsache legte Binet seinem genialen Entwurf zugrunde. Wenn Kinder sich geistig weiterentwickeln (so wie sie es physisch tun) und die Entwicklungsgeschwindigkeit unterschiedlich hoch ist, dann dürfte es für jede Altersstufe eine *Verteilung* „mentaler" Leistungen geben (so wie es eine Verteilung von Körpergrößen gibt). Wenn Sie eine Stichprobe von Vierjährigen untersuchen, so werden Sie feststellen, daß einige mehr, andere weniger dazu in der Lage sind, z. B. Gebrauchsgegenstände auf Bildern zu benennen. Einige können besser als andere die Verwendung solcher Gegenstände erklären. Wieder andere können eher eine quadratähnliche Figur auf eine entsprechende Aufforderung hin zeichnen. Mit den genannten Aufgaben kann man zwischen intelligenteren und weniger intelligenten Vierjährigen differenzieren; um zwischen Sechsjährigen differenzieren zu können, werden andere Tests benötigt. Die entwicklungsabhängige Testauswahl läßt sich bis hin zum Erwachsenenalter fortsetzen. Nach Binets Vorstellung mußte ein Intelligenztest eine Anzahl altersbezogener Aufgaben enthalten, mit deren Hilfe der Untersucher dem Untersuchten ein bestimmtes Intelligenzalter zuordnen konnte.

Doch sollten die Testaufgaben nicht nur zeigen, wie sich die getesteten Kinder unterscheiden. Man erkannte bald, daß man die bedeutsamen mentalen Eigenschaften kennenlernen mußte, die diesen Unterschieden zugrundeliegen. Tests sollten in der Praxis z. B. die Schulleistung oder andere Anzeichen für Intelligenzgrade vorhersagen. *Prädiktive Validität* besitzen Tests, wenn man durch sie gut vorhersagen kann, wie z. B. ein Lehrer einen Schüler wahrscheinlich beurteilen wird, nachdem er ihn im Schulunterricht kennengelernt hat. Die Tests funktionierten, wenn man Kinder, ohne mit ihnen anderweitige Erfahrung zu haben, miteinander vergleichen konnte. Schon bald war man dazu in der Lage. Im Laufe ihrer Weiterentwicklung sprachen die Intelligenztests auf die kognitive Ausstattung der Kinder sensibler an als viele ihrer Lehrer.

Viele Aufgaben erfassen sicherlich mehr als eine einzige kognitive Eigenschaft; andernfalls würden die Kinder ja bei jedem Subtest den gleichen Rangplatz einnehmen, was natürlich nicht der Fall ist. Das eine Kind kann vielleicht gut Quadrate zeichnen, dafür schneidet es beim Benennen von Gegenständen schlecht ab. Ein anderes Kind kann ganz andere Stärken und Schwächen haben. Da im Gesamtwert für jedes Kind die Plus- und Minuswerte irgendwie kombiniert werden, haben wir es mit einem zusammengesetzten Maß zu tun. Man muß allerdings nicht unbedingt das zusammengesetzte Maß, die Summe aller Subtests verwenden. Mitunter ist es wichtig zu wissen, welche Anteile die einzelnen spezifischen Fähigkeiten am Gesamtwert haben. Später werden wir die logischen Schritte diskutieren, mit denen man von zusammengesetzten Maßen zu den Komponenten oder zur Struktur kognitiver Fähigkeiten gelangt.

In den Vereinigten Staaten wurde die Testidee Binets durch Lewis M. Terman weiterentwickelt. Im Laufe mehrerer Jahrzehnte der Forschung und Analyse entstanden an der Stanford-University unter seiner Leitung verschiedene Versionen des *Stanford-Binet-Intelligenztests,* eines Tests, der weithin bekannt wurde und hohes Ansehen genoß. Die Aufgaben, die wir im folgenden als Beispiele bringen, sind dem Buch entnommen, welches die Tests beschreibt, die um 1935 neu standardisiert wurden (Terman & Merrill, 1937). Es hat danach zwar noch weitere Neuauflagen gegeben, doch blieben die grundlegenden Merkmale unverändert.

Vom durchschnittlichen Siebenjährigen wurde erwartet, daß er den Test „Bildabsurditäten" bewältigte. Das Kind sollte angeben, was auf folgendem Bild falsch war: Es zeigt einen Mann, der mit einer Säge, deren Zähne nach oben zeigen, Holz zu sägen versucht. Falls in der Antwort deutlich wurde, daß das Kind das Absurde erfaßt hatte, wurde sie als richtig gewertet. War die Antwort zweideutig (z. B. „Holz sägen"), sollte der Untersucher nachfragen. Wenn in der Antwort kein Hinweis auf das Absurde enthalten war, wurde sie als falsch gewertet. Insgesamt bekam das Kind vier Bilder gezeigt. Dieser Subtest gilt als bestanden, wenn das Kind mindestens drei richtige Antworten gibt.

An dieser Stelle haben Sie vielleicht einige Fragen. Zuerst mag Ihnen der Einfluß des Untersuchers zu groß vorkommen. Er muß nämlich nicht nur entscheiden, ob eine Antwort richtig oder falsch ist, sondern auch, ob bei einer nicht richtigen Antwort nachgefragt wird. Für diese Version des Stanford-Binet sind Übung und Geschick des Untersuchers tatsächlich unentbehrlich. Es gibt andere Tests, bei denen die Rolle des Untersuchers weniger entscheidend ist, weshalb dieser in geringerem Ausmaß eine mögliche Fehlerquelle darstellt. Solche Tests lassen sich meist als Gruppenuntersuchung durchführen und bisweilen sogar maschinell auswerten. Trotzdem kann ein erfahrener und geschickter Untersucher ein Testergebnis erzielen, das die Vorhersage einer objektiveren und mechanischen Testdurchführung übertrifft. Diese Kunst ist noch nicht völlig auf Wissenschaft reduziert worden.

Die zweite Frage ist die, ob nicht ein Kind, das schon mit Sägen gespielt oder gearbeitet hat, bei dieser und bei vergleichbaren Aufgaben im Vorteil ist. Die Antwort ist vermutlich ja. Doch man geht davon aus, daß sich solche Vorteile auf den ganzen Test bezogen ausgleichen. Das nächste Bild könnte einen Hund zeigen, der auf absurde Weise ein Kaninchen jagt. Bei diesem Bild könnten Landkinder im Vorteil sein, bei anderen Bildern wären statt dessen Stadtkinder etwas im Vorteil. Zweifellos gleichen sich solche Vorteile statistisch gesehen oft aus, jedoch nicht unbedingt in jedem Einzelfall.

Eine mögliche Frage ist die, ob die Kinder nicht vorher die Bildaufgaben üben können und die richtigen Lösungen gesagt bekommen. Wieder ist die Antwort ja. Dies ist der Grund, warum man Tests geheimhält und niemals öffentlich zugänglich macht. Ein Item ist nur dann valide, wenn das Kind es nicht vorher kennt. Items sollen *Stichproben* der Leistungsfähigkeit sein. Wenn Sie eine Wissensfrage vor dem Test beantwortet bekommen, kann sie nicht mehr zur Zufallsstichprobe von Wissensfragen gehören. Wenn ein amerikanisches Kind z. B. aufgefordert wird, die Hauptstädte verschiedener Staaten zu nennen, lassen seine Antworten bis zu einem gewissen Grade einen Schluß zu auf seine Kenntnisse in amerikanischer Geographie. Wenn man es aber vorher anweist, es solle die Hauptstädte von Iowa, Kansas und Georgia auswendig lernen, sind die Antworten „Des Moines", „Topeka" und „Atlanta" bestenfalls für sein mechanisches Gedächtnis valide.

Wir wollen unsere kurze Übersicht über den Stanford-Binet fortsetzen. Von Siebenjährigen erwartet man auch, daß sie den Test „Ähnlichkeiten" bewältigen. Hierbei werden dem Kind Paare von häufig vorkommenden Wörtern vorgelesen, und man fragt, worin sich die Dinge ähnlich sind: Holz und Kohle, Apfel und Pfirsich, Schiff und Lastwagen. Da es sich um häufig vorkommende Wörter handelt, ist dies kein Wortschatztest im üblichen Sinn. Es ist eher eine Prüfung der Fähigkeit, so weit abstrakt zu denken, daß man die Bedeutung der Wörter miteinander vergleichen kann. Richtige Antworten für Holz und Kohle wären z. B.: „Beide brennen" oder „Beide wärmen". Ebenfalls richtig wäre: „Beide haben den Buchstaben o". Falsch wäre jedoch: „Kohle brennt besser". Bei Schiff und Lastwagen wäre eine richtige Antwort: „Man kann sie beladen und dann fahren". Eine falsche Antwort wäre: „Lastwagen fahren auf der Straße, Schiffe auf dem Wasser".

Ein Kind kann zwar wissen, welche Bedeutung die beiden Wörter haben, trotzdem aber unfähig sein, sie auf einem angemessenen Abstraktionsniveau miteinander zu vergleichen.

Der entsprechende Test für Achtjährige erfordert das Erkennen von Ähnlichkeiten *und* Unterschieden. Dazu werden Wortpaare wie Apfelsine und Fußball, Flugzeug und Papierdrachen oder Meer und Fluß vorgegeben. Die richtige Antwort muß Ähnlichkeit *und* Unterschied enthalten: „Das Meer besteht aus Wasser und der Fluß auch. Aber der Fluß fließt und das Meer nicht." Da es schwieriger ist, sich zwei Abstraktionen zu vergegenwärtigen als eine, wird der Subtest „Ähnlichkeiten-Unterschiede" erst auf einer höheren Altersstufe gegeben.

Wortschatztests gibt es für viele verschiedene Altersstufen. Sie prüfen die Kenntnis von Wortbedeutungen, auf den sprachlichen Ausdruck kommt es dabei nicht an. Auch ein allgemeines Verständnis wurde durch Tests in verschiedenen Schwierigkeitsgraden zu erfassen versucht. Man stellt eine Szene vor, die ein Problem enthält. Das Kind wird gefragt, wie dieses Problem zu lösen wäre. Achtjährigen z. B. wird folgendes vorgelesen: „Was sollst Du tun, wenn Du auf der Straße ein dreijähriges Kind triffst, das seine Eltern verloren hat?" Viele richtige Antworten wären möglich, z. B. „es nach seinem Namen fragen"; falsch wäre die Antwort „nichts tun". Das gescheite Kind erfaßt die im Test vorgestellte Situation richtig und antwortet entsprechend. Es sagt nicht unbedingt das, was es wirklich tun würde. Auch sagt es nicht: „Ich weiß es nicht", auch wenn das vielleicht die ehrlichste Antwort wäre.

Auch Gedächtnistests gibt es für verschiedene Altersstufen. Dabei muß das Kind Zahlen, Wörter, Sätze oder wesentliche Bestandteile einer gerade gehörten Geschichte in umgekehrter Reihenfolge wiederholen. Auch bei Aufgaben, bei denen dem Kind geometrische Figuren vorgelegt werden, die es später zu reproduzieren hat, spielt das Gedächtnis eine Rolle. Tests, in denen geometrische Figuren vorkommen, erfassen jedoch nicht nur Gedächtnisfunktionen. Es ist seltsam, aber wahr, daß Kinder, die ohne Schwierigkeiten ein Quadrat oder einen Kreis zeichnen, oft sehr viel Zeit für einen Rhombus brauchen. Ein Jahr später vielleicht können sie einen Rhombus ebenso mühelos zeichnen wie die beiden anderen Figuren. Dieser Unterschied ist kaum durch die Zeichenpraxis eines Jahres bedingt, denn für viele andere unbekannte Figuren ist ebenfalls ein entwicklungsbedingter Fortschritt festzustellen.

Die Tests für ältere Kinder und Erwachsene erfassen abstraktere kognitive Fähigkeiten. Die Wörter des Wortschatztests sind nicht mehr ausschließlich Namen von Gegenständen, sondern drücken Beziehungen aus: „Vergleich", „Abhängigkeit" oder „Zusammenhang". Es handelt sich zwar immer noch um geläufige Wörter, doch versuchen Sie einmal, sie zu definieren. Bereits für Sie ist es schwierig, Wörter zur Beschreibung abstrakter Beziehungen zu finden, doch für sehr junge oder geistig noch nicht voll entwickelte Personen ist dies eine oft nicht zu bewältigende Aufgabe. Bei dem Ähnlichkeitstest für Elfjährige werden anstelle von zwei drei Wörter vorgegeben: „Schlange – Kuh – Sperling", „Messerklinge – Pfennig – Drahtstück" oder „Buch – Lehrer – Zeitung". Es ist schwieriger, drei Bedeutungen auf einer angemessenen Abstraktionsebene miteinander in Beziehung zu setzen als nur zwei. Für Zwölfjährige gibt es einen Satzergänzungstest, in welchem das fehlende Wort eine Konjunktion ist: „Die Flüsse sind ausgetrocknet ... es zu wenig geregnet hat". Eine beträchtliche Zahl von Wörtern könnte eingesetzt werden: „wenn", „wo", „weil", „da" und so weiter. Das Problem besteht darin, aus vielen tausend Wörtern unseres Wortschatzes das passende auszusuchen. Für manche Personen ist ein solches Problem unlösbar. Für Dreizehnjährige hat man Folgen von Wörtern zusammengestellt, die in eine andere Reihenfolge gebracht werden müssen, damit ein „guter" Satz entsteht, z. B.: „Ein verteidigt Hund guter seinen mutig Herrn". Richtig ist die Antwort: „Ein guter Hund verteidigt mutig seinen Herrn". Mit nur einem halben Punkt wird folgende Antwort bewertet: „Ein guter Herr verteidigt mutig seinen Hund".

Für Erwachsene gibt es einen Test, in dem Unterschiede zwischen Wörtern erkannt werden sollen, deren Bedeutungen sich nur in Nuancen unterscheiden: „Faulheit" und „Trägheit" oder „Armut" und „Elend". Zudem sollen Sprichwörter wie etwa die folgenden erklärt werden: „Ein gebranntes Kind scheut das Feuer" oder „Wer den Kern essen will, muß die Nuß knacken". Differenziertheit des Wortschatzes und Sensitivität für die Symbolik von Sprichwörtern sind nötig, um die Bedeutung des Sprichworts zu erfassen. Neben solchen im wesentlichen verbalen Aufgaben gibt es auch Denkaufgaben im engeren Sinne, zu deren Lösung Berechnungen, Logik oder gesunder Menschenverstand erforderlich sind. In einigen Aufgabentypen – z. B. im Satzbildungstest – werden Wortschatz und Denkfähigkeit gleichermaßen gefordert. Bei diesem Test werden drei Wörter vorgegeben, mit denen ein grammatisch richtiger, sinnvoller Satz zu bilden ist. Wäre „Höflichkeit – Anforderung – Angestellter" vorgegeben, wäre die Antwort „Höflichkeit ist eine Anforderung, die ein Angestellter erfüllen muß" richtig. Ebenso richtig wäre die Antwort: „Höflichkeit ist keine Anforderung, die ein Angestellter erfüllen muß". In beiden Fällen sind die drei Wörter in einem „guten" Satz verknüpft worden.

Verbale Analogien heißt ein anderer bekannter Test, der sowohl verbale Kompetenz als auch Denkfähigkeit erfordert. Eine Aufgabe hierzu könnte folgende Form haben: „Ein Kaninchen ist ängstlich. Ein Löwe ist ...". „Mutig" oder ein Synonym ist die richtige Antwort. Es wäre falsch, mit „gefährlich" zu antworten. Löwen sind sicher gefährlich, aber das hat mit Kaninchen und deren Ängstlichkeit nichts zu tun.

Wie Sie unserem kurzen Überblick über den Stanford-Binet von 1937 entnehmen konnten, beziehen sich Intelligenztests weder ausschließlich noch hauptsächlich auf das Gedächtnis für sinnfreie Zusammenhänge. Es gibt einige wenige Tests, die verbales und visuelles Gedächtnis prüfen, die meisten sollen jedoch unsere Verstandeseigenschaften erfassen – Denkfähigkeit, Differenziertheit des Wortschatzes, allgemeines Verständnis, gesunder Menschenverstand, Abstraktionsfähigkeit, Flexibilität, Schnelligkeit usw. Sogar der Wortschatztest ist strenggenommen kein reiner Gedächtnistest.

Unter den Wörtern, deren Bedeutung im Text erfragt wird, findet man so geläufige wie

„orange" und „puddle" (Pfütze), aber auch anspruchsvollere wie „disproportionate" (unproportioniert) und „bewail" (wehklagen), schließlich auch so seltene wie „piscatorial" (auf die Fischerei bezogen) und „sudorific" (schweißtreibend). Vergegenwärtigen wir uns, daß es im Englischen einige tausend sehr seltene Wörter gibt, und daß das Gedächtnis für sinnfreie Zusammenhänge begrenzt ist. Demnach ist es unwahrscheinlich, daß man das Wort „piscatorial" kennt, nur weil man es irgendwann einmal gehört hat. Wenn man es richtig definieren kann, dann hat man es wohl häufiger in verschiedenen Zusammenhängen gehört oder verwendet. Falls man aber belesen ist und sprachliche Probleme analytisch lösen kann, kann man vielleicht die lateinische Wurzel des Wortes Fisch erkennen, die in den englischen Wörtern „piscatorial", „pisces", „piscine" und „piscivorous" vorkommt. Wie viele andere Untertests, so ist auch der Wortschatztest nur ein stichprobenhaftes Ausloten „mentaler" Tiefen.

10.2.2 Der Wechsler-Intelligenztest für Erwachsene

Einige Verfahren zur Messung der Intelligenz Erwachsener sind besonders weit verbreitet. Eines davon wurde von David Wechsler (1958) vom Bellevue Psychiatric Hospital in New York City entwickelt. Er ist auch der Autor des berühmten Wechsler-Bellevue-Tests für Kinder. An dieser Stelle wollen wir kurz die elf Subtests besprechen, aus denen die vollständige Testbatterie seines Tests für Erwachsene besteht, des Wechsler-Intelligenztests für Erwachsene in der Form von 1958[1].

1. Allgemeines Wissen. In diesem Untertest werden nur Fragen vorgegeben, zu deren Beantwortung man nicht auf irgendwelche exotische Informationsquellen zurückgreifen muß. So wird die Frage „Wie groß ist die

amerikanische Frau im Durchschnitt?" für besser gehalten als die Frage „Welcher Staat fördert das meiste Gold?". Bei Fragen wie der folgenden versagen Personen, die am unteren Ende der Intelligenzskala liegen: „Wieviele Wochen hat ein Jahr?". Mit anderen Fragen lassen sich Personen am oberen Ende der Skala unterscheiden, z. B.: „Was ist der Koran?". Da es keine allgemeinen Regeln zur Auswahl solcher Wissensfragen gibt, sind geeignete Fragen nur durch Versuch und Irrtum während der Standardisierungsphase eines Tests zu finden.

2. Allgemeines Verständnis. Hier gibt es Fragen, zu deren Beantwortung gesunder Menschenverstand ausreicht. Eine typische Frage lautet: „Warum verlangt der Staat, daß man eine Ehe nur mit amtlicher Erlaubnis schließt?". Zu diesem Untertest gehört auch die Interpretation geläufiger Sprichwörter. Ob eine Antwort als richtig oder falsch bezeichnet wird, hängt hauptsächlich davon ab, ob das Wesentliche der Frage erfaßt wurde. Die Fragen sind leicht verständlich und setzen nur normales Erfahrungswissen voraus.

3. Rechnerisches Denken. Der Name dieses Tests spricht für sich. Die Aufgaben setzen Rechenkenntnisse auf dem Hauptschulniveau voraus.

4. Zahlennachsprechen. Hier wird den Probanden eine Liste von Ziffern vorgelesen. Anschließend sollen sie die Ziffern entweder vorwärts oder rückwärts wiederholen. Wie wir in Kapitel 3 dargestellt haben, kann der normale Erwachsene etwa sieben Ziffern reproduzieren. Eine Gedächtnisspanne von weit unter fünf gilt als Indikator eines Defizits, was z. B. durch ein Nervenleiden oder durch hohes Alter bedingt sein kann. Dieser Test ist bei Personen mit niedriger Intelligenz und zur Diagnose bestimmter neurologischer Krankheiten besonders nützlich. Andere Tests, die speziell für die medizinische Diagnose entwickelt wurden (vgl. Anastasi, 1968), liefern weitere Informationen über die Art des Leistungsausfalls.

5. Gemeinsamkeitenfinden. Hier besteht das Problem darin, gemeinsame Elemente von

---

[1] Der Wechsler-Intelligenztest wurde von A. Hardesty und H. Lauber auf deutsche Verhältnisse übertragen und ist als Hamburg-Wechsler-Intelligenztest für Erwachsene (HAWIE) einer der meistverwendeten Tests in der Bundesrepublik (Anm. d. Ü.).

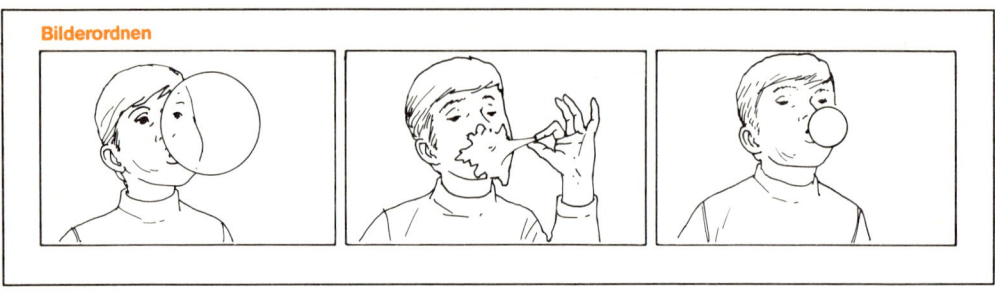

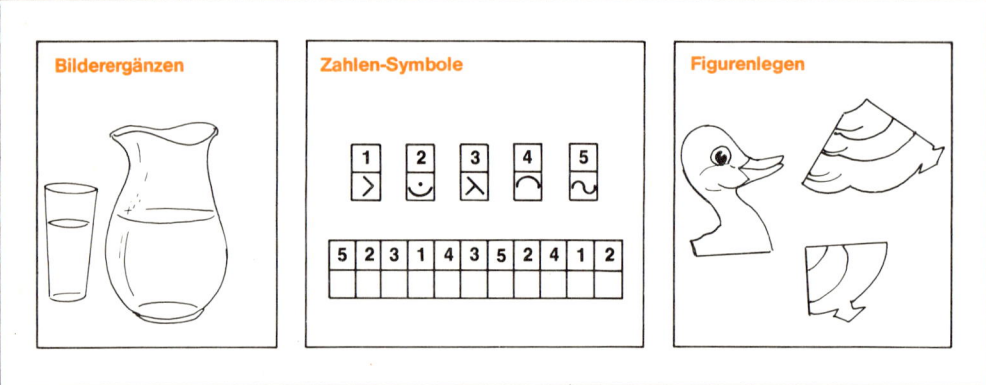

Abb. 10.3. Zum Wechsler-Intelligenztest für Erwachsene gehören auch Aufgaben des oben gezeigten Typs. Im Untertest Bilderordnen sind die vorgelegten Bilder so umzuordnen, daß sich eine sinnvolle Reihenfolge ergibt. Der Untertest Bilderergänzen besteht aus unvollständigen Darstellungen von Gegenständen. Die untersuchte Person soll herausfinden, was fehlt. Beim Zahlen-Symbol-Test besteht die Aufgabe darin, nach einer vorgegebenen Zuordnung von Ziffern und Symbolen weiteren Ziffern die richtigen Symbole zuzuordnen, wobei Geschwindigkeit und Genauigkeit in die Bewertung eingehen. Der Untertest Figurenlegen erfordert das Zusammensetzen von bekannten Objekten nach Art eines Puzzles

Wortbedeutungen zu finden – von „Apfelsine" und „Banane" bis zu „Holz" und „Alkohol". Wesentliche Ähnlichkeiten werden dabei höher bewertet als unwesentliche. Die Antwort „Apfelsine und Banane sind Früchte" ist besser als „Beide haben eine Schale".

6. Bilderordnen. In diesem Test werden Bilder in einer Zufallsreihenfolge vorgegeben. Die Aufgabe besteht darin, sie so umzuordnen, daß ein sinnvoller Handlungsablauf entsteht. Die Bilder sind so ähnlich wie Cartoons. Ein besonderes Vorwissen ist nicht erforderlich. Abbildung 10.3 zeigt ein Beispiel. Man muß zuerst einen Überblick über den gesamten Sachverhalt gewinnen, dann ist es leicht, die richtige Reihenfolge zu finden.

7. Bilderergänzen. Hierbei handelt es sich um Zeichnungen vertrauter Objekte, wobei jeweils ein wesentliches Merkmal weggelassen wurde. Die Aufgabe besteht darin, dieses fehlende Merkmal zu entdecken. Da kann z.B. der große Zeiger einer Uhr fehlen, die Augenbrauen auf der Darstellung eines Gesichts oder der Schornstein eines Schiffes usw. Der Test bezieht sich zwar eindeutig auf früher erworbenes Wissen, doch ist der jeweils angesprochene Sachverhalt fast allen vertraut. Der Test differenziert besonders gut zwischen Personen, die am unteren Ende der Skala liegen.

8. Mosaik-Test. Bei diesem Untertest werden Muster vorgelegt, die aus einer Anzahl von rot-weißen Holzklötzchen bestehen. Die Aufgabe besteht darin, mit Holzklötzchen diese Muster nachzubilden. Ein Beispiel hierzu gibt Abb. 10.4.

Würfel

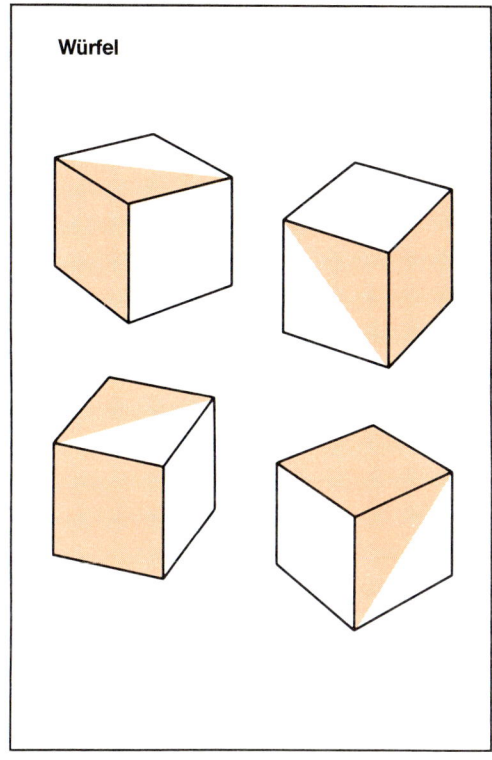

Vorlage

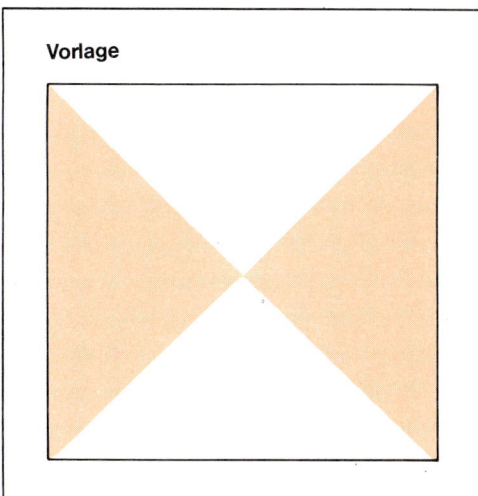

Abb. 10.4. Beispielaufgaben aus dem Mosaik-Test. Hierbei sind Würfel so zu legen, daß sie ein vorgegebenes Muster nachbilden (Abb. 10.1 zeigt ein Mädchen, das diesen Untertest gerade bearbeitet)

9. Zahlen-Symbol-Test. Beim Zahlen-Symbol-Test wird ein Formular vorgelegt, auf dem in einer Musterzeile Paare von Ziffern und Symbolen zu sehen sind. In weiteren Zeilen sollen unter den Ziffern die zugehörigen Symbole eingetragen werden (vgl. Abb. 10.3). Geschwindigkeit *und* Genauigkeit der Zuordnung werden bewertet. Besonders vorteilhaft ist es, die Zuordnung von Ziffern und Symbolen zu memorieren, da man dadurch nicht ständig wieder zur Musterzeile sehen muß. Im Gegensatz zu fast allen anderen Untertests haben wir es hier mit einer Lernaufgabe im engeren Sinne zu tun.

10. Figurenlegen. Dieser Test besteht im wesentlichen aus drei oder vier Puzzles, einer Hand, dem Profil einer Frau und einem Elefanten (vgl. Abb. 10.3). Aus den Einzelteilen muß erschlossen werden, welches Objekt zusammengesetzt werden muß. Da die Puzzles aus relativ wenig Teilen bestehen und die zusammenzusetzenden Objekte allgemein bekannt sind, werden Aufgaben dieser Art von den meisten Personen erfolgreich gelöst. Dieser Test erfaßt auch Einzelaspekte handwerklicher Fähigkeiten.

11. Wortschatz-Test. Dieser Test entspricht im Prinzip dem Wortschatz-Test des Stanford-Binet.

Der Proband bearbeitet alle elf Subtests. Der Intelligenztestwert drückt die Gesamtleistung aus. Nichts hindert uns jedoch daran, die Leistung im Detail zu betrachten. Wir können uns auch das Profil aller Subtests zusammen ansehen. Manchmal faßt man verbale Subtests zusammen und vergleicht sie mit den nonverbalen. Bevor wir aber eine differenzierte Auswertung vornehmen, müssen wir die Standardisierung und Einstufungsmöglichkeiten von Leistungen besprechen.

10.3 Zur Bedeutung von IQ-Punktwerten

10.3.1 Standardisierung

Lassen Sie uns kurz zum Stanford-Binet zurückkehren. Wie Sie sich erinnern, enthielt dieser Test Items für Kinder verschiedener Altersgruppen. Die Testautoren fanden durch Experimente heraus, was der durchschnittliche Dreijährige, Vierjährige und so weiter können müßte. Manche Kinder erbringen Leistungen, die genau ihrem Alter entsprechen, andere liegen über dem Durchschnitt, wieder andere darunter. Die meisten Kinder erreichen nicht in allen Subtests das gleiche Niveau. *Im Vergleich mit seinen Altersgenossen* könnte ein Kind über einen eher großen Wortschatz verfügen, beim Subtest Satzergänzung nur durchschnittliches leisten und schlecht abschneiden bei Rechnerischem Denken.

Wir haben das Alter eben besonders hervorgehoben, weil die Grundidee dieses Tests darin besteht, „mentale" Fähigkeiten auf das Lebensalter zu beziehen. Vergegenwärtigen Sie sich nochmals die Parallelen zwischen „mentalem" und physischem Wachstum. Ein großer Fünfjähriger ist groß im Vergleich zu anderen Fünfjährigen, nicht etwa im Vergleich zu Achtjährigen oder Erwachsenen. Obwohl es bemerkenswerte Ausnahmen gibt, wird ein großer Fünfjähriger auch ein großer Erwachsener sein. Bei „mentalem" Wachstum verhält es sich ähnlich. Mit ebenfalls bemerkenswerten Ausnahmen bleiben Kinder, die ihren Altersgenossen bei bestimmten „mentalen" Leistungen überlegen waren, auch als Erwachsene darin die besseren. Späteren werden wir zu dieser Art „mentaler" Stabilität mehr zu sagen haben – zur Frage, welche Bedeutung sie hat und wie stabil sie tatsächlich ist.

Schon bald nach Beginn der ersten Entwicklung von Intelligenztests (Stern, 1912; Herrnstein & Boring, 1965) wurde deutlich, daß der Quotient aus der Altersleistung, die ein Kind mit seinen Testlösungen erreicht, und seinem tatsächlichen Alter in Jahren und

Monaten ein geeignetes Maß der intellektuellen Entwicklung darstellt. Dieser Quotient aus „mentalem" Alter (Intelligenzalter) und Lebensalter – zur Vermeidung des Dezimalpunkts mit 100 multipliziert – war die ursprüngliche Definition des *Intelligenzquotienten* (IQ).

Ein Kind, das bei allen Subtests genau das Niveau erreicht, das dem Durchschnitt seiner Altersgruppe entspricht, hat daher einen IQ von 100. Wenn es Leistungen erbringt, die dem Niveau von 25% älteren Kindern entsprechen (dann z.B., wenn es selbst acht Jahre alt ist und die für Zehnjährige bestimmten Aufgaben löst), beträgt der IQ 125. Entsprechen seine Leistungen dem Niveau von 25% jüngeren Kindern (es selbst ist beispielsweise acht Jahre alt, erreicht aber nur das Niveau von Sechsjährigen), so ergibt sich ein IQ von 75.

Wir hatten bereits früher erwähnt, daß die meisten Kinder nicht in allen Subtests die gleichen Leistungen erzielen, sondern bei einigen besser, bei anderen schlechter abschneiden. Daher wurden Formeln ausgearbeitet, die die einzelnen Subtests getrennt berücksichtigen, doch so, daß der IQ eines durchschnittlich intelligenten Kindes 100 entsprach. So werden Schwächen auf dem einen Testgebiet durch Stärken auf einem anderen ausgeglichen. Das bedeutet, daß zwei Kinder mit dem gleichen IQ verschiedene „mentale" Fähigkeiten haben können. Dies ist zweifellos einer der Gründe, warum die Vorhersagekraft der IQ-Werte nicht größer ist und warum sie uns nur über Teilaspekte der Intelligenz informieren.

Der IQ ist auf die Leistung einer Gruppe von Individuen abgestimmt. Dieser Bezugsgruppe kommt daher eine entscheidende Bedeutung zu. Da der IQ von Kindern deren relative Position in einer Gruppe von Gleichaltrigen angibt, sollte die Bezugsgruppe gut definiert sein. Der Stanford-Binet von 1937 wurde an über 3000 Personen – Stadt- und Landbevölkerung aus allen Teilen der USA –

Tabelle 10.1. Verteilung des beruflichen Niveaus bei Männern

Berufliches Niveau	Relativer Anteil männlicher Angestellter in den Vereinigten Staaten	Relativer Anteil des beruflichen Niveaus der Väter der untersuchten Personen	
		Erste Stichprobe	Zweite Stichprobe
1	3.1	7.5	1.2
2	5.2	11.1	4.2
3	15.0	28.3	22.4
4	15.3	6.3	24.2
5	30.6	31.8	31.0
6	11.3	8.8	9.9
7	19.5	6.2	7.1
N insgesamt	38,077,804	1,438	1,319

Aus Anderson & Goodenough, 1931

geeicht. Man hatte sich bemüht, die einzelnen Berufsgruppen anteilmäßig so einzubeziehen, wie es der amerikanischen Gesamtbevölkerung entspricht. Dieses Bemühen erwies sich als nicht erfolgreich. In der Eichstichprobe war der Anteil gehobener Berufsgruppen (im Sinne von sozioökonomische Status) größer, als die Volkszählung von 1930 ergeben hatte. Tabelle 10.1 zeigt die Verteilung der Berufsgruppen in der Gesamtbevölkerung und in den beiden Eichstichproben. Das durchschnittliche Berufsgruppenniveau fiel für die Gesamtbevölkerung in die vierte Kategorie (genauer: 4.7) einer Skala, bei der die höchste Kategorie 1, die niedrigste 7 war, für die Eichstichprobe in die dritte (genauer: 3.4). In der Eichstichprobe des Wechsler-Intelligenztests für Erwachsene in der Form von 1955 waren gehobene Berufe ebenfalls überrepräsentiert, wenn auch in geringerem Ausmaß. In der Eichstichprobe des Wechsler-Tests war das Bildungsniveau der untersuchten Person das Kriterium, nicht der berufliche Status des Vaters. Da der Wechsler-Intelligenztest für Erwachsene – wie schon der Name sagt – für Erwachsene gedacht ist, der Stanford-Binet aber in erster Linie für Kinder, mußten bei der Auswahl der Eichstichproben auch verschiedene mögliche Einflußfaktoren beachtet werden.

Die Frage nach der geeigneten Standardisierungspopulation ist komplex. Mit einer anteilmäßigen Berücksichtigung von Bildungsniveau und Beruf ist es nicht getan. Man kann eine große Stichprobe nach unbegrenzt vielen Kategorien beurteilen. Terman berücksichtigt zwar die ethnische Herkunft seiner Probanden, erreichte jedoch die für die Gesamtbevölkerung geltenden Verhältnisse nicht, da er nur in Amerika geborene Weiße in seine Stichprobe aufnahm. In Wechslers Stichprobe dagegen gingen auch Schwarze gemäß ihrem Bevölkerungsanteil ein. Gewöhnlich besteht die Stichprobe zu je 50% aus weiblichen und männlichen Personen. Auch werden einige der üblichen demographischen und geographischen Faktoren anteilmäßig berücksichtigt. Die Stichproben setzen sich aus einer Mischung von Stadt- und Landbevölkerung zusammen, wobei die geographischen Regionen Amerikas entsprechend vertreten sind. Nicht berücksichtigt werden jedoch Eigenschaften wie blaue oder braune Augen, groß oder klein, Appartementbewohner oder Eigenheimbesitzer, Rechts- oder Linkshänder, Bariton oder Tenor, Demokrat oder Republikaner usw. Die Liste der Eigenschaften, in denen sich Menschen unterscheiden können, ist endlos.

Man nimmt an, daß sich die Effekte der wichtigsten Faktoren, die die Testwerte beeinflussen, gegeneinander ausgleichen. Falls diese Annahme nicht zutrifft, könnte eine der möglichen Folgen darin bestehen, daß der durchschnittliche IQ nicht 100 wäre, sondern etwas darüber oder darunter läge. Der IQ einer einzelnen Person würde dann die relative Position nicht genau wiedergeben.

Noch wichtiger ist, daß als Folge einer schlechten Standardisierung Personen mit bestimmten Eigenschaften Vorteile oder Nachteile haben können. Ist die Standardisierungspopulation in irgendeiner Hinsicht nicht repräsentativ, könnten bestimmte Personengruppen höhere Werte erzielen als eigentlich angemessen wäre. Bei anderen Gruppen mag das genau umgekehrt sein. Für einige Personengruppen könnte der Test zu hohe Leistungen erwarten lassen, für andere zu niedrige. Vorwissen oder Testerfahrung könnten systematische Abweichungen der Vorhersagegenauigkeit eines Tests bewirken, es sei denn, bei den vorherzusagenden Leistungen ist das auch der Fall. Zum gegenwärtigen Zeitpunkt liegen jedoch keine eindeutigen Hinweise darüber vor, ob der Wechsler-Test irgendwelche Personengruppen systematisch über- oder unterschätzt.

Der IQ gibt die relative Position in einer Population an. Wir haben bereits darauf hingewiesen, daß das intellektuell „frühreife" Kind vermutlich auch als Erwachsener überdurchschnittlich intelligent sein wird. Der Quotient aus Intelligenzalter und Lebensalter ist deshalb als Indikator der relativen Position geeignet. Es ist jedoch möglich, die relative Position direkt zu messen. Ein achtjähriges Kind, das im Stanford-Binet von 1937 die Leistung eines Zehnjährigen erbringt, erreicht auch das 94. Perzentil aller Achtjährigen der Population. Man kann dafür auch

sagen, daß ein IQ von 125 94% der gesamten Population übertrifft.

Für die IQ's verschiedener Intelligenztests läßt sich eine Tabelle der äquivalenten Prozentsätze erstellen. Abbildung 10.5 zeigt eine geglättete Kurve von Stanford-Binet-Werten (Terman & Merril, 1937; Anastasi, 1968). Die Kurve ist etwas idealisiert. Sie gilt für die Gesamtbevölkerung. Die vertikale Skala gibt an, welcher Prozentsatz der Bevölkerung einen IQ hat, der ebenso hoch oder niedriger ist wie der korrespondierende Wert auf der horizontalen Skala. Einem IQ von 40 oder weniger entspricht der Prozentsatz Null. Unter der Annahme, daß die Kurve in Abb. 10.5 wirklich repräsentativ ist, hätte in der Tat nur etwa eine Person unter 10 000 einen IQ von 40 oder

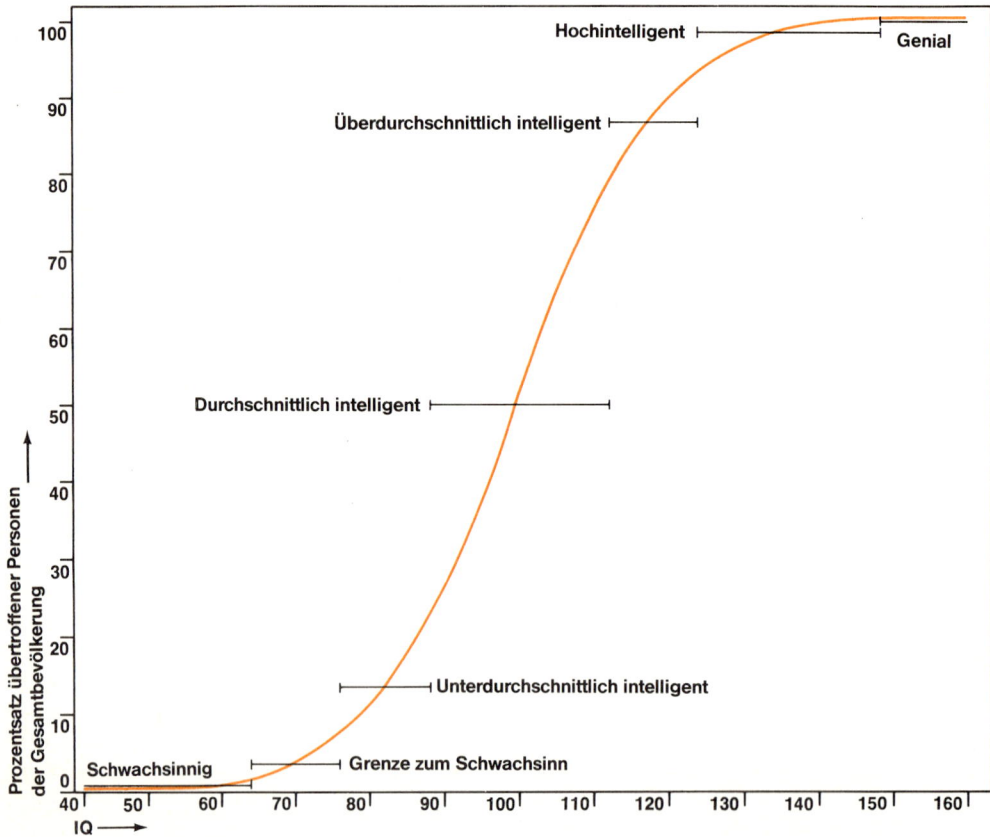

Abb. 10.5. Diese Abbildung zeigt die Verteilung des IQ in der amerikanischen Bevölkerung im Stanford-Binet-Intelligenztest. Der Mittelwert beträgt 100, die Standardabweichung 16, wobei angenommen wird, daß eine Normalverteilung vorliegt. Der Ordinatenwert entspricht dem Prozentsatz der Gesamtbevölkerung, der einen gleich großen oder niedrigeren IQ aufweist als der entsprechende Wert auf der Abszisse. In Prozentsätzen ausgedrückt: Fast niemand hat einen niedrigeren IQ als 40 und fast jeder hat einen IQ unter 160. Einige geläufige Intelligenzkategorien und deren Grenzen sind eingetragen, die Übergänge sind jedoch fließend

weniger. Etwa das gleiche gilt für einen IQ von 160 oder höher, da die Kurve unter- und oberhalb des Wertes 100 gleiche Relationen aufweist. Der IQ von 100 teilt die Bevölkerung in zwei gleiche Hälften. Die S-Form der Kurve besagt, daß die meisten Personen im mittleren Bereich liegen. Mehr als zwei Drittel der Gesamtbevölkerung fallen zwischen 84 und 116. Ungefähr 95% entfallen auf den Bereich zwischen 68 und 132.

Wir haben in Abb. 10.5 einige geläufige Bezeichnungen für verschiedene Niveaubereiche eingetragen. Als erstes ist zu diesen Bezeichnungen zu sagen, daß es sich nur um Bezeichnungen handelt. Eine Person mit einem IQ von 120 „überdurchschnittlich intelligent" zu nennen, stellt keine zusätzliche Information dar. Trotzdem halten es manche Leute für sinnvoll, die Kurve in einzelne Bereiche zu unterteilen und diese Bereiche eigens zu benennen. Personen mit IQ's von 148 und höher werden häufig „genial" oder „fast genial" genannt. Diese Bezeichnung dürfte Ihnen unzutreffend vorkommen, wenn Sie unter Genie jemanden mit hoher Kreativität verstehen, wie etwa Mozart oder Newton. Und doch sind Kinder (für die ist der Stanford-Binet ja in erster Linie gedacht) mit IQ's dieser Größenordnung statistisch höchst selten. Die vertikale Achse beweist es. Auf den Bereich zwischen 124 und 148 entfallen ungefähr 7% der Bevölkerung. Man nennt sie „hoch intelligent". Darauf – zwischen 112 und 124 – folgen etwa 15%, die man „überdurchschnittlich intelligent" nennt. Die nächste Gruppe fällt zwischen 88 und 112, sie umfaßt 50% der Bevölkerung. Die Bezeichnung für diese Gruppe ist „durchschnittlich intelligent" (manchmal sagt man auch „normal", was uns aber irreführend erscheint, denn der Rest der Bevölkerung ist – im üblichen Sprachgebrauch – ebenso normal). Die nächste Kategorie darunter – zwischen 76 und 88 – umfaßt etwa 15% der Bevölkerung, die als „unterdurchschnittlich intelligent" bezeichnet werden. Die 6% zwischen 64 und 76 liegen an der Grenze zur Debilität oder sind fast schwachsinnig. Unter 64 liegt noch 1% der Fälle. Diese Personen sind mit Sicherheit schwachsinnig.

Vielleicht sollten wir zur geglätteten Kurve der Abb. 10.5 als erstes anmerken, daß die „wahre" Kurve weder so glatt noch so symmetrisch ist. Die untere Hälfte der Verteilung hat eine leichte Ausbeulung, die den verschiedenen Formen kognitiver Defizienz entspricht, die durch Krankheiten oder genetische Defekte bedingt sind. Die obere Hälfte weicht ebenfalls leicht vom theoretischen Ideal ab.

Diese nicht ganz der Realität entsprechende Kurve unserer Abbildung stellt eine *Normalverteilung* dar. Viele der in der Natur vorkommenden Variablen sind annähernd normalverteilt. Wenn Sie Wurfpfeile auf eine Zielscheibe werfen, wird die Streuung um das Scheibenzentrum in etwa einer Normalverteilung entsprechen, wenn Sie die Abweichungen vom Zentrum auf einer Achse abtragen. Auch wenn Sie die Größe von Personen messen oder den Durchmesser von Kirschen, werden die Verteilungen normal sein oder einer vergleichbaren mathematischen Funktion entsprechen. Die Normalverteilung ist jedoch nicht nur ein bekannter empirischer Befund, sie hat erstaunliche und nützliche Eigenschaften.

Die für unsere Zwecke wichtigste Eigenschaft ist die Standardabweichung (vgl. die Einführung, S. 17f.). Alle Normalverteilungen sind durch zwei Zahlen vollständig definiert, durch den Mittelwert und die Standardabweichung. Wenn man Ihnen sagt, daß der IQ einen Mittelwert von 100 und eine Standardabweichung von 16 hat, und daß die Verteilung zudem normal ist, könnten Sie ohne zusätzliche Informationen die vollständige Kurve zeichnen. Sie würden dieselbe Kurve zeichnen, die wir in Abb. 10.5 gezeichnet haben. Die Standardabweichung, ein Maß der Streuung um den Mittelwert, ergibt sich durch Anwendung einer Formel auf einen gegebenen Datensatz. Alle Normalverteilungen haben die schöne mathematische Eigenschaft, daß eine Standardabweichung jeweils einem bestimmten Prozentsatz der gesamten Population entspricht. Zwischen einer Standardabweichung unter dem Mittelwert und einer Standardabweichung darüber liegen 68,26894% der gesamten Population. Diese Angabe ist allerdings genauer, als die Praxis es erfordert. Für Abb. 10.5 reicht dieses Intervall von 84 bis 116 (d.h. 100 ± 16). Bei einer idealen Normalverteilung liegen

95,44998% aller Fälle in dem Bereich, der durch je zwei Standardabweichungen auf beiden Seiten des Mittelwerts definiert ist. Die hohe Genauigkeit ist durch die mathematische Formel möglich und könnte durch die Angabe weiterer Dezimalstellen beliebig erhöht werden. Es gibt jedoch keine Garantie dafür, daß ein konkreter Datensatz mehr als eine Annäherung an die theoretischen Werte darstellt.

Wie wir der Abb. 10.5 entnehmen können, entsprechen die Werte des Stanford-Binet ziemlich gut einer Normalverteilung mit einem Mittelwert von 100 und einer Standardabweichung von 16. Die Standardabweichung der IQ's anderer Tests muß nicht unbedingt 16 sein (unter der Annahme, bei allen betrage der Mittelwert 100). Wenn ein Test anstelle von 16 eine Standardabweichung von 20 hat, ist die Kurve flacher.

Ein Wert von 120 würde dann dieselbe relative Position einnehmen wie ein Wert von 116. Ein Wert von 80 wäre gleichbedeutend mit einem von 84 usw. Umgekehrt würde ein Test mit einer kleineren Standardabweichung zu einer Kurve führen, die steiler wäre als die in Abb. 10.5.

Wir berücksichtigen hier andere Kurven als die des Stanford-Binet, da sich Tests tatsächlich in der Größe ihrer Standardabweichung unterscheiden. Bei einigen Tests liegen die Standardabweichungen in der Größenordnung von 100 oder darüber, doch verlaufen die Kurven vieler Tests so ähnlich wie die in Abb. 10.5. Werte verschiedener Tests können Sie nur dann vergleichen, wenn Sie die entsprechenden Standardabweichungen kennen.

Die Standardabweichung eines Tests spiegelt die Variabilität der Testwerte. Die Variabilität wiederum ist von den Auswertungsrichtlinien abhängig. Wenn z. B. für jede richtige Antwort zehn Punkte vergeben werden, ist die Standardabweichung natürlich größer als bei einem Punkt pro richtige Antwort. Dieser Sachverhalt soll besonders betont werden, weil er die logische Grundlage einer mathematischen Operation, der „multiplikativen Transformation", enthält. Der Mittelwert und die Standardabweichung einer Verteilung können nachträglich durch Multiplikation aller Werte mit einem Faktor geändert

werden. Durch andere Transformationen können weitere Aspekte der Verteilung geändert werden, z. B. die Form. Führt ein Test zu Werten, die nicht mit einer Normalverteilung vereinbar sind, ist es oft möglich, der Verteilung durch entsprechende Transformationen die gewünschte Form zu geben. Ist ein hoher Genauigkeitsgrad erforderlich, so ermöglicht es die Mathematik, die Werte direkt miteinander zu vergleichen.

Es mag Ihnen so vorkommen, als hätten wir uns von dem, was der Binet-Test eigentlich wollte, weit entfernt, nämlich festzustellen, wie weit ein Kind in seiner geistigen Entwicklung anderen voraus ist. Dieser Eindruck ginge jedoch an der Hauptsache vorbei. Die wesentliche Aufgabe von Tests ist es, eine Rangfolge nach Leistung zu erstellen, in der einige Personen hoch, andere niedrig, die meisten aber dazwischen liegen. Die relative „Frühreife" spiegelt sich in einer statistischen Maßzahl, etwa in der Anzahl von Standardabweichungen über oder unter dem Mittelwert oder in Perzentilen. Beide Maßzahlen sind auf eine bestimmte Gruppe bezogen. Von einem „frühreifen" Kind zu sprechen, bedeutet, daß es verglichen mit einer Gruppe von Altersgenossen gute Testergebnisse erzielt. Bei Testergebnissen von Erwachsenen von „Frühreife" zu sprechen, ist nicht sehr sinnvoll. Hier ist der Begriff „relative Position in einer Stichprobe" anzuwenden. Ein Zwanzigjähriger gilt nicht deswegen als gescheit, weil er Testergebnisse erzielt, die dem Durchschnitt von Vierzigjährigen entsprechen (vielleicht ist eher das Gegenteil der Fall). Er gilt aber dann als gescheit, wenn er – sagen wir – 90% aller Erwachsenen übertrifft. Den Erwachsenen werden IQ's gewöhnlich durch ein statistisches Vorgehen zugeordnet. Der Untersucher ermittelt zuerst die Lage des Punktwertes der betreffenden Person auf der vertikalen Achse in Abb. 10.5. Dieser Wert ist von der Bezugsgruppe abhängig. Darauf wird unter Verwendung einer Kurve wie der in Abb. 10.5 das Perzentil in einen IQ auf einer Skala mit einer bestimmten Standardabweichung umgewandelt.

10.3.2 Korrelation und Stabilität

D as Konzept der statistischen Korrelation ist ein wesentlicher Bestandteil des Testens von Intelligenz. Wir werden uns nicht näher mit den mathematischen Grundlagen befassen, sondern Korrelation statt dessen als eine Maßzahl zur Vorhersage einführen. Zwei Variablen gelten als korreliert, wenn die Kenntnis des Werts der einen die Vorhersage des Werts der anderen erleichtert. Wenn eine rollende Billardkugel mit einer liegenden zusammenstößt, läßt sich durch die Geschwindigkeit der ersten die durch den Zusammenstoß bewirkte Geschwindigkeit der zweiten vorhersagen. Die Variablen dieser Beziehung

sind hoch korreliert. Manche würden sogar sagen, daß hier mehr als Korrelation vorliegt, nämlich Verursachung. Im Gegensatz dazu sagt das Barometer ziemlich schlecht vorher, ob es in den nächsten 24 Stunden regnen wird. Hier haben wir es mit einer Vorhersage von geringer Genauigkeit zu tun. Es liegt zwar eine Korrelation vor, verglichen mit dem ersten Beispiel ist sie aber ziemlich niedrig.

Die Vorhersagegenauigkeit von Variablen reicht von „keine Vorhersage möglich" bis zu „genaue Vorhersage möglich", wobei jeder Zwischenwert vorkommen kann. Es gibt mehrere mathematische Formeln, die zu einem numerischen Wert für eine solche Vorhersage führen. Der Korrelationskoeffizient,

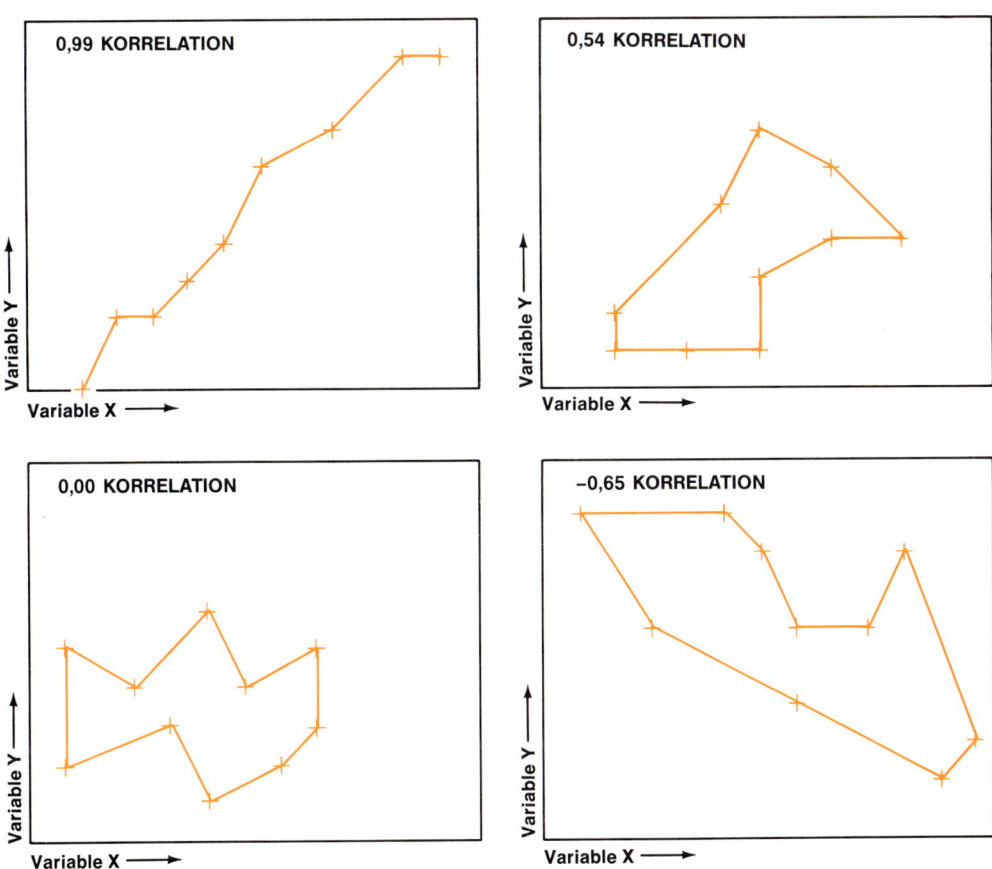

Abb. 10.6. Diese Abbildung illustriert an fiktiven Daten unterschiedliche Zusammenhänge zwischen zwei Variablen. Zur weiteren Veranschaulichung sind Linien eingezeichnet, die die einzelnen Werte jedes Datensatzes verbinden, für den die Produkt-Moment-Korrelation berech-

net wurde. Ist die Korrelation positiv, so weist die Richtung der Datenpunkte tendenziell nach rechts oben, bei negativer Korrelation nach links oben. Bei Null-Korrelationen gibt es keine Trends dieser Art der bei uns und auch in der Fachliteratur am häufigsten vorkommt, heißt *Pearson-Pro-dukt-Moment-Korrelationskoeffizient.* Zu seinem merkwürdigen Namen wollen wir nur sagen, daß er ihn Karl Pearson verdankt, einem berühmten englischen Statistiker des späten neunzehnten und frühen zwanzigsten Jahrhunderts. Der Wertebereich von Korrelationskoeffizienten liegt gewöhnlich zwischen −1,0 und +1,0. Ein Wert von +1,0 besagt, daß durch ansteigende oder fallende Werte der einen Variablen die entsprechenden Veränderungen der anderen Variablen genau vorherzusagen sind. Hohe Werte einer Variablen entsprechen hohen Werten der anderen, das gleiche gilt für niedrige und mittlere Werte.

Ein Koeffizient von −1,0 bedeutet perfekte, aber umgekehrte Vorhersage einer Variablen durch eine andere. Hohe Werte der einen entsprechen niedrigen Werten der anderen Variablen und umgekehrt. Eine Korrelation von Null bedeutet, daß die beiden Variablen völlig unabhängig voneinander sind. Statistische Unabhängigkeit besagt, daß ein Wert einer Variablen nichts zur Vorhersage des Werts der anderen beiträgt.

Abbildung 10.6 zeigt hypothetische Datensätze und die Korrelationen, die sich daraus ergeben. Ein häufig verwendetes Symbol für Korrelation ist *r*. Der Korrelationskoeffizient extrahiert eine lineare Beziehung aus dem Datensatz; die Linie, die von links nach rechts führt, kann dabei fallen oder steigen. Je „chaotischer" die Streuung der Datenpunkte, um so näher wird die Korrelation bei Null liegen. „Chaotisch" ist aber ein subjektives Urteil, während die Berechnung eines Korrelationskoeffizienten höchst objektiv ist.

Wir haben den Begriff Korrelation eingeführt, da wir ihn für weitere Ausführungen zum IQ benötigen. Einer der Gründe, warum Intelligenztests eingeführt wurden, lag darin, daß sich diese Werte als ziemlich stabil erwiesen. Wie wir schon früher feststellten, behaupteten Kinder in der Regel ihre relative Position in der Verteilung, wenn sie zu einem späteren Zeitpunkt erneut getestet wurden. Dies bedeutet, daß ihre IQ's ziemlich konstant blieben. Im Zusammenhang mit der Stabilität von IQ's haben wir die Wörter „in der Regel" und „ziemlich" verwendet. Denn

der IQ ist eben nicht mit einer Tätowierung zu vergleichen, die für das ganze Leben unverändert erhalten bleibt. Es handelt sich vielmehr um eine statistische Eigenschaft, für die nur sicher ist, daß sie in einem gewissen Grade unsicher ist. Der IQ entspricht daher eher Ihrem Gesundheitszustand als Ihrer Augenfarbe.

Der Grad der Unsicherheit kann durch den Korrelationskoeffizienten gemessen werden. Blieben IQ's absolut stabil, wäre die Korrelation der IQ's verschiedener Altersstufen gleich 1,0. Dies ist nicht der Fall. Sehen wir uns dazu die Korrelationen zwischen IQ's verschiedener Altersstufen an, die die Abb. 10.7 veranschaulicht. Dieser Abbildung liegen Daten zugrunde, die Cronbach (1970) zusammengestellt hat. Sie stammen im wesentlichen aus den Arbeiten von Bayley

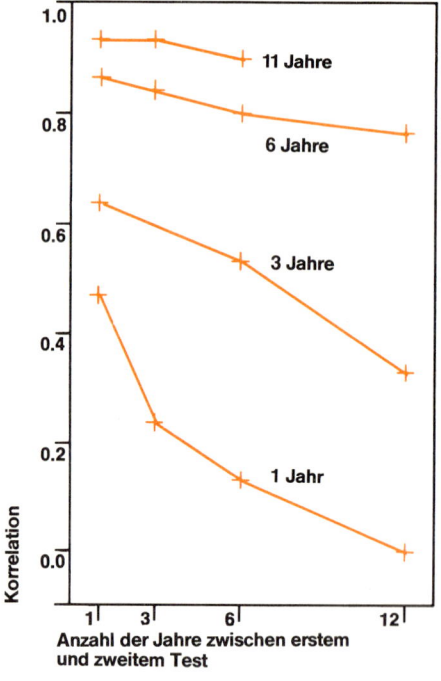

Abb. 10.7. Diese Abbildung zeigt IQ-Korrelationen zwischen verschiedenen Altersstufen. Die Zeitintervalle zwischen einem ersten und einem zweiten Test sind auf der Abszisse abgetragen, die Korrelationen auf der Ordinate. Die Korrelation wird um so kleiner, je größer das Zeitintervall ist. Man kann den Kurven entnehmen, daß dabei das Alter zum Zeitpunkt des ersten Tests besonders wichtig ist. Die einzelnen Kurven gelten jeweils für das Alter, zu dem der erste Test durchgeführt wurde. (Nach Angaben von Cronbach, 1970)

(1949, 1957). Jeder Datenpunkt stellt die Korrelation von IQ's dar, welche an einer Gruppe von Kindern zu zwei verschiedenen Zeitpunkten der Entwicklung erhoben wurden.

Je jünger ein Kind ist, um so niedriger ist die Korrelation zwischen Tests, die zu verschiedenen Zeitpunkten seines Lebens durchgeführt wurden. IQ's von Kindern im Alter von einem und dreizehn Jahren korrelieren mit Null. Zumindest in diesem Datensatz war die Korrelation Null; in anderen Untersuchungen ergaben sich leicht abweichende Werte. Die IQ's von Kindern im Alter von sechs und achtzehn Jahren – ebenfalls ein Abstand von zwölf Jahren – korrelieren mit 0,77. Ein Koeffizient dieser Größenordnung hat eine beachtliche Vorhersagegenauigkeit.

Der IQ der frühen Kindheit ist nicht hoch mit dem IQ der späten Kindheit oder dem des Erwachsenenalters korreliert. Die Angaben zu dieser Frage schwanken jedoch. Schon etwa ab Altersstufe sechs oder sieben sind die Werte ziemlich stabil, allerdings nicht in der Weise, daß man Korrelationen von 1,0 fände. Enthielte Abb. 10.7 für jedes Lebensjahr eine Kurve, so gäbe es von Altersstufe sechs ab einen Trend zu flacheren und höher liegenden Kurven.

Wenn Ihnen der Umgang mit Korrelationskoeffizienten noch nicht vertraut ist, dürfte es Ihnen wenig nützen, wenn Sie wissen, daß der Wert für Sechzehn- und Achtzehnjährige etwa bei 0,8 liegt. Wenn wir vereinfachende Annahmen machen, sind auf der Grundlage der Korrelationen weitere Berechnungen möglich. Eine Korrelation von 0,8 bedeutet, daß in etwa 68% der Fälle die IQ-Änderung zwischen erster und zweiter Messung nicht mehr als zehn Punkte betragen wird. Eine Korrelation von 0,92 besagt, daß in etwa 88% der Fälle die Änderung höchstens 10 IQ-Punkte ausmacht. Wäre die Korrelation dagegen Null, würden wir für etwa 37% eine Änderung bis zu 10 Punkten erwarten. Kurz, auch wenn die Korrelation der IQ's zwischen zwei Altersstufen sehr hoch ist, wird es Veränderungen im IQ-Niveau geben. Es wird mehr kleine als große Veränderungen geben, doch ist die Wahrscheinlichkeit hoch, daß sich auch einige sehr große Veränderungen einstellen werden.

Obwohl bereits aus statistischen Erwägungen IQ-Änderungen zu erwarten sind, wissen wir noch nicht, warum sich die Werte verändern. Ein Grund dafür, daß man mit Werten, die im Kindesalter erhoben wurden, zukünftige Werte nicht vorhersagen kann, liegt wahrscheinlich darin, daß das kognitive Wachstum noch nicht beendet ist. Mit jedem weiteren Lebensjahr finden wir zwar mehr von dem, was das Kind als Erwachsener an kognitiver Ausstattung haben wird, doch in der Kindheit ist eben vieles davon noch nicht vorhanden. Genau die gleiche Aussage könnten wir für physisches Wachstum machen. Jeder Entwicklungsschritt bietet Gelegenheit zu Veränderungen, die ihrerseits zu einer niedrigeren Korrelation führen.

Ein weiterer Grund für die niedrige Korrelation zwischen Werten der Kindheit und späteren ist darin zu sehen, daß die Testautoren sich nur wenig darum bemüht haben, die Verfahren für jüngere Kinder und Kleinkinder zu standardisieren. Ein guter Intelligenztest sollte zweifellos etwas darüber aussagen, wie gut und wie schnell eine Person intellektuelle Fertigkeiten erwirbt. Um welche Fertigkeiten handelt es sich aber im Säuglings- oder Kleinkindalter? In der Praxis beziehen sich die Testautoren auf motorische oder sensomotorische Leistungen. Motorik und Sensomotorik dürften jedoch nicht als kindgemäße Formen derjenigen intellektuellen Fähigkeiten aufzufassen sein, die durch Intelligenztests bei älteren Personen erfaßt werden. Aus diesem Grund ist die Intelligenz schwieriger zu erfassen als die Körpergröße. Die Größe eines Säuglings ist zwar Bestandteil seiner Größe als Erwachsener, es ist aber nicht sicher, daß die Koordination von Auge und Hand zur Rechenfähigkeit überleiten wird oder zur Fähigkeit, Wörter richtig zu verwenden.

Wenn wir von Definitions- und Meßproblemen einmal absehen, bleibt noch festzustellen, daß eine IQ-Veränderung auch Folge von besonderen Ereignissen im Leben eines Menschen sein kann. Körperliche und geistige Erkrankungen, Verschlechterung oder Verbesserung der Familiensituation und vielleicht noch andere Faktoren wären hier zu nennen. Hinzu kommt, daß die Intelligenzentwicklung mancher Kinder sehr langsam oder sehr schnell verläuft, ein Sachverhalt, den man auch bei körperlichem Wachstum vorfindet. Die Theorie, daß jemand, dessen psychische oder physische Entwicklung schnell verläuft, ein höheres Niveau erreicht und umgekehrt, ist jedoch nur bedingt richtig. So kommt es, daß der IQ bei manchen Kindern ansteigt, bei anderen absinkt. Es liegen einige Hinweise dafür vor, daß IQ-Veränderungen mit Persönlichkeitseigenschaften kovariieren (Sontag, Baker & Nelson, 1958). Bei aggressiven und besonders vitalen Kindern erhöht sich der IQ eher als bei Kindern mit entgegengesetzten Eigenschaften. Doch wie Abb. 10.7 zeigt, ist der IQ trotz all dieser Faktoren, die zu Veränderungen führen können, jenseits der Altersstufe sechs oder sieben bemerkenswert stabil. Nur wenige menschliche Eigenschaften, seien es psychische oder andere, entwickeln sich so regelhaft und vorhersagbar wie die, die durch den IQ erfaßt werden.

Validität und *Reliabilität* sind Begriffe, die Testautoren gewöhnlich verwenden, um ihre Ziele zu kennzeichnen. Ein Test ist dann valide, wenn er die Eigenschaft mißt, die er messen soll, und nicht etwas anderes. Gibt es verschiedene Auffassungen über eine Eigenschaft, so werden sie sich darin unterscheiden, für wie valide man deren Messung hält. Im Prinzip stimmen alle darin überein, daß die Messung valide sein sollte, im konkreten Einzelfall ist das Kriterium jedoch umstritten. Reliabilität scheint ein leichter erreichbares Ziel zu sein. Der Meßfehler eines Tests sollte möglichst gering sein. Von einem Thermometer erwarten wir, daß es bei wiederholter Messung dieselbe Temperatur anzeigt, falls sie sich in der Zwischenzeit nicht verändert hat. Die Test-Retest-Korrelation stellt dann eine Möglichkeit zur Erfassung der Reliabilität dar, wenn man sicher ist, daß es erstens keine besonderen Ereignisse zwischen den beiden Durchführungen gab und daß zweitens die erste Messung die zweite nicht verfälscht. Sind diese Voraussetzungen nicht erfüllt, ist die Beurteilung der Reliabilität ähnlich schwierig wie die der Validität.

10.3.3   Dimensionen der Intelligenz

E s ist wohl selbstverständlich, daß immer mehrere geistige Fähigkeiten zu einem bestimmten IQ-Wert beitragen. Manche Personen erzielen in dem einen Subtest gute Leistungen, andere in anderen Subtests. Die Leute wissen, wovon sie reden, wenn sie sagen, sie seien gut im Rechnen oder schlecht im Wortverständnis oder durchschnittlich bei räumlicher Vorstellung. Deshalb erhebt sich die Frage, ob die IQ-Werte, die bei Tests erreicht werden, in ihre Bestandteile zerlegt werden können, mit dem Ziel, eine differenziertere und vollständigere Aussage zu machen. Wie dies am besten geschehen sollte, ist eine höchst bedeutsame Frage der Intelligenzforschung, obgleich ohne Zweifel eine äußerst schwierige. Die Analyse der Dimensionen der Intelligenz ist bei weitem noch nicht beendet, doch wurden beträchtliche Fortschritte erzielt, seit Charles Spearman in der ersten Dekade dieses Jahrhunderts damit begann.

10.3.3.1   *Die Zwei-Faktoren-Theorie der Intelligenz*

B evor wir Spearmans Theorie der Intelligenzstruktur beschreiben können, müssen wir die Logik seiner Methode erläutern. Dies geschieht eher aus historischem Interesse, denn man darf mit Recht behaupten, daß durch alles, was seitdem geschah, unser Wissen in Statistik verglichen mit dem der Zeit Spearmans erweitert wurde. Nehmen Sie an, viele verschiedene der bereits beschriebenen Subtests wären mit einer großen Zahl von Personen mehrfach durchgeführt worden. Die Ergebnisse im Wortschatz, allgemeinen Wissen, rechnerischen Denken, technischen Verständnis, Mosaik-Test, Gedächtnis usw. würden vorliegen. Da dies ein Gedankenexperiment ist, können wir uns ebensogut vorstellen, wir hätten alle Arten kognitiver Aktivitäten erfaßt, die gewöhnlich zur Intelligenz gezählt werden. Außerdem seien in unserer Stichprobe alle denkbaren Kombinationen von Persönlichkeitseigenschaften vertreten.

Aus den resultierenden Werten würden sich natürlich Korrelationen errechnen lassen. Am höchsten korrelieren würden die Werte mit den Ergebnissen desselben Tests zu verschiedenen Zeitpunkten, weniger hoch mit Werten ähnlicher Tests; die Korrelationen würden in dem Maße sinken, wie die Tests einander unähnlicher werden. Es würden sich Testpaare ergeben, deren Interkorrelationen von hoch bis niedrig reichen. Nehmen wir an, daß sich die Personen, mit denen die Tests durchgeführt wurden, nicht verändert hätten, so geben uns die Korrelationen eher Hinweise auf die Stabilität der Merkmale als auf deren Veränderlichkeit.

Was aber besagen diese Hinweise? An dieser Stelle stoßen wir auf eine Wendung in der Logik der Gedankenführung, die man leicht übersehen kann. Eine niedrige Korrelation zwischen zwei Tests bedeutet nicht nur, daß sie verschiedene Aspekte der Intelligenz erfassen. Sie bedeutet auch, daß die beiden Tests Aspekte der Intelligenz erfassen, die nicht miteinander kovariieren, daß hohe Werte im einen Test nicht mit hohen Werten in anderen einhergehen usw. Korrelation mißt Kovariation und sonst nichts. Würden zwei kognitive Fähigkeiten bei einer Gruppe von Personen kovariieren, wäre die Korrelation hoch. Die Korrelation wird niedrig sein oder ganz fehlen, wenn die Werte unabhängig voneinander variieren oder überhaupt nicht variieren.

Kognitive Fähigkeiten werden untereinander nicht korreliert sein, wenn es sich um Eigenschaften handelt, die allen Personen in gleicher Weise zukommen, d. h. wenn sie nicht variieren.

Spearman (1904, 1927) untersuchte verschiedene psychische Leistungen. Da seine frühen Arbeiten aus einer Zeit stammen, in der es noch keine standardisierten Intelligenztests gab, handelt es sich bei den erhobenen Werten nicht um solche konventioneller Intelligenzuntertests. Auch waren seine Stichproben nicht nach den Kriterien moderner Testpsychologie zusammengestellt. Trotzdem erwies sich die Logik seiner Argumentation als einflußreich. Er beobachtete, daß eine Leistung, die hoch mit einer anderen korrelierte, in der Regel auch mit vielen anderen hoch korrelierte. Ein Beispiel aus diesen Studien waren die Noten, die Kinder in den klassischen Fächern erhielten – in Latein und Griechisch. Die Korrelationen zwischen den Noten in diesen Fächern und den Werten in allen anderen Maßen – sowohl Schulleistungen als auch seine eigenen (rudimentären) Intelligenztests – waren höher als die, die sich für irgendeinen speziellen Test ergaben. Die Ergebnisse seines Tests zur Erfassung von Wahrnehmungsleistungen korrelierten jedoch relativ niedrig mit Werten anderer Tests.

Spearman schloß daraus, daß die Werte in dem Maße miteinander korrelierten, in dem sie allgemeine Faktoren der Intelligenz erfaßten. Er nahm an, in jedem Wert kämen zwei Bestandteile zum Ausdruck (hierbei bleibt das unumgängliche Problem bloßer Meßfehler zunächst außer Betracht, es wurde aber auch von Spearman behandelt): ein allgemeiner Intelligenzfaktor und solche kognitiven Fähigkeiten, die für einen bestimmten Aufgabentyp spezifisch sind. So wären die Korrelationen hoch für Paare von Leistungen, die viel gemeinsam haben, niedrig aber für Paare von Leistungen, die wenig gemeinsam haben. Spearman vermutete, daß diese gemeinsamen allgemeinen Bestandteile in allen Korrelationen enthalten sind, eine Schlußfolgerung, die sich als der schwächste Punkt seiner Theorie erwies. Andere Teile seiner Theorie werden jedoch bis heute durch die Daten gestützt.

Spearmans Theorie der „universellen Einheit der intellektuellen Funktion" – so nannte er sie zuerst (1904) – wird inzwischen etwas bescheidener *Zwei-Faktoren-Theorie der Intelligenz* genannt. Bei dem einen Faktor handelt es sich um den allgemeinen Bestandteil, der bisweilen g (nach dem englischen Wort „general") genannt wird, bei dem anderen um den spezifischen Faktor eines bestimmten Aufgabentyps bzw. um s (für „special"). Etwas später formulierte er seine Theorie aus und entwarf die mathematischen Verfahren, auf die sie sich stützte. Andere Wissenschaftler entwickelten die statistischen Verfahren weiter und konnten dadurch weitere Aspekte der Komplexität der Intelligenz in den Griff bekommen. Darüber hinaus wurde der Geltungsbereich von Intelligenztests durch neue Aufgabentypen erweitert, auch wurde mit größeren Stichproben gearbeitet.

Spearmans wichtigstes Argument war, daß jeder Aufgabentyp beträchtliche Konsistenz in seinen Korrelationen zu anderen Aufgabentypen aufwies. Nicht *Gleichheit,* sondern Konsistenz. Das heißt, daß die klassischen Fächer höher mit Mathematik korrelierten als mit Wahrnehmungsleistungen, Mathematik aber höher mit anderen Tests korrelierte als die Wahrnehmungsleistungen. Mathematik würde z. B. höher mit dem Fach Englische Literatur korrelieren als Wahrnehmungsleistungen. In ähnlicher Weise waren Wahrnehmungsleistungen Variablen, die konsistent niedrig mit anderen korrelierten, doch unter allen ihren Korrelationen war die mit den klassischen Fächern die höchste, weil die klassischen Fächer generell am höchsten mit anderen korrelierten. Spearman konnte zeigen, daß seine Daten mit der Theorie zu vereinbaren waren, daß alle Korrelationen auf einem gemeinsamen allgemeinen Bestandteil beruhten, und daß manche Fächer, wie etwa Latein und Griechisch, davon viel enthielten, Wahrnehmungsleistungen dagegen wenig. Dabei verwendete er ein mathematisches Verfahren, durch das ein Geflecht von Korrelationen vereinfacht wird. Es war dies das erste Mal, daß ein Forscher auf solche Art in diesem Bereich arbeitete. Inzwischen ist daraus eine hoch technisierte und differenzierte Disziplin der Statistik geworden, die längst die Grenzen der Intelligenzforschung überschritten hat (Thurstone, 1947). *Multiple Faktorenanalyse* ist der Name, der diesem statistischen Verfahren, das aus Spearmans anfänglichen Ideen erwuchs, gegeben wurde. Er steht für zahlreiche mathematische Verfahren, die dazu dienen, die wesentliche Information aus einem Satz von Subtestwerten zu extrahieren.

Die Zwei-Faktoren-Theorie enthielt die einfachste Erklärung für einen Datensatz, dessen Werte weder perfekt korreliert noch völlig unabhängig voneinander waren. Zum gegenwärtigen Zeitpunkt kann es jedoch als sicher gelten, daß ein einziger allgemeiner Faktor und (zusätzlich) verschiedene spezifische Faktoren für jeden Subtest das komplexe Geflecht der Korrelationen von Intelligenztestwerten nicht hinreichend erklären. Es ist leicht einzusehen, warum es Cluster von Interkorrelationen der Tests geben könnte, die sich auf Wortschatz beziehen, Cluster von Tests, die deduktives Denken erfordern usw. Anders gesagt, zwei Wortschatz-Tests haben etwas gemeinsam, was zwei Tests des deduktiven Denkens nicht gemeinsam haben und umgekehrt. Dies bedeutet allerdings nicht, daß die vier Tests überhaupt nichts gemeinsam hätten. Im Gegenteil, es ist klar, daß Wortschatz-Tests und Tests des deduktiven Denkens interkorrelieren, wenn auch in geringerem Ausmaß, als dies innerhalb der gleichen Kategorie der Fall ist.

Am konkreten Beispiel zeigt dies Tabelle 10.2 für die elf Subtests des Wechsler-Intelligenztests für Erwachsene (Wechsler, 1958, nach Doppelt & Wallace, 1955). Dreihundert männliche und weibliche Personen nahmen an den Tests teil. Ihre Ergebnisse führten zu einer Korrelationsmatrix, die für solche Studien ziemlich typisch ist. Als erstes fällt besonders auf, daß alle Werte interkorrelieren. Das Ergebnis eines jeden Subtests erlaubt es, die Ergebnisse anderer Subtests mit mehr oder weniger großer Genauigkeit vorherzusagen. Die niedrigste Korrelation ist die von 0,30 zwischen den Subtests Figurenlegen und Zahlennachsprechen (s. o. die Beschreibung der Subtests). Diese Korrelation besagt aber nur, daß sie etwas gemeinsam haben, nicht aber worin die Gemeinsamkeit besteht. Es könnte ein schwaches kognitives Verbindungsglied sein zwischen dem Kurzzeitgedächtnis, das für das Zahlennachsprechen benötigt wird, und dem Erkennen von Objekten, das für das Figurenlegen erforderlich ist. Es könnte aber auch etwas mit einem größeren Geltungsbereich sein, etwa besondere Aufmerksamkeit oder geringe Ängstlichkeit in Testsituationen. Natürlich könnte es sich auch um eine Mischung aus all diesem handeln. Die multiple Faktorenanalyse ist das geeignete Mittel, das Beziehungsgeflecht, das Tabelle 10.2 zeigt, aufzuklären.

Allgemeines Wissen und Wortschatz-Test korrelieren i. allg. am höchsten mit anderen Variablen. Die insgesamt höchste Korrelation – 0,81 – ist die zwischen diesen beiden Variablen. Das andere Extrem bilden die Korrelationen der Untertests Zahlennachsprechen und Figurenlegen, die die insgesamt niedrigste Korrelation aufweisen. Außerdem scheint es Cluster von Korrelationen zu ge-

Tabelle 10.2. Interkorrelationen von Wechsler-Untertests

Test	Allgemeines Wissen	Allgemeines Verständnis	Rechnerisches Denken	Gemeinsamkeitenfinden	Zahlennachsprechen	Wortschatz-Test	Zahlen-Symbol-Test	Bilderergänzen	Mosaik-Test	Bilderordnen
Allgemeines Verständnis	0,70									
Rechnerisches Denken	0,66	0,49								
Gemeinsamkeitenfinden	0,70	0,62	0,55							
Zahlennachsprechen	0,53	0,40	0,49	0,46						
Wortschatz-Test	0,81	0,73	0,59	0,74	0,51					
Zahlen-Symbol-Test	0,57	0,44	0,43	0,53	0,41	0,60				
Bilderergänzen	0,67	0,56	0,50	0,56	0,39	0,61	0,48			
Mosaik-Test	0,58	0,49	0,51	0,52	0,39	0,53	0,47	0,62		
Bilderordnen	0,62	0,57	0,49	0,52	0,47	0,62	0,51	0,57	0,58	
Figurenlegen	0,45	0,43	0,37	0,39	0,30	0,43	0,44	0,54	0,61	0,52

Anmerkung: Die Tests wurden an 150 männlichen und 150 weiblichen Personen im Alter von 25 bis 34 Jahren durchgeführt.

Aus dem Wechsler-Intelligenztest für Erwachsene

ben. Nehmen wir als Beispiel den Wortschatz-Test. Er zeigt höchste Korrelationen mit anderen verbalen Tests – Allgemeines Wissen, Allgemeines Verständnis und Gemeinsamkeitenfinden. Seine drei niedrigsten Korrelationen sind die mit Figurenlegen, Zahlennachsprechen und Mosaik-Test. Sie haben sicher eine verbale Komponente der Intelligenz in diesen Korrelationen bemerkt. Personen, die in hohem Maße über diese Komponente verfügen, sollten bei den verschiedenen Subtests, bei denen Verständnis und richtiger Gebrauch von Wörtern von entscheidender Bedeutung sind, besonders gute Leistungen erzielen. Weder Spearmans *g,* das in allen Untertests eine Rolle spielt, noch *s,* das nur für je einen spezifischen Test wichtig ist, kann zur Erklärung herangezogen werden. Bei der verbalen Intelligenz scheint es sich um ein mittleres Abstraktionsniveau zu handeln; es liegt niedriger als bei einem globalen Intelligenzfaktor, jedoch höher als bei einem spezifischen Speicher für Wörter oder Wissensitems. Wenn Sie sich den Untertest Figurenlegen näher ansehen, erkennen Sie die Konturen einer anderen Fähigkeit von mittlerem Abstraktionsniveau. Er korreliert am höchsten mit Bilderergänzen, Mosaik-Test und Bilderordnen. Am niedrigsten sind die Korrelationen mit Zahlennachsprechen, Rechnerischem Denken und Gemeinsamkeitenfinden. Dieses Korrelationsmuster stützt die Annahme, daß es eine Fähigkeit visuelles Denken gibt.

Unterzieht man die Werte des Wechsler-Intelligenztests für Erwachsene einer multiplen Faktorenanalyse, erhält man einen allgemeinen Faktor, der die beträchtlichen Korrelationen aller Zellen von Tabelle 10.2 zum Teil erklärt. Dieser allgemeine Faktor scheint der Vorstellung Spearmans von *g* ziemlich nahezukommen. Es ist aber keineswegs der einzige Faktor, obwohl er die größte Einzelkomponente darstellt (Wechsler, 1958). Etwa die Hälfte der gesamten Varianz der Werte kann auf die Varianz dieses allgemeinen Faktors zurückgeführt werden. Er ist jedoch für einige Subtests wichtiger als für andere. Unter den elf Subtests repräsentieren allgemeines Wissen und Wortschatz ihn am besten, wohingegen er beim Zahlennachsprechen und Figurenlegen die geringste, wenngleich immer noch eine beträchtliche Bedeutung hat.

Wie wir bereits vermutet hatten, ergab die Faktorenanalyse außerdem einen Faktor, der relativ gut durch verbale Untertests repräsentiert wird, sowie einen dritten, der ziemlich gut durch die visuellen Untertests repräsentiert wird. Es mag Ihnen so vorkommen, als ergäbe die Analyse nur, was bereits beim Betrachten einer Korrelationsmatrix wie der von Tabelle 10.2 deutlich wird. Dies ist jedoch nicht der Fall, da aus der Analyse auch hervorgeht, welchen relativen Anteil jeder Faktor an der Streuung der Werte in der Stichprobe hat. In der von Wechsler (1958) beschriebenen Analyse war der Anteil, den der allgemeine Faktor zur Aufklärung beitrug, etwa zehnmal so groß wie der des verbalen oder visuellen Faktors allein. Die Faktorenanalyse ergab noch weitere Faktoren, deren Bedeutung jedoch weitaus geringer war. Diese Faktoren hätte man durch bloße Interpretation von Tabelle 10.2 nicht entdecken können. Einer dieser Faktoren leistet einen speziellen Beitrag zum Rechnerischen Denken, Zahlennachsprechen und vielleicht auch zum Zahlen-Symbol-Test und zum Allgemeinen Wissen. Wechsler interpretiert ihn als Gedächtnisfaktor. Ein anderer Faktor war besonders in den Untertests Bilderergänzen und Gemeinsamkeitenfinden repräsentiert, in etwas geringerem Ausmaß auch bei Allgemeinem Wissen und Allgemeinem Verständnis. Dieser Faktor scheint einen gewissen Bezug zum Erfassen des Wesentlichen zu haben, etwa in dem Sinn, daß eine angemessene Bewertung des Wesentlichen die Lösung der Aufgaben bei Bilderergänzen und Gemeinsamkeitenfinden erleichtert. Es läßt sich als ein Mangel an Gefühl für das Wesentliche oder für den Kontext interpretieren, wenn das, was Apfel und Banane gemeinsam haben, nicht erkannt wird, oder wenn nicht bemerkt wird, daß auf der Zeichnung eines Gesichts die Nase fehlt. Ein letzter Faktor war besonders im Zahlen-Symbol-Test und beim Zahlennachsprechen bedeutsam. Er wurde als die Fähigkeit interpretiert, aufmerksam zu bleiben und sich nicht ablenken zu lassen.

10.3.3.2 Grenzen der Faktorenanalyse

Nach der Logik der Faktorenanalyse ist der Wert, den eine Person in einem Test erzielt, als eine Kombination der einzelnen Beiträge der zugrundeliegenden Faktoren anzusehen. Zahl, Art und Anteil der Faktoren variieren mit der Art der einbezogenen Tests. An einigen Tests hat der allgemeine Faktor einen hohen Anteil, geringer ist der Anteil verschiedener spezieller Faktoren. Bei anderen Tests kann der Anteil speziellerer Faktoren größer sein. Praktisch kann jede Art von Konfiguration auftreten. Im ersten Beispiel konnte durch eine Faktorenanalyse eine Korrelationsmatrix wie die in Tabelle 10.2 erklärt werden.

Doch dies ist nur eines der Probleme, zu deren Lösung eine Faktorenanalyse beitragen kann. Man hofft, daß mit ihrer Hilfe allgemeinere Aussagen über Intelligenz möglich sind. Würde man sich die oben beschriebenen Faktoren als Attribute der Personen, die an den Tests teilnahmen, vorstellen und nicht als Attribute der Tests, an denen sie teilnahmen, so hätten die Faktoren eine wichtige psychologische Bedeutung. Würden wir behaupten, der Wert, der bei Gemeinsamkeitenfinden erzielt wurde, sei eine Kombination aus einem allgemeinen kognitiven Faktor, einem verbalen Faktor und einem Relevanzfaktor, so wäre dies keine überraschende Neuigkeit. Es ist jedoch wichtiger zu wissen, ob es überzeugende Fakten gibt, die u. a. eine Aufteilung der Intelligenz in einen allgemeinen Faktor, einen verbalen Faktor und einen Relevanzfaktor stützen. Die Faktorenanalyse zielt darauf ab, die Psyche und nicht nur die Tests näher zu charakterisieren, doch sind zuvor schwierige Hindernisse zu überwinden.

Zunächst stehen wir vor dem Problem, die richtigen Tests auszuwählen. Bei einer Faktorenanalyse geht es darum herauszufinden, wie gegebene Testwerte miteinander verknüpft sind. Erfassen die ausgewählten Tests eine Intelligenzdimension nicht, die zwischen Personen differenziert, so kann diese auch durch eine Faktorenanalyse nicht identifiziert werden. Das Ausgangsmaterial für die Faktorenanalyse ist Kovariation. Bei der Analyse der Wechsler-Werte ergab sich beispielsweise kein Faktor rechnerische Fähigkeit. Die wahrscheinlichste Erklärung dürfte sein, daß Rechnen nur bei einem Test erforderlich war. Wäre Rechnen für mehr als einen Untertest erforderlich gewesen, würde sich dies in einigen Korrelationen zeigen, und die Faktorenanalyse hätte einen Rechenfaktor geliefert.

Demnach ist die Auswahl der Subtests von entscheidender Bedeutung. Betrachten wir einen hypothetischen Fall. Eine Testbatterie könnte Tests zur Erfassung musikalischer Interessen oder Fähigkeiten enthalten oder auch nicht enthalten. Sind sie in der Batterie enthalten, wird die Faktorenanalyse einen Faktor Musikalität ergeben; sind sie darin nicht enthalten, dann schlüpft diese psychische Eigenschaft stillschweigend durch die Maschen des statistischen Netzes. Da wir natürlich schon einiges über Musikalität wissen, können wir vorher entscheiden, ob wir diese Tests aufnehmen oder nicht. Bei Dimensionen, über die wir nur wenig wissen, könnten wir leichter Fehler machen.

Das zweite Problem bei einer Faktorenanalyse besteht in der Auswahl der untersuchten Personen. Die Ergebnisse einer Analyse der Interkorrelationsmuster hängen davon ab, wie repräsentativ die Personenstichprobe ist. Wären diese Personen in gewisser Hinsicht homogen, könnte sich unter Umständen ein Faktor gar nicht zeigen. Die Bedeutung des visuellen Faktors wäre geringer, hätte man den Wechsler-Test an einer Gruppe besonders erfolgreicher Maschinenbauingenieure durchgeführt. Eine nicht repräsentative Personenstichprobe hat Verzerrungen zur Folge – so können wichtige Faktoren unterdrückt werden oder andere Faktoren höhere Bedeutung gewinnen als in der Gesamtpopulation.

Zum Problem der Auswahl der Subtests und dem der Auswahl der Versuchspersonen tritt ein drittes hinzu: Die Lösung, die sich durch eine Faktorenanalyse ergibt, kann sich von der anderer Analysen unterscheiden. Die jeweiligen Berechnungen sind zwar völlig objektiv, die Auswahl des Verfahrens jedoch nicht. Und es gibt eine ganze Reihe von Verfahren. Die verschiedenen Formen der Faktorenanalyse erlauben es dem Forscher, der darüber Bescheid weiß, eine Methode zu wählen, die seine Vorstellungen besser untermauert als die seiner Forschungskollegen. Wenn Sie die verschiedenen Möglichkeiten noch nicht kennen, sollten Sie gesunde Skepsis walten lassen, wenn es um eine spezielle Faktorenanalyse geht.

Schließlich ist die Faktorenanalyse als ein mathematisches Verfahren aufzufassen, welches erlaubt, die Quellen der Kovariation zu bestimmen und nicht mehr. Sie führt nicht zu einer verbalen Beschreibung der Gründe, warum Personen bestimmte Werte erzielen. Die Faktorenanalyse kann ergeben, daß Tests zur Erfassung von Wortschatz, Gemeinsamkeiten, allgemeinem Verständnis und Wissen irgend etwas gemeinsam haben, sie sagt jedoch nichts darüber aus, wie der gemeinsame Faktor verbal zu definieren ist. Dem gemeinsamen Faktor einen Namen zu geben – etwa „verbale Intelligenz" –, kann aus langer Gewohnheit herrühren oder eindeutig eine Bequemlichkeit darstellen, das Etikett fügt unserem Wissen jedoch nichts Objektives hinzu. Wir wissen nur, daß die Tests *irgend etwas* gemeinsam haben, das wir „verbal" genannt haben.

10.3.3.3 Moderne Theorien kognitiver Strukturen

Nachdem wir die Risiken der Faktorenanalyse beschrieben haben, würden wir Gefahr laufen, einen falschen Eindruck zu erwecken, beendeten wir unsere Darstellung an dieser Stelle. Faktorenanalyse ist zwar kein magisches Fenster zur Psyche, aber auch keine Sackgasse. Sie ist ein leistungsfähiges Hilfsmittel, wenn es darum geht, von den Daten auf intellektuelle Leistung zu schließen. Die Ergebnisse vieler Tests legen eine Hierarchie kognitiver Fähigkeiten nahe (Vernon, 1950; Cattell, 1971), die von einer hochgradig allgemeinen Begabung bis zu spezifischen Fähigkeiten reicht. Dazwischen liegen allgemeine Fähigkeiten, doch haben die verschiedenen Forscher unterschiedliche Modelle. Eine besonders bekannte Aufstellung (Thurstone, 1938, 1947) schließt räumliche Vorstellung, Wahrnehmungsgeschwindigkeit, Wortverständnis, numerische Fähigkeit,

Gedächtnis, Wortflüssigkeit sowie induktives und deduktives Denken ein.

Einem anderen Modell, das zwar weniger bekannt ist, doch eher der Komplexität kognitiver Struktur gerecht wird, liegt die Vorstellung zugrunde, daß allgemeine Intelligenz in zwei Formen auftritt, die „flüssig" und „kristallisiert" genannt werden (Cattell, 1971). *Flüssige Intelligenz* zeigt sich besonders in Tests zur Erfassung von schlußfolgerndem Denken, deren Aufgaben relativ wenig kulturabhängiges Vorwissen voraussetzen. Abbildung 10.8 stellt einige Aufgabentypen vor. *Kristallisierte Intelligenz* zeigt sich dagegen in Tests, deren Aufgaben viel kulturabhängiges Material enthalten – Wörter, Zahlen, hypothetische Situationen, Fakten usw.

Die Theorie der Trennung in flüssige und kristallisierte Intelligenz macht es nicht erforderlich, ältere Theorien abzulehnen, sondern baut nachvollziehbar auf ihnen auf. Cattell hat gezeigt, daß die beiden Arten der Intelligenz gewöhnlich miteinander korrelieren, besonders bei jungen Erwachsenen. Der Testwert eines Kindes kann in früher Kindheit, bevor der homogenisierende Einfluß von Schule, Fernsehen und Kultur i. allg. wirksam werden konnte, seine ungewöhnliche Umwelt spiegeln. Eine ungewöhnliche Umwelt wirkt sich eher auf kristallisierte als auf flüssige Intelligenz aus. Deshalb ist die Korrelation zwischen diesen beiden Arten dann niedriger, wenn wie in der Kindheit der Einfluß einer ungewöhnlichen Umwelt relativ groß ist. Später wirkt sich das Älterwerden mehr auf flüssige als auf kristallisierte Intelligenz aus. Die Leute unterscheiden sich jedoch im Ausmaß, in dem das Älterwerden die Intelligenz beeinflußt. Dadurch sinkt die Korrelation zwischen flüssiger und kristallisierter Intelligenz wieder. Die Schätzungen für flüssige und kristallisierte Intelligenz zwischen Kindheit und hohem Alter korrelieren am höchsten. Doch gibt es bei den meisten Menschen während des ganzen Lebens Anzeichen für etwas, was der Theorie Cattels entspricht.

Man kann die Theorie der flüssigen und kristallisierten Intelligenz durch Befunde stützen, wenn man für die Faktorenanalysen die richtigen Tests verwendet (vgl. Cattell, 1971). So ähnlich kann man auch andere moderne Theorien zur kognitiven Struktur

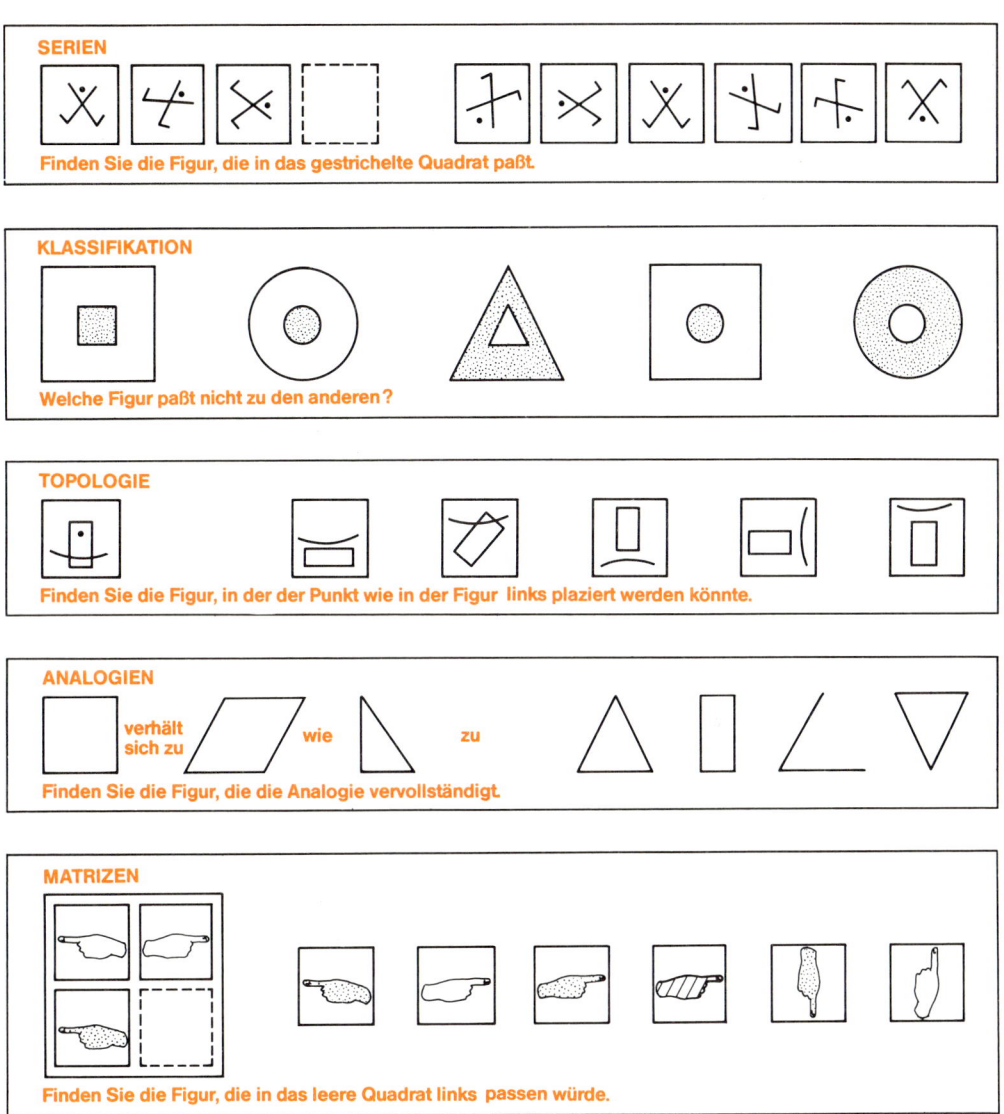

Abb. 10.8. Aufgaben dieser Art wurden zur Erfassung der flüssigen Intelligenz erfolgreich eingesetzt. Sie sind relativ unabhängig von kulturspezifischem Wissen. Ihre Lösung erfordert schlußfolgerndes Denken

durch wirkungsvolle statistische Methoden stützen. Es wird schwierig sein, eine Theorie untergehen zu lassen, die durch einen geschickten Statistiker über Wasser gehalten wird. Die wachsende Komplexität der Intelligenztheorie ist angesichts der Komplexität des Gegenstandes wohl unvermeidlich. Doch sollte es nicht überraschen, wenn man ein wachsendes Interesse dafür findet, kognitive Prozesse direkter, ohne statistischen Über-

bau, zu erfassen. Ein Beispiel dafür ist der Befund (Dugas & Kellas, 1974), daß Kinder mit unterdurchschnittlichen IQ's zur Lösung von „scanning"-Aufgaben (vgl. die Beschreibung des Verfahrens in Kapitel 8) mehr Zeit brauchen als normale. So gingen normale Kinder mit einer Leistung von 23 Items pro Sekunde eine gerade gelernte Liste von Ziffern nochmals im Kopf durch, während die unterdurchschnittlichen Kinder etwa 11 Items pro Sekunde verarbeiten. Die Kinder beider Gruppen schienen jedoch die gleiche Strategie zu verwenden.

Sicher gibt es außer den bereits erwähnten noch viele andere Differenzen zwischen Personen mit sehr unterschiedlichem IQ. Doch dieses Experiment kündigt vielleicht eine Zeit an, in der die groß angelegte Erfassung der Intelligenz durch Tests sich mit der Beobachtung kognitiver Prozesse am Individuum selbst verbindet (Hunt, Jones & Hunt, 1957).

10.3.4 Korrelate der Testintelligenz

Obwohl seit der Einführung von Tests drei Viertel eines Jahrhunderts vergangen sind, besteht immer noch Ungewißheit darüber, welche Faktoren in einen bestimmten Testwert eingehen, doch besteht kein Zweifel, daß Testergebnisse in jedem Fall eine praktische Bedeutung haben. Ein Kind, das im Alter von 10 Jahren einen IQ von 125 hat, hat andere Zukunftsaussichten als eines mit einem IQ von 75, was immer auch sonst noch hinzukommen möge.

Das bekannteste und am wenigsten überraschende Korrelat des IQ ist die Schulleistung (vgl. Abb. 10.9). Tests sollen das intellek-

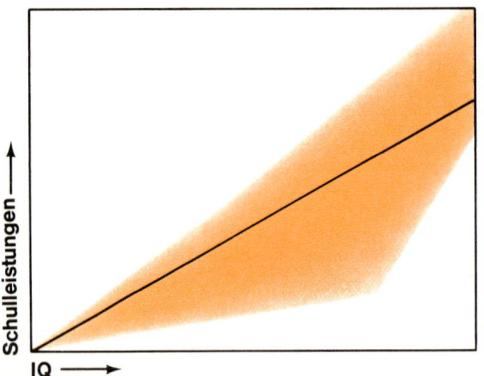

Abb. 10.9. Man darf generell erwarten, daß die durchschnittliche Schulleistung mit höherem IQ ansteigt. Dies zeigt die diagonale Linie an. Man sollte auch in jedem IQ-Bereich eine gewisse Variabilität der Schulleistungen erwarten. Dies verdeutlicht der schraffierte Bereich. Doch die Form des schraffierten Bereichs entspricht dem typischen Befund, daß ein niedriger IQ schlechte Schulleistungen zuverlässiger vorhersagt als ein hoher IQ gute. (Aus Herrnstein, 1973)

tuelle Potential vorhersagen, und es hat sich gezeigt, daß sie dies auch sehr gut können. Die Korrelationen zwischen IQ und Schulleistung bewegen sich in der Regel zwischen 0,5 und 0,8 (Tyler, 1965). Es besteht Grund zu der Annahme, daß der *g*-Faktor den größten Teil der Korrelation erklärt. Danach folgt der verbale Faktor. In den oberen Schulklassen korreliert der IQ höher mit den Leistungen als in den unteren, wahrscheinlich weil die Unterrichtsinhalte und die Items von Intelligenztests im Laufe der Schulzeit ähnlicher werden. Je höher die Klassenstufe, um so größer wird die Bedeutung von Wissen, logischem Denken und Wortschatz für den Unterricht. Zugleich spielen diese Dinge aber auch in den Subtests konventioneller Intelligenztests eine wichtige Rolle. Die Leistung in der Schule korreliert gerade wegen der Inhalte des Kurrikulums so hoch mit dem IQ. Stünden in den Schulen weniger Stoffe im Vordergrund, die den Intellekt fördern, wären natürlich eher andere Eigenschaften für den Schulerfolg ausschlaggebend. Nicht daß wir eine solche Veränderung befürworten, doch sollte man sie durchaus in seine Überlegungen mit einbeziehen.

Trotz der hohen Interkorrelation sind Schulleistung und IQ nicht dasselbe. Es gibt Intelligenztests, bei denen akademische Fertigkeiten eine geringere Rolle spielen, und die dennoch Schulleistung vorhersagen können. Beispielsweise kann man trotz offenkundiger Unähnlichkeit mit Tests, die Items wie in Abb. 10.8 enthalten, gut die zukünftige Leistung von Kindern im Lesen, Rechnen, in Geschichte, Geographie usw. vorhersagen. Dies liegt daran, daß der Test den der Schulleistung zugrundeliegenden *g*-Faktor erfaßt. Schulleistung und Tests korrelieren unabhängig von der Art des Meßverfahrens, da sie in *g* eine gemeinsame Grundlage haben, obgleich die Korrelation natürlich nicht perfekt ist. Die Schulleistung scheint mehr als der IQ von anderen Faktoren abzuhängen – von der Anregung des familiären Milieus, von der emotionalen Stabilität des Kindes oder vom Interesse an der Schule allgemein. Schulleistung und Tests korrelieren miteinander, ohne jedoch identisch zu sein. Die vorliegenden Befunde lassen die Aussage zu, daß gute Schulleistungen mit hoher Wahrscheinlichkeit einen überdurchschnittlichen IQ erfordern, wenngleich ein überdurchschnittlicher IQ keine Garantie dafür ist, daß die Schulleistung gut sein wird (Tyler, 1965). Diese asymmetrische Beziehung ist der Grund, warum die Korrelationen nicht noch höher ausfallen.

Wie oben erwähnt, sagt der IQ während der Grundschulzeit und für die ersten Klassen höherer Schulen die Schulleistung zunehmend besser vorher. In den oberen Klassen beginnt die Vorhersagegenauigkeit jedoch zu schwanken. Die Schüler höherer Klassen sind nicht mehr repräsentativ für die Gesamtbevölkerung. Insbesondere Personen mit niedrigeren IQ's verlassen die Schule nach und nach, so daß der durchschnittliche IQ der Verbleibenden sich ständig nach oben verschiebt. Und in dem Maße, in dem der Durchschnitt steigt, wird auch die Streubreite geringer.

Etwa ab dem zweiten Jahr ist die höhere Schule ein regelrechtes Sieb für Personen mit niedrigerem IQ. Dies hat zur Konsequenz, daß die Leistung mehr und mehr von anderen Faktoren als dem IQ abhängt. Im Grenzfall, dann nämlich, wenn alle den gleichen IQ hätten, wäre die Schulleistung nur noch von anderen Faktoren abhängig. Für Personen, deren IQ's ähnlich hoch liegen, eignen sich zur Vorhersage der Schulleistung spezielle Fähigkeiten, Motivation, Interessen und so weiter, besser als der IQ. Die Entwicklung verschiedener Arten spezieller Tests – Schulleistungstests und eine Reihe anderer spezieller Verfahren („advanced placement tests", „graduate record examinations", „law boards" etc.) – ist die Antwort der Testautoren auf das Problem, daß die Vorhersagekraft des IQ nachläßt, wenn es sich um Gruppen mit überdurchschnittlichen IQ's handelt.

Während Intelligenztests ursprünglich dazu gedacht waren, die intellektuelle Leistungsfähigkeit zu erfassen, zeichneten sich schon bald auch andere Zusammenhänge ab. Personen verschiedener sozialer Schichten haben in der Regel auch unterschiedliche IQ's (Herrnstein, 1973). Stuft man den Beruf nach Einkommen, Prestige, Bildungsvoraussetzungen oder nach irgendeiner Kombination dieser Faktoren ein, dann zeigt sich, daß diese Berufe von Personen ergriffen werden, deren IQ's im Rangplatz einander ähnlich sind. Der soziale Status, bemessen nach Skalen (Duncan, 1968; Jencks, 1972), bei denen Einkommen, Bildungsstand und Prestige berücksichtigt werden, korreliert in der Größenordnung von 0,4 bis 0,5 mit dem IQ. Ähnlich wie die Schulleistung korreliert auch der berufliche oder sozioökonomische Status nicht perfekt mit dem IQ. Ähnlich ist auch die schon früher erwähnte Asymmetrie – hoher sozialer Status scheint von einem überdurchschnittlichen IQ abhängig zu sein, ein überdurchschnittlicher IQ garantiert dagegen noch keinen hohen sozialen Status. Diese Beziehung läßt sich erwarten, wenn hoher sozialer Status vom IQ *und* anderen Faktoren abhängig ist.

Es ist nicht schwer zu erraten, welcher Art die Dinge sind, die beruflichen Erfolg mit sich bringen, man muß Glück haben oder gute Beziehungen. Trotzdem hat man die Korrelation mit dem IQ niemals ernsthaft in Frage gestellt, seit Binet um die Jahrhundertwende erste Beobachtungen dieser Art machte. Allerdings ist noch nicht völlig geklärt, ob der Einfluß des IQ, der für die Schulleistung besteht, direkt auch noch den sozialen Status berührt (Duncan, 1968; Jencks, 1972; Bowles & Gintis, 1972–1973). Das heißt, wirkt sich der IQ auch später noch auf den Status aus, nachdem er zum Schulerfolg beigetragen hat und dieser Schulerfolg dann großen Einfluß darauf hatte, auf welcher Sprosse der sozialen Leiter eine Person steht? Einige Autoren (z.B. Jencks, 1972) meinen, daß der IQ keinen weiteren Einfluß oder höchstens einen sehr geringen hätte, andere (z.B. Terman, 1926; Oden, 1968; Herrnstein, 1973) neigen dazu, eher vom Gegenteil auszugehen. Befunde, die mit dieser Annahme nicht zu vereinbaren sind, stammen im wesentlichen aus umfassenden Untersuchungen an eher durchschnittlich intelligenten Personen; andere sprechen dafür, daß sich der IQ auch später noch auf den Status auswirkt. Sie stammen aus Untersuchungen der seltenen Fälle, wo Personen mit besonders hohem IQ trotz ihrer schlechten Schulleistungen später besonders erfolgreich waren (Herrnstein, 1973).

Die Ansichten zu dieser Frage gehen trotzdem nicht sehr weit auseinander. Fast alle Wissenschaftler, die zu diesem Thema Stellung nehmen, stimmen darin überein, daß der IQ den größten Teil seines Einflusses auf den

sozioökonomischen Status in der Schule ausübt. In modernen Gesellschaften ist die Schule der wichtigste Weg, über den man das für
einen bestimmten Beruf erforderliche Bildungsniveau erreicht. Da das erfolgreiche
Durchlaufen der Schule zum Teil auf dem IQ
beruht, gäbe es eine Beziehung zwischen IQ
und Beruf selbst dann, wenn keine anderen
Zusammenhänge festzustellen wären. Ob
diese Zusammenhänge unvermeidlich oder
gar nützlich sind, darüber kann man an dieser
Stelle nur spekulieren. Die verfügbaren Daten geben uns keine Auskunft darüber, was in
einer Gesellschaft geschehen würde, in der es
zwischen IQ und Status keine Zusammenhänge gibt. Es ist faszinierend, sich vorzustellen,
was passieren würde, wenn man solche Verhältnisse hätte. Wir widerstehen dieser Versuchung jedoch hier (vgl. Young, 1958;
Jencks, 1972; Chomsky, 1972; Herrnstein,
1973).

Einer der Gründe, die dafür verantwortlich
sind, daß die Korrelation zwischen IQ und
sozialem Status so genau untersucht wurde,
liegt darin, daß der IQ an die eigenen Kinder
weitergegeben wird. Die IQ-Differenz zwischen Buchhaltern und Barkeepern beträgt
im Durchschnitt 25 Punkte (Harrell & Harrell, 1945). Zweifellos erzielen viele Barkee-
per bessere Ergebnisse als einige Buchhalter,
doch die durchschnittliche Differenz zugunsten der Buchhalter ist nicht zu leugnen. Die
Differenz zwischen ihren Kindern, so kann
vorhergesagt werden, dürfte etwa 10 bis 15
Punkte betragen. Sie ist zwar geringer, aber
doch ziemlich groß. Im nächsten Abschnitt
werden wir noch einiges zur Verringerung der
IQ-Differenzen von einer Generation zur anderen zu berichten haben. An dieser Stelle
gilt es festzuhalten, daß man bei Kindern die
IQ-Differenz der Eltern wiederfindet.

Schließlich ist noch zu erwähnen, daß auch
die IQ's von Ehegatten miteinander zusammenhängen. Schätzungen dieser Korrelation
variieren, man spricht zur Zeit von Korrelationen zwischen 0.4 und 0.5. Dieser Wert
entspricht der Korrelation zwischen Geschwistern. Offenbar ist man also eher geneigt,
jemanden mit einem ähnlichen IQ zu heiraten. Andere Dimensionen, in denen sich
Menschen unterscheiden, spielen offenbar eine geringere Rolle. Es dürfte zwar nicht so

sein, daß man sich den Partner nach dem IQ
aussucht, doch trifft man seine Wahl unter
Personen vergleichbarer Intelligenz. Und
auch die Gesellschaft stuft die Menschen ja
nach ihrem IQ ein. Wir brauchen nicht zu
wissen, warum die Menschen bei der Auswahl
ihres Ehepartners den IQ berücksichtigen,
um zu wissen, daß sie es tun. Selektives
Vorgehen dieser Art nennen die Biologen
selektive Partnerwahl. Diesem Sachverhalt
kommt biologische Bedeutung zu, weil er die
biologische Ähnlichkeit von Eltern und Kindern beeinflußt.

10.3.5 Vererbung des IQ

Die *Encyclopaedia Britannica* (1970) enthält in ihrem Artikel über Intelligenz
folgenden Abschnitt:

> „Nach gewöhnlich anerkannten Zahlen, die auf äußerst
> sorgfältigen und umfassenden Untersuchungen mit verba-
> len Intelligenztests beruhen, schreibt man 75% bis 80%
> der in der Bevölkerung festgestellten Testwertvariationen
> genetischen Faktoren zu, der Rest wird auf physikalische
> und ‚mentale‘ Umweltfaktoren sowie günstige Bedingun-
> gen in Familie und Gesellschaft zurückgeführt" (Band 12,
> S. 345).

Dieser Artikel (geschrieben hat ihn R. B.
Cattell, von dem die Theorie der flüssigen
und kristallisierten Intelligenz stammt) gibt
die unter Experten vorherrschende Meinung
wieder (Crow, 1969; Jensen, 1969; Jinks &
Fulker, 1970; Cavalli-Sforza & Bodmer,
1971; Burt, 1972; Omenn, Caspari & Ehr-
mann, 1972; Lewontin, 1973), die jedoch
nicht von allen geteilt wird. Die meisten
Schätzungen des genetischen Anteils des IQ
bewegen sich um 50% oder mehr; nur wenige
zeitgenössische Wissenschaftler gehen davon
aus, daß der genetische Anteil unter 50% liegt
(Layzer, 1974), oder daß Vererbung überhaupt keine Rolle spielt (Kamin, unveröffentlicht).

Obwohl die wissenschaftliche Literatur
meist einmütig der Vererbung eine bedeutende Rolle im Zusammenhang mit dem IQ
zuweist, wird dieses Problem kontrovers diskutiert (Rice, 1973). Die Kontroverse entstand zum Teil dadurch, daß das Konzept der
Erblichkeit nicht verstanden wurde: Es ist

eine Sache, die Aussage zu machen, der IQ sei im wesentlichen vererbt. Etwas anderes ist die Aussage, er sei *angeboren*. Hier würde die Bedeutung „unveränderlich" mitschwingen. Die erste Aussage scheint richtig zu sein, die zweite ist eindeutig falsch.

Die Erblichkeit einer Eigenschaft ist ein Maß für den Anteil an der Variation, der auf Gene zurückführbar ist. Beispielsweise unterscheiden sich die männlichen Nachkommen einer bestimmten Schweineart in der Körperlänge (Fredeen & Jonsson, 1957, zitiert in Falconer, 1960). Die Körperlänge der männlichen Nachkommen einer bestimmten Sau und eines bestimmten Ebers ist höher korreliert als die der gleichen Sau und verschiedener Eber oder als die eines bestimmten Ebers und verschiedener weiblicher Tiere. Mit anderen Worten, Brüder gleichen einander mehr als Halbbrüder. Theoretische Biologen haben die Implikationen solch einfacher genetischer Sachverhalte in einem für Laien überraschenden Ausmaß erforscht. Sie haben die vorhergesagten Korrelationen für Eigenschaften, die durch genetische Faktoren bedingt sind, berechnet. Sie können den Betrag genetischer Variation bestimmen, um den sich Eigenschaften in Abhängigkeit vom Grad der Blutsverwandtschaft ändern – zwischen Brüdern und Schwestern, Eltern und Kindern, Cousins, Onkeln oder Tanten und Neffen oder Nichten usw. Unter Verwendung dieser theoretischen Werte ist eine Schätzung des Teils der Variation einer Eigenschaft möglich, der auf genetische Variation zurückgeht. Für die Länge von Schweinen ergab sich in der oben erwähnten Untersuchung ein Wert von etwa 50%. Die anderen 50% der Variation der Körperlänge sind nicht genetisch bedingt, was bedeutet, daß sie auf Umweltfaktoren zurückgehen, über die man bestimmte Vermutungen anstellen kann – etwa besondere Ernährung eines Muttertieres, Gesundheitszustand oder irgendein anderer Faktor, der nach dem Zeitpunkt der Befruchtung wirksam wird.

Wissenschaftler, die die Erblichkeit einer Eigenschaft bestimmen wollen, teilen die Variation in zwei Komponenten auf – eine genetische und eine nichtgenetische. Diese Aufteilung ergibt sich analytisch, nicht experimentell. Der Körper eines Schweines stellt die kombinierte Wirkung von Vererbung und Umwelt dar, so wie sich an einem fallenden Objekt die kombinierte Wirkung von Schwerkraft und allen anderen Kräften zeigt, die darauf einwirken. Es ist Unsinn zu behaupten, ein Schwein erwerbe die sechs Zoll von Schnauze bis Nabel durch Vererbung und den Rest durch Umweltfaktoren. Kein Unsinn ist es, wenn man sagt, die Variation der Körperlänge eines Wurfs von Ferkeln wäre um 50% geringer, hielte man die nichtgenetischen Faktoren auf irgendeine Weise konstant. Dies ist die Bedeutung der Aussage „50% Vererbung". Wären 75% vererbt, dann würde eine konstant gehaltene Umwelt die Variation nur um 25% reduzieren.

Da Erblichkeit als Bruch definiert ist, ändert sie sich durch Änderungen im Zähler und im Nenner. Der Grad der Erblichkeit einer Eigenschaft steigt, wenn die Umwelt einförmiger wird, da sich die genetischen Einflüsse auf die Eigenschaft dann eher unverfälscht zeigen können. Wird die Umwelt variabler, sinkt der Anteil der Vererbung. Dann charakterisiert Erblichkeit einer Eigenschaft die Varianten innerhalb einer Population, für die bestimmte Bedingungen gelten. Mit der Änderung der Bedingungen kann Erblichkeit ansteigen oder geringer werden. Für einen gegebenen Zeitpunkt jedoch gibt uns die Erblichkeit Auskunft darüber, in welchem Ausmaß die Variation genetisch bedingt ist und in welchem Maße sich Verwandte in dieser Eigenschaft ähnlich sind. Sehen wir von einigen genetischen Komplikationen ab, so ist bei Blutsverwandten der Grad an Ähnlichkeit, der durch Gene bedingt ist, durch den Grad genetischer Überlappung bestimmt.

10.3.5.1 Die Bestimmung der Erblichkeit

Versucht man die Erblichkeit des IQ zu bestimmen, liegt das Hauptproblem darin, daß die einzelnen Familienmitglieder mehr gemeinsam haben als einen Satz Gene. Eltern geben nicht nur eine Kopie der Gene weiter, sondern schaffen für ihre Kinder auch eine bestimmte Umwelt. Die Ähnlichkeit zwischen Eltern und ihren Kindern oder die zwischen Brüdern und Schwestern kann manchmal eher der gemeinsamen Umwelt als den gemeinsamen Genen zugeschrieben werden. Wir glauben nicht, daß die Tatsache, daß man einen bestimmten Sportverein angehört oder seine Stimme einer bestimmten Partei gibt, über Gene von den Eltern an die Kinder weitergegeben wird. Eine vergleichbare Ungewißheit entsteht, wenn ähnliche Umwelt und ähnliches Erbgut zusammenfallen. Einige Leute – fast immer Laien – meinen, daß diese Ungewißheit unüberwindlich ist und praktisch nichts über die Erblichkeit des IQ ausgesagt werden kann.

Wir müssen zugeben, daß die Korrelation von umweltbedingten und genetischen Einflüssen die meisten Analysen schwieriger macht als die der Körperlänge bei Ferkeln; schwierig, nicht aber unmöglich, da bestimmte Daten besonders relevant sind. Wir wissen, daß die IQ-Korrelationen unter Blutsverwandten den Werten ziemlich nahekommen, die man für eine im wesentlichen vererbte Eigenschaft erwartet (Erlenmeyer-Kimling & Jarvik, 1963; Jensen, 1972; Eaves, 1973). Die IQ's von Geschwistern beispielsweise korrelieren etwa mit 0,5, in gleicher Höhe korrelieren die IQ's von Eltern und Kindern. Es scheint keinen in der Umwelt liegenden Grund zu geben, warum Geschwister-Korrelationen den Eltern-Kind-Korrelationen gleichen sollten oder warum sie mit 0,5 und nicht höher korrelieren. Für beide Fakten gibt es jedoch genetische Gründe. Eigenschaften mit bekannt hoher Erblichkeit – wie etwa die Körpergröße – interkorrelieren in etwa der gleichen Größenordnung wie der IQ. Die Ergebnisse sind vergleichbar, obwohl für den IQ weniger Korrelationen bei anderen Graden von Blutsverwandtschaft bekannt sind.

Bei der Bestimmung der Erblichkeit sind Daten, die von Zwillingen stammen, von besonderer Bedeutung. Eineiige Zwillinge haben im wesentlichen identische Gene, während zweieiige Zwillinge genetisch nur so ähnlich sind wie gewöhnliche Geschwister. Doch zweieiige Zwillinge wachsen zusammen auf und haben zum gleichen Zeitpunkt die gleiche familiäre Umwelt. Dagegen werden normale Geschwister zu verschiedenen Zeitpunkten geboren und treffen möglicherweise auf ganz andere familiäre Bedingungen. Normale Geschwister stehen im Verhältnis älte-

re(r) oder jüngere(r) Bruder oder Schwester zueinander, wohingegen zweieiige Zwillinge Altersgenossen sind. Wenn Sie davon überzeugt sind, daß die häusliche Umwelt von entscheidender Bedeutung ist, würden Sie für zweieiige Zwillinge eine wesentlich höhere Korrelation erwarten als für normale Geschwister. Sie ist tatsächlich auch höher, jedoch nur unwesentlich. Der durchschnittliche Unterschied zur Korrelation unter normalen Geschwistern beträgt höchstens 0,1. Die IQ's eineiiger Zwillinge korrelieren jedoch viel höher. Sie erreichen Werte bis 0,9, in einigen Untersuchungen liegen sie sogar noch höher. Bei getrennt aufgewachsenen eineiigen Zwillingen – einer oder beide wurden in früher Kindheit zur Adoption freigegeben – findet man höhere Korrelationen als bei zweieiigen, die bei ihren Eltern aufwuchsen (Jensen, 1970). Obwohl einige dieser Studien so umstritten sind, daß sie zur genauen Schätzung der Erblichkeit nicht in Frage kommen, gibt es wenig Zweifel, daß die Erblichkeit ziemlich hoch ist.

Auch die Daten von adoptierten Kindern sind für unsere Frage wichtig. Wäre der IQ vollständig erblich, dann würden die IQ's der Adoptiveltern nicht mit denen ihrer Pflegekinder korrelieren oder höchstens mit dem Ausmaß, in dem die zuständigen Behörden bei der Adoption berücksichtigen, daß der soziale Status vergleichbar ist – dieses Vorgehen wird selektive Unterbringung genannt. Wäre der IQ völlig durch die Umwelt bedingt, sollten Kinder, die seit der Geburt bei Pflegeeltern untergebracht sind, mit ihren Pflegeeltern und deren eigenen Kindern so hoch korrelieren, wie das bei Kindern und deren leiblichen Eltern und Geschwistern der Fall ist (den Einfluß der pränatalen Umwelt lassen wir hierbei unberücksichtigt). Die empirischen Befunde liegen zwischen diesen Extremen. Doch gibt es Arbeiten, deren Ergebnisse für eine sehr hohe Erblichkeit sprechen (Burks, 1928; Skodak & Skeels, 1949), die Ergebnisse anderer Arbeiten lassen dagegen auf eine sehr geringe Erblichkeit schließen (Freeman, Holzinger & Mitchell, 1928; Leahy, 1935). Diese Diskrepanzen können verschiedene Ursachen haben. Zum einen können die Stichproben nicht repräsentativ gewesen sein, da in Untersuchungen dieser

Art meistens nur kleine Stichproben herangezogen werden können. Es könnte sich auch um bislang unbekannte Folgen der selektiven Unterbringung handeln. Schließlich ist möglich, daß sich die familiäre Umwelt bei den Pflegeeltern tatsächlich stark auf die IQ's der adoptierten Kinder auswirkt. Zum jetzigen Zeitpunkt können wir diese interessanten und vielleicht bedeutsamen Unstimmigkeiten nicht erklären.

10.3.5.2   Implikationen der Erblichkeit

Aus dem bisher Gesagten ist die allgemeine Schlußfolgerung zu ziehen, daß der IQ in unserer Gesellschaft und unter normalen Bedingungen die Merkmale einer Eigenschaft von ziemlich hoher Erblichkeit aufweist. In der Regel wird er in Familien etwa so wie die Körpergröße weitergegeben, wenn auch mit einer weniger großen Sicherheit. Die Kinder von Eltern mit durchschnittlicher Intelligenz haben in der Regel durchschnittliche IQ's, aber ebenso wie Eltern, deren Körpergröße im Durchschnittsbereich liegt, überraschend große oder kleine Kinder haben können, können Eltern mit durchschnittlichen IQ's bisweilen Kinder haben, deren IQ's weit über oder unter dem Durchschnitt liegen. In vergleichbarer Weise können Eltern, deren IQ's über oder unter dem Durchschnitt liegen, erwarten, daß ihre Kinder ebenfalls über oder unter dem Durchschnitt liegen, wobei aber die Wahrscheinlichkeit, daß die Kinder ihnen sehr ähnlich werden, ziemlich gering ist. Die verbreitete Auffassung, Verwandte seien einander wegen der Vererbung ähnlich, ist nur halb richtig, da Gene auch innerhalb von Familien eine wichtige Ursache der Variation darstellen. Tatsächlich spricht die Variation des IQ innerhalb von Familien für die Existenz eines genetischen Bestandteils, da die einzelnen Familienmitglieder einander ähnlicher wären als sie es sind, wäre der IQ stark durch die häusliche Umwelt beeinflußt.

Da die Korrelation zwischen Eltern und Kindern nicht perfekt ist, kommt es zur sogenannten *Regression zum Mittelwert*. In der Regel wird der IQ eines Kindes näher bei 100 liegen als der durchschnittliche IQ seiner Eltern. Hätten die Eltern einen IQ von über 100, wäre der IQ der Kinder als Folge der Regression niedriger; läge der IQ der Eltern unter 100, würde der IQ der Kinder höher liegen. Dies ist ein rein statistischer Effekt; es kann allerdings vorkommen, daß er in einer bestimmten Familie nicht auftritt. In der Bevölkerung ist der Regressionsbetrag jedoch von der Korrelation zwischen Eltern und Kindern abhängig, nicht aber davon, ob die Korrelation genetisch bedingt ist, oder ob sie von Umweltfaktoren abhängt. Ein Anstieg der Eltern-Kind-Korrelation reduziert den Regressionsbetrag. Dies bedeutet, daß sich bei Familien, die sich zu einem bestimmten Zeitpunkt im IQ unterscheiden, in der Regel in späteren Generationen ebenfalls Unterschiede zeigen. Ein wichtiger Faktor, der für die Höhe der Eltern-Kind-Korrelation verantwortlich ist, ist die selektive Partnerwahl, die ziemlich hohe Korrelation zwischen Ehegatten. Die IQ-Ähnlichkeit von Ehegatten vergrößert die IQ-Ähnlichkeit der Kinder, Enkel und so fort.

Aus der Eltern-Kind-Regression folgt aber nicht, daß alle Einzelpersonen wieder zum Mittelwert der Gesamtbevölkerung zurückkehren, obwohl das Gegenteil der Fall zu sein scheint. In jeder Generation wird durch eine vorhersagbare Zahl von Kindern gegen den statistischen Trend verstoßen. Sie übertreffen ihre schon hochintelligenten Eltern noch oder ihr IQ liegt noch niedriger als der ihrer schon unterdurchschnittlich intelligenten Eltern. Bei der Körpergröße erlebt man ähnliche Überraschungen. Diese Art von zufälligen Ereignissen ist ein wesentliches Merkmal genetisch beeinflußter Eigenschaften, zu denen auch der IQ offenbar gehört. Die Verteilung des IQ in der Gesamtbevölkerung kann als ein Gleichgewicht angesehen werden zwischen der Tendenz des IQ, zum Mittelwert zu regredieren, und der gegenläufigen Tendenz, Abweichungen vom Mittelwert hervorzubringen. Je höher die Erblichkeit ist und je stärker die selektive Partnerwahl, um so stabiler wird von Generation zu Generaton die Position, die Familien auf dem IQ-Kontinuum einnehmen.

Wenn wir die Befunde akzeptieren, die für die Erblichkeit des IQ sprechen, so verfallen wir damit nicht dunklem Fatalismus, was die menschlichen Fähigkeiten betrifft. Trotz allem bleibt ein beträchtlicher nichtgenetischer Bestandteil, auch bei den Schätzungen, die höchste Erblichkeit beinhalten. Niemand, der über entsprechende Informationen verfügt, nimmt an, der IQ sei in gleichem Maße erblich wie die Körpergröße. Doch hat die durchschnittliche Körpergröße im vergangenen Jahrhundert um einige Zentimeter zugenommen. Wahrscheinlich hat die kombinierte Wirkung verbesserter Ernährung und besserer medizinischer Versorgung dazu geführt, daß wir größer sind als unsere Urgroßväter und Urgroßmütter. Es gibt hinreichend Grund zu der Annahme, daß die Entwicklung kognitiver Fähigkeiten verbessert werden kann. Tatsächlich nehmen ja Bildung und Wissen schneller zu als die Körpergröße, man denke an die enorme Ausweitung des Bildungswesens und die Wissensvermittlung durch die Massenmedien.

Die Erblichkeit des IQ braucht kein Anlaß dafür zu sein, vor Tatsachen die Augen zu verschließen, ebenso wenig gibt sie Anlaß zu Fatalismus. Verschiedene ethnische Gruppen unterscheiden sich zu verschiedenen Zeiten und an verschiedenen Orten im durchschnittlichen IQ, doch alle diese Gruppen zeigen das volle Spektrum kognitiver Fähigkeiten, die durch Intelligenztests erfaßt werden können. Zwischen Weißen und Schwarzen, Engländern und Iren, Franzosen und Deutschen, Griechen und Türken, Serben und Kroaten gibt es Unterschiede in den IQ-Verteilungen. Doch daß Gruppenmittelwerte manchmal verschieden ausfallen, sollte eine Gesellschaft, die Menschen als Individuen begreift, nicht aus der Fassung bringen.

10.4 Zusammenfassung

1. Die Entwicklung eines Meßverfahrens beginnt mit dem subjektiven Urteil und führt zu einem objektiven Instrument, das alles Subjektive ausschaltet. Schließlich kann das Meßverfahren sogar zur Definition der gemessenen Variablen verwendet werden. Man glaubt i. allg. genau zu wissen, was Intelligenz ist, doch hat man für diese Eigenschaft bisher noch kein Verfahren entwickeln können, das mit allgemeinem Konsens als *das* allumfassende und objektive Meßinstrument betrachtet wird. Statt dessen gibt es verschiedenartige Verfahren, die jeweils nur einzelne Komponenten der menschlichen kognitiven Fähigkeiten erfassen.

2. Die Intelligenz eines Menschen ist seine Fähigkeit, etwas zu lernen und das Gelernte anzuwenden, wobei die Menge des bereits Gelernten nicht entscheidend ist. Will man durch Tests die Intelligenz erfassen, dann muß man zwischen der Lernfähigkeit und der Wirkung des unterschiedlichen Lernangebots (als einem „*bias*") differenzieren. In der Praxis mißt man diese Fähigkeit, indem man ermittelt, was eine Person weiß, oder wie sie ihr Wissen anwendet. Dies ist eine Methode, der willkürliche Definitionen von „Wissen" zugrundeliegen und die von der fragwürdigen Annahme ausgeht, man könne die Lernfähigkeit einer Person aus dem, was sie gelernt hat, erschließen.

3. Anfangs verfolgte man mit der Entwicklung von Intelligenztests das Ziel, die wesentlichen Fähigkeiten zu entdecken, die intellektueller Leistung zugrundeliegen. Alfred Binet legte den ersten modernen Intelligenztest vor und führte damit zwei wichtige Neuerungen ein: (a) Er untersuchte mit seinem Verfahren eine Reihe intellektueller Aktivitäten, die potentiell zwischen den untersuchten Personen differenzieren; (b) er hob die Bedeutung des Sachverhaltes hervor, daß sich Intelligenz mit zunehmendem Lebensalter entwickelt, indem er altersbezogene Aufgaben verwendete, die die Bestimmung des sogenannten Intelligenzalters erlaubten.

4. Lewis M. Terman entwickelte die Grundideen von Binet weiter und schuf mit dem

Stanford-Binet-Intelligenztest ein verbessertes Verfahren, das häufig zur Untersuchung von Kindern eingesetzt wurde. Der Wechsler-Intelligenztest für Erwachsene enthält weitere Verbesserungen. Er besteht aus elf Untertests zur Erfassung der Intelligenz von erwachsenen Personen. Diese Untertests prüfen wichtige Verstandeseigenschaften, in denen sich Personen auch innerhalb der gleichen Altersgruppe unterscheiden. Die resultierenden Testwerte erlauben u. a. die Vorhersage der Schulleistung. Der Gesamtwert schließlich ist ein Maß für die Leistung, die die Person bei den verwendeten Aufgaben insgesamt gezeigt hat. Man kann aber auch die Ergebnisse beim einzelnen Untertest oder bei Gruppen von Untertests gesondert interpretieren.

5. Erfassen Intelligenztests die Leistung relativ zum Lebensalter, so ist der *Intelligenzquotient* (IQ) ein Maß für intellektuelle Entwicklung. Der IQ ist der Quotient aus der Altersstufe, die sich aus dem Testwert ergibt (Intelligenzalter), und dem tatsächlichen Lebensalter, multipliziert mit 100. Ein Kind, dessen Leistungen genau dem Durchschnitt seiner Altersgruppe entsprechen, hat einen IQ von 100. Die Stichprobe, an der der Test geeicht wird, muß repräsentativ sein, andernfalls wären einzelne Individuen ungerechtfertigt im Vorteil oder würden benachteiligt. Die relative Position kann auch dadurch direkt ermittelt werden, daß man den Prozentrang bestimmt, den ein Individuum in der Vergleichsgruppe einnimmt – ein Vorgehen, das für Erwachsene besser geeignet ist. Aus dem Prozentrang kann dann der IQ errechnet werden.

6. Eine Kurve, die die Prozentsätze der Werte darstellt, welche die Personen einer idealisierten Population erreichen, hat die Form einer *Normalverteilung:* Die Population wird durch den Mittelwert (hier ein Wert von 100) in zwei gleiche Hälften geteilt. Die meisten Personen haben Werte im mittleren Bereich. Eine Normalverteilung ist durch den Mittelwert und die *Standardabweichung* vollständig definiert. Letztere ist ein Maß für die Streuung der Werte um den Mittelwert und steht gleichzeitig für einen bestimmten Prozentsatz

in der gesamten Population. Die Standardabweichung des IQ im Stanford-Binet beträgt etwa 16. Damit liegen zwischen einer Standardabweichung über und einer Standardabweichung unter dem Mittelwert die IQ's von 84 bis 116. Etwa zwei Drittel der Population erzielen Werte in diesem Bereich.

7. Die im Stanford-Binet erzielten IQ's entsprechen zwar annähernd einer Normalverteilung mit einer Standardabweichung von 16, andere Intelligenztests haben jedoch andere Standardabweichungen und demnach auch andere IQ's. Mit Hilfe mathematischer Operationen lassen sich die Werte verschiedener Test aber so umrechnen, daß sie direkt miteinander verglichen werden können.

8. Zwei Variablen sind *korreliert,* wenn man mit dem Wert der einen Variablen den Wert der anderen vorhersagen kann. Ein *Korrelationskoeffizient (r)* gibt objektiv den Grad der linearen Beziehung zwischen zwei Variablen eines bestimmten Datensatzes an: Ein Wert von +1,0 bedeutet, daß die beiden Variablen sich gegenseitig perfekt vorhersagen; ein Wert von −1,0 bedeutet zwar auch, daß die beiden Variablen einander perfekt vorhersagen, doch ist hier die Beziehung umgekehrt; ein Wert von O besagt, daß die beiden Variablen unabhängig voneinander sind.

9. Durch den Korrelationskoeffizienten kann die zeitliche Stabilität eines individuellen IQ bestimmt werden. Der IQ eines Kleinkindes korreliert – wenn überhaupt – nur gering mit dem IQ der späteren Kindheit und dem des Erwachsenenalters: Kleinkinder haben erst einen geringen Grad kognitiver Entwicklung erreicht, die erfaßten Fertigkeiten sind solche motorischer Art. Diese unterscheiden sich von intellektuellen Fähigkeiten, welche die Tests der späteren Altersstufen erfassen; möglich ist auch, daß die Testwerte durch einschneidende Lebensereignisse merklich beeinflußt werden. Ist ein Kind jedoch sechs oder sieben Jahre alt, wird sein IQ zeitlich ziemlich stabil bleiben.

10. Validität und Reliabilität sind das Ziel eines jeden Tests. *Validität* hat ein Test, wenn

er die Eigenschaft erfaßt, die er erfassen soll; Meinungsverschiedenheiten darüber, was Intelligenz bedeuten soll, stellen die Validität der Tests in Frage. *Reliabilität* bedeutet, daß der Test die betreffende Eigenschaft bei geringem Einfluß der Meßinstrumente selbst erfaßt.

11. Ausgehend von der Beobachtung, daß eine Leistung in einem psychologischen Test, die hoch mit der eines anderen Tests korreliert, in der Regel auch mit vielen anderen Testleistungen hoch korreliert, schloß Charles Spearman, daß die Tests allgemeine kognitive Fähigkeiten erfaßten. Seine Theorie wurde *Zwei-Faktoren-Theorie der Intelligenz* genannt: Jedem Subtestergebnis liegen zwei Fähigkeiten zugrunde, die allgemeine (g) und die für den jeweiligen Aufgabentyp spezifische (s).

12. Die Zwei-Faktoren-Theorie ist nicht hinreichend komplex, da Werte von Tests, die ähnliche Fähigkeiten erfordern, Cluster von Korrelationen bilden, die über g oder s hinausweisen. Diese Theorie trug jedoch entscheidend zur Entwicklung einer statistischen Methode bei: der *multiplen Faktorenanalyse*. Verwendet man diese Methode, so läßt sich zeigen, wie das Ergebnis eines jeden Untertests die kombinierten Beiträge zugrundeliegender Faktoren spiegelt, die Spearmans g ebenso enthalten wie Faktoren von geringerem Geltungsbereich, etwa verbale Fähigkeit, visuelles Denken oder Gedächtnis. Die multiple Faktorenanalyse ist eine Art Richtungsweiser, der von den Daten auf intellektuelle Leistungen schließen läßt. Gleichwohl bleibt bei Anwendung und Interpretation Vorsicht geboten.

13. Die meisten Theorien über die kognitiven Strukturen stützen sich auf bestimmte statistische Methoden. Doch wird die direkte Erfassung kognitiver Strukturen – ohne statistischen Überbau – zunehmend populärer, sie könnte die Erfassung der Intelligenz durch Tests und die Erforschung kognitiver Prozesse beim Individuum einander näherbringen.

14. Die praktische Bedeutung des IQ liegt in seiner Korrelation mit den Zukunftschancen der getesteten Personen. Ein wichtiges Korrelat ist die Schulleistung, besonders die in höheren Klassen. Die Schulleistung ist aber nicht mit dem IQ identisch, sondern hängt mehr von anderen Faktoren ab, z. B. von der häuslichen Umwelt, von emotionaler Stabilität und von Interessen. Auch der berufliche bzw. sozioökonomische Status korreliert mit dem IQ, allerdings ebenfalls nicht perfekt. Der Einfluß des IQ auf den Status ist während der Schulzeit am größten, denn die Schulleistung hängt eng mit dem Status zusammen. Schließlich sei noch erwähnt, daß die IQ's von Ehepartnern korrelieren. Dies ist ein Beispiel für *selektive Partnerwahl*.

15. Unter normalen Bedingungen verhält sich der IQ in unserer Gesellschaft wie Eigenschaften, die eine hohe Erblichkeit besitzen: etwa 50 Prozent der IQ-Variation – oder mehr – scheinen durch genetische Faktoren bedingt zu sein, der Rest durch Umweltfaktoren. In den Familien verhält sich der IQ wie das Gewicht: Kinder haben in der Regel IQ's, die denen der Eltern ähnlich sind, können aber auch niedrigere oder höhere IQ's haben. An den IQ's von Kindern zeigt sich in der Regel eine statistische Regression von den IQ's der Eltern zum Mittelwert der Population, doch sind Ausnahmen von dieser Regel häufig. Die IQ-Verteilung scheint ein Gleichgewicht zu spiegeln zwischen der Tendenz des IQ, innerhalb einer Familie zum Mittelwert der Population zu regredieren, und der gegenläufigen Tendenz, Abweichungen zu produzieren.

16. Die Befunde zur Erblichkeit des IQ sollten nicht zu Fatalismus bezüglich menschlicher Möglichkeiten führen, da den nichtgenetischen Faktoren genügend Spielraum bleibt und vererbte kognitive Fähigkeiten gefördert werden können. Auch sollten die Erblichkeit des IQ und die unterschiedlichen Mittelwerte für verschiedene ethnische Gruppen keine Vorurteile werden, da man in allen großen Bevölkerungsgruppen den vollen Streubereich des IQ findet und die Gruppenzugehörigkeit keine Rolle spielen sollte, wenn der Mensch als Individuum begriffen wird.

11 Persönlichkeit

Untersuchungen zur Persönlichkeit stehen im Zentrum des weitverbreiteten Interesses an psychologischer Forschung. Wir alle sind an den vielfältigen Aspekten unserer eigenen Persönlichkeit interessiert und geben daher einem Lehrfach, das uns darüber einen gewissen Aufschluß verspricht, gern eine Chance. Die Psychologie gab ein solches Versprechen bereits vor fast einem Jahrhundert, sie hat es nur eingeschränkt gehalten. Dennoch wird sie von der Gesellschaft ermutigt, in dieser Richtung weiterzuforschen.

Vor einiger Zeit konnte man noch leichter als heutzutage ein angesehener Persönlichkeitstheoretiker sein. Es gab weniger verschiedene Tatsachen, die eine Theorie unter einen Hut zu bringen hatte; außerdem waren die Kriterien, nach denen Fakten als solche anerkannt werden, weniger anspruchsvoll. Heute ist das alles viel schwieriger, und man findet daher kaum noch einen umfassenden Persönlichkeitstheoretiker. Statt dessen bearbeiten die meisten Forscher auf dem Gebiet der Persönlichkeitspsychologie kleinere, abgegrenzte Fragestellungen. Sie hoffen, daß sich daraus schließlich einmal ein akzeptables größeres Denkmodell ergeben wird und nicht etwa nur ein lebloses Mosaik.

Zum Glück haben wir seit einem Dreivierteljahrhundert die Arbeiten Sigmund Freuds. Die Vorsehung schenkte der Persönlichkeitsforschung mit Freud in der Tat einen genialen Mann. Worin bestand seine Genialität? Teilweise lag sie auf literarischem Gebiet – Freud würde selbst dann noch gelesen werden, wenn wir wüßten, daß er sich in allem geirrt hat. Das wissen wir allerdings nicht. Ebensowenig wissen wir aber, ob er immer oder auch nur teilweise recht hatte, denn seine Ideen lassen sich nur schwer wissenschaftlich überprüfen. Sie sind i. allg. zu subtil – mehr von der Art, wie sie ein großer Romanautor vermitteln würde, nicht wie ein durchschnittlicher Persönlichkeitstheoretiker. Freud weist jedoch noch eine andere große Stärke auf, durch die er auch als Psychologe, nicht nur als Schriftsteller heute noch Wirkung ausübt. Bei der Lektüre seiner Ausführungen – über die Kindheit, über die Rolle der Eltern, der Geschwister, über Träume usw. – erinnert man sich an Bruchstücke der eigenen Vergangenheit, an kleine geheime Wahrheiten, die man vergessen hatte und von denen sonst niemand etwas weiß. Wenn diese Erfahrung des Lesers auch keiner objektiven Bestätigung gleichkommt, so erweckt sie doch Vertrauen: „Wie weise muß dieser Mann sein, wenn er das alles von mir weiß".

Wir haben die Absicht, einige Persönlichkeitstheorien und die dazugehörigen Untersuchungen beispielhaft vorzustellen. Sie werden erkennen, daß man die wissenschaftliche Überzeugungskraft der einzelnen Theorien heute noch nicht zuverlässig abschätzen kann. Damit die Theorien für Sie lebendiger werden, haben wir jede einzelne wie einen Scheinwerfer auf Eugene O'Neills autobiographisches Meisterwerk *Eines langen Tages Reise in die Nacht* gerichtet, um so zu verdeutlichen, daß jede Theorie Details ins Licht rückt, die bei den anderen jeweils im Hintergrund verbleiben. Die einzelnen Persönlichkeitstheorien ergänzen sich also nach unserer Auffassung, sie stehen nicht miteinander in Konkurrenz. Durch ein „Stück Leben" von der Fülle eines der gelungensten Theaterwerke O'Neills wird das belegt.

O'Neills Schauspiel *Eines langen Tages Reise in die Nacht* (1956) ist „das Theaterstück, das der Autor seit den Anfängen seiner schriftstellerischen Tätigkeit zu schreiben sich bemühte; die Fertigstellung war seine künstlerische *„raison d'être"* (Bogard, 1972, S. 422). *Eines langen Tages Reise in die Nacht* war das vorletzte Stück, das O'Neill schrieb. Er beendete es 1940. 1943 mußte er seine Arbeit aufgrund eines sich entwickelnden Tremors in seinen Händen abbrechen. Zehn Jahre später starb er in einem Bostoner Hotelzimmer. Viele Literaturwissenschaftler halten *Eines langen Tages Reise in die Nacht* für O'Neills bestes Werk und für die vollendetste Form des amerikanischen realistischen Theaters. Außerdem wurde es auch als eine „gut erzählte Fallstudie" (Bogard, 1972, S. 426) bezeichnet, und als eine solche werden wir das Stück hier betrachten.

11.1 Die Wahl einer Fallstudie

Eines langen Tages Reise in die Nacht ist zweifellos ein autobiographisches Stück; O'Neill hat es selbst so genannt. Vergleicht man die mit diesem Werk auf die Bühne gebrachten Vorkommnisse im Leben der Familie Tyrone mit den Tatsachen, die die Biographien über die Familie O'Neill mitteilen (z. B. Gelb & Gelb, 1962), dann stellt man eine ziemlich genaue Übereinstimmung fest. James Tyrone, erfolgreicher Schauspieler, der im Jahr der Handlung des Schauspiels (1912) bereits seinen Beruf an den Nagel gehängt hat, ist eindeutig O'Neills Vater James: ein ansehnlicher, vitaler Mann, ein typischer irischer Trinker, trotz hohen Wohlstandes sehr geizig. Ebenso eindeutig ist Mary Tyrone, in einem Kloster erzogen, charakterlich schwächer als ihr Mann und außerdem seit der Geburt ihres jüngsten Sohnes (Eugene in der Familie O'Neill) morphiumsüchtig, ein Spiegelbild von Ella O'Neill. Jamie Tyrone, der ältere Sohn, gezeichnet von seiner Trinkervergangenheit und häufig gegen seinen Vater aufbegehrend, ist Eugenes älterer Bruder James O'Neill. Der jüngere Sohn, Edmund Tyrone, in dessen Vergangenheit das Meer und ein Selbstmordversuch eine Rolle spielen, ein für Baudelaire schwärmender Mann mit „poetischem Touch", der 1912 eine „Sommererkältung" hat, die sich im Verlauf des Stückes als Schwindsucht entpuppt, dieser junge Mann ist Eugene selbst. Charlotta O'Neill, Eugenes Frau, beschreibt den Zustand ihres Mannes während der Niederschrift seines Theaterstücks mit folgenden Worten: „Wenn der Tag zu Ende war, pflegte er finster, manchmal in Tränen aus seinem Arbeitszimmer zu kommen. Seine Augen waren ganz gerötet, und er sah zehn Jahre älter aus als morgens, wenn er hineinging" (Peck, 1956). Kein Zweifel also, *Eines langen Tages Reise in die Nacht* ist O'Neills Autobiographie.

Wir wählen für dieses Kapitel einen Fallbericht, weil wir spezifische Tatsachen einer echten Lebensgeschichte für unsere Darstellung der Persönlichkeitstheorien benötigen. Ohne einen solchen Fallbericht könnten die Begriffe und Aussagen der verschiedenen Theorien als eine Sammlung ziemlich willkürlicher Konstruktionen erscheinen, die jeweils nur einen unterschiedlichen, meist sehr abstrakten Wortschatz verwenden. Die Theorien würden ohne Bezug zur Wirklichkeit kaum überzeugen.

Aber wenn schon eine Fallgeschichte als Bezugsbasis für alle vorgestellten Theorien vonnöten ist, warum nehmen wir dann keine echte Fallstudie, sondern ein Schauspiel? Ein Argument, aber kaum ein ausreichender Grund wäre, daß sich dieses Stück interessanter liest als eine Falldarstellung (ein oder zwei Fallstudien Freuds ausgenommen). Wir haben uns für das Schauspiel entschieden, weil es nicht nur höchst enthüllend, sondern auch weniger tendenziös ist als eine Falldarstellung, die das jeweilige Geschehen immer unter dem Blickwinkel einer bestimmten Persönlichkeitstheorie vermittelt. Wir aber wollen verschiedenen Theorien die Chance geben, den Leser zu überzeugen.

Aber ist das gewählte Schauspiel repräsentativ? Geht es nicht über eine gewöhnliche Lebensgeschichte hinaus, ist es nicht sehenswert, nur wegen seiner außergewöhnlichen Charaktere und seiner Handlung? Sicher, dieses auf der Bühne stattfindende Leben ist insgesamt schmerzlicher als das Leben sonst i. allg., zumal das eines normalen Tages. Und die gesamte Handlung spielt sich an ein und demselben Tag ab, wenngleich dieser damit zu einem sehr langen Tag wird. Tyrone und Jamie könnte man als Alkoholiker bezeichnen und Edmund als jemand, der davon nicht weit entfernt ist; Mary ist morphiumsüchtig; Edmund zieht sich die Schwindsucht (Lungentuberkulose) zu; Tyrones Geiz ist so ausgeprägt, daß man bei ihm eine Zwangsneurose vermuten darf – und damit ist die Liste der familiären Probleme nicht erschöpft. Kann man solche Menschen noch als normal bezeichnen?

Wenn ein Psychologe eine Falldarstellung schreibt, dann ist der betreffende Fall in der Regel kein „normaler", da es sich ja um einen Menschen handelt, der einen Psychiater konsultiert hat, was die meisten anderen Menschen niemals tun. Und man sollte auch daran denken, daß die Familie Tyrone im Jahr 1912, ebenso wie die wirkliche Familie O'Neill zu ihrer Zeit in ihrer Stadt New London in Connecticut als normal galt, in einer Stadt, die unseres Wissens durchaus kein modernes Babylon genannt werden kann.

Dennoch bleibt festzuhalten, daß die Zwistigkeiten der Familie O'Neill bzw. ihres Gegenstückes, der Familie Tyrone, über ein normales Maß hinaus gingen. Doch erscheint im Schauspiel eigentlich kaum etwas so extrem und fremdartig, daß es sich dem Verständnis von Zuschauer und Lesern entzöge. Es liegt eher an der Massierung des Leids, das im Verlauf des Stückes unerträgliche Ausmaße erreicht, was *Eines langen Tages Reise in die Nacht* zu einer außergewöhnlichen Begebenheit macht.

Doch möge man nicht vergessen, daß das Stück nur als eine beispielhafte Fallgeschichte herangezogen werden wird, die der grauen Theorie Leben verleihen soll. Man kann ein solches Stück nicht dazu verwenden, die jeweiligen Vorzüge der von uns vorzustellenden Theorien allgemeingültig zu *prüfen.* Zwar wird man den Eindruck gewinnen, daß eine Theorie dieser Geschichte eher gerecht wird als eine andere. Doch *Eines langen Tages Reise in die Nacht* handelt nur von einer einzigen Familie, und es ist außerdem ein Schauspiel. Andere Familien und andere Schauspiele müssen nicht unbedingt durch die gleichen Begriffe interpretiert werden, durch die dieses Stück am besten interpretiert werden kann. Sicher gibt es Familien, auf die andere Theorien (s. Kapitel 12 über Psychotherapie) besser anwendbar sind. *Eines langen Tages Reise in die Nacht* ist also keineswegs in der Lage, die wissenschaftliche Auseinandersetzung zwischen den Persönlichkeitstheorien zu schlichten, das können nur empirische Daten. Das Schauspiel wird lediglich den Begriffen und den Thesen, die wir diskutieren wollen, ein wenig Leben verleihen.

11.2 Die Aufgabe einer Persönlichkeitstheorie

Eine Persönlichkeitstheorie setzt an bei individuellen Unterschieden, bei der Tatsache, daß gleichbleibende Reize oder Situationen nicht bei jedem Menschen das gleiche Verhalten hervorrufen. Wir wollen noch einmal an die allgemeineren Bedingungen erinnern, die den Psychologen dazu bringen, motivationale Begriffe wie Aggression zu postulieren. In diesem Fall haben wir einen Organismus vor Augen, nicht aber individuelle Unterschiede zwischen Organismen. Man möchte die Tatsache erklären, daß ein gleichbleibender Reiz sich zu verschiedenen Zeiten unterschiedlich auf den gleichen Organismus auswirkt, was zur Annahme führt, daß der variable Effekt durch sich verändernde innere Zustände des Organismus hervorgerufen wird. So hängt die Wirkung einer Reizgegebenheit auf einen Menschen etwa davon ab, ob er verärgert oder entspannt ist, und ob er aus Erfahrung klug geworden ist oder nicht. Diese hypothetischen Zustände des Organismus setzt man nun zu der allgemeinen Problemstellung der Persönlichkeitstheorie in Beziehung. Man nimmt dabei an, daß sich Menschen hinsichtlich der Bereitschaft, in den einen oder anderen Zustand zu geraten, unterscheiden. Diese unterschiedlichen „Bereitschaften" zusammengenommen machen die überdauernden Eigenschaften eines Individuums aus – z. B. Charakterzüge, Temperament, dominierende Bedürfnisse und Fertigkeiten. Allerdings bemüht man sich bei der Erforschung der Persönlichkeit um eine Beschreibung des Menschen als eine funktionale Einheit und stellt diejenigen Variablen in den

Vordergrund, die man für die wichtigsten hält.

Zahlreiche Untersuchungen hatten lediglich zum Ziel, eine brauchbare Liste differenzierender Eigenschaften zu finden, die den größten Teil der individuellen Varianz des Verhaltens erklären würden. Einige Persönlichkeitsforscher legten zu diesem Zweck einer großen Stichprobe von Probanden lediglich den gleichen Persönlichkeitsfragebogen vor. Gelegentlich wurden darüber hinaus objektivere Verhaltenstests durchgeführt. Korrelieren die erhobenen Persönlichkeitsaspekte untereinander, so wird zur weiteren Datenverarbeitung eine mathematische Methode herangezogen, die sich *Faktorenanalyse* nennt. Mit ihrer Hilfe sollen Dimensionen oder Faktoren aufgespürt werden, deren Anzahl weit geringer ist als die Gesamtheit der verwendeten Testitems. Man nimmt an, daß es sich bei den Faktoren um Hauptvariablen handelt, die den einzelnen Antworten und Verhaltensweisen zugrundeliegen (vgl. Kapitel 10).

So führte beispielsweise ein solches Forschungsprogramm (Eysenck, 1952) zu einer äußerst simplen, zweidimensionalen Charakterisierung der Persönlichkeit: einer Dimension Neurotizismus – Normalität steht die Dimension Introversion – Extraversion gegenüber. Bei einem anderen ähnlichen Versuch mit vergleichbarer Methode (Cattell, 1957) ergaben sich 16 primäre Eigenschaften. Ein anderer Faktorenanalytiker (Guilford, 1959) glaubte, nicht weniger als 120 Faktoren allein für die Intelligenz finden zu können. Die Methode der Faktorenanalyse hat also durchaus nicht zu einer einheitlichen Liste von Persönlichkeitsmerkmalen geführt, im wesentlichen wohl deshalb, weil das Vorgehen kein rein mechanisches ist. Urteil und Intuition des Forschers gehen an mehreren kritischen Punkten in das Verfahren mit ein, vor allem was die Auswahl der Tests und Reaktionen betrifft, die einer Faktorenanalyse unterworfen werden. Auch spielt die Benennung der zugrundeliegenden Faktoren, die sich aus den Korrelationen herauskristallisiert haben, eine Rolle. Zwischen den Forschern selbst gibt es individuelle Unterschiede, die sich an diesen kritischen Entscheidungsstellen des Verfahrens geltend machen.

Vorwiegend klinisch ausgerichtete Persönlichkeitsforscher – Freud, aber auch Allport (1937) und Murray (1938) – entwickelten ihre Begriffssysteme auf der Grundlage von Beobachtungen, nicht mit Hilfe der Faktorenanalyse. Nach Freuds System gibt es einige miteinander rivalisierende Hauptriebe sowie eine Vielzahl verschiedener Mechanismen, die jene Triebe miteinander in Einklang zu bringen versuchen. Die inneren Antriebskräfte des Menschen strukturiert Freud als dem *Es*, dem *Ich* und dem *Über-Ich* zugehörig. Das Es umfaßt die blind drängenden Instinkte und Triebe, das Über-Ich die ebenso starken moralischen Forderungen (die von den Eltern stammen), das Ich ist die Stimme der Vernunft, die den Kontakt mit der Realität aufrechtzuerhalten sucht und damit beschäftigt ist, die gleichermaßen beharrlichen und unversöhnlichen Forderungen von Über-Ich und Es miteinander in Einklang zu bringen. Murray entwickelte auf der Grundlage intensiver Langzeitstudien an kleinen Gruppen von Probanden eine Liste von 20 Bedürfnissen – darunter z. B. Aggression, Leistung, Autonomie, Selbstunterwerfung und Pflegetrieb, die eine individuelle Beschreibung und das Verständnis eines jeden Menschen ermöglichen sollen. Für Allport war der Begriff des *trait* (Eigenschaft, Merkmal) das zentrale deskriptive Konzept. Er dachte nicht daran, ein erschöpfendes Inventar von traits zu liefern. Statt dessen führte er aus, wie man Eigenschaften feststellen kann, behandelte die Möglichkeit, weite und enge Eigenschaften zu unterscheiden, und erörterte das Problem der Einmaligkeit einer jeden Persönlichkeit.

Bisher haben weder die Faktorenanalyse noch die mehr impressionistische Vorgehensweise der klinisch arbeitenden Psychologen zu einem deskriptiven Begriffssystem der Persönlichkeit geführt, das von der Mehrheit der Psychologen als angemessen betrachtet wird. Aber selbst dann, wenn man sich auf ein Inventar von Begriffen einigen könnte, hätte man lediglich einen Leitfaden, nach dem sich eine Persönlichkeit beschreiben ließe. Man müßte sich mit deskriptiven „Profilen" begnügen. Der Persönlichkeitstheorie fällt jedoch eine größere Aufgabe zu. Das Ziel besteht eigentlich darin, einer Struktur Dynamik zu verleihen und Modelle zu entwickeln, die brauchbare Forschungshypothesen ermöglichen, Hypothesen also, die prüf- und widerlegbar sind. Freud hat sicher am meisten zu einer dynamischen Persönlichkeitstheorie beigetragen, doch sein wissenschaftlicher Erfolg blieb begrenzt.

Wir beabsichtigen nicht, alle bestehenden Persönlichkeitstheorien darzustellen, denn frühere Bemühungen anderer Autoren haben gezeigt, daß nach erschöpfenden Vergleichen und Gegenüberstellungen am Ende keine Theorie wirklich befriedigt. Statt dessen wollen wir Ihnen ein sehr inhaltsreiches Beispiel vorstellen, O'Neills *Eines langen Tages Reise in die Nacht,* damit wir alle die Komplexität und Bedeutung dieses Zweiges der Psychologie auch nicht einen Augenblick lang vergessen. Wir werden dieses Schauspiel dann unter der Perspektive von vier verschiedenen Theorien analysieren, wobei es sich als ein gewaltiges, in sich verschachteltes Monument erweisen wird. Die Theorien, die wie vier Scheinwerfer von verschiedenen Punkten aus auf das Monument gerichtet sind, werden zwar jeweils einen neuen Ausschnitt sichtbar werden lassen, aber weder diese vier Theorien zusammen noch alle übrigen, die die Psychologie aufbieten könnte, wären in der Lage, das Meisterwerk vollständig zu erhellen.

An dieser Stelle wäre es am besten, dieses Buch beiseite zu legen und O'Neills Drama zu lesen. Da wir uns aber nicht darauf verlassen können, daß Sie das auch tun, werden wir über Inhalt und Struktur genügend Angaben machen, so daß wir darüber diskutieren können, auch wenn Sie das Stück nicht gelesen haben.

11.3 Eines langen Tages Reise in die Nacht

In dem Schauspiel *Eines langen Tages Reise in die Nacht* ist wie im klassischen und neoklassischen Drama die Einheit von Zeit, Raum und Handlung gewahrt. Das Stück findet an einem einzigen Tag des Jahres 1912 statt, im Sommerhaus der Familie Tyrone in New London, Connecticut. Nur vier Personen spielen darin eine Rolle. Herr Tyrone, seine Frau Mary und deren Söhne Jamie und Edmund. Eigentlich ereignet sich während des ganzen Stückes nicht viel. Es wird fast nur geredet, es gibt Gespräche in verschiedenen Gruppenkonstellationen und Selbstgespräche. Anstelle eines chronologischen Handlungsablaufs bietet das Stück eine Reihe von Enthüllungen oder Rückerinnerungen, die Vergangenheit ist hauptsächlich Gegenstand der Rede. Dabei wird ein Geflecht der Verursachung erkennbar, eine Spannung entsteht, die den Abwechslungsreichtum und das Anregende einer echten Handlung völlig ersetzt. Die Struktur entspricht, wie Sie wohl vermuten werden, weit eher dem Drama *Ödipus* als etwa den Dramen *Macbeth* oder *König Lear.*

Die Leser oder Zuschauer erleben an diesem einen Tage von O'Neills Stück wirklich eine lange Reise. Wenn sich zum ersten Akt der Vorhang hebt, ist es Morgen. Wir hören Gelächter und dann die beiden einzigen Gespräche in diesem Stück, die nicht von düsteren Enthüllungen geprägt sind. Im dritten Gespräch wird dann der Verdacht geweckt, daß etwas nicht stimmt, es gibt einen Hinweis dafür, daß Mary wieder Morphium nimmt – das aber wissen wir mit Gewißheit erst im zweiten Akt.

„*Tyrone:* Na, Mary, da habe ich ja was ganz Hübsches im Arm jetzt, mit deinen zwanzig Pfund mehr.
Mary (lächelt liebevoll): Du meinst, ich bin zu dick geworden, Liebling. Dann muß ich jetzt ernsthaft versuchen abzunehmen.
Tyrone: Aber im Gegenteil, meine Liebe! So bist du gerade richtig. Komm mir nur nicht mit dieser Abnehmerei. Hast du vielleicht darum so wenig zum Frühstück gegessen?" (S. 8f.).

Wenn nach dem vierten und letzten Akt der Vorhang fällt, ist es Nacht, am gleichen Tag, im gleichen Haus. Tyrone, Jamie und

Edmund sind aus einer Kneipe betrunken nach Hause getorkelt, aber der Anblick Marys ernüchtert sie und bringt sie zum Schluchzen: Mary geht mit Augen „weit wie Untertassen" im Haus umher und möchte wie ein „irrer Geist" ihre Vergangenheit heraufbeschwören. In Gedanken weilt sie im letzten Jahr ihrer Klosterschulerziehung, einer glücklichen Zeit, als sie noch keinen der Anwesenden kannte. Ihre letzten Worte lauten: „Das war im Winter des letzten Schuljahres. Dann, im Frühjahr, ist irgend etwas mit

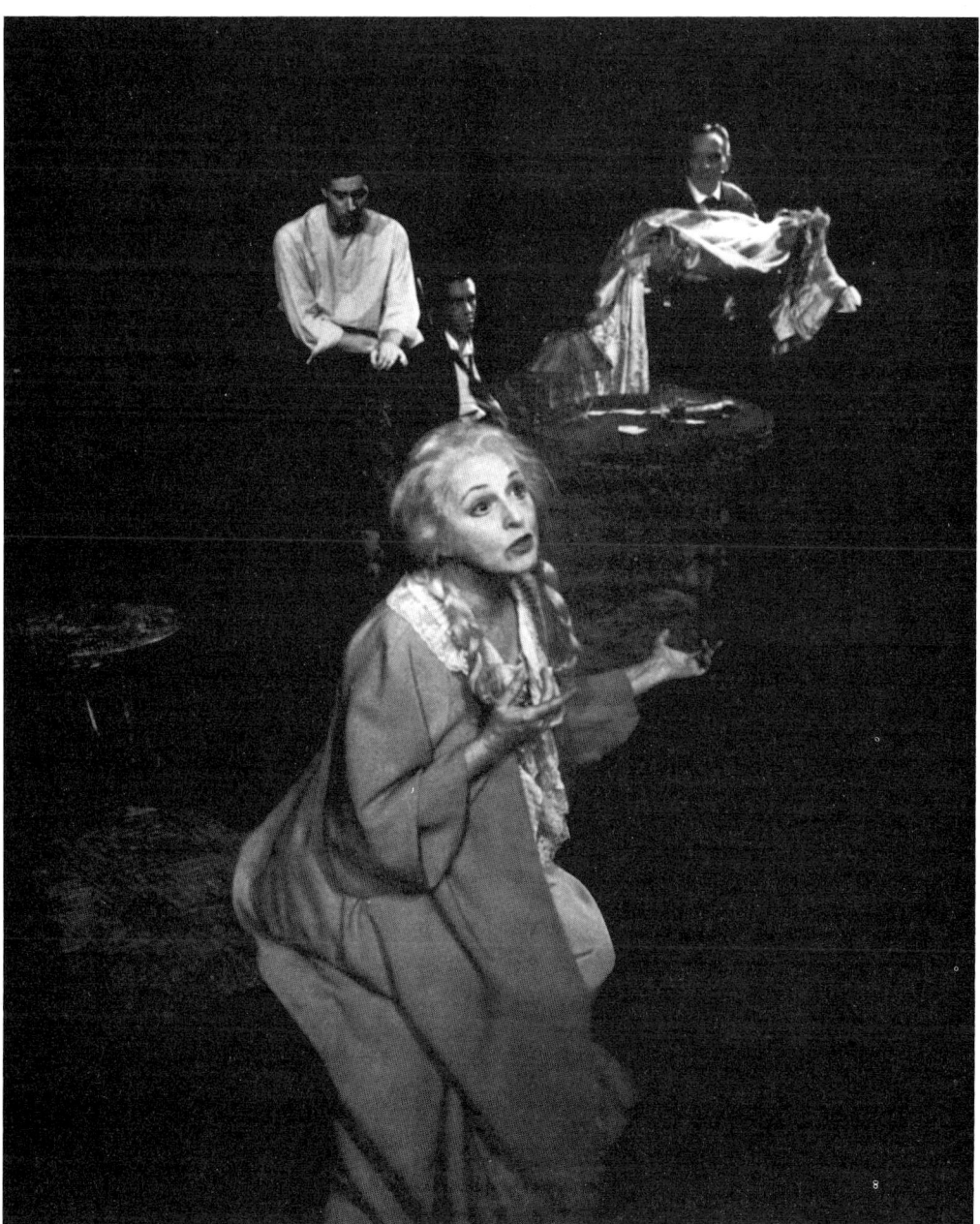

Abb. 11.1. Mary, Edmund, Jamie und Tyrone in einer wundervollen Szene, in der jeder einzelne den Ausdruck seiner besonderen Befindlichkeit zeigt

mir passiert. Ja, ich erinnere mich. Ich verliebte mich in James Tyrone und war so glücklich eine Zeitlang" (S. 139, s. Abb. 11.1).

Gegen Ende haben wir sehr viel, meist Leidvolles über die uns anfangs unbekannten Personen des Stückes erfahren. Nehmen wir z. B. Tyrone. Er besitzt (nach Edmunds Schätzung) ein Vermögen von einer Viertelmillion Dollar, ist aber besessen von der Angst, seine Tage im Armenhaus beenden zu müssen. Er ist dieser Angst ausgeliefert, sie treibt ihn zu kleinlichen Maßnahmen von Sparsamkeit; z. B. muß er immer das elektrische Licht löschen, wenn es nicht unbedingt gebraucht wird. Als er erfährt, daß Edmund Schwindsucht hat, denkt er in seinem Geiz unwillkürlich als erstes an das Hilltown-Sanatorium, eine staatliche Institution, ein billiges Haus. Noch schmerzlicher ist ein Umstand, von dem wir im zweiten und vierten Akt erfahren: Marys Sucht, unter der sie seit Edmunds Geburt leidet, ist zum Teil darauf zurückzuführen, daß Tyrone aus lauter Geiz einen billigen Kurpfuscher zur Behandlung seiner Frau herangezogen hatte. Dieser Arzt wußte sie von ihren Schmerzen nicht anders zu befreien, als mit großen Dosen Morphium. Dennoch kann man nicht Tyrones Geiz für das ganze Elend verantwortlich machen oder die Schuld nur bei ihm suchen. Im vierten Akt berichtet Tyrone mit bewegenden Worten von der Armut seiner eigenen Kindheit und den von seiner Mutter herrührenden Ängsten, er könne einmal im Armenhaus enden. Für sie war diese Furcht damals durchaus realistisch. In *Eines langen Tages Reise in die Nacht* lassen sich Ursache und Schuld in eine unbestimmt ferne Vergangenheit zurückverfolgen und mit zahlreichen früheren Ereignissen verknüpfen.

11.3.1 Der Teufelskreis

Die starke Wirkung des Schauspiels entsteht nicht nur aufgrund der fortlaufenden Enthüllung bedrückender Tatsachen über jedes einzelne Familienmitglied. Dazu trägt auch bei, daß die Situation eines Familienmitglieds zur Situation eines jeden anderen Mitglieds der Familie in unausweichlicher Beziehung steht. Der geizige Tyrone ist wieder ein gutes Beispiel. Seine krankhafte Knauserei hat schon früher einmal ernste Folgen gehabt (Marys Sucht), jetzt drohen ähnliche Konsequenzen für die Gesundheit Edmunds. Im vierten Akt aber kommt etwas Entscheidendes hinzu, als Tyrone verbittert über Mary sagt: „Ich habe Tausende für Kuren ausgegeben. Alles verschwendet!" (S. 107). Ein kleinlicher Geiz, der ihn den Kurpfuscher anheuern ließ, hat ihn also letzten Endes Tausende von Dollar gekostet, was wiederum seinen Geiz und seine Angst vor dem Armenhaus erheblich gesteigert hat. Wenn Marys Sucht auf Tyrones Geiz zurückzuführen ist, dann verstärkt diese Sucht in ihrer Konsequenz wiederum seinen Geiz. Wir nennen dies (in einem nicht gerade sparsamen Fachjargon) einen *sich selbst erhaltenden neurotischen Interaktionszyklus:* Die Pathologie der einzelnen Person bewirkt oder unterstützt die Pathologie einer zweiten Person, und diese wirkt wiederum auf die Pathologie der ersten stabilisierend zurück. Tyrone hat nichts aus seiner Erfahrung gelernt, er ist im Falle Edmunds bereit, einen weiteren Zyklus derselben Art zu beginnen.

Anhand der über vier Akte verstreuten Informationen wissen wir gegen Ende des Schauspiels, daß jede der vier Personen mit jeder anderen durch einen oder mehrere solcher chronischen Regelkreise verbunden ist. Wir erleben die Mitglieder der Familie Tyrone als eingefügt in eine erstarrte Struktur, in der jeder durch jeden anderen in seine Höhle des Elends eingeschlossen bleibt. Rachlin (1970) nennt solche Interaktionssequenzen „Teufelskreise". Dieser Ausdruck trifft den gemeinten Sachverhalt genau. Ein solcher Kreis kann nur von einem Menschen wie Edmund durchbrochen werden, von dem wir wissen, daß er Eugene O'Neill darstellt: ein durchschlagendes Ereignis (Schwindsuchterkrankung) entreißt ihn der Familienkonstellation. Nur dadurch konnte O'Neill seine vielen bedeutenden Dramen schreiben, auch sein größtes, welches wir hier behandeln. Unsere Reaktion auf dieses Schauspiel beruht auf der Größe des Stückes und auf unserem Wissen, daß es sich dabei um die Autobiographie des Schriftstellers handelt.

11.3.2 Die dramatische Technik in O'Neills Schauspiel

W odurch wird in einem Schauspiel der Enthüllungen, in einem Drama klassischen Stils, Spannung und wachsendes Entsetzen erzeugt? Damit berühren wir natürlich die literarische Kunstfertigkeit des Schriftstellers. *Eines langen Tages Reise in die Nacht* ist in dieser Beziehung so ausgezeichnet angelegt, daß man kaum glauben kann, die Struktur des Stückes sei einem durchdachten Plan zu verdanken. Es läge näher, sich damit zufriedenzugeben, daß die dramatische Potenz des Schriftstellers, die dieser über Jahrzehnte hinweg beim Schreiben seiner zahlreichen Schauspiele erworben hatte, mit diesem Stück zur vollen Blüte gelangte, zumal er nun diese höchst persönliche Geschichte zur Darstellung bringen wollte. Tatsächlich erreichte O'Neill aber die zunehmende Spannung und das wachsende Entsetzen durch die Komposition einer Reihe von Geschichten, die zwar mit Unterbrechungen, also diskontinuierlich, entwickelt werden, aber dennoch ständig präsent sind. So wird uns keinerlei Struktur oder literarische „Technik" bewußt – es sei denn, wir suchen danach. Es lohnt sich, dafür ein paar Beispiele zu geben, um von der Mannigfaltigkeit der Mittel, welche die dramatische Technik selbst nicht erkennen läßt, einen Eindruck zu geben.

11.3.2.1 Marys Rückkehr zur Morphiumsucht

Z unächst wollen wir uns genauer ansehen, wie Mary in die Morphiumabhängigkeit zurückfällt. Sie hat kurz zuvor eine Entziehungskur durchgemacht und in den letzten beiden Monaten zu Hause kein Morphium mehr angerührt. Im ersten Akt wird ihr Rückfall fast wie in einem Detektivroman dargestellt. Immer wieder finden sich hier allmählich deutlicher werdende Hinweise auf diese schreckliche Tatsache. Da gibt es die Bemerkung Tyrones, daß sie „so wenig zum Frühstück aß". Und Jamie, erfahren im Deuten aller Anzeichen von Gefahr, stellt eine Änderung im Verhalten Marys fest, die er nicht

einordnen kann, worauf Mary sagt: „Warum starrst du mich so an, Jamie?" (S. 13). Tyrones Bemerkung und Jamies Verhalten verraten düstere Ahnungen, obgleich man sich auf der Bühne gegenseitig versichert, wie glücklich man darüber ist, daß es Mary in den zwei Monaten seit ihrer Rückkehr nach Hause so gut gegangen ist. In dieser Konversation liegt somit ein Stück dramatische Ironie, denn dem Leser wird weit früher als den Gesprächspartnern klar, daß eine tragische Handlungsentwicklung bevorsteht. Und diesbezügliche Hinweise häufen sich. Am Ende des ersten Aktes geht Mary darauf ein, indem sie zum Ausdruck bringt, sie glaube, daß ihr alle Mißtrauen entgegenbringen – vor allem Jamie.

Die Ungewißheit über die tatsächlichen Hintergründe weicht bei einer entlarvenden Auseinandersetzung im zweiten Akt einer schrecklichen Gewißheit:

„Mary hat sich von der Armlehne erhoben. Ihre Hände spielen ruhelos über die Tischplatte. Sie schaut nicht zu Jamie, aber sie spürt seinen zynischen und wissenden Blick auf ihrem Gesicht und auf ihren Händen.
Mary (scharf): Warum starrst du mich so an?
Jamie: Das weißt du. (Er geht ans Fenster zurück.)
Mary: Das weiß ich nicht.
Jamie: Herrgott noch einmal, glaubst du, du kannst mir etwas vormachen, Mama? Ich bin doch nicht blind!
Mary: (schaut ihn direkt an, ihr Gesicht hat einen Ausdruck von starrem, ausdruckslosem Nichtverstehen angenommen): Ich weiß nicht, worüber du redest.
Jamie: Nein? Schau dir deine Augen im Spiegel an!"
(S. 45).

Welchen weiteren Verlauf nimmt die Geschichte mit dem Morphium? Obgleich mit dem oben zitierten Wortwechsel das Ende der kriminalromanhaften Phase erreicht ist – man weiß nun, wie es um Mary steht –, ist noch gar nichts überstanden. Die weitere Steigerung der Dramatik wird allerdings nicht mehr durch eine Anhäufung schlimmer Hinweise hervorgerufen. Jetzt erfährt man nach und nach vom Elend und Schrecken der früheren und wieder vorhandenen Sucht Marys. So hören wir im dritten Akt, daß Mary einmal nach einem erfolgreichen Drogenentzug im Schlafgewand nach draußen rannte mit der Absicht, sich vom Pier hinab in den Tod zu stürzen. Im gleichen Akt sagt sie: „Hoffentlich werde ich irgendwann einmal unabsichtlich eine Überdosis nehmen. Absichtlich könnte ich es niemals tun" (S. 92). Im vierten Akt spricht Edmund aus, warum die drei Männer, die Mary lieben, ihre Morphiumsucht so unerträglich empfinden: „Weißt du, in ihr ist etwas, was sich uns entziehen will, etwas in ihr will uns los werden, will vergessen, daß wir leben!" (S. 106). Und tatsächlich lebt Mary am Ende des Stückes in ihrer Vorstellung in der frühen Vergangenheit in einer Zeit, als sie ihren Mann und die Kinder noch nicht kannte.

11.3.2.2 Edmunds Schwindsucht wird offenbar

Mit Edmunds Schwindsucht verfährt der Autor anders. Zwar wird die genaue Diagnose erst im zweiten Akt gestellt, als Tyrone den Bericht des Arztes mitteilt, doch besteht nicht soviel Ungewißheit wie im Falle der Sucht Marys. Einige Andeutungen kommen vor, von einer „Sommererkältung" (S. 9) Edmunds ist z. B. die Rede. Doch etwa nach der ersten Hälfte des ersten Aktes sind alle außer Mary (und vielleicht Edmund) ziemlich sicher, daß der Arzt Schwindsucht diagnostizieren wird.

Doch auch das Thema Schwindsucht erfährt im Verlauf des Stückes eine allmähliche Steigerung. Der Dichter verwendet dazu vier verschiedene Kunstgriffe.

Erstens: Nachdem Edmunds „Sommererkältung" im ersten Akt zur Sprache kam, wird die befürchtete Diagnose vor allem als eine Bedrohung für Marys Seelenfrieden und ihre schwache Willenskraft aufgefaßt. Was Mary für Edmund empfindet, ist deutlich geworden, lange bevor sie im dritten Akt zu Edmund sagt: „Du bist mein Baby!" (S. 90). Eine ernsthafte Erkrankung Edmunds könnte sie kaum ertragen. Und Tyrone ergänzt: „Die Sache wird dadurch noch schlimmer, daß ihr Vater an der Schwindsucht starb" (S. 91).

Zweitens: In dem Maße, wie Edmunds Erkrankung eine Bedrohung für Mary darstellt, ist seine Sorge um die Mutter eine Bedrohung für ihn, denn sie macht ihn zum Trinker. Hier haben wir also einen weiteren autonomen Zyklus: Die Anzeichen von

Schwindsucht bei Edmund treiben Mary wieder zum Morphium, und die Anzeichen von Marys Morphiumsucht bringen Edmund zum Alkohol, was Mary wiederum zu einem gesteigerten Morphiumverbrauch verleitet. Dieser Zyklus erfährt eine zusätzliche Steigerung durch diejenigen, die sich dieses Zyklus teilweise bewußt werden. Jamie und Tyrone machen sich klar, welche Bedrohung Edmunds Krankheit für Mary darstellt. Im zweiten Akt sagt Edmund zu Jamie, während Mary die Treppe herunterkommt: „Jesses! Hätte ich mir bloß noch ein Glas genommen" (S. 41). Jamie hatte ihn vorher schon gewarnt, er solle lieber „mit dem Trinken aufhören" (S. 39). Trauriger noch die Szene später im zweiten Akt, als Mary zu Edmund sagt: „Was bedeutet das Glas da? Hast du getrunken? Oh, wie kannst du nur so verrückt sein! Weißt du nicht, daß es das Schlimmste ist, was du machen kannst" (S. 49).

Drittens: Später stellt sich heraus, daß der augenblickliche Teufelskreis bereits in der Vergangenheit vorhanden war. Mary im zweiten Akt: „Ich war so gesund, bevor Edmund geboren wurde" (S. 63 f.). Erst danach wurde ja der Kurpfuscher geholt. Aus den verschiedenen Gesprächen wird allmählich deutlich, daß Mary der Sorge um Edmunds Gesundheit und der Sorge um seine Zukunft, die sie quält, seitdem er Jamies Beispiel im Umgang mit Alkohol und Frauen verfolgte, immer schon zu entfliehen versuchte.

Der vierte Kunstgriff ist der wirkungsvollste: Obgleich Mary und Edmund einander sehr zugetan sind und sich einerseits gegenseitig an jenem Teufelskreis, der sie gefangenhält, für schuldlos halten, machen sie sich andererseits doch Vorwürfe. Gegen Ende des zweiten Aktes hat Edmund seine Befürchtungen um Mary zum Ausdruck gebracht, worauf Mary erwidert: „Erst einmal weiß ich gar nicht, wovon du redest. Aber eines weiß ich, daß du gerade überhaupt keinen Grund hast . . ." (S. 69). Sie hält inne, aber Edmund hat sie dennoch verstanden. Im dritten Akt ist Edmund verbittert darüber, daß Mary die Tatsache, daß ihm etwas Ernstes fehlt, einfach verleugnet: „Du hast mich nicht gefragt, was heute nachmittag war. Ist dir das denn ganz egal?" (S. 89). Und etwas später, in fast schneidendem Ton: „Es ist manchmal schon recht hart, eine Süchtige zur Mutter zu haben!" (S. 91).

Lassen wir es bei dieser knappen Schilderung von *Eines langen Tages Reise in die Nacht,* die wohl einen Eindruck vom Inhalt und Charakter des Stückes vermittelt haben dürfte. Bislang wurde noch keine psychologische Persönlichkeitstheorie herangezogen. Statt dessen haben wir uns mit einigen Strukturmerkmalen des dramatischen Aufbaus beschäftigt. Sicher wäre zwar jeder Schreiberling in der Lage, schreckliche Geschehnisse aufeinanderzutürmen und dabei die klassische Einheit von Zeit, Ort und Handlung zu beachten. Was dabei herauskäme, wäre allerdings etwas ganz anderes als dieses Meisterwerk, in dem sich die Spannung bis zu einer fast unerträglichen Intensität steigert und dennoch immer glaubhaft bleibt, weil sich die dramatischen Kunstgriffe des Autors an keiner Stelle aufdrängen. Im folgenden wollen wir das Schauspiel heranziehen, um daran die Begriffe und Hypothesen einiger Persönlichkeitstheorien zu illustrieren.

11.4 Sheldons konstitutionelle Psychologie

O'Neill macht die ersten Angaben über die Charaktere seines Stückes keineswegs für die Zuschauer, sondern für den Regisseur. Unter anderem finden sich dort Hinweise dafür, wie die einzelnen Personen idealerweise körperlich beschaffen sein sollten. Mary soll „volle sinnliche Lippen" haben und „extreme Nervosität" zeigen; Tyrone stellt er sich „breitschultrig mit gewölbter Brust" vor; Jamie soll den Körperbau des Vaters haben, aber weniger attraktiv und vital sein; Edmund schließlich soll größer sein als Jamie, seiner Mutter ähnlicher sehen als dem Vater, soll dünn und drahtig sein, mit überempfindsamem Mund, hoher Stirn und langgliedrigen Fingern. Schauspielautoren ist die körperliche Erscheinung ihrer Hauptdarsteller zumeist nicht gleichgültig. Sie geben Regieanweisungen dieser Art, weil sie, aber auch ihre Zuschauer, bestimmte Persönlichkeitsaspekte nur zusammen mit bestimmten Körpermerkmalen für glaubhaft halten. William H. Sheldon hat eine differenzierte Terminologie zur Beschreibung von Körperbautypen *(Somatotypen)* entwickelt. Mit seiner Forschung versuchte er die Hypothese zu bestätigen, daß Temperament und Körperbau miteinander in enger Beziehung stehen. Seit Erscheinen seines grundlegenden Werks *Varieties of Human Physique* (1940) haben er selbst und andere eine Reihe von Bestätigungen für diese These gefunden.

Man mag sich vielleicht darüber wundern, daß diese recht überzeugenden Befunde in der amerikanischen Psychologie so wenig beachtet wurden, während andere Theorien mit sehr viel geringerer empirischer Bestätigung wesentlich mehr Verbreitung fanden. (Eine Ausnahme von diesem Trend bilden Hall und Lindzey, 1970, die Sheldon in einem Kapitel ihres Buches würdigen.) Zum Teil liegt das sicher daran, daß Sheldons Theorie sowohl biologisch ausgerichtet ist, als auch besonders den Faktor der Vererbung betont, was impliziert, daß die betroffenen Persönlichkeitsmerkmale durch Willenskraft, Therapie oder andere Formen sozialer Interaktion wenig beeinflußbar wären. Viele Psychologen halten aber ein solches Ausmaß an genetischer Determiniertheit wegen des in der amerikanischen Gesellschaft stark ausgeprägten Glaubens an den unbegrenzten Fortschritt für unangemessen.

Der Begriff *konstitutionelle Psychologie* beinhaltet eigentlich mehr als das, womit sich Sheldon beschäftigt. Sein Thema sind die Struktur, die Anatomie oder Morphologie des Menschen, im Unterschied zur Funktion, zur Physiologie. Aber wenn Psychologen die Hirnfunktionen, das autonome Nervensystem, oder aber die bei verschiedenen Menschen unterschiedlichen Wirkungen von Drogen untersuchen, müßten sie eigentlich ebenfalls als konstitutionelle Psychologen bezeichnet werden. Nach dem konventionellen Sprachgebrauch ist das nicht der Fall, die zuletzt genannten Forschungsgebiete tragen Bezeichnungen wie „Physiologische Psychologie" und „Psychopharmakologie". Der Begriff „konstitutionelle Psychologie" beschränkt sich auf den Körperbau oder die Morphologie im Sinne von Sheldon. Der Begriff impliziert eigentlich auch keine ausschließliche Beschäftigung mit pränatal festgelegten Eigenschaften eines Menschen, also mit Eigenschaften, die genetisch oder durch intrauterine Bedingungen determiniert sind. Gewisse Aspekte des Körperbaus wie Gewicht oder Muskelentwicklung können nach der Geburt Veränderungen unterworfen sein. Sheldon hat jedoch vor allem in seinen späteren Arbeiten (z. B. 1949, 1954) ganz klar zum Ausdruck gebracht, daß es ihm bei seiner konstitutionellen Psychologie nur darum geht, die grundlegenden und unveränderlichen biologischen Determinanten des Verhaltens aufzuspüren (Sheldon selbst hat übrigens den Begriff „konstitutionelle Psychologie" geprägt und auch die Hauptarbeit in diesem Bereich geleistet).

Sheldon (1954) verwendet für die unveränderlichen anatomischen Bedingungen den Begriff des *Morphogenotyp* (nach Art der Genetiker). Es handelt sich um eine Abstraktion, die sich der direkten Untersuchung entzieht. Auch liegt dem veränderlichen Somatotyp Sheldons ein abstrakter Genotyp zugrunde. Sheldon (1954) möchte über den Somatotyp zur Abschätzung des abstrakten Genotyps gelangen. Dazu untersucht er in sukzessiven Schritten den menschlichen Körper, im Idealfall anhand einer Serie von Fotografien, die mit zeitlichem Abstand unter standardisierten Bedingungen aufgenommen wurden. Sheldon geht also vom variablen Ende des Kontinuums biologischer Determinanten aus, möchte aber von dorther zu einer Schätzung der Größen am invarianten Ende der genetischen Determinanten kommen.

11.4.1 Kretschmer, Sheldons unmittelbarer Vorläufer

Während die amerikanische Psychologie in den letzten Jahren dazu neigt, die Beziehungen zwischen Körperbau und Temperament zu übersehen, war die übrige Welt in dieser Hinsicht nicht so enthaltsam, weder heute noch in der Vergangenheit, etwa zur Zeit des Hippokrates im 5. Jahrhundert vor Christus. Im Laufe der Jahrhunderte hat es zahlreiche Konstitutionstypologien gegeben (vgl. Hall & Lindzey, 1970). Die Typologie von Ernst Kretschmer (1925) ist der unmittelbare Vorläufer der Typologie Sheldons. Kretschmer, ein deutscher Psychiater, kam aufgrund langjähriger klinischer Praxis zu der Überzeugung, daß die häufigsten und ausgeprägtesten Geisteskrankheiten, die Schizophrenie und das manisch-depressive Irresein, mit deutlich unterscheidbaren Körperbautypen in Beziehung stehen. Schizophrenie, so glaubte er, trete häufiger bei zarten schmalwüchsigen Menschen auf. Diesen Typ nannte er *asthenisch* (vom griechischen asthenēs, schwach). Manisch-depressive Psychosen waren nach seinem Eindruck häufiger mit einem gedrungenen, rundlichen Körperbau verbunden, den er *pyknisch* nannte (vom griechischen pyknos, dick). Den dritten, psychologisch unauffälligen Typus, muskulös und mit kräftig entwickelten Knochenbau, bezeichnete Kretschmer als *athletisch*.

Sheldon (1940) macht darauf aufmerksam, daß die typologische Dreiteilung Kretschmers die neuzeitliche Variante einer Typologie ist, wie sie bereits von etwa 30 Autoren seit Hippokrates so oder ähnlich aufgestellt worden war. Die Unterscheidung schmalwüchsig – korpulent – muskulös geistert durch die gesamte Geschichte der Spekulationen über Konstitutionstypen. Das neue und Verdienstvolle an der Arbeit Kretschmers war, daß er die Beziehung zwischen dem Körpertypus und dem psychologischen Typus, speziell dem manisch-depressiven und dem schizophrenen Psychotiker, anhand systematischer Beobachtungsdaten belegte. Allerdings bleibt es zweifelhaft, ob man Kretschmers Befunden vertrauen kann, denn seine Untersuchungen weisen mehrere schwerwiegende methodische Mängel auf. Um nur einen zu nennen: Die Schizophrenie pflegt in jüngeren Lebensjahren aufzutreten als die manische Depression. Kretschmers Vorgehen bei der Körperbauzuordnung läßt somit offen, ob es sich bei dem schmalwüchsigen Astheniker vielleicht nur um eine jugendliche Körperform handelt, der gedrungen-rundliche Körperbau wäre vielleicht lediglich bei Leuten mittleren Alters häufiger. Das träfe für Gesunde ebenso zu wie für Geisteskranke, so daß Kretschmers Korrelationen keineswegs zur Schlußfolgerung berechtigen, daß der Mensch aufgrund seines Körperbaus für spezifische Formen der Psychose prädisponiert sei.

11.4.2 Die „Erfindung" des Somatotyps

Der erste Schritt Sheldons zur Bestimmung des Somatotyps war der einer Klassifizierung von mehreren tausend jüngeren Männern anhand wesentlicher körperlicher Bestimmungsmerkmale, vergleichbar etwa damit, Pferd, Zebra und Esel unter den pflanzenfressenden Vierbeinern heraussuchen zu wollen. Die Probanden in Sheldons Untersuchung waren 4000 Studenten im Alter von 16–20 Jahren, sie wurden nach genau standardisiertem Verfahren aus drei Aufnahmewinkeln fotografiert: von vorn, von hinten und im Profil. Bei diesen ersten Arbeiten wurden Männer ausgewählt, weil von ihnen leichter Nacktfotos erhältlich waren. Da heute die Sitten weniger streng sind, hat Sheldon die Entwicklung eines *Atlas of Women*, als Gegenstück zu seinem *Atlas of Men* von 1954, in Angriff genommen.

11.4.2.1 Naturalistische Einstufung

Sheldons erster Ordnungsversuch bestand darin, die ausgeprägtesten Varianten seiner Stichprobe zu ermitteln, jene Körpertypen also, die einander am wenigsten ähnlich, aber innerhalb ihrer eigenen Kategorie gewissermaßen extrem charakteristisch waren – so wie wenn man aus einer Menge von Huftieren das typischste Pferd und das Zebra mit den lebhaftesten Streifen heraussuchen würde. Diesen ersten Schritt und alle weiteren Schritte, die dem eigentlichen Meßverfahren vorangehen, nennt Sheldon *Anthroposkopie*, man könnte auch weniger hochgestochen von Menschenbeobachtung sprechen. Wer mit klassifizierenden Beobachtungen beginnt, braucht sich durchaus nicht dafür zu schämen. Es ist deshalb auch nicht nötig, einem solchen Vorgehen durch ausgefallene Benennungen zu einem besseren Ansehen zu verhelfen. Denn wie sonst beginnen die meisten wissenschaftlichen Untersuchungen?

Sheldons Beobachtungen erbrachten genau drei Extremvarianten des Körperbaus. Die Daten ließen die Annahme eines kontinuierlichen dreidimensionalen Raumes sinnvoll erscheinen, so daß jeder Körperform ein spezifisches Werteprofil auf drei Skalen zugeordnet werden konnte. Sheldon löste sich also von einer Typologie nach der Art Kretschmers, er entschied sich für ein dreidimensionales Kontinuum.

Die drei Komponenten des Systems nennt Sheldon *Endomorphie, Mesomorphie* und *Ektomorphie*. Der Ausdruck Endomorphie kommt von Endoderm, der innersten Gewebeschicht des menschlichen Embryos, aus dem sich die Organe des Verdauungssystems entwickeln. Sheldon wählte diese Bezeichnung, weil beim extrem endomorphen Typ der Verdauungsapparat besonders groß und schwer ist – was sich durch Autopsien und globale äußere Beurteilung des Körpers untermauern ließ. Mesomorphie hängt mit dem Mesoderm zusammen, der mittleren Gewebeschicht beim Embryo, aus der sich Knochen, Muskeln, Bindegewebe, Herz und Blutgefäße entwickeln. Beim extrem mesomorphen Typ (der Athletiker nach Kretschmer) sind diese Organe besonders gut entwickelt. Die Bezeichnung Ektomorphie verweist auf die äußere embryonale Gewebeschicht, das Ektoderm, aus dem Haut, Haare, Nägel, Sinnesrezeptoren, Nervensystem und Gehirn entstehen. Besonders diese Organe sind beim extrem ektomorphen Typ ausgeprägt. Abbildung 11.2 soll einen Eindruck von Sheldons extremen Varianten vermitteln.

Nach der Ermittlung dieser drei Extremvarianten bestand der nächste Schritt aus einer bemerkenswert komplexen Skalierungsaufgabe. Sheldon unterteilte den menschlichen Körper in fünf Regionen (was wir hier übergehen wollen), die untereinander weitgehend unabhängig waren. Daraufhin brachte er alle 4000 Fotos für jede der drei Komponenten und jede der fünf Körperregionen in eine Rangordnung; daraus resultierten pro Foto 15 Rangordnungswerte. Jedes Foto erhielt seine eigene Rangposition, so daß sich insgesamt fünfzehnmal 4000 Rangplätze ergaben. Diese minutiösen Vergleiche müssen unglaublichen Aufwand erfordert haben.

Sodann wurden je 4000 Rangplätze auf eine siebenstufige Skala reduziert, wobei Sheldon anmerkt, er hätte auch eine differenziertere Skala mit noch hinreichender Verläßlichkeit verwenden können. Für die Extremwerte (niedrigster Wert 1 und höchster Wert 7) und für den mittleren Wert für jede Komponente wurden Musterfälle ausgewählt. Anschließend wurde bei jeder Körperform für jede der drei Komponenten ein Punktwert festgelegt. Diese Werte der Komponenten werden stets in der Reihenfolge endomorph – mesomorph – ektomorph notiert. Ein extrem Endomorpher wäre demnach 7-1-1; ein ex-

trem Mesomorpher 1-7-1; ein extrem Ektomorpher 1-1-7. Sheldon (1940) berichtet, daß die Zuordnung von Komponentenwerten keine Schwierigkeiten machte, und daß mehrere unabhängig voneinander arbeitende Mitarbeiter zu einer fast vollständigen Übereinstimmung bei der Einschätzung kamen.

Bis zu diesem Punkt war das Vorgehen Sheldons eine Art „Musterung": Extremvarianten wurden ermittelt, ein Raumkontinuum mit drei Dimensionen wurde eingeführt, die Masse der Personen wurde hinsichtlich der drei Dimensionen auf einer siebenstufigen Skala eingeordnet. Das alles war vom scharfen Auge des Beobachters abhängig, das Sheldon offenbar besaß. Erst in einem nächsten Schritt wurden nun objektive Messungen *(Anthropometrie)* vorgenommen.

11.4.2.2 Quantitative Einstufung

D as Auge eines Beobachters mag noch so scharf sein – es muß früher oder später durch objektive Meßwerte ergänzt werden, die es jedermann ermöglichen, den Somato-

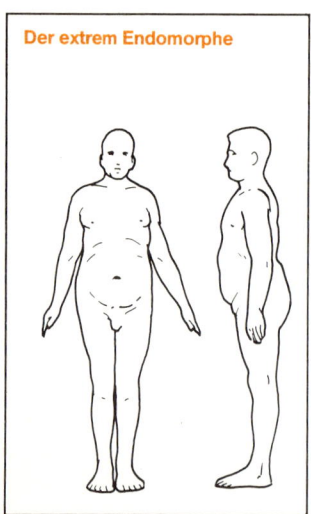 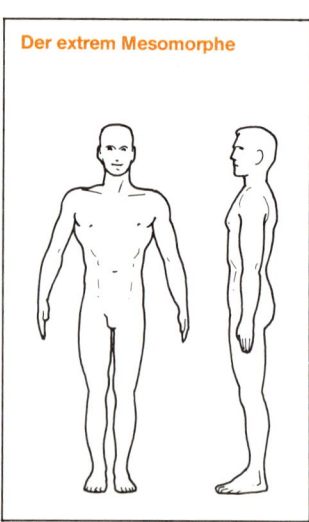 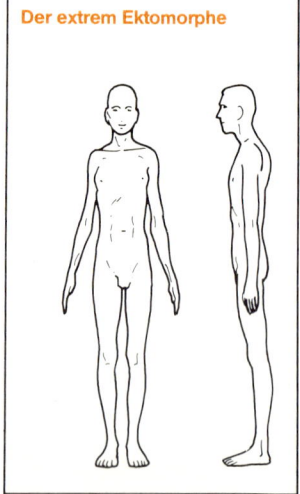

Der extrem Endomorphe   **Der extrem Mesomorphe**   **Der extrem Ektomorphe**

Abb. 11.2. Die drei reinen Somatotypen: der extrem Endomorphe (7-1-1), der extrem Mesomorphe (1-7-1) und der extrem Ektomorphe (1-1-7). Zu beachten ist, daß jeder Person stets drei Somatotypwerte zugeordnet werden. Sheldons System entspricht keiner Typologie, sondern einem dreidimensionalen Raum. Man ist übereinge-

kommen, die Werte in der hier benutzten Reihenfolge aufzuschreiben: endo-, meso-, ektomorph. Die dazugehörigen Temperamentswerte werden in gleicher Weise notiert. Die hier abgebildeten extrem „reinen" Körperbautypen sind im wirklichen Leben so nur selten zu finden. (Nach Sheldon, 1954) typ selbst zu bestimmen. Sheldon legte einige Maßzahlen als Verhältniswerte fest, wobei im Zähler der Durchmesser der Körperteile und im Nenner die Körpergröße eingeht. Genauer: Für jeden Probanden wurden 17 verschiedene Durchmesserwerte ermittelt sowie das Verhältnis der Körpergröße zur dritten Wurzel aus dem Körpergewicht. Sheldon berichtet von einem mittleren Fehler dieser Maße von nur einem Prozent. Sein hervorragender Mitarbeiter S. S. Stevens entwickelte sogar einen Apparat, der den richtigen Somatotyp ausdruckt, wenn man ihn vorher mit den entscheidenden Maßzahlen füttert.

Von den insgesamt 343 nach diesem System möglichen Somatotypen traten auf den 4000 Fotos interessanterweise nur 76 auf. Inzwischen sind 40000 menschliche Körper untersucht worden, die Anzahl unterschiedlicher Somatotypen ist dabei nur auf 88 gestiegen. Sheldon hat jedoch vor einiger Zeit ein neues Verfahren zur Ermittlung des Somatotyps entwickelt (Sheldon, Lewis & Tenney, 1969), bei dem insgesamt 267 Somatotypen differenziert werden. Die Anzahl der *möglichen* Somatotypen eines Systems ist selbstverständlich eine Funktion der Eigenschaften des Meßverfahrens des betreffenden Systems. Die Anzahl der tatsächlich vorkommenden Somatotypen sollte immer nur im Zusammenhang mit der maximal möglichen Anzahl betrachtet werden. Offenbar läßt sich jedoch unabhängig davon feststellen, daß, wie Sheldon einmal sagte, viele Somatotypen „anscheinend nicht erschaffen" worden sind (1940, S. 60).

Kennt man nur die Grobmerkmale der drei Körperbaukomponenten, und ist man mit den spezifischen Meßvorgängen bei der Bestimmung des Somatotyps nicht vertraut, dann möchte man natürlich vermuten, daß die Körperbau-Typen vor allem von lebensgeschichtlichen Variablen wie Ernährungsgewohnheiten, sportlicher Betätigung und vom Alter abhängig sind. Man möchte annehmen, daß ein Ektomorpher sich in die Gruppe der Mesomorphen „durchboxen" oder sich bis zu einem Endomorphen „aufpäppeln" könnte. Das aber widerspräche der Auffassung Sheldons. Die meisten seiner Meßwerte (wenn auch nicht alle) beziehen sich auf den Knochenbau, z.B. auf die Form des Kopfes und auf die Knochenstruktur der Extremitäten. Sheldon meint, daß ein abgemagerter Endomorpher ebensowenig zu einem Ektomorphen wird wie eine abgemagerte Bulldogge zu einem Pudel. Der Grund dafür ist leicht einzusehen, wenn man bedenkt, daß sich unter den Meßwerten des Somatotyps etwa die Größe der Fingerknöchel befindet. Der Mesomorphe mit seinen großen Knöcheln wird dieses Merkmal beibehalten, wie mager er auch im übrigen immer werden mag.

11.4.3 Entwicklung der Temperamentsskala

Nach Sheldon wird *Temperament* als ein Persönlichkeitsaspekt von vornherein nicht unabhängig von seiner Beziehung zur Konstitution definiert. Das Temperament ist „grundlegend" oder „stabil", insofern es durch einen invariablen Somatotyp determiniert wird.

Andere Psychologen verwenden den Begriff Temperament in ähnlichem Sinne, wenn auch keineswegs alle die Ansicht teilen, Temperament sei durch den Körperbau determiniert. So hält z.B. Diamond (1957) das Temperament für die Grundlage der Persönlichkeit, es umfaßt Merkmale, die bereits im frühesten Kindesalter sichtbar werden und sich bald stabilisieren. Nach ihm aber können diese Eigenschaften durchaus auch auf physiologische Bedingungen zurückgehen, die nicht unmittelbar etwas mit dem Körperbau zu tun haben.

Sheldons scharfes Auge hatte nach unserer Ansicht die grundlegenden Dimensionen von Körperbau und Temperament sowie ihre wahrscheinliche Beziehung zueinander bereits erfaßt, bevor er mit seinen jahrelangen Messungen und Versuchen begann. Die Einzelheiten standen natürlich noch nicht fest, nur die Grundidee war vorhanden. Dennoch waren genaue und standardisierte Messungen erforderlich, denn auch andere Wissenschaftler müssen sich von dem ursprünglichen Gedanken überzeugen können. Es ist durchaus legitim, wenn ein Forscher die Schritte, die ihn auf einen fruchtbaren Gedanken bringen, nicht völlig mechanisch tut, ja er muß sie nicht einmal genau beschreiben können – im Gegenteil. Er sollte alles heranziehen, was ihn zu einer guten Idee führt; die Methodologie kommt ins Spiel, wenn es um die Überprüfung der Idee geht, die dann auch andere überzeugen muß.

Bei der Aufgabe, die Dimensionen des Temperaments zu finden, war Sheldon vor ein typisches Problem einer Persönlichkeitstheorie gestellt. Zuerst kommt es nämlich immer darauf an, eine relativ kleine Zahl interindividuell variabler Merkmale festzulegen, die für die Erklärung von Unterschieden im Verhalten von höchster Bedeutung sind. Dieser Aufgabe versuchen andere Wissenschaftler mit Hilfe von Faktorenanalysen oder klinischen Beobachtungen gerecht zu werden. Sheldon hielt die Dimensionen des Temperaments natürlich nicht für die *einzigen* individuellen Merkmale, die Bedeutung hätten, doch war er der Meinung, daß sie zu den grundlegendsten Merkmalen gehören, da sie bereits sehr früh auftreten, sich in vielen Verhaltensbereichen auswirken und sich zudem lebenslang als sehr stabil erweisen.

Sheldon durchforstete die einschlägige Literatur zur Persönlichkeit und stieß auf insgesamt 650 Eigenschaftsbezeichnungen. Von den sich überschneidenden Begriffen schloß er die weniger bedeutenden aus, einige seiner Meinung nach noch fehlende Begriffe fügte er hinzu. Am Ende stand eine Liste mit 50 Begriffen. Dieses deskriptive Verfahren ist zwar nachvollziehbar, aber nicht „objektiv" im Sinne von „wiederholbar". Niemand würde bei einem Wiederholungsversuch ohne zusätzliche Anweisungen zur gleichen Liste von 50 Begriffen kommen. Aber Objektivität war in diesem ersten Stadium auch noch nicht gefordert.

Der nächste Schritt der Untersuchung kam einem objektiven Vorgehen schon näher. Ein Jahr lang untersuchte Sheldon 30 junge Männer, zum großen Teil graduierte Studenten und Hilfsassistenten, sowohl während ihrer täglichen Arbeit als auch mit Hilfe klinischer Interviews. Am Ende stufte er alle Probanden auf einer 7-Punkte-Skala im Hinblick auf jede der 50 Eigenschaften ein.

Der dann folgende Schritt war objektiv und wiederholbar. Die Daten wurden mit Hilfe einer Variante der Methode der Faktorenanalyse, auf die wir bereits kurz eingegangen

sind, verrechnet. Die Interkorrelationen der Einstufungen Sheldons ergaben drei Cluster. Die Eigenschaften innerhalb eines Clusters korrelierten auf dem Niveau von $+0,60$ (oder höher) miteinander und mit den Eigenschaften außerhalb des Clusters auf dem Niveau von $-0,30$ (oder niedriger). Nach diesem Schritt blieben insgesamt nur noch 22 Items, auf drei Cluster verteilt, übrig.

11.4.3.1 Die Komponenten des Temperaments

Die drei Dimensionen oder Komponenten des Temperaments, die sich aufgrund dieses Verfahrens ergeben hatten, werden in der Reihenfolge der somatischen Komponenten, zu denen sie in Beziehung stehen sollen, aufgeführt. *Viszerotonie,* die erste Komponente, ist nach den Organen benannt, die als somatische Grundlage dieses Temperaments für besonders bedeutsam gehalten werden. Dazu gehören der Magen und der übrige Verdauungsapparat. Diese Dimension ist gekennzeichnet durch eine Vorliebe für Entspannung und Bequemlichkeit, Vergnügen am Essen und Trinken, an gesundem Schlaf und durch ein starkes Bedürfnis nach sozialer Anerkennung. Die zweite Komponente ist die *Somatotonie,* benannt nach den hier besonders bedeutsamen Organen – Muskeln und Knochen. Sie zeichnet sich aus durch ein erhöhtes Durchsetzungsvermögen, ein Bedürfnis nach regelmäßiger sportlicher Betätigung, durch Risikofreude und ein gewisses Streben nach Unabhängigkeit von anderen. Die dritte Komponente ist die *Zerebrotonie,* benannt nach der vermutlichen Bedeutung des Zentralnervensystems. Im Vordergrund stehen hier Vorliebe für die Einsamkeit, Sensitivität, schlechter Schlaf und mangelndes Interesse an Bequemlichkeit ebenso wie an sportlicher Betätigung. Im endgültigen Skalierungssystem (von Sheldons Arbeiten in den 40er Jahren) wurde jede Komponente anhand von 20 Eigenschaften beurteilt. Jeder Proband erhielt für jede der drei Komponenten einen Punktwert zwischen 1 und 7, formal entsprechend der Einschätzung des Somatotyps.

11.4.3.2 Drei Vertreter aus dem Extrembereich der Komponenten

Auszüge aus Sheldons (1942) Charakterisierung von Vertretern des Extrembereichs seiner körperlichen und charakterlichen Typen vermitteln einen lebendigen, klaren Eindruck von den drei Komponenten des Temperaments. Es handelt sich um echte Fälle, die durch Sheldons treffende Ausdrucksweise sehr lebendig wirken. Sheldon gibt seinen wirklichen Personen Pseudonyme, die irgendwie besonders gut auf die körperlichen und charakterlichen Typen passen, die sie bezeichnen.

Aubrey: Extreme Viszerotonie. „Mit 22 bereits fett, rundes Gesicht, ... faul, ungeschickt, nicht verantwortungsbewußt ... seine Erscheinung wirkt entspannt ... Wenn er sich hinsetzt, ist es so, wie wenn man einen belebten Sack auf einem Stuhl ablegt ... Sein sexuelles Interesse ist schwer zu erregen und schwach ausgeprägt ... Der eigentliche Zweck des Lebens besteht für ihn im Essen ... Sein Verdauungsapparat scheint wie ein Verbrennungsofen zu funktionieren ... Er muß ständig in Gesellschaft sein ... Seine Abhängigkeit von Anerkennung ist extrem ... Er hat einen ausgezeichneten, tiefen Schlaf ... Er hat niemals das Bedürfnis nach sportlicher Betätigung ... Er ist ein ‚Angsthase'" (S. 98–106). Somatotyp: 6-2-2; Temperamentsindex: 7-1-1.

Boris: Extreme Somatotonie. „Boris ist ein großer, kraftvoller junger Mann von 21 Jahren ... sehr breite Schultern ... kämpferisch, aggressiv, laut ... beliebt, gilt als gut aussehend ... In Haltung und Bewegung drückt er stets Durchsetzungsvermögen aus ... verabscheut körperliche Bequemlichkeit ... Er ist ein gieriger Esser, er schlingt die Nahrung wie ein Wolf hinunter ... abrupt, formlos ... unabhängig von anderen ... heftig, jähzornig ... unduldsam ... erregbar, kritisch ... Üblicherweise steht er um 5.30 Uhr auf, duscht eiskalt ... Er betreibt regelmäßig Sport wie eine religiöse Pflicht ... Er ist furchtlos ... nicht einfühlsam und anmaßend ... keine Spur von Empfindlichkeit ... Die Haut ist gebräunt und gegerbt wie Leder ... Werte

sind für ihn das Streben nach Macht, Geld, Sex oder Prestige" (S. 121–131). Somatotyp: 1-6-2; Temperamentsindex: 1-7-1.

Christopher: Extreme Zerebrotonie. „Ein zartgebauter, ängstlicher junger Mann ... zaudernd und sich ständig entschuldigend ... Er macht ständig den Eindruck von innerer Gespanntheit ... nimmt im allgemeinen die unbequemste Stellung ein, die möglich ist ... schnelle Reaktionen ... Er freut sich nicht aufs Essen. ‚Es ist wie bei der Ausscheidung', sagt er, ‚man muß es halt tun, und je schneller und beiläufiger, um so besser' ... Nur geringe Abhängigkeit von sozialer Anerkennung ... häufig in depressiver Stimmung ... Alle seine Reaktionen haben einen stark defensiven Charakter ... Psychologisch sitzt er immer ‚wie auf Kohlen' ... Seine Schlafgewohnheiten sind sehr schlecht ... leidet fast dauernd an chronischer Müdigkeit ... Zeigt keinen Wunsch, über irgend etwas zu herrschen ... Abnormer Mangel an Aggressivität ... extreme Empfindlichkeit ... extreme Schmerzempfindlichkeit ... sieht jünger aus als er ist ... Bei Schwierigkeiten oder in Verlegenheit verschließt er sich und versucht sich zu verkriechen ... Er vermittelt den Eindruck eines gespannten, gejagten Wesens ... Christopher leidet ziemlich unter Verdauungsbeschwerden in Erregungssituationen ... Christopher hat die meiste Zeit das Bedürfnis, allein zu sein, um ‚seine Batterie aufzuladen', wie er es nennt" (S.147–158). Somatotyp: 1-1-6; Temperamentsindex: 1-1-7.

11.4.4 Beziehungen zwischen Somatotyp und Temperament

Man darf mit einigem Recht sagen, daß alles Bisherige nur der Prolog ist für die wichtige Frage, in welchem Maße denn nun Körperbautyp und Persönlichkeit zusammenhängen. Die erste – eine geradezu monströse – Untersuchung führte Sheldon selbst durch. Über einen Zeitraum von fünf Jahren untersuchte er 200 männliche Weiße, zumeist Akademiker oder freiberuflich Tätige. Durch Beobachtung und Befragung seiner Probanden während dieses Zeitraums gewann er

Informationen über das jeweilige Temperament; den Somatotyp stellte er nach dem Standardverfahren fest. Die Ergebnisse, die er erhielt, sind in Tabelle 11.1 wiedergegeben. Das wichtigste Resultat: Die Korrelationen zwischen Somatotyp und Temperament liegen bei 0,80. Man muß mit den sonst üblichen Korrelationen auf dem schwierigen Gebiet der Persönlichkeitsforschung etwas vertraut sein, um zu erkennen, daß es sich hier um einen außergewöhnlich engen Zusammenhang handelt.

Tabelle 11.1. Korrelationen zwischen Körperbau und Temperament (N = 200)

Körperbautyp	Temperamentstyp		
	Viszero-tonie	Somato-tonie	Zerebro-tonie
Endomorphie	+ 0,79	− 0,29	− 0,32
Mesomorphie	− 0,23	+ 0,82	− 0,58
Ektomorphie	− 0,40	− 0,53	+ 0,83

Nach Sheldon, 1942

11.4.4.1 Probleme der ersten Untersuchung

Die Stärke der ersten großen Untersuchung Sheldons ist zugleich ihre Schwäche. Sheldon nahm sowohl die Festlegung des Somatotyps als auch die Beurteilung des Temperaments selbst vor. Höchstwahrscheinlich hätte auch kein anderer die Geduld aufgebracht, fünf Jahre lang durch ständige direkte Verhaltensbeobachtungen das Temperament so vieler Probanden einzuschätzen. So waren ihm aber beide Datengruppen über seine Probanden bekannt, und er glaubte ganz fest an die hypothetische Beziehung. Die obigen Zitate aus Sheldons Bericht lassen zudem erkennen, daß die Eindrücke über Merkmale des Temperaments zum Teil von den sichtbaren körperlichen Merkmalen mit abhängen. Und schließlich: Ist es wirklich so sicher, daß jemand, der entspannt oder lebensfroh aussieht, diese Eigenschaften auch tatsächlich besitzt?

Sheldon konstatierte zwar eine ausgeprägte Beziehung zwischen Körperbau und Temperament, doch die möglichen Gründe hierfür können sehr verschieden sein (Hall & Lindzey, 1970). So könnte z. B. der jeweilige Körperbau, der weitgehend durch pränatale Faktoren festgelegt sein mag, lediglich die Verstärkungselemente determinieren, denen jemand im späteren Leben ausgesetzt ist. Der muskulöse, kräftige Mesomorphe wird sicher in sportlichen Wettkämpfen Belohnungswerte finden, die weder dem Ektomorphen noch dem Endomorphen erreichbar sind. Eine derart individuell verschiedene Verstärkung aufgrund verschiedener Körpercharakteristika könnte ihrerseits entsprechend unterschiedliche Temperamente hervorbringen, einfach im Rahmen der üblichen sozialen Interaktion. Und noch eine andere Möglichkeit verdient unserer Meinung nach besondere Beachtung. Um es hart auszudrücken: Sheldon hat vielleicht seine Zusammenhänge unabsichtlich selbst produziert, denn er hat Körperbau und Temperament ausschließlich selbst beurteilt. Hierin liegt aber ein Verstoß gegen eine elementare Richtschnur methodischen Vorgehens: Die Unabhängigkeit der miteinander in Beziehung stehenden Werte wurde nicht garantiert. Das gab den Psychologen, die dem Gedanken einer konstitutionellen Determinierung von vornherein einen gewissen Widerstand entgegenbrachten, gute Gründe an die Hand, die Ergebnisse Sheldons, deren Prägnanz auffälligerweise die der gesamten sonstigen Persönlichkeitsforschung übertrifft, zu diskreditieren.

11.4.4.2 Andere Überprüfungen der gleichen Beziehung

Natürlich machten sich Sheldon und andere Psychologen alsbald daran, die Objektivität ihrer Methoden zur Überprüfung der Beziehung zwischen Somatotyp und Temperament zu verbessern. Eine Variante solcher Untersuchungen, die vielleicht am leichtesten durchzuführen ist, besteht darin, den Somatotyp nach dem standardisierten Verfahren zu bestimmen und ihn dann zu dem Testergebnis eines Persönlichkeitsfragebogens in Beziehung zu setzen, welches völlig unabhängig vom Somatotyp gewonnen wird. Drei Beispiele für solche Untersuchungen sind die von Child und Sheldon (1941), von Fiske (1944) und von Smith (1949). In diesen Untersuchungen, an denen eine Vielzahl männlicher Studenten als Probanden teilnahmen, wurden verschiedenartige Standardverfahren der Intelligenz- und Persönlichkeitsmessung verwendet. Die so gewonnenen Persönlichkeitswerte hatten nur sehr schwache Beziehungen zur Viszerotonie, Somatonie und Zerebrotonie von Sheldon. Die durchgeführten Tests empfahlen sich wegen ihrer objektiven Auswertbarkeit und wegen der leichten Erhebbarkeit der Daten.

Wenn dieserart gewonnene Testwerte eine nachweisbare, wenn auch schwache Beziehung zu Sheldons Komponenten besitzen, dann ist wenigstens noch die Vorhersage der *Richtung* (positiv oder negativ) der Beziehung interessant. Davon zu unterscheiden ist allerdings die Frage nach der Größe der Beziehungen. Sie war in den genannten Untersuchungen durchweg höchst gering. Die zentrale Tendenz der Korrelationen lag nahe bei 0,10, war also weit entfernt von den Werten um 0,80, die Sheldon in seiner ersten Studie erhielt. Die einzelnen Korrelationen erreichten teilweise – je nach Stichprobengröße – statistische Signifikanz. Untersuchungen dieses Typs legen die Schlußfolgerung nahe, daß in der Behauptung einer Beziehung zwischen Somatotyp und Temperament ein Körnchen Wahrheit steckt, aber eben auch kaum mehr.

Die gebräuchlichen Persönlichkeitsfragebögen haben meist wenig oder auch nichts gemein mit Sheldons Temperamentskonzept. Man darf vermuten, daß die Beziehung zum Somatotyp in ihrer Größenordnung zunimmt, je mehr der erhobene Persönlichkeitsindex den Temperamentsbegriffen Sheldons entspricht. Wenn die Methoden der Temperamentseinschätzung denen Sheldons ähnlich sind, sollten engere Beziehungen zu erwarten sein. Das ist auch generell der Fall. Child (1950) ermittelte den Somatotyp von 414 männlichen Studienanfängern. Im zweiten Studienjahr mußten sie einen Fragebogen zur Selbstbeurteilung ausfüllen, der nur Items enthielt, die zu Sheldons Temperamentsvariablen in Beziehung standen. Wie Tabelle 11.2 zeigt, wurden insgesamt 96 Vorhersagen getroffen. 77% davon bestätigten die Richtung der Beziehung; etwa 20% waren statistisch signifikant.

Gerechterweise muß man sagen, daß in der Untersuchung von Child weit weniger Mühe auf diese Einschätzung verwandt wurde, als Sheldon ursprünglich vorgeschrieben hatte: ein Jahr kontinuierliche Beobachtung und wenigstens 20 eingehende Befragungen eines jeden Probanden. Andererseits ist anzumerken, daß die Probanden natürlich ihren Körperbau gut kannten, dazu brauchten sie nicht den Begriff des Somatotyps zu haben. Es ist also denkbar, daß auch sie an gewisse Bezie-

Tabelle 11.2. Beziehungen zwischen Körperbaudimensionen und Selbstbeurteilung anhand spezieller Fragebogenitems

	Körperbautyp		
	Endomorphie	Mesomorphie	Ektomorphie
Anzahl der bestätigten Vorhersagen[a] (statistisch signifikant)	3	9	8
Anzahl der tendenziell bestätigten Vorhersagen (statistisch nicht signifikant)	21	13	20
Anzahl der tendenziell widerlegten Vorhersagen (statistisch nicht signifikant)	6	8	7
Anzahl der widerlegten Vorhersagen (statistisch signifikant)	1	0	0

[a] Die Studenten schätzten sich selbst ein anhand einer Vielzahl von Fragebogenitems zum Verhalten, zu Einstellungen oder Gefühlen. Diese Fragebogenitems basierten auf Sheldons drei Komponenten des Temperaments. Da die Bestimmung der Somatotypen der Studenten unabhängig davon erfolgte, handelt es sich hier um implizite Vorhersagen der Fragebogenantworten aufgrund der Zuordnung zu einzelnen Komponenten des Somatotyps

Nach Child, 1950

hungen zwischen Somatotyp und Temperament von der Art Sheldons glaubten, denn solche Annahmen sind in unserem Kulturkreis mehr oder weniger verbreitet. Mit anderen Worten: Die Temperamentseinschätzung ist möglicherweise nicht völlig unabhängig von ihren körperlichen Merkmalen erfolgt. Das persönliche Selbstkonzept könnte ohne weiteres von den Vorstellungen, die man vom eigenen Körper hat, beeinflußt werden.

Unter den insgesamt vorliegenden Untersuchungen zu Sheldons Hypothese gibt es vier voneinander unabhängige, methodisch saubere Studien (dargestellt in Lindzey, 1967a), denen wir besonderes Gewicht beimessen. Es handelt sich um Untersuchungen, in denen die Beziehung der Somatotypen zu einer bestimmten Form von Kriminalität – jugendliche Delinquenz – untersucht wurde. Obgleich natürlich bekannt ist, daß Delinquenz vielerlei Einflußfaktoren unterliegt, ist die Vermutung, daß eine solche Lebensform eher zum somatotonischen Boris als zum viszerotonischen Aubrey oder zum zerebrotonischen Christopher paßt, nicht aus der Luft gegrif-

fen. Das Durchsetzungsvermögen und die Aggressivität in Boris' Temperament ebenso wie seine körperliche Vitalität und Stärke sind allem Anschein nach Merkmale, die u. a. für eine Verbrecherlaufbahn besonders geeignet sind – selbst wenn wir zugeben müssen, daß unsere Vorstellungen von einer solchen Laufbahn wohl reichlich vereinfacht sind und zu einem guten Teil aus Filmen stammen.

Auf jeden Fall legen die vier Untersuchungen eine solche Beziehung nahe. Die umfangreichste und bekannteste Studie wurde von Sheldon und Eleanor Glueck (1950, 1956) durchgeführt. Sie umfaßte 500 mehrfach straffällig gewordene und 500 nichtdelinquente Jugendliche. Beide Gruppen stimmten hinsichtlich Alter, Intelligenz, Wohnort und ethnischem Hintergrund überein. 60% der delinquenten Jungen, aber nur 30% der nichtdelinquenten Jungen wurden als überwiegend mesomorph eingestuft. Weniger als 15% der delinquenten, aber fast 40% der nichtdelinquenten Jungen waren ektomorph (s. Abb. 11.3). Wahrscheinlich sind die Determinanten dieser Beziehung recht komplexer Natur,

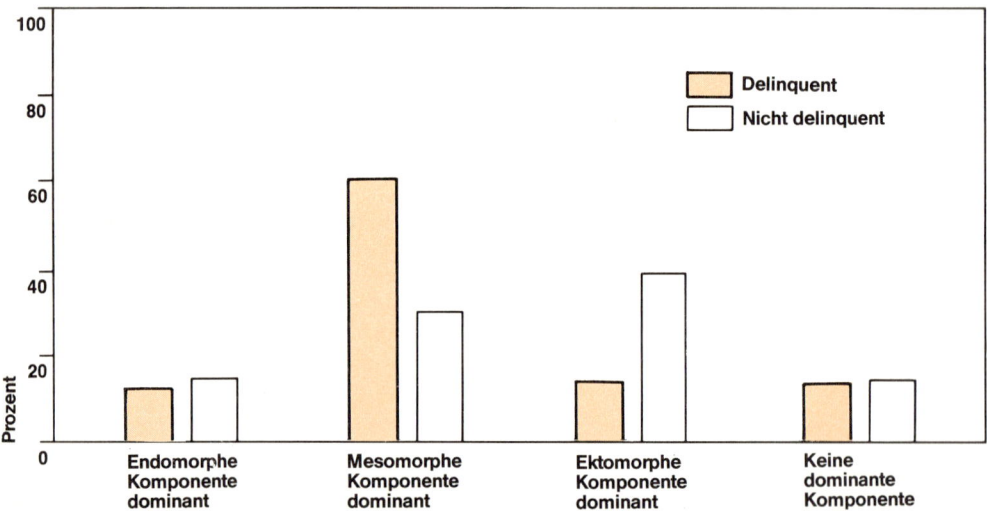

Abb. 11.3. Etwa 500 delinquente Jungen wurden im Hinblick auf ihren Somatotyp mit 500 nichtdelinquenten Jungen verglichen. Sheldon beschreibt den Somatotyp natürlich mit den drei Zahlen, die der Stärke jeder der drei Komponenten im Einzelfall entsprechen, normalerweise dominiert aber eine Komponente. Die Darstellung zeigt eine auffällig enge Beziehung zwischen Delinquenz und Mesomorphie. Das Vorhandensein dieser Beziehung sagt, obgleich sie bedeutsam ist, nichts über ursächliche

Zusammenhänge aus. Vielleicht fördert das somatotonische Temperament Delinquenz nur in Verbindung mit Mesomorphie. Vielleicht wird der starkknochige, oft sehr muskulöse Mesomorphe häufiger für selbstbewußtes, aggressives Verhalten belohnt als der Ektomorphe oder der Endomorphe, so daß ihn das irgendwie eher zur Delinquenz verleitet. Es gibt zahlreiche mögliche Erklärungen. (Nach Glueck & Glueck, 1950) aber aufgrund der Replikation in gut kontrollierten Studien erweist sie sich zumindest als bedeutsam. Somit darf man annehmen, daß Delinquenz partiell durch das somatotonische Temperament bedingt ist.

Man darf nicht vergessen, daß noch andere Persönlichkeitsforscher von der Annahme ausgehen, daß eine kleine Anzahl grundlegender Temperamente mit irgendwelchen körperlichen Merkmalen in Wechselbeziehung steht. Diamonds (1957) Überlegungen halten wir für besonders interessant. Er geht davon aus, daß die grundlegenden Temperamentsmerkmale dem Menschen und dem höheren Säugetier gemein sein müßten, daß sie bereits sehr früh im menschlichen Leben auftreten und sich in der Lebensgeschichte als recht stabil erweisen. In ihrer extremen Ausprägung sollten ihnen die wesentlichsten kindlichen Verhaltensstörungen entsprechen. Diamond nimmt vier grundlegende Temperamentsformen an: Impulsivität, Anhänglichkeit, Aggressivität und Vermeidung. Gewisse Parallelen gibt es zwischen der Anhänglichkeit und der Viszerotonie, der Aggressivität und der Somatotonie und der Vermeidung und der Zerebrotonie, wobei nur die Impulsivität keine Entsprechung in Sheldons System hat. Diamond ist der Meinung, daß diesen vier Temperamenten neurophysiologische Faktoren zugrundeliegen, doch machte er sich nicht die Auffassung Sheldons zu eigen, nach der diese Faktoren im Körperbau eine nachweisliche Entsprechung haben müßten.

11.4.5 Die Relevanz der konstitutionellen Psychologie für *Eines langen Tages Reise in die Nacht*

Nach Hall und Lindzey (1970) kann man Sheldons konstitutionelle Psychologie kaum eine „Theorie" nennen, weder eine Theorie der Persönlichkeit noch der allgemeinen Psychologie. Sheldon hat seinen Ansatz auch gar nicht in diesem Sinne vorgestellt. Seine Überlegungen haben keinen deduktiven Duktus, zudem sind sie in sich unvollständig. Die konstitutionelle Psychologie unternimmt allerdings den Versuch, gewisse überdauernde individuelle Unterschiede hinsichtlich Körperbau und Temperament sowie bestimmter Beziehungen zwischen beiden Gegebenheiten festzustellen. Diese Überlegungen sollten in eine umfassendere Theorie mit eingehen, aber bislang kümmerte man sich in der Regel nicht darum. Nach Lindzey (1967a) könnte die augenblickliche Widersprüchlichkeit der Befunde unter Umständen verringert werden, wenn man insbesondere im Rahmen zweier Forschungsthemen dem Körperbautyp und dem Temperamentstyp besondere Beachtung schenkt. Zum einen nennt er das Problem der Auswirkungen frühkindlicher Erfahrungen auf die Persönlichkeit des Erwachsenen. Diese sind offenbar nicht für alle Menschen gleichartig, sondern modifizierbar bzw. abhängig von Körperbau und Temperament. Ein anderes in diesem Zusammenhang interessantes Forschungsthema sind die psychischen Auswirkungen chemischer Substanzen. Lindzeys Überlegungen sind nicht weit von der hier anstehenden Frage entfernt, ob die konstitutionelle Psychologie nicht auch im Drama *Eines langen Tages Reise in die Nacht* eine Rolle spielen könnte. Sicher ist die biologische Konstitution in diesem Schauspiel von großer Bedeutung. Doch ist ihre Rolle erheblich komplexer, als es die psychologische Fachliteratur nahelegen würde.

Die Wirkung chemischer Substanzen (Drogen) spielt für das Geschehen in *Eines langen Tages Reise in die Nacht* eine große Rolle. Weitgehend bestimmt der Alkohol den Verlauf der Ereignisse. Im 1. Akt unterhält sich Tyrone mit Jamie über Edmund. Er sagt:

> „Und sogar schon vorher, als er im Gymnasium war, fing er an, ein liederliches Leben zu führen und den Broadway-Snob zu markieren, nach deinem Vorbild natürlich, aber ohne deine Widerstandskraft. Du bist ein gesunder Brocken, wie ich – oder warst es zumindest, als du in seinem Alter warst –, aber er war immer ein Nervenbündel, wie seine Mutter. Seit Jahren habe ich ihn gewarnt, daß er das körperlich nicht durchhalten kann, aber er wollte nicht auf mich hören, und jetzt ist es zu spät" (S. 23).

Edmund ist sicher kein Christopher und Jamie kein Boris, aber nach O'Neills Beschreibung ist Edmund eher ektomorph, Jamie eher mesomorph. Nach Sheldon (1942) ist die Alkoholverträglichkeit des Mesomorphen größer als die des Ektomorphen.

Die unterschiedliche Alkoholverträglichkeit von Edmund und Jamie ist vielleicht das auffälligste Beispiel für die Bedeutung der konstitutionellen Unterschiede in *Eines langen Tages Reise in die Nacht*. Wir hatten aber noch ein anderes Thema berührt, bei dem der Körperbau eine Rolle spielen könnte: die unterschiedliche Verarbeitung von Lebenserfahrungen. Nach O'Neills Regieanweisungen ist Jamie zwar genauso gebaut wie Tyrone, doch besitzt er nicht dessen Vitalität, das vornehme Betragen und das gepflegte Ausse-

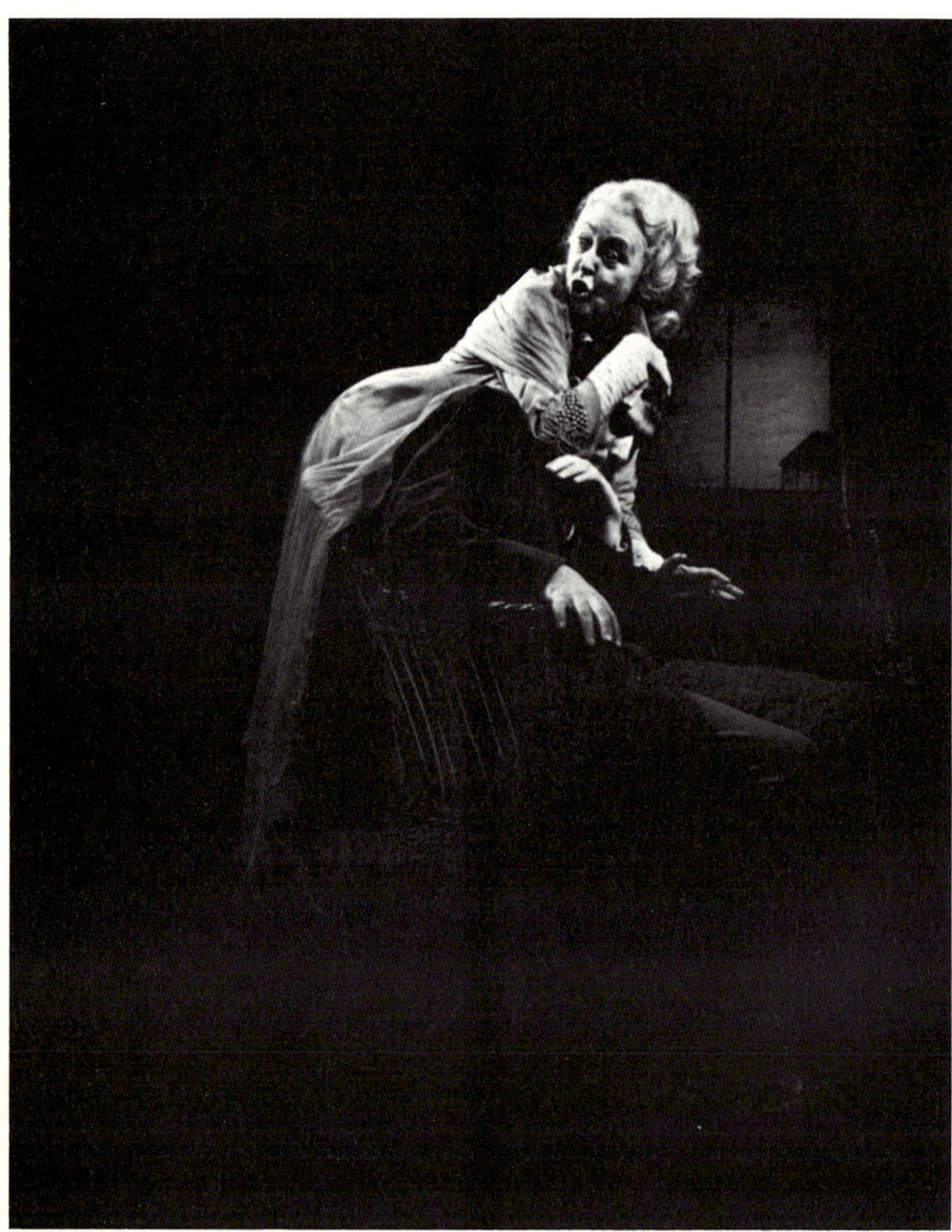

Abb. 11.4. Mary und Edmund

hen Tyrones gehen ihm ab. Es sind sicherlich konstitutionelle Faktoren, die Tyrones Erfolg in seiner Schauspielerlaufbahn mitbedingen bzw. zu Jamies katastrophalem Mißerfolg im gleichen Metier beitragen. Die konstitutionelle Mitgift Tyrones hat ihm zweifellos mit dazu verholfen, ein erfolgreicher Schauspieler zu werden, doch sie war keineswegs segensreich für ihn. Der spektakuläre finanzielle Erfolg in dem kitschigen Bühnenstück *Der Graf von Monte Cristo* verführte ihn dazu, während seiner aktiven Jahre mit diesem

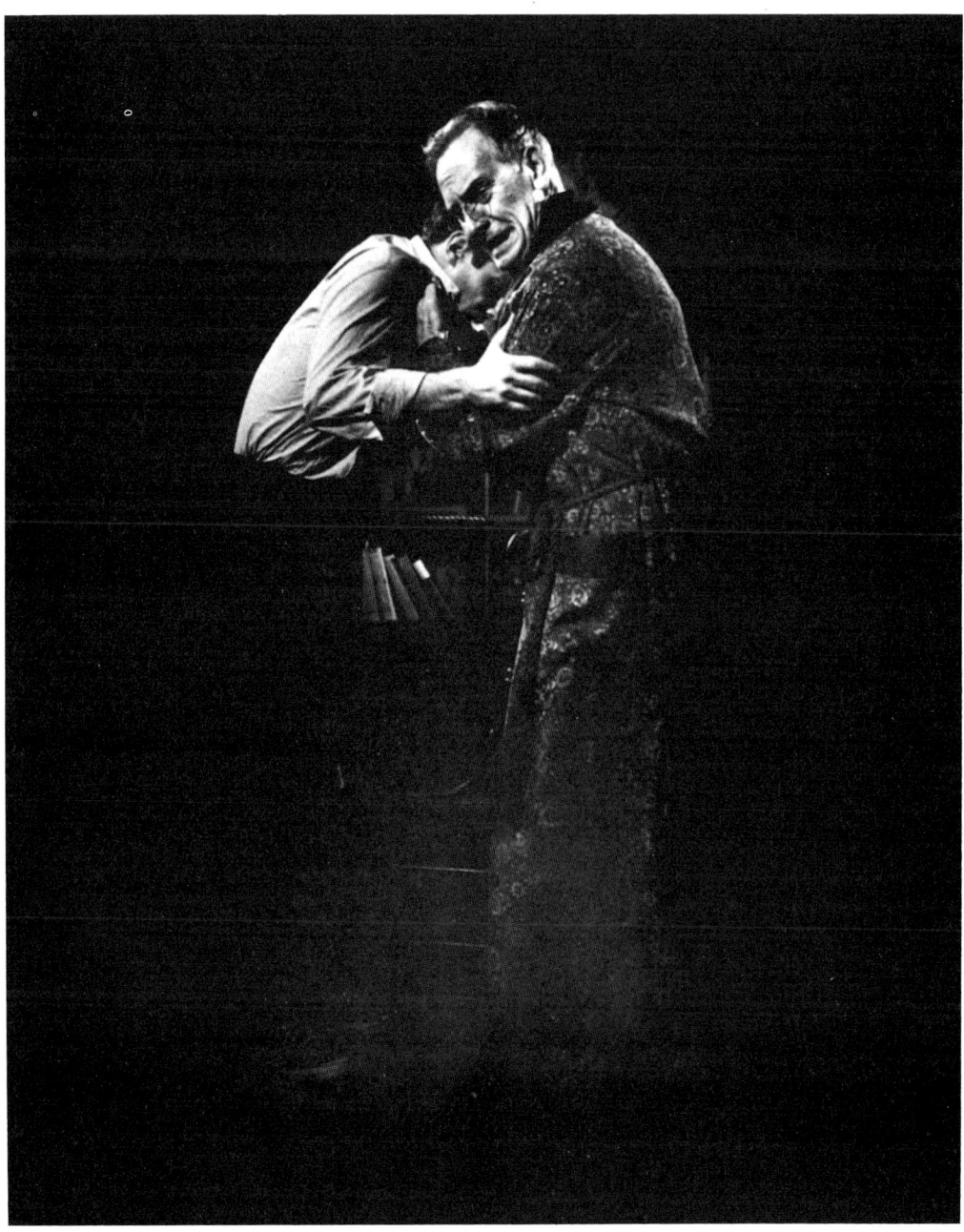

Abb. 11.5. Tyrone und Jamie

Stück ständig auf Tournee zu gehen. So vergeudete er sein zweifellos hervorragendes Talent, das eher für die Shakespearesche Bühne geeignet gewesen wäre. Vielleicht hätte er seine Fähigkeiten besser genutzt, wenn seine äußere Erscheinung nicht so sehr dem Klischee entsprochen hätte.

Die zweifellos wichtigste, aber auch verzwickteste Beziehung zwischen Konstitution und Temperament in O'Neills Schauspiel macht sich in den unterschiedlichen Paarbeziehungen innerhalb der Familie geltend. Es wird deutlich zum Ausdruck gebracht, daß Mary Edmund am meisten zugetan ist, während Tyrone Jamie vorzieht. Nichts anderes erwarten wir auch von Anfang an, nachdem wir gelesen oder gesehen haben, daß Jamie nach Körperbau und Temperament seinem Vater am meisten ähnelt und Edmund seiner Mutter. Die elterlichen Bevorzugungen kommen im Stück auch deutlich zur Sprache. Mary gibt Edmund zu verstehen, daß sie ihm den Vorzug gibt (3. Akt). Man muß etwas genauer hinsehen, um zu erkennen, daß Tyrone große Stücke auf Jamie hält, denn in seinen Reden macht er ihn ständig schlecht. Erst allmählich bemerken wir, daß die Ähnlichkeit, die Tyrone zwischen sich und Jamie sieht, ihn dazu bringt, all seine beruflichen Enttäuschungen auch mit Jamie zu verbinden. Anfangs hofft er auf Jamies großen Erfolg, weshalb Jamies tatsächlicher Mißerfolg für ihn um so bitterer wird. Tyrones Gefühle für Edmund sind wohl warmherzig, aber sie sind nicht sehr intensiv; seine Gefühle für Jamie dagegen gehen tiefer, so daß sie ständig in wütende Frustration umschlagen. Erst in der letzten Szene verrät er seine Gefühle deutlicher. Als Mary auftritt und Jamie in Schluchzen ausbricht, verliert Tyrone seine Beherrschung und jammert: „Jamie, um Gotteswillen, hör auf!" (S. 134) (s. Abb. 11.4, 11.5).

Wie stellt sich das alles nun aus der Perspektive der Kinder dar? Marys größere Liebe zu Edmund scheint von ihm erwidert zu werden, wobei die Verwandtschaft des Temperaments sicher auch mitspielt. Aber die Vorliebe Tyrones für Jamie wird nicht erwidert. Jamie empfindet sogar eine leidenschaftliche Liebe zu Mary, die vorliegenden Temperamentsunterschiede sind dabei offenbar kaum noch relevant. Vielleicht ist hierfür der Umstand entscheidend, daß Jamie als Erstgeborener früher einmal die ganze Zuwendung der Mutter erhielt. Es lastet auf ihm der tiefsitzende Schmerz darüber, daß Mary ihn in den Verstrickungen der Familiengeschichte nahezu nur noch haßt und ihm kein wärmeres Gefühl als nur Mitleid entgegenbringt.

Daß Mary Edmund bevorzugt und Jamie gegenüber feindselige Gefühle entwickelt hat, hat auch auf die Beziehung zwischen Jamie und Edmund Auswirkungen gehabt. Jamie hat Edmund zwar ganz gern, er versucht ihn oftmals in Schutz zu nehmen. Im trunkenen Zustand jedoch, im 4. Akt, verrät Jamie seinem Bruder mit leidenschaftlichen Worten, daß ein Teil seiner selbst ihn immer schon zerstören wollte, und daß das auch weiterhin so sein werde, weil er auf ihn eifersüchtig sei. Im 2. Akt erfahren wir von Mary, daß es vor Edmunds Geburt ein Baby mit Namen Eugene gab, das an Masern starb, nachdem es sich bei Jamie angesteckt hatte. Jamie war damals sieben Jahre alt. Offensichtlich hat Mary den Verdacht, daß Jamie in seiner Eifersucht absichtlich so nahe an das Baby herangegangen war.

Im ganzen haben Konstitutionen und Temperament in *Eines langen Tages Reise in die Nacht* die Funktion mächtiger und unveränderlicher Determinanten sowohl für die individuellen Persönlichkeiten als auch für die Beziehungen zwischen den Familienmitgliedern untereinander. Sie haben die Funktion einer Basis, die sie auch nach Sheldon im Leben haben müßten. Ihre Wirkungen und ihre verschiedenen Funktionen im Zusammenhang mit den Lebenserfahrungen sind jedoch nicht einfach und unmittelbar aufzeigbar, sie sind auf wunderbare Weise miteinander verflochten, so wie im wirklichen Leben.

11.5 Freuds Ödipuskomplex und Geschwisterrivalität

Zunächst muß zum *Ödipuskomplex* gesagt werden, daß man diesen nicht einfach „hat" oder „aufschnappt" wie Masern oder Mumps, wenn man Pech hat, und, wenn man Glück hat, ihm auch entgehen kann. Das gilt auch für die *Geschwisterrivalität*. Nach Freuds Auffassung handelt es sich um universell auftretende Konstellationen der frühen Kindheit. Falls Freud mit seiner Behauptung recht hat, daß der Ödipuskomplex und die Geschwisterrivalität normale, reguläre Phänomene darstellen, dann läßt sich für die Persönlichkeit eines Erwachsenen keine besondere Vorhersage ableiten, wenn man sagt, das Kind habe einen Ödipuskomplex oder Gefühle der Rivalität gegenüber den Geschwistern. Die Aussage, jemand „habe" einen Ödipuskomplex, wäre etwa ebenso wenig informativ (oder diagnostisch so wenig bedeutsam) wie die Mitteilung, jemand sei von einer Frau geboren worden.

11.5.1 Der Ödipuskomplex

Da das soeben Gesagte durchaus der Position Freuds entspricht, überrascht es ein wenig, daß die Psychoanalytiker immer wieder Fallgeschichten schreiben, in denen nach einer recht einfallsreichen Interpretation von Träumen und Symptomen am Ende die „Erklärung" präsentiert wird wie ein aus dem Zylinder gezaubertes Kaninchen: der Patient leide an einem Ödipuskomplex. In jedem dieser Zylinder steckt dasselbe Kaninchen. Eugene O'Neill hat die Ironie einer solchen Diagnose, die eigentlich gar keine ist, erkannt. Im Jahre 1926 unterzog er sich einer sechswöchigen psychoanalytischen Behandlung, da er seinen Alkoholismus etwas in den Griff bekommen wollte. Die Diagnose, daß er an einem Ödipuskomplex leide, habe ihn nicht wenig amüsiert (Bogard, 1972).

Die meisten Psychoanalytiker machen vom Ödipuskomplex und von der Geschwisterri-

valität allerdings einen weniger verständnislosen Gebrauch. Carl G. Jung, neben Freud der wohl bekannteste und einflußreichste Analytiker, wies darauf hin (1933), daß dieser mit den Eltern zusammenhängende Gefühlskomplex zwangsläufig der erste tiefe Komplex in der Gefühlsentwicklung eines jeden Menschen sei. Unter „Komplex" verstand Jung, wahrscheinlich auch Freud, eine relativ autonome Struktur psychologischer Einstellungen, Bedürfnisse und Erinnerungen, die weitgehend außerhalb der Reichweite einer bewußten Kontrolle liegen. Da dieser Komplex universell auftritt, kann er für eine kausale Erklärung spezifischen Verhaltens kaum eine Rolle spielen.

Freud wählte die Bezeichnung Ödipuskomplex, um an den antiken griechischen Mythos zu erinnern, der die Grundlage für die Tragödie *König Ödipus* von Sophokles bildete. Die einzelnen Elemente des Komplexes werden dort in wenig oder gar nicht verhüllter Form zur Darstellung gebracht. In dem Mythos wird dem König von Theben, Laios, prophezeit, daß sein Sohn Ödipus ihn, den Vater, töten und seine Mutter Jokaste heiraten wird. Im Schauspiel des Sophokles macht der erwachsene Ödipus nach und nach die Entdeckung, daß er diese beiden üblen Verbrechen bereits begangen hat, obgleich er alle Vorkehrungen getroffen hatte, das Eintreten der Prophezeiung zu vereiteln. In einem Ausbruch heftiger Schuldgefühle sticht er sich die Augen aus (was Freud als einen symbolischen Akt der Kastration betrachtet; der Kastrationskomplex spielt in seiner Theorie ebenfalls eine besondere Rolle).

Den Ödipuskomplex (veranschaulicht in Abb. 11.6) hielt Freud für eine allgemein menschliche Erfahrung der ersten fünf Lebensjahre. Was in der Tragödie des Sophokles wirkliche Handlungen sind, ist jedoch im Normalfall lediglich bewußter und unbewußter Wunsch. Selbst im Europa des neunzehnten Jahrhunderts hätte wohl niemand geleugnet, daß sich kleine Jungen von drei bis fünf

Jahren sehr stark zu ihrer Mutter hingezogen fühlen, daß sie sogar mitunter den kleinen Liebhaber spielen und von einer oft ebenfalls vernarrten Mutter noch dazu ermutigt werden. Das Originelle an der Idee Freuds war eine Annahme, die man nicht ohne weiteres zu glauben bereit war: Freud behauptete, daß der Sexualtrieb nicht erst mit der Pubertät einsetzt, sondern daß er in besonderer Form bereits bei der Geburt vorhanden ist und mit zunehmendem Alter eine bestimmte Anzahl von Entwicklungsformen durchläuft. Die Liebe des kleinen Jungen zu seiner Mutter ist danach nicht lediglich ein vom Körper losgelöstes Gefühl, sondern ein Vorgang eindeutig erotischer Natur – nur nicht von der gleichen Art wie beim Erwachsenen.

Der kleine Junge wünscht sich – als junger Ödipus – den alleinigen Besitz der Mutter. Besitz beinhaltet hier neben mütterlicher Zuwendung auch erotische Rechte. Allerdings muß sich der Junge mit zwei Rivalen auseinandersetzen: mit seinem Bruder oder seiner Schwester, worauf wir später zu sprechen kommen werden, und mit seinem Vater. Der ernsthaftere Rivale ist der Vater, zum Teil weil er soviel mehr Kraft und Fähigkeiten besitzt. Da der Junge den Vater als einen unnachgiebigen Rivalen erlebt, befürchtet er, von ihm kastriert zu werden. Auf eine solche Art der Bestrafung bringt ihn seine Furcht vor allem deshalb, weil dem schuldigen Organ dabei der größte Schaden zugefügt würde. Der Vater ist aber auch noch aus einem

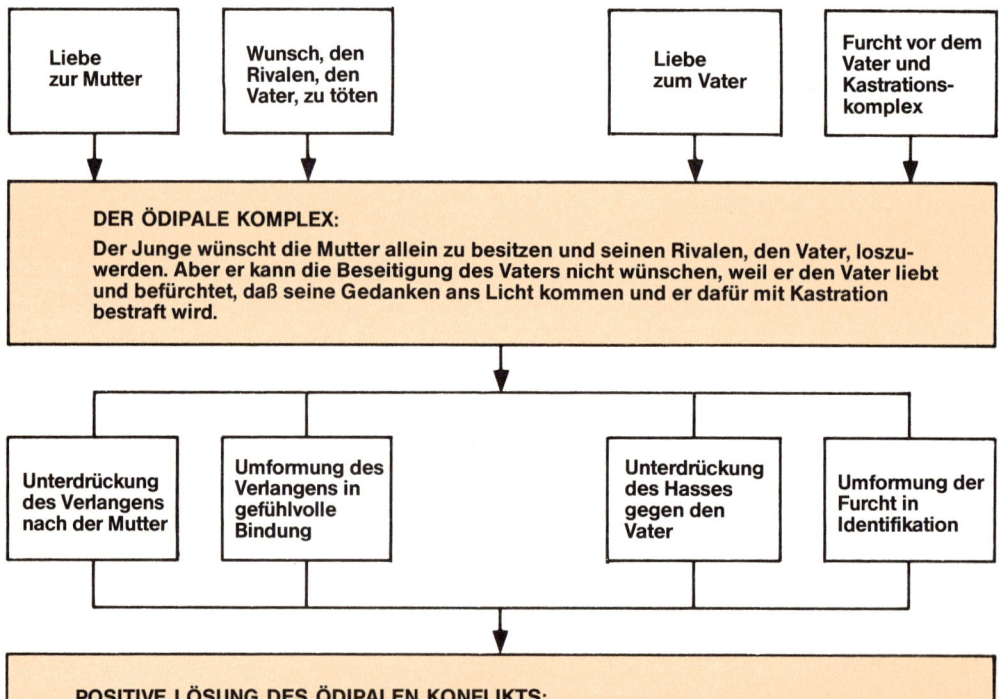

Abb. 11.6. Freud sagte einmal, das Über-Ich sei das Erbe des Ödipuskomplexes. In diesem Ausspruch ist viel enthalten. Aus dem Gewirr widerstreitender Gefühle von Liebe und Haß in der ödipalen Situation findet der Junge mit etwas Glück einen Ausweg, der zur Lösung der Konflikte führt. Er entwickelt ein moralisches Empfinden (das Kindern unter fünf Jahren sichtbar abgeht); er entwickelt ein Gewissen und wünscht, ein Mann zu werden. Sein Verlangen nach der Mutter und sein Haß auf den Vater werden ins Unbewußte verdrängt; im Bewußtsein bleiben nur Gefühle der Zuneigung zurück. Unterdrückte Impulse hören aber nicht auf zu existieren. Sie wirken weiter und zeigen sich in Träumen, Fehlhandlungen und in kleinen unabsichtlichen Bosheiten

anderen Grunde ein ernsthafter Rivale. Er ist nicht nur der strafende Elternteil, sondern auch ein Freund, den der Junge liebt. Unser universeller kleine Ödipus wünscht sich also zweierlei: der Vater soll aus dem Weg, wenn es nicht anders geht, soll er sterben, und zugleich soll er als geliebter Freund immerfort für ihn da sein. Im Idealfall folgen aus diesem ödipalen Konflikt mehrere psychische Vorgänge. Die Liebe des Jungen zu seinem Vater verdrängt aus seinem Bewußtsein seine intensive und ausschließliche Liebe zur Mutter zugunsten eines gemäßigteren Gefühls der Zuneigung. Die Liebe zum Vater führt den Jungen zur *Identifizierung* mit dem Vater, d. h. er nimmt sich den Vater zum Vorbild und verschiebt den Beginn der erotischen Rivalität auf ein späteres Alter (die Adoleszenz), da dann die Hoffnung besteht, daß er eine Frau wie seine Mutter für sich gewinnen kann.

Der Ödipusmythos handelt von einem Mann. Freud nahm zwar an, daß es ein weibliches Äquivalent zum Ödipuskomplex gibt, seine Ausführungen darüber sind aber viel weniger überzeugend als bei der männlichen Version. Auch änderte er darüber mehrmals seine Ansicht. In Freuds früheren Schriften jedoch (1900, 1925) ist zu lesen, daß es zum männlichen Komplex eine direkte weibliche Parallele gibt, bei der nur die Rolle der Eltern vertauscht ist.

11.5.2 Geschwisterrivalität

Vermutlich bezeichnet man die Geschwisterrivalität deshalb nicht als einen „Komplex", weil sie, um Jungs Begriffe zu benutzen, weniger autonom und häufiger bewußt kontrolliert wird. Eine der klarsten Beschreibungen Freuds dazu liest sich so:

> „Der Ödipuskomplex erweitert sich zum Familienkomplex, wenn andere Kinder dazukommen. Er motiviert nun mit neuerlicher Anlehnung an die egoistische Schädigung, daß diese Geschwister mit Abneigung empfangen und unbedenklich durch den Wunsch beseitigt werden. Diesen Haßempfindungen geben die Kinder sogar in der Regel weit eher wörtlichen Ausdruck als den aus dem Elternkomplex entspringenden" (1915–1917, S. 346).

Jetzt sollte uns klar geworden sein, daß Geschwisterrivalität und Ödipuskomplex im Grunde nur zwei Variationen des gleichen Themas sind. Wenn das Kind den gegengeschlechtlichen Elternteil als seinen Besitz ansieht und ihn zum Gegenstand seiner Liebe macht, empfindet es heftige Abneigungen gegen jeden Rivalen, sei es der andere Elternteil (Ödipuskomplex) oder seien es die Geschwister (Geschwisterrivalität). In beiden Fällen kann die Eifersucht eine mörderische Intensität erreichen. Doch geht das Kind sehr unterschiedlich mit ihr um: Der elterliche Nebenbuhler, der sehr viel mächtiger ist und überdies ja auch noch geliebt wird, stellt die weitaus größere Bedrohung dar. Die Feindseligkeit des Kindes wird daher ins Unbewußte verdrängt, ja sie wird vehement geleugnet und macht sich nur in verhüllter Form in der Persönlichkeitsentwicklung geltend. Die Geschwister dagegen sind verletzlicher und fürs erste meist nicht Gegenstand einer größeren Zuneigung. Den Bruder oder die Schwester kann man somit offener und ungehemmter hassen. Das Objekt des Hasses ist eher der jüngere Bruder oder die jüngere Schwester, da i. allg. das jüngere Kind für das ältere Anlaß ist, sich von seinem Platz verdrängt zu fühlen und der Zuwendung der Mutter verlustig gegangen zu sein.

Jung war der Ansicht, „daß nicht das Vorhandensein eines solchen Elternkomplexes überhaupt den Kern der Probleme ausmache, sondern daß die spezifische Ausprägung des Komplexes im Leben eines jeden einzelnen entscheidend sei" (1933, S. 92). Freud stimmte dem zu. Fast niemals schrieb er über dieses Thema, ohne gleichzeitig zur Vorsicht zu mahnen und Anmerkungen über die Variationsmöglichkeiten zu machen, die verursachende Bedeutung haben könnten. Hin und wieder betont er die unterschiedliche Stärke des Komplexes, er bemerkt, daß es Familien mit nur einem Elternteil gibt und damit andere Möglichkeiten der Entwicklung vorliegen (wozu unter anderem Homosexualität zu zählen wäre, wie er einmal vermutete), daß Eltern durch die besondere Bevorzugung eines Kindes häufig bestimmte Bindungen in Gang setzen (wobei das bevorzugte Kind meist dem anderen Geschlecht angehört). Ferner ist zu lesen, daß beim Erkalten der ehelichen Liebe ein Elternteil oft ein bestimmtes Kind als „Liebesobjekt" aussieht und den Komplex dadurch intensiviert; schließlich ist nach Freud die Frage, an welcher Stelle in der Geschwisterreihe ein Kind steht, ein wichtiger Faktor in der Biographie eines jeden Menschen, und vieles mehr.

Freud hat sich mitunter auch umfassend und explizit über die Auswirkungen geäußert, die bestimmte individuelle Unterschiede der Bedingungen haben würden. Für das Verständnis von Jamie, dem älteren Bruder in *Eines langen Tages Reise in die Nacht,* ist eine Aussage Freuds interessant, die sich auf den Wunsch nach dem Tod eines Geschwisters bezieht:

„Geht ein solcher Wunsch in Erfüllung und nimmt der Tod den unerwünschten Zuwachs binnen kurzem wieder weg, so kann man aus späterer Analyse erfahren, ein wie wichtiges Erlebnis dieser Todesfall für das Kind gewesen ist, wiewohl er im Gedächtnis desselben nicht gehaftet zu haben braucht. Das durch die Geburt eines Geschwisterchens in die zweite Linie gedrängte, für die erste Zeit von der Mutter fast isolierte Kind, vergißt ihr diese Zurückstellung nur schwer; Gefühle, die man beim Erwachsenen als schwere Erbitterung bezeichnen würde, stellen sich bei ihm ein und werden oft zur Grundlage einer dauernden Entfremdung" (1915–1917, S. 346).

Jamies erster jüngerer Rivale, Eugene, starb als Baby, und zwar nicht unbedingt zufällig, sondern vielleicht tatsächlich durch Jamies Zutun. Jedenfalls nahm seine Mutter das an. Jamie wurde dann durch Edmund ein zweites Mal der alleinigen Zuwendung Marys beraubt. Einige der leidenschaftlichsten Szenen im Schauspiel und im Leben der O'Neills haben in diesen Ereignissen ihre Begründung.

11.5.3 Der Familienkomplex als gemeinsames Erbe der Menschheit

Freud beschrieb zwar häufig interessante individuelle Ausprägungen des Familienkomplexes, womit die Gesamtheit der bewußten und unbewußten Gefühle, Wünsche und Identifikationen gemeint ist, die Eltern und Kinder miteinander verbinden. Dennoch widmete er seine Arbeiten nicht hauptsächlich solchen Variationen und deren möglichen Konsequenzen. Freud sagte von sich selbst zu Recht, er sei in erster Linie Naturwissenschaftler, der theoretische Betrachtungen an-

stelle, erst in zweiter Linie Therapeut. So spielten für Freud nicht so sehr die individuellen Unterschiede des Familienkomplexes eine Rolle, die zur Erklärung individueller Persönlichkeiten und klinischer Probleme beitragen. Ihm ging es vielmehr um die Universalität des Komplexes, die Gleichzeitigkeit von Zuneigung und Rivalität, von erotischen und feindseligen Neigungen wird ihm zum Problem. In seinen Schriften zum Familienkomplex aus den Jahren 1900 bis 1939, dem Jahr seines Todes, kommt nach und nach zum Ausdruck, daß er vor allem an der richtigen Deutung der normalen Lösung oder Auflösung des Familienkomplexes (besonders des ödipalen) für Mann und Frau interessiert war, weniger an den vielen klinisch bedeutsamen Besonderheiten. Er glaubte, die lebensgeschichtlich normale Bewältigung des Komplexes werde ein erhellendes Licht auf zwei grundlegende Merkmale des Menschen werfen. Insoweit war sein Interesse fast schon ein biologisches.

Um was für Merkmale des Menschen handelte es sich, wie faßte er diese Fragestellung an? Es ist lehrreich, wenngleich ungewöhnlich, einen Vergleich mit den Gattungsmerkmalen anzustellen, die die Ethologen mit dem Konzept der Prägung (vgl. Kapitel 1 und 5) verbinden. Das Prägungsphänomen, die biologisch entscheidende frühe Lebenserfahrung, hat man gelegentlich zur Erklärung zweier zuverlässig auftretender Verhaltensaspekte der höheren Lebewesen herangezogen: Die Angehörigen einer höheren Art erkennen offensichtlich von frühester Kindheit an die eigenen Artgenossen. Später suchen sie sich mit einem Partner der eigenen Art zu paaren. Man könnte annehmen, daß das Erkennen der eigenen Art sowie die sexuelle Anziehungskraft schlicht angeboren seien. Doch zeigten Isolationsexperimente, in denen einem Versuchstier im frühesten Lebensalter eine gattungsmäßig völlig fremde Erfahrung zuteil wurde, daß die Entwicklung ganz anders als gewöhnlich verlaufen kann. So wurden etwa die Graugans oder andere Arten während einer frühen sensiblen Phase auf das erste größere sich bewegende Objekt geprägt, das in ihren Gesichtskreis trat – unter natürlichen Bedingungen ist dies ein Angehöriger der eigenen Gattung, meist die Mutter.

Wenn man einige Tiere isoliert von ihren Artgenossen aufgezogen wurden, sahen diese Tiere auf einmal irgendwelche beliebigen Gegenstände oder andere Tiere als ihre Mutter an, und waren sie erwachsen, so wurde um dieses artfremde Objekt „geworben".

Die von Freud als wichtig erachteten biologisch gleichförmigen Gattungsmerkmale, für die er eine Erklärung suchte, sahen etwas anders aus. Zum einen handelte es sich um das Entstehen des Gewissens und sozialer Normen elementarer Art. Freud nannte diesen Sachverhalt in späteren Arbeiten „Über-Ich" oder „Ich-Ideal". Gemeint sind die als höchst gebieterisch empfundenen Befehle des „Du sollst" und „Du sollst nicht", nicht das moralische Urteil (vgl. Kapitel 6), denn die Befehle des eigenen Über-Ichs sind ein moralischer Imperativ, der vom moralischen Urteil als Fixpunkt bereits akzeptiert sein muß. Beim zweiten einheitlichen Gattungsmerkmal handelt es sich um die unbewußte geschlechtliche Identität, die unter anderem zur Heterosexualität führt.

Freud nahm an, daß diese beiden einheitlichen Merkmale teilweise aus einer normalen Bewältigung des Ödipuskomplexes resultieren, da er in beiden Fällen eine primäre „Identifikation" mit dem andersgeschlechtlichen Elternteil vorausgesetzt wissen wollte. Freud zweifelte dabei die Bedeutung konstitutioneller Erbfaktoren niemals an. Er war vielmehr der sehr modernen Auffassung, daß dem Erscheinungsbild der Persönlichkeit vielfältig interagierende Determinanten zugrundeliegen. Natürlich gehörte nicht viel Mut zu der Auffassung, daß die Gewissensbildung erheblich durch soziale Erfahrungen beeinflußt wird, denn Unterschiede in der Stärke und in der Art des Gewissens sind jedem Menschenkenner wohlbekannt. Kühner aber war die Annahme, daß auch die geschlechtliche Identität und die Heterosexualität durch frühkindlich-soziale Erfahrungen determiniert werden, denn in dieser Hinsicht scheinen die Menschen auf den ersten Blick sehr viel gleichartiger zu sein. Doch der praktizierende Arzt Freud, der sich auf neurologische Störungen spezialisiert hatte, war ganz besonders mit sexueller Inversion (Homosexualität) vertraut, mit Unsicherheiten seiner Patienten in der geschlechtlichen

Identitätsfindung und mit verschiedenen Formen der Perversion. Diese Kenntnis sowie anatomische und physiologische Tatsachen brachten ihn zu der Auffassung, daß jeder Mensch von Natur aus bisexuell angelegt sei. Mögen die Varianten menschlicher Sexualität auch durch Erbvorgänge bedingt sein, so sind sie doch nach Freud wenigstens teilweise auch von Erfahrungen abhängig. Diese waren für Freud durch den Familienkomplex gegeben.

Warum stellte Freud so sehr die Behauptung in den Vordergrund, daß die entscheidenden Faktoren der Persönlichkeitsentwicklung in der frühen Kindheit liegen und daß dabei erotischen und feindseligen Impulsen eine so große Bedeutung zukommt? Vermutlich haben ihn seine klinischen Beobachtungen dazu gebracht. Allerdings finden sich zu dieser Frage keine genaueren Angaben. Sicherlich besaß Freud einen Fundus an Beobachtungen, wie er in der menschlichen Geschichte wohl bisher noch nie dagewesen war. Etwa 40 Jahre lang verrieten ihm Männer und Frauen fast täglich neun Stunden lang ihre intimsten Gedanken und Phantasien. Außerdem hatte er die Kenntnisse einer Selbstanalyse, mit der er im Sommer 1897 begann. Wir neigen zu der Annahme, daß er sich insbesondere von seiner Selbsterkenntnis in höchstem Maße beeinflussen ließ, so daß wir auch Jung zustimmen können, der schreibt:

„Was Freud über die Sexualität geschrieben hat, über das infantile Luststreben und über den Konflikt mit dem ‚Realitätsprinzip' – auch über den Inzest und dergleichen –, darf man als den reinsten Ausdruck seiner eigenen seelischen Verfassung betrachten .... Wohl könnte kein erfahrener Psychotherapeut bestreiten, mit Dutzenden von Fällen zu tun gehabt zu haben, die den Beschreibungen Freuds im ganzen ähnlich waren. Doch hat Freud sein Leben und seine Kraft dem Aufbau einer Psychologie gewidmet, die am besten seiner eigenen Persönlichkeit gerecht wurde" (1933, S. 134).

11.5.4 Zur Entwicklung von Freuds Idee eines Familienkomplexes

Sigmund Freud wurde 1856 in Freiberg in Österreich, etwa 200 km von Wien, geboren. 1873 besuchte er die Universität in Wien, um Physiologie zu studieren. Aber nach dem Examen ließ er sich 1886 als Arzt in Wien nieder und spezialisierte sich auf Nervenleiden. Bis zum „Anschluß" Österreichs an das „Dritte Reich" im Jahre 1938 lebte er in Wien, danach emigrierte er nach England. Dort starb er 1939 in London. Im Jahre 1900, etwa in der Mitte seines langen, unglaublich produktiven Lebens, veröffentlichte Freud sein Werk *Die Traumdeutung,* die erste gänzlich psychoanalytisch orientierte Publikation. Bis zu diesem Zeitpunkt war Freud mit viel Fleiß und Mut auf der Suche nach den Grundlagen einer Sichtweise gewesen, die wir heute die „psychoanalytische" nennen.

11.5.4.1 Bestätigungen aus der Behandlung der Hysterie

Als Freud im späten neunzehnten Jahrhundert seine Praxis eröffnete, war das bei weitem häufigste Nervenleiden eine Krankheit, die *Hysterie* genannt wurde. Es handelte sich um eine sehr merkwürdige Erkrankung, da sie mit allen möglichen Symptomen einhergehen konnte – z.B. Blindheit, Verlust des Gehörs, Lähmungen, Anästhesie, Erinnerungslücken. In all diesen Fällen fehlten aber die üblichen organischen oder neurologischen Ursachen. Dennoch litt der Patient wirklich, er simulierte keineswegs. Die Hysterie trat in den Kulturnationen des Westens hauptsächlich bei Frauen der Mittelschicht auf, allerdings nicht ausschließlich. Selbst die Ärzte, die für Freud sonst wenig übrig hatten, waren i. allg. der Auffassung, daß die Hysterie etwas mit der extremen sexuellen Repression im neunzehnten Jahrhundert zu tun hatte, deren Hauptlast in Europa die Frauen des Mittelstandes trugen.

Für die Hysterie gab es keine wirksamen Behandlungsmethoden. Freud übernahm zunächst die Methode eines älteren Kollegen, Joseph Breuer, und ermunterte seine Patienten, so offen wie möglich über sich selbst zu sprechen. Diese Erzählungen schienen letzten Endes immer in die frühe Kindheit zurückzuführen und dabei wurde zeitweilig über ein traumatisches (psychologisch verletzendes) Erlebnis berichtet – die Verführung des Kindes durch den Vater oder den Bruder. Freud kam am Ende zu der Überzeugung,

daß dieses spezifische lebensgeschichtliche Ereignis die Ursache der späteren Hysterie darstellt. Diese Periode seiner Ideenentwicklung in den späten 90er Jahren könnte man seine „Virginia-Woolf-Phase" nennen. Der Woolf-Biograph Quentin Bell (1972) wußte zu berichten, daß Virginia, die ihr Leben lang geisteskrank war und schließlich in einem Angstzustand Selbstmord beging, als junges Mädchen von ihrem Bruder „belästigt" worden war. Bell meint nicht, daß ihr Wahnsinn darauf zurückzuführen ist. Freud aber legte in einer Reihe medizinischer Zeitschriftenartikel in den 90er Jahren die Ansicht dar, daß eine solche Belästigung Hysterie zur Folge hat. Durch die Erinnerungen seiner Patienten sah sich Freud also anfangs gezwungen, den Inzest in der frühen Kindheit in seine Überlegungen mit einzubeziehen. Anfänglich betrachtete er ihn aber als einen außergewöhnlichen pathogen wirkenden Faktor – „normale" Menschen suchten ihn ja auch nicht in seiner Praxis auf.

Im September 1897 gab Freud seine „Virginia-Woolf-Theorie" der Hysterie auf. Immer mehr war er zu der Überzeugung gelangt, daß sich seine Hysterikerinnen nicht an tatsächliche Verführungen erinnerten, sondern an ihre eigenen kindlichen Wünsche, die in Wirklichkeit niemals in die Tat umgesetzt worden waren. Die psychische Realität muß aber nach Freud genauso wie die lebensgeschichtliche Realität in Betracht gezogen werden. Daß inzestuöse Wünsche als psychische Realität in der Kindheit häufiger auftreten als inzestuöse Handlungen, die lebensgeschichtliche Realiät werden, läßt sich natürlich auch viel eher denken.

11.5.4.2 Bestätigungen aus der Traumdeutung

In Freuds Werk *Die Traumdeutung,* in dem er seine eigenen Träume und die seiner Patienten zum Gegenstand der Analyse macht, wird zum erstenmal der Geschwisterrivalität und dem Ödipuskomplex in vollem Umfang Rechnung getragen. Beide Phänomene werden dort als „typische Träume" aufgeführt: Das inzestuöse Verlangen nach dem andersgeschlechtlichen Elternteil steht in Verbindung mit dem (häufig sehr ambivalenten) mörderischen Wunsch, die Nebenbuhler loszuwerden: den Vater oder die Mutter und die Geschwister. Freud bemüht sich in diesem Werk sehr darum zu begründen, warum er dem Kind Triebziele wie „Sexualität" und „Tod" unterstellt. Sicher könne man – so führt er aus – diese beiden Begriffe nicht mit der für den Erwachsenen geltenden Bedeutung benutzen. Was also bedeutet Geschlechtsverkehr für ein fünfjähriges Kind, das ihn noch nicht selbst erlebt hat? Nun, es kann z.B. bedeuten: sich-Ankuscheln im Bett, Streicheln unter möglichem Einbezug der Genitalien, kindliche Masturbation und Neugier auf die Genitalien des geliebten Elternteils. Was kann „Tod" für das Kind bedeuten? Es hat keine Vorstellung von Beerdigung und von der Auflösung des Körpers. Tot sein – vielleicht so wie beim Großvater – heißt fortgegangen sein und nicht mehr wiederkommen. Doch steckt in einem Todeswunsch auch – ziemlich unverhüllt bei der Geschwisterrivalität – ein Element des Hasses. Freud bevorzugte stets die Begriffe „Sexualität" und „Tod" anstelle der schwächeren „Sinnlichkeit" und „Verschwinden", da ihn vermutlich seine Selbstanalyse und die Beobachtung seiner Patienten zu der Überzeugung gebracht hatten, daß erotische Wünsche und Todeswünsche wirklich vorhanden waren, daß sie vom Erwachsenen aber meist verleugnet oder unterdrückt wurden. In seinem Werk *Die Traumdeutung* bringt er aber klar zum Ausdruck, daß er von erotischen Impulsen und Todeswünschen in einem Sinne spricht, der dem Wortgebrauch des Erwachsenen nicht in vollem Umfang gleichkommt.

Auch der Ödipuskomplex wird in der *Traumdeutung* genannt. Die überdauernde Aussagekraft der Tragödie des Sophokles schreibt Freud dem Umstand zu, daß „sein Schicksal uns nur darum (ergreift), weil es auch das unsrige hätte werden können, weil das Orakel vor unserer Geburt denselben Fluch über uns verhängt hat wie über ihn" (1900, S. 269). In seiner *Traumdeutung* stellt Freud auch zum erstenmal seine ödipale Interpretation von Hamlet vor – eines jungen Mannes, kaltblütig und in vieler Hinsicht selbstsicher, der von Selbstzweifeln und Un-

entschlossenheit gelähmt ist, als es darum geht, denjenigen (Claudius) zu bestrafen, der genau das ausführte, was Hamlet immer zu tun gewünscht hatte: seinen Vater zu töten und seine Mutter zu heiraten.

11.5.4.3 Bestätigungen aus der Fallgeschichte des „Kleinen Hans"

Bislang stammte das empirische Material aus Träumen, aus berühmten Schauspielen und aus Gesprächen mit neurotischen Erwachsenen. Man wird es daher wohl für an der Zeit halten, daß nun auch einmal ein Kind in einem Alter untersucht wird, in dem diese erstaunlichen Ereignisse angeblich auftreten sollen. Genau das tat Freud von 1903 bis 1908. Er berichtet darüber in *Analyse der Phobie eines fünfjährigen Knaben* (1909). Es handelt sich dabei um die wohl überzeugendste Fallgeschichte Freuds, sie liest sich zudem wie ein guter Kriminalroman. Hans wurde 1903 in Wien geboren. Seine Eltern, die zu Freuds ersten Anhängern zählten, erwiesen ihm gern den Gefallen, in langen Briefen ihre Beobachtungen zur Entwicklung der Sexualität ihres Sohnes aufzuschreiben. (Freud hatte es versäumt, diese Beobachtungen bei seinen eigenen Kindern anzustellen.) 1906 wurde Hanna, die kleine Schwester von Hans, geboren. Als Hans fünf Jahre alt war (1908), schrieb sein Vater an Freud, daß der Junge schwere unrealistische Ängste entwickelt habe, die sehr belastend seien und Hans stark behinderten (das sind genau die Merkmale einer Phobie). Hans hatte Angst, ein Pferd würde ihn beißen, deshalb verließ er niemals das Haus.

Die Analyse wurde in absentia durchgeführt; Freud und Hans trafen nur einmal zusammen. Freud schlug dem Vater im einzelnen vor, was er den Jungen fragen und welches Verhalten er beobachten solle, und der Vater erstattete regelmäßig Bericht, wenngleich sicher nicht ganz unbeeinflußt durch seine positive Einstellung gegenüber Freuds Ideen. Die Analyse Freuds ist überzeugend, sie hat sogar ästhetische Reize, insofern der Autor eine außergewöhnliche Menge scheinbar unbedeutender Einzelheiten in seiner Interpretation zu einem in sich geschlossenen Ganzen verarbeitet. Die Geschlossenheit dieses Falles wird besonders deutlich, wenn wir neben der Phobie noch ein zweites rätselhaftes Problem hinzunehmen – eine Phantasie, möglicherweise ein Traum. Eines Morgens berichtet Hans, daß in der Nacht „... eine große und eine zerwutzelte Giraffe im Zimmer (war), und die große hat geschrien, weil ich ihr die zerwutzelte weggenommen hab'. Dann hat sie aufgehört zu schreien, und dann hab' ich mich auf die zerwutzelte Giraffe draufgesetzt" (1909, S. 272).

Man muß die Vorgeschichte oder ihre Zusammenfassung (Brown, 1965) selbst lesen, um von ihrer Deutung überzeugt zu werden, denn dazu muß man die vielen kleinen Einzelheiten kennengelernt haben. Wir wollen hier nur das Ergebnis darstellen, das aus den einzelnen Daten entwickelt wurde. Zuerst zur Phobie. Es gibt vielerlei Gründe, darunter das Aussehen des gefürchteten Pferdes, die den Eindruck entstehen lassen, daß das Pferd den Vater symbolisiert. Daß Hans zu Hause blieb, um den Pferden zu entgehen, hatte zur Folge, daß er nahe bei seiner Mutter sein konnte, die sich sehr um ihn sorgte. Das war genau das, was er wollte. Insoweit handelt es sich um eine ödipale Interpretation im Sinne der frühen Schriften Freuds.

Wie steht es aber mit der Angst des Jungen, von einem Pferd gebissen zu werden? Freud hielt dieses Bild für ein Symbol der Kastration, der Strafe, die Hans und alle Jungen von seiten ihres Vaters befürchten, weil sie die Mutter zu sehr lieben. Diese Vorstellung vom Kastrationskomplex stößt allenthalben auf erhebliche Ablehnung – verständlicherweise. Im Falle von Hans wird man aber daran eher glauben dürfen, denn seine Mutter, die seiner kindlichen Masturbation ein Ende bereiten wollte, hatte einmal zu ihm gesagt: „Wenn du das machst, lass' ich den Dr. A. kommen, der schneidet dir den Wiwimacher ab" (1909, S. 245). Der Vater von Hans war Arzt. Allerdings war Freud nicht der Auffassung, daß eine wirkliche Kastrationsdrohung dem Entstehen der Kastrationsangst vorangehen müsse. Er ging davon aus, daß die kleinen Jungen auf verschiedenen Wegen von allein diese Vorstellung entwickeln.

Bei der Analyse der Phobie des kleinen Hans äußerte Freud die Absicht, daß der Ödipuskomplex der Jungen durch die Kastrationsangst beendet werde. Der normale Weg für einen Jungen, der aus dem Komplex herausführt, sei der Verzicht auf die Mutter als Liebesobjekt sowie die Identifizierung mit dem Vater, dessen Moral und sexuelle Identität dabei übernommen werden (Introjektion). Danach soll nach Freud eine lange Zeit sexueller Ruhe folgen – die Latenzphase, die durch die Pubertät beendet wird, wenn die sexuellen Impulse mit neuer Intensität auftreten. Ist dieser Zeitpunkt gekommen, nimmt der Junge sich den Vater zum Vorbild und sucht ein Liebesobjekt, das der Mutter, auf die er verzichten mußte, ähnlich ist. In einem viel späteren Werk Das Ich und das Es (1923) hat Freud das Über-Ich oder Ich-Ideal, die gesellschaftliche Instanz für das Gewissen und soziale Gefühle beim einzelnen als den „Erben" des Ödipuskomplexes bezeichnet. Innerhalb der Dreiteilung der psychischen Funktionen repräsentiert das Es die Triebwünsche des Menschen, während das Ich im wesentlichen der Repräsentant der Realität ist, eine Art Vermittler zwischen den beiden „unvernünftigen" Instanzen, dem Es und dem Über-Ich.

Freud hat noch eine zweite, ebenso überzeugende Interpretation der Phobie des kleinen Hans entwickelt, und zwar im Zusammenhang mit dem Konzept der Geschwisterrivalität. Seine beiden Interpretationen lassen sich durchaus miteinander vereinbaren. Es ist eine Grundannahme der psychoanalytischen Theorie, daß mehr als eine Interpretation zutreffen kann. Die Phobie des Jungen blieb inhaltlich nicht völlig unverändert, sondern sie entwickelte sich zu einer speziellen Furcht vor Pferden, die schwer beladene Karren ziehen. Hans hatte Angst, daß solche Pferde umfallen, mit den Füßen scharren, „einen Krawall machen mit den Füßen", den Inhalt des Karrens ausschütten und ihn auch noch beißen würden. Freud sah in dem „hochbeladenen" Pferd die Mutter von Hans in den letzten Monaten der Schwangerschaft; der Junge hatte sie sogar selbst einmal mit diesem Ausdruck beschrieben, als sie mit Hanna schwanger ging. Der seltsame Ausdruck „einen Krawall machen mit den Füßen" ist besonders aufschlußreich: Als man Hans fragte, wer das denn sonst noch macht, antwortete er, er selbst täte so etwas, wenn er auf den Topf gesetzt würde. Hans glaubte wie viele kleine Kinder, daß die Geburt eine Art Defäkation darstellt. Es gibt zahllose Hinweise dafür, daß Hannas Geburt und der daraus resultierende Entzug der vollen mütterlichen Zuwendung dem Jungen sehr naheging. Das beladene Pferd, das hinfällt und seine Last abwirft, symbolisiert seine Furcht, die Mutter könne wieder schwanger werden und ihm noch einen weiteren Nebenbuhler bescheren.

Die Phantasie mit den beiden Giraffen in einem Zimmer ist leichter zu verstehen als die Hintergründe der Phobie. Eine ödipale Interpretation hierfür wird durch die Tatsache nahegelegt, daß es im täglichen Leben zu dieser Szene eine Parallele gab. Hans pflegte morgens zu seinen Eltern ins Bett zu kriechen und sich an seine Mutter zu kuscheln, woraufhin der Vater (die große Giraffe) ihm befahl, ihr Bett zu verlassen. In seiner Phantasie verdreht Hans die Wirklichkeit, er läßt die Szene wunschentsprechend enden. Die seine Mutter symbolisierende Giraffe war vielleicht deshalb so „zerwutzelt", weil sie dem Jungen nach der Geburt von Hanna so ähnlich vorkam, oder aber weil das weibliche Genitale für Hans so „zerwutzelt" aussah, als er es kurz vor dem Auftreten seiner Phantasie zum ersten Mal erblickte. „Auf etwas sitzen" ist ein gutes kindliches Symbol für ausschließlichen Besitz, da kleine Kinder sich eben durch dieses Verhalten ihrer Spielsachen versichern – ihre „Besitz"-Ansprüche werden sozusagen in einem wörtlichen Sinne zur Geltung gebracht.

Die Interpretation der Phantasieinhalte als Geschwisterrivalität ist zwar gleichfalls überzeugend, führt aber zu anderen Akzenten im Charakter der „Akteure" und in der Bedeutung der Symbole. Die große Giraffe ist nun die Mutter, die zerwutzelte Hanna (vielleicht weil die neugeborene Hanna auf Hans einen solchen Eindruck machte). Das Daraufsetzen symbolisiert nun nicht Besitz, sondern Zerstörung. Schließlich hängt alles davon ab, wie stark das Objekt ist, auf das man sich setzt. Es kann einen tragen, oder es wird zerquetscht. In der Fallgeschichte des Hans kommen die beiden großen Themen des Familienkomple-

xes zweifach zum Ausdruck: einmal in Form einer heftigen Phobie, zum anderen in Form einer wunscherfüllenden Phantasie. Die Beweiskraft der Beobachtungen beruht natürlich auf der Validität der Symbolinterpretationen. Zur Abschätzung der Validität der verwendeten Symbole gibt es keine objektivere Methode als die, die man bei der Bewertung von Symbolinterpretationen in literarischen Werken verwendet. Aber es handelt sich hier immerhin um Beobachtungen an einem Kind, dazu an einem normalen Kind, denn Hans war fraglos seelisch gesund.

11.5.4.4 Unterschiede zwischen dem männlichen und dem weiblichen Komplex

Freud hat im Laufe der Zeit in den meisten seiner Werke zur grundlegenden Idee des Familienkomplexes einige neue Gedanken hinzugefügt. Häufig findet man in den frühen Arbeiten einen oder zwei Sätze zu einer Überlegung, der er später viele Seiten widmete. Angefangen mit *Drei Abhandlungen zur Sexualtheorie* (1905) bis zu einigen seiner letzten Arbeiten (1925, 1933) hat Freud unablässig sein Theoriengebäude differenziert, besonders für den Bereich der weiblichen Sexualität. Wir können es uns sparen, eine detaillierte Darstellung der unterschiedlichen Auffassungen zu geben, wir beschränken uns auf das, was Freud zur Interpretation seiner männlichen und weiblichen Fälle in seinen letzten Lebensjahren schrieb. In Tabelle 11.3 haben wir zur besseren Übersicht die wichtigsten „Stationen des Kreuzweges" umrissen, die nach Freud beim normalen Jungen und Mädchen auftreten. Da der Verlauf für den Jungen schon in etwa so wie in Tabelle 11.3 geschildert wurde, können wir uns jetzt auf den Ablauf beim Mädchen konzentrieren. Auf die männliche Variante werden wir uns nur beziehen, wenn Gegensätze zu verdeutlichen sind.

Freud war in seinen späteren Jahren zu der Überzeugung gelangt, daß das erste Liebesobjekt für den Jungen wie für das Mädchen identisch sei: die Mutter oder eine entsprechende Ersatzperson. Diese Beziehung ist die Folge der lebenswichtigen Pflegefunktion,

Tabelle 11.3. Der männliche und weibliche Ödipuskomplex aus Freuds späterer Sicht

Hauptphasen	Männlich	Weiblich
Erstes Liebesobjekt	Mutter (oder Amme usw.)	Mutter (oder Amme usw.)
Erste zentrale erogene Zone	Penis	Klitoris
Früher Ausdruck von Sexualität	Masturbation	(klitorale) Masturbation
Frühe Annahmen über die Unterschiede zwischen männlichen und weiblichen Genitalien	Gleich für beide Geschlechter	Gleich für beide Geschlechter
Kastrationskomplex	Befürchtung, daß Vater den Penis abschneidet	Annahme, daß bereits kastriert; Vergleich mit Jungen führt zu Penisneid
Verzicht auf das erste Liebesobjekt	Nur auf das sexuelle Ziel wird verzichtet	Verzicht auf Mutter als Liebesobjekt, die für fehlenden Penis verantwortlich gemacht wird
Penis = Kind als gedankliche Gleichung	Nicht bei Männern	Wendet sich deshalb dem Vater zu
Zweites Liebesobjekt	Keine Veränderung	Vater
Positive Lösung	Identifikation mit dem Vater; Suche nach einer Frau wie der Mutter	(ambivalente) Identifikation mit der Mutter; Suche nach einem Mann wie dem Vater
Zweite zentrale erogene Zone	Keine Veränderung	Vagina

die die Mutter erfüllt, sowie Ergebnis des zärtlichen Körperkontakts, insbesondere mit der Brust. Da diese Faktoren für Mädchen und Jungen gleich sind, können sie nur zur Wahl des gleichen Liebesobjekts führen. Damit hat sich Freud von seiner früheren Vorstellung völlig getrennt, wonach die ersten Objektwahlen für beide Geschlechter heterosexuell, also unterschiedlich erfolgen sollten.

Die neue Auffassung Freuds hängt auch – gestützt durch anatomische und physiologische Tatsachen – mit seiner Annahme zusammen, daß jeder Mensch in den ersten Lebensjahren zunächst männliche und weibliche Möglichkeiten in sich trägt. Jeder wird in stärkerem oder schwächerem Ausmaß männlich oder weiblich, da die ödipale Situation mit all ihrer Komplexität verschieden durchlaufen wird. Doch am Anfang ist der Ausdruck männlicher und weiblicher Sexualität im wesentlichen gleich, er ist masturbatorischer Art und konzentriert sich auf die vergleichbaren Genitalien, Penis und Klitoris.

Von dieser Basis ausgehend hielt Freud den ödipalen Entwicklungsweg des Jungen

für weitaus einfacher als den des Mädchens, das mehr belastende Veränderungen zu durchlaufen hat. Das Mädchen muß nicht nur die Mutter, sondern auch das Geschlecht der Mutter als Liebesobjekt aufgeben, während der Junge nur auf seine Mutter als Sexualobjekt verzichten muß, sie weiterhin lieben und seine sexuellen Wünsche auf ihr Geschlecht ausrichten kann. Freud meinte, der Junge brauche nicht auf den Penis als entscheidendes Organ für seinen Lustgewinn zu verzichten, während das Mädchen der Klitoris eine untergeordnete Rolle beimessen müsse gegenüber der Vagina. Allerdings sind die meisten Autoren, die über die Frauenbewegung schreiben, und auch die meisten Frauen, die wir kennen, der Ansicht, daß Freud in diesem letzten Punkt gänzlich irrte.

Anfänglich glauben Jungen wie Mädchen, daß jedermann die gleichen Genitalien habe wie sie selbst. Auf die Entdeckung des anatomischen Unterschieds zwischen den Geschlechtern reagieren sie sehr unterschiedlich. Die Tatsache, daß es Wesen ohne Penis gibt, stützt den Verdacht des Jungen, daß als Strafe für übergroße Liebe zur Mutter die

Kastration zu erwarten ist, eine Bestrafung, die der Vater vollziehen kann. Der Kastrationskomplex des Jungen, diese spezifische Furcht also, macht nun seinem Ödipuskomplex ein Ende, indem sie ihn dazu veranlaßt, die sexuell getönte Zuneigung zu seiner Mutter zu unterdrücken und sich mit dem Vater zu identifizieren, indem er dessen Sexualität und Über-Ich übernimmt und sich nach der Pubertät nach einer eigenen Frau umsieht. Für das Mädchen ist die Entdeckung des geschlechtlichen Unterschieds natürlich nicht mit einer Furcht vor Kastration verbunden, sondern mit der Überzeugung, daß sie bereits kastriert worden ist oder doch zumindest im Vergleich zum Jungen schlechter ausgestattet ist. Aus irgendeinem Grund schreibt das Mädchen allein der Mutter die Verantwortung für ihre schlechtere Ausstattung zu (das entnahm Freud den Aussagen seiner Patientinnen und Kolleginnen). Es entwickelt feindselige Gefühle gegen die Mutter, die sie mit einer solch schlechten Ausstattung in die Welt geschickt hat und wendet sich von ihr als einem Liebesobjekt ab. Der Kastrationskomplex des Mädchens ist der *Penisneid,* anstatt ihren Ödipuskomplex zu beenden, wird er jetzt erst richtig ausgelöst.

Dem Mädchen wird nun eine uralte symbolische Gleichung zugeschrieben (bekannt aus Mythen und Träumen), die darauf hinausläuft, daß dem Penis ein Kind entspreche. Unter dem starken Einfluß dieser Gleichung wird nun ein neues Liebesobjekt gefunden, nämlich der Vater, wobei die unbewußte Hoffnung mitspielt, von ihm als Ersatz für den ihr fehlenden Penis ein Kind zu erhalten. Mit der Mutter identifiziert sie sich nur schwach und mit unterschwelliger Feindseligkeit. In späteren Jahren möchte sie einen Ehemann haben, der ihrem Vater ähnelt, noch willkommener wäre ihr ein Sohn. Freud hielt die Mutter-Sohn-Beziehung für die vollkommenste Form menschlicher Liebe, doch machen sich hier wohl autobiographische Erfahrungen geltend. Es ist bekannt, daß Freud der Liebling seiner heißgeliebten Mutter war.

Nach Freud spielt sich also im Normal- bzw. – wie er manchmal sagte – im Idealfall folgendes ab: Die sexuelle Identität ist nicht von Geburt an biologisch festgelegt, und das Gewissen ist nicht die Stimme Gottes im Menschen. Sexualität und Gewissen entstehen beim Menschen auf der Grundlage von Inzestwünschen, von Eifersucht und Identifikationen innerhalb des männlichen und weiblichen Familienkomplexes.

Inwieweit entsprechen diese Vorstellungen der Realität? Leider muß man nach einer objektiven Einschätzung der einzelnen Details zu dem Schluß kommen, daß wir darauf noch immer keine Antwort haben. Viele Psychoanalytiker meinen, Freuds Anschauungen in ihrer täglichen Praxis bestätigt zu finden, sie glauben daher auch an alle zugehörigen Einzelheiten. Wer nicht analytisch geschult ist – und dazu gehören viele Männer und die meisten Frauen – wird dazu neigen, einige oder sogar alle Aussagen der Theorie für falsch zu halten. Man kann sich nicht erinnern, jemals Inzestwünsche, Todeswünsche, Kastrationsangst oder Penisneid empfunden zu haben. Die einen leugnen so etwas mit Nachdruck ab. Andere haben vor allem an Freuds Psychologie der Frau Kritik geübt und sind dabei vielleicht zu streng mit ihm ins Gericht gegangen (Greer, 1971; Millett, 1970). Freud selbst entschuldigt sich auf den ersten Seiten von *Der Untergang des Ödipuskomplexes* (1924) dafür, daß er Ansichten veröffentlicht hat, die auf Berichten nur weniger Patienten beruhen und eigentlich noch zusätzlicher Bestätigung bedurft hätten. Etwas wehmütig fügt er hinzu, daß er mit jüngeren Jahren vorsichtig abgewartet hätte. Als alter Mann (fast 70 Jahre) aber gebe er dem Impuls leichter nach und bringe seine möglichen Entdeckungen zu Papier, um anderen die angemessene Prüfung seiner Thesen zu überlassen. Freud hat sich auch fast immer mit großer Zurückhaltung zum Thema der weiblichen Sexualität geäußert, seine Unsicherheit zu diesem Bereich gab er freimütig zu.

Ob die Theorie des Familienkomplexes der Wirklichkeit entspricht oder nicht, läßt sich schwer beurteilen – aus naheliegenden Gründen. Man kann von Nichtanalytikern und nichtanalysierten Laien nicht erwarten, daß sie sich irgendwie an den Familienkomplex ihrer eigenen Kindheit erinnern, schon gar nicht, daß sie sich ohne weiteres so etwas wie Kastrationsangst, Penisneid, Inzestwünsche usw. eingestehen. Das gesamte Familiendrama der Kindheit (vor allem der Ödipuskomplex) soll ja ins Unbewußte verdrängt worden sein, so daß den Erwachsenen nur noch Anzeichen symbolischer Art zur Verfügung stehen. Selbst bei Kindern findet man ja hierzu auch nur Anzeichen in den seltsamen Fehlhandlungen oder in gewissen Bemerkungen, die ihnen entschlüpfen. Hat man einmal den gesamten theoretischen Überbau der Psychoanalyse akzeptiert, einschließlich der Theorien von der Verdrängung und vom Symbolismus, dann ist man auch geneigt, die Validität des Familienkomplexes als erwiesen anzusehen. Doch dem ganzen theoretischen Überbau selbst fehlt eben die empirische Bestätigung. Akzeptiert man ihn nicht, dann hat man seine Schwierigkeiten mit dem Ödipuskomplex, weniger mit der empirisch leichter belegbaren Geschwisterrivalität. Unglücklicherweise sind aber empirische Daten, die von allen anerkannt werden könnten, insgesamt sehr dürftig. Man kann weder auf bestätigende noch auf falsifizierende Befunde zurückgreifen. Viele haben zwar den Versuch unternommen, die notwendige empirische Evidenz zu definieren und entsprechende Daten zu sammeln, bisher aber ohne Erfolg.

Die obige Feststellung geht vielleicht ein wenig weit. Nicht alle Komponenten von Freuds Theorie zum Familienkomplex sind gleichermaßen mangelhaft empirisch abgesichert. Die höchst revolutionären und für die psychoanalytische Theorie zumeist zentralen Annahmen zu den Inzestwünschen und zur Rivalität innerhalb der Familie sind besser gesichert als die Behauptungen über die Existenz von Kastrationsängsten und vom Penisneid. Zufällig finden die besser gestützten Annahmen der Psychoanalyse auch in *Eines langen Tages Reise in die Nacht* eine gewisse Bestätigung, so in Jamies starker Zuneigung zu Mary und in seiner heftigen Rivalität gegenüber Edmund und zuvor auch gegenüber dem Geschwisterchen Eugene, das verstarb. Die besondere Art und Weise, mit der diese Triebimpulse in dem Schauspiel zum Ausdruck kommen, hängt von einer Reihe von Faktoren ab: von der Konstitution, dem Temperament, dem Zufall und von der Struktur der Familie, die sich mit ihrer Komplexität der allgemeinen Theorie Freuds entziehen. Die Familie wird hier zum „Fall". Über die

Wechselwirkung der zahlreichen Faktoren kann man nur Vermutungen anstellen, keine Persönlichkeitstheorie hat bereits die Entwicklungsstufe erreicht, die dem immer komplexen Einzelfall gerecht werden könnte.

11.5.5 Inzest und Rivalität

11.5.5.1 Inzest: das universelle Tabu

Zur Unterstützung seiner Überzeugung, daß Inzestwünsche innerhalb der Kernfamilie (Vater, Mutter und ihr Nachwuchs), zwischen Eltern und Kindern ebenso wie zwischen Geschwistern in allen Kulturen der Welt auftreten, zog Freud ein recht geistreiches Argument heran (z. B. 1915–1917). Er geht von einer zu seiner Zeit bereits bekannten Tatsache aus, die heute mehr noch als damals als empirisch bestätigt gilt (Lindzey, 1967b). Sexuelle Beziehungen zwischen den Mitgliedern der Kernfamilie – außer zwischen Vater und Sohn – sind in allen Kulturen tabuiert und in allen Epochen tabuiert gewesen. Universelle Verhaltensphänomene dieser Art sind nicht zahlreich, und man wird nach einer Erklärung suchen, wo immer sie auftreten. Vielleicht möchte man zunächst annehmen, es sei ein allgemeines biologisches Merkmal der menschlichen Rasse, daß unter den Mitgliedern der Kernfamilie kein sexuelles Interesse entsteht, abgesehen von der Beziehung zwischen Vater und Mutter. Der ständige enge Kontakt beim gemeinsamen Aufwachsen könnte etwa die Aura des Geheimnisvollen zerstören, die vielleicht für das Entstehen eines sexuellen Verlangens wichtig ist – so eine denkbare Möglichkeit. Doch aus mehreren Gründen kann man das universelle Tabu so nicht hinreichend erklären.

Erstens: Warum sollte eine Gesellschaft etwas verbieten (und streng – oft sogar mit dem Tode – bestrafen), was sich niemand wünscht? Das Essen von Kreide oder das Trinken von Tinte ist nicht universell tabuiert. *Zweitens:* Das Tabu hat tatsächlich einige Ausnahmen, die Freud bekannt waren. Wir kennen heute noch ein paar mehr, aber diese Ausnahmen sind von ganz besonderer Art. Sie gelten nur für außergewöhnliche, ranghohe Familien, z. B. nur für die Königsfamilie. Anscheinend betrachtete man inzestuöse Beziehungen als ein besonderes *Privileg. Drittens:* Besonders aufschlußreich ist, daß inzestuöse Verbindungen tatsächlich vorkommen. Das dürfte nicht der Fall sein, wenn niemand sie wünschen würde. Lindzey (1967b), der sich auf Daten von Kinsey und Mitarbeitern (z. B. Kinsey, Pomeroy & Martin, 1948; Kinsey, Pomeroy, Martin & Gebhard, 1953) stützt, stellt fest, daß auf 1000 Personen, je nach Gruppenzugehörigkeit, 5 bis 30 Fälle von Inzest kommen. Wegen der Stärke des Tabus muß man mit Falschangaben der Befragten rechnen und die berichteten Ergebnisse als eine Unterschätzung des wirklichen Vorkommens ansehen. Nicht nur das tatsächliche Vorkommen aber ist hier interessant, sondern auch das Auftreten von Inzest in Träumen und Mythen (Kluckhohn, 1960). Nimmt man diese hinzu, dann darf man Inzestwünsche sogar als eine normale Erscheinung betrachten. Freud war der Meinung, daß das Tabu genau deshalb universell auftritt, weil der Wunsch universell vorkommt. Warum dieser Wunsch so streng un-

terdrückt werden mußte, ist eine Frage, die Freud nicht sicher beantworten konnte. Er vermutete, daß ein zügelloser Inzest innerhalb der Familie Eifersüchteleien hervorrufen könnte, der die Familie als ökonomische Einheit und damit die Bedingungen zur Aufzucht der Kinder zerstören würde.

Gardner Lindzey (1967b) stimmt grundsätzlich mit Freuds Auffassung hierzu überein, bringt aber in seine Argumentation neben einer Reihe neuer Befunde noch weitere interessante Aspekte ein. Als erstes greift Lindzey den Punkt auf, bei dem Freud am wenigsten zu bieten hatte: Warum hält man es in allen Gesellschaften für notwendig, den Inzest mit einem Tabu zu belegen, wenn er so allgemein gewünscht wird? Zu dieser Frage hat man sich in den Sozialwissenschaften seit Freud sehr viele Gedanken gemacht (z.B. Malinowski, 1927; Parsons, 1954; Slater, 1959). Zahlreiche Erklärungen wurden vorgebracht, darunter die Notwendigkeit des Familienzusammenhaltes, die Notwendigkeit, soziale Beziehungen außerhalb der Familie anzuknüpfen und die Betonung des Rollenlernens. Lindzey gibt einen kurzen Überblick

KINDER AUS INZESTUÖSEN VERBINDUNGEN

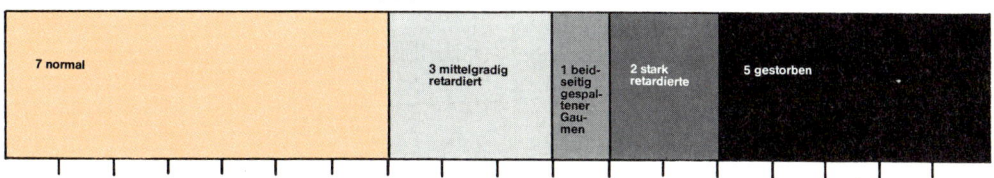

KINDER AUS NORMALEN VERBINDUNGEN

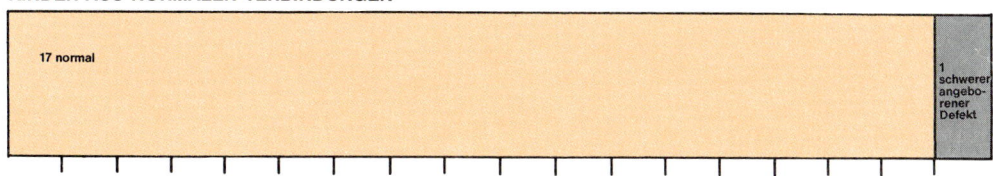

Abb. 11.7. Es wurden 18 unverheiratete Mütter paarweise mit 18 Müttern von Kindern aus inzestuösen Verbindungen so zusammengestellt, daß sie sich hinsichtlich Alter, Rasse, Gewicht, Statur, Intelligenz und sozioökonomischem Status entsprachen. Die beiden Gruppen von je 18 Nachkommen wurden im Alter von sechs Monaten miteinander verglichen. Das Ergebnis des Vergleichs finden Sie in der obigen Darstellung. Bei den inzestuösen Beziehungen handelte es sich immer entweder um Vater und Tochter oder Bruder und Schwester, niemals um Mutter und Sohn. Dabei ist letztere Verbindung die der griechischen Ödipussage und nach Freud die besonders heftig ersehnte. Aus Freuds Theorie geht nicht hervor, daß die am meisten gewünschte Verbindung auch am häufigsten realisiert werden wird, denn er hält sie für die zugleich auch am stärksten unterdrückte. Das Ergebnis obiger Untersuchung läßt auf einen hohen Risikofaktor für Kinder aus inzestuösen Verbindungen schließen: hinsichtlich der eigenen Überlebenschance und hinsichtlich einer lebensfähigen Nachkommenschaft. (Nach Adams & Neel, 1967)

über diese Erklärungsansätze. Er meint, einige oder auch alle könnten in gewisser Weise zutreffen, da keineswegs feststeht, daß es für ein solches Tabu nur eine einzige richtige Erklärung gibt. Doch Lindzey bringt zusätzlich einen gewichtigen biologischen Grund in die Diskussion, der auf genetischer Theorie und Forschung basiert, und der allein ausreichen könnte, die Universalität des Tabus zu bewirken. Andere Bedingungen mögen diesen Faktor in seiner Wirksamkeit unterstützen.

Lindzey hält es für wahrscheinlich, daß „am Anfang", zu einer Zeit also, über die wir nur Vermutungen anstellen können, die verschiedenen Menschengruppen aufgrund ökonomischer, geographischer und vieler anderer Bedingungen vielfältige Formen von Paarbeziehungen und Familienmustern eingingen. Angenommen, die Variationsbreite der Sozialstrukturen war wirklich so groß, dann hat man überzeugende biologische Gründe für die Vermutung zur Hand, daß Gesellschaften mit einem Verbot von Inzucht innerhalb der Kernfamilie im Überlebenskampf im Vorteil waren gegenüber Gesellschaften, die den Inzest erlaubten. Schon sehr früh in der menschlichen Geschichte muß deshalb das Inzesttabu ein universelles Phänomen geworden sein. Der Hauptgrund dafür liegt in dem Umstand, daß Kinder, die aus der *Paarung entfernt Verwandter* hervorgehen, oft größer und kraftvoller sind, rascher wachsen usw. als Kinder, die einer *Inzuchtverbindung* entstammen. Letztere weisen meist eine Minderwertigkeit in vielen das Überleben erleichternden Komponenten auf (z. B. Fruchtbarkeit und Widerstandsfähigkeit gegen Erkrankungen) und sind damit im evolutionären Prozeß benachteiligt.

Adams und Neel (1967) verglichen 18 Kinder aus inzestuösen Verbindungen (12 Bruder-Schwester-, 6 Vater-Tochter-Verbindungen) mit 19 Kindern aus normalen Verbindungen. Die Ergebnisse sind in Abb. 11.7 zusammengefaßt. Die beiden Muttergruppen waren hinsichtlich Alter, Gewicht, Körpermerkmalen, Intelligenz usw. parallelisiert. Nach 6 Monaten waren von 18 Kindern aus den inzestuösen Verbindungen 5 Kinder gestorben, 2 waren geistig stark retardiert und mußten in einem Heim untergebracht wer-

den, ein Kind hatte eine beidseitige Gaumenspalte, und 3 Kinder hatten eine sehr niedrige Intelligenz (geschätzter IQ um 70). Nur 7 der 18 Kinder schienen keinerlei pathologische Anzeichen aufzuweisen. Von den 18 Kindern aus normalen sexuellen Verbindungen zeigte nur ein Kind eine starke körperliche Anomalie, die anderen 17 Kinder waren ohne pathologische Anzeichen.

Solche Ergebnisse besagen, daß die Kinder aus nichtinzestuösen Verbindungen mit größerer Wahrscheinlichkeit überleben und daher eine größere Nachkommenschaft hinterlassen können als Kinder aus Inzestverbindungen. Man könnte nun argumentieren, daß die Bedingungen der natürlichen Auslese zum Überleben solcher Individuen führen, die sich zu ihren Geschwistern oder Eltern nicht sexuell hingezogen fühlen. Andere Individuen würden allmählich eliminiert, so daß am Ende eine Spezies resultierte, in der es keine Individuen mit Inzestwünschen mehr gibt. Dies ist allerdings nicht Lindzeys Annahme, wahrscheinlich aus folgenden Gründen: Sexuelle Anziehung ist ein so komplexes Phänomen und die Möglichkeiten, allgemein zu definieren, was Eltern und Geschwister sind, sind so vielfältig, daß man sich nur schwer vorstellen kann, wie in der biologischen Evolution eine genetische Selektion im Hinblick auf das Merkmal Inzestabneigung vonstatten gehen könnte. Zudem legen ja die bekannten Tatsachen keineswegs, wie oben dargelegt, eine angeborene Inzestabneigung nahe. Die Existenz des Tabus und das gelegentliche Auftreten von Inzest führen Lindzey ähnlich wie Freud in eine ganz andere Richtung.

Es ist Lindzeys These, daß der evolutionäre Selektionsdruck die Individuen solcher Gesellschaften benachteiligte, die kein Inzestverbot für die Kernfamilie besaßen. Häufig überlebten solche Individuen nicht und hinterließen keine Nachkommen. Eine Gesellschaft müßte demnach schließlich entweder ein Inzesttabu entwickeln (ohne daß notwendigerweise Einsicht in die tatsächliche Notwendigkeit vorhanden wäre), oder sie würde im Wettkampf mit Gesellschaften, die dieses Tabu haben, zugrundegehen. So also läßt sich die Universalität des Tabus unter den Kulturen, die überlebt haben, erklären.

Lindzey fügt der Überlegung Freuds eine zweite Dimension hinzu, die nicht nur von großem allgemeinen Interesse ist, sondern auch in besonderer Weise auf *Eines langen Tages Reise in die Nacht* anwendbar ist. Er weist darauf hin, was wir an anderer Stelle in diesem Kapitel tun, wie gut belegt die Tatsache ist, daß interpersonelle Anziehung und Partnerwahl weitgehend durch die Ähnlichkeit der Einstellungen, der Wertvorstellungen, der Bedürfnisse und des sozioökonomischen Hintergrundes bestimmt werden (*Psychology Today*, 1970; siehe auch Abb. 11.8). Dieses Ähnlichkeitsphänomen schließt augenscheinlich auch das Sexualverhalten mit ein (Tharp, 1963). Nach Lindzey gibt es genügend empirische Bestätigungen für die Aussage, daß soziale Anziehung auch durch Kontakt und physische Nähe begünstigt wird (z. B. Festinger, Schachter & Back, 1950). Diese durch die sozialpsychologische Forschung hinreichend gesicherten Tatsachen lassen die Annahme begründet erscheinen, daß unter sonst gleichen Umständen die Wahl

des Sexualpartners für die meisten Menschen am leichtesten und „natürlichsten" innerhalb der Kernfamilie vonstatten gehen würde.

Lindzey faßt seine beiden Annahmen wie folgt zusammen:

„Das Bild, das ich zu vermitteln suche, ist das eines Organismus, der, was die Bedingungen für die Wahl seines Sexualpartners betrifft, auf Merkmale der Nähe und Ähnlichkeit hin angelegt ist, der aber auf eine Gesellschaft oder Kultur trifft, die notwendigerweise die Aufhebung oder Hemmung dieser natürlichen Tendenzen programmieren muß ... Um eine Analogie aus der Geologie zu benutzen, wie sie Freud so gern heranzog: Jener Konflikt, der sich durch die Unterdrückung der Inzestimpulse entwickelt, stellt eine Art psychologischer Verwerfung dar, die die sehr frühen und späteren Fehlanpassungen des Individuums unterschwellig konserviert oder offen zutage treten läßt" (S. 1056).

Wir meinen, daß mit dieser überzeugenden und klaren Theorie Lindzeys dem Wesen – nicht unbedingt den Details – des Ödipuskomplexes, des Inzests und der Rivalität Rechnung getragen wird. Und wir stimmen auch seinen überschwenglichen abschließenden Worten zu:

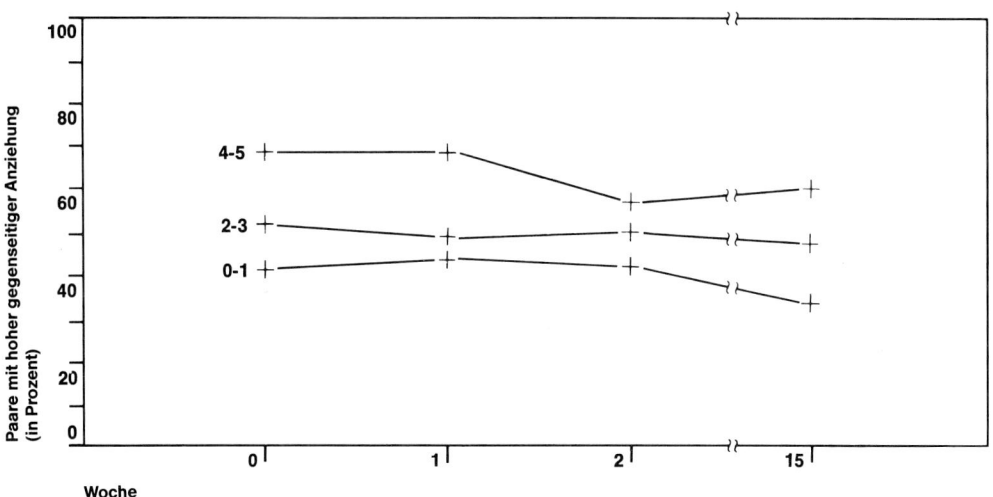

Abb. 11.8. Am 12. September 1954 trafen 17 Studenten, die sich vorher nie gesehen hatten, in der Forest Avenue 927 in Ann Arbor, Michigan, ein. So etwa beginnt Theodore Newcombs Untersuchung über den Prozeß des Bekanntwerdens (*The Acquaintance Process,* 1961). Newcombs allgemeine Hypothese, die wiederholt in dieser Studie bestätigt wurde, beinhaltete, daß das Ausmaß gegenseitiger Anziehung mit der Ähnlichkeit zwischen zwei Partnern in Beziehung steht. In der obigen Darstellung sind fünf Merkmale berücksichtigt: Alter, Religion, Bevorzugung künstlerischer oder technischer Fächer, städtische oder ländliche Herkunft und der beurteilte Ähnlichkeitsgrad eines Paares. Dabei bedeutet *0–1* geringe Ähnlichkeit, *2–3* mittlere Ähnlichkeit und *4–5* große Ähnlichkeit. Die gegenseitige Attraktivität wurde jeweils unabhängig davon eingeschätzt, und zwar beim ersten Zusammentreffen *(0)* und nach einer *(1),* zwei *(2)* und fünfzehn *(15)* Wochen. Man erkennt auf den ersten Blick, daß mit größerer Ähnlichkeit auch eine stärkere Attraktivität einhergeht. Dieses Ergebnis ist für Untersuchungen dieser Art charakteristisch. (Nach Newcomb, 1961)

„Freud könnte in allen oder in vielen Details unrecht haben, er mag sich vage und bloß metaphorisch ausgedrückt haben, sein Datenmaterial mag unzureichend und viele Beobachtungen mögen einseitig interpretiert worden sein. Die Bedeutung der Experimentalwissenschaft mag er nicht richtig eingeschätzt haben und zu sehr von persönlichen Problemen und situativen Gegebenheiten beeinflußt worden sein. Er mag über die Maßen von falschen ethnologischen Voraussetzungen und vergänglichen kulturellen Normen ausgegangen sein und veraltete neurologische Vorstellungen gehabt haben – dennoch könnte seine Wirkung größer sein als die der meisten anderen, dank seiner durchschlagenden Einsichten zum Problem des Inzests" (S. 1057).

11.5.5.2 Die Universalität der Geschwisterrivalität

Freud war völlig davon überzeugt, daß die Bindungen der frühen Kindheit erotischen Charakter haben, und damit hat er offenbar auch recht behalten. So stellten Ford und Beach (1951) bei ihrem Überblick über das Sexualverhalten von Kindern der verschiedensten Kulturen fest, daß die infantile Sexualität, insbesondere die Masturbation im Alter von etwa vier bis fünf Jahren, praktisch überall zu finden ist. In manchen Kulturen, so etwa im westlichen Europa des neunzehnten Jahrhunderts, haben die Erwachsenen mit allen Mitteln und trotzdem vergeblich versucht, jede Äußerung des kindlichen Sexualtriebs zu unterbinden. Die meisten Kulturen jedoch stehen diesem Phänomen relativ gleichgültig gegenüber. Manche Kulturen kommen der kindlichen Sexualität sogar entgegen: Die Mutter streichelt die Genitalien des kleinen Jungen, um ihn zu beruhigen oder in den Schlaf zu bringen. Die von Freud angenommene Latenzphase der Sexualität, die auf die Lösung des Ödipuskomplexes folgen und bis zur Pubertät andauern soll, ist keine universelle Erscheinung. Sie tritt nur in einer Minderheit von Kulturen auf, und zwar dort, wo sie von den Erwachsenen mit Nachdruck durchgesetzt wird. Nach Ford und Beach setzt das Sexualverhalten generell in der frühen Kindheit ein und wird in der folgenden Zeit ohne Unterbrechung beibehalten, sofern es nicht mit Strenge unterbunden wird.

Es gibt offenbar sehr wenig Untersuchungen zur Frage, ob auch die Geschwisterrivali-

tät allgemein verbreitet ist. Auch Freud interessierte sich weniger dafür als für den Ödipuskomplex. Zweifellos liegt das auch daran, daß die Rivalität von Geschwistern um die Liebe der Eltern ein weniger fragwürdiges Geschehen ist. Man begegnet ihr auf Schritt und Tritt. Man hört oft genug, wie eine Mutter ihr erstgeborenes Kind auf die Ankunft eines zweiten Kindes „vorzubereiten" versucht, indem sie ihm versichert, daß das Baby Spaß machen und ein liebenswertes Kerlchen sein wird. Ist das Kind dann geboren, beschlagnahmt es die Mutter unweigerlich regelmäßig für lange Zeit und wird dafür vom älteren Geschwisterchen gehaßt, zumindest für eine gewisse Zeit. Ford und Beach machen bei ihrer Auswertung der anthropologischen Literatur keine Angaben darüber, ob Geschwisterrivalität universell verbreitet ist. Allerdings erwähnt Clyde Kluckhohn (1954) in seinem Überblick über kulturelle Verhaltensuniversalien auch die Geschwisterrivalität. Er hält sich dabei nicht lange auf, offenbar weil sie von vornherein kaum zweifelhaft erscheint. Kluckhohn hat „Geschwister" nicht in einem biologischen, sondern eher in einem funktionalen Sinn definiert – Jungen und Mädchen wetteifern um die Liebe der Erwachsenen, die für sie alle sorgen.

11.5.6 Familienkomplex und Persönlichkeitstheorie

Welche Rolle spielen Freuds Theorien zum Ödipuskomplex und zur Geschwisterrivalität in einer allgemeinen Persönlichkeitstheorie? Man wird nicht schon auf den ersten Blick erkennen, daß sie tatsächlich einen wesentlichen Beitrag zur grundlegenden Aufgabe einer Persönlichkeitstheorie liefern, die darin besteht, eine kleine Zahl dispositioneller individueller Unterschiede zu finden, die sich in einer Vielzahl von Verhaltensbereichen niederschlagen. Der Funktion des Ödipuskomplexes und der Geschwisterrivalität wird man dabei nur dann gerecht, wenn man sich vor Augen hält, daß es sich um universelle *Probleme* handelt, die zu den verschiedenartigsten Lösungsversuchen und Ergebnissen führen können. Die Vielfalt der

Problemlösungen läßt sich durchaus als Ansatzpunkt für eine Erklärung individueller Verhaltensunterschiede im späteren Leben nutzen. Dabei hat man u. a. jene Personen mit einzubeziehen, mit denen man sich identifiziert, oder die man internalisiert, ferner das Ausmaß an unbewußter oder bewußter Schuld und an Vertrauen, letzten Endes die Stärke und den Inhalt einer psychischen Hauptinstanz, des Über-Ich. Das Besondere an Freuds Theorie ist, daß er die individuellen Unterschiede der überdauernden Disposition als Ergebnis unterschiedlicher Lösungen eines an sich universellen Problems behandelt. Das Problem selbst und die zahlreichen Möglichkeiten seiner Lösung ergeben sich für ihn sowohl aus konstitutionellen Faktoren als auch aus Erfahrungseinflüssen des individuellen Lebens.

Aber Ödipuskomplex und Geschwisterrivalität sollen nicht nur zur Struktur der Persönlichkeit beitragen, sondern auch zu ihrer Dynamik. Wenn Freud seine Theorie auch oft veränderte und zu vage formulierte, deutlich genug kommt in ihr doch zum Ausdruck, daß die infantilen Restbestände des Familienkomplexes irgendwie in der erwachsenen Persönlichkeit weiterwirken, in einer Persönlichkeit also, die nicht als statisches Gebilde, sondern als ein mehr oder weniger gut funktionierendes Geschehen aufgefaßt wird. Der Lösung des frühkindlichen Problems stehen viele Möglichkeiten offen: die normale sexuelle Orientierung, die Homosexualität, verschiedene Perversionen, die Depression, das zwanghafte Schuldgefühl, nicht zuletzt die Psychose.

Freud postuliert für die vielen individuell verschiedenen Lösungen des Ödipuskomplexes und der Geschwisterrivalität bestimmte Ursachen, wobei seine Klarheit in dieser Frage manchmal zu wünschen übrig läßt. Doch entwickelt er außerdem gewisse Vorstellungen über die Bedingungen, unter denen Veränderungen hervorgerufen werden können. Seine theoretischen Annahmen über Träume, Symptome, Fehlhandlungen, Fehläußerungen und Denkvorgänge stellen insgesamt ein sorgfältig ausgearbeitetes spekulatives System dar, das das Verhalten als Ergebnis individuell verschiedener Lösungen des großen Komplexes interpretiert. Dabei bringt

Freud die Ausprägung des Familienkomplexes sowohl mit biologischen Gegebenheiten in Zusammenhang als auch in gewissem Maße mit der sozialen Bedingungsstruktur. Alles in allem: Freuds Theorie mit ihrem zentralen Teilstück – dem Familienkomplex – kommt dem Ziel einer umfassenderen Persönlichkeitstheorie weitaus näher als die übrigen bislang bekanntgewordenen Theorien. Sie bezieht die verschiedensten Aspekte, die man in einer solchen Theorie vertreten sehen möchte, weitgehend mit ein. Ihr begrifflicher und gedanklicher Reichtum ist in der Tat nicht zu vergleichen etwa mit dem einfachen Temperamentsprofil von Sheldon oder mit den bekannten Profilen von Bedürfnissen, Eigenschaften, Faktoren und was es da sonst noch gibt. Freud hat die umfassendere Aufgabe einer Persönlichkeitstheorie zumindest weit besser gesehen als die meisten anderen Persönlichkeitstheoretiker. Nur ist es ihm und seinen zahlreichen Anhängern unglücklicherweise nicht gelungen, theoretische Auffassungen durch objektive Befunde zu verifizieren oder zu falsifizieren.

11.5.7 Der Familienkomplex in *Eines langen Tages Reise in die Nacht*

Will man Freuds Theorie auf *Eines langen Tages Reise in die Nacht* anwenden, muß man sich zunächst vergegenwärtigen, daß die Familie zwei Söhne – Edmund und Jamie – und keine Tochter hat. Der weibliche Ödipuskomplex kann also in dem Schauspiel nicht thematisch werden und auch nicht der ideale Fall eines Familienkomplexes, denn dieser erfordert wenigstens eine Tochter und einen Sohn. Statt dessen haben wir drei Männer, die um die Liebe einer Frau, der bedauernswerten Mary, rivalisieren.

Freud hat insbesondere in seinen frühen Schriften betont, daß Eltern bei ihren Kindern eine heterosexuelle Objektwahl unterstützen können, indem sie bewußt das jeweils andersgeschlechtliche Kind bevorzugen, die Mutter den Sohn, der Vater die Tochter. Weil in der Familie Tyrone eine Tochter fehlte, war dort so etwas nicht möglich. Dennoch hatten die Eltern ihre ausgesprochenen Lieblinge, und zwar offenbar nach dem Prinzip

Lindzeys (1967b): gegenseitige Ähnlichkeit von Temperament und Konstitution.

Für die feinfühlige zerebrotonische Mary war der zerebrotonische Sohn Edmund der Liebling. Tyrone, wie wir wissen, hing mehr an Jamie als an Edmund. Wahrscheinlich ist auch Tyrones Wahl teilweise durch eine Ähnlichkeit des Temperaments bedingt. Allerdings glaubt Mary darin noch mehr zu sehen. Sie urteilt über Tyrone in Edmunds Gegenwart: „Er ist auf jedes meiner Babies eifersüchtig gewesen! Am meisten eifersüchtig war er auf dich" (S. 66). In dieser Familie aus drei Männern und einer Frau ist der Vater selbst so etwas wie ein rivalisierendes Kind, ein Fall, der im Leben offenbar nicht ungewöhnlich ist.

Edmund scheint Marys besondere Liebe zu erwidern, obwohl er gegenüber beiden Eltern dann und wann sowohl liebevoll als auch bösartig sein kann. Jamie jedoch erwidert Tyrones Liebe nicht. Er liebt nur Mary, viel leidenschaftlicher und verzweifelter als Edmund und Tyrone. Es ist bekannt, daß der „richtige" James O'Neill sich viele Jahre lang hingebungsvoll um Ella O'Neill kümmerte; nach ihrem Tod nahm er sich das Leben. Eine derart starke Bindung hängt wahrscheinlich damit zusammen, daß James (und Jamie) der erstgeborene Sohn war und eine Zeitlang die ungeteilte mütterliche Liebe genossen hatte. Aus dem Paradies von Mutters Liebe wurde Jamie zweimal vertrieben, zuerst durch das Baby Eugene, dann nochmals durch Edmund.

Jamies Lage ist tatsächlich beängstigend, er entbehrt ja nicht nur Marys Liebe. Als Mary im 2. Akt über den Tod des Babies Eugene spricht, bemerkt sie zu Tyrone:

„*Mary:* Wenn ich ihn nicht bei meiner Mutter zurückgelassen hätte, um dich auf der Tournee zu begleiten, weil du mir geschrieben hattest, daß du mich so entbehrst und so allein wärst, wäre Jamie niemals erlaubt worden, in das Babyzimmer zu gehen, solange er nicht Masern hatte. *(Ihr Gesicht bekommt einen harten Ausdruck.)* Ich war immer überzeugt, daß Jamie das mit Absicht getan hat. Er war eifersüchtig auf das Baby. Er haßte es. *(Als Tyrone protestieren will.)* Ja, ich weiß, Jamie war nur sieben Jahre, aber dumm war er nie. Man hatte ihn gewarnt, daß er dadurch das Baby töten könnte. Er wußte Bescheid. Ich habe ihm das niemals vergeben können" (S. 64).

O'Neill mag von Freud nicht sehr beeindruckt gewesen sein. Doch hat er selbst Freuds Behauptung, daß die Geschwisterrivalität eine mörderische Intensität erreichen kann, sehr überzeugend bestätigt.

Es besteht auch kein Zweifel, daß Jamie auf Edmund eifersüchtig ist. Zwar liebt er Edmund in gewisser Weise, andererseits ist er aber auch darauf aus, ihn zu zerstören. Immer wieder bringen Mary und Tyrone zum Ausdruck, daß Jamie seinen zweiten Rivalen, Edmund, zu vernichten trachtet: Er verführt ihn zu einem ausschweifenden Leben, dem seine Konstitution nicht gewachsen ist. Jamie spricht dies im letzten Akt, als er betrunken ist, selbst ganz deutlich aus:

„*Jamie:* Ich will dich warnen – vor mir. Mama und Papa haben recht. Ich hatte wirklich einen verflucht schlechten Einfluß auf dich. Und das schlimmste daran ist, mit Absicht.
Edmund (unbehaglich): Hör auf! Ich will es nicht hören –
Jamie: Schluß Eddi! Du hörst zu! Mit Absicht, damit aus dir nichts wird. Zum mindesten ein Teil von mir tat es mit Absicht. Der Teil, der schon lange tot ist. Der das Leben haßt" (S. 129).

Man kann sich kaum eine stärkere Verbitterung und Vereinsamung vorstellen als die, unter der die Jamie leidet. Jamies große Liebe zu Mary macht es ihm schwer, ihr zu verzeihen. Das erinnert an Freuds Beobachtung, daß ein erstgeborenes Kind, das durch ein später geborenes Geschwister aus der Liebe der Mutter verdrängt wird, nicht leicht vergibt und generell zur Verbitterung und zur Vereinsamung neigt. Immer wieder ist es Jamie, der mit schneidender Schärfe sich über Mary in einer Weise äußert, daß Tyrone und Edmund entsetzt sind. Als Mary in der letzten Szene die Treppe hinunterkommt, mokiert sich Jamie: „Die Wahnsinns-Szene; Eintritt Ophelia". Und Edmund schlägt ihm daraufhin ins Gesicht.

Freuds Vorstellungen vom Ödipuskomplex und von der Geschwisterrivalität treten in *Eines langen Tages Reise in die Nacht* voll in Erscheinung. Die Behandlung der Thematik überschreitet jedoch den Erklärungsbereich von Freuds Theorie. Was durch sie nicht erfaßt wird, wäre für eine Erweiterung persönlichkeitstheoretischer Hypothesenbildung geeignet. Offensichtlich hat Jamie den Ödipuskomplex nicht in idealer Weise bewältigt. Er bleibt auf Mary, sein erstes Liebesobjekt fixiert. Im letzten Akt schluchzt Jamie: „Ich werde nie den Moment vergessen, als mir das erste Mal die Augen aufgingen. Ich kam geradezu dazu, als sie sich eine Injektion machte. Mein Gott, ich hatte nicht einmal im Traum vorher daran gedacht, daß auch andere Frauen süchtig sind – außer Huren!" (S. 127). Mehrmals wird im Stück darauf angespielt, daß Jamie nur mit Nutten sexuell verkehrt. Im letzten Akt nach der Rückkehr aus einem Bordell sagt er zu Edmund: „Wo sonst hätte ich passende weibliche Gesellschaft gefunden? Und Liebe. Vergiß die Liebe nicht" (S. 123). Jamie bringt mit seiner Vorliebe für Nutten wahrscheinlich zweierlei zum Ausdruck: einmal in kaum verdrängter Form seine sexuelle Liebe zu Mary, gleichzeitig aber auch – indem er sie unbewußt mit einer Nutte gleichsetzt – das feindselige Gefühl, das dazu führt, daß er ihr ihre Untreue nicht verzeihen kann.

Es scheint Jamie nicht nur unmöglich zu sein, Mary aufzugeben, sondern auch, sich mit Tyrone zu identifizieren. Warum bleibt sein Komplex ungelöst? Wir können dazu nur Hypothesen aufstellen. Vielleicht bleibt er deshalb auf Mary fixiert, weil er in ihrer Zuneigung erst an zweiter Stelle kommt, vielleicht auch, weil er sogar das Objekt ihrer Feindseligkeit geworden ist, da er Eugenes Tod mitverschuldet hat. Auch macht er sich ihr gegenüber zum Sklaven, vielleicht wegen dieser großen Schuld und wegen der Dinge, die er Edmund angetan hat – alles nur, um Mary für sich zu gewinnen. Vielleicht kann er sich deshalb nicht mit Tyrone identifizieren, weil dieser nicht sein Hauptrivale ist und es sicher auch nie war.

Nachdem wir uns die Schrecken von O'Neills Schauspiel zu Gemüte geführt haben, sollten wir uns natürlich fragen, was denn diese Familie mit gewöhnlicheren Familien gemein haben könnte. Ganz sicher übertrifft hier das Maß der verheerenden Umstände das Übliche bei weitem. Trotzdem dürften die Tyrones anderen Familien ähnlicher sein, als es zunächst den Anschein hat. In jeder Familie sind die Beziehungen ambivalent. Liebe und Feindseligkeit sind nach Freud in jeder intimen Beziehung miteinander verquickt. Der Unterschied zwischen dem „langen Tag" der Tyrones und einem typischen Tag in einer Durchschnittsfamilie be-

steht darin, daß hier die Feindseligkeit ebenso wie die Liebe direkt und intensiv zum Ausdruck kommen. Feindseligkeit wird sonst in der Regel ins Unbewußte verdrängt und durch Abwehrmechanismen wie Verleugnung, Rationalisierung und Verdrängung ausgeblendet. Derartige Mechanismen lassen das Ich seinem Ideal näher erscheinen als es in Wirklichkeit ist.

In *Eines langen Tages Reise in die Nacht* kommt den zunehmenden Vergiftungsfolgen, die durch Morphium oder durch Alkohol herbeigeführt werden, eine wesentliche strukturelle Funktion zu. Wenn die Personen des Dramas manchmal in einem nüchternen, beherrschten Zustand reden, erfahren wir etwas von der Liebe und Zuneigung und von den Abwehrmechanismen des Ichs, die diese Liebe rein erhalten sollen. Doch unter dem Einfluß des jeweils speziellen „Giftes" redet man anders. Der unmittelbare heftige Ausdruck negativer Gefühle, der zur Sprache kommt, findet durch die besondere toxische Bedingung, unter der dies jeweils geschieht, eine Entschädigung. Teilweise erscheinen die Tyrones also nur deshalb so außergewöhnlich oder anormal, weil sie Rivalität, Verdacht und Haß direkt zum Ausdruck bringen, während all das bei „normalen", d.h. stärker beherrschten Menschen ständig vergraben bleiben kann. Auch unter diesem Aspekt ist die Konzeption von *Eines langen Tages Reise in die Nacht* eine typisch freudianische.

Schließlich demonstriert das Schauspiel, daß O'Neill mit seiner Annahme recht hatte, sein Analytiker habe ihm mit der Mitteilung, er habe einen Ödipuskomplex, kaum etwas gesagt. Wir haben gesehen, daß jedermann einen Ödipuskomplex „besitzt" oder mit Geschwisterrivalität zu tun hat, eine solche „Diagnose" ermöglicht keinerlei Prognose über individuelle Unterschiede beim Erwachsenen, d.h. über die individuelle „Persönlichkeit". Alles hängt davon ab, welche Variante des kritischen Komplexes im Einzelfall vorliegt. Zu den wichtigen Variablen gehören dabei z.B. die Intensität der Gefühle, der Platz in der Geschwisterreihe, Anzahl und Geschlecht der Geschwister, die elterlichen Bevorzugungen gegenüber ihren Kindern und einschneidende Ereignisse wie Morphium- oder Alkoholsucht. Es gibt unzählige

Möglichkeiten, doch weiß man bisher kaum sicher zu sagen, zu welchen Ergebnissen diese Faktoren insgesamt führen, da sich die psychologische Forschung in diesem Bereich immer nur auf jeweils eine Variable konzentriert, nicht aber auf ganze Interaktionsmuster von Variablen. Soviel aber steht fest: Man kann weder den Ödipuskomplex noch die Geschwisterrivalität pauschal als eine Kinderkrankheit abtun und für die Persönlichkeitstheorie vernachlässigen.

11.6 Existentielle Psychologie

Die existentielle Psychologie ist ein Abkömmling der philosophischen Schule des Existentialismus, und mit dieser wollen wir beginnen. Nach dem Zweiten Weltkrieg hielten viele Amerikaner den Existentialismus eine Zeitlang für eine typisch französische Bewegung – und für eine Art Kult. Da gab es jene drei berühmten literarischen Vertreter, Jean-Paul Sartre, Simone de Beauvoir und Albert Camus, und außerdem einen bohemienhaften Einschlag. Die französischen Existentialisten trafen sich in bestimmten Nachtclubs, hatten eine eigenartige Haar- und Kleidermode und einen besonderen Musikgeschmack (amerikanischer Jazz).

Nach einiger Zeit erfuhr der „modische" Aspekt des Existentialismus das Schicksal aller Moden. Wer sich aber ernsthaft mit dieser Philosophie auseinandersetzte, dem fiel bald auf, daß man den Existentialismus nicht mit Jean-Paul Sartre gleichsetzen konnte. Er hatte bedeutende Lehrer gehabt: Die deutschen Philosophen Martin Heidegger, Karl Jaspers und Edmund Husserl. Der Däne Sören Kierkegaard und der Deutsche Friedrich Nietzsche hatten bereits im neunzehnten Jahrhundert für einige existentialistische Ideen die Saat gelegt. Auch spanische, holländische und russische Philosophen und Autoren wie Dostojewsky und Franz Kafka sind mit einzubeziehen. Es war nicht zu übersehen, daß der Existentialismus keine originäre Richtung der französischen Philosophie war, sondern eine in ganz Europa (außer in Großbritannien) verbreitete geistige Bewegung, die in der europäischen Philosophie der letzten hundert Jahre sogar eine nahezu überraschende Rolle gespielt hatte. Allerdings war sie keineswegs einheitlich, sondern hatte eine Reihe von Spielarten.

In die angelsächsische Welt kam der Existentialismus als „Import" von außerhalb. Man merkt dies schon daran, daß sich seine Begriffe ins Englische nur schwer übersetzen lassen. Viele Bücher wurden geschrieben mit dem Versuch, die Frage „Was ist Existentialismus?" zu beantworten (z.B. Barrett, 1964), jedoch ohne großen Erfolg. Man findet in der Existenzphilosophie viele Wortneubildungen in Anführungszeichen und eine auffällig häufige Verwendung der Großschreibung (z.B. „Weltoffenheit", „In-der-Welt-sein"); zudem werden mitunter sonst gewöhnliche Wörter kursiv gedruckt (z.B. *becoming*[1]), um darauf hinzuweisen, daß das Wort nicht ganz mit seiner üblichen Bedeutung verstanden werden soll. Die Schwierigkeiten mit dieser Sprache gingen einher mit einer zurückhaltenden, z.T. ablehnenden Reaktion der anglo-amerikanischen Philosophen auf das Gedankengut des Existentialismus. Das gilt besonders für deterministisch und materialistisch orientierte Wissenschaftler, so z.B. auch für die Autoren dieses Buches. Von daher sind wir eigentlich nicht besonders geeignet, die existentialistische Philosophie bzw. Psychologie vorzustellen und werden deshalb auch nicht eine vollständige Darstellung zu geben versuchen. Unser Fazit: Ab und zu aber findet man in dieser Psychologie einen wertvollen Gedanken. Und diese wenigen Gesichtspunkte können allerdings für die Interpretation von *Eines*

---

1 Gemeint ist so etwas wie Entfaltung der eigenen Existenz; vgl. weiter unten (Anm. d. Übers.).

langen Tages Reise in die Nacht hilfreich, ja für das Problem der Persönlichkeit generell erhellend sein.

11.6.1 Determinismus und Willensfreiheit

Alle Existentialisten verwerfen den Determinismus als Prinzip für menschliches Verhalten und treten für irgendeine Art von Willensfreiheit ein. Dieses Problem wird bereits seit den Anfängen der Philosophie diskutiert, doch obgleich das Nachdenken darüber bis in die subtilsten Einzelheiten ging, ist man noch nicht zu einer einheitlichen Auffassung gelangt. Weiterhin besteht ein höchstes Interesse an dieser offenen, oft mißverstandenen Frage – ihre Beziehung zu Begriffen wie Verantwortung, Tugend und Schuld begründet ihre ständige Aktualität.

Die Existentialisten haben von der Willensfreiheit unterschiedliche Auffassungen. Camus formuliert seine Ansichten so: „Es interessiert mich nicht zu wissen, ob der Mensch frei ist oder nicht. Ich kann nur meine eigene Freiheit erfahren" (1966, S. 300). Er glaubte, der Mensch handle so, als fühle er sich frei, auch wenn alle Tatsachen dieser Freiheit widersprechen. Das heißt, daß vielleicht *in Wirklichkeit* Determinismus herrscht, daß es aber unter den in gleicher Weise determinierten Handlungen eine besondere Klasse gibt, bei der das *Gefühl* der freien Entscheidung der Handlung vorausgeht (dem zweifellos wieder bestimmte Determinanten zugrundeliegen). Camus' Auffassung wird in *Eines langen Tages Reise in die Nacht* demonstriert.

Sartres Perspektive ist eine etwas andere als die von Camus. Er behauptet, der Mensch sei wirklich frei, er habe vor allem die Freiheit, *nein* zu sagen. Er fügt hinzu, daß die Freiheit, sich zu entscheiden, nicht bedeutet, daß man sich immer vernünftig entscheide. Dafür gebe es keine Garantie. Einige Gedanken Sartres sind psychologisch von besonderem Interesse: Freiheit impliziere Verantwortung und „Der Mensch ist nur das, was er selbst aus sich macht … Daher ist es das vordringliche Anliegen des Existentialismus, dem Menschen bewußt zu machen, was er ist,

und ihm die volle Verantwortung für seine Existenz aufzuerlegen" (1966, S. 278 f.). Und weiter: „Zwar kann ich sagen, daß ich den Soundso gern genug habe, um ihm einen bestimmten Geldbetrag zu opfern, aber ich darf dies erst sagen, wenn ich es getan habe. Ich darf sagen ‚Ich liebe meine Mutter stark genug, um bei ihr zu bleiben', sofern ich bei ihr geblieben bin" (S. 284).

Sartre glaubt zu wissen, warum den Menschen seine Doktrin von der Freiheit, Verantwortung und Entscheidung, die sich als Handlung niederschlägt, höchst unbequem sein muß: „Wenn wir mit Zola sagen würden, der Mensch sei das, was er ist, durch Vererbung, durch Umwelteinflüsse und gesellschaftliche Bedingungen, er sei also biologisch oder soziologisch determiniert, dann wäre man endlich beruhigt. So sind wir nun mal, würde man sagen, keiner kann daran etwas ändern" (S. 288). Dem stellt Sartre seine Überzeugung entgegen: „Es gibt immer die Möglichkeit, daß der Feigling nicht mehr feige ist, und daß der Held aufhört, ein Held zu sein" (1966, S. 288). Sartre wirft also den Persönlichkeitstheoretikern den Fehdehandschuh hin, wenn er behauptet, das Wesen des Menschen liege weder in Freuds Ödipuskomplex noch in Adlers Minderwertigkeitskomplex begründet, sondern in der radikalen Freiheit, sich zu entscheiden und sich so zu dem zu machen, was er ist.

Camus und Sartre waren beide großartige Persönlichkeitspsychologen, auch wenn sie sich nicht als solche verstanden haben. Doch waren es nicht ihre philosophischen Vorstellungen, die den größten Einfluß auf die sogenannte existentialistische Psychologie ausübten. Ehe wir uns mit den existentialistischen Psychologen und Psychiatern beschäftigen, soll *Eines langen Tages Reise in die Nacht* im Lichte der Philosophie von Camus und Sartre betrachtet werden.

Es gibt Schauspiele mit betont existentialistischer Thematik (etwa Eugene Ionescos *Die Stühle* oder *Die Dienstmädchen*), in denen der Höhepunkt der dramatischen Entwicklung zugleich eine Überwindung des Dilemmas von freiem Willen und Determinismus darstellt. Es handelt sich um jenen Moment, in dem sich der Hauptdarsteller ganz auf sich gestellt entscheidet und die Verantwortung für sein Handeln auf sich nimmt. O'Neills Schauspiel ist ein ausgesprochen realistisches Stück; seine Personen überwinden das Dilemma nicht. Sie wursteln sich so durch, bringen im Laufe der Zeit alle möglichen Ansichten zum Ausdruck und entwickeln ad hoc wechselnde Auffassungen, um unbequemen Einsichten aus dem Wege zu gehen.

In *Eines langen Tages Reise in die Nacht* werden viele Äußerungen gemacht, die eindeutig Willensfreiheit voraussetzen. Tyrone z.B. fleht Mary an: „Liebe Mary, willst du nicht um Gotteswillen, um meinetwillen, um der Jungen willen und um deinetwillen endlich damit aufhören?" (S. 62). Edmund bittet sie: „Du hast doch gerade erst wieder angefangen. Du kannst noch aufhören. Du hast doch die Willenskraft dazu!" (S. 68). Aber Mary, die sich nicht dazu in der Lage fühlt, antwortet: „Bitte sprich nicht von Dingen, die du nicht verstehst!" (S. 68). Ihr Gefühl der Unfreiheit, des Zwanges, drückt sich stärker noch in einem Vorwurf gegenüber ihrem Arzt aus: „Wenn man halb verrückt vor Schmerzen ist, sitzt er da, hält einem die Hand und predigt über die Willenskraft" (S. 54). Und in einer berühmten Zeile formuliert Mary eine allgemeine deterministische Auffassung, eine Stelle, die manchmal für das Kernstück des ganzen Schauspiels gehalten wird: „Niemand kann etwas dafür, wenn ihm das Leben hart zusetzt" (S. 63). Doch handelt es sich dabei weder um eine grundlegende philosophische Auffassung Marys, noch um die des ganzen Schauspiels. An vielen anderen Stellen bringt Mary zum Ausdruck, daß sie die Verantwortung für ihre Sucht und die damit verbundene Schuld auf sich nimmt. Sie sieht ein, daß der Glaube an den Determinismus, wie Sartre sagt, der Befreiung von der Bürde der Freiheit und Verantwortung dienen kann. Sie bezeichnet sich als eine „drogensüchtige Lügnerin", die mit dem Verhalten der anderen ihr eigenes Versagen zu entschuldigen versucht.

Im Gegensatz zu Mary Tyrone gelingt es Eugene O'Neills Mutter Ella, ihre Morphiumsucht schließlich zu überwinden. Ein solches Ereignis kann sowohl deterministisch als auch mit dem berühmten „Nein" Sartres interpretiert werden, so wie jedes andere Ereignis auch. Ein Anhänger des Determinis-

mus würde sagen, daß Ellas Fähigkeit, nach Jahren vergeblicher Anstrengungen nun „nein" sagen zu können, mit einer Kraft zusammenhängt, die sich in Handlung umsetzt, und zwar als das Ergebnis einer Veränderung im Kräfteverhältnis der ihre Sucht aufrechterhaltenden Faktoren – also als Ergebnis einer Veränderung im Verhältnis der relativen hedonistischen Werte, wie in Kapitel 2 beschrieben.

Eines langen Tages Reise in die Nacht macht sich also nicht allein eine Idee von Camus oder Sartre zu eigen, sondern nimmt verschiedene Möglichkeiten in sich auf, was sich für ein realistisches Drama auch gehört. Die Personen des Schauspiels gehen i. allg. miteinander um, als seien sie wirklich frei – sie ermahnen sich z.B. gegenseitig, dieses oder jenes zu tun oder zu lassen. Mit dieser Freiheit gehen Verantwortung und Schuld einher, doch in *Eines langen Tages Reise in die Nacht* wird Verantwortung abgewälzt wie im Alltagsleben auch. Schuld trägt nie ausschließlich die einzelne Person. Die Verantwortung verteilt sich auf alle, und sie geht zurück bis in die eigene Kindheit Tyrones und Marys, und – so kann man folgern – noch viel weiter zurück, ohne Ende. Gleichzeitig spüren wir im Verlauf des Stückes zunehmend, wie alle durch das mächtige Geflecht der äußeren Umstände gefangengehalten werden, vergleichbar den prähistorischen Insekten, die im Bernstein eingeschlossen wurden. Den Personen des Schauspiels wird dieses komplizierte Geflecht aus vielerlei Determinanten bewußt, sie klagen mitunter über das Unglück, das „das Leben" über sie gebracht hat. Dann aber wieder glauben sie zu bemerken, daß diese ihre Ansicht nichts weiter sei als eine Ausflucht, angesichts der Unfähigkeit, vernünftige Handlungsentscheidungen zu treffen. Das alles macht *Eines langen Tages Reise in die Nacht* zu einem psychologisch so überzeugenden, realistischen Drama; es handelt sich nicht lediglich um eine Illustration einer bestimmten Philosophie.

Eine besondere Bedeutung hat für *Eines langen Tages Reise in die Nacht* Sartres scharfsinnige Idee, daß unser Leben nichts weiter sei als eine Serie von Entscheidungen, seien sie vernünftig oder unvernünftig, und daß diese Entscheidungen sich unausweichlich in unseren Handlungen niederschlagen. Diese Erkenntnis bricht wohl am deutlichsten bei Tyrone durch. Immer wieder streitet er seine knauserige Einstellung ab, aber noch während er sie abstreitet, bricht sein Geiz wieder durch. Er schaltet das unnötig brennende Licht aus, will für Mary nur einen billigen Kurpfuscher bezahlen und sucht für Edmund ein billiges Sanatorium. Für den Existentialisten wie für jeden Psychologen ist Tyrone das Opfer eines „Zwanges", der ihn daran hindert, die vernünftigen Handlungsentscheidungen zu treffen, die er treffen möchte. Während er im letzten Akt Edmund von seiner durch Armut geprägten Kindheit erzählt und an seine deterministische Darstellung glaubt, verspürt er offenbar eine gewisse Entlastung. Da Edmund diese Erklärung akzeptiert und seinem Vater mitfühlendes Verständnis entgegenbringt, anstatt ihm Vorwürfe zu machen, bekräftigt er dessen deterministische Interpretation.

Es gibt noch andere Ideen Sartres, die sich in diesem Schauspiel wiederfinden. Hin und wieder dämmert den Familienmitgliedern die Erkenntnis, daß es wohl an der nicht hinreichenden Liebe füreinander liegen muß, wenn ein jeder von ihnen unfähig ist, so zu handeln, daß es für die übrigen hilfreich ist. Nur solche Handlungen würden ja nach Sartre den wirklich guten Willen beweisen. Sie bekunden zwar ihre Liebe und empfinden sie zweifellos auch, doch sie ist nicht so stark, daß Mary ihre Morphiumsucht, Tyrone seinen Geiz und alle drei Männer den Alkohol aufgeben. Die verstärkende Wirkung ihres jeweiligen „Giftes" übertrifft die ihrer Zuneigung. Es gibt einige Anzeichen, daß den einzelnen Mitgliedern der Familie Tyrone diese schmerzliche Tatsache ins Bewußtsein rückt, doch damit wird die Schraube von Qual und Leid in der Familie nur noch fester angezogen.

11.6.2 Phänomenologie, „Dasein" und Selbstverwirklichung

Nicht Sartre oder Camus haben die Existenzpsychologie am stärksten beeinflußt, sondern der deutsche Philosoph Martin Heidegger (1927). Am unmittelbarsten kam sein Einfluß bei den europäischen Psychiatern zur Geltung. Der führende Theoretiker ist der Schweizer Psychiater Ludwig Binswanger (1958, 1963), Begründer der *Daseinsanalyse* oder existentiellen Psychoanalyse. Ein weiterer führender Vertreter dieser Methode ist Medard Boss (1963), ebenfalls ein Schweizer Psychiater. Victor Frankl (1957) wurde durch seine Erfahrungen in einem deutschen Konzentrationslager, wo ihm als Insasse nur die Freiheit blieb, seine Einstellung zu seinem Schicksal zu verändern, zu einer existentialistischen Lebensauffassung gebracht. Unter den amerikanischen Psychologen gibt es eine ganze Reihe, die sich durch existentialistische Ideen in gewissem Umfang beeinflußt sehen, unter ihnen Rollo May, Abraham Maslow, Gordon Allport und Carl Rogers (siehe z. B. May, Angel & Ellenberger, 1958). Die amerikanischen Psychologen waren i. allg. zurückhaltend gegenüber existentialistischen Ideen und – ihrem Nationalcharakter entsprechend – bei der Anwendung dieser Ideen stärker pragmatisch ausgerichtet.

Was hat die Existenzpsychologie zu bieten, abgesehen von den verschiedenen Versionen eines Dogmas von der Willensfreiheit? Die Existenzpsychologen fühlen sich der als *Phänomenologie* bezeichneten Methode verpflichtet. Uns erscheint es leichter, das über die Phänomenologie Gesagte zu zitieren oder zu umschreiben als das Konzept ganz zu verstehen. Der Grundgedanke besteht wohl darin, daß die menschlichen Erfahrungen ohne eine Verschleierung durch vorgeprägte Begriffe oder hypothetische Annahmen beschrieben werden sollen. Man soll die Dinge „für sich sprechen" lassen, anstatt ihnen Begriffe aufzuzwingen. Wir selbst können uns nicht so recht vorstellen, daß man Erfahrungen ohne Begrifflichkeit machen kann, da doch irgendwelche Konzepte und Erwartungen offenbar stets Teil der Erfahrung sind.

Nichtsdestoweniger hat die Phänomenologie einige recht gute Ergebnisse aufzuweisen. Die Gestaltpsychologie etwa konnte im Bereich der Wahrnehmung sowohl neue Phänomene als auch neue Gesetze entdecken. Diese Fortschritte wurden dadurch erreicht, daß man ein bestimmtes, ziemlich künstliches Begriffssystem – das der Strukturalisten – aufgab, um zu einer alltäglicheren Form der

Beschreibung für das, was der Mensch sieht und hört, zurückzukehren. Allerdings sind auch solche Beschreibungen nicht frei von Konzepten. Für die Persönlichkeitstheorie der Existenzpsychologen scheint die Phänomenologie eine ebenso wichtige Rolle zu spielen. Es gibt keinen Fachjargon – etwa den Freuds, Jungs oder einen Jargon anderer Prägung –, dafür aber konkretere und weniger voreingenommene Beschreibungen. Man muß hinzufügen, daß sich die Beschreibungen manchmal einer halbpoetischen Sprache bedienen, da man nach Ansicht der Existentialisten viele menschliche Erfahrungen nur in dieser Form richtig wiedergeben kann.

Die phänomenologische Methode entscheidet sich für eine ganz spezifische, philosophische und psychologische Untersuchungseinheit: Gegenstand der Untersuchung ist nicht etwa der Organismus, die Person, das Selbst oder der Geist, umgeben von einer alles andere umfassenden Umwelt. Die Phänomenologie hat vielmehr als angemesseneren psychologischen Gegenstand das „In-der-Welt-sein", das *Dasein* entdeckt, deshalb auch der Begriff *Daseinsanalyse*. Dabei macht sich – zumindest in der Sekundärliteratur – eine Tendenz bemerkbar, Dasein und Daseinsanalyse immer wieder wie Zauberformeln zu verwenden, als erhielten diese durch einfache Wiederholungen eine Art mystischer Kraft, selbst wenn dem Leser dadurch ihre Bedeutung nicht klarer wird. Doch läßt sich durchaus auch Positiveres dazu sagen.

Nach Heideggers Vorstellung ist das menschliche Dasein nicht im menschlichen Körper eingeschlossen, der Mensch beschränkt sich nicht darauf, aus den Fenstern seiner Sinne die Welt zu betrachten. Vielmehr umfaßt das eigene Dasein den gesamten Bereich der persönlichen Belange. Heidegger vertritt damit eine Art Feldtheorie des Bewußtseins, ähnlich der Feldtheorie der Gestaltpsychologie. Wir fühlen uns im Innern „angesprochen", sobald von irgend etwas die Rede ist, das unseren vitalen Interessen entspricht oder widerspricht, sei es ein anderer Mensch, ein Gedanke, ein Forschungsbereich oder die Nachbarschaft. Der in der Psychotherapie weithin akzeptierte Gedanke, daß die Familie, nicht das Individuum, die für die therapeutische Arbeit relevante Einheit darstellt, hat eine gewisse Affinität zu diesem Daseinsbegriff. *Eines langen Tages Reise in die Nacht,* unter diesem Aspekt betrachtet, führt uns als Fallstudie drastisch vor Augen, wie das Bewußtsein eines jeden einzelnen in die vitalen Belange aller anderen hineinreicht.

Die Existenzpsychologie beschwört außerdem die Idee der Selbstverwirklichung. Bei jedem Menschen wird ein gewisses Entwicklungspotential vorausgesetzt. Gelingt es ihm in seinem Leben nicht, dieses zu verwirklichen, empfindet er Schuldgefühle, weil er nicht zu seinem *authentischen Selbst* gefunden hat. Natürlich sind die eigenen Möglichkeiten nicht unbegrenzt. Begrenzungen setzen die Bedingung des Menschen, die man sehr dramatisch als *Geworfenheit* interpretiert hat. Der Mensch wird in dieses Leben geworfen wie ein Würfel, und das Ergebnis des individuellen Wurfes setzt ihm seine Grenzen. Seine Geworfenheit ist sein Schicksal. Der Schuld, seine Möglichkeiten nicht verwirklicht zu haben, so behauptet man, könne der Mensch nicht entgehen. Diese Schuld muß universal sein, sie ist selbst ein Aspekt der Existenz, denn die Verwirklichung einer Möglichkeit bedeutet unweigerlich die Vernachlässigung einer anderen. Generell soll mit der Nichtverwirklichung dessen, was man als seine Möglichkeiten erkennt, Schuld verbunden sein. Dem Begriff der Selbstverwirklichung ist ein von den Existenzpsychologen in Amerika bevorzugter Begriff nahe verwandt: „becoming" (Entfaltung). Der Mensch wird ständig zu etwas Neuem, niemals ist er statisch. Sich ständig seinen Möglichkeiten anzunähern, darin besteht das Ziel des Daseins. Diese Vorstellung hat auf der ganzen Welt Verbreitung gefunde, sie wird selbst von Leuten vertreten, die von der Existenzpsychologie sonst nichts wissen.

11.6.3 Psychotherapie und *Eines langen Tages Reise in die Nacht*

Die Existenzpsychologie läßt sich am besten beurteilen, wenn man die Einflüsse existentialistischer Vorstellungen auf die Psychotherapie heranzieht. Das Thema Psychotherapie wird im nächsten Kapitel behandelt, wir wollen es hier nur kurz anschneiden. Anschließend können wir zu *Eines langen Tages Reise in die Nacht* zurückkehren, einem Werk von unerschöpflicher Komplexität, und etwas aufdecken, was bisher noch weitgehend im Verborgenen lag.

Die Existenzpsychologie hat keine eigenständige Therapie ins Leben gerufen, sie hat nur immer andere Therapieformen mit ihren Ideen bereichert. Sartre kennzeichnete den wichtigsten Beitrag der Existenzpsychologie zur Psychotherapie sogar nur mit einem einzigen Satz: „Daher ist es das vordringliche Anliegen des Existentialismus, jedem Menschen bewußt zu machen, was er ist, und ihm die volle Verantwortung für seine Existenz aufzuerlegen" (1966, S. 279). Diese äußerst knappe Kennzeichnung soll anhand der existentialistischen Grundkonzepte, mit denen wir inzwischen etwas vertraut sind, erläutert werden: Willensfreiheit, Phänomenologie, In-der-Welt-sein und Selbstverwirklichung.

Die Phänomenologie ist eine Technik, durch die man sich selbst erkennen kann, man gewinnt einen ziemlich konkreten unvoreingenommenen Bericht über die Fülle der Erlebnisse. Eine gut durchgeführte phänomenologische Analyse wird wohl stets zur Erkenntnis führen, daß das eigene Sein nicht auf den Körper beschränkt ist, sondern alle vitalen Belange des Organismus einschließt: Dasein bedeutet stets In-der-Welt-sein. Die Phänomenologie weist auch auf, daß wir uns zumindest als frei und verantwortlich erleben und, wie Sartre und andere sagen, daß wir dies auch tatsächlich sind. Dieser Auffassung kann man allerdings einiges entgegensetzen. Heute wird weithin eine Philosophie des psychologischen Determinismus vertreten, sie wird sowohl von der Psychiatrie als auch von der experimentellen Psychologie gestützt. Bei den meisten Formen von Therapie werden die Patienten auch eher in dieser Weltanschauung unterstützt. Der Existenztherapeut verhält sich in diesem Punkt anders: Er versucht seinen Patienten zu überzeugen, daß der Mensch frei und alleinverantwortlich für sein Leben ist. Am Ende soll der Patient zu der Überzeugung gebracht werden, daß in seinem Leben nichts weiter zählt als die Kette vernünftiger oder unvernünftiger Entscheidun-

gen, die er getroffen hat, und daß es nicht auf das Reden über Wahlmöglichkeiten ankommt, sondern auf Entscheidungen, die zu Handlungen führen. Und vernünftige Handlungsentscheidungen zu treffen, das liegt in seiner Macht.

11.6.3.1 Freiheit und Verantwortung

Ein Beispiel für existentialistisches Gedankengut in der Psychotherapie gibt Rollo May (1969) in seinem Bericht über die Methoden des ersten New Yorker Beauftragten für Suchtprobleme, Dr. Efrem Ramirez. Ramirez brachte aus Puerto Rico nach New York den Ruf mit, daß er Dauererfolge in der Behandlung Drogensüchtiger erzielen könne. Das Problem, das sich der Psychiatrie hier stellt, ist besonders hartnäckig. Ramirez vermittelt seinen psychiatrischen Klienten ganz bewußt die Grundgedanken der Existenzpsychologie. Sein besonderes Vorgehen geht deutlich aus den einleitenden Bemerkungen hervor, die er zu einem Süchtigen macht: „Ich bin Arzt. Ich bin nicht dafür verantwortlich, daß Sie süchtig sind. Ich kann Ihnen nur alternative Vorschläge machen, wie Sie da herauskommen können. Alles weitere liegt bei Ihnen" (May 1969, S. 36). So versucht man in der Therapie den Süchtigen davon zu überzeugen, daß er frei und selbstverantwortlich ist. Zum Zeitpunkt, als May über die Methode berichtete, waren nur 7 von 120 Patienten rückfällig geworden.

Wie unterscheidet sich Ramirez von dem Arzt, auf den Mary Tyrone so zornig war, weil er nur ihre Hand hielt und etwas von Willenskraft predigte, während sie furchtbare Qualen litt, oder überhaupt von Marys Familie und den meisten Laien, die so handeln, als glaubten sie an die Willensfreiheit und an die Selbstverantwortung? Ein Anhänger des Determinismus möchte gern diese Fragen beantwortet wissen. Natürlich ist es möglich, daß der Existenzpsychologe, mit Heidegger und Sartre im Rücken, ganz einfach mehr Willenskraft hat und glaubt, bei seinen Patienten eine größere Fähigkeit zum „Neinsagen" feststellen zu können. Aber es sei daran erinnert, daß Ramirez von „alternativen" Vorschlägen zur

Suchtbehandlung sprach. Vielleicht macht das seine Überlegenheit gegenüber Marys Arzt aus. Allerdings entspricht er hier auch eher dem Gesetz des relativen Effekts. Zu den alternativen Behandlungsangeboten gehören z. B. Unterstützung durch ehemalige Suchtabhängige, Medikamente, die die Entzugserscheinungen lindern und Bemühungen um eine Veränderung der suchtfördernden Lebensumstände. Ein Determinist kann ohne weiteres glauben, daß man einem Patienten helfen kann, vernünftiger als bisher zu handeln, wenn man ihn davon überzeugt hat, daß er frei ist und für seine Handlungen selbst verantwortlich. Aber die Frage bleibt, warum solche Überzeugungsversuche manchmal gelingen, meistens aber scheitern.

11.6.3.2 Das Problem der Selbstverwirklichung bei Tyrone

In *Eines langen Tages Reise in die Nacht* ist es vor allem Tyrone, den wir unter einem existentialistischen Aspekt besser verstehen können, Tyrone selbst und seine Beziehung zu Jamie. In der Schlußszene spricht Tyrone von seiner „Geworfenheit" und wie wenig er aus seiner Situation gemacht hat. Er sagt zu Edmund:

„Diese verdammte Rolle, die ich damals angenommen habe, wegen eines Songs hauptsächlich, und mit der ich einen Riesenerfolg hatte – pekuniären Erfolg – sie hat mich ruiniert, weil ich so leicht damit das Geld verdiente. Ich wollte nichts anderes mehr spielen, und als ich mich eines Tages umsah und merkte, daß ich ein Sklave dieser verdammten Rolle geworden war, und es wieder in anderen Stücken versuchen wollte, war es zu spät ... Ich hatte das große Talent, das ich wirklich einmal besessen hatte, verplempert durch das jahrelange bequeme Ensuite-Spielen. Ich lernte keine neue Rolle und arbeitete nicht mehr weiter an mir ... Doch bevor ich das verdammte Ding übernahm, galt ich als eine der drei oder vier ganz großen Hoffnungen Amerikas unter den jungen Schauspielergenerationen ... Ich liebte das Theater. Ich war verrückt vor Ehrgeiz ... Ich studierte Shakespeare, wie du die Bibel studiert hast" (S. 115).

Hier wird unmittelbar ausgedrückt, worin die existentielle Schuld besteht: in der Nichtverwirklichung der eigenen Möglichkeiten. Tyrone litt unter diesem Gefühl offensichtlich sehr stark. Das mag seine Trinkgewohnheiten und manch andere Fluchttendenz verstärkt haben. Besonders deutlich wird, daß dieses Gefühl seine Beziehung zu Jamie in eine schmerzlich ambivalente verwandelt hat. Tyrone hatte Jamie bei seinem Temperament, seinem Aussehen und bei seinen Ansätzen von Talent dazu ausersehen, die Möglichkeit, die er selbst verschenkt hatte, zu verwirklichen. In der Existenzpsychologie wird nicht explizit behauptet, daß Probleme der Selbstverwirklichung (Maslow, 1954; s. Kapitel 4) auf diese Weise auf andere „verschoben" werden können, aber diese kleine Zusatzannahme ist plausibel. Jamie sollte nicht nur dem Vater der liebste Sohn sein, sondern auch das Versagen des Vaters wieder wettmachen. Das Problem war nur, daß sich Jamie nicht in der gleichen „Geworfenheit" befand. Er hatte nicht das Talent des Vaters, nicht das gute Aussehen, auch nicht den Ehrgeiz, sondern statt dessen eine ihn seelisch verkrüppelnde, lebenslange Bindung an seine Mutter.

11.7 Skinners behavioristische Psychologie

Von Heidegger, Sartre und Binswanger zu B. F. Skinner ist gewiß ein beachtlicher Sprung. Der Existentialismus und der *Behaviorismus* von Skinner bilden in ziemlich jeder denkbaren Hinsicht einen Gegensatz.

Existentialismus ist fast nur Theorie, die kaum mit Fakten – zumindest experimentalpsychologischer Art – aufwarten kann. Bei Skinners Behaviorismus füllen die experimentellen Untersuchungsergebnisse Bände, dafür aber wird Theorie für ziemlich überflüssig gehalten: Was wollen wir anderes über den Menschen wissen, als wie wir sein Verhalten vorhersagen und steuern können? Dazu braucht man keine „geistigen Fiktionen". Im Behaviorismus wird daher das gesamte psychologische Unternehmen auf eine Reihe von Input-Output-Relationen reduziert. Die existentialistischen Ansätze stützen sich in der einen oder anderen Weise auf Willensfreiheit und Verantwortung. Skinner dagegen vertritt die übliche wissenschaftliche Position eines vollständigen Determinismus, auch für das Verhalten des Menschen, denn nur so ist die Voraussetzung für Gesetzmäßigkeit gegeben. Verhaltensgesetzmäßigkeiten lassen der Möglichkeit launenhafter Abweichungen keinen Raum. Wenn sowohl wünschenswertes als auch unerwünschtes Verhalten determiniert ist, dann verlieren Begriffe wie Verantwortung, Schuld und Tugend – die für den Existentialismus alle so wichtig sind – jegliche Bedeutung.

Wir bezweifeln, daß Skinner zugeben würde, eine Persönlichkeitstheorie zu vertreten, obgleich Hall und Lindzey (1970) in ihrem beachtenswerten Überblick über die verschiedenen Persönlichkeitstheorien diese Meinung vertreten. Sie haben damit auch recht, aber Skinners Persönlichkeitstheorie ist einfach ein Nebenprodukt der allgemeinen Prinzipien zur Verhaltensbeschreibung von Organismen. Für ihn ist die Persönlichkeit weiter nichts als eine Ansammlung von operanten Konditionierungen und von „habits", von Einzelgewohnheiten; Fragen zur Persönlichkeitsentwicklung sind Fragen nach der Verstärkungsgeschichte eines Organismus. Skinner hält es nicht für notwendig, irgendwelche neuen Prinzipien zur Erklärung von Persönlichkeitsphänomenen einzuführen. Auch Persönlichkeit ist schließlich Verhalten und unterliegt demnach den Verhaltensgesetzen. Die Tatsache, daß Persönlichkeiten komplex sind – darüber gibt es wohl keinen Zweifel – impliziert keineswegs, daß die Theorie, die die besten Erklärungen für sie liefert, ebenfalls komplex sein muß. Sie könnte ohne weiteres so einfach sein wie die Verhaltensprinzipien Skinners.

Wenn man die Persönlichkeit als eine Ansammlung verstärkter Reaktionen betrachtet, dann setzt man von vornherein bestimmte Akzente. Skinners Augenmerk gilt dem Entstehen, der Aufrechterhaltung und der Löschung von Handlungen, nicht den genetischen und konstitutionellen Faktoren oder etwa der „Geworfenheit". Die behavioristische Auffassung von Persönlichkeit legt somit mehr Gewicht auf Veränderung als auf statische Merkmale, auch wenn die Bedeutung genetischer und konstitutioneller Faktoren neben den veränderlichen Verhaltensaspekten ausdrücklich anerkannt wird.

Wenn wir über Persönlichkeit reden, dann haben wir das Individuum im Blick, und das ist dem Behaviorismus Skinners höchst angemessen. Denn Skinner hat mehr mit individuellen Daten als mit Daten zusammengefaßter Gruppen von Individuen zu tun. Er ist der Meinung, daß jede ernstzunehmende Wissenschaft in der Lage sein muß, das Verhalten jedes einzelnen Individuums und nicht nur statistisch signifikante Unterschiede zwischen Gruppen zu erklären. Aber bei den von Skinner und seinen zahlreichen Anhängern untersuchten Individuen handelt es sich üblicherweise um Tauben oder um Ratten, während die Individuen, über die die Persönlichkeitstheoretiker Aussagen machen möchten, menschliche Individuen sind. Kein Zweifel: diese Artunterschiede sind von großer Bedeutung. Zwar haben auch Tauben und Ratten für den, der sie gut kennt, alle eine individuelle Persönlichkeit, ähnlich wie Menschen, nur liegen uns die Unterschiede zwischen Tauben oder Ratten weniger am Herzen.

Skinner und die Psychologen, die nach seiner Methode vorgehen, verfolgen eine durchaus vertretbare Strategie. Man wählt Tauben und Ratten als Studienobjekte, weil sie für Laborversuche gut geeignet, relativ billig und einfach zu versorgen sind. Man geht von der Annahme aus, daß es grundlegende Prinzipien des Verhaltens gibt, die bei allen Organismen in der gleichen Form auftreten, so daß man sich bei der Wahl der experimentellen Organismen von solchen Faktoren leiten lassen darf. Daß es sich dabei wirklich um eine sinnvolle Strategie handelt, dafür gibt es genügend empirische Evidenz, denn tatsächlich gibt es Verhaltensprinzipien, die für alle Arten gelten, den Menschen eingeschlossen.

Einige davon wurden in den ersten Kapiteln dieses Buches vorgestellt. Daraus folgt natürlich nicht, daß alle psychologischen Prinzipien von dieser Art sind. Artspezifische Verschiedenheit tritt selbst im Rahmen behavioristischer Forschung auf: Sowohl die Art der möglichen Reaktionen, die eine Tierart hervorbringen kann, als auch die Bedingungen, die als positive und negative Verstärker fungieren können, erweisen sich als Besonderheit der jeweiligen Spezies.

Die Entwicklung der menschlichen Persönlichkeit sowie ihre Verhaltensmanifestationen sind i. allg. nur im Rahmen sozialer Interaktionen möglich, während in den meisten Experimenten Skinners ein Organismus nur mit einem unbelebten Mechanismus zu tun hat – mit einem Hebel, der gedrückt werden muß, oder einer Scheibe, auf die gepickt werden soll. Ist dieser Unterschied wesentlich? Skinner ist dieser Meinung nicht. Nach seiner Ansicht kommt mit dem sozialen Verhalten nichts fundamental „Neues" ins Spiel. Wenn Reaktionen und Verstärkungen vom Verhalten anderer Organismen ausgehen, so meint Skinner, bleiben die zugrundeliegenden Prinzipien die gleichen. Das könnte sogar ohne weiteres zutreffen, aber dennoch ist es nicht ohne Belang, daß in dem für Persönlichkeitstheorie relevanten menschlichen Sozialverhalten die Antriebe, Reaktionen und Verstärkungen, um die es dort geht, äußerst subtil und von spezifisch menschlicher Art sind. Diese Besonderheit aufzuspüren heißt vielleicht nicht, den Prinzipien Skinners ganz andere, ebenso fundamentale hinzuzufügen. Aber eine Forschung mit diesem Ziel ist alles andere als nebensächlich. Auch ein Therapeut verbringt nicht nur zum Spaß viele Stunden damit, den richtigen Weg zu finden, um die Antriebe, die Reaktionsweisen und Verstärkungen, die das Verhalten des Patienten beherrschen, zu identifizieren und zu begreifen.

11.7.1 Negative Verstärkung, Bestrafung und Fluchtverhalten

Wir wollen uns nur mit einigen wenigen Konzepten Skinners genauer befassen: mit der negativen Verstärkung, der Bestrafung und dem Fluchtverhalten. Die meisten Diskussionen über Verstärkung ziehen beispielhaft die positiven Verstärker heran: die Bedingungen oder Objekte, die ein Annäherungsverhalten auslösen, so etwa Nahrung, Wasser und der Sexualpartner. Wie wir bereits wissen, lassen sich die positiven Verstärker nur funktional definieren – sie sind geeignet, die Auftretenswahrscheinlichkeit einer vorhergehenden zufälligen Reaktion zu erhöhen. Allerdings haben positive Verstärker auch etwas zu tun mit angenehmen Gefühlen, darüber hinaus bleibt ihre Funktion bei Variation der Situationen weitgehend konstant. Auf jeden Fall sind die positiven Verstärker sehr zahlreich. Sie sind als solche erst erkennbar, wenn man ihre funktionalen Eigenschaften im einzelnen erforscht hat. Nur wenige von ihnen wirken artübergreifend in gleicher Weise. Die Summe aller Verstärker würde eine lange Liste füllen, die im einzelnen nicht von vornherein feststeht, sondern für jede Spezies und jedes Individuum gesondert ermittelt werden muß. Das alles trifft, wie wir sehen werden, auch auf *aversive Reize* zu, die für die negative Verstärkung von Bedeutung sind.

Schädlich oder aversiv wird ein Reiz dann genannt, wenn ein Organismus wiederholt versucht, ihm zu entfliehen oder ihn zu vermeiden. Der bei Tierexperimenten am häufigsten verwendete aversive Reiz ist der Elektroschock. Ein angenehmer Reiz wird von einem Individuum i. allg. positiv aufgenommen, er wird vermißt, wenn man ihn entzieht oder nicht planmäßig erscheinen läßt. Wir haben also zwei grundlegende Arten von Reizen – aversive und lustvolle Reize – und zwei mögliche Arten einer Einwirkung auf Reaktionen, Darbietung und Entzug. In Abb. 11.9 sind die vier möglichen Interaktionen schematisch dargestellt. Wenn der Schock (oder ein anderer aversiver Reiz) durch die Ausführung einer Reaktion ausgelöst wird, dann resultiert daraus eine Bestrafung. Man kann auch sagen: Die Handlung, die zu einem unangenehmen Reiz geführt hat, ist bestraft worden. Das entspricht dem Feld unten links in Abb. 11.9. Folgt einer Reaktion ein angenehmer Reiz, so wird diese Reaktion wahrscheinlicher. Es ist also eine positive Verstärkung erfolgt, dargestellt im Feld oben links in

	Darbietung des Reizes	Entfernung des Reizes
Angenehmer Reiz	Positive Verstärkung	Verstärkungs-entzug
Schädlicher (aversiver) Reiz	Bestrafung	Flucht (negative Verstärkung)

Abb. 11.9. Ein positiver Verstärker erhöht die Wahrscheinlichkeit vorangegangener Ereignisse: Lernen durch Belohnung. Ein negativer Verstärker verringert die Wahrscheinlichkeit einer Handlung, die ihn herbeiführt: Lernen durch Bestrafung. Wenn ein vorher anwesender oder zuverlässig zu erwartender positiver Verstärker entzogen wird oder aus anderen Gründen nicht mehr auftritt, dann wird das vorangegangene Verhalten weniger wahrscheinlich. Dies ist Lernen durch Entzug der Verstärkung – eine milde Form der Bestrafung. Wenn ein vorher vorhandener oder zuverlässig zu erwartender negativer Verstärker nicht mehr in Erscheinung tritt, wird das Verhalten, das ihn herbeigeführt hatte, wahrscheinlicher. Die Beseitigung eines unangenehmen Reizes nennt man Fluchtverhalten

Abb. 11.9. Wenn jedoch ein vorhandener lustvoller Reiz entzogen wird oder einfach nicht planmäßig erscheint, ergibt sich wieder eine Wirkung im Sinne einer Bestrafung. Wenn eine Reaktion wiederholt zum Entzug eines lustvollen Reizes führt, wird sie zunehmend weniger wahrscheinlich. Diese Form der Bestrafung wird meist als *Verstärkungsentzug* bezeichnet, um sie von den vorher genannten Situationen mit ähnlicher Wirkung zu unterscheiden.

Wir wollen das Wesentliche noch einmal an einem Beispiel verdeutlichen. Wenn eine Ratte durch das Niederdrücken eines Hebels Futter erhält, dann wird sie den Hebel häufiger drücken. Wenn eine Ratte durch das Fußbodengitter ihres Käfigs elektrische Schläge erhält, die durch das Drücken eines Hebels abgestellt werden können, dann wird die Ratte schnell lernen, dem Schock durch das Drücken des Hebels zu entkommen oder ihn von vornherein zu vermeiden, indem sie den Hebel in herabgedrückter Stellung festhält. Das ist negative Verstärkung. Wenn das Drücken eines Hebels einen Elektroschock auslöst, dann wird die Ratte bestraft, sie wird genauso prompt lernen, irgend etwas anderes zu tun, nur nicht einen solchen Hebel zu

drücken. Doch was haben diese einfachen Situationen, in denen Ratten und Elektroschocks eine Rolle spielen, mit O'Neills Familie Tyrone zu tun? Eine ganze Menge, meinen wir.

11.7.2 Der sich selbst erhaltende neurotische Interaktionszyklus

Es ist eine höchst wirkungsvolle literarische Technik in *Eines langen Tages Reise in die Nacht,* wenn nach und nach deutlich wird, daß jedes Mitglied der Familie Tyrone mit jedem anderen in einer Art Teufelskreis verbunden ist. Durch die Häufung dieser sich selbst aufrechterhaltenden Zyklen vor allem entsteht der Eindruck, daß die Mitglieder dieser Familie in engster Weise miteinander verkettet sind. Edmunds Rückzug aus der Familie in ein Sanatorium könnte sein Leben verändern, solange er nicht zurückkommt. Aber die vielen, zeitweilig erfolgreichen Entziehungskuren Marys nehmen immer das gleiche Ende, da sie ja stets in die gleiche familiäre Situation zurückkehrt: So greift sie nach einiger Zeit wieder zum Morphium.

Wir haben die meisten dieser Teufelskreise der Tyrones schon früher berührt, obgleich wir dabei nicht unbedingt ihren zyklischen Charakter betont haben. Vielleicht ist es daher zweckmäßig, einige dieser Zyklen jetzt noch einmal kurz aufzuzählen:

1. Tyrones Geiz hat zur Entstehung von Marys Morphiumsucht beigetragen. Die hohen Arztrechnungen, die dem Geiz Tyrones zu verdanken sind, verstärken diese seine Haltung.
2. Edmunds Trunksucht versetzt Mary in Panik, sie möchte den Grund ihrer Furcht vergessen und greift nach dem Morphium. Doch ihre Morphiumsucht verstärkt bei Edmund das Bedürfnis nach Alkohol.
3. Jamie ist wahrscheinlich durch die Tatsache, daß Mary seinen kleinen Bruder Eugene so sehr liebte und nun immer noch Edmund stärker liebt als ihn selbst, dazu gebracht worden, Eugene indirekt zu töten und nun auch Edmund zu erniedrigen und zu

zerstören – das alles hat rückwirkend nur dazu geführt, daß Mary ihn noch weniger liebt.

4. Die Furcht der männlichen Familienmitglieder, Mary könne sich wieder dem Morphium zuwenden, veranlaßt Mary, ihrer manchmal grausam mißtrauischen Überwachung im Morphiumrausch zu entfliehen, wodurch wiederum die Überwachung nur noch strenger wird.

5. Tyrones Vorhaltungen gegenüber Jamie wegen seiner Trunksucht verstärken bei Jamie die Sucht nach Alkohol, was wiederum die Beschimpfungen von seiten des Vaters verstärkt.

Es gibt noch andere Zyklen dieser Art, in die die Mitglieder der Familie Tyrone irgendwie verstrickt sind.

Wir haben uns Skinners Behaviorismus nicht deshalb bis zum Schluß aufgespart, weil er die befriedigendste Persönlichkeitstheorie darstellt, sondern weil er expliziter als die übrigen vorgestellten Persönlichkeitstheorien Begriffe und sogar Erklärungsprinzipien für das Verständnis der Interaktionszyklen in *Eines langen Tages Reise in die Nacht* bereitstellt. Wie sind diese Zyklen in Skinners Begriffssystem zu interpretieren? In Abb. 11.10 werden zwei Beispiele dargestellt; wir wollen nur das erste besprechen. Edmund trinkt, und das erinnert Mary daran, daß er vielleicht die Schwindsucht hat, und daß ihr Vater an dieser Krankheit starb. Sie glaubt, daß es für einen Schwindsüchtigen nichts Schlimmeres gibt als Trinken. Man kann ihren Reden und Handlungen entnehmen, daß für sie jeder Hinweis auf Edmunds Alkoholgenuß ein wirksamer schädlicher oder aversiver Reiz ist. Das bedeutet, daß sie versuchen wird, diesem Reiz zu entfliehen. Ihr Mittel zur Flucht ist das Morphium, durch das die ganze Familie und ihre Probleme in weite Ferne rücken. Bislang haben wir nur eine einzige Handlung vor uns – Mary nimmt Morphium – und diese nur durch sie eingeleitete Handlung ist eine Flucht, die durch das Gefühl der Entlastung negativ verstärkt wird. Also müßte sie zunehmend wahrscheinlicher werden.

ZYKLUS AUF DER BASIS VON EDMUNDS TRINKEN UND MARYS MORPHIUMEINNAHME

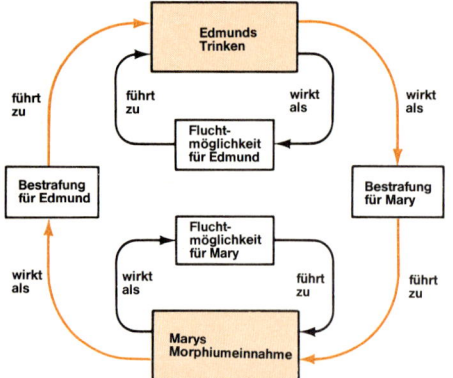

ZYKLUS AUF DER BASIS VON MARYS ZUNEIGUNG ZU EDMUND UND JAMIES GESCHWISTERRIVALITÄT

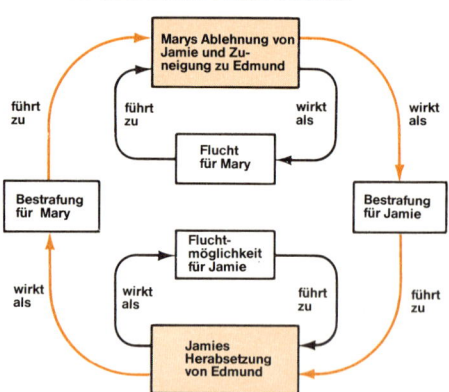

Abb. 11.10. Für Edmund ist der Alkohol ein positiver Verstärker, der ihm eine psychologische Fluchtmöglichkeit eröffnet und folglich seine Neigung zum Trinken verstärkt. Für Mary hat das Morphium genau die gleiche Wirkung. Die Flucht vor einem unangenehmen Reiz stärkt die Handlung, die einer Flucht gleichkommt. Die Psychodynamik ist insoweit vollkommen auf die einzelne Person beschränkt. Mary und Edmund beeinflussen sich jedoch gegenseitig, insbesondere durch ihren Alkohol- bzw. Morphiummißbrauch. Der persönliche Teufelskreis wird also durch einen übergreifenden Interaktionszyklus aufrechterhalten. Wenn Edmund trinkt und damit seine Gesundheit gefährdet, dann verstärkt er Mary negativ, d. h. er bestraft sie. Damit vergrößert sich ihr Bedürfnis zur Flucht durch Morphium. Wenn Edmund jedoch bemerkt, daß Mary Morphium genommen hat, ist das für ihn eine Bestrafung, er empfindet ein noch stärkeres Bedürfnis, dem durch Alkohol zu entfliehen. Damit sind wir wieder am Anfang. Die Entdeckung, daß jedes Personenpaar in O'Neills Stück durch einen oder mehrere solcher sich selbst aufrechterhaltender, chronischer Zyklen aneinandergekettet ist, erschüttert den Leser

Das Besondere an diesen Interaktionszyklen besteht jedoch darin, daß die Handlung der einen Person auch eine andere Person mitbetrifft, obgleich die Konsequenzen nicht für beide Personen gleich, vielmehr sogar in gewisser Weise entgegengesetzt sind. Für Edmund haben die Anzeichen, daß Mary wiederum Morphium nimmt, eine bestrafende Funktion – sie sind aversive Reize –, so daß er seinerseits zur Flucht motiviert wird. Diese wird ihm durch die von ihm bevorzugte Methode, durch den Genuß von Alkohol, möglich. Auch ihm gelingt also eine Flucht bzw. eine negative Verstärkung. Aber seine nur von ihm eingeleitete Handlung wirkt wieder auf Mary zurück. Es geht hier wirklich mit dem Teufel zu, denn gerade Edmunds Alkoholgenuß war doch eben der aversive Reiz für Mary, mit dem dieser Zyklus begann.

Wodurch läßt sich der sich selbst erhaltende neurotische Interaktionszyklus generell definieren? Es sind wenigstens zwei Personen betroffen. Jede Person führt eine Handlung aus, die allein in ihrer Entscheidung steht, die aber für beide Personen bedeutsame Konsequenzen hat. Für denjenigen, der die Handlung ausführt, wirkt sie negativ verstärkend, es handelt sich um ein Fluchtverhalten, das mit seiner Konsequenz die eigene Auftretenswahrscheinlichkeit erhöht. Für denjenigen, der die Handlung nicht ausführt, wirkt sie als Bestrafung, als aversiver Reiz. Dieser wird seinerseits ein Fluchtverhalten auslösen, welches negativ verstärkt wird, wodurch auch diese Verhaltensweise wahrscheinlicher wird. Eine solche Interaktion hat den Charakter eines Zyklus, weil die Handlung, die dem einen zur Flucht dient, für den anderen zur Bestrafung wird, und vice versa. Jeder reagiert primär auf die negative Verstärkung, die ihm sein eigenes Verhalten einbringt, und nicht auf die Bestrafung, die er damit dem anderen zufügt.

Warum können die in einem solchen Teufelskreis miteinander befangenen Menschen ihre Interessen nicht langfristiger bzw. auf eine weniger selbstsüchtige, mehr altruistische Weise interpretieren? Warum erkennt z.B. Edmund nicht, daß ihm das Trinken zwar eine momentane Flucht ermöglicht, daß es ihn aber am Ende bestrafen wird, wenn er bemerkt, daß Mary wieder Morphium

nimmt? Warum sieht Edmund nicht ein, daß das Trinken ihm zwar die Flucht ermöglicht, für Mary aber eine Bestrafung mit sich bringt? Entsprechende Fragen könnte man Mary und jedem anderen, der in einem solchen Kreis gefangen ist, stellen.

Nun, wir haben es hier nur mit einem Schauspiel zu tun; somit können wir höchstens einige Vermutungen anstellen, wenngleich Skinners behavioristische Prinzipien durchaus bestimmte Annahmen nahelegen. Die Verstärkung, die unmittelbar auf eine Handlung folgt (der Alkohol bringt rasches Vergessen), ist fast immer wirksamer als eine verzögerte Verstärkung (es würde ziemlich viel Zeit vergehen, bis Mary mit der Einnahme von Morphium aufhört, nachdem sie erkannt hat, daß Edmund den Alkohol aufgegeben hat). Deshalb wird Edmunds Verhalten offenbar nicht durch Überlegungen mit längerfristiger Perspektive gesteuert. Warum aber ist nicht so etwas wie gegenseitige Rücksichtnahme für das Verhalten von Edmund und Mary bestimmend? Die Wirkung des Vergessens durch Alkohol und Morphium ist ausgesprochen zuverlässig. Ziemlich unzuverlässig dagegen ist die Möglichkeit, daß Mary von Edmunds Alkoholgenuß Kenntnis gewinnt, sowie daß Edmund von Marys Morphiumeinnahme etwas erfährt. Weder Edmund noch Mary sind über ihr Verhalten hinreichend informiert, nicht immer werden sie bestraft. Beide bemühen sich ja auch sehr um die Verheimlichung ihrer Handlungen, durch deren Kenntnis der andere bestraft würde. Nur gelegentlich mißlingt ihnen das. Das gelegentliche Mißlingen, das dann eine Bestrafung des geliebten Menschen zur Folge hat, entspricht den Bedingungen einer partiellen Verstärkungssituation. Aus Skinners Tierexperimenten ist bekannt, daß solche Situationen nicht unbedingt zur Löschung eines Verhaltens führen, daß sie vielmehr zu einer außergewöhnlichen Löschungsresistenz führen können. Um diese Fragen genau beantworten zu können, müßte man detailliertere Informationen über die „Verstärkungspläne" echter Familien haben. Bei der Familie Tyrone kommt man da nicht weiter. Doch ließe sich das Problem in konkreten Familien genauer untersuchen, wenn man entsprechenden Einfallsreichtum auf seiten des Versuchsleiters und gute Mitarbeit der Probanden voraussetzt, und man könnte – das dürfte deutlich geworden sein – gewisse Anregungen aus Skinners Tierexperimenten aufnehmen.

Wenn nun Skinner mit seinem System allgemeiner Prinzipien bereits jetzt zu den Fragen der Persönlichkeit sehr viel beitragen kann und weitere Aufschlüsse und Erklärungsansätze verspricht, warum dann noch Sheldons konstitutionelle Psychologie, Freuds psychoanalytische Theorie, die Existenzpsychologie oder die vielen anderen Persönlichkeitstheorien, für die in diesem Kapitel kein Platz mehr war? Auch wenn Skinners Prinzipien in etwa zutreffen und eine hinreichende Erklärung für Persönlichkeitsprozesse bieten – die anderen Theorien können im Rahmen des behavioristischen Modells sehr fruchtbar werden. Denn eine Übersicht über die einzelnen positiven und negativen Verstärker und über die Reaktionen, die in einer Spezies oder in einem Menschen wirksam werden, kann man nicht durch Skinners Prinzipien gewinnen. Man braucht eine Theorie oder eine Fallgeschichte, um feststellen zu können, daß das Ausgebootetwerden durch einen Bruder oder eine Schwester ein wirksamer negativer Verstärker, der Gewinn der mütterlichen Liebe ein positiver Verstärker ist, daß das Bewußtsein nichtverwirklichter Möglichkeiten negativ wirkt oder daß, was für einen Mesomorphen positiv ist, für einen Ektomorphen negativ sein kann. Die dabei auftretenden Probleme sind durchaus nicht geringfügig, sofern man die Persönlichkeit wirklich verstehen und nicht einfach von einem Theoretiker konstruieren lassen oder, noch schlimmer, wenn man den Menschen nicht auf das Niveau der für die menschliche Spezies spezifischen Verstärker reduzieren will.

11.8 Grenzen der Theorie

Inzwischen haben wir sicher genug von *Eines langen Tages Reise in die Nacht,* doch das Beispiel war offensichtlich für uns von großem Nutzen. Es ist unerschöpflich komplex, wie das Leben selbst, es war uns nicht möglich, nur eine einzige Theorie zur Interpretation des dort stattfindenden Persönlichkeitsgeschehens heranzuziehen. Und die Inhalte des Schauspiels sind noch keineswegs erschöpft, man könnte die Geduld des Lesers tatsächlich überstrapazieren. So ließen sich noch sehr gut soziologische Aspekte der Persönlichkeit illustrieren, etwa die soziale Rolle des Trinkens im Familienleben der Arbeiterklasse. Ebenso das soziale Problem der Krankheitsdefinition: Warum sind sich alle darin einig, daß die arme Mary ins Sanatorium gehen muß und Geringschätzung auf sich ziehen soll, während die Trunksucht der drei Männer höchstens als bedauerlich betrachtet wird?

Die für unser Anliegen wichtigste Leistung von *Eines langen Tages Reise in die Nacht* besteht darin, daß das Schauspiel plausibel macht, warum die Forschungsergebnisse zur Psychologie der Persönlichkeit bislang i. allg. enttäuschend ausgefallen sind und viele Wissenschaftler entmutigt haben. Die besten Falldarstellungen von Psychologen würden diese Einsicht nicht vermitteln. Niedrige Korrelationen zwischen Persönlichkeitsvariablen oder zwischen einer Persönlichkeitsvariable und einer möglichen Bedingung, die sie hervorrufen könnte, sind für diese Forschung an der Tagesordnung. So hat man bei Sheldons ursprünglich sehr hohen Korrelationen gleich den Verdacht, daß mit der Untersuchung etwas nicht stimmen kann. In den meisten Persönlichkeitsstudien werden einige wenige (oder auch nur eine) Prädiktorvariablen mit einer bestimmten abhängigen Variablen in Beziehung gesetzt. Das kann ein erfundenes Beispiel verdeutlichen: Man könnte Freuds Annahme überprüfen wollen, daß jeder, der anfänglich die ausschließliche Liebe der Mutter genossen hat und dann von einem Rivalen verdrängt wird, als Erwachsener Verbitterung zeigt und seiner Mutter die Zurücksetzung nur schwer verzeihen kann. Man könnte diese Vorstellungen in bestimmte Meßwerte umsetzen: Als Prädiktorvariable diene die Reihenfolge der Geburt, d. h. als Probanden werden Erstgeborene (Erwachsene) in einer Familie mit zwei oder mehr Kindern ausgewählt. Verbitterung und bleibende Feindseligkeit gegen die Mutter werden durch ein Interview oder durch irgendeinen psychologischen Test eingeschätzt. Danach werden neben den Erstgeborenen ebenso viele Nicht-Erstgeborene getestet und mit den Erstgeborenen verglichen. Wir vermuten, daß als Ergebnis ein kaum signifikanter Unterschied dabei herauskäme.

Nehmen wir aber Jamie, einen Erstgeborenen mit zwei jüngeren Geschwistern, von denen eines gestorben ist. Jamie war ganz sicher verbittert und unfähig, seine Zurücksetzung zu verzeihen. Nur: Hätte er so sein müssen, und müssen die meisten Erstgeborenen so sein wie Jamie? Das ist natürlich nicht der Fall, denn, wie in *Eines langen Tages Reise in die Nacht* deutlich wird, gibt es viele andere möglicherweise bedeutsame Gesichtspunkte. Diese aber stehen untereinander in einer komplexen Wechselwirkung, über die wir nur wenig wissen. Wenn Jamies Temperament besser als Edmunds zu Mary gepaßt hätte, dann hätte er vielleicht weniger Zurücksetzung erfahren. Wenn Tyrone Marys Vorstellung von einem liebenden Ehemann besser entsprochen hätte, dann hätte sie vielleicht Edmund und Jamie weniger, dafür Tyrone mehr geliebt. Wäre Jamie ein gutaussehender und begabter Schauspieler gewesen, dann hätte er vielleicht die vom Vater in ihn gesetzten Hoffnungen erfüllt und seine eigenen Vorstellungen über seine Möglichkeiten verwirklicht. Hätte man Jamie nicht von Kindesbeinen an Whisky gegeben mit der Versicherung, das habe einen „beruhigenden" Effekt, dann hätte er jetzt als Erwachsener vielleicht einen anderen Charakter. Hätte Jamie nicht die Masern gehabt, als Vater und Mutter fort waren, hätte er vielleicht mit Eugene gar nicht in Berührung kommen können, so daß ihm Marys tiefsitzende Feindseligkeit erspart geblieben wäre. Offensichtlich sind diese Variablen unerschöpflich.

Ein Theoretiker hat meist ein paar verbindliche Worte über den Einfluß von Variablen übrig, die er in seiner eigenen Forschung selbst nicht behandelt hat. Das ist leichter, als eine Theorie zu entwickeln, die der Vielzahl tatsächlich wirksamer Variablen und deren Interaktionsmuster gerecht werden kann. Die meisten empirischen Untersuchungen zur Persönlichkeit entsprechen der theoretischen Situation. Man versucht zu zeigen, daß irgendeine interessante Variable einen *gewissen* Effekt hat. Dieser Effekt ist meistens geringfügig oder oft nicht einmal statistisch signifikant. In all diesen Arbeiten will man herauszufinden versuchen, welche Faktoren überhaupt von Bedeutung sind. Findet jemand, daß ein Faktor, an den sonst kaum jemand gedacht hat, tatsächlich eine gewisse Rolle spielt, dann glauben wir bereits, der Verfasser sei ein bedeutender Theoretiker. So ungefähr geschah es mit Freud. Wenn es aber weder der Theorie noch der Forschung gelingt, multiple Variablen und ihre Wechselwirkungen zu berücksichtigen, werden wir keine größeren Fortschritte für ein Verständnis der Persönlichkeit – einen Gegenstand, der unglücklicherweise ebenso komplex wie wichtig ist – erzielen.

Das soll nun aber nicht heißen, daß man darauf warten solle, bis eine Theorie soweit gediehen ist, daß man eine *vollständige* Erklärung des individuellen Falles geben kann. Keine Wissenschaft kann vollständige Erklärungen liefern. Man kann höchstens hoffen, daß eines Tages die dominierenden Variablen mit ihren Gewichtungen und Wechselwirkungen herausgearbeitet sein werden. Der spezielle Fall – Jamie Tyrone und dahinter der noch weit komplexere Fall James O'Neill – enthält immer sehr viel mehr Einzelheiten, als eine Theorie jemals interpretieren kann.

11.9 Zusammenfassung

1. Die Persönlichkeitstheorie hat mit den Unterschieden zwischen Individuen zu tun, mit den individuell verschiedenartigen Reaktionen, die auf gleiche Reizgegebenheiten hin erfolgen. Ihr ferneres Ziel ist die Entwicklung brauchbarer Modellvorstellungen für die gesamte Persönlichkeit. Eine Fallgeschichte wie die von O'Neills Schauspiel *Eines langen Tages Reise in die Nacht* ist geeignet, die einzelnen Persönlichkeitstheorien zu veranschaulichen.

2. William H. Sheldon ist der Begründer der *konstitutionellen Psychologie,* die zwischen Körperbautyp (oder *Somatotyp*) und Temperament eine Beziehung herstellt mit dem Ziel, die unveränderlichen biologischen Determinanten des Verhaltens zu identifizieren. Aus der Beobachtung von 4000 menschlichen Körpern filterte Sheldon drei Hauptdimensionen des Körperbaus heraus: *Endomorphie,* gekennzeichnet durch extrem große und schwere Verdauungsorgane; *Mesomorphie,* gekennzeichnet durch eine gute Entwicklung von Knochenbau, Muskeln, Bindegewebe, Herz und Blutgefäßen; *Ektomorphie,* gekennzeichnet durch eine besondere Ausprägung von Haut, Haaren, Nägeln, Rezeptoren und Nervensystem, das Gehirn eingeschlossen.

3. Die drei zugehörigen Dimensionen des Temperaments sind nach Sheldon *Viszerotonie,* gekennzeichnet durch Vorliebe für Entspannung und Bequemlichkeit, Vergnügen an der Nahrungsaufnahme, an tiefem Schlafen und das Bedürfnis nach sozialer Anerkennung; *Somatotonie,* gekennzeichnet durch Durchsetzungsvermögen, Bedürfnis nach sportlicher Betätigung, Risikobereitschaft und Unabhängigkeit von anderen; *Zerebrotonie,* gekennzeichnet durch Vorliebe für das Alleinsein, Empfindsamkeit, schlechten Schlaf und Desinteresse an Bequemlichkeit oder sportlicher Betätigung.

4. Sheldon fand sehr hohe Korrelationen zwischen seinen Somatotyp- und Temperaments-dimensionen. Seine Ergebnisse sind aber vermutlich nicht sehr verläßlich, zum einen, weil er selbst beide Eigenschaftsaspekte beurteilt hat, was einen Erwartungseinfluß hervorgerufen haben könnte, zum anderen weil die soziale Verstärkung auf die verschiedenen Körperbautypen offensichtlich unterschiedlich ausfällt, woraus sich vielleicht unterschiedliche Temperamente ergeben könnten. Sheldon und andere bemühten sich später um die Entwicklung objektiver Überprüfungsmethoden für die postulierte Beziehung. Eine solche scheint tatsächlich zu bestehen, aus welchen Gründen auch immer. Sie ist aber sehr viel schwächer als es die erste Untersuchung nahezulegen schien.

5. Die konstitutionelle Psychologie Sheldons hat einen gewissen Erklärungswert für individuelle Unterschiede hinsichtlich der Verträglichkeit für bestimmte chemische Stoffe, etwa Alkohol und Drogen. Sie erhellt die Auswirkung von Somatotyp und Temperament für unterschiedliche Erfahrungen, die Individuen unter sonst gleichen Verhältnissen im Leben machen. Auch erklärt sie zum Teil das Entstehen von Sympathie zwischen spezifischen Partnern. All das läßt sich anhand der Familiengeschichte von *Eines langen Tages Reise in die Nacht* demonstrieren. Konstitutionelle, unveränderliche Determinanten der einzelnen Persönlichkeiten und ihre Beziehung untereinander werden dort transparent.

6. Mit Freuds Theorien zum Ödipuskomplex und zur Geschwisterrivalität – die zusammen den Familienkomplex ausmachen – haben wir eine Persönlichkeitstheorie vor uns, die umfassender ist als alle übrigen. Beim Studium der Hysterie und der Träume entdeckte Freud die Universalität des „Familiendramas". Er machte die unterschiedlichen Bewältigungen dieses Dramas für unterschiedliche Persönlichkeitsentwicklungen verantwortlich.

7. Freuds Theorie liegt die Annahme zugrunde, daß der Sexualtrieb bereits bei der Geburt

vorhanden ist und im Laufe der Entwicklung des Kindes eine Reihe von Transformationen durchläuft. Zwar ließ Freud auch gewisse Erbeinflüsse auf die Sexualität und das Gewissen gelten, hielt aber daran fest, daß die sexuelle Identität bei der Geburt biologisch noch nicht festgelegt, sondern durch bestimmte Lebenserfahrungen erheblich determiniert wird.

8. Im Normalfall ist die Mutter sowohl für das Mädchen wie für den Jungen das erste Liebesobjekt. Von da an aber ist die Entwicklung für den Jungen einfacher, das Mädchen muß größere Veränderungen durchlaufen. Wenn der Junge zum erstenmal die anatomischen Geschlechtsunterschiede kennenlernt, bestätigt sich sein Verdacht, daß Kastration die Strafe für eine zu heftige Liebe zur Mutter ist. Er fürchtet, von seinem Rivalen, dem Vater, kastriert zu werden, und möchte ihn deshalb am liebsten aus dem Wege schaffen. Da aber der Vater auch sein Freund ist, verzichtet er auf die Mutter als Sexualobjekt, behält nur seine Liebe zu ihr und seinen Penis als hauptsächliches Lustorgan. Das Mädchen nimmt indessen an, daß sie bereits kastriert worden oder doch auf jeden Fall genital schlechter ausgestattet ist. Indem sie dafür der Mutter die Schuld gibt, gibt sie die Mutter sowohl als Liebes- als auch als Sexualobjekt auf. Während der Ödipuskomplex des Jungen an dieser Stelle beendet ist, fängt der des Mädchens gerade jetzt erst an. Dem Kastrationskomplex des Jungen entspricht bei ihr der Penisneid. Sie entwickelt auf dieser Grundlage eine neue Zuneigung zum Vater in der Hoffnung, von ihm ein Kind zu erhalten, das einen Ersatz für den fehlenden Penis darstellen würde. Am liebsten wäre ihr deshalb auch ein Sohn. Im frühen Jugendalter beginnen Jungen und Mädchen nach Sexualpartnern Ausschau zu halten, die ihrem andersgeschlechtlichen Elternteil möglichst ähnlich sind.

9. Mit dem Erscheinen von Geschwistern wächst sich der Ödipuskomplex zum Familienkomplex aus, denn nun kommen zusätzliche Nebenbuhler hinzu, denen es um die Liebe des andersgeschlechtlichen Elternteils geht. Die daraus resultierende Eifersucht kann, wie auch im Falle des Ödipuskomple-

xes, höchste Intensität erreichen. Sie kommt aber unter Geschwistern leichter und häufiger zum Ausdruck als zwischen Kind und Eltern, da die mächtigen Eltern gefürchtet und mehr geliebt werden.

10. Freud gab selbst zu, daß sein Familienkomplex auch einer nichtklinischen Bestätigung bedarf. Doch stehen positive Befunde immer noch aus, hauptsächlich wohl wegen der unbewußten Natur des Komplexes in der Kindheit und wegen der nur symbolischen Darstellbarkeit im Erwachsenenalter. Die Universalität der Inzestwünsche, der erotischen Bindungen der Kinder und der Rivalitäten innerhalb der Familie, läßt sich dagegen leichter bestätigen. Gardner Lindzey hat behauptet, daß der einzelne von Natur aus dazu neigt, einen Sexualpartner zu wählen, der ihm ähnelt und in räumlicher Nähe lebt – Faktoren, die eine Wahl innerhalb der Familie begünstigen würden. Inzucht ist jedoch biologisch gesehen von Nachteil: Sie führt zu einer Schwächung der zum Überleben wichtigen Komponenten wie Kraft und Wachstumsrate. In einer Gesellschaft ohne Verbot der natürlichen Inzestneigungen würden die betreffenden Mitglieder leichter sterben und wenig Nachkommen hinterlassen. Eine Gesellschaft muß daher ein entsprechendes Tabu aufstellen, oder sie verschwindet allmählich von der Bildfläche.

11. Zwar ist vom weiblichen Ödipuskomplex in *Eines langen Tages Reise in die Nacht* nichts zu finden, dafür finden sich aber eine Reihe anderer Aspekte von Freuds Theorie. Dazu gehören menschliche Beziehungen, die auf der Grundlage gegenseitiger Ähnlichkeit entstehen, ferner die mörderische Intensität der Geschwisterrivalität sowie die Ausstrahlungen der individuellen Bewältigung des Ödipuskomplexes auf die Entwicklung der Persönlichkeit.

12. Die Existenzpsychologie hat ihre Grundlagen in der existentialistischen Philosophie, die die Determiniertheit des menschlichen Verhaltens verwirft zugunsten der einen oder anderen Form von Willensfreiheit. Nach Albert Camus hat der Mensch immerhin das Gefühl, seine Wahl frei getroffen zu haben, auch wenn das nicht zutrifft. Jean-Paul Sartre

vertritt dagegen die Meinung, daß der Mensch wirklich frei ist, frei insbesondere, „nein" zu sagen, und daß er folglich verantwortlich ist für seine Entscheidungen und dafür, was aus ihm wird.

13. Martin Heidegger hatte auf die Existenzpsychologie größeren Einfluß als Camus oder Sartre. Heidegger und seine Anhänger fühlen sich besonders der *Phänomenologie* verpflichtet, einer Methode, bei der man die Dinge unmittelbar für sich selbst sprechen läßt, anstatt ihnen bestimmte Vorstellungen und Begriffe aufzuzwingen. Auf diesem Wege soll der Mensch eine größere Einsicht in das gewinnen, was er wirklich ist. Die Phänomenologie bevorzugt den Begriff des *Daseins,* der die Vorstellung beinhaltet, das menschliche Wesen umfasse den gesamten Bereich seiner Weltbezüge. Auch erfährt der Begriff der Selbstverwirklichung eine besondere Wertschätzung. Er besagt, daß wenn der Mensch seine in ihm angelegten Möglichkeiten verwirklicht, er zu seinem wahren, ureigensten Selbst gelangen könne.

14. Existentialistische Gedanken sind in *Eines langen Tages Reise in die Nacht* vielfältig vertreten. So bringen die Personen des Dramas häufig das Bewußtsein ihrer Handlungsfreiheit zum Ausdruck sowie den Glauben, daß ihr Leben durch ihre eigenen Entscheidungen bestimmt werde. Zumindest eine der Personen (Tyrone) empfindet auch die existentialistische Schuld, die mit der Nichtverwirklichung der eigenen Möglichkeiten entsteht. Doch kommen ebenso häufig deterministische Gedanken zum Ausdruck. Oft fühlen sich die Personen durch ihre Lebensumstände unausweichlich festgelegt, sie glauben, nicht handeln zu können wie sie möchten, und fühlen sich dementsprechend auch nicht für ihr Handeln verantwortlich.

15. Das direkte Gegenstück zum Existentialismus ist der Behaviorismus von Skinner, der einen vollständigen Determinismus zugrundelegt. Für den Behavioristen ist die Persönlichkeitsentwicklung eines Menschen identisch mit seiner Verstärkungsgeschichte. Die Verhaltensprinzipien der Tierexperimente sind beim Menschen in der sozialen Interaktion in gleicher Weise wirksam, nur sind die als Verstärker dienenden Bedingungen und die hervorgerufenen Reaktionen sehr verschieden.

16. Anhand behavioristischer Prinzipien läßt sich der sich selbst erhaltende neurotische Interaktionszyklus interpretieren. Wenigstens zwei Personen sind beteiligt, von denen jede eine Handlung ausführt, die für beide Personen bedeutsame Konsequenzen hat. Die Fluchthandlung bringt für den, der sie ausführt, negative Verstärkung mit sich, wodurch sich die Wahrscheinlichkeit erhöht, daß die Person diese Handlung wiederholt ausführt. Die gleiche Handlung bringt aber eine Bestrafung oder einen aversiven Reiz für den mit sich, der die Handlung nicht ausführt. Dieser wird daraufhin ein Fluchtverhalten zeigen, das ihn selbst negativ verstärkt, was wiederum die Wiederholung seiner Verhaltensweise wahrscheinlicher macht. Somit bedeutet das Fluchtverhalten des einen eine Bestrafung des jeweils anderen. Jede betroffene Person reagiert aber vorwiegend auf die eigene negative Verstärkung anstatt auf die Bestrafung, die sie anderen damit zufügt.

17. Der Behaviorismus bietet für das Beziehungsgefüge in *Eines langen Tages Reise in die Nacht* mehr explizite Erklärungsprinzipien als irgendeine andere Theorie. Jedes Mitglied der Familie Tyrone ist ja mit jedem anderen Familienmitglied durch mindestens einen dieser chronischen Zyklen verbunden. Die anderen Theorien sind aber insofern auch notwendig, als die Identifizierung der spezifischen Verstärker und der bei jedem Menschen wirksam werdenden Reaktionen nicht vom Behaviorismus zu leisten ist.

18. Die menschliche Persönlichkeit unterliegt dem Einfluß einer so großen Zahl von Variablen und deren Wechselwirkungen, daß keine der vorliegenden alternativen Theorien dieser Fülle gerecht zu werden vermag. Auch keiner zukünftigen Theorie wird es gelingen, *alle* Variablen mit einzubeziehen. Man kann nur hoffen, daß eines Tages das relative Gewicht und die Interaktion der wichtigsten Variablen so weit herausgearbeitet sein werden, daß ein umfassenderes Verständnis von der Komplexität der Persönlichkeitsentwicklung möglich wird.

12 Psychotherapie

Man kann Psychotherapie ganz allgemein als einen Versuch ansehen, Menschen durch soziale Interaktion zu helfen – in der Regel durch Zuhören und Reden, aber auch durch das eigene Vorbild, durch selektive Verstärkung usw. Ein Freund von uns, ein angesehener klinischer Psychologe, suchte aus reiner Menschenliebe Leute auf, die einen nahen Angehörigen durch Tod verloren hatten, oder die selbst unheilbar krank waren. Wir fragten ihn, was er denn solchen Menschen Hilfreiches zu sagen habe. Seine Antwort war erhellend: „Man kann zuhören“.

Liest man die Literatur über die verschiedenen Formen von Psychotherapie, dann gewinnt man den Eindruck, daß es so etwas wie eine klinische Begabung, eine besondere Befähigung zur Heilung gibt. Es ist sicher nicht möglich, eine solche Begabung in einzelne Bestandteile zu zerlegen. Sie scheint zum Teil mit dem Ausdrucksverhalten des Therapeuten zusammenzuhängen, zum Teil mit seiner Erscheinung insgesamt, auch mit seiner Stimme und teilweise mit dem, was er sagt. Doch wenn wir auch die Komponenten einer therapeutischen Begabung nicht kennen, so verfügen wir doch zumindest über eine operationale Methode, mit der wir ihr Vorhandensein überprüfen können. Wenn sich der Klient nach der Verabschiedung von einem Menschen stets sehr viel besser fühlt als vor der Zusammenkunft, dann hat dieser Mensch allem Anschein nach eine therapeutische Begabung.

Jedenfalls haben die Forschungsergebnisse über die Wirksamkeit von Psychotherapie – der Psychoanalyse, der klientenzentrierten Therapie, der Verhaltenstherapie oder der Gruppentherapie – immer wieder gezeigt, daß ein Großteil der Unterschiede im Behandlungserfolg auf die Persönlichkeit und die Erfahrung des einzelnen Therapeuten zurückzuführen ist. Man ist sogar so weit gegangen zu behaupten, daß dabei nicht die Therapie des Therapeuten zähle, sondern sein Glaube und seine Fähigkeit, die Theorie überzeugend zu vermitteln. Wenn das stimmt, dann erweist man der Sache der Psychotherapie nicht unbedingt einen guten Dienst, wenn man sie wissenschaftlich überprüft. Denn da die Nachweise ihrer Effektivität gewöhnlich zu wünschen übrig lassen, schwächt man mit solchen Ergebnissen die Überzeugung der Praktiker und ihrer potentiellen Patienten, was wiederum der Effektivität der Methode weiter abträglich ist. Vielleicht hatte die Psychoanalyse solange ganz gute Erfolge, bis man damit anfing, ihre Wirksamkeit empirisch aufs Korn zu nehmen. Das betrachten Sie bitte auch als Warnung. Wenn Sie dieses Kapitel lesen, das vorwiegend von enttäuschenden Resultaten berichtet, nehmen Sie das Risiko auf sich, zuviel zu erfahren, so daß Ihnen wahrscheinlich nicht mehr so leicht irgend jemand helfen kann.

Die praktizierten Formen von Psychotherapie sind zahlreich, und sie scheinen alle gut zu florieren. Psychoanalyse (nach Freud, Jung, Adler, Reich oder einfach „analytisch orientierte“ Formen), Psychodrama, klientenzentrierte Therapie, Gruppentherapien (Familien oder Fremde treffen sich in bestimmten Abständen oder zu Marathon-Sitzungen), Verhaltenstherapie (Desensitivierung, operante Konditionierung, Modelllernen u.a.), Gestalttherapie, Primärtherapie, Logotherapie, dazu alle möglichen eklektischen Kombinationen. Dieses gewaltige Therapieunternehmen hat seine frühen Anfänge in den Arbeiten von Sigmund Freud und Joseph Breuer, die vor weniger als einem Jahrhundert zu einer als „Hysterie“ bezeichneten Neuroseform eine Theorie entwickelten.

12.1 Die Denkweise der Freudianer

reuds Konsultationszimmer in Wien war vollgestellt mit den Gegenständen seiner „Sammlung" (s. Abb. 12.1), mit nicht besonders kostspieligen antiken Kunstgegenständen, darunter ägyptische Statuen, das Fragment eines römischen Halbreliefs, eine halb verwitterte, unleserliche Inschrift. Das archäologische Interesse Freuds und sein lebenslanges Sammelhobby versinnbildlichen erstaunlich umfassend seine Denkweise, die er die „psychoanalytische" nannte.

Einem archäologischen Forschungsunternehmen, einer „Ausgrabung", geht oft die Beobachtung voraus, daß da etwas über dem Erdboden ist, was nicht in das Umfeld paßt (s.

Abb. 12.2): ein grasbewachsener Erdwall in einem ansonsten ebenen Gebiet in Yucatan; Charing Cross, ein gotisches Monument im geschäftigen London; das Teilstück einer Marmorsäule, die sich unerklärlicherweise mitten in dem kleinen Dorf Delphi in Griechenland erhebt. Wenn man über diese unpassenden Fragmente durch Ausgrabungen unter der Oberfläche mehr erfahren will, dann ergeben sie aufgrund der dann zum Vorschein kommenden Funde einen Sinn: Pyramiden, Marktplätze und Tempel tauchen auf. Das Fragment, das über dem Erdboden sichtbar ist, hängt mit dem zusammen, was darunter ist. Die Inhalte dieser Ebenen zu-

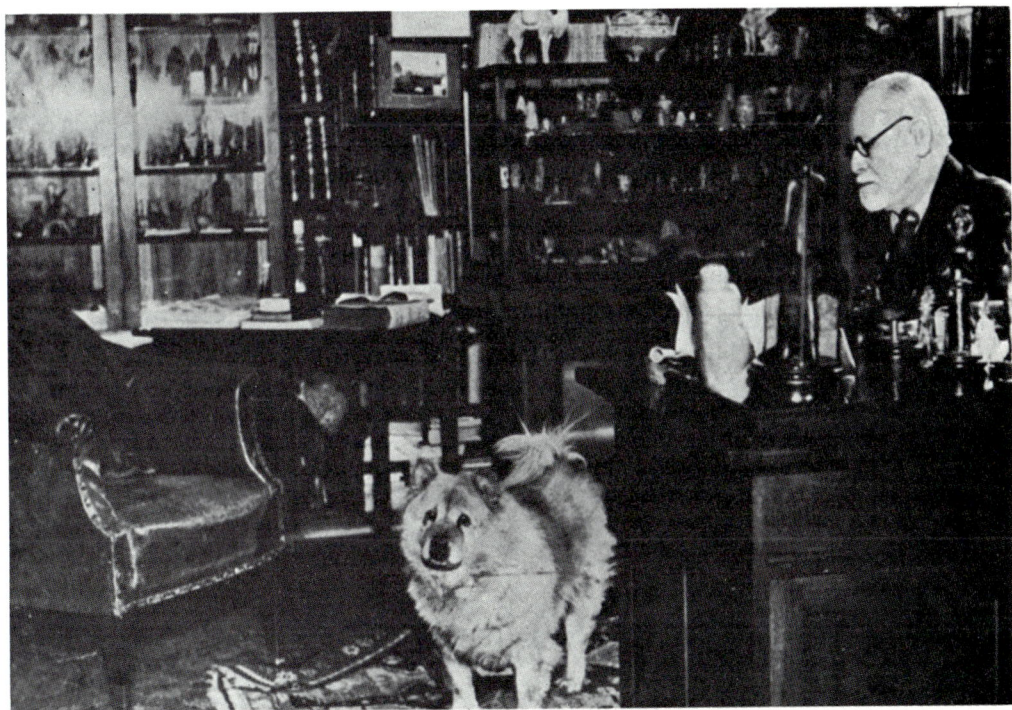

Abb. 12.1. Auf diesem Foto von Sigmund Freud in seinem Sprechzimmer steht sein Lieblingshund im Mittelpunkt. Interessant sind die sorgfältig ausgestellten Gegenstände im Hintergrund. In den Glasschränken, auf Freuds Schreibtisch und auf einem kleinen Tisch sind einige der kleinen Antiquitäten zu sehen, die deutlich machen, was für ein eifriger Sammler archäologisch interessanter Objekte Freud war. Diese präkolumbianischen, etruskischen und ägyptischen Gegenstände sind bruchstückhafte Zeugen einst bedeutender Kulturen und insofern eine konkrete Metapher für die Träume und freien Assoziationen, die dazu beitragen, den gesamten „begrabenen" Inhalt des Unbewußten bloßzulegen

sammen sind Anzeichen für die Existenz eines reichen kulturellen Lebens in vergangener, oft prähistorischer Zeit.

Diesen Fragmenten über dem Erdboden
analog sind gewisse inkongruente Verhaltensweisen des Menschen, auf die Freud aufmerksam wurde. Die ersten Verhaltensweisen dieser Art waren neurotische Symptome, insbesondere die der Hysterie. Hysteriker(innen)
haben ein echtes Leiden, doch für ihre Symptome lassen sich die üblichen neurophysiologischen Ursachen nicht diagnostizieren. Von

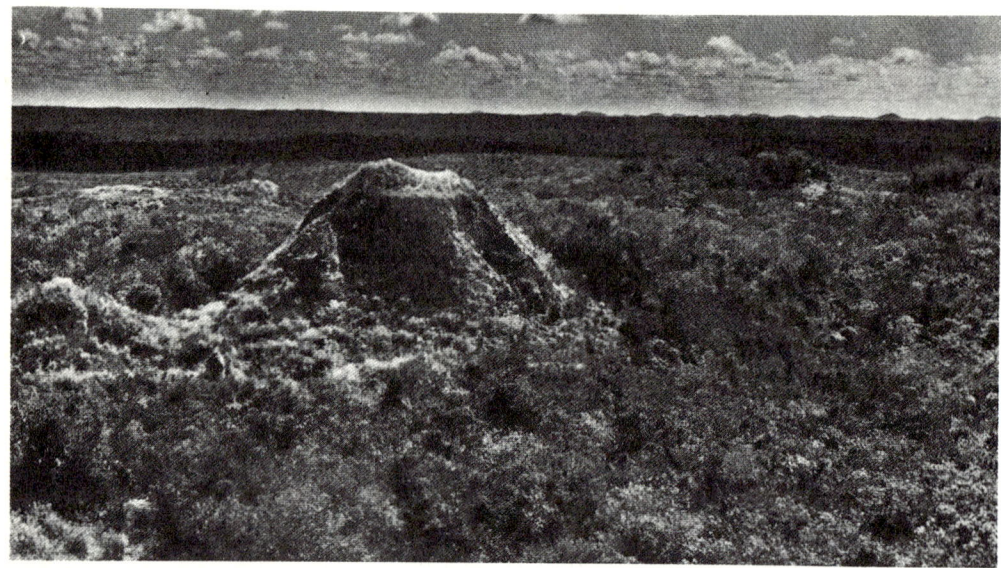

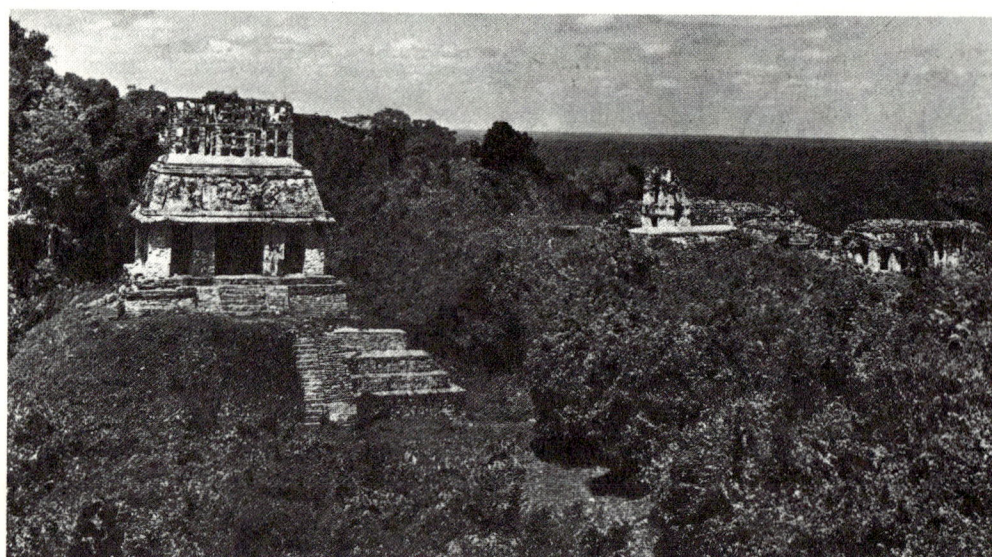

Abb. 12.2. Ein noch nicht ausgegrabener Erdwall und darunter die Reste früheren Lebens. Jeder Erdwall erscheint in diesem Waldgebiet wie eine unerklärliche Bodenerhebung. Ähnliche „Beulen", die nicht in das umliegende Gelände passen, verwandeln sich nach einer Grabung in antike Tempel und Wohngebäude mit seltsamen Schnitzereien und nicht entzifferbaren Inschriften – die Überbleibsel eines seit langem begrabenen prähistorischen Lebens. Dies ist die konkrete Analogie zu Freuds Konzepten des verbergenden Bewußtseins, der Ausgrabungsarbeit in der Psychoanalyse und des unbewußten Kindheitserlebens, das zutagetritt

den neurotischen Symptomen kam Freud auf den Traum, bei dem ja ebenfalls eine gewisse Inkongruenz auffällt, insofern er ein unwillkürliches Verhalten darstellt und meist sehr verschieden ist vom Verhalten des Träumers im Wachzustand.

Die Arbeit der Ausgrabung entspricht dem psychoanalytischen Prozeß ziemlich genau. Sein Ziel ist es, unter die Oberfläche des Bewußtseins zu dringen, um dort vergrabene Dinge, Unbewußtes aufzudecken, das aus der Vergangenheit stammt, aus der frühen Kindheit, der „Prähistorie" des Menschen.

Wie Freud mehrfach bemerkte, begann der Zerfallsprozeß der Ruinen von Pompeji erst, nachdem sie ausgegraben und der Witterung ausgesetzt waren. Freud sprach von seiner psychoanalytischen Therapie häufig als einer Form von „Auflösung" archaischer Gefühle und Gedanken, die im Unbewußten geschützt über Jahre hinweg erhalten blieben, da sie vor Vernunftgründen und vor neuen Erfahrungen bewahrt waren.

Die psychoanalytische Denkweise wurde in den 80er und 90er Jahren des 19. Jahrhunderts entwickelt. Zu dieser Entwicklung gehört, daß Freud eine entscheidende Wandlung durchmachte, was seine Sorgfalt in der empirischen Dokumentation betrifft. In den 90er Jahren hörte Freud allmählich damit auf, seine Ideen durch öffentlich zugängliches Datenmaterial überprüfbar zu machen. Anfänglich hatte er als Arzt über alle wichtigeren Fälle berichtet, die er sogar numerierte. Sein Vorgehen hatte also zunächst durchaus naturwissenschaftlichen Charakter, denn die naturwissenschaftliche Forschungsmethode hebt sich von anderen wissenschaftlichen Methoden nicht allein durch die Quantifizierung oder die experimentelle Manipulation von Variablen ab, sondern vor allem durch die Übereinkunft, daß man die eigenen Ideen in öffentlich zugänglicher Weise der „Gefahr" der Überprüfung durch Daten auszusetzen habe. „Gefahr" ist vielleicht nicht ganz treffend, gemeint ist die *Möglichkeit*, die Hypothesen anhand von Fakten zu verifizieren oder zu falsifizieren. Genau darauf stützt sich die naturwissenschaftliche Denkweise.

Selbstverständlich hatte Freud selbst stets mit Beobachtungsdaten zu tun – etwa 40 Jahre lang hörte er seinen Patienten zu. Aber in seinen Schriften nach 1900 stellt er seinen Lesern immer nur eine *Auswahl* bestätigender Beispiele oder auch einzelne Fallgeschichten vor, letztere aber auch wieder nur als eine Auswahl aus der gesamten Geschichte des jeweiligen Patienten. Nie läßt sich erkennen, mit welchem Ausschnitt aus dem Ganzen man jeweils zu tun hat. Daher sind kritische Leser nicht in der Lage, die Stichhaltigkeit seiner Ausführungen oder das Ausmaß ihrer empirischen Bestätigung zu beurteilen. Diese Praxis, die für psychoanalytische Schriften überhaupt gebräuchlich wurde, ist letzten Endes der Grund dafür, daß die psychoanalytische Therapie den methodischen Angriffen, die in den 50er und 60er Jahren unseres Jahrhunderts massiv geäußert wurden, ziemlich wenig entgegenzusetzen hatte. Die problematische Wende in der Methodologie der Psychoanalyse erfolgte bereits 1897.

12.1.1 Die Hysterie

Als Freud seine Praxis als Facharzt für Neurologie eröffnete, litt die große Mehrzahl seiner Patienten an hysterischen Beschwerden. Viele „Behandlungs"methoden wurden angewandt, darunter Seereisen, Hypnose, Eisenpräparate und elektrische Stimulation, alles ohne große Wirkung. Freud probierte verschiedene therapeutische Möglichkeiten aus und zeichnete seine Erfolge und Mißerfolge auf. Diese Aufzeichnungen wurden immer genauer und mit einem Mal aufregend, als er auf eine ganz und gar unglaubliche Sache stieß, die das Europa des 19. Jahrhunderts schockieren mußte.

Was ist Hysterie? Heute ist sie nicht mehr sehr verbreitet, wenn sie auch durchaus nicht selten ist. In den hochentwickelten europäischen Staaten des 19. Jahrhunderts dagegen war Hysterie fast eine psychische Epidemie, von der in der Regel, wenn auch nicht ausschließlich, Frauen befallen waren. Bei der Hysterie kann nahezu jede somatische oder körperliche Beschwerde „nachgeahmt" werden. Von einfacher Einbildung oder Simulation ist das hysterische Symptom nicht nur durch nachweislich echtes Leiden, sondern auch insofern verschieden, als es nicht verschwindet, wenn der Patient ohne sein Wissen beobachtet wird. Das hysterische Leiden unterscheidet sich auch von psychosomatischen Störungen, die durch psychische Konflikte oder Streß verursacht werden, etwa Magengeschwüre oder Kolitis, durch das Fehlen einer tatsächlichen organischen Schädigung, wie sie z. B. durch Röntgenaufnahmen nachweisbar wäre.

Obgleich die hysterischen Symptome alle möglichen körperlichen Beschwerden gut imitieren, ist diese Nachahmung für das Auge des Arztes dennoch gewöhnlich nicht vollkommen. Der Hysteriker, der einen epileptischen Anfall hat, verliert dabei nicht die Kontrolle über Blase oder Darm, was bei einem echten Anfall oft der Fall ist. Der Hysteriker mit einer Lähmung zeigt eine scharf umrissene Bewegungsunfähigkeit etwa der Hand, des Fußes, des Beins. Bei einer organisch bedingten Paralyse ist aber der vollständige Verlust der Bewegungsfähigkeit nie scharf abgegrenzt, sondern ziemlich diffus. Außerdem sind die von echter Lähmung betroffenen Körperregionen nicht genau mit den Laienvorstellungen von Hand, Fuß und Bein zur Deckung zu bringen. In der bissigen Sprache Freuds: „Die Hysterie weiß nichts über die Verteilung der Nerven ..." (1893 a, S. 51; im Original in französischer Sprache).

Jean Martin Charcot, der hervorragendste europäische Neurologe im 19. Jahrhundert, überraschte viele seiner Kollegen mit neuen Ergebnissen über die Hysterie. Er hatte sehr viele Patienten, da er an der Salpêtrière praktizierte, einer riesigen Klinik für Geisteskranke in Paris. Charcot hielt wie die meisten französischen Neurologen eine erbliche Prädisposition, eine Art angeborene „Nervosität" für einen notwendigen Faktor bei der Verursachung (Ätiologie) der Hysterie. Dieser allgemein verbreiteten Auffassung fügte Charcot aber mehrere wichtige Erkenntnisse hinzu. Er sicherte die Beobachtung, daß Hysterie nicht nur bei Frauen vorkommt, zahlreiche männliche Patienten hatte er als hysterisch diagnostizieren können. Außerdem entdeckte er, daß er alle Erscheinungen der Hysterie bei normalen Menschen durch eine hypnotische Suggestion willentlich hervorrufen konnte.

Charcot nahm auch an, daß eine wichtige Untergruppe der Hysterie, die „traumatische Hysterie", nicht nur auf erbliche Prädisposition zurückzuführen sei, sondern auch auf ein bestimmtes Ereignis, ein körperliches Trauma (wörtlich „Wunde"). Typisch dafür ist der Fall eines Arbeiters, dem ein schwerer Holzklotz auf die Schulter gefallen war. Nachdem er einige Tage lang wenig Beschwerden gehabt hatte, entwickelte er plötzlich eine hysterische Lähmung in genau dieser Schulter. Bei der traumatischen Hysterie steht nach Charcots Erfahrung der jeweils betroffene Körperteil stets mit dem speziellen Unfall in Zusammenhang. Im Jahre 1885, als Freud mit Charcot zusammenarbeitete, nahm er nicht nur die Ideen des berühmten älteren Kollegen auf, er fing bald an, sie zu verändern. Zuvor hatte Freud aber noch eine andere Erfahrung gemacht, die ihn für Charcot erst aufnahmebereit machte.

12.1.1.1 Anna O. und das psychische Trauma

Joseph Breuer, ein angesehener älterer Kollege und mit Freud befreundet, berichtete ihm 1882 von dem seltsamen Fall der Anna O. Im Alter von 21 Jahren kam Anna O. wegen hysterischer Beschwerden in Behandlung. Sie hatte zu der Zeit die alleinige Pflege ihres schwerkranken Vaters aufgenommen. Ihre Symptome waren vielfältiger Art und wechselnd – Unfähigkeit zu essen, Anämie, Schlaflosigkeit, Lähmungen, Gedächtnisausfälle usw. Man mußte ihr die Pflege des Vaters abnehmen. Sie selbst wurde Breuers Patientin. Anna gewöhnte sich an, Breuer all ihre Ängste und Halluzinationen mitzuteilen. Danach ging es ihr ein paar Tage lang besser. Anna nannte diese Behandlung „talking cure" oder „chimney sweeping" (Freud, 1910, S. 7). Wir halten das heute natürlich für den Anfang einer *Psychotherapie* – die Einführung spezieller Kommunikation in die Beziehung zwischen Arzt und Patient, eine symbolische Interaktion als Behandlungsform.

Die „talking cure" wirkte nicht langfristig, ihr Effekt verlängerte sich indessen durch eine kleine Änderung im Verfahren. Anna und Breuer gingen nämlich dazu über, die Geschichte eines jeden Symptoms bis zum Anlaß seiner Entstehung zurückzuverfolgen. Wenn sie dann bis zum auslösenden Ereignis vorgedrungen waren, verschwand plötzlich das Symptom. Ein berühmtes Beispiel: Eines Nachts, als es Anna noch gut ging, hatte ihr Vater hohes Fieber bekommen. Anna saß in großer Angst an seinem Bett und wartete auf die Ankunft des Arztes. Ihren rechten Arm hatte sie über die Rückenlehne des Stuhles gelegt. Sie erinnerte sich, auf ihre Uhr geschielt zu haben, um zu sehen, wie spät es ist. Im halbwachen Zustand glaubte sie dann, eine große schwarze Schlange auf den kranken Mann zukriechen zu sehen, die ihn beißen wollte. Ihr Arm auf der Stuhllehne war aber „eingeschlafen", so daß sie die Schlange nicht aufhalten konnte. Plötzlich verwandelten sich die Finger dieser Hand in lauter kleine Schlangen mit Totenköpfen an der Stelle ihrer Fingernägel. Sie versuchte zu beten, ihr fiel aber nur ein englisches Gebet ein, das sie als Kind gelernt hatte. Später als Patientin zeigte sie dann ein konvergentes Schielen und eine Lähmung des rechten Arms, sie konnte nicht mehr deutsch sprechen (ihre Muttersprache), sondern nur noch Englisch. Als die Erinnerung an den Schrecken mit der Schlange und die Begleitumstände zurückkehrte, verschwanden die damit verbundenen Symptome.

In gewissem Sinn war die Nacht mit dem Schlangenerlebnis eine Art *Trauma*, wenn auch kein körperliches wie der Schlag mit einem Holzklotz. Ganz sicher wirkte als Trauma ein furchtbarer Schreck. Man könnte vermuten, daß damit ein neurologisches Trauma (oder eine „Läsion") einherging, nicht von der Art einer Zellschädigung, wohl aber ein Trauma der nervösen Funktion. Über das neurologische Substrat konnte man aber nur spekulieren, dafür gab es keine direkten Befunde. Greifbar war nur das psychische Trauma, der Schreck. Gleichzeitig hatte es aber die seltsame Eigenschaft, zunächst gar nicht bewußt zu sein. Seine „Ausgrabung" erforderte ziemliche Mühe auf seiten von Anna und ihres Arztes. Diesen seltsamen Fall hatte Freud noch frisch im Gedächtnis, als er zu Charcot nach Paris ging. Während seiner Zeit

an der Salpêtrière machte Freud sich mit Charcots Theorie vertraut, wonach die Hysterie durch ein psychisches Trauma ausgelöst werden kann.

Breuer und Freud veröffentlichten zusammen das Werk *Studien über Hysterie* (1895). Darin traten sie der These Charcots entgegen, daß nur *einige* Formen der Hysterie auf eine traumatische Ursache zurückgehen. Nach ihrer Meinung wird jede Hysterie zumindest zum Teil durch ein Trauma bedingt, wobei der psychische Aspekt – einschließlich Schock und Schmerz, die mit dem psychischen Trauma einhergehen – als das besondere Charakteristikum der Hysterie hingestellt wurde. In den meisten Fällen aber ist dieses psychische Trauma nach Ansicht der Verfasser zunächst *unbewußt*.

Wodurch könnte ein psychisches Trauma hervorgerufen werden? Eine in besonderem Maße unangenehme *affektive* oder emotionale Erfahrung kann unter Bedingungen auftreten, in denen das Gefühl sich nicht *entladen* kann, d. h. sich nicht in eine entscheidende Handlung umsetzen kann. Das kann daran liegen, daß jemand sich in einem Dämmerzustand befindet (wie Anna O.), körperlich behindert ist, durch Anstandsregeln daran gehindert wird oder sehr abgelenkt ist.

Der in solchen Fällen nicht zur Entladung gekommene Affekt löst sich nicht auf, sondern bleibt in einer Art „eingeklemmtem" Zustand bestehen (ähnlich einem abgeschnürten Körperteil, der von der Blutzufuhr abgeschnitten ist). Der traumatische Affekt unterliegt nicht dem gewöhnlichen „Auflösungsprozeß", der durch tägliche Erfahrungen und durch die Kritik der Vernunft eingeleitet und aufrechterhalten wird.

Ein eingeklemmter Affekt findet auf mehreren möglichen Wegen seinen Ausdruck als Symptom. So könnte sich aufgrund einer somatisch schwachen Stelle der Affekt an eine bereits vorhandene körperliche Schwäche „hängen". Breuer hatte eine Vorliebe für die Analogie zum elektrischen Schaltplan, er sprach von „Kurzschluß", von „überspringenden Funken". Der Affekt kann aber auch auf symbolische Art mit seinem Ausdruck verbunden sein. Aus dem psychischen Trauma kann ein scheinbar organisches Symptom entstehen, der Weg der „Konversion" (Umwandlung) einer psychischen Form in eine physiologische ist für die Hysterie charakteristisch. Die Autoren sprachen in einem solchen Fall von *Konversionshysterie*.

Breuer und Freud dachten, daß eine Therapie der Hysterie primär durch Wiedererinnerung und Entladung des eingeklemmten Affekts erreichbar sein müsse. Um diesen lokalisieren zu können, müsse man die Assoziationsketten des Patienten kennenlernen. Auf die Lokalisation des Affekts müsse die Entladung folgen, woraufhin sich der Patient erholen würde.

In den *Studien über Hysterie* erging sich Freud in Spekulationen (für die er allein die Verantwortung übernahm) über die besondere Eigenart des psychischen Traumas, das zur Hysterie führt. In drei von fünf in ihrem Buch dargestellten Fallgeschichten war das Trauma eindeutig sexueller Art. Die beiden anderen Fälle (darunter der Fall der Anna O.) waren anscheinend nicht unter diesem Gesichtspunkt betrachtet worden. Freud ging nun der Frage nach, ob das für die Hysterie spezifische Trauma wohl stets auf die eine oder andere Weise sexueller Natur sein könne.

12.1.1.2 Verführung im Kindesalter

Nach seiner Zusammenarbeit mit Breuer begann Freud, seinen eigenen Weg zu gehen. Freimütig berichtete er über seine Einsichten zum Charakter des hysterischen Traumas, die er bei seinen Patienten gewonnen hatte. Im Februar des Jahres 1896 veröffentlichte er eine Schrift über eigene Erfahrungen an 13 Patienten. Wir wollen nur eine der Passagen zitieren, die wie ein Blitz einschlugen:

„Der Vorfall, von dem der Patient eine unbewußte Erinnerung behält, ist ein vorzeitiges *Erlebnis sexueller Natur mit Erregung der Genitalien, welches durch eine andere Person mit der Absicht sexueller Verführung hervorgerufen wird.* Der *Lebensabschnitt*, in dem dieses einschneidende Ereignis stattfindet, ist die *früheste Jugend* bis acht oder zehn Jahre vor der sexuellen Reife.
Dies also ist die spezifische Ätiologie der Hysterie: *ein passives sexuelles Erlebnis vor der Pubertät*" (1896a, S. 417; im Original in französischer Sprache).

Im Mai des gleichen Jahres entwickelte Freud diesen schockierenden Gedanken weiter in einem Vortrag in Wien vor dem Verein für Psychiatrie und Neurologie. Daraus zwei Sätze:

„Von welchem Fall und von welchem Symptom immer man seinen Ausgang genommen hat, *endlich gelangt man unfehlbar auf das Gebiet des sexuellen Erlebens*" (1896b, S. 434).
„Wenn Sie meine Behauptung, die Ätiologie auch der Hysterie läge im Sexualleben, der strengsten Prüfung unterziehen, so erweist sie sich als vertretbar durch die Angabe, daß ich in etwa achtzehn Fällen von Hysterie diesen Zusammenhang für jedes einzelne Symptom erkennen und, wo es die Verhältnisse gestatteten, durch den therapeutischen Erfolg bekräftigen konnte" (1896b, S. 435).

In seinen weiteren Ausführungen gab Freud seiner Auffassung Ausdruck, daß die Verführung in der frühen Kindheit fast immer inzestuöser Natur sei. Mit großer Akribie legte er dar, wie ein anscheinend so seltenes und abstoßendes Verbrechen für eine so weit verbreitete Krankheit wie die Hysterie verantwortlich sein konnte. Die Schrift bringt eine außergewöhnliche wissenschaftliche Erregung zum Ausdruck. Dennoch wurde sie, wie Freud in einem Brief schrieb, von „den Eseln mit eisiger Ablehnung aufgenommen" (Bonaparte et al., 1954).

In diesen beiden frühen Berichten numerierte Freud alle Fälle, die für seine These von Bedeutung waren. Zuerst waren es 13, dann 18. Freud setzt seine These hier eindeutig, wenn auch in Grenzen, der naturwissenschaftlichen Widerlegungsmöglichkeit aus: Der neunzehnte Patient hätte sie falsifizieren können. Sicher gibt es auch keine Vergleichsdaten – über die Häufigkeit inzestuöser Verführung in der Kindheit bei nichthysterischen Erwachsenen – doch niemand scheint so etwas vermißt zu haben, da man wohl voraussetzte, die Häufigkeit solcher Verführungen wäre gleich Null.

12.1.1.3 Der neunzehnte Patient

Um diese Zeit aber kam es in den historischen Aufzeichnungen Freuds zu einem Bruch. Wir können nur indirekt oder aufgrund nicht völlig offener Quellen erschließen, was sich ereignete. Aus Briefen an Wilhelm Fliess (Bonaparte et al., 1954), mit dem

Freud damals eng befreundet war, und der ihn in seinen kühnen Theorien unterstützte, erfahren wir, daß Freud noch im April 1897 glaubte, die spezifische Ursache der Hysterie sei eine wirkliche inzestuöse Verführung im Kindesalter. Doch lesen wir in einem Brief an Fliess vom September 1897, daß Freud diese Theorie nicht mehr vertrat. Was war geschehen? Wer war der neunzehnte Patient? Es gibt gute Gründe für die Vermutung, daß es sich dabei um Freud selbst handelte, wenn er das auch Fliess gegenüber nicht erwähnt. Sein Auffassungswandel wird vielmehr einmal damit begründet, daß so viele inzestuöse Verführungen sehr unwahrscheinlich seien, ferner daß es ihm kaum je gelang, eine positive Bestätigung von seiten der Angehörigen zu erhalten, und schließlich, daß viele Patienten durch dieses schreckliche Wiedererinnern tatsächlich nicht zu heilen waren.

Noch etwas anderes war geschehen. Im Sommer 1897, zwischen den Briefen vom April und vom September, hatte Freud seine epochale Eigenanalyse begonnen. Er verwendete bei sich selbst die gleichen Methoden wie bei seinen Patienten – die Analyse der freien Assoziationen und der Träume. Letztere wurden bei seinem Vorgehen zunehmend wichtiger. Aus einigen sehr persönlichen Träumen, die er in *Die Traumdeutung* (1900) analysiert, kennen wir seine Befunde. Freud hatte als kleiner Junge seine Mutter sexuell begehrt und sich den Vater aus dem Weg gewünscht – er stellte also auch bei sich selbst den klassischen Ödipuskomplex fest. Doch wußte er mit absoluter Sicherheit, daß keine tatsächliche inzestuöse Handlung erfolgt war. Sicher überzeugte ihn dies mehr als alle Angaben anderer Personen davon, daß nicht ein tatsächliches Inzestgeschehen, sondern der Inzestwunsch, der fälschlicherweise oft als ein realisierter dargestellt wurde, in der Kindheit der Patienten eine so große Rolle gespielt hatte.

Reagierte Freud auf diese Widerlegung seiner früheren Thesen negativ? Im Brief vom 21. September schreibt er an Fliess: „Es ist seltsam, daß ich mich nicht im geringsten beschämt fühle, obgleich die Gelegenheit das zu erfordern scheint … Unter uns, ich habe mehr ein Gefühl des Triumphes als der Niederlage" (Bonaparte et al., 1954, S. 217).

12.1.1.4 Der unbewußte Wunsch

Freud hatte dazu eigentlich auch guten Grund, denn nun hatte er sein eigentliches Grundkonzept gefunden: den Wunsch, seine Realität und seinen Konflikt mit anderen Wünschen. Der Weg war nunmehr frei für eine über 40 Jahre während glänzende Produktivität. Seine psychoanalytische Denkweise wurde nun auf höchst verschiedenartige Themenbereiche angewandt. Der Inzest war nicht länger ein tatsächliches Unglück, das einige Menschen heimsucht, sondern ein universaler Wunsch, der als Teil des Ödipuskomplexes aufgefaßt wurde. Die Ursachen der Hysterie, aller übrigen Neurosen sowie der Perversionen und auch die Normalität wurden als spezielle Ergebnisse der Verarbeitung des Ödipuskomplexes interpretiert. Später durchlief seine Theorie in vielfacher Weise gewisse Veränderungen, allerdings wissen wir immer noch nicht, inwieweit sie richtig ist.

Es ist interessant zu beobachten, daß die vielfältige Einbeziehung Freudscher Ideen im kulturellen Leben, in Romanen, Schauspielen und Filmen, im Grunde immer nur bei der Phase des „biographischen Traumas" stehenbleibt, einer Phase in der theoretischen Entwicklung Freuds, die er selbst schon vor einem dreiviertel Jahrhundert überwunden hatte. Die allgemeine Vorstellung, daß eine Neurose durch ein schreckliches Erlebnis in der frühen Kindheit ausgelöst werde und mit Erfolg behandelt werden kann, indem man dieses Ereignis bewußt macht, ist offenbar nicht mehr zu korrigieren.

Einer von uns (Brown) legte sich eines Abends auf die Couch, um ein Fernsehprogramm mit Namen „Medical Center" anzusehen. An diesem Abend ging es in einem Spielfilm um die hysterisch bedingte Taubheit eines jungen Mannes. Seine Eltern glaubten, er sei wirklich taub, aber der Arzt stellte anhand der verschiedenen Tests fest, daß es sich nicht um eine organische Taubheit handelte. Die Ursache kannte nur seine Mutter. Sie zwang ihren Sohn schließlich, sich zu erinnern und den Schock des verantwortlichen unbewußten Kindheitserlebnisses noch einmal zu durchleben.

Vor vielen Jahren hatte sich die Mutter (die einen besonders unangenehmen Ehemann hatte) dem Jungen einmal mit besonderer Zärtlichkeit im Blick und mit ausgestreckten Armen genährt. Damit Sie nicht etwa denken, es gäbe keinen Widerstand gegen Freuds Ideen mehr: seien Sie versichert, hier hatte sich kein Inzest ereignet, die Zuschauer wurden mit einer entsprechenden Szene verschont. Man ließ nur zu, daß der Junge in den Augen der Mutter mehr als Zuneigung hatte herauslesen können, ja – horribile dictu – er bemerkte ihr physisches Verlangen. Aber das war nur halb so schlimm, denn sie war nicht seine biologische Mutter, sondern nur die Pflegemutter. Der dramatische Schluß: „Mutter, ich kann wieder hören!" „Oh, Gottseidank, mein Junge." Abgesehen von der kunstvollen Abschwächung war das Freud – der Freud des Jahres 1896. Und immer noch wurde es als ein Thema behandelt, welches vom amerikanischen Familienfernsehen nur mit entschärfenden Tricks dargestellt werden konnte.

12.1.2 Die Interpretation eines Traums und die klinische Evidenz

Freud behandelte die Ergebnisse seiner Eigenanalyse vorrangig gegenüber den Ergebnissen seiner Fallstudien. Damit machte er auch seine Theorie etwas weniger angreifbar. Nachdem er die genaue Buchführung über die Inhalte, therapeutischen Methoden und Ergebnisse seiner gesamten Praxis eingestellt hatte, machte er nur noch Gebrauch von dem, was man gewöhnlich *klinische Bestätigung* (Evidenz) nennt: von Fallgeschichten, Traumdeutungen, Interpretationen von Assoziationen, von Witzen, Versprechern usw. Eine klinische Bestätigung ist nicht etwa *keine* Bestätigung. Für manche klinisch arbeitende Forscher, Freud eingeschlossen, handelt es sich sogar um ein hinreichendes Verfahren, das nicht noch experimentell untermauert werden muß. Für die meisten von uns – für alle Nichtkliniker – läßt die klinische Bestätigung jedoch zu wünschen übrig. Immer lassen sich die Vorteile des Verfahrens nur durch große Schwierigkeiten erkaufen, ganz gleich, welchen Inhalt man auch untersucht. Wir werden die klinische

Methode beispielhaft darstellen anhand einer Traumdeutung, z.T. auch deshalb, weil Freuds Theorie der *Traumdeutung* unabhängig davon recht interessant ist. Darüber hinaus werden wir die klinische Evidenz an einer ihrer stärksten Stellen überprüfen: Freuds Interpretation seines sogenannten Irma-Traumes (1900) besitzt eine außergewöhnliche Überzeugungskraft, kaum etwas anderes in der Psychologie wirkt so suggestiv.

Freud selbst hatte diesen Irma-Traum, in dem neben ihm seine Patientin Irma die Hauptrolle spielte, die wegen einer Hysterie bei ihm in Behandlung war. Im Jahr 1895 hatte Irma wohl durch Freuds Behandlung ihre Angst verloren, es blieben aber viele somatische Symptome. Freud hatte der Patientin seine Interpretation ihrer Symptome angeboten, doch sie hatte diese als unzutreffend zurückgewiesen. Ohne sich darüber geeinigt zu haben, wurde die Analyse den Sommer über abgebrochen, da sowohl Freud als auch Irma mit ihren Familien in ihre Sommerhäuser zogen. Eines Tages wurde Freud von einem jüngeren Kollegen und Freund mit Namen Otto besucht. Dieser hatte gerade einen Aufenthalt bei Irma und ihrer Familie hinter sich. Freud fragte ihn nach Irmas Befinden, worauf Otto antwortete: „Es geht ihr besser, aber nicht ganz gut." Freud meinte, daß irgend etwas in den Worten oder im Tonfall einen Vorwurf andeutete, worüber er sich ärgerte, obgleich es ihm nicht anzumerken war und er sich dessen auch kaum bewußt war. Am gleichen Abend noch schrieb Freud die gesamte Fallgeschichte von Irma nieder mit der Absicht, sie Dr. M. zu geben und seine Behandlung Irmas auf diesem Wege zu rechtfertigen. Dr. M. war wahrscheinlich ein Dr. Meynert, damals ein führender Neurologe in Wien. In dieser Nacht hatte Freud gegen Morgen einen Traum, den er unmittelbar nach dem Wachwerden aufschrieb.

„Eine große Halle – viele Gäste, die wir empfangen. – Unter ihnen *Irma,* die ich sofort beiseite nehme, um gleichsam ihren Brief zu beantworten, ihr Vorwürfe zu machen, daß sie die ‚Lösung' noch nicht akzeptiert. Ich sage ihr: Wenn du wüßtest, was ich für Schmerzen jetzt habe im Hals, Magen und Leib, es schnürt mich zusammen. – Ich erschrecke und sehe sie an. Sie sieht bleich und gedunsen aus; ich denke, am Ende übersehe ich da doch etwas Organisches. Ich nehme sie zum Fenster und schaue ihr in den Hals. Dabei zeigt sie etwas Sträuben wie die

Frauen, die ein künstliches Gebiß tragen. Ich denke mir, sie hat es doch nicht nötig. – Der Mund geht dann auch gut auf, und ich finde rechts einen großen weißen Fleck, und anderwärts sehe ich an merkwürdigen krausen Gebilden, die offenbar den Nasenmuscheln nachgebildet sind, ausgedehnte weißgraue Schorfe. – Ich rufe schnell Dr. M. hinzu, der die Untersuchung wiederholt und bestätigt ... Dr. M. sieht ganz anders aus als sonst; er ist sehr bleich, hinkt, ist am Kinn bartlos ... Mein Freund *Otto* steht jetzt auch neben ihr, und Freund *Leopold* perkutiert sie über dem Leibchen und sagt: Sie hat eine Dämpfung links unten, weist auch auf eine infiltrierte Hautpartie an der linken Schulter hin (was ich trotz des Kleides wie er spüre) ... M. sagt: Kein Zweifel, es ist eine Infektion, aber es macht nichts; es wird noch Dysenterie hinzukommen und das Gift sich ausscheiden ... Wir wissen auch unmittelbar, woher die Infektion rührt. Freund *Otto* hat ihr unlängst, als sie sich unwohl fühlte, eine Injektion gegeben mit einem Propylpräparat, Propylen ... Propionsäure ... *Trimethylamin* (dessen Formel ich fettgedruckt vor mir sehe) ... Man macht solche Injektionen nicht so leichtfertig ... Wahrscheinlich war auch die Spritze nicht rein" (1900, S. 111f.).

12.1.2.1 Freuds Traumtheorie

D̲er Irma-Traum ist eine wichtige klinische Stütze für Freuds Theorie, die erklärt, wie und warum ein Traum entsteht und warum er so eigenartige Formen annimmt. Darüber hinaus sieht sich Freud in seiner allgemeinen diagnostischen und therapeutischen Annahme bestätigt, daß die Analyse der Träume eines Patienten den Psychoanalytiker bei der Aufdeckung der unbewußten Probleme seines Patienten helfen kann. Durch deren Bewußtmachung und mit der Neubelebung ihres vollen Gefühlswertes verlieren sie die Fähigkeit, Symptome hervorzurufen.

Die Grundannahme der Freudschen Traumtheorie ist die gleiche wie bei vielen seiner anderen Auffassungen: Das scheinbar Unmotivierte ist in Wirklichkeit sehr wohl motiviert. Träume entstehen nicht zufällig wie ein Durcheinander von Tönen, das von ziellos über die Tasten gleitenden Fingern hervorgerufen wird, es handelt sich vielmehr um eine motivierte psychische Aktivität. Dahinter stehen bestimmte Wünsche des Träumers, Freud meint sogar, daß in jedem Traum eine Wunscherfüllung zum Ausdruck kommt. Aber das ist noch nicht alles. Der Wunsch, der in einem wohlstrukturierten Traum sei-

nen Ausdruck sucht, ist häufig ein unbewußter Wunsch, der dem Träumer peinlich ist, und den er auf direktes Befragen hin leugnen würde.

In Abb. 12.3 ist eine Art Flußdiagramm dargestellt, das die wichtigsten Punkte der Freudschen Traumtheorie wiedergeben soll. Links unten in der Darstellung finden sich drei Bedingungen, unter denen nach Freud der unverzerrte Traum die Funktion einer offenen Wunscherfüllung annehmen kann. Die harmlosen Wünsche von Kindern unter vier oder fünf Jahren tauchen regelmäßig im Schlaf auf und führen ähnlich wie in einem Tagtraum zur einfachen Wunscherfüllung. So träumt z. B. ein kleiner Junge, der ein Spielzeuglastauto zum Geburtstag verschenken soll, daß er selbst damit spielt. Vermutlich treten bei sehr jungen Kindern harmlose Wünsche und unverzerrte Träume auf, weil sie noch nicht das Alter des Ödipuskomplexes erreicht und ein Über-Ich entwickelt haben.

Auch bei Erwachsenen gibt es manchmal harmlose Wünsche und unverzerrte Träume. Sie werden durch innere Reize rein somatischer Natur ausgelöst: Nach einem Freudschen Beispiel träumen etwa Forscher in der Antarktis von Tabak, Essen und Frauen. Auch durch äußere Reizung lassen sich unverzerrte Träume hervorrufen. Freud berichtet von Experimenten, in denen schlafende Personen harmlosen äußeren Reizen ausgesetzt wurden. Anschließend wurden sie geweckt um zu erfahren, ob sie auf die Reizung mit einem Traum reagiert hatten. Einem Schläfer hatte man den Duft von Kölnisch Wasser unter die Nase gehalten. Prompt träumte er, er befände sich in Kairo. Man mag zwar bezweifeln, daß Kairo nach Kölnisch Wasser duftet, aber der Träumer nahm das offensichtlich an.

Freud glaubt, daß sowohl die harmlosen als auch die anstößigen Wünsche oder Reize den Schlaf bedrohen. Der Traum ist dann im wesentlichen zu verstehen als Bemühen, durch Wunschbefriedigung in der Phantasie, nicht durch eine Handlung, den Schlaf zu erhalten. Der erste Konflikt, der dem Traum zugrunde liegt, ist also der Gegensatz zwischen dem drohenden Weckreiz und dem Wunsch nach Schlaferhaltung. Die Lösung in den harmloseren Fällen ist der offen wunscherfüllende Traum. In den Fällen anstößiger Wünsche ist das Ergebnis mitunter ein angsterregender oder sogar ein Alptraum, aus dem der Schläfer aufschreckt. Manchmal wird der anstößige Wunsch (der *latente Inhalt*) einer *Zensur* unterzogen. Diese läßt die Traumbilder, die eine offene Wunschbefriedigung darstellen, nicht zu. Das Traumbild wird verstellt und unkenntlich gemacht durch eine Reihe psychischer Operationen, die insgesamt die sogenannte *Traumarbeit* darstellen (Einarbeitung von Tagesresten, Zensur und Sekundärbearbeitung, die mit ihren Varianten an-

hand des Irma-Traums untersucht werden sollen). Ein Tagesrest ist einfach ein Ausschnitt von Ereignissen des vorhergehenden Tages, der in die Traumarbeit hineingenommen wird.

Im Traum, der sich aus all dem ergibt (der *manifeste Inhalt*), und den der Psychoanalytiker von seinen Patienten zu hören bekommt, ist daher die Befriedigung des ursprünglichen unbewußten Motivs nicht mehr erkennbar. Die Zensur widersetzt sich den Bemühungen des Analytikers, sich vom manifesten Inhalt des Traums zum latenten Inhalt (oder der

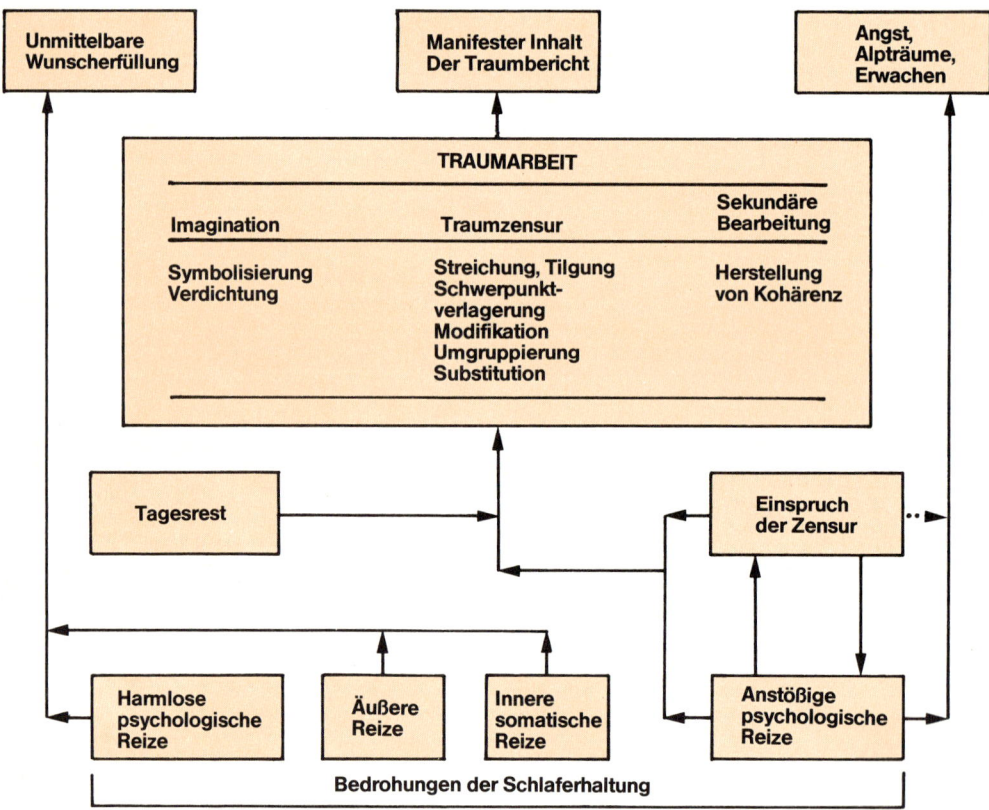

Abb. 12.3. Flußdiagramm von der Entstehung eines Traumes in Anlehnung an Freud. Der Wunsch nach Schlaferhaltung löst das Träumen aus, sobald der Schlaf durch irgend etwas bedroht ist. „Anstößige" psychologische Reize (oder Wünsche) machen den latenten oder verborgenen Trauminhalt aus. Sie treffen auf den Einspruch der sogenannten Zensurinstanz. Daraufhin setzt die Traumarbeit ein, die aus drei Hauptprozessen besteht. Die Imagination (Darstellung der Wünsche in Bildern) und sekundäre Verarbeitung (Zusammenfügen aller Teile zu einem Traumgeschehen, wie fremdartig der Inhalt

auch sein mag) waren in Freuds Theorie keine direkten Operationen der Zensurinstanz, obgleich sie deren Zwekken dienen konnten. Die endgültige Traumgeschichte bildet den manifesten Traum. Man könnte in dieser Abbildung noch den Psychoanalytiker hinzufügen, der zu bestimmten Aspekten des manifesten Trauminhalts frei assoziieren läßt. Mit Hilfe der freien Assoziationen versucht er, den Weg zum latenten Trauminhalt zurückzuverfolgen, der ihm wichtige Aufschlüsse über seinen Patienten geben kann. Der Analytiker bemüht sich also um die Entzerrung der Traumarbeit

Interpretation) vorzuarbeiten. Man könnte sagen, der Zensor wünscht die Tarnung aufrechtzuerhalten, damit keine unschönen Wahrheiten ans Tageslicht kommen.

12.1.2.2   Die Interpretation des Irma-Traums

D er Irma-Traum, den Freud aufschrieb, enthält den manifesten Inhalt – das Endprodukt des Traumprozesses. Anfänglich ist der unannehmbare Wunsch, der diesen Traum bei Freud auslöste, nicht bekannt. Freud arbeitet an seiner Aufdeckung mit der gleichen Methode wie bei seinen Patienten, nämlich mit freier Assoziation zu allen Elementen des manifesten Trauminhalts. Indem er vom manifesten Inhalt mit Hilfe von Assoziationen zum latenten Inhalt vorstößt, werden die hypothetischen geistigen Operationen (die Traumarbeit), die den Traum entstehen lassen, umgekehrt. Es wird sich herausstellen, daß der „anstößige" Wunsch Freuds im latenten Trauminhalt darin besteht, er möge Recht behalten mit seiner Behandlung von Irma, er möge überhaupt mit all seinen jetzigen und früheren Ideen Recht behalten, wenn auch auf Kosten anderer. Außerdem ist darin ein Rachewunsch gegenüber denen enthalten, die meinen, er habe Unrecht. Das ist also im wesentlichen ein Wunsch nach schrankenlosem Egoismus. Wir wollen sehen, ob der Irma-Traum als klinisches Dokument diese Hypothese entweder bestätigt oder widerlegt.

Die Einwirkungen eines Tagesrestes sind in Freuds Traum ganz offensichtlich: Ottos Besuch, seine Bemerkung über Irmas Befinden, das Aufschreiben der Fallgeschichte für Dr. M. Außerdem fiel Freud bei der freien Assoziation zu den ersten Sätzen des manifesten Trauminhalts („Ein großer Saal – zahlreiche Gäste, die wir empfingen. – Unter ihnen befand sich Irma") prompt ein, daß seine Frau ihm tags zuvor gesagt hatte, sie würden zu ihrem Geburtstag eine ganze Reihe von Gästen haben, unter ihnen auch Irma. Die Familie verbrachte zudem diesen Sommer in einem großen Haus mit ungewöhnlich weitläufigen Empfangsräumen.

Irma. In seinem Traum sagt Freud zu Irma, wenn sie immer noch Schmerzen habe, sei das ihre eigene Schuld – er weist also die Verantwortung von sich. Späteres Nachdenken ergab, daß er Irma eigentlich nicht für intelligent genug hielt, um seine Interpretation ihrer Symptome zu verstehen. Im Traum wirkt Irmas Aussehen auf ihn alarmierend, so daß er meint, daß ihm irgendeine organische Störung entgangen sein muß. Diese Möglichkeit war für Ärzte, die hysterische Patienten behandelten, eine ständige Quelle von Befürchtungen, so daß man meinen könnte, hier werde ein Unbehagen, nicht ein Wunsch ausgedrückt. Doch nach längerem Hin- und Herüberlegen kam Freud der Verdacht, daß er nicht wirklich alarmiert war, sondern im Grunde den Gedanken willkommen hieß. Wenn nämlich Irma gar nicht hysterisch war, dann konnte man auch nicht erwarten, daß sie durch Freuds Behandlungsmethode geheilt werden könnte; er war von der Verantwortung entlastet und seine Theorie zur Hysterie, die ihm über alles ging, war gerettet.

Zwei weitere Aspekte der Freudschen Selbstrechtfertigung im Verhältnis zur Therapie Irmas sind mehr etwas für Eingeweihte. Sie hatte eine Trimethylamin-Injektion erhalten, deren Formel im Traum fettgedruckt erschien. Die freie Assoziation zu Trimethylamin brachte Freud auf seinen guten Freund Wilhelm Fliess, den Berliner Biologen und Hals- und Nasenspezialisten, und dann auf dessen Theorie, daß das Trimethylamin ein Produkt des Sexualstoffwechsels sei. Irma, eine junge Witwe, war in dem Traum also anscheinend so dargestellt, als benötige sie eine sexuelle Injektion – ein weiterer Entschuldigungsgrund für das Versagen der Freudschen Behandlung. Außerdem waren in Irmas Hals „merkwürdige" Auswüchse zu sehen, die dem Nasengang sehr ähnlich waren. Durch Assoziation kam Freud wieder auf Fliess und dessen Theorie, der einmal zwischen den weiblichen Genitalien und dem Nasengang eine Beziehung hergestellt hatte – wiederum ein Hinweis auf sexuelle Probleme als Erklärung für das Versagen der Freudschen Behandlung. Daß Freud überhaupt an Fliess dachte – und viele seiner Assoziationen brachten ihn auf Fliess – bedeutete für ihn eine Beruhigung, denn zu der Zeit gehörte

Fliess zu den wenigen, die Freud in seinem Glauben an die Richtigkeit seiner Vorstellungen über die Hysterie bestärkten.

Mit dem vierten Aspekt von Irmas Behandlung in Freuds Traum geht Freuds Rechtfertigungsbedürfnis über diesen unmittelbaren Fall hinaus. Im Traum hatte Irma eine Injektion erhalten, und Freud dachte: „Wahrscheinlich war die Spritze nicht sauber." Das erinnerte Freud daran, daß er tags zuvor flüchtig gedacht hatte, als er einer alten Dame eine Morphium-Injektion gab, daß er in den zwei Jahren seiner Praxis noch keinen einzigen Zwischenfall hatte, der durch eine unsaubere Spritze hervorgerufen worden wäre – so gewissenhaft hielt er es mit der Sauberkeit seiner Instrumente.

Die Traum-Irma entsprach der wirklichen Irma nicht ganz. Sie hatte einige seltsame Merkmale, die eher anderen Personen zukamen. Im Traum führte Freud Irma ans Fenster und untersuchte ihren Hals. Dann rief er sofort Dr. M. herein, der die Untersuchung wiederholte und das Ergebnis bestätigte. Bei der freien Assoziation wurde Freud plötzlich klar, daß diese kleine Szene eine reale Entsprechung hatte. Irma hatte eine gute Freundin, von der Freud sehr viel hielt. Als er diese Dame eines Abends besuchte, stand sie gerade am Fenster, Dr. M. hatte ihren Hals untersucht und die Diagnose Diphtherie gestellt. Freud hatte schon seit einiger Zeit diese Diagnose für falsch gehalten und geglaubt, seine von ihm bevorzugte junge Dame litte wie Irma an Hysterie. Ihm wurde weiter klar, daß er wünschte, diese junge Dame wäre anstelle von Irma seine Patientin, da sie intelligent genug war, um aus seinen hervorragenden Interpretationen Nutzen zu ziehen. Er wünschte sich Irma fort und an ihre Stelle eine angenehmere Patientin, die ihre Symptome tatsächlich verlieren und somit seine Theorie bestätigen würde.

In anderer Hinsicht war die Irma des Traums weder wie sie selbst noch wie ihre Freundin. Die Beschwerden stimmten alle nicht, Schmerzen im Hals und im Unterleib und Erstickungsgefühle gehörten nicht zu Irmas primären Symptomen. Auch das Aussehen der Traum-Irma – blaß und gedunsen – stimmte nicht, ebensowenig wie ihr Verhalten – sie zeigte sich widerspenstig bei der Unter-

suchung. Alle diese Merkmale führten assoziativ zu Freuds Frau: sie war mit Unterleibsschmerzen krank gewesen, hatte blaß und gedunsen ausgesehen, als sie krank war, und hatte sich Freud gegenüber gelegentlich geschämt. Auf diese Verbindungen weist Freud in einer zurückhaltenden Fußnote hin und verfolgt sie nicht weiter.

So war die Traum-Irma also nicht einfach Irma, sondern eine zusammengesetzte Person. Indem in einem Menschen die Merkmale mehrerer Personen vereinigt waren, bringt Freuds Traum mehrfache Wünsche zum Ausdruck: den Wunsch nach Rechtfertigung als Arzt und Theoretiker, den Wunsch, eine anstrengende Patientin loszuwerden und den Wunsch, eine Frau zu haben, die sich nicht so schämen muß. Freud nannte diese ökonomische Form des Traumausdrucks *Verdichtung*, die Vereinigung mehrerer Themen zu einem einzigen Thema. Zugleich ist es eine Form der Verkleidung, denn niemand würde auf den ersten Blick diese zusammengesetzte Irma erkennen.

Otto. In Freuds Traumabschnitt über Otto dominiert der Wunsch, sich an seinen Gegnern zu rächen, aber auf subtile Art und verbunden mit einem Rechtfertigungsbedürfnis, das weit über den Fall Irma hinausgeht. Einige Jahre lang waren Otto und Leopold, der ebenfalls im Traum vorkommt, Freuds Assistenten in einer neurologischen Ambulanzabteilung gewesen. Otto und Leopold hatten sich auf das gleiche medizinische Gebiet spezialisiert, standen also in engem Wettbewerb miteinander. Ständig wurden sie miteinander verglichen. Freud nahm in seinem Traum kräftig Rache für das flüchtige Gefühl vom Vortage, das durch Ottos Bemerkung über Irmas Aussehen ausgelöst worden war. Es war Leopold, der im Traum die vorsichtigen und sinnvollen Untersuchungen vornahm – indem er Irma über dem Mieder abklopfte und eine „Dämpfung links unten" entdeckte. Das erinnerte Freud an eine ähnlich wichtige Beobachtung, die Leopold in einem anderen Fall kürzlich gemacht hatte. Und was tat Otto? Er hatte Irma kürzlich eine Injektion mit „Propyl, Propyl ... propionischer Säure ... Trimethylamin" gegeben. Der Gedanke einer solchen Injektion ist absurd, aber warum dieses Stolpern über eine chemische Formel?

Seltsamerweise brachte sie Freud per Assoziation auf ein Geschenk, das Otto den Freuds kürzlich gemacht hatte – eine Flasche Schnaps. Sie roch so stark nach Fuselöl (eine saure, ölige Flüssigkeit), daß Freud sich weigerte, sie anzurühren. Als seine Frau den Vorschlag machte, sie den Bediensteten zu geben, erhob Freud Einspruch und meinte, diese brauchten auch nicht vergiftet zu werden. Fuselöl setzt sich im wesentlichen aus Amylalkohol zusammen. Im Traum handelte es sich um eine chemisch verwandte Kette. Auf jeden Fall war die Injektion sehr „gedankenlos" und „wahrscheinlich war die Spritze nicht sauber gewesen".

Der Trauminhalt legt also auf verschiedene Weise nahe, was Freud Otto gegenüber empfand, einmal im Hinblick auf seinen Bericht über Irmas Zustand, und i. allg. über dessen Zweifel an Freuds Theorie zur Hysterie. Im Traum ist Otto sowohl eine gesellschaftliche Niete, er verschenkt schlechten Schnaps, als auch ein gedankenloser Arzt, der eine sinnlose Injektion mit einer unsauberen Spritze verabreicht. Indirekt wird Otto außerdem zu seinen Ungunsten mit seinem hauptsächlichen Rivalen Leopold verglichen.

Ein Versagen in der Vergangenheit. Freuds Deutung seines Traums ist damit noch keineswegs vollständig. Vielleicht reicht aber eine weitere Angabe, um den Charakter dieser klinischen Demonstration zu vermitteln. Freuds Bedürfnis nach Selbstrechtfertigung betraf nicht nur den Fall Irma. So gelangt Freud über Assoziationen zu einer Injektion und zu verschiedenen organischen Symptomen zu einem Ereignis aus der Vergangenheit, an das er sich höchst ungern erinnerte. 1884 hatte er zu den ersten gehört, die Kokain für bestimmte medizinische Zwecke empfohlen hatten. Vor allem hatte er einem ihm sehr nahestehenden Freund die Anwendung von Kokain angeraten. Allerdings sollte er es sich oral verabreichen; der Freund hatte sich jedoch eigenmächtig eine Kokaininjektion gegeben und war daran gestorben. In dieser Angelegenheit war Freud kein sehr gewissenhafter Arzt gewesen, und er erinnerte sich daran mit sehr ungutem Gefühl. Aber in

seinem Traum verabreicht nicht er eine Injektion, sondern der von ihm wenig geschätzte Otto. Wieder dient eine Substitution dem Zweck der eigenen Rechtfertigung, wobei der Wunsch erkennbar wird, recht zu haben, nicht nur für den Augenblick, sondern auch für die Vergangenheit und die Zukunft.

12.1.2.3 *Klinische Nachweise*

Man muß zugeben, daß die Art der klinischen Arbeit, wie sie mit der Interpretation des Irma-Traumes demonstriert wurde, das grundlegende Ziel klinischer Psychologie und Psychiatrie – Verhaltensprognosen abzugeben – weitgehend vernachlässigt. Die meisten praktizierenden klinischen Psychologen lassen sich in irgendeiner Form von statistischen Untersuchungsergebnissen leiten, doch stützen sie sich in unterschiedlichem Umfang auch auf andere Evidenzen, die man „klinisch" zu nennen pflegt. Die Richtigkeit klinischer Interpretationen ist schwer zu überprüfen. Vor allem aber scheinen sie keine sicheren Verhaltensvorhersagen zu ermöglichen. Freud hat seine Trauminterpretation dem Leser gewiß nicht mit prognostischen Absichten vorgestellt, aber vielleicht enthält sie implizit gewisse Voraussagen. Mitunter kann man von einer früheren Verhaltensweise auf eine zukünftige schließen. In unserem Fall von einem Traum auf andere Träume. Freuds Theorie zur Traumdeutung und seine Interpretationen des Irma-Traumes läßt folgende Vorhersage zu: Wer in einer bestimmten Nacht einen Traum hat, in dem die eigene Befriedigung und die Erniedrigung der Verleumder symbolisch zum Ausdruck kommt, wird mit einiger Wahrscheinlichkeit weitere Träume haben, die sich in naher Zukunft mit den gleichen latenten Trauminhalten befassen. Wer in der ersten Nacht keinen solchen Traum hat, wird mit geringerer Wahrscheinlichkeit in der nahen Zukunft einen Traum dieses Inhalts haben. Diese Vorhersage stützt sich auf Bestandteile der allgemeinen Traumtheorie, wonach dominante Bedürfnisse wiederholt in den Träumen zum Ausdruck gelangen.

Der Versuch, die Deutung des Irma-Traumes in eine Wahrscheinlichkeitsaussage umzuformen, ist sehr lehrreich. Freud glaubte fest an die Validität von Vorhersagen der Art, wie wir sie beschrieben haben, denn es ging ihm ja um die menschliche Psychologie, nicht nur um seine eigene. Zwar spricht er nicht von Klassen von Personen, aber seine Vorstellungen setzen implizit solche Klassen voraus, sie sollen auf Menschen überhaupt anwendbar sein. Doch sehr viel weiter geht die gemeinsame Basis mit der statistisch-empirischen Forschung nicht. In dem Bericht über den Irma-Traum fehlen jegliche objektiv-empirischen Beobachtungen. Wie läßt sich feststellen, ob ein Patient *tatsächlich* ein starkes Bedürfnis nach Selbstrechtfertigung und Rache hat? Alle schwerwiegenden Aussagen sind subjektiv, sie lassen sich nicht an vorher festgelegten Kriterien bewerten. Man nehme nur die Inhalte, die die Rechtfertigungs- und Rachewünsche repräsentieren sollen. Irma, Otto, Leopold, Trimethylamin-Injektionen und alles übrige sind nur Bruchstücke einer Periode aus dem Leben eines Mannes, der inzwischen tot ist, und dessen Trauminhalte nur noch ein Spuk sind. Man könnte unmöglich all die Themen, Personen, Handlungen usw. auflisten, die als symbolischer Ausdruck unserer Bedürfnisse zu interpretieren wären, nicht einmal dann, wenn man sich auf eine bestimmte Zeit und Kultur beschränkt. *Jeder* manifeste Trauminhalt kann symbolischer Ausdruck irgendeines latenten Trauminhaltes sein. Freud meinte zwar, daß es verbreitet und wiederholt auftretende Symbole gäbe, deren Kenntnis die Trauminterpretation erleichtere. Doch er befaßte sich sehr eingehend mit den freien Assoziationen jedes einzelnen Patienten, er hielt die individualisierte Traumdeutung für diagnostisch entscheidend (1933). Die Vorstellung, man könne an das Problem der Traumdeutung mit Hilfe von „Rezepten" aus einem Traumbuch herangehen, hielt auch Freud für unangemessen.

Offenbar sind die für eine statistische Bewertung der psychoanalytischen Traumdeutung wesentlichen Daten nicht nur nicht festgehalten worden, sie lassen sich mit unseren gegenwärtigen Möglichkeiten auch gar nicht sammeln. Allerdings ist es eine kuriose Tatsache, daß einige psychoanalytische Deutungen uns unmittelbar überzeugen können. Wahrscheinlich trifft das vor allem auf Freuds Deutungen des Irma-Traumes und des Falles vom kleinen Hans (vgl. Kapitel 11) zu. Andererseits kommt das auch bei Kriminaluntersuchungen und bei Symbolinterpretationen literarischer Werke oft vor – der Fall scheint glasklar zu sein – doch ist er es tatsächlich?

Woraus erklärt sich die Überzeugungskraft bestimmter Interpretationen? Wir vermuten, daß es an einer intuitiven Beurteilung der Wahrscheinlichkeit liegt, an einem Gefühl dafür, was sich leicht zufällig ereignen könnte, und was nicht. Die Daten, die diesem Gefühl zugrunde liegen, sind viel zu komplex, als daß man sie im einzelnen aufzeigen könnte.

Im Fall des Irma-Traumes und des kleinen Hans scheint es an der Menge scheinbar unbedeutender Einzelheiten zu liegen, die sich so genau ineinanderfügen, daß sie ein zusammenhängendes Bild ergeben. So entsteht bei manchen das Gefühl, daß zuviel zu gut zusammenpaßt, als daß die Interpretation falsch sein könnte.

Die klinische Methode beherrschte in der Psychoanalyse und in vielen verwandten psychotherapeutischen Schulen das Feld. Sie ist sicherlich interessant, wenn sie so meisterhaft angewandt wird wie von Freud. Niemand schien sich daran zu stören, daß die Überprüfung ihrer Gültigkeit unmöglich ist. Aber wenn dieses ausgefeilte Interpretationssystem valide ist, müßten dann nicht die therapeutischen Bemühungen (die dadurch in Gang gesetzt wurden und sein eigentlicher Zweck sind) von Erfolg gekrönt sein? Man könnte den Erfolg oder Mißerfolg einer Therapie prinzipiell mit statistischen Methoden überprüfen, anders als die Richtigkeit von Traumdeutungen. Die Überprüfung dürfte nicht einmal so furchtbar schwierig sein, sollte man meinen. Man hat sich später tatsächlich um statistische Bestätigungen der Wirksamkeit der Psychoanalyse und generell auch anderer Psychotherapieformen bemüht, doch kam die klinische Praxis dabei nicht gut weg.

12.1.3 Neuere Experimente
zum Traumerleben

Wir wollen unsere Diskussion des Therapieerfolges noch etwas aufschieben, um zunächst von der derzeitigen Forschung über das Traumerleben zu sprechen. Wir wollen dabei betonen, daß manche Ideen, die man zunächst für unüberprüfbar hält, nicht für immer überprüfbar sein müssen. Das gilt für die nun 75 Jahre alte Traumtheorie Freuds: Ein kleiner technischer Fortschritt hat dazu geführt, daß komplexe verborgene Vorstellungen symbolischer Art in den Bereich der Überprüfung gelangt sind.

Dieser Fortschritt erfolgte in den 50er Jahren durch Eugene Aserinsky, William Dement und Nathaniel Kleitman, Mitglieder der physiologischen Abteilung der University of Chicago. Im Brennpunkt ihres Interesses stand die Hirnaktivität im Verlauf des nächtlichen Schlafes. Diese kann ohne direkten Kontakt mit der Hirnoberfläche kontinuierlich aufgezeichnet werden, indem man am Kopf der Versuchsperson, die zum Schlafen ins Laboratorium kommt, Elektroden anlegt. Das Elektroenzephalogramm-(EEG)-Gerät nimmt die laufenden Veränderungen des Energieniveaus zwischen benachbarten Regionen der Großhirnrinde, des *Kortex,* auf. Diese Verschiebungen werden umgesetzt in Aufzeichnungen, die allgemein als „Hirnwellen" bekannt sind. Das Team aus Chicago zeichnete neben der Wiedergabe der Hirnstromwellen während des nächtlichen Schlafes auch die Bewegungen des Augapfels in der Augenhöhle auf, indem genau über den Augen Elektroden angelegt wurden. Abbildung 12.4 zeigt eine an den EEG-Apparat angeschlossene Versuchsperson.

12.1.3.1 *Rasche Augenbewegungen*
und Schlafarten

Wir wollen gleich die entscheidende Entdeckung aufgreifen und anschließend einige Einzelheiten hinzufügen. Es ließ sich zeigen, daß zu bestimmten Zeiten in der Nacht die Augen unter den Lidern koordinierte Bewegungen ausführen, so, als ob sie

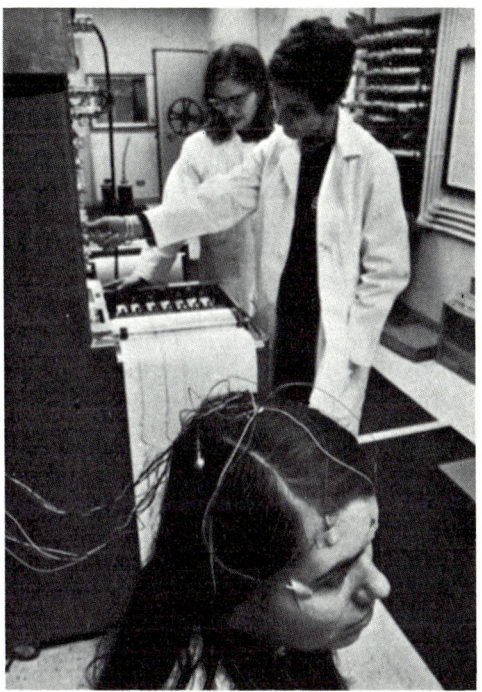

Abb. 12.4. Eine schlafende junge Frau ist an Elektroden angeschlossen, über die ihre Augenbewegungen, das EEG und andere Daten aufgezeichnet werden. In der ersten Nacht fällt den Versuchspersonen das Einschlafen manchmal etwas schwer, sie schlafen oft unruhig, aber die meisten gewöhnen sich rasch an die Elektroden, auch an einen oft noch komplizierteren Versuchsaufbau

einen Gegenstand im Raum fixieren wollten. Dem Team aus Chicago kam der Gedanke, daß die raschen Augenbewegungen (*rapid eye movements;* REM), die sie aufzeichneten, ein äußeres Anzeichen für das Auftreten eines Traumes, ein primär visuelles Erlebnis, sein könnten. Um das herauszufinden, wurde der Schläfer bis zu 50mal in der Nacht durch ein Klingeln geweckt, er mußte (erschöpft) durch ein Mikrophon kundtun, ob er geträumt habe oder nicht. Natürlich mußten die Weckreize auf Zeiten mit raschen Augenbewegungen (REM) und Zeiten ohne Augenbewegungen (NREM) in etwa gleich verteilt werden. Die Mengen der einzelnen Berichte wurden miteinander verglichen. Tabelle 12.1 gibt das Ergebnis der umfangreichsten Studie (Dement & Kleitman, 1957) wieder. Man hatte den Traum aus seinen Tiefen „an die Oberfläche" gebracht.

Tabelle 12.1. Der Zusammenhang zwischen Träumen und REM-Schlaf

	Träume	Keine Träume
REM-Schlaf	152	39
NREM-Schlaf	11	149

Aus Dement & Kleitman, 1957

Inzwischen gibt es mehr als 30 Untersuchungen über den Zusammenhang zwischen REM-Schlafphasen und den Träumen (Jones, 1970). Die Enge der Beziehung variiert zwar, aber man kann durchaus sagen, daß die Augenbewegungen (REMs) ein i. allg. verläßliches äußeres Anzeichen dafür sind, daß der Schläfer träumt. Nur einmal schien diese Beziehung ernsthaft in Frage gestellt, denn David Foulkes (1966) erhielt anscheinend widersprechende Ergebnisse. Wie die Gruppe aus Chicago verglich er die Berichte nach dem Erwachen aus REM-Schlaf und NREM-Schlaf. Foulkes erhielt in 87% der Fälle nach dem Erwachen aus dem REM-Schlaf einen Traumbericht, aber auch in 74% der Fälle nach dem NREM-Schlaf. Das ist kein großer Unterschied. Foulkes (1962) hat diesen scheinbaren Widerspruch selbst zu erklären gewußt. Er beruht im wesentlichen darauf, daß die Gruppe aus Chicago „vage fragmentarische inhaltliche Eindrücke" nicht zu den Träumen zählte, sondern nur zusammenhängende, visuell erlebte Themen. Foulkes hingegen zählte auch diese Fragmente mit, ja er ermutigte die Schläfer geradezu, über „alles, was ihnen durch den Kopf ging" zu berichten.

Die Art des Unterschieds zwischen NREM-Gedanken und REM-Träumen ist bisher erst grob erfaßt worden. Die Gedankenwelt der NREM-Phasen ist offenbar mehr von Tagesereignissen erfüllt, sie weist weniger symbolische Verarbeitung auf, sie ist generell eher verständlich, weniger bizarr als die Traumwelt. Daß zwischen den NREM-Gedanken und den Träumen echte qualitative Unterschiede bestehen, ist hinlänglich gesichert. In wenigstens drei Untersuchungen (Goodenough, Lewis, Shapiro, Jaret & Sleser, 1965; Hobson, Goldfrank & Snyder, 1965; Monroe, Rechtschaffen, Foulkes & Jensen, 1965) wurden unwissentliche Beurteiler gebeten, die Äußerungen der Probanden als REM-Träume und NREM-Gedanken zu identifizieren. Sie waren dazu insgesamt in der Lage. Freud wäre überrascht gewesen zu

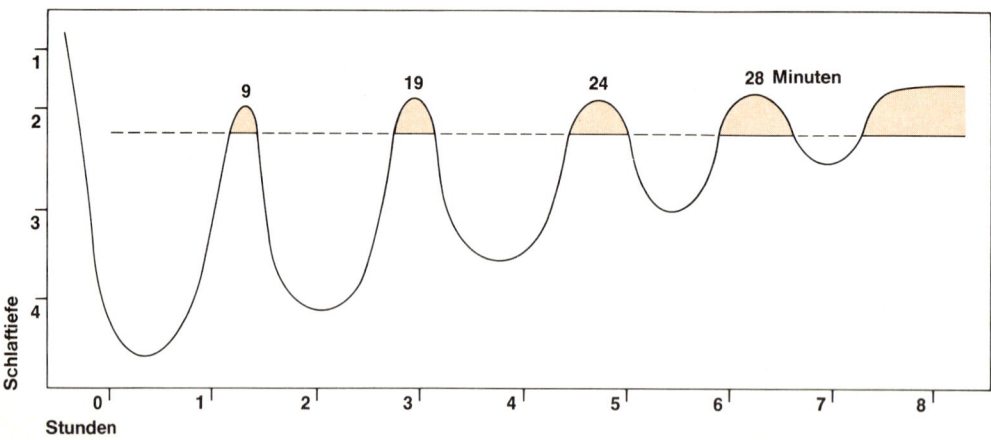

Abb. 12.5. Die Kurve zeigt von links nach rechts einen durchschnittlichen Hirnwellenverlauf, wie er sich während eines achtstündigen Schlafes aus dem EEG ergibt. Der Schlaf besteht aus vier Formen zerebraler Aktivität, die in regelmäßigem Wechsel aufeinander folgen. Die vier Schlafphasen, mit 1, 2, 3 und 4 gekennzeichnet, entsprechen in dieser Reihenfolge zunehmender Schlaftiefe. Die schattierten Flächen oberhalb der gestrichelten horizontalen Linie repräsentieren den REM- oder Traumschlaf. Sie entsprechen dem Schlaf, den man „Vorstufe 1" nennt, der Schlafzyklus des Träumers steigt dabei zur Stufe 1 an. Wie das Diagramm deutlich macht, werden die Schlafzyklen flacher und von kürzerer Dauer, je mehr sich der Schläfer dem Wachzustand nähert. Die relative Zeitdauer des REM-Schlafes nimmt zu. (Aus Jones, 1970)

hören, daß der menschliche Geist bei beiden Arten des Schlafs aktiv bleibt. Er hatte fest angenommen, daß der „wirkliche" Schlaf völlige Ruhe sei, und daß der Traum ihn bloß zu schützen habe.

Die Physiologen aus Chicago fanden allerdings heraus, daß es mehr als zwei Schlafarten gibt. Die EEG-Verläufe lassen sich mühelos in vier verschiedene Untergruppen einteilen, die mit regelmäßigem Zyklus aufeinander folgen, wie es schematisch in Abb. 12.5 dargestellt ist. Nach dem Einschlafen sinkt man sehr rasch auf die tiefste Schlafebene (4), um dann fast ebenso rasch wieder über die Ebenen 3 und 2 bis zur höchsten Ebene (1) aufzusteigen, die – vom EEG her gesehen – dem Wachzustand benachbart ist. Vor allem während dieses sehr leichten Schlafes an der Grenze zum Erwachen treten die Augenbewegungen (REMs) und Träume auf. Dann beginnt der Zyklus wieder von vorn. Im Verlauf der Nacht dauert jeder Zyklus etwa 90 Minuten, aber er wird kürzer und flacher (gelangt oft nicht tiefer als Ebene 2), je näher der Schläfer dem Aufwachen kommt. Das alles wäre Freud mit Sicherheit nicht einmal im Traum eingefallen.

12.1.3.2 Wunscherfüllung, Traumentzug und Entstellung

Es handelt sich bei der Entdeckung um weiter nichts als um ein äußeres Anzeichen für das Träumen. Was für ein Licht kann sie auf Freuds Theorien werfen? Wir wollen nur seine allgemeinste und wichtigste Behauptung betrachten, daß nämlich Träumen eine wunscherfüllende Aktivität sei. Wir geben schon vorweg zu, daß über die Wahrheit dieser Behauptung auch mit den neuen technologischen Möglichkeiten noch nicht entschieden ist. Aber man hat doch einige Dinge hinzugelernt.

Das psychoanalytische Axiom, daß alle psychische Aktivität motiviert sei, kommt zum erstenmal in Freuds Traumtheorie zum Ausdruck, es ist die einfache Feststellung, daß das Träumen i. allg. der Schlaferhaltung dient. Freud sagte nur wenig dazu, hielt es anscheinend für selbstverständlich, doch offenbar ist es das nicht. Ein erster Blick auf Abb. 12.5 könnte zwar den Eindruck erwekken, daß der Gedanke von der Schlaferhaltung durch die neuen experimentellen Forschungen eindeutig gestützt wird, denn die REM-Phasen und die Träume treten genau dann auf, wenn der Schläfer sich dem Wachzustand nähert (Ostow, 1958, S. 91). Aber eine große Schwierigkeit ergibt sich dann, wenn man nicht nur den EEG-Zyklus berücksichtigt. Inzwischen gibt es auch Daten über Pulsschlag, Blutdruck, Veränderungen der Atemfrequenz, subjektive Beurteilungen der eigenen Schlaftiefe unmittelbar vor dem Wecken und sogar Messungen der Penis-Erektionen im Schlaf (s. Jones, 1970, der eine Zusammenfassung gibt). Diese Daten zusammengenommen machen es einem keineswegs leicht zu sagen, wann der Schlaf tief und wann er leicht ist, denn untereinander stimmen sie nicht überein. Um nur eine Schwierigkeit zu nennen, die der Hypothese, Träume seien die Wächter des Schlafes, durch diese Daten entsteht: Ausgerechnet auf dem Schlafniveau 1, wenn der Proband träumt und also am ehesten einen „Schlafwächter" benötigt, hat er dem Bericht des geweckten Schläfers zufolge einen besonders tiefen Schlaf.

Um seine Hauptthese zu stützen, daß in den Träumen Erwachsener in der Regel die Erfüllung unbewußter Wünsche zum Ausdruck kommt, benutzte Freud eine ganz charakteristische, „verführerische" Argumentation. Er ging von den offensichtlichen wohlbekannten Fällen aus, in denen es zur direkten Wunscherfüllung in den Träumen von Kindern und Erwachsenen kommt (etwa die Forscher in der Antarktis mit ihren körperlichen Bedürfnissen). Dann fuhr er fort mit der Behauptung, daß alle Träume wie diese seien, nur mit dem Unterschied, daß die Wünsche, da sie häufig anstößig seien, ihre Erfüllung nur in Verkleidung finden könnten. Die Fälle, auf die er sich stützte, hatten allerdings nur weitgehend anekdotenhaften Charakter. Wir wollen nur ein neueres Experiment anführen, das zeigt, daß „offensichtliche" Fälle von Wunscherfüllung im Traum auch dann nicht die Regel sind, wenn sie es sein müßten. Dement und Wolpert (1958) entzogen ihren Versuchspersonen 24 Stunden lang alle Flüssigkeit, so daß sie durstig waren. Von den 15 im Experiment produzierten Träumen hatten jedoch nur fünf Träume überhaupt irgend etwas mit Getränken zu tun; in keinem Traum kam etwas von Durst und seiner Befriedigung vor. Wir alle wissen, daß im Traum eine direkte Wunscherfüllung schon einmal vorkommt, aber so etwas ist offenbar selten.

Es gibt ein Experiment, das fraglos all denen besonderen Auftrieb gegeben hat, die gern glauben möchten, daß der geniale Freud die richtigen Antworten intuitiv erfaßte, für deren Bestätigung weniger geniale Männer viel Zeit und einen großen Apparateaufwand benötigen. Dement (1960) weckte den Schläfer immer dann, sobald die REM-Phase einsetzte. Nun entzieht man einem Probanden, den man zu Beginn dieser REM-Phase aufweckt, natürlich nicht nur seine Träume, sondern auch seinen *Schlaf,* und das dürfte nicht ohne Auswirkungen bleiben. Man kann dieser Schwierigkeit gerecht zu werden versuchen, indem man die Weckzeiten in der REM-Phase durch Weckzeiten in den anderen Schlafphasen ausgleicht und den sich dabei ergebenden Unterschied auf spezifische Effekte des Traumentzugs hin untersucht. Wie Dement später zugab, läßt sich aber die Schwierigkeit so nicht völlig meistern, denn die REM-Phase und das Träumen sind weitgehend auf eine Schlafart beschränkt – auf die aufsteigende Schlafebene 1. Man kann den Probanden also nicht das eine entziehen, ohne ihnen zugleich auch das andere zu entziehen. Das heißt, man kann zwar etwas darüber erfahren, welche Auswirkungen es hat, wenn man einem Menschen die Träume und den Schlaf der Ebene 1 vorenthält, doch die Auswirkungen des reinen Traumentzugs sind nicht zu ermitteln.

Immerhin hatte die erste Untersuchung Ergebnisse gezeigt, die Freuds Theorie von der Wunscherfüllung zu bestätigen schienen. Man hatte festgestellt, daß der Schläfer sozusagen alles daransetzt, die entzogenen Träume (oder den Schlaf der aufsteigenden Ebene 1) „nachzuholen". Diese Tendenz kam auf verschiedene Weise zum Ausdruck. In den „Deprivations-Nächten" verkürzte der Schläfer die Intervalle zwischen den REM-Phasen, so daß er die Menge des REM-Schlafes insgesamt erhöhen konnte. In den „Erholungs-Nächten", die ohne Unterbre-

chung verliefen, stieg der prozentuale REM-Anteil des Schlafes sogar fast proportional, so als ob der Schläfer das Traumdefizit ausglei-

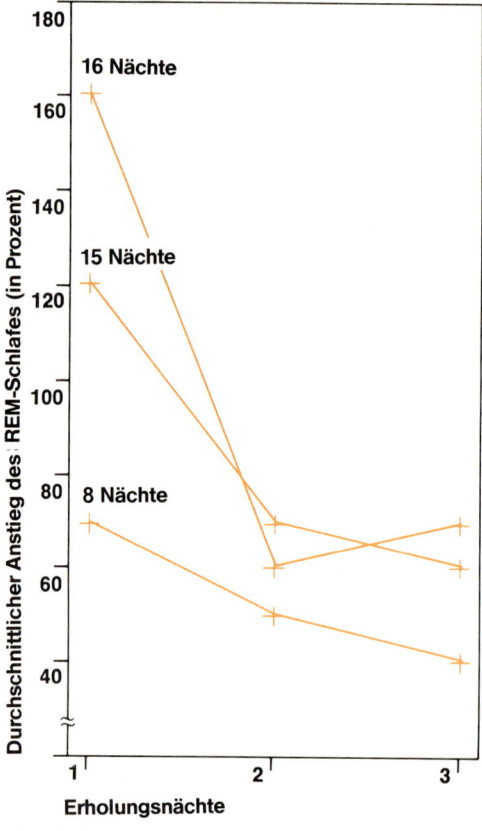

Abb. 12.6. Drei Versuchspersonen wurde *8, 15* und *16* Nächte lang der REM-Schlaf und die ihn begleitenden Träume entzogen. Sie wurden geweckt, sobald REMs (schnelle Augenbewegungen) registriert wurden. Es ist zu beachten, daß ihnen nicht generell Schlaf, sondern nur der REM-Schlaf entzogen wurde. Da der REM-Schlaf jedoch in enger Beziehung zum Träumen steht, erlitten die Vp auch eine Traumdeprivation. Diese beiden Variablen sind nicht voneinander zu trennen. Die Abbildung zeigt den prozentualen Anteil des REM-Schlafes in den ersten drei ungestörten (Erholungs-)Nächten. Als Ausgangswert diente für jede Vp der Mittelwert aus der Dauer des REM-Schlafes (in Minuten) in einer Reihe ungestörter Nächte. Auf der Ordinate ist abgetragen, um wieviel Prozent der REM-Schlaf in den Erholungsnächten über dem Ausgangswert lag. Die Werte reichen von 20 bis 180 Prozent. Das Diagramm macht deutlich, daß der prozentuale Anteil des REM-Schlafes in der ersten Erholungsnacht sehr stark anstieg. Diese Zunahme war grob proportional dem Anteil der Schlaf- und Traumdeprivation. Nach der ersten Erholungsnacht lag der Anteil des REM-Schlafes weiterhin etwas über dem Grundwert, jedoch bei weitem nicht so hoch wie in der ersten Nacht. (Aus Dement, 1965)

chen wollte (s. Abb. 12.6). Wenn den Versuchspersonen im Extremfall viele Nächte lang hintereinander der REM-Schlaf entzogen worden war, dann setzten die REM-Phase und Träume unmittelbar nach dem Einschlafen ein.

Der zweite Effekt einer REM-Deprivation zeigte sich beim Erwachen (Dement, 1960). Die Probanden litten generell an „Unruhe, Reizbarkeit und Konzentrationsstörungen". Bei zwei Probanden traten sogar heftige, fast psychotische Charakterveränderungen auf. Allerdings ist diese zweite Gruppe von Auswirkungen im großen und ganzen nicht bestätigt worden (Jones, 1970). Auch gibt es alternative Erklärungen für einige Einzelheiten des ersten Experiments, die zutreffen mögen. So hatte man z. B. einigen Versuchspersonen Dexedrin gegeben, mit dessen Unterstützung der REM-Schlaf unterdrückt wurde. Dieses Präparat könnte die beobachteten Verhaltensveränderungen durchaus allein erklären.

Der erste Effekt jedoch ist gesichert, er besagt, daß Träumen (oder der den Traum begleitende Schlaf) eine motivierte Aktivität ist. Damit ist Freuds Theorie indessen nur auf einem sehr allgemeinen Niveau bestätigt worden, man kann ihm nicht widersprechen, wenn er sagt, daß alle psychische Aktivität motiviert ist. Doch damit wird keineswegs auch die Wunscherfüllungsthese bestätigt. In Dements Experiment handelte es sich nur um Traumentzug überhaupt, der Trauminhalt wurde nicht näher analysiert. Nach neueren experimentellen Forschungen wird die Wunscherfüllungsthese sogar recht unwahrscheinlich: Der REM-Schlaf – mit dem die Träume auftreten – wiederholt sich beim Menschen in etwa 90-Minuten-Intervallen. Es wäre recht seltsam, wenn die unbewußten Bedürfnisse des Menschen den Schlaf nach einem derart regelmäßigen Plan bedrohen würden.

Ein noch größeres Mißtrauen wird man inzwischen der Vorstellung gegenüber haben dürfen, daß eine Zensurinstanz die Entstellung der Wunscherfüllung fordert. Der enge Zusammenhang zwischen REM-Phase und Traumerlebnis hat es möglich gemacht, Traumserien zu untersuchen, die entweder in ein und derselben Nacht oder in aufeinanderfolgenden Nächten auftreten. Manchmal

kann man diese Traumserien ohne weiteres mit Ereignissen während der Stunden des Wachseins in Verbindung bringen. Foulkes (1966) führte dazu mehrere gute Beispiele an. Doch die Untersuchungen von Calvin Hall (z. B. 1953, 1969) übertreffen an Umfang alle anderen. Hall sammelte die Traumserien von Tausenden von Versuchspersonen aus verschiedenen Berufsgruppen, aus verschiedenen Kulturkreisen, von beiden Geschlechtern und von allen Altersstufen. Der Forscher glaubt zwar mit Freud weiterhin an die Wunscherfüllung, den Hauptfaktor aller Träume, doch weist er entschieden die Vorstellung von einer Zensur, die eine Entstellung erzwingen soll, zurück. Er sieht sich dazu veranlaßt, weil er wiederholt beobachtet hatte, daß innerhalb einer Traumserie, in der das gleiche Thema auftaucht, ein bestimmtes latentes Element (Mutter, Penis, Vagina usw.) einmal in symbolischer Form auftreten kann und ein andermal ohne irgendeine Verkleidung.

Hall stellt sich die nun naheliegende Frage: „Warum gibt es überhaupt im Traum Symbole?". Seine Antwort: „Der Grund, warum in Träumen Symbole auftreten, ist der gleiche, der dazu führt, daß in der Dichtung Metaphern und in der Umgangssprache Slang-Ausdrücke auftreten. Der Mensch möchte objektiv gesehen seine Gedanken so klar wie möglich ausdrücken" (Hall, 1953, S. 108). Das würde besagen: Der Traum ist deshalb so metaphorisch und so geschickt in der Verdichtung von Assoziationen, weil unser Geist immer in dieser Weise arbeitet, wenn er sich nicht gerade ein bestimmtes Ziel gesetzt hat. Das erklärt unserer Meinung nach auch die langanhaltende Faszination der Psychologen durch Freuds Traumtheorie. Diese wird sicher weiterleben, auch wenn seine Vorstellungen von der Zensur und Wunscherfüllung über Bord geworfen werden müssen. Seine Darstellungen dürften wohl zu den detailliertesten und faszinierendsten Interpretationen geistiger Vorgänge gehören, die man außerhalb der Kategorie literarischer Werke findet. Der zukünftige Wert der Freudschen Theorien wird möglicherweise für die Psychologie des Lernens, des Gedächtnisses und der Sprache am größten sein.

Es ist lediglich ein Zufall, daß die Richtung dieser gedanklichen Entwicklung ziemlich genau mit C. G. Jungs (1933) Theorie der Traumdeutung übereinstimmt. Jung vertrat ebenfalls die Ansicht, daß die Traumarbeit nicht der Verkleidung wegen aufgebracht werde, obgleich der manifeste Trauminhalt i. allg. nicht ohne weiteres verständlich ist. Er meinte aber, daß eine richtige Interpretation des Traumes die unbewußten Anteile der Psyche zu berücksichtigen habe. Banal ausgedrückt: Nach Jung „versuchen die Träume dem Träumer etwas über ihn selbst mitzuteilen", eine Ergänzung zu seinem Selbstkonzept zu geben, ein Gegengewicht gegen die Übertreibungen seines Wachbewußtseins. Was man aus den Träumen erfährt, sagt er, könne manchmal etwas Prophetisches an sich haben, nicht in dem Sinne, daß äußere Ereignisse vorhergesagt würden, der Traum könne vielmehr bislang unbewußte Inhalte, die zum Durchbruch kommen wollen und werden, vorwegnehmen.

12.2 Die Wirksamkeit der Psychoanalyse und verwandter Therapieformen

In der ersten Hälfte des 20. Jahrhunderts hatte es die Psychoanalyse vor allem mit der Therapie zu tun, dadurch zog sie sich eine z. T. ergebene, z. T. aufsässige therapeutische Gefolgschaft zu. Doch niemand schien daran zu denken, daß es wichtig sein könnte, Nachweise für die Wirksamkeit der jeweils betriebenen Psychotherapie zu erbringen, die über die unverbindlichen klinischen Eindrücke hinausgingen. In der Mitte des Jahrhunderts gab endlich jemand klar zu verstehen, daß bessere Nachweise vonnöten seien, er stellte die unsanfte Frage: „Hat sich die Psychoanalyse oder irgendeine Form der Psychotherapie als wirksam erwiesen?"

Im Jahre 1953 bekam das mächtige psychoanalytische Establishment von einem Knirps einen Schlag vor's Schienbein – es handelte sich um ein einziges Kapitel in dem Penguin Taschenbuch von H. J. Eysenck mit dem Titel *Uses and Abuses of Psychology*. Mit ironischem Erstaunen stellte Eysenck fest, daß es anscheinend keine handfesten Kriterien dafür gäbe, daß die Psychoanalyse oder eine andere Psychotherapie tatsächlich irgendeinen Nutzen habe.

Ein populärwissenschaftlicher Aufsatz war ein zu kleiner Stoß, als daß er mehr als eine vorübergehende Irritation des Riesen hervorrufen konnte. Aber 1961 schlug Eysenck wieder zu – diesmal mit einem großen dicken Buch – und mit einem ganzen Arsenal empirischer Stützpunkte. Seine Schlußfolgerungen über die Psychotherapie insgesamt, insbesondere über die Psychoanalyse, waren noch negativer als in seinem früheren Aufsatz. 1953 hatte er sich damit begnügt, über seine Befunde zu sagen: „Nicht daß sie zeigen, die Psychotherapie sei völlig wertlos, doch sie demonstrieren nicht überzeugend, daß sie irgendwelche positiven Ergebnisse erzielt" (S. 199). 1961 hatte er erkannt, daß man unmöglich die Behauptung, eine Behandlung habe überhaupt keinen Effekt, empirisch stützen könne, aber er sah sich veranlaßt zu behaupten, daß „die Ergebnisse zeigen, daß, welche Effekte eine Psychoanalyse auch haben mag, diese mit ziemlicher Wahrscheinlichkeit doch äußerst gering sein werden" (S. 720).

Der Glaube an die Effizienz ihrer Methode begann zumindest bei einigen Psychoanalytikern zu wanken. In den frühen 60er Jahren richtete die „American Psychoanalytic Association" ihr „Fact-Finding Committee" ein, mit dem Ziel – möglichst rasch – einige empirische Nachweise für die Wirksamkeit der Psychoanalyse zu sammeln. Wolpe, Salter & Reyna (1964) berichten, daß der Vorsitzende dieses Komitees später vor seinen Zuhörern feststellt, daß sein Verband *keinen Anspruch erhebe, den therapeutischen Nutzen der psychoanalytischen Methoden erwiesen zu haben.* Im gleichen Buch wird auch die aufregende Frage gestellt, ob nicht die psychoanalytische Therapie sogar die Heilung verhindere.

12.2.1 Therapieerfolge und Spontanheilung

$\mathbb{W}$ie konnte es zu einem solchen Verlauf der Dinge kommen? Als Freud 1897 mit der quantitativen Berichterstattung aufhörte, taten es ihm die meisten seiner Anhänger nach. Er hatte die Berichte hysterischer Patienten über eine inzestuöse Verführung in früher Kindheit gezählt. Wir wissen, daß er offenbar vernünftige Gründe hatte, diese Zählungen aufzugeben. Doch man hätte erwarten können, daß jeder andere Analytiker für eine eigene quantitative Bestandsaufnahme sorgt und diese anderen zugänglich macht – in Form eines vielleicht nur knappen Berichts über das Ergebnis jedes seiner Fälle. Wolpe (1964) berichtet, daß seines Wissens kein einziger Psychoanalytiker jemals eine Statistik über die Ergebnisse seiner praktischen Tätigkeit veröffentlicht hat. Inzwischen fertigen viele der wichtigeren psychoanalytischen und anderen eklektischen Therapieinstitute und -kliniken solche Berichte an. Einige davon waren Eysenck 1961 zugänglich, und er führt diese auf. Seine Ergebnisse zur Psychoanalyse und zur eklektischen Psychotherapie (die häufig analytisch ausgerichtet ist) sind in Tabelle 12.2 aufgeführt. Interessanterweise hat die eklektische Psychotherapie einen höheren prozentualen Anteil (64%) geheilter, sehr gebesserter und gebesserter Fälle aufzuweisen.

Aufgrund der seit 1961 bekannten Zahlen nimmt man an, daß zwei Drittel aller Fälle als Besserungsrate der Psychoanalyse und der eklektischen Psychotherapie anzusehen sind (siehe Brody, 1962; Luborsky & Spence, 1971; Dührssen & Jorswieck, 1965; Glover,

Tabelle 12.2. Therapieerfolgsstatistiken von Institutionen und Kliniken

Quellen	Anzahl der Fälle	Prozentualer Anteil geheilter, sehr gebesserter, gebesserter Patienten
Psychoanalytische Berichte		
Fenichel (1920–1930)	484	39
Kessel und Hyman (1933)	34	62
Jones (1926–1936)	59	47
Alexander (1932–1937)	141	50
Knight (1941)	42	67
Gesamtzahl der Fälle	760	44
Berichte der eklektischen Psychotherapie		
Durchschnittswert aus 19 Untersuchungen	7293	64

Nach Eysenck, 1961

Fenichel, Strachey, Bergler, Nunberg & Bibring, 1937; Graham, 1958; Lorand & Console, 1958; Nunberg, 1954; Oberndorf, 1953; Schjelderup, 1955). In einer vor einiger Zeit vorgenommenen Analyse klinischer Fälle in der Klinik des Southern California Psychoanalytic Institute wird angegeben, daß von 99 aufgenommenen Patienten etwa zwei Drittel eine Besserung zeigten. Zwei Drittel oder etwas weniger scheint tatsächlich die Erfolgsquote zu sein, die i. allg. für die Psychoanalyse und die eklektischen Psychotherapien auszumachen ist. Oberflächlich betrachtet ist diese Zahl gar nicht so übel. Zwar wird offenbar nicht jeder Patient geheilt oder auch nur gebessert, aber doch immerhin über die Hälfte. Warum sind trotzdem einige Psychoanalytiker und Psychotherapeuten über dieses Ergebnis und seine Diskussion so erschüttert? In gewisser Weise liegt es wohl daran, daß Freud 1897 ganz andere „Fälle" gezählt hatte als die, die die heutigen Erhebungen beinhalten. Man ist sich ziemlich sicher, daß Nichthysteriker höchst selten eine echte inzestuöse Annäherung in ihrer Kindheit erleben, so daß Freuds Aussage, daß in 18 von 18 Fällen bei

Hysterikern solche Beobachtungen gemacht wurden, ziemlich überzeugten. Niemand kam auf den Gedanken zu sagen, vielleicht hat aber jeder einmal solche Erfahrungen gemacht, nicht nur Hysteriker. Die Heilung einer Neurose steht aber auf einem ganz anderen Blatt. Solche Heilungen sind nicht selten, wahrscheinlich sogar recht verbreitet, insbesondere im Verlauf mehrerer Jahre, eine Zeit, die auch eine psychoanalytische Therapie häufig benötigt. Von daher ergibt sich das Problem der *Spontanremissionen,* einer Heilung ohne Psychoanalyse oder irgendeine andere Psychotherapie.

Eysencks böser Streich gegen die Psychoanalytiker (und psychoanalytisch ausgerichteten Therapeuten) bestand nun darin, daß er sagte: „Nun gut, Sie haben uns keine guten experimentellen Vergleichsdaten (zufällig ausgewählte Anwärter auf eine Therapie, die nicht behandelt wurden) an die Hand gegeben; wollen wir doch einmal sehen, ob es nicht eine Basis gibt, anhand deren man die Rate der Spontanremission abschätzen kann." Er fand mehrere solcher Schätzgrundlagen in Form von Aufzeichnungen staatlicher Krankenhäuser, von Listen der Versicherungsgesellschaften über neurotische (Arbeits-)Unfähigkeit und an anderen Stellen. Sie alle ergaben in etwa das gleiche Resultat: Spontanremissionen erfolgten in zwei Drittel oder etwas mehr der Fälle in einem Zeitraum von rund zwei Jahren. Spontanremissionen traten also mindestens so häufig, i. allg. sogar häufiger auf als die Heilungen oder Besserungen nach einer Psychoanalyse oder Psychotherapie. Aus diesem Grunde waren Eysencks Daten und seine Diskussion derselben für die Psychoanalytiker und Psychotherapeuten höchst unangenehm. Die Remissionsrate von zwei Dritteln wurde weithin bekannt als „die Zahl, die man überbieten muß". Und das war nicht so einfach.

Man kann sich denken, daß viele Psychoanalytiker und Psychotherapeuten über Eysencks Behauptung „kein Beweis für die Wirksamkeit" erbost waren und ihn zu widerlegen suchten (s. Abb. 12.7). Bergins (1971) Antwort ist mit Abstand am besten durchdacht und am umfassendsten, so daß wir uns auf sie beschränken können. Bergin ist nicht voreingenommen zugunsten von Psychoana-

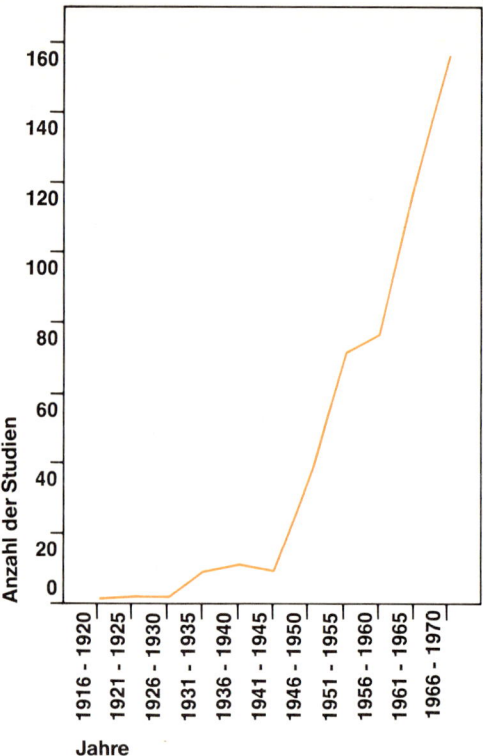

Abb. 12.7. Die Verteilung von 501 Therapieerfolgsstudien von 1916–1970, dargestellt anhand von 5-Jahres-Intervallen (Untersuchungen zur Wirksamkeit von Verhaltenstherapie sind nicht inbegriffen). Eysencks Schriften, in denen er auf den Mangel zufriedenstellender Untersuchungen zum Therapieerfolg hinwies, erschienen 1953 und 1961, etwa zur gleichen Zeit, als der äußerst steile Anstieg in der Anzahl solcher Untersuchungen einsetzte. Eysencks Artikel mögen aus dem Zeitgeist heraus entstanden sein (der Anstieg begann ja etwa 1950), oder Eysencks Artikel hat diesen Zeitgeist hervorgerufen – auf jeden Fall ereignete sich zwischen 1950 und 1960 etwas Entscheidendes, um den Psychotherapeuten klarzumachen, daß sie zuverlässige Nachweise für den Nutzen ihrer therapeutischen Techniken bringen mußten. (Aus Bergin & Garfield, 1971)

lyse und Psychotherapie, sondern er bevorzugt die Technik der Verhaltenstherapie (oder Verhaltensmodifikation), die später dargestellt werden wird. Er hatte außerdem Zugang zu erheblich mehr Untersuchungen über die Spontanremissionsrate und die Effekte von Psychoanalyse und Psychotherapie als Eysenck in den 50er und 60er Jahren. Aber vor allem scheint er der einzige Kritiker von Eysencks Position gewesen zu sein, der den Originaldaten, die Eysenck benutzt hatte, nachspürte, um zu sehen, ob ihnen Gerechtigkeit widerfahren war. Ein Zitat von Bergin:

„Eine Nachprüfung dieser Studien macht deutlich, wie mehrdeutig die Originaldaten sind. Man kommt zu unterschiedlichen Besserungsprozentwerten, je nachdem welche Kriterien und welche Tabellierungsmethode man anwendet. Es ist klar, daß Eysenck sehr strenge Bewertungskriterien an die Daten angelegt hat, dabei ergaben sich die niedrigsten Besserungsraten" (S. 218).

Einige Mehrdeutigkeiten in Eysencks Originaldaten sind nicht weiter überraschend und werden auch von ihm selbst erwähnt. Andere Mängel sind allerdings schockierend: Eysenck hat sich Berechnungsfehler zuschulden kommen lassen. Wir wollen nicht alle Schwierigkeiten aufzählen. Es genügt zu sagen, daß Bergin, nachdem er die Fälle hinsichtlich Neurosewert und Besserung usw. einer erneuten Beurteilung unterzogen hatte, in einem Fall auf eine Besserungsrate von 91% kommt, die er für ebenso vertretbar hält wie Eysencks 39%! Insgesamt gelangt Bergin nach seiner Einschätzung zu einer Besserungsrate von 83% für die psychoanalytischen Daten (s. Tabelle 12.3) und von 65% für die Daten der eklektischen Psychotherapie. Hinsichtlich der Zahlen für die eklektische Therapie gibt es zwischen Bergin und Eysenck also fast völlige Übereinstimmung, während nur bei den Zahlen für die Psychoanalyse eine starke Diskrepanz vorliegt. Das kann einen fast glauben machen, Eysenck habe sich durch eine besondere Feindseligkeit gegenüber der Psychoanalyse zur Unfairneß verleiten lassen. Was uns zu der Annahme bringt, daß Bergin der Wahrheit näherkommt als Eysenck, ist vor allem seine Weigerung, irgendeine Polemik auszuspielen, auch weckt die vollständige Wiedergabe einiger Originaldaten und die explizite Darlegung seiner Annahmen Vertrauen. Er will nicht auf Biegen oder Brechen beweisen, daß seine Annahmen richtig sind und meint, Eysenck soll das auch nicht versuchen, da die Originaldaten dafür nicht qualifiziert genug sind.

Nachdem Bergin einen eigenen Schätzwert für die Effektivität der Psychoanalyse von 83% und für die eklektische Therapie von generell 65% mit beträchtlichen Abweichungen nach oben und nach unten errechnet

Tabelle 12.3. Psychotherapieerfolge – die Summe der prozentualen Anteile geheilter, sehr gebesserter Patienten (ohne leicht gebesserte Patienten) anhand verschiedener Beurteilungskriterien

Quellen	Gesamt N	A Eysenck	B Bergin
Fenichel (1930) (Berlin)	484	39%	91%
Kessel und Hyman (1933)	25	62	68
Hyman (1936)	30	—	60
Jones (1936) (London)	56	47	68
Alexander (1937) (Chicago)	142	50	69
Knight (1941) (Topeka)	41	67	76
Alle Fälle	753	44[a]	83[b]

Anmerkung: Die Alternative A (Eysenck) kam zustande durch die Einbeziehung aller vorzeitigen Therapieabbrüche, die *als Mißerfolge gezählt* wurden und durch den Ausschluß der nur mäßig gebesserten Fälle von den „gebesserten Patienten". Bei der Alternative B (Bergin) werden die vorzeitigen Abbrüche aus der Betrachtung ausgeschlossen und zur Kategorie der „gebesserten Patienten" gezählt. Zu beachten ist der gewaltige Unterschied, der sich aus diesen Datenzuordnungen ergibt. Eysenck (A) z.B. gesteht dem Berliner Psychoanalytischen Institut eine Erfolgsrate von 39% zu, Bergin (B) dagegen 91%.
[a] 385 von 760 Fällen.
[b] 450 von 540 Fällen.

Nach Bergin, 1971

hatte, entwickelte er auch einen eigenen Schätzwert für die Spontanerholungsrate. 1971 zog er aus 15 Studien den Schluß, daß „die mittlere Rate in der Nähe von 30% zu liegen scheint!" (S. 241). Obwohl Bergins Daten auch nicht gesichert sind, scheinen sie doch den von Eysenck benutzten weit überlegen zu sein. Eysencks alte Behauptung von zwei Drittel Spontanerholung sollte deshalb endgültig ad acta gelegt werden, auch wenn Bergins Zahl von 30% nicht gesichert ist. Wenn wir also mit ziemlich windigen Zahlen herumjonglieren wollen – was sicher nicht im Sinne Bergins ist – dann kann man den Gesamteffekt von Psychoanalyse und Psychotherapie an der Spontanerholungsrate messen und recht eindrucksvoll erscheinen lassen: 65 bis 83% Besserung durch Therapie gegenüber einem Ausgangswert von 30% Spontanremission. Aus Untersuchungen mit Kontrollgruppen sind allerdings etwas solidere Zahlen verfügbar.

12.2.2 Untersuchungen mit Kontrollgruppen

Meehl (1955) hat die Mindestanforderungen, die an eine sinnvolle experimentelle Untersuchung zur Wirksamkeit von Psychotherapie gestellt werden sollten, klar definiert. Sie muß neben der behandelten Gruppe eine Kontrollgruppe enthalten, beide müssen aus der gleichen Patientengruppe stammen und die Patienten müssen den Gruppen nach Zufall zugeordnet werden, z. B. durch Münzwurf. Daneben werden im Idealfall noch Paare von Patienten zusammengestellt, die sich hinsichtlich wahrscheinlich wichtiger Variablen wie anfängliche Diagnose, Alter, vorhe-

rige Behandlung usw. entsprechen. Doch ist die Bildung gleichartiger Paare für die statistische Überprüfung des Experiments nicht wesentlich, wohl aber die Zufallsordnung. Meehl weist darauf hin, daß für Kontroll- und Experimentalgruppen Vor- und Nachtestverfahren erforderlich sind, und daß diese so objektiv wie möglich sein sollten. Falls es sich um Beurteilungen handelt, darf der Beurteiler durch seine Kenntnis über die Gruppenzugehörigkeit des betreffenden Probanden nicht „vorbelastet" sein. Als erfahrener Kliniker weiß Meehl, daß auch Nachfolgeuntersuchungen an beiden Gruppen über einen gewissen Zeitraum hinweg notwendig sind. Wenn diese Mindestanforderungen erfüllt sind, kann man die behandelte und die unbehandelte Gruppe unter den Bedingungen „vorher" und „nachher" miteinander vergleichen.

Tabelle 12.4. Ergebnisse aus 48 Untersuchungen (52 Gruppen) als Funktion der Güte der Versuchsplanung und der Art der Therapie

		Positives Ergebnis	Unbestimmt	Negatives Ergebnis	Summen[a]
Erfahrene Therapeuten		20	8	10	38
Unerfahrene Therapeuten		2	5	4	11
Kontrollgruppe		11	4	8	23
Ohne Kontrollgruppe		11	11	7	29
	1	5	2	3	10
Angemessenheit des Versuchsplans	2	12	4	9	25
	3	5	9	3	17
Kurze Dauer (5–20)		3	5	2	10
Mittlere Dauer (21–49)		7	5	3	15
Lange Dauer (50–600)		9	1	6	16
Analytische Therapie		11	3	8	22
Eklektische Therapie		9	8	6	23
Klientenzentrierte Therapie		1	4	1	6
Therapeutengruppe		16	13	12	41
Bericht eines Therapeuten		6	2	3	11

Anmerkung: Die Gruppierungen in dieser Tabelle weisen auf die vielen verschiedenen Vergleichsmöglichkeiten hin: erfahrene vs. unerfahrene Therapeuten; Untersuchungen mit Kontrollgruppe vs. Untersuchungen ohne; Untersuchungen mit unterschiedlich angemessenem Versuchsplan, wobei Stufe 3 am besten ist usw. Es wird ersichtlich, daß die meisten Effekte nicht groß sind. Bergins eigene Schlußfolgerung ist, daß durch strengere experimentelle Maßstäbe die Nachweise für Therapieerfolg nicht verwässert werden müssen – obgleich das einige behauptet haben. Im großen und ganzen besteht zwischen den Nachweisen von Therapieerfolg und experimenteller Strenge der Untersuchung keine Beziehung, höchstens gelegentlich eine leicht positive.
[a] Die Summen ergeben nicht immer 52 aufgrund fehlender Information.

Aus Bergin, 1971

Bergin (1971) führt aus der Literatur 48 beispielhafte Untersuchungen an, die zwischen 1952 und 1969 durchgeführt wurden. Es handelt sich nur um Studien, bei denen Kontrollgruppen verwandt wurden. Sie sind hinsichtlich ihrer methodischen Sauberkeit, der Art der Psychotherapie, der Patientenpopulation, der Feststellung des Therapieerfolges usw. sehr verschieden (s. Tabelle 12.4). Im Grunde eignen sie sich nicht für eine quantitative Zusammenfassung. Bergin glaubt dennoch, eine möglichst faire generelle Aussage machen zu sollen – zweifellos auch gedrängt durch Eysencks wiederholte quantitative, aber unzureichend fundierte Attacken. In 22 von 48 Untersuchungen dieser Art wurden signifikante therapeutische Effekte nachgewiesen. Bergin folgert aus diesem Ergebnis, ohne dabei genauere quantitative Grenzen zu nennen, daß „die Psychotherapie insgesamt mäßig positive Effekte erzielt" (S. 229). Howard und Orlinsky (1972) stimmen dem in ihrem Überblick über die psychotherapeutische Forschung zu, indem sie sagen, daß diese Feststellung Bergins die derzeit verläßlichste allgemeine Aussage ist.

Sowohl Bergin als auch Howard und Orlinsky lassen die Frage „Wirkt die Psychotherapie?" so schnell wie möglich wieder auf sich beruhen. Sie beantworten sie nur, weil polemisch eingestellte Kollegen sie dazu herausgefordert haben. Sie halten diese Frage aus vielen Gründen eigentlich für überholt und meinen, daß man dies eigentlich allgemein anerkennen müßte. Es gibt eine Unzahl von Psychotherapien, wie wir noch sehen werden. Selbst Therapeuten der gleichen „Schule" unterscheiden sich beträchtlich in ihrer Befähigung. Die Therapeuten und die Therapie sind unterschiedlich sensibel für die besonderen Probleme der Patienten. Wahrscheinlich ist so etwas wie eine „Spontanremission", die sich nur aufgrund verstrichener Zeit einstellen soll, gar nicht möglich. Die Menschen, die die Ausgangsraten liefern oder die die Kontrollgruppen bilden, suchen fast immer auch Hilfe, nur nicht bei den professionellen „Helfern" für psychische Störungen, sondern bei Ärzten, Priestern, Freunden usw. Diese und noch viele andere Einschränkungen laufen darauf hinaus, daß eine sinnvolle Frage nicht lauten kann „Wirkt die Psychotherapie?" sondern lauten muß: „Welche Behandlung durch welchen Therapeuten ist am wirksamsten für diesen speziellen Menschen mit seiner Art von Problem und unter welchen Bedingungen?" (Bergin, 1971, S. 253).

12.3 Verschiedene Richtungen der Psychotherapie

Bislang haben wir nur die Psychoanalyse behandelt. Für den Rest des Kapitels wollen wir eine Auswahl aus der wunderbaren, manchmal auch sonderbaren Vielfalt von Richtungen der Psychotherapie vorstellen. Unsere Auswahl bietet nicht etwa einen vollständigen Überblick über die heutige Therapieszene – ein solcher Überblick wäre unmöglich, denn es gibt viele Tausende von Publikationen darüber. Wir hoffen nur, eine Vorstellung von den Grundideen einer Reihe verschiedener Therapien vermitteln zu können, von dem, was in den therapeutischen Sitzungen passiert, ihren Effekten, Grenzen und Gefahren, so wie wir sie sehen.

12.3.1 Die klientenzentrierte Therapie von Rogers

Die *klientenzentrierte Therapie* (auch nondirektive Therapie), die erste entscheidende Herausforderung der Psychoanalyse, erwuchs nicht wie diese aus der medizinischen Praxis. Carl Rogers (1942, 1951, 1959, 1961) ist kein Doktor der Medizin, sondern als klinischer Psychologe ein Doktor der Philosophie. Zwar ging auch er wie Freud induktiv vor, er hatte viele Kontakte mit Menschen, die Hilfe suchten, aber er hatte Kontakte zu Menschen, die die Beratungsstellen der Universität in den 30er und 40er Jahren dieses Jahrhunderts aufsuchten, nicht mit hysterischen Wiener Damen des 19. Jahrhunderts.

Die Therapie, die sich daraus entwickelte, ist in der Tat ganz anders. Es gibt keinen Patienten, der auf der Couch liegt und der freie Assoziationen hervorbringt für einen hinter ihm sitzenden Analytiker, der von Zeit zu Zeit eine „Interpretation" einwirft, die von den Vorstellungen des Patienten oft weit entfernt ist. Statt dessen gibt es ein Zwiegespräch von Angesicht zu Angesicht, bei dem die Intonation und die nonverbale Kommunikation ebenso bedeutsam sind wie die gesprochenen Worte.

12.3.1.1 Ziele, Begriffe und Methoden

Die Ziele der klientenzentrierten Therapie haben vieles mit den Zielen der Psychoanalyse gemein: die Wiederherstellung der Persönlichkeit dadurch, daß das Unbewußte bewußt und akzeptierbar gemacht wird. In beiden Fällen läßt man die Symptome oder das fehlangepaßte Verhalten selbst weitgehend auf sich beruhen, d. h. man ist der Auffassung, daß das Verhalten unmittelbar aus psychischen Dispositionen der Persönlichkeit erwächst; der strategische Ansatzpunkt für die Therapie ist deshalb die Persönlichkeit, nicht das Verhalten.

Trotz ziemlicher Ähnlichkeit der Ziele bei Psychoanalyse und klientenzentrierter Therapie gibt es zwischen ihnen beträchtliche methodische und konzeptuelle Unterschiede. Letztere geben sich schon dadurch zu erkennen, daß Freud die Psychoneurose medizinisch betrachtet, seine diagnostischen Kategorien und seine therapeutischen Techniken sind dadurch wesentlich bestimmt. Und Freud hatte auf die Frage nach dem Wesen geistiger Gesundheit die nüchterne Antwort: „lieben und arbeiten". Diese Antwort mag nicht falsch ein, sie ist aber zweifellos armselig

im Vergleich zu der Antwort, die Rogers gegeben hat. Nach ihm gehören zum gesunden Menschen Selbstverwirklichung, bedingungslose Selbstachtung, Kongruenz zwischen dem wahrgenommenen Selbst und dem wirklichen Organismus, Offenheit für Erfahrungen und persönliches Wachstum. Es ist ohne weiteres verständlich, weshalb man die Psychoanalyse demgegenüber als eine „pessimistischere" Lehre bezeichnet hat.

Die Grundbegriffe und Methoden der klientenzentrierten Therapie sind vergleichsweise einfach. Von den psychoanalytischen Begriffen sind sie insofern radikal verschieden, als sie sich stets recht eng an eine operationale Definition gehalten haben. Die klientenzentrierte Therapie hat überhaupt immer in enger Beziehung zur quantitativen Forschungsarbeit gestanden – obgleich deren Qualität sehr unterschiedlich ist. Der zentrale Begriff ist das wahrgenommene *Selbst* des Klienten. Rogers meint dazu (1959), daß es die Gespräche mit seinen Klienten waren, die ihm diese zentrale Stellung des Selbst praktisch aufgezwungen haben. Zuvor hatte er das Selbst als einen vagen, wissenschaftlich bedeutungslosen Begriff betrachtet, aber seine Klienten sprachen von ihrem „Selbst" beharrlich, insbesondere von ihrem Versuch, ein „wirkliches" Selbst zu finden. Als primär induktiv arbeitender Wissenschaftler sah Rogers sich gezwungen anzuerkennen, daß im Kernbereich der Probleme seiner Klienten das Selbst zu postulieren sei.

Nach Rogers sucht ein Klient einen Berater hauptsächlich deshalb auf, weil er ein unbefriedigendes Gefühl der *Inkongruenz* zwischen wahrgenommenem Selbst und dem *Organismus* hat, das ist die Person, wie sie „wirklich" ist. Bestimmte Aspekte des Organismus sind dem Klienten nicht bewußt oder sie sind unzutreffend symbolisch repräsentiert. Diese Inkongruenz soll zu einem Gefühl der Spannung und Angst führen, zu dem vagen Empfinden, daß man nicht sein wirkliches Selbst sei, zu einem unangenehmen Gefühl geringer Selbstachtung und, sozial gesehen, zu fehlangepaßtem Verhalten. Wie läßt sich diese Inkongruenz durch Kongruenz ersetzen, bei der das wahrgenommene Selbst eng mit dem wirklichen Organismus übereinstimmt, voll akzeptiert und geschätzt wird?

Nach Rogers liegt die Antwort in einer kommunikativen Beziehung zu einem Berater, der vor allem zwei entscheidende Merkmale aufweist: *Empathie* (= einfühlendes Verständnis) und *unbedingte positive Wertschätzung*. Der Berater muß die Welt so sehen, wie der Klient sie sieht, er muß das innere Bezugssystem des Klienten übernehmen. Wenn das geschieht, meint Rogers, komme es zu Veränderungen ähnlich dem plötzlichen „Umkippen" mehrdeutiger Figuren, wie sie durch die Gestaltpsychologie bekannt geworden sind. Rogers nennt die Übernahme des Klientenstandpunktes Empathie, fügt aber hinzu, sie dürfe den Charakter des „als ob" nicht verlieren, d. h. der Berater kennt die Gefühle des Klienten, erlebt sie aber nicht mit der gleichen Intensität.

Es reicht nicht, daß der Berater die Dinge so sieht wie der Klient – der Klient muß auch davon überzeugt sein, daß das der Fall ist. Wie kann man das erreichen? Auf keinen Fall durch Deutungen nach Art der Psychoanalytiker. Der Berater kann sein Verständnis oft durch ein konventionelles Signal wie „hmm" (richtig intoniert) ausdrücken. Er nimmt dabei eine sehr passive Rolle ein, über die sich Therapeuten aus anderen Lagern gelegentlich lustig machen. Doch sind solche Signale des Verständnisses nur ein Teil der Aufgabe eines Therapeuten, und sicher nicht der wichtigste. Häufiger hat der klientenzentrierte Therapeut mit seiner Äußerung die in einer Reaktion des Klienten zum Ausdruck gekommene *Einstellung zu reflektieren*, d. h. er versucht, aus dem, was der Klient sagt, das Wesentliche zu abstrahieren und es ihm gegenüber auszusprechen. Solche Beiträge des Therapeuten, die lediglich in Kurzform den Sinn der vorhergehenden Äußerung des Klienten wiederholen, wirken etwas eigenartig, da man normalerweise in einer Unterhaltung meist etwas Neues hinzufügt. Es ist sehr wichtig, daß der Therapeut dieses Reflektieren nicht in selbstsicherem Ton absolviert, sondern in einem fragenden Ton. Die letzte Autorität über das, was der Klient meint, ist immer der Klient selbst, der Berater hat seine Berichtigungen stets zu begrüßen.

Natürlich ist das Gespräch nur ein Kommunikationskanal. Auch das, was der Berater sonst noch tut, muß in den Bezugsrahmen des Klienten passen. In den Schriften zur klientenzentrierten Therapie liest man immer wieder, daß man dem Klienten nichts vorspielen kann, dafür sind die Kommunikationskanäle zu zahlreich und zu komplex. Dem Berater bleibt nichts anderes übrig, als sich in den Klienten einzufühlen, damit dieser das Gefühl bekommt, daß der Therapeut sich in ihn einfühlt.

Der Berater muß zudem eine unbedingte positive Wertschätzung seinem Klienten gegenüber zeigen. Wie der Berater diese Wertschätzung mitteilt und welche Wirkung damit beabsichtigt ist, soll ein Beispiel deutlich machen. Die Klientin hat von ihrer Suizidneigung gesprochen:

> „*Klientin:* Sie werden nicht vorschlagen, daß ich häufiger komme? Sie sind nicht beunruhigt und meinen, ich sollte jeden Tag vorbeischauen, bis ich da wieder raus bin?
> *Berater:* Ich glaube, Sie können die Entscheidung selbst treffen. Sie können mich immer sprechen, wenn Sie kommen wollen.
> *Klientin (mit einer gewissen Scheu):* Ich glaube nicht, daß Sie beunruhigt sind über – ja – ich mag Angst vor mir selbst haben – aber Sie haben um mich keine Angst – *(sie erhebt sich – mit einem seltsamen Ausdruck im Gesicht)*" (Rogers, 1951, S. 47).

Rogers (1951) hat gesagt, daß der Berater gewillt sein muß, *jedes* Ergebnis zu akzeptieren, auch eine Entscheidung des Klienten für die Neurose oder den Tod, weil sich nur dann erst die Stärke des Klienten wirklich entfalten kann.

Die Verbindung von Empathie mit unbedingter positiver Wertschätzung beim Berater soll die Selbstachtung des Klienten verbessern. Man könnte diese Erwartung mit folgendem Syllogismus (verkürzt) ausdrücken:

1. Wenn jemand die Welt und mein Selbst so sehen kann wie ich und
2. wenn diese Person mich bedingungslos akzeptieren kann.
3. Dann kann ich (als ein Fall von 1) mein Selbst bedingungslos akzeptieren.

Die klientenzentrierte Therapie will allerdings mehr erreichen als nur eine verbesserte Selbstachtung. Entscheidend ist das Ziel erhöhter Kongruenz zwischen dem wahrgenommenen Selbst und dem tatsächlichen Organismus. Wie wird es erreicht? Nach der Theorie von Rogers wird allem, was der Klient sagt, Empathie und Akzeptierung entgegengebracht. So wird der Klient in die Lage versetzt, immer mehr Tatsachen über seinen Organismus, die er mißbilligt, anzuerkennen. Er nimmt sie wahr, spricht über sie und erhält als Antwort vom Therapeuten nur einfühlendes Verständnis und Akzeptierung. So wird es dem Klienten am Ende möglich sein, der gesamten Realität seiner Person ins Auge zu sehen und sie zu akzeptieren.

12.3.1.2 Änderungen im Verhalten

Wie können diese Veränderungen in der Denkweise des Klienten zu irgendeiner Änderung seines Verhaltens, zu einer besseren Anpassung führen? Rogers bringt seine Annahme über die Beziehung zwischen wahrgenommenem Selbst und Verhalten deutlich zum Ausdruck: „Die Veränderungen im Verhalten orientieren sich an den Änderungen in der Organisation des Selbst. Die Verhaltensänderung ist erstaunlicherweise weder so schmerzhaft noch so schwierig wie die Änderungen in der Struktur des Selbst. Das Verhalten bleibt lediglich mit dem Selbstkonzept kongruent" (1951, S. 195).

Die klientenzentrierte Therapie ist ein relativ klares und und in sich konsistentes System. Ihre Beliebtheit bei den Praktikern, insbesondere den Beratern, ist leicht zu verstehen. Sie stützt sich auf eine Reihe ziemlich einfacher Grundannahmen, deren Umsetzung in die Praxis der Beratung viel Subtilität erfordert, was sich die Kritiker dieser Therapieform meist nicht klarmachen. Das System hat sich in der Technik, in der Akzentsetzung und in den konzeptuellen Grundlagen von der Psychoanalyse weit entfernt. Geblieben ist jedoch die Bewußtmachung des Unbewußten durch das Verhalten eines Therapeuten, der nichts von dem, was geäußert wird, verurteilt. In beiden Richtungen wird auch die Annahme vertreten, daß man nicht an den Symptomen oder am Verhalten unmittelbar ansetzen soll, sondern daß sich eine positive Verhaltensänderung zwangsläufig aus dem Wiederaufbau der Persönlichkeit ergibt.

Was die Untersuchungen zur therapeutischen Effektivität betrifft, so gab es bei der klientenzentrierten Therapie eine bedeut-

same Schwerpunktverlagerung. Im Zentrum steht nicht irgendein generelles Konzept therapeutischen „Erfolges" oder „Mißerfolges"; das wird als zu einfach verworfen. Man wendet seine Aufmerksamkeit vielmehr bestimmten funktionalen Beziehungen zu, es interessieren als abhängige Variablen die Selbstachtung und die Erweiterung des Bewußtseins, die sich aus den unabhängigen Variablen wie dem Ausmaß an Empathie und Akzeptierung seitens des Therapeuten ergeben sollen.

Eine ziemlich charakteristische Studie zum Therapieerfolg der Rogersschen Schule ist die von Butler und Haigh (1954). 25 Klienten wurden gebeten, ihr wahrgenommenes Selbst und ihr ideales Selbst zu beschreiben, und zwar vor der Beratung, unmittelbar nach einer Reihe von Beratungsgesprächen und bei einer Nachuntersuchung sechs Monate bis ein Jahr später. Natürlich sollte überprüft werden, in welchem Umfang die klientenzentrierte Therapie eines ihrer Hauptziele erreicht: Selbstakzeptierung oder Übereinstimmung zwischen wahrgenommenem Selbst und idealem Selbst. Jeder Klient sortierte 100 Feststellungen in neun Stapel ein, je nachdem wie zutreffend ihm die Feststellung für sein wahrgenommenes Selbst bzw. für sein ideales Selbst erschien. Die Feststellungen waren etwa in der Art wie „Ich bin ein unterwürfiger Mensch", „Ich bin ein harter Arbeiter". Vor der Beratung erhielt man eine durchschnittliche Korrelation von −,01 zwischen wahrgenommenem und idealem Selbst. Darin kommt das Fehlen jeglicher Beziehung zwischen den beiden Konzepten zum Ausdruck, es ist vielleicht ein Zeichen der Unzufriedenheit mit sich selbst, die diese Menschen zum Therapeuten geführt haben mag. Unmittelbar nach der Therapie betrug die durchschnittliche Korrelation +0,34, bei der Nachuntersuchung +0,31 (s. Tabelle 12.5). Dies sind hochsignifikante Veränderungen im Verhältnis zum Ausgangspunkt. Bei der Beurteilung dieses Ergebnisses darf man nicht etwa davon ausgehen, eine perfekte positive Korrelation (+1,0) sei ein erstrebenswertes Ziel, denn darin würde ein unerträgliches, wenn nicht psychotisches Maß an Selbstzufriedenheit zum Ausdruck kommen.

Es gab zwei Arten eines Kontrollvergleichs. In einem Fall handelte es sich um eine

Tabelle 12.5. Korrelationen mit dem Selbst-Ideal in der Klientengruppe

Klient	Vor der Beratung	Nach der Beratung	„Follow-Up"
Oak	0.21	0.69	0.71
Babi	0.05	0.54	0.45
Bacc	−0.31	0.04	−0.19
Bame	0.14	0.61	0.61
Bana	−0.38	0.36	0.44
Barr	−0.34	−0.13	0.02
Bayu	−0.47	−0.04	0.42
Bebb	0.06	0.26	0.21
Beda	0.59	0.80	0.69
Beel	0.28	0.52	−0.04
Beke	0.27	0.69	−0.56
Bene	0.38	0.80	0.78
Benz	−0.30	−0.04	0.39
Beri	0.33	0.43	0.64
Beso	0.32	0.41	0.47
Bett	−0.37	0.39	0.61
Bico	−0.11	0.51	0.72
Bifu	−0.12	−0.17	−0.26
Bime	−0.33	0.05	0.00
Bina	−0.30	0.59	0.71
Bink	−0.08	0.30	−0.20
Bira	0.26	−0.08	−0.16
Bixy	−0.39	−0.39	0.05
Blen	0.23	0.33	−0.36
Bayo	0.16	0.29	0.47
Durchschnittliche Korrelation	−0.01	0.34	0.31

Aus Butler & Haigh, 1954

Personengruppe, die sich nicht um eine Therapie beworben hatte, die aber zu den gleichen drei Zeitpunkten wie die Patientengruppe die Sortieraufgabe zur Frage des wahrgenommenen und des idealen Selbst ausführte. Diese Kontrollgruppe besaß bereits von Anfang an ein vergleichsweise hohes Maß an Übereinstimmung zwischen wahrgenommenem und idealem Selbst, eine Korrelation von +0,58. Vielleicht waren sie deshalb auch keine Kandidaten der Therapie. Dieser Wert blieb bei den späteren Sortierversuchen weitgehend unverändert. Offenbar hat also die klientenzentrierte Beratung einen Teil der therapeutischen Änderungen erreicht, es sei denn, daß solche Veränderungen „von selbst" nach Ablauf eines gewissen Zeitraumes auftreten. Doch eine zweite Kontrollgruppe, die sich aus 16 Patienten zusammensetzte, wurde

gebeten, den anfänglichen Sortierversuch vorzunehmen, sie hatte dann noch 60 Tage bis zum Beginn der Therapie zu warten. Bevor ihre Therapie begann, wurde der Sortierversuch ein zweites Mal durchgeführt. Während dieser Wartezeit trat bei den Personen keine signifikante Veränderung auf. Die Kritikpunkte, die man zur Frage der Adäquatheit dieser Kontrollgruppe zusammensuchen könnte, sind so langweilig, daß sie außer Eysenck niemand darlegen möchte. Er aber tut das in seiner Schrift von 1961, sogar mit einem gewissen Behagen.

Wir wollten mit unserer Beschreibung dieser Untersuchung vor allem zeigen, daß sich die Studien zur klientenzentrierten Therapie nicht mit globalen Ergebnissen wie Besserung oder Nichtbesserung zufriedengeben, sondern mit spezifischen Ergebnissen, die von der Therapie angestrebt werden und die nach der Theorie auch erreicht werden müßten. Daß das Suchen nach therapeutischer Effektivität überhaupt eine fragwürdige Suche ist, wird aus der Tatsache ersichtlich, daß das Ergebnis der Rogerianer – Zunahme der Zufriedenheit mit sich selbst, wie sie aus dem Sortieren von Aussagen über das Selbst erschlossen werden kann – von vielen anderen Therapien nicht als ein entscheidendes Ergebnis akzeptiert werden würde.

Truax und Carkhuff (1967) haben viel empirisches Material zur Effektivität der klientenzentrierten Therapie zusammengetragen, das zum Teil von ihnen selbst erarbeitet wurde. Danach sind nicht alle Therapeuten, die diese Therapie durchführen, in gleichem Ausmaß in der Lage, konstruktive Veränderungen bei ihren Klienten hervorzurufen. Der erfolgreichere Therapeut ist gekennzeichnet durch solche Merkmale wie „gutes Einfühlungsvermögen" (Empathie), „nicht-besitzergreifende Wärme" und „Echtheit". Dies sind natürlich Merkmale, die Rogers für bedeutsam hält. Allerdings werden sie nicht unbedingt durch das übliche theoretische und praktische Training vermittelt, ja nicht einmal durch zunehmende Beratungserfahrung. Woraus folgt, daß jede Untersuchung, auch wenn sie sich mit der Wirksamkeit nur einer therapeutischen Richtung befaßt (hier der klientenzentrierten), im Ergebnis zum Teil von der Theorie abhängt, die man mit ihr verbindet, zum Teil aber auch von der „Kunstfertigkeit" der einzelnen Therapeuten, die an der Untersuchung teilnehmen. Alles deutet darauf hin, daß dies für jede Form der Psychotherapie gilt. Mit ziemlicher Wahrscheinlichkeit ist die Befähigung des einzelnen Therapeuten eine wirksamere Variable als dessen therapeutische Ausrichtung.

12.3.2   Formen der Verhaltenstherapie

Es stimmt nicht, was Eysenck häufig schreibt (z. B. 1961), daß es eine „moderne Lerntheorie" gebe, auf die sich die heutigen Verhaltensforscher generell geeinigt hätten. Die Therapien, die in ihrem Namen durchgeführt werden, stützen sich meistens überhaupt nicht auf irgendeine Theorie. Sie haben einfach die verschiedenen Lernphänomene auf den klinischen Bereich übertragen – das klassische und operante Konditionieren, die reziproke Hemmung, die Löschung, also die im experimentellen Bereich vertrauteren Phänomene. Für experimentelle Untersuchungen aber sind diese Phänomene keineswegs „modern", sondern etwa so alt wie die Psychoanalyse.

Das soll nicht heißen, daß es bei den verschiedenen Formen der *Verhaltenstherapie* nichts Gemeinsames gibt. Dazu gehört vor allem – was sie auch mit der klientenzentrierten Therapie von Rogers gemein haben – die Zurückweisung des psychoanalytischen „Krankheits"-Begriffs der Neurose, der noch weitgehend in der Psychiatrie verwendet wird. Danach werden Neurosen als Erkrankungen aufgefaßt, die primär das Nervensystem betreffen, und die sich daher in psychischen Verhaltensstörungen manifestieren. Darin unterscheiden sie sich von organischen Krankheiten, bei denen Fehlfunktionen der Organe wie Leber, Gallenblase oder Herz diagnostiziert werden. Die manifesten Symptome stehen mit diesen Organen in unmittelbarem Zusammenhang. Man kann in der organischen Medizin eine „bloße Symptombehandlung" durchführen. Der Zusatz „bloße" besagt, daß nicht die zugrundeliegende Fehlfunktion angegangen wird, so daß es nur zu einer vorübergehenden Symptomab-

schwächung kommt. Oft aber wird dann das behandelte Symptom durch ein anderes ersetzt, oder das ursprüngliche Symptom kehrt in verschärfter Form zurück.

Die Verhaltenstherapeuten sind sich darin einig, daß Neurosen keine Krankheiten sind, sondern gelernte *fehlangepaßte Gewohnheiten*. So etwas wie Symptomverschiebung soll es dort nicht geben (Yates, 1970; Eysenck & Beech, 1971). Nur die Rückfallquoten ergeben ein anderes Bild, wie wir noch sehen werden.

Aus der Zurückweisung des psychoanalytisch-organischen Krankheitsbegriffs der Neurose folgt, daß man in der Behandlung seine Aufmerksamkeit mehr auf die Gewohnheit (oder die Beschwerde oder das Symptom) richtet. Die Erforschung von Träumen oder Kindheitserinnerungen hat wenig mit dem Problem des Patienten zu tun. Es kommt darauf an, daß unerwünschte Verhaltensweisen verlernt werden. In dieser Hinsicht unterscheidet sich die Verhaltenstherapie von der klientenzentrierten Therapie; beide verwerfen zwar das Krankheitskonzept, doch vertritt die klientenzentrierte Therapie die Ansicht, daß die Behandlung erfolgreicher ist, wenn bestimmte zugrundeliegende psychologische Bedingungen (vorwiegend die mit dem Selbstkonzept zusammenhängenden) und nicht die Manifestation auf der Verhaltensebene berücksichtigt werden.

Die Kontroverse „Krankheit oder Gewohnheit" soll hier nicht schärfer dargestellt werden, als sie tatsächlich heute noch ist. Sie wurde sehr energisch auf die Spitze getrieben von Eysenck (1961), von Wolpe (1964) und anderen Wegbereitern der Verhaltenstherapie, die es auf eine „Kraftprobe" mit der Psychoanalyse und ihren zahlreichen Abkömmlingen angelegt hatten. Die Frage: Sind Sie für oder gegen die eine oder andere Richtung, war so etwas wie eine Gretchenfrage für den Therapeuten. Im Verlauf der Zeit wurde der Gegensatz entschärft. Breger und McGaugh (1965) wiesen darauf hin, daß sogar Wolpe (1964), der stets von Reaktionen (responses) sprechen möchte, nicht umhin kann zu sagen, daß ein Patient „produktiver" wird und „sexuell besser angepaßt ist und mehr Vergnügen an der Sexualität findet". Wenn das noch Reaktionen sind, sind sie doch ein bißchen komplexer als die Reaktionen des Speichelflusses. Yates (1970) will als Verhaltenstherapeut durchaus auch vermittelnde „innere" Reaktionen in seine Überlegungen einbeziehen und sich nicht auf äußere Gewohnheiten (overt habits) beschränken. Kurz: die Verhaltenstherapie hat in manchen Punkten ihre ursprünglich sehr strenge Haltung modifiziert, um der Komplexität des Patienten gerecht werden zu können.

12.3.2.1 Desensibilisierung oder reziproke Hemmung

Joseph Wolpe (1958) ist der Begründer der Therapieform der *reziproken Hemmung* (oder Desensibilisierung). Für die Entwicklung seiner Ideen waren Experimente mit Katzen von Bedeutung. Eine Zeitlang wurden einige Katzen regelmäßig etwa alle 20 Stunden in einem experimentellen Käfig (A) gefüttert. Im Experiment kamen noch drei weitere Käfige vor, B, C und D, die mit dem Fütterungskäfig A zunehmend weniger Ähnlichkeit besaßen. Außerdem wurde noch ein Summer oder eine Autohupe als auditiver Stimulus herangezogen, der Furcht bei den Tieren hervorrufen sollte. Am Anfang erforschten die Katzen diese verschiedenen Käfige, auf das Geräusch der Hupe reagierten sie wenig.

Der Fußboden des Fütterungskäfigs A bestand aus einem Gitter, das unter Strom gesetzt werden konnte. Wenn man nun, nachdem der Hupton eingesetzt hatte, einen unangenehmen, wenn auch unschädlichen Schock durch das Gitter austeilte, reagierten die Katzen darauf mit Herumlaufen, Spucken, Kratzen, Zittern und Jaulen, mit Urinieren und Koten – was man wohl als Anzeichen dafür werten kann, daß sie den Schock sehr unangenehm fanden.

Nachdem die Tiere an zwei Versuchstagen eine Serie von Schocks erhalten hatten, sträubten sie sich bei weiteren Gelegenheiten sehr heftig dagegen, nochmals in den Käfig A gesetzt zu werden. Sie zitterten und schrien, wenn man sie hineinsetzte, und weigerten sich, dort etwas zu fressen, selbst noch nach drei Fastentagen. Bald reagierten sie in ähnli-

cher Weise auch auf die Käfige B, C und D, wobei die Stärke des Sichsträubens sich mit der abnehmenden Ähnlichkeit zum Käfig A verminderte. Das Verhalten der Tiere änderte sich auch nicht, nachdem gar keine Schocks mehr ausgeteilt wurden, so daß sie in Ruhe hätten fressen können. Man hatte eine generalisierte unrealistische Furcht oder Phobie erzeugt, könnte man sagen.

Der Experimentator startete sodann seine reziproke Hemmungstherapie. Das Ziel ist, eine unerwünschte Reaktion dadurch zu eliminieren, daß man sie durch eine wünschenswerte Reaktion ersetzt, die mit dem ursprünglichen Verhalten unvereinbar ist. Man geht dabei von der Annahme aus, daß die Nahrungsaufnahme mit heftiger Furcht physiologisch unvereinbar ist. Der Versuchsleiter ermittelt innerhalb der „Hierarchie" der Käfige A, B, C und D denjenigen Käfig, dessen angstauslösende Eigenschaften so schwach sind, daß das Tier darin gerade noch fressen kann. Nach wiederholten Fütterungen wird der Käfig seine furchterregenden Eigenschaften weiter verlieren. Nun kann man dem Tier zumuten, in einem Käfig zu fressen, der A noch ähnlicher sieht (da die Löschung der Furchtreaktion generalisiert wurde). So geht es weiter, bis das Tier schließlich wieder im Käfig A seine Nahrung zu sich nimmt. Wenn die Katze das tut, kann man sie als von ihrer Phobie geheilt betrachten.

Wolpe berichtet, daß im Experiment alles so ablief, wie man erwartet hatte. Die anfangs noch tolerierbare Stufe in der Angsthierarchie war bei den einzelnen Tieren verschieden, doch ließ sich in jedem Fall eine solche Ansatzstelle finden. Nach mehr oder weniger häufigen Durchgängen mit reziproker Hemmung verloren am Ende Käfig A und die Hupe ihren phobischen Charakter. Läßt sich dieses im Tierversuch erprobte Verfahren in das Sprechzimmer des klinischen Psychologen übertragen?

Die Beschreibung der klinischen „Umsetzung" des Verfahrens bringt uns in eine gewisse Verlegenheit, einmal weil vom Tierexperiment bis dahin ein sehr langer Weg ist, zum anderen aber auch, weil es zu einfach scheint, um zu funktionieren. Doch wir wollen uns vor dieser Aufgabe nicht drücken. Einer von Wolpes menschlichen Patienten ist Herr E., ein junger Versicherungskaufmann, dessen Verlobung mit einer Frau namens Celia durch seine extreme Eifersucht in Frage gestellt ist. Er kann es nicht ertragen, wenn Celia über irgendeine gute Eigenschaft bei einem anderen Mann redet. Dafür bestraft er sie durch Lächerlichmachen und ähnliches. In der Therapie wird zunächst eine Hierarchie der angstauslösenden Reize hergestellt wie bei den Katzenkäfigen A, B, C und D. Die Stufen in der Hierarchie ergeben sich zum Teil aus Herrn E.s Fallgeschichte, zum Teil aus Antworten zu einem Fragebogen, zum Teil auch durch eine „Hausaufgabe", bei der der Patient alle Situationen, die seine Eifersucht gegen Celia erregen, in eine Liste einzutragen hatte. Herr E. hat dann die so gesammelten Items in eine Rangordnung zu bringen, indem er sie nach dem Ausmaß an Beunruhigung ordnet, die sie bei ihm hervorrufen. Die relativ kurze Hierarchie des Herrn E. ist in der Tabelle 12.6 dargestellt.

Dies ist Herrn E.s Äquivalent für die Hierarchie der Käfige A, B, C und D. Was kann nun zur Hemmung seiner Eifersucht verwendet werden – sicher keine Fütterung. Statt dessen arbeitet der Therapeut mit einer gegenüber der Furcht antagonistisch wirkenden Reaktion der Entspannung, welche durch fortschreitende Suggestion, Hypnose und ge-

legentlich auch durch Drogen herbeigeführt wird. Eine typische hypnotische Entspannungsinduktion läuft etwa folgendermaßen ab: „Lockern Sie jetzt alle Ihre Muskeln. Lassen Sie die Entspannung immer tiefer werden. Wir werden uns der Reihe nach auf die verschiedenen Körperzonen konzentrieren. Entspannen Sie die Stirnmuskeln und die übrigen Gesichtsmuskeln. *(Pause.)* Entspannen Sie alle Muskeln des Kiefers und der Zunge *(Pause)*" (Wolpe, 1958, S. 144). Und so geht es weiter.

Was aber ist das Wesentliche an einer solchen Therapiesitzung? Der Patient soll sich, wie bei der Katzentherapie, derjenigen furchtauslösenden Situationen aussetzen, die so tief in der Hierarchie der Angstauslösung steht, daß sie die antagonistische Reaktion – in diesem Fall Entspannung – nicht blockiert. Allerdings lassen sich die Situationen aus Herrn E.s Hierarchie nicht so konkret herstellen wie bei der Katze, die man in Käfige setzen kann. Der Therapeut bittet vielmehr den Patienten, sich die Situation, die er beschreibt, so lebhaft wie möglich vorzustellen. Den Anfang bilden dabei die weniger gefühlsbetonten Stufen der Hierarchie. Falls der Patient irgendeine Beunruhigung verspürt, soll er sofort seine linke Hand heben. Alsbald wird seiner Vorstellung ein weniger beunruhigendes Item angeboten. So verfährt der Therapeut mit allen Items der Hierarchie, und zwar in einem Tempo, das durch die Störbarkeit des Patienten vorgegeben ist. Der Patient ist geheilt, wenn die Entspannung über die vormals am stärksten beunruhigende Szene dominiert.

Die Therapie der reziproken Hemmung ist nicht auf die Behandlung von Phobien beschränkt. Bereits früh berichtet Wolpe (1958) über erfolgreiche Anwendungen der Therapie bei Impotenz, Wahnvorstellungen, Zwangshandlungen, Hysterie und mangelndem Durchsetzungsvermögen; diese Liste erweitert sich ständig. Die Methode ist außerdem vielfach abgewandelt worden. Bei der sogenannten *Löschungstherapie* wird z.B. das Entspannungsverfahren ausgelassen. Lomont und Edwards (1967) sowie Eysenck und Beech (1971) meinen jedoch, es sei erwiesen, daß gerade die Entspannung ein wesentlicher Aspekt des Verfahrens ist. Wenn der Thera-

Tabelle 12.6. Die Eifersuchts-Hierarchie von Herrn E.

---

1. Celia zeigt Interesse an einem anderen Mann oder ist nett zu ihm.
2. Celia wird spielerisch umarmt von (a) Peter, (b) Paul, (c) James, (d) John[a].
3. Sie unterhält sich angeregt mit einem Mann.
4. Sie verspätet sich bei einer Verabredung mit Herrn E.
5. Celia sagt: „Herr X., der mich immer mitgenommen hat, hatte ein Verhältnis mit einer verheirateten Frau."
6. Celia sagt: „Herr X. hat so eine nette Art."
7. Celia sagt: „Peter hat so eine nette Art."
8. Celia sagt: „Paul hat so eine nette Art."
9. Celia sagt: „James hat so eine nette Art."
10. Celia sagt: „John hat so eine nette Art."

Anmerkung: Die Items werden mit steigendem Rangplatz weniger beunruhigend.
[a] Peter, Paul, James und John waren Freunde von Herrn E., wobei Peter am stärksten als potentieller Rivale angesehen wurde und John am wenigsten

---

Nach Wolpe, 1958

peut nicht nur die Entspannung wegläßt, sondern zudem auch noch mit der am stärksten gefürchteten Situation anfängt, dann wendet er die sogenannte *Implosionstherapie* an, d. h. der Patient wird mit Angst überflutet. Der Wert dieser Therapieform ist jedoch bisher nicht gesichert (Boulougouris, Marks & Marset, 1971; Hogan & Kirchner, 1967; Rachman, 1966; Yates, 1970). Im Falle des Herrn E. hatte sich der Patient bestimmte Ereignisse *vorzustellen*. Man kann aber auch, besonders bei einfachen Phobien, eine Hierarchie echter Lebenssituationen einbeziehen. Eine solche Therapie kann man dann Desensibilisierung „in vivo" nennen (s. Abb. 12.8). Es gibt Berichte über einen Patienten, der mit Hilfe der Desensibilisierung „in vivo" von einer Katzenphobie befreit wurde (Freeman & Kendrick, 1960), ein anderer wurde von einer Regenwurmphobie geheilt (Murphy, 1964) und ein Kleinkind von seiner Angst vor dem Baden (Bentler, 1962). Der Theorie zur Verhaltenstherapie macht es einige Schwierigkeiten, daß sich die Überlegenheit der „in vivo"-Behandlung gegenüber der Behandlung auf der Ebene der Vorstellungen des Patienten noch nicht klar gezeigt hat. Eysenck und Beech (1971) schreiben sogar, daß sich der „in vivo"-Ansatz durchaus als der Desensibilisierung auf der Vorstellungsebene unterlegen erweisen kann" (S. 572).

Wichtiger als diese Streitfrage im Detail ist für uns hier die allgemeinere Frage nach der Wirksamkeit der Therapie der reziproken Hemmung mit allen ihren Varianten. Es gibt dazu eine umfangreiche Überblicksliteratur. Doch erscheint es uns nur fair, wenn wir uns wieder an Eysenck halten, der eine Zeitlang angenommen hat, daß die Verhaltenstherapie die größte Hoffnung für die Psychotherapie sei. Er muß jedoch ziemlich resigniert zugeben:

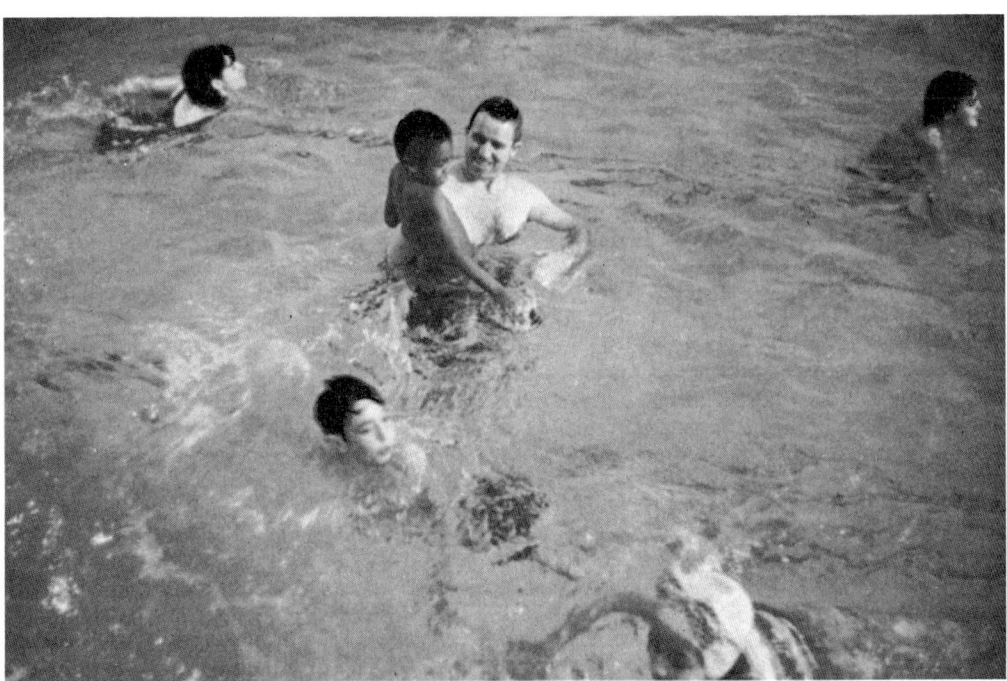

Abb. 12.8. Man kann das Prinzip der Desensibilisierung ‚in vivo' (im wirklichen Leben) kaum als eine Erfindung der wissenschaftlichen Psychologie ansehen. Auf diesem Foto wird ein Junge, der Angst vor dem Schwimmen hat, ins Wasser getragen und hochgehalten, so daß er sich sicher fühlen kann. Außerdem wird er von allen Seiten beruhigt durch den Anblick schwimmender Kinder. Das hierbei auftretende Ausmaß an Furcht kann er offensichtlich gut ertragen, und beim nächstenmal benötigt er wahrscheinlich schon weniger Sicherheit und Beruhigung. Auf diese Weise haben viele Kinder schwimmen gelernt ohne die Hilfe von jemand, der sich selbst als Psychologe ansah

„Selbst bei sehr flüchtiger Überprüfung der Literatur zur Desensibilisierung stellt man schwerwiegende Mängel bei ihren frühen empirischen Untersuchungen fest. Man stützte sich meist auf anekdotenhafte Berichte über die erfolgreiche Anwendung dieser Behandlung in ein oder zwei Fällen. Es fehlen sowohl angemessene Kontrollverfahren als auch zuverlässige Einschätzungsmethoden. Die Situation läßt den Schluß zu, daß die empirischen Daten zur Wirksamkeit der Verhaltenstherapie um nichts besser sind als im Lager der Psychotherapie" (1971, S. 567).

Nachdem er einige methodisch bessere Studien aus jüngster Zeit gesichtet hat, stellt Eysenck fest, daß es zwar einige stützende Hinweise für die Wirksamkeit der reziproken Hemmung gibt, daß diese aber nicht besonders ermutigend sind. Am erfolgversprechendsten ist die Therapie, wenn der Patient nicht allzu krank ist, und wenn er an einer klarumrissenen Phobie leidet – jedoch möglichst keine Agoraphobie (Platzangst), die häufig nicht geheilt wird. Doch in jedem Fall ist die Rückfallquote ziemlich hoch. Die Therapie ähnelt also ein wenig einer Kur gegen die Erkältung.

12.3.2.2 Das Spielmarkensystem

Ogden Lindsley (1954) übernahm Skinners Methode der operanten Konditionierung praktisch unverändert für seine psychotischen Patienten in einem Krankenhaus im Bostoner Bezirk. Vierzehn Patienten erhielten kleine Übungsräume zugewiesen, die den der Skinner-Box aus Tierversuchen analog waren. In jedem Raum gab es einen Warenautomaten. Wenn der Patient den Hebel drückte, erhielt er einen positiven Verstärker in Form von Süßigkeiten oder Zigaretten. Eines der wichtigsten Ergebnisse war, daß die Patienten mit unterschiedlicher Häufigkeit und in verschiedenen Zeitintervallen den Hebel drückten, entsprechend den verschiedenen Verstärkungsplänen, so ähnlich wie sie in Tierversuchen angewendet werden.
Die frühen Untersuchungen von Lindsley und Skinner (1954), in welchen Verhaltensmodifikationen bei psychotischen Patienten durch den Einsatz gelegentlicher Verstärker erzielt wurden, gaben die Anregung zum *Spielmarkensystem* (token economy), das heute in vielen Nervenheilanstalten zur An-

wendung kommt (z.B. Atthove & Krasner, 1968; Ayllon & Azrin, 1968), aber auch in Schulklassen und in Institutionen für delinquente Jugendliche und für geistig Behinderte. Der Grundgedanke ist einfach: Die Spielmarken werden in einer geschlossenen Institution ungefähr so verwendet wie Geld im normalen wirtschaftlichen Leben. Spielmarken von unterschiedlichem Wert werden für wünschenswertes Verhalten ausgegeben, z.B. wenn ein Patient oder Insasse sein Bett macht, vernünftig redet, sich freundlich im Umgang zeigt oder selbständig ißt. Diese Spielmarken können dann eingetauscht werden für verschiedene positive Verstärker, über die die Institution verfügt, z.B. ein Wochenende zu Hause, eine Lieblingsspeise, oder das Privileg, die Imbißstube aufzusuchen. Das Spielmarkensystem entlastet die Verhaltensmodifikation von der unbequemen Aufgabe, jedesmal festzustellen, welche speziellen Verstärker der Patient sich zu einer bestimmten Zeit gerade wünscht. Statt dessen gibt es eine unmittelbare (symbolische) Belohnung für wünschenswertes Verhalten. Dies ist keine direkte Therapie, hat aber indirekte therapeutische Wirkungen, so die Verstärkung wünschenswerter Gewohnheiten, der Gewinn an Zeit für das Pflegepersonal, und die Verbesserung der allgemeinen Atmosphäre. Dieses Spielmarkensystem, das systematischer und folgerichtiger eingesetzt wird als die gebräuchliche Geldwirtschaft, soll wahre Wunder bei der Leitung der betreffenden Institutionen wirken. Die amüsanteste Form eines Spielmarkensystems, von der wir gehört haben, gab es zwischen einem Ehepaar (Stuart, 1968). Sie teilte Spielmarken aus, wenn er ihr abends „wirklich zuhörte". Die Marken konnten gegen sexuelle Dienste ihrerseits eingetauscht werden. Sie sollen ganz glücklich dabei gelebt haben.

12.3.2.3 Die operante Therapie

Der Grundgedanke bei der *operanten Therapie* ist der, daß man, indem man selektiv positive Verstärker verwendet, ein gewünschtes Verhalten aufbauen oder aufrechterhalten kann. Als Beispiel dafür soll das besonders gut angelegte Experiment von Baker (1971) dienen, obgleich es sich bei den Versuchspersonen nicht um Neurotiker, sondern um Psychotiker (mutistische Schizophrene) handelte. Die 18 Patienten waren hauptsächlich wegen ihres Mutismus ausgewählt worden und weil man wußte, daß sie sprechen konnten, und auch ein gewisses Interesse an den potentiell verfügbaren Verstärkern zeigten. Das Ziel der Therapie war es, diese Patienten durch positive Verstärkung wieder zum Sprechen zu bringen.

Das Experiment zeigt in seiner Anlage eine Reihe recht eleganter Vorkehrungen. Vor allem nahm man eine gute Kontrollgruppe hinzu. Insgesamt wurden neun Patientenpaare zusammengestellt, und zwar anhand ihrer Sprechrate vor der Behandlung. Innerhalb von 25 Sitzungen von je 45 Minuten wurde immer ein bestimmtes Mitglied eines jeden Paares positiv verstärkt, wenn es als Reaktion auf 60 standardisierte Fragen irgend etwas sagte. In einer gleich großen Zahl von Sitzungen wurde das andere Mitglied des Paares stets für sein Schweigen, nie für Sprechen verstärkt. Gegen Ende des Versuchs gab es noch eine Bedingungsänderung: Nun wurden die neun Kontrollpersonen positiv verstärkt, wenn sie *sprachen*.

Die Patienten wurden nicht alle mit dem gleichen Verstärker „gefüttert", es handelte sich ja nicht um hungrige Tauben. Statt dessen standen verschiedene mögliche Verstärker zur Auswahl, darunter Schokolade, Getränke, Zigaretten und alle möglichen Anzeichen von Anerkennung – Lächeln, Gratulieren, Handhalten, Händeschütteln. Die speziellen Verstärker für jeden Patienten wurden nach einer ersten Sitzung, die der Kontaktaufnahme diente, ausgewählt. Der Experimentator beobachtete dabei, welche Dinge die stärkste positive Reaktion – Lächeln, Blickkontakt usw. – beim Patienten auslösten.

Im Experiment wurde auch die *Generalisierung* der während des Trainings erzielten Effekte überprüft. Die Stationsschwestern stellten jedem Patienten zweimal am Tag Fragen wie: „Wie fühlen Sie sich heute?" und führten Buch über die Antworten. Außerdem wurde ein Jahr später noch eine Nachuntersuchung zum Sprechverhalten der Patienten durchgeführt.

Um das Sprechverhalten der Patienten vor und nach den 25 Behandlungen messen zu können, entwickelte Baker seinen „Konversationstest". Er besteht aus 60 Fragen, die z.T. einfach mit „ja" oder „nein" beantwortet werden können, z.T. aber auch eine freie Antwort erfordern. Um das Ausgangsniveau („baseline") für die operante Konditionierung zu bestimmen, wurde der Konversationstest mehrere Wochen lang vor der Behandlung ohne jede Verstärkung durchgeführt. Darauf folgten die 25 Sitzungen der Behandlung, wobei immer der gleiche Konversationstest verwendet wurde. Im Nachtest wurde der Konversationstest für alle Patienten ohne Verstärkung durchgeführt. Um Experimental- und Kontrollgruppe zu vergleichen, wurde die Differenz zwischen Vortest und Nachtest als Veränderungsmaß zugrundegelegt. Der Konversationstest wurde auch für die Behandlung mit Bedingungsänderung und für die spätere Kontrolluntersuchung verwendet.

Das Hauptergebnis: Die Patienten der Experimentalgruppe, die positiv verstärkt worden waren, zeigten einen statistisch signifikanten Redezuwachs, während sich das Sprechverhalten der Kontrollgruppe leicht verschlechterte. Während der Bedingungsveränderung (positive Verstärkung nun auch für die Kontrollgruppe) erhöhten sich die Sprechwerte der Kontrollgruppe tatsächlich (um durchschnittlich 18,9%), nur bei neun Personen reichte diese Zunahme nicht aus, um statistisch signifikant zu werden. Die Aufzeichnungen der Schwestern über die Generalisierung des Sprechverhaltens wiesen für die Patienten der Experimentalgruppe einen größeren Zuwachs an Äußerungen auf als für die Patienten der Kontrollgruppe, aber der Unterschied war nicht groß genug, um statistisch signifikant zu sein. Die Nachuntersuchung ein Jahr später, bei der wiederum der Konversationstest benutzt wurde, ergab nahezu keinen Abfall der Resultate gegenüber dem früheren Ergebnis. Das deutet darauf hin, daß die erzielten Trainingsunterschiede fast vollkommen erhalten geblieben waren. Doch worin besteht der eigentliche Wert dieser Befunde?

Zwar hatten alle Unterschiede die erwartete Richtung, doch nur der Haupteffekt war statistisch signifikant, zudem nur knapp. Zum Teil lag dieses niedrige Niveau der statistischen Signifikanz an der geringen Zahl der Versuchspersonen. Doch das erklärt nicht alles. Der andere Faktor, der das Signifikanzniveau berücksichtigt, ist die große Variationsbreite unter den Patienten. Zum Beispiel erzielte ein Patient der Experimentalgruppe einen Punktwert von 0 beim Vortest und einen Wert von 62,1 beim Nachtest, ein anderer aber kam von 0 beim Vortest nur auf 2,1 beim Nachtest. Derart starke individuelle Unterschiede lassen vermuten, daß mit Bakers operantem Verfahren zwar ein bedeutsamer Faktor der Situation erfaßt wurde, andere Faktoren dagegen nicht.

Gewissenhaft zeigt Baker auf, daß auch vom therapeutischen Standpunkt aus die signifikanten Ergebnisse eigentlich recht enttäuschend sind. Die meisten Patienten, die während der Sitzungen mehr sprachen, reagierten nur auf die Fragen des „Konversationstests", spontan aber sprachen sie nicht mehr als vorher auf ihrer Station und mit dem Versuchsleiter. Zudem brachten die Patienten mit nur einer Ausnahme ihre Antworten automatenhaft, rasch, mechanisch und in stereotyper Form hervor. So gesehen erscheint die in der Nachuntersuchung ein Jahr später gefundene Konstanz des Sprechverhaltens weniger ermutigend als man meinen könnte. Durch die operante Konditionierung wurde offenbar nur ein starres Reaktionsschema auf häufig wiederholte Fragen verfestigt, ein wichtiger Aspekt des normalen Sprechverhaltens aber fehlte offensichtlich. Die mutistischen Patienten hatten sich nicht in Menschen mit normaler Kommunikationsfähigkeit verwandelt. Nur eine Versuchsperson gab lebhafte und unterschiedliche Antworten, doch diese Ausnahme spricht nicht gerade für das operante Verfahren, denn die Sprechbereitschaft dieses Patienten war bereits in der allerersten Sitzung, nicht erst nach zahlreichen Behandlungen wie bei den anderen Versuchspersonen wiederhergestellt worden.

Dieses überdurchschnittlich gut angelegte Experiment von Baker zur operanten Therapie macht auf einige wichtige Probleme aufmerksam. Die starken individuellen Unterschiede, die sogar beim mechanischen Antwortgeben auftraten, machen deutlich, daß der Verstärkungsplan keineswegs die einzig wirksame Variable in der gegebenen Situation war. Ein weiteres tiefgreifenderes Problem ist folgendes: Was man mit der operanten Konditionierung erreichen wollte, ist die Bereitschaft zu unendlich vielfältigen verbalen Antworten. Gewiß ist es weder eine triviale noch eine leichte Aufgabe, diejenigen verstärkbaren Antworten herauszufinden, die das Zielverhalten, das normale Sprechen, verbessern oder wiederherstellen. Das ist bei komplexen Verhaltensweisen die Regel, und meistens sind diese gerade die wirklich wichtigen. Aus den Erfahrungen, die Baker mit seinem Experiment gewann, können wir lernen, daß es nicht möglich ist, das als „normales Sprechen" bezeichnete operante Verhalten wiederherzustellen, indem man spezifische Antworten auf einen mehr oder weniger willkürlich zusammengestellten Konversationstest positiv verstärkt.

Damit wollen wir nicht sagen, daß die operante Therapie wertlos ist. Aus der umfangreichen Literatur wird ersichtlich, daß die selektive positive Verstärkung auch als operante Therapie funktioniert. Was wir sagen wollen ist, daß das operante Verhalten oder die Reaktionsklassen, die für die Therapie wichtig werden, häufig recht komplex sind – wenn auch wohl selten so komplex wie das Sprechverhalten in Bakers Experiment – auf jeden Fall aber komplexer als das Hebeldrükken oder das Scheibenpicken im Tierversuch. Die ehrgeizigeren Ansprüche der operanten Therapie haben zwangsläufig mit dem Problem zu tun, welches jeweils die verstärkbaren Reaktionen sind, die die Struktur des Tierverhaltens adäquat repräsentieren. Man kann dieses Problem nicht einfach der „Kunstfertigkeit" eines Therapeuten zur Lösung überlassen. Die kognitive Psychologie zumindest hält wissenschaftliche Untersuchungen für erforderlich. Das ist gewiß eine höchst schwierige Aufgabe. In einer Untersuchung zum Sprechverhalten hatten Ferster und Lovaas (siehe Krasner, 1971a und b, der Zusammenfassungen gibt) mit autistischen (oder schizophrenen) Kindern größeren Erfolg, wahrscheinlich weil sie bei der Verstärkung von Sprechreaktionen flexibler vorgingen. Uns ist jedoch kein Fall bekannt, daß bei Autisten oder Schizophrenen durch die operante Methode ein normales Maß an Sprechverhalten erreicht worden wäre.

12.3.2.4 Aversionstherapie

D as Verfahren der *Aversionstherapie* besteht darin, den Patienten negativer Verstärkung (Bestrafung) auszusetzen, wenn er ein Verhalten zeigt, das er gern loswerden möchte. Für diese Methode scheint es viele Verwendungsmöglichkeiten zu geben, vielleicht kann man damit den Transvestitismus ebenso wie das Zigarettenrauchen „verlernen" lassen. Gerade das Rauchen müßte durch die Aversionstherapie eigentlich leicht abzustellen sein. Denn es handelt sich um eine klar umschriebene Reaktion, auf die man ohne weiteres bestimmte Strafreize nach einem bestimmten Verstärkungsplan geben könnte. Dennoch schrieb Bernstein (1970):

> „Nach sechs Jahren intensiver Forschung zum Zigarettenrauchen, denen Jahrzehnte weniger fieberhafter Tätigkeit vorangegangen sind, sind nur wenige nützliche Kenntnisse zusammengekommen, die über die recht elementare Beobachtung hinausgehen, daß Rauchen ein weitverbreitetes Verhalten ist, das sich noch weiter ausbreitet, daß es höchstwahrscheinlich schädlich ist und geradezu unglaublich resistent gegenüber dem Versuch einer langfristigen Modifikation" (S. 39f.).

Hunt und Matarazzo hielten zwar etwas später (1973) diese Forschungsvorhaben für geistreich und interessant genug, ihren Erfolg aber schätzten sie ähnlich gering ein. Worin bestehen die Schwierigkeiten?

Eine der ersten Anwendungen einer Aversionstherapie gegen das Zigarettenrauchen (Wilde, 1964) stammt aus den Zeiten, als die Aussichten noch glänzender schienen. Schon aber zeigten sich die ersten Wolken am Horizont. Wilde benutzte eine Mischung aus Zigarettenqualm und heißer Luft als aversiven Reiz, dessen Auftreten wurde in der experimentellen Situation vom Rauchen abhängig gemacht. Wenn die Luft zu heiß wurde (aversiv), machten die Versuchspersonen ihre Zigarette aus, daraufhin strömte ein Hauch von leicht mit Menthol versetzter Luft ein, und die Versuchsperson durfte ein Pfefferminzbonbon essen. Nach 6 bis 20 Durchgängen wurde die Versuchsperson aufgefordert, eine Zigarette anzuzünden. Obgleich dem Rauchen nun nicht mehr der aversive Reiz folgte, wurde die Zigarette gewöhnlich nach zwei oder drei Zügen ausgedrückt. Man bat die Versuchspersonen, sich in der Zeit zwischen den täglichen Sitzungen die experimentelle Situation vorzustellen, sobald sie das Verlangen nach einer Zigarette verspürten. Die Behandlung wurde solange fortgesetzt, bis die Versuchsperson berichtete, daß sie nicht mehr rauche.

Am Experiment nahmen nur sieben Versuchspersonen teil. Drei von ihnen hörten nach ein bis zwei Sitzungen mit dem Rauchen auf, einer reduzierte seinen Zigarettenkonsum um 95%, einer ging zum Pfeiferauchen über, zwei stiegen aus dem Experiment aus. Das scheint ein ziemlich gutes Ergebnis zu sein: fünf therapeutische Erfolge bei sieben Probanden, und das bei einer Gewohnheit, die bekanntermaßen selten freiwillig aufgegeben wird. Ein Jahr später jedoch schrieb Wilde in der gleichen Zeitschrift: „Es ist jedoch nachzutragen, daß alle fünf Raucher, die sich der Behandlung unterzogen hatten, zu ihrem ursprünglichen Raucherverhalten zurückgekehrt sind. Anscheinend reicht diese spezielle Aversionsmethode nicht aus, um bleibende Erfolge zu erzielen" (1965, S. 313). Genau das ist der Haken. Um was für einen aversiven Reiz es sich auch handelt – heiße Luft, Elektroschock, eine Übelkeit erregende Droge – das Zigarettenrauchen kann zwar während der Behandlung abgestellt werden, nach Beendigung der Therapie aber wird es wieder aufgenommen.

Premack (1970b) meint nun, daß die Verhaltenstheorie nicht dadurch widerlegt wird, daß es der Verhaltensmodifikation nicht gelingt, den Raucher mit bleibendem Erfolg von den Zigaretten abzubringen. Sie sagt diesen Mißerfolg vielmehr voraus. Ein Mensch kann natürlich zwischen einer Situation unterscheiden, in der ein aversiver Reiz auf das Rauchen erfolgt (im Experiment), und Situationen, wo das nicht der Fall ist (außerhalb des Experiments). Man benötigt also eigentlich einen aversiven Stimulus, der nicht auf die experimentelle Situation beschränkt ist, sondern immer auftritt, wenn der Proband raucht. Aber das macht Schwierigkeiten.

Powell und Azrin (1968) hatten offenbar einen guten Einfall, als sie einen Apparat entwickelten, der jedesmal einen elektrischen Schlag austeilte, wenn der Proband seinem Zigarettenetui eine Zigarette entnahm. Das erste Problem war nun, daß von den 20 starken Rauchern, die um Teilnahme am Experiment gebeten wurden, nur 6 zusagten. Drei von diesen sechs stiegen aus dem Experiment aus, ehe sie das Rauchen aufgaben. Die drei verbleibenden Versuchspersonen reduzierten ihren Zigarettenkonsum beträchtlich, als die Versuchsleiter die Schockintensität erhöhten. Zugleich reduzierten sie aber auch die Anzahl der Stunden, in denen sie den erforderlichen Schockapparat trugen. Den letzten Schock erhielten die Versuchsleiter, als sie den Apparat schließlich entfernten: Alle drei Raucher kehrten sofort zu ihrem vorherigen Zigarettenkonsum zurück. Man kann zwar ruhig weiter behaupten, daß auch durch dieses Experiment die Verhaltenstheorie keineswegs widerlegt wird. Aber sie hat auch keinerlei Entwöhnung des Rauchens bewirkt.

Es gibt noch andere Apparate, die etwas über das elektrifizierte Zigarettenetui hinausgehen, z.B. gibt es einen mit der ziemlich geschmacklosen Bezeichnung „Bug-in-the-Ear" (= Wanze im Ohr). Ein drahtloser Schockapparat (der draußen bis zu 100 m Entfernung, drinnen bis zu 25 m wirksam wird) ermöglicht es dem unsichtbaren Therapeuten (im Wandschrank versteckt?), seinem Patienten einen aversiven Schock zu geben, sobald er eine Zigarette anzündet, einen Selbstmordversuch macht, sich einen „Schuß" injiziert und was es sonst noch gibt. Durch einen selbst zu bedienenden Auslöser kann sich der arme Dumme auch jedesmal selbst einen Schock geben, sobald er eine „ungezogene" Regung verspürt. Die einzige Schwierigkeit bei all diesen klugen Erfindungen besteht darin, daß der Patient einen solchen Apparat tragen muß. Nichts kann ihn daran hindern, die „Wanze" einfach aus dem Ohr zu nehmen und gut zu verwahren. Die Verhaltensmodifikation, insbesondere die aversive Konditionierung, tut sich schwer mit dem Handicap, daß wir in einer freien Gesellschaft leben. Vielleicht sind die Spielmarkensysteme deshalb so erfolgreich, weil sie in Nervenheilanstalten und Heimen für delinquente Jugendliche und für geistig Behinderte eingesetzt werden, in denen diese Freiheit erheblich eingeschränkt wird.

12.3.2.5 Verhaltensformung durch ein Modell

Vor mehreren Jahren hatte die „American Cancer Society" im Fernsehen einen Kurzfilm laufen: Vater und Sohn streifen durch die Wälder, der Sohn imitiert den Vater bei ungefährlichen oder sozial erwünschten Verhaltensweisen. Zum Schluß jedoch nimmt der Vater eine Zigarette heraus und beginnt zu rauchen. Frage an den Zuschauer: „Bringen Sie das Ihrem Kind bei?" Die amerikanische Krebsgesellschaft vertrat offensichtlich die Theorie, daß das Verhalten durch *Imitation* oder durch ein Modell (modeling) beeinflußt werden kann. Daß ein solcher Einfluß besteht, ist nicht nur Theorie, sondern zweifellos eine Tatsache. Was nicht bedeutet, daß es sich um eine einfache Angelegenheit handelte oder daß die wissenschaftliche Psychologie alle Probleme zu Fragen des Modellernens schon gelöst hätte.

Albert Bandura, von dem die wichtigsten Veröffentlichungen zum Thema Verhaltensformung durch ein Modell stammen, spricht lieber von „Verhaltensmodifikation" als von Therapie. Er verzichtet auf den kulturellen Wertfaktor, da sich einige seiner Forschungsarbeiten auch mit unerwünschtem Verhalten wie Aggression befassen. Die Prinzipien, die den Einfluß eines Modells auf das Verhalten bedingen, können natürlich unabhängig davon sein, wie man das Verhalten bewertet. Verhaltensmodifikation ist der allgemeinere Begriff, Verhaltenstherapie bedeutet Modifikation, der ein positiver Wert beigemessen wird.

Modellernen. In einer Übersicht (1961) teilt Bandura die Wirkungen, die von einem Modell ausgehen können, in drei nützliche Kategorien ein. Der erste und wichtigste Effekt eines Modells ist nach Bandura das Erlernen neuer Verhaltensweisen, ohne die Notwendigkeit einer Reaktion oder einer kontingenten Verstärkung. In seinen früheren

Schriften brachte er fast die Meinung zum Ausdruck, als sei die Beobachtung eines geeigneten Modells hinreichend, um einen Lernprozeß in Gang zu setzen. Nun waren die Verhaltensweisen die in vielen seiner Experimente den Kindern von einem Modell vorgeführt wurden, oft von äußerst einfachem Zuschnitt: Da wurde z. B. eine Puppe gezwickt oder es wurde kräftig geschimpft. Doch reicht i. allg. die Beobachtung allein zur Verhaltensmodifikation nicht aus. Ein Erwachsener kann vielleicht durch Beobachtung lernen, den eigenartigen Gang oder Akzent eines anderen kurzfristig zu imitieren, aber kann er nach der Beobachtung eines guten Schachspielers dessen Spielzüge reproduzieren? Wir haben auch alle schon einmal gesehen, wie ein kleiner Junge das Autofahren des Vaters imitiert (wie in Abb. 12.9). Er dreht u. a. am Lenkrad, betätigt die Hupe und produziert motorähnliche Geräusche – aber das alles reicht nicht aus, um das Auto in Gang zu setzen.

Es ist Bandura durchaus bewußt (1965 b, 1971), daß Beobachtung allein kein Lernen hervorruft. Er hält es unter anderem für notwendig, daß die Aufmerksamkeit auf das Modell ausgerichtet wird und daß man sich

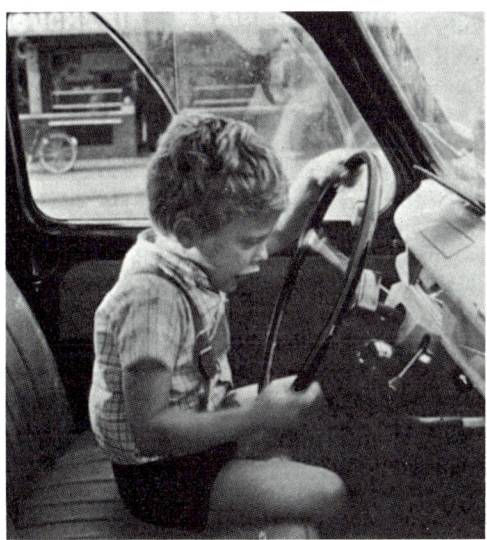

Abb. 12.9. Dieser junge Mann imitiert Autofahren – so wie er es versteht. Dazu gehört, daß er Motorgeräusche nachmacht, das Steuer viel hin und her dreht, nicht aber, daß er einen anderen Gang einlegt oder in den Rückspiegel schaut

dessen Verhalten in irgendeiner vorgestellten oder verbalisierten Form merkt. Vom Standpunkt eines kognitiven Psychologen aus aber reichen diese Ergänzungen Banduras nicht.

Für den kognitiven Psychologen bringt die Behauptung, daß neues Lernen allein durch Beobachtung möglich sei, zwei Probleme mit sich. Dem ersten hat Bandura eine gewisse Aufmerksamkeit gewidmet. Es ist selbstverständlich notwendig, daß der Beobachter das vom Modell vorgeführte Verhalten in seiner ganzen Struktur und mit der zugrundeliegenden Absicht erkennt. Sonst reproduziert er bei seiner Nachahmung nur zufällige Aspekte des Vorgeführten, und er versäumt das Wesentliche. Ein Kind, das beim Schachspielen zuschaut, kann wohl lernen, wie man Schachfiguren auf einem Brett hin- und herschiebt, kann sogar den versunkenen Ausdruck des Modells wiedergeben, es wird aber nicht die richtigen Figuren in der richtigen Weise versetzen können. Es wäre ziemlich unsinnig, in diesem Fall zu sagen, das Kind habe während des Beobachtens gelernt, was das Modell „tat".

Das zweite Problem hängt damit zusammen, daß selbst das genaue Erlernen spezifischer Reaktionen, sei es durch Beobachtung, durch operante Konditionierung oder was auch immer, nur von begrenztem Interesse ist. In der Regel möchte man einem anderen eine ganze Klasse von Reaktionen beibringen, von denen die vorgeführten nur als Beispiel dienen sollen. Wenn man jemandem Französisch, Schach, Tennis oder Autofahren beibringen will, dann hat das Hersagen von Sätzen, das Verschieben von Schachfiguren, das Schwenken des Tennisschlägers oder das Drehen des Lenkrades für sich genommen wenig Bedeutung. Wir können feststellen, daß für das Lernen durch Beobachtung genau das gleiche kognitive Problem besteht wie für das Lernen durch operante Konditionierung oder durch operante Therapie. Man kann sicher sein, daß ein Experiment, in welchem mit Hilfe eines Modells und zufälliger Beispiele komplexe Dinge gelehrt werden sollen, ebenso zum Scheitern verurteilt ist wie das Experiment Bakers, der die richtigen Beispielantworten zur Verstärkung und Wiederherstellung des normalen Sprechverhaltens finden wollte. Man kann diesem Problem nicht entgehen; es ist schwierig und seiner Natur nach kognitiver Art. Es wird immer auftreten, sobald man versucht, einem anderen ein komplexes Verhalten entweder durch direkte operante Methoden oder durch Beobachtung mit oder ohne stellvertretende Verstärkung beizubringen.

Enthemmung und Erleichterung. Die beiden verbleibenden Effekte der Klassifikation Banduras setzen die Fähigkeit zur Imitation voraus und betreffen eher die Ausführung als das Lernen von Verhalten. Bei der *Enthemmung durch ein Modell* geht es um eine Reaktion (z. B. mutwillige Aggression oder Zerstörung), zu der der Betreffende bereits in der Lage ist, die normalerweise aber gehemmt wird aus Gründen der Moral oder der Schicklichkeit, bis sie nach ihrer Ausführung durch ein Modell als ganz normal erscheint. Bei der *Erleichterung durch ein Modell* geht es ebenfalls um eine Reaktion, die sich bereits im Verhaltensrepertoire des Betreffenden befindet. Aber sie ist keineswegs gehemmt, so daß man sie unmittelbar auf das Beispiel eines Modells hin erfolgen lassen kann. Natürlich treten Erleichterung und Enthemmung nicht bei jeder möglichen Gelegenheit in Erscheinung, denn sie haben ihre eigenen Determinanten. Aber bei diesen Determinanten handelt es sich nicht um kognitive und Reifungsfaktoren wie beim Erlernen von etwas Neuem. Bandura und seine Mitarbeiter (z. B. Bandura, 1965b; Bandura et al., 1963; Bandura & Walters, 1963; Bandura & Mischel, 1965) haben diese Determinanten eingehend untersucht. Dabei zeigte sich, grob gesagt, daß ein Modell mit größerer Wahrscheinlichkeit imitiert wird – wie man sich denken kann – wenn es beliebt, geachtet, mächtig ist und wenn seine sozialen Merkmale angemessen sind. Wenn wir diese Verhaltensformung durch ein Modell als eine Therapieform ansehen, dann hat das Modell vor allem mit der Rolle des Therapeuten zu tun, dessen „Kunstfertigkeit" ebenso variiert wie die der traditionellen Therapeuten. Erleichterte und enthemmte Reaktionen sind auch durch direkte Verstärkung zu beeinflussen, die Eigenschaften des direkten Verstärkers wirken sich wie bei der operanten Konditionierung unterschiedlich aus.

12.3.2.6 Zusammenfassung

Die Verhaltenstherapeuten (oder -modifizierer) waren meistens zu klug, um sich von der nicht beantwortbaren Frage „Ist die Verhaltenstherapie effektiv oder nicht?" zu Fall bringen zu lassen. Sie interessierten sich für sinnvollere Fragestellungen: *Welche* Therapie durch *welchen* Therapeuten ist am effektivsten für *welchen* Menschen mit *welchem* Problem, und unter *welchen* Bedingungen? Zweifellos liegt das weitgehend daran, daß sie auf eine analytische Art an ihre therapeutische Aufgabe herangehen und sich auf identifizierbare Probleme und Techniken konzentrieren. Teilweise liegt es nach unserer Ansicht auch daran, daß weder Eysenck noch irgend jemand sonst sich darüber beklagt hat, daß es keinerlei empirische Untersuchungen über ihre Wirksamkeit gibt. Die derzeitige Übersichtsliteratur zur Verhaltenstherapie insgesamt oder zu ihren Unterformen macht keine allgemeineren Zahlenangaben über Therapieergebnisse im Vergleich zu Kontrollgruppen oder zur „baseline" von Spontanremissionen.

Die meisten Übersichten – wie die von Bandura (1971) zur Verhaltensformung durch ein Modell und von Krasner (1971 a und b) zur operanten Therapie – wollen den Leser glauben machen, daß die Methode inzwischen fast immer funktioniert und vollkommen effektiv sein wird, sobald einige kleinere technische Probleme gelöst sind. Aber wir wissen, daß das nicht der Fall sein kann. Wir haben die bedeutungslosen „Erfolge" gesehen, die Baker mit stummen Schizophrenen erzielte; wir wissen, daß weiter und sogar zunehmend geraucht wird trotz der Aversionstherapie; wir haben gesehen, daß die Verhaltensformung durch ein Modell vorwiegend deshalb zu sichtbaren Ergebnissen geführt hat, weil sie sich auf den Bereich bereits vorhandener Fähigkeiten beschränkte. Sie hat vor allem bei Enthemmung und Erleichterung Erfolg, kaum beim Erlernen von etwas Neuem. Diese Erfolge sind wichtig und wertvoll, aber letzten Endes für einen genauen Beobachter des alltäglichen Verhaltens nicht sonderlich überraschend. Allein der Neuerwerb komplexer Verhaltensmuster durch irgendeine Therapie könnte uns überraschen.

Generell kann man wohl sagen, daß Freud mit seiner Behauptung recht hatte, pauschale Zahlen zum Therapieergebnis seien bedeutungslos, wenn nicht irreführend. Die Verhaltenstherapie hat in dem von Eysenck initiierten Wettkampf die Psychoanalyse und die anderen mentalistischen Therapieformen nicht besiegt. Aber das Turnier hat seine Zuschauerschaft verloren. Die Kampfteilnehmer sind am besten beraten, wenn sie in ihre Provinzen zurückkehren, sich dort mit extensiver Prozeßforschung beschäftigen und erst zurückkehren, wenn sie besser gerüstet sind, um an weniger anspruchsvollen, dafür aber besser geplanten Wettkämpfen teilzunehmen.

12.3.3 Gruppenpsychotherapie oder Encountergruppen

Man kann zwischen den verschiedenen Formen der Gruppenpsychotherapie und den Encountergruppen nicht scharf trennen. Daher werden sie am besten zusammen beschrieben. Es gibt auch viele Abwandlungen, so daß es erforderlich ist, zunächst ihre Gemeinsamkeiten aufzuzeigen. Nach Lieberman, Yalom und Miles (1973, S. 4) bemühen sich alle Arten von Gruppentherapie um eine intensive Gruppenerfahrung mit vielen Kontaktmöglichkeiten für die Teilnehmer. Die Gruppen sind i. allg. klein genug (6 bis 20 Mitglieder), um sehr viel unmittelbare Interaktion zu ermöglichen. In allen Gruppen werden Offenheit, Ehrlichkeit, persönliche Konfrontation, Selbstdarstellung und starker Gefühlsausdruck gefördert. Man ist bemüht, die Bewußtheit sich selbst und sozialen Situationen gegenüber zu erhöhen, man strebt die eine oder andere Form der Verhaltensänderung an. Häufig werden diese Gruppen außerhalb der traditionellen therapeutischen Einrichtungen und Heilanstalten geleitet. Von diesem Punkt an unterscheiden sich die Gruppen in ihren Zielen, ihren Methoden und in ihrer Ideologie.

Die Ziele der Encountergruppen oder der Gruppenpsychotherapie, wie wir sie abwechselnd nennen wollen, wurden oben mit den frommen Worten der „Gläubigen" darge-

stellt. Von Jean Stafford, die nicht dazu gehört, stammt eine Besprechung (1973) von zwei Büchern solcher „Gläubigen", in der die Ziele etwas anders dargestellt werden:

> „Im ,Hier und Jetzt' sollen die Teilnehmer von ihren Hemmungen befreit werden (und von Taktgefühlen und den Fesseln der Höflichkeit) und auf dem Niveau primitivster Empfindungen agieren, so daß sie anschließend in der Lage sind, ihren Boß kräftig zu umarmen, wenn ihnen danach zumute ist oder ihm klipp und klar zu sagen, daß *er Mundgeruch hat und lieber Pfefferminz lutschen solle"* (S. 30).

Man verlegt das erste Auftreten von Encountergruppen gewöhnlich in das Jahr 1946, als der ausgezeichnete Sozialpsychologe Kurt Lewin vom Staat Connecticut gebeten wurde, Arbeitskreise zur Ausbildung von Führungskräften einzurichten, die bei Rassenkonflikten in den Gemeinden konfliktmindernd tätig werden sollten. Die Teilnehmer wurden in kleine Diskussionsgruppen eingeteilt, um Probleme zu analysieren, die sich ihnen in ihren eigenen Bezirken gestellt hatten. Es dauerte nicht lange, und alle diese Gruppen bemühten sich um eine Analyse ihrer eigenen Gruppendynamik. Die Teilnehmer hatten das Gefühl, daß diese Analyse nicht nur ihrem Selbstverständnis diente, sondern auch dem besseren Verständnis der kommunalen Probleme, die auf der Tagesordnung standen. Die Ausbilder spürten, daß sich ihnen per Zufall eine ausgezeichnete Gelegenheit zum Studium menschlicher Beziehungen eröffnet hatte.

Aus diesen kleinen Anfängen bei Lewin entwickelten sich die „National Training Laboratories", die alljährlich im Sommer Arbeitstagungen über die Durchführung von *T-Gruppen* („T" für Training) abhielten. Die T-Gruppen werden auch Sensitivitäts-Trainings-Gruppen genannt. Lieberman et al. (1973) bemerken (S. 5), daß die moderneren Gruppen, in denen alles zutage gefördert werden soll, in den 60er Jahren entstanden. Ihre Entstehungsgeschichte ist etwas unklar, aber wahrscheinlich hat der „humanistische" Ansatz von Psychologen wie Carl Rogers und Abraham Maslow dazu beigetragen. In diesen Gruppen werden die enthumanisierende technokratische Gesellschaft als pathogen und alle Menschen als Patienten angesehen. Offenbar hat Rogers die T-Gruppe umbe-

nannt in „basic encounter group". Die Ziele
der Encountergruppe stimmen vollkommen
mit denen der älteren klientenzentrierten
Therapie überein, wie sie Rogers konzipiert
hatte.

12.3.3.1 Die Stanford-Studie

Unter den Untersuchungen über Encountergruppen gibt es eine so ausgezeichnete und umfassende Studie, daß wir uns bei
unserer Darstellung an sie anlehnen werden.
Sie wurde von Lieberman et al. an der Stanford-Universität durchgeführt und unter dem
Titel *Encounter Groups: First Facts* (1973) als
Buch veröffentlicht.

Die Forscher waren so ehrgeizig, zehn verschiedene Arten von Encountergruppen zu
schaffen, und dabei alle in den frühen 70er
Jahren aufblühenden Varianten einzubeziehen. Von drei Spielarten hatten sie nur je eine
Gruppe, von sieben Spielarten dagegen je
zwei Gruppen, so daß sie mit insgesamt 17
Encountergruppen zu tun hatten sowie mit
einer Kontrollgruppe. Jede Gruppe setzte
sich aus zehn Studenten/Studentinnen zusammen, die bei gleicher Verteilung nach Geschlecht und Studienjahr im übrigen nach
Zufall ausgewählt worden waren. Besonders
günstig war in dieser Untersuchung, daß die
Gruppenleiter die verschiedenen Techniken
in Encountergruppen nicht bloß akademisch
durchspielten, sondern daß es sich bei ihnen
um sehr erfahrene Praktiker handelte, die mit
den Techniken bereits vertraut waren. Sie
wurden von ihren Kollegen „die beiden Besten in der Bay Area" genannt. Es wurde
ihnen eingeschärft, ganz in ihrer gewohnten
Weise zu verfahren. Sie konnten die Treffen
in der für sie üblichen Weise ansetzen, sollten
lediglich ein Treffen nicht länger als 30 Stunden dauern lassen. Die studentische Kontrollgruppe nahm an einem gewöhnlichen Kurs
über Rassismus und Vorurteile teil, für sie
wurden die gleichen Bewertungsverfahren
wie für die Experimentalgruppen verwendet.

Unterschiedliche Psychotherapiearten legen ihre Akzente oft auf ganz verschiedene
Dinge, die Messung der Gruppenprozesse
und Ergebnisse mußte daher besonders häufig stattfinden, damit jede Therapieform die

Möglichkeit hatte, ihre Leistung unter Beweis
zu stellen. Zur Bewertung der Erfahrungen
wählte man vier verschiedene Perspektiven:
(1) die Gruppenteilnehmer selbst, (2) die
Leiter, (3) die anderen Gruppenteilnehmer
und (4) die Freunde der Teilnehmer. Durchgeführt wurden die Messungen bei allen
Gruppen, einschließlich der Kontrollgruppe,
vor der Gruppenerfahrung, direkt danach
und sechs Monate danach. Es wurde so ziemlich alles Meßbare gemessen. Darüber hinaus
finden sich in der Untersuchung genügend
Verbatimprotokolle und eine detaillierte Beschreibung der einzelnen Gruppensitzungen,
die einen ziemlich lebendigen Eindruck von
jeder Gruppe vermitteln.

Wir wollen in einem kurzen Abriß zeigen,
welcher Gruppenprozeß in der jeweiligen
Gruppenvariante erwartet wurde, und dann
darüber berichten, was sich tatsächlich abgespielt hat. Im folgenden sind Lieberman und
seine Mitautoren nur für das verantwortlich,
was von uns zitiert wird. Eindrücke und Umschreibungen stammen, auch wenn sie sich
vom Originaltext herleiten, letzten Endes von
uns und sollten nicht den Verfassern der
Untersuchung zugeschrieben werden, die damit vielleicht nicht einverstanden wären.

Zunächst jedoch sollen die vernichtenden
Hauptergebnisse vorgestellt werden; man
sollte sie im Blick haben, wenn man später die
Abschnitte über die verschiedenen therapeutischen Anschauungen und die Beschreibungen der Gruppenrealität zur Kenntnis nimmt.
Die Unterschiede zwischen den Gruppen der
gleichen Variante (es gab je zwei Beispiele bei
sieben verschiedenen Gruppenformen) waren in allen Fällen ebenso groß wie die Unterschiede zwischen den einzelnen Varianten. Es
stellte sich heraus, daß das wirkliche Gruppengeschehen in einem gegebenen Fall mehr
von der Persönlichkeit des Leiters abhing,
von der Art der Führung, den versammelten
Personen und der von ihnen geschaffenen
Atmosphäre, als von den Theorien, denen
sich die Gruppenleiter verschrieben hatten.
Die theoretischen Anschauungen der Gruppenleiter über die Gruppe spielten also fast
überhaupt keine Rolle, obwohl man eigentlich dazu neigt, sie für entscheidend zu halten.
(Wenn nicht anders vermerkt, stammen alle
folgenden Zitate aus Lieberman et al., 1973.)

T-Gruppen: Nummer 1 und Nummer 2.
Dies ist die eigentliche Sensitivitäts-Trainings-Gruppe des „National Training Laboratory". Die Rolle des Leiters ist es, den Mitgliedern dabei zu helfen, sich selbst und andere besser zu verstehen. Er soll weitgehend inaktiv, nicht direktiv sein, nur Kommentare geben, die zum Verständnis des Auftretens von Gruppenzusammenhalt, der Entstehung von Cliquen und Sündenböcken sowie der Arbeitsverteilung u. ä. beitragen.

Die Mitglieder der T-Gruppe Nummer 1 erschienen regelmäßig, keiner verließ die Gruppe. Der Leiter griff nicht ein, er unterstützte alle nur und war freundlich. Trotzdem bezeichneten die Gruppenmitglieder ihre Erfahrung nicht als sehr angenehm; ihre Erwartung, durch die Gruppe „mitgerissen" zu werden, wurde enttäuscht. Auch in der T-Gruppe Nummer 2 war die Teilnahme regelmäßig, der Leiter freundlich, er griff nicht ein. Jedoch schien er deutlichere Zielvorstellungen zu haben als der Leiter der Gruppe 1: mehr Freundlichkeit unter den Teilnehmern, mehr Ehrlichkeit und Offenheit bei jedem einzelnen. Beide Leiter hielten sich ziemlich genau an die T-Gruppen-Philosophie; nichtsdestotrotz fühlten sich die Teilnehmer der Gruppe 2 aus irgendeinem Grund durch ihre Gruppenerfahrung mehr „mitgerissen" als die Mitglieder der Gruppe 1.

Gestalttherapie: Nummer 3 und Nummer 4.
Die Gestalttherapie, eine Bewegung mit viel Bekehrungseifer, die von dem verstorbenen Frederick Perls begründet wurde, betont die Ganzheit (von daher der Begriff „Gestalt") des Individuums. In Perls' Worten: „Wir *haben* nicht eine Leber oder ein Herz. Wir *sind* eine Leber, Herz, Gehirn usw." (1969, S. 5). Perls hält die Gestalttherapie für eine Form der Existenztherapie. Ziel der Therapie ist es, sich auf die Weisheit des Organismus zu verlassen anstatt auf die Manipulation des Selbst oder der Umwelt. Das Gestaltgebet (es gibt keine andere Therapie mit einem Gebet) lautet nach Perls:

„Ich mache meine Sache und du machst deine.
Ich bin nicht auf der Welt, um deinen Erwartungen zu entsprechen,

Und du bist nicht auf der Welt, um den meinigen zu entsprechen.
Du bist du und ich bin ich,
Und wenn wir uns zufällig finden, dann ist das schön,
Wenn nicht, läßt es sich nicht ändern."
(Perls, 1969, S. 4, © Real People Press 1969. Alle Rechte vorbehalten.)

Der Gruppe kommt in der Praxis von Perls eine geringe Rolle zu, sie ist so etwas wie ein Chor. Neben dem Leiter steht ein leerer Stuhl, der „heiße Sitz", auf dem sich die Teilnehmer nacheinander niederlassen, um mit dem Leiter zu arbeiten. Es geht vor allem um das Verstehen dessen, was der Körper durch seine Haltung und alle seine Botschaften, die von den Eingeweiden, Muskeln und Knochen ausgehen, sagen will. Hinzu kommen noch die Trauminhalte, die er produziert. Der gedeutete Trauminhalt wird ähnlich wie bei C. G. Jung als eine wesentliche Ergänzung der im Bewußtsein vorhandenen Informationen über den Organismus angesehen. Für die Gestalttherapie bedeutet geistige Gesundheit das harmonische Zusammenwirken der Funktionen des gesamten Organismus und die Annahme der Verantwortung für das eigene Leben.

Die Gestalttherapiegruppe 3 traf sich dreimal über einen längeren Zeitraum von 6 bis 18 Stunden Dauer. Der Leiter hatte das Ziel, daß jeder Teilnehmer die Verantwortung für sein Leben akzeptierte (à la Existentialismus) und aus seinem Leben das machte, was er selbst wollte. Gewöhnlich griff der Leiter unterstützend ein, doch manchmal forderte er einen Teilnehmer auch direkt auf, sich zu „öffnen" und seine Gefühle zu zeigen: „Verdammt, du bist so ruhig und gesammelt... Ich habe das Recht, dir nicht zu glauben ... Ich glaube, du bist ein Feigling (S. 30). Es gab etwa 60 körperliche Übungen. Intensiver Gefühlsausdruck war willkommen. Am Ende waren die Teilnehmer der Gruppe 3 ungeheuer begeistert von ihrer Gruppe, sie bewunderten den Leiter und priesen seine Technik.

Die Gestalttherapiegruppe Nummer 4 traf sich auch in drei langen Sitzungen von 4 bis 16 Stunden Dauer. Die Ziele des Leiters entsprachen denen des Leiters der Gruppe 3:

Jedes Gruppenmitglied sollte individuelle Verantwortung übernehmen und freie Entscheidungen treffen. Der Leiter der Gruppe 4 setzte ebenfalls etwa 60 Übungen ein und instruierte die Teilnehmer, wie sie sich zu benehmen und zu geben hatten: „Warum stehst du nicht auf? Schließe die Augen. Achte darauf, wie du stehst, sitzt und atmest" (S. 35).

Innerhalb der Studie von Lieberman et al. waren die beiden Gestalttherapeuten insofern ungewöhnlich, als ihr Vorgehen im Vergleich zu den übrigen Therapeutenpaaren sehr viel mehr Ähnlichkeiten hatte, die ihrer therapeutischen Ausrichtung zuzuschreiben waren. Zum Beispiel benutzten beide Gruppenleiter Perls' Technik, sich nacheinander auf jedes Mitglied zu konzentrieren. Und doch waren sie sich in anderer Hinsicht sehr unähnlich. Die Mitglieder der Gruppe 4 waren von ihrer Erfahrung i. allg. weniger angetan, und sie waren sehr geteilter Meinung über ihren Leiter. Viele fanden ihn verunsichernd und aufdringlich. Eine Studentin sagte, er habe laufend eine Vertraulichkeit gefordert, die sie nicht herstellen konnte, und ihr Versagen hätte bei ihr ein Gefühl der Leere zurückgelassen.

Psychodrama: Nummer 5 und Nummer 6. Das Psychodrama ist nicht eigentlich eine gruppentherapeutische „Schule" wie etwa die Gestalttherapie. Es stellt lediglich eine Technik dar, die heute in vielen Gruppentherapieformen verwendet wird. Die Grundidee ist die, daß das Gruppenmitglied eine knapp umrissene Rolle spielt, improvisiert, aber ernsthaft, wobei Dialog, Bewegung und Gefühlsausdruck ganz auf eigenem Boden wachsen sollen. Jacob Moreno (1946), der „Erfinder" des Psychodramas, versprach sich von dieser Methode eine geistige, körperliche und soziale „Katharsis". Lieberman et al. wählten zwei Gruppenleiter, die das Psychodrama besonders häufig einsetzten, wenn auch keineswegs als einzige Technik. Ein Beispiel einer psychodramatischen Rollenzuweisung: „Okay. Ich bin ein Schurke. Ich fahre die Straße hinunter und versuche, dich aufzureißen und mit dir zu schlafen" (S. 44).

Die beiden Psychodramaleiter und -gruppen waren sich außergewöhnlich unähnlich –

zum Teil vielleicht deshalb, weil das Psychodrama keine wirkliche therapeutische „Schule" hinter sich hat. Ein Leiter war „kühl" und „exakt", entsprechend gedämpft war die Gruppe. Der andere Leiter hatte ein lebhaftes Temperament und legte Wert auf den Ausdruck von Wut. Seine Gruppe nannten die Teilnehmer „psychologisches Karate", zur Reaktion gehörten neben viel Drama und Begeisterung auch zwei ziemlich ernste psychologische „Unfälle".

Psychoanalytische Gruppe: Nummer 7. Der psychoanalytischen Gruppentherapie geht es um die individuelle Dynamik, die sich aus der Gruppensituation ergibt, insbesondere aus der Perspektive der persönlichen Lebensgeschichte. Die intellektuelle Bewältigung der Probleme wird betont, nicht so sehr das dramatische Ausagieren. Natürlich soll der Therapeut weniger „aufdringlich" sein als beim Psychodrama oder bei der Gestalttherapie. Der Leiter der Gruppe 7 entsprach dieser Erwartung.

Der Leiter, ein seit über 20 Jahren praktizierender Psychoanalytiker, nahm seine Aufgabe in fast klassischer Form wahr. Er sprach selten, fühlte sich durch die kurze Dauer der Gruppensitzung eingeschränkt, er konfrontierte die Teilnehmer nicht, gab aber auch keine Hilfestellung, sondern stellte nur seine Interpretationen und sein begriffliches Verständnis zur Disposition. Die Gespräche drehten sich hauptsächlich um Erlebnisse der eigenen Vergangenheit und um gegenwärtige Konflikte: Schule, Berufswahl, Familie, Partner und Partnerinnen.

Die Teilnehmer fanden das Gruppenerlebnis nicht besonders angenehm oder konstruktiv; sie fühlten sich sicher nicht „mitgerissen". Sie hielten ihren Leiter für „zu intellektuell" und „unbeteiligt", obgleich er ihnen als Person freundlich und harmlos vorkam. Offensichtlich wird von einer Encountergruppe erwartet, daß sie eine besonders dramatische und intensive Erfahrung vermittelt. Diesen Erwartungen aber entsprach der Leiter nicht (s. Abb. 12.10). Allerdings zeigten sich bei der späteren Nachuntersuchung mehr positive Auswirkungen als man nach der unmittelbaren Reaktion der Teilnehmer hätte erwarten können.

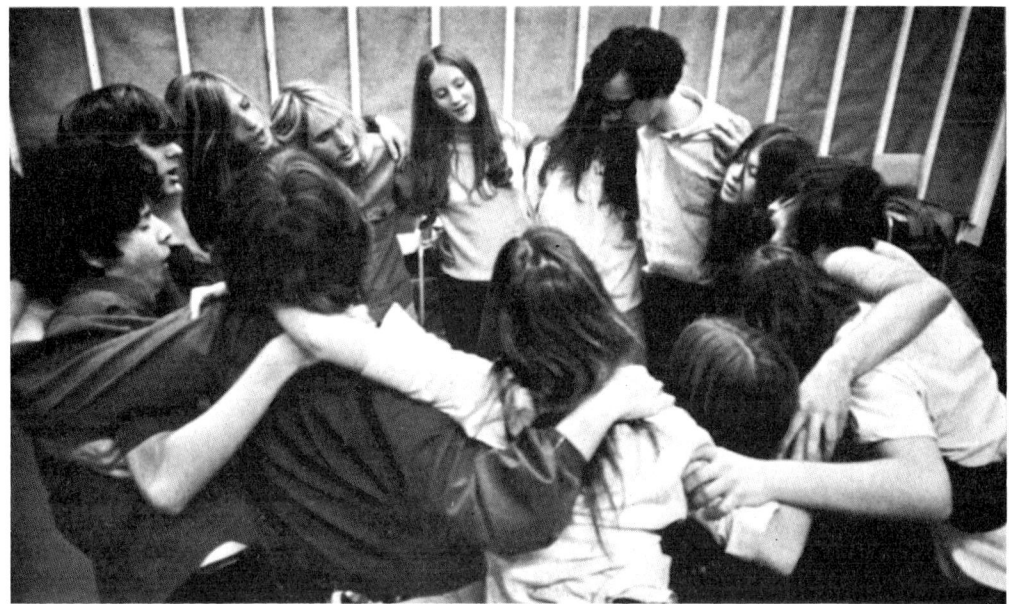

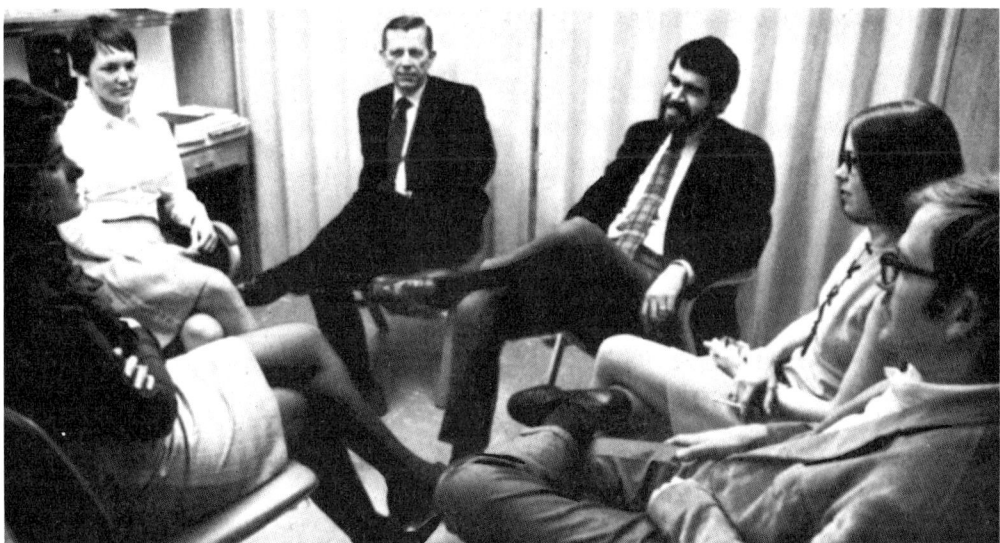

Abb. 12.10. Eine Encountergruppenübung mit Berührungen, rascher Intimität, warmen Gefühlen und starkem Ausdruck im Kontrast zu einer viel formelleren Gruppendiskussion, wie sie in manchen T-Gruppen oder psychoanalytischen Gruppen vorkommt. Ohne Zweifel entspricht die Übung der Encountergruppe den Erwartungen, die die meisten Menschen hegen, wenn sie sich einer Encountergruppe anschließen

Transaktionsanalyse: Nummer 8 und Nummer 9. Die transaktionale Variante der psychoanalytischen Gruppentherapie stammt von Eric Berne, dem Autor des Buches *Games People Play* (1961). Ähnlich wie bei der Gestalttherapie beschäftigt sich der Gruppenleiter immer nur mit einem Teilnehmer; Berne nannte seine Methode auch eine Therapie *in* der Gruppe, nicht *mit* der Gruppe. Die *Transaktionen,* die der Theorie ihren Namen gaben, spielen sich zwischen drei Ichzuständen innerhalb des gleichen Individuums ab (Eltern-Ich, Kind-Ich und Erwachsenen-Ich). Jemand „spielt" in einem beabsichtigten Ichzustand, er reagiert auf einen anderen, oder er tut so, als sei er in einem bestimmten Ichzustand, ist aber in Wirklichkeit in einem anderen. Das sind die „Spiele" (games), die Berne meint. Die Gruppenleiter sind aktiver als in der klassischen Psychoanalyse, sie interpretieren das Gruppengeschehen oft mit Bernes Begriff vom „Spielen".

In der Gruppe 8 beschäftigte sich der Leiter jeweils mit einem Teilnehmer, er gab Hilfestellungen, brachte Analysen und Begriffe ein. Zum Beispiel: „Ich sehe, du spielst ‚tritt mich'. ... Willst du dich für den Rest deines Lebens so verhalten, daß du immer nur niemandem wehtust? Es ist schließlich die Entscheidung der anderen, ob sie sich verletzt fühlen wollen. Sie können sich genauso dafür entscheiden, dich zu respektieren, weil du deine eigene Wahl getroffen hast" (S. 52). Dieser Leiter lag in der Beurteilung einer Gruppe an der Spitze aller Gruppenleiter, sowohl hinsichtlich seiner fachlichen Kompetenz als auch als Mensch. Die Gruppenerfahrung selbst wurde ebenfalls auf Platz 1 aller Gruppen eingestuft. Die Teilnehmer hielten sie für konstruktiv, angenehm, und sie hatten dafür noch andere positive Attribute. Wieviel muß man bei diesem Resultat dem persönlichen Führungsstil des Leiters zuschreiben, wieviel dem transaktionalen Konzept?

In der Gruppe 9 hielt sich der Leiter, oberflächlich gesehen, ebenso streng an die transaktionalen Regeln wie der Leiter der Gruppe 8. Er gab Hilfestellungen und analysierte die Teilnehmer gewöhnlich im Sinne der „Spiel"-Terminologie, wobei er die vorgeschriebene Triade – Eltern-Ich, Kind-Ich, Erwachsenen-Ich – heranzog. Doch erwies sich die Beurteilung durch die Mitglieder am Ende als außergewöhnlich negativ. Bei der Zuordnung positiver Attribute lag die Gruppe 9 stets an letzter Stelle oder ziemlich weit unten: Die Teilnehmer hielten ihre Erfahrung für unangenehm, unkonstruktiv und erfolglos. Bei einer genaueren Analyse des tatsächlichen Verhaltensstils stellten Lieberman et al. (Kapitel 6) fest, daß die Leiter der Gruppe 8 und 9, abgesehen von ihren oberflächlichen Aktivitäten, sich ganz unähnlich verhielten. Der Leiter der beliebten Gruppe 8 wurde als

„Fürsorger" eingestuft, als jemand, der sich um den einzelnen „sorgt", der „Sinndeutungen" bereitstellt oder Verständnishilfen gibt. Der Leiter der Gruppe 9 dagegen gehörte zum „laissez-faire"-Typ mit niedrigen bis mäßigen Werten für „Fürsorge" und „Sinnvermittlung". Kurz gesagt, eine detailliertere Analyse ließ erkennen, daß die beiden transaktionalen Leiter sehr unähnliche Typen darstellten.

Eklektische Esalen-Therapie: Nummer 10. Die Unterscheidung der Gruppentheorien fängt nun an, schwierig zu werden. Die Esalen-Theorie und ihre Anwendung in der Gruppe 10 hat vieles mit der Gestalttherapie gemeinsam, mit dem Psychodrama, der transaktionalen Analyse und anderen noch zu beschreibenden Spielarten. Der Guru von Esalen ist William Schutz, und der Titel seines Buches *Joy* (1967) deutet das Ziel dieser Therapie an. Freud hätte wohl den Kopf geschüttelt bei der Vorstellung, man könne Freude oder Fröhlichkeit als ein sinnvolles Lebensziel vermitteln. Tapferkeit, die Freud in heroischem Ausmaß bewies, wird nach seiner Meinung, langfristig gesehen, dem Leben mehr gerecht. Das „Esalen Institute" in

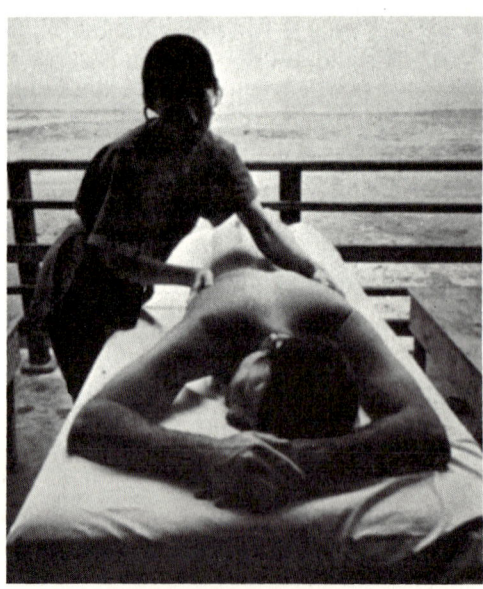

Abb. 12.11. Jedermann möchte wissen, was in dem Esalen-Institut so vor sich gehen mag. Dieses Foto hier wird Ihre Neugier wohl nicht zu stillen vermögen

Kalifornien, in dem „Freude" ein tägliches Pflichtfach sein soll, ist sehr bekannt. Zu den Grundzielen der Therapie gehört die Vertiefung zwischenmenschlicher Beziehungen sowie die Aufhebung körperlicher Beschränkungen (s. Abb. 12.11).

Der Leiter der Gruppe 10 gab an, insbesondere an der Wahrnehmung des eigenen Körpers und an Kreativität interessiert gewesen zu sein. Die Überwindung der *Blockierungen* jedes einzelnen sei vorrangig. Anzeichen einer solchen Erfahrung sei ein Ausbruch der Selbstentblößung, möglichst begleitet von Tränen. Er hatte eine große Zahl von Esalen-Standardübungen in seinem Repertoire: „Wir werden jetzt ein paar Minuten lang herumgehen. Es kommt dabei darauf an, jeden wirklich genau anzuschauen, aber nicht anzusprechen. Wir nennen das ‚mäandern'" (S. 61). Bei solchen Zielen des Leiters ist es etwas überraschend zu erfahren, daß er selbst von seinen Beobachtern als besonders steif und gezwungen beurteilt wurde. Die Gruppe, die bei den ersten Sitzungen noch ziemlich begeistert war, wurde im Laufe der Zeit ernüchtert. Zum Schluß lagen die Urteile der Grup-

penmitglieder über ihre Erfahrung und ihren Leiter etwa im Mittelbereich aller Einstufungen. „Ein Mitglied, das nicht mehr mitmachte, stellte fest: ‚Wie blöd – was soll das Ganze?'" (S. 63).

Marathon: Nummer 11 und Nummer 12. Zum Versuch gehörten zwei Marathongruppen. Die Nummer 11 orientierte sich an der Schule von Rogers, die Nummer 12 hatte eine eklektische Orientierung. Das Konzept der Marathonsitzungen (eingeführt von George Bach, 1954) läßt sich mühelos ohne die theoretischen Vorstellungen von Carl Rogers betrachten. Eine Marathongruppe sitzt für 12 bis 48 Stunden fast pausenlos beisammen. Nur manchmal gibt es kurze Unterbrechungen zum Schlafen. Begeisterte Anhänger von Marathonsitzungen sind der Ansicht, daß durch die Intensität der massierten Interaktion, die durch eine rein physische Erschöpfung irgendwie erleichtert wird, an einem Wochenende mehr Persönlichkeitsveränderungen ausgelöst werden können als in Monaten oder sogar Jahren kurzfristiger Momente oberflächlicher Interaktion (s. Abb. 12.12 und Abb. 12.13).

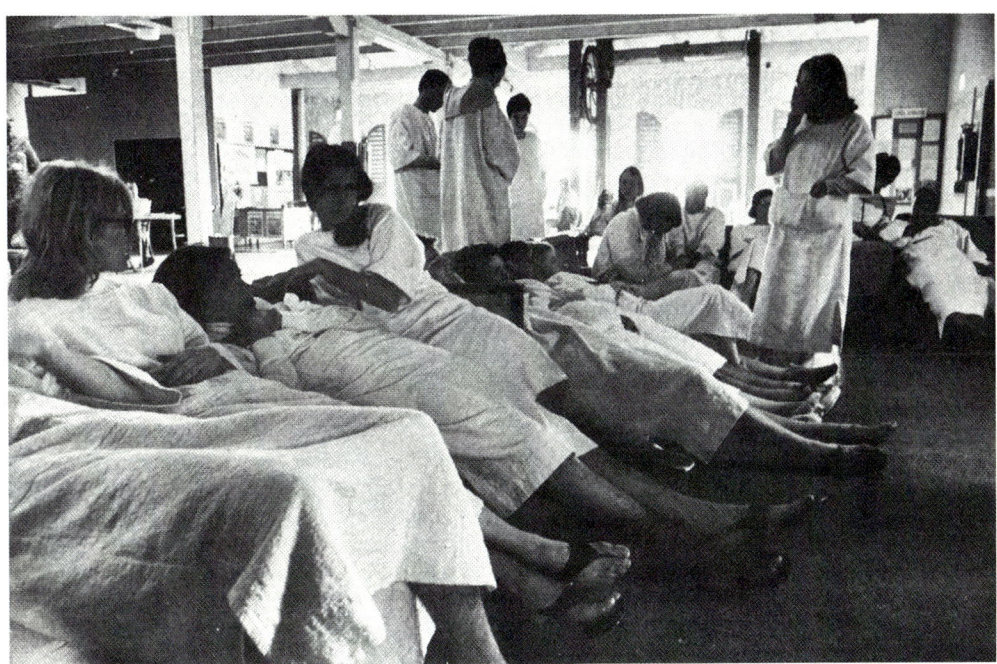

Abb. 12.12. Am Ende einer Marathon-Sitzung: Erschöpfung

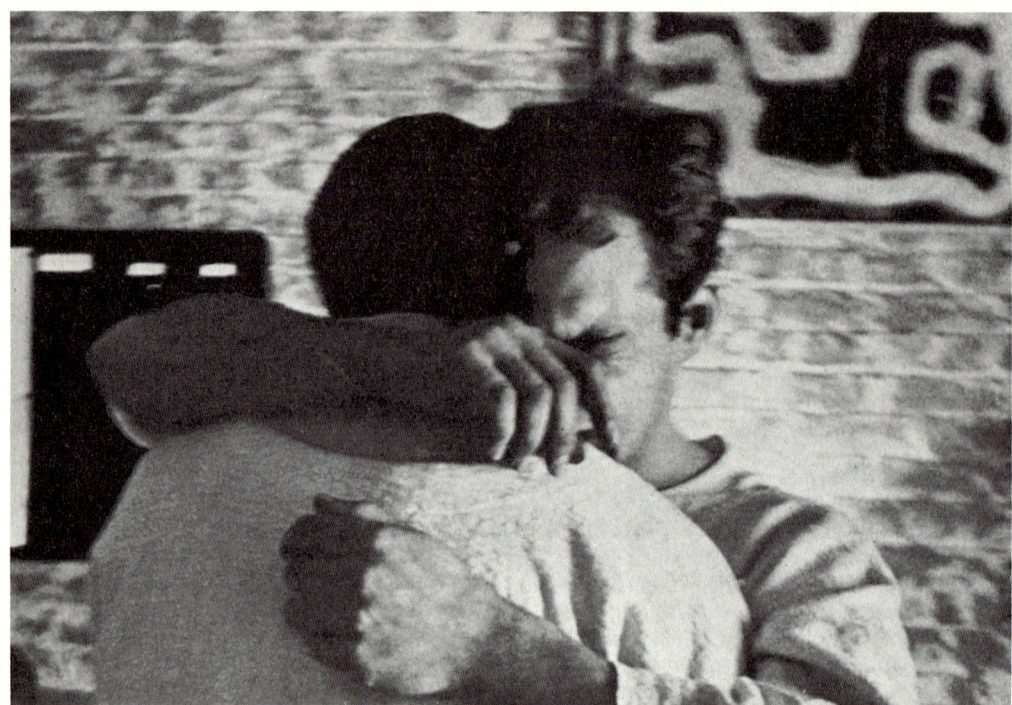

Abb. 12.13. Carl Rogers und viele andere sind der Überzeugung, daß das Marathon eine sehr wirksame Technik ist, um Gefühle freizusetzen und Ergebnisse zu erzielen, zu denen sonst Monate oder gar Jahre verteilter, „verwässerter" Therapiesitzungen benötigt würden

Rogers hat ein zurückhaltendes und kluges Buch über Encountergruppen geschrieben (1970). Er hebt dort die Kontinuität zu seiner früheren klientenzentrierten Einzeltherapie hervor. Die Grundgedanken der klientenzentrierten Therapie sind alle noch vorhanden, doch Rogers hält nun die Gruppe im Hinblick auf Veränderungen für wirksamer als den Berater. Als erstes sei in solchen Gruppen ein vertrauensvolles Klima erforderlich, das dem einzelnen ein Gefühl der Sicherheit geben soll, wenn er sich mehr preisgibt. Das zweite Desiderat ist, daß die Gruppe als ganze auf die Selbstenthüllungen des einzelnen hilfreich und ohne Vorwürfe eingeht. Der einzelne soll die Erfahrung machen, daß die anderen sich mehr für sein wahres Selbst als für seine äußere Fassade interessieren. Das dritte Ziel ist es dann, dem einzelnen die Möglichkeit zu eröffnen, sich auch im Leben außerhalb der Gruppe spontaner und befriedigender zu verhalten.

Das Erreichen dieser Ziele kann durch einen „Vermittler" in der Gruppe (*facilitative person*, nicht etwa durch den „Leiter") unterstützt werden, der schon von Anfang an entspannter reagiert als die übrigen Gruppenmitglieder und der durch eigene Selbstenthüllungen ein Beispiel darstellt für mehr Vertrauen, für mehr Akzeptierung und Anerkennung. Wenn Gruppen tatsächlich wirksamer sind als einzelne Berater, dann mag das daran liegen, daß die Anerkennung von seiten mehrerer unbezahlter Fremder mehr bedeutet als die Anerkennung durch einen bezahlten Berater. Die Anerkennung wird allgemein als aufrichtiger erlebt, wohl deshalb, weil das, was bei dem einen problematisch ist, eher auch bei allen anderen ein Problem darstellen wird.

Die Gruppe 11 traf sich zweimal für die Dauer von je 12 Stunden. Der Leiter sprach fortgesetzt von seinen eigenen Empfindungen. Er akzeptierte und respektierte die anderen Gruppenmitglieder, zeigte aber anscheinend keine echte Wärme und Unterstützung. Aus den Mitschriften der Gruppendiskussionen geht hervor, daß er sich zunehmend von der Gruppe enttäuscht fühlte und recht ungeduldig mit ihr wurde: „Ich wollte heute nicht kommen. Das letztemal verlief die Gruppensitzung sehr schleppend. Ich war krank, aber wegen der Gruppe fühlte ich mich noch schlechter" (S. 66). Da war etwas mit den Plänen des an Rogers orientierten Leiters völlig schiefgelaufen. Etwa 75 Prozent der Zeit ging mit Diskussionen über allgemeine gesellschaftliche Fragen dahin; für Selbstenthüllungen blieb da nur sehr wenig Zeit. Der Gruppenzusammenhalt war anfangs mittelmäßig und verringerte sich noch zunehmend gegen Ende. Aus den Teilnehmern wurden „unzufriedene Kunden", sie empfanden ihre Gruppenerfahrung weder als angenehm noch als konstruktiv. Was war schiefgegangen? Die Kompetenz des Leiters wurde als mittelmäßig eingestuft. Viele glaubten, daß die Zusammensetzung der Gruppen zu ungünstig war – sie enthalte zuviele Mitglieder, die nichts riskieren wollten. Der Leiter meinte, „die Gruppe" sei „irgendwie tot und passiv" gewesen; die Teilnehmer hätten nur ihren „kühlen Kopf" behalten wollen (S. 68).

Die eklektische Marathongruppe traf sich zweimal ziemlich kurz, und dann nochmals für die Dauer von 20 Stunden. Der Leiter war ein Psychiater mit 17jähriger Erfahrung in Gruppenarbeit. In der Gruppe wurden unter seiner Leitung intime persönliche Angelegenheiten besprochen. Der Leiter selbst sprach häufig von seinen eigenen Empfindungen und reagierte auf die Enthüllungen der Teilnehmer mit deutlich schützender und unterstützender Zielsetzung. Niemals konfrontierte oder attackierte er andere Teilnehmer. In der Gruppe wurde sehr offen und vertrauensvoll gesprochen. Die Enthüllungen eines Teilnehmers trafen regelmäßig auf warmes, einfühlendes Verständnis. Die Teilnehmer empfanden ihre Gruppenerfahrung als angenehm, harmonisch und lohnend (in dieser Hinsicht etwa mit dritter Position in der Bewertung). Der Leiter wurde ziemlich hoch eingestuft, jedoch nicht sehr viel höher als der Leiter der Gruppe 11. Vielleicht war er tatsächlich fähiger, aber irgendwie hatte er wohl auch die richtigen Teilnehmer – die sich eben so verhielten, daß Vertrauen, Selbstoffenbarung und ein Gefühl der Harmonie tatsächlich aufkommen konnten.

Synanon: Nummer 13. Das Synanon, ein „Spiel" rücksichtsloser Angriffe, war ursprünglich als eine Behandlungsmethode für Drogensüchtige entwickelt worden (die für wirksam gehalten wird, obgleich es unseres Wissens dafür keinen kontrollierten Nachweis gibt). Später hat diese Therapieform ihre Zielgruppe erweitert. Sie bietet heute jedem, der mit dem Leben schlecht fertig wird, eine alternative Lebensform an. Da sich die Gruppe 12 sehr stark von allen anderen Gruppen unterschied, wollen wir ihre Darstellung für den letzten kurzen Abschnitt aufheben, in dem über einige ungewöhnliche Therapieformen berichtet werden soll.

Persönliches Wachstum: Nummer 14 und Nummer 15. Die Gruppen mit dem Ziel des persönlichen Wachstums werden von Lieberman et al. als „National Training Laboratory groups, Western Style" charakterisiert, was offenbar den Einfluß von Rogers andeuten soll. Jedenfalls ist der beabsichtigte Führungsstil bei diesen beiden Gruppen eigentlich ohne Bedeutung. Beide Gruppen hatten eine Reihe schwarzer Teilnehmer (33% in Gruppe 14, 40% in Gruppe 15), und die beiden Leiter waren ebenfalls Farbige. In diesen Gruppen ging es im Grunde um das Zusammentreffen von Farbigen und Weißen. Die Gespräche handelten im wesentlichen vom Rassenproblem. Beide Gruppen hatten, das muß man leider sagen, relativ wenig Erfolg. Die Teilnehmer der Gruppe 14 hatten hinterher das Gefühl einer unangenehmen, eher destruktiven Erfahrung, die ihnen sehr wenig gebracht hatte. Ein farbiger Teilnehmer sagte über die Weißen: „Ihr Mitleid uns gegenüber war ein Pseudomitleid, insofern, als wir bloß eine Art Versuchskaninchen für sie waren" (S. 81).

In der Gruppe 15 beging ein Mitglied nach der zweiten Sitzung Selbstmord. Viele Gruppenmitglieder fühlten sich mitschuldig, weil gerade dieser Teilnehmer bei dem ersten Treffen sehr offen über sich gesprochen hatte, und auf eine ziemlich mitleidlose, zurückweisende Einstellung bei den anderen traf. Außerdem verliefen auch die Rassendiskussionen anscheinend recht ungünstig: „Die Schwarzen griffen die Weißen an, die zogen sich zurück und weigerten sich, sich zu verteidigen" (S. 84f.).

Tonband-„geleitete" Gruppen: Nummer 16 und Nummer 17. Diese beiden Gruppen hatten keinen Leiter. Statt dessen wurde ihr Verhalten durch eine Reihe von Encounter-Tonbändern angeleitet. Die Tonbänder sind recht sinnreich erdacht, da sie einen „wirklichen" Leiter ersetzen sollen. Man hört über Lautsprecher allgemeine Anweisungen, Fragen, Anweisungen zu Körperübungen usw. Obgleich beide Gruppen ihre Erfahrungen hinterher als angenehm, unterstützend und konstruktiv bezeichneten (etwa im Mittelbereich aller Gruppen bei diesen Merkmalen), verhielten sie sich doch sehr unterschiedlich.

Beide Gruppen fühlten sich irgendwie betrogen, weil sie keinen echten Leiter, sondern nur die Tonbänder bekamen. Doch folgte die Gruppe 16 den Anweisungen des Tonbandes vergleichsweise gehorsam. Selten schaltete man das Tonband aus oder ignorierte die Hinweise. Die Gruppe 17 dagegen nannte das Tonband „George" und benutzt „ihn", wenn „ihnen danach zumute war" (S. 89). Die Teilnehmer reagierten manchmal recht sarkastisch auf die Instruktionen von „George", oft gab man ihm eine Antwort, als sei er persönlich im Raum. Ein Mitglied machte seinen Gefühlen Luft wie folgt: „Zum Teufel, ich laß mich doch von so einer Maschine nicht darüber belehren, wie ich menschlicher werden soll" (S. 91).

12.3.3.2 Die Hauptergebnisse der Untersuchung

Die besten Vergleichswerte, von denen man ausgehen kann, lieferte die Kontrollgruppe dieser Untersuchung. Es handelte sich um Kursteilnehmer an der Stanford-Universität, die der gleichen Population freiwilliger Teilnehmer angehörten und per Zufall dieser Gruppe zugeteilt worden waren. Die Autoren kommen zu folgendem allgemeinen Schluß:

„Wenn man die Zahl der Personen berücksichtigt, die aus ihrer Gruppenerfahrung Nutzen zog, und zum anderen die verschiedenen Bereiche bei den Gruppenteilneh-

mern und der Kontrollgruppe miteinander vergleicht, kann man insgesamt den Schluß ziehen, daß Encountergruppen tatsächlich eine mäßige positive Auswirkung haben. Dieser Einfluß ist aber weitaus geringer als ihre Anhänger glauben und bedeutend schwächer als man annehmen könnte, wenn man die Urteile der Teilnehmer über ihre persönlichen Veränderungen zugrundelegt" (S. 30).

Da viele Psychologen und Psychiater zwischen Psychotherapie und Encountergruppen nicht klar unterscheiden, soll noch einmal an Bergins Feststellung (1971) über die Psychotherapie erinnert werden, die wir bereits zitierten: „Die Psychotherapie hat im Schnitt mäßig positive Auswirkungen." Die Schlußfolgerung von Lieberman et al. ist damit fast identisch.

Das Ergebnis der Untersuchung von Lieberman et al. muß also entschieden negativ beurteilt werden, wenn man es mißt an den ziemlich hysterischen Ansprüchen vieler begeisterter Encountergruppen-Anhänger. Wir fassen im folgenden nur die wichtigsten und überraschendsten Untersuchungsergebnisse zusammen. Es gab noch viele andere hochinteressante Befunde.

Die Variabilität der Gruppen. Nichts in dieser Studie war klarer als die Tatsache, daß die Encountergruppen-Erfahrung nicht als eine einheitliche betrachtet werden kann. Zu den von ihnen festgestellten Therapieerfolgen schreiben die Autoren: „Die Bescheidenheit des Erfolgs muß zu einem beachtlichen Teil den großen Unterschieden zwischen den einzelnen untersuchten Gruppen zugeschrieben werden" (S. 130). Außerdem hatte, im Gegensatz zu unserer anfänglichen Meinung, die „Schule" oder ideologische Ausrichtung der Therapeuten nur eine sehr geringe Bedeutung. So wurde die eine der beiden Gestaltgruppen (Nummer 3) als sehr fruchtbar erlebt, die andere (Nummer 4) nur sehr wenig. Die Untersuchung machte auf detaillierte Weise evident, daß das Ergebnis einer Gruppe eine Funktion von Bedingungen, Prozessen und Phänomenen ist, die mit der ideologischen Orientierung des Leiters nur wenig zu tun hat.

Der Effekt der „Spätentwicklung". Wenn man die Leiter von Encountergruppen mit dem Ergebnis der eher bescheidenen unmittelbaren Auswirkungen von Gruppenerfahrungen konfrontiert, dann behaupten sie oft, daß viele Teilnehmer mehr Zeit brauchen, bis sich die Auswirkungen der Erfahrungen zeigen, eine positive „Spätentwicklung" komme recht häufig vor. In dieser Untersuchung war das nicht der Fall. Nur bei 10% derjenigen, die bei Beendigung der Gruppe keine Veränderung gezeigt hatten, gab es nach 6 Monaten gewisse Anzeichen dafür, daß sie von der Gruppe profitiert hatten. Weitere 10 bis 20% hingegen waren nach dieser Zeitspanne vom Nutzen der Gruppe weniger angetan als unmittelbar nach der Gruppenerfahrung. Diese zeigten also eher eine *negative* „Spätentwicklung".

Das Ergebnis von Höhepunkten. Sechzig Prozent der Teilnehmer gaben an, daß sie während der 6 Monate nach dem Gruppenerlebnis gefühlsmäßig sehr intensive, sie verwandelnde „Höhepunkte" erlebt hatten. Nur 16% von diesen aber hatten ein ekstatisches Erlebnis in der Encounter-Gruppe gehabt. 51% erlebten einen solchen Höhepunkt in der Gesellschaft *einer* anderen Person.

„Unfälle". Von einem psychologischen „Unfall" sprach man, wenn ein Teilnehmer aufgrund seiner Erfahrung in der Encountergruppe unglücklicher wurde oder zunehmend fehlangepaßte Abwehrmechanismen entwickelte. Diese „Unfälle" wurden aus acht sich gegenseitig ergänzenden Informationsquellen erschlossen. Dazu gehörten die Aussagen des „Patienten", dessen Beurteilung durch Altersgenossen und das Aufsuchen eines Psychiaters. Die Rate psychologischer „Unfälle" lag in den Gruppen nahe bei 10%. Das ist ein recht beträchtlicher Anteil, wenn man bedenkt, daß die Erfolgsrate nur ungefähr 30% betrug. Wenn man die Unfälle mit den Fällen negativer Veränderung zusammenfaßt, dann wächst die Rate der Fehlentwicklungen auf 19% an.

Psychologische „Unfälle" finden auch in der Einzeltherapie statt, wo man sie als *„Verschlechterung"* bezeichnet. Nachdem Bergin (1971) 30 Untersuchungen, in denen es Kontrollgruppen gab, analysiert hatte, kam er zu dem Ergebnis, daß dieser Verschlechterungs-

effekt bei etwa 10% der in Einzeltherapie behandelten Patienten auftritt. Das ist nur etwa die Hälfte der vergleichbaren Fälle, wie sie bei der Untersuchung von Encountergruppen festgestellt wurden.

Das tatsächliche Führungsverhalten im Gegensatz zur theoretischen Orientierung. Im Hinblick auf die Effektivität des Gruppenleiters kommen Lieberman et al. zu folgendem Schluß:

„Die Analyse des Verhaltens der Encountergruppen-Leiter zeigt, daß die Verhaltensweisen der Leiter sich darin erheblich unterscheiden, wie sehr sie für die Gruppenerfahrung der Teilnehmer nützlich oder schädlich sind. Die Unterschiede im Führungsverhalten hatten jedoch mit der theoretischen Ausrichtung des Leiters oder mit der allgemein üblichen Klassifizierung der verschiedenen Denkrichtungen und Gruppentechniken nichts zu tun" (S. 264).

Wieder einmal stoßen wir bei den bereits besprochenen Psychotherapieformen auf den bedeutsamen Faktor der „Befähigung" des Therapeuten, den man von seiner theoretischen Orientierung völlig trennen muß. Trotz dieser und vieler anderer höchst negativer Ergebnisse – so stellen Lieberman et al. fest – sind viele Menschen nach wie vor darauf aus, sich einen sozialen Mikrokosmos zu schaffen, in dem ein Höchstmaß an innerer und äußerer Beteiligung möglich wird, wie nirgendwo sonst im Alltagsleben. Organisatoren von Encountergruppen können solche Vorstellungen aufgreifen und versprechen, daß das Individuum in ihnen Gelegenheit hat, mehr über sich selbst zu erfahren, indem es erlebt, wie die anderen in ganz unüblicher Weise offen auf sein Verhalten reagieren.

Die Schlußworte soll Jean Stafford sprechen, die von ihrem Temperament her für Encountergruppen eindeutig nicht geeignet wäre:

„Wissen Sie, lieber Leser, daß es Encounter-Schlägertypen gibt? Ja, es gibt sie wirklich – sie ziehen von einer Gruppe, die das Heil verspricht, zur anderen, und schlagen völlig Fremden verbal unter die emotionale Gürtellinie. Es ist schon ein merkwürdiges Hobby. Ja, es ist in der Tat das merkwürdigste Hobby, von dem ich je gehört habe. Da lobe ich mir die alte Dame, die jeden Tag zu irgendwelchen Beerdigungen geht, sofern das Wetter es erlaubt: *Das* hat noch einen gewissen Sinn – sie hat einen Grund, sich hübsch zu frisieren und anzuziehen, und sie macht sich ein bißchen Bewegung, indem sie zum Friedhof läuft" (1973, S. 32).

12.3.4 Extremistische Therapien

Es gibt viele vermeintliche Formen der Therapie, die ausgefallener sind als die bisher von uns beschriebenen. Wie heißt es im „Oklahoma"-Lied: „gehen ungefähr so weit, wie man in Kansas City gehen kann". Im *New York Magazine* gab es 1972 eine Titelgeschichte über Therapeuten, die von Zeit zu Zeit mit ihren Patienten ins Bett gehen und die, ganz im Einklang mit ihren Überzeugungen, dem ersten Patienten das Gefühl geben, ausgebootet zu werden, wenn der nächste kommt.

12.3.4.1 Synanon-Therapie

In der Untersuchung von Lieberman et al. war die Gruppe 13 eine Synanon-Gruppe. Die Synanon-Therapie wurde, wie gesagt, für Drogensüchtige entwickelt, hat ihre Zielgruppe später erweitert und bietet allen, die mit der üblichen Lebensweise nicht zurechtkommen, alternative Lebensformen an.

Die Studenten der Gruppe 13 wurden mit Bussen zu der lokalen Synanon-Abteilung in Oakland, Kalifornien, gebracht. In jeder Sitzung trafen die Studenten mit neun oder zehn erfahrenen Synanon-Mitgliedern zusammen. Das Synanon-„Spiel" ist eine Art verbaler Nahkampf, die Teilnehmer attackieren sich heftig wegen all ihrer Scheinheiligkeit, und alle schwachen Punkte des anderen werden angegriffen – vermutlich mit der Annahme, daß Angriff stark macht. Ein paar Beispiele von Lieberman et al. (1973): „Was du für ein Vogelnest auf dem Kopf trägst, weißt du selbst, und du bist ganz schön fett, und so wie du immer zuckst, wirst du bald zum Spasti, hast du wieder diese uralten Cowboy-Stiefel an, die du ewig trägst, und das dreckige Hemd" (S. 74). „Wißt ihr, warum der Campus am besten bombardiert und die Gebäude niedergebrannt werden: die Studenten sollen lieber alle zu Hause bumsen" (S. 75). Uns klingt das nicht sehr nach Starkmachen.

Die Reaktion der Studenten auf diese Erfahrung war im Schnitt erstaunlich gemäßigt, doch ehe die Hälfte aller Sitzungen abgehalten worden war, waren 10 von insgesamt 23

Teilnehmern „ausgestiegen". Die verbleibenden Teilnehmer beurteilten ihre Erfahrung im Schnitt als positiv, lagen etwa im Mittelbereich aller 17 Gruppen. Aber dieses Durchschnittsergebnis hat sich vor allem aus zwei extremen Reaktionen, einer sehr positiven und einer sehr negativen, zusammengesetzt. Diejenigen, die ihre Erfahrung positiv einschätzten, sprachen vor allem von Neuheitswert, von Ehrlichkeit und Entintellektualisierung – eine nette Abwechslung gegenüber den Seminaren an der Stanford-Universität. Die anderen jedoch sagten: „Die Gruppe war wirklich belastend. Man wurde zu bösartig attackiert" (S. 77). „Die ganze Gruppe war ein Schwindel. Die erfahrenen Spieler hackten einfach auf den unerfahrenen herum. Sie gaben vor, das sei gut für einen, aber es kam mir schlicht vor wie Sadismus" (S. 77).

In der Gruppe 13 gab es die meisten psychologischen „Unfälle" der Studie von Lieberman et al., dort gab es auch die meisten „Aussteiger". Die Gruppen mit hoher „Unfall"rate waren unter anderem meist gekennzeichnet durch eine äußerst aggressive Führung, die den einzelnen aufs Korn nimmt. „Unfälle" und „Aussteigen" waren keineswegs auf Menschen beschränkt, die die gegen sie losgelassene Aggression nicht „einstekken" konnten. In einigen Fällen fürchtete sich der Betreffende vielmehr vor der Freisetzung seiner eigenen intensiven Ärgergefühle, oder er konnte es nicht ertragen, so aggressiv zu sein, wie man von ihm verlangte. Man sollte also nicht nur sich selber kennen, sondern auch wissen, auf was man sich da einläßt.

12.3.4.2 Primärtherapie

Mit der *Primärtherapie* gelangen wir wieder an den Anfang, nicht nur des Lebens, sondern auch dieses Kapitels. Das ist zwar im ästhetischen Sinne befriedigend, vom wissenschaftlichen Standpunkt aber das genaue Gegenteil. Arthur Janov (1970, 1971, 1972) hat eine Theorie über die Verursachung von Neurosen entwickelt, die in ihren Grundzügen der Theorie von Breuer und Freud zur Entstehung der Hysterie – vorgetragen in den Jahren 1893 bis 1895 – entspricht. Janov scheint das allerdings nicht bemerkt zu haben. Hier wie dort wird behauptet, daß Neurosen durch ein Trauma im frühen Kindesalter entstehen oder durch übermäßigen Schmerz, der zum Zeitpunkt seines Auftretens nicht „entladen" oder ausgedrückt werden konnte, vielmehr unterdrückt und ins Unbewußte verdrängt wurde. Dieses unbewußte Trauma bleibt nun bis ins Erwachsenenalter aktiv und führt zur Entstehung der neurotischen Symptome. Der einzige Weg, das unbewußte Trauma unschädlich zu machen, besteht darin, den ursprünglichen Schmerz aufzudecken, ihn nicht nur bewußt zu machen, sondern ihn gefühlsmäßig zu durchleben. All diese Punkte werden in beiden Theorien vertreten.

Unterschiede zwischen den beiden Theorien bestehen hinsichtlich des Geltungsbereichs der Erklärungen und des Heilangebots. Die Theorie von Breuer und Freud befaßte sich fast ausschließlich mit der Hysterie, Janov behauptet dagegen, sehr viel mehr Krankheiten heilen zu können, darunter Angstneurosen, hohen Blutdruck, Magengeschwüre, Asthma, Kolitis, Drogensucht, Fettleibigkeit, Homosexualität, Perversionen, Hautkrankheiten, Rückenschmerzen und Hämorrhoiden.

Janov ist der Ansicht, daß es für all das nur eine Ursache gibt: die frühen Schmerzen des Kleinkindalters, die sich in körperlicher Spannung umsetzen, die der Organismus vielleicht bemerkt oder auch nicht bemerkt. Der Neurotiker mag eine entspannte soziale Fassade zeigen, aber die physiologischen Meßwerte wie Blutdruck, Pulsschlag, Körpertemperatur und Hirnströme geben Auskunft über sein wahres Spannungsniveau. Die vielfältigen neurotischen Verhaltenssymptome sind weiter nichts als Techniken zur Linderung der Spannung. Die eine oder andere der miteinander konkurrierenden Therapien mag bestimmte Symptome unterdrücken, doch nur die Primärtherapie kann sie *heilen,* und zwar alle. Für Janov ist praktisch jeder, der sich nicht einer Primärtherapie unterzogen hat, krank. Ja, die gesamte Gesellschaft ist krank, und daher hält Janov seine Therapie für eine Revolution, nicht für ein „Hühneraugenpflaster".

Wie soll man das verstehen, daß ein Trauma aktiv ist, aber nicht „entladen" wird?

Warum sollte es durch ein Durchleben des Schmerzes ausgelöscht werden? Wie wir wissen, hätten Breuer und Freud liebend gern all diese Fragen mit neurophysiologischen Fakten beantwortet, aber bei dem damaligen Erkenntnisstand der Neurophysiologie konnten sie bestenfalls in Metaphern reden, von „eingeklemmten" Affekten usw. Interessanterweise redet Janov von *Einkapselung* in ganz demselben Sinne.

Wie läuft nun diese berühmte Primärtherapie ab? Wie Ihnen vielleicht bekannt ist, kommt darin irgendwo ein Schrei vor, ein Schrei, der stundenlang anhalten kann und den man durch und durch spüren soll. Zuvor muß man jedoch eine Bewerbung an das „Primal Institute" in Los Angeles schicken, mit der man sich aber nicht zu beeilen braucht, denn die Warteliste ist lang. Nachdem man für eine Behandlung angenommen worden ist, muß man seinen Lebenslauf schreiben und sich einer Reihe physiologischer Messungen unterziehen, die als Ausgangswerte dienen. Daraufhin sprechen die Mitglieder des Instituts die Bewerbung, den Lebenslauf und die physiologischen Daten durch und stellen einen Therapieplan auf. Man bekommt dann einen Therapeuten zugewiesen. Da Therapeuten für austauschbar gehalten werden, muß man den gleichen Therapeuten nicht unbedingt für längere Zeit behalten.

Ziel der Therapie sind *Primärerlebnisse (primals),* sowohl in der Einzeltherapie als auch in Gruppensitzungen, die fast jeden Tag abgehalten werden. Ein Primärerlebnis besteht im wesentlichen in dem Durchleben eines vergessenen Schmerzes (es ist kein Wiedererleben, da er anfangs ja nicht durchlebt wurde). Das Durchleben eines Primär- oder Urerlebnisses geht weit über das gefühlsmäßige Freudsche Wiedererinnern hinaus, bei dem wohl auch manchmal geweint wird, doch das ist eine ziemlich ruhige Regung. Ein Urerlebnis zu haben gleicht eher einem Anfall. Es bedeutet Schreien, auf den Boden schlagen und vielleicht sogar das Bewußtsein verlieren. Da die „tiefen" oder infantilen Primärerlebnisse die wichtigsten sind, ist der Gruppenraum ausgestattet mit Kinderbettchen, Spielzeug, Teddybären, Malstiften, Gummibällen, Babyflaschen, Dildos (künstlichen Penissen) und Schnullern. Wenn in einer Gruppe von Patienten jeder sein individuelles Primärerlebnis durchlebt, die einen vielleicht nackt, andere vielleicht in Trance, dann hat man tatsächlich ein „ungewöhnliches Erlebnis". Janov sagt, daß sich der Lärmpegel dem eines startenden Flugzeuges nähert.

Der Therapeut unterstützt den Patienten nur bei der Suche nach seinen ganz persönlichen Urerlebnissen, und er wacht über seine körperliche Sicherheit, während er sie durchlebt. Der Primärtherapeut ist jederzeit erreichbar, auch nachts und sonntags, falls der Patient ein Primärerlebnis herannahen fühlt. Bei der Primärtherapie handelt es sich nicht um etwas, was ein vielbeschäftigter Mensch einfach an seinen Arbeitstag anhängen kann. Es ist ganz offensichtlich eine Erfahrung, die alles von einem fordert. Zum Glück zieht sie sich nur selten über längere Zeit hin. Nach Janov treten sichtbare Veränderungen oftmals schon nach drei Wochen auf. Nach sechs Monaten ist der Punkt erreicht, von dem es keine Umkehr gibt. Dann kann man, selbst wenn man es möchte, nicht mehr zu seiner Neurose zurückkehren. Der Patient kann die Sitzungen beenden, wann immer er sich entsprechend fühlt – nach sechs Monaten oder ein paar Monate später. Danach kann er jedoch möglicherweise zu Hause noch ständig Primärerlebnisse haben, oder er kann jederzeit wieder zum Institut zurückkehren, um an Sitzungen teilzunehmen.

Welche Belege gibt es für die Heilwirkung dieser Therapie, über die man sich so leicht lustig machen kann? Janov behauptet, fast alle seine Patienten seien geheilt worden. Ausnahmen gab es überwiegend bei Menschen, die an ihrem kranken Lebensstil keine entscheidenden Veränderungen vornehmen konnten. Wieder „gesund gewordene" Patienten sind i. allg. nicht gut an ihre Gesellschaft angepaßt, da diese Gesellschaft für krank gehalten wird. Sie berichten, daß sie sich wohlfühlen und viel spannungsfreier. Natürlich verspüren sie noch gelegentlich Schmerz, da Schmerz nun einmal zum Leben gehört, aber sie können ihn besser akzeptieren, wie sie sagen. Sie fühlen sich kaum mit der neurotischen Lebensweise um sie herum verbunden, erwarten vom anderen nichts, was der nicht geben kann, arbeiten wahr-

scheinlich weniger als vorher und haben weniger Ehrgeiz; oftmals wechseln sie den Beruf.

Neben solchen Behauptungen und den Lobsprüchen begeisterter Patienten, über die die meisten Therapeuten berichten, um ihre Behauptungen zu stützen, hat Janov (1971) einige kontrollierte Untersuchungsbefunde anzubieten, die im Forschungslaboratorium der Primärtherapie gesammelt wurden. Nur zwei Untersuchungen allerdings liefern glaubhafte Befunde. Die eine davon schließt auch physiologische Veränderungen mit ein. Zweifellos hat Janovs Therapie eine gewisse Ausstrahlung – vielleicht weil uns allen täglich mindestens einmal zum Schreien zumute ist. Zudem werden in ihr einige der offenkundig üblen gesellschaftlichen Zustände kritisiert, die Therapie wird für „revolutionär" gehalten. In der heutigen Zeit soll nur noch eine tiefgreifende psychologische Veränderung jedes einzelnen wirklich helfen.

Das mag zwar sein, aber bevor man den Schluß zieht, daß die Primärtherapie wirklich die Antwort auf die Fragen gibt, die sie aufwirft, sollte man ein paar Überlegungen anstellen. Auch im Alltag kommen Dinge vor, die den Primärerlebnissen ähnlich sind. Ausbrüche von schlechter Laune, Wutanfälle, Ausbrüche von Leid, ekstatischer Orgasmus – all diese Ereignisse sind nicht einmal in Neuengland selten. Anschließend scheint auch tatsächlich ein gewisses Gefühl der Entspannung zu folgen. Vielleicht ist es eher der Gefühlsdurchbruch bei den Primärerlebnissen, der auf die Patienten einwirkt, als die spezifische Erinnerung an vermutete Kindheitstraumen; die können dem Patienten schließlich auch suggeriert worden sein.

Es würde uns nicht überraschen, wenn sich bei erhöhter Häufigkeit und Intensität solcher Gefühlsexplosionen über Monate hinweg große und bleibende psychologische und physiologische Veränderungen bei einem Menschen einstellen. In Janovs Arbeiten gibt es gewisse Anzeichen dafür – trotz der geringen Anzahl von Untersuchungen mit Vergleichsgruppen – daß dem so ist. Einige der mitgeteilten Veränderungen sind fraglos wünschenswert, gleich von welchem Standpunkt aus man sie auch betrachtet, aber bei manchen ist das kaum eindeutig – z. B. bei Scheidungen, Berufswechsel oder -aufgabe, sozialer Entfremdung, niedrigem Stoffwechsel- und Erregungsniveau. Einige der beschriebenen Veränderungen sind zudem irreversibel.

Was ein Teilnehmer später einmal von seinen Veränderungen halten wird, kann er zunächst noch nicht wissen.

12.4 Das erste Jahrhundert der Psychotherapie

A m Schluß dieses Überblicks über die Entwicklung der Psychotherapie seit ihren Anfängen im 19. Jahrhundert bis zum heutigen Tag müssen wir feststellen, daß es ein Fehler war, die Psychotherapie lediglich als ein Kapitel Psychologie unter vielen anderen anzusehen. Sie berührt fast alle Fragen der Psychologie, denn es geht bei ihr um Stabilität und Veränderung des Verhaltens, der Persönlichkeit und des Geistes. Der Begriff „Therapie" brachte zumindest noch zum Ausdruck, daß es um Veränderungen in eine Richtung ging, die man i. allg. für richtig hielt, aber mit Einführung des Begriffs der „Verhaltensmodifikation" kann man nicht einmal mehr sicher sein, daß das angestrebte Ziel tatsächlich erstrebenswert ist. Als die Psychotherapie noch mit der Psychoanalyse fast identisch war, unterschied sie sich von der Psychologie darin, daß für sie die Gesamtpersönlichkeit im Mittelpunkt des Interesses stand, aber dieser Unterschied ist verschwunden, seitdem mit der Verhaltenstherapie eine Einengung auf spezifische Verhaltensweisen üblich wurde. Zur Psychoanalyse gehörte, daß sich die Veränderungen nur innerhalb einer Zweierbeziehung abspielen konnten. Inzwischen aber gibt es therapeutische Gruppen, und es gibt auch die „Sitzung" eines einzigen Menschen mit sich selbst, der seine Primärerlebnisse allein zu Hause hervorruft. Die historische Wandlung eines Zustandes ziemlich klarer Definierbarkeit in einen Zustand von großer Vielfalt, die sich einer Definition entzieht, kennzeichnet viele gesellschaftliche Bewegungen und deren Benennung, wenn sie sich frei entwickeln dürfen. Die Vorstellung von Psychotherapie als eines innerhalb der Psychologie klar abgrenzbaren Anwendungsfeldes stammt aus ihren Anfängen, als man Psychotherapie mit Psychoanalyse, einem definierbaren Prozeß, identifizieren konnte.

Die vielleicht einzige Besonderheit des gesamten psychotherapeutischen Bereichs, der rote Faden, der die hundertjährige Entwicklung durchzieht, ist wohl das Interesse daran, Veränderungen herbeizuführen, indem man besondere Bedingungen schafft, die sich vom Alltag unterscheiden: vertrauliche Enthüllungen auf der einen Seite, Interpretationen auf der anderen, und das viele Jahre lang; Enthüllungen über das eigene Selbst, die auf die unerschütterliche Empathie und auf die Anerkennung seitens eines anderen stoßen; Gruppen, die ihre eigene Gruppendynamik analysieren; Belohnungen, die völlig abhängig gemacht werden von einem erwünschten Verhalten; Entspannungsübungen, bei denen man sich angsterregende Dinge vorstellt; „Urschreie" und anfallsartiges Sichhinwerfen, allein oder in der Gruppe. Nach unserer Meinung sind die Psychotherapeuten inzwischen fast ein Jahrhundert lang einer falschen Hoffnung aufgesessen, nämlich der, daß man bloß durch Herstellung irgendwelcher außergewöhnlicher Bedingungen bedeutsame Änderungen bewirken könne, ohne daß die entscheidenden Probleme der Psychologie, die dazugehören, gelöst wären. Die Haupterkenntnis, die man u. E. aus diesem Jahrhundert therapeutischer Bemühungen ziehen kann, ist, daß diese nicht viel fruchten.

Wahrscheinlich kommt man an den Problemen der Psychologie bei keiner Form von Psychotherapie vorbei. Letzten Endes rennt man eben gegen Persönlichkeitsmerkmale an, gegen Gruppendynamik, Aufmerksamkeit, Diskrimination, kognitive Strukturen, Übertragung, Wahrnehmung und was noch alles dazugehört. Der „bescheidene Einfluß", den die heutigen Therapeuten auf andere Menschen ausüben, ist im übrigen für die gesamte derzeitige Psychologie kennzeichnend. Der Einfluß der Psychotherapie wird sich nur dann erhöhen können, wenn die Psychologie insgesamt Fortschritte macht.

Solange diese auf sich warten lassen, brauchen sich die Psychologen durch die psychotherapeutische Szene nicht aus der Ruhe bringen zu lassen. Die Menschen, die Hilfe benötigen, werden auch über bescheidene positive Wirkungen froh sein. Wenn man Glück hat und über manches gut informiert ist, können die Erfolge eines Therapeuten sogar besser sein als nur bescheiden.

12.5 Zusammenfassung

1. Die Psychotherapie mit ihren verschiedenen Spielarten hat ihren Ursprung in den Arbeiten von Sigmund Freud und Joseph Breuer zum Problem der *Hysterie*, einem Zustand, in dem der Patient an echten Symptomen leidet, ohne daß ihnen die üblichen körperlichen oder neurologischen Ursachen zugrunde liegen. Breuer und Freud stellten die Hypothese auf, daß die Hysterie durch ein psychisches Trauma verursacht wird. Das Trauma wird durch ein übermäßig unangenehmes Gefühlserlebnis hervorgerufen, das nicht „entladen" oder abreagiert werden kann. Diese in keine adäquate Aktion überführte Emotion besteht in „eingeklemmter" Form fort und findet in irgendwelchen Symptomen ihren Ausdruck. Die Therapie der Hysterie besteht darin, den freien Assoziationen des Patienten zu folgen und so den Patienten dazu zu bringen, sich wieder an den eingeklemmten Affekt zu erinnern, der sich entladen soll. Das ist der Kern des psychoanalytischen Prozesses.

2. Einige Fallstudien brachten Freud auf die Idee, daß der Hysterie ein Inzesterlebnis im Kleinkindalter zugrundeliegt. Später kamen Beobachtungen hinzu – vermutlich die Eigenanalyse – die ihn davon überzeugten, daß es sich dabei nicht um tatsächliche Inzesterlebnisse handelt, sondern um einen universell verbreiteten Inzestwunsch. So kam er zu seiner Theorie vom Ödipuskomplex.

3. Das in den Traumberichten latent enthaltene klinische Material verhilft dem Psycho-

therapeuten zur Aufdeckung der unbewußten Probleme seiner Patienten. Es gehört zum festen Bestand der Freudschen Theorie, daß der scheinbar unmotivierte Traum in Wahrheit ein motivierter Versuch ist, den Schlaf zu erhalten, indem ein Wunsch in der Phantasie befriedigt wird. Ein harmloser Wunsch oder Reiz äußerer oder innerer Art führt zu einem Traum mit direkter Wunscherfüllung. Ein „anstößiger" Wunsch (der *latente Trauminhalt*) stößt jedoch auf den Widerstand einer Zensurinstanz, die eine phantasierte Wuncherfüllung verbietet. Statt dessen wird *Traumarbeit* geleistet (zu der die Imagination, die Zensur und sekundäre Traumverarbeitung gehören). Die Arbeit des Analytikers besteht im wesentlichen darin, die Traumarbeit zu entschlüsseln, d.h. vom Traumbericht des Patienten (dem manifesten Trauminhalt) zum latenten Trauminhalt vorzudringen. Dabei können ihm die Assoziationen des Patienten helfen, während die Zensurinstanz seine Arbeit behindert.

4. Die heutige Traumforschung ist in der Lage, einige Aspekte der Freudschen Traumtheorie zu überprüfen. Die Untersuchung der Hirnwellen und der schnellen Augenbewegungen (*rapid eye movement = REM*) der schlafenden Versuchspersonen lassen darauf schließen, daß das Träumen tatsächlich eine motivierte Aktivität ist, wie Freud behauptete. Dagegen konnte die Hypothese, daß die Träume irgendeiner Wunscherfüllung dienen, im ganzen nicht bestätigt werden. Auch die Annahme, daß durch die Zensur unwill-

kommene Wünsche so verzerrt werden, daß sie akzeptabler werden, scheint nicht zu stimmen; zum Teil schon deshalb, weil latente Traumelemente, die in der einen Nacht in symbolischer Form ausgedrückt werden, in einer anderen Nacht ganz unverhüllt zur Darstellung gelangen.

5. Jahrelang verließen sich die Psychoanalyse und verwandte Psychotherapieformen bei der Ermittlung des Therapieerfolgs auf klinische Erfahrungen, d. h. auf subjektive, unsystematische Beurteilungen. Die Wirksamkeit der Psychotherapie wurde zum erstenmal in Frage gestellt durch Daten zur *Spontanremission*, d. h. zur Gesundung ohne Behandlung. Diese Daten schienen zu zeigen, daß bei den unbehandelten Fällen ebenso häufig eine Besserung eintrat wie bei Patienten, die mit Psychotherapie behandelt wurden. Später wurde aber gezeigt, daß in dieser ersten Kritik des Therapieerfolgs bei der Gruppierung der Daten ziemlich willkürliche Entscheidungen vorgenommen wurden. Wenn man ebenso sinnvolle andere Entscheidungen trifft, erweist sich der Therapieerfolg gegenüber der Rate spontaner Remissionen als durchaus überlegen.

6. Auf diese erste Kritik an der Effektivität der Psychotherapie folgten bald weitere Untersuchungen. Anstatt die nicht vertrauenswürdigen Zahlen zur Spontanremission zu verwenden, die als Vergleichsbasis dienten, zog die Forschung eine Grundgesamtheit von Patienten heran, von denen einige nach Zufall einer therapeutischen Behandlung zugewiesen wurden, während andere unbehandelt blieben. Dabei wurden natürlich alle notwendigen Kontrollmaßnahmen beachtet. Die Ergebnisse waren für die Psychotherapie nicht ermutigend. Inzwischen gibt es sehr viele Untersuchungen zum Therapieerfolg mit unterschiedlichem Ergebnis. Die meisten Autoren meinen aber, daß ein „mäßig positiver Effekt" zu erkennen sei. In der heutigen Forschung tendiert man mehr zur Untersuchung einzelner Prozesse als zur Ermittlung eines Gesamterfolgs.

7. So wie in der Psychoanalyse wird auch in der klientenzentrierten Therapie von Rogers die Wiederherstellung der Gesamtpersönlichkeit angestrebt. Der zentrale Begriff dieser Therapieform ist aber das wahrgenommene Selbst des Klienten, das er seinem idealen Selbst gegenüber als inkongruent empfindet. Eine bessere Übereinstimmung zwischen beiden Aspekten wird erreicht, wenn der Klient bisher unausgesprochene Tatsachen über sich selbst seinem Berater mitteilt, der darauf mit echter Einfühlung *(empathy)* und bedingungsloser Akzeptierung *(unconditional positive regard)* reagiert. Die Untersuchungen zeigen, daß die klientenzentrierte Therapie ihr spezifisches Ziel einer größeren Selbstannahme oft erreicht. Doch die „Kunstfertigkeit" des Therapeuten scheint, wie bei allen Psychotherapieformen, für den Erfolg genauso wichtig zu sein wie die zugrundeliegende Theorie.

8. Die verschiedenen Vertreter der Verhaltenstherapie lehnen die Auffassung, Neurose sei eine Krankheit, ab. Statt dessen werden die jeweiligen Beschwerden des Patienten als eine gelernte Reaktion betrachtet, die wieder verlernt werden muß. Die vielen Spielarten der Verhaltenstherapie konzentrieren sich im wesentlichen auf die besonderen Beschwerdeformen.

9. Joseph Wolpe entwickelte die Therapie der reziproken Hemmung oder Desensibilisierung. Eine unerwünschte Reaktion soll dadurch eliminiert werden, daß eine mit ihr unvereinbare Reaktion eingeübt wird. Die beste Wirkung scheint diese Therapie bei klar umrissenen Phobien zu haben, obgleich auch hier die Rückfallquote recht hoch ist.

10. Ogden Lindsley übertrug das Verfahren der operanten Konditionierung auf psychotische Patienten. Die Verhaltensmodifizierung erfolgte durch eine verhaltensabhängige Verstärkung. Sein Verfahren entwickelte sich zum „Spielmarkensystem" *(token economy)*. Für erwünschtes Verhalten werden Spielmarken ausgegeben, die für verschiedene positive Verstärker eingetauscht werden können. Dieses System wird in manchen Einrichtungen zur Stärkung wünschenswerten Verhaltens angewandt, zur Verbesserung der Atmo-

sphäre und zur allgemeinen Unterstützung der Leitung dieser Institutionen.

11. Bei der operanten Therapie soll durch selektive Anwendung positiver Verstärker wünschenswertes Verhalten aufgebaut oder aufrechterhalten werden. Für die Therapie werden spezifische Reaktionen selegiert, jedoch leidet ein Patient oft nicht an einer spezifischen „schlechten Gewohnheit", sondern an komplexen Störungen wie etwa dem Versagen der Sprechfähigkeit. Es kann dann sehr schwierig sein, eine überschaubare Liste von Reaktionen zusammenzustellen, durch deren Verstärkung die eigentlich zu verändernde komplexe „Gewohnheit" *(operant)* beeinflußt wird.

12. In der Aversionstherapie wird dem Patienten ein negativer Verstärker (oder eine Strafe) erteilt, sobald er das unerwünschte Verhalten zeigt, das er ablegen möchte. Die Therapie hat einen gewissen Erfolg bei Gewohnheiten wie Zigarettenrauchen, solange das Experiment läuft. Danach jedoch hören die Patienten gewöhnlich mit der „Eigenbehandlung" auf, so daß die Therapie letzten Endes versagt.

13. Die Verhaltensmodifikation durch ein Modell verzichtet auf eine kontingente Verstärkung von Reaktionen. Albert Bandura war jedoch der Meinung, daß nicht die bloße Beobachtung eines Modells das Verhalten formt. Der Beobachter muß auf das Modell wirklich achten und die wesentliche Struktur des Modellverhaltens erkennen und behalten. Auf jeden Fall aber kann die Veränderung spezifischer Verhaltensaspekte durch ein Modell nicht die Veränderung des gesamten Reaktionenkomplexes bewirken, die von der Therapie gewöhnlich angestrebt wird. Durch ein Verhaltensvorbild können wohl Enthemmung und Erleichterung von Reaktionen auftreten; diese hängen aber auch von den bereits vorhandenen Fähigkeiten des Beobachters ab, sowie davon, wie er das Modell und den Verstärker wahrnimmt.

14. Gruppenpsychotherapie und Encountergruppen variieren stark in ihren Zielen, ihren

Methoden und ihren Ideologien. Sie alle stellen aber ein intensives Gruppenerleben her, wobei die Gruppe so klein gehalten wird, daß eine direkte Interaktion möglich wird. Offenheit, emotionale Konfrontation und Selbstenthüllungen werden ermutigt; immer wird irgendeine Form von Verhaltensmodifikation angestrebt.

15. Lieberman und seine Mitarbeiter untersuchten die meisten Varianten der Gruppentherapie sehr eingehend, und zwar T-Gruppen (Sensitivitätstraining), Gestalttherapiegruppen, Psychodramagruppen, psychoanalytische Gruppen, Gruppen mit transaktionaler Analyse, Esalen-, Marathon- und Synanon-Gruppen, Gruppen mit dem Ziel persönlichen Wachstums und mit Tonbandprogrammen. Die Resultate zeigen, daß die Gruppentherapien insgesamt nur eine „mäßig positive Auswirkung" auf ihre Teilnehmer haben, entgegen den Behauptungen ihrer Anhänger. Die spezifische Gruppenideologie erwies sich zudem als weniger entscheidend für den Erfolg als die Persönlichkeitsmerkmale des Gruppenleiters und sein Führungsstil, die Art der Gruppenteilnehmer und das allgemeine Gruppenklima.

16. Zu den ausgefallenen Psychotherapieformen gehören die Synanon- und die Primärtherapie. Die Synanon-Therapie, die ursprünglich zur Behandlung Drogensüchtiger entwickelt wurde, bietet heute allen mit schweren Anpassungsproblemen Behafteten eine Alternative zum üblichen Lebensstil. In den Sitzungen werden die Teilnehmer zu äußerst heftigen Angriffen auf die Schwächen der einzelnen Teilnehmer angeregt. Dem liegt die Annahme zugrunde, daß Angriff stark macht. Aber aufgrund dieses hohen Aggressivitätsniveaus ist die Synanon-Therapie für viele Menschen ungeeignet. Das Ziel der Primärtherapie von Arthur Janov ist die Auslösung eines Primärerlebnisses – eines ungehemmten Ausdrucks nichtentladenen kindlichen Schmerzes, der eine Neurose verursacht haben soll. Das schließt sehr extreme Verhaltensweisen ein, insbesondere Schreien. Erfolgsnachweise durch Untersuchungen existieren kaum, doch führt vermutlich die intensive Gefühlsgeladenheit von Pri-

märerlebnissen tatsächlich zu psychologischen und physiologischen Veränderungen, allerdings nicht immer unbedingt zu solchen, die man bejahen kann.

17. Die Psychotherapie hat sich inzwischen von ihren psychoanalytischen Anfängen so weit fortentwickelt, daß ihre Ziele mit denen der gesamten Psychologie identisch werden: das Studium der konstanten und veränderlichen Merkmale des Verhaltens, der Persönlichkeit oder des Erlebens. Das Besondere der Psychotherapie besteht darin, daß eine außergewöhnliche Situation geschaffen wird, von der man eine Veränderung erwartet. Man bemerkt eine gewisse Tendenz, den von der Psychologie als Gesamtwissenschaft noch nicht gelösten Problemen geschickt auszuweichen. Zwar kann eine solche Strategie irgendwann zum Erfolg führen, aber bisher war das nicht der Fall. Wir müssen uns also heute noch bei der Psychotherapie genauso wie in der Psychologie allgemein mit „mäßig positiven Effekten" begnügen.

Literaturverzeichnis

* Die Zahlen in Klammern hinter den einzelnen Angaben verweisen auf die Kapitel, für die sie herangezogen wurden.

Adams, J. S. 1963. Toward an understanding of inequity. *J. Abnorm. Soc. Psychol.* 67:422–436. (5)

Adams, J. S. 1965. Inequity in social exchange. In *Advances in experimental social psychology,* ed. L. Berkowitz, Vol. 2, pp. 267–299. New York: Acad. Pr. (5)

Adams, J. S., und Jacobsen, P. R. 1964. Effects of wage inequities on work quality. *J. Abnorm. Soc. Psychol.* 69:19–25. (5)

Adams, J. S., und Rosenbaum, W. B. 1962. The relationship of worker productivity to cognitive dissonance about wage inequities. *J. Appl. Psychol.* 46:161–164. (5)

Adams, M. S., und Neel, J. V. 1967. Children of incest. *Pediatrics* 40:55–62. (11)

Ainslie, G. W. 1974. Impulse control in pigeons. *J. Exp. Anal. Behav.* 21:485–489. (4)

Alexander, F. 1937. *Five-year report of the Chicago Institute for Psychoanalysis – 1932–1937.* Chicago: Chicago Institute for Psychoanalysis. (11)

Allport, G. W. 1937. *Personality: A psychological interpretation.* New York: H. R. & W. (4, 11)

Allport, G. W. 1955. *Becoming: Basic considerations for a psychology of personality.* New Haven: Yale U. Pr. (4)

Alpern, M. 1953. Metacontrast. *J. Opt. Soc. Amer.* 43:648–657. (8)

Altmann, S. A., ed. 1967. *Social communication among primates.* Chicago: U. of Chicago Pr. (5)

American Heritage Dictionary of the English Language. 1969. Ed. W. Morris. New York: Am. Heritage. (10)

Anand, B. K. 1961. Nervous regulation of food intake. *Physiol. Rev.* 41:677–708. (2)

Anand, B. K. 1967. Central chemosensitive mechanisms related to feeding. In *Handbook of physiology: Alimentary canal,* ed. C. F. Code, Vol. 1, pp. 249–263. Washington: Am. Physiological Soc. (2)

Anand, B. K., und Brobeck, J. R. 1951. Hypothalamic control of food intake in rats and cats. *Yale J. Biol. Med.* 24:123–140. (2)

Anastasi, A. 1968. *Psychological testing.* 3d ed. New York: Macmillan. (10)

Anderson, J. E., und Goodenough, F. L. 1931. *Experimental child psychology.* Englewood Cliffs, N.J.: P-H. (10)

Ardrey, R. 1961. *African genesis.* New York: Dell. (5)

Ardrey, R. 1966. *The territorial imperative.* New York: Atheneum. (4, 5)

Argyle, M., und Dean, J. 1965. Eye-contact, distance and affiliation. *Sociometry* 28:289–304. (5)

Argyle, M.; Salter, V.; Nicolson, H.; Williams, M.; und Burgess, P. 1970. The communication of inferior and superior attitudes by verbal and nonverbal signals. *Brit. J. Soc. Clin. Psychol.* 9:222–231. (5)

Aristoteles. *Metaphysik.* Übers. u. hrsg. v. Franz F. Schwarz. 1970. Stuttgart: Reclam. (3)

Asch, S. E. 1952. *Social psychology.* Englewood Cliffs, N.J.: P-H. (5, 6)

Asch, S. E. 1968. The doctrinal tyranny of associationism: Or what is wrong with rote learning. In *Verbal behavior and general behavior theory,* eds. T. R. Dixon, and D. L. Horton, pp. 214–228. Englewood Cliffs, N.J.: P-H. (3)

Aserinsky, E., und Kleitman, N. 1953. Regularly occurring periods of eye motility, and concomitant phenomena, during sleep. Science 118:273–274. (11)

Atkinson, J. W. 1964. *An introduction to motivation.* Princeton, N.J.: Van Nos. (5)

Atkinson, R. C., und Shiffrin, R. M. 1968. Human memory: A proposed system and its control processes. In *The psychology of learning and motivation: Advances in research and theory,* eds. K. W. Spence, and J. T. Spence, Vol. 2, pp. 89–195. New York: Acad. Pr. (3, 8)

Atkinson, R. C., und Wickens, T. D. 1971. Human memory and the concept of reinforcement. In *The nature of reinforcement,* ed. R. Glaser, pp. 66–120. New York: Acad. Pr. (3)

Atthowe, J. M., Jr., und Krasner, L. 1968. Preliminary report on the application of contingent reinforcement procedures (token economy) on a "chronic" psychiatric ward. *J. Abnorm. Psychol.* 73:37–43. (12)

Averbach, E., und Coriell, A. S. 1961. Short-term memory in vision. *Bell Syst. Tech. J.* 40:309–328. (8)

Ayllon, T., und Azrin, N. 1968. *The token economy: A motivational system for therapy and rehabilitation.* New York: Appleton. (12)

Azrin, N. H., und Powell, J. 1968. Behavioral engineering: The reduction of smoking behavior by a conditioning apparatus and procedure. *J. Exp. Anal. Behav.* 1:193–200. (4)

Azrin, N. H.; Hutchinson, R. R.; und Sallery, R. D. 1964. Pain-aggression toward inanimate objects. *J. Exp. Anal. Behav.* 7:223–228. (5)

Azrin, N. H.; Hake, D. F.; Holz, W. C.; und Hutchinson, R. R. 1965. Motivational aspects of escape from punishment. *J. Exp. Anal. Behav.* 8:31–44. (5)

Azrin, N. H.; Hake, D. F.; und Hutchinson, R. R. 1965. Elicitation of aggression by a physical blow. *J. Exp. Anal. Behav.* 8:55–57. (5)

Azrin, N. H.; Hutchinson, R. R.; und Hake, D. F. 1966. Extinction-induced aggression. *J. Exp. Anal. Behav.* 9:191–204. (5)

Azrin, N. H.; Hutchinson, R. R.; und McLaughlin, R. 1965. The opportunity for aggression as an operant reinforcer during aversive stimulation. *J. Exp. Anal. Behav.* 8:171–180. (5)

Babkin, B. P. 1949. *Pavlov. A biography.* Chicago: U. of Chicago Pr. (3)

Bach, G. R. 1954. *Intensive group psychotherapy.* New York: Ronald. (12)

Baker, H. D. 1949. The course of foveal light adaptation measured by the threshold intensity increment. *J. Opt. Soc. Amer.* 39:172–179. (7)

Baker, R. 1971. The use of operant conditioning to reinstate speech in mute schizophrenics. *Behav. Res. Ther.* 9:329–336. (12)

Bandura, A. 1965a. Influence of models' reinforcement contingencies on the acquisition of imitative responses. *J. Pers. Soc. Psychol.* 1:589–595. (5)

Bandura, A. 1965b. Vicarious processes: A case of no-trial learning. In *Advances in experimental social psychology,* ed. L. Berkowitz, Vol. 2, pp. 1–55. New York: Acad. Pr. (5, 12)

Bandura, A. 1969. *Principles of behavior modification.* New York: H. R. & W. (12)

Bandura, A. 1971. Psychotherapy based upon modeling principles. In *Handbook of psychotherapy and behavior change: An empirical analysis,* ed. A. E. Bergin, and S. L. Garfield, pp. 653–708. New York: Wiley. (12)

Bandura, A. 1973. Social learning theory of aggression. In *The control of aggression: Implications from basic research,* ed. J. F. Knutson, pp. 201–250. Chicago: Aldine. (5)

Bandura, A., und Walters, R. H. 1959. *Adolescent aggression.* New York: Ronald. (5)

Bandura, A., und Huston, A. C. 1961. Identification as a process of incidental learning. *J. Abnorm. Soc. Psychol.* 63:311–318. (5)

Bandura, A., und Walters, R. H. 1963. *Social learning and personality development.* New York: H. R. & W. (12)

Bandura, A., und Mischel, W. 1965. Modification of self-imposed delay of reward through exposure to live and symbolic models. *J. Pers. Soc. Psychol.* 2:698–705. (12)

Bandura, A.; Ross, D.; und Ross, S. A. 1961. Transmission of aggression through imitation of aggressive models. *J. Abnorm. Soc. Psychol.* 63:575–582. (5)

Bandura, A.; Ross, D.; und Ross, S. A. 1963a. Imitation of film-mediated aggressive models. *J. Abnorm. Soc. Psychol.* 66:3–11. (5)

Bandura, A.; Ross, D.; und Ross, S. A. 1963b. A comparative test of the status envy, social power, and secondary reinforcement theories of identification learning. *J. Abnorm. Soc. Psychol.* 67:527–534. (12)

Bandura, A.; Ross, D.; und Ross, S. A. 1963c. Vicarious reinforcement and imitative learning. *J. Abnorm. Soc. Psychol.* 67:601–607. (5)

Banks, E. M. 1962. A time and motion study of prefighting behavior in mice. *J. Genet. Psychol.* 101:165–183. (5)

Barber, B. 1957. *Social stratification: A comparative analysis of structure and process.* New York: HarBrace W. (5)

Barnett, S. A. 1963. *The rat. A study in behaviour.* Chicago: Aldine. (3)

Barrett, W. 1958. *Irrational man: A study in existential philosophy.* Garden City, N.Y.: Doubleday. (11)

Barrett, W. 1964. *What is existentialism?* New York: Grove. (11)

Barrett-Lennard, G. T. 1962. Dimensions of therapist response as causal factors in therapeutic change. *Psychol. Monogr.* 76: No. 43. (12)

Barron, F., und Leary, T. F. 1955. Changes in psychoneurotic patients with and without psychotherapy. *J. Consult. Psychol.* 19:239–245. (12)

Bartlett, F. C. 1932. *Remembering: A study in experimental and social psychology.* Cambridge: Cambridge U. Pr. (3)

Bartlett, N. R. 1965. Dark adaptation and light adaptation. In *Vision and visual perception,* ed. C. H. Graham, pp. 185–207. New York: Wiley. (7)

Bartley, S. H. 1951. The psychophysiology of vision. In *Handbook of experimental psychology,* ed. S. S. Stevens, pp. 921–984. New York: Wiley. (7)

Bass, M. J., und Hull, C. L. 1934. The irradiation of a tactile conditioned reflex in man. *J. Comp. Psychol.* 17:47–65. (3)

Bauer, R. A. 1952. *The new man in Soviet psychology.* Cambridge, Mass.: Harvard U. Pr. (12)

Baum, W. M. 1972. Choice in a continuous procedure. *Psychon. Sci.* 28:263–265. (2)

Baum, W. M. 1973. The correlation-based law of effect. *J. Exp. Anal. Behav.* 20:137–153. (2)

Bayley, N. 1949. Consistency and variability in the growth of intelligence from birth to eighteen years. *J. Genet. Psychol.* 75:165–196. (10)

Bayley, N. 1957. Data on the growth of intelligence between 16 and 21 years as measured by the Wechsler-Bellevue Scale. *J. Genet. Psychol.* 90:3–15. (10)

Beach, F. A., und Jaynes, J. 1954. Effects oft early experience upon the behavior of animals. *Psychol. Bull.* 51:239–263. (1)

Beeman, E. A. 1947. The effect of male hormone on aggressive behavior in mice. *Physiol. Zool.* 20:373–405. (5)

Begley, C. E., und Lieberman, L. R. 1970. Patient expectations of therapists' techniques. *J. Clin. Psychol.* 26:112–116. (12)

Békésy, G. v. 1949 (original 1943). On the resonance curve and the decay period at various points on the cochlear partition. *J. Acoust. Soc. Amer.* 21:245–254. (7)

Békésy, G. v. 1960. Experiments in hearing. Translated and edited by E. G. Wever. New York: McGraw. (7)

Békésy, G. v. 1967. Sensory inhibition. Princeton, N.J.: Princeton U. Pr. (7)

Békésy, G. v., und Rosenblith, W. A. 1951. The mechanical properties of the ear. In *Handbook of experimental psychology,* ed. S. S. Stevens, pp. 1075–1115. New York: Wiley. (7)

Bell, Q. 1972. *Virginia Woolf.* New York: HarBrace W. (11)

Benade, A. H. 1960. *Horns, strings, and harmony.* Garden City, N.Y.: Anchor. (7)

Bentler, P. M. 1962. An infant's phobia treated with reciprocal inhibition therapy. *J. Child Psychol. Psychiat.* 3:185–189. (12)

Berenda, R. W. 1950. *The influence of the group on the judgments of children.* New York: Kings Crown. (6)

Bergin, A. E. 1971. The evaluation of therapeutic outcomes. In *Handbook of psychotherapy and behavior change: An empirical analysis,* eds. A. E. Bergin, and S. L. Garfield, pp. 217–270. New York: Wiley. (12)

Bergin, A. E., und Garfield, S. L., eds. 1971. *Handbook of psychotherapy and behavior change: An empirical analysis.* New York: Wiley. (12)

Berkowitz, L. 1965. Some aspects of observed aggression. *J. Pers. Soc. Psychol.* 2:359–369. (5)

Berkowitz, L. 1969. The frustration-aggression hypothesis revisited. In *Roots of aggression: A re-examination of the frustration-aggression hypothesis,* ed. L. Berkowitz, pp. 1–28. New York: Atherton Pr. (5)

Berkowitz, L., ed. 1969. *Roots of aggression: A re-examination of the frustration-aggression hypothesis.* New York: Atherton Pr. (5)

Berkowitz, L., und Rawlings, E. 1963. Effects of film violence on inhibitions against subsequent aggression. *J. Abnorm. Soc. Psychol.* 66:405–412. (5)

Berkowitz, L., und Geen, R. G. 1967. Stimulus qualities of the target of aggression: A further study. *J. Pers. Soc. Psychol.* 5:364–368. (5)

Berkun, M. M.; Kessen, M. L.; und Miller, N. E. 1952. Hunger-reducing effects of food by stomach fistula versus food by mouth measured by a consummatory response. *J. Comp. Physiol. Psychol.* 45:550–554. (2)

Berlitz School of Languages. 1950. *The Berlitz selfteacher: Italian.* New York: Grosset. (9)

Berne, E. 1961. *Transactional analysis in psychotherapy: A systematic individual and social psychiatry.* New York: Grove. (12)

Bernstein, D. A. 1970. The modification of smoking behavior: An evaluation review. In *Learning mechanisms in smoking,* ed. W. A. Hunt, pp. 3–41. Chicago: Aldine. (12)

Bevan, J. M.; Bevan, W.; und Williams, B. F. 1958. Spontaneous aggressiveness in young castrate C_3H male mice treated with three dose levels of testosterone. *Physiol. Zool.* 31:284–288. (5)

Bever, T. G.; Fodor, J. A.; Garrett, M.; und Mehler, J. 1966. Transformational operations and stimulus complexity. Unpublished. Cambridge, Mass.: MIT. (9)

Bibring, E. 1941. The development and problems of the theories of instincts. *Int. J. Psychoanal.* 22:102–131. (4)

Bilodeau, E. A., ed. 1969. *Principles of skill acquisition.* New York: Acad. Pr. (3)

Binswanger, L. 1947. Über die daseinsanalytische Forschungsrichtung in der Psychiatrie. In *Ausgewählte Vorträge und Aufsätze.* Bern: Francke. (11)

Binswanger, L. 1958. The existential analysis school of thought. Translated by E. Angel. In *Existence: A new dimension in psychiatry and psychology,* eds. R. May; E. Angel; and H. F. Ellenberger, pp. 191–213. New York: Basic. (11)

Binswanger, L. 1963. *Being-in-the-world: Selected papers of Ludwig Binswanger.* Translated by J. Needleman. New York: Basic. (11)

Black, A. H. 1965. Cardiac conditioning in curarized dogs: The relationship between heart rate and skeletal behaviour. In *Classical conditioning: A symposium,* ed. W. F. Prokasy, pp. 20–47. New York: Appleton. (3)

Black, A. H., und de Toledo, L. 1972. The relationship among classically conditioned responses: Heart rate and skeletal behavior. In *Classical conditioning: II. Current research and theory,* eds. A. H. Black and W. F. Prokasy, pp. 290–311. New York: Appleton. (3)

Blatt, M. M. 1969. Studies on the effects of classroom discussion upon children's moral thought. Unpublished doctoral dissertation. Cambridge, Mass.: Harvard U. (6)

Blatt, M. M., und Kohlberg, L. 1975. The effects of classroom moral discussion upon children's level of moral judgment. To appear in *Journal of Moral Education* and in *Recent research in moral development,* eds. L. Kohlberg, and E. Turiel. New York: H. R. & W. (6)

Blau, P. M. 1964. *Exchange and power in social life.* New York: Wiley. (5)

Blauvelt, H. 1956. Neonate-mother relationship in goat and man. In *Group processes. Transactions of the Second Conference,* ed. B. Schaffner, pp. 94–140. Josiah Macy Jr. Foundation. (5)

Bloom, B. S. 1964. *Stability and change in human characteristics.* New York: Wiley. (10)

Blough, D. S. 1961. The shape of some wavelength generalization gradients. *J. Exp. Anal. Behav.* 4:31–40. (3)

Bogard, T. 1972. *Contour in time: The plays of Eugene O'Neill.* New York: Oxford U. Pr. (11)

Bogdonoff, M. D.; Klein, R. H.; Estes, E. H., Jr.; Shaw, D. M.; und Back, K. W. 1961. The modifying effect of conforming behavior upon lipid responses accompanying CNS arousal. *Clin. Res.* 9:135. (6)

Bolles, R. C. 1967. *Theory of motivation.* New York: Har-Row. (2)

Bolles, R. C. 1970. Species-specific defense reactions and avoidance learning. *Psychol. Rev.* 77:32–48. (3)

Bolles, R. C. 1972. The avoidance learning problem. In *The psychology of learning and motivation: Advances in research and theory,* ed. C. H. Bower, Vol. 6, pp. 97–145. New York: Acad. Pr. (2)

Bonaparte, M., *et al.* 1954. *The origins of psychoanalysis: Letters to Wilhelm Fliess, drafts and notes: 1887–1902.* New York: Basic. (12)

Borg, G.; Diamant, H.; Ström, L.; und Zotterman, Y. 1967. The relation between neural and perceptual intensity: A comparative study on the neural and psychophysical responce to taste stimuli. *J. Physiol.* 192:13–20. (7)

Boring, E. G. 1942. *Sensation and perception in the history of experimental psychology.* New York: Appleton. (7)

Boring, E. G. 1950. *A history of experimental psychology.* 2d ed. New York: Appleton. (7, 8)

Boring, E. G. 1964. Size-constancy in a picture. *Amer. J. Psychol.* 77:494–498. (7)

Boss, M. 1957. *Psychoanalyse und Daseinsanalytik.* Bern, Stuttgart: Huber. (11)

Boulougouris, J. C.; Marks, I. M.; und Marset, P. 1971. Superiority of flooding (implosion) to desensitization for reducing pathological fear. *Behav. Res. Ther.* 9:7–16. (12)

Bousfield, W. A. 1953. The occurrence of clustering in the recall of randomly arranged associates. *J. Gen. Psychol.* 49:229–240. (3)

Bowles, S., und Gintis, H. 1972–1973. I.Q. in the U.S. class structure. *Social Policy.* 3:65–96. (10)

Boylston, W. H., und Tuma, J. M. 1972. Training of mental health professionals through the use of the "bug in the ear." *Amer. J. Psychiat.* 129:92–95. (12)

Bracey, G. W. 1969. Two operations in character recognition: A partial replication. *Percep. Psychophys.* 6:357–360. (8)

Brady, J. V., und Nauta, W. J. H. 1953. Subcortical mechanisms in emotional behavior: Affective changes following septal forebrain lesions in the albino rat. *J. Comp. Physiol. Psychol.* 46:339–346. (2)

Brady, J. V., und Nauta, W. J. H. 1955. Subcortical mechanisms in emotional behavior: The duration of affective changes following septal and habenular lesions in the albino rat. *J. Comp. Physiol. Psychol.* 48:412–420. (2)

Brady, J. V.; Boren, J. J.; Conrad, D.; und Sidman, M. 1957. The effect of food and water deprivation upon intracranial self-stimulation. *J. Comp. Physiol. Psychol.* 50:134–137. (2)

Brainard, R. W.; Irby, T. S.; Fitts, P. M.; und Alluisi, E. A. 1962. Some variables influencing the rate of gain of information. *J. Exp. Psychol.* 63:105–110. (8)

Braine, M. D. S. 1963. The ontogeny of English phrase structure: The first phase. *Language* 39:1–13. (9)

Brandt, R. B., ed. 1961. *Value and obligation: Systematic readings in ethics.* New York: HarBraceW. (6)

Breger, L., und McGaugh, J. L. 1965. Critique and reformulation of "learning theory" approaches to psychotherapy and neurosis. *Psychol. Bull.* 63:338–358. (12)

Breland, K., und Breland, M. 1961. The misbehavior of organisms. *Amer. Psychol.* 16:681–684. (3)

Brett, G. S. 1912. *A history of psychology: Ancient and patristic.* London: George Allen. (7)

Breuer, J., und Freud, S. 1955. *Studies on hysteria (1893–1895).* In *The standard edition of the complete psychological works of Sigmund Freud, Vol. II.* London: Hogarth. (12)

Bricker, P. D. 1955. The identification of redundant stimulus patterns. *J. Exp. Psychol.* 49:73–81. (8)

Brill, N. Q., und Beebe, G. W. 1955. A follow-up study of war neuroses. *Wash. V. A. Med. Monogr.* (12)

Brindley, G. S. 1970. *Physiology of the retina and visual pathway.* 2d ed. Baltimore: Williams & Wilkins. (7)

Brink, W., und Harris, L. 1964. *The Negro revolution in America.* New York: S. & S. (5)

Broadbent, D. E. 1958. *Perception and communication.* New York: Pergamon. (3, 8)

Broadbent, D. E., und Gregory, M. 1964. Accuracy of recognition for speech presented to the right and left ears. *Quart. J. Exp. Psychol.* 16:359–360. (7)

Broadhurst, P. L. 1957. Emotionality and the Yerkes-Dodson law. *J. Exp. Psychol.* 54:345–352. (2)

Brobeck, J. R. 1960. Food and temperature. In *Recent progress in hormone research,* ed. G. Pincus, pp. 439–466. New York: Acad. Pr. (2)

Brody, M. W. 1962. Prognosis and results of psychoanalysis. In *Psychosomatic medicine,* eds. J. H. Nodine, and J. H. Moger, Philadelphia: Lea & Febiger. (12)

Brookshire, K. H.; Stewart, C. N.; und Bhagavan, H. N. 1972. Saccharin aversion in alloxan-diabetic rats. *J. Comp. Physiol. Psychol.* 79:385–393. (3)

Brower, L. P. Feb, 1969. Ecological chemistry. *Sci. Amer.* 220(2):22–29. (3)

Brown, J. 1958. Some tests of the decay theory of immediate memory. *Quart. J. Exp. Psychol.* 10:12–21. (3)

Brown, J. L. 1965a. Afterimages. In *Vision and visual perception,* ed. C. H. Graham, pp. 479–503. New York: Wiley. (7)

Brown, J. L. 1965b. The structure of the visual system. In *Vision and visual perception,* ed. C. H. Graham, pp. 39–59. New York: Wiley. (7)

Brown, J. L., und Mueller, C. G. 1965. Brightness discrimination and brightness contrast. In *Vision and visual perception,* ed. C. H. Graham, pp. 208–250. New York: Wiley. (7)

Brown, R. 1958. *Words and things.* Glencoe, Ill.: Free Pr. (4)

Brown, R. 1965. *Social psychology.* New York: Free Pr. (6, 11)

Brown, R. 1968. The development of Wh questions in child speech. *J. Verb. Learn. Verb. Behav.* 7:279–290. (9)

Brown, R. 1970. The first sentences of child and chimpanzee. In *Psycholinguistics,* pp. 208–231. New York: Free Pr. (9)

Brown, R. 1973. *A first language: The early stages.* Cambridge, Mass.: Harvard U. Pr. (9)

Brown, R., und Berko, J. 1960. Word association and the acquisition of grammar. *Child Devel.* 31:1–14. (9)

Brown, R., und Gilman, A. 1960. The pronouns of power and solidarity. In *Style in language,* ed. T. A. Sebeok, pp. 253–276. New York: Wiley. (5)

Brown, R., und Ford, M. 1961. Address in American English. *J. Abnorm. Soc. Psychol.* 62:375–385. (5)

Brown, R., und Fraser, C. 1963. The acquisition of syntax. In *Verbal behavior and learning: Problems and processes,* eds. C. N. Cofer, and B. S. Musgrave, pp. 158–197. New York: McGraw. (9, 12)

Brown, R., und Bellugi, U. 1964. Three processes in the child's acquisition of syntax. *Harvard Educ. Rev.* 34:133–151. (9)

Brown, R., und McNeill, D. 1966. The "tip of the tongue" phenomenon. *J. Verb. Learn. Verb. Behav.* 5:325–337. (3)

Brown, R., und Hanlon, C. 1970. Derivational complexity and order of acquisition in child speech. In *Cognition and the development of language,* ed. J. R. Hayes, pp. 11–33. New York: Wiley. (9)

Bruner, A., und Revusky, S. H. 1961. Collateral behavior in humans. *J. Exp. Anal. Behav.* 4:349–350. (2)

Brunswik, E. 1947. *Systematic and representative design of psychological experiments: With results in physical and social perception.* Berkeley: U. of Cal. Pr. (9)

Brush, F. R. 1957. The effects of shock intensity on the acquisition and extinction of an avoidance response in dogs. *J. Comp. Physiol. Psychol.* 50:547–552. (2)

Brush, F. R. 1971. Retention of aversively motivated behavior. In *Aversive conditioning and learning,* ed. F. R. Brush, pp. 401–465. New York: Acad. Pr. (2)

Burks, B. S. 1928. The relative influence of nature and nurture upon mental development; a comparative study of foster parent–foster child resemblance and true parent–true child resemblance. *The 27th yearbook of the Nat. Soc. for the Study of Educ.* 27:219–316. (10)

Burnham, R. W.; Hanes, R. M.; und Bartleson, C. J. 1963. *Color: A guide to basic facts and concepts.* New York: Wiley. (7)

Burt, C. 1961. Intelligence and social mobility. *Brit. J. Stat. Psychol.* 14:3–24. (10)

Burt, C. 1966. The genetic determination of differences in intelligence: A study of monozygotic twins reared together and apart. *Brit. J. Psychol.* 57:137–153. (10)

Burt, C. 1972. Inheritance of general intelligence. *Amer. Psychol.* 27:175–190. (10)

Burton, J. 1964. The nature of aggression as revealed in the atomic age. In *The natural history of aggression,* eds. J. D. Carthy, and F. J. Ebling, pp. 145–153. New York: Acad. Pr. (5)

Butler, J. M., und Haigh, G. V. 1954. Changes in the relation between self-concepts and ideal concepts consequent upon client-centered counseling. In *Psychotherapy and personality change: Co-ordinated research studies in the client-centered approach,* eds. C. R. Rogers, and R. F. Dymond, pp. 55–75. Chicago: U. of Chicago Pr. (12)

Bykov, K. M. 1957. *The cerebral cortex and the internal organs.* Translated by W. H. Gantt. New York: Chem. Pub. (3)

Cahoon, D. D. 1968. Symptom substitution and the behavior therapies: A reappraisal. *Psychol. Bull.* 69:149–156. (12)

Campbell, B. A. 1956. The reinforcement difference limen (RDL) function for shock reduction. *J. Exp. Psychol.* 52:258–262. (2)

Campbell, B. A., und Sheffield, F. D. 1953. Relation of random activity to food deprivation. *J. Comp. Physiol. Psychol.* 46:320–322. (2)

Camus, A. 1966 (original 1957). The guest. In *A casebook on existentialism,* ed. W. V. Spanos. New York: Crowell. (11)

Cannon, W. B. 1911. *The mechanical factors of digestion.* London: Arnold. (2)

Cannon, W. B. 1929a. *Bodily changes in pain, hunger, fear and rage: An account of recent researches into the function of emotional excitement.* 2d ed. New York: Appleton. (2)

Cannon, W. B. 1929b. Hunger and thirst. In *The foundations of experimental psychology,* ed. C. Murchison, pp. 434–448. Worcester, Mass.: Clark U. Pr. (2)

Cannon, W. B. 1939. *The wisdom of the body.* Revised ed. New York: Norton. (2)

Cannon, W. B., und Washburn, A. L. 1912. An explanation of hunger. *Amer. J. Physiol.* 29:441–454. (2)

Cantril, H. 1965. *The pattern of human concerns.* New Brunswick, N.J.: Rutgers U. Pr. (5)

Carthy, J. D., und Ebling, F. J., eds. 1964. *The natural history of aggression.* New York: Acad. Pr. (5)

Catania, A. C. 1963. Concurrent performances: Reinforcement interaction and response independence. *J. Exp. Anal. Behav.* 6:253–263. (2)

Catania, A. C. 1973. Self-inhibiting effects of reinforcement. *J. Exp. Anal. Behav.* 19:517–526. (2)

Catania, A. C., und Cutts, D. 1963. Experimental control of superstitious responding in humans. *J. Exp. Anal. Behav.* 6:203–208. (2)

Catania, A. C., und Reynolds, G. S. 1968. A quantitative analysis of the responding maintained by interval schedules of reinforcement. *J. Exp. Anal. Behav.* 11:327–383. (3)

Cattell, R. B. 1957. *Personality and motivation structure and measurement.* New York: World B. (11)

Cattell, R. B. 1971. *Abilities: Their structure, growth, and action.* Boston: H. M. (10)

Cavalli-Sforza, L. L., und Bodmer, W. F. 1971. *The genetics of human populations.* San Francisco: W. H. Freeman. (10)

Cazden, C. 1965. Environmental assistance to the child's acquisition of grammar. Unpublished doctoral dissertation. Cambridge, Mass.: Harvard U. (9)

Chalupnik, J. D. ed. 1970. *Transportation noises: A symposium on acceptability criteria.* Seattle: U. of Wash. Pr. (7)

Chambers, R. M. 1956. Some physiological bases for reinforcing properties of reward injections. *J. Comp. Physiol. Psychol.* 49:565–568. (2)

Chapanis, A., und McCleary, R. A. 1953. Interposition as a cue for the perception of relative distance. *J. Gen. Psychol.* 48:113–132. (7)

Cherry, C. 1966. *On human communication: A review, a survey, and a criticism.* 2d ed. Cambridge, Mass.: MIT Pr. (8)

Cherry, E. C. 1953. Some experiments on the recognition of speech, with one and with two ears. *J. Acoust. Soc. Amer.* 25:975–979. (8)

Child, I. L. 1950. The relation of somatotype to self-ratings on Sheldon's temperamental traits. *J. Pers.* 18:440–453. (11)

Child, I. L., und Sheldon, W. H. 1941. The correlation between components of physique and scores on certain psychological tests. *Charac. & Pers.* 10:23–34. (11)

Chomsky, C. 1969. *The acquisition of syntax in children from 5 to 10.* Cambridge, Mass.: MIT Pr. (9)

Chomsky, N. 1957. *Syntactic structures.* The Hague: Mouton. (9)

Chomsky, N. 1964. Formal discussion of W. Miller and W. Ervin's "The development of grammar in child language." In *The acquisition of language,* eds. U. Bellugi, and R. Brown. *Monogr. Soc. Res. Child Devel.* 29(1):35–39. (9)

Chomsky, N. 1965. *Aspects of the theory of syntax.* Cambridge, Mass.: MIT Pr. (9)

Chomsky, N. 1967. The general properties of language. In *Brain mechanisms underlying speech and language,* eds. C. H. Millikan, and F. L. Darley, pp. 73–88. New York: Grune. (9)

Chomsky, N. 1968. *Language and mind.* New York: HarBraceW. (9)

Chomsky, N. 1969. Formal discussions of Miller, W., and Irvin, S., "The development of grammar in child's speech." In *The acquisition of language,* eds. U. Bellugi, and R. Brown. *Monogr. Soc. Res. Child. Devel.* 29(1):35–39. (9)

Chomsky, N. 1972. Psychology and ideology. *Cognition.* 1:11–46. (10)

Chung, S.-H., und Herrnstein, R. J. 1967. Choice and delay of reinforcement. *J. Exp. Anal. Behav.* 10:67–74. (4)

Clark, B. H. 1947. *Eugene O'Neill: The man and his plays.* Revised version. New York: Dover. (11)

Clark, J. V. 1958. A preliminary investigation of some unconscious assumptions affecting labor efficiency in eight supermarkets. Unpublished Doctor of Business Administration Thesis. Cambridge, Mass.: Harvard U. Grad. School of Business Admin. (5)

Clark, K. B. 1971. The pathos of power: A psychological perspective. *Amer. Psychol.* 26:1047–1057. (5)

Cofer, C. N., und Appley, M. H. 1964. *Motivation: Theory and research.* New York: Wiley. (2, 4)

Cofer, C. N.; Bruce, D. R.; und Reicher, G. M. 1966. Clustering in free recall as a function of certain methodological variations. *J. Exp. Psychol.* 71:858–866. (3)

Coffin, T. E. 1944. A three-component theory of leadership. *J. Abnorm. Soc. Psychol.* 39:63–83. (11)

Cohen, A. R. 1955. Social norms, arbitrariness of frustration and status of the agent of frustration in the frustration-aggression hypothesis. *J. Abnorm. Soc. Psychol.* 51:222–226. (5)

Cohen, M. R., und Drabkin, I. E., eds. 1948. *A source book in Greek science.* New York: McGraw. (7)

Cohen, S. P. 1972. Varieties of interpersonal relationships in small groups. Unpublished doctoral dissertation. Cambridge, Mass.: Harvard U. (5)

Cole, R. A.; Coltheart, M.; und Allard, F. 1974. Memory of a speaker's voice. Reaction time to same- or different-voiced letters. *Quart. J. Exp. Psychol.* 26:1–7. (8)

Collier G.; Hirsch, E.; und Hamlin, P. H. 1972. The ecological determinants of reinforcement in the rat. *Physiol. Behav.* 9:705–716. (2)

Condillac, E. B. 1870 (Original 1754). *Abhandlung über die Empfindungen.* Übersetzung mit Erläuterungen und einem Excurs über das binoculare Sehen von E. Johnson. Berlin: L. Heimann. (7)

Conrad, R. 1964. Acoustic confusions in immediate memory. *Brit. J. Psychol.* 55:75–84. (8)

Cooke, G. 1966. The efficacy of two desensitization procedures: An analogue study. *Behav. Res. Ther.* 4:17–24. (12)

Coons, E. E., und Cruce, J. A. F. 1968. Lateral hypothalamus: Food current intensity in maintaining self-stimulation of hunger. *Science* 159:1117–1119. (2)

Coons, W. H., und Peacock, E. P. 1970. Interpersonal interaction and personality change in group psychotherapy. *Can. Psychiat. Ass. J.* 15:347–355. (12)

Cooper, F. S. 1950. Spectrum analysis. *J. Acoust. Soc. Amer.* 22:761–762. (7)

Cooper, F. S.; Liberman, A. M.; und Borst, J. M. 1951. The interconversion of audible and visible patterns as a basis for research in the perception of speech. *Proc. Nat. Acad. Sci.* 37:318–325. (7)

Cooper, J. E.; Gelder, M. G.; und Marks, I. M. 1965. The results of behavior therapy in 77 psychiatric patients. *Brit. Med. J.* 1:1222–1225. (12)

Cooper, L. A., und Shepard, R. N. 1973. Chronometric studies of the rotation of mental images. In *Visual information processing,* ed. W. G. Chase, pp. 75–176. New York: Acad. Pr. (8)

Coppock, H. W., und Chambers, R. M. 1954. Reinforcement of position preference by automatic intravenous injections of glucose. *J. Comp. Physiol. Psychol.* 47:355–357. (2)

Corbit, J. D. 1969. Behavioral regulation of hypothalamic temperature. *Science* 166:256–258. (2)

Cornsweet, T. N. 1970. *Visual perception.* New York: Acad. Pr. (7)

Cowan, P. A., und Walters, R. H. 1963. Studies of reinforcement of aggression: I. Effects of scheduling. *Child Devel.* 34:543–551. (5)

Cowles, J. T. 1937. Food-tokens as incentives for learning by chimpanzees. *Comp. Psychol. Monogr.* 14:No. 71. (3)

Craig, J. V.; Ortman, L. L.; und Guhl, A. M. 1965. Genetic selection for social dominance ability in chickens. *Anim. Behav.* 13:114–131. (5)

Craig, W. 1909. The expressions of emotion in the pigeons: I. The blond ringdove (*Turtur risorius*). *J. Comp. Neur. Psychol.* 19:29–82. (5)

Craig, W. 1918. Appetites and aversions as constituents of instincts. *Biol. Bull.* 34:91–107. (5)

Craig, W. 1921. Why do animals fight? *Int. J. Ethics* 31:264–278. (5)

Cronbach, L. J. 1970. *Essentials of psychological testing.* 3d ed. New York: Har-Row. (10)

Crow, J. F. 1969. Genetic theories and influences: Comments on the value of diversity. *Harvard Educ. Rev.* 39:301–309. (10)

Crowder, R. G., und Morton, J. 1969. Precategorical acoustic storage (PAS). *Percep. Psychophys.* 5:365–373. (8)

Dart, R. A. 1953. The predatory transition from ape to man. *Int. Anthrop. Linguis. Rev.* 1:201–219. (5)

Dartnall, H. J. A. 1957. *The visual pigments.* London: Methuen. (7)

Darwin, C. 1872. *The expression of the emotions in man and animals.* London: John Murray. (5)

Davies, J. C. 1962. Toward a theory of revolution. *Amer. Sociol. Rev.* 27:5–18. (5)

Davis, D. E. 1962. An inquiry into the phylogeny of gangs. In *Roots of behavior: Genetics, instinct, and socialization in animal behavior,* ed. E. L. Bliss, pp. 316–320. New York: Harper Bros. (5)

Davis, H. 1951. Psychophysiology of hearing and deafness. In *Handbook of experimental psychology,* ed. S. S. Stevens, pp. 1116–1142. New York: Wiley. (7)

Davis, J. A. 1959. A formal interpretation of the theory of relative deprivation. *Sociometry* 22:280–296. (5)

Davis, J. A. 1966. The campus as a frog pond: An application of the theory of relative deprivation to career decisions of college men. *Amer. J. Social.* 72:17–31. (5)

Davis, K. 1940. Extreme social isolation of a child. *Amer. J. Sociol.* 45:554–565. (5)

Davis, K. 1947. Final note on a case of extreme isolation. *Amer. J. Sociol.* 52:432–437. (5)

Davitz, J. R. 1952. The effects of previous training on postfrustration behavior. *J. Abnorm. Soc. Psychol.* 47:309–315. (5)

Davson, H. 1949. *The physiology of the eye.* New York: Blakiston. (7)

Debons, A. F.; Kimsky, I.; Likuski, H. J.; From, A.; und Cloutier, R. J. 1968. Gold thioglucose damage to the satiety center: Inhibition in diabetes. *Amer. J. Physiol.* 214:652–658. (2)

Deese, J. 1961. From the isolated verbal unit to connected discourse. In *Verbal learning and verbal behavior,* ed. C. N. Cofer, pp. 11–31. New York: McGraw. (3)

Deese, J. 1962. On the structure of associative meaning. *Psychol. Rev.* 69:161–175. (3)

Deese, J. 1965. *The structure of associations in language and thought.* Baltimore: Johns Hopkins. (3)

Delgado, J. M. R. 1969. *Physical control of the mind.* New York. Har-Row. (5)

Dement, W. 1960. The effect of dream deprivation. *Science* 131:1705–1707. (12)

Dement, W., und Kleitman, N. 1957. The relation of eye movements during sleep to dream activity: An objective method for the study of dreaming. *J. Exp. Psychol.* 53:339–346. (12)

Dement, W., und Wolpert, E. A. 1958. The relation of eye movements, body motility, and external stimuli to dream content. *J. Exp. Psychol.* 55:543–553. (12)

Dement, W. C. 1965. Studies on the function of rapid eye movement (paradoxical) sleep in human subjects. In *Aspects anatomo-functionnels de la physiologie du sommeil,* ed. M. Jouvet, pp. 571–611. Paris: Centre National de la Recherche Scientifique. (12)

Denny, M. R. 1971. Relaxation theory and experiments. In *Aversive conditioning and learning,* ed. F. R. Brush, pp. 235–295. New York: Acad. Pr. (2)

Denton, D. A. 1967. Salt appetite. In *Handbook of physiology: Alimentary canal,* Vol. 1, ed. C. F. Code, pp. 433–459. Washington: Amer. Physiol. Soc. (2)

Dethier, V. G. 1957. Communication by insects: Physiology of dancing. *Science* 125:331–336. (1)

Dethier, V. G. 1966. Insects and the concept of motivation. In *Nebraska symposium on motivation, 1966,* ed. D. Levine, pp. 105–136. Lincoln, Neb.: U. of Nebr. Pr. (1)

Dethier, V. G., und Bodenstein, D. 1958. Hunger in the blowfly. *Z. Tierpsychol.* 15:129–140. (1)

Dethier, V. G.; Solomon, R. L.; und Turner, L. H. 1965. Sensory input and central excitation and inhibition in the blowfly. *J. Comp. Physiol. Psychol.* 60:303–313. (1)

Diamond, S. 1957. *Personality and temperament.* New York: Harper Bros. (11)

Dollard, J., und Miller, N. E. 1950. *Personality and psychotherapy: An analysis in terms of learning, thinking, and culture.* New York: McGraw. (5, 12)

Dollard, J.; Doob, L. W.; Miller, N. E.; Mowrer, O. H.; und Sears, R. R. 1939. *Frustration and aggression.* New Haven: Yale U. Pr. (5)

Doob, L. W., und Sears, R. R. 1939. Factors determining substitute behavior and the overt expression of aggression. *J. Abnorm. Soc. Psychol.* 34:293–313. (5)

Doppelt, J. E., und Wallace, W. L. 1955. Standardization of the Wechsler Adult Intelligence Scale for older persons. *J. Abnorm. Soc. Psychol.* 51:312–330. (10)

Dugas, J. L., und Kellas, G. 1974. Encoding and retrieval processes in normal children and retarded adolescents. *J. Exp. Child Psychol.* 17:177–185. (10)

Dührssen, A., und Jorswieck, E. 1962. Zur Korrektur von Eysencks Berichterstattung über psychoanalytische

Behandlungsergebnisse. *Acta Psychother.* 19:329–342. (12)

Dührssen, A., und Jorswieck, E. 1965. Eine empirischstatistiche Untersuchung zur Leistungsfähigkeit psychoanalytischer Behandlung. (An empirical-statistical investigation into the efficacy of psychoanalytic therapy.) *Nervenarzt* 36:166–169. (12)

Duncan, O. D. 1968. Ability and achievement. *Eugen. Quart.* 15:1–11. (10)

Eaves, L. J. 1973. Assortative mating and intelligence: An analysis of pedigree data. *Hcrcdity* 30:199–210. (10)

Ebbinghaus, H. 1971 (Original 1885). *Über das Gedächtnis. Untersuchungen zur experimentellen Psychologie.* Darmstadt: Wissenschaftliche Buchgesellschaft. (3)

Ebenholtz, S. M. 1963. Position mediated transfer between serial learning and a spatial discrimination task. *J. Exp. Psychol.* 65:603–608. (3)

Egeth, H. E. 1966. Parallel versus serial processes in multidimensional stimulus discrimination. *Percep. Psychophys.* 1:245–252. (8)

Egger, M. D., und Miller, N. E. 1962. Secondary reinforcement in rats as a function of information value and reliability of the stimulus. *J. Exp. Psychol.* 64:97–104. (3)

Eibl-Eibesfeldt, I. 1957a. Ausdrucksformen der Säugetiere. In *Handbuch der Zoologie,* ed. Kükenthal, 8(6):1–26. (5)

Eibl-Eibesfeldt, I. 1957b. *Rattus norvegicus.* Kampf I (Erfahrener Männchen). *Encycl. Cinem.,* E131. Kampf II (Unerfahrener Männchen). *Encycl. Cinem.* E132. Göttingen: Institut Wiss. Film. (5)

Eibl-Eibesfeldt, I. 1961. The fighting behavior of animals. *Sci. Amer.* 205(6):112–121. (5)

Eibl-Eibesfeldt, I. 1970. *Ethology: The biology of behavior.* New York: H. R. & W. (5)

Ekman, G., und Sjöberg, L. 1965. Scaling. *Ann. Rev. Psychol.* 16:451–474. (7)

Ekman, P. 1972. Universals and cultural differences in facial expressions of emotion. In *Nebraska symposium on motivation, 1971,* ed. J. K. Cole, pp. 207–283. Lincoln, Neb.: U. of Nebr. Pr. (5)

Ellis, H. C. 1972. *Fundamentals of human learning and cognition.* Dubuque, Iowa: W. C. Brown. (3)

Ellsworth, P. C.; Carlsmith, J. M.; und Henson, A. 1972. The stare as a stimulus to flight in human subjects: A series of field experiments. *J. Pers. Soc. Psychol.* 21:302–311. (5)

Encyclopaedia Britannica. 1970. Chicago: Encyclopaedia Britannica, Inc. (10)

Entwisle, D. R. 1966a. Form class and children's word associations. *J. Verb. Learn. Verb. Behav.* 5:558–565. (9)

Entwisle, D. R. 1966b. *Word associations of young children.* Baltimore: Johns Hopkins. (9)

Entwisle, D. R.; Forsyth, D. F.; und Muuss, R. 1964. The syntactic-paradigmatic shift in children's word associations. *J. Verb. Learn. Verb. Behav.* 3:19–29. (9)

Epstein, A. N. 1960. Water intake without the act of drinking. *Science* 131:497–498. (2)

Epstein, A. N., und Teitelbaum, P. 1962. Regulation of food intake in the absence of taste, smell, and other oropharyngeal sensations. *J. Comp. Physiol. Psychol.* 55:753–759. (2)

Eriksen, C. W., und Spencer, T. 1969. Rate of information processing in visual perception: Some results and methodological considerations. *J. Exp. Psychol. Monogr.* 79: No. 2, Pt. 2.   (8)

Erikson, E. H. 1954. The dream specimen of psychoanalysis. In *Psychoanalytic psychiatry and psychology: Clinical and theoretical papers,* eds. R. P. Knight, and C. R. Friedman, pp. 131–170. New York: Intl. Univs. Pr.   (12)

Erikson, E. H. 1969. *Gandhi's truth: On the origins of militant nonviolence.* New York: Norton.   (5)

Erlenmeyer-Kimling, L., und Jarvik, L. F. 1963. Genetics and intelligence: A review. *Science* 142:1477–1479.   (10)

Ervin, S. M. 1961. Changes with age in the verbal determinants of word-association. *Amer. J. Psychol.* 74:361–372.   (9)

Estes, W. K. 1948. Discrimination conditioning: II. Effects of a Pavlovian conditioned stimulus upon a subsequently established operant response. *J. Exp. Psychol.* 38:173–177.   (3)

Estes, W. K. 1960. Learning theory and the new "mental chemistry." *Psychol. Rev.* 67:207–223.   (3)

Estes, W. K. 1970. *Learning theory and mental development.* New York: Acad. Pr.   (3)

Estes, W. K., und Skinner, B. F. 1941. Some quantitative properties of anxiety. *J. Exp. Psychol.* 29:390–400.   (3)

Estes, W. K., und Taylor, H. A. 1964. A detection method and probabilistic models for assessing information processing from brief visual displays. *Proc. Nat. Acad. Sci.* 52:446–454.   (8)

Estes, W. K., und Taylor, H. A. 1966. Visual detection in relation to display size and redundancy of critical elements. *Percep. Psychophys.* 1:9–16.   (8)

Etkin, W. 1964. Co-operation and competition in social behavior. In *Social behavior and organization among vertebrates,* ed. W. Etkin, pp. 1–34. Chicago: U. of Chicago Pr.   (5)

Evans, R. M. 1948. *An introduction to color.* New York: Wiley.   (7)

Evvard, J. M. 1915. Is the appetite of swine a reliable indication of physiological needs? *Proc. Iowa Acad. Sci.* 22:375–403.   (2)

Exline, R.; Gray, D.; und Schuette, D. 1965. Visual behavior, in a dyad as affected by interview content and sex of respondent. *J. Pers. Soc. Psychol.* 1:201–209.   (5)

Exline, R. V. 1963. Explorations in the process of person perception: Visual interaction in relation to competition, sex, and need für affiliation. *J. Pers.* 31:1–20.   (5)

Exline, R. V., und Winters, L. C. 1965. Affective relations and mutual glances in dyads. In *Affect, cognition, and personality: Empirical studies,* eds. S. S. Tomkins, and C. E. Izard, pp. 319–350. New York: Springer Pub.   (5)

Eysenck, H. J. 1952. *The scientific study of personality.* London: Routledge and Kegan Paul.   (11)

Eysenck, H. J. 1953. The effects of psychotherapy. In *Uses and abuses of psychology* by H. J. Eysenck, pp. 193–208. Baltimore: Penguin.   (12)

Eysenck, H. J. 1960. Symposium: The development of moral values in children: VII. The contribution of learning theory. *Brit. J. Educ. Psychol.* 30:11–21.   (6)

Eysenck, H. J. 1961. The effects of psychotherapy. In *Handbook of abnormal psychology: An experimental approach,* ed. H. J. Eysenck, pp. 697–725. New York: Basic.   (12)

Eysenck, H. J. 1966. *The effects of psychotherapy.* New York: Intl. Sci. Pr.   (12)

Eysenck, H. J., und Beech, H. R. 1971. Counter conditioning and related methods. In *Handbook of psychotherapy and behavior change: An empirical analysis,* eds. A. E. Bergin, and S. L. Garfield, pp. 543–611. New York: Wiley.   (12)

Falconer, D. S. 1960. *Introduction to quantitative genetics.* New York: Ronald.   (10)

Fant, G. 1960. *Acoustic theory of speech production, with calculations based on x-ray studies of Russian articulations.* The Hague: Mouton.   (7)

Fantino, E. 1966. Immediate reward followed by extinction vs. later reward without extinction. *Psychonom. Sci.* 6:233–234.   (4)

Fantino, E.; Kasdon, D.; und Stringer, N. 1970. The Yerkes-Dodson law and alimentary motivation. *Canad. J. Psychol.* 24:77–84.   (2)

Fechner, G. T. 1860. *Elemente der Psychophysik.* Leipzig: Breitkopf & Härtel.   (7)

Fechner, G. T. 1877. *In Sachen der Psychophysik.* Leipzig: Breitkopf & Härtel.   (7)

Feldman, F. Results of psychoanalysis in clinic case assignments. *J. Amer. Psychoanal. Ass.* 16:274–300.   (12)

Felipe, N. J., und Sommer, R. 1966. Invasions of personal space. *Social Problems* 14:206–214.   (5)

Fenichel, O. 1960. Statistischer Bericht über die Therapeutische Tätigkeit, 1920–1930. In *Zehn Jahre Berliner Psychoanalytisches Institut.* S. 13–19. Wien: Internationaler Psychoanalytischer Verlag.   (12)

Ferster, C. B., und Hammer, C. 1965. Variables determining the effects of delay in reinforcement. *J. Exp. Anal. Behav.* 8:243–254.   (4)

Ferster, C. B., und Skinner, B. F. 1957. *Schedules of reinforcement.* New York: Appleton.   (3)

Festinger, L. 1954. A theory of social comparison processes. *Hum. Rela.* 7:117–140.   (5)

Festinger, L.; Schachter, S.; und Back, K. 1950. *Social pressures in informal groups: A study of human factors in housing.* New York: Harper.   (11)

Fillmore, C. J. 1968. The case for case. In *Universals in linguistic theory,* eds. E. Bach, and R. T. Harms, pp. 1–88. New York: H. R. & W.   (9)

Fiske, D. W. 1944. A study of relationships to somatotype. *J. Appl. Psychol.* 28:504–519.   (11)

Fleming, J. D. 1974. Field report: The state of the apes. *Psychol. Today* 7(8):31–38, 43–44, 46.   (9)

Fletcher, H. 1953. *Speech and hearing in communication.* New York: Van Nos.   (7)

Flynn, J. P. 1967. The neural basis of aggression in cats. In *Neurophysiology and emotion,* ed. D. C. Glass, pp. 40–60. New York: Rockefeller U. Pr. and Russell Sage Foundation.   (5)

Fodor, J., und Garrett, M. 1966. Some reflections on competence and performance. In *Psycholinguistic papers: The proceedings of the 1966 Edinburgh conference,* eds. J. Lyons, and R. J. Wales. Edinburgh: Edinburgh U. Pr.   (9)

Fodor, J. A.; Jenkins, J.; und Saporta, S. 1966. Some tests on implications from transformational grammar. Unpublished. Palo Alto, Calif.: Center for Advanced Study. (9)

Fonberg, E. 1969a. The role of the hypothalamus and amygdala in food intake, alimentary motivation and emotional reactions. *Acta Biol. Exp.* (Warsaw) 29:335–358. (2)

Fonberg, E. 1969b. Effects of small dorsomedial amygdala lesions on food intake and acquisition of instrumental alimentary reactions in dogs. *Physiol. Behav.* 4:739–743. (2)

Ford, C. S., und Beach, F. A. 1951. *Patterns of sexual behavior.* New York: Harper & Bros. (11)

Foulkes, D. 1966. *The psychology of sleep.* New York: Scribner. (12)

Foulkes, W. D. 1962. Dream reports from different states of sleep. *J. Abnorm. Soc. Psychol.* 65:14–25. (12)

Fourier, J. B. J. 1822. *Théorie analytique de la chaleur.* Paris: F. Didot. (7)

Fraenkel, G. S., und Gunn, D. L. 1940. *The orientation of animals: Kineses, taxes and compass reactions.* Oxford: Clarendon Pr. (1)

Frankena, W. 1963. *Ethics.* Englewood Cliffs, N.J.: P-H. (6)

Frankl, V. E. 1957. *The doctor and the soul: An introduction to logotherapy.* New York: Knopf. (11)

Fraser, C.; Bellugi, U.; und Brown, R. 1963. Control of grammar in imitation, comprehension, and production. *J. Verb. Learn. Verb. Behav.* 2:121–135. (9)

Fredeen, H. T., und Jonsson, P. 1957. Genic variance and covariance in Danish Landrace swine as evaluated under a system of individual feeding of progeny test groups. *Z. Tierg. Züchtbiol.* 70:348–363. (10)

Freeman, F. N.; Holzinger, K. J.; und Mitchell, B. C. 1928. The influence of environment on the intelligence, school achievement, and conduct of foster children. *The 27th yearbook of the Natl. Soc. for the Study of Education* 27:103–217. (10)

Freeman, H. L., und Kendrick, D. C. 1960. A case of cat phobia. *Brit. J. Med.* 2:497–502. (12)

Freud, S. 1893a. *Quelques considérations pour une étude comparative des paralysies motrices organiques et hystériques.* In Gesammelte Werke (GW) Bd. I. London: Imago Publ. Deutsche Ausgabe: Frankfurt/M.: Fischer. (12)

Freud, S. 1893b. *Über den psychischen Mechanismus hysterischer Phänomene.* In GW Bd. I. (12)

Freud, S. 1895. *Studien über Hysterie.* In GW Bd. I. (12)

Freud, S. 1896a. *L'hérédité et l'étiologie des nevroses.* In GW Bd. I. (12)

Freud, S. 1896b. *Zur Ätiologie der Hysterie.* In GW Bd. I. (12)

Freud, S. 1900. *Die Traumdeutung.* In GW Bd. II/III. (11, 12)

Freud, S. 1905. *Drei Abhandlungen zur Sexualtheorie.* In GW Bd. V. (11)

Freud, S. 1909. *Analyse der Phobie eines fünfjährigen Knaben.* In GW Bd. VII. (11)

Freud, S. 1910. *Über Psychoanalyse.* In GW Bd. VIII. (12)

Freud, S. 1915–1917. *Vorlesungen zur Einführung in die Psychoanalyse.* In GW Bd. XI. (11, 12)

Freud, S. 1923. *Das Ich und das Es.* In GW Bd. XIII. (4, 11)

Freud, S. 1924. *Der Untergang des Ödipuskomplexes.* In GW Bd. XIII. (11)

Freud, S. 1925. *Einige psychische Folgen des anatomischen Geschlechtsunterschiedes.* In GW Bd. XIV. (11)

Freud, S. 1930. *Das Unbehagen in der Kultur.* In GW Bd. XIV. (5)

Freud, S. 1933. *Neue Folge der Vorlesungen zur Einführung in die Psychoanalyse.* In GW Bd. XV. (11, 12)

Freud, S. 1966b (original 1895). Project for a scientific psychology. In *The standard edition of the complete psychological works of Sigmund Freud. Vol. I,* pp. 295–397. London: Hogarth. (12)

Friedrich, P. 1966. Structural implications of Russian pronominal usage. In *Sociolinguistics: Proceedings of the UCLA Sociolinguistics Conference,* ed. W. Bright, pp. 214–253. The Hague: Mouton. (5)

Frisch, K. v. 1965. *Tanzsprache und Orientierung der Bienen.* Springer: Berlin, Heidelberg, New York. (1)

Frolov, Y. P. 1937. *Pavlov and his school: The theory of conditioned reflexes.* London: Kegan Paul, Trench, Trubner & Co. (3)

Fromkin, V. 1973. Slips of the tongue. *Sci. Amer.* 229:110–117. (7)

Fromm, E. 1947. *Man for himself: An inquiry into the psychology of ethics.* New York: Rinehart. (4)

Fromm, E. 1973. *The anatomy of human destructiveness.* New York: H. R. & W. (5)

Fuller, J. L., und Thompson, W. R. 1960. *Behavior genetics.* New York: Wiley. (2)

Furumoto, L. W. 1967. Studies of experimental extinction in the pigeon. Unpublished doctoral thesis. Cambridge, Mass.: Harvard U. (3)

Ganz, L., und Riesen, A. H. 1962. Stimulus generalization to hue in the dark-reared macaque. *J. Comp. Physiol. Psychol.* 55:92–99. (3)

Garcia, J., und Koelling, R. A. 1966. Relation of cue to consequence in avoidance learning. *Psychonom. Sci.* 4:123–124. (3)

Garcia, J., und Ervin, F. R. 1968. Gustatory-visceral and telereceptor-cutaneous conditioning – Adaptation in internal and external milieus. *Comm. in Behav. Biol.* 1(Pt. A): 389–415. (3)

Gardner, B. T., und Gardner, R. A. 1971. Two-way communication wit an infant chimpanzee. In *Behavior of nonhuman primates: Modern research trends Vol. IV,* eds. A. M. Schrier, and F. Stollnitz, pp. 117–184. New York: Acad. Pr. (9)

Gardner, G. T. 1973. Evidence for independent parallel channels in tachistoscopic perception. *Cogn. Psychol.* 4:130–155. (8)

Gardner, R. A., und Gardner, B. T. 1969. Teaching sign language to a chimpanzee. *Science* 165:664–672. (9)

Garner, W. R. 1962. *Uncertainty and structure as psychological concepts.* New York: Wiley. (Einf.)

Geen, R. G., und Berkowitz, L. 1967. Some conditions facilitating the occurrence of aggression after the observation of violence. *J. Pers.* 35:666–676. (5)

Geen, R. G., Berkowitz, L. 1969. Some conditions facilitating the occurrence of aggression after the observation of violence. In *Roots of aggression: A re-examination of the frustration-aggression hypothesis,* ed. L. Berkowitz, pp. 106–118. New York: Atherton Pr.   (5)

Geen, R. G., und Pigg, R. 1970. Acquisition of an aggressive response and its generalization to verbal behavior. *J. Pers. Soc. Psychol.* 15:165–170.   (5)

Geen, R. G., und Stonner, D. 1971. Effects of aggressiveness habit strength on behavior in the presence of aggression-related stimuli. *J. Pers. Soc. Psychol.* 17:149–153.   (5)

Gelb, A., und Gelb, B. 1962. *O'Neill.* New York: Harper.   (11)

Geldard, F. A. 1972. *The human senses.* 2d ed. New York: Wiley.   (7)

Gelperin, A. 1966*a.* Control of crop emptying in the blowfly. *J. Insect Physiol.* 12:331–345.   (1)

Gelperin, A. 1966*b.* Investigations of a foregut receptor essential to taste threshold regulation in the blowfly. *J. Insect Physiol.* 12:829–841.   (1)

Gendlin, E. T.; Jenney, R. H.; und Schlien, J. M. 1960. Counselor ratings of process and outcome in client-centered therapy. *J. Clin. Psychol.* 16:210–213.   (12)

Gerard, R. W. 1960. The brain: Mechanism of the mind. In An outline of man's knowledge of the modern world, ed. L. Brys, pp. 73–89. New York: McGraw.   (12)

Geschwender, J. A. 1964. Social structure and the Negro revolt: An examination of some hypotheses. *Social Forces* 43:248–256.   (5)

Ghiselin, B. 1952. *The creative process: A symposium.* Berkeley: U. of Cal. Pr.   (4)

Gibb, J. R. 1971. The effects of human relations training. In *Handbook of psychotherapy and behavior change: An empirical analysis,* eds. A. E. Bergin, and S. L. Garfield, pp. 839–862. New York: Wiley.   (12)

Gibson, J. J. 1950. *The perception of the visual world.* Boston: H. M.   (7)

Ginsburg, B., und Allee, W. C. 1942. Some effects of conditioning on social dominance and subordination in inbred strains of mice. *Physiol. Zool* 15:485–506.   (5)

Glanzer, M., und Cunitz, A. R. 1966. Two storage mechanisms in free recall. *J. Verb. Learn. Verb. Behav.* 5:351–360.   (3)

Glass, D. C., ed. 1968. *Genetics.* New York: Rockefeller U. Pr. and Russell Sage Foundation.   (5)

Glover, E.; Fenichel, O.; Strachey, J.; Bergler, E.; Nunberg, N.; und Bibring, E. 1937. Symposium on the theory of the therapeutic results of psychoanalysis. *Intl. J. Psychoanal.* 18:125–189.   (12)

Glueck, S., und Glueck, E. 1950. Unraveling juvenile delinquency. New York: The Commonwealth Fund.   (11)

Glueck, S., und Glueck, E. 1956. *Physique and delinquency.* New York: Harper.   (11)

Goffman, E. 1956. The nature of deference and demeanor. *Amer. Anthrop.* 58:473–502.   (5)

Goldberg, S. 1973. *The inevitability of patriarchy.* New York: Morrow.   (5)

Goldstein, A. P. 1971. *Psychotherapeutic attraction.* Elmsford, N.Y.: Pergamon.   (12)

Goldstein, K. 1939. *The organism: A holistic approach to biology derived from pathological data in man.* New York: Am. Book Co.   (4)

Goldstein, K. 1940. *Human nature in the light of psychopathology.* Cambridge, Mass.: Harvard U. Pr.   (4)

Goodall, J. 1965. Chimpanzees of the Gombe Stream Reserve. In *Primate Behavior: Field studies of monkeys and apes,* ed. I. DeVore, pp. 425–473. New York: H. R. & W.   (5)

Goodenough, D. R.; Lewis, H. B.; Shapiro, A.; Jaret, L.; und Sleser, I. 1965. Dream reporting following abrupt and gradual awakenings from different types of sleep. *J. Pers. Soc. Psychol.* 2:170–179.   (12)

Goodenough, D. R.; Shapiro, A.; Holden, M.; und Steinschriber, L. 1958. A comparison of "dreamers" and "nondreamers": Eye movements, electroencephalograms, and the recall of dreams. *J. Abnorm. Soc. Psychol.* 59:295–302.   (12)

Graham, C. H. 1965. Visual space perception. In *Vision and visual perception,* ed. C. H. Graham, pp. 504–547. New York: Wiley.   (7)

Graham, S. R. 1958. Patient evaluation of the effectiveness of limited psychoanalytically-oriented psychotherapy. *Psychol. Rep.* 4:231–234.   (12)

Granit, R. 1955. Centrifugal and antidromic effects on ganglion cells of retina. *J. Neurophysiol.* 18:388–411.   (7)

Green, D. M., und Swets, J. A. 1966. *Signal detection theory and psychophysics.* New York: Wiley.   (7)

Greeno, J. G. 1968. *Elementary theoretical psychology.* Reading, Mass.: A-W.   (2)

Greer, G. 1971. *The female eunuch.* New York: McGraw.   (11)

Griffin, D. R. 1958. *Listening in the dark: The acoustic orientation of bats and men.* New Haven: Yale U. Pr.   (7)

Grim, P.; Kohlberg, L.; und White, S. 1968. Some relationships between conscience and attentional processes. *J. Pers. Soc. Psychol.* 8:239–252.   (6)

Grossman, S. P. 1967. *A textbook of physiological psychology.* New York: Wiley.   (2)

Guhl, A. M. 1953. Social behavior of the domestic fowl. *Kansas State College Agricultural Experiment Station Technical Bulletin.* No. 73.   (5)

Guilford, J. P. 1959. Three faces of intellect. *Amer. Psychol.* 14:469–479.   (11)

Guilford, J. P. 1967. *The nature of human intelligence.* New York: McGraw.   (10)

Guillemin, R., und Burgus, R. 1972. The hormones of the hypothalamus. *Sci. Amer.* 227(11):24–33.   (2)

Gunn, D. L. 1937. The humidity reactions of the wood louse. *J. Exp. Biol.* 14:178–186.   (1)

Gurin, G.; Veroff, J.; und Feld, S. 1960. *Americans view their mental health: A nationwide interview survey.* New York: Basic.   (12)

Guthrie, E. R., und Horton, G. P. 1946. *Cats in a puzzle box.* New York: Rinehart.   (2)

Guttman, N. 1956. The pigeon and the spectrum and other perplexities. *Psychol. Rep.* 2:449–460.   (3)

Guttman, N., Kalish, H. I. 1956. Discriminability and stimulus generalization. *J. Exp. Psychol.* 51:79–88.   (3)

Haan, N.; Smith, M. B.; und Block, J. 1968. Moral reasoning of young adults: Political-social behavior, family background, and personality correlates. *J. Pers. Soc. Psychol.* 10:183–201.   (6)

Hall, C. S. 1953. *The meaning of dreams.* New York: Harper & Bros.   (12)

Hall, C. S. 1969. The methodology of content analysis applied to dreams. In *Dream psychology and the new biology of dreaming,* ed. M. Kramer. Springfield, Ill.: C. C. Thomas. (12)

Hall, C. S., und Lindzey, G. 1970. *Theories of personality,* 2d ed. New York: Wiley. (11)

Hall, E. T. 1959. *The silent language.* Garden City, N.Y.: Doubleday. (5)

Hall, E. T. 1963. A system for the notation of proxemic behavior. *Amer. Anthrop.* 65:1003–1026. (5)

Hall, E. T., Jr. 1955. The anthropology of manners. *Sci. Amer.* 192(4):84–90. (5)

Hall, J. F. 1961. *Psychology of motivation.* Chicago: Lippincott. (2)

Hall, K. R. L., und DeVore, I. 1965. Baboon social behavior. In *Primate behavior: Field studies of monkeys and apes,* ed. I. DeVore, pp. 53–110 New York: H. R. & W. (5)

Halle, M., und Stevens, K. N. 1964. Speech recognition: A model and a program for research. In *The structure of language: Readings in the philosophy of language,* eds. J. A. Fodor, and J. J. Katz, pp. 604–612. Englewood Cliffs, N.J.: P-H. (9)

Hamachek, D. E., ed. 1965. *The self in growth, teaching, and learning: Selected readings.* Englewood Cliffs, N.J.: P-H. (4)

Hamburg, D.; Bibring, G.; Fisher, C.; Stanton, A.; Wallerstein, R.; Weinstock, H.; und Luborsky, L. In press. *Psychotherapy and the dual research tradition.* Washington: Amer. Psychiat. Ass. (12)

Hamilton, C. L. 1963. Interactions of food intake and temperature regulation in the rat. *J. Comp. Physiol. Psychol.* 56:476–488. (2)

Hamilton, C. L. 1965. Control of food intake. In *Physiological controls and regulations,* eds. W. S. Yamamoto, and J. R. Brobeck, pp. 274–294. Philadelphia: Saunders. (2)

Hamilton, C. L. 1967. Food and temperature. In *Handbook of physiology: Alimentary canal,* Vol. 1, ed. C. F. Code, pp. 303–317. Washington: Amer. Physiol. Soc. (2)

Hamilton, C. L., und Brobeck, J. R. 1964. Food intake and temperature regulation in rats with rostral hypothalamic lesions. *Amer. J. Physiol.* 207:291–297. (2)

Handal, P. J. 1965. Immediate acceptance of sodium salts by sodium deficient rats. *Psychonom. Sci.* 3:315–316. (2)

Handlin, O. 1951. *The uprooted: The epic story of the great migrations that made the American people.* Boston: Little. (4)

Harrell, T. W., und Harrell, M. S. 1945. Army General Classification Test scores for civilian occupations. *Educ. and Psychol. Measurement* 5:229–239. (10)

Harris, L. J.; Clay, J.; Hargreaves, F. J.; und Ward, A. 1933. Appetite and choice of diet. The ability of the vitamin B deficient rat to discriminate between diets containing and lacking the vitamin. *Proc. Roy. Soc. London, Ser. B* 113:161–190. (2)

Hart, J. T., und Tomlinson, T. M., eds. 1970. *New directions in client-centered therapy.* Boston: H. M. (12)

Hartline, H. K. 1938. The response of single optic nerve fibers of the vertebrate eye to illumination of the retina. *Amer. J. Physiol.* 121:400–415. (7)

Hartline, H. K. 1940. The receptive fields of optic nerve fibers. *Amer. J. Physiol.* 130:690–699. (7)

Hartshorne, H., und May, M. A. 1928. *Studies in the nature of character: I. Studies in deceit.* New York: Macmillan. (6)

Hartshorne, H.; May, M. A.; und Shuttleworth, F. K. 1930. *Studies in the nature of character: III. Studies in the organization of character.* New York: Macmillan. (6)

Hartshorne, H.; May, M. A.; und Maller, J. B. 1929. *Studies in the nature of character: II. Studies in service and self-control.* New York: Macmillan. (6)

Hawkins, H. L. 1969. Parallel processing in complex visual discrimination. *Percep. Psychophys.* 5:56–64. (8)

Hebb, D. O. 1967. The possibility of a dual trace mechanism. In *Readings in physiological psychology: The bodily basis of behavior,* ed. T. K. Landauer, pp. 476–479. New York: McGraw. (12)

Hebb, D. O., und Thompson, W. R. 1954. The social significance of animal studies. In *Handbook of social psychology, Vol. 1,* ed. G. Lindzey, pp. 532–561. Cambridge, Mass.: A-W. (5)

Hecht, S., und Hsia, Y. 1945. Dark adaptation following light adaptation to red and white light. *J. Opt. Soc. Amer.* 35:261. (7)

Hecht, S.; Haig, C.; und Wald, G. 1935. The dark adaptation of retinal fields of different size and location. *J. Gen. Physiol.* 19:321–337. (7)

Hecht, S.; Schlaer, S.; und Pirenne, M. H. 1942. Energy, quanta, and vision. *J. Gen. Physiol.* 25:819–840. (7)

Hediger, H. 1955. *Studies of the psychology and behaviour of captive animals in zoos and circuses.* Translated by G. Sircom. New York: Criterion Bks. (5)

Heidegger, M. 1979 (Original 1927). *Sein und Zeit.* Tübingen: Niemeyer. (11)

Heinemann, E. G. 1955. Simultaneous brightness induction as a function of inducing- and test-field luminances. *J. Exp. Psychol.* 50:89–96. (7)

Heinroth, O. 1910. Beiträge zur Biologie, namentlich Ethologie und Psychologie der Anatiden. *Verhl. V Int. Ornithol. Kongr.* pp. 589–702. (5)

Helmholtz, H. v. 1863. *Die Lehre von den Tonempfindungen als physiologische Grundlage für die Theorie der Musik.* Braunschweig: Vieweg. (7)

Helmholtz, H. v. 1869. Über die Schallschwingungen in der Schnecke des Ohres. *Verhandl. naturhist. med. Verein, Heidelberg* 5:33–38. (7)

Hendry, D. P., ed. 1969. *Conditioned reinforcement.* Homewood, Ill.: Dorsey. (3)

Hendry, D. P., und Rasche, R. H. 1961. Analysis of a new nonnutritive positive reinforcer based on thirst. *J. Comp. Physiol. Psychol.* 54:477–483. (2)

Henley, N. 1973a. Back in the USSR: The politics of psychiatry. In *Rough times,* produced by J. Agel, pp. 220–227. New York: Ballantine. (5)

Henley, N. 1973b. Facing down the man. In *Rough times,* produced by J. Agel, pp. 123–17. New York: Ballantine. (5)

Herrnstein, R. J. 1966. Superstition: A corollary of the principles of operant conditioning. In *Operant behavior: Areas of research and application,* ed. W. K. Honig, pp. 33–51. New York: Appleton. (2)

Herrnstein, R. J. 1969a. Behaviorism. In *Schools of psychology,* ed. D. L. Krantz, pp. 51–68. New York: Appleton. (5, 10)

Herrnstein, R. J. 1969b. Method and theory in the study of avoidance. *Psychol. Rev.* 76:49–69. (2)

Herrnstein, R. J. 1970. On the law of effect. *J. Exp. Anal. Behav.* 13:243–266. (2)

Herrnstein, R. J. 1971. Quantitative hedonism. *J. Psychiat. Res.* 8:399–412. (2)

Herrnstein, R. J. 1972. Nature as nurture: Behaviorism and the instinct doctrine. *Behaviorism* 1:23–52. (4)

Herrnstein, R. J. 1973. *I.Q. in the meritocracy.* Boston: Atlantic-Little. (10)

Herrnstein, R. J. 1974. Formal properties of the matching law. *J. Exp. Anal. Behav.* 21:159–164. (2)

Herrnstein, R. J., und Morse, W. H. 1957. Some effects of response-independent positive reinforcement on maintained operant behavior. *J. Comp. Physiol. Psychol.* 50:461–467. (3)

Herrnstein, R. J., und Morse, W. H. 1958. A conjunctive schedule of reinforcement. *J. Exp. Anal. Behav.* 1:15–24. (3)

Herrnstein, R. J., und Sidman, M. 1958. Avoidance conditioning as a factor in the effects of unavoidable shocks on food-reinforced behavior. *J. Comp. Physiol. Psychol.* 51:380–385. (3)

Herrnstein, R. J., und van Sommers, P. 1962. Method for sensory scaling with animals. *Science* 135:40–41. (7)

Herrnstein, R. J., und Boring, E. G. 1965. *A source book in the history of psychology.* Cambridge, Mass.: Harvard U. Pr. (3, 7, 10)

Herrnstein, R. J., und Hineline, P. N. 1966. Negative reinforcement as shock-frequency reduction. *J. Exp. Anal. Behav.* 9:421–430. (2)

Hersh, S. M. 1970. *My Lai 4: A report on the massacre and its afternath.* New York: Random. (5)

Hess, E. H. 1959. The relationship between imprinting and motivation. In *Nebraska symposium on motivation: 1959,* ed. M. R. Jones, pp. 44–77. Lincoln, Nebr.: U. of Nebr. Pr. (1)

Hess, W. R. 1932. *Beiträge zur Physiologie des Hirnstammes: I. Teil: Die Methodik der lokalisierten Reizung und Ausschaltung subkortikaler Hirnabschnitte.* Leipzig: Georg Thieme. (5)

Hick, W. E. 1952. On the rate of gain of information. *Quart. J. Exp. Psychol.* 4:11–26. (8)

Hill, J. A. 1969. Therapist goals, patient aims and patient satisfaction in psychotherapy. *J. Clin. Psychol.* 25:455–459. (11)

Hind, J. E. 1953. An electrophysiological determination of tonotopic organization in auditory cortex of cat. *J. Neurophysiol.* 16:475–489. (7)

Hinde, R. A. 1966. *Animal behaviour: A synthesis of ethology and comparative psychology.* New York: McGraw. (5)

Hinde, R. A. 1970. *Animal behaviour. A synthesis of ethology and comparative psychology.* 2d ed. New York: McGraw. (1, 4)

Hobbes, T. 1651. *Leviathan, or The matter, forme, & power of a common-wealth ecclesiasticall and civill.* London: Andrew Crooke. (3)

Hobson, J. A.; Goldfrank, F.; und Snyder, F. 1965. Respiration and mental activity in sleep. *J. Psychiat. Res.* 3:79–90. (12)

Hochberg, J. E. 1962. Nativism and empiricism in perception. In *Psychology in the making: Histories of selected research problems,* ed. L. Postman, pp. 255–330. New York: Knopf. (7)

Hoebel, B. G., und Teitelbaum, P. 1966. Weight regulation in normal and hypothalamic hyperphagic rats. *J. Comp. Physiol. Psychol.* 61:189–193. (2)

Hogan, R. A., und Kirchner, J. H. 1967. Preliminary report of the extinction of learned fears via short-term implosive therapy. *J. Abnorm. Psychol.* 72:106–109. (12)

Hogan, R. A., und Kirchner, J. H. 1968. Implosive, eclectic verbal and bibliotherapy in the treatment of fears of snakes. *Behav. Res. Ther.* 6:167–171. (12)

Holton, G. 1952. *Introduction to concepts and theories in physical science.* Reading, Mass.: A-W. (7)

Holton, G., und Brush, S. G. 1973. *Introduction to concepts and theories in physical science.* Reading, Mass.: A-W. (7)

Homans, G. C. 1961. *Social behavior: Its elementary forms.* New York: HarBraceW. (5)

Honzik, M. P. 1957. Developmental studies of parent-child resemblance in intelligence. *Child Devel.* 28:215–228. (10)

Horowitz, M. J. 1965. Human spatial behavior. *Amer. J. Psychother.* 19:20–28. (5)

Hovland, C. I. 1951. Human learning and retention. In *Handbook of experimental psychology,* ed. S. S. Stevens, pp. 613–689. New York: Wiley. (3)

Howard, H. E. 1920. *Territory in bird life.* London: John Murray. (5)

Howard, K. L., und Orlinsky, D. E. 1972. Psychotherapeutic processes. In *Annual review of psychology,* eds. P. H. Mussen, and M. R. Rosenzweig, 23:615–668. Palo Alto: Annual Reviews. (12)

Hsia, Y. 1965. Photochemistry of vision. In *Vision and visual perception,* ed. C. H. Graham, pp. 132–153. New York: Wiley. (7)

Hsia, Y., und Graham, C. H. 1965. Color blindness. In *Vision and visual perception,* ed. C. H. Graham, pp. 395–413. New York: Wiley. (7)

Hubel, D. H., und Wiesel, T. N. 1962. Receptive fields, binocular interaction and functional architecture in the cat's visual cortex. *J. Physiol.* 160:106–154. (7)

Hubel, D. H., und Wiesel, T. N. 1968. Receptive fields and functional architecture of monkey striate cortex. *J. Physiol.* 195:215–243. (7)

Huie, W. B. 1965. *Three lives for Mississippi.* New York: WCC Books. (6)

Hull, C. L. 1934. Learning: II. The factor of the conditioned reflex. In *A handbook of general experimental psychology,* ed. C. Murchison, pp. 382–455. Worcester, Mass.: Clark U. Pr. (3)

Hull, C. L. 1943. *Principles of behavior: An introduction to behavior theory.* New York: D. Appleton. (Einf., 2, 5, 12)

Hull, C. L. 1952. *A behavior system: An introduction to behavior theory concerning the individual organism.* New Haven: Yale U. Pr. (12)

Hull, C. L.; Hovland, C. I.; Ross, R. T.; Hall, M.; Perkins, D. T.; und Fitch, F. B. 1940. *Mathematico-deductive theory of rote learning: A study in scientific methodology.* New Haven: Yale U. Pr. (3)

Hull, C. L.; Livingston, J. R.; Rouse, R. O.; und Barker, A. N. 1951. True, sham, and esophageal feeding as reinforcements. *J. Comp. Physiol. Psychol.* 44:236–245. (2)

Hunt, E.; Frost, N.; und Lunneborg, C. 1973. Individual differences in cognition: A new approach to intelligence. In *The psychology of learning and motivation,* ed. G. H. Bower, 7:87–122. New York: Acad. Pr. (10)

Hunt, W. A. ed. 1970. *Learning mechanisms in smoking.* Chicago: Aldine. (12)

Hunt, W. A., und Matarazzo, J. D. 1973. Three years later: Recent developments in the experimental modification of smoking behavior. *J. Abnorm. Psychol.* 81:107–114. (12)

Hurvich, L. M., und Jameson, D. 1955. Some quantitative aspects of an opponent-colors theory: II. Brightness, saturation, and hue in normal and dichromatic vision. *J. Opt. Soc. Amer.* 45:602–616. (7)

Hurvich, L. M., und Jameson, D. 1960. Perceived color, induction effects, and opponent-response mechanisms. *J. Gen. Physiol.* 2d suppl. 43:63–80. (7)

Husén, T. 1951. The influence of schooling upon IQ. *Theoria* 17:61–88. (10)

Huxley, A. 1954. *The doors of perception.* New York: Har-Row. (4)

Hyman, H. 1960. Reflections on reference groups. *Pub. Opin. Quart.* 24:383–396. (5)

Hyman, H. H. 1942. The psychology of status. *Arch. Psychol.* No. 269. (5)

Hyman, R. 1953. Stimulus information as a determinant of reaction time. *J. Exp. Psychol.* 45:188–196. (8)

Ittleson, W. H. 1952. *The Ames demonstrations in perception.* Princeton, N.J.: Princeton U. Pr. (7)

Jacobs, R. A., und Rosenbaum, P. S. 1968. *English transformational grammar.* Waltham, Mass.: Blaisdell. (9)

Jacques, E. 1961. An objective approach to pay differentials. *Time Motion Study* 10:25–28. (5)

James, W. 1890. *The principles of psychology.* Vols. 1 and 2. New York: Henry Holt. (12)

James, W. T. 1951. Social organization among dogs of different temperaments, terriers and beagles, reared together. *J. Comp. Physiol. Psychol.* 44:71–77. (4)

Jameson, D., und Hurvich, L. M. 1956. Some quantitative aspects of an opponent-colors theory: III. Changes in brightness, saturation, and hue with chromatic adaptation. *J. Opt. Soc. Amer.* 46:405–415. (7)

Janov, A. 1970. *The primal scream. Primal therapy: The cure for neurosis.* New York: Putnam. (12)

Janov, A. 1971. *The anatomy of mental illness: The scientific basis of primal therapy.* New York: Putnam. (12)

Janov, A. 1972. *The primal revolution: Toward a real world.* New York: S. & S. (12)

Janowitz, H. D., und Grossman, M. I. 1949. Some factors affecting the food intake of normal dogs and dogs with esophagostomy and gastric fistula. *Amer. J. Physiol.* 159:143–148. (2)

Jencks, C., *et al.* 1972. *Inequality: A reassessment of the effect of family and schooling in America.* New York: Basic. (10)

Jenkins, H. M., und Harrison, R. H. 1960. Effect of discrimination training on auditory generalization. *J. Exp. Psychol.* 59:246–253. (3)

Jenkins, H. M., und Harrison, R. H. 1962. Generalization gradients of inhibition following auditory discrimination learning. *J. Exp. Anal. Behav.* 5:435–441. (3)

Jensen, A. R. 1962. Temporal and spatial effects of serial position. *Amer. J. Psychol.* 75:390–400. (3)

Jensen, A. R. 1969. How much can we boost I.Q. and scholastic achievement? *Harvard Educ. Rev.* 39:1–123. (10)

Jensen, A. R. 1970a. I.Q.'s of identical twins reared apart. *Behav. Genet.* 1:133–148. (10)

Jensen, A. R. 1970b. A theory of primary and secondary familial mental retardation. *Intl. Rev. Res. Ment. Retard.* 4:33–105. (3)

Jensen, A. R. 1972. The I.Q. controversy: A reply to Layzer. *Cognition* 1:427–452. (10)

Jinks, J. L., und Fulker, D. W. 1970. Comparison of the biometrical genetical, MAVA, and classical approaches to the analysis of human behavior. *Psychol. Bull.* 73:311–349. (10)

Johnson-Laird, P. N. 1970. The perception and memory of sentences. In *New horizons in linguistics,* ed. J. Lyons, pp. 261–270. Baltimore: Penguin. (9)

Jones, E. J. *Decennial report of the London Clinic of Psychoanalysis. 1926–1936.* (12)

Jones, J. M. 1972. *Prejudice and racism.* Reading, Mass.: A-W. (5)

Jones, M. C. 1924. Elimination of children's fears. *J. Exp. Psychol.* 7:382–390. (12)

Jones, R. M. 1970. *The new psychology of dreaming.* New York: Grune. (12)

Jourard, S. M., und Lasakow, P. 1958. Some factors in self-disclosure. *J. Abnorm. Soc. Psychol.* 56:91–98. (5)

Julesz, B. 1964. Binocular depth perception without familiarity cues. *Science* 145:356–362. (7)

Julesz, B. 1971. *Foundations of cyclopean perception.* Chicago: U. of Chicago Pr. (7)

Jung, C. G. 1931. *Seelenprobleme der Gegenwart.* Zürich, Leipzig, Stuttgart: Rascher. (11, 12)

Kaada, B. 1967. Brain mechanisms related to aggressive behavior. In *Brain function: V. Aggression and defense,* eds. C. D. Clemente, and D. B. Lindsley, pp. 95–133. Berkeley: U. of Cal. Pr. (5)

Kagan, J. 1971. *Chance and continuity in infancy.* New York: Wiley. (4)

Kagan, J., und Berkun, M. 1954. The reward value of running activity. *J. Comp. Physiol. Psychol.* 47:108. (2)

Kahn, M. W. 1951. The effect of severe defeat at various age levels on the aggressive behavior of mice. *J. Genet. Psychol.* 79:117–130. (5)

Kahnemann, D. 1968. Method, findings, and theory in studies of visual masking. *Psychol. Bull.* 70:404–425. (8)

Kakolewski, J. W., und Valenstein, E. S. 1969. Glucose and saccharin preference in alloxan diabetic rats. *J. Comp. Physiol. Psychol.* 68:31–37. (3)

Kalat, J. W., und Rozin, P. 1971. Role of interference in taste-aversion learning. *J. Comp. Physiol. Psychol.* 77:53–58. (3)

Kamin, L. J. Undated. Heredity, intelligence, politics, and psychology. Mimeo. Princeton, N.J.: Princeton U. (10)

Kamin, L. J. 1957. The retention of an incompletely learned avoidance response. *J. Comp. Physiol. Psychol.* 50:457–460. (2)

Kamin, L. J. 1965. Temporal and intensity characteristics of the conditioned stimulus. In *Classical conditioning: A symposium,* ed. W. F. Prokasy, pp. 118–147. New York: Appleton. (3)

Kamin, L. J. 1968. "Attention-like" processes in classical conditioning. In *Miami symposium on the prediction of behavior, 1967: Aversive stimulation,* ed. M. R. Jones, pp. 9–31. Coral Gables, Fla.: U. Miami Pr. (3)

Kamin, L. J. 1969. Predictability, surprise, attention, and conditioning. In *Punishment and aversive behavior,* eds. B. A. Campbell, and R. M. Church, pp. 279–296. New York: Appleton. (3)

Kaplan, R. M. 1972. Augmented transition networks as psychological models of sentence comprehension. *Artif. Intel.* 3:77–100. (9)

Katsuki, Y. 1961. Neural mechanism of auditory sensation in cats. In *Sensory communication,* ed. W. A. Rosenblith, pp. 561–583. Cambridge, Mass. and N.Y.: MIT Pr. and Wiley. (7)

Katz, J., und Associates, Korn, H. A., *et al.* 1968. *No time for youth: Growth and constraint in college students.* San Francisco: Jossey-Bass. (12)

Katz, J. J., und Fodor, J. A. 1963. The structure of a semantic theory. *Language* 39:170–210. (9)

Katz, J. J., und Postal, P. M. 1964. *An integrated theory of linguistic descriptions.* Cambridge, Mass.: MIT Pr. (9)

Kaufmann, J. H. 1967. Social relations of adult males in a free-ranging band of rhesus monkeys. In *Social communication among primates,* ed. S. A. Altmann, pp. 73–98. Chicago: U. of Chicago Pr. (5)

Kelleher, R. T., und Gollub, L. R. 1962. A review of positive conditioned reinforcement. *J. Exp. Anal. Behav.* 5:543–597. (3)

Keller, F. S. 1958. The phantom plateau. *J. Exp. Anal. Behav.* 1:1–13. (3)

Kellogg, W. N. 1968. Communication and language in the home-raised chimpanzee. *Science* 162:423–427. (9)

Kessel, L., und Hyman, H. T. 1933. The value of psychoanalysis as a therapeutic procedure. *J. Amer. Med. Assoc.* 101:1612–1615. (12)

Kiesler, D. J. 1971. Experimental designs in psychotherapy research. In *Handbook of psychotherapy and behavior change: An empirical analysis,* eds. A. E. Bergin, and S. L. Garfield, pp. 36–74. New York: Wiley. (12)

Kimble, G. A. 1961. *Hilgard and Marquis' conditioning and learning.* New York: Appleton. (3)

Kimura, D. 1964. Left-right differences in the perception of melodies. *Quart. J. Exp. Psychol.* 16:355–358. (7)

Kimura, D. 1967. Functional asymmetry of the brain in dichotic listening. *Cortex* 3:163–178. (7)

King, J. A., und Gurney, N. L. 1954. Effect of early social experience on adult aggressive behavior in C57BL/10 mice. *J. Comp. Physiol. Psychol.* 47:326–330. (5)

Kinsey, A. C.: Pomeroy, W. B.; und Martin, C. E. 1948. *Sexual behavior in the human male.* Philadelphia: Saunders. (11)

Kinsey, A. C.; Pomeroy, W. B.; Martin, C. E.; und Gebhard, P. H. 1953. *Sexual behavior in the human female.* Philadelphia: Saunders. (11)

Klein, H. R. 1965. Psychoanalysts in training: Selection and evaluation. New York: Columbia U. Psychoanalytic Clinic for Training and Research. (12)

Kluckhohn, C. 1954. Culture and behavior. In *Handbook of social psychology,* ed. G. Lindzey, Vol. 2, pp. 921–976. Reading, Mass.: A-W. (11)

Kluckhohn, C. 1960. Recurrent themes in myths and mythmaking. In *Myth and mythmaking,* ed. H. A. Murray, pp. 46–60. New York: Braziller. (11)

Knapp, P. H.; Levin, S.; McCarter, R. H.; Werner, H.; und Zetzel, E. 1960. Suitability for psychoanalysis: A review of one hundred supervised analytic cases. *Psychoanal. Quart.* 29:459–477. (12)

Knight, R. P. 1941. Evaluation of the results of psychoanalytic therapy. *Amer. J. Psychiat.* 98:434–446. (12)

Kocher, M. 1967. Second person pronouns in Serbo-Croatian. *Language* 43:725–741. (5)

Kohlberg, L. 1963. The development of children's orientations toward a moral order: I. Sequence in the development of moral thought. *Vita humana* 6:11–33. (6)

Kohlberg, L. 1969a. Stage and sequence: The cognitive developmental approach to socialization. In *Handbook of socialization theory and research,* ed. D. A. Goslin, pp. 347–480. Chicago: Rand. (6)

Kohlberg, L. 1969b. The relations between moral judgment and moral action. Colloquium presented at the Institute of Human Development. Berkeley: U. of Cal. (6)

Kohlberg, L. 1970. Education for justice: A modern statement of the Platonic view. In *Moral education: Five lectures,* pp. 56–83. Cambridge, Mass.: Harvard, U. Pr. (6)

Kohlberg, L. 1971. From is to ought: How to commit the naturalistic fallacy and get away with it in the study of moral development. In *Cognitive development and epistemology,* ed. T. Mischel, pp. 151–235. New York: Acad. Pr. (6)

Kohlberg, L. 1972a. Continuities in childhood and adult moral development revisited. Unpublished paper prepared for Life Span Psychology Conference. Morgantown, W. Va.: West Va. U. (6)

Kohlberg, L. 1972b. *Moral development.* (6)

Kohlberg, L., und Kramer, R. 1969. Continuities and discontinuities in childhood and adult moral development. *Human Devel.* 12:93–120. (6)

Kohlberg, L., und Gilligan, C. 1971. The adolescent as a philosopher: The discovery of the self in a post conventional world. *Daedalus* 100:1050–1086. (6)

Köhler, W. 1929. *Gestalt psychology.* New York: Liveright. (Einf.)

Kolers, P. A. 1962. Intensity and contour effects in visual masking. *Vision Res.* 2:277–294. (7)

Kramer, R. B. 1968. Changes in moral judgment response pattern during late adolescence and young adulthood: Retrogression in a developmental sequence. Unpublished doctoral dissertation. Chicago: U. of Chicago. (6)

Krantz, D. H.; Luce, R. D.; Suppes, P.; und Tversky, A. 1971. *Foundations of measurement.* Vol. 1. New York: Acad. Pr. (Einf.)

Krasner, L. 1971a. Behavior therapy. In *Annual review of psychology,* eds. P. H. Mussen, and M. R. Rosenzweig, Vol. 22; pp. 483–532. Palo Alto, Cal.: Annual Reviews. (12)

Krasner, L. 1971b. The operant approach in behavior therapy. In *Handbook of psychotherapy and behavior change: An empirical analysis,* eds. A. E. Bergin, and S. L. Garfield, pp. 612–652. New York: Wiley. (12)

Krasner, L., und Ullmann, L. P., eds. 1965. *Research in behavior modification.* New York: H. R. & W. (12)

Krebs, D., und Rosenwald, A. 1973. Moral reasoning and moral behavior in conventional adults. Unpublished manuscript. Cambridge, Mass.: Harvard University. (6)

Krech, D.; Crutchfield, R. S.; und Ballachey, E. L. 1962. *Individual and society.* New York: McGraw. (6)

Kretschmer, E. 1977 (Original 1921). *Körperbau und Charakter.* Berlin, Heidelberg, New York: Springer. (11)

Krishnamurti, J. 1954. *The first and last freedom.* London: Gollancz. (4)

Krueger, L. E. 1970. Effect of stimulus probability on two-choice reaction time. *J. Exp. Psychol.* 84:377–379. (8)

Kruijt, J. P. 1964. Ontogeny of social behaviour in Burmese red junglefowl (*Gallus gallus* spadiceus) binnaterre. *Behav. Suppl.* No. 12. (5)

Kryter, K. D. 1970. *The effects of noise on man.* New York: Acad. Pr. (7)

Kryter, K. D.; Ward, W. D.; Miller, J. D.; und Eldredge, D. H. 1966. Hazardous exposure to intermittent and steady-state noise. *J. Acoust. Soc. Amer.* 39:451–464. (7)

Kuffler, S. W. 1953. Discharge patterns and functional organization of mammalian retina. *J. Neurophysiol.* 16:37–68. (7)

Kummer, H. 1956. Rang-Kriterien bei Mantelpavianen. Der Rang adulter Weibchen im Sozialverhalten, den Individualdistanzen und im Schlaf. *Revue Suisse de Zool.* 63:288–297. (5)

Kummer, H. 1957. Soziales Verhalten einer Mantelpavian-Gruppe. *Beih. Schweiz. Z. Psychol. ihre Anwend.* 33:1–91. (5)

Kummer, H. 1967. Tripartite relations in hamadryas baboons. In *Social communication among primates,* ed. S. A. Altmann, pp. 63–71. Chicago: U. of Chicago Pr. (5)

Kuo, Z. Y. 1960a. Studies on the basic factors in animal fighting: V. Interspecies coexistence in fish. *J. Genet. Psychol.* 97:181–194. (5)

Kuo, Z. Y. 1960b. Studies on the basic factors in animal fighting: VI. Interspecies coexistence in birds. *J. Genet. Psychol.* 97:195–209. (5)

Kuo, Z. Y. 1960c. Studies on the basic factors in animal fighting: VII. Interspecies coexistence in mammals. *J. Genet. Psychol.* 97:211–225. (5)

LaBarre, W. 1947. The cultural basis of emotions and gestures. *J. Pers.* 16:49–68. (5)

Labov, W. 1970. The study of language in its social context. *Studium Generale* 23:30–87. (9)

Lack, D. 1954. *The natural regulation of animal numbers.* Oxford: Oxford U. Pr. (5)

Lack, D. 1966. *Population studies of birds.* Oxford: Oxford U. Pr. (5)

Lagerspetz, K. 1964. *Studies an the aggressive behaviour of mice.* Helsinki: Suomalainen Tiedeakatemia. (5)

Lagerspetz, K., und Nurmi, R. 1964. An experiment on the frustration-aggression hypothesis. *Reports from the Institute of Psychology, University of Turku.* No. 10. (5)

Lambert, W. E., und Tucker, G. R. A social-psychological study of interpersonal modes of address: II. A French illustration. Unpublished paper. Montreal: McGill U. (5)

Laming, D. R. J. 1968. *Information theory of choice-reaction times.* New York: Acad. Pr. (8)

Land, E. H. 1959. Experiments in color vision. *Sci. Amer.* 200(5):84–94, 96, 99. (7)

Land, E. H. 1964. The retinex. *Amer. Sci.* 52:247–264. (7)

Landis, C. 1937. A statistical evaluation of psychotherapeutic methods. In *Concepts and problems of psychotherapy,* ed. L. E. Hinsie. New York: Columbia U. Pr. (12)

Lane, H. 1965. The motor theory of speech perception: A critical review. *Psychol. Rev.* 72:275–309. (7)

Lashley, K. S., und Wade, M. 1946. The Pavlovian theory of generalization. *Psychol. Rev.* 53:72–87. (3)

Latané, B., und Darley, J. M. 1970. *The unresponsive bystander: Why doesn't he help?* New York: Appleton. (6)

Layzer, D. 1974. Heritability analyses of IQ scores: Science or numerology? *Science* 183:1259–1266. (10)

Leahy, A. M. 1935. Nature-nurture and intelligence. *Genet. Psychol. Monogr.* 17:No. 4. (10)

Leander, J. D. 1973. Effects of food deprivation on free-operant avoidance behavior. *J. Exp. Anal. Behav.* 19:17–24. (2)

LeBon, G. 1960 (original 1895). *The crowd.* New York: Viking. (6)

Lees, R. 1964. Formal discussion of R. Brown and C. Fraser's "The acquisition of syntax" and of R. Brown, C. Fraser, and U. Bellugi's "Explorations in grammar evaluation." In *The Acquisition of Language,* eds. U. Bellugi, and R. Brown. *Monogr. Soc. Res. Child Devel.* 29(1):92–98. (9)

Le Grand, Y. 1957. *Light, colour and vision.* Translated by R. W. G. Hunt; J. W. T. Walsh; and F. R. W. Hunt. New York: Wiley. (7)

Lenneberg, E. H. 1964. A biological perspective of language. In *New directions in the study of language,* ed. E. H. Lenneberg, pp. 65–88. Cambridge, Mass.: MIT Pr. (9)

Lenneberg, E. H. 1967. *Biological foundations of language.* New York: Wiley. (7)

Lewis, M. 1964. Behavior resulting from calcium deprivation in parathyroid-ectomized rats. *J. Comp. Physiol. Psychol.* 57:348–352. (2)

Lewontin, R. C. 1973. Race and intelligence. In *The fallacy of I.Q.,* ed. C. Senna. New York: Third Pr. (10)

Leyhausen, P. 1965. The communal organization of solitary mammals. *Symp. Zool. Soc. London* 14:249–263. (5)

Liberman, A. M.; Harris, K. S.; Hoffman, H. S.; und Griffith, B. C. 1957. The discrimination of speech sounds within and across phoneme boundaries. *J. Exp. Psychol.* 54:358–368.   (7)

Liberman, A. M.; Ingemann, F.; Lisker, L.; Delattre, P.; und Cooper, F. S. 1959. Minimal rules for synthesizing speech. *J. Acoust. Soc. Amer.* 31:1490–1499.   (7)

Liberman, A. M.; Cooper, F. S.; Shankweiler, D. P.; und Studdert-Kennedy, M. 1967. Perception of the speech code. *Psychol. Rev.* 74:431–461.   (7)

Licklider, J. C. R. 1951. Basic correlates of the auditory stimulus. In *Handbook of experimental psychology,* ed. S. S. Stevens, pp. 985–1039. New York: Wiley.   (7)

Liddell, H. S. 1938. The experimental neurosis and the problem of mental disorder. *Amer. J. Psychiat.* 94:1035–1043.   (12)

Liebelt, R. A., und Perry, J. H. 1967. Action of gold thioglucose on the central nervous system. In *Handbook of physiology: Alimentary canal,* Vol. 1, ed. C. F. Code, pp. 271–285. Washington: Amer. Physiol. Soc.   (2)

Lieberman, M. A.; Yalom, I. D.; und Miles, M. B. 1973. *Encounter groups: First facts.* New York: Basic.   (12)

Lieberman, P. 1967. *Intonation, perception, and language.* Cambridge, Mass.: MIT Pr.   (7)

Lindauer, M. 1961. *Communication among social bees.* Cambridge, Mass.: Harvard U. Pr.   (1)

Lindauer, M. 1965. Social behavior and mutual communication. In *The physiology of insecta,* Vol. 2, ed. M. Rockstein, pp. 123–186. New York: Acad. Pr.   (1)

Lindsley, O. R. 1954. *Studies in behavior therapy: Status report III.* Waltham, Mass.: Metropolitan State Hospital.   (12)

Lindsley, O. R. 1960. Characteristics of the behavior of chronic psychotics as revealed by free-operant conditioning methods. *Dis. Nerv. Syst.* (Monogr. Suppl.) 21(2):66–78.   (12)

Lindsley, O. R., und Skinner, B. F. 1954. A method for the experimental analysis of the behavior of psychotic patients. *Amer. Psychol.* 9:419–420.   (12)

Lindzey, G. 1967. Morphology and behavior. In *Genetic diversity and human behavior,* ed. J. N. Spuhler, pp. 227–240. Chicago: Aldine.   (11)

Lindzey, G. 1967b. Some remarks concerning incest, the incest taboo, and psychoanalytic theory. *Amer. Psychol.* 22:1051–1059.   (11)

Lomont, J. F., und Edwards, J. E. 1967. The role of relaxation in systematic desensitization. *Behav. Res. Ther.* 5:11–25.   (12)

Long, R. B. 1961. *The sentence and its parts: A grammar of contemporary English.* Chicago: U. of Chicago Pr.   (9)

Lorand, S., und Console, W. A. 1958. Therapeutic results in psychoanalytic treatment without fee. *Intl. J. Psychoanal.* 39:59–64.   (12)

Lorenz, K. 1943. Die angeborenen Formen möglicher Erfahrung. *Zeit. Tierpsychol.* 5:235–409.   (5)

Lorenz, K. 1963. *Das sogenannte Böse. Zur Naturgeschichte der Aggression.* Wien: Borotha-Schoeler.   (5)

Lorenz, K. 1967. *Über tierisches und menschliches Verhalten.* Frankfurt, Wien, Zürich.   (5)

Lovaas, O. I.; Berbrich, J. P.; Perloff, B. F.; und Schaefer, B. 1966. Acquisition of imitative speech by schizophrenic children. *Science* 151: 705–707.   (12)

Lovell, K., und Dixon, E. M. 1967. The control of grammar in imitation, comprehension, and production. *J. Child Psychol. Psychiat.* 8:31–39.   (9)

Luborsky, L., und Spence, D. P. 1971. Quantitative research on psychoanalytic therapy. In *Handbook of psychotherapy and behavior change: An empirical analysis,* eds. A. E. Bergin, and S. L. Garfield, pp. 408–438. New York: Wiley.   (12)

Luborsky, L.; Robbins, L.; Sargent, H.; und Wallerstein, R. 1956. The psychotherapy research project of the Menninger Foundation. *Bull. Menninger Clin.* 20:221–280.   (12)

Luce, R. D. 1959. *Individual choice behavior: A theoretical analysis.* New York: Wiley.   (2)

Luria, A. R. 1968. *The mind of a mnemonist.* Translated by L. Solotaroff. New York: Basic.   (8)

Maccoby, E. C. 1972. Differential socialization of boys and girls. Paper read at the meetings of the American Psychological Association.

Macfarlane, D. A. 1950. The role of kinesthesis in maze learning. *Cal. U. Publ. Psychol.* 4:277–305.   (3)

MacKay, D. M. 1963. Psychophysics of perceived intensity: A theoretical basis for Fechner's and Stevens' Laws. *Science* 139:1213–1216.   (7)

MacLean, P. D. 1949. Psychosomatic disease and the "visceral brain": Recent developments bearing on the Papez theory of emotion. *Psychosom. Med.* 11:338–353.   (2)

Maddi, S. R. 1968. *Personality theories: A comparative analysis.* Homewood, Ill.: Dorsey.   (11)

Magnus, D. 1958. Experimentelle Untersuchungen zur Bionomie und Ethologie des Kaisermantels *Argynnis paphia* L. (Lep. Nymph.) *Zeit. Tierpsychol.* 15:397–426.   (1)

Maier, N. R. F. 1939. *Studies of abnormal behavior in the rat: The neurotic pattern and an analysis of the situation which produces it.* New York: Harper Bros.   (12)

Maier, S. F.; Seligman, M. E. P.; und Solomon, R. L. 1969. Pavlovian fear conditioning and learned helplessness: Effects on escape and avoidance behavior of (a) the CS-US contingency and (b) the independence of the US and voluntary responding. In *Punishment and aversive behavior,* eds. B. A. Campbell, and R. M. Church, pp. 299–342. New York: Appleton.   (2)

Maier, S. F.: Zahorick, D. M.; und Albin, R. W. 1971. Relative novelty of solid and liquid diet during thiamine deficiency determines development of thiamine-specific hunger. *J. Comp. Physiol. Psychol.* 74:254–262.   (3)

Malinowski, B. 1927. *Sex and repression in savage society.* New York: HarBrace.   (11)

Malinowski, B. 1959 (original 1926). *Crime and custom in savage society.* Paterson, N.J.: Littlefield.   (4)

Mandler, J. M., und Mandler, G. 1964. *Thinking: From association to gestalt.* New York: Wiley.   (3)

Mann, L. 1969. Queue culture: The waiting line as a social system. *Amer. J. Soc.* 75:340–354.   (5)

Markl, H., und Lindauer, M. 1965. Physiology of insect behavior. In *The physiology of insecta,* Vol. 2, ed. M. Rockstein, pp. 3–122. New York: Acad. Pr.   (1)

Marks, I. M., und Gelder, M. G. 1965. A controlled retrospective study of behaviour therapy in phobic patients. *Brit. J. Psychiat.* 111:561–573.   (12)

Marler, P. 1961. The filtering of external stimuli during instinctive behaviour. In *Current problems in animal behaviour,* eds. W. H. Thorpe, and O. L. Zangwill, pp. 150–166. Cambridge: Cambridge U. Pr.   (1)

Marler, P., und Hamilton, W. J. III. 1966. *Mechanisms of animal behavior.* New York: Wiley.   (1, 5)

Marx, K. 1969 (Original 1849). *Lohnarbeit und Kapital.* Berlin: Dietz.   (5)

Maslow, A. H. 1954. *Motivation and personality.* New York: Harper.   (4, 5, 11)

Maslow, A. H. 1955. Deficiency motivation and growth motivation. In *Nebraska symposium an motivation: 1955,* ed. M. R. Jones, pp. 1–30. Lincoln, Nebr.: U. of Nebr. Pr.   (4)

Maslow, A. H. 1968. *Toward a psychology of being.* 2d ed. Princeton, N.J.: Van Nos.   (4)

Maslow, A. H. 1971. *The farther reaches of human nature.* New York: Viking.   (4)

Masserman, J. H. 1943. *Behavior and neurosis: An experimental psychoanalytic approach to psychobiologic principles.* Chicago: U. of Chicago Pr.   (12)

Mast, O. 1911. *Light and the behavior of organisms.* New York and London: Wiley.   (1)

Matthews, D. R., und Prothro, J. W. 1966. *Negroes and the new Southern politics.* New York: HarBraceW.   (5)

Maturana, H. R.; Lettvin, J. Y.; McCulloch, W. S.; Pitts, W. H. 1960. Anatomy and physiology of vision in the frog (*Rana pipien*). *J. Gen. Physiol.* 2d suppl. 43:129–175.   (7)

May, R. 1953. *Man's search for himself.* New York: Norton.   (11)

May, R., ed. 1969. *Existential psychology.* 2d ed. New York: Random.   (11)

May, R.; Angel, E.; und Ellenberger, H. F., eds. 1958. *Existence: A new dimension in psychiatry and psychology.* New York: Basic.   (11)

McBride, G. A. 1964. *A general theory of social organization and behavior,* Vol. 1, No. 2. Santa Lucia: U. of Queensland Pr.   (5)

McCall, E. A. 1965. A generative grammar of sign. M. A. dissertation. Iowa City: U. of Iowa.   (9)

McClelland, D. D. 1961. *The achieving society.* Princeton, N.J.: Van Nos.   (4)

McClelland, D. D.; Atkinson, J. W.; Clark, R. A.; und Lowell, E. L. 1953. *The achievement motive.* New York: Appleton.   (4, 6)

McDougall, W. 1908. *An introduction to social psychology.* London: Methuen.   (4, 5)

McDougall, W. 1930. The hormic psychology. In *Psychologies of 1930,* ed. C. Murchison, pp. 3–36. Worcester, Mass.: Clark U. Pr.   (5)

McGeoch, J. A., and Irion, A. L. 1952. *The psychology of human learning.* 2d ed. New York: Longmans, Green.   (3)

McGinty, D.; Epstein, A. N.; und Teitelbaum, P. 1965. The contribution of oropharyngeal sensations to hypothalamic hyperphagia. *Anim. Behav.* 13:413–418.   (2)

McMahon, E. 1963. Grammatical analysis as part of understanding. Unpublished doctoral dissertation. Cambridge, Mass.: Harvard U.   (9)

McNeill, D. 1953. The origin of associations within the same grammatical class. *J. Verb. Learn. Verb. Behav.* 2:250–262.   (9)

Mead, M. 1935. *Sex and temperament in three primitive societies.* New York: Morrow.   (5)

Meador, B. 1969. An analysis of process movement in a basic encounter group. Unpublished Ph. D. dissertation. San Diego: United States Intl. U.   (12)

Meehl, P. E. 1954. *Clinical versus statistical prediction: A theoretical analysis and a review of the evidence.* Minneapolis: U. of Minn. Pr.   (12)

Meehl, P. E. 1955. Psychotherapy. In *Annual review of psychology,* ed. C. P. Stone, and Q. McNemar, Vol. 6, pp. 357–378. Palo Alto, Cal.: Annual Reviews.   (12)

Mehler, J. 1963. Some effects of grammatical transformations on the recall of English sentences. *J. Verb. Learn Verb. Behav.* 2:346–351.   (9)

Mehrabian, A. 1969. Significance of posture and position in the communication of attitude and status relationships. *Psychol. Bull.* 71:359–372.   (5)

Melton, A. W., und Martin, E., eds. 1972. *Coding processes in human learning.* Washington: Winston.   (3)

Meltzoff, J., und Kornreich, M. 1970. *Research in psychotherapy.* New York: Atherton Pr.   (12)

Melzack, R., und Casey, K. L. 1970. The affective dimension of pain. In *Feelings and emotions: The Loyola symposium,* ed. M. B. Arnold, pp. 55–68. New York: Acad. Pr.   (12)

Mendelson, J. 1966. Role of hunger in T-maze learning for food by rats. *J. Comp. Physiol. Psychol.* 62:341–349.   (2)

Mendelson, J., und Chillag, D. 1970. Tongue cooling: A new reward for thirsty rodents. *Science* 170: 1418–1421.   (2)

Merton, R. K. 1957. *Social theory and social structure.* Revised ed. Glencoe, Ill.: Free Pr.   (5)

Merton, R. K., und Kitt, A. S. 1950. Contributions to the theory of reference group behavior. In *Continuities in social research: Studies in the scope and method of "The American soldier,"* eds. R. K. Merton, and P. F. Lazarsfeld, pp. 40–105. Glencoe, Ill.: Free Pr.   (5)

Milgram, S. 1963. Behavioral study of obedience. *J. Abnorm. Soc. Psychol.* 67:371–378.   (5, 6)

Milgram, S. 1964. Issues in the study of obedience: A reply to Baumrind. *Amer. Psychol.* 19:848–852.   (6)

Milgram, S. 1965. Some conditions of obedience and disobedience to authority. In *Current studies in social psychology,* eds. I. D. Steiner, and M. Fishbein, pp. 243–262. New York: H. R. & W.   (6)

Milgram, S. 1967. The compulsion to do evil. *Patterns of prejudice.* 1(6):3–7.   (6)

Milgram, S. 1974. *Obedience to authority.* New York: Har-Row.   (6)

Milgram, S., und Shotland, R. L. 1973. *Television and antisocial behavior.* New York: Acad. Pr.   (5)

Miller, G. A. 1951. *Language and communication.* New York: McGraw.   (7)

Miller, G. A. 1956a. Human memory and the storage of information. *IRE Trans. Inform. Theory* IT2(3):129–137.   (3)

Miller, G. A. 1956b. The magical number seven, plus or minus two: Some limits on our capacity for processing information. *Psychol. Rev.* 63:81–97.   (3)

Miller, G. A. 1958. Free recall of redundant strings of letters. *J. Exp. Psychol.* 56:485–491.   (3)

Miller, G. A., und McKean, K. O. 1964. A chronometric study of some relations between sentences. *Quart. J. Exp. Psychol.* 16:297–308. (9)

Miller, N. E. 1957. Experiments on motivation. *Science* 126:1271–1278. (2)

Miller, N. E. 1959. Liberalization of basic S-R concepts: Extensions to conflict behavior, motivation, and social learning. In *Psychology: A study of a science*, ed. S. Koch, Vol. 2, pp. 196–292. New York: McGraw. (2)

Miller, N. E. 1961. Learning and performance motivated by direct stimulation of the brain. In *Electrical stimulation of the brain: An interdisciplinary survey of neurobehavioral integrative systems*, ed. D. E. Sheer, pp. 387–396. Austin: U. of Texas Pr. (2)

Miller, N. E., und Kessen, M. L. 1952. Reward effects of food via stomach fistula compared with those of food via mouth. *J. Comp. Physiol. Psychol.* 45:555–564. (2)

Miller, N. E.; Sears, R. R.; Mowrer, O. H.; Doob, L. W.; und Dollard, J. 1941. The frustration-aggression hypothesis. *Psychol. Rev.* 48:337–342. (5)

Miller, W., und Ervin, S. 1964. The development of grammar in child speech. In *The acquisition of language*, eds. U. Bellugi, and R. Brown. *Monogr. Soc. Res. Child Devel.* 29(1):9–34. (9)

Millett, K. 1970. *Sexual politics.* Garden City, N.Y.: Doubleday. (11)

Milne, L., und Milne, M. 1962. *The senses of animals and men.* New York: Atheneum. (7)

Milner, P. M. 1970. *Physiological psychology.* New York: H. R. & W. (7)

Minnich, D. E. 1919. The photic reactions of the honeybee. *J. Exp. Zool.* 29:343–425. (1)

Mischel, W. 1958. Preference for delayed reinforcement: An experimental study of a cultural observation. *J. Abnorm. Soc. Psychol.* 56:57–61. (12)

Mischel, W. 1966. Theory and research on the antecedents of self-imposed delay of reward. In *Progress in experimental personality research*, ed. B. A. Maher, Vol. 3, pp. 85–132. New York: Acad. Pr. (4)

Mischel, W., und Metzner, R. 1962. Preference for delayed reward as a function of age, intelligence, and length of delay interval. *J. Abnorm. Soc. Psychol.* 64:425–431. (4)

Mittelmann, B. 1954. Motility in infants, children, and adults: Patterning and psychodynamics. *Psychoanal. Stud. Child* 9:142–177. (4)

Moffat, C. B. 1903. The spring rivalry of birds. *Irish naturalist* 12:152–166. (5)

Money, J., und Ehrhardt, A. E. 1972. *Man and woman, boy and girl: The differentiation and dimorphism of gender identity from conception to maturity.* Baltimore: Johns Hopkins. (5)

Monod, J. 1971. *Chance and necessity: An essay on the natural philosophy of modern biology.* New York: Knopf. (4)

Monroe, L. J.; Rechtschaffen, A.; Foulkes, D.; und Jensen, J. 1965. Discriminability of REM and NREM reports. *J. Pers. Soc. Psychol.* 2:456–460. (12)

Mook, D. G. 1963. Oral and postingestional determinants of the intake of various solutions in rats with esophageal fistulas. *J. Comp. Physiol. Psychol.* 56:645–659. (2)

Moray, N. 1959. Attention in dichotic listening: Affective cues and the influence of instructions. *Quart. J. Exp. Psychol.* 11:56–60. (8)

Moray, N. 1970. *Attention: Selective processes in vision and hearing.* New York: Acad. Pr. (8)

Moray, N.; Bates, A.; und Barrett, T. 1965. Experiments on the four-eared man. *J. Acoust. Soc. Amer.* 38:196–201. (8)

Moreno, J. L. 1946. *Psychodrama*, Vol. 1. New York: Beacon Hse. (12)

Morgan, C. T., und Stellar, E. 1950. *Physiological psychology*, 2d ed. New York: McGraw. (2)

Morgan, M. 1969. Motivation. *Cambridge Res.* 5:11–13. (2)

Mountcastle, V. B.; Poggio, G. F.; und Werner, G. 1964. The neural transformation of the sensory stimulus at the cortical input level of the somatic afferent system. In *Information processing in the nervous system*, eds. R. W. Gerard, and J. W. Duyff, pp. 196–217. Amsterdam: Excerpta Medica Foundation. (7)

Mowrer, O. H. 1947. On the dual nature of learning – A re-interpretation of "conditioning" and "problem-solving." *Harvard Educ. Rev.* 17:102–148. (2)

Mowrer, O. H., und Ullman, A. D. 1945. Time as a determinant in integrative learning. *Psychol. Rev.* 52:61–90. (4)

Mowrer, O. H., und Lamoreaux, R. R. 1946. Fear as an intervening variable in avoidance conditioning. *J. Comp. Physiol. Psychol.* 39:29–50. (2)

Moyer, K. E. 1968. Kinds of aggression and their physiological basis. *Comm. in Behav. Biol.* Part A:65–87. (5)

Munn, N. L. 1950. *Handbook of psychological research on the rat: An introduction to animal psychology.* Boston: H. M. (2)

Murdock, B. B., Jr. 1962. The serial position effect of free recall. *J. Exp. Psychol.* 64:482–488. (3)

Murphy, I. C. 1964. Extinction of an incapacitating fear of earthworms. *J. Clin. Psy.* 20:396–398. (12)

Murray, H. A. 1938. *Explorations in personality: A clinical and experimental study of fifty men of college age.* New York: Oxford U. Pr. (11, 12)

Murray, H. A., Kluckhohn, C. 1953. Outline of a conception of personality. In *Personality in nature, society, and culture*, eds. C. Kluckhohn; H. A. Murray; and D. M. Schneider, pp. 3–49. New York: Knopf. (4)

Nachman, M. 1962. Taste preferences for sodium salts by adrenalectomized rats. *J. Comp. Physiol. Psychol.* 55:1124–1129. (2)

Natapoff, A. 1970. How symmetry restricts symmetric choice. *J. Math. Psychol.* 7:444–465. (2)

National Opinion Research Center. 1947. Jobs and occupations: A popular evaluation. *Opinion News* 9:3–13. (5)

Neisser, U. 1963a. Decision-time without reaction-time: Experiments in visual scanning. *Amer. J. Psychol.* 76:376–385. (8)

Neisser, U. 1963b. The multiplicity of thought. *Brit. J. Psychol.* 54:1–14. (8)

Neisser, U. 1967. *Cognitive psychology.* New York: Appleton. (3, 8)

Neisser, U.; Novick, R.; und Lazar, R. 1963. Searching for ten targets simultaneously. *Percep. Motor Skills* 17:955–961. (8)

Newcomb, T. 1961. *The acquaintance process.* New York: H. R. & W. (11)

Nice, M. M. 1937. Studies in the life history of the song sparrow: I. A population study of the song sparrow. *Trans. Linnaean Soc. N.Y.* 4:1–245. (5)

Nickerson, R. S. 1967. "Same"-"different" response times with multi-attribute stimulus differences. *Percep. Motor Skills* 24:543–554. (8)

Nickerson, R. S. 1972. Binary-classification reaction time: A review of some studies of human information-processing capabilities. *Psychon. Monogr. Suppl.* 4:No. 17. (8)

Nisbett, R. E. 1972. Hunger, obesity, and the ventro-medial hypothalamus. *Psychol. Rev.* 79:433–453. (2)

Norman, D. A. 1969. Memory while shadowing. *Quart. J. Exp. Psychol.* 21:85–93. (8)

Nottebohm, F. 1970. Ontogeny of bird song. *Science* 167:950–956. (1)

Nottebohm, F. 1971. Neural lateralization of vocal control in a passerine bird: I. Song. *J. Exp. Zool.* 177:229–261. (1)

Nottebohm, F. 1972. Neural lateralization of vocal control in a passerine bird: II. Subsong, calls, and a theory of vocal learning. *J. Exp. Zool.* 179:35–49. (1)

Nunberg, H. 1954. Evaluation of the results of psychoanalytic treatment. *Intl. J. Psychoanal.* 35:2–7. (12)

Editors of *Nutrition Reviews.* 1944. Self-selection of diets. *Nutr. Rev.* 2:199–203. (2)

Oberndorf, C. P. 1953. Results to be effected with psychoanalysis. *A.M.A. Arch. of Neurol. Psychiat.* 69:655. (12)

O'Brien, V. 1958. Contour perception, illusion and reality. *J. Opt. Soc. Amer.* 48:112–119. (7)

Oden, M. H. 1968. The fulfillment of promise: 40-year follow-up of the Terman gifted group. *Genet. Psychol. Monogr.* 77:3–93. (10)

Ogle, K. N. 1950. *Researches in binocular vision.* Philadelphia: Saunders. (7)

Ohm, G. S. 1843. Über die Definition des Tones, nebst daran geknüpfter Theorie der Sirene und ähnlicher tonbildender Vorrichtungen. *Ann. Phys. Chem.* 135:497–565. (7)

Olds, J. 1958. Self-stimulation of the brain. *Science* 127:315–32. (2)

Olds, J., und Milner, P. 1954. Positive reinforcement produced by electrical stimulation of septal area and other regions of rat brain. *J. Comp. Physiol. Psychol.* 47:419–427. (2)

Omenn, G. S.; Caspari, E.; und Ehrman, L. 1972. Epilogue: Behavior genetics and educational policy. In *Genetics, environment, and behavior: Implications for educational policy,* eds. L. Ehrman; G. S. Omenn; and E. Caspari, pp. 307–310. New York: Acad. Pr. (10)

O'Neill, E. 1977. *Eines langen Tages Reise in die Nacht.* Aus dem Amerikanischen übertragen von Ursula und Oskar F. Schuh. Stuttgart: Reclam. (11)

Optical Society of America. 1953. *The science of color.* New York: Crowell. (7)

Osgood, C. E. 1949. The similarity paradox in human learning: A resolution. *Psychol. Rev.* 56:132–143. (3)

Osgood, C. E. 1953. *Method and theory in experimental psychology.* New York: Oxford U. Pr. (3)

Ostow, M. A. 1958. A discussion of and reprinted with Ullman's dreams and arousal. *Amer. J. Psychother.* 12:222–242. (12)

Otis, N. B., und McCandless, B. 1955. Responses to repeated frustrations of young children differentiated according to need area. *J. Abnorm. Soc. Psychol.* 50:349–353. (5)

Paivio, A. 1971. *Imagery and verbal processes.* New York: H. R. & W. (8)

Palay, S. L. 1958. The morphology of synapses in the central nervous system. *Experimental Cell Research. Supp.* 5. (7)

Papez, J. W. 1937. A proposed mechanism of emotion. *Arch. Neurol. Psychiat.* 38:725–743. (2)

Parsons, T. 1951. *The social system.* Glencoe, Ill.: Free Pr. (4)

Parsons, T. 1954. The incest taboo in relation to social structure and the socialization of the child. *Brit. J. Soc.* 5:101–117. (11)

Pastore, N. 1950. A neglected factor in the frustration-aggression hypothesis: A comment. *J. Psychol.* 29:271–279. (5)

Pastore, N. 1952. The role of arbitrariness in the frustration-aggression hypothesis. *J. Abnorm. Soc. Psychol.* 47:728–731. (5)

Patchen, M. 1961. *The choice of wage comparisons.* Englewood Cliffs, N.J.: P-H. (5)

Patterson, G. R.; Ludwig, M.; und Sonoda, B. 1961. Reinforcement of aggression in children. Unpublished manuscript. Eugene: U. of Oregon. (5)

Patton, M. J. 1969. Attraction, discrepancy, and responses to psychological treatment. *J. Couns. Psychol.* 16:317–324. (12)

Pavlov, I. P. 1902. *The work of the digestive glands.* Translated by W. H. Thompson. London: Charles Griffin. (2)

Pavlov, I. P. 1927. *Conditioned reflexes: An investigation of the physiological activity of the cerebral cortex.* Translated by G. V. Anrep. London: Oxford U. Pr. (3)

Pavlov, I. P. 1928. *Lectures on conditioned reflexes: Twenty-five years of objective study of the higher nervous activity (behavior) of animals.* Translated by W. H. Gantt. New York: Intl. Pub. (3, 12)

Peck, S. 1956. A talk with Mrs. O'Neill. *The New York Times.* Nov. 4. (11)

Penfield, W., und Perot, P. 1963. The brain's record of auditory and visual experience: A final summary and discussion. *Brain* 86:596–696. (12)

Perky, C. W. 1910. An experimental study of imagination. *Amer. J. Psychol.* 21:422–452. (8)

Perls, F. S. 1969. *Gestalt therapy verbatim.* Compiled and edited by J. O. Stevens. Lafayette, Cal.: Real People. (12)

Peterson, J. 1925. *Early conceptions and tests of intelligence.* Yonkers-on-Hudson, N.Y.: World Book. (10)

Peterson, N. 1962. Effect of monochromatic rearing on the control of responding by wavelength. *Science* 136:774–775. (3)

Pettigrew, T. F. 1964. *A profile of the Negro American.* Princeton, N.J.: Van Nos. (5)

Pettigrew, T. F. 1967. Social evaluation theory: Convergences and applications. In *Nebraska symposium on motivation, 1967,* ed. D. Levine, pp. 241–311. Lincoln, Nebr.: U. of Nebr. Pr.   (5)

Pfaffman, C. 1960. The pleasures of sensation. *Psychol. Rev.* 67:253–268.   (2)

Pfungst, O. 1965. *Clever Hans (The horse of Mr. Von Osten),* ed. R. Rosenthal. New York: H. R. & W.   (9)

Piaget, J. 1932. *The moral judgment of the child.* New York: HarBrace.   (6)

Pierce, J. R., and David, E. E., Jr. 1958. *Man's world of sound.* Garden City. N.Y.: Doubleday.   (7)

Pinneau, S. R. 1961. *Changes in intelligence quotient: Infancy to maturity.* Boston: H. M.   (10)

Pitelka, F. A.; Tomich, Q.; und Treichel, G. W. 1955. Ecological relations of jaegers and owls as lemming predators near Barrow, Alaska. *Ecol. Monogr.* 25:85–117.   (5)

Polyak, S. L. 1957. *The vertebrate visual system,* ed. H. Klüver. Chicago: U. of Chicago Pr.   (7)

Posner, M. I.; Boies, S. J.; Eichelman, W. H.; und Taylor, R. L. 1969. Retention of visual and name codes of single letters. *J. Exp. Psychol. Monogr.* 79:No. 1, Pt. 2.   (8)

Posner, M. I., und Mitchell, R. F. 1967. Chronometric analysis of classification. *Psychol. Rev.* 74:392–409.   (8)

Posner, M. L., und Keele, S. W. 1967. Decay of visual information from a single letter. *Science* 158:137–139.   (8)

Potter, R. K.; Kopp, G. A.; und Green, H. C. 1947. *Visible speech.* New York: Van Nos.   (7)

Poulton, E. C. 1953. Two-channel listening. *J. Exp. Psychol.* 46:91–96.   (8)

Poulton, E. C. 1968. The new psychophysics: Six models for magnitude estimation. *Psychol. Bull.* 69:1–19.   (7)

Powell, J., und Azrin, N. H. 1968. The effects of shock as a punisher for cigarette smoking. *J. Appl. Behav. Anal.* 1:63–71.   (12)

Powley, T. L., und Keesey, R. E. 1970. Relationship of body weight to the lateral hypothalamic feeding syndrome. *J. Comp. Physiol. Psychol.* 70:25–36.   (2)

Premack, D. 1965. Reinforcement theory. In *Nebraska symposium on motivation, 1965,* ed. D. Levine, pp. 123–180. Lincoln, Nebr.: U. of Nebr. Pr.   (2)

Premack, D. 1970a. A functional analysis of language. *J. Exp. Anal. Behav.* 14:107–125.   (9)

Premack, D. 1970b. Mechanisms of self-control. In *Learning mechanisms in smoking,* ed. W. A. Hunt, pp. 107–123. Chicago: Aldine.   (12)

Premack, D. 1971. Language in chimpanzee? *Science* 172:808–822.   (9)

Pribram, K. H., und Kruger, L. 1954. Functions of the "olfactory brain." *Ann. N.Y. Acad. Sci.* 58:109–138.   (2)

Psychology Today: An introduction. 1970. Del Mar, Cal.: CRM Bks.   (11)

Rachlin, H. 1970. *Introduction to modern behaviorism.* San Francisco: Freeman.   (4, 11)

Rachlin, H. 1971. On the tautology of the matching law. *J. Exp. Anal. Behav.* 15:249–251.   (2)

Rachlin, H. 1973. Self control. Mimeo. New York: U. of N.Y. at Stony Brook.   (4)

Rachlin, H., und Hineline, P. N. 1967. Training and maintenance of keypecking in the pigeon by negative reinforcement. *Science* 157:954–955.   (2)

Rachlin, H., und Herrnstein, R. J. 1969. Hedonism revisited: On the negative law of effect. In *Punishment and aversive behavior,* eds. B. A. Campbell, and R. M. Church, pp. 83–109. New York: Appleton.   (2)

Rachlin, H., und Green, L. 1972. Commitment, choice and self-control. *J. Exp. Anal. Behav.* 17:15–22.   (4)

Rachman, S. 1966. Studies in desensitization: II. Flooding. *Behav. Res. Ther.* 4:1–6.   (12)

Rainwater, L. 1971. The measurement of social status. Unpublished manuscript. Cambridge, Mass.: Harvard U.   (7)

Rapoport, A. 1959. A study of disjunctive reaction times. *Behav. Sci.* 4:299–315.   (8)

Ratliff, F. 1965. *Mach bands: Quantitative studies on neural networks in the retina.* San Francisco: Holden-Day.   (7)

Ratoosh, P. 1949. On interposition as a cue for the perception of distance. *Proc. Nat. Acad. Sci.* 35:257–259.   (7)

Rawls, J. 1971. *A theory of justice.* Cambridge, Mass.: The Belknap Press of Harvard U. Pr.   (6)

Reed, J. D. 1947. Spontaneous activity of animals: A review of the literature since 1929. *Psychol. Bull.* 44:393–412.   (2)

Rees, W. L. L. 1968. Constitutional psychology. In *International encyclopedia of the social sciences, Vol. 13,* ed. D. L. Sills, pp. 66–76. New York: Macmillan.   (11)

Reik, T. 1949. *Listening with the third ear: The inner experience of a psychoanalyst.* New York: Farrar, Straus.   (12)

Remington, R. J. 1969. Analysis of sequential effects in choice reaction times. *J. Exp. Psychol.* 82:250–257.   (8)

Rescorla, R. A. 1967. Pavlovian conditioning and its proper control procedures. *Psychol. Rev.* 74:71–80.   (3)

Rescorla, R. A. 1968. Probability of shock in the presence and absense of CS in fear conditioning. *J. Comp. Physiol. Psychol.* 66:1–5.   (3)

Rescorla, R. A. 1969. Pavlovian conditioned inhibition. *Psychol. Bull.* 72:77–94.   (3)

Rescorla, R. A. 1970. Reduction in the effectiveness of reinforcement after prior excitatory conditioning. *Learn. Motiv.* 1:373–381.   (3)

Rescorla, R. A. 1972. Information variables in Pavlovian conditioning. In *The psychology of learning and motivation: Advances in research and theory,* ed. G. H. Bower, Vol. 6, pp. 1–46. New York: Acad. Pr.   (3)

Rescorla, R. A., und LoLordo, V. M. 1965. Inhibition of avoidance behavior. *J. Comp. Physiol. Psychol.* 59:406–412.   (3)

Rescorla, R. A., und Wagner, A. R. 1972. A theory of Pavlovian conditioning: Variations in the effectiveness of reinforcement and nonreinforcement. In *Classical conditioning: II. Current research and theory,* eds. A. H. Black, and W. F. Prokasy, pp. 64–99. New York: Appleton.   (3)

Rest, J. 1973. The hierarchical nature of moral judgment: The study of patterns of comprehension and preference with moral stages. *J. Pers.* 41:92–93.   (6)

Rest, J.; Turiel, E. E.; und Kohlberg, L. 1969. Level of moral development as a determinant of preference and comprehension of moral judgments made by others. *J. Pers.* 37:225–252. (6)

Revusky, S. H. 1968. Aversion to sucrose produced by contingent X-irradiation: temporal and dosage parameters. *J. Comp. Physiol. Psychol.* 65:17–22. (3)

Revusky, S. H., und Bedarf, E. W. 1967. Association of illness with prior ingestion of novel foods. *Science* 155:219–220. (3)

Rice, B. 1973. The high cost of thinking the unthinkable. *Psychol. Today* 7(7):89–93. (10)

Richter, C. P. 1927. Animal behavior and internal drives. *Quart. Rev. Biol.* 2:307–343. (2)

Richter, C. P. 1942–1943. Total self regulatory functions in animals and human beings. *Harvey Lect.* 38:63–103. (2)

Richter, C. P. 1943. The self-selection of diets. In *Essays in biology, in honor of Herbert M. Evans, written by his friends*, pp. 501–506. Berkeley: U. of Cal. Pr. (2)

Richter, C. P., und Helfrick, S. 1943. Decreased phosphorus appetite of parathyroidectomized rats. *Endocrinol.* 33:349–352. (2)

Richter, C. P.; Holt, L. E., Jr.; und Barelare, B. Jr. 1938. Nutritional requirements for normal growth and reproduction in rats studied by the self-selection method. *Amer. J. Physiol.* 122:734–744. (2)

Riesz, R. R. 1928. Differential intensity sensitivity of the ear for pure tones. *Phys. Rev.* 31:867–875. (7)

Riggs, L. A. 1965. Light as a stimulus for vision. In *Vision and visual perception*, ed. C. H. Graham, pp. 1–38. New York: Wiley. (7)

Rischin, M. 1962. *The promised city: New York's Jews. 1870–1914.* Cambridge, Mass.: Harvard U. Pr. (4)

Roberts, P. 1964. *English syntax: A programed introduction to transformational grammar.* New York: Har-BraceW. (9)

Robinson, E. S. 1927. The "similarity" factor in retroaction. *Amer. J. Psychol.* 39:297–312. (3)

Rodgers, W., und Rozin, P. 1966. Novel food preferences in thiamine-deficient rats. *J. Comp. Physiol. Psychol.* 61:1–4. (2)

Rodgers, W. L. 1967. Specificity of specific hungers. *J. Comp. Physiol. Psychol.* 64:49–58. (2)

Rogers, C. R. 1942. *Counseling and psychotherapy: Newer concepts in practice.* Boston: H. M. (12)

Rogers, C. R. 1951. *Client-centered therapy: Its current practice, implications, and theory.* Boston: H. M. (12)

Rogers, C. R. 1959. A theory of therapy, personality, and interpersonal relationships, as developed in the client-centered framework. In *Psychology: A study of a science, Vol. 3*, ed. S. Koch, pp. 184–256. New York: McGraw. (12)

Rogers, C. R. 1961. *On becoming a person: A therapist's view of psychotherapy.* Boston: H. M. (12)

Rogers, C. R. 1970. *Carl Rogers on encounter groups.* New York: Har-Row. (12)

Rogers, C. R., ed. 1967. *The therapeutic relationship and its impact: A study of psychotherapy with schizophrenics.* Madison, Wis.: U. of Wis. Pr. (12)

Rogers, C. R., und Dymond, R. F. 1954. *Psychotherapy and personality change.* Chicago: U. of Chicago Pr. (12)

Rogers, C. R.; Gendlin, E. T.; Kiesler, D. J.; und Truax, C. B. 1967. *The therapeutic relationship and its impact: A study of psychotherapy with schizophrenics.* Madison, Wis.: U. of Wis. Pr. (12)

Rose, A. M. 1965. *Sociology: The study of human relations.* 2d ed. New York: Knopf. (5)

Rosenthal, A. M. 1964. *Thirty-eight witnesses.* New York: McGraw. (6)

Rosenthal, R. 1966. *Experimenter effects in behavioral research.* New York: Appleton. (Einf.)

Roszak, T. 1969. *The making of a counter culture: Reflections on the technocratic society and its youthful opposition.* Garden City, N.Y.: Doubleday. (4)

Rowell, T. E. 1966. Hierarchie in the organization of a captive baboon group. *Anim. Behav.* 14:430–443. (5)

Rowell, T. E. 1967. A quantitative comparison of the behaviour of a wild and a caged baboon group. *Anim. Behav.* 15:499–509. (5)

Rozin, P. 1969. Central or peripheral mediation of learning with long CS-US intervals in the feeding system. *J. Comp. Physiol. Psychol.* 67:421–429. (3)

Rozin, P., und Rodgers, W. 1967. Novel-diet preferences in vitamin-deficient rats and rats recovered from vitamin deficiency. *J. Comp. Physiol. Psychol.* 63:421–428. (2)

Rozin, P., und Kalat, J. W. 1971. Specific hungers and poison avoidance as adaptive specializations of learning. *Psychol. Rev.* 78:459–486. (3)

Rubin, Z. 1970. Measurement of romantic love. *J. Pers. Soc. Psychol.* 16:265–273. (5)

Rudolph, R. L.; Honig, W. K.; und Gerry, J. E. 1969. Effects of monochromatic rearing on the acquisition of stimulus control. *J. Comp. Physiol. Psychol.* 67:50–57. (3)

Rumelhart, D. E. 1970. A multicomponent theory of the perception of briefly exposed visual displays. *J. Math. Psychol.* 7:191–218. (8)

Runciman, W. G. 1966. *Relative deprivation and social justice: A study of attitudes to social inequity in twentieth-century England.* Berkeley: U. of Cal. Pr. (5)

Russell, B. R. 1935. *Religion and science.* London: Oxford U. Pr. (6)

Russell, G. V. 1961. Interrelationships within the limbic and centrencephalic systems. In *Electrical stimulation of the brain: An interdisciplinary survey of neurobehavioral integrative systems*, ed. D. E. Sheer, pp. 167–181. Austin: U. of Texas Pr. (2)

Sartre, J.-P. 1966. Existentialism. In *A casebook on existentialism*, ed. W. V. Spanos. New York: Crowell. (11)

Savin, H. B., und Perchonock, E. 1965. Grammatical structure and the immediate recall of English sentences. *J. Verb. Learn. Verb. Behav.* 4:348–353. (9)

Schachter, S. 1971. Some extraordinary facts about obese humans and rats. *Amer. Psychol.* 26:129–144. (2)

Schaller, G. B. 1965. The behavior of the mountain gorilla. In *Primate behavior: Field studies of monkeys and apes*, ed. I. DeVore, pp. 324–367. New York: H. R. & W. (5)

Schenkel, R. 1967. Submission: Its features and function in the wolf and dog. *Amer. Zool.* 7:319–329. (5)

Schiller, C. H., ed. 1957. *Instinctive behavior: The development of a modern concept.* New York: Intl. Univs. Pr. (1)

Schjelderup, H. 1955. Lasting effects of psychoanalytic treatment. *Psychiatry* 18:109–133. (12)

Schjelderup-Ebbe, T. 1922. Beiträge zur Sozialpsychologie des Haushuhns. *Zeit. Psychol.* 88:225–252. (5)

Schjelderup-Ebbe, T. 1935. Social behavior of birds. In *A handbook of social psychology,* ed. C. Murchison, pp. 947–972. Worcester, Mass.: Clark U. Pr. (5)

Schneider, B. A. 1969. A two-state analysis of fixed-interval responding in the pigeon. *J. Exp. Anal. Behav.* 12:677–687. (3)

Schoenfeld, W. N. 1950. An experimental approach to anxiety, escape, and avoidance behavior. In *Anxiety,* ed. P. H. Hoch, and J. Zubin, pp. 70–99. New York: Grune. (2)

Schofield, W. 1964. *Psychotherapy: The purchase of friendship.* Englewood Cliffs, N.J.: P-H. (12)

Scholes, R. J. 1968. The role of grammaticality in the imitation of word strings by children and adults. *J. Verb. Learn. Verb. Behav.* 8:225–228. (9)

Scholes, R. J. 1970. On functors and contentives in children's imitations of word strings. *J. Verb. Learn. Verb. Behav.* 9:167–170. (9)

Schroeder, S. R., und Holland, J. G. 1969. Reinforcement of eye movement with concurrent schedules. *J. Exp. Anal. Behav.* 12:897–903. (2)

Schutz, W. C. 1967. *Joy: Expanding human awareness.* New York: Grove. (12)

Scott, J. P. 1946. Incomplete adjustment caused by frustration of untrained fighting mice. *J. Comp. Psychol.* 39:379–390. (5)

Scott, J. P. 1958. *Aggression.* Chicago: U. of Chicago Pr. (5)

Scott, J. P. 1962. Hostility and aggression in animals. In *Roots of behavior: Genetics, instinct, and socialization in animal behavior,* ed. E. L. Bliss, pp. 167–178. New York: Harper Bros. (5)

Scott, J. P. 1965. On the evolution of fighting behavior. *Science* 148:820–821. (5)

Scott, J. P., und Fredericson, E. 1951. The causes of fighting in mice and rats. *Physiol. Zool.* 24:273–309. (5)

Seedman, A. A., und Hellman, P. 1974. Why Kitty Genovese haunts New York: The untold story. *New York.* July 29:32–41. (5)

Segner, L., und Collins, A. 1967. Cross-cultural study of incest myths. Unpublished manuscript. Austin, Texas: U. of Texas.

Seligman, M. E. P. 1970. On the generality of the laws of learning. *Psychol. Rev.* 77:406–418. (3)

Sellin, T., und Wolfgang, M. E. 1964. *The measurement of delinquency.* New York: Wiley. (7)

Seltzer, C. C.; Wells, F. L.; und McTernan, E. B. 1948. A relationship between Sheldonian somatotype and psychotype. *J. Pers.* 16:430–436. (11)

Seward, J. P. 1945. Aggressive behavior in the rat: III. The role of frustration. *J. Comp. Psychol.* 38:225–238. (5)

Shankweiler, D., und Studdert-Kennedy, M. 1967. Identification of consonants and vowels presented to left and right ears. *Quart. J. Exp. Psychol.* 19:59–63. (7)

Shapiro, M. B. 1966. The single case in clinical-psychological research. *J. Gen. Psychol.* 74:3–23. (12)

Shapiro, M. B., und Nelson, E. H. 1955. An investigation of an abnormality of cognitive function in a cooperative young psychotic: An example of the application of experimental method to the single case. *J. Clin. Psychol.* 11:344–351. (12)

Shaw, C. E. 1948. The male combat "dance" of some crotalid snakes. *Herpetologica* 4:137–145. (5)

Sheffield, F. D., und Roby, T. B. 1950. Reward value of a non-nutritive sweet taste. *J. Comp. Physiol. Psychol.* 43:471–481. (2)

Sheffield, F. D.; Roby, T. B.; und Campbell, B. A. 1954. Drive reduction versus consummatory behavior as determinants of reinforcement. *J. Comp. Physiol. Psychol.* 47:349–354. (2)

Sheldon, W. H., (with the collaboration of Stevens, S. S., and Tucker, W. B.) 1940. *The varieties of human physique: An introduction to constitutional psychology.* New York: Harper Bros. (11)

Sheldon, W. H., (with the collaboration of Stevens, S. S.), 1942. *The varieties of temperament: A psychology of constitutional differences.* New York: Harper Bros. (11)

Sheldon, W. H., (with the collaboration of Hart, E. M., and McDermott, E.) 1949. *Varieties of delinquent youth: An introduction to constitutional psychiatry.* New York: Harper Bros. (11)

Sheldon, W. H., (with the collaboration of Dupertuis, C. W., and McDermott, E.) 1954. *Atlas of men: A guide for somatotyping the adult male at all ages.* New York: Harper Bros. (11)

Sheldon, W. H.; Lewis, N. D. C.; und Tenney, A. M. 1969. Psychotic patterns and physical constitution: A thirty-year follow-up of thirty-eight hundred psychiatric patients in New York state. In *Schizophrenia: Current concepts and research,* ed. D. V. Siva Sauker, pp. 838–912. New York: PJD Pub. (11)

Shepard, R. N. 1968. Cognitive psychology: A review of the book by U. Neisser. *Amer. J. Psychol.* 81:285–289. (8)

Shepard, R. N., und Chipman, S. 1970. Second-order isomorphism of internal representations: Shapes of states. *Cogn. Psychol.* 1:1–17. (8)

Shepard, R. N., und Metzler, J. 1971. Mental rotation of three-dimensional objects. *Science* 171:701–703. (8)

Shepard, R. N., und Feng, C. 1972. A chronometric study of mental paper folding. *Cogn. Psychol.* 3:228–243. (8)

Sherif, M. 1936. *The psychology of social norms.* New York: Harper Bros. (6)

Sherif, M.; Harvey, O. J.; White, B. J.; Hood, W. R.; und Sherif, C. W. 1961. *Intergroup conflict and cooperation. The Robbers Cave experiment.* Norman, Okla.: U. of Okla. Book Exchange. (5)

Shettleworth, S. J. 1972. Constraints on learning. In *Advances in the study of behavior. Vol. 4,* eds. D. S. Lehrman; R. A. Hinde; and E. Shaw, pp. 1–68. New York: Acad. Pr. (3)

Shiffrin, R. M., und Gardner, G. T. 1972. Visual processing capacity and attentional control. *J. Exp. Psychol.* 93:72–82. (8)

Shiffrin, R. M., und Geisler, W. S. 1973. Visual recognition in a theory of information processing. In *Contem-*

porary issues in cognitive psychology: The Loyola Symposium, ed. R. L. Solso, pp. 53–101. Washington: V. H. Winston & Sons. (8)

Shiffrin, R. M.; Craig, J. C.; und Cohen, E. 1973. On the degree of attention and capacity limitation in tactile processing. *Percep. Psychophys.* 13:328–336. (8)

Shiffrin, R. M.; Gardner, G. T.; und Allmeyer, D. H. 1973. On the degree of attention and capacity limitations in visual processing. *Percep. Psychophys.* 14:231–236. (8)

Shirley, M. 1929. Spontaneous activity. *Psychol. Bull.* 26:341–365. (2)

Shower, E. G., und Biddulph, R. 1931. Differential pitch sensitivity of the ear. *J. Acoust. Soc. Amer.* 3:275–287. (7)

Shull, R. L., und Pliskoff, S. S. 1967. Changeover delay and concurrent schedules: Some effects on relative performance measures. *J. Exp. Anal. Behav.* 10:517–527. (2)

Sidman, M. 1953. Two temporal parameters of the maintenance of avoidance behavior by the white rat. *J. Comp. Physiol. Psychol.* 46:253–261. (2)

Sidman, M. 1958. By-products of aversive control. *J. Exp. Anal. Behav.* 1:265–280. (3)

Sidman, M.; Herrnstein, R. J.; und Conrad, D. G. 1957. Maintenance of avoidance behavior by unavoidable shocks. *J. Comp. Physiol. Psychol.* 50:553–557. (3)

Sivian, L. J., und White, S. D. 1933. On minimum audible sound fields. *J. Acoust. Soc. Amer.* 4:288–321. (7)

Skinner, B. F. 1933. The measurement of "spontaneous activity". *J. Gen. Psychol.* 9:3–23. (2)

Skinner, B. F. 1938. *The behavior of organisms: An experimental analysis.* New York: Appleton. (2)

Skinner, B. F. 1948. "Superstition" in the pigeon. *J. Exp. Psychol.* 38:168–172. (2)

Skinner, B. F. 1953. *Science and human behavior.* New York: Macmillan. (2, 3)

Skinner, B. F. 1957. The experimental analysis of behavior. *Amer. Sci.* 45:343–371. (3)

Skinner, B. F. 1962. Two "synthetic social relations." *J. Exp. Anal. Behav.* 5:531–533. (9)

Skinner, B. F. 1966. The phylogeny and ontogeny of behavior. *Science* 153:1205–1213. (5)

Skodak, M., und Skeels, H. M. 1949. A final follow-up study of one hundred adopted children. *J. Genet. Psychol.* 75:85–125. (10)

Slamecka, N. J. 1964. An inquiry into the doctrine of remote associations. *Psychol. Rev.* 71:61–76. (3)

Slater, M. K. 1959. Ecological factors in the origin of incest. *Amer. Anthropol.* 61:1042–1059. (11)

Slobin, D. I. 1963. Some aspects of the use of pronouns of address in Yiddish. *Word* 19:193–202. (5)

Slobin, D. L. 1971. Developmental psycholinguistics. In *A survey of linguistic science,* ed. W. O. Dingwall, pp. 279–410. College Park, Md.: Linguistics Program University of Maryland. (9)

Slobin, D. I.; Miller, S. H.; und Porter, L. W. 1968. Forms of address and social relations in a business organization. *J. Pers. Soc. Psychol.* 8:289–293. (5)

Smelser, N. J. 1963. *Theory of collective behavior.* New York: Free Pr. (5)

Smith, E. E. 1968. Choice reaction time. An analysis of the major theoretical positions. *Psychol. Bull.* 69:77–110. (8)

Smith, H. C. 1949. Psychometric checks on hypotheses derived from Sheldon's work on physique and temperament. *J. Pers.* 17:310–320. (11)

Solomon, R. L., und Brush, E. S. 1956. Experimentally derived conceptions of anxiety and aversion. In *Nebraska symposium on motivation: 1956,* ed. M. R. Jones, pp. 212–305. Lincoln, Nebr.: U. of Nebr. Pr. (2)

Sommer, R. 1967. Small group ecology. *Psychol. Bull.* 67:145–152. (5)

Sommers, P. van 1962. Behavioral regulation of the respiratory environment in three vertebrate species. Unpublished doctoral dissertation. Cambridge, Mass.: Harvard U. (2)

Sommers, P. van 1962. Oxygen-motivated behavior in the goldfish. *Carassius auratus. Science* 137:678–679. (2)

Sommers, P. van 1963. Carbon dioxide escape and avoidance behavior in the brown rat. *J. Comp. Physiol. Psychol.* 56:584–589. (2)

Sontag, L. W.; Baker, C. T.; und Nelson, V. L. 1958. Mental growth and personality development: A longitudinal study. *Monogr. Soc. Child Devel.* 23 (2):1–85. (10)

Spearman, C. 1904. "General intelligence," objectively determined and measured. *Amer. J. Psychol.* 15:201–293. (10)

Spearman, C. 1927. The abilities of man: Their nature and measurement. New York: Macmillan. (10)

Spector, A. J. 1956. Expectations, fulfillment, and morale. *J. Abnorm. Soc. Psychol.* 52:51–56. (5)

Speer, A. 1970. *Inside the third reich: Memoirs.* Translated by R. Winston and C. Winston. New York: Macmillan. (5)

Sperling, G. 1960. The information available in brief visual presentations. *Psychol. Monogr.* 74:No. 11. (8)

Sperling, G. 1963. A model for visual memory tasks. *Hum. Factors.* 5:19–31. (8)

Spitz, R. A., und Wolf, K. M. 1946. The smiling response: A contribution to the ontogenesis of social relations. *Genet. Psychol. Monogr.* 34:57–125. (4)

Staddon, J. E. R., und Simmelhag, V. L. 1971. The "superstition" experiment: A reexamination of its implications for the principles of adaptive behavior. *Psych. Rev.* 78:3–43. (2)

Stafford, J. 1973. Touch and go. Review of W. R. Coulson's *Groups, gimmicks, and instant gurus,* and of G. Church and C. D. Carnes' *The pit.* In *The N. Y. Rev. of Books.* April 5:30–33. (12)

Stein, L.; Sidman, M.; und Brady, J. V. 1958. Some effects of two temporal variables on conditioned suppression. *J. Exp. Anal. Behav.* 1:153–162. (3)

Stellar, E. 1960. Drive and motivation. In *Handbook of physiology: Neurophysiology. Vol. III,* ed. J. Field, pp. 1501–1527. Washington: Amer. Physiol. Soc. (2)

Stellar, E.; Hyman, R.; und Samet, S. 1954. Gastric factors controlling water- and salt-solution-drinking. *J. Comp. Physiol. Psychol.* 47:220–226. (2)

Stephenson, W. 1953. *The study of behavior: Q-technique and its methodology.* Chicago: U. of Chicago Pr. (12)

Stern, W. 1912. *Die psychologische Methoden der Intelligenzprüfung und deren Anwendung an Schulkindern.* Leipzig: Barth. (10)

Sternberg, S. 1966. High-speed scanning in human memory. *Science* 153:652–654. (8)

Sternberg, S. 1969a. Memory-scanning: Mental processes revealed by reaction-time experiments. *Amer. Sci.* 57:421–457. (8)

Sternberg, S. 1969b. The discovery of processing stages: Extensions of Donder's method. In *Attention and Performance: II.*, ed. W. G. Koster, pp. 276–315. Amsterdam: North-Holland. (Vo., 30 *Acta Psychol.*) (8)

Sternberg, S. 1973. Evidence against self-terminating memory search from properties of RT distributions. Mimeographed, Murray Hill, N.J.: Bell Telep. Lab. (8)

Stevens, J. C., und Mack, J. D. 1959. Scales of apparent force. *J. Exp. Psychol.* 58:405–413. (7)

Stevens, J. C.; Mack, J. D.; und Stevens, S. S. 1960. Growth of sensation on seven continua as measured by force of handgrip. *J. Exp. Psychol.* 59:60–67. (7)

Stevens, J. C., und Savin, H. B. 1962. On the form of learning curves. *J. Exp. Anal. Behav.* 5:15–18. (3)

Stevens, S. S. 1935. The relation of pitch to intensity. *J. Acoust. Soc. Amer.* 6:150–154. (7)

Stevens, S. S. 1951. Mathematics, measurement, and psychophysics. In *Handbook of experimental psychology,* ed. S. S. Stevens, pp. 1–49. New York: Wiley. (Einf., 5)

Stevens, S. S. 1955. Decibels of light and sound. *Physics Today* 8(10):12–17. (7)

Stevens, S. S. 1957. On the psychophysical law. *Psychol. Rev.* 64:153–181. (7)

Stevens, S. S. 1959. Cross-modality validation of subjective scales for loudness, vibration, and electric shock. *J. Exp. Psychol.* 57:201–209. (7)

Stevens, S. S. 1960. The psychophysics of sensory functions. *Amer. Sci.* 48:226–253. (7)

Stevens, S. S. 1966. A metric for the social consensus. *Science* 151:530–541. (7)

Stevens, S. S. 1968. Measurement, statistics, and the schemapiric view. *Science* 161:849–856. (Einf.)

Stevens, S. S. 1970. Neural events and the psychophysical law. *Science* 170:1043–1050. (7)

Stevens, S. S. 1971a. Issues in psychophysical measurement. *Psychol. Rev.* 78:426–450. (7)

Stevens, S. S. 1971b. Sensory power functions and neural events. In *Handbook of sensory physiology, Vol. I,* ed. W. R. Loewenstein, pp. 226–242. Berlin: Springer-Verlag. (7)

Stevens, S. S. 1972a. Perceived level of noise by Mark VII and decibels (E). *J. Acoust. Soc. Amer.* 51:575–601. (7)

Stevens, S. S. 1972b. *Psychophysics and social scaling.* Morristown, N.J.: Gen. Learn. Corp. (7)

Stevens, S. S., und Newman, E. B. 1934. The localization of pure tones. *Proc. Nat. Acad. Sci.* 20:593–596. (7)

Stevens, S. S., und Newman, E. B. 1936. The localization of actual sources of sound. *Amer. J. Psychol.* 48:297–306. (7)

Stevens, S. S., und Davis, H. 1938. *Hearing: Its psychology and physiology.* New York: Wiley. (7)

Stevens, S. S., und Galanter, E. H. 1957. Ratio scales and category scales for a dozen perceptual continua. *J. Exp. Psychol.* 54:377–411. (7)

Stevens, S. S.; Warshofsky, F.; and the Editors of Time-Life Books. 1965. *Sound and hearing.* New York: Time-Life Books. (7)

Stevens, S. S.; Rogers, M. S.; und Herrnstein, R. J. 1955. The apparent reduction of loudness: A repeat experiment. *J. Acoust. Soc. Amer.* 27:326–328. (7)

Stevenson, C. L. 1944. *Ethics and language.* New Haven: Yale U. Pr. (5)

Storr, A. 1968. *Human aggression.* New York: Atheneum. (5)

Stouffer, S. A. 1955. *Communism, conformity, and civil liberties: A cross-section of the nation speaks its mind.* Garden City. N.Y.: Doubleday. (5)

Stouffer, S. A.; Suchman, E. A.; DeVinney, L. C.; Star, S. A.; und Williams, R. M., Jr. 1949. *The American soldier: Adjustment during army life, Vol. I.* Princeton, N.J.: Princeton U. Pr. (5)

Straus, M. A. 1962. Deferred gratification, social class, and the achievement syndrome. *Amer. Social. Rev.* 27:326–335. (4)

Strongman, K. T., und Champness, B. G. 1968. Dominance hierarchies and conflict in eye contact. *Acta Psychol.* 28:376–386. (5)

Strupp, H. H., und Bergin, A. E. 1969. *A bibliography of research in psychotherapy.* Washington: Natl. Inst. Ment. Health. (12)

Stuart, R. B. 1968. Prostitution as treatment of marital discord. Paper presented at the meeting of the Amer. Psychol. Ass., August 31, at San Francisco, Cal. (12)

Subotnik, L. 1972. Spontaneous remission: Fact or artifact? *Psychol. Bull.* 77:32–48. (12)

Sutherland, N. S., und Mackintosh, N. J. 1971. *Mechanisms of animal discrimination learning.* New York: Acad. Pr. (3)

Swartz, M. 1960. Situational determinants of kinship terminology. *Southwest. J. Anthrop.* 16:393–397. (5)

Swenson, H. A. 1932. The relative influence of accommodation and convergence in the judgment of distance. *J. Gen. Psychol.* 7:360–380. (7)

Swets, J. A. 1963. Central factors in auditory frequency selectivity. *Psychol. Bull.* 60:429–440. (8)

Tagiuri, R. 1958. Social preference and its perception. In *Person perception and interpersonal behavior,* eds. R. Tagiuri, and L. Petrullo, pp. 316–336. Stanford, Cal.: Stanford U. Pr. (11)

Teichner, W. H., und Krebs, M. J. 1974. Laws of visual choice reaction time. *Psychol. Rev.* 81:75–98. (8)

Teitelbaum, P. 1955. Sensory control of hypothalamic hyperphagia. *J. Comp. Physiol. Psychol.* 48:156–163. (2)

Teitelbaum, P. 1967a. The biology of drive. In *The neurosciences: A study program,* eds. G. C. Quarton; T. Melneschuk; and F. O. Schmitt, pp. 557–567. New York: Rockefeller U. Pr. (2)

Teitelbaum, P. 1967b. Motivation and control of food intake. In *Handbook of Physiology: Alimentary canal. Vol. I,* ed. C. F. Code, pp. 319–335. Washington: Amer. Physiol. Soc. (2)

Teitelbaum, P. 1967c. *Physiological psychology: Fundamental principles.* Englewood Cliffs, N.J.: P-H. (2)

Teitelbaum, P. 1971. The encephalization of hunger. In *Progress in physiological psychology,* eds. E. Stellar, and J. M. Sprague, Vol. 4, pp. 319–350. New York: Acad. Pr. (2)

Teitelbaum, P., und Campbell, B. A. 1958. Ingestion patterns in hyperphagic and normal rats. *J. Comp. Physiol. Psychol.* 51:135–141. (2)

Teitelbaum, P., und Epstein, A. N. 1962. The lateral hypothalamic syndrome: Recovery of feeding and drinking after lateral hypothalamic lesions. *Psychol. Rev.* 69: 74–90. (2)

Terman, L. M. 1926. *Genetic studies of genius, Vol. I: Mental and physical traits of a thousand gifted children.* 2d ed. Stanford, Cal.: Stanford U. Pr. (10)

Terman, L. M., und Merrill, M. A. 1937. *Measuring intelligence: A guide to the administration of the New Revised Stanford-Binet Tests of Intelligence.* Boston: H. M. (10)

Terrace, H. S. 1968. Discrimination learning, the peak shift, and behavioral contrast. *J. Exp. Anal. Behav.* 11:727–741. (3)

Teuber, H. L., und Powers, E. 1953. Evaluating therapy in a delinquency prevention program. *Proc. Soc. Res. Nerv. Ment. Dis.* 31:138–147. (12)

Tharp, R. G. 1963. Psychological patterning in marriage. *Psychol. Bull.* 60:97–117. (11)

Theios, J. 1973. Reaction time measurements in the study of memory processes: Theory and data. In *The psychology of learning and motivation: Advances in research and theory,* ed. G. H. Bower, Vol. 1, pp. 43–85. New York: Acad. Pr. (8)

Theios, J.; Smith, P. G.; Haviland, S. E.; Traupman, J.; und Moy, M. C. 1973. Memory scanning as a serial self-terminating process. *J. Exp. Psychol.* 97:323–336. (8)

Thibaut, J. 1950. An experimental study of the cohesiveness of underprivileged groups. *Hum. Rela.* 3:251–278. (5)

Thibaut, J. W., und Kelley, H. H. 1959. *The social psychology of groups.* New York: Wiley. (5)

Thompson, M. M., und Mayer, J. 1959. Hypoglycemic effects of saccharin in experimental animals. *Amer. J. Nutri.* 7:80–85. (2)

Thompson, R. F. 1967. *Foundations of physiological psychology.* New York: Har-Row. (2, 7)

Thompson, T., und Sturm, T. 1965. Classical conditioning of aggressive display in Siamese fighting fish. *J. Exper. Anal. Behav.* 8:399. (1)

Thorndike, E. L. 1898. Animal intelligence: An experimental study of the associative processes in animals. *Psychol. Rev. Monogr.* 2:No. 4. (2)

Thorndike, E. L. 1911. *Animal intelligence.* New York: Macmillan. (2)

Thorpe, W. H. 1961. *Bird-song.* Cambridge: Cambridge Univ. Pr. (1)

Thorpe, W. H. 1963. *Learning and instinct in animals.* 2d ed. Cambridge, Mass.: Harvard U. Pr. (1)

Thurstone, L. L. 1938. Primary mental abilities. *Psychometric Monogr.* No. 1. (10)

Thurstone, L. L. 1947. *Multiple-factor analysis: A development and expansion of "The vectors of mind."* Chicago: U. of Chicago Pr. (10)

Tiger, L. 1969. *Men in groups.* New York: Random. (4)

Tiger, L., und Fox, R. 1971. *The imperial animal.* New York: H. R. & W. (4)

Tinbergen, N. 1951. *The study of instinct.* Oxford: Clarendon. (1, 5)

Titchener, E. B. 1910. *A text-book of psychology.* New York: Macmillan. (Einf.)

Tocqueville, A. de 1856. *The old regime and the revolution.* Translated by J. Bonner. New York: Harper Bros. (5)

Tolstoy, L. 1931 (original 1869). *War and Peace.* Translated by C. Garnett. New York: Modern Lib. (5)

Torgerson, W. S. 1958. *Theory and methods of scaling.* New York: Wiley. (7)

Treisman, A. M. 1964a. The effect of irrelevant material on the efficiency of selective listening. *Amer. J. Psychol.* 77:533–546. (8)

Treisman, A. M. 1964b. Verbal cues, language, and meaning in selective attention. *Amer. J. Psychol.* 77:206–219. (8)

Treisman, M. 1964. Sensory scaling and the psychophysical law. *Quart. J. Exp. Psychol.* 16:11–22. (7)

Truax, C. B., und Carkhuff, R. R. 1967. *Toward effective counseling and psychotherapy: Training and practice.* Chicago: Aldine. (12)

Tucker, G. R., und Lambert, W. E. A social-psychological study of interpersonal modes of address: III. Forms of address in Spanish-speaking America: A Columbia survey. Unpublished paper. Montreal: McGill U. (5)

Tulving, E. 1962. Subjective organization in free recall of "unrelated" words. *Psychol. Rev.* 69:344–354. (3)

Tulving, E. 1964. Intratrial and intertrial retention: Notes towards a theory of free recall verbal learning. *Psychol. Rev.* 71:219–237. (3)

Tulving, E. 1968. Theoretical issues in free recall. In *Verbal behavior and general behavior theory,* eds. T. R. Dixon, and D. L. Horton, pp. 2–36. Englewood Cliffs, N.J.: P-H. (3)

Tulving, E., und Donaldson, W., eds. 1972. *Organization of memory.* New York: Acad. Pr. (3)

Tunturi, A. R. 1950. Physiological determination of the arrangement of the afferent connections to the middle ectosylvian auditory area in the dog. *Amer. J. Physiol.* 162:489–502. (7)

Turiel, E. 1966. An experimental test of the sequentiality of developmental stages in the child's moral judgments. *J. Pers. Soc. Psychol.* 3:611–618. (6)

Turner, L. H., und Solomon, R. L. 1962. Human traumatic avoidance learning: Theory and experiments on the operant-respondent distinction and failures to learn. *Psychol. Monogr.* 76:No. 40. (2)

Turner, R. H. 1956. Role-taking, role standpoint, and reference group behavior. *Amer. J. Soc.* 61:316–328. (5)

Tyler, L. E. 1965. *The psychology of human differences.* 3d ed. New York: Appleton. (10)

Ullman, L., und Krasner, L. 1969. *A psychological approach to abnormal behavior.* Englewood Cliffs, N.J.: P-H. (12)

Ullyott, P. 1936. The behaviour of *dendrocoelum lacteum. J. Exp. Biol.* 13:253–278. (1)

Ulrich, R. 1966. Pain as a cause of aggression. *Amer. Zool.* 6:643–662. (5)

Underwood, B. J., und Schultz, R. W. 1960. *Meaningfulness and verbal learning.* Philadelphia: Lippincott. (3)

Upton, M. 1929. The auditory sensitivity of guinea pigs. *Amer. J. Psychol.* 41:412–421. (3)

Urban, H. B., und Ford, D. H. 1971. Some historical and conceptual perspectives on psychotherapy and behavior change. In *Handbook of psychotherapy and behavior change: An empirical analysis,* eds. A. E. Bergin, and S. L. Garfield, pp. 3–35. New York: Wiley. (12)

Valenstein, E. S.; Cox, V. C.; und Kakolewski, J. W. 1970. Reexamination of the role of the hypothalamus in motivation. *Psychol. Rev.* 77:16–31. (2)

Vandenberg, S. G. 1971. What do we know today about the inheritance of intelligence and how do we know it? In *Intelligence: Genetic and environmental influences,* ed. R. Cancro, pp. 182–218. New York: Grune. (10)

Vaughn, J., und Diserens, C. M. 1930. The relative effects of various intensities of punishment on learning and efficiency. *J. Comp. Psychol.* 10:55–66. (2)

Verinis, J. S. 1970. Therapeutic effectiveness of untrained volunteers with chronic patients. *J. Consult. Clin. Psychol.* 34:152–155. (12)

Vernon, P. E. 1950. *The structure of human abilities.* London: Methuen. (10)

Verplanck, W. S., und Hayes, J. R. 1953. Eating and drinking as a function of maintenance schedule. *J. Comp. Physiol. Psychol.* 46:327–333. (2)

Villiers, J. de, und Balboni, P. 1973. You thought it was derivational complexity, did you? Unpublished paper. Cambridge, Mass.: Harvard U. (9)

Villiers, J. G., und Villiers, P. A. de 1973. A cross-sectional study of the acquisition of grammatical morphemes in child speech. *J. Psycholing. Res.* 2:267–278. (9)

Villiers, P. A. de 1972. Reinforcement and response rate interaction in multiple random-interval avoidance schedules. *J. Exp. Anal. Behav.* 18:499–507. (2)

Vine, I. 1970. Communication by facial-visual signals. In *Social behaviour in birds and mammals: Essays on the social ethology of animals and man,* ed. J. H. Crook, pp. 279–354. New York: Acad. Pr. (5)

Wagner, A. R. 1969. Stimulus selection and a "modified continuity theory." In *The psychology of learning and motivation: Advances in research and theory,* eds. G. H. Bower, and J. T. Spence, Vol. 3, pp. 1–41. New York: Acad. Pr. (3)

Wagner, A. R. 1971. Elementary associations. In *Essays in neobehaviorism: A memorial volume to K. W. Spence,* eds. H. H. Kendler, and J. T. Spence, pp. 187–213. New York: Appleton. (3)

Wagner, A. R.; Logan, F. A.; Haberlandt, K.; und Price, T. 1968. Stimulus selection in animal discrimination learning. *J. Exp. Psychol.* 76:171–180. (3)

Wagner, A. R.; Rudy, J. W.; und Whitlow, J. W. 1973. Rehearsal in animal conditioning. *J. Exp. Psychol. Monogr.* 97:407–426. (3)

Wald, G. 1935–1936. Carotenoids and the visual cycle. *J. Gen. Physiol.* 19:351–371. (7)

Wald, G. 1949. The photochemistry of vision. *Docum. Opthal.* 3:94–137. (7)

Wald, G. 1964. The receptors of human color vision. *Science* 145:1007–1017. (7)

Wald, G. 1968. Molecular basis of visual excitation. *Science* 162:230–239. (7)

Walker, R. N. 1962. Body build and behavior in young children: I. Body build and nursery school teachers'

ratings. *Monogr. Soc. Res. Child Devel.* 27:No. 3. (11)

Walls, G. L. 1942. *The vertebrate eye and its adaptive radiation.* Bloomfield Hills, Mich.: Cranbrook. (Reprinted 1963; New York: Hafner.) (7)

Ward, L. B. 1937. Reminiscence and rote learning. *Psychol. Monogr.* 49:No. 4. (3)

Warren, H. C. 1921. *A history of the association psychology.* New York: Scribners. (3)

Wason, P. C. 1959. The processing of positive and negative information. *Quart. J. Exp. Psychol.* 11:92–107. (9)

Wason, P. C. 1961. Response to affirmative and negative binary statements. *Brit. J. Psychol.* 52:133–142. (9)

Watson, J. B. 1913. Psychology as the behaviorist views it. *Psychol. Rev.* 20:158–177. (Einf.)

Watson, J. B., und Rayner, R. 1920. Conditioned emotional reactions. *J. Exp. Psychol.* 3:1–14. (12)

Waugh, N. C. 1961. Free versus serial recall. *J. Exp. Psychol.* 62:496–502. (3)

Waugh, N. C., und Norman, D. A. 1965. Primary memory. *Psychol. Rev.* 72:89–104. (3)

Weber, M. 1982 (Original 1904). *Die protestantische Ethik und der Geist des Kapitalismus.* Gütersloher Verlagshaus. (4)

Webster, D., und Voneida, R. J. 1964. *Experimental neurology.* New York: Acad. Pr. (12)

Wechsler, D. 1958. *The measurement and appraisal of adult intelligence.* 4th ed. Baltimore: Williams & Wilkins. (10)

Wegel, R. L., und Lane, C. E. 1924. The auditory masking of one pure tone by another and its probable relation to the dynamics of the inner ear. *Phys. Rev.* 23:266–285. (7)

Weisman, R. G; Denny, M. R.; und Zerbolio, D. J., Jr. 1967. Discrimination based on differential nonshock confinement in a shuttle box. *J. Comp. Physiol. Psychol.* 63:34–38. (2)

Weiss, B., und Laties, V. G. 1961. Behavioral thermoregulation. *Science* 133:1338–1344. (2)

Weisstein, N. 1968. A Rashevsky-Landahl neural net: Simulation of metacontrast. *Psych. Rev.* 75:494–521. (8)

Wertheimer, M. 1912. Experimentelle Studien über das Sehen von Bewegung. *Zeit. Psychol.* 61:161–265. (Einf.)

Wever, E. G. 1929. Beats and related phenomena resulting from the simultaneous sounding of two tones. *Psychol. Rev.* 36:402–418, 512–523. (7)

Wever, E. G. 1949. *Theory of hearing.* New York: Wiley. (7)

Weymouth, F. W. 1965. The eye as an optical instrument. In *Neurophysiology,* 2nd ed., eds. T. C. Ruch, *at al.,* p. 405. Philadelphia: Saunders. (7)

Wheeler, D. D. 1970. Processes in word recognition. *Cogn. Psychol.* 1:59–85. (8)

White, R. W. 1959. Motivation reconsidered: The concept of competence. *Psychol. Rev.* 66:297–333. (4, 5)

Whitfield, I. C. 1967. *The auditory pathway.* London: Edward Arnold. (7)

Whiting, J. W. M. 1941. *Becoming a Kwoma: Teaching and learning in a New Guinea tribe.* New Haven: Yale U. Pr. (4)

Wilcoxon, H. C.; Dragoin, W. B.; und Kral, P. A. 1971. Illness-induced aversions in rat and quail: Relative salience of visual and gustatory cues. *Science* 171:826–828. (3)

Wilde, G. J. S. 1964. Behaviour therapy for addicted cigarette smokers: A preliminary investigation. *Behav. Res. Ther.* 2:107–109. (12)

Wilde, G. J. S. 1965. Correspondence. *Behav. Res. Ther.* 2:313. (12)

Wilkins, L., und Richter, C. P. 1940. A great craving for salt by a child with cortico-adrenal insufficiency. *J. Amer. Med. Ass.* 114:866–868. (2)

Williams, D. R., und Teitelbaum, P. 1959. Some observations on the starvation resulting from lateral hypothalamic lesions. *J. Comp. Physiol. Psychol.* 52:458–465. (2)

Williams, J. L. 1963. Personal space and its relation to extroversion-introversion. Unpublished master's thesis. Alberta, Can.: U. of Alberta. (5)

Wilson, A. P. 1968. Social behavior of free-ranging rhesus monkeys with an emphasis on aggression. Ph. D. dissertation, Berkeley: U. of Ca.. (5)

Wilson, C. 1966. *Introduction to the new existentialism.* London: Hutchinson. (4)

Wilson, E. O. 1971*a*. Competitive and aggressive behavior. In *Man and beast: Comparative social behavior,* eds. J. F. Eisenberg, and W. S. Dillon, pp. 181–217. Washington: Smithsonian. (5)

Wilson, E. O. 1971*b. The insect societies.* Cambridge, Mass.: The Belknap Press of Harvard U. Pr. (1)

Wischner, G. J. 1967. Individual differences in retardate learning. In *Learning and individual differences,* ed. R. M. Gagne, pp. 213–217. Columbus, Ohio: Merrill. (3)

Wittgenstein, L. 1971 Philosophische Untersuchungen. Frankfurt: Suhrkamp. (Einf.)

Wittlin, W. A., und Brookshire, K. H. 1968. Apomorphine-induced conditioned aversion to a novel food. *Psychon. Sci.* 12:217–218. (3)

Wolfe, J. B. 1936. Effectiveness of token-rewards for chimpanzees. *Comp. Psychol. Monogr.* 12:No. 60. (3)

Wolpe, J. 1958. *Psychotherapy by reciprocal inhibition.* Stanford, Cal.: Stanford U. Pr. (12)

Wolpe, J. 1964. The comparative clinical status of conditioning therapies and psychoanalysis. In *The conditioning therapies: The challenge in psychotherapy,* eds. J. Wolpe; A. Salter; and L. J. Reyna, pp. 5–16. New York: H. R. & W. (12)

Wolpe, J., und Rachman, S. 1960. Psychoanalytic "evidence": A critique based on Freud's case of Little Hans. *J. Nerv. Ment. Dis.* 130:135–148. (12)

Wolpe, J.; Salter, A.; und Reyna, L. J., eds. 1964. *The conditioning therapies: The challenge in psychotherapy.* New York: H. R. & W. (12)

Woodrow, H., und Lowell, F. 1916. Children's association frequency tables. *Psychol. Monogr.* 22:No. 5. (9)

Woodworth, R. S. 1958. *Dynamics of behavior.* New York: Holt. (4)

The World Almanac and Book of Facts. 1968 Ed. New York: Newspaper Enterprise Ass. (Einf.)

Wright, W. D. 1947. *Researches on normal and defective colour vision.* St. Louis: Mosby. (7)

Wylie, R. C. 1961. *The self concept: A critical survey of pertinent research literature.* Lincoln, Nebr.: U. of Nebr. Pr. (4)

Wynne-Edwards, V. C. 1962. *Animal dispersion in relation to social behavior.* Edinburgh: Oliver and Boyd. (5)

Wynne-Edwards, V. C. 1964. Population control in animals. *Sci. Amer.* 211(8):68–74. (5)

Wynne-Edwards, V. C. 1968. Population control and social selection in animals. In *Genetics,* ed. D. C. Glass, pp. 143–163. New York: Rockefeller U. Pr. and Russell Sage Foundation. (5)

Wyszecki, G., und Stiles, W. S. 1967. *Color science.* New York: Wiley. (7)

Yates, A. J. 1970. *Behavior therapy.* New York: Wiley. (12)

Yerkes, R. M., ed. 1921. Psychological examining in the United States Army. *Memoirs of the Nat. Acad. Sci.* 15:1–890. (10)

Yerkes, R. M., und Dodson, J. D. 1908. The relation of strength of stimulus to rapidity of habit-formation. *J. Comp. Neurol. Psychol.* 18:459–482. (2)

Young, M. D. 1958. *The rise of the meritocracy, 1870–2033: An essay an education and equality.* Baltimore: Penguin. (10)

Young, P. T. 1944. Studies of food preference, appetite and dietary habit: I. Running activity and dietary habit of the rat in relation to food preference. *J. Comp. Psychol.* 37:327–370. (2)

Young, P. T. 1959. The role of affective processes in learning and motivation. *Psychol. Rev.* 66:104–125. (2)

Young, P. T. 1961. *Motivation and emotion: A survey of the determinants of human and animal activity.* New York: Wiley. (2)

Young, R. K. 1959. A comparison of two methods of learning serial associations. *Amer. J. Psychol.* 72:554–559. (3)

Young, R. K. 1961. The stimulus in serial verbal learning. *Amer. J. Psychol.* 74:517–528. (3)

Young, R. K. 1962. Tests of three hypotheses about the effective stimulus in serial learning. *J. Exp. Psychol.* 63:307–313. (3)

Young, R. K. 1968. Serial learning. In *Verbal behavior and general behavior theory,* eds. T. R. Dixon, and D. L. Horton, pp. 122–148. Englewood Cliffs, N.J.: P-H. (3)

Zawadzki, B., und Lazarsfeld, P. 1935. The psychological consequences of unemployment. *J. Soc. Psychol.* 6:224–251. (5)

Zeaman, D., und House, B. J. 1967. The relation of IQ and learning. In *Learning and individual differences,* ed. R. M. Gagne, pp. 192–212. Columbus, Ohio: Merrill. (3)

Zener, K. 1937. The significance of behavior accompanying conditioned salivary secretion for theories of the conditioned response. *Amer J. Psychol.* 50:384–403. (3)

Zener, K., und McCurdy, H. G. 1939. Analysis of motivational factors in conditioned behavior: I. The differential effect of changes in hunger upon conditioned, unconditioned, and spontaneous salivary secrection. *J. Psychol.* 8:321–350. (3)

Zimbardo, P. G. 1969. The human choice: Individuation, reason, and order versus deindividuation, impulse, and chaos. In *Nebraska symposium on motivation, 1969,* eds. W. J. Arnold, and D. Levine, Vol. 17, pp. 237–307. Lincoln, Nebr.: U. of Nebr. Pr. (6)

Zuckerman, S. 1932. *The social life of monkeys and apes.* London: Kegan Paul, Trench, Trubner and Co. (5)

Namensverzeichnis

Miller W.   564
Millett K.   669
Milne L.   437
Milne M.   437
Milner P. M.   116, 423, 425, 428
Minnich D. E.   33
Mischel W.   233, 736
Mitchell B. C.   630
Mitchell R. F.   503
Mittelman B.   213
Monod J.   209
Monroe L. J.   712
Mook D. G.   120
Moray N.   507, 510
Moreno J. L.   740
Morgan M.   137
Morse W. H.   167, 176
Morton J.   508–509
Mowrer O. H.   125, 227–228, 305, 325
Moy M. C.   500
Moyer K. E.   326
Mueller C. G.   466
Müller G. E.   150
Murphy I. C.   729
Murray H. A.   215, 639

Nachman M.   120
Natapoff A.   99
Nauta W. J. H.   116
Neel J. V.   671–672
Neisser U.   502, 507, 509
Nelson V. L.   618
Newcomb T. M.   673
Newman E. B.   427
Newton I.   13
Nice M. M.   270
Nickerson R. S.   500, 502, 504
Nicolson H.   289
Nietzsche F.   678
Nisbett R. E.   107
Norman D. A.   158, 511
Nottebohm F.   55
Novick R.   502
Nunberg H.   717
Nunberg N.   717
Nurmi R.   326

Oberndorf C. P.   717
O'Brien V.   468
Oden M. H.   627
Ogle K. N.   458
Ohm G. S.   417
Olds J.   116
Omenn G. S.   628
O'Neill E.   640ff.
Orlinsky D. E.   721
Osgood C. E.   150
Osten v. Herr   590
Ostow M. A.   713

Palay S. L.   424
Papez J. W.   116
Parsons T.   225, 671
Pastore N.   336
Patchen M.   304
Pawlow I. P.   7, 124, 159–165, 168–171, 183, 194

Pearson K.   616
Peck S.   637
Perchonock E.   557–558, 568
Perky C. W.   521
Perls F. S.   739–740
Perry J. A.   109
Peterson J.   598, 603
Peterson N.   190
Pettigrew T.   305, 318, 322, 324
Pfaffman C.   119–120
Pythagoras   432
Piaget J.   12, 347–348, 370–371, 374, 409
Pierce J. R.   433, 436
Pirenne M. H.   462
Pitelka F. A.   271, 277
Pitts W. H.   453
Plato   142
Pliskoff S. S.   94, 95
Polyak S. L.   445, 448–449, 451–452
Pomeroy W. B.   671
Porter L. W.   286
Posner M. I.   503, 504
Postal P. M.   560
Potter R. K.   434
Poulton E. C.   481, 510
Powell J.   231, 734
Powley T. L.   115
Premack D.   135, 586–591, 733
Pribram K. H.   116
Purkinje J. E.   462

Rachlin H.   85, 125, 128–229, 231–233, 642
Rachman S.   729
Rainwater L.   490
Ramirez E.   683
Rasche R. H.   133
Ratliff F.   466, 468
Rawls J.   365, 374, 397
Rechtschaffen A.   712
Reed J. D.   76
Reich W.   696
Rescorla R. A.   167, 179–180, 183
Rest J.   375
Revusky S. H.   91
Reyna L. J.   717
Reynolds G. S.   173
Rice B.   628
Richter C. P.   77–80, 117–188
Riesz R. R.   438–440
Riggs L. A.   441
Rischin M.   227
Robinson E. S.   150
Roby T. B.   119, 135
Rodgers W.   120–122
Rogers C. R.   481, 681, 721–726, 737–738, 743–745, 753
Rose A. M.   294
Rosenbaum W. B.   315
Rosenblith W. A.   420
Rosenthal D.   10, 264, 358
Rosenwald A.   403–404
Ross D.   326
Ross S. A.   326
Roszak T.   223
Rowell T. E.   267–268
Rozin P.   120–122, 184

Rudolph R. L.   190
Rudy J. W.   181
Russel B. R.   353
Russel G. V.   115

Sallery R. D.   243
Salter A.   717
Salter V.   289
Samet S.   120
Saporta S.   560
Sartre J. P.   678–681, 683–684, 693–694
Savin H. B.   557, 558, 559, 568
Schachter S.   113, 673
Schenkel R.   248
Schiller C. H.   59–61, 64
Schjelderup H.   717
Schjelderup-Ebbe T.   252, 266–267
Schlaer S.   462
Schoenfeld W. N.   125
Schroeder S. R.   94–95
Schutz W. C.   742
Schweitzer A.   298
Scott J. P.   259, 263, 326
Sears R. R.   325–326, 335–336
Seedmann A.   358
Seligman M. E. P.   128
Sellin T.   490
Shankweiler D.   435
Shapiro A.   712
Shaw C. E.   253
Sheffield F. D.   78, 119, 135
Sheldon W. H.   645–655, 690, 692
Shepard R. N.   512–520, 522
Sherif M.   301
Shettleworth S. J.   184
Shiffrin R. M.   158, 508–509, 511
Shirley M.   76
Shower E. G.   440–441
Shull R. L.   94–95
Sidman M.   116, 126, 167
Sivian L. J.   435
Skeels H. M.   630
Skinner B. F.   11, 83, 85, 88–93, 95, 138, 166–169, 171, 176, 295, 586, 589, 684–686, 688–690, 730
Skodak M.   630
Slamecka N. J.   152
Slater M. K.   671
Sleser I.   712
Slobin D. I.   286, 564
Smelser N.   339–340
Smith E. E.   500–501
Smith H. C.   653
Smith M. B.   393
Snyder F.   712
Solomon R. L.   125, 128
Sontag L. W.   618
Spearman C.   618–620, 622
Speer A.   314
Spence D. P.   717
Spencer T.   508–509
Sperling G.   505–507
Spitz R. A.   225
Stafford J.   737, 747
Star S. A.   317
Stellar E.   120
Stern W.   610

Sachverzeichnis

J. Bortz

Lehrbuch der empirischen Forschung

– Für Sozialwissenschaftler –

Unter Mitarbeit von D. Bongers
1984. 50 Abbildungen. Etwa 670 Seiten
DM 68,–
ISBN 3-540-12852-2

Das **Lehrbuch der empirischen Forschung** behandelt beschreibende und hypothesenprüfende Untersuchungen zur Erkundung von Hypothesen, zur Beschreibung von Grundgesamtheiten anhand von Stichproben, zur Überprüfung unspezifischer Hypothesen ohne Effektgrößen und solche zur Überprüfung spezifischer Hypothesen mit Effektgrößen. Die ausführliche, durch viele Beispiele, Abbildungen, Tabellen und Tafeln aufgelockerte Behandlung dieser empirischen Verfahren wird durch die wichtigsten Datenerhebungsmethoden sowie durch eine detaillierte Beschreibung der mit der Planung, Durchführung und Auswertung empirischer Untersuchungen verbundenen Teilschritte ergänzt. Das Buch ist als Studienbegleiter konzipiert und wendet sich sowohl an Studienanfänger als auch an fortgeschrittene Studenten aller sozialwissenschaftlich orientierten Fachrichtungen.

P. G. Zimbardo

Psychologie

Beratender Mitarbeiter: F. L. Ruch
Bearbeitet und herausgegeben von W. F. Angermeier,
J. C. Brengelmann, T. J. Thiekötter
Anhang: Lern- und Arbeitshilfen von K. Westhoff
Übersetzt aus dem Amerikanischen

4., neubearbeitete Auflage. 1983. 322 zum Teil farbige
Abbildungen. XVIII, 784 Seiten
Gebunden DM 58,–. ISBN 3-540-12123-4

Die 4. Auflage des Lehrbuches der Psychologie ist vollkommen überarbeitet, ergänzt und neu ausgestattet. Dieses sehr bewährte Werk gibt einen umfassenden und informativen Überblick über das Gesamtgebiet der Psychologie als einer angewandten Sozialwissenschaft. Seine Stärken liegen u. a. in einer lebensnahen und handgreiflichen Argumentation sowie einer vorbildlichen didaktischen Aufbereitung des Stoffes. Diese Vorzüge machen – zusammen mit den von K. Westhoff als Anhang zu diesem Buch entwickelten Lern- und Arbeitshilfen – den Zimbardo für Schüler und Lehrer sowie für Studenten der Psychologie, Pädagogik, Soziologie und Medizin zu dem Einstiegsbuch in die Psychologie schlechthin.

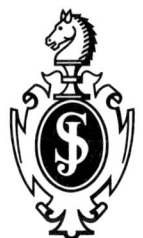

Springer-Verlag
Berlin
Heidelberg
New York
Tokyo

H. Heckhausen
Motivation und Handeln
Lehrbuch der Motivationspsychologie
1980. 175 Abbildungen, 72 Tabellen. XXI, 785 Seiten
Gebunden DM 68,-. ISBN 3-540-09811-9

W. Kintsch
Gedächtnis und Kognition
Übersetzt aus dem Englischen von A. Albert
1982. 107 Abbildungen. X, 411 Seiten
Gebunden DM 49,50. ISBN 3-540-11241-3

D. Klebelsberg
Verkehrspsychologie
1982. 60 Abbildungen. VIII, 305 Seiten
Gebunden DM 66,-. ISBN 3-540-11713-X

G. R. Lefrancois
Psychologie des Lernens
Report von Kongor dem Androneaner
Übersetzt und bearbeitet von W. F. Angermeier, P. Leppmann,
T. Thiekötter
1976. 41 Abbildungen, 10 Tabellen. XI, 215 Seiten
DM 38,-. ISBN 3-540-07588-7

P. H. Lindsay, D. A. Norman
Einführung in die Psychologie
Informationsaufnahme und -verarbeitung beim Menschen
Übersetzt aus dem Englischen von H.-D. Dumpert, F. Schmidt,
M. Schuster, M. Steeger
1981. 309 Abbildungen. XII, 566 Seiten
Gebunden DM 68,-. ISBN 3-540-09874-7

W. Metzig, M. Schuster
Lernen zu lernen
Anwendung, Begründung und Bewertung von Lernstrategien
1982. 26 Abbildungen. IX, 154 Seiten
DM 19,80. ISBN 3-540-11250-2

L. Sachs
Statistische Methoden
5., neubearbeitete Auflage. 1982. 5 Abbildungen, 25 Tabellen,
1 Klapptafel. XIII, 124 Seiten
DM 12,80. ISBN 3-540-11762-8

H. Sydow, P. Petzold
Mathematische Psychologie
Mathematische Modellierung und Skalierung in der Psychologie
Unter Mitarbeit von H. Hagendorf, B. Krause
1982. 87 Abbildungen. 323 Seiten
Gebunden DM 49,50. ISBN 3-540-11339-8

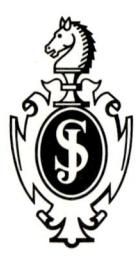
Springer-Verlag
Berlin
Heidelberg
New York
Tokyo